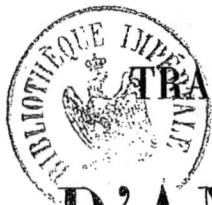

TRAITÉ PRATIQUE

D'ANATOMIE

MÉDICO-CHIRURGICALE

TRAITÉ PRATIQUE

D'ANATOMIE

MÉDICO-CHIRURGICALE

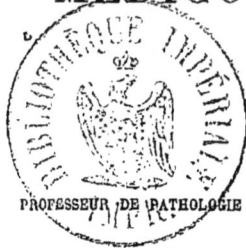

PAR

A. RICHET

PROFESSEUR DE PATHOLOGIE CHIRURGICALE A LA FACULTÉ DE MÉDECINE DE PARIS,
CHIRURGIEN DE LA PITIÉ,
MEMBRE DE LA SOCIÉTÉ IMPÉRIALE DE CHIRURGIE (PRÉSIDENT EN 1864), DE LA SOCIÉTÉ ANATOMIQUE,
LAURÉAT DE L'ACADÉMIE DE MÉDECINE (GRAND PRIX DE 1853),
CHEVALIER DE LA LÉGION D'HONNEUR.

AVEC 4 PLANCHES SUR ACIER ET 64 FIGURES INTERCALÉES DANS LE TEXTE

Dessinées d'après nature par LÉVEILLÉ, gravées par BADOUREAU.

TROISIÈME ÉDITION

REVUE ET AUGMENTÉE

PARIS

LIBRAIRIE CHAMEROT et LAUWEREYNS

RUE DU JARDINET, 13

1866

A MONSIEUR

ALF. A. L. M. VELPEAU

A. RICHET.

PRÉFACE

DE LA TROISIÈME ÉDITION.

———

L'accueil fait par le public médical à ce traité, dont la première édition date de sept années à peine, montre qu'il répondait à un besoin réel, et qu'il y avait une place à prendre à côté du savant ouvrage de M. Velpeau, et du livre si remarquable de M. Malgaigne, par son érudition non moins que par son esprit critique et ses aperçus originaux. C'est là un grand honneur, et ce n'est pas sans une vive satisfaction que je me plais à le constater, non que je me fasse illusion sur le mérite intrinsèque de mon œuvre, mais parce que ce m'est un puissant encouragement à persévérer dans la voie que je me suis tracée.

Nicole a dit : « On ne doit considérer les premières éditions des livres que comme des essais que les auteurs proposent aux personnes de lettres pour en apprendre leur sentiment, afin qu'ensuite, sur les différentes vues que leur donneraient ces différentes pensées, ils y travaillent de nouveau, pour mettre leurs ouvrages dans la perfection où ils sont capables de les porter. »

Je me suis toujours efforcé de suivre ces sages conseils.

Déjà, dans la deuxième édition, mettant à profit les critiques qui m'avaient été adressées, je soumettais, à un contrôle sévère, les opinions que j'avais avancées, en même temps que je leur donnais de plus grands développements, afin d'être mieux compris ; je rectifiais des erreurs matérielles qui, au milieu de si nombreuses citations, m'étaient échappées; enfin, je faisais de nombreuses et importantes additions, remaniant plusieurs chapitres et leur faisant subir une complète transformation, surtout en ce qui concerne les applications à la pathologie.

Les mêmes soins ont présidé à la révision de cette troisième édition. Seulement, mûri par l'expérience et une plus longue pratique des grands hôpitaux je me suis attaché bien plus à améliorer, à perfectionner, si l'on veut bien me permettre cette expression un peu ambitieuse, qu'à faire des additions.

Souvent même j'ai dû opérer des suppressions.

A une certaine époque de la vie, alors qu'à peine au sortir des amphithéâtres de dissection on est appelé à diriger un service chirurgical, on est, naturellement, enclin à envisager les questions de pathologie à un point de vue trop exclusivement anatomique. C'est cette tendance que je me suis plus particulièrement appliqué à faire disparaître, car, quoique prévenu contre elle, dès le début de ma carrière, je sens aujourd'hui que je n'y avais pas complétement échappé.

Quant au reproche qui m'a été plus récemment adressé (*Nouveau dictionnaire de médecine et chirurgie pratique*, art. ANATOMIE CHIRURGICALE, t. IIe, p. 188), d'avoir donné une trop grande place aux déductions physiologiques, non-seulement je ne puis l'admettre mais je déclare même que j'ai souvent regretté de n'avoir pu leur donner de plus amples développements. La physiologie, c'est l'étude des organes et des tissus en action, et il est impossible, lorsque dans un traité d'anatomie dite médico-chirurgicale, c'est-à-dire appliquée à la médecine et à la chirurgie, on fait l'histoire du poumon, pour prendre un exemple entre mille, de ne parler que de la coloration, de la souplesse, de la résistance de son tissu, et de laisser de côté ses propriétés rétractiles avec les conséquences qui en découlent pour la pathologie de cet organe en général, et particulièrement pour les plaies pénétrantes de poitrine.

L'anatomie topographique pure, c'est-à-dire dans l'acception restreinte que lui avaient donné Hyrtl et Blandin, n'offre, en réalité, qu'un intérêt très-secondaire. Pour qu'elle devînt féconde, pour qu'elle portât tous ses fruits, il fallait que M. Velpeau la comprît d'une manière plus large, en y rattachant l'étude des tissus en général et celle du développement des organes; puis, qu'après lui, M. Malgaigne y ajoutât les expérimentations sur e cadavre et sur les animaux, ce qu'il appelle, en un mot, la *chirurgie expérimentale*.

Mais il m'a paru que ni l'un ni l'autre de ces deux maîtres n'avait tiré tout le parti possible des récentes découvertes de la physiologie et de leur *application immédiate* à la pathologie, soit médicale, soit chirurgicale; c'est cette lacune que j'ai essayé de combler. Déjà, par sa faveur, l'opinion publique a prononcé sur le mérite de cette innovation, et ce serait, en quelque sorte, récuser son jugement, que d'accepter la critique qui en a été faite.

Que dirais-je maintenant de l'esprit philosophique qui a présidé à la rédaction de cet ouvrage? est-il réellement bien nécessaire de faire ici une profession de foi? peut-être; car les uns, et des plus compétents je pense, estiment que je l'ai conçu dans un esprit par trop *cartésien*, que je me suis laissé aller trop souvent aux *séductions de l'imagination pure*, tandis que d'autres, sans doute non moins compétents, m'ont adressé le reproche contraire. Il ne sera donc pas inutile de déclarer que je ne suis point un disciple de Descartes quand même, bien moins encore un servile adorateur des faits. Je pense qu'aucune méthode ne peut prétendre conduire seule à la recherche du vrai à l'exclusion des autres, et ce qui me confirme dans cette opinion, c'est que les plus grandes et les plus belles vérités, dont puisse s'enorgueillir l'esprit humain, n'ont pas toujours été conquises par des hommes relevant des mêmes écoles philosophiques.

Août 1865.

INTRODUCTION

« La plupart des anatomistes nous donnent les faits tous nus, peu soucieux
» de leurs significations pratiques; et s'il faut le dire, précisément parce
» qu'ils se bornent à voir sans raisonner, à décrire sans appliquer, très-fré-
» quemment leurs descriptions sont inexactes ou incomplètes : dans les
» limites de notre sujet, ce n'est nullement un paradoxe d'affirmer que les
» anatomistes de profession ne possèdent que très-imparfaitement l'anato-
» mie. » (MALGAIGNE, préface du *Traité d'anatomie chirurgicale.*)

Si j'ai rapporté textuellement ces paroles de M. Malgaigne, c'est qu'il est
encore bon nombre d'hommes distingués pénétrés de cette idée que l'anatomie dite *chirurgicale* est presque une inutilité, et qui pensent que l'anatomie
descriptive, telle qu'elle est exposée dans les traités aujourd'hui entre les
mains des élèves, est tout à fait suffisante pour former des médecins et des
chirurgiens.

Marquer les différences qui séparent ces deux modes d'investigation, définir
leur but afin de prouver que tous deux sont indispensables à une éducation
médicale complète, ne me paraît donc pas chose inutile.

Pour simplifier l'étude des divers éléments qui concourent à former l'organisation, os, articulations, muscles, vaisseaux et nerfs, l'anatomie descriptive
est obligée de les isoler pour les suivre dans chacun de nos organes; elle
s'occupe donc bien plus de séparer que de réunir, de décomposer que de
synthétiser. De plus, c'est à peine si elle s'attache aux dispositions topogra-
phiques; et, quant aux rapports, lorsqu'elle les signale, ils sont tellement
dénaturés par le mode de préparation nécessaire à la clarté de la démonstra-

tion, qu'envisagés de cette manière, ils sont plus propres à induire en erreur qu'à préparer utilement à l'étude de la médecine opératoire ou de la pathologie.

Prenons pour exemple la partie qui traite de l'angiologie. Pour disséquer les artères et dégager les branches qui en naissent, on enlève soigneusement le tissu cellulaire au milieu duquel elles sont plongées, on dépouille les muscles de leurs gaînes aponévrotiques, et, afin de pouvoir pénétrer dans la profondeur des parties, on écarte, on tiraille, soit avec les doigts, soit avec les érignes, tous les tissus avoisinants; souvent même on divise les os. Puis quand la préparation est, comme on le dit, *achevée*, on rapproche, on replace les artères, les nerfs, les muscles et les os, et c'est alors seulement qu'on étudie les rapports. Mais la forme des muscles est tellement altérée, leurs connexions avec les troncs artériels et nerveux sont tellement changées, que les notions approximatives ainsi acquises se trouve en désaccord formel avec les rapports réels.

Consultez les traités d'anatomie descriptive, tous s'accordent à dire que les artères carotides externe et interne à leur origine, situées en dedans du muscle sterno-mastoïdien, sont recouvertes seulement par la peau; prenez un bistouri, et suivant ces indications cherchez ces artères en avant du relief de ce faisceau musculaire, vous tomberez infailliblement à un bon centimètre en avant de ces vaisseaux. C'est qu'en effet le muscle sterno-mastoïdien est maintenu très-rapproché de l'angle maxillaire par une expansion aponévrotique que la nécessité de la dissection fait disparaître, et pendant la vie, ainsi que j'ai eu l'occasion de m'en assurer plusieurs fois, son bord antérieur recouvre *complétement* les deux carotides à leur naissance.

Voici un autre exemple qui mettra bien mieux encore dans tout son jour ce qu'offre d'incomplet ce mode d'investigation. Les membres supérieurs et inférieurs, particulièrement le pied et la main, pris dans leur ensemble et eu égard aux fonctions qu'ils remplissent, peuvent être considérés comme des organes moins compliqués, il est vrai, que ceux qu'on rencontre dans les cavités splanchniques, mais plus intéressants peut-être pour le chirurgien, à cause des opérations dont ils sont si souvent le théâtre. Ouvrez les livres d'anatomie descriptive, vous y trouverez sans doute la description des os de la main et du pied, des articulations de la main et du pied, des muscles de la main et du pied, des artères de la main et du pied, etc., mais c'est en vain que vous y chercherez celle du pied ou de la main envisagés dans leur ensemble. Que de considérations du plus haut intérêt pratique surgissent cependant de cette étude, qui ne peuvent trouver place dans les descriptions isolées des divers éléments qui les composent!

Quelquefois, il est vrai, quittant cette méthode aride et purement con-
templative, l'anatomie descriptive, abordant l'histoire des viscères, s'occupe
non plus seulement des muscles, des nerfs et des vaisseaux des organes,
mais de l'organe lui-même. Eh bien! là encore elle se borne à des aperçus
sans signification pratique, elle se contente d'énoncer le fait sans en faire
ressortir les conséquences : et lorsqu'elle étudie les poumons, par exemple,
elle ne fait connaître ni cette puissance de rétractilité qui leur est inhérente
et donne la clef de la plupart des phénomènes qu'on observe à la suite
des plaies de poitrine, ni les changements qu'entraînent dans leur locomotion les adhérences qu'on y rencontre, et qui sont si fréquentes qu'on
pourrait les regarder comme constituant l'état normal, ni les conséquences
qui résultent pour la production de l'emphysème, du déplacement
continuel qu'ils subissent par suite de l'abaissement ou de l'élévation du
diaphragme.

On ne saurait donc trop le répéter, telle qu'on l'enseigne dans nos amphithéâtres, l'anatomie descriptive est propre à faire aussi bien des savants ou
des naturalistes que des médecins ; et pour mon compte, je ne doute pas que
si dans mes cours de médecine opératoire je n'avais fait précéder la description de chaque opération d'un aperçu rapide d'anatomie chirurgicale, j'aurais couru grand risque de n'être pas compris.

Maintes fois j'ai vu les élèves les plus instruits, les plus experts dans
l'art des dissections, mais n'ayant point fait de l'anatomie par régions
une étude particulière, ne parvenir qu'après de longues hésitations et de
pénibles tâtonnements à découvrir le tronc d'un nerf ou d'une artère
dont cependant ils avaient souvent suivi tous les filets, disséqué toutes
les branches. Et, dans les examens, ne voyons-nous pas tous les jours les
plus simples questions de rapports de muscles, de direction d'artère,
de superposition des plans anatomiques, embarrasser et troubler des jeunes
gens qui décrivent à merveille les plus minutieuses anastomoses des nerfs
crâniens.

L'anatomie dite *chirurgicale* procède d'une tout autre façon. Tandis que
l'anatomie descriptive se borne à décrire, à enregistrer les faits d'une manière
plus ou moins exacte, sans en tirer les conséquences, elle, s'emparant de
toutes ces connaissances acquises, les réunissant et les synthétisant, les envisage au point de vue des phénomènes physiologiques et pathologiques, les
rapproche, les presse pour en tirer les déductions pratiques et en faire ressortir le côté utile. Souvent, alors, cette étude conduit d'une manière inattendue à des considérations d'une importance que n'aurait jamais laissé
soupçonner l'anatomie purement descriptive.

Quelles pauvres notions ne nous avait-elle pas données de la disposition de l'appareil musculaire de l'orbite, lorsque la question de la myotomie oculaire vint surprendre les chirurgiens! il fallut se mettre à l'œuvre comme si rien n'eût été fait sur ce sujet, et créer, pour ainsi dire, de toutes pièces une anatomie spéciale de cette région. Pour fonder la description de l'*entonnoir fémorali-vasculaire*, Thompson n'a-t-il pas été obligé de lutter de toute son énergie contre les erreurs, non encore complétement détruites, qu'avait enracinées dans les esprits cette déplorable méthode de dissection qui consiste, pour mieux parer la préparation, à ne guère respecter que les vaisseaux, les nerfs et les muscles?

Qu'on n'aille pas croire, d'ailleurs, avec quelques esprits prévenus, que l'anatomie chirurgicale se borne à mieux préciser les rapports et les connexions des divers organes entre eux, à les étudier couche par couche et toporaphiquement; elle a encore pour but, et pour but principal, de condenser toutes les précieuses notions élémentaires fournies par l'anatomie descriptive, de les préciser, de les féconder, de les élever enfin à la hauteur des connaissances raisonnées pour les faire servir d'introduction à l'étude de la pathologie. Tel est le véritable rôle de cette anatomie que j'appellerai *médico-chirurgicale*, parce qu'elle est non moins indispensable à ceux qui se destinent à la pratique de la médecine qu'à ceux qui veulent se livrer exclusivement à la chirurgie.

D'après ce qui précède, on comprendra sans peine que, pour remplir la tâche que je me suis imposée, il ne m'a pas suffi de m'adresser à l'anatomie normale, et qu'il m'a fallu faire souvent appel à l'anatomie pathologique, mais surtout à la physiologie et à l'observation clinique. J'ai largement puisé à ces deux dernières sources, sans oublier cependant qu'elles ne devaient jamais intervenir qu'accessoirement, soit comme adjuvant nécessaire pour la solution d'un problème donné, soit comme confirmation du précepte posé.

Voici l'ordre que j'ai suivi.

A l'exemple de MM. Velpeau et Malgaigne, j'ai traité successivement de l'anatomie générale et de l'anatomie par régions.

J'ai envisagé l'anatomie générale exclusivement au point de vue de ses applications à la pathologie, négligeant à dessein, ou me bornant à mentionner les faits purement scientifiques, tout en reconnaissant, je m'empresse de le dire, l'importance qui s'y rattache à d'autres titres. Mais j'ai pensé que les connaissances anatomiques ayant des rapports immédiats et directs avec la pathologie devaient seules trouver place dans un livre qui a été rédigé pour des médecins et qui doit être regardé comme un trait d'union entre les études purement spéculatives et l'application. C'est dire assez que je n'ai usé que sobrement des données microscopiques, qui jusqu'ici ont beaucoup plus promis qu'elles m'ont tenu. J'ai d'ailleurs depuis longtemps acquis l'intime conviction que l'importance exagérée accordée, aujourd'hui surtout, à ce mode d'investigation anatomique qu'on semble placer au-dessus de tous les autres, fausse l'esprit des élèves en leur faisant abandonner l'anatomie qu'on voit, l'anatomie qui seule les guidera dans la pratique de leur art, pour celle qu'ils ne voient pas, qu'ils apprennent de mémoire, et qu'ils auront souvent oubliée avant même d'avoir quitté les bancs de l'école.

Dans la partie qui traite de l'anatomie par régions, je me suis attaché à séparer les faits anatomiques des déductions pratiques, de manière que l'examen cadavérique ne fût pas interrompu par des considérations qui auraient beaucoup perdu de leur intérêt à être ainsi morcelées, et ne peuvent réellement, d'ailleurs, être bien comprises qu'après une étude complète et approfondie de la région tout entière.

Après avoir délimité la région, j'étudie ses formes extérieures qui fournissent à la pathologie, et principalement à la médecine opératoire, tant et de si précieuses indications; puis, procédant par ordre de superposition, j'examine les divers plans des parties superficielles aux parties profondes, en insistant sur les plus importants. Les vaisseaux et nerfs viennent ensuite, et font l'objet d'un paragraphe spécial.

Enfin, dans un chapitre distinct, je me livre aux considérations physiologiques, opératoires et pathologiques, qui découlent de l'exposé anatomique.

Tout en donnant aux membranes fibreuses, aux aponévroses, l'importance qu'elles méritent réellement, j'ai cherché à éviter l'exagération, bien naturelle d'ailleurs, qu'on a reprochée avec tant de raison à ceux qui, les premiers, ont attiré sur elles l'attention des chirurgiens.

Pour la partie théorique, j'ai beaucoup emprunté aux ouvrages de Blandin, de MM. Velpeau et Malgaigne; mais c'est sur le cadavre qu'ont été faites toutes les descriptions : elles sont le résumé des cours que pendant six années j'ai professés à l'école pratique, en ma qualité de prosecteur chargé d'un enseignement quotidien. Depuis, j'y ai ajouté des considérations pratiques puisées dans les services des grands hôpitaux dont j'ai été chargé.

Qu'il me soit permis d'adresser un pieux souvenir à la mémoire de P. H. Bérard, dans l'enseignement duquel j'ai puisé les principes de physiologie qui occupent une si large place dans ce traité, et surtout de remercier publiquement M. le professeur Velpeau, le maître illustre auquel j'ai été plus spécialement attaché dès le début de ma carrière médicale. C'est lui qui m'a initié aux difficultés de notre art; jamais, ni ses conseils ni son appui ne m'ont fait défaut; je resterai toujours pour lui un élève reconnaissant et dévoué.

TRAITÉ PRATIQUE
D'ANATOMIE MÉDICO-CHIRURGICALE

PREMIÈRE PARTIE.

ANATOMIE GÉNÉRALE MÉDICO-CHIRURGICALE.

§ I. — DES TÉGUMENTS.

Le système tégumentaire comprend la *peau* et les *membranes muqueuses*.

Tous les éléments dont l'ensemble constitue le corps humain sont contenus entre ces deux sortes de membranes, qui forment un tout continu, interrompu seulement en un point chez la femme, là où la muqueuse génito-urinaire communique par l'orifice des trompes avec la séreuse péritonéale.

En outre de cette propriété commune d'être partout continues, qu'elles partagent avec les systèmes vasculaires et nerveux, la peau et les muqueuses offrent entre elles la plus grande analogie de texture : c'est par leur intermédiaire que l'homme se met en rapport avec le monde extérieur. Elles jouissent de deux fonctions principales, la composition et la décomposition, l'absorption et la sécrétion, et c'est ce qui a fait dire à Burdach, dans le langage de la philosophie allemande, qu'elles étaient *bipolaires* (1).

Ces diverses raisons, qui ont paru suffisantes aux auteurs d'anatomie générale descriptive pour ne point séparer leur histoire, m'autorisent également à les réunir dans un seul chapitre pour les envisager au point de vue médico-chirurgical ; j'ajouterai de plus cette considération, qui me justifierait, s'il en était besoin, d'avoir placé leur étude en première ligne : c'est que topographiquement parlant, quelle que soit l'opération pratiquée par le chirurgien, la peau ou les muqueuses doivent d'abord être intéressées. Je ne méconnais pas toutefois que s'il existe entre elles des analogies, elles offrent aussi des différences, surtout au point de vue de leur développement embryonnaire, différences que je m'attacherai également à faire ressortir.

1° De la peau.

La peau, organe du tact et du toucher, peut être considérée comme une limite *sensible et résistante*, suivant l'expression de M. Cruveilhier, qui, par sa sensibilité, nous met en rapport avec les qualités tangibles des corps extérieurs, et par sa résistance nous préserve de leur action trop immédiate.

(1) Burdach, *Traité de physiologie*, t. VII.

Il faut ajouter qu'elle est en outre un organe très-actif de sécrétion et aussi d'absorption, laquelle, pour s'exercer, paraît avoir besoin cependant de conditions spéciales.

Dispositions générales et propriétés de la peau. — La peau est douée d'une grande souplesse ; aussi se moule-t-elle sur toutes les inégalités des parties profondes qu'elle reproduit avec fidélité.

Sa *surface externe* présente des plis nombreux dont la formation tient à diverses causes. Les uns, dus à la contraction musculaire, peuvent être désignés sous le nom de *plis musculaires :* tels sont ceux qu'on observe aux paupières, entre la joue et les lèvres, et dont la connaissance et l'inspection jouent un si grand rôle dans le diagnostic médical ; les autres, résultant de la distension forcée de la peau revenue ensuite sur elle-même, et qu'on désigne sous le nom de *vergetures ;* les derniers enfin, beaucoup plus importants, se voient au niveau des articulations : M. Cruveilhier propose de les appeler *plis de locomotion.* C'est sur ces derniers que Lisfranc, dans ses cours, attirait l'attention. Ils sont permanents, à peu près constants et inhérents à la constitution même de la peau ; ils peuvent donc servir de guide à la main du chirurgien dans la pratique de certaines opérations, en aidant à la détermination des interlignes articulaires. J'aurai occasion de les signaler dans chacune des régions où on les rencontre.

Est-il possible de poser une règle générale lorsqu'il s'agit de pratiquer une incision sur les parties qui présentent des plis nombreux ? En d'autres termes, faut-il toujours inciser parallèlement aux plis, ou les couper perpendiculairement ? Il est difficile de donner un précepte absolu ; cependant on peut dire qu'il y a généralement avantage à suivre la direction des plis, lorsqu'il importe de ne pas laisser une cicatrice trop apparente : aux paupières, par exemple, il n'est pas un chirurgien qui ne sache que les incisions doivent être faites parallèlement au bord libre. Il est vrai qu'au pli de l'aine, on a donné le conseil de les diriger perpendiculairement à l'arcade de Fallope ; mais c'est qu'il est bien d'autres raisons déterminantes de la direction des incisions que celle des plis cutanés, et que la situation des gros vaisseaux, le voisinage d'organes importants, etc., doivent avant tout être pris en considération.

La *face profonde* de la peau présente des adhérences plus ou moins intimes selon les régions : à la face et aux lèvres en particulier, elle fait corps avec les fibres musculaires qui s'y implantent ; à la paume des mains, à la plante des pieds, à l'aisselle, etc., elle adhère intimement par l'intermédiaire d'un tissu fibreux émané des aponévroses, tandis que partout ailleurs elle est unie plus ou moins lâchement aux parties profondes par un tissu cellulaire à larges mailles, ce qui lui permet une locomotion, un déplacement faciles, dont le chirurgien a su tirer parti dans beaucoup de cas.

C'est en effet au moyen de ce glissement que, dans les amputations, l'aide peut relever et attirer vers la racine du membre les téguments que le chirurgien détache des parties profondes par une incision circulaire. Sans lui, l'autoplastie dite par glissement serait rendue, sinon impossible, au moins très-difficile, et dans certaines régions, au pénis par exemple, cette locomotion de la peau est telle que, si dans l'amputation de la verge on ne faisait fixer cette membrane par un aide sur le pubis, on risquerait, lorsqu'on attire cet organe pour en faciliter la section, d'en dépouiller toute la racine. C'est encore cette laxité du tissu cellulaire qui permet de soulever la peau, de la détacher et d'en former un pli, qu'on traverse à sa base lorsqu'on veut pratiquer un séton, ou qu'on incise dans toute sa hauteur afin d'éviter avec certitude de blesser les organes sous-jacents, lorsqu'on pratique l'opération de la hernie étanglée.

Ces variétés dans l'adhérence de la peau entraînent de grandes différences dans les procédés opératoires pour la réunion des plaies; aux lèvres, par exemple, l'adhésion ne peut s'obtenir, à cause de l'insertion des fibres musculaires sur la face profonde du derme, qu'à l'aide de la suture entortillée, c'est-à-dire de celle qui agit sur les parties profondes, tandis que dans la région thoracique l'indépendance des téguments et leur facile déplacement permettent de les rapprocher à l'aide de simples bande-lettes agglutinatives, même après ces grandes pertes de substance qui suivent l'abla-tion du sein.

Aux paupières, au prépuce, au périnée chez la femme, la finesse de la peau, son peu de résistance, excluent les sutures entortillées, et comme, d'autre part, la région se prête mal à l'emploi des emplâtres agglutinatifs, la suture dite à points passés, qui ne comprend que la peau, et mieux encore les serres-fines de Vidal (de Cassis), sont d'une grande ressource. J'ai publié dans l'*Union médicale* (1) deux faits d'autoplastie des paupières qui prouvent que ce mode de réunion des plaies est réellement appelé à rendre de grands services dans les régions où se rencontrent toutes les conditions indispensables à sa réussite, à savoir, la souplesse de la peau, une grande finesse, et un facile glissement sur les parties sous-jacentes.

Enfin, c'est encore cette facilité de locomotion qui fait que la peau se laisse attirer par les brides cicatricielles, celles qui succèdent aux larges brûlures, par exemple, et qui entraînent des difformités contre lesquelles échouent tous les efforts de l'art.

C'est par sa face adhérente que la peau reçoit les vaisseaux qui la nourrissent; aussi la voit-on se mortifier dans les cas où elle se trouve isolée des parties sous-ja-centes, comme dans les vastes phlegmons diffus ou certaines lésions traumatiques qui la décollent dans une grande étendue. Il faut bien se garder dans ces cas d'introduire le doigt par les ouvertures que l'on a pratiquées ou qui se sont opérées spontanément, pour explorer sans précaution l'étendue du décollement, ainsi qu'ont l'habitude de le faire quelques chirurgiens; on s'exposerait à rompre des vaisseaux qui auraient pu y entretenir la vie. On a recommandé, dans ces cas, de pratiquer de bonne heure des contre-ouvertures, afin de faciliter l'écoulement des liquides qui s'accumulent si promptement dans le tissu cellulaire sous-cutané, le distendent et le mortifient, d'où la gangrène consécutive de la peau.

Il ne faudrait pas cependant se trop effrayer de cette dénudation de la face adhé-rente des téguments; ils possèdent, surtout dans certaines régions, une circulation tellement riche, qu'elle peut suffire à de grands lambeaux ne tenant plus au reste de l'organisme que par un pédicule plus ou moins étroit. C'est sur ce principe fonda-mental qu'est basée l'autoplastie par les méthodes indienne et italienne. Bien plus, dans les lambeaux pris à la face, au front pour la rhinoplastie, par exemple, la gangrène est souvent le résultat de l'engorgement produit par une circulation artérielle, c'est-à-dire afférente, beaucoup trop active, et qui n'est plus en rapport avec la circu-lation en retour; c'est pour venir en aide à cette dernière et rétablir l'équilibre, qu'on applique sur l'extrémité du lambeau une ou plusieurs sangsues. Enfin, on a vu la peau, détachée complètement et dans une étendue considérable des tissus sous-jacents,

(1) Année 1849, pages 613, 614, numéro du 27 décembre.

se recoller et s'agglutiner contre toute prévision ; de là le précepte de ne jamais la sacrifier tout d'abord, et de laisser à la nature le soin de l'élimination.

L'*épaisseur* de la peau varie selon les régions : nulle part elle n'est plus fine qu'aux paupières, ni plus épaisse qu'au talon ; entre ces deux extrêmes on trouve tous les intermédiaires.

Son *élasticité* est très-grande ; jointe à une grande résistance, elle lui permet de se distendre considérablement, sans éprouver de rupture, ainsi qu'on peut s'en assurer en essayant de faire pénétrer sur le cadavre un instrument mousse dans la profondeur des chairs. On la voit alors former comme un entonnoir qui ne se laisse entamer et dilacérer que quand la distension est parvenue à son dernier degré. Cette expérience permet de comprendre comment des corps pesants et mus par une vitesse accélérée peuvent broyer au-dessous de la peau, qui cède et résiste tout à la fois, des organes friables profondément situés, comme le foie, la rate, et même les muscles qui le sont cependant beaucoup moins. Il n'est pas de semaine où, dans les grands hôpitaux, on n'ait l'occasion de voir des faits à l'appui de ces données ; je citerai entre autres celui d'un malade de mon service, qui avait été surpris par un éboulement de terre, et qui semblait de prime abord ne présenter aucune lésion grave, la peau des membres et du tronc paraissant partout intacte. En l'examinant avec attention, il ne me fut pas difficile de reconnaître cependant que la cuisse droite était le siége d'un énorme épanchement sanguin, quoique les téguments ne fussent point entamés ni l'os fracturé. Cet homme mourut dans la soirée, et l'autopsie démontra qu'outre cet épanchement, qui était dû à une *trituration* des muscles de la cuisse, il existait une rupture du foie qui avait déterminé la mort.

C'est cette élasticité, jointe à cette résistance, qui fait encore que dans les plaies par instrument contondant, celles par armes à feu, par exemple, la balle pousse la peau devant elle avant de la perforer, de même qu'elle l'entraîne à sa sortie.

On peut d'ailleurs se faire une juste idée de ces deux propriétés, résistance et élasticité, par l'expérience suivante : on dissèque un long morceau de peau qu'on laisse adhérer dans l'étendue de quelques centimètres seulement, et à l'aide de ce lambeau qui s'allonge considérablement, on peut soulever un cadavre pesant cent vingt à cent cinquante livres.

La *rétractilité* de la peau est en raison directe de son élasticité ; elle existe aussi bien sur le cadavre que sur le vivant, et se trouve également prouvée par l'expérience qui précède. En effet, on n'a pas plutôt détaché la peau des parties sous-jacentes, que le lambeau, rétracté et revenu sur lui-même, ne peut plus, à beaucoup près, recouvrir l'espace qu'il occupait primitivement. Cette rétractilité, qui résulte de la structure de la peau et lui appartient en propre, doit toujours être présente à l'esprit du chirurgien, soit qu'il pratique une opération autoplastique, afin de tailler son lambeau beaucoup plus grand que la solution de continuité qu'il veut combler, soit qu'il enlève une tumeur, de crainte d'une perte de substance trop considérable.

Lorsque la distension est portée trop loin, il en résulte des lacérations, des déchirures des fibres du derme connues sous le nom de *vergetures*, qui témoignent que la peau a perdu tout à la fois son élasticité et sa rétractilité : c'est ce que l'on observe chez la plupart des femmes après la grossesse, chez les individus ascitiques, ou chez ceux qui, après avoir été pourvus d'un embonpoint considérable, maigrissent brusquement.

La *structure* de la peau ne m'occupera que dans ses applications à la chirurgie.

, Ses parties constituantes sont : le *derme*, les *papilles*, l'*épiderme*, puis les *divers appareils sécréteurs*, qu'on fait rentrer dans la composition de la peau, quoique en réalité ils ne lui appartiennent point ; enfin les *poils* et les *ongles*.

Fig. 1.

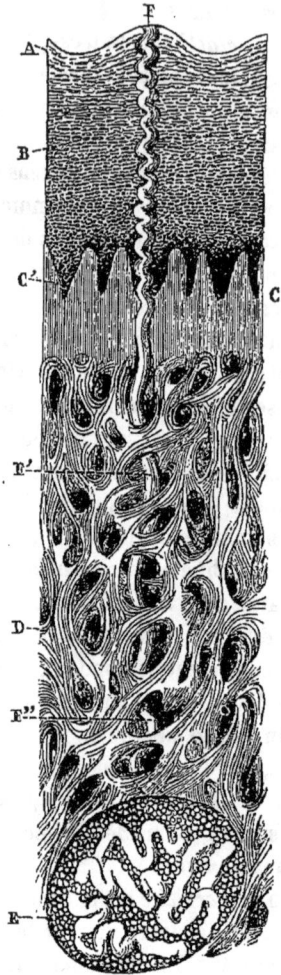

Section verticale de la peau pour montrer les divers éléments qui la composent et leur ordre de superposition.

A. Couche épidermique.
B. Corps muqueux de Malpighi.
C. Papilles du derme.
D. Le derme et ses aréoles à travers lesquelles chemine le conduit excréteur d'une glande sudoripare.
E. Glande sudoripare.
FF. Conduit excréteur de la glande sudoripare.

Le *derme*, selon Breschet, forme la charpente de la peau ; il est fibreux, souple, mais solide, et c'est à lui que doit se rapporter tout ce que j'ai dit de la résistance, de l'élasticité et de la rétractilité de la peau. Il est formé de fibres entrecroisées laissant entre elles des ouvertures par lesquelles passent les papilles, les conduits excréteurs et les poils. Il adhère au pannicule graisseux, c'est-à-dire au tissu cellulaire sous-cutané, par des filaments qui partent de sa face profonde et circonscrivent des aréoles dans lesquelles se trouvent logées des vésicules adipeuses. Ce sont ces aréoles qui, au dire des auteurs, seraient le siége du furoncle et de l'anthrax, et les douleurs quelquefois très-vives qui accompagnent leur développement seraient dues à la compression des filets nerveux par les sécrétions accumulées dans ces loges fibreuses peu extensibles. Depuis longtemps j'ai acquis la certitude que le point de départ du furoncle est dans les follicules pilo-sébacés ; la matière qu'ils sécrètent normalement se mélange avec les produits versés par la poche kystique enflammée pour produire ce que l'on a appelé le *bourbillon*. Quoi qu'il en soit, il m'a semblé, contrairement à l'opinion de quelques auteurs, que furoncle ou anthrax guérissent plus vite et plus sûrement par l'incision préconisée par Dupuytren et Lisfranc que par la temporisation.

Selon Kölliker, il entrerait dans la structure du derme des fibres de tissu cellulaire, des fibres élastiques et même des fibres musculaires lisses destinées à ériger les follicules pileux (1). C'est à la présence de ces dernières et des fibres élastiques que serait dû le phénomène dit de la *chair de poule*.

Les *papilles* proéminent à la surface du derme sous la forme de petites saillies rangées en séries parallèles, curvilignes ou irrégulières. Selon Breschet (2), elles sont blanchâtres et constituées par les nerfs, qui s'y terminent en anse. Weber et Meissner ont démontré que, parmi les papilles, il en était de vasculaires et de nerveuses ; selon eux, également, les vaisseaux et les nerfs s'y terminent en anse. Les papilles nerveuses se distinguent des vasculaires par la présence d'un petit corps ovale autour duquel s'enroulent les nerfs, petit corps considéré par Wagner comme l'appareil sensorial particulier de la peau, et qu'il a nommé, pour cette raison, *corpusculum tactus*. Ces corps sont encore connus sous le nom de *corpuscules de Meissner*, du nom de l'auteur qui les a le mieux décrits. Organes essentiels du tact et du toucher alors qu'elles sont revêtues de l'épiderme, les papilles ne déterminent plus que de la douleur lorsqu'elles en sont dépouillées, comme après l'application d'un vésicatoire. Elles sont surtout développées à la main, au pied et au mamelon, quoique cependant on puisse les démontrer partout ailleurs.

L'*épiderme*, que Breschet faisait sécréter par un appareil *blennogène*, dont l'existence n'a jamais été démontrée, recouvre le derme et les papilles sur lesquelles il se moule et auxquelles il forme des étuis qui les protégent et assurent l'exercice de leurs fonctions. Il reproduit donc sur sa face externe toutes les inégalités papillaires, tandis que sa face profonde adhère si intimement au derme, que la macération après la mort ou un état pathologique pendant la vie peuvent seuls l'en séparer. On voit alors, quand on le détache avec précaution, de petits tractus que longtemps avant la démonstration directe on avait cru être des canaux destinés à l'excrétion de la sueur (Hunter, Bichat, Chaussier). Aujourd'hui, depuis les travaux de Purkinje et Wendt en Allemagne, de Breschet et Roussel de Vauzème en France, tout le monde est d'accord sur l'existence de ces canaux sudorifères spiroïdes nés de petites glandules siégeant au-dessous du derme qu'ils traversent, et s'ouvrant obliquement à la surface de l'épiderme (voy. fig. 1).

C'est entre le derme, le corps papillaire et l'épiderme, que l'on rencontre cette couche glutineuse que Malpighi avait décrite comme une partie distincte dans la structure de la peau, sous le nom de *rete glutinosum* (corps muqueux de Malpighi), et qui n'est autre qu'une exsudation plastique issue des vaisseaux qui rampent à la surface du derme, et dont le desséchement constitue la croûte épidermique.

En résumé donc, l'épiderme n'est point sécrété par un appareil spécial, il est formé d'un plasma perspiré par les vaisseaux sanguins et lymphatiques, lequel se concrète

(1) Voyez Kölliker, *Éléments d'histologie humaine*, p. 106 et 107.
(2) *Mémoire de la structure de la peau*. Paris, 1835.

et forme à la surface des parties essentielles de la peau comme un vernis protecteur complétement inorganique. Les micrographes y décrivent de larges cellules dites *épidermiques*, dont l'assemblage constitue cette pellicule (Henle, Mandl). Les plus superficielles sont les plus anciennement sécrétées, et lorsqu'elles s'usent par le frottement, elles sont remplacées par de plus jeunes, en sorte que leur renouvellement se fait ainsi sans interruption.

Ces données permettent de comprendre comment se forment les durillons et les cors, constitués par l'accumulation d'une quantité variable de ces cellules épidermiques sur certains points culminants du derme qu'irrite une pression incessante. Il ne faut point confondre ces plaques cornées, complétement invasculaires, comme l'épiderme dont elles ne sont en définitive qu'un épaississement, avec ces autres productions qu'on désigne sous le nom de *poireaux*, et dans la structure desquelles entrent des vaisseaux sanguins. Ces derniers, dont j'ai enlevé un très-grand nombre à la plante des pieds d'un ouvrier pour lequel ils étaient une véritable infirmité, puisqu'ils l'empêchaient de se livrer à son travail, sont constitués, non par des cellules épidermiques, mais par des filaments réunis en un faisceau conique perpendiculaire à la surface du derme qu'il perfore. Ce cône, dont la grosseur varie et dont le sommet est dirigé vers la couche sous-cutanée, présente entre chacun des filaments qui le composent un ou plusieurs vaisseaux sanguins. Au microscope, je n'ai rencontré dans ces singulières productions que du tissu fibro-plastique, et M. Ch. Robin, auquel j'en avais envoyé quelques-uns, m'a déclaré n'y avoir de son côté trouvé aucun autre élément.

L'épiderme est hygrométrique ; il se gonfle par l'immersion prolongée dans l'eau, ses couches superficielles se ramollissent et peuvent être enlevées par un frottement un peu rude.

Entre les plaques épidermiques désignées sous le nom de *cors*, et la surface du derme, il se développe quelquefois de petites bourses séreuses, lesquelles deviennent le siége d'une sécrétion séro-purulente donnant lieu à de très-vives douleurs ; lorsqu'on a enlevé la plaque cornée, on peut voir au-dessous une cavité formée aux dépens du derme irrité et ulcéré. Il suffit de la cautériser avec un crayon d'azotate d'argent taillé en pointe, pour mettre, momentanément au moins, obstacle au développement d'une nouvelle sécrétion épidermique.

C'est encore à une sécrétion épidermique exagérée, à une véritable altération de cette fonction, qu'il faut rapporter ces cas d'ichthyose, et de cornes plus ou moins semblables à celles des animaux qu'on a observées sur différentes parties du corps, et dont on trouvera une bonne description dans le *Compendium de chirurgie* de MM. A. Bérard et Denonvilliers (1).

C'est entre l'épiderme et le derme que chez le nègre, à toute la surface du corps, et chez les individus des autres races, mais dans certaines régions seulement, on rencontre le pigmentum ou couche colorante, que les recherches des micrographes ont démontré être formée par des cellules renfermant un noyau et des granules dits pigmentaires.

Les *vaisseaux* de la peau sont très-nombreux et forment un réseau d'une très-grande richesse. On admet généralement que les artères, après s'être ramifiées fine-

(1) *Compendium de chirurgie*, t. II.

ment dans le corps papillaire et l'épaisseur du derme, se terminent en s'abouchant directement dans un réseau d'où partent les veines.

Quant aux *lymphatiques*, Breschet, Fohmann, Lauth, M. Sappey, admettent qu'ils sont très-serrés autour des papilles et à leur base, où ils forment un réseau superficiel ou sus-dermique qui communique avec un réseau profond ou sous-dermique. Fohmann avait pensé qu'ils présentaient des pertuis latéraux ou pores, par lesquels se ferait l'imbibition après ramollissement préalable de la couche épidermique; mais c'est là une hypothèse que les recherches ultérieures n'ont pas permis de vérifier. Cette richesse des réseaux sanguins et lymphatiques, que personne ne conteste, permet de se rendre compte de la facilité avec laquelle la peau s'irrite et s'enflamme. Selon Blandin et Sanson, certains érysipèles reconnaîtraient pour siége le réseau capillaire artérioso-veineux, et d'autres le réseau lymphatique.

De la présence des réseaux absorbants de la peau immédiatement sous l'épiderme, découlent plusieurs conséquences pratiques de la plus haute importance :

1° Lorsque le chirurgien pratique une inoculation, les chances de réussite sont d'autant plus grandes, qu'il se borne à soulever la couche épidermique pour déposer et mettre en contact avec le réseau sanguin papillaire le virus qu'il veut présenter à l'absorption ; s'il pique trop profondément, un écoulement de sang abondant survient, qui chasse le liquide. C'est ainsi que j'ai vu souvent la vaccination échouer entre les mains des élèves ou des médecins qui négligeaient ces préceptes.

2° La moindre fissure à l'épiderme facilite l'accession des liquides virulents dans le torrent circulatoire ; aussi faut-il s'abstenir de disséquer un animal mort du charbon ou de la morve, de toucher une femme atteinte d'ulcération syphilitique de la vulve, si l'on est atteint d'une écorchure aux doigts. Alors même qu'on ne découvre aucune plaie par laquelle le virus peut s'introduire dans l'économie, il faut, par surcroît de précautions, toujours enduire la main d'un corps gras, qui s'oppose à l'absorption : on n'a que trop d'exemples d'accidents terribles survenus faute de ces précautions. Il importe donc de se bien graver dans la mémoire que l'absorption se fait d'une manière bien plus certaine par de légères éraillures de l'épiderme, que par de larges plaies saignant abondamment.

Est-il indispensable, comme le croient quelques physiologistes, qu'il y ait solution de continuité pour que l'absorption puisse se faire ? Quant à moi, je ne regarde point la question comme définitivement résolue ; là où la peau est fine et pourvue de réseaux vasculaires très-riches, où l'épiderme aminci ne forme qu'une couche pellucide, comme au prépuce ou aux paupières, je ne serais pas éloigné d'admettre que l'introduction du virus dans l'économie puisse se faire sans *effraction* préalable de l'épiderme. On a cité des exemples, qui paraissent incontestables, de pustules malignes développées sur les paupières, de chancres sur le prépuce, par la seule déposition du virus sur la peau, dont l'épiderme était intact ; et pour les poisons minéraux, on a rapporté des cas extrêmement curieux d'absorption dans les mêmes conditions. Tout le monde sait d'ailleurs que le mercure métallique, le laudanum et la belladone, sont très-activement absorbés par la peau non dépouillée de son épiderme. Cependant il ne faudrait pas s'exagérer la portée de pareils faits, et pour rester dans la généralité, il faut se hâter de dire que les cas d'absorption de virus à travers l'épiderme resté intact sont au moins très-rares et tout à fait exceptionnels.

3° L'irritation des lymphatiques de la peau par un vésicatoire ou un érysipèle détermine fréquemment un engorgement plus ou moins rapide, et quelquefois très-douloureux, des ganglions auxquels ils vont se rendre, et il suffit souvent, pour produire ce résultat, d'une exulcération aussi superficielle et aussi circonscrite que possible. La conséquence pratique à tirer de ce fait, c'est que, dès que l'on découvre un engorgement ganglionnaire, il faut rechercher dans les régions d'où émanent les lymphatiques qui viennent s'y rendre, s'il n'existe pas une écorchure, une fissure, qu'on s'empressera de traiter; car c'est ici surtout qu'on peut appliquer justement cet axiome : *Sublata causa, tollitur effectus.*

Cette remarque conduit à une autre plus importante encore peut-être. Lorsque des exulcérations cutanées persistent pendant un long temps, comme cela arrive si souvent chez les enfants pour celles du cuir chevelu, des paupières, du nez, des oreilles, des lèvres, etc., les ganglions du cou se tuméfient, tantôt d'une manière aiguë, tantôt lentement et progressivement, suivant la nature du sujet, de telle sorte que, subissant tous les degrés de l'inflammation, ils passent à une suppuration ordinairement très-lente et qui se fait jour par des ulcérations fongoïdes. C'est à cet état que la plupart des médecins ont donné le nom d'*écrouelles*, de *scrofules*, de *tempérament scrofuleux*, ce qui, pour beaucoup d'entre eux, paraît emporter l'idée d'une affection spéciale, à ce point même que quelques-uns ont cru à l'existence d'un virus scrofuleux. Or c'est là une erreur qu'on ne saurait trop combattre : cet engorgement ganglionnaire chronique n'est évidemment le résultat que d'une irritation persistante des réseaux lymphatiques de la peau, favorisée, il est vrai, par un état particulier du système absorbant, qu'on pourrait appeler avec M. Velpeau, *exagération lymphatique.* Mais de tempérament scrofuleux, mais de virus scrofuleux, en tant que caractérisé par cette tuméfaction des ganglions lymphatiques, il n'en existe point, et la conséquence pratique à tirer de ces considérations qui découlent directement de l'anatomie, c'est qu'il faut chez les enfants soigner la peau, la préserver non-seulement des irritations mécaniques, mais encore de toutes les causes qui agissent physiquement sur elle, comme le froid trop intense, l'humidité et la malpropreté.

Les *appareils sécréteurs* qui se *rattachent* à la peau, mais qui, à proprement parler, n'en font qu'accessoirement partie, puisqu'ils sont situés dans le tissu cellulaire sous-cutané, sont les glandes sudoripares et les follicules dits sébacés, ou *glandes sébacées.*

Les *glandes sudoripares*, ai-je dit, pourvues de conduits spiroïdes, qui versent la sueur à la surface épidermique, démontrées nettement d'abord à la main et au pied, puis successivement à toutes les autres régions du corps, moins la face concave du pavillon de l'oreille, le gland, le prépuce et un très-petit nombre d'autres encore, ne donnent lieu d'ailleurs à aucune considération chirurgicale. Elles ne sont pas situées partout à la même profondeur : ainsi à l'aisselle, M. Robin a montré qu'elles étaient appliquées immédiatement contre le derme, avaient trois fois au moins le volume des glandes sudoripares ordinaires, et s'en distinguaient encore par la nature de leur sécrétion odorante et alcaline. Leur structure d'ailleurs est essentiellement la même, sauf la disposition du canal excréteur qui n'est point spiroïde, étant beaucoup plus court.

Les follicules dits *sébacés*, ou *glandes sébacées*, ont une importance pathologique bien autrement grande. Eichhorn (1), E. Weber, G. Simon et M. Ch. Robin (2) ont

(1) *Journal du progrès*, t. III et IV : *Sur les excrétions de la peau.*
(2) *Sur quelques hypertrophies glandulaires.* In-8, 1852.

attiré l'attention sur ces glandes utriculaires. Depuis Weber, on sait qu'elles existent dans toutes les régions, tandis qu'on les croyait autrefois réservées à certaines parties du corps, la face, le cou, la poitrine et le gland, par exemple. Toujours est-il que là on les rencontre en plus grande quantité et plus complétement développées.

Leur structure et leur développement est un des points importants de leur histoire. On les croyait autrefois formées par une dépression en cul-de-sac de la peau, cul-de-sac représentant un ou plusieurs cæcums pourvus d'un canal à collet rétréci comme celui d'une gourde, et venant s'ouvrir isolément et obliquement à la surface épidermique.

Fig. 2.

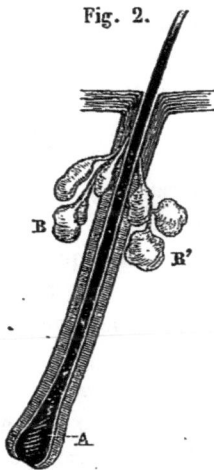

Glandes sébacées et follicule pileux.

A. Follicule pileux.
B, B' Glandes sébacées.

Les recherches modernes, principalement celles de M. Robin (1), confirmées par celles de G. Simon et Kölliker, ont démontré qu'elles naissaient par une excroissance de la gaîne des follicules pileux, dont elles ne sont qu'une dépendance, et que, comme ces follicules et les glandes sudoripares, elles procédaient de la couche muqueuse de la peau. Cette indépendance originelle, prouvée d'ailleurs par la différence des épithéliums, qui, plus tard, tapissent le fond des culs-de-sac glandulaires et les conduits excréteurs, a conduit M. Robin à des considérations pathologiques très-ingénieuses, qu'on lira avec beaucoup d'intérêt dans la thèse d'un de ses élèves, M. le docteur Levé (2).

Les glandes sébacées ne sont donc qu'une dépendance des follicules pileux, dans lesquels viennent s'ouvrir leurs conduits excréteurs, ce qui explique comment Eichhorn a pu dire qu'il n'existait point de follicules sébacés comme organes distincts, et que la matière sébacée était sécrétée dans les cystes des poils, erreur qui n'a plus aujourd'hui besoin de réfutation.

Néanmoins il est des régions complétement glabres, où l'on rencontre des glandes sébacées très-développées, les petites lèvres, par exemple, le gland et le prépuce du pénis. Aussi le nom de *glandes des follicules pileux*, que quelques auteurs ont voulu leur donner, ne paraît-il pas devoir être adopté.

(1) *Histoire nat. des végétaux parasites.* Paris, 1853, p. 488 et suiv.
(2) *Des tumeurs glandulaires*, thèses de Paris, 1852, n° 109.

Voici maintenant où est l'intérêt pathologique de ces glandules. Il arrive souvent que leur orifice s'oblitère, et qu'alors la matière qu'elles sécrètent s'accumulant dans les culs-de-sac, les irrite, les enflamme, donnant ainsi naissance à l'affection que les dermatologues désignent sous le nom d'*acme punctata*. Si l'on presse sur les parois du follicule, on en fait sortir la matière qu'il recèle, et qui s'exprime, en passant par le goulot rétréci comme à travers une filière, sous forme de vermisseaux, qu'autrefois on a pris effectivement pour des vers, et qu'on nommait *crinons, comédones*.

Lorsque l'oblitération ne porte que sur un seul follicule, et que la matière sécrétée ne provoque point une trop grande irritation des parois du sac, elle peut s'accumuler lentement en quantité plus ou moins considérable et former ce qu'on appelle une *tanne*. Si l'oblitération persiste, la tumeur grossit et prend alors le nom de *stéatome*, d'*athérome*, de *mélicéris*, selon que la matière sébacée se mélange d'une plus ou moins grande quantité de ce liquide séro-purulent que sécrètent toujours alors les parois du follicule enflammé, en sorte que *tanne, stéatome, athérome, mélicéris*, n'expriment que des degrés différents d'une seule et même affection. Il faudrait donc, ainsi que le réclame depuis si longtemps M. Velpeau dans ses *Leçons cliniques*, bannir du langage médical ces expressions qui ne peuvent qu'induire en erreur, et désigner toutes ces maladies sous le nom de *kystes sébacés*, qui rappellerait leur origine et leur nature.

J'ai déjà dit que, selon moi, le furoncle avait également son siége dans le follicule pilo-sébacé.

Des tumeurs solides, que M. Robin désigne sous le nom de *tumeurs glandulaires*, paraissent avoir aussi pour point de départ ces follicules; elles seraient, selon cet auteur, formées par l'amas des cellules épithéliales, dans ces organes dont le conduit excréteur s'atrophierait. Ainsi séparées du tégument externe, et continuant à grossir, elles constitueraient une variété de ces tumeurs dites *épidermiques* ou *épithéliomes*, susceptibles d'un accroissement considérable, pouvant s'ulcérer, envahissant de proche en proche les tissus environnants, et simulant alors le cancer à s'y méprendre; l'inspection microscopique de la matière que contiennent ces tumeurs met promptement sur la voie du diagnostic. J'ai recueilli un cas remarquable de ce genre : la tumeur, située dans la région sous-maxillaire, avait envahi et détruit déjà toute la région sous-hyoïdienne gauche, lorsque l'ablation vint mettre un terme à ses ravages; nous ne trouvâmes rien autre chose que des masses comme caséeuses, très-odorantes, se détachant par écailles, et que le microscope démontra être uniquement constituées par des cellules épithéliales. La thèse de M. Levé (p. 29) contient une observation analogue lue par M. Rouget à la Société de biologie.

Les *ongles* et les *poils*, qui ont été désignés sous le nom d'*appendices de la peau*, ne m'occuperont pas longtemps.

Les ongles, favorisent l'exercice du toucher et la marche en soutenant la pulpe des doigts et des orteils. D'une couleur rosée due à leur transparence, qui laisse voir la coloration du derme qui les supporte, ils présentent à considérer une racine, un corps et un organe sécréteur qu'on a nommé *matrice de l'ongle*.

La racine de l'ongle, cachée sous un repli de la peau, se prolonge en arrière jusque vers la saillie phalangienne; elle est blanchâtre, beaucoup plus molle que le tissu de l'ongle lui-même et peu adhérente, excepté dans le point où elle se dégage. Là l'épiderme se replie sur elle et lui est intimement uni.

Le corps de l'ongle est très-adhérent, par sa face profonde, au derme qui recouvre la phalange ; il est libre et dégagé sur ses bords et à sa partie antérieure.

Lorsqu'on coupe un ongle d'avant en arrière, de son bord libre à sa racine, on observe qu'il est beaucoup plus épais en avant qu'à sa partie postérieure ; d'autre part, sa face profonde ou adhérente est inégale, striée longitudinalement, et ces stries correspondent à des rangées ou séries linéaires de papilles qu'on observe à la surface du derme.

Sous le nom de *matrice de l'ongle*, les anatomistes ont plus spécialement décrit la portion du derme qui reçoit la racine ; il faut cependant, si l'on attache à ce mot de *matrice* l'idée d'organe générateur, l'étendre à toute la portion du derme à laquelle il adhère. On ne peut saisir, en effet, aucune ligne de démarcation entre la portion du derme où s'insère la racine et celle que recouvre le corps de l'ongle ; on observe partout des lignes de papilles régulièrement inclinées en avant, et dont le sommet paraît plonger dans la substance même de l'ongle dont on ne les détache qu'avec difficulté, et non sans d'excessives douleurs. Toutes ces papilles sont destinées à la nutrition de l'ongle, et il est bien démontré aujourd'hui qu'il s'accroît non-seulement de sa racine à son bord libre, mais aussi par addition de couches successives qui s'appliquent sur sa face profonde dans toute sa longueur, à la manière des couches épidermiques. La croissance en longueur est prouvée par une remarque que tout le monde a pu faire : c'est que les taches blanches qu'on y observe, et mieux encore les petits épanchements sanguins qui succèdent si fréquemment aux pincement des doigts, se portent progressivement de la racine au bord adhérent, mettant ainsi plusieurs semaines à parcourir cet espace.

Quant à la croissance par couches stratifiées, elle est démontrée par l'épaisseur de plus en plus considérable des ongles de leur racine à leur bord libre ; par la minceur comparative qu'ils conservent lorsqu'ils sont dépourvus d'adhérence dans toute leur partie antérieure, et qu'ils sont produits exclusivement par ce qu'on appelait autrefois la *matrice*, et enfin par cette circonstance, qui n'est point rare, de voir les papilles les plus rapprochées de l'extrémité des doigts surexcitées dans leur sécrétion, donner naissance à des couches cornées épaisses et irrégulières qui soulèvent celles qui progressent d'arrière en avant, s'y adjoignent, et donnent ainsi à l'ongle, antérieurement, une épaisseur quatre ou cinq fois plus considérable qu'à sa racine.

La forme de l'ongle varie beaucoup, ce qui paraît tenir à des différences dans la disposition des extrémités qui le supportent. Ainsi les individus dont la main est grasse ont en général les ongles bien faits, tandis que ceux qui ont la main osseuse et maigre ont les ongles recourbés dans le sens antéro-postérieur, ce qui donne à leurs doigts une forme arrondie, disgracieuse, à laquelle les pathologistes ont assigné le nom de *doigts en massue*. On a cru remarquer entre cette forme des doigts en massue et le développement des tubercules une coïncidence qui paraît en effet ne pas être sans quelque fondement, et qui pourrait bien tenir à ce que, chez les phthisiques, la nutrition des extrémités est toujours plus ou moins altérée.

Les ongles ont une tendance naturelle à se courber dans le sens de leur largeur, et c'est même un signe de beauté lorsqu'ils forment presque un demi-cylindre. Aux mains, cette disposition n'a aucun inconvénient ; mais il n'en est pas de même pour les pieds, et particulièrement pour le gros orteil. Là effectivement, si la courbure est trop prononcée, les bords de l'ongle, libres et tranchants, rencontrant pendant la marche ou la station les parties molles refoulées par la pression contre le sol, les ulcèrent, s'y enfoncent et déterminent des douleurs intolérables : c'est à cette maladie qu'on a donné le nom d'*ongle incarné*, d'ongle rentré dans les chairs. Le traitement découle des remarques précédentes. Il faut chercher à dégager les bords de l'ongle, à les redresser, en même temps que l'on écarte par une douce pression les parties molles ulcérées ; ce traitement palliatif, qui consiste dans l'interposition d'une mèche de charpie entre les bords de l'ongle et les parties molles, réussit dix-neuf fois sur vingt, mais exige, pour être couronné de succès, d'être fait avec beaucoup de soin et d'intelligence, et d'être longtemps prolongé.

Fréquemment les papilles qui sécrètent l'ongle s'enflamment, et fournissent une sécrétion séro-purulente analogue à celle que l'on rencontre dans la maladie dite *tourniole*, *mal blanc* ou *mal d'aventure*. L'ongle alors se décolle, est repoussé, tombe et se reproduit comme l'épiderme, dont il est complétement l'analogue. Si les papilles génératrices sont malades, comme cela a lieu dans certaines affections générales, la syphilis, par exemple, l'eczéma, etc., on voit son tissu s'altérer, de lisse et poli qu'il était devenir rugueux, s'épaissir, quelquefois s'amincir, et enfin tomber comme les poils, comme les cheveux.

Les *poils*, véritables produits épidermiques, sont sécrétés par des follicules situés dans les couches profondes de la peau, quelquefois même au-dessous du derme, dans le tissu cellulaire sous-cutané. Abondants à la tête où ils prennent le nom de cheveux, aux aisselles, à la région pubienne où ils n'apparaissent qu'à la puberté, ils sont rares partout ailleurs, excepté chez quelques individus du sexe masculin qui en sont littéralement couverts. Leur présence semblerait caractériser une exubérance de force, si l'on en croyait le proverbe ancien : *Homo pilosus, fortis*, proverbe souvent démenti par l'observation rigoureuse, car il n'est point rare de voir des individus chétifs en être abondamment pourvus. Le follicule qui les produit doit être considéré comme une dépendance du tégument externe ; il forme un cul-de-sac du fond duquel s'élève une papille, le *bulbe pilifère*, analogue à la papille dentaire. J'ai déjà dit que les poils avaient tous une origine qui leur était commune avec les glandes utriculaires sébacées, dont la sécrétion semble faciliter leur sortie.

D'après les travaux de M. Mahon jeune, la teigne faveuse (*porrigo favosa*) serait due à une maladie du bulbe pilifère et du follicule pileux ; il est encore une autre affection de la peau qui paraît porter sur lui son action, c'est le *pityriasis versicolor*, qui détermine si fréquemment l'*alopécie*.

Les poils, examinés au microscope, se présentent sous l'aspect de cornets imbriqués, pourvus à leur base d'un canal central rempli d'une substance constituée par des granules et des cellules pigmentaires. C'est à ces cellules que les poils doivent cette coloration si variable selon les sujets, et presque toujours en rapport avec celle de la peau, car on ne voit point les nègres offrir ces variations de couleur dans la chevelure, si communes dans la race caucasienne, par exemple. Aussi, dans la détermination des races humaines, les physiologistes tiennent-ils grand compte de cette coloration, de même que les pathologistes y attachent un grand prix pour l'appréciation des constitutions individuelles.

Une dernière remarque se présente : lorsqu'on veut réunir une plaie située dans une région pourvue d'une grande quantité de poils, il faut avoir grand soin de les tenir toujours très-courts, et mieux encore de les raser jusque sur le bord de la solution de continuité, leur présence comme corps étranger pouvant nuire à la réunion soit immédiate, soit consécutive.

2° Des muqueuses.

Les membranes muqueuses ne nous offriront que bien peu de considérations pratiques, et leur histoire intéresse beaucoup plus le médecin que le chirurgien. Elles forment deux grandes sections, la *gastro-pulmonaire* et la *génito-urinaire*. Il en est bien une troisième, mais elle est tout à fait isolée, de peu d'importance et d'une étendue beaucoup moindre, c'est la membrane qui tapisse les conduits *galactophores*.

Disposition générale et propriétés des muqueuses. — Envisagées d'une manière générale, les muqueuses doivent être considérées comme un véritable tégument interne destiné à isoler, à limiter les organes profonds, et ayant comme l'externe des fonctions d'absorption et de sécrétion ; toutefois la muqueuse gastro-pulmonaire est douée d'une faculté absorbante bien supérieure à celle de sécrétion, puisqu'elle sert d'intermédiaire entre l'organisme et les matériaux introduits pour la réparation, tandis que la muqueuse génito-urinaire, jouissant de fonctions plus spécialement sécrétoires, exerce son action presque exclusivement sur le sang dont elle est destinée à accomplir la dépuration. Leur analogie de fonctions avec la peau est donc frappante ; celle de structure ne l'est pas moins, ainsi que nous le verrons bientôt.

Leur *sensibilité* varie beaucoup selon les points où on l'explore : près des orifices naturels, elle est exquise, et pour chacun d'eux d'une nature toute spéciale ; dans les parties profondes, elle devient plus ou moins obtuse. Rien n'égale la sensibilité de la conjonctive, qu'un grain de poussière irrite et fait rougir, de la muqueuse olfactive, de celle du prépuce, de l'anus, etc., tandis que des corps étrangers volumineux peuvent séjourner dans les bronches, l'intestin, le vagin, sans qu'on en ait conscience. Cette sensibilité présente, dans chacun des points qu'on explore, une véritable *spécialisation* qui en fait presque une sensation particulière : quelle différence, en effet, entre la sensation qu'apporte la titillation de la luette et celle que détermine l'irritation de la conjonctive !

L'excitation portée sur une membrane muqueuse provoque, alors même qu'elle n'est pas perçue, ou du moins que l'individu n'en a pas conscience, des mouvements involontaires dans les appareils musculaires qui lui sont annexés ; c'est ce que l'on appelle l'*action réflexe* : c'est ainsi que l'irritation de la conjonctive détermine instinctivement la fermeture des paupières, que celle de l'arrière-gorge amène les vomissements, et que celle de l'anus provoque des contractions intestinales. On a quelquefois utilisé ces données physiologiques : ainsi, chez les enfants constipés, mais auxquels on ne veut pas cependant donner des purgatifs, de crainte d'irritation intestinale, on obtient des selles en stimulant la muqueuse rectale, soit avec un suppositoire de savon, soit, comme le font certaines gardes-malades, en introduisant simplement une branche de persil trempée dans l'huile, moyen réellement très-efficace et presque toujours suivi d'effet.

Ces sympathies, si l'on veut leur donner ce nom, sont d'ailleurs réciproques et se manifestent en sens inverse dans certaines maladies : c'est un signe de calculs développés dans les voies urinaires que la démangeaison insupportable et souvent répétée de l'extrémité de la verge, accompagnée de fréquentes envies d'uriner ; et tout le monde sait que la présence de vers dans les voies digestives occasionne des picotements dans le pharynx et jusque dans les fosses nasales, quelquefois même des vomissements.

Bichat, réfléchissant à l'étendue considérable qu'offrent par leur développement les surfaces muqueuses, aurait voulu qu'on tentât de porter sur elles la médication dite révulsive, qu'on emploie si fréquemment sur le tégument externe. Il pensait, par exemple, qu'on irriterait avec avantage la membrane pituitaire dans certaines affections des yeux, au lieu de placer des vésicatoires à la nuque; qu'au moyen d'une sonde introduite dans l'urèthre on stimulerait la vessie dans les cas de paralysie. Ces idées ingénieuses n'ont peut-être pas été assez méditées par les chirurgiens; j'ai conseillé récemment, dans un cas de conjonctivite chronique que rien n'avait pu modifier, d'exciter la membrane pituitaire avec du tabac en poudre, et j'ai obtenu ainsi une guérison complète. La cautérisation pharyngienne dans l'asthme, par la méthode de Ducros (de Marseille), n'est-elle pas fondée sur le même principe? C'est là, je le répète, une idée féconde et qui mériterait d'attirer sérieusement l'attention des pathologistes.

Les muqueuses ont une *coloration* en général beaucoup plus prononcée que celles de la peau, mais il faut noter cependant qu'il en est quelques-unes qui se dépouillent, pour passer d'une région dans une autre, d'une grande partie de leurs éléments anatomiques, ce qui détermine de grandes variations dans leur aspect; ainsi la conjonctive oculaire à l'état sain est presque transparente, tandis que sur les paupières elle est presque toujours plus ou moins rougeâtre. Cette coloration est due à la présence du sang dans les capillaires, ainsi que le prouve leur teinte violacée dans l'asphyxie, et blanche ou rosée chez les individus qui ont succombé à une hémorrhagie, ou qui sont dans un état syncopal.

Certaines muqueuses sont *très-denses, très-épaisses,* tandis que d'autres ressemblent à de véritables feuillets séreux. Les premières, comme celles de la voûte palatine, du voile du palais, des lèvres, peuvent supporter des points de suture, et sont susceptibles des mêmes opérations autoplastiques que le tégument externe; les autres, au contraire, se déchirent sous l'influence des tractions les plus légères.

L'*adhérence* des muqueuses présente également de grandes différences; en général, elles sont assez lâchement unies aux tissus sous-jacents, ce qui facilite leur glissement. Cette disposition peut être utilisée en médecine opératoire, et la muqueuse qui double les joues et les lèvres peut être facilement détachée, puis renversée, pour être suturée à la peau dans certaines atrésies de la bouche. C'est là ce qui constitue le procédé dit de *bordage,* imaginé par Dieffenbach, que j'ai appliqué avec succès l'atrésie des paupières déterminée par la contraction de l'orbiculaire.

C'est aussi à cette laxité que sont dues les chutes de la muqueuse du rectum si fréquentes chez les enfants, et la sortie de ces bourrelets hémorrhoïdaires dont l'étranglement détermine parfois de si vives douleurs.

Si les muqueuses adhèrent aux parties sous-jacentes par l'intermédiaire d'un tissu cellulaire très-lâche en certains points, et qui permet une locomotion en masse de toute la membrane, en d'autres points il est très-serré et s'oppose à tout déplacement. Cette dernière disposition, que l'on retrouve dans toute l'étendue des bronches, par exemple, explique comment ni la graisse ni la sérosité ne peuvent s'y accumuler, ce qui aurait infailliblement et très-rapidement amené l'asphyxie; tandis que les replis aryténo-épiglottiques, qui appartiennent, à proprement parler, autant au pharynx qu'au larynx, et qui sont formés par la muqueuse pharyngienne doublée d'un tissu à mailles larges et extensibles, sont souvent, au contraire, le siége d'une infiltration séreuse désignée à tort sous le nom d'*œdème de la glotte*, maladie très-grave, pour laquelle le chirurgien doit se hâter de pratiquer la trachéotomie.

Les muqueuses sont à peine rétractiles, ce qui tient à l'absence d'un *véritable* derme à fibres entrecroisées, comme celui qu'on observe à la peau ; aussi là où les conduits et réservoirs qu'elles tapissent doivent prendre une ampliation brusque offrent-elles des replis pour suffire à cette extension. Une fois qu'elles ont été distendues au delà de leur capacité d'extension, elles deviennent flasques et ne reprennent que rarement leurs dimensions primitives.

La muqueuse de l'urèthre semble faire exception à cette règle générale, mais ce n'est là qu'une apparente infraction à la loi ; et si après l'amputation de la verge on éprouve quelque difficulté à retrouver l'orifice du canal à la surface de la plaie, ce n'est point parce que la muqueuse elle-même s'est rétractée, mais parce que le tissu érectile qui l'enveloppe circulairement l'a entraîné dans sa rétraction. C'est là ce qui a fait donner à M. Barthélemy le conseil d'introduire une sonde avant l'opération, précaution au moins inutile, et qui ne sert qu'à rendre l'amputation plus longue et plus pénible.

Est-ce à l'absence de rétractilité de la muqueuse qu'il faut attribuer la formation de ces rétrécissements valvulaires que l'on observe dans le rectum, par exemple, ainsi que le prétend M. Malgaigne ? Ou faut-il les attribuer à une exsudation de lymphe plastique organisée en brides, d'après les idées de Ducamp, de Laennec et de Lisfranc ? Je crois que ces deux opinions peuvent parfaitement se concilier, car l'absence de rétractilité à elle seule ne pourrait suffire à former un rétrécissement permanent, si la sécrétion d'une lymphe plastique versée sous l'influence de l'inflammation ne venait organiser en brides solides et résistantes ces replis temporaires.

La *structure intime* des muqueuses ne nous offre presque rien à noter ayant trait à la clinique externe : elles sont pourvues d'une *trame fibro-celluleuse* qu'on peut considérer comme leur *derme, d'appareils de sécrétion et d'absorption*, de *réseaux nerveux, lymphatiques et sanguins*, et d'un *épithélium* plus ou moins apparent.

Le *derme* des muqueuses est tantôt très-épais, et confondu avec les tissus sur lesquels il repose, comme à la voûte palatine et aux fosses nasales, où il est impossible de le séparer du périoste ; d'autres fois il est à peine marqué, comme dans l'intestin grêle ou dans les bronches. Ce derme, l'analogue de celui de la peau, puisqu'il forme la *charpente* de la muqueuse, est bien loin toutefois d'en avoir la résistance et l'élasticité. Aussi les muqueuses, ainsi que je l'ai dit précédemment, sont-elles faciles à déchirer, en général, et presque dépourvues de rétractilité.

Les appareils de sécrétion et d'absorption sont très-inégalement répartis sur les diverses muqueuses.

On trouve dans toutes ces membranes, des follicules qui représentent les glandules sébacées de la peau. Leur structure est la même ; comme elles ils représentent des sacs ovoïdes dont le goulot rétréci vient s'ouvrir à la surface muqueuse. Tantôt ils sont solitaires, d'autres fois agglomérés, c'est-à-dire réunis en grand nombre et très-serrés. Leur orifice peut s'oblitérer comme celui des follicules sébacés, et l'on voit alors le cul-de-sac folliculaire, considérablement dilaté, s'emplir d'une humeur visqueuse, transparente, qui n'est autre que leur produit de sécrétion retenu et accumulé. C'est surtout à la face interne des lèvres et des joues, et au col de l'utérus, que l'on a l'occasion d'observer cette affection, qui offre la plus grande analogie avec les *tannes* ou *kystes sébacés*.

Selon M. Robin, ils pourraient aussi devenir le siége de tumeurs glandulaires hypertrophiques caractérisées par l'accumulation de cellules épithéliales, quoique plus rarement cependant.

Je ne ferai que mentionner les follicules dits *microscopiques* que Sprot-Boydt et Bœhm, par exemple, ont décrits dans la membrane muqueuse digestive.

Les *papilles* des muqueuses tantôt sont très-saillantes et plus spécialement desti- nées à des phénomènes de sensibilité, comme à la langue, par exemple; d'autres fois beaucoup plus petites, quoique parfaitement visibles à l'œil nu, comme à l'intestin grêle, où elles constituent des organes d'absorption. Leur structure et leur disposi- tion, qui est du ressort de l'anatomie descriptive, ne doivent point m'occuper.

Le *réseau vasculaire* de ces membranes est très-riche ; on pourrait même dire qu'elles sont presque exclusivement constituées par un lacis artériel et veineux, mais surtout veineux. J'ai déposé dans le musée de la Faculté des pièces relatives à la structure de la muqueuse des fosses nasales, du pharynx, du larynx, et des organes génitaux, dans lesquelles la matière à injection, poussée par les veines, a pénétré si loin, qu'il n'est pas possible de trouver un point qui n'en soit rempli.

Ces réseaux artério-veineux, selon Dœllinger cité par Burdach (1), formeraient souvent deux ou même trois couches superposées dans lesquelles les vaisseaux, se capillarisant de plus en plus, arriveraient ainsi jusqu'à la surface de la membrane, où ils formeraient, de concert avec les vaisseaux lymphatiques, la couche dite *villeuse*, ou des villosités. Quoi qu'il en soit, ce que nous devons constater, c'est cette richesse des réseaux vasculaires qui explique la facilité avec laquelle se produisent les hémorrhagies par les surfaces muqueuses, et cela par transsudation et sans aucune déchirure.

Les *vaisseaux lymphatiques* y sont également très-abondants, et leur disposition dans les papilles a été parmi les anatomistes un sujet de discussion qui est loin d'être encore épuisé. Ce qu'il y a de certain, c'est qu'il existe immédiatement au-dessous de l'épithélium de toutes les muqueuses, mais principalement de la digestive, un lacis ou réseau de vaisseaux lymphatiques très-riche.

La question de savoir si l'absorption se fait par les lymphatiques ou les veines exclusivement, est aujourd'hui tranchée ; les expériences de Magendie ont démontré qu'elle avait lieu à la fois par ces deux ordres de vaisseaux, mais surtout par les veines. La rapidité avec laquelle s'effectue à la surface des muqueuses, soit pulmo- naire, soit digestive, l'absorption de certaines substances; telles que le chloroforme, l'éther, le laudanum et bien d'autres encore, comparée à la lenteur et à l'incertitude de l'absorption cutanée, est un fait bien digne d'attirer l'attention, et il est curieux de rechercher à quoi tiennent ces différences. Certainement l'inégale épaisseur de la couche épithéliale dans les deux ordres de téguments est un fait dont il faut tenir compte, mais ce qu'il faut surtout noter, c'est l'inégalité de richesses des réseaux lymphatiques, et surtout veineux, qui est tout à l'avantage des muqueuses, ce qui s'accorde parfaitement avec les expériences déjà citées de Magendie, qui ont démon- tré quelle part énorme il fallait faire aux veines dans l'absorption des substances alimentaires et médicamenteuses.

(1) *Traité de physiologie*, t. VII.

Les *nerfs* des muqueuses sont en général fournis par le système ganglionnaire ; il n'y a d'exception que pour les orifices, qui les reçoivent du système cérébro-spinal. Cette disposition rend compte de la différence de sensibilité, que j'ai précédemment signalée, entre les muqueuses placées très-près de l'extérieur et celles qui sont profondément situées.

L'*épithélium*, analogue de l'épiderme, tapisse toutes les muqueuses ; autrefois, on croyait que les membranes profondes en étaient dépourvues, mais M. Flourens, et depuis, MM. Mandle, Henle, etc., ont démontré qu'il existait partout, ici sous la forme pavimenteuse, là sous la forme cylindrique, ailleurs sous la forme vibratile. L'épithélium, dont la structure est la même que celle de l'épiderme, peut quelquefois s'épaissir et prendre l'aspect de ce dernier, comme on l'observe sur les muqueuses qui sont soumises au contact longtemps prolongé de l'air et des corps extérieurs.

Cet épithélium remplit par rapport à la muqueuse les mêmes fonctions que l'épiderme relativement à la peau, c'est-à-dire qu'il protège et garantit les papilles de la langue et de l'intestin, par exemple, du contact trop immédiat des corps étrangers alimentaires ou autres ; et tout le monde sait que si, par suite de longues maladies ou par d'autres causes, l'épiderme de la cavité buccale est enlevé, toutes les substances, même liquides, déterminent de vives douleurs. C'est la présence de cet épithélium qui empêche les deux surfaces d'un canal en contact continuel d'adhérer et de s'oblitérer ; mais il faut ajouter que même après la chute de l'épithélium, et probablement à cause de leur structure essentiellement veineuse, et par conséquent peu plastique, peut-être aussi à cause de la persistance de la sécrétion folliculaire, les couches sous-épithéliales n'ont que peu de tendance à l'adhésion : témoin les essais infructueux tentés par Vidal (de Cassis) pour oblitérer le vagin dans les cas de fistules vésico-vaginales. Toutefois il ne faudrait pas croire que, dans certaines circonstances, deux parois muqueuses ne pussent se fusionner. L'oblitération du col utérin, l'adhésion des joues, celle des paupières, les brides, les rétrécissements que l'on observe dans le rectum et dans l'urèthre, témoignent de la possibilité de ce fait.

Développement. — C'est vers le commencement du deuxième mois qu'apparaît la peau, uniquement composée alors du derme et de l'épiderme réunis, elle naît du feuillet externe ou animal du blastoderme, d'après Baer. Les papilles n'apparaissent que vers le quatrième mois ; elles ont dès lors l'aspect qu'elles auront chez l'adulte. C'est à peu près à la même époque que l'on peut distinguer à la plante des pieds et aux mains le panicule graisseux ; un peu auparavant, déjà, on avait pu constater des glandes sébacées.

Les poils et les ongles apparaissent dès le milieu du troisième mois ; à cette époque, l'épiderme est tout à fait distinct et séparé du derme.

La peau, primitivement, ne communique point avec la muqueuse intestinale ; elle se recourbe supérieurement et inférieurement pour contribuer à la formation des capuchons céphalique et caudal, et c'est à ses dépens que se formeront plus tard les ouvertures supérieure et inférieure. La muqueuse intestinale, en effet, naît du feuillet interne ou végétatif du blastoderme qui s'enfonce supérieurement dans les capuchons céphalique et caudal pour constituer les *fovea cardiaca* et *fovea inferior* de Wolff.

Peu à peu le *fovea cardiaca*, qui sera plus tard l'estomac, s'érode pour s'aboucher avec l'œsophage, véritable canal intermédiaire qui s'ouvre dans la cavité pharyngienne, et établit ainsi une communication entre la peau et la muqueuse intestimale, tandis qu'inférieurement le *fovea inferior*, qui représente le rectum, s'avance, se perfore et vient gagner l'ouverture anale également formée aux dépens du tégument externe.

Les communications entre la muqueuse pulmonaire et la cavité pharyngienne, entre la vessie, débris de l'allantoïde, et les organes génitaux externes, s'établissent de la même manière.

Il n'y a donc, à proprement parler, que la cavité pharyngienne qu'on puisse considérer comme un prolongement, comme une dépression du tégument externe, puisque les autres muqueuses, l'intestinale et la génito-urinaire principalement, sont formées par un feuillet tout à fait indépendant, le feuillet interne de la vésicule lastodermique.

Pour la muqueuse pulmonaire, le doute existe ; peut-être est-elle une dépendance de la cavité pharyngienne, quoique cependant elle paraisse, d'après Reichert, naître d'un blastème intermédiaire.

Cette étude du développement de la peau et des muqueuses permet de se rendre compte de ces vices de conformation qui consistent dans l'imperforation des divers orifices naturels. Dans ces cas, il y a un arrêt dans la marche des deux feuillets blastodermiques dont la rencontre n'a pu s'effectuer. Ils ne sont quelquefois séparés que par un simple diaphragme membraneux, et la membrane hymen, lorsqu'elle est imperforée, représente les vestiges de la séparation qui existait jadis entre les organes génitaux internes et externes.

Je dois ici me borner à cette remarque générale ; lorsque je traiterai de chacun de ces organes en particulier, je me réserve d'entrer dans des détails dont la connaissance est indispensable à l'intelligence de leurs déviations.

En parlant des propriétés et de la structure des muqueuses en général, j'ai dit qu'elles différaient beaucoup, selon qu'on les observait à l'entrée ou dans la profondeur des organes ; n'est-il pas probable que ces différences tiennent à ce que primitivement ces membranes n'ont pas eu la même origine, et n'en faut-il pas chercher la cause dans l'histoire de leur développement ?

En résumé, la peau et les muqueuses, quoique primitivement indépendantes et complétement séparées pendant la vie embryonnaire, offrent, lorsqu'elles se réunissent pour ne plus former qu'une membrane continue, une analogie assez complète de structure et de fonctions, pour qu'il soit permis de les regarder sinon comme identiques, ainsi que le veulent certains anatomistes, du moins comme constituant deux groupes très-rapprochés.

§ II. — Du TISSU CELLULAIRE.

Si je voulais tracer l'histoire du tissu cellulaire au point de vue *histologique*, à l'exemple de Burdach (1), de Henle (2), je pourrais considérer les tendons, les aponévroses, la tunique adventice des vaisseaux, les séreuses, etc., comme des dérivés de ce tissu, et y rattacher leur description ; mais, au point de vue chirurgical, cette méthode entraînerait, si je ne me trompe, de graves inconvénients, le système fibreux, par exemple, ne se prêtant à aucune considération générale, à aucun rapprochement

(1) *Traité de physiologie*, t. VII.
(2) *Traité d'anatomie générale*, t. I, p. 374.

utile avec le tissu cellulaire d'une part, et les membranes séreuses de l'autre. J'ai donc cru devoir conserver les divisions anciennes et décrire séparément tous ces systèmes, tout en reconnaissant cependant qu'ils ont pour origine commune, quand on descend dans les derniers éléments de leur structure microscopique, des filaments cylindriques longs et très-déliés, mous et hyalins, de grosseur à peu près la même partout, à contours lisses, nets, mais clairs, présentant un diamètre qui varie de 0,0003 à 0,0008 de ligne, et possédant une élasticité assez prononcée due à la présence d'autres fibres dites jaunes ou élastiques. Réunis côte à côte et disposés en faisceaux, ces filaments forment les lamelles du tissu cellulaire, les ligaments, les tendons, etc., tandis que quand ils s'entrecroisent suivant les directions les plus variées, ils constituent des membranes.

Le tissu cellulaire, dont Haller le premier fit sentir toute l'importance (1), a été ainsi nommé à cause des *cellules* qu'on y démontre par l'insufflation, non de ces cellules microscopiques qui ont acquis de nos jours une si grande importance, eu égard au rôle qu'on leur fait jouer dans la formation des tissus, mais de cellules ou aréoles assez spacieuses pour être parfaitement visibles à l'œil nu, communiquant toutes les unes avec les autres, et qu'Albinus retrouvait jusque dans les épiploons (2).

Bordeu (3) et C. Wolff (4) pensaient que ce prétendu tissu cellulaire n'était autre chose qu'une substance gélatineuse, molle, sans forme ni structure, sans fibres ni vaisseaux, et à laquelle la distension seule donnait la forme lamelleuse et aréolaire.

Cette opinion, adoptée par Blumenbach, Meckel, et d'autres anatomistes modernes, est évidemment erronée, et il est démontré aujourd'hui que les lamelles qui constituent le tissu cellulaire existent bien positivement, et ne résultent point de préparations qu'on lui a fait subir; ainsi, d'ailleurs, que l'avait dit Bichat (5).

Quant aux cellules, que je nommerai *aréoles*, pour éviter toute ambiguïté, elles sont également incontestables et formées par l'intersection des lamelles ; seulement elles ne sont point, pendant la vie, distendues soit par une vapeur séreuse, soit par un liquide, comme quelques anatomistes l'ont prétendu même de nos jours : elles existent, si je puis m'exprimer ainsi, virtuellement, prêtes à se laisser distendre, soit par des gaz comme dans l'emphysème, soit par des liquides comme dans l'œdème, soit par la graisse comme à l'état normal.

Examiné à l'œil nu, et sans le secours des verres grossissants, le tissu cellulaire se présente sous l'apparence de lamelles blanchâtres, se déchirant avec facilité par les plus légères tractions, ce qui explique comment on peut, avec un instrument mousse, comme la sonde cannelée par exemple, dénuder les vaisseaux lorsqu'on veut en pratiquer la ligature, ou énucléer avec le doigt, comme on le ferait d'une châtaigne qu'on sépare de sa coque, certaines tumeurs ou des ganglions lymphatiques dégénérés, littéralement plongés dans une atmosphère celluleuse.

Cette couleur blanchâtre n'existe qu'après la mort : pendant la vie, ce tissu a une teinte très-légèrement rosée, ainsi qu'on peut s'en assurer sur les animaux qu'on soumet aux vivisections. Il est très-peu riche en vaisseaux : la plupart de ceux qu'on

---

(1) *Elementa physiologiæ*, t. I, p. 8.
(2) *Specimen inaugurale exhibens novam tenuium hominis intestinorum descriptionem.* Leyde, 1722.
(3) *Recherches sur le tissu muqueux*, 1767.
(4) *Nova Acta Acad. Petropol.*, t. I, VI, 1790.
(5) *Anatomie générale*, t. I, p. 58.

y rencontre ne lui appartiennent point en propre et ne font que le traverser; cependant, par des injections pénétrantes, on parvient à démontrer sur les lamelles qui le
constituent un assez beau réseau de capillaires tant artériels que veineux des plus
déliés, mais il ne faudrait pas dire avec Ruysch qu'il est composé exclusivement de
vaisseaux. C'est à cette particularité de structure qu'il doit son peu de résistance aux
inflammations suppuratives qui le détruisent avec une grande rapidité, tandis que les
organes qu'il enveloppe, les muscles par exemple, se conservent longtemps intacts
au milieu de sa fonte purulente, sans doute à cause de leur puissante vascularisation.

Fig. 3.   Fig. 4.

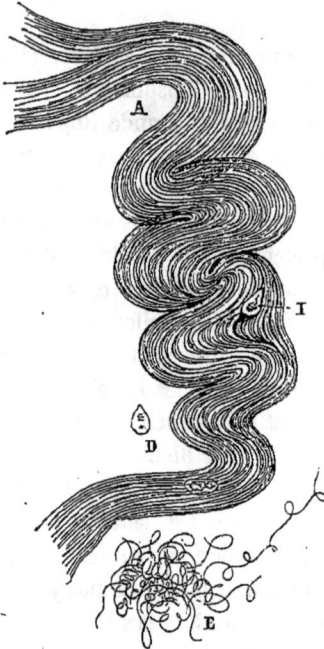 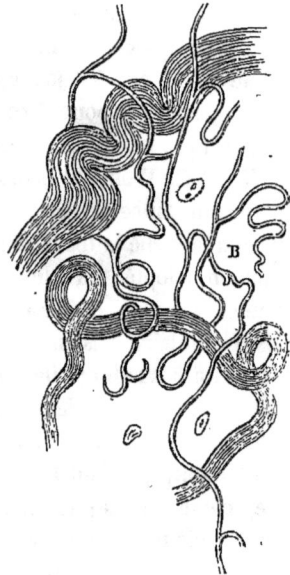

*Les deux éléments du tissu cellulaire, d'après une figure empruntée
au* Physiological Anatomy *de Todd et Bowmann.*

A. Fibres blanches de tissu cellulaire au milieu desquelles se remarque une cellule
à noyau I, et à côté une cellule nucléolée détachée D.
B. Fibres jaunes ou élastiques anastomosées entre elles et mélangées aux fibres
blanches.
E. Les mêmes fibres jaunes, mais offrant un enchevêtrement bien plus prononcé.

Mascagni supposait que les lymphatiques y étaient très-abondants, et Breschet
avait adopté cette opinion; mais les recherches de M. Sappey (1) ont démontré que
le tissu cellulaire, loin d'être *le sol dans lequel puisent les troncs lymphatiques*, n'en
renfermait pas un seul qui lui fût propre. Il est donc probable qu'Arnold, qui a
décrit et figuré ceux que contient le tissu cellulaire de l'orbite, a été trompé, comme
Fohmann, par une injection des aréoles du tissu cellulaire. Sa sensibilité est d'ailleurs très-obscure; Béclard n'y admettait point de nerfs (2).

(1) *Anatomie descriptive*, p. 602.
(2) *Dictionnaire* en 30 volumes, art. TISSU CELLULAIRE.

Il est rare de trouver le tissu cellulaire complétement dépourvu de graisse ; presque toujours il s'en dépose dans ses aréoles, et ces deux tissus se trouvent tellement combinés, et d'une manière si intime, qu'il est réellement bien difficile de ne pas les considérer comme n'en formant qu'un seul.

La graisse, dont on ignore d'ailleurs complétement le mode de production, s'y trouve contenue dans des vésicules microscopiques, arrondies et parfaitement lisses lorsqu'elle y demeure liquide, comme cela a lieu à la température habituelle du corps, tandis qu'elles sont polyédriques et irrégulières sur le cadavre, à cause du refroidissement qui coagule leur contenu. Ces vésicules, qui ont de 0,018 à 0,036 (1), se réunissent pour former des lobules sous forme de grappes, placées entre les lamelles du tissu cellulaire qu'elles séparent et écartent, et dont elles changent complétement l'aspect lorsqu'elles sont en grande quantité. La présence de la graisse dans certaines régions est constante, même chez les individus les plus maigres et les plus émaciés : on en rencontre toujours dans l'orbite, où elle paraît remplir un rôle protecteur par rapport au globe oculaire ; à la plante des pieds et à la paume des mains, où elle forme un coussinet graisseux qui garantit les expansions nerveuses contre le contact trop immédiat des corps extérieurs. Son accumulation, lorsqu'elle dépasse certaines bornes, devient une véritable maladie qu'on désigne sous le nom de *polysarcie*, et peut causer les accidents les plus graves, entraver, par exemple, la circulation, en recouvrant le cœur d'une couche graisseuse épaisse qui gêne notablement ses contractions. Jamais heureusement il ne s'en développe, même dans ces cas, dans la cavité crânienne, mais on la rencontre en abondance et à l'état presque fluide dans le canal rachidien ; il peut se faire alors que le liquide céphalo-rachidien se trouvant refoulé dans la cavité encéphalique, les centres nerveux intracrâniens soient comprimés d'une manière permanente par un mécanisme que j'exposerai longuement en décrivant le crâne en général (2).

Le tissu cellulaire comble les intervalles qui existent entre les organes ; on le rencontre partout, et partout il est continu à lui-même : aussi comme ses aréoles communiquent toutes entre elles, on s'explique comment, dans l'anasarque et les épanchements sanguins qui succèdent aux contusions, le sérum ou le sang peuvent, en s'infiltrant de proche en proche, gagner les parties déclives, sollicités par les lois de la pesanteur, auxquelles ils obéissent une fois qu'ils sont sortis des vaisseaux.

Les chirurgiens ont mis à profit ces remarques, et toute une méthode de thérapeutique chirurgicale est basée sur ce principe, à savoir, la facilité avec laquelle les aréoles du tissu cellulaire se laissent pénétrer : je veux parler de la compression, à laquelle vient se rattacher comme méthode accessoire l'élévation. Que se propose-t-on par ces procédés ? De refouler dans la circulation générale les liquides extravasés dans les mailles du tissu cellulaire. Or, n'est-il pas évident que ce résultat serait impossible à obtenir si la communication facile entre les aréoles ne permettait pas de répandre le liquide sur une très-large surface, afin de faciliter son absorption ?

La sérosité et le sang ne sont pas les seuls liquides qui peuvent ainsi *cheminer* de proche en proche dans le tissu cellulaire ; le pus, l'urine, la bile, jouissent aussi de cette propriété, mais le mécanisme est bien différent. Lorsque le pus est en petite quantité et sécrété sous l'influence d'une phlegmasie aiguë, il provoque autour de

---

(1) Henle, *Anatomie générale*, p. 421.
(2) Voy. *Cavité crânienne*.

lui une sécrétion de lymphe plastique qui obstrue les aréoles et forme une ligne d'induration, véritable barrière qui le force à se porter du côté des téguments. Il en est
de même pour l'urine et la bile, lorsqu'elles s'insinuent goutte à goutte. Mais si le
pus est abondant, s'il possède des qualités très-irritantes et délétères, il envahit de
proche en proche les traînées celluleuses qu'il fait disparaître avant que la sécrétion
plastique lui oppose une digue salutaire, et se porte ainsi très-loin du lieu où il a pris
naissance : d'où le nom d'*abcès migrateur* ou *par congestion*. Il en est de même de
l'urine, lorsqu'elle est chassée avec violence par les contractions de la vessie. Mais
dans ces deux cas ce n'est plus par simple infiltration que les liquides procèdent,
c'est par destruction, par gangrène, et j'ai déjà fait pressentir que la structure du
tissu cellulaire le prédisposait à cette mortification. On comprend dès lors que, dans
leur migration, ces liquides s'attaquent plutôt au tissu cellulaire qu'aux autres tissus,
parce que, plus facile à détruire, il leur livre plus facilement passage ; mais aussi on
s'explique pourquoi ils ne suivent pas fatalement, inévitablement, le même chemin,
ainsi que l'ont écrit quelques chirurgiens trop anatomistes. Dans les cas, en effet, où
le tissu cellulaire oppose une résistance trop grande, soit à cause d'une induration
survenue dans ses lamelles, soit pour toute autre raison, les liquides désorganisateurs
s'attaquent alors aux aponévroses, qu'ils finissent par perforer, ce qui entraîne des
modifications notables dans leur trajet ultérieur.

Le tissu cellulaire est non-seulement destiné à isoler les organes, il sert encore à
faciliter leurs mouvements, qui deviennent très-difficiles lorsqu'il a été détruit par
la suppuration ; aussi n'est-ce que plus tard, et alors qu'il s'est régénéré, qu'ils se
rétablissent.

Nul tissu, en effet, ne se reproduit avec plus de facilité, ainsi que le démontre le
phénomène de la cicatrisation des plaies ; toutefois, lorsqu'il a été fondu par la suppuration dans les endroits où il remplit des espaces considérables, comme à l'aisselle, à
l'aine et autour de l'extrémité inférieure du rectum, il laisse des vides qui ne se comblent que bien lentement. Dans ce cas, ainsi que le disait Boyer, il faut, pour que la
guérison de ces fistules intarissables s'effectue, que le malade engraisse.

Le tissu cellulaire possède une certaine élasticité, et lorsqu'il a été distendu par la
graisse ou la sérosité, il revient facilement sur lui-même.

Envisagé d'une manière générale, il présente trois grandes variétés : 1° le *tissu cellulaire sous-cutané ;* 2° le *tissu cellulaire sous-aponévrotique ;* 3° le *tissu cellulaire
splanchnique.*

1° Le *tissu cellulaire sous-cutané* doit être divisé, avec M. Velpeau, en *couche
aréolaire* et en *couche lamelleuse.*

La *couche aréolaire,* située immédiatement sous le derme, à laquelle elle est intimement unie par des filaments qui partent de cet organe, est serrée et renferme ordinairement une assez grande quantité de graisse. Elle est plus ou moins épaisse, selon
les régions ; très-prononcée à la plante des pieds, à la paume des mains, au dos, etc.,
elle est nulle ou presque nulle aux paupières et au cou. Son union au derme fait que
les plaies qui l'intéressent n'ont que peu de tendance à s'écarter, et comme elle est
traversée en tous sens par des cloisons fibreuses, les inflammations éprouvent beaucoup de difficulté à s'y propager en nappe.

La *couche lamelleuse,* située plus profondément, et formant ce que l'on a désigné
sous le nom de *fascia superficialis,* est constituée par un tissu comme étalé en membrane, à fibres plus lâches et moins résistantes.

C'est surtout aux membres thoraciques et abdominaux qu'elle est remarquable par son épaisseur et sa disposition membraniforme ; on la retrouve d'ailleurs très-nettement encore au cou et à la partie inférieure de l'abdomen. Dans ce dernier point, il est même possible d'en disséquer deux couches superposées, dont l'une, la plus profonde, se fixe sur l'arcade crurale. C'est dans son épaisseur que se ramifient les veines dites *sous-cutanées* et les nerfs de même nom ; mais elle ne renferme jamais d'artères importantes, si ce n'est dans les cas d'anomalie, comme on l'observe quelquefois pour la cubitale ou la radiale à l'avant-bras, la pédieuse au dos du pied. Cette dernière notion n'est pas sans importance, car elle permet, dans la maladie dite *érysipèle phlegmoneux* ou *phlegmon diffus*, de pratiquer hardiment des incisions sans crainte d'hémorrhagies, pourvu, bien entendu, qu'on ne dépasse pas l'aponévrose.

Les inflammations diffuses s'y développent avec une grande facilité ; aussi lorsque après une opération où elle a été intéressée, on voit la suppuration tendre à s'emparer des bords de la plaie que l'on a tenté de réunir, il faut se hâter de relâcher les points de suture, si l'on veut éviter l'extension rapide de la phlegmasie à toute la couche lamelleuse environnante. Elle se décolle avec la plus grande facilité des aponévroses, auxquelles elle n'est unie que par les vaisseaux ou nerfs qui de loin en loin percent ces membranes pour se ramifier dans les téguments, et c'est dans son épaisseur que se font le plus ordinairement ces épanchements sanguins qui suivent les contusions superficielles. Enfin, elle est le siége de cette inflammation redoutable qu'on a désignée sous le nom de *phlegmon diffus* ou *érysipèle phlegmoneux*, tandis que c'est dans la couche aréolaire que se développent ces petits abcès sous-cutanés circonscrits auxquels on a donné, à l'aisselle le nom d'*abcès tubériformes*, aux doigts celui de *panaris*, et qu'il ne faut pas confondre avec le furoncle.

2° Le *tissu cellulaire sous-aponévrotique* ou *profond* contient généralement moins de graisse que le précédent ; aussi se rapproche-t-il davantage des caractères que j'ai assignés au tissu cellulaire en général, c'est-à-dire qu'il est plus lâche et moins résistant, n'étant d'ailleurs point traversé par des lamelles fibreuses.

On le trouve en abondance autour des vaisseaux et nerfs principaux dont il entoure la gaîne dite *tangentielle*, en dehors des gaînes fibreuses qui enveloppent les muscles et isolent leurs contractions : vers la racine des membres, à l'aisselle, à l'aine, il comble les intervalles considérables qui existent entre les insertions musculaires, et se continuant sur les vaisseaux et nerfs qui émergent des cavités splanchniques, il établit une communication de la plus haute importance clinique entre ces cavités et les régions sous-aponévrotiques des membres. J'aurai soin, dans la description topographique, de déterminer le lieu et la manière dont se fait, pour chaque région, cette communication que je ne puis ici indiquer que d'une manière générale.

C'est dans cette couche cellulaire répandue entre les gaînes musculaires que se développe cette formidable inflammation connue sous le nom de *phlegmon profond* ou *sous-aponévrotique*, et comme nulle part il n'existe de larges communications avec la couche sous-cutanée, on s'explique pourquoi les phénomènes inflammatoires y restent concentrés sans s'étendre au tissu cellulaire superficiel.

Mais il est encore une autre variété du tissu cellulaire sous-aponévrotique qui, sans avoir une grande importance, ne doit pas cependant être passée sous silence : c'est celui qui se trouve renfermé dans les gaînes musculaires. Il entoure chaque faisceau et même chaque fibre ; réduit à sa plus simple expression, il paraît constitué par une matière glutineuse dans laquelle, à l'état physiologique, il ne se dépose jamais de graisse ; aussi mérite-t-il tout à fait le nom de *tissu muqueux*, que Bordeu appliquait au tissu cellulaire en général. Lorsqu'il vient à s'enflammer, ce qui est rare, son gonflement, maintenu dans les limites de la gaîne aponévrotique, peut rester longtemps isolé au milieu des autres organes, et j'ai été témoin d'un fait bien remarquable de ce genre pour les muscles péroniers latéraux.

En résumé donc, aux membres, la couche cellulaire profonde peut être regardée comme composée de deux portions bien distinctes : l'une, constituée par un tissu cellulo-adipeux, répandue autour des vaisseaux et nerfs et entre toutes les couches et gaînes musculaires, et partout continue ; l'autre, glutineuse, privée de graisse, renfermée dans les loges engaînantes des muscles, et par conséquent isolée de la précédente.

3° *Tissu cellulaire splanchnique.* — Au tronc, la couche sous-cutanée et la couche sous-aponévrotique se présentent sous le même aspect et affectent les mêmes dispositions qu'aux membres ; mais il n'en est point de même du tissu cellulaire répandu entre les organes et contenu dans les grandes cavités splanchniques.

Les séreuses offrent une couche de tissu cellulaire de forme lamelleuse qui leur est immédiatement appliquée, et s'enflamme avec une grande facilité ; à l'abdomen, cette couche sous-séreuse ou *extra-séreuse* se continue en suivant les vaisseaux avec celle du membre inférieur que j'ai désignée sous le nom de *sous-aponévrotique*. Aussi voit-on quelquefois la suppuration qui se développe dans la couche sous-péritonéale apparaître à l'anneau inguinal ou à la cuisse, en passant par les ouvertures destinées aux vaisseaux et nerfs spermatiques ou cruraux.

A la poitrine comme à l'abdomen, tous les organes qui sont en dehors de la séreuse sont plongés, selon l'expression de Bordeu, dans une véritable atmosphère cellulo-graisseuse, laquelle n'est qu'une dépendance, ou au moins se continue sans interruption avec la couche sous-séreuse proprement dite. C'est ainsi que tous les organes renfermés dans les médiastins antérieur et postérieur sont par son intermédiaire en contact immédiat. Or, comme d'autre part les médiastins communiquent supérieurement avec la couche cellulaire sous-aponévrotique de la région cervicale, et inférieurement avec la couche sous-péritonéale par les ouvertures aortique et œsophagienne du diaphragme, on comprend comment des abcès ossifluents, ayant pris naissance dans la région cervicale profonde, ont pu apparaître à la cuisse, en suivant et détruisant ces traînées celluleuses dont la connaissance importe tant au médecin.

Le tissu cellulaire splanchnique présente à peu près les mêmes caractères anatomiques que celui des régions sous-aponévrotiques ; cependant la graisse dont il se charge est ordinairement plus ténue et plus fine, et les mailles du tissu cellulaire sont plus lâches et plus déliées ; aussi est-il généralement plus prompt à s'enflammer et à suppurer que celui qui est situé à l'extérieur, ainsi que l'attestent les abcès si fréquents des ligaments larges et de la fosse iliaque.

Le *développement* du tissu cellulaire dans l'embryon est très-précoce : à la naissance, il contient beaucoup de graisse ; mais, ainsi que Bichat l'a remarqué, elle semble se concentrer sous la peau, car c'est à peine si l'on en rencontre dans les cavités splanchniques. A cette époque de la vie il jouit d'une assez grande activité, ainsi que le démontre la rapidité avec laquelle les plaies se réunissent et les pertes de substance se réparent.

Vers l'âge moyen de la vie il se charge de graisse, et chez le vieillard perd peu à peu son élasticité. En même temps les vésicules graisseuses se raréfient, ce qui contribue à augmenter cette flaccidité des parties molles, attribut de la vieillesse, due bien plus encore à la perte de la tonicité musculaire qu'à la disparition du tissu adipeux.

§ III. — SYSTÈME SÉREUX OU DES CAVITÉS CLOSES.

L'histoire des membranes séreuses a subi de singulières vicissitudes.

Relativement à leur structure, la plupart des anatomistes du siècle dernier les regardaient avec Ruysch comme très-vasculaires, quelques autres avec Mascagni comme presque exclusivement composées de vaisseaux lymphatiques ou séreux; tandis que les recherches modernes, démontrant combien ces opinions étaient erronées ou au moins exagérées, ont prouvé par l'analyse microscopique que ces membranes, très-peu vasculaires, devaient être rapprochées du tissu cellulaire dont elles ne sont qu'un dérivé. Leur élément fondamental n'est autre, en effet, que cette fibrille cylindrique, hyaline, très-déliée, que nous avons vue former la base de ce tissu.

D'autre part, dans le commencement de ce siècle, Bichat, dans son *Traité des membranes*, semblait avoir établi sur des bases inébranlables la *théorie* des séreuses qu'il avait définies, des *sacs sans ouvertures* formés par des membranes *distinctes et repliées sur elles-mêmes;* et voilà que ce système si séduisant, dont il avait tiré de si belles déductions, menace aussi de s'écrouler devant l'investigation sévère à laquelle, dans son travail sur les cavités closes, vient de se livrer M. Velpeau (1).

J'aurai souvent occasion, dans le courant de ce chapitre, de faire ressortir tout ce qu'il y a de vrai et de pratique dans la manière de voir de ce professeur, que j'adopte d'ailleurs complétement; mais comme ces idées sont encore loin d'être généralement acceptées, je me vois forcé d'entrer, à leur sujet, dans de plus longs détails que ceux que j'ai consacrés aux autres parties de l'anatomie générale.

Disposition générale du système séreux. — « Il existe dans l'économie animale, » dit M. Velpeau, des cavités qui ne communiquent, soit directement, soit indirecte- » ment, ni avec l'atmosphère, ni avec le système vasculaire; qui sont, en un mot, » dépourvues d'ouverture. Ces cavités sans issue, disséminées dans toutes les régions » du corps, sont extrêmement nombreuses, représentent un système, un ensemble » tout particulier dans l'organisme; il y en a de normales et d'anormales, de perma- » nentes et de passagères. Une étude attentive de ces cavités, décrites jusqu'ici sous » le titre de *membranes séreuses* ou *synoviales*, m'a démontré que ce ne sont ni » des sacs ni de véritables membranes, comme on le croit généralement depuis » Bichat. Les recherches multipliées auxquelles je me suis livré ne laissent, dans » mon esprit, aucun doute à ce sujet; aux divers âges de la vie utérine, sur le ca- » davre de jeunes sujets, sur des adultes ou des vieillards, j'ai trouvé, à la place » de *sacs* ou de *membranes* fermés, de simples *surfaces* formant des cavités sans » ouverture. »

Ces cavités ont des caractères communs, mais elles présentent aussi de grandes différences : elles subissent des gradations insensibles depuis cette simple dilatation

---

(1) *Recherches anatomiques, physiologiques et pathologiques sur les cavités closes* (*Annales de la chirurgie*, t. II, p. 151).

des aréoles du tissu cellulaire, désignée sous le nom de *bourse muqueuse*, jusqu'aux grandes surfaces arachnoïdienne et péritonéale.

Elles doivent être divisées en quatre groupes indiquant chacun un degré plus parfait dans la constitution de la surface séreuse, et s'éloignant par conséquent davantage du tissu cellulaire, qu'on peut regarder comme leur générateur : 1° les *cavités séreuses du tissu cellulaire*, dites *bourses séreuses* ; 2° les *cavités synoviales tendineuses*, dites *bourses tendineuses* ; 3° les *cavités* ou *synoviales articulaires* ; 4° les *grandes cavités séreuses* ou *splanchniques*.

PREMIER DEGRÉ. — *Cavités séreuses du tissu cellulaire, ou bourses séreuses, bourses muqueuses.* — Elles sont extrêmement nombreuses, et ont été décrites d'abord par A. Monro junior sous le nom impropre de *bourses muqueuses*. On en rencontre à la tête, au cou, au tronc, et sur les différentes régions des membres ; ordinairement situées sous les téguments, elles se développent quelquefois dans les couches profondes, entre les os et les muscles par exemple, sans aucun rapport avec les tendons ou les articulations.

On a cherché à en spécifier le nombre, et j'avais pensé d'abord qu'il serait bon d'en dresser un tableau complet, ainsi que l'ont fait MM. Padieu (1) et Marchal (2) ; mais j'y ai renoncé pour deux raisons : d'abord c'est qu'elles sont loin, quelques-unes exceptées, d'être constantes, puisque souvent leur existence dépend d'une conformation individuelle, et quelquefois des habitudes professionnelles du sujet ; enfin parce que j'aurai soin, dans la description de chaque région, de mentionner celles qu'on y a rencontrées.

Elles sont représentées par des cavités à parois quelquefois lisses et polies comme la face interne des articulations, le plus souvent irrégulières, anfractueuses, offrant même des brides celluleuses qui les traversent et les divisent en plusieurs compartiments, communiquant tous ensemble ; cependant elles paraissent dépourvues de la couche d'épithélium pavimenteux qui tapisse les autres cavités séreuses.

Il serait difficile, ainsi que le remarque M. Velpeau, de trouver dans leurs parois les caractères d'une membrane spéciale et distincte, analogue, par exemple, à celle qui enveloppe les kystes hydatiques, et l'on tenterait en vain de les énucléer avec le doigt ou le manche d'un scalpel. Par leur surface externe, elles adhèrent intimement et se confondent sans aucune ligne de démarcation appréciable avec le tissu cellulaire environnant, dont on peut ainsi s'assurer qu'elles font réellement partie. C'est là un point important et dont le chirurgien doit bien tenir compte quand il veut en pratiquer l'extirpation, opération que cette fusion avec les tissus environnants rend toujours très-laborieuse.

L'épaisseur de leurs parois est généralement assez difficile à apprécier en raison de cette circonstance, qu'elles sont peu distinctes : toutefois on peut dire que généralement elle est beaucoup plus considérable que celle des autres séreuses, et qu'elle peut aller dans quelques cas, sinon pathologiques, au moins anormaux, jusqu'à un *centimètre*. J'ai vu dernièrement la bourse séreuse prérotulienne d'un parqueteur, dont le métier, ainsi qu'on le sait, exige d'être toujours à genoux, présenter une épaisseur et une densité telles, qu'après l'évacuation du liquide, les parois restaient écartées et sans aucune tendance à se rapprocher. Il est d'autres cas, au contraire, dans lesquels ces parois sont tellement minces, qu'elles peuvent se rompre, soit natu-

(1) Thèses de Paris, 1839, p. 13.
(2) Thèse de concours pour l'agrégation, 1839.

rellement, soit accidentellement; on voit alors le liquide se répandre dans les tissus adjacents, sans produire d'ailleurs d'accidents sérieux.

La cavité de ces bourses séreuses ne contient pas habituellement de liquide; mais pour peu que les mouvements qu'elles sont destinées à faciliter soient plus fréquents ou plus rudes, il s'y épanche une sérosité dont la couleur varie depuis le jaune citron jusqu'au rouge foncé. Par son séjour, ce liquide peut s'altérer et prendre alors une teinte chocolat. D'autres fois, sa présence provoque une inflammation des parois de la poche, sous l'influence de laquelle sont sécrétés des fluides plastiques dont l'albumine se concrète sous forme de flocons. Ce sont ces flocons albumineux ou les caillots sanguins qui, fragmentés par des pressions réitérées, donnent naissance à ces grains semblables à du riz cuit, qu'on trouve si souvent nageant au milieu du liquide que contiennent ces bourses séreuses malades.

Le mode de formation de ces cavités closes est facile à expliquer. Les aréoles du tissu cellulaire soumises à des compressions et distensions répétées tantôt dans un sens, tantôt dans un autre, se laissent peu à peu allonger et distendre, et quelques-unes des lamelles intercellulaires se rompent. Bientôt là où n'existaient d'abord que quelques aréoles naturelles, se trouve constituée une cavité plus ou moins spacieuse conservant encore, comme témoignage de son origine première, ces filaments, ces faisceaux qui la traversent et la divisent.

DEUXIÈME DEGRÉ. — *Cavités ou bourses synoviales tendineuses.* — Les cavités synoviales tendineuses, développées autour des tendons, et destinées à faciliter leur glissement, forment déjà un ordre plus élevé, dans l'organisation du tissu séreux, que les précédentes. Si ces dernières, en effet, ne présentent qu'une surface séreuse souvent irrégulière, à parois très-peu distinctes, et une existence quelquefois accidentelle et passagère, les cavités closes qui enveloppent les tendons, au contraire, se distinguent par un état synovial complet, c'est-à-dire par des parois membraneuses plus fines, quelquefois faciles à isoler sur certains points, se rapprochant par conséquent davantage des grandes séreuses, et, de plus, par une existence constante. Toutefois elles offrent encore des brides celluleuses se portant d'une paroi à l'autre, et attestant leur mode de formation aux dépens de lamelles du tissu cellulaire; elles manquent aussi d'épithélium.

Ces cavités synoviales tendineuses sont tantôt traversées par le tendon dont elles doivent favoriser le glissement, d'autres fois développées sur une de ces faces seulement. Dans le premier cas, si l'on admet les idées de Bichat, il faut dire que la membrane qui constitue leurs parois se réfléchit sur le tendon, enveloppé ainsi dans un double tube séreux, ce qui est fort difficile déjà à expliquer et à comprendre, bien plus encore à démontrer; dans le second, leur disposition est aussi simple que celle des bourses séreuses sous-cutanées. Les premières, à cause de cette disposition présumée en doigt de gant, ont été nommées *bourses séreuses vaginales* ou *engainantes*: on en trouve des exemples à la main, où elles enveloppent les tendons fléchisseurs. Les secondes, désignées sous le nom de *vésiculaires*, se rencontrent partout où un large tendon doit glisser sur les os : telle est la bourse dite *trochantérienne*, destinée au tendon du grand fessier.

Lorsqu'on ouvre ces cavités synoviales tendineuses, on trouve leurs parois parfaitement lisses, et formées ici par les os, là par les tendons, ailleurs par des coulisses fibreuses dont les surfaces sont lissées et polies par le frottement, mais sans qu'il soit possible d'ailleurs de détacher à leur surface un feuillet distinct, bien moins encore de le poursuivre, et d'en former une membrane continue. Dans les points où le tendon va quitter la cavité synoviale, une lame celluleuse bien distincte se détache de sa circonférence pour se porter sur les os ou les coulisses fibreuses, lame destinée à clore la cavité, et que l'on a cru se réfléchir et tapisser les autres parois constituantes. Mais je répète qu'il est tout à fait impossible de démontrer sa présence par le scalpel, soit sur le tendon, soit sur les fibro-cartilages ; que c'est là une vue de l'esprit commode et satisfaisante peut-être, mais qui, dans une science comme l'anatomie, dont l'exactitude est la base, ne peut être acceptée malgré l'autorité du grand nom de Bichat.

Là où on la rencontre distincte et *isolable*, cette paroi membraneuse est fine, transparente, et offre tous les caractères que j'assignerai aux parois séreuses en général. Souvent on trouve dans la cavité synoviale elle-même des filaments celluleux qui la traversent, et quelquefois se portent du tendon, dont elles limitent le mouvement, à la paroi ostéo-fibreuse : les coulisses fibro-synoviales des doigts en offrent un exemple. Ces filaments, décrits avec beaucoup de soin par MM. Filugelli et J. Guérin, jouent un grand rôle dans la ténotomie des tendons fléchisseurs, ainsi que je le dirai en temps et lieu (1).

Comme les cavités séreuses du tissu cellulaire, les parois des cavités tendineuses sont susceptibles de s'irriter par les frottements exagérés, les pressions, etc. ; et l'on voit alors, sous cette influence, des liquides séreux, séro-sanguins, séro-purulents, avec flocons albumineux, etc., y être versés, et donner naissance à cette maladie désignée sous le nom de *ténosite crépitante* ou *inflammation des gaînes tendineuses*. C'est dans cette affection plus particulièrement qu'on rencontre ces petits grains bordéiformes, lisses et polis, quelquefois irréguliers comme ceux que j'ai signalés dans les bourses séreuses, qui reconnaissent certainement la même origine, et que Dupuytren et Raspail regardaient à tort comme des êtres animés, des *hydatides*.

TROISIÈME DEGRÉ. — *Cavités synoviales articulaires, ou membranes séreuses synoviales.* — Plus parfaites dans leur organisation, et plus constantes encore dans leur existence que les cavités tendineuses, les synoviales diffèrent cependant encore beaucoup des grandes séreuses ; elles présentent une surface lisse, polie, partout continue, et tapissée par une couche d'épithélium pavimenteux ; elles sont destinées à faciliter le glissement des extrémités articulaires des os.

Il n'est pas plus possible ici que pour les synoviales tendineuses de démontrer l'existence d'une membrane continue, distincte et *isolable*, tapissant toutes les parois de la cavité articulaire, et se réfléchissant des tendons et des ligaments sur les cartilages. Sur ces derniers, en effet, c'est à peine si, avec beaucoup d'art et d'adresse, on peut parvenir à détacher une pellicule mince et fine comme une pelure d'oignon, qu'il est d'ailleurs impossible de poursuivre loin des bords du cartilage. Cette membranule, soumise à l'analyse microscopique, n'offre que les cellules de la couche épithéliale, sans aucune trace d'organisation fibroïde ou vasculaire, non plus d'ailleurs que la couche qui lui est sous-jacente, et dont il sera question lors de la description du tissu cartilagineux. Sur les tendons, ligaments et fibro-cartilages interarticulaires, cette démonstration directe d'une membrane distincte n'est pas plus possible que sur les cartilages. Restent donc les points où les os et les tissus fibreux laissent entre eux des intervalles nécessaires à l'accomplissement de leurs mouvements : eh bien, là les

(1) Voy. *Région palmaire.*

lamelles du tissu cellulaire se sont converties en une membrane lissée à sa face interne, ayant une analogie frappante avec celle qui forme les parois des cavités sous-cutanées et tendineuses, plus ou moins distincte, souvent facile à isoler, et dont l'articulation du genou offre un exemple frappant dans son cul-de-sac sous-tricipital.

La cavité articulaire et synoviale peut donc être considérée comme formée par des *surfaces* synoviales revêtues d'une couche uniforme d'épithélium pavimenteux, mais constituées au-dessous, ici par des cartilages, là par des tissus fibreux sans trace de membrane distincte, partout ailleurs, enfin, par des feuillets membraniformes auxquels seuls le nom de *membrane synoviale* convient. Il est dès lors facile de comprendre que les choses étant ainsi disposées, il n'est pas plus possible de considérer ces membranes articulaires comme des *sacs* sans ouvertures, que les synoviales tendineuses.

On pourrait croire que tout cela se réduit à une dispute de mots, et n'a aucune importance pratique, puisque, en définitive, j'admets, avec M. Velpeau, que les cavités articulaires et tendineuses sont complétement closes et tapissées par une couche épithéliale continue ; et cependant la question touche beaucoup plus au fond des choses qu'on ne le pense. Tous les auteurs, en effet, qui ont décrit les synoviales comme des membranes continues et formant des sacs sans ouvertures, ont été forcés, pour être logiques, d'admettre qu'elles tapissent les surfaces cartilagineuses. Mais comme il était impossible de démontrer directement ce fait, cependant indispensable à la doctrine, et que ce prétendu passage de la synoviale sur les cartilages laissait le champ libre aux interprétations, des dissidences ont dû nécessairement éclater parmi les partisans de cette opinion. Aussi, tandis que Bichat les fait se continuer purement et simplement à la surface des cartilages, M. Gerdy les fait passer au-dessous, et Blandin, pour concilier ces deux opinions extrêmes, leur accorde deux feuillets, l'un sus et l'autre sous-cartilagineux : enfin chacun d'eux ayant invoqué à l'appui de son opinion les faits pathologiques, il est résulté de ces divergences dans l'interprétation d'un prétendu fait anatomique, des divergences non moins grandes dans l'interprétation des altérations articulaires, et notamment des *tumeurs blanches*, d'où une confusion déplorable et très-préjudiciable aux progrès de cette branche de la pathologie.

Il est bien évident, cependant, que si le fait anatomique sur lequel se sont appuyés ces chirurgiens est faux, tous leurs raisonnements s'écroulent et toutes les déductions qu'ils en ont tirées tombent. Or, c'est là précisément ce que je me suis depuis longtemps attaché à démontrer (1), et je ne crois pas que personne ait encore réfuté les raisons que j'ai données. Nouvelle preuve en faveur de cette méthode scientifique qui consiste à se serrer toujours à l'*anatomie qu'on voit*, à n'en croire que le témoignage de ses sens, et à se défier des écarts auxquels peut entraîner une imagination trop ardente.

Si la synoviale ne passe point sur les cartilages, et si la membranule pellucide qui les recouvre n'est autre qu'une surface épithéliale qui s'étend d'une manière continue à toute la cavité, il faut reconnaître cependant que quelquefois la couche sous-épithéliale elle-même, et les vaisseaux qui s'y ramifient, empiètent sur les bords du cartilage et les débordent de quelques millimètres. On voit alors, si ces vaisseaux ont été injectés artificiellement ou s'ils ont simplement retenu du sang, qu'ils forment sur les bords des cartilages un cercle d'anses anastomotiques analogues à celles qu'on ren-

---

(1) *Annales de la chirurgie*, 1844. — *Mémoires de l'Académie*, t. XVII, 1853.

contre au pourtour de la cornée. Le sang circule dans ces anses vasculaires qui s'avancent sur la surface cartilagineuse, mais pour rentrer bien vite par les anastomoses dans
les troncs d'où il était parti. Ce sont ces prolongements naturels du réseau vasculaire
sous-synovial au-dessus du cartilage, qui se développent par l'inflammation, et deviennent, dans la variété de tumeurs blanches que j'ai désignée sous le nom de *synovite*
chronique (1), le point de départ de ces projections vasculaires pseudo-membraneuses
qui recouvrent et voilent complétement cet organe qu'elles soumettent plus tard à
une active résorption : on trouvera, à la fin de ce travail couronné par l'Académie,
des planches que j'ai fait dessiner d'après nature par M. Lakerbaüer, et qui représentent fidèlement cette disposition.

Telle est la manière réelle, et dégagée de toute fiction, dont se comporte la membrane synoviale par rapport aux cartilages, aux fibro-cartilages et aux tissus fibreux;
il faut indiquer maintenant les particularités qu'elle présente dans les autres points de
son trajet. Elle constitue, ai-je dit, un feuillet membraneux plus ou moins distinct,
d'autant plus isolé, que l'articulation accomplit des mouvements plus étendus, et que
les extrémités articulaires exécutent les unes sur les autres une plus grande course.
Ainsi, les feuillets synoviaux très-prononcés aux articulations du genou et de l'épaule,
le sont déjà beaucoup moins à celles de la hanche ou du coude, deviennent plus difficiles à reconnaître dans celles qui composent le tarse et le métatarse, et ne sont plus
susceptibles, enfin, d'une démonstration directe dans celles qui unissent les corps
vertébraux ou les deux pubis.

Cette membrane présente quelquefois à sa face interne des franges ayant une apparence graisseuse, et recouvertes d'une fine pellicule ; ces franges, que Clopton-Havers
avait cru à tort être des glandes synoviales, me paraissent devoir leur existence à
cette tendance au vide qui s'opère dans les articulations lors des mouvements, et
sollicite le tissu cellulaire graisseux sous-synovial vers le centre de la cavité articulaire.

Quelques-unes de ces membranes sont tellement relâchées dans certaines positions
des surfaces articulaires, que si elles n'étaient point pourvues de fibres musculaires
spéciales qui les retiennent, elles seraient exposées à être attirées et froissées entre
les os par suite de cette même tendance au vide. Le genou offre un bel exemple de
cette disposition, et elle existe, mais à un moindre degré, au coude et à l'épaule, où
l'on voit non plus des fibres spéciales, mais quelques fibres des muscles voisins s'y
fixer. C'est à cette laxité que ces membranes doivent d'être si facilement distendues
par les liquides qui s'y accumulent et qui quelquefois les rompent et s'épanchent
dans les tissus avoisinants, ainsi que j'en ai cité quelques cas (2). Cette rupture est
rare, car presque toujours le tissu séreux est soutenu et protégé par des membranes
fibreuses désignées sous le nom de *capsules fibreuses*.

Les cavités synoviales articulaires se continuent quelquefois avec celles des tendons
qui viennent s'insérer au voisinage, en sorte que synoviales tendineuse et articulaire
ne font plus qu'une seule cavité, mais toujours sans ouverture à l'extérieur. Il me
suffira, comme exemple, de citer ici les synoviales du poplité et du biceps brachial
communiquant normalement avec les cavités séreuses du genou et de l'épaule. Il
importe de bien connaître et de ne point oublier cette disposition lorsqu'on explore
la région où elle a été observée. J'ai vu un jeune homme qui présentait une collec-

(1) *Mémoires de l'Académie de médecine*, t. XVII, p. 60 et suiv.
(2) *Ibid.*

tion liquide à la partie postérieure de la jambe, vers son tiers supérieur, collection probablement regardée comme peu grave par le médecin auquel s'adressa le malade, puisqu'il l'ouvrit sans précaution aucune ; il en sortit, au dire du malade, un liquide louche et séreux ; la plaie, au lieu de guérir, resta fistuleuse, et le malade entra dans mon service à l'hôpital Bon-Secours : quelques jours après il fut pris de frissons, avec gonflement énorme du genou correspondant, très-vives douleurs, et mourut. A l'autopsie, nous trouvâmes que la collection avait son siège dans la gaîne du poplité, qu'elle présentait tous les caractères d'une vive inflammation suppurative qui s'était propagée à la cavité articulaire du genou.

Les cavités synoviales tendineuses dites *raginales* ne sont point d'ailleurs les seules qui communiquent ainsi avec les jointures ; les cavités dites *vésiculaires* présentent quelquefois aussi cette disposition, mais accidentellement.

Je renvoie tout ce qui a trait à la structure des synoviales aux généralités sur le système séreux ; je me bornerai à dire par avance que c'est sur elles et à leur face interne qu'on a observé ces petites ouvertures oblongues ou arrondies présentant quelquefois un aspect grisâtre, qui ne sont autres que l'orifice de ces follicules synoviaux décrits par E. Weber et M. Gosselin, et dans lesquels, selon ce dernier, se développeraient des kystes dits *synoviaux*, improprement appelés *ganglions*, dont l'analogie frappante avec les kystes sébacés a à peine besoin d'être signalée. La présence de ces follicules est-elle suffisante pour séparer les synoviales articulaires des autres séreuses ? Je ne le pense pas, elle doit servir seulement à établir un genre dans l'espèce.

QUATRIÈME DEGRÉ. — *Des grandes cavités séreuses, ou des membranes séreuses proprement dites ou splanchniques.* — De grandes cavités séreuses se rencontrent dans toutes les cavités splanchniques : au crâne et au rachis, l'arachnoïde encéphalo-rachidienne ; à la poitrine, les plèvres et le péricarde ; à l'abdomen, enfin, le péritoine et son accessoire, la tunique vaginale, chez l'homme. Ces membranes constituent le tissu séreux à son degré le plus élevé ; elles sont constantes dans leur existence, offrent la même disposition chez tous les sujets, se présentent toujours avec les mêmes caractères de structure intime, et enfin s'éloignent bien plus des caractères attribués au tissu cellulaire que les cavités closes des classes précédentes. C'est à elles qu'il faut rapporter principalement ce qu'a dit Bichat des membranes séreuses. Il est en effet possible pour la plèvre, comme pour le péritoine, de démontrer directement des feuillets distincts, faciles à isoler, et continus dans une grande étendue ; toutefois la question n'est pas de savoir si l'on peut donner à ces lambeaux plus ou moins de longueur, mais bien si l'on peut les démontrer à cet état sur toutes les parois de la cavité, si elles forment, en un mot, un sac sans ouverture. Or, il est évident pour quiconque veut voir avec ses yeux et non avec son imagination, qu'il n'est pas plus possible de démontrer par le scalpel un feuillet séreux sur la dure-mère, que sur le poumon, que sur la rate ou la tunique albuginée du testicule ; on y enlèvera bien quelques lambeaux d'une pellicule mince et transparente, mais pour en former une couche distincte, il faudra empiéter sur le tissu propre des organes sous-jacents.

Les parois des grandes cavités séreuses sont donc formées, comme celles des cavités closes précédemment étudiées, ici par les parois des organes, ailleurs par le tissu cellulaire converti en membranes par le glissement et le frottement. C'est à ces dernières portions seules que le nom de *membranes séreuses* est applicable, et il faut convenir qu'elles sont bien plus prononcées et bien plus dignes de ce nom que les feuillets semblables qu'on rencontre aux articulations et ailleurs.

Toutes ces cavités sont closes et sans communication avec l'extérieur, une seule exceptée, le péritoine chez la femme, qui se met en communication avec la muqueuse utérine par l'intermédiaire de la trompe. Cette disposition explique comment certaines collections séreuses de la cavité péritonéale ont pu se vider par cette voie; comment, dans des cas heureusement fort rares, quelques gouttes de liquide dans les injections pratiquées sans ménagement dans la cavité utérine ont pû, dit-on, y pénétrer; et comment enfin peut s'accomplir le mystérieux phénomène de l'expulsion des ovules et de la fécondation.

Les parois ou surfaces de ces grandes cavités closes sont parfaitement lisses et présentent, ainsi que le dit M. Velpeau, une *continuité incontestable*, qu'elles doivent à la présence d'une couche d'épithélium pavimenteux. Cet épithélium se développe par les frottements et glissements auxquels elles sont incessamment soumises, par lesquels et pour lesquels elles sont créées; car, ainsi qu'on le verra dans l'histoire de leur développement, elles ne préexistent pas aux organes.

Les surfaces séreuses sont constamment appliquées l'une contre l'autre, et dans l'état normal la cavité ne recèle ni vapeur ni sérosité, ainsi qu'on peut s'en assurer par l'expérience suivante, que j'ai souvent répétée dans mon cours d'anatomie chirurgicale. Sur des chiens, lorsqu'on a mis la plèvre costale à nu, opération assez délicate et dont il faut avoir l'habitude, on voit, à la faveur de la transparence du feuillet séreux, le poumon dans ses mouvements frotter contre elle sans *intermédiaire*. On achève la démonstration, en pratiquant avec une aiguille une petite ouverture au feuillet pariétal, ce qui permet de constater qu'il n'en sort ni gaz ni sérosité.

La membrane séreuse tantôt est adossée à une membrane fibreuse, comme l'arachnoïde à la dure-mère et la séreuse péricardique au feuillet fibreux du péricarde; d'autres fois elle se met simplement en rapport avec cette couche de tissu cellulaire que j'ai désignée sous le nom de *couche sous-séreuse* (1), et qui permet au feuillet séreux un glissement facile, analogue à celui de la peau sur la couche lamelleuse sous-cutanée. Cette disposition permet de comprendre la formation de la tunique vaginale aux dépens du péritoine entraîné par le testicule, et celle de ces énormes sacs herniaires poussés en dehors de la cavité abdominale par le déplacement des intestins. C'est elle encore qui facilite le décollement des membranes séreuses et permet d'éviter l'ouverture de la cavité close, dans les cas où le chirurgien est obligé de manœuvrer dans leur voisinage, comme lorsqu'il pratique la résection des côtes ou la ligature des iliaques.

Structure et propriétés générales du tissu séreux. — Le tissu séreux, là où il se présente à l'état le plus complet, c'est-à-dire dans les feuillets membraneux pariétaux du péritoine, de la plèvre, des synoviales, etc., se décompose en trois couches : une *superficielle* ou interne, une *externe* et une *intermédiaire*.

Le feuillet superficiel, désigné sous le nom de *couche épithéliale*, doit être considéré comme un vernis protecteur analogue à l'épiderme; c'est lui seul qu'il faut regarder comme une membrane continue tapissant toute la face interne de la cavité close. Henle (2) déclare n'avoir jamais constaté d'épithélium sur les séreuses des cavités tendineuses ou sous-cutanées, et les nomme pour cette raison *fausses séreuses*.

Le feuillet intermédiaire est constitué par une couche de tissu cellulaire plus ou

(1) Voyez page 23.
(2) *Anatomie générale*, t. I, p. 391.

moins condensé, et, suivant Rudolphi, complétement dépourvu de vaisseaux, tandis que ces derniers seraient abondants dans la couche sous-jacente constituant le troisième feuillet.

Ce troisième feuillet est très-vasculaire, ainsi que le démontre l'inspection à la loupe d'une membrane séreuse finement injectée : on voit au-dessous de la couche dense intermédiaire, qu'on pourrait appeler le derme de la membrane, un réseau très-fin, très-délié, mais très-riche en vaisseaux artériels et veineux. C'est dans ce réseau que se développent d'abord les phénomènes inflammatoires que j'ai pu suivre heure par heure dans les expériences que j'ai tentées sur les animaux, dans le but d'éclaircir cette obscure question de pathologie (1). Sous l'influence de l'afflux considérable de sang dont ce feuillet est le siége, on voit d'abord la séreuse se dépouiller de la couche épithéliale, ce qui rend sa surface rugueuse et chagrinée, et c'est à la chute de ce vernis protecteur que j'ai cru devoir attribuer les bruits dits de *frottement*, de *cuir neuf*, de *crépitation tendineuse*, etc., qu'on a notés dans les premiers jours de l'inflammation. On se rappelle en effet qu'à l'état normal les parois de la cavité séreuse sont constamment en contact et ne sont séparées par aucun fluide, soit liquide, soit gazeux ; et ce n'est qu'un peu plus tard, alors que le feuillet intermédiaire participe à la vascularisation du feuillet profond et se couvre de granulations fines, que de la sérosité séro-sanguinolente commence à y être versée.

Quant aux vaisseaux lymphatiques, les belles et patientes recherches de M. Sappey (2) démontrent, contrairement à l'opinion de Mascagni : 1° que les membranes séreuses ou synoviales ne donnent naissance à aucun vaisseau lymphatique ; 2° que ceux qu'elles semblent fournir appartiennent aux organes auxquels elles adhèrent. Cette dernière remarque vient encore à l'appui des idées émises par M. Velpeau, que les parois des cavités closes sont formées par les surfaces mêmes des organes, puisque l'on y retrouve tous les caractères anatomiques qui sont propres à ces organes eux-mêmes. Là en effet où la membrane est en rapport avec le poumon, par exemple, on constate les caractères qui appartiennent au réseau lymphatique pulmonaire, tandis que partout où elle ne recouvre que du tissu cellulaire, on n'y trouve pas plus de lymphatiques que dans ce tissu lui-même.

Malgré l'assertion contraire de Bourgery, il est certain qu'elles ne possèdent point de nerfs qui leur soient propres.

Cette dernière particularité et la présence de la couche épithéliale expliquent pourquoi, à l'état sain, lorsqu'on irrite ces membranes, elles demeurent insensibles pendant un certain temps aux excitants physiques et chimiques. Je dis pendant *un certain temps,* car lorsqu'on pratique des injections irritantes dans leurs cavités, on observe quelques minutes après de très-vives douleurs, soit que le liquide ait pénétré par imbibition à travers les cellules de l'épithélium, qui protége les surfaces des organes formant les parois de la cavité séreuse, soit que par sa température il ait agi physiquement sur les extrémités nerveuses sous-jacentes. Ce qu'il y a de certain, c'est que dans la cure de l'hydrocèle par les injections vineuses, lorsqu'on emploie le liquide à une température élevée, les douleurs sont très-vives, tandis qu'elles le sont très-peu et souvent nulles par la méthode des injections iodées faites à une basse température.

(1) *Mémoires de l'Académie de médecine,* t. XVII, p. 66 et suiv.
(2) *Traité d'anatomie,* p. 599.

On a d'ailleurs beaucoup exagéré la susceptibilité inflammatoire des cavités closes, ainsi que le témoigne l'innocuité des ponctions dans l'ascite, dans les hydrocèles, dans l'hydarthrose, et il n'est pas de chirurgien qui n'ait eu l'occasion de voir de larges plaies intéressant la plèvre, le péritoine ou les synoviales articulaires, guérir sans accident sérieux.

Elles jouissent, comme le tissu cellulaire, dont elles ne sont d'ailleurs qu'un dérivé, d'une très-grande souplesse et élasticité, et d'une extensibilité considérable : aussi, malgré la distension à laquelle elles sont si fréquemment exposées par l'accumulation des liquides dans les cavités qu'elles contribuent à former, reviennent-elles facilement sur elles-mêmes et sans laisser de rides à leur surface. Toutefois cette extension ne doit pas être trop brusque, ni portée au delà d'un certain degré, car alors elles peuvent se déchirer, ainsi que cela arrive aux sacs herniaires, et quelquefois à la tunique vaginale dans l'hydrocèle.

Les sécrétions du tissu séreux varient dans chaque classe de cavité close, et selon les maladies ; car à l'état normal il n'en existe pas d'accumulé, si ce n'est dans les synoviales, et là encore y est-il en petite quantité. Dans les grandes séreuses il est très-liquide, nullement filant, d'une couleur jaune-citron, et ne paraît pas différer sensiblement par ses qualités physiques du sérum du sang, surtout lorsqu'il s'épanche à la suite d'une légère irritation, ce qui s'explique par cette circonstance, qu'il est perspiré par le réseau capillaire artérioso-veineux. Dans ces cas il se coagule comme la lymphe qu'on trouve accumulée sous l'épiderme après l'application d'un vésicatoire, et si on le laisse reposer, il se prend en caillot. Dans trois cas de thoraco-centèse que j'ai pratiqués en 1851 à l'hôpital Bon-Secours, dans le service de mon collègue et ami M. Béhier, nous avons pu observer ce phénomène qui était très-prononcé.

Le liquide sécrété par les synoviales articulaires est au contraire visqueux, filant comme du blanc d'œuf, et par le repos tend plutôt à se liquéfier. Il doit probablement cette propriété à la sécrétion des follicules muqueux, dont l'existence a été signalée précédemment. Les sécrétions des synoviales tendineuses et des cavités closes sous-cutanées tiennent le milieu entre ces deux variétés, se rapprochant davantage cependant de celui des synoviales.

Il n'est pas sans importance pour le chirurgien de connaître ces qualités physiques des liquides sécrétés dans les cavités closes, articulaires, tendineuses ou sous-cutanées ; leur présence entre les lèvres d'une plaie qui avoisine une articulation démontre qu'elles ont été intéressées, et détermine des modifications dans le pronostic et le traitement de ces solutions de continuité.

Les surfaces séreuses ont une grande prédisposition à subir cette variété de l'inflammation que J. Hunter désignait sous le nom d'*adhésive*, surtout lorsqu'elles sont à l'abri du contact de l'atmosphère. Les chirurgiens ont utilisé cette propriété pour le traitement de celles de ces affections qui se terminent par des épanchements de liquide ; les injections médicamenteuses qu'on y pratique alors ont pour but, en provoquant la sécrétion d'une lymphe plastique organisable, de déterminer l'oblitération de la cavité close. Mais est-il indispensable à la guérison que la cavité séreuse soit et reste oblitérée ? C'est là une question que Pott avait déjà soulevée et résolue négativement. MM. Viard, Green, Ramsden et Velpeau ont émis une opinion semblable, et ce dernier a cité dans sa *Médecine opératoire* un fait à l'appui recueilli à la Pitié en 1831 J'ai, depuis, fait sous la direction de ce professeur, en 1842, un grand nombre d'injections dans les articulations et le péritoine des chiens, des lapins, des chats, et en sacrifiant ces animaux, quelques mois après l'opération, nous avons trouvé les brides celluleuses qui agglutinaient les surfaces séreuses déjà très-allongées, fort amincies et évidemment en voie de résorption; chez quelques-uns, la cavité séreuse commençait à reparaître.

J'ai opéré en 1845, d'une hydrocèle volumineuse, un homme de soixante-cinq ans, et, après l'opération, je constatai que la tunique vaginale était gonflée par un épanchement considérable de lymphe plastique, qui peu à peu se résorba; la guérison fut complète. Trois ans après, ayant eu l'occasion d'en faire l'autopsie, je trouvai une cavité vaginale un peu moins spacieuse que celle du côté opposé, mais libre de toute adhérence. Je me suis demandé si, dans ce cas, la cavité close, d'abord effacée par les adhérences, s'était ensuite rétablie, ou bien si les parois de la surface séreuse avaient été simplement modifiées dans leur disposition sécrétoire. Ce que j'ai observé après l'opération, et le résultat des expériences sur les animaux citées plus haut, me portent à incliner vers la première explication.

Ces faits, d'ailleurs, semblent se multiplier; car, dans un mémoire présenté à l'Académie de médecine (1), M. Hutin, médecin en chef des Invalides, a trouvé que, sur 15 individus autrefois opérés par les injections iodées, 7 offraient des adhérences complètes, 4 des adhérences partielles, et 4 n'en fournissaient pas de traces. Sur 28 opérés par le séton, l'excision et l'injection vineuse, l'oblitération, au contraire, était complète. Ces derniers faits sembleraient prouver que les adhérences provoquées par les méthodes autres que celles de l'injection iodée sont plus persistantes que celles qui succèdent à cette dernière médication laquelle aurait ainsi l'avantage de ne point s'opposer à la création d'une nouvelle séreuse ou à la reconstitution de l'ancienne, sans exposer pour cela davantage aux récidives.

Je terminerai en rappelant le parti heureux que M. Jobert (de Lamballe) a su tirer de cette tendance des séreuses à s'agglutiner rapidement, pour remédier aux solutions de continuité du canal intestinal par le procédé dit de l'*adossement des séreuses*.

En outre de cette propriété qu'elles possèdent à un si haut degré de s'agglutiner rapidement, et qu'elles partagent avec le tissu cellulaire, leur générateur, les séreuses jouissent encore d'une autre particularité bien remarquable, celle de produire des liquides très-chargés en albumine, ce qui donne à leurs sécrétions pathologiques un caractère tout spécial. On y rencontre, en effet, des flocons albumineux, débris des pseudo-membranes qui se ferment d'une manière incessante à leur surface pendant la période inflammatoire, et dans l'épaisseur de celles de ces fausses membranes qui restent adhérentes se développe plus tard un système de vascularisation dont j'ai étudié l'évolution et les conséquences dans les inflammations des synoviales articulaires (2).

Je terminerai enfin en disant qu'on y rencontre quelquefois de petites concrétions albuminoïdes, comme cartilagineuses, souvent libres dans la cavité séreuse, mais ayant été certainement autrefois adhérentes aux parois. Ces concrétions peuvent s'arrondir, se lisser par le frottement, et donner lieu à de singulières erreurs de diagnostic; en voici une dont j'ai été témoin.

M. Velpeau, au service duquel j'étais alors attaché en qualité d'interne, opérait une femme atteinte d'une hernie crurale droite étranglée depuis plusieurs jours. L'ouver-

(1) Séance du 19 octobre 1852.
(2) Travail cité (*Mémoires de l'Académie*, t. XVII).

ture du sac pratiquée, et le débridement opéré, l'intestin, qui parut en bon état, fut repoussé dans la cavité péritonéale. Au même instant, il sortit quelques cuillerées de sérosité sanguinolente, ayant une odeur assez prononcée de matières fécales, et entraînant un petit corps arrondi, lisse, blanchâtre, de la grosseur d'un pois. Nous l'examinâmes avec attention ; il portait un *hile* sur sa circonférence, et toutes les personnes présentes restèrent convaincues que c'était un pois sorti par une perforation de l'intestin : notez que la malade en avait mangé quelques jours auparavant. M. Velpeau seul conserva quelques doutes, et l'événement prouva qu'il avait raison. En effet, je recueillis ce petit corps, que nous fendîmes et que nous examinâmes au microscope, et qui fut reconnu alors n'être autre chose qu'une de ces concrétions fibroïdes qu'on rencontre assez souvent à la surface des séreuses encore suspendues par un pédicule. C'était l'insertion de ce dernier qui figurait le *hile* dont la présence avait contribué à nous induire en erreur ; la malade guérit en quelques jours. Mais qui peut dire que, convaincu comme nous l'étions de la perforation de l'intestin, un chirurgien moins expérimenté n'eût pas été à la recherche de l'intestin pour y établir un anus contre nature, ou au moins pour le visiter minutieusement, ce qui certainement eût occasionné des manœuvres longues, pénibles et dangereuses !

Développement. — L'apparition des cavités closes et leur évolution dans l'embryon sont encore entourées de bien des nuages, et c'est à peine si les auteurs qui se sont occupés d'embryologie en font mention ; et cependant c'est là un point des plus importants, et qui doit jeter beaucoup de jour sur leur histoire encore si controversée, si l'on en juge par le profit qu'on peut tirer du peu que nous en savons. C'est à M. Velpeau qu'on doit les premières notions un peu certaines sur ce sujet. Sur un embryon de trois semaines, il a remarqué que tous les organes étaient encore plongés au milieu d'un tissu cellulaire amorphe, et ce n'est que vers la quatrième semaine qu'il a commencé à apercevoir à la surface du cerveau et de la moelle un état lisse faisant soupçonner la séreuse.

Dans les deux premiers mois, les cavités n'existent point encore à proprement parler, et l'on peut affirmer qu'à cette époque nulle part les membranes ne forment un *sac indépendant et sans ouverture ;* mais, peu à peu, on les voit s'établir autour des organes qui doivent se mouvoir, et tout porte à croire qu'elles doivent leur existence au frottement qui peu à peu distend et sépare les lamelles du tissu cellulaire, en agrandit les aréoles, lesquelles finissent par disparaître pour faire place à une cavité plus ou moins spacieuse. Ce qui donne à penser que les choses se passent de cette manière, c'est ce que l'on observe chez les adultes dans les cas où se créent des séreuses accidentelles, au développement desquelles la nature nous fait assister pour ainsi dire.

N'est-ce pas de cette manière, en effet, que s'établissent les cavités séreuses sous-cutanées qu'on a signalées sur le dos des portefaix, sur le moignon des amputés, sur le devant de la poitrine des ouvriers qui fabriquent les douves de tonneaux ? Et les cavités closes des pseudarthroses entre les extrémités d'une fracture non consolidée ne se forment-elles pas aux dépens du tissu cellulaire environnant et de la lymphe plastique épanchée dans le foyer de la solution de continuité ? Ce que j'ai dit précédemment de la reconstitution des séreuses après leur oblitération momentanée par les injections médicamenteuses vient encore à l'appui de cette opinion.

Toujours est-il, et c'est là un fait certain, que les cavités closes ne préexistent point aux organes, qu'elles s'établissent consécutivement, et que les premières que l'on peut constater sont celles qui entourent les organes les plus essentiels à la vie, le cœur et les centres nerveux.

Les autres, comme les synoviales tendineuses ou articulaires, ne se forment que plus tardivement, et, sur les fœtus de trois mois et demi, on trouve encore les tendons fléchisseurs des doigts plongés dans une masse gélatineuse, amorphe, qui n'a aucune apparence de membrane ; ce n'est guère qu'à la naissance qu'elles présentent un aspect vraiment séreux.

En résumé, en présence de tous ces faits tirés de l'anatomie, de la physiologie, de la pathologie et du développement du tissu séreux, il me semble difficile de conserver les idées de Bichat sur la *disposition* des membranes séreuses autrement que comme une brillante hypothèse, et la manière de voir de M. Velpeau, plus conforme à la réalité, me paraît devoir leur être substituée. Je me hâte d'ajouter, toutefois, de peur d'être mal compris, que ma critique ne porte que sur la partie hypothétique du travail de l'illustre auteur de l'*Anatomie générale*, c'est-à-dire sur la *disposition* et le *trajet* de ces membranes.

§ IV. — SYSTÈME FIBREUX.

Ce tissu, que Bichat le premier a nettement délimité et dont il voulait former un tout continu ayant pour centre le périoste, est très-répandu dans l'économie ; Burdach (1) et de Blainville lui donnent le nom de *tissu scléreux*. Il est formé de fibres dites *albuginées*, blanches, resplendissantes, chatoyantes comme la nacre, lesquelles, par l'analyse microscopique, peuvent se décomposer elles-mêmes en ces filaments très-déliés que nous avons vus constituer les derniers éléments du tissu cellulaire dont il se trouve ainsi être un dérivé.

Disposition générale du système fibreux. — Les fibres albuginées, tantôt se ramassent en faisceaux serrés, arrondis ou un peu aplatis, pour constituer des moyens d'union ou de traction entre les diverses portions du squelette : tels sont les tendons, ligaments et coulisses fibreuses ; d'autres fois s'entrecroisent, s'étalent et forment des membranes très-résistantes, destinées à envelopper les muscles ou les organes de la vie nutritive et animale : ce sont les *aponévroses*, les capsules et les enveloppes fibreuses. Je vais donc passer en revue ces deux formes sous lesquelles se présente le tissu fibreux.

1° *Tendons, ligaments, fibro-cartilages, ligaments intra-articulaires et coulisses fibreuses.* — Les *tendons* se présentent sous l'apparence de cordons blanchâtres, tantôt arrondis, quelquefois aplatis, toujours très-résistants, se continuant d'une part avec les fibres musculaires dont ils sont chargés de transmettre passivement au squelette les contractions, se confondant d'autre part avec le périoste dans le point où ils s'attachent aux os. Lorsqu'ils sont longs et grêles, et doivent exécuter une longue course, par suite du raccourcissement considérable des fibres musculaires auxquelles ils font suite, ils sont reçus dans des gaînes ou coulisses qui assurent et régularisent leur locomotion, et sont pourvus de surfaces séreuses plus ou moins étendues. Si, au contraire, les mouvements dont ils ne sont que les agents

(1) *Traité de physiologie*, t. VII.

passifs sont peu étendus, et si surtout ils les transmettent en ligne directe et sans se réfléchir sur aucune surface osseuse, ils restent simplement plongés dans une atmosphère celluleuse, à mailles larges et très-lâches, qui leur constitue une véritable gaîne, mais ne leur adhère pas au point d'entraver leurs mouvements.

Il découle de ces dispositions plusieurs conséquences dont quelques-unes ont acquis une grande importance depuis la pratique de la ténotomie. Ainsi, on a remarqué que la section des tendons qui n'étaient pas enveloppés d'une gaîne fibro-synoviale était à peu près constamment suivie d'une cicatrisation dont la base paraissait être une lymphe plastique versée par le tissu cellulaire ambiant ; tandis que, dans les conditions opposées, la réunion avortait ou se faisait isolément, les bouts du tendon coupé s'agglutinant aux parois de la coulisse fibreuse, et avec un écartement considérable. On a cherché à expliquer ces résultats si différents en disant que la synovie versée par la surface séreuse dissolvait la matière plastique, hypothèse déjà mise en avant et déjà réfutée pour les fractures des extrémités articulaires. Je pense que si les tendons qui glissent dans des coulisses synoviales ont moins de tendance à s'agglutiner directement que ceux qui sont plongés dans le tissu cellulaire, cela tient : 1º à ce qu'après la section des premiers, l'écartement est beaucoup plus considérable, rien ne s'opposant à la rétraction du bout qui fait suite aux fibres musculaires ; 2º à ce qu'il n'existe point de tissu cellulaire périphérique pouvant fournir à la sécrétion plastique qui doit constituer la cicatrice intermédiaire. Effectivement les extrémités tendineuses elles-mêmes ne fournissent que lentement et bien incomplétement à leur réparation, et c'est le tissu cellulaire ambiant qui fait presque tous les frais de la cicatrisation, ce dont je me suis assuré dans des expériences faites sur des animaux avec Blandin.

Lorsque la suppuration s'empare de ce tissu aréolaire qui entoure les tendons, comme cela a lieu dans les phlegmons profonds, la fonte purulente de cette couche protectrice est suivie de la formation d'un tissu fibreux inodulaire qui met pendant longtemps obstacle aux mouvements, jusqu'à ce que, par les tiraillements musculaires, il se soit créé autour du tendon une nouvelle couche celluleuse. Aussi les pommades, les bains et autres médicaments sont-ils impuissants à dissiper cette gêne dans des fonctions, que le massage, les frictions, et surtout l'exercice des membres peuvent seuls faire cesser.

Les tendons sont, de toutes les formes sous lesquelles se présente le tissu fibreux, celle qui offre le plus de résistance, à ce point que souvent, dans de violents efforts, ils arrachent les portions du squelette sur lesquelles ils s'insèrent plutôt que de céder eux-mêmes. Les chirurgiens du siècle dernier étaient tellement persuadés de cette impossibilité où ils étaient de se rompre, que J. L. Petit (1), ayant rapporté un cas de rupture du tendon d'Achille, fut accusé de mensonge et obligé de soutenir une très-vive polémique à ce sujet (2). Aujourd'hui la question est définitivement jugée, et la *rupture des tendons* a pris sa place dans les cadres nosologiques.

Sur le vivant, lorsqu'on les divise, on ne peut voir sur la coupe suinter la plus petite gouttelette sanguine, et cette absence de circulation explique comment il se fait que, dans le panaris, les tendons extenseurs ou fléchisseurs des doigts mis à nu meurent et s'*exfolient*, ainsi qu'on le dit, sans offrir la moindre trace de réaction.

(1) *Mémoires de l'Académie des sciences*, 1722.
(2) *Traité des maladies des os*. Éloge de J. L. Petit, par Louis, p. 22.

Cela tient sans aucun doute à leur isolement au milieu de la gaîne synoviale, car lorsque la dénudation atteint un tendon plongé au milieu d'une atmosphère celluleuse, il se recouvre habituellement de bourgeons charnus fournis par elle, et évite ainsi l'exfoliation.

Comme le tissu fibreux en général, les tendons ne jouissent d'ailleurs d'aucune sensibilité à l'état sain, ils sont complétement inextensibles.

Les *ligaments*, constitués comme les tendons par des fibres serrées et parallèles, sont placés entre les divers segments du squelette, pour les maintenir pendant les mouvements et les glissements qu'ils exécutent. Exclusivement destinés à la résistance, ils sont également inextensibles. Relativement à leur disposition, tantôt ils sont arrondis, d'autres fois aplatis, et se continuent avec le périoste là où ils s'implantent sur les os.

Il est quelquefois possible de suivre, à l'état pathologique, entre leurs fibres que la macération dans le pus a écartées et désagrégées, quelques capillaires artériels ou veineux très-flexueux, et dont la couleur pourpre tranche vivement sur la blancheur du tissu albuginé ; mais à l'état sain, pour la plupart d'entre eux, c'est là un point difficile à démontrer.

Bichat (1) les déclare sensibles, mais seulement à la *torsion ;* il explique ainsi les douleurs si vives ressenties dans les entorses, les luxations, etc. J'ai répété les expériences de ce grand physiologiste (2), et tout me porte à croire qu'il a été induit en erreur. Si en effet on exerce des torsions sur les ligaments proprement dits, sans ménager le périoste auquel ils font suite, on détermine quelquefois, mais pas toujours, un peu de douleur ; si, au contraire, on se borne à les tordre sur eux-mêmes sans tirailler le périoste, l'animal ne manifeste par aucun mouvement qu'il en éprouve une impression pénible. Il me paraît donc évident que, dans le premier cas, la souffrance est déterminée par les tractions exercées sur le périoste, tractions peu douloureuses d'ailleurs, puisque ce tissu ne possède lui-même que très-peu de nerfs, mais suffisantes pour avertir l'animal, et lui faire pousser des gémissements plaintifs. On remarquera, d'ailleurs, combien il serait singulier que les ligaments déclarés par Bichat lui-même insensibles aux agents physiques et chimiques, conservassent pour la torsion seulement une sensibilité toute spéciale. C'est pour expliquer sans doute les atroces douleurs de l'entorse qu'ils ont été dotés de cette propriété ; mais il faut se souvenir que les ligaments ne sont pas seuls exposés aux déchirures dans le diastasis des surfaces articulaires, et que la synoviale, les branches nerveuses destinées aux articulations, les parties molles extra-articulaires, sont également soumises à des distensions, à des ruptures qu'attestent suffisamment les ecchymoses autour de la jointure, et qui rendent parfaitement compte des violentes souffrances éprouvées par les malades. D'où l'on peut conclure avec Haller que les ligaments sont absolument insensibles, ce qui s'accorde d'ailleurs avec leurs fonctions purement passives.

Les *fibro-cartilages*, ou *ligaments interarticulaires*, doivent être rangés dans la classe des tissus fibreux, quoiqu'ils présentent au microscope quelques cellules cartilagineuses mélangées à leurs fibres de tissu cellulaire. On les trouve entre les corps vertébraux, aux symphyses du bassin, aux articulations du genou, de la

(1) *Anatomie générale*, t. II, p. 175.
(2) *Annales de la chirurgie*, t. XI, p. 26.

mâchoire et sterno-claviculaire, où ils jouent véritablement le rôle de ligaments et ne méritent par conséquent aucune mention spéciale.

Les *coulisses fibreuses* ou *fibro-synoviales*, que Bichat range parmi les membranes fibreuses, me paraissent appartenir encore au groupe du tissu fibreux à faisceaux condensés. Composées de fibres quelquefois parallèles, d'autres fois entrecroisées, elles sont exclusivement destinées à la résistance. Elles complètent ordinairement les demi-gouttières formées par les os au voisinage des articulations, et constituent ainsi des tubes complets dans lesquels glissent les tendons. Malgré leur résistance, il arrive souvent que dans les entorses, les diastasis, les luxations, elles se rompent et laissent échapper la corde tendineuse, laquelle peut alors opposer à la rentrée des os déplacés, en s'interposant entre eux, un obstacle insurmontable, lorsqu'on cherche à réduire la luxation par le procédé ordinaire des tractions. Dans un mémoire lu à la Société de chirurgie (1), j'ai cherché démontrer que, dans ces cas, on réduisait bien plus sûrement par un procédé auquel j'ai donné le nom de *refoulement*, et qui consiste à repousser par des pressions directes les surfaces osseuses déplacées.

A la main, au pied, où elles représentent, après les amputations des orteils et des doigts, des canaux béants dont l'extrémité ouverte à la surface de la plaie peut conduire le pus jusqu'au milieu de la jambe ou de l'avant-bras, elles constituent un danger sérieux et peuvent devenir la source d'accidents graves. Tous les auteurs ont signalé, et j'ai vu moi-même plusieurs cas de ce genre dont quelques-uns se sont terminés très-malheureusement. Pour prévenir ce danger, il faut donner aux membres une position déclive, ou faciliter d'une manière quelconque, par des incisions ou un bandage approprié, l'issue du pus.

2° *Enveloppes fibreuses des muscles et des organes de la vie nutritive et animale.* —La forme membraneuse sous laquelle se présente le tissu fibreux, surtout celle qui, sous le nom d'*enveloppe fibreuse*, entoure les organes de la vie, soit nutritive, soit animale, est la plus riche en vaisseaux, la plus élevée dans l'organisation ; les aponévroses proprement dites se rapprochent cependant beaucoup par leur structure du groupe qui précède.

Les *membranes fibreuses* présentent plusieurs variétés : les *aponévroses* proprement dites, les *capsules articulaires* et les *enveloppes fibreuses*.

Les aponévroses sont divisées elles-mêmes en *oponévroses d'enveloppe générale et partielle* (2).

Les *aponévroses d'enveloppe générale*, ainsi nommées parce qu'elles sont étendues à la totalité d'un membre ou d'une portion du tronc, dont elles revêtent l'ensemble du système musculaire, sont généralement très-résistantes, très-épaisses. Aux membres, dans les points où les muscles sont eux-mêmes très-développés, comme à la cuisse, elles offrent une structure très-serrée ; là au contraire où les fibres charnues cessent, elles deviennent plus minces et quelquefois comme celluleuses, pour acquérir de nouveau, près des articulations, une plus grande densité en rapport avec leurs fonctions. Au tronc, elles présentent généralement la même disposition, excepté toutefois à la partie inférieure de l'abdomen, où elles deviennent d'autant plus denses que la paroi musculaire semble s'affaiblir davantage, en sorte que c'est sur elles que repose presque exclusivement le poids des viscères.

(1) Octobre 1852.
(2) Bichat, *Anatomie générale*, t. II, p. 194.

Mais cette infraction à la règle générale n'est qu'apparente et s'explique très-naturellement.

Thompson, qui s'était livré à une étude si approfondie de cette région, ne les regardait pas comme de véritables aponévroses d'enveloppe, et pensait que, faisant suite aux fibres musculaires des muscles obliques et transverse de l'abdomen, elles devaient être considérées comme leurs tendons d'insertion. Pendant longtemps j'ai disséqué avec cet anatomiste consciencieux, qui m'honorait de son amitié, et qui a bien voulu me rendre témoin de toutes ses recherches, et je puis affirmer que je l'ai vu en effet suivre avec une patience dont lui seul était capable la continuité de chaque fibre musculaire avec les fibres aponévrotiques dont l'ensemble constitue la ligne blanche et le système des aponévroses abdominales inférieures. Aussi ai-je sur ce point adopté complétement ses opinions, que je développerai en faisant l'histoire de la région abdominale antérieure, et dont je déduirai des conséquences chirurgicales importantes.

Les aponévroses sont composées de fibres tantôt parallèles, tantôt entrecroisées et comme tissées, laissant entre elles des espaces losangiques par où passent les vaisseaux et nerfs qui, des parties profondes, se portent aux superficielles, et réciproquement : souvent même elles forment, pour leur passage, des arcades fibreuses circonscrivant des ouvertures par lesquelles le tissu cellulaire sous-aponévrotique profond communique avec les couches sous-cutanées.

En général, elles ne reçoivent pour elles-mêmes que très-peu de vaisseaux et point de nerfs ; aussi, comme les tendons, et plus qu'eux encore, sont-elles insensibles et réfractaires aux inflammations.

Elles sont peu extensibles, et lorsqu'elles ont été distendues, ce qui n'arrive qu'à la longue, elles ne reviennent que lentement sur elles-mêmes. Cette inextensibilité et cette résistance constituent leurs deux propriétés fondamentales, celles qui correspondent à leurs véritables fonctions, qui sont de soutenir et d'assujettir les muscles pendant leurs contractions. Or, il peut arriver que, malgré cette densité considérable, dans un effort elles se laissent déchirer ; on voit alors les muscles qu'elles recouvrent s'échapper à travers l'ouverture aponévrotique. Cet accident, d'ailleurs fort rare, a été désigné sous le nom de *hernie musculaire*, et peut donner lieu à des erreurs de diagnostic, à cause de la fluctuation trompeuse que présentent les fibres charnues herniées.

Les aponévroses maintiennent, il est vrai, plutôt qu'elles ne compriment ; mais par cela même qu'elles ne cèdent que difficilement et toujours lentement, si les parties qu'elles recouvrent prennent brusquement un volume considérable, comme cela a lieu dans les inflammations générales et diffuses, elles deviennent la cause passive d'une sorte d'étranglement qui peut aller jusqu'à la gangrène, et que le chirurgien doit prévenir en pratiquant ce que l'on appelle le *débridement*. Quant à l'étranglement des hernies par les ouvertures fibreuses des aponévroses d'insertion des muscles abdominaux, c'est une tout autre question que je ne puis vider ici ; d'ailleurs, on vient de le voir précédemment, je ne regarde pas ces membranes comme de véritables aponévroses d'enveloppe générale. Dans l'état physiologique, les aponévroses des membres préviennent l'infiltration des tissus sous-aponévrotiques, si fréquente dans les couches sous-cutanées, et, par la contention énergique et constante qu'elles exercent, s'opposent au développement variqueux exagéré des veines profondes du membre inférieur.

Si les aponévroses résistent aux agents physiques, elles ne sont pas moins réfractaires à l'action désorganisatrice des maladies, ce dont elles sont redevables au peu
de vitalité qu'elles possèdent. Aussi voit-on le pus des abcès par congestion, celui
des abcès froids, dont j'ai démontré l'action destructive sur le tissu cellulaire (1),
rester en contact avec elles pendant un temps fort long sans leur faire subir d'altération. On comprend dès lors comment des abcès développés sous les aponévroses
suivent à peu près constamment la direction des gaînes fibreuses, et viennent apparaître dans un lieu souvent fort éloigné de leur origine et presque toujours le même.
Je me hâte de dire toutefois que cette règle, toute générale qu'elle est, comporte de
nombreuses exceptions, et qu'il n'est point rare de voir le pus perforer et détruire
par gangrène ou autrement les feuillets aponévrotiques et prendre alors des directions
insitées et impossibles à prévoir.

Les *aponévroses d'enveloppe partielle*, ainsi nommées parce qu'elles forment à
chaque muscle et quelquefois à chaque faisceau musculaire une gaîne qui l'isole de
ceux qui l'avoisinent et maintient l'indépendance de ses contractions, peuvent être, à
la rigueur, considérées comme une dépendance des précédentes, puisqu'elles viennent
toutes se fixer sur sa face profonde ; mais elles en diffèrent beaucoup par la structure
et l'aspect. Elles sont en effet d'un blanc plus terne, d'un feutrage moins régulier,
et constituées par des fibres moins denses et moins resplendissantes. Assez résistantes
au niveau du ventre musculaire, elles deviennent toujours un peu celluleuses et
moins isolées sitôt qu'apparaît le tendon, de telle sorte qu'à l'avant-bras, par exemple,
toutes les gaînes partielles des muscles, bien distinctes vers leurs attaches supérieures,
se confondent inférieurement.

Pour avoir une bonne idée de la disposition des gaînes aponévrotiques spéciales à
chaque muscle, aux membres, par exemple, il faut, après une macération préalable
qui détruit les fibres musculaires avant que les tissus fibreux plus résistants soient
attaqués, racler avec le manche d'un scalpel les aponévroses ouvertes avec précaution, puis les bourrer de crin ou de sable fin et les faire sécher. On voit alors que
toute l'épaisseur du membre entre l'aponévrose d'enveloppe générale et l'os est partagée en autant de loges fibreuses qu'il y a de muscles, et que les gros troncs vasculaires et nerveux sont également logés dans une gaîne qui leur appartient en propre.
C'est à Gerdy (2) et M. Velpeau que l'on doit d'avoir mis cette importante disposition en relief, qui depuis lors a été démontrée d'une manière irréfragable par les
pièces déposées dans le musée de la Faculté par MM. Denonvilliers, Chassaignac,
Desprès et par moi-même, dans les divers concours pour les places de prosecteur et
d'aide d'anatomie.

Outre les membranes d'enveloppe propres à chaque muscle, on en rencontre
d'autres encore qui séparent nettement les couches musculaires profondes des
superficielles, comme à la partie postérieure de la jambe, et les groupes de muscles
ayant des fonctions analogues, comme les péroniers latéraux.

Les *capsules fibreuses* articulaires ne s'observent que dans les grandes jointures
ou dans celles qui jouissent de mouvements étendus : elles présentent d'ailleurs de
grandes différences de disposition et de structure : ainsi celle de l'articulation coxo-
fémorale offre une épaisseur considérable, surtout en avant, et reçoit entre ses fibres

(1) Voyez page 20.
(2) Thèse inaugurale, 1823.

quelques vaisseaux sanguins assez évidents, tandis que celle de l'épaule est générale-ment assez mince et sans apparence de vascularisation.

Elles se confondent par leurs deux extrémités avec le périoste, dont elles paraissent souvent n'être qu'une émanation ; leurs fibres s'entrecroisent comme celles des aponévroses, et forment une trame dont on peut apprécier toute la complication en les plongeant dans l'eau bouillante, ainsi que le conseille Bichat. Cette texture feutrée explique pourquoi, dans les luxations, la capsule, au lieu de se fendre longitudinale-ment comme une boutonnière, ainsi qu'on l'a professé jusqu'ici, se déchire au con-traire très-largement et de manière à ne point opposer en se resserrant un obstacle sérieux à la rentrée de la tête.

Dans quelques articulations, la tibio-tarsienne par exemple, la capsule fibreuse, si l'on peut lui donner ce nom, est interrompue en plusieurs points, en sorte que la synoviale, n'étant plus soutenue, peut dans des efforts violents être chassée au dehors et former brusquement un petit sac herniaire dans lequel s'accumule la synovie. Cette maladie, très-commune chez les chevaux de trait, s'observe assez fréquemment dans l'espèce humaine : il ne faut pas la confondre avec les kystes synoviaux dont j'ai parlé dans le chapitre qui précède, et qui ont une tout autre origine.

Les *enveloppes fibreuses* sont nombreuses, importantes et offrent de grandes variétés de disposition et de structure, depuis les capsules fibreuses du rein ou du foie jusqu'à la dure-mère, depuis l'enveloppe des corps caverneux jusqu'au périoste ; elles se prêtent peu à des considérations générales. Les unes présentent une épaisseur de tissu et une résistance qui égalent et surpassent celles des aponévroses, telle est la membrane albuginée du testicule et la sclérotique ; tandis que d'autres n'offrent qu'une texture presque celluleuse et une minceur si grande, qu'elles sont pellucides, comme la capsule dite de *Glisson*, au foie. De ces différences de structure découlent naturellement des conséquences pratiques différentes, et lorsque l'inflammation s'em-pare du tissu propre du testicule, par exemple, ou de l'œil, les parties brusquement hypérémiées éprouvent de la part de la coque fibreuse inextensible qui les enveloppe une résistance qui peut déterminer leur étranglement, d'où le débridement de cet organe proposé dans l'orchite par Vidal, d'où la ponction de l'œil dans les ophthal-mites ou mieux encore, son véritable débridement par l'irido-scléroticotomie, aussi dite opération de Hancock ; le gonflement des reins ou du foie peut s'effectuer rapi-dement, au contraire, sans difficulté et sans crainte de gangrène.

L'épaisseur des enveloppes fibreuses et leur texture feutrée ne sont pas toujours un obstacle à l'accroissement de volume, même rapide, des organes qu'elles recou-vrent ; c'est ce que l'on observe pour le corps caverneux et la rate. Il est probable que ces membranes doivent à l'arrangement tout particulier des fibres qui les com-posent cette extensibilité que la nature a refusée au tissu fibreux en général.

Nous avons vu les aponévroses toujours faciles à séparer des muscles, avec lesquels elles n'ont que des connexions peu intimes ; il n'en est pas de même des enveloppes fibreuses, dont une des faces, celle qui recouvre les organes, est très-adhérente et pénètre par des prolongements dans leur substance intime. L'autre est tantôt lissée et convertie en surface séreuse pour faire partie d'une cavité close : c'est ce que l'on observe sur la rate, le foie, le testicule, le poumon ; tantôt plus ou moins intimement unie avec les tissus adjacents, comme la capsule des reins, la sclérotique, le périoste. La dure-mère, véritable périoste interne des os du crâne, par une de ses faces forme paroi de la grande cavité close arachnoïdienne.

Il résulte de ces dispositions que ces membranes sont bien moins indépendantes que les aponévroses et autres tissus fibreux, qu'elles paraissent et sont effectivement liées plus intimement à la structure des organes qu'elles enveloppent, qu'elles prennent une part plus active à leur vie propre, et comme conséquence pathologique, qu'elles participent toujours plus ou moins à leurs affections. C'est ce que l'on remarque surtout pour les plus vasculaires d'entre elles, la sclérotique et le périoste, qui rougissent et s'enflamment avec rapidité dans les maladies de l'œil ou du tissu osseux.

La vascularisation des enveloppes fibreuses paraît être en général plus développée que celle des autres formes du système auquel elles appartiennent ; mais s'il en est de très-vasculaires, en apparence du moins, comme le périoste et la sclérotique, il en est d'autres qui ne contiennent que peu ou point de vaisseaux : tels sont le feuillet fibreux du péricarde, la capsule de Glisson et celle qui recouvre le tissu pulmonaire. Toutefois, là même où ces membranes sont pourvues d'un réseau vasculaire très-riche, elles n'en sont que dépositaires, le sang qui ne fait que les traverser étant destiné aux organes qu'elles recouvrent.

L'usage pour lequel elles semblent avoir été créées se rapproche donc beaucoup de celui qui a été assigné en général au tissu fibreux, c'est-à-dire soutenir et protéger. Aussi les voit-on ne pas se borner à fournir une simple gaîne d'*enveloppe générale ;* le plus ordinairement, de leur face profonde partent des cloisons moins denses et moins résistantes qu'elles, mais de même nature, et qui, en subdivisant le parenchyme, en le décomposant en un nombre plus ou moins considérable de segments ou lobules, le rendent moins friable, moins exposé, dans les secousses violentes, dans les contusions, à être ébranlé ou déchiré. Cette disposition est surtout bien évidente dans les viscères dits *parenchymateux*, comme le foie, le poumon, la rate, et on la retrouve à un degré bien plus manifeste dans le testicule, dont la présence au dehors de la cavité abdominale et les précieuses fonctions exigeaient de la part de la nature plus de précautions encore.

Bichat, qui, dans son *Traité des membranes*, avait signalé ces cloisonnements et les avait regardés alors comme formés par des prolongements de l'enveloppe fibreuse générale, revient sur ce sujet dans son *Anatomie générale*, et déclare (1) que de nouvelles réflexions et expériences ont modifié son opinion. Cependant les anatomistes qui l'ont suivi ont continué, et avec raison, je crois, à considérer ces cloisons comme de nature fibreuse. Quant à la question de savoir si elles émanent de l'enveloppe générale ou si elles s'y insèrent purement et simplement, au point de vue physiologique que seul ici je veux faire ressortir, la solution n'est pas d'une grande importance. Ces séparations fibreuses favorisent d'ailleurs la distribution des vaisseaux, qu'elles soutiennent et conduisent jusque dans la profondeur des organes.

En résumé, ces enveloppes occupent dans le système fibreux, eu égard à leur vitalité et à leur organisation, le degré le plus élevé, et parmi elles le périoste et la sclérotique offrent une vascularisation si radicalement différente de la leur, qu'on serait tenté de prime abord de les rejeter de la classe des membranes fibreuses, s'il n'était possible d'expliquer cette apparente anomalie.

Structure, propriétés et usages. — Des fibres de tissu cellulaire, réunies en faisceaux serrés et reliés entre eux par du tissu glutineux excessivement ténu, con-

_____
(1) *Anatomie générale*, t. II, p. 178.

stituent l'essence du tissu fibreux. Linéairement et parallèlement disposées, ces fibres forment les tendons [et ligaments ; entrecroisées, elles produisent les apo-névroses.

Par la macération prolongée, par l'immersion dans l'eau bouillante, on rend très-apparentes ces minces couches de tissu glutineux que recèle le tissu fibreux, et qui sont presque invisibles à l'œil nu. Le même phénomène se produit lorsque, pendant la vie, il a été plongé pendant quelque temps dans des liquides purulents ou autres. Les faisceaux de fibres qui le composent se laissent alors très-facilement séparer par de faibles tractions, ce qui permet de se rendre compte du relâchement des surfaces articulaires qu'on observe dans les tumeurs blanches et les hydarthroses anciennes, et dont il faut chercher la cause dans l'altération de structure des ligaments intra et extra-articulaires.

La vascularisation du tissu fibreux est difficile à démontrer directement par des injections, ailleurs que dans le périoste et la sclérotique ; mais là elle est très-évidente, et si l'on ne tenait compte que de ce que l'on observe dans ces membranes, on pourrait dire avec M. Burgraeve (1) que le tissu fibreux est très-vasculaire. Mais comme partout ailleurs on n'y rencontre point ou très-peu de vaisseaux ; qu'il est, par exemple, très-difficile d'en démontrer à l'état normal dans les ligaments et cap-sules articulaires, et à peu près impossible d'en découvrir dans les tendons et aponé-vroses qui constituent, à proprement parler, le tissu fibreux ; si l'on veut être exact et rester dans la réalité, il faut le considérer comme très-peu vasculaire, et par consé-quent très-peu vivant.

Est-ce à dire qu'il faille le ranger parmi les tissus qui ne se nourrissent que par imbibition ? Ce serait commettre en sens inverse une erreur aussi grave. Il n'est pas nécessaire d'ailleurs qu'un tissu, pour qu'il jouisse de la propriété de réparer ses pertes et de s'entretenir dans l'état physiologique, possède des vaisseaux sanguins pouvant admettre les globules du sang ; la conjonctive, le tissu cellulaire à l'état nor-mal en sont une preuve évidente. Pourquoi dès lors n'admettrait-on pas que ce tissu glutineux, démontré par la macération ou l'état maladif entre les fibrilles du système fibreux, renferme quelques-uns de ces vaisseaux pénétrés seulement par la sérosité du sang ? Les faits d'anatomie pathologique me semblent venir à l'appui de cette opinion, puisque dans les ligaments où à l'état normal on ne rencontre aucun vaisseau renfermant de globules sanguins, on peut en démontrer d'assez apparents, flexueux et aplatis, rampant entre les fibrilles, dans les cas de synovite chronique. Il répugne moins à l'esprit d'admettre que ces vaisseaux y existaient primitivement, qu'ils se sont ensuite agrandis sous l'influence des phénomènes inflammatoires et d'un abord plus considérable du sang, que de les considérer comme de nouvelle formation.

Je pense donc que le tissu fibreux, en général, ne contient à l'état normal que des vaisseaux très-ténus n'admettant que la sérosité du sang, ce qui suffit à son organi-sation très-inférieure et à ses fonctions purement mécaniques.

De cette structure ainsi envisagée découlent de graves conséquences pratiques. Généralement on regarde le tissu fibreux comme peu susceptible de s'enflammer, et surtout comme réfractaire à la suppuration ; il paraît en effet difficile qu'un tissu qui ne présente que peu ou point de vaisseaux puisse devenir le siége d'une inflammation active, à laquelle on assigne pour caractère fondamental la dilatation, puis l'engor-

(1) *Traité d'histologie*, 1843.

gement du réseau capillaire artério-veineux, par l'abord trop considérable du sang. Et cependant ne voit-on pas un grand nombre de pathologistes, par une inconséquence que je ne chercherai pas à expliquer, faire de lui le siége spécial de la plupart des tumeurs blanches et du rhumatisme, c'est-à-dire des maladies réputées inflammatoires par excellence? Or rien ne justifie anatomiquement ces assertions, car jusqu'à présent personne n'a pu prouver que, dans ces maladies, les tissus fibreux fussent enflammés, dans l'acception attachée à cette expression. Je dirai plus, le contraire est démontré. On est donc forcément amené à conclure qu'étant peu aptes, par leur structure, à subir les modifications suscitées par l'inflammation, les tissus fibreux ne peuvent être considérés comme le *point du départ* ou le siége de maladies inflammatoires. Est-ce à dire qu'ils ne puissent devenir malades à leur manière, soit primitivement, soit consécutivement? Ce serait tomber dans une exagération en opposition avec les faits observés et sainement interprétés ; et si sur ce point la science n'est point faite, elle possède cependant déjà des matériaux assez nombreux pour permettre d'entreprendre l'histoire, encore bien incomplète aujourd'hui, de la pathologie du tissu fibreux.

Une deuxième conséquence de la vitalité très-inférieure de ce tissu, c'est son peu de tendance à la réparation des solutions de continuité dont il est l'objet. C'est là un fait qui a attiré dans ces dernières années toute l'attention des chirurgiens, et je crois y avoir déjà insisté suffisamment, lorsque j'ai dit qu'après la section des tendons la cicatrice était due plutôt aux efforts du tissu cellulaire ambiant qu'au travail développé sur les extrémités tendineuses elles-mêmes.

Quant au périoste et à la sclérotique, qui semblent faire exception à la loi commune, on peut dire que les vaisseaux qu'ils reçoivent en si grande abondance, et dont les ramifications forment un réseau si délié, ne leur sont pas destinés, et que le tissu fibreux n'est là que pour favoriser cette extrême division des capillaires, nécessitée par l'organisation si délicate du globe oculaire et la texture serrée et compacte du tissu osseux.

La meilleure preuve que l'on puisse invoquer à l'appui de cette manière de voir, c'est que le cerveau, protégé par une double enveloppe osseuse et fibreuse, dont la structure molle et pulpeuse réclamait cependant une disposition analogue du réseau vasculaire, n'est pourvu, pour atteindre le même but, que d'une simple toile celluleuse. D'où il faut conclure que si le périoste et la sclérotique présentent un tel déploiement de vaisseaux, c'est uniquement parce que la nature, avare dans ses moyens, mais prodigue dans ses résultats, a voulu utiliser la résistance du tissu fibreux, en l'employant à ces deux fins, de consolider l'organe et de mettre à l'abri de toute éventualité son système de nutrition.

C'est donc abuser de l'induction que de présenter le tissu fibreux comme riche en vaisseau ; la seule conclusion légitime à tirer de ces faits et que personne ne sera disposé à nier, c'est que le périoste, par suite de cette disposition toute spéciale du réseau vasculaire, doit être et est en effet très-souvent le siége de phénomènes inflammatoires.

Malgré les travaux de quelques micrographes modernes, parmi lesquels il faut citer Pappenheim et Bourgery (1), on pense généralement que le tissu fibreux ne contient point ou peu de nerfs. S'il en existe, leur rôle doit se borner à régir sa nutrition,

(1) *Bulletin de l'Académie des sciences*, 1846.

fort peu active d'ailleurs : car dans les vivisections, les tissus fibreux restent insensibles aux divers excitants chimiques ou physiques, ainsi que l'ont démontré sans réplique les expériences de Haller et de son école.

Cette insensibilité du tissu fibreux à l'état normal est-elle modifiée par l'état pathologique? M. Flourens répond affirmativement; à plusieurs reprises, il a cherché à démontrer que si les tendons, les ligaments, la dure-mère, le périoste lui-même étaient insensibles à l'état sain, ainsi que le soutenait Haller, ils devenaient très-sensibles à l'état malade. Pour pouvoir bien juger cette question, il faut, dit-il, avoir sous les yeux des animaux sur lesquels on découvre un tendon *sain* et un tendon *enflammé*. Alors qu'on a pincé, piqué, coupé ou brûlé un tendon sain, l'animal ne crie ni ne s'agite ; mais, dès qu'on touche le tendon enflammé, il jette des cris plaintifs, et témoigne sa douleur par des mouvements impétueux. Il en est de même pour la dure-mère et le périoste. Il termine en disant que le vice radical de la physiologie de Haller, c'est de s'arrêter toujours à l'état sain et de ne tenir jamais compte de l'état malade (1). Suivant M. le professeur Jobert (de Lamballe), cette sensibilité des tendons à l'état pathologique serait accidentelle et produite par le travail inflammatoire siégeant dans la gaîne qui les enveloppe. Selon lui, en effet, les tendons ne reçoivent point de nerfs, mais on en rencontrerait exceptionnellement dans leur gaîne, ce qui permettrait d'expliquer comment certains tendons ont paru sensibles (2).

Pour mon compte, je pense que les tendons sont insensibles à l'état sain ; j'admets volontiers que leur gaîne reçoit des filets nerveux, destinés, comme je le disais précédemment, à régir leur nutrition ; je ne serais même pas éloigné de croire que, très-exceptionnellement, les tissus fibreux puissent devenir, en raison de la présence de ces filets nerveux, le siége d'une certaine sensibilité ; mais je ne saurais admettre, avec l'illustre secrétaire perpétuel de l'Académie des sciences, qu'ils deviennent constamment très-sensibles à l'état pathologique. S'il est un fait acquis à l'observation clinique, c'est l'insensibilité des tissus fibreux au milieu des parties enflammées. Il n'est pas de chirurgien qui n'ait eu *très-fréquemment* l'occasion de retrancher des portions de tendons, des lambeaux de gaînes fibreuses, sans que le malade en ressentît plus de douleur que si on lui eût coupé un ongle. Aussi est-il difficile de comprendre comment les médecins qui placent le siége du rhumatisme dans les ligaments, dans les coulisses fibreuses et dans les tendons, peuvent s'expliquer les douleurs atroces qui tourmentent les rhumatisants.

Qu'on me permette encore une remarque : M. Flourens parle de tendons, de périoste, de dure-mère *enflammés*. En ce qui concerne le périoste et la dure-mère, qui n'est que le périoste interne des os du crâne, tous les chirurgiens tomberont d'accord avec lui sur la sensibilité excessive de ces tissus à l'état pathologique et même à l'état normal. Ils sont pourvus de nerfs et vaisseaux nombreux, et l'expérience clinique quotidienne ne laisse aucun doute à cet égard. Mais c'est que ces membranes font pour ainsi dire exception aux tissus fibreux, ainsi que je l'ai démontré précédemment, et leur sensibilité, pas plus que leur inflammation, ne prouvent que les tissus fibreux en général soient sensibles ou susceptibles de s'enflammer. Relativement aux tendons, aux ligaments et aux aponévroses, c'est une autre affaire; non-seulement on n'y a jamais démontré la présence des nerfs d'une manière irréfragable, mais nous

(1) Flourens, *Comptes rendus de l'Académie des sciences*, t. XLIII, p. 642 et 643 ; t. XLIV, p. 804.
(2) Jobert (de Lamballe), *Usage et propriété des tendons*, travail lu à l'Académie des sciences, le 30 septembre 1861.

avons trop fréquemment l'occasion de constater sur l'homme leur insensibilité à l'état morbide pour ne pas rester convaincu, avec M. Jobert, que si parfois on y a rencontré une sensibilité maladive, cela tenait à une irritabilité des nerfs circonvoisins.

Une des principales propriétés du tissu fibreux, ai-je dit, c'est d'opposer une grande résistance aux forces qui le sollicitent incessamment ; c'est lui qui maintient les surfaces articulaires en contact, qui transmet aux leviers osseux le résultat de la puissance musculaire, qui soutient et maintient les muscles et les organes dans les limites qui leur ont été assignées, toutes fonctions qu'il n'eût pu remplir s'il eût été élastique.

Mait ce défaut d'élasticité devient à son tour, dans beaucoup de cas, la source de lésions très-graves. Lorsqu'en effet les fibres albuginées, distendues par une impulsion puissante et soutenue, ont cédé et se sont laissé écarter, il en résulte des éraillures à travers lesquelles les organes qu'elles recouvrent s'échappent : c'est ainsi que se produisent les hernies viscérales après la grossesse ou les efforts ; celles des membranes oculaires dans la maladie désignée sous le nom de *staphylômes de la sclérotique*. Une fois formées, ces ouvertures n'ont presque aucune tendance à se resserrer, en raison du peu d'élasticité dont elles jouissent, ce qui explique l'inefficacité des procédés si nombreux proposés pour la cure radicale des hernies.

Si le tissu fibreux peut servir de barrière aux infiltrations purulentes, sanguines, et même urineuses, il peut aussi, en raison de son peu de vitalité, arrêter la marche des dégénérescences pendant un temps plus ou moins long, et Lisfranc a démontré qu'au pénis, par exemple, elles s'arrêtaient assez longtemps devant la gaîne fibreuse des corps caverneux ; d'où cette grande règle de pratique de disséquer d'abord les cancers cutanés jusqu'à l'enveloppe fibreuse, afin de pouvoir borner là l'opération, si on la trouve intacte.

Une bien singulière propriété du tissu fibreux, due à un état pathologique, c'est la rétraction dont sont atteintes ses fibres constituantes. C'est à la paume de la main qu'a été le plus ordinairement observée cette affection qui sévit non-seulement sur l'aponévrose palmaire, mais sur tous les tissus albuginés que l'on y rencontre, depuis le derme jusqu'aux ligaments articulaires. Lorsqu'on dissèque ces brides rétractées, on les trouve formées par le tissu fibreux épaissi, mais à peine vascularisé. J'ai publié, dans les *Annales de la chirurgie*, une observation d'anatomie pathologique propre à éclaircir cette question (1). Cette maladie, qui a été observée dans toutes les régions, reconnaîtrait, suivant Gerdy (2), l'inflammation pour cause première ; mais son travail, qui comble d'ailleurs une lacune importante, n'entraîne pas la conviction, au moins en ce qui touche à la nature de la maladie. Dans aucune des observations qu'il a publiées ne se trouve la preuve que la fibre albuginée soit réellement enflammée, dans le sens propre qu'on attache à ce mot, et dans tous les cas que de mon côté j'ai observés, la rétraction du tissu fibreux m'a paru se rattacher à une maladie survenue antérieurement dans d'autres tissus et n'en être que la conséquence.

J'ai vu en 1847 une femme qui avait été traitée dans le service de ce professeur, et pendant très-longtemps, pour une rétraction qualifiée inflammatoire de l'aponévrose antibrachiale ; on lui avait fait de nombreuses applications de sangsues dont le

(1) *Annales de la chirurgie*, t. XIII, p. 283.
(2) *Bulletin de l'Académie de médecine*, t. IX, p. 766, et t. XII, p. 600.

résultat avait paru satisfaisant. Cette malade sortit de l'hôpital à peu près guérie; mais, reprise bientôt de nouveaux symptômes de rétracture, elle entra dans mes salles. Le traitement primitivement mis en usage fut de nouveau appliqué pendant un temps assez long, jusqu'à ce que, ne voyant plus l'amélioration primitivement obtenue se soutenir, il me vint à l'idée, d'après quelques soupçons d'affection véné-rienne, d'administrer l'iodure de potassium; sous l'influence de cette médication, la rétraction céda avec rapidité. N'y a-t-il pas lieu de soupçonner que l'inflammation ne jouait dans ce cas qu'un rôle bien secondaire et n'affectait pas d'ailleurs exclusive-ment l'aponévrose?

Lorsqu'une articulation est restée longtemps dans une position vicieuse, on sait que les tissus fibreux rétractés s'opposent à ce qu'elle reprenne sa position normale. Peut-on attribuer leur rétracture à l'inflammation? Rien ne le prouve. C'est donc là, je le répète, une question encore loin d'une solution satisfaisante, et qui appelle toutes les méditations des chirurgiens.

On ne sait rien de positif relativement au *développement* du tissu fibreux.

§ V. — SYSTÈME OSSEUX.

Le système osseux, constitué par un ensemble de pièces solides, résistantes, quoique mobiles les unes sur les autres, doit être considéré comme la base commune, la charpente sur laquelle est construit l'édifice humain. Si les diverses parties qui le constituent sont partout continues, l'os hyoïde seul faisant exception, on ne peut le comparer cependant sous ce rapport aux systèmes tégumentaire, vasculaire ou ner-veux; effectivement les articulations, par l'intermédiaire desquelles s'établit ce mode de continuité, sont composées de tissus divers qui séparent les extrémités des os. Mais lorsque les surfaces cartilagineuses ont disparu, ainsi que cela arrive quelque-fois accidentellement dans les cas d'ankylose générale, les diverses pièces osseuses se fusionnent d'une manière plus ou moins complète, et le système osseux forme alors un tout non interrompu.

Disposition générale. — Les divers os qui constituent le squelette se présentent sous des formes bien différentes, mais qui peuvent être ramenées à trois principales les *os longs*, les *os plats* et les *os courts*.

Les *os longs* appartiennent aux membres, dont ils suivent l'axe, et présentent un corps ou diaphyse, et des extrémités renflées ou épiphyses, par l'intermédiaire desquelles ils s'articulent, et que, pour cette raison, on nomme *extrémités arti-culaires.*

Ces extrémités sont renflées et présentent un volume beaucoup plus considérable que le corps de l'os, ce qui multiplie les points de contact entre les surfaces articu-laires, assises ainsi sur de plus larges bases, mais ce qui augmente, en revanche, les chances de contusions et de déplacement, ou luxations.

Ces os présentent toujours une courbure plus ou moins considérable, quelquefois très-prononcée, et dont l'exagération paraît déterminer un grand nombre de frac-tures dites indirectes. Il est facile de comprendre, en effet, que dans une chute sur les pieds ou les genoux, le fémur, pressé entre deux forces qui tendent à rapprocher ses deux extrémités, la résistance du sol d'une part, d'autre part le poids du corps augmenté par l'accélération de la chute, se fracture comme un bâton courbé dont on exagérerait l'incurvation en appuyant sur l'un de ses bouts, l'autre restant fixe et immobile.

A la cuisse et au bras, un seul os forme la colonne de sustentation qui devient double à la jambe et à l'avant-bras, et multiple au pied et à la main. Il résulte de cette disposition, que les solutions de continuité du fémur ou de l'humérus abolissent, momentanément au moins, les fonctions de relation du membre correspondant, et déterminent une difformité ordinairement très-sensible, tandis que les fractures qui n'atteignent à la jambe et à l'avant-bras que l'un des deux leviers osseux, peuvent n'entraîner ni difformité ni impossibilité des mouvements, l'os resté intact servant de soutien.

Les os longs tantôt occupent le centre du membre et sont enveloppés de muscles épais qui ne permettent que difficilement l'exploration : exemple, le fémur et l'humérus ; d'autres fois, comme le tibia, ils présentent une de leurs faces très-superficiellement située, ce qui facilite beaucoup les recherches auxquelles les chirurgiens se livrent dans les diverses affections dont le squelette est susceptible.

Les os *plats* ou *larges* sont destinés à former les parois des cavités ; aussi offrent-ils, en général, une face concave dirigée de ce côté et une convexe dirigée en dehors. Ils se relient entre eux par des articulations, tantôt immobiles comme celles du crâne et qu'on désigne sous le nom de *sutures ;* d'autres fois, présentant quelques légers mouvements de glissement, comme celles du bassin, et que l'on nomme alors *symphyses ;* ou enfin offrant une mobilité en rapport avec les besoins des organes contenus dans la cavité qu'ils protègent, comme les côtes, mobilité obtenue en avant au moyen d'un artifice tout spécial, les cartilages intercostaux, et en arrière, à l'aide d'articulations arthrodiales très-serrées. D'où il suit que les simples solutions de continuité des os larges, qui forment ainsi une ceinture osseuse non interrompue, ne peuvent être accompagnées d'un déplacement considérable, et partant comparable à celui des os longs, puisque les muscles, qu'on doit considérer comme la cause la plus habituelle des déplacements fragmentaires, ne peuvent agir efficacement sur eux. C'est en effet ce que l'on observe même dans les fractures des côtes, où il semblerait cependant tout d'abord que leur action dût se faire sentir. Si la fracture est multiple, et si une portion osseuse a été complétement séparée de la voûte ou ceinture osseuse, il peut alors survenir un déplacement plus ou moins considérable tantôt en dehors, tantôt en dedans, qui déterminera du côté des cavités viscérales des accidents n'ayant aucun rapport avec ceux qu'on observe dans les fractures des os longs. Aussi tout ce qui a été écrit sur les fractures en général s'applique-t-il presque exclusivement à ces derniers ; bien plus, les solutions de continuité du crâne sont considérées par tous les auteurs comme complications des plaies de tête, et rejetées du chapitre des fractures.

C'est pour les mêmes raisons anatomiques que les luxations des os larges n'occupent dans les cadres nosologiques qu'une place extrêmement restreinte.

Les os *courts* se rencontrent dans toutes les régions où une grande mobilité devait être conciliée à une extrême solidité ; aussi les voyons-nous constituer exclusivement le poignet, le pied, et surtout la colonne vertébrale, ce long levier si puissant, si flexible, et cependant si résistant, que les luxations sans fractures, la région cervicale exceptée, y sont inconnues. Il semblerait que les os courts, présentant peu de surface et jouissant d'ailleurs d'une grande mobilité, devraient éluder assez facilement les causes fracturantes indirectes ; il n'en est rien, et les fractures de la colonne vertébrale, si souvent suites de chutes d'un lieu élevé sur les pieds, sont là pour témoigner de l'insuffisance des considérations *à priori*. Il faut convenir cependant que les os courts du poignet et du pied ne se fracturent guère que sous l'influence de pressions directes qui les triturent et les écrasent.

Le squelette de l'homme diffère sensiblement de celui de la femme, et ces différences, qui ne sont pas sans importance, au point de vue de la médecine légale, intéressent beaucoup moins le chirurgien : il faut cependant les faire ressortir brièvement.

Le squelette de la femme, pris en général, est plus petit et plus grêle que celui de l'homme ; les os du crâne eux-mêmes, quoi qu'en ait dit M. Malgaigne, ne font point exception, les femmes adultes ayant généralement une circonférence crânienne moins considérable que celle de l'homme. Les os, pris en particulier, sont plus petits, les éminences moins prononcées, les angles plus émoussés, ce qui tient à l'inégalité du développement musculaire dans les deux sexes.

Les corps vertébraux ont plus de hauteur ; aussi le tronc des femmes est-il, proportionnellement aux membres, plus long que celui de l'homme. Le thorax est relativement plus développé dans sa partie supérieure que dans sa partie inférieure ; c'est l'inverse chez l'homme, où il est d'ailleurs moins élevé.

Mais c'est surtout le bassin qui présente des différences capitales que je ferai spécialement ressortir en faisant l'histoire des régions pelviennes. Je me contenterai de dire ici que tous ses diamètres, les *verticaux exceptés*, ont plus d'étendue que chez l'homme ; que la symphyse pubienne est plus large, plus épaisse, mais moins élevée ; que le trou obturateur est *triangulaire* ; que les tubérosités sciatiques, plus volumineuses, sont plus écartées ; que les os iliaques sont plus déjetés en dehors et comme écrasés ; que le sacrum est plus large, et surtout que les pièces du coccyx restent mobiles jusqu'à un âge fort avancé. Il résulte de là que les cavités cotyloïdes sont plus éloignées, et par conséquent les grands trochanters plus distants et plus saillants, d'autant mieux que le col du fémur se porte plus directement en dehors. Aussi, comme inférieurement les fémurs se rapprochent autant et même plus que chez l'homme, leur obliquité en bas et en dedans paraît d'autant plus grande, et les femmes paraissent avoir les genoux en dedans ; ce qui donne à leur démarche un cachet tout particulier et les fait reconnaître aux yeux les moins exercés, lorsqu'elles portent le vêtement masculin. Cette disposition se retrouve accidentellement chez quelques hommes, et quelquefois à un degré assez prononcé pour constituer une véritable difformité ; le vulgaire les désigne sous le nom de *cagneux*. Les membres supérieurs ne présentent pas à beaucoup près des différences aussi tranchées.

Conformation du tissu osseux ; propriétés générales. — Les auteurs d'anatomie générale semblent s'être préoccupés surtout de l'aspect des os desséchés ; à peine insistent-ils sur les phénomènes qu'ils présentent à l'état frais. C'est là une lacune que j'ai d'autant plus à cœur de remplir que ce livre est destiné à servir d'introduction, pour ainsi dire, à l'étude de la pathologie, pour laquelle l'inspection des os à l'état de *squelette* importe beaucoup moins que celle des os *vivants*, si je puis me permettre cette expression.

Si l'on examine à l'œil nu ou à l'aide d'une loupe la diaphyse d'un os long dépouillé ou non de son périoste, elle paraît constituée par des fibres parallèles, dirigées selon l'axe de l'os ; aussi la plupart des anatomistes en avaient-ils conclu que les os offraient une structure fibreuse comme la plupart de nos organes d'ailleurs. Déjà cependant Malpighi avait dit que cette structure fibroïde n'était qu'une apparence, due à la présence d'aréoles très-serrées et allongées ; A. de Leeuwenhoeck, de son côté (1), avait formellement déclaré que les os étaient parcourus par de nombreux canaux vasculaires, et Deutchs (2) avait constaté l'exactitude de ces résultats. Mais c'est à Gerdy (3) en France, et à Miescher (4) en Allemagne, qu'on doit d'avoir démontré positivement que ces stries qu'on voit à la surface des os sont dues non à des fibres, mais à de très-petits canaux osseux renfermant des vaisseaux, parallèles à la diaphyse dans les os longs, rayonnés dans les os larges, entrecoupés dans les autres parties du système osseux, et qui ont reçu le nom de *canalicules vasculaires*.

Les travaux de ces deux anatomistes ont fait une véritable révolution dans l'étude du système osseux, et imprimé à la pathologie en particulier une impulsion toute nouvelle ; je les exposerai lorsque j'étudierai la texture intime.

Si sur un os long desséché on pratique une coupe verticale, on trouve qu'il est composé de deux substances : une très-dure, blanche, dense comme de l'ivoire, placée à l'extérieur où elle forme comme une écorce, pour me servir d'une expression vulgaire, on lui a donné le nom de *substance corticale* ou *compacte ;* l'autre présentant des cavités multiples, ou aréoles, séparées par des lamelles plus ou moins minces, qu'on a nommée *spongieuse*, en raison sans doute de sa ressemblance au tissu d'une éponge. La substance spongieuse occupe les extrémités articulaires et le centre de l'os ; mais, dans ce dernier point, les aréoles sont tellement écartées, et les lamelles intermédiaires tellement rares entre les parois formées par la substance compacte, qu'elles laissent un vide, un véritable canal au centre de l'os, dit *canal médullaire*, faisant communiquer largement ses deux extrémités. C'est à cette variété du tissu spongieux que Gerdy a réservé le nom de *réticulaire* qui me paraît devoir être rejeté, pour n'admettre définitivement que deux formes du tissu osseux, la substance *compacte* et la substance *spongieuse*.

Dans les os courts la substance compacte est réduite à une couche très-mince ; la substance spongieuse, au contraire, y est très-abondante et prédominante.

Dans les os plats la substance compacte est très-dense et très-épaisse ; elle forme deux lames, dont l'une est appelée *table externe* et l'autre *table interne*, et c'est entre elles que se trouve disposée une assez mince couche de substance spongieuse à laquelle on a donné le nom de *diploé*.

Examinés à l'état frais, les os se présentent sous un tout autre aspect ; ils sont recouverts par une membrane résistante, constituée par des fibres albuginées et parcourue par de nombreux vaisseaux ; c'est le périoste dont il a déjà été question (5), et qui joue un rôle physiologique et pathogénique important relativement au système osseux.

Le *périoste* enveloppe les os et les recouvre complétement, un seul point excepté, celui où ils donnent insertion aux cartilages articulaires, circonstance anatomique qu'il ne faut point perdre de vue, et qui donne la clef de la plupart de phénomènes pathologiques qui se passent dans les extrémités articulaires.

(1) *Anatomia seu interiora rerum ope microscopii detecta.* Lugd. Batav., 1687, p. 199.
(2) *De penitiori ossium structura.* Breslau, 1834.
(3) *Mémoire sur l'état matériel et anatomique des os malades* (*Archives générales de médecine*, février 1836).
(4) *De inflammatione ossium eorumque anatome generali*, Berolini, 1836, in-4, avec figures.
(5) **Page 46 et 47.**

Il adhère d'une manière tellement intime au tissu osseux, qu'il est réellement quelquefois impossible de l'en séparer autrement que par la rugination ; cette adhérence est due aux nombreux vaisseaux qui s'en détachent pour pénétrer dans les canalicules osseux, ainsi que le démontrent les gouttelettes sanguines qui suintent à la surface d'un os qu'on vient de dépouiller de son périoste. Cette union est généralement beaucoup plus intime aux épiphyses qu'à la diaphyse, ce qui tient non-seulement au réseau vasculaire plus riche en ce point, mais encore à la fusion du périoste avec les tendons, ligaments et capsules articulaires. Il est d'ailleurs beaucoup plus épais et beaucoup moins intimement attaché à la surface osseuse chez les enfants que chez les adultes et les vieillards, où il devient plus fibreux et difficile à décoller ; aussi n'est-il point rare de voir, chez les premiers, les épanchements sanguins considérables se faire entre cette membrane et la surface de l'os, par suite de contusion et même spontanément, tandis que chez les seconds il faut une inflammation préalable pour produire le même résultat.

Aux os du crâne le périoste externe est peu adhérent, même chez les adultes ; d'où il résulte que les hémorrhagies sous-périostales, suite de contusions, y sont assez fréquentes, et que chez les nouveau-nés on y observe des épanchements quelquefois considérables qui constituent une des variétés du *céphalématome*.

Le périoste enlevé, l'os se présente sous un aspect qui varie selon qu'on examine la diaphyse ou les extrémités articulaires d'un os long, court ou large. La diaphyse dans les os longs offre en général à l'état sain une teinte blanche générale, interrompue çà et là par de petites taches rosées, indices des orifices par lesquels pénètrent les capillaires périostiques. Dans l'ostéite ces taches s'agrandissent, prennent une coloration foncée et fournissent ainsi un des signes les plus caractéristiques du premier degré de l'inflammation de la substance compacte. Sur un des points de la circonférence de l'os on trouve habituellement un orifice beaucoup plus volumineux que tous les autres, obliquement dirigé, tantôt de bas en haut, d'autres fois de haut en bas, et dans lequel s'engagent des vaisseaux et quelquefois un nerf ; c'est l'ouverture du conduit, dit nourricier, qui traverse toute l'épaisseur de la substance compacte pour aboutir au canal médullaire.

La densité de la substance compacte diaphysaire est telle que c'est à peine si l'on peut l'entamer avec un fort scalpel.

Les extrémités articulaires présentent une dureté bien moins considérable ; la lame de tissu compacte qui les recouvre est réduite à une assez grande minceur et perforée par des pertuis plus nombreux, plus gros et plus distincts que ceux de la diaphyse, moins cependant que le trou nourricier. Ces pertuis livrent passage à des vaisseaux qui pénètrent directement dans les aréoles de la substance spongieuse, dont la vascularisation, beaucoup plus riche que celle de la substance corticale, s'annonce à l'extérieur par une teinte uniforme d'une rouge violacé.

Les os longs présentent donc trois sortes d'orifices vasculaires, qui sont, dans l'ordre d'importance : le trou nourricier, les ouvertures qui avoisinent les extrémités articulaires, et enfin celles de la diaphyse ; ces dernières se voient surtout très-bien à la loupe.

Sur les os plats, comme sur les os courts, on observe quelquefois ces trois sortes d'orifices ; mais jamais d'une manière aussi constante que sur les os longs. La coloration des os plats est d'ailleurs sensiblement la même à l'extérieur que celle des os longs à la diaphyse ; quant à celle des os courts, elle se rapproche beaucoup de celle des extrémités articulaires avec lesquelles d'ailleurs ils présentent bien d'autres analogies.

Si l'on scie un os long dans toute sa longueur, si on le fend avec un ciseau, ou si simplement on le casse avec un marteau, ce qui vaut infiniment mieux que de le scier, parce qu'on évite ainsi les débris qui encombrent les cellules et masquent leur aspect véritable, on voit suinter des aréoles du tissu spongieux et de la cavité médullaire un liquide rougeâtre, huileux, dont la présence colore le tissu osseux de teintes très-variables, selon les âges et les individus, quoique parfaitement compatibles d'ailleurs avec l'état de santé. La substance compacte conserve en général sa blancheur et sa densité et n'est striée de loin en loin que par quelques lignes rosées, mais la substance spongieuse, imbibée de liquides, tantôt offre une belle couleur rouge foncée comme chez les enfants, d'autres fois une teinte jaunâtre qui paraît due à l'infiltration d'un suc graisseux, ainsi qu'on l'observe chez les vieillards ; chez les adultes la coloration peut aller jusqu'au rouge vineux. Souvent, chez ces derniers surtout, ces variétés de nuances se retrouvent sur le même sujet et sur le même os.

Il n'est point rare, si l'autopsie est faite longtemps après la mort ou pendant les grandes chaleurs de l'été, de voir la substance spongieuse offrir par places une teinte grisâtre toute particulière, formant comme des taches, des îlots. En examinant quelle peut être la cause de cette altération, on reconnaît qu'elle est due à la présence d'un liquide sanieux retenu dans les aréoles osseuses, mais il est souvent difficile de décider si ce liquide est du sang décomposé et putréfié *post mortem*, ou s'il a été déposé là pendant la vie. Aussi faut-il, lorsqu'on veut décider avec certitude l'état anatomique des os malades, faire la nécropsie le plus promptement possible.

Les os courts offrent à l'intérieur la même apparence, en général, que les extrémités épiphysaires des os longs ; il faut en excepter les vertèbres, qui se rapprochent beaucoup plus de l'aspect du diploé des os plats.

Les os plats, dont la substance corticale est plus compacte, plus dense encore que celle des os longs, au crâne surtout, où elle a pour cette raison reçu le nom de *lame vitrée*, contiennent dans l'écartement de leurs deux tables une substance aréolaire qu'on peut appeler aussi spongieuse. Mais elle en diffère en ce que les lamelles interaréolaires sont plus épaisses et plus denses, les mailles qu'elles interceptent plus larges et communiquant plus facilement entre elles, en ce qu'elle présente surtout une coloration bien différente et une disposition caniculaire qui donne naissance à un ordre de vaisseaux que nous retrouverons plus loin sous le nom de *canaux veineux du diploé.*'

Cette coloration du diploé, qui est habituellement d'un rouge foncé, se rapprochant beaucoup de celle que présentent les caillots qu'on trouve dans les veines ou les oreillettes après la mort, paraît due à la présence d'un sang veineux stagnant dans les aréoles.

La *consistance* des deux substances présente également de grandes variétés individuelles. Le tissu compacte offre ordinairement une grande résistance ; c'est lui qui, répandu à la surface de tous les os, protége la substance spongieuse et la défend contre les violences extérieures. Il m'est arrivé de rencontrer, chez quelques individus dont les os d'ailleurs pouvaient être regardés comme parfaitement sains, un amincissement de la substance compacte porté à un tel point qu'elle fléchissait sous le doigt ; mais alors même, cette flexibilité de la lamelle corticale ne s'observait qu'aux extrémités épiphysaires.

La substance spongieuse ne présente pas à beaucoup près une densité aussi considérable que le tissu compacte, et sa consistance offre également de grandes différences. Sur quelques sujets la pression du doigt suffit pour fracturer les lamelles entrecoupées qui la composent, tandis que d'autres fois leur dureté s'oppose à la pénétration d'un instrument même pointu et bien acéré.

Entre ces deux extrêmes, on trouve toutes les nuances, et il importe que le chirurgien qui fait des recherches d'anatomie pathologique ne perde point de vue que ce sont là des conditions normales, car s'il se fondait sur ce seul signe de la fragilité des lames interaréolaires, il s'exposerait à prendre pour le résultat d'une maladie une disposition normale.

De cette inégalité de consistance des deux substances compacte et spongieuse, la première occupant dans les os longs plus particulièrement la diaphyse où elle se trouve ramassée sous forme d'une tube solide, la deuxième constituant presque à elle seule les renflements articulaires, résulte une des particularités les plus curieuses de l'histoire des fractures : je veux parler de la pénétration de la diaphyse dans l'épiphyse. M. Voillemier (1), M. Velpeau (2), Robert (3), M. Smith (4), ont en effet démontré que, dans les chutes sur la paume de la main ou sur le grand trochanter, le cylindre de substance compacte qui constitue la diaphyse du radius et le col fémoral pouvait, pressé entre deux forces opposées, la résistance du sol et le poids du corps, s'enfoncer dans la substance spongieuse de l'extrémité inférieure du radius ou du grand trochanter, et s'y enclaver à la manière d'un coin de fer ou de bois dur que l'on enfonce dans du bois tendre. C'est à ces sortes de solutions de continuité qu'on a donné le nom de *fractures par pénétration*, lesquelles peuvent s'observer partout où se rencontrent ces dispositions anatomiques signalées d'abord à l'avant-bras et à la hanche.

Une *communication* facile est établie entre toutes les aréoles du tissu spongieux, et, dans les os longs, celles qui forment l'extrémité articulaire inférieure communiquent avec la supérieure par l'intermédiaire du canal médullaire, ainsi que le prouvent les expériences suivantes. Si l'on pratique une perforation aux deux extrémités du fémur, par exemple, et qu'on verse du mercure par l'une d'elles, le métal vient sortir par l'autre ; de même l'eau poussée à l'aide d'une seringue traverse toute la longueur de l'os et vient ressortir par l'extrémité opposée, entraînant avec elle les sucs médullaires ; enfin, tous les liquides contenus dans les aréoles d'un os long, large ou court, s'écoulent par une solution de continuité pratiquée dans un endroit déclive, lorsqu'on le maintient suspendu.

C'est là un point d'anatomie qui a son importance pratique, car il permet de comprendre comment les maladies qui affectent une des épiphyses d'un os long peuvent se transmettre à l'autre en suivant le canal médullaire sans que la substance corticale diaphysaire participe à l'inflammation, si ce n'est après un très-long temps. J'ai cherché à expliquer de cette manière les douleurs quelquefois très-vives que les individus affectés d'ostéites articulaires ressentent dans les articulations situées au-dessus ou

(1) *Archives de médecine.* 1842, t. XIII, p. 261.
(2) *Leçons cliniques.*
(3) *Mémoire sur les fractures du col du fémur accompagnées de pénétration* (*Bulletin de l'Académie de médecine*, t. X, p. 322).
(4) *Obs. on the diagnosis and pathology of fract. of the neck of the femur* (*Dublin Journ. of med. scienc.*, septembre 1840).

au-dessous de celle qui est le siége primitif du mal ; et c'est encore par cette facile communication entre les cellules qu'on peut se rendre compte de la rapidité avec laquelle l'inflammation envahit quelquefois tout le système spongieux d'un os.

L' *élasticité* des os varie beaucoup suivant les âges. Chez les enfants, on peut faire plier les os sans les rompre, et l'on peut même les rompre incomplétement, comme on casse un morceau de bois vert sur l'un de ses côtés seulement. Le fait est aujourd'hui incontestable et hors de doute, et, pour s'en convaincre, il suffit de lire ce qui a été écrit sur ce sujet par M. Malgaigne dans son *Traité des fractures* (1). Il rapporte des faits nombreux dus à Glaser qui disséqua le fémur d'un enfant atteint de fracture incomplète, à Camper, à Bonn, à Chevalier, à Jurieu de Genève, à Pierre Thierry, à Campaignac (2), à Gulliver (3), etc., etc., et il ajoute qu'il en a produit d'ailleurs très-facilement sur le cadavre.

J'ai eu moi-même l'occasion de voir à l'hôpital Bon-Secours un fait de ce genre sur un jeune homme de seize ans, dont l'avant-bras s'était *courbé* à la suite d'une chute : il n'y avait point de crépitation ; la mobilité, très-marquée, ne pouvait s'obtenir que dans un sens, du côté de la face dorsale de l'avant-bras ; mais lorsqu'on avait ramené le membre à la presque rectitude, il était impossible de le fléchir sur sa face antérieure. Le malade, qui n'éprouvait d'ailleurs que très-peu de souffrance, guérit parfaitement par l'application de l'appareil dextriné dans l'espace de vingt jours, ce qui exclut l'idée d'un simple ramollissement osseux, dont il n'offrait d'ailleurs aucune trace sur les autres portions du squelette. De ces divers symptômes, il était difficile de ne pas tirer cette conclusion, que le radius et le cubitus étaient fracturés incomplétement.

L'élasticité du tissu osseux ne s'observe que chez les jeunes sujets, rarement chez les adultes, et les os des vieillards en sont complétement dépourvus ; d'où leur fragilité plus grande à cet âge, laquelle reconnaît d'ailleurs bien d'autres causes, ainsi qu'on le verra plus loin.

Les os sont-ils doués de l'*extensibilité* et de la *contractilité* qu'on observe dans tous les autres tissus de l'économie à des degrés variables ? Bichat le pense et insiste sur ces deux propriétés du tissu osseux : il en donne pour preuve les distensions que subissent les lames osseuses entre lesquelles se développent des produits anormaux, et la facilité avec laquelle elles reviennent ensuite sur elles-mêmes. M. Malgaigne (4), qui admet les faits sur lesquels se fonde Bichat comme réels et bien observés, déclare que la théorie ne saurait soutenir l'examen. On ne voit pas, dit-il, si les os avaient cette contractilité de tissu, ce qui empêcherait chez les sujets sains l'orbite de se rétrécir et la diaphyse osseuse de revenir sur son canal médullaire. Il pense donc que ce resserrement des os est dû à la pression continue des parties environnantes d'une part, à l'atrophie d'autre part ; et comme preuve, il cite ce qui se passe dans les luxations anciennes non réduites, où la cavité articulaire normale se comble et s'efface insensiblement. Je ferai observer, de mon côté, que ni la pression des parties molles, ni l'atrophie, ne rendent un compte satisfaisant de ce qui s'observe dans le cas d'hydropisie du sinus maxillaire, cité par Bichat, où les parois du maxillaire, après s'être laissé dilater par l'accumulation lente et progressive du liquide, reviennent ensuite

(1) *Traité des fractures et des luxations*, t. I, p. 41.
(2) *Journal hebdomadaire*, 1829, t. IV, p. 115.
(3) *Gazette médicale*, 1835.
(4) *Anatomie chirurgicale*, t. I, p. 137.

peu à peu sur elles-mêmes après son évacuation. Certes ici les parois osseuses, après leur retrait, ne sont pas atrophiées, elles ont même plutôt augmenté de volume, et, d'autre part, on ne voit pas trop quelles pressions elles ont à supporter de la part des parties molles environnantes.

Les raisons sur lesquelles se fonde M. Malgaigne pour rejeter cette contractilité du tissu osseux me semblent d'ailleurs plus spécieuses que solides. L'orbite dont on a extirpé le globe oculaire se resserre en vertu de cette loi générale qui domine tout l'organisme, et qui veut qu'une disposition anatomique devenue inutile disparaisse et s'efface : c'est ainsi que les parois d'un vaisseau qui n'est plus parcouru par le sang se rétractent, s'agglutinent et se transforment en une corde fibreuse ; que l'intestin qui n'est plus parcouru par les matières alimentaires se rétrécit et se réduit, par suite de la contraction de ses parois, à un canal trois ou quatre fois moindre que celui qui existait primitivement. Or personne ne conteste que, pour les artères comme pour le tube intestinal, cet effacement de leur calibre n'ait lieu en vertu de leur contractilité ; on ne voit donc pas pourquoi les os échapperaient à la loi commune, et l'argument que fait valoir M. Malgaigne, à savoir que s'ils étaient doués de cette propriété contractile, ils chasseraient l'œil de l'orbite, n'est pas recevable, puisque ni l'artère ni le tube intestinal, qui sont bien autrement rétractiles, n'exercent une semblable action.

D'où il faut conclure que le tissu osseux, comme tous les autres tissus de l'économie, jouit d'une contractilité qui, pour être lente et peu apparente, n'en existe pas moins, et qu'il peut, malgré sa texture, se resserrer et revenir sur lui-même. Mais j'ajouterai volontiers que la pression des parties molles avoisinantes et aussi l'atrophie peuvent, dans une certaine mesure, contribuer à ce résultat.

Texture des os. — Le tissu osseux est composé de deux éléments, l'un inorganique, l'autre organisé : il s'agit de déterminer en quelle proportion ils s'y trouvent mélangés. L'analyse chimique des os a été l'objet de travaux nombreux. On s'accorde à regarder celle de Berzelius comme étant la plus exacte ; la voici :

1° Élément organique . . . . . . { Matière animale réductible par la décoction.	32,17	} = 34
Matière animale insoluble. . .	1,13	
2° Élément inorganique . . . . . { Phosphate de chaux.	51,04	} = 66
Carbonate de chaux.	11,30	
Fluate de chaux	2,00	
Phosphate de magnésie. . . .	1,16	
Soude et chlorhydrate de soude	1,20	

Ainsi l'élément organique est représenté par 34, et l'élément inorganique par 66.

Ces proportions varient-elles selon les âges, les individus, les sexes ? Tous les auteurs s'accordent à répondre affirmativement, et ils en tirent des conclusions applicables à la pathologie. Ils disent que si les os des enfants sont moins fragiles et plus flexibles que ceux des adultes, cela tient à la prédominance de l'élément organique, tandis que chez les vieillards l'augmentation de densité, la diminution de vitalité et la plus grande fréquence des fractures reconnaissent pour cause l'effet inverse, c'est-à-dire la quantité relativement plus considérable des sels calcaires.

M. Nélaton, ayant institué une série d'expériences dans le but de rechercher ce qu'il pouvait y avoir de fondé dans cette opinion si généralement répandue, est arrivé à une conclusion toute différente. Il calcine en vase clos des fragments d'os de même poids ayant appartenu à des individus d'âges différents pour en détruire l'élément organique, et il constate que leur pesanteur relative n'a subi que des variations insensibles. « J'ai pu me convaincre, dit-il, que les proportions des parties terreuses et organiques sont les mêmes à tous les âges de la vie. Le tissu osseux n'est donc pas simplement un mélange de gélatine et de sels calcaires, il y a combinaison entre ces deux éléments, et cette combinaison s'opère constamment dans les mêmes proportions; en un mot, le tissu osseux est un *composé défini* (1). » Le résultat auquel il est arrivé par ce procédé se rapproche d'ailleurs beaucoup de l'analyse chimique de Berzelius, puisque d'après ses expériences l'élément organisé serait à l'élément calcaire comme 32 : 68, au lieu de 34 : 66. Il faut dire, pour être juste, que M. Malgaigne semblait avoir pressenti cette vérité quand il dit : « Sous le rapport chimique, il y a bien réellement deux éléments dans les os ; mais sous le rapport anatomique, il n'y a qu'un tissu unique, *pour lequel la trame fibreuse et les sels sont entièrement unis et combinés* (2). » Comment, dès lors, se rendre compte de ces faits, cependant bien réels : la souplesse des os chez les enfants, leur fragilité chez les vieillards, et de plus l'augmentation de densité et la vitalité décroissante du tissu osseux par les progrès de l'âge ?

Pour ce qui est relatif à la densité, il suffira d'une comparaison vulgaire pour faire sentir qu'elle peut s'accroître sans rien changer à la proportion des éléments constitutifs de l'os. Prenez de la mie de pain, pressez-la, réduisez-la en une masse ferme et compacte ; avez-vous changé les proportions de farine et d'eau qu'elle contenait, en supprimant les vacuoles ? Nullement ; les molécules sont seulement plus serrées, plus rapprochées. Eh bien, c'est quelque chose d'analogue qui se passe dans les os du vieillard : les molécules se rapprochent, par conséquent la densité augmente.

Mais cette augmentation de densité ne peut se faire qu'aux dépens des tubes ou canalicules vasculaires dont les parois se resserrent, et dont les éléments constituants restent les mêmes ; d'où une diminution marquée de la vitalité du tissu osseux qui perd une partie de ses vaisseaux, et enfin cette condensation qui produit sa fragilité.

Chez les enfants le tassement moindre de la substance compacte, sa structure presque aréolaire, expliquent l'élasticité, je dirais presque la flexibilité dont jouit le tissu osseux.

Rien n'est plus facile que de soustraire d'un os l'un des deux éléments qui le constituent : trempé dans un acide, il y perd ses sels terreux et se trouve réduit à une trame organique ; traité par le feu jusqu'à calcination, il n'en reste plus que la partie inorganique. Mais ces deux parties constituantes du tissu osseux sont combinées entre elles d'une manière tellement intime, que celle des deux qui reste suffit pour conserver à l'os sa configuration primitive.

La chirurgie a cherché à tirer parti de cette facile désagrégation. Ainsi, Allouel, pour retrancher plus facilement l'extrémité saillante et isolée d'un os nécrosé, l'avait attaqué par le nitrate acide de mercure (3), et au dire de M. Poujet, Delpech aurait imité avec succès ce procédé dans un cas semblable (4). Troja avait d'ailleurs ouvert la voie en attaquant un séquestre du tibia d'un pigeon à l'aide de bourdonnets

(1) Nélaton, *Éléments de pathologie*, t. I, p. 636.
(2) *Anatomie chirurgicale*, t. I, p. 135.
(3) *Mémoires de l'Académie de chirurgie*, t. II, p. 280.
(4) *Gazette médicale*, 1835, p. 711.

de charpie trempés dans l'acide nitrique et introduits par l'ouverture de l'os nouveau (1). Le premier procédé me paraît, jusqu'à un certain point, applicable, à cause de l'isolement de l'os qu'on veut attaquer ; mais il est difficile d'employer le second, car on court le risque de déterminer une irritation violente de la membrane des bourgeons charnus, qui tapisse la cavité dans laquelle est renfermé le séquestre, et de provoquer ainsi une nécrose de l'os nouveau. Pour mon compte, récemment encore j'ai voulu essayer ce moyen, et j'ai été obligé d'y renoncer, non-seulement à cause des violentes douleurs auxquelles il donnait lieu, mais surtout à cause de son inefficacité ; il s'agissait d'un petit séquestre du tibia très-superficiellement situé, dont je ne pus même pas obtenir un léger ramollissement. Somme toute, je n'entrevois pas que l'on puisse retirer un grand avantage pratique de ce procédé.

C'est encore sur cette décomposition du tissu osseux en ses deux éléments organique et inorganique, que l'on a cherché à fonder une théorie de la nécrose et de la carie. Selon Delpech, Sanson (2), MM. Bérard, de Montpellier (3), et Poujet (4), dans la nécrose les deux principes constituants des os resteraient dans les mêmes proportions qu'à l'état sain, tandis que dans la carie la trame gélatineuse disparaîtrait. Or, les recherches de M. Mouret, élève interne en pharmacie des hôpitaux de Paris (5), ont démontré que dans ses expériences Sanson avait probablement employé, pour analyser les fragments d'os cariés sur lesquels il a opéré, de l'acide trop concentré, qui attaque et décompose la gélatine. M. Mouret a prouvé, en effet, que lorsqu'on agissait avec de l'acide chlorhydrique à 15 degrés, les os cariés ne laissaient presque aucune trace de substance organique, et que lorsque, au contraire, on les traite par l'acide affaibli, à 5 degrés, par exemple, on en retire toujours un résidu gélatineux, pesant environ le tiers du poids total. La conclusion, c'est que ce n'est point dans les différences de proportion des substances calcaires et organiques qu'il faut chercher les éléments du diagnostic différentiel entre la nécrose et la carie.

Le tissu osseux ainsi constitué par les deux éléments dont je viens d'analyser les propriétés renferme encore entre ses mailles, mais alors comme partie distincte de la substance osseuse proprement dite, un liquide ou substance dite *médullaire*, et des *vaisseaux* dont il faut décrire l'arrangement et les fonctions.

J'ai démontré que les aréoles du tissu spongieux communiquaient toutes entre elles, et que le canal médullaire dans les os longs faisait l'office d'un tube creux, par l'intermédiaire duquel les extrémités articulaires se mettaient en rapport facile. A l'état sec, ces aréoles et la cavité médullaires sont vides ; mais à l'état frais, elles sont baignées par un liquide qu'on a désigné sous le nom de *moelle*, de *suc osseux*, de *suc médullaire*, et dont la coloration, la consistance, l'analyse chimique et toutes les autres propriétés varient beaucoup suivant les sujets et les os qu'on examine.

Dans les os longs et chez les enfants, cette moelle est rougeâtre et a la consistance et l'aspect de la gelée de groseille ou d'une solution de gélatine teinte en rouge ; chez les vieillards, elle ressemble à de la graisse demi-liquide, et prend une coloration jaunâtre, tandis que chez les adultes elle se présente le plus souvent avec une teinte rouge se rapprochant plus ou moins du brun. Elle remplit exactement les vides du

(1) Troja, *De novorum ossium regeneratione.*
(2) Art. CARIE du *Dictionnaire* en 15 volumes.
(3) Thèse inaugurale. Montpellier, 1821.
(4) *Revue médicale*, 1835.
(5) *Aperçu sur la nature chimique de la carie et de la nécrose.*

canal médullaire et les aréoles spongieuses articulaires, et naguère encore on la croyait séparée de la substance osseuse par une membrane très-fine à laquelle on avait donné le nom de *membrane médullaire* ou *périoste interne*, par opposition à celle qui tapisse l'extérieur des os : dans tous les livres classiques, elle est ainsi comprise et décrite.

De temps à autre, cependant, quelques anatomistes avaient élevé des doutes sur l'existence de cette membrane : c'est ainsi que Ruysch pensait qu'elle n'était autre chose qu'un canevas formé par un lacis de vaisseaux très-fins, et Bichat, de son côté, déclarait n'avoir pu la découvrir dans les cellules du tissu spongieux. Mais c'est à MM. Gosselin et Regnault (1) qu'on doit d'avoir démontré clairement qu'elle n'avait été admise que par analogie et nullement sur des preuves directes. Il est impossible, en effet, quel que soit le mode de préparation qu'on emploie et avec quelque soin que l'on examine la face interne du canal médullaire ou les cellules spongieuses, d'y découvrir une membrane, quelque pellucide qu'on la suppose. S'ensuit-il qu'il faille rejeter tout ce que l'on trouve dans les auteurs de chirurgie et de physiologie sur les fonctions de la membrane médullaire ou périoste interne, sur son rôle dans la production du cal, sur la sensibilité, etc. ? Non, sans doute : il importe seulement de rapporter tout ce qui a été dit à ce sujet au réseau capillaire d'artères et de veines dit médullaire, qui se ramifient dans le canal médullaire.

La *moelle*, ou *substance médullaire*, a été chimiquement analysée avec soin par MM. Gosselin et Regnault, chez les enfants, les vieillards et les adultes, et voici les résultats auxquels ils sont arrivés (2). Chez les vieillards, où la moelle présente ordinairement le type graisseux, et chez quelques individus adultes, on trouve les quatre principes organiques qui la constituent dans la proportion suivante : substance grasse, 81,2C0 ; vaisseaux et matières albuminoïdes, 3,902 ; eau, 14,820 ; sels, résidus de l'incinération, 0,062.

Chez les jeunes sujets, où la moelle présente l'aspect d'une gelée, les différences de proportion entre ces divers principes sont considérables, ainsi qu'on va en juger par le résultat ci-dessous : graisse, 1,882 ; matières albuminoïdes et vaisseaux, 20,817; eau, 76,095 ; sels fixes, 1,196.

Chez les adultes, où en général elle présente le type dit gélatineux, jamais le chiffre de la graisse ne descend aussi bas que chez les enfants, le nombre le plus faible qu'ils ont trouvé étant 5,328 sur 1000 parties.

En résumé, ce travail démontre, ce que l'on soupçonnait déjà, que chez les enfants l'élément vasculaire et albumineux prédomine beaucoup sur l'élément graisseux, mais que ce dernier va ensuite augmentant constamment jusqu'au terme de l'existence. Chez quelques individus adultes, les proportions de graisse peuvent exceptionnellement être telles, que la substance médullaire ne paraisse plus formée que par une matière grasse dont la présence peut étouffer la vie dans le système osseux.

En 1844, j'ai décrit une variété de tumeurs blanches, dans laquelle on ne trouve d'autre altération anatomique dans le tissu spongieux épiphysaire qu'une infiltration graisseuse des aréoles, accompagnée d'épanchement sanguin dans les cellules qui avoisinent l'articulation, et atrophie des lamelles intercellulaires (3). Depuis cette époque, j'ai eu plusieurs fois l'occasion de retrouver cette altération, beaucoup plus

(1) *Archives de médecine*, 4e série, t. XX. — *Recherches sur la substance médullaire des os.*
(2) *Travail cité*, p. 266 et suiv.
(3) *Annales de la chirurgie*, t. XI, p. 142.

-sérieuse qu'on ne pourrait le supposer d'après les lésions anatomiques, puisqu'elle donne lieu, pendant la vie, à des symptômes assez graves pour déterminer les malades et le chirurgien à sacrifier le membre. Dans mon premier mémoire, je disais que cette atrophie des lamelles intercellulaires était produite par la disparition des vaisseaux sanguins étouffés par la graisse, d'où résultaient tous les phénomènes observés, tels que l'amincissement des lamelles osseuses, et par suite leur fracture, les épanchements sanguins, et la destruction des cartilages, et j'ai la satisfaction de voir les auteurs du travail que je viens de citer arriver par une autre voie à des conclusions analogues et expliquer de cette manière la diminution de vitalité dans les os des vieillards (1).

La substance médullaire baigne donc, sans membrane intermédiaire, les lamelles de substance osseuse. Quelle peut être son utilité ? Premièrement, elle joue dans les os le rôle du tissu adipeux dans les autres tissus de l'économie, c'est-à-dire qu'elle remplit les vides, et c'est pour cette raison que chez les vieillards, dont les cavités médullaires s'élargissent par résorption de leurs parois et tassement de leurs molécules, elle est plus abondante que chez les enfants. Mais de plus elle soutient et protége le lacis que forment les vaisseaux qui, après avoir traversé les canaux et canalicules de la substance corticale, arrivent jusqu'au canal médullaire.

Sa consistance gélatineuse, analogue à celle de la pulpe cérébrale, l'expose, comme cette dernière, à des commotions, à des ébranlements qui peuvent rompre les vaisseaux qui la parcourent. Aussi, voit-on, à la suite de contusions violentes, des épanchements sanguins et des inflammations s'y manifester (2). Cette inflammation de la substance médullaire est une maladie encore trop peu étudiée, et qui n'est cependant point rare ; on l'observe surtout à la suite des amputations dans la continuité. Dans ce cas, le gonflement du tissu adipeux trouve une expansion facile par l'extrémité de l'os coupé, et l'étranglement est évité ; mais dans le cas contraire, les matières sécrétées restent emprisonnées dans l'étui osseux, et feraient d'inutiles efforts pour en sortir, si l'art ne venait au secours de la nature. Duverney rapporte que dans deux cas semblables on fut obligé d'appliquer le trépan perforatif.

Selon Bichat, la sensibilité de cette moelle des os longs serait exquise (3), et des douleurs atroces résulteraient de l'action de la scie sur elle dans les amputations ; sur les animaux, l'introduction d'un stylet dans le canal médullaire déterminerait de très-vives souffrances. Comme M. Malgaigne, je pense que Bichat a exagéré ; tous les chirurgiens savent qu'il est rare de voir les amputés se plaindre au moment où la scie traverse le canal médullaire, et il ne faudrait pas trop conclure des animaux à l'homme lorsqu'il s'agit de phénomènes se rattachant au système nerveux. Toujours est-il que si sa sensibilité à l'état sain n'est pas aussi exquise que le dit Bichat, elle se développe par l'état maladif, et J.-L. Petit nous a fait connaître les épouvantables douleurs auxquelles donnent lieu les suppurations développées dans le canal médullaire ou la substance spongieuse.

Cette sensibilité suffirait pour y faire admettre la présence du système nerveux, si les investigations des anatomistes modernes ne l'y avaient formellement démontrée, au moins pour quelques-uns des plus grands os, comme le tibia et le fémur.

La disposition de la moelle dans la plupart des os courts est à peu près la même

(1) *Travail cité*, p. 273.
(2) Nélaton, *ouvr. cité*, p. 595.
(3) *Anatomie générale*, t. II, p. 112.

que dans les extrémités des os longs, mais dans les vertèbres, le sternum, les os du bassin et du crâne, elle en diffère sensiblement. Dans le sternum, la substance médullaire, répandue entre les aréoles, est rougeâtre, sans mélange visible de graisse, épaisse comme la bouillie splénique, et sort en abondance, à travers les lèvres de la solution de continuité lorsqu'on fracture cet os. Dans les vertèbres et les os du crâne, le liquide qui remplit le tissu spongieux et le diploé a complétement perdu l'aspect du suc médullaire, et se rapproche tellement du sang veineux, qu'on peut le regarder comme tel, et les aréoles de ces os comme un véritable réservoir veineux. Ce qui confirme dans cette opinion, c'est la présence de ces canaux veineux décrits par Breschet et Dupuytren, creusés dans le tissu spongieux lui-même, et dont les parois, formées par les lamelles interaréolaires criblées de trous, sont disposées de telle sorte que les cellules communiquent largement avec eux. Cette structure veineuse du système osseux rend d'ailleurs parfaitement compte de ces accidents terribles d'infection purulente qui surviennent si communément dans les cas où le tissu spongieux est intéressé et vient à suppurer, puisque le sang altéré et contaminé se trouve ainsi tout porté dans le torrent circulatoire. On sait combien, à la fin du siècle dernier et au commencement de celui-ci, la solution de ce problème avait tourmenté l'imagination des chirurgiens qui ne pouvaient s'expliquer la coïncidence des abcès viscéraux, métastatiques, et particulièrement de ceux du foie, avec les plaies de la tête.

En résumé donc, la substance médullaire présente des différences notables, et c'est en partie à ces différences qu'il faut attribuer les variations d'aspect et la coloration qu'offrent à l'état sain les os longs, divers os courts et les os larges sur les mêmes sujets.

Les *vaisseaux des os* sont très-nombreux : proposition qui, avant les travaux de Gerdy et Miescher eût paru hasardée ; ils sont veineux ou artériels.

Les *artères* sont de trois ordres et pénètrent le tissu osseux par les trois sortes de canaux dont il a déjà été fait mention. Le premier ordre appartient à la substance médullaire ; il est représenté par l'artère dite nourricière, qui, dans les os longs, pénètre par le canal nourricier et arrive, après un trajet oblique, dans le canal médullaire, où elle se divise en deux branches, l'une ascendante et l'autre descendante. Chacune d'elles se subdivise ensuite en rameaux capillaires très-fins, qui s'unissent et forment un réseau dont les mailles sont soutenues et protégées dans leur distribution par la substance médullaire. Tout le long de la diaphyse, et surtout aux extrémités épiphysaires, elles s'anastomosent avec les artérioles des deux autres ordres, et donnent ainsi aux lames profondes du tissu osseux une riche vascularisation qui rend compte des divers phénomènes nutritifs et pathologiques qu'on y observe.

Le deuxième ordre d'artères pénètre par les pertuis signalés sur les extrémités articulaires. Elles sont plus spécialement destinées aux aréoles spongieuses. Après un trajet tortueux, dans lequel elles fournissent aux lamelles intercellulaires les matériaux réparateurs, elles s'abouchent avec les ramifications de l'artère nourricière.

Les branches du troisième ordre, après s'être subdivisées dans le périoste, s'introduisent dans les canalicules vasculaires de la substance compacte, où il n'est possible de les suivre à l'œil nu que dans les cas où l'os est enflammé ; partout où les tubes s'entrecroisent, elles s'abouchent et prennent par conséquent une disposition réticulaire ; arrivées au canal médullaire, elles s'anastomosent comme celles du deuxième ordre avec le réseau qui entrecoupe la substance médullaire.

Il résulte de cette disposition : 1° Que le système des os longs est abondamment pourvu de vaisseaux artériels, ayant entre eux une communication facile qui assure et régularise leur nutrition. A l'appui de cette assertion, on peut citer l'observation de Bichat (1), qui, injectant un cadavre sur lequel le trou nourricier du tibia était complétement oblitéré, trouva néanmoins la bifurcation de l'artère dans le canal médullaire pleine de la matière à injection. 2° Que les parties les plus vasculaires de l'os sont évidemment ses lames profondes, celles dans lesquelles se passent les phénomènes les plus actifs de vitalité, ce qui permet de regarder, avec Miescher (2), le canal médullaire comme un vaste canalicule vasculaire qui va s'agrandissant sans cesse par la résorption de ses lames internes, mais qui, pas plus que les autres, n'est pourvu de membrane propre.

Dans les os plats et les os courts, l'absence d'un canal médullaire réduit la vascularisation artérielle à deux ordres de vaisseaux, ceux du tissu compacte et de la substance spongieuse. Quelques os plats cependant, comme l'os iliaque, reçoivent une véritable artère nourricière, qui se comporte de la même manière que celle des os longs.

Les *veines* suivent, en général, la direction des artères ; la manière dont elles communiquent dans le tissu osseux avec ces dernières n'est pas encore bien connue; il y a là un desideratum. Je rappellerai que les os plats et quelques os courts possèdent un ordre particulier de vaisseaux, les *canaux veineux*, qui ne correspondent à aucune disposition artérielle analogue.

C'est sans doute fondé sur cette disposition vasculaire veineuse du tissu spongieux, que M. Laugier a proposé, dans une note adressée à l'Académie des sciences (3), de pratiquer ce qu'il appelle la *saignée des os*. Je tiens de cet habile professeur qu'une malade atteinte de douleurs ostéocopes intolérables du cubitus, vient d'en être délivrée, comme par enchantement, par trois applications de son appareil, qui soustrait chaque fois de 40 à 45 grammes de sang. J'ai pratiqué (4), avec mon ami M. le docteur Vernois, plusieurs perforations dans un tibia affecté de carie, non dans le but de saigner l'os, mais pour hâter la résolution de l'état inflammatoire, d'après des idées puisées dans la lecture de Ténon, et je puis affirmer que ces perforations non-seulement n'ont amené aucun résultat fâcheux, mais ont singulièrement hâté la guérison. Je crois donc le procédé de M. Laugier appelé à rendre des services.

Les *lymphatiques* n'ont pas encore été démontrés dans le tissu osseux : Van Heckren, cependant, dit en avoir vu chez les cigognes, et Cruikshank dans le corps d'une vertèbre. Les phénomènes de résorption dont les os sont le siège permettent, dit M. Sappey, de considérer leur existence comme vraisemblable, raisonnement très-contestable, les veines étant des agents bien autrement actifs de résorption que les lymphatiques.

Quant aux *nerfs*, ils ont été décrits par M. Cruveilhier, et surtout par M. Sappey, d'après M. Gros (5). Ils sont fournis pour les vertèbres par le système ganglionnaire du grand sympathique, pour les os longs par les troncs du système nerveux périphérique qui les avoisinent. Ils pénètrent par le trou nourricier et les pertuis qu'on observe près des extrémités articulaires ; ils prennent à l'extérieur et à l'intérieur de l'os une disposition éminemment plexiforme, et, chez les grands animaux, le cheval, par exemple, on a trouvé dans le trou nourricier du fémur un petit ganglion.

(1) *Anatomie générale*, t. II, p. 37.
(2) Journal *l'Expérience*, t. I.
(3) *Union médicale*, 9 décembre 1852.
(4) Février 1852.
(5) *Anatomie descriptive*, t. II, p. 17.

Malgré les raisons invoquées par Bichat pour prouver que dans la substance osseuse il existe du tissu cellulaire, il ne reste plus de doutes à ce sujet. Si, en effet, dans l'ostéite on voit des bourgeons charnus se développer à la surface de l'os, on peut aussi bien admettre qu'ils se sont développés de toutes pièces sous l'influence de l'exsudation plastique, que dire qu'ils ont pris naissance dans un tissu cellulaire préexistant; et quant à la trame parenchymateuse qui résulte de l'immersion de l'os dans un acide, elle ne présente nullement, quoi qu'en dise l'illustre auteur de l'*Anatomie générale*, l'apparence *manifestement celluleuse*. D'ailleurs l'analyse microscopique a démontré qu'il n'y a dans les os d'autre tissu cellulaire que celui qui forme la tunique adventice des plus gros vaisseaux.

Examen microscopique des éléments de la moelle. — Suivant M. Ch. Robin la moelle est composée : 1° d'une matière amorphe unissante avec des granulations moléculaires; 2° de cellules et de noyaux libres qu'il appelle *médullaires* ou *médullocelles; 3°* des plaques à noyaux multiples, dites *plaques multinucléées* ou *myéloplaxes;* 4° de vésicules adipeuses; 5° de vaisseaux. Il faut ajouter avec d'autres micrographes; 6° quelques cellules *fusiformes* ou *fibro-plastiques*. Selon que l'un ou l'autre de ces éléments prédomine, la moelle peut présenter des variétés de coloration et de forme qu'il réduit à trois. La première est la *moelle fœtale,* parce qu'elle existe dans tous les os des fœtus et des enfants jusqu'à l'âge de quatre à cinq ans plus ou moins; cette forme persiste ordinairement dans la moelle du tissu spongieux chez l'adulte; elle est caractérisée anatomiquement par sa couleur rouge et par la prédominance des vaisseaux, des *cellules médullaires* et des *myéloplaxes* sur tous les autres éléments. Les vésicules adipeuses mêmes manquent jusqu'à la naissance et quelquefois plus tard. La deuxième est la moelle *gélatineuse;* ici c'est la matière amorphe qui l'emporte principalement sur les vésicules adipeuses. La troisième est la forme *graisseuse,* caractérisée par son aspect et sa consistance de graisse et la prédominance des vésicules adipeuses. (Ch. Robin, article OSTÉOGÉNIE déjà cité.)

Les médullocelles et les myéloplaxes sont les deux éléments qui appartiennent en propre à la moelle, et qu'on ne trouve nulle part ailleurs. Les médullocelles sont très-abondantes et prédominent surtout dans l'âge adulte; les myéloplaxes sont toujours rares dans la moelle normale, ou elles y figurent comme éléments accessoires, même chez les enfants. Les médullocelles ou cellules médullaires sont sphériques ou un peu polyédriques, d'un diamètre de $0^{mm},015$ à $0^{mm},018$, transparentes; à bords nets, et renferment toutes un noyau sphérique, régulier, transparent, de $0^{mm},006$ à $0^{mm},007$. Les myéloplaxes ou cellules multinucléées sont caractérisées par de grandes plaques ou lamelles aplaties, tantôt polygonales, tantôt irrégulièrement sphériques, ayant de $0^{mm},050$ à $0^{mm},080$ de diamètre. Ces plaques sont finement granuleuses et surtout remarquables par les noyaux au nombre de six à dix qu'elles renferment, et qui leur donnent un cachet spécial. Ces noyaux ont de $0^{mm},005$ à $0^{mm},009$ de large, sont ovoïdes et nucléolés.

Si j'insiste sur ces deux éléments, c'est que depuis qu'ils ont été signalés, les chirurgiens ont reconnu que certaines tumeurs, nées dans les os, étaient presque uniquement composées de ces plaques agglomérées; ces productions, aujourd'hui connues et décrites sous les noms de tumeurs à médullocelles, ou tumeurs à myéloplaxes, ne sont donc autres qu'une hypergenèse des éléments normaux de la moelle.

Les autres éléments qui entrent dans la composition normale de la moelle, c'est-à-dire les vésicules adipeuses, les cellules fibro-plastiques et les vaisseaux sanguins peuvent participer plus ou moins à ces dégénérescences et même se développer isolément de leur côté, de telle sorte que le tissu osseux peut devenir le siége d'un grand nombre d'affections constituées par une hypergenèse des éléments normaux de la moelle, de nature relativement bénigne, que l'on englobait autrefois sous la dénomination géné- rale de cancers des os, et que l'on décrivait sous les noms divers, de *spina ventosa*, d'*ostéosarcome*, de *tumeurs fongueuses sanguines des os*, etc., etc. Aujourd'hui, grâce à cette étude plus approfondie de la moelle à l'état normal, grâce aussi à l'analyse microscopique et aux études cliniques, la lumière commence à pénétrer dans ce chaos, sans qu'on doive se dissimuler cependant qu'il reste encore beaucoup à faire (1).

Ostéogénie. — A la place que doivent occuper les os, on ne trouve dans l'embryon, avant la deuxième semaine, rien qui puisse faire soupçonner leur présence ; comme les autres parties constituantes du corps à cette époque, ils sont représentés par des parties fluides, et c'est à cet état transitoire qu'on a donné le nom d'*état muqueux*: les os, comme les autres tissus, auraient donc une période muqueuse.

A ce soi-disant état muqueux en succède un autre beaucoup mieux marqué et d'une influence décisive sur la formation du système osseux : c'est l'*état cartilagi- neux*. Tous les auteurs ne sont point d'accord sur cette transition : Howship, par exemple, et Béclard ne la regardent pas comme indispensable, mais la plupart cepen- dant l'admettent, pensant, avec M. Cruveilhier, qu'elle a toujours lieu ; M. Ch. Ro- bin (2) croit que la formation *immédiate* de la substance osseuse, c'est-à-dire sans préexistence de blastème ou de cartilage, est excessivement rare. En résumé, donc, l'état osseux est presque toujours précédé par l'état cartilagineux, et ce dernier naît lui-même au milieu d'un blastème dit muqueux.

L'*état osseux* commence à apparaître vers la fin de la quatrième semaine ; à cette époque on peut déjà voir un point d'ossification dans la clavicule et le maxillaire inférieur. Du trente-cinquième au quarantième jour, il en apparaît d'autres simulta- nément au fémur, à l'humérus, au tibia, aux maxillaires supérieurs, et du quarantième au cinquantième jour, aux vertèbres, aux côtes, au crâne, au péroné, à l'omoplate et à l'os iliaque.

Formation de la substance osseuse. — Selon M. Robin, la formation de la *sub- stance osseuse* proprement dite, qu'il ne faut pas confondre avec le *tissu osseux*, aurait lieu selon trois modes différents : 1° par *substitution ;* 2° par *envahissement ;* 3° et par *formation immédiate*. La formation par substitution est la plus générale- ment répandue ; celle par envahissement, qui ne diffère de la précédente que par la rapidité plus grande d'apparition des ostéoplastes, l'est beaucoup moins ; quant à la formation immédiate, elle est très-rare et ne s'observe que dans quelques os du crâne.

1° *Formation par substitution.* Pour bien comprendre la formation de la substance osseuse, quel qu'en soit le mode, il faut connaître la structure de la substance car- tilagineuse. Je vais la rappeler brièvement. Elle se compose d'une substance dite fon- damentale, homogène, amorphe, hyaline, au milieu de laquelle se rencontrent des *cavités* contenant chacune de une à vingt-cinq cellules dites cellules cartilagineuses ;

(1) Voy. thèse de M. Eugène Nélaton, sur une nouvelle espèce de tumeur bénigne des os, Paris 1860, et *Mémoire sur les tumeurs vasculaires des os*, par A. Richet (*Archives de méde- cine*, 1864, n° de décembre, et 1865, n°ˢ de janvier et février).
(2) Art. OSTÉOGÉNIE du *Dictionnaire des dictionnaires*, vol. *Supplément*.

ces cellules, plus ou moins granuleuses, renferment un ou plusieurs noyaux. Chez le fœtus jusqu'à l'âge de six mois, on rencontre dans ces cavités, au lieu de cellules ou avec les cellules, des amas de granulations jaunâtres auxquels on a donné le nom de corpuscules cartilagineux.

Ceci posé, voici comment se transforme le cartilage. Un dépôt opaque, comme granuleux, s'observe dans la substance hyaline amorphe, qui sépare l'une de l'autre les cellules ; insensiblement il devient de plus en plus obscur et peut être reconnu à l'aide de l'acide chlorhydrique pour du phosphate et du carbonate de chaux, alors même qu'on ne peut distinguer encore les ostéoplastes ou corpuscules osseux, dont il va être bientôt question.

Le dépôt s'avance peu à peu vers la surface et les extrémités du cartilage par traînées irrégulières, et finit bientôt par envahir et obscurcir complétement le cartilage ; puis, peu à peu, les amas de substance calcaire deviennent plus homogènes, se fondent les uns avec les autres, et cessent de devenir transparents. Ces traînées de granules calcaires ne doivent être regardées que comme les *avant-coureurs* de l'ossification proprement dite, qu'elles ne font que précéder, mais qu'elles ne constituent point.

Coupe transversale prise sur le radius. Grossissement, 350 diamètres.

A. Coupe d'un canalicule vasculaire, dit aussi canalicule de Havers.

BB'. Ostéoplastes ou corpuscules osseux d'où s'irradient les canalicules calcaires qui s'anastomosent en C.

On distingue les anastomoses des canalicules calcaires appartenant au système du canalicule vasculaire A avec les canalicules calcaires qui rayonnent autour d'un canalicule vasculaire voisin.

Cette figure a été dessinée d'après nature par M. Léveillé sur une pièce appartenant à M. Follin.

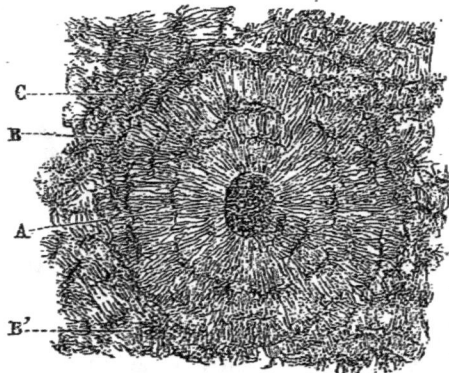
Fig. 5.

La formation des *ostéoplastes*, ou *corpuscules osseux*, résulte du dépôt de ces granules terreux autour des cavités cartilagineuses ; elle est donc postérieure. Voici comment elle s'effectue. On voit les sels calcaires qui ont envahi la substance hyaline intercellulaire resserrer peu à peu les cavités cartilagineuses, se disposer sur leurs contours, de manière à former, en les rétrécissant, de petits espaces allongés qui prennent un aspect ramifié : c'est l'ostéoplaste. Ainsi formé, l'ostéoplaste constitue une cavité non remplie de substance terreuse, mais contenant peut-être un liquide, et, dès 1849, j'avais pu, avec mon ami M. le docteur Coffin, qui a bien voulu me faire vérifier toutes ses belles préparations du système osseux, m'assurer que cette cavité se prolongeait dans les ramifications qui partent de son pourtour pour se plonger dans la substance intermédiaire. C'est donc à tort, ainsi que le fait observer, d'ailleurs, M. Robin, que Henle les regarde comme remplis de poussière calcaire ; aussi doit-on bannir du langage les mots *corpuscules* ou *canalicules calcaires*.

Les ostéoplastes constituent ce que l'on peut appeler la substance fondamentale, l'*élément osseux*. Suivant M. Robin, leur apparition *dans l'embryon* précéderait celle des vaisseaux sanguins, et ce ne serait que lorsque le fœtus est arrivé au quatrième mois qu'on verrait ces derniers s'avancer en même temps, et le plus ordinairement marcher en avant du dépôt terreux, ce qui est bien plus conforme aux notions physiologiques acquises. Il est difficile, en effet, de comprendre comment les sels calcaires, qui ne peuvent être charriés que par le sang, vont ainsi se déposer à *distance* dans la gangue cartilagineuse. Peut-être y a-t-il là quelque erreur ou plutôt quelque insuffisance d'observation ? Quoi qu'il en soit, constatons que cette apparition des ostéoplastes précédant celle des vaisseaux n'a été observée que dans l'embryon et avant le quatrième mois, et qu'à partir de cette époque, ces deux phénomènes marchent simultanément.

2° *Formation par envahissement*. Elle ressemble si complétement à la précédente, qu'il n'est pas nécessaire de la décrire ; elle n'en diffère qu'en ce que les ostéoplastes, au lieu de se substituer insensiblement à la substance cartilagineuse, l'envahissent d'emblée.

3° La *formation immédiate* se distingue des deux premières, en ce que les ostéoplastes n'ont pas pour point de départ les cavités cartilagineuses et se développent sans blastème ni cartilage préexistant (1). J'avoue que ce qui a trait à ce point d'ostéogénie m'a paru peu clair, et je crois que de nouvelles observations sont nécessaires pour fixer définitivement la science sur ce sujet.

La substance osseuse fondamentale formée, resterait à expliquer comment s'y associent les vaisseaux pour constituer le tissu osseux, pour lui donner la vitalité qui lui manque. Or c'est là un point que les travaux des micrographes n'ont pu encore éclairer complétement ; on ignore comment les vaisseaux pénètrent dans la substance fondamentale homogène. Avant la dixième semaine, on n'a pu en découvrir, et lorsque l'on commence à les apercevoir, ils semblent s'y introduire à la faveur d'une résorption qui s'opère dans la substance calcaire, la creuse de vacuoles, et permet aux capillaires périostiques de s'y prolonger.

Mais il faut se hâter de dire que si c'est là le mode suivant lequel les vaisseaux se combinent avec l'élément calcaire pendant les premières semaines de la vie intra-utérine, les choses se passent d'une tout autre manière pendant les derniers mois de la gestation et pendant le reste de l'existence, ainsi que je le disais précédemment. En effet, au lieu de succéder à la formation des ostéoplastes, on les voit parcourir le cartilage d'ossification et précéder l'apparition des dépôts calcaires, ou au moins opérer simultanément l'envahissement.

Dès que les vaisseaux et la substance osseuse fondamentale se sont associés, on peut dire que le tissu osseux est formé.

On n'observe d'abord que la substance compacte, et ce n'est que plus tard que se forment à ses dépens les aréoles spongieuses par un mécanisme de résorption qui a beaucoup d'analogie avec celui que l'on observe dans l'ostéite. On voit, sous l'influence de la vascularisation de plus en plus prononcée de la substance élémentaire, se former des vacuoles, séparées seulement par des lamelles compactes entrecoupées, dont les plus épaisses sont traversées par des canalicules vasculaires, tandis que les plus minces n'ont d'autres vaisseaux que ceux qui rampent à leur surface : or, c'est par le même mécanisme que dans les os enflammés la substance compacte se raréfie

(1) Ch. Robin, art. OSTÉOGÉNIE.

et se creuse, que les canalicules s'agrandissent, que l'élément calcaire est résorbé, qu'en un mot elle prend l'aspect du tissu spongieux.

Quoi qu'il en soit de cette analogie, c'est par suite de cette résorption qui se poursuit d'une manière incessante que se forment les cellules spongieuses, le canal médullaire, le diploé des os larges, et que la substance compacte se trouve ainsi peu à peu reportée à l'extérieur, où elle conserve toute la vie son apparence serrée et sa dureté. La formation des tubes ou canalicules vasculaires qui livrent passage aux vaisseaux de cette substance n'est pas encore bien connue ; ce que l'on sait de plus positif à cet égard, c'est qu'ils sont constitués par des lamelles enroulées autour des vaisseaux qui y pénètrent en conservant leur membrane adventice, et cela suffit pour donner la clef des phénomènes pathologiques.

Développement et nutrition des os. — J'ai déjà dit que les os, avant d'arriver à l'état osseux, passaient presque toujours par un état cartilagineux, précédé lui-même d'un état muqueux. M. Serres a cherché à établir suivant quelles lois se faisait cette ossification, qui n'envahit pas d'emblée la totalité de l'os, mais débute par des points dits d'ossification. Suivant lui, tous les trous osseux sont des trous de conjugaison, et formés conséquemment par le rapprochement de deux ou plusieurs pièces osseuses primitivement isolées : c'est la *loi de formation des trous osseux.*

Les canaux osseux auraient la même origine ; ils seraient constitués par la réunion de pièces également isolées dans l'origine : c'est la *loi de formation des canaux.*

Toutes les éminences simples ou composées, articulaires ou non, se développeraient par des points d'ossification séparés, qui plus tard viendraient se souder au corps de l'os : c'est la *loi* dite *des éminences.*

Enfin, toute cavité articulaire serait primitivement constituée par deux ou plusieurs pièces venant plus tard se fusionner : c'est la *loi des cavités articulaires.*

Ces lois qui, dans l'enfance de l'embryogénie, avaient été acceptées comme ne souffrant point d'exception, doivent être aujourd'hui modifiées. Il est certain, par exemple, que plusieurs trous osseux, plusieurs canaux échappent aux lois de formation invoquées par M. Serres, et M. Robin a démontré que le canal médullaire des os longs, leurs trous nourriciers et d'autres encore, ne se constituaient point par adjonction de deux demi-canaux ou gouttières. Toutefois ces lois n'en restent pas moins, malgré ces exceptions, comme l'expression la plus générale de ce que l'on observe.

Les points d'ossification apparaissent à des époques assez régulières, mais différentes pour les différents os ; aussi a-t-on cherché à tirer parti des périodes auxquelles ils se montrent pour apprécier l'âge du fœtus. Quelque intéressantes que soient ces recherches, qui ne donnent d'ailleurs que des indications approximatives, elles ne peuvent trouver place ici, et je renvoie au traité spécial d'Orfila, pour tous ces détails qui intéressent surtout le médecin légiste.

Dans les os longs, l'ossification se fait assez rapidement dans la diaphyse, mais elle est généralement plus lente dans les épiphyses, qui ne se réunissent d'ailleurs complétement au corps de l'os que lorsque l'accroissement est terminé. Il existe entre elles, jusqu'à cette époque, variable d'ailleurs pour les différents os, un cartilage dit de *conjugaison,* qui ressemble jusqu'à un certain point aux cartilages dits permanents ou articulaires, parce qu'il contient des cellules cartilagineuses, mais qui en diffère totalement en ce qu'il est traversé par des vaisseaux, qu'il est pourvu d'un périoste auquel il adhère intimement, et qu'il se laisse dissoudre complétement par la macération ou l'ébullition, tandis que les vrais cartilages y résistent. Aussi obtient-on assez facilement, par le séjour prolongé dans l'eau, le décollement des extrémités épiphysaires, et j'ai vu souvent l'inflammation suppurative du périoste déterminer le même résultat ; mais à l'état normal, l'union est si intime entre le cartilage de conjugaison et le tissu osseux en voie de formation, qu'on peut les regarder comme un seul organe, les vaisseaux sanguins se portent sans interruption de la diaphyse dans l'épiphyse. Howship, qui avait étudié avec le plus grand soin ce point d'anatomie, a dit, avec raison, que le cartilage épiphysaire était continu et non pas contigu à l'os. C'est donc une erreur de dire que le cartilage de conjugaison et l'os se touchent par deux surfaces, l'une osseuse et l'autre cartilagineuse, onduleuses et anfractueuses, se recevant réciproquement ; ce n'est qu'après macération qu'on trouve cette disposition, car à l'état sain et frais, le cartilage et l'os ne font qu'un, il y a fusion intime, continuité en un mot.

Cette remarque conduit à rejeter le décollement des épiphyses admis par quelques chirurgiens, puisque la diaphyse et l'épiphyse ne sont point accolées, mais bien réunies par l'intermédiaire de leur cartilage de conjugaison ; et quand par suite de violences extérieures il y a séparation en ce point, c'est une véritable fracture comme celles qui s'opèrent dans la continuité des os. M. Guéretin (1), MM. Cruveilhier et Bonamy (2), qui, dans le but d'éclaircir cette question, se sont livrés à une série d'expériences et de recherches, ont vu à peu près constamment que l'épiphyse, en se séparant, entraînait toujours avec elle une lamelle plus ou moins considérable du tissu osseux ; et les faits de disjonction des épiphyses observés sur le vivant ont présenté le même phénomène. A la rigueur, cependant, on conçoit que le cartilage de conjugaison puisse se rompre précisément au niveau de sa fusion avec le tissu osseux, et les faits observés par Bertrandi sur la tête du fémur et celle de l'humérus, par MM. J. Cloquet, Rognetta, et tout récemment par M. Denonvilliers et par moi-même (1858) sur l'extrémité inférieure du radius, tendent à prouver que la brisure peut quelquefois avoir lieu dans ce point même et sans solution de continuité du tissu osseux ; mais, dans ce cas encore, c'est à une fracture et non à un décollement simple que l'on a affaire, puisque l'inspection anatomique a prouvé qu'il y avait fusion des deux tissus. Dans le cas, pour lequel mon collègue, M. Denonvilliers, me fit l'honneur de me demander mon avis, il s'agissait d'un enfant de huit ans environ qu'on amena à l'hôpital Saint-Louis avec une plaie de la face dorsale de l'avant-bras, par laquelle sortait un fragment osseux que tout d'abord on aurait pu prendre pour l'extrémité inférieure du radius. Mais un examen plus attentif nous démontra qu'il s'agissait de l'extrémité inférieure de la diaphyse au point où elle s'unit à l'épiphyse ; il fallut en faire la résection. L'irrégularité de la surface fragmentaire, hérissée de saillies cartilagineuses, démontrait nettement qu'il s'était fait une véritable solution de continuité dans le cartilage d'union et non un simple décollement.

Ce n'est là d'ailleurs, il faut bien en convenir, qu'une discussion sans importance pratique, puisque le pronostic et le traitement de ces prétendus décollements épiphysaires ne diffèrent point de ceux des fractures des extrémités articulaires complètement ossifiées.

La persistance de cette lamelle cartilagineuse entre l'épiphyse et la diaphyse a

(1) Presse médicale, 1834.
(2) Traité d'anatomie pathologique, t. I.

évidemment pour but l'accroissement de l'os en longueur. La croissance de l'os est arrêtée dès qu'elle est ossifiée, aussi ne la voit-on passer à l'état osseux qu'à une époque très-avancée ; à l'extrémité inférieure du fémur, par exemple, ce phénomène ne s'observe que vers l'âge de vingt-cinq ans. Cet accroissement dans la longueur par les extrémités épiphysaires seulement est prouvé par l'expérience suivante de Hunter : ayant pratiqué à la diaphyse deux perforations dont il nota avec soin l'écartement, puis ayant sacrifié l'animal longtemps après, il constata qu'elles étaient restées à la même distance, bien que l'os se fût notablement accru en longueur ; d'où il conclut légitimement que le phénomène de l'allongement des os se passe ailleurs que dans la diaphyse. Ces notions physiologiques permettent de prévoir que si, sous l'influence d'une des causes qui hâtent l'ossification, de l'inflammation par exemple, l'épiphyse vient à se souder plus rapidement que de coutume, l'accroissement de l'os en longueur peut se trouver arrêté, et le membre rester plus court que celui du côté opposé. C'est, en effet, ce que l'on observe, et ce fait, que M. Malgaigne avait avancé comme probable (1), est aujourd'hui démontré par l'expérience. J'ai eu l'occasion de faire cette remarque dans un cas d'ankylose du genou observé sur le cadavre d'un jeune homme de dix-huit ans, dont l'épiphyse fémorale inférieure était déjà complétement soudée et ne put être séparée par une macération prolongée pendant plus de trois mois ; le fémur était notablement plus court que celui du côté opposé. M. Broca, de son côté, ayant disséqué une tumeur blanche du coude chez un enfant de trois ans, trouva tous les points épiphysaires de cette articulation déjà très-développés, et l'on sait qu'à l'état normal ils n'apparaissent que beaucoup plus tard (2).

C'est encore dans le cartilage épiphysaire que paraît se développer cette altération singulière qui caractérise anatomiquement le rachitisme ; je veux parler du tissu que M. Rufz (3) compare aux aréoles d'une éponge fine, et que M. J. Guérin (4) a désigné, pour cette raison, sous le nom de *spongoïde*.

Ce tissu, qui se présente sous l'apparence d'aréoles très-fines, remplies d'un liquide d'un rouge vif, semblable à du sang épanché, est formé par des lamelles osseuses dépourvues d'une suffisante quantité de sels calcaires pour résister à la pression, ce qui lui donne non-seulement l'apparence, mais presque la consistance d'une éponge. Selon M. J. Guérin, il résulterait de la transformation du sang primitivement infiltré dans les cellules du tissu spongieux et recevant plus tard cette organisation spéciale, tandis que M. Bouvier le considère comme le tissu osseux primitif raréfié et altéré dans sa structure. M. Broca, qui, dans ces derniers temps, s'est livré à une étude approfondie de cette altération, croit devoir rejeter l'une et l'autre de ces explications, et déclare que le tissu spongoïde se développe d'emblée avec les caractères qui lui sont propres, dans le cartilage épiphysaire, et surtout dans la lamelle de ce cartilage qui avoisine la diaphyse, c'est-à-dire celle qui constitue le cartilage de conjugaison. Cette affection, selon lui, reconnaîtrait pour cause une altération générale du sang dont le résultat serait d'entraver le développement des os, et surtout leur accroissement en longueur ; au lieu d'aboutir à la formation du tissu spongieux normal, le travail ostéogénique perverti ne parviendrait à donner naissance qu'à un tissu moins

(1) *Anatomie chirurgicale*, t. I, p. 173 et 174.
(2) *Bulletins de la Société anatomique*, 1851, p. 245.
(3) *Gazette médicale*, 1er février 1834.
(4) *Bulletin de l'Académie de médecine*, 1837, t. I, p. 558.

parfait, c'est-à-dire au tissu *spongoïde* (1). On sait, en effet, que chez les enfants rachitiques la croissance est arrêtée, et que les extrémités articulaires se gonflent d'une manière démesurée, ce qui leur a fait donner par le vulgaire le nom pittoresque et si expressif d'*enfants noués*.

J'adopte pleinement les idées de M. Broca sur ce sujet ; mais ce que je ne puis admettre, ce sont les conclusions qu'il paraît en tirer sur la vitalité des cartilages en général, aucune analogie ne pouvant être établie entre le cartilage temporaire d'ossification, qui est *un os en bas âge*, si j'ose ainsi dire, et les cartilages d'encroûtement articulaires dits permanents (2).

Le développement des épiphyses peut-il être soumis à des lois générales ? A. Bérard a formulé celle-ci, qui ne paraît souffrir aucune exception : *Des deux extrémités d'un os long, c'est toujours celle vers laquelle se dirige le conduit nourricier qui se soude la première avec le corps de l'os.* Pour se rappeler facilement la direction du conduit nourricier, et par conséquent celle des épiphyses qui se soude le plus vite dans les os longs du bras et de l'avant-bras, de la cuisse et de la jambe, il suffit, dit A. Bérard (3), de se rappeler qu'au membre supérieur les artères nourricières pour les trois os convergent vers le coude, et au membre inférieur s'éloignent de l'articulation tibio-fémorale.

J'ai souvent entendu dire à ce professeur, dans ses entretiens cliniques, que cette disposition anatomique exerçait une grande influence sur la consolidation des fractures, et que celles qui siègent près de l'extrémité articulaire opposée à la direction de l'artère nourricière sont fréquemment le siége de fausses articulations : c'était, ajoutait-il, le résultat de son expérience personnelle. Je ne sache pas que jamais on ait cherché à vérifier l'exactitude de ce fait par des relevés statistiques, mais je crois, *à priori*, qu'il est difficile d'admettre que les solutions de continuité qui affectent la partie supérieure du tibia, lesquelles se correspondent par de si larges surfaces, soient plus exposées aux non-consolidations que celles de l'extrémité inférieure, vers laquelle cependant se dirige l'artère principale de l'os.

Une fois les épiphyses soudées, l'os est définitivement constitué ; il s'agit maintenant de savoir comment il se nourrit, et s'il continue à s'accroître, sinon en longueur, du moins en épaisseur.

La nutrition des os longs est éclairée par l'expérience si connue de la garance. On sait que cette substance a une grande affinité pour la matière calcaire, qui lui sert de véhicule, en sorte que lorsqu'on en mélange avec les aliments d'un animal, le tissu osseux s'en sature pendant tout le temps que dure l'alimentation. Si l'on suspend son usage, les couches nouvellement formées n'en contiennent plus, de manière qu'en alternant ainsi à plusieurs reprises et faisant des amputations successives pour examiner les os pendant l'expérimentation, on arrive à une démonstration très-claire de leur mode de renouvellement et d'accroissement. La garance est déposée d'abord sous le périoste, et s'incorpore aux couches les plus externes de l'os, puis progresse ainsi de l'extérieur à l'intérieur, disparaissant par absorption lorsqu'elle est arrivée aux limites du canal médullaire ; d'où l'on a conclu avec Duhamel, auquel sont principalement dues ces expériences, que le périoste sécrète les couches nouvelles

---

(1) *Bulletins de la Société anatomique*, avril 1852, p. 163.
(2) Voyez plus loin, § VIII, *Système cartilagineux*.
(3) *Archives générales de médecine*, février 1835, p. 176.

ou d'accroissement, tandis que le réseau vasculaire veineux de la cavité médullaire est *plus spécialement* chargé de l'absorption. Je dis plus spécialement, car évidemment les nombreuses artères qui y pénètrent ne peuvent être destinées qu'à apporter des matériaux de réparation aux lamelles du tissu spongieux, dont le mode de nutrition et de renouvellement reste encore à démontrer expérimentalement.

Les os longs s'accroissent donc en épaisseur, par couches successives se déposant à leur face externe et s'avançant progressivement jusqu'au canal médullaire, où elles sont absorbées, ce qui démontre qu'il s'opère dans ces organes, comme dans les autres tissus, un double mouvement de composition et de décomposition. Suivant l'âge, l'une de ces forces prédomine sur l'autre ; ainsi, chez les enfants, la sécrétion est plus active, chez les vieillards c'est l'absorption, tandis que dans l'âge adulte ces deux fonctions se balancent. Il résulte de là qu'à partir de quarante-cinq ans l'accroissement des os n'étant plus en harmonie parfaite avec la soustraction, tout ce qui est tissu compacte se résorbe peu à peu, s'amincit, aussi bien la substance corticale des os longs que les lames interaréolaires du tissu spongieux, et que, par ce fait même, la cavité médullaire et les cellules s'accroissent et s'élargissent. C'est ainsi qu'on voit le calcanéum, le col du fémur et même sa tête, se creuser d'une cavité médullaire qui diminue d'autant leur solidité et constitue une des causes les plus efficaces de la fragilité du tissu osseux chez les vieillards. C'est à Ribes surtout (1) que l'on doit d'avoir bien étudié ces altérations, et d'avoir démontré comment elles amènent l'affaissement des corps vertébraux, la fermeture de plus en plus prononcée de l'angle obtus formé par le col et le corps du fémur, d'où résulte la diminution de la taille à un âge avancé.

C'est ici le lieu d'examiner si l'influence du périoste et du réseau médullaire sur la réparation du tissu osseux après les plaies, les solutions de continuité et les inflammations, a été toujours bien apprécié et quelle est sa réelle signification.

La plupart des chirurgiens du siècle dernier et du commencement de celui-ci, frappés et dominés par cette idée que le périoste nourrit seul les couches les plus externes de l'os, avaient pensé que sa destruction ou son simple décollement entraînait fatalement la nécrose ; ils étaient même tellement convaincus de l'impossibilité d'éviter cette mortification, qu'ils cherchaient dans toutes les blessures accompagnées de dénudation des os à la provoquer au plus tôt par des topiques irritants. Or c'est là une pratique fautive, née d'une interprétation erronée des expériences précédentes, pratique que les observations de J.-L. Petit et de Ténon (2) avaient déjà largement réfutée dans le XVIIIᵉ siècle ; de nos jours, beaucoup de chirurgiens se sont élevés contre elle, mais un plus grand nombre peut-être défendent encore la théorie sinon la pratique.

M. Cruveilhier (3) qui a, sur des lapins, plusieurs fois décollé, enlevé même le périoste dans toute la circonférence de l'os, dit avoir presque toujours trouvé, lorsqu'il sacrifiait l'animal quelque temps après, cette membrane recollée et l'os différant à peine de celui du côté opposé ; seulement, aux limites du décollement périostal, on observait un léger épaississement. A ceux qui prétendraient que ces expériences faites sur des animaux ne prouvent rien pour l'homme, on peut répondre qu'il n'est

(1) *Bulletin de la Société de médecine*, t. VI, p. 299.
(2) *Mémoire sur l'exfoliation des os*, lu à l'Académie des sciences le 6 décembre 1758, et dans les *Mémoires de chirurgie et d'anatomie de Ténon*, 1804.
(3) *Essai sur l'anatomie pathologique*, t. II.

pas de chirurgien qui n'ait eu l'occasion de voir de larges dénudations des os guérir sans exfoliation, et pour mon compte j'ai tant de fois vérifié ce fait, que je le considère comme un des mieux démontrés par l'observation.

Mais, d'ailleurs, il n'est point contraire aux notions physiologiques qui ressortent de la structure des os; n'avons-nous pas vu, en effet, les artères des trois ordres s'anastomoser de manière à former en définitive dans la trame osseuse un réseau plexiforme à mailles très-fines et circonscrivant des îlots très-étroits de substance calcaire? N'est-il pas tout simple dès lors que si quelques-uns des vaisseaux qui apportent le sang dans ce plexus viennent à être détruits, les autres les suppléent, et le raisonnement n'indique-t-il pas que si dans un os long, par exemple, les artères superficielles qui rampent à la surface de la diaphyse sont rompues par décollement du périoste, les anastomoses des canalicules calcaires avec le réseau médullaire doivent suffire à ramener le liquide vivifiant et à entretenir la vitalité dans la portion dénudée? Il serait donc difficile de s'expliquer comment un phénomène si facile à constater et si conforme aux connaissances anatomo-physiologiques a pu ainsi échapper à un si grand nombre de chirurgiens, si l'on ne se hâtait d'ajouter qu'il n'est pas constant, et que pour l'observer il faut se mettre à l'abri de certaines complications dont il importe de signaler les principales.

Lorsque la destruction du périoste s'étend au delà de certaines limites, lorsque surtout l'os dénudé s'enflamme, la mortification d'une portion plus ou moins considérable est imminente; les lamelles dépouillées meurent et se détachent, tantôt en masse, tantôt progressivement, et par parcelles tellement minimes, que le phénomène de l'élimination peut passer inaperçu : dans le premier cas, c'est la *nécrose* proprement dite; dans le second, c'est l'*exfoliation* dite *insensible*. L'une et l'autre sont produites par les mêmes causes, c'est-à-dire que le travail inflammatoire donne naissance à des bourgeons charnus, très-vasculaires, agités de mouvements isochrones à ceux du pouls, et dont les pulsations repoussent et détachent les lamelles mises à nu; seulement, dans le cas de nécrose, l'os éliminé est repoussé en masse, tandis que dans l'exfoliation insensible, les bourgeons usent, perforent et divisent le tissu osseux séquestré, et le réduisent en molécules très-ténues, qui sont entraînées par la suppuration. Tout ce qui tend à enflammer le tissu osseux dénudé peut donc entraîner sa mortification, d'où cette conséquence qu'il faut bannir cette thérapeutique irritante qui avait précisément pour but de provoquer l'inflammation de l'os sous prétexte de hâter cette élimination, qu'on croyait inévitable.

Lorsque l'élimination est achevée, l'os est recouvert d'une membrane granuleuse dite des bourgeons charnus, dans laquelle on peut observer, surtout en regardant à contre-jour, des battements parfois si prononcés, qu'ils pourraient induire en erreur et faire croire à une communication avec la cavité crânienne, lorsque les os du crâne en sont le siége. J'ai eu dans mon service, et au même moment, une femme à laquelle j'avais pratiqué l'opération du trépan, et un jeune enfant dont une roue de voiture avait dénudé la presque totalité de la voûte du crâne. Chez ces deux malades il s'était formé une membrane granuleuse agitée de pulsations isochrones à celles du pouls, et présentant par conséquent la plus grande analogie; cependant, chez la femme ils étaient dus aux soulèvements du cerveau, et chez l'enfant à l'abord du sang artériel dans les bourgeons richement vascularisés. C'est dans cette membrane granuleuse ou des bourgeons charnus que se développent plus tard les phénomènes de réparation et de cicatrisation osseuse.

Jusqu'ici je n'ai parlé que du rôle attribué au périoste; resterait à examiner si celui qu'on a assigné au réseau médullaire, dit *périoste interne*, dans la production des phénomènes pathologiques, est plus exact. Or on n'a que bien rarement l'occasion de constater *de visu* son influence; mais ce que l'on observe dans les fractures, après les amputations dans la continuité, et enfin l'analogie, démontrent qu'il ne tient pas plus sous sa dépendance absolue les couches les plus internes de l'os, que le périoste les couches externes. Aussi peut-on dire que la réparation et la cicatrisation du tissu osseux n'étant confiées dans aucune de ses parties, exclusivement soit au périoste, soit au réseau médullaire, mais à l'ensemble du réseau artériel plexiforme qui résulte de leurs anastomoses, l'os peut continuer à vivre nonobstant sa privation momentanée de l'un de ces deux éléments.

En résumant les considérations qui précèdent, on voit que le tissu osseux, dans ses phénomènes pathologiques, suit la même marche que les parties molles; c'est-à-dire qu'il peut, lorsqu'il est intéressé dans ses couches, soit superficielles, soit profondes, se cicatriser immédiatement et par *première intention*, ou bien encore tardivement, c'est-à-dire par *deuxième intention*. Dans le premier cas, il n'y a point de pus produit, et pour obtenir ce résultat, il faut tenir les plaies à l'abri du contact de l'air et de tout corps irritant; dans le deuxième, la suppuration non-seulement est inévitable, mais elle est indispensable à la réunion, et les phénomènes qui suivent diffèrent totalement.

Dans la consolidation des fractures, nous retrouvons encore ces deux ordres de phénomènes. On a beaucoup discuté sur la formation du cal; un grand nombre de théories ont été émises, chacune d'elles cherchant à généraliser un seul phénomène, celui qui avait le plus frappé chaque observateur; les uns attribuant au périoste le rôle le plus important, d'autres au réseau médullaire, d'autres aux extrémités osseuses elles-mêmes, d'autres enfin aux parties molles environnantes ou au sang épanché entre les fragments. Aujourd'hui, grâce aux progrès imprimés à l'anatomie pathologique, grâce aussi aux observations microscopiques, on sait, à n'en plus douter, ainsi que je viens de le démontrer pour les pertes de substance, que la cicatrisation des solutions de continuité des os ressemble de tout point à celle des parties molles. Laissant donc de côté toutes ces discussions, dont je ne méconnais certes point l'importance, puisqu'elles ont servi de guide et de flambeau aux anatomo-pathologistes de nos jours, je dirai : que la production du cal ne doit être attribuée à aucun tissu plus particulièrement, pas plus au périoste qu'au réseau ou *membrane* médullaire, qu'aux extrémités de l'os ou aux parties molles environnantes, mais bien à tous ces tissus simultanément, lesquels versent une lymphe plastique qui passe par tous les degrés que j'ai exposés en traitant de l'ostéogénie, pour arriver jusqu'à une ossification complète. Dans son travail sur le cal, M. Lebert (1) a parfaitement discuté et résumé les observations des chirurgiens qui l'avaient précédé dans cette voie, celles de M. Lambron (2), et de M. Velpeau particulièrement. Quiconque a parfaitement étudié le mode de formation des os à l'état normal connaît la véritable théorie du cal, et voilà pourquoi j'ai dû insister sur les phénomènes intimes de l'ossification qui donnent la clef de ce phénomène pathologique, objet de tant de discussions.

La consolidation des fractures compliquées se fait par le même mécanisme qui préside à la cicatrisation des os exposés au contact de l'air, c'est-à-dire que des bour-

(1) *Physiologie pathologique*, t. II, p. 435.
(2) *Thèse sur le cal*. Paris, 1842.

geons charnus prennent naissance sur les extrémités fragmentaires, s'élèvent du canal médullaire, du périoste et même des tissus environnants, pour se fusionner plus tard, comme ceux qui recouvrent les bords d'une solution de continuité des parties molles, et passer ensuite à l'état osseux; c'est ce dernier temps seul qui établit une différence entre la réunion des os et celle des parties molles.

Ainsi se trouve ramené à l'unité ce grand phénomène de la cicatrisation, auquel le système osseux paraissait se soustraire. Je ne puis abandonner ce sujet sans faire remarquer combien ces nouvelles doctrines si rationnelles doivent avoir d'influence sur la pathologie chirurgicale dans un avenir peu éloigné. Beaucoup de médecins admettent encore avec Dupuytren que toute fracture, pour se consolider, passe successivement et nécessairement par deux états, l'un provisoire et l'autre définitif. D'après la théorie de ce grand chirurgien, il se formerait primitivement autour des extrémités osseuses deux viroles, l'une externe, au-dessous du périoste, et l'autre à l'intérieur du canal médullaire, véritables chevilles destinées à maintenir les bouts de la fracture en contact, et qui constitueraient le *cal provisoire;* puis plus tard, environ six mois après, les extrémités fragmentaires se soudant directement, le cal provisoire, devenu inutile, disparaîtrait, et le cal définitif serait établi. La conséquence de cette doctrine, c'est qu'il faut placer des appareils à fracture peu serrés, et les relever souvent pour ne point gêner le développement de ce prétendu cal provisoire. Or n'est-ce point aller précisément contre l'intention de la nature, qui, pour arriver à la cicatrisation rapide des solutions de continuité, quelles qu'elles soient d'ailleurs, réclame la plus grande immobilité et une réunion aussi parfaite que possible de leurs bords? Dans les plaies récentes des parties molles, le premier soin du chirurgien n'est-il pas de satisfaire à cette indication et n'est-ce point pour arriver à ce but qu'ont été imaginés les sutures, les divers bandages unissants, et la position à donner aux membres blessés? Pourquoi donc vouloir, dans les solutions de continuité des os, agir autrement? Mais le cal provisoire, dira-t-on? Ne voyez-vous pas que c'est précisément votre traitement irrationnel qui produit ce cal provisoire. Où est le cal provisoire dans ces fractures du crâne, où la mobilité entre les fragments n'est point possible? où est le cal provisoire dans ces fractures par pénétration, où les fragments enchevêtrés ne peuvent éprouver qu'une mobilité très-restreinte? Si, dans tous ces cas, il ne s'en forme point et s'il en existe dans les fractures qui sont dans des conditions opposées, c'est qu'il est dû sans doute à la mobilité que permettent ces appareils, qui se desserrent toujours. On doit donc considérer le cal dit provisoire, non comme un phénomène naturel, mais comme un accident, et la meilleure preuve que l'on en puisse donner, c'est qu'on ne l'observe qu'exceptionnellement dans les fractures traitées par l'appareil inamovible, parce que ce dernier met les os dans des conditions presque identiques avec celles qu'on rencontre dans les solutions de continuité des os du crâne ou dans celles dites par pénétration. Il faudra donc tôt ou tard suivre la logique des faits, et abandonner les bandages amovibles pour les appareils inamovibles, dont l'adoption n'a pu jusqu'ici être universelle que parce qu'ils ont présenté dans le principe des difficultés d'application et des imperfections que la pratique tend chaque jour à faire disparaître.

Il est vraiment étonnant que les expériences si complètes de Duhamel sur le pouvoir ostéogénique du périoste, que celles non moins remarquables de Troya, n'aient pas conduit plus tôt à des applications pratiques : il a fallu que M. Flourens appelât de nouveau l'attention sur cette question pour qu'enfin la chirurgie cherchât à en tirer parti. Blondin, le premier, paraît avoir songé à conserver chez l'homme le périoste, dans le but de reproduire l'os dans un cas de résection. Je lis, dans des notes prises en 1845, à son cours de médecine opératoire, que je préparais alors en qualité de prosecteur de la Faculté, qu'il avait enlevé, en 1842, une clavicule entière sur un adulte, en ménageant le périoste, et que l'os s'était entièrement reproduit, presque avec sa forme normale. Mais je m'empresse d'ajouter qu'il s'agissait d'une clavicule *malade*, et que le périoste, selon toute probabilité, était déjà épaissi, hypertrophié et enflammé. Ce fait, très-intéressant sans doute, ne résout donc pas cette question posée récemment par l'Académie des sciences : *Peut-on, sur l'homme, en détachant le périoste d'un os sain, obtenir un nouvel os, ayant la même forme et pouvant servir aux mêmes usages que l'os enlevé.*

Telle est la question que les chirurgiens de notre époque sont appelés à résoudre et discutent depuis quelques années. Parmi ceux qui ont apporté les plus solides raisons en sa faveur, il faut citer en première ligne M. Ollier (de Lyon) : c'est à lui qu'on doit cette belle expérience, la seule peut-être qu'on ne retrouve pas dans les écrits des physiologistes du XVIIIe siècle, qui consiste à détacher complétement un lambeau de périoste, et à le transplanter, soit sur le même animal, soit sur un animal d'une autre espèce, au milieu des parties molles, où il continue à produire de l'os, preuve non équivoque de son pouvoir ostéogénique. Or, ce pouvoir, personne que je sache ne songe à le nier ; ce que l'on demande, ce que j'ai demandé moi-même, au sein de la Société de chirurgie, dans la discussion qui s'est élevée à ce sujet (*Bull. de la Soc. de chir.*, t. IV, 2e série, p. 174, 1863), c'est que l'on apporte un exemple irrécusable d'un os reproduit chez l'homme dans les conditions précitées. J'ai, comme bien d'autres, détaché et conservé le périoste dans des résections pratiquées sur des os sains, pour des lésions traumatiques ou autres, et jamais jusqu'ici je n'ai obtenu cette *reproduction*, dans la véritable acception de ce mot. Quelques chirurgiens, paraît-il, ont été plus heureux ; je ne m'en étonne point ; seulement, je crains qu'ils ne se soient fait quelque peu illusion, et qu'ils n'aient pris pour une véritable reproduction une formation plus ou moins régulière de *substance osseuse*, comme on en observe dans les cas de cals difformes.

C'est qu'en effet, ainsi que je l'ai dit précédemment, ce n'est pas seulement le périoste qui a le pouvoir de faire l'os, mais aussi le réseau médullaire, les extrémités osseuses divisées, et même toutes les parties molles qui avoisinent l'os. La meilleure preuve que l'on puisse en donner, je la puise dans cette singulière et instructive expérience de Charmelle qui, sur un pigeon, extrait d'un côté un os en respectant le périoste et, de l'autre, le même os y compris le périoste, et qui constate que la reproduction osseuse se fait aussi rapidement d'un côté que de l'autre. Pour ceux qui veulent toujours et sans réserve conclure des animaux à l'homme, voilà une expérience qui ne laisse pas que d'être embarrassante.

En résumé, tout en regardant comme parfaitement démontré que le périoste ait la puissance de faire de l'os, aussi bien chez l'homme que chez les animaux, je pense qu'il n'est pas encore prouvé, qu'à lui seul il puisse, chez l'homme, dans les conditions précédemment énoncées, reproduire un os véritable ; et j'ajoute que, dans les cas où on a constaté la formation d'une *substance osseuse* à la place de l'os enlevé, cette substance avait été sécrétée, non-seulement par le périoste, mais encore par les extrémités osseuses réséquées, par le réseau médullaire, et même par les parties molles environnantes.

Est-ce à dire qu'il faille abandonner cette pratique, qui conseille de disséquer et conserver le périoste toutes les fois que cela sera possible? Non, sans doute ; seulement, je ne voudrais pas qu'on y attachât une trop grande importance, et qu'on sacrifiât la sûreté et la rapidité opératoire à un résultat tout au moins fort incertain.

Les mêmes réflexions s'appliquent au procédé opératoire dit de l'*évidement des os*, proposé par le professeur Sédillot (de Strasbourg), dans le but de conserver les formes de l'os malade. Ici, on compte sur la puissance ostéogénique du réseau médullaire et du tissu osseux lui-même pour régénérer l'os, dont on conserve le moule. C'est là une idée rationnelle sans doute, mais sur laquelle l'expérience n'a pas encore suffisamment prononcé.

§ VI. — DU SYSTÈME CARTILAGINEUX.

Les cartilages font pour ainsi dire partie du système osseux, auquel ils sont toujours intimement unis ; d'un autre côté, ils entrent pour une part considérable dans la composition des jointures ; leur histoire doit donc suivre celle du système osseux et précéder celle des articulations. Il est bien entendu qu'il ne sera pas ici question du cartilage d'*ossification* dit *temporaire*, qui doit être considéré comme un jeune os, et qui a été étudié dans le chapitre précédent.

Jusque dans ces derniers temps, avec Bichat, on divisait ce tissu, d'après l'aspect et la consistance, en cartilages et fibro-cartilages ; mais les données anatomiques sur lesquelles on se fondait alors étaient si peu arrêtées, qu'il devenait souvent très-difficile de déterminer si tel fibro-cartilage appartenait réellement à cet ordre ou aux cartilages proprement dits. M. Cruveilhier, pour faire cesser ces difficultés, a cru devoir rayer du cadre anatomique les fibro-cartilages, à tort selon moi, car l'épiglotte ou les cartilages intervertébraux ne ressemblent pas plus aux cartilages de revêtement des extrémités du fémur ou du tibia qu'une séreuse à une muqueuse.

Aujourd'hui, la chimie organique et le microscope ont tranché la question en faveur de l'opinion de Bichat, et l'on peut diviser avec Henle le tissu cartilagineux en *vrais* et en *faux cartilages* ou *fibro-cartilages*.

Les *vrais cartilages*, vus au microscope, se présentent sous l'apparence d'une matière homogène, hyaline, d'une couleur blanc bleuâtre qu'on appelle *substance fondamentale*, véritable gangue au milieu de laquelle sont creusées des excavations dites *cellules* cartilagineuses, lesquelles sont remplies de liquide et contiennent un noyau pourvu de nucléoles. Traités par l'acide acétique concentré, ils se résolvent entièrement en une gelée à laquelle J. Müller a donné le nom de *chondrine*.

Les *fibro-cartilages* renferment très-peu de cellules cartilagineuses, et de plus ils possèdent des fibres parallèles ou entrecroisées très-distinctes, de même nature que celles du tissu cellulaire, et qui deviennent apparentes par la macération dans l'acide acétique, lequel ne leur enlève que très-peu de chondrine. Ces divers caractères les placent dans une classe intermédiaire aux vrais cartilages et aux tissus fibreux.

Structure et texture intime, disposition générale. — Cette distinction nettement établie, je passe de suite à la description des vrais cartilages, qui sont exclusivement réservés aux extrémités articulaires des os, négligeant à dessein les fibro-cartilages, qui forment ces disques interarticulaires qu'on rencontre aux articulations du genou, de la mâchoire, de la clavicule et des vertèbres, lesquels physiologiquement parlant, représentent de véritables ligaments et doivent être considérés comme tels (1). Quant aux cartilages costaux, ils font au contraire jusqu'à un certain point exception, en ce sens qu'ils ont un périoste très-adhérent, sont pourvus de vaisseaux et ont une grande tendance à s'ossifier, ce qui les rapproche du cartilage temporaire ou d'ossification.

Les vrais cartilages, uniquement composés, dans leur structure intime, d'une substance fondamentale, creusée d'excavations ou cellules cartilagineuses qui contiennent un liquide dans lequel on trouve un noyau ou cytoblaste et des nucléoles, sont dépourvus de *tissu cellulaire*, de *fibres*, de *vaisseaux* et de *nerfs*. C'est là une vérité aujourd'hui hors de doute, et sur laquelle il ne peut plus s'élever de discussion; ils constituent donc un tissu à part dans l'économie, dont il faut chercher la signification et établir la nature.

Fig. 6.

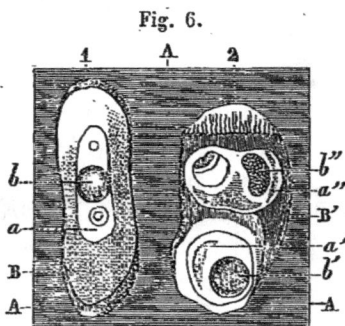

Structure du cartilage (Henle).

A, A, A. Substance fondamentale grenue.
B, B'. Excavations ou cavités du cartilage.
a, a', a". Vésicules.
b, b', b". Noyaux ou cytoblastes.

Examinées à l'œil nu, les lamelles du cartilage articulaire présentent les particularités suivantes : lisses et polies par celle de leur face qui est libre et fait partie de la cavité articulaire, elles sont irrégulières et inégales sur l'autre face, laquelle est si intimement unie à l'os, qu'il y a quelquefois impossibilité de l'en séparer autrement que par le grattage et la rugination. Cette insertion se fait d'une manière immédiate sur la lame de tissu compacte qui ferme en ce point les cellules du tissu spongieux, et sans l'intermédiaire, soit du périoste, soit d'un feuillet de la synoviale, soit d'un tissu cellulaire quelconque, ainsi que l'ont prétendu quelques anatomistes et chirurgiens, parmi lesquels il faut citer Bichat, Blandin et Gerdy. On ne trouve, en effet, entre le cartilage et l'os absolument rien qui justifie anatomiquement une pareille assertion; et j'ai démontré ailleurs (2) que les altérations pathologiques sur lesquelles on se fondait pour appuyer cette manière de voir avaient été bien évidemment mal interprétées.

Lorsque l'on examine, à l'aide d'une forte loupe, la surface d'un os ainsi dépouillé violemment de son cartilage, on y remarque de petits pertuis situés dans des enfoncements, que circonscrivent de petites éminences mamelonnées; on peut voir alors, en mettant l'os dans une position déclive, s'écouler quelques gouttelettes séro-sanguinolentes qui se renouvellent à mesure qu'on les essuie. Un examen plus approfondi permet de constater qu'il reste encore sur le tissu osseux comme une légère couche blanchâtre que l'on peut enlever par un raclage plus exact et qu'on reconnaît être du cartilage, ce qui prouve combien est intime son adhésion à l'os, et que ces

(1) Voy. *Tissus fibreux*.
(2) *Mémoires de l'Académie de médecine*, t. XVII, p. 119 et 120, et *passim*.

pertuis ne sont pas le résultat de la brisure ou de l'amincissement de la lamelle osseuse, mais qu'ils existent naturellement.

Si l'on soumet la lamelle cartilagineuse, ainsi détachée, à une pression même considérable, on voit qu'elle ne s'affaisse que très-peu, et revient tout de suite sur elle-même, élasticité démontrée d'ailleurs par cette facilité avec laquelle on la ploie en tous sens. Si l'on exagère la courbure, elle se casse, et la cassure offre une apparence striée, due à l'arrangement des cellules linéairement disposées de la face adhérente à la surface libre, ce qui lui donne, selon la remarque de Lassône, de Hérissant et de Hunter, l'aspect des soies du velours sur la trame.

Les lames cartilagineuses sont plus épaisses au centre que sur leurs bords, lesquels se terminent, en s'amincissant, sur les limites de la surface articulaire de l'os, mais nettement et sans se confondre avec les tissus fibreux ou synoviaux.

La question, si longtemps controversée, de savoir si la synoviale recouvre la surface libre du cartilage, est aujourd'hui résolue négativement. J'ai déjà dit (1) comment il fallait comprendre l'existence des cavités closes articulaires, et décrit la manière dont les vaisseaux de la synoviale s'avancent sous forme d'un plexus composé d'anses anastomotiques jusque sur la surface cartilagineuse qu'ils recouvrent de quelques millimètres : je n'y reviendrai pas. J'ajouterai seulement que l'examen microscopique ne démontre à la face libre du cartilage que des cellules d'épithélium dit pavimenteux, sans trace de tissu cellulaire unissant cette couche à sa substance propre, en sorte qu'on peut admettre ou que l'épithélium de la synoviale se prolonge sur le cartilage, ou, ce qui est plus rationnel, que ce dernier prend par le frottement un état qu'on peut appeler synovial.

Telle est l'organisation des cartilages articulaires, organisation très-rudimentaire, qui n'a *que bien peu d'analogues* dans l'économie animale, et qui n'a été et ne pouvait être bien connue et nettement déterminée qu'à l'aide des investigations microscopiques. Aussi l'état d'incertitude dans lequel, avant ces derniers temps, les anatomistes étaient restés à leur sujet, avait-il donné lieu à des discussions très-animées, d'où étaient nées deux opinions bien opposées et très-tranchées. Quelques-uns regardaient ces lamelles comme complétement inorganiques, et les assimilant à l'épiderme, aux ongles et aux autres produits de sécrétion, les croyaient incapables de manifester la moindre vitalité ; d'autres, au contraire, leur accordaient toutes les propriétés dont jouissent les tissus pourvus de vaisseaux et de nerfs, et même à un degré très-prononcé, supposaient qu'elles pouvaient devenir le point de départ d'inflammations déterminant d'atroces douleurs (2). D'après les détails d'anatomie de structure dans lesquels je suis entré, il est clair que la première opinion est celle qui se rapproche le plus de la vérité, et les résultats obtenus dans les expériences sur les animaux, aussi bien que les recherches d'anatomie pathologique, viennent encore la corroborer ; il ne faudrait pas cependant l'accepter de tous points, et par exemple assimiler complétement le cartilage à l'épiderme.

Dans le but d'éclaircir cette obscure question, j'avais institué, en 1841, une série d'expériences pour rechercher quel était le mode de réparation et de nutrition des cartilages ; voici les conclusions auxquelles j'étais arrivé : *Les cartilages vivent par imbibition aux dépens des liquides charriés par les vaisseaux des tissus qui les*

(1) Voy. *Système séreux.*
(2) Voy. Brodie, *Traité des maladies des articulations*, trad. par Marchand. Paris, 1819.

avoisinent, c'est-à-dire, d'une part, les os, d'autre part, la synoviale (1). J'en avais conclu qu'il ne pouvait se déclarer dans leur tissu propre aucune altération primitive du genre de celles que l'on observe dans les autres tissus vasculaires ; qu'ils n'étaient pas aptes, par exemple, à s'enflammer, à se vasculariser, à s'ulcérer, ainsi qu'on le prétendait généralement ; qu'ils ne pouvaient en conséquence être le point de départ d'aucune de ces affections articulaires désignées sous le nom vague de *tumeur blanche*, et que toutes les altérations de tissu qu'on y rencontrait étaient déterminées consécutivement par les troubles qu'apportaient dans leur nutrition les maladies de la synoviale ou des os, c'est-à-dire des deux organes dans lesquels ils puisaient les éléments réparateurs.

Depuis cette époque, plusieurs observateurs, parmi lesquels il faut citer surtout M. Redfern, professeur à l'université d'Aberdeen, M. Toyn-Bee et M. Broca, ont dirigé de ce côté leur zèle et leur ardeur scientifiques, et se sont livrés à ce sujet à des recherches minutieuses et patientes d'anatomie pathologique ; mais il m'a semblé que leurs observations micrographiques, dont je n'entends en aucune façon contester l'exactitude, ont été l'objet d'interprétations forcées, ce que je me propose d'examiner actuellement avec quelques détails.

Propriétés générales. — 1° *Les cartilages articulaires sont insensibles.* — C'est là une proposition sur laquelle sont d'accord tous les chirurgiens, tous les expérimentateurs qui se sont livrés à des investigations à leur sujet. Sur le vivant, on peut les piquer, les déchirer, les dilacérer, les irriter au moyen des excitants, soit chimiques, soit physiques, sans faire naître la moindre douleur. Dœrner et Autenrieth, Harder, M. Cruveilhier, M. Velpeau, etc., etc., sont unanimes à les déclarer tels, et cela même à l'état pathologique, alors que, exposés à l'air, à la suite des désarticulations, par exemple, le chirurgien peut suivre de l'œil leur désorganisation. Aussi n'est-ce pas sans étonnement qu'on voit B. Brodie les regarder comme pouvant devenir le siége d'ulcérations donnant lieu à ces atroces souffrances qui, dans les maladies articulaires, privent les malades de sommeil et les plongent dans le marasme.

J'ai démontré que dans ces cas il y avait toujours une altération dans l'extrémité osseuse correspondante, véritable cause de ces douleurs dites *ostéocopes* et des troubles de nutrition qu'on observe dans la portion correspondante du cartilage (2).

Les malades qui portent des corps étrangers dans les articulations sont quelquefois atteints de douleurs subites et très-aiguës attribuées à l'interposition de ces corps flottants entre les surfaces articulaires ; aussi la plupart des auteurs ont-ils cru pouvoir invoquer ce phénomène comme preuve de la sensibilité des cartilages. Il faut qu'on se soit fait à ce sujet une étrange illusion. Les surfaces articulaires sur le vivant sont tellement serrées, qu'il est souvent difficile d'y faire pénétrer la pointe du couteau dans les désarticulations ; comment donc concevoir qu'un corps lisse, poli, arrondi, glissant, pût s'interposer entre deux surfaces toujours en contact immédiat, glissantes et arrondies elles-mêmes ? N'est-il pas plus rationnel d'attribuer au froissement de la synoviale et des nerfs sous-synoviaux ces souffrances si brusques et si instantanées, d'autant mieux que ces replis membraneux sont doués d'une sensibilité sur laquelle je me suis longuement étendu, et que, pour leur épargner tout pincement pénible, la nature prévoyante les a pourvus de fibres musculaires spéciales destinées à les écarter des surfaces articulaires en mouvement ?

(1) *Annales de la chirurgie*, t. XI, p. 22.
(2) Travail cité, in *Mémoires de l'Académie*, t. XVII.

☞ *2° Les cartilages ne sont point susceptibles de s'enflammer.* — Il est admis, en pathologie générale, qu'un tissu qui s'enflamme se vascularise, c'est-à-dire que non-seulement les vaisseaux qu'il contient naturellement deviennent plus apparents, mais encore qu'il s'en développe de nouveaux, de sorte que ceux-là même qui ne paraissaient pas en contenir à l'état normal deviennent le siége d'une plus ou moins riche vascularisation. Le cartilage, s'il était susceptible d'inflammation, serait dans ce dernier cas ; or, depuis des siècles qu'on discute sur cette question, personne n'a pu fournir une preuve authentique, irrécusable, de cette vascularisation, et certes ce n'est pas l'occasion d'examiner les pièces pathologiques qui a manqué. M. Liston crut enfin en avoir trouvé une (1); mais M. Goodsir (2), un de ses compatriotes, s'est assuré, ainsi que M. Redfern (3), que cet habile chirurgien avait été trompé par une apparence dont j'ai failli moi-même être victime dans une circonstance analogue. Dans le cas qui m'est propre, des prolongements vasculaires de la synoviale s'étaient insinués entre deux couches cartilagineuses, et m'avaient fait prendre un instant le change (4). Il est donc aujourd'hui bien démontré et admis, même par les anatomistes qui, comme M. Redfern, croient aux maladies *primitives* des cartilages, que jamais il ne s'y développe de vaisseaux.

Comment dès lors y admettre l'*ulcération*, laquelle n'est qu'une des terminaisons de l'inflammation ? Ici d'ailleurs se présente une autre difficulté : personne que je sache n'a vu cette variété du travail inflammatoire qu'on appelle l'ulcération s'accomplir sans qu'il y ait sécrétion purulente ; or tous les chirurgiens sans exception, même Brodie, même A. Key, s'accordent à dire que dans les prétendues ulcérations des cartilages on ne rencontre pas de liquide purulent. Je répéterai donc ici encore, ce que je disais précédemment à propos du tissu fibreux : il n'y a pas de moyen terme, ou il faut changer la signification si précise et si généralement acceptée des mots *inflammation* et *ulcération*, ou les pertes de substance et autres altérations que l'on rencontre dans les cartilages ne doivent plus ni être appelées de ce nom, ni être assimilées à ces mêmes lésions dans les tissus vasculaires.

Il importe donc de préciser actuellement de quelle nature sont ces altérations, quelle peut être leur signification pathologique ; et c'est l'anatomie éclairée par la physiologie qui jettera sur la solution de ce problème une vive lumière.

Je viens de dire combien était rudimentaire la structure des cartilages, dépourvus qu'ils sont de vaisseaux, de fibres de toute sorte, de tissu cellulaire, de nerfs, et par conséquent de tout ce qui constitue l'organisation de la plupart des autres tissus de l'économie animale. Ne possédant que des cellules ou plutôt des excavations creusées au milieu de la substance fondamentale, ils se rapprochent de l'organisation des épithéliums et de l'épiderme, mais ils en diffèrent en ce qu'ils ne sont pas un produit de sécrétion, en ce qu'une fois formés, ils ne se renouvellent point par addition de couches successives, ne croissent pas indéfiniment, et cependant maintiennent leur existence d'une manière fixe et constante. Si donc il fallait leur assigner un rang dans l'échelle des tissus animaux, je dirais qu'ils viennent prendre place immédiatement après les épithéliums, constituant ainsi entre eux et le tissu fibreux

---

(1) *The Lancet*, septembre, octobre et novembre 1843, et *Medico-chirurgical Transactions*, t. XXIII, p. 95.
(2) *Anatomical and pathological observations.*
(3) *On anormal nutricion in particular cartilages*, Edinburgh, 1849, p. 6.
(4) *Mémoires de l'Académie de médecine*, t. XVII, p. 141.

un intermédiaire, un trait d'union que la présence des fibro-cartilages tend encore à adoucir.

Quel peut donc être, dans un semblable tissu, le mode suivant lequel s'entretient l'existence, se fait la nutrition ? Dans les expériences que j'ai rappelées précédemment, j'ai tenté de résoudre ce problème. Ayant injecté dans les articulations d'animaux vivants des liquides colorés diversement, et ayant ensuite, et à des intervalles plus ou moins éloignés, ouvert les jointures, je vis que tandis que les ligaments et la synoviale se coloraient à peine à leur surface, les cartilages échangeaient constamment, très-rapidement, et dans toute leur épaisseur, leur couleur primitive contre celle du liquide injecté. J'en conclus alors que les liquides normaux renfermés dans la cavité articulaire, de même que ceux qui abondent dans les cellules spongieuses des os, et que nous avons vus se mettre en rapport avec la face profonde du cartilage par des pertuis naturels, y pénétraient par une sorte d'endosmose, en sorte que la nutrition du tissu cartilagineux, au lieu de s'effectuer au moyen de vaisseaux et par un courant sanguin régulier, avait lieu par une sorte d'imbibition ou d'endosmose faisant pénétrer dans les cellules et la substance fondamentale le plasma ou sérum du sang.

D'où il résulte que les cartilages ne jouissent que d'une vie latente et comme parasitaire, et qu'ils ne peuvent conserver l'intégrité de leur tissu qu'autant que les organes avec lesquels ils sont en connexion, et sous la dépendance desquels ils se trouvent placés, jouissent eux-mêmes d'un état complétement normal. Néanmoins, on conçoit que leur existence, par cela même que les communications avec le reste de l'organisme sont plus incomplètes, soit jusqu'à un certain point indépendante, et qu'ils puissent conserver pendant longtemps, au milieu des altérations qui les environnent, une sorte d'immunité.

La conséquence rigoureuse à tirer de ces considérations, c'est que les altérations auxquelles sont soumis les cartilages proviennent d'une nutrition anormale, ainsi que je me suis efforcé de le démontrer depuis longtemps, ainsi que M. Redfern, appuyé sur de nombreuses observations microscopiques, vient de le faire lui-même. Seulement, j'ai toujours pensé et je pense encore que ces lésions ne leur sont point propres et sont au contraire le résultat des troubles survenus d'abord dans les organes qui les alimentent, c'est-à-dire dans les os ou la synoviale, tandis que M. Redfern semble les attribuer à une perturbation déterminée primitivement dans leur propre tissu, ce qui ne me semble pas du tout ressortir de la lecture de son travail.

Mais je vais plus loin, et quittant le terrain des études purement spéculatives pour me placer sur celui de la pratique, je dis que dans le cas même où il serait prouvé que leurs altérations peuvent se produire sans maladies des tissus osseux ou synoviaux, il n'en resterait pas moins démontré qu'elles ne doivent exercer sur ceux-ci qu'une influence bien peu sensible, puisque tous les jours nous rencontrons ces lésions sur le cadavre d'individus qui n'avaient présenté pendant la vie aucun symptôme dénotant leur existence (1) ; or c'est là un fait d'une haute importance pratique.

En résumé, et ce sont là les points sur lesquels je tiens à fixer l'attention, *les cartilages articulaires constituent des lames organisées, mais d'une structure très-rudimentaire, tenant le milieu, pour la vitalité, entre les tissus fibro-cartilagineux et les épithéliums, ne jouissant que d'une vie parasitaire, tout à fait insensibles, présentant assez fréquemment des altérations de tissu déterminées par les troubles*

(1) *Annales de la chirurgie*, t. XI, p. 166.

qu'apportent dans leur nutrition les os et la synoviale qui les alimentent, altérations sans influence directe ou immédiate sur les tissus adjacents et ne donnant lieu à aucune douleur.

Il suffit de se rappeler quel grand rôle la plupart des chirurgiens de nos jours font encore jouer à l'altération des cartilages dans les maladies articulaires, et en particulier dans ces variétés d'arthropathies si improprement désignées sous le nom de *tumeur blanche*, pour comprendre toute l'importance que réclamait la solution d'une pareille question. Si, en effet, ainsi que je crois l'avoir démontré dans les divers mémoires auxquels j'ai déjà plusieurs fois renvoyé le lecteur pour de plus amples détails, ni les cartilages, ni les tissus fibreux ne peuvent devenir le point de départ de ces affections si graves ; si les altérations fréquentes dont ils sont le siége ne sont que consécutives, il ne reste plus, dans les tissus composant les articulations que les os et les synoviales comme origine possible de ces maladies, que l'on peut alors diviser en deux classes : affections de la synoviale, ou *synovite*, d'une part, et affections du tissu osseux, ou *ostéites articulaires*, de l'autre.

Les diverses altérations observées dans les cartilages sont l'*amincissement*, l'*usure*, la *perte d'élasticité*, l'*atrophie*, l'*érosion ulcéroïde*, improprement appelée par B. Brodie *ulcérative*, l'*hypertrophie*, et surtout le *ramollissement*, la plus commune de toutes, caractérisée par la décomposition du tissu cartilagineux en fibres perpendiculairement implantées à la surface de l'os, comme les soies du velours sur la trame, et que l'on a désignée pour cette raison sous le nom d'*altération velvétique*, du mot anglais *velvet* (velours). Toutes ces lésions, depuis longtemps connues et parfaitement étudiées à l'œil nu ou à la loupe, ont été plus récemment l'objet des investigations microscopiques de MM. Toyn-Bee (1), Redfern (2) et Broca (3). Il ne m'a point paru que ces recherches, très-intéressantes d'ailleurs au point de vue de l'histoire naturelle, aient rien ajouté d'essentiel à ce que nous savions déjà concernant leur signification pathologique ; elles ont seulement révélé quelques détails de structure intime dont on s'est, à mon avis, beaucoup exagéré l'importance.

Reste à examiner deux autres questions bien distinctes, et que j'ai le regret de ne pouvoir traiter avec tout le développement qu'elles exigeraient. Je veux parler de la possibilité de cicatrisation et d'ossification des cartilages articulaires.

Jusqu'à ces dernières années la cicatrisation des lames cartilagineuses articulaires était regardée comme impossible ; les expériences de Dœrner et d'Autenrieth, les miennes propres, les observations de M. Cruveilhier et des autres pathologistes, semblaient avoir mis la question hors de doute, lorsque M. Broca présenta à la Société anatomique plusieurs pièces sur lesquelles il crut remarquer une cicatrice réunissant des fragments cartilagineux. J'ai lu avec beaucoup d'attention les observations sur lesquelles s'est fondé M. Broca, et je suis étonné qu'on les ait laissées jusqu'ici sans réfutation. J'extrais les lignes suivantes d'une de celles qui paraissent le plus probantes, et à laquelle on a semblé attacher le plus d'importance : il s'agit d'une fracture de l'olécrâne réunie par un cal fibreux (4).

« Ce qu'il y a de plus intéressant dans cette pièce (dit le rapport), c'est l'existence d'une membrane de cicatrice qui unit les bords du cartilage diarthrodial fracturé.

(1) *Philosophical Transactions*, 1841, t. I, p. 172.
(2) *Anormal nutrition in articular cartilages*, avec figures, Edinburgh, 1849.
(3) *Bulletins de la Société anatomique*, 1851-1852, *passim*.
(4) *Ibid.*, 1851, p. 106 et suiv.

Elle présente deux bords et deux faces; ces deux bords s'insèrent sur le bord correspondant du cartilage de chaque fragment. Sa face antérieure, parfaitement lisse, est placée sur le même niveau que le reste de la surface articulaire; *sa face profonde se continue sans interruption avec la substance du cal fibreux,* » suivent les détails d'anatomie microscopique de cette bandelette, qui était composée de tissu fibreux.

Je dirai d'abord que ce qui est donné comme un cas rare par M. Broca est au contraire assez commun, et se voit dans beaucoup de fractures articulaires qui ne se réunissent habituellement que par un cal fibreux, celles de la rotule particulièrement; mais, jusqu'à présent, personne n'avait songé à donner ce fait comme une preuve de la possibilité de la cicatrisation des cartilages.

C'est qu'en effet les choses reçoivent une explication bien plus naturelle, qui n'est pas en opposition, comme la cicatrisation des cartilages, avec les lois générales de la pathologie, et que voici : La lymphe plastique versée entre les fragments ne reste pas comprise strictement entre leurs surfaces ; elle s'épanche jusque dans la cavité articulaire, qui quelquefois s'enflamme, comme dans les cas d'arthrite traumatique. On peut voir alors, si l'on a occasion de suivre ce travail pathologique, que les os et la synoviale se vascularisent et projettent sur les cartilages des jetées membraniformes, dont les vaisseaux viennent se confondre et s'anastomoser avec ceux qui se développent dans la lymphe plastique, en sorte que souvent il se forme entre les surfaces articulaires des brides vasculaires parfaitement organisées. Ce sont ces fausses membranes qui, plus tard, passant à l'état fibreux, déterminent ces difficultés dans l'accomplissement des mouvements, et rendent si grave le pronostic des fractures dans les articulations.

Tout ce travail s'accomplit en passant par des phases analogues à celles qui président à la formation des fausses ankyloses, suite de synovites aiguës ou chroniques, et il est démontré que ces brides fibreuses, qui se prolongent sur les cartilages et y adhèrent, ne sont autre chose que des pseudo-membranes organisées à leur surface, lesquelles finissent par les absorber et les faire disparaître. C'est là un travail dont j'ai suivi toutes les phases, et j'ai fait dessiner avec soin quelques-unes de ces dispositions.

Admettez que ce travail, au lieu de se propager à toute l'articulation, reste confiné aux surfaces fragmentaires de l'os et du cartilage, comme dans l'observation citée plus haut, et vous verrez s'établir entre elles les mêmes brides fibreuses. N'est-il pas évident qu'ici comme dans ces cas de fausses ankyloses précédemment cités, les *surfaces cartilagineuses divisées* se sont recouvertes préalablement de pseudo-membranes vasculaires, et que c'est entre elles que s'est faite la cicatrice fibreuse, et non entre les lamelles cartilagineuses elles-mêmes, qui seules n'auraient pu suffire à cette réparation ? La meilleure preuve que cette cicatrice a eu pour base des vaisseaux de nouvelle formation fournis par l'os, c'est que si l'os n'est pas intéressé, s'il n'y a pas d'inflammation, si le cartilage seul est brisé, la réunion n'a pas lieu : témoin cette femme dont l'histoire est rapportée par M. Cruveilhier (1). Elle tombe sur la hanche, éprouve une vive douleur qui fait croire d'abord à une luxation, puis guérit parfaitement. *Dix ans* après elle meurt, et l'on trouve aux cartilages une perte de substance sans aucune apparence de travail réparateur : *on eût dit que le brisement venait d'avoir lieu.*

Il est vrai que M. Redfern (2), dans des expériences sur des animaux, a trouvé

(1) *Archives de médecine,* t. IV. p. 165.
(2) *Monthly journ. of medic. science,* septembre 1851.

au quarante-neuvième jour une cicatrice déjà assez solide, et présentant des fibres qu'il a fait dessiner ; mais J. Dœrner, qui avait multiplié ces mêmes expérimentations, a constamment obtenu des résultats négatifs, et je suis étonné que M. Broca, qui rejette ces faits parce que, dit-il, les autopsies ont été faites après trente jours seulement, n'ait pas connu ceux que j'ai publiés en 1844 (1), auxquels il n'aurait pu faire le même reproche, puisque les animaux n'ont été sacrifiés que trois mois après les pertes de substance pratiquées aux cartilages. Je n'ai jamais rien vu dans ces cas qui annonçât que la nature eût fait le moindre effort pour réparer la plaie ; le cartilage était coupé comme un ongle qu'on vient de rogner et sans trace aucune de cicatrisation.

C'est donc là une question encore loin d'être jugée ; et quoique les faits de M. Redfern obligent à la réserve, et que l'on puisse à la rigueur concevoir que, quelque faible que soit la vitalité des cartilages, ils puissent travailler cependant à réparer leurs pertes de substance, il n'en reste pas moins démontré que tel n'est point le cas ordinaire, et que cette cicatrisation, si tant est qu'elle a lieu lorsque le tissu cartilagineux est seul intéressé, est un fait au moins très-rare et très-insolite.

Quant à l'ossification des cartilages articulaires, elle est plus difficile encore à admettre que la cicatrisation ; s'ils étaient en effet susceptibles de s'ossifier, on trouverait des vaisseaux dans leur substance comme dans celles des cartilages d'ossification auxquels on tend à les assimiler, tantôt avant, tantôt en même temps, ou bien encore un peu après la déposition des sels calcaires, puisque nous avons vu, lorsqu'il a été question de la formation des os (2), que c'est ainsi qu'apparaissent les artères. Or j'ai dit que personne, jusqu'à présent, n'y avait démontré ces vaisseaux. M. Broca, cependant, a présenté à la Société anatomique une pièce (3) qu'il a prétendu démontrer l'ossification des cartilages diarthrodiaux. Selon cet anatomiste, on voyait distinctement à l'œil nu, sur la lame cartilagineuse qui recouvrait la tête d'un humérus malade d'ailleurs, de petites taches jaunâtres qui, soumises à l'analyse microscopique, parurent formées de cavités cartilagineuses unies par des lignes noirâtres. En ajoutant une goutte d'acide chlorhydrique, on crut, après quelque temps, voir une effervescence légère, et la préparation, lavée, redevint transparente ; mais de vaisseaux, point ; mais de canalicules, point ; seulement quelques *trous* de loin en loin qui *pourraient* bien, est-il dit dans l'observation, être l'analogue des canalicules. M. Robin, auquel on montra la pièce, fut d'accord avec M. Broca pour déclarer que c'était bien là une ossification du cartilage.

Mais en admettant, ce qui est loin d'être mis hors de doute par la description qu'on vient de lire, que ces *traces noirâtres* soient l'annonce de la déposition de sels calcaires, et que ces *trous* soient l'analogue des canalicules, serait-on autorisé à dire qu'il y avait réellement ossification ? Cela n'est pas admissible, et il y a tout un monde entre cet état et l'ossification proprement dite. J'ai consulté plusieurs fois M. Robin sur ces concrétions ossiformes qu'on trouve dans l'épaisseur des synoviales malades, et il m'a toujours répondu qu'il pensait qu'en raison de l'absence des ostéoplastes, on devait les considérer comme de simples dépôts calcaires. Comment donc se fait-il que le même anatomiste veuille donner les lignes sombres ci-dessus

(1) Thèse inaugurale, Paris, mars 1844.
(2) Page 61.
(3) *Bulletins de la Société anatomique*, 1851, p. 167-168.

décrites dans les cartilages comme la preuve d'une ossification? Quant à moi, je pense avec tous ceux qui ne se contentent pas seulement de rapprochements ingénieux, que ce fait est complétement insuffisant, et que l'ossification des cartilages articulaires reste encore à démontrer.

On remarquera d'ailleurs que ces faits de cicatrisation et d'ossification des cartilages, fussent-ils aussi clairement prouvés qu'ils sont loin de l'être, n'établiraient pas encore que ces organes puissent devenir le siége d'altérations nées primitivement dans leur tissu, et n'apporteraient aucune modification à la théorie de leur nutrition parasitaire telle que je l'ai développée précédemment, et de laquelle découlent des conséquences pratiques importantes.

Je suis entré dans des détails minutieux peut-être, mais c'est qu'il m'a paru utile de prémunir les élèves contre cette tendance à faire du microscope l'arbitre suprême de l'anatomie et de la pathologie. J'ai voulu leur signaler l'écueil, et tout en reconnaissant les services que peut rendre cet instrument, leur montrer que l'observation directe à l'œil nu, aidée du raisonnement, suffit dans beaucoup de cas pour remonter à la source des phénomènes et expliquer rationnellement les altérations morbides. Si l'on veut ne pas déprécier les études microscopiques et leur conserver l'influence légitime qu'elles doivent avoir, il faut se maintenir dans de justes limites et éviter surtout les exagérations, qui gâtent les meilleures causes.

Les cartilages, par cela même qu'ils ne possèdent point de vaisseaux, résistent à l'envahissement des dégénérescences morbides qui atteignent tous les autres tissus; c'est ainsi qu'on les retrouve intacts au milieu des cancers les plus avancés, des inflammations les plus violentes, lorsque ces dernières n'existent pas depuis un temps assez long pour les couvrir de fausses membranes vasculaires qui exercent sur eux une active résorption. C'est là une circonstance heureuse et que le chirurgien doit mettre à profit : ainsi il faut savoir que dans le cancer qui débute par les os, la diaphyse, et même l'extrémité épiphysaire, peuvent être complétement détruites sans que l'articulation, protégée par la lame cartilagineuse, participe elle-même à la maladie, ce qui permet de tenter avec chance de succès une désarticulation que l'on n'eût pas osé entreprendre sans la connaissance de cette disposition.

Après les amputations dans la contiguïté des membres, on a proposé de ruginer, d'enlever les cartilages. C'est là une mauvaise pratique ; ils ne nuisent en aucune façon à la réunion immédiate, et plus tard, si l'on examine le moignon après cicatrice, on ne les retrouve plus, ils ont été absorbés.

Leur usage est de protéger par leur élasticité les extrémités osseuses contre les chocs trop rudes, surtout contre les frottements. Il ne faudrait pas croire cependant qu'ils sont indispensables ; car on rencontre quelquefois des malades chez lesquels ils ont disparu, et dont les os sont lisses et polis par le frottement comme des billes d'ivoire ; mais il faut convenir qu'alors les mouvements sont difficiles et accompagnés d'un bruit sec et désagréable. On a dit avoir vu leur absence engendrer quelquefois une ostéite sourde entraînant la perte de la lamelle compacte qui ferme les extrémités osseuses, et par suite l'ankylose vraie ou par fusion (1).

Est-il possible que, dans une chute, une portion du cartilage puisse se détacher, rester flottante dans l'articulation, et devenir l'origine de ces corps mobiles dits *corps*

(1) Voyez ma thèse de concours pour le professorat : *Des procédés opératoires applicables à l'ankylose.* Paris, 1850.

étrangers articulaires? Je n'hésite pas à répondre par l'affirmative, malgré les objections qui ont été dirigées contre cette manière de voir à plusieurs reprises, et encore tout récemment par M. le docteur Parise. Ainsi, sans parler du fait si connu de Monro, j'ai lu, en 1843, à la Société anatomique, une observation et présenté une pièce pathologique qui prouvait cette origine jusqu'à l'évidence. Il s'agissait d'un malade qui, à la suite d'une chute, sentit en se relevant *quelque chose* qui roulait dans son genou. Comme il continuait à souffrir depuis cette époque, il vint pour se faire traiter à la Charité, où, par suite d'imprudences réitérées, il succomba le vingt-cinquième jour qui suivit l'extraction de ce corps mobile. A l'autopsie, je trouvai sous le condyle interne du fémur un emplacement ayant exactement la forme du corps étranger que j'avais conservé, et dans lequel nous pûmes le replacer ; ce corps avait une face cartilagineuse et l'autre osseuse, et précisément la perte de substance qu'avait subie en ce point la trochlée fémorale portait tout à la fois sur le cartilage et le tissu osseux.

Mais je me hâte de dire que c'est là certainement l'une des causes les plus rares des corps étrangers articulaires, lesquels sont ordinairement produits par des concrétions développées d'abord dans la synoviale, ainsi que l'a prouvé Laennec.

§ VII. — DES ARTICULATIONS.

Les diverses parties qui entrent dans la composition des articulations, synoviales, ligaments et capsules articulaires, tissus osseux et cartilages, ayant été ainsi successivement passées en revue, il faut étudier l'articulation dans son ensemble, c'est-à-dire considérée comme un organe, et nous allons voir surgir de cette étude, faite surtout au point de vue chirurgical, des conséquences pratiques qui ne seront pas sans importance et qui n'auraient pu trouver place ailleurs que dans des généralités.

Un organe est constitué par une réunion de divers tissus groupés pour accomplir une fonction, et pourvus d'un système de vaisseaux et de nerfs qui lui sont plus spécialement et quelquefois exclusivement destinés ; c'est ainsi que l'œil doit être considéré comme l'exemple d'un organe aussi parfait que possible. L'articulation remplit à peu près ces conditions ; on y trouve réunis divers éléments bien distincts, qui s'associent pour constituer un ensemble appelé à remplir des fonctions nettement délimitées, mais néanmoins les vaisseaux et les nerfs qu'elle reçoit ne sont pas différents de ceux qui se distribuent dans les parties environnantes : aussi l'articulation ne peut-elle être regardée que comme un organe d'un ordre inférieur.

Il semble que tous les éléments qui entrent dans la composition d'un membre, os, muscles, tissus fibreux, séreux, cartilagineux, aient été disposés en vue de l'articulation ; tous, en effet, ont pour but le mouvement et la locomotion, dont le siége est l'articulation, et qui, sans elle, seraient impossibles. Aussi, voyons-nous ces mêmes éléments s'amoindrir et s'atrophier, quelques-uns même disparaître complétement lorsqu'une cause quelconque vient à supprimer l'articulation pour laquelle ils semblent créés.

De ces considérations anatomiques découle cette conséquence pathologique, à savoir, que les maladies des extrémités articulaires des os, ou de la synoviale, ne ressemblent que de loin aux affections des systèmes osseux et séreux, car elles se compliquent bientôt les unes des autres, envahissent toute l'étendue de l'articulation et prennent alors des caractères particuliers, qui en font non plus seulement de simples ostéites ou de simples inflammations séreuses, mais des maladies complexes ayant des symptômes différents et une marche différente. Toutefois, ce n'est pas seulement parce que les ostéites se compliquent de synovite, et réciproquement, que les affections articulaires ont une physionomie particulière, un cachet spécial ; c'est encore et surtout parce que les mouvements continuels auxquels ces organes sont soumis enveniment et dénaturent l'altération primitive, d'où j'ai déduit cette conséquence pratique, que la première condition pour guérir les maladies articulaires était de les ramener à l'état simple, de les débarrasser de cette complication en les *immobilisant*.

Les divers tissus élémentaires qui entrent dans la composition des articulations y sont tellement amalgamés, qu'on me passe l'expression, qu'il est bien difficile que l'un d'eux soit longtemps malade sans que les autres participent plus ou moins à l'affection primitive ; ils sont en quelque sorte solidaires. C'est ainsi que les inflammations de la synoviale se propagent aux tissus sous-synoviaux, fibreux et autres, et surtout aux extrémités osseuses par l'intermédiaire du périoste qu'elles recouvrent immédiatement, de même que l'on voit les ostéites déterminer, dans les parties molles qui les avoisinent, mais principalement dans les synoviales, des inflammations qui, en raison des différences de susceptibilité et de vascularisation, y marchent souvent d'un pas plus rapide que dans le tissu où elles avaient pris naissance. C'est de cette tendance incessante de l'inflammation à se généraliser à toute la jointure, que résulte, lorsque la maladie est arrivée à un certain degré, et quels que soient d'ailleurs l'origine et le siége primitif du mal, cette similitude de symptômes, qui n'a pas peu contribué à embrouiller ce point déjà si obscur de pathologie.

Il importe toutefois de se rappeler que ces différents tissus ne jouissent pas tous au même degré de ces propriétés qui les rendent aptes à contracter les phénomènes inflammatoires, sans quoi l'on s'exposerait à retomber dans l'état d'incertitude si heureusement dissipé par les progrès de l'anatomie de structure ; j'ai suffisamment insisté sur ces divers points, dans les chapitres qui précèdent, pour qu'il me soit permis de n'y plus revenir.

Les articulations sont, en général, accessibles au sens du toucher, mais il en est quelques-unes qui, sous ce rapport, sont plus favorablement situées, le genou, par exemple, où le plus petit épanchement de liquide peut être facilement reconnu ; au contraire l'articulation scapulo-humérale, mais surtout celle du fémur avec l'os des iles, est si profondément placée, que son exploration est toujours, sinon impossible, au moins très-difficile. Aussi le diagnostic des maladies des articulations que l'épaisseur des muscles dérobe à l'examen, est-il généralement beaucoup plus obscur que celui des autres jointures plus superficiellement situées, et qui ont presque toujours un des points de leur circonférence pour ainsi dire sous-cutané et par conséquent facile à explorer.

Cette dernière circonstance permet encore d'y pratiquer plus facilement des ponctions soit pour en évacuer les liquides anormalement accumulés, soit pour en injecter de médicamenteux, ponctions et injections sur l'utilité desquelles la pratique n'a pas encore décidé en dernier ressort. Je dirai, cependant, que s'il est un fait acquis à la science, c'est leur innocuité, résultat qu'on était loin de soupçonner avant les expériences de MM. Velpeau et Bonnet (de Lyon). J'ai moi-même injecté plusieurs fois de la teinture d'iode dans d'anciennes hydarthroses, réfractaires à toutes sortes de traitements, et si je n'en ai pas toujours obtenu tout ce que je désirais, au moins ai-je acquis cette conviction qu'on s'était beaucoup exagéré théoriquement les dangers de ce moyen thérapeutique.

D'où vient donc que les plaies accidentelles des articulations, aussi bien celles par instruments piquants, que celles qui ouvrent largement la cavité articulaire, sont si souvent suivies d'accidents formidables et quelquefois mortels ? On a pensé que ces différences tenaient à ce que dans les ponctions faites par le chirurgien, la pénétration de l'air n'avait pas lieu, tandis que dans les plaies accidentelles il en entrait toujours une certaine quantité. Là n'est pas la véritable cause : j'ai vu souvent à la suite des ponctions articulaires, le liquide évacué être remplacé par une quantité notable d'air que l'on pouvait constater par la percussion, et je ne crois pas que jamais, dans aucune plaie articulaire, suivie d'accidents graves, il ait été possible d'en trouver autant que chez une jeune fille, de mon service, à laquelle j'avais ponctionné une hydarthrose du genou. L'aide qui devait pousser l'injection ayant négligé de purger la seringue d'air, il en avait été projeté dans la cavité articulaire une quantité si considérable, que le cul-de-sac synovial était réellement distendu comme un ballon : malgré cela, il n'y eut pas le plus petit phénomène de réaction, et la jeune fille sortait de l'hôpital parfaitement guérie trois semaines après.

Serait-ce, comme on l'a prétendu, parce qu'alors il y a eu seulement *accès*, et non *circulation* du fluide atmosphérique, que ces ponctions ne sont pas suivies d'accidents ? C'est là sans doute une des raisons mais il y en a d'autres encore, et la principale, selon moi, c'est que les individus dont l'articulation est accidentellement ouverte, ignorant les dangers qu'ils courent, au lieu de garder le repos continuent à agir, d'où résulte une irritation des bords de la plaie cutanée, qui se propage, en suivant le trajet de l'instrument, jusqu'à la synoviale. Le chirurgien, au contraire, lorsqu'il pratique la ponction non-seulement réunit immédiatement les bords de l'incision, mais encore condamne le membre au repos le plus absolu, et dans le cas où il ne peut obtenir du malade une parfaite immobilité, il doit redouter les mêmes accidents que dans les plaies articulaires accidentelles. C'est ainsi que j'ai vu périr un malade auquel M. Velpeau avait extrait un corps étranger articulaire du genou par la méthode sous-cutanée ; la nuit qui suivit l'opération, il avait parcouru la salle pour recueillir l'urine de ses voisins, avec laquelle, d'après des idées bizarres, il arrosa son pansement. Ce mode de transmission inflammatoire de proche en proche ne diffère pas de celui qu'on observe quelquefois à la suite de l'opération de l'hydrocèle, et sur lequel A. Bérard avait attiré l'attention des chirurgiens.

Il est encore une autre remarque qui n'a pas été présentée, que je sache, et qui n'est pas sans importance. A l'état normal et dans le jeu régulier des fonctions, les parois articulaires sont appliquées exactement sur les os par la pression atmosphérique, en sorte que le réseau vasculaire sous-synovial en cet état de compression continue ne peut contenir que très-peu de sang : mais, que, par suite d'une communication avec l'atmosphère, cette disposition vienne à cesser, le sang va se précipiter dans les voies qui lui sont ouvertes, apportant aux surfaces articulaires les éléments indispensables de toute inflammation. S'il n'est entré que peu d'air, et qu'il ne puisse plus s'en introduire, si, d'ailleurs, l'articulation est maintenue immobile, et si, surtout, le trajet de la plaie n'est pas irrité, les conditions physiques premières restant à peu près les mêmes, les phénomènes inflammatoires pourront ne pas se déclarer ; mais dans les conditions opposées, des accidents d'autant plus terribles se développeront que les surfaces vasculaires seront plus étendues.

Les conséquences pratiques qu'il faut tirer de ces considérations, c'est que : 1° il importe avant tout de mettre le membre dans l'immobilité la plus absolue ; 2° de préserver l'orifice cutané de la plaie de tout contact irritant ; 3° d'empêcher au plus vite l'accès continu de l'air dans la cavité synoviale.

Toutes les articulations, même celles qui paraissent le plus immobiles, peuvent, selon les remarques de Chaussier, exécuter de légers glissements ; sans cela, elles n'auraient aucune raison d'être. Aux membres supérieurs et inférieurs, elles sont douées d'une telle mobilité, et sont tellement solidaires, qu'il n'est pas possible de remuer un doigt ou un orteil sans que toutes participent au mouvement. On peut vérifier la réalité de cette remarque sur les sujets atteints de ces arthrites aiguës ou chroniques, qui donnent lieu à des douleurs térébrantes et atroces, dont nulles autres n'approchent. Le poids de la couverture, le moindre ébranlement du lit arrache des cris perçants aux malades, qui n'osent se livrer au sommeil de crainte de mouvements involontaires. Pour calmer ces souffrances on a en vain recours à tous les narcotiques : une seule chose les soulage, c'est l'immobilité absolue du membre malade. Mais comment l'obtenir ? Toutes les gouttières et autres appareils plus ou moins amovibles sont impuissants, parce qu'ils laissent toujours aux surfaces articulaires la possibilité de quelques glissements, et j'ai dit que, quelque légers qu'ils fussent, ils réveillaient les souffrances. C'est alors que le bandage inamovible solidifié rend de précieux services, lui seul en se moulant exactement sur la forme du membre, qu'il emboîte et dont il forme une seule pièce, peut procurer ce soulagement tant désiré, et encore faut-il toujours alors immobiliser les articulations supérieure et inférieure à celle qui est le siége du mal, si l'on veut obtenir un résultat complétement satisfaisant (1).

Dans les cas de fractures articulaires, c'est encore à cette malencontreuse mobilité que le chirurgien doit chercher à parer, et les recherches de Bonnet et de M. Alph. Guérin (2) ont démontré que dans les fractures de l'extrémité supérieure de l'humérus et du fémur, comme dans celles de la clavicule, ce n'était point tant à l'absence de nutrition du fragment supérieur, qu'il fallait attribuer la non-consolidation, qu'à la mobilité continuelle que communiquaient à ce fragment les mouvements du tronc auquel il reste attaché par les liens articulaires ou les attaches musculaires. C'est pour remédier, autant que possible, à cet inconvénient, que le chirurgien de Lyon a imaginé, dans les fractures du col fémoral, d'immobiliser le tronc, en même temps que les membres, à l'aide d'un appareil qui emboîte le malade depuis les pieds jusqu'au-dessous des aisselles.

Mais cette immobilité, qu'on a tant de peine à obtenir, devient quelquefois, elle-même, la source d'altérations graves et sérieuses, si elle se prolonge trop longtemps : le but physiologique, en vertu duquel existent les articulations, étant supprimé, elles disparaissent comme organe du mouvement ; on voit alors les cartilages devenus inutiles s'absorber, des adhérences s'établir entre les surfaces synoviales, aussi bien qu'entre les os, et l'ankylose s'établir définitivement. Je ne fais que signaler ici les conséquences de cette immobilité prolongée ; on trouvera dans le *Traité des fractures* de M. Malgaigne (3) tous les détails que réclame cette importante question.

(1) A. Richet, *Mémoire sur les tumeurs blanches.* — *Académie de Médecine*, t. XVII.
(2) *Archives de médecine*, 1845, 4e série, t. VIII. — A. Guérin (de Vannes), *Traitement des fractures qui se consolident d'une manière vicieuse*, p. 43-154.
(3) *Traité des fractures et luxations*, t. 1. Paris, 1850.

Les extrémités spongieuses des os qui constituent les articulations présentent des configurations diverses, qui ont fourni aux auteurs d'anatomie descriptive les bases de leurs classifications, que je dois supposer connues. Si les larges surfaces qu'elles présentent assurent les mouvements, il faut convenir aussi qu'elles prédisposent singulièrement aux fractures et aux luxations, quoique, cependant, ces dernières aient plus ordinairement lieu par suite de causes indirectes.

Elles sont à l'état normal toujours très-exactement appliquées l'une contre l'autre, et il est difficile de les séparer même d'un millimètre. Les articulations de la phalange avec la tête du métacarpien, celle de l'humérus avec l'omoplate, sont les seules peut-être qui fassent exception. Lorsque les muscles se contractent, ainsi qu'on peut s'en assurer pour les doigts en répétant sur soi-même l'expérience, il est impossible d'obtenir le plus léger écartement ; mais dès que la puissance musculaire a cessé d'agir, on voit se prononcer au niveau de l'interligne articulaire un enfoncement déterminé par la pression atmosphérique qui pousse les parties molles entre les surfaces osseuses séparées. M. Malgaigne conseille d'user de ce moyen pour s'assurer de l'articulation avant d'y plonger le bistouri ; mais ce précepte, utile à l'amphithéâtre, ne trouve que bien rarement son application dans la pratique où l'on n'ampute jamais que dans des conditions pathologiques qui ne permettent pas de l'appliquer. Dans la paralysie du deltoïde, on peut voir l'humérus séparé de l'omoplate par un enfoncement analogue.

Ceci démontre combien est grande l'influence de la contractilité musculaire, et de quel intérêt il est pour le chirurgien qui veut réduire une luxation de la faire cesser. Sous ce rapport la découverte des anesthésiques a rendu un immense service, et j'ai cherché à démontrer dans un Mémoire lu à la Société de chirurgie, en septembre 1852 (1), que cet obstacle supprimé, plus rien ne s'opposait à la rentrée de l'os déplacé, surtout lorsqu'on mettait en usage le procédé que j'ai appelé *procédé du refoulement*, et qui consiste à agir directement et par des pressions répétées sur l'os luxé au lieu de chercher la réduction par des tractions indirectes. Dans les luxations de l'extrémité supérieure de l'humérus ou du fémur avec fracture de l'os très près de sa tête, ce procédé est le seul qui puisse être appliqué avec chance de succès, et malgré l'épaisseur des masses musculaires et la brièveté du fragment, j'ai pu dans deux cas de luxation de l'épaule compliquée de fracture du col huméral, ramener la tête dans sa cavité et remédier efficacement à une affection contre laquelle avaient échoué jusqu'ici tous les efforts de l'art.

Il ne faudrait pas croire cependant qu'on réussira toujours par ce procédé ; pour mon compte, j'ai déjà échoué une fois dans un cas où la luxation, il est vrai, datait de treize jours, et plus récemment (juin 1858) M. Robert a entretenu la Société de chirurgie d'un fait où tous ses efforts réunis à ceux de M. Huguier étaient restés complétement infructueux. Il est vrai que dans ce cas l'énorme gonflement qui s'était emparé de l'articulation mettait obstacle à la réduction, et rendait même le diagnostic assez incertain pour que M. Huguier ait cru devoir exprimer des doutes touchant la réalité d'une fracture de l'humérus, et admettre même comme plus probable une fracture du col de l'omoplate.

Mais si les muscles, par la contractilité inhérente à leurs fibres, assujettissent les surfaces articulaires, il faut reconnaître que ce n'est qu'accessoirement, et comme

(1) *Mémoires de la Société de chirurgie*, t. III, p. 445,

auxiliaires, ce rôle étant plus particulièrement dévolu aux ligaments qui les maintiennent passivement appliquées ; c'est à eux que quelques articulations, les arthrodies
par exemple, doivent exclusivement la solidité dont elles jouissent. Quelques-unes,
celles du métatarse par exemple, sont si serrées, qu'on éprouve les plus grandes difficultés, alors même qu'on a détruit tout l'appareil ligamenteux extérieur, à y faire
pénétrer la pointe du couteau ou du bistouri. Elles possèdent, en effet, un luxe de
liens fibreux extra et intra-articulaires dont la connaissance précise est indispensable
à l'opérateur. Il faut alors porter l'instrument tranchant entre les surfaces articulaires
elles-mêmes, *perpendiculairement* à la direction connue de ces ligaments interosseux,
comme le disait Lisfranc, pour détacher leurs insertions.

Pour les autres articulations ginglymes ou énarthroses, il n'est pas nécessaire de
tomber d'une manière précise dans l'interligne articulaire, les attaches fibreuses qui
les assujettissent ayant leurs insertions dans des points assez éloignés de cet interligne. C'est ce que Lisfranc exprimait d'une manière si pittoresque en disant que
*l'articulation qui offre 1 de surface à l'anatomiste, en présente au moins 4 à
l'opérateur* (1). Grâce à cette disposition, il suffit de promener la pointe du couteau
dans la direction présumée de l'articulation pour arriver à ouvrir la cavité articulaire
dans un de ces points, ce que l'on reconnaît à l'issue de la synovie, à la blancheur et
à l'état lisse des surfaces synoviales.

Les os présentent habituellement des inégalités plus ou moins appréciables à l'endroit où s'attachent les ligaments ; c'est là un point de repère précieux lorsqu'on ne
peut reconnaître directement l'interligne articulaire, car il suffit de se porter à quelques millimètres au-dessus ou au dessous de ces indices d'attache ligamenteuse pour
être certain de tomber dans l'article. En faisant l'histoire de chaque articulation, je
noterai avec soin ces particularités.

Si cet appareil ligamenteux est pour le chirurgien la source de difficultés, dont
il parvient d'ailleurs toujours à se jouer par l'exercice cadavérique, en revanche
il s'oppose à la fréquence des luxations, qui sont d'autant plus rares qu'il est plus
complet. Quelle différence de fréquence entre les luxations des arthrodies si serrées
du pied et de la main, par exemple, et celles de l'articulation scapulo humérale !
Aussi et comme conséquence naturelle, ces dernières, qui n'exigent pour se produire
que de médiocres violences, sont-elles moins graves que celles du genou ou de la
hanche, qui ne s'effectuent jamais que sous l'influence d'un déploiement de forces
considérables.

Les ligaments, comme le tissu fibreux dont ils constituent une variété, résistent à
l'extension brusque, mais finissent par s'allonger lorsque les forces qui les sollicitent
agissent d'une manière continue ; c'est ce que l'on observe dans l'hydarthrose,
lorsque le liquide épanché s'accumule en grande quantité et met longtemps à disparaître : on peut voir alors les articulations les plus serrées, celle du genou par
exemple, permettre des mouvements de latéralité complétement impossibles à l'état
normal. Or, comme le tissu fibreux ne jouit que d'une rétractilité physiologique très-
médiocre, les extrémités osseuses restent toujours vacillantes, même après la résorption du liquide, ce qui nuit beaucoup à la solidité de l'articulation, et rend la marche
mal assurée ; c'est ce qui a engagé sans doute les chirurgiens que j'ai cités précé-

(1) Malgaigne, *Anatomie chirurgicale*, t. I, p. 158.

demment à tenter la cure radicale de l'hydarthrose chronique par les injections iodées.

Bonnet, qui a étudié à l'aide d'injections forcées sur le cadavre les différents effets qui résultent de l'accumulation des liquides dans les articulations, semble admettre toutefois que les ligaments peuvent s'allonger brusquement et permettre tout de suite un certain degré d'écartement entre les surfaces articulaires; c'est au moins ce qui semble résulter de ses expériences. Après avoir distendu la capsule articulaire au moyen d'un liquide poussé avec force par une ouverture pratiquée à l'un des os qui forment les extrémités articulaires, il a vu qu'au fur et à mesure que l'injection pénétrait, les os se plaçaient dans une position fixe qu'il a reconnue être celle où la cavité articulaire est le plus spacieuse. Il a noté en outre que les surfaces osseuses cessent alors d'être en contact, que le liquide qui s'interpose entre elles détermine un écartement constant, pouvant aller jusqu'à 5 ou 6 millimètres, et qu'enfin la capsule articulaire ainsi distendue prend une forme globuleuse ou multilobulée.

Le chirurgien de Lyon a voulu tirer de ces expériences ingénieuses des conséquences que la pratique ne saurait admettre, avant d'avoir recherché si les conditions dans lesquelles il s'est placé sont identiques avec celles que l'on observe pendant la vie; or, il me semble qu'elles sont toutes différentes. En effet, les épanchements articulaires ne se font jamais que d'une manière lente et ne distendent pas la cavité synoviale au degré obtenu par Bonnet dans ses expériences, et de plus il est une résistance qui n'existe point sur le cadavre, celle des muscles, dont il n'a pas assez tenu compte, et dont j'ai démontré toute la puissance par une expérience facile à répéter. Enfin les capsules articulaires sont soutenues sur le vivant, non-seulement par les masses charnues musculaires, mais encore par les aponévroses tendues par elles, de telle sorte qu'il n'est pas possible d'admettre dans les épanchements articulaires aigus ni cet écartement des os pouvant aller jusqu'à 6 millimètres, ni cette distension de la capsule qu'on n'observe pendant la vie que dans les cas exceptionnels ou dans les hydarthroses très-anciennes, ainsi que je l'ai dit précédemment.

Reste donc cette proposition que, *dans les injections forcées les os d'une articulation prennent pour position fixe celle où la cavité articulaire est le plus spacieuse;* celle-là est inattaquable. Les chirurgiens de tous les temps avaient noté d'ailleurs que dans les hydropisies articulaires considérables les malades prennent instinctivement une position toujours la même pour chaque articulation, et l'on en avait conclu qu'elle était la plus favorable pour l'augmentation de la capacité articulaire, d'autant mieux que les souffrances occasionnées par la distension du liquide en paraissaient diminuées. Mais ce n'était là qu'une présomption que les expériences de Bonnet ont changée en certitude.

La conséquence pratique qui en découle, c'est qu'il faut toujours mettre les articulations malades dans la position fixe que leur donnent, sur le cadavre, les injections forcées; pour les ginglymes, d'une manière générale on peut dire que c'est la demi-flexion, ou mieux cette position intermédiaire à la flexion et à l'extension extrême, tandis que pour les énarthroses c'est la flexion légère combinée avec l'adduction. Ces résultats s'accordent d'ailleurs parfaitement avec ceux que M. Malgaigne, fondé uniquement sur l'anatomie, avait depuis longtemps cherché à faire prévaloir, à savoir que dans les ginglymes angulaires parfaits, c'est dans la demi-flexion que les ligaments latéraux sont le plus relâchés et permettent quelques mouvements de latéralité, contrairement à l'opinion de Blandin et Dupuytren, qui pensaient que ce relâchement était d'autant plus considérable que la flexion était plus complète.

L'accumulation lente d'un liquide, même dans les articulations ginglymoïdales, peut déterminer, mais *à la longue*, la distension des ligaments et l'écartement des surfaces articulaires, et produire un déplacement complet de la tête de l'os dans les énarthroses. La théorie de la luxation spontanée du fémur de J.-L. Petit repose entièrement sur cette idée, et, malgré les raisonnements de Boyer, elle doit être regardée aujourd'hui comme un fait mis hors de doute par les observations de MM. Sauvage (de Caen) (1) et Parise, professeur à l'école de médecine de Lille (2).

J'ai dit que dans toute articulation à l'état normal, il existe une tendance manifeste au vide. Cette disposition n'est nulle part aussi marquée que dans la jointure coxo-fémorale, et lorsqu'on en pratique la désarticulation, au moment où l'on incise le bourrelet cotyloïdien et où l'on fait effort pour séparer le fémur, on peut entendre un sifflement analogue à celui qui se produit quand l'air entre sous le récipient de la machine pneumatique; à l'instant même la tête du fémur sort de la cavité dans laquelle la retenait la pression atmosphérique. L'expérience si connue de Weber a mis ce fait dans toute son évidence. On s'est alors demandé si dans les cas de fistules articulaires communiquant avec l'extérieur, l'entrée du fluide atmosphérique dans la jointure ne pouvait pas favoriser ces déplacements dits *luxation spontanée* en supprimant cette condition physique de la tendance au vide. Nul doute que dans certains cas cela ne soit possible, mais j'ai, quant à moi, de la peine à admettre qu'il en soit toujours ainsi, car les trajets fistuleux sont quelquefois tellement tortueux, qu'il est bien difficile que l'air puisse s'y introduire et surtout pénétrer jusque dans la cavité articulaire.

Les articulations correspondent en général à cette partie du membre où les muscles dégénèrent en tendons et en aponévroses d'insertion, de telle sorte qu'elles sont enveloppées et recouvertes surtout par des tissus fibreux : telles sont celles du poignet, du cou-de-pied, des doigts, des orteils, les métacarpo et métatarso-phalangiennes. Aussi est-il difficile, lorsqu'on en pratique la désarticulation, de trouver autour d'elles des lambeaux épais pour recouvrir les surfaces articulaires. Pour quelques-unes d'entre elles cela n'a aucun inconvénient, mais pour d'autres, la radio-carpienne, par exemple, et la tibio-tarsienne, on ne peut nier que ce ne soient là des conditions défavorables, d'autant mieux que la saillie considérable des extrémités osseuses et la présence des gaînes synoviales qui restent béantes et prêtes à suppurer ou à recevoir le pus formé dans la plaie augmentent encore les difficultés. Telles sont sans doute les raisons qui ont fait délaisser par les chirurgiens les désarticulations du poignet et du cou-de-pied. Les articulations du coude, du genou, tarso-métatarsiennes et carpo-métacarpiennes sont déjà beaucoup plus favorablement disposées; elles présentent, sur un de leurs côtés au moins, des muscles dans lesquels on peut trouver des lambeaux très-suffisants pour protéger la peau contre les saillies osseuses. Mais c'est à l'épaule que se trouvent réunies les plus heureuses conditions; à toute la circonférence, en effet, on trouve des masses musculaires qui se prêtent admirablement à la confection des lambeaux. Ce sont là des considérations anatomiques que le chirurgien ne doit pas ignorer, et si les amputations dans l'articulation scapulo-humérale sont si souvent suivies de bons résultats, c'est non-seulement parce qu'on

(1) *Archives de médecine*, novembre 1835.
(2) *Ibid.*, mai 1842 et juillet 1843.

peut trouver dans les parties molles qui l'entourent des lambeaux épais et bien nourris, mais encore parce qu'il n'y a que très-peu de tissus fibreux, et surtout une très-petite surface osseuse, plane ou presque plane, qui ne gêne ni par sa saillie ni par son volume.

La présence des gaînes fibro-synoviales dans le voisinage des articulations doit engager à se mettre en garde contre une erreur de diagnostic possible, ces gaînes fournissant, comme les cavités articulaires, un liquide filant et onctueux qu'on peut rencontrer entre les lèvres de la solution de continuité, et prendre pour la synovie provenant d'une plaie pénétrante de l'articulation.

Les articulations reçoivent des vaisseaux et nerfs très-nombreux, et le plus souvent très-volumineux, désignés sous le nom d'artères et nerfs articulaires, ce qui témoignerait au besoin d'une vitalité énergique, si la violence avec laquelle elles s'enflamment et les douleurs atroces auxquelles donnent lieu leurs affections ne le démontraient suffisamment. Dans les maladies inflammatoires chroniques, synovites ou ostéites, on voit ces vaisseaux doubler et même tripler de volume, et j'ai fait dessiner plusieurs dispositions très-remarquables qui montrent que les artères articulaires du genou peuvent acquérir alors le volume de la temporale, ce qui explique l'activité des phénomènes morbides. J'ai pensé que dans ce cas la compression bien faite pourrait rendre de grands services en diminuant graduellement l'afflux sanguin, et en modérant, par conséquent, l'inflammation ; cette compression peut se faire au moyen du bandage inamovible, c'est une médication qui demande à être surveillée de près, et surtout à être bien exécutée.

Il serait important de pouvoir donner une règle générale, relativement à la position qu'occupent les artères des membres au voisinage des articulations ; malheureusement cela est impossible ; mais en faisant l'histoire de chaque région, j'indiquerai avec soin par quel côté on peut pénétrer dans l'article sans s'exposer à blesser les artères principales.

D'après les remarques de M. Cruveilhier, les nerfs articulaires, partout où ils sont soumis à une certaine pression, deviennent grisâtres et renflés comme les nerfs ganglionnaires dont ils présentent alors jusqu'à un certain point l'apparence.

§ VIII. — SYSTÈME MUSCULAIRE.

Tous les auteurs qui traitent de l'anatomie humaine divisent le système musculaire en deux grandes sections : l'une qui comprend ce que l'on nomme vulgairement *la chair*, c'est-à-dire les masses musculaires, situées pour la plupart à l'extérieur, et qui servent à la locomotion ; l'autre, qui se compose des plans charnus plus ou moins développés, ordinairement sous-jacents aux muqueuses, qui tapissent les appareils de la digestion, de la circulation, de la respiration, des sécrétions et de la génération.

La première division comprend tous les muscles que Bichat désignait sous le nom de *muscles de la vie animale* ou *volontaires*, et la deuxième ceux qu'il appelait *muscles de la vie organique* ou *involontaires*. Béclard traite des uns sous la dénomination de *muscles extérieurs*, et des autres sous celle de *muscles intérieurs*.

Ces diverses distinctions, quoique fautives à certains égards, donnent cependant une idée assez nette et assez exacte des différences soit anatomiques soit physiologiques qui séparent les diverses branches du système musculaire, et sous ce rapport elles méritent d'être conservées.

Les progrès de l'inspection micrographique ont cependant conduit les anatomistes à chercher une autre distinction fondée sur la structure intime. Mais on verra dans le courant de ce chapitre que les *stries en travers*, qu'on a voulu donner comme caractérisant la fibre élémentaire des muscles de la vie animale, ne lui sont pas exclusivement réservées et résultent d'une modification de la contractilité que peuvent présenter certains muscles de la vie organique dans quelques circonstances exceptionnelles.

Les muscles de la vie animale, ou muscles extérieurs, sont en général pleins, épais et charnus, recouvrent le squelette auquel ils se fixent toujours, au moins par une de leurs extrémités, et forment ce vaste ensemble destiné à mouvoir les membres, le tronc, les yeux, la langue, l'oreille, le pharynx, le larynx, le périnée, etc., tandis que les muscles de la vie organique ou intérieurs se composent essentiellement du cœur, de l'utérus, des fibres charnues trachéales, de celles qui meuvent le canal intestinal, la vessie, etc., et aussi d'après Henle, mais surtout d'après Kölliker, des fibres qui forment la tunique moyenne des artères, de celles que l'on rencontre sur les parois veineuses ou lymphatiques, sur les conduits excréteurs et jusque dans la peau.

La question de savoir si ces dernières fibres, évidemment contractiles, doivent être rangées parmi les fibres musculaires, n'étant pas encore complétement vidée pour tous les anatomistes, j'ai préféré renvoyer ce que j'ai à en dire au chapitre où il sera question des vaisseaux en général, ne voulant m'occuper en ce moment que des parties admises par tout le monde comme franchement musculaires, et plus spécialement des muscles de la vie animale ou extérieurs, qui offrent au médecin un plus grand intérêt.

1° *Des muscles de la vie animale ou muscles extérieurs.* — *Disposition générale.* — Envisagés d'une manière générale, les muscles extérieurs ont été divisés en longs, larges et courts, en peauciers ou cutanés, et en profonds.

Les muscles longs se rencontrent surtout aux membres, où ils présentent quelques particularités qui doivent attirer l'attention du chirurgien. Groupés autour de la colonne de sustentation osseuse, ils sont d'autant plus épais que l'on se rapproche de la racine de chaque section des membres, tandis qu'ils s'amincissent et s'effilen en gagnant l'articulation inférieure; d'où cette considération que, dans les amputations, les lambeaux sont d'autant mieux fournis de muscles, que la section en est pratiquée plus haut. Inférieurement, les fibres musculaires font place aux tendons, aux aponévroses, dont la tendance à la suppuration, mais aussi à l'agglutination, est bien moindre. Comme exemple frappant de ces diverses particularités, il faut citer l'avant-bras.

Les muscles des membres sont superposés et forment généralement deux plans ou couches séparées par des aponévroses fortes et résistantes. De plus, chaque muscle est isolé de son congénère, ainsi que je l'ai déjà dit en faisant l'histoire des aponévroses (1), par une membrane d'enveloppe plus ou moins prononcée, d'où il résulte que non-seulement les muscles de la couche superficielle peuvent entrer en contraction isolément et sans entraîner ceux de la couche profonde, mais encore que chaque muscle peut agir indépendamment de son voisin. Cette superposition et cet isolement des muscles permettent aussi de comprendre comment, lorsqu'un d'eux est séparé par un instrument tranchant, il peut se rétracter dans sa gaîne propre sans que

(1) Voy. *Système fibreux.*

les muscles voisins, restés intacts, puissent s'opposer à ce mouvement de retrait.

Les muscles superficiels des membres sont en général beaucoup plus longs que les muscles profonds, et leurs fibres jouissent d'une puissance de contractilité beaucoup plus considérable ; aussi sont-ils regardés comme les principaux agents de la déviation et du déplacement des fragments dans les fractures, et c'est contre eux qu'on se propose de lutter par la position demi fléchie, dont l'efficacité n'est rien moins que démontrée.

Les muscles profonds, au contraire, couchés sur les os qu'ils longent et tapissent, contractent avec eux des adhérences plus ou moins intimes, qui tendent plutôt à limiter le croisement des extrémités fragmentaires.

Dans les amputations, telles qu'on les pratiquait autrefois, c'est-à-dire en coupant d'un seul coup de couteau toutes les chairs au même niveau jusqu'à l'os, la même raison faisait que les muscles superficiels, se trouvant entraînés plus énergiquement que les profonds vers la racine du membre, le moignon prenait la forme d'un cône au sommet duquel se trouvait placé l'os, et successivement en remontant vers la racine du membre, la couche musculaire profonde, la couche superficielle, et enfin la peau, entraînée par ses adhérences avec eux et par sa rétractilité propre.

C'est pour obvier à ces inconvénients très-graves et très-réels qu'Alanson et Louis ont proposé leurs divers procédés opératoires, qui se résument tous en celui dit de la quadruple incision. Ce procédé consiste : à couper d'abord la peau seulement, et à la laisser se rétracter, en y aidant même par le détachement de ses adhérences à l'aponévrose ou par sa dissection en manchette ; puis les muscles superficiels au niveau de la peau rétractée ; puis les muscles profonds au niveau des superficiels; et enfin après avoir détaché les attaches des muscles profonds à l'os, à faire la section de ce dernier le plus haut possible, en refoulant toutes les masses musculaires. On obtient ainsi un cône en sens inverse du précédent, un véritable entonnoir dont la base est formée par la tranche de la peau, et dans lequel on rencontre successivement de bas en haut les muscles superficiels, les profonds, et enfin au centre même, et profondément caché, l'os.

Certes on ne peut nier qu'en procédant ainsi on n'obtienne un excellent résultat *immédiat ;* mais on ne peut se dissimuler non plus, ainsi que l'a fait remarquer avec beaucoup de justesse M. Malgaigne, qu'il ne soit impossible de calculer à l'avance le degré de rétraction comparative des divers faisceaux musculaires, et par conséquent la hauteur à laquelle il faudrait couper chacun d'eux. C'est pour remédier autant que possible à ces difficultés qu'on a proposé, une fois la peau incisée et rétractée, de faire pénétrer d'emblée le couteau jusqu'à l'os, de manière à trancher ainsi d'un seul coup toutes les couches musculaires, puis, en attendant que leur rétraction qu'on suit de l'œil soit accomplie, de pratiquer une deuxième section des muscles profonds au niveau des superficiels complétement détachés.

J'ajouterai d'ailleurs que l'emploi des anesthésiques, qui enlèvent aux muscles une notable partie de leur contractilité, a rendu l'application de ces préceptes plus difficile encore, parce que pendant l'opération les muscles ne se rétractent plus qu'incomplétement, pendent à la surface de la plaie, et cela d'autant plus qu'ils sont plus longs et plus isolés. Pour suppléer à cette absence de contraction, on est obligé de les faire relever par des aides ou de les écarter soi-même avec la main, ce qui complique toujours la manœuvre opératoire et empêche la section d'être aussi nette et le cône aussi parfait. L'amputation faite dans ces conditions est l'image fidèle de ce qu'on observe sur un cadavre dont les muscles ne sont plus roidis par la rigidité cadavérique.

J'ai remarqué que cette absence de rétractilité, cette sorte de stupéfaction musculaire qui suit l'emploi des anesthésiques, se prolonge souvent plusieurs jours après l'opération, ce qui permet au chirurgien l'affrontement plus facile des surfaces traumatiques, tout en s'opposant à une réaction inflammatoire trop intense ; à mes yeux, ce n'est point là un des moindres mérites du chloroforme.

J'ai dit que les muscles des membres étaient d'autant plus épais et charnus, qu'on se rapprochait davantage du tronc, ce qui leur donnait la forme d'un cône. Il ne faudrait pas croire cependant que ce volume plus considérable soit uniquement dû à la plus grande masse musculaire ; il reconnaît aussi pour cause un écartement assez notable des divers faisceaux musculaires, écartement comblé par du tissu cellulo-graisseux au milieu duquel sont disséminés des ganglions et vaisseaux lymphatiques, et les gros troncs nerveux et vasculaires. Ces écartements, désignés sous le nom de *creux* (creux poplité, axillaire), de *plis* (pli du bras), de *triangle* (triangle inguino-crural), sont d'une grande importance en chirurgie ; ils sont limités par les reliefs musculaires, et c'est dans leur profondeur que se pratiquent le plus communément les ligatures de vaisseaux, et que se développent la plupart des tumeurs que l'on observe aux membres, les abcès, les lipomes, les anévrysmes, les hernies, etc.

Dans le reste de leur longueur, les muscles se rapprochent et ne sont plus séparés que par des interstices qui tantôt restent très-apparents et marqués par des traînées celluleuses, tandis que d'autres fois on ne rencontre plus entre eux qu'une ligne blanchâtre, indice d'une cloison aponévrotique verticalement placée, et sur chacune des faces de laquelle s'insèrent les fibres des deux muscles limitrophes. Ces interstices sont très-importants à reconnaître, car c'est en les suivant qu'on arrive sur les vaisseaux, toujours situés entre les muscles et jamais dans leur épaisseur. On comprend que dans les cas où ils ne sont marqués que par la ligne blanchâtre de l'aponévrose intermusculaire, cette recherche soit très-difficile, surtout sur le vivant ; il faut alors faire contracter successivement les muscles, afin de mettre leurs bords en relief.

Les muscles larges appartiennent au tronc, auquel sont également destinés quelques muscles longs qui présentent, dans leur disposition et leur structure, des particularités qu'on ne retrouve point dans ceux des membres.

Ces muscles larges ne sont pas pourvus de ces gaînes aponévrotiques enveloppantes qui ont été signalées dans les muscles longs, et j'ai déjà dit (1) que l'on ne pouvait considérer comme telles les aponévroses abdominales, véritables tendons d'insertion des muscles obliques et transverse de l'abdomen. Comme les muscles des membres, ils sont disposés par couches, mais les fibres de ces diverses couches, au lieu de marcher parallèlement, se croisent de manière à former un feutrage, une sorte de tissu qui s'oppose à la sortie des viscères contenus dans les cavités splanchniques. Aussi remarque-t-on que les hernies n'ont presque jamais lieu que dans les points dépourvus de fibres musculaires entre-croisées, et qu'à la partie inférieure de l'abdomen, par exemple, où elles sont si fréquentes, les fibres des trois muscles larges sont très-affaiblies et devenues presque parallèles.

Entre ces divers plans musculaires on ne rencontre qu'un tissu cellulaire peu abon-

(1) Voy. *Système fibreux*.

dant ; aussi les abcès intermusculaires sont-ils bien plus rares au tronc qu'aux membres.

Les muscles longs du tronc sont situés, les uns à l'extérieur, comme la masse sacro-lombaire, les autres à l'intérieur, comme les muscles longs du cou et psoas-iliaque. Ces derniers sont revêtus, comme les muscles des membres, d'une gaîne aponévrotique dense et résistante, qui s'étend de leurs insertions supérieures aux inférieures, traversant ainsi plusieurs cavités splanchniques, pour se porter ensuite au membre abdominal. Ainsi s'établit, par leur intermédiaire, une communication entre des parties fort éloignées, circonstance d'une grande importance pratique, et sur laquelle j'insisterai en temps et lieu (1).

Les muscles larges, comme les muscles longs, s'insèrent souvent sur des arcades aponévrotiques, véritables ponts fibreux sous lesquels passent les troncs nerveux et vasculaires. On a beaucoup discuté à l'effet de savoir si la contraction musculaire pouvait resserrer ces sortes d'anneaux fibreux, et diminuer leur diamètre de manière à gêner les organes qui y sont contenus naturellement ou accidentellement. Il importe ici de distinguer : si l'on entend parler des arcades ou anneaux purement fibreux, dont les fibres constituantes, sans continuité directe avec les fibres musculaires, s'insèrent au squelette, comme l'anneau crural ou l'arcade de Fallope, il me paraît incontestable que les muscles, quel que soit leur degré de contraction, ne peuvent jamais en changer suffisamment les diamètres pour que les organes qui y passent puissent être comprimés efficacement. Mais il n'en est pas de même des ouvertures elliptiques que laissent entre elles les fibres de certaines aponévroses d'insertion, les-quelles peuvent se resserrer, à la manière d'une boutonnière sur les deux extrémités de laquelle on exerce des tractions, quand les fibres musculaires auxquelles elles font suite se contractent ; toutefois j'ai de la peine à croire que ce resserrement puisse être porté au point de gêner la circulation dans les vaisseaux auxquels elles livrent passage. On a cependant cherché à expliquer de cette manière comment, dans des efforts violents, la compression des veines testiculaires par les fibres qui constituent les ouvertures inguinales peut aller jusqu'à déterminer un engorgement de la glande séminale, une *orchite*. Si l'on admet cette action, n'est-il pas évident qu'à fortiori les viscères engagés dans le trajet inguinal pourront, à leur tour, subir l'influence de ces contractions (2) ?

Quoi qu'il en soit, il faut noter qu'on ne voit jamais de vaisseaux ou de nerfs importants traverser un muscle sans être protégés par une arcade ou un anneau fibreux, et que généralement dans leur trajet les organes de la circulation et de l'in-nervation sont situés dans les espaces intermusculaires, plongés dans un tissu cellulaire plus ou moins abondant, et le plus souvent enveloppés par une gaîne fibreuse propre.

Je n'ai rien de particulier à dire touchant les muscles courts ; quant aux muscles cutanés et sous-muqueux, ils présentent cette particularité que leur insertion à la peau ou à la muqueuse qu'ils doublent se fait d'une manière si intime, qu'il est im-possible de les en isoler par la dissection. Aussi dans les régions où on les rencontre à la face et en particulier aux lèvres et à la langue, l'énucléation proprement dite des tumeurs, des cancroïdes même superficiels, est-elle impossible, et faut-il sculpter dans le tissu musculaire pour en faire l'ablatoin complète. Il résulte de là que l'on

(1) Voy. *Région iliaque.*
(2) Voy. *Région des parois abdominales*, art. *Trajet inguinal.*

n'est jamais aussi certain d'avoir extirpé tout le mal que dans les cas de tumeurs nées dans les régions où l'élément morbide peut s'envelopper d'un tissu cellulaire formant autour de lui une enveloppe kystique et permettant une dissection plus facile, une véritable énucléation.

2° *Des muscles de la vie organique, ou muscles intérieurs. Disposition générale.* — Je n'aurai que bien peu de chose à dire touchant cette portion du système musculaire, à cause du peu d'application pratique à la chirurgie. Destiné à concourir aux fonctions de circulation, de digestion, de respiration, de sécrétion et d'excrétion, il est disposé en couches très-minces autour des canaux ou réservoirs de ces divers appareils, dans lesquels il fait cheminer ou dont il expulse le contenu tantôt brusquement, le plus ordinairement lentement et par des contractions dites péristaltiques.

Ses fibres sont minces, plates, d'une couleur généralement pâle, et ne s'insèrent jamais sur le système osseux ; quelques fibres de la vessie et de l'extrémité inférieure du rectum font seules exception. Elles sont généralement entre-croisées, feutrées, non parallèles, et offrent une certaine résistance, en sorte que dans quelques circonstances où l'on est forcé d'appliquer la suture, comme dans les plaies qui intéressent l'intestin ou la vessie, elles supportent très-bien les efforts de traction exercés par les fils.

Elles sont généralement interposées entre une séreuse et une muqueuse, et subissent les influences maladives qui atteignent ces deux sortes de membranes. Ainsi, lorsque la muqueuse qu'elles recouvrent s'irrite et s'enflamme, elles participent à cette inflammation, se contractent incessamment, et finissent, comme conséquence de cette surexcitation de leur contractilité, par s'hypertrophier et acquérir une épaisseur triple et quadruple de celle qu'elles avaient primitivement. C'est ainsi que dans les entérites, les cystites chroniques, les bronchites, on voit les fibres de l'intestin, de la vessie, de la trachée, devenir rougeâtres, et prendre l'apparence de la fibre des muscles extérieurs.

Un phénomène inverse se manifeste lorsque la séreuse à laquelle elles sont adossées devient le siége d'une violente phlegmasie : leur irritabilité semble comme suspendue, anéantie ; elles ne se contractent plus, semblent comme paralysées, en sorte que les liquides et les gaz les distendent outre mesure sans qu'elles puissent les expulser. C'est ce que l'on observe par exemple dans les péritonites, constamment caractérisées par un ballonnement plus ou moins considérable du ventre, et souvent par la constipation.

Leur adhérence avec la membrane séreuse est si intime, qu'elle ne permet pas de les en détacher. Mais il n'en est pas de même de la muqueuse, qui glisse sur elles à l'aide d'un tissu cellulaire assez lâche : aussi voit-on dans les anus contre nature les contractions des fibres musculaires intestinales rejeter au dehors, un, deux, trois centimètres de la muqueuse, et quelquefois une beaucoup plus grande longueur de cette membrane, qui vient former au dehors une tumeur que le chirurgien est obligé de réduire ou de réséquer. Elles sont d'ailleurs dépourvues d'enveloppes fibreuses propres qui auraient pu gêner les brusques variations auxquelles elles sont soumises par suite des changements de capacité des canaux et réservoirs.

Structure et propriétés. — Tous les muscles sont composés d'un élément fondamental, la fibre charnue, dont on a vainement cherché jusqu'à ce jour à déterminer les caractères définitifs ; on y rencontre de plus les éléments communs de l'organisation complète, c'est-à-dire du tissu cellulaire, des vaisseaux et des nerfs.

La *chair musculaire*, envisagée dans les muscles extérieurs sur les animaux vivants, se présente sous l'apparence de fibres d'un rouge vif, très-résistantes, se resserrant et durcissant sous l'influence des attouchements, soit avec le doigt, soit avec le scalpel, et offrant même, en l'absence de tout stimulant, des contractions sac-cadées, des frémissements, ou, pour me servir de l'expression vulgaire, des *palpite-ments*. Les muscles de la vie organique ne diffèrent pas sensiblement sous le rapport de la coloration, mais ils ne présentent, à beaucoup près, ni cette succession, ni cette énergie de contraction, ils se resserrent, au contraire, lentement et vermi-culairement.

- Sur le cadavre, les caractères des muscles extérieurs varient beaucoup, selon le genre de mort et la constitution du sujet ; de plus, les fibres ont perdu, surtout lorsque plusieurs heures se sont écoulées, cette résistance, cette dureté et cette contractilité qui les caractérisaient pendant la vie, propriétés sur lesquelles je vais longuement m'étendre, car elles intéressent à un haut degré le médecin. Les fibres des muscles intérieurs ont subi des changements analogues, plus prononcés encore peut-être, car c'est à peine si elles ont conservé un peu de cette coloration qu'elles partageaient pendant la vie avec les muscles de la vie animale ; elles sont devenues jaunâtres, blanchâtres même, et quelquefois paraissent avoir perdu leur caractère musculaire à la simple inspection à l'œil nu.

Lorsqu'on examine un muscle, on voit qu'il est composé de plusieurs faisceaux séparés par des interstices celluleux assez apparents. Ces faisceaux peuvent être eux-mêmes divisés en fibres, lesquelles à leur tour sont susceptibles d'être décomposées en fibrilles aussi fines qu'un cheveu, mais encore parfaitement appréciables à l'œil nu. Or, chaque faisceau, chaque fibre, chaque fibrille est unie à celles qui l'avoi-sinent par un tissu cellulaire réduit pour les dernières fibrilles à un véritable tissu muqueux, qui ne présente que des rudiments de l'organisation.

Il est très-rare que l'inflammation s'empare de la fibre musculaire elle-même, mais il lui arrive quelquefois d'envahir le tissu cellulaire interfibrillaire. On voit alors le muscle se gonfler, acquérir un volume triple ou quadruple ; et si la suppuration ne peut être conjurée, on trouve le pus infiltré entre chaque fibrille, lesquelles finissent par se fondre et disparaître. Une bouillie sanieuse, striée de pus, dans laquelle na-gent quelques débris de fibres musculaires incomplétement convertis en liquide, a pris alors la place du muscle.

J'ai eu dernièrement l'occasion d'observer à la cuisse un de ces phlegmons diffus musculaires survenu à la suite de l'extirpation d'une tumeur ; la suppuration avait envahi sans exception tous les muscles du membre qui avait acquis rapidement un volume triple de celui du côté opposé. A l'autopsie nous trouvâmes un pus déjà bien formé occupant tous les espaces interfibrillaires, et en pressant les muscles on l'en exprimait comme d'une éponge.

Il est quelques muscles qui paraissent plus particulièrement aptes à subir cette inflammation suppurative ; ce sont ces muscles longs du tronc dont les fibres plus fines, plus ténues, paraissent moins résistantes, je veux parler des psoas iliaques. Tout le monde sait, en effet, que la psoïte est, de toutes les myosites, la plus fréquente.

Les fibrilles musculaires visibles à la loupe, dont la finesse égale celle d'un cheveu, sont encore susceptibles de divisions ultérieures, ainsi que nous le verrons en parlant de leurs caractères microscopiques ; elles ne sont point cylindriques, mais affectent la forme prismatique, et loin d'être interrompues, comme le croyait Haller, pour s'unir et s'anastomoser, elles marchent isolément et en ligne droite d'une extrémité du muscle à l'autre. C'est ce qui explique pourquoi les muscles très-longs, le couturier par exemple, possèdent une puissance de raccourcissement considérable, tandis que les muscles à fibres courtes n'ont qu'une action relativement bornée.

Le passage de la fibre musculaire à la fibre tendineuse se fait abruptement et sans dégradation insensible ; là où cesse la fibre charnue commence la fibre albuginée ; seulement une seule de ces dernières en reçoit un plus ou moins grand nombre des premières.

Les muscles longs des membres ont toutes leurs fibres parallèles, ainsi que les muscles larges du tronc, mais les muscles peauciers et sous-muqueux présentent toujours un entrecroisement plus ou moins prononcé de leurs fibres, circonstance anatomique qui permet, ainsi que je l'ai déjà dit, de les comprendre dans les sutures. C'est ce que l'on fait avec succès pour l'orbiculaire des lèvres, par exemple, tandis que les épingles ou les fils qu'on tente de placer dans les muscles à fibres parallèles glissent dans les interstices fibrillaires aux premières contractions un peu violentes, d'où l'impossibilité de leur appliquer ce mode de réunion.

Dans les muscles de la vie organique ou intérieure, les fibres et fibrilles sont disposées à peu près de la même manière que dans les muscles sous-cutanés qui semblent former une transition avec les muscles à fibres parallèles. Seulement, comme ici les fibres sont enroulées autour d'organes creux et ne s'insèrent nulle part sur le squelette, elles se perdent sur leurs congénères et se prêtent de mutuels points d'insertion. Quelques-unes, comme celles des sphincters, forment des anneaux complets et sont tout à fait circulaires.

Les *artères* qui se distribuent aux organes actifs de la locomotion sont très-apparentes et multiples ; peu d'organes reçoivent à proportion autant de sang. Mais il ne faudrait pas croire cependant qu'ils doivent leur couleur rouge à la présence de ce liquide dans leur tissu, car, chez les individus qui meurent d'hémorrhagie, ils conservent encore une coloration pourpre très-marquée, et si, chez ceux qui sont affaiblis par une longue maladie, et chez lesquels on peut supposer un épuisement et une viciation de ce liquide, ils sont en effet pâles et mollasses, cela tient bien plus à leur longue inaction et à la faiblesse de leurs contractions qu'à l'absence du cruor.

Les artères, au moment même où elles pénètrent le tissu musculaire, ne sont jamais très-volumineuses. Voyez la manière dont la fémorale profonde, exclusivement destinée aux muscles de la partie postérieure de la cuisse et de la fesse, se distribue dans les masses charnues ; elle se divise et se subdivise avant d'aborder les fibres musculaires, de telle sorte que, pendant les contractions, la répartition du liquide vivifiant n'est pas interrompue. Le couturier, les muscles des gouttières vertébrales, dont l'étendue est si grande, reçoivent, non pas une artère unique, mais une série de petites artérioles à des hauteurs différentes. Tous les chirurgiens savent que, dans les opérations, les hémorrhagies fournies par les artères disséminées dans la fibre musculaire sont très-peu graves, circonstance importante, et que l'on doit se bien graver dans la mémoire, car elle inspire une grande sécurité dans les opérations que l'on est appelé à pratiquer sur les muscles, la myotomie par exemple. Les artérioles rampent entre les faisceaux, puis se subdivisent dans les espaces interfibrillaires où elles s'anastomosent fréquemment en arcades.

Les *veines* suivent partout le trajet des artères ; on trouve généralement deux veines pour une artère. On a dit et répété, d'après Bichat, qu'elles manquaient de valvules, ou du moins qu'elles y étaient peu nombreuses; mais il résulte des recherches de Blandin, précédé en cela par Haller, qu'au contraire elles y existent en plus grand nombre que dans les veines sous-cutanées, seulement qu'elles sont plus petites et ne ferment pas complétement la lumière des vaisseaux. Il n'était pas nécessaire qu'elles fussent plus développées, car les contractions musculaires rétrécissant le calibre de la veine, elles restent encore bien suffisantes pour s'opposer au reflux vers les capillaires.

M. Malgaigne nie l'influence de ces contractions sur l'accélération de la circulation dans les veines musculaires, et déclare que l'expérience citée par Bichat à l'appui de cette manière de voir, c'est-à-dire la plus grande force du jet de sang quand le malade que l'on saigne contracte ses muscles, prouve tout le contraire; selon lui, les contractions, en appliquant les parois veineuses, ne permettent plus au sang d'y aborder, d'où son reflux dans les veines superficielles. M. Malgaigne aurait raison si la contraction était permanente, mais il oublie qu'elle est intermittente, et qu'après en avoir été expulsé le sang remplit de nouveau le système veineux musculaire, pour en être rejeté à une nouvelle contraction, ce qui établit ainsi des alternatives de resserrement et de dilatation qui ne sont pas sans analogie avec les contractions rhythmiques du cœur. C'est d'ailleurs pour la même raison que, dans l'effort et la marche, les veines sous-cutanées se gonflent et la circulation s'accélère.

Les *vaisseaux lymphatiques* du système musculaire que Olaüs Rudbeck, en 1652, puis Thomas Bartholin, puis Hewson et Mascagni, avaient parfaitement décrits et représentés, avaient été complétement oubliés. M. Sappey (1) a eu le mérite, non-seulement de rappeler leurs travaux, mais de compléter leurs descriptions; il a injecté les lymphatiques du diaphragme, du grand pectoral et des muscles viscéraux, et a prouvé que ces organes étaient aussi riches en lymphatiques, proportionnellement, qu'en vaisseaux sanguins; seulement ils sont très-difficiles à démontrer. Il a fait voir, de plus, que les lymphatiques du diaphragme décrits par Fohmann n'étaient que les vaisseaux séreux de la plèvre.

Les *nerfs* qui se distribuent au système musculaire de la vie animale émanent presque tous directement du centre nerveux encéphalo-rachidien, tandis que ceux qui animent les muscles de la vie organique viennent en majeure partie du système nerveux ganglionnaire du grand sympathique ou du pneumogastrique.

Le lieu d'immersion des nerfs dans la fibre musculaire a beaucoup préoccupé les anatomistes, et surtout les chirurgiens, qui ont cherché s'il n'existait pas une loi suivant laquelle ils abordaient certains muscles, ceux des membres par exemple, de manière à déterminer à l'avance si, dans telle opération donnée, on ne pourrait pas éviter sûrement leur lésion. M. Lantenois (2), M. Chassaignac (3), MM. Velpeau et Malgaigne (4), qui se sont occupés de cette question, dont l'importance, suivant moi, a été beaucoup exagérée, sont arrivés à des résultats dont la divergence prouve bien l'impossibilité d'établir une *loi* à ce sujet. Ce que l'on peut dire de plus général, c'est que les nerfs plongent dans les muscles des membres supérieurs et inférieurs

(1) *Manuel d'anatomie*, p. 609.
(2) Thèse de Paris, 1826, n° 27. *Essai sur l'influence de l'action musculaire dans le développement et les phénomènes des maladies chirurgicales*, p. 10.
(3) *Revue médicale*, 1853.
(4) *Anatomie chirurgicale*.

à peu près vers leur tiers moyen. Si donc l'amputation de la cuisse est pratiquée au tiers inférieur, les muscles du moignon conserveront leur contractilité volontaire, tandis que si elle a été faite au-dessus du tiers moyen, il y a tout lieu de supposer qu'un bon nombre d'entre eux seront soustraits à l'empire de la volonté.

M. Velpeau a écrit que, si la rétraction musculaire était plus considérable après les amputations au tiers inférieur qu'après celles au tiers supérieur, cela tenait à la perte de toute connexion, dans ce dernier cas, avec le système nerveux central ; je crois, avec M. Malgaigne, que le savant professeur a donné d'un fait parfaitement exact une explication fautive. La rétraction qui suit les amputations, et qu'on a distinguée en rétraction primitive et secondaire, n'est point, ainsi que je le démontrerai bientôt, le fait de l'action nerveuse, mais bien d'une propriété inhérente à la fibre musculaire, la *contractilité*, laquelle se manifeste en dehors de toute participation du système nerveux. Il n'en est pas de même des contractions brusques et irrégulières qui surviennent quelquefois après les amputations, et qu'on a désignées sous le nom de *spasmes du moignon ;* celles-là reconnaissent pour cause l'action nerveuse, et l'on comprend que la présence ou l'absence des nerfs ne soit pas sans influence sur leur manifestation.

Il est rare qu'un muscle soit absorbé par un seul filet nerveux ; le plus ordinairement plusieurs rameaux lui sont destinés et y pénètrent à diverses hauteurs, ce qui explique pourquoi la section d'un muscle est rarement suivie de sa paralysie, tous les filets moteurs ne pouvant être tranchés du même coup.

Quelquefois on voit les nerfs musculaires suivre les artères correspondantes, et les accompagner dans leur distribution ; les vaisseaux et le nerf obturateur, les vaisseaux et le nerf sous-scapulaire, les vaisseaux et le nerf circonflexe nous en offrent des exemples, mais ce n'est point là la règle : le plus ordinairement, au contraire, la distribution des nerfs est indépendante de celle des vaisseaux.

Les nerfs des muscles sont mixtes, c'est-à-dire moteurs et sensitifs, quoique, cependant, il faille convenir que, dans les opérations comme dans les vivisections, la chair musculaire ne présente, en général, qu'une sensibilité fort obtuse. Mais il semble que les filets sensitifs, disséminés dans les fibres musculaires, soient destinés non-seulement à leur communiquer la sensibilité générale, mais à les doter encore de diverses facultés en rapport avec les fonctions de ces organes, à savoir : de nous faire apprécier plusieurs des propriétés de la matière inerte, la résistance et la pesanteur par exemple, d'avertir le cerveau par cette sensation indicible de brisement et de fatigue qui suit les exercices forcés, que le moment du repos est arrivé, et enfin de présider aux phénomènes de nutrition.

Quant aux nerfs des muscles de la vie organique, toujours ils accompagnent les artères sur les parois desquelles ils s'enroulent, et ne les quittent pour pénétrer la fibre musculaire, que lorsqu'elles sont arrivées à leurs dernières ramifications. Aussi plusieurs anatomistes avaient-ils pensé qu'ils étaient destinés exclusivement aux parois artérielles, erreur depuis longtemps réfutée par les beaux travaux de Scarpa sur les nerfs du cœur.

Ces nerfs, comme ceux des muscles extérieurs, sont moteurs et sensitifs, mais leur sensibilité est encore, je ne dirai pas plus obtuse, mais plus spéciale, peut-être, car on peut couper, déchirer et brûler le tissu des muscles intérieurs, sans que les malades témoignent de la douleur : comme exemple frappant, je citerai l'utérus, dont la cautérisation, même avec les caustiques les plus énergiques, est, dans l'immense majorité des cas, à peine sentie ; il en est de même du cœur et de l'intestin dans les vivisections. Au contraire, dans les cas pathologiques, leurs contractions sont souvent accompagnées de douleurs excessives, témoin les coliques dans les diverses affections intestinales, et les *douleurs* de la parturition.

La terminaison des nerfs, dans les muscles, intéresse bien plus le physiologiste, que le chirurgien. Soupçonnée par Verheyen, dès 1710, elle n'a été parfaitement indiquée que par MM. Prévost et Dumas (1), qui démontrèrent que chaque filet nerveux, après avoir contourné un certain nombre de fibrilles, se replie en anse et va se continuer avec un filet semblable, de manière à former une arcade. Müller, Bruecke adoptent cette manière de voir, qui paraît, en effet, la plus vraisemblable ; il faut dire, toutefois, que Treviranus la combat et pense que les nerfs s'épuisent dans la fibre musculaire de la même manière que dans les autres tissus.

Texture intime. — J'ai dit que les muscles extérieurs étaient susceptibles de se diviser en faisceaux, en fibres et en fibrilles. C'est dans ces dernières que les anatomistes de tous les temps ont cherché la *fibre élémentaire*, véritable pierre philosophale, puisque de nos jours, avec des instruments d'optique si perfectionnés et tant de patientes et laborieuses recherches, on n'est pas encore arrivé à s'entendre sur ce qu'on doit appeler de ce nom. En effet, Skey et Valentin pensent qu'elle est creusée d'un canal central, Bowmann la suppose composée de disques superposés, tandis que Henle et quelques autres croient que ce que la plupart des micrographes appellent *fibre élémentaire* est encore susceptible de divisions ultérieures, n'est, en un mot, qu'un véritable faisceau, qu'on n'est pas encore arrivé à décomposer faute d'instruments assez puissants.

Je ne crois pas utile à mon sujet de pénétrer plus avant dans ces détails d'analyse microscopique ; je me bornerai donc à dire qu'il est admis assez généralement que les muscles de la vie animale, ou muscles extérieurs, sont caractérisés par la présence d'une *fibre dite élémentaire*, offrant comme caractère fondamental d'être *striée en travers*, et plissée en zigzag, ce qui lui donne une apparence comme *variqueuse*, tandis que la *fibre élémentaire* des muscles de la vie organique est *lisse*, *non striée en travers*, *plate* et *roide*. Je renvoie ce que j'ai à dire de la fibre contractile, démontrée dans la tunique moyenne des vaisseaux et des conduits excréteurs par Kölliker, au chapitre où je traite du système vasculaire.

Il ne faudrait pas croire cependant que cette distinction entre les deux systèmes musculaires soit elle-même à l'abri de tout reproche, et que les fibres striées en travers, ou variqueuses, ne se rencontrent que dans les muscles extérieurs ; on en trouve encore dans ceux des muscles intérieurs qui se contractent vigoureusement comme le cœur, la vessie lorsqu'elle est hypertrophiée, le rectum, etc. C'est ce qui a fait penser à M. Longet que ces stries transversales, que l'on observe sur toutes les fibres plissées en zigzag, ne sont que la trace des inflexions dues à leur raccourcissement beaucoup plus considérable que celui des fibres non striées, et que si les fibres des muscles organiques en général ne présentent point ces stries, c'est que leur inflexion est loin d'être aussi complète (2). Henle et Raspail, de leur côté, pensent que ces stries sont dues à des fibres en spirale enroulées autour du faisceau ou fibre élémentaire.

---

(1) *Phénomènes qui accompagnent la contraction de la fibre musculaire.* Paris, 1823.
(2) Longet, *Traité de physiologie*, t. I, fasc. III, p. 11.

Les cinq figures qui suivent donnent, de la formation, du développement et de l'aspect des fibres musculaires, une idée plus nette que ne pourraient le faire toutes les descriptions. Elles sont extraites du Mémoire de M. Lebert sur la formation et la structure de la fibre musculaire dans les diverses classes d'animaux vertébrés, publié dans les *Annales des sciences naturelles* en juin 1849, tome XI.

Fig. 7.

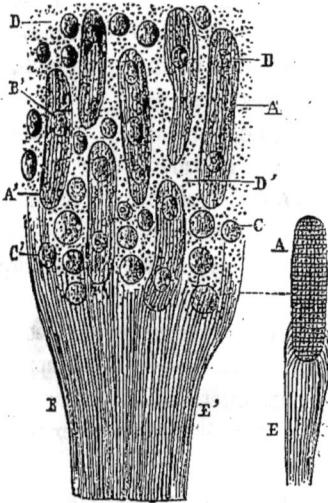

Fig. 8.

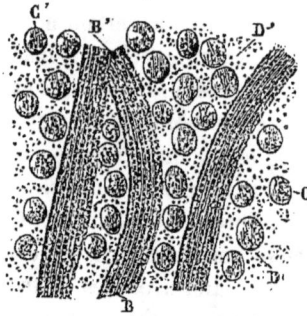

Fig. 10.

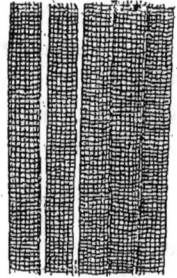

Fig. 9.

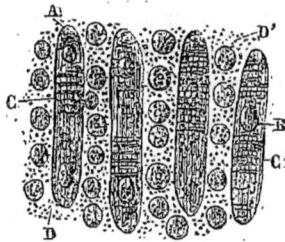

Fig. 11.

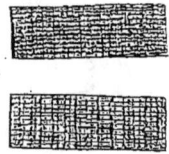

Fig. 7. — *Muscle d'un embryon de poulet de huit jours.* — A,A'. Faisceaux musculaires. — B,B'. Globules contenus dans leur intérieur. — C,C'. Globules tout autour des faisceaux rudimentaires. — D,D'. Substance granuleuse. — E,E'. Insertion des fibres tendineuses.

Fig. 8. — *Muscle d'un embryon de poulet de dix jours.* — B, B'. Faisceaux musculaires entourés de globules. — C,C'. Globules. — D,D'. Granules.

Fig. 9. — *Muscle d'un embryon de douze jours.* — A. Faisceaux musculaires. — B. Globules dans leur intérieur et tout autour. — C, C'. Commencement des stries transversales. — D,D', Substance granuleuse.

Fig. 10. — *Muscle d'un embryon de dix-neuf jours.*

Fig. 11. — *Muscle d'un poulet qui vient d'éclore.*

Propriétés du tissu musculaire. — La fibre charnue a la propriété de se *raccourcir*, propriété indépendante du système nerveux, puisqu'elle s'exerce alors même que depuis longtemps toute communication avec les centres nerveux a été interrompue, propriété fondamentale, que les expériences de Haller avaient déjà établie sur des bases inébranlables, mais qui, récemment, a été mise dans tout son jour par les travaux de Müller, de Guenther et Schoen, et plus particulièrement encore de M. Longet.

Les conséquences pratiques qui découlent de cette découverte sont innombrables et d'une application journalière; aussi ne saurait-on trop y insister, d'autant mieux qu'en creusant ce sujet, on voit qu'il est encore beaucoup de points obscurs, mal définis et qui ont besoin d'être médités et éclairés par de nouvelles expériences.

Parmi les causes qui ont le plus contribué à jeter sur cette question une certaine confusion, il en est une qui, au premier abord, peut paraître de peu d'importance, et qui a eu néanmoins une grande influence : je veux parler de la multiplicité des noms divers imposés par les physiologistes et chirurgiens à cette propriété fondamentale de la fibre musculaire. Les uns l'appellent *tonicité*, les autres *irritabilité*, ou bien encore *contractilité*, *rétractilité*, etc., en sorte qu'en lisant ce qui a été écrit sur ce sujet on pourrait croire que les muscles sont doués d'autant de propriétés distinctes, ce qui serait une erreur manifeste. ,

Par une analyse réfléchie on peut voir, en effet, que toutes ces dénominations s'appliquent à un seul et même phénomène, offrant sans doute des différences dans ses manifestations, mais ne suffisant point à motiver ces distinctions qui embarrassent et conduisent à des conséquences fautives. C'est là ce que je vais essayer de démontrer ; je pourrai alors marcher d'un pas mieux assuré dans les applications pratiques.

Selon M. Longet, le plus autorisé et le plus clair des physiologistes qui ont écrit sur cette matière, objet d'ailleurs de ses travaux spéciaux, l'*irritabilité musculaire* doit être définie : « cette propriété qu'a la fibre charnue de se *raccourcir* en oscillant et se fronçant à l'occasion de certaines excitations, soit immédiates, soit extérieures à la fibre elle-même (1). »

D'autre part, il définit la *tonicité* « une tendance continuelle qu'ont les muscles à se *raccourcir* », et il ajoute que cette propriété, appelée par Bichat *contractilité de tissu*, est en lutte incessante avec l'extensibilité (2).

La tonicité, selon M. Longet, ne différerait donc de l'irritabilité qu'en ce qu'elle s'exerce d'une manière incessante et continue, en l'absence de tout excitant *appréciable*, tandis que l'irritabilité, ainsi que son nom l'indique, aurait besoin, pour se manifester, d'une stimulation quelconque. N'est-il pas évident que c'est donner deux noms différents à une seule et même chose, c'est-à-dire au phénomène du *raccourcissement* de la fibre charnue en dehors de toute participation de la volonté ; qu'en un mot, *tonicité* et *irritabilité* ne sont que la manifestation à deux degrés différents d'une seule et même propriété ?

Prenons dans les auteurs, pour mieux fixer les idées, un exemple de ce qu'ils appellent la tonicité, un autre de l'irritabilité, et comparons-les. Si, dit M. Longet, sur un animal vivant on fait la section d'un muscle, les deux bouts de l'organe se rétractent en sens opposé, et il en résulte un écartement proportionnel à la longueur des fibres : voilà un exemple de *tonicité*.

Si maintenant on stimule, on irrite les mêmes bouts du muscle, soit à l'aide d'un courant galvanique, soit avec un scalpel, on les voit palpiter et se rétracter : voilà un exemple d'*irritabilité*.

Quelle différence y a-t-il entre ces deux manifestations ? Celle de l'intervention d'un stimulant dans un cas, et de sa non-intervention dans l'autre ; mais on ne peut nier que toutes les deux découlent de cette même propriété, le *raccourcissement* de la fibre. Aussi M. Malgaigne, qui avait bien senti la difficulté, repoussant les mots de *contractilité de tissu* et de *contractilité organique* employés par Bichat pour exprimer les mêmes idées, propose de les remplacer par celui de *rétractilité*. Pour lui, la rétractilité est cette propriété qui produit dans les muscles un raccourcissement

_____

(1) Longet, *Traité de physiologie*, t. I, fasc. III, p. 13.
(2) *Ibid.*

qui n'est nullement soumis à la volonté (1). Il n'admet donc pour la fibre musculaire que deux propriétés : la rétractilité et la contractilité, et la différence capitale qui les sépare, c'est l'intervention de la volonté (2).

Mais en établissant cette distinction, qui de prime abord paraît fondée, M. Malgaigne ne remarque pas qu'il tombe lui-même dans l'erreur qu'il reproche à Bichat. La contractilité, telle qu'il la comprend, ne diffère de ce qu'il appelle la rétractilité qu'en ce que dans le premier cas le raccourcissement du muscle se fait par l'intermédiaire du système nerveux, et dans le deuxième se produit avec ou sans l'intervention d'un stimulant. Mais est-ce que M. Malgaigne ne considère pas l'intervention du système nerveux dans la contraction volontaire comme un stimulant, d'une nature toute spéciale, il est vrai, mais enfin jouant vis-à-vis de la fibre musculaire le même rôle que d'autres agents incitateurs, l'électricité par exemple ? Que la contraction du muscle soit ou non volontaire, n'est-ce pas toujours le même phénomène, c'est-à-dire la mise en action de la propriété fondamentale de la fibre musculaire, la *contractilité ?* Il n'est donc pas plus fondé à séparer la rétractilité de la contractilité que ne le sont Bichat et les physiologistes de nos jours, à vouloir faire de la contractilité de tissu et de la contractilité organique, de la tonicité et de l'irritabilité, deux propriétés distinctes.

Ainsi, de quelque côté qu'on envisage la question, on est toujours et invinciblement ramené à cette idée, qu'il n'existe qu'une seule propriété fondamentale *inhérente à la fibre musculaire,* propriété en vertu de laquelle elle se raccourcit tantôt *spontanément,* tantôt *sous l'action des stimulants,* et c'est cette propriété que j'appellerai simplement *contractilité.* Cette dénomination a l'avantage de n'être point nouvelle, puisqu'elle a été employée déjà par Bichat et la plupart des physiologistes, mais je lui donnerai un sens beaucoup plus étendu qu'eux, me conformant en cela aux découvertes les plus modernes ; ainsi je désignerai sous le nom de *contractilité spontanée et insensible* ce qu'on a appelé *contractilité de tissu, tonicité,* et sous celui de *contractilité provoquée* ce que d'autres nomment *irritabilité musculaire, contractilité organique, contractilité volontaire,* me réservant de discuter ensuite si la fibre charnue possède d'autres propriétés, telles que la *force de tension* et l'*extensibilité.*

Il ne faudrait pas croire que ce changement que je propose dans les dénominations soit une simple affaire de nomenclature ; il emporte avec lui, si je ne m'abuse, une modification dans le fond même des choses. Il m'aidera à donner une explication plus claire de divers phénomènes qu'on observe dans la pratique chirurgicale, et à relever quelques erreurs échappées à des auteurs du plus grand mérite.

J'étudierai successivement les divers modes de manifestation de la contractilité musculaire et les conditions de ces manifestations.

1° *De la contractilité spontanée et insensible.* — L'histoire de la contractilité spontanée (3) est à peine ébauchée, et cependant il me sera facile de démontrer combien est grande son influence dans les questions de pathologie et de thérapeutique chirurgicale.

La contractilité spontanée, ai-je dit, est la manifestation de cette propriété de raccourcissement inhérente à la fibre charnue, en dehors de tout stimulant appré-

---

(1) *Anatomie chirurgicale,* t. I, p. 103, 1re édition.
(2) *Loc. cit.*, p. 104.
(3) *Tonicité* de la plupart des auteurs, *rétractilité* de M. Malgaigne.

ciable à nos sens. Elle s'exerce d'une manière incessante et continue, en sorte qu'il n'est pas exact de dire qu'un muscle vivant soit jamais dans un relâchement absolu : alors même que ses deux insertions sont le plus rapprochées et que ses fibres charnues paraissent le plus inactives, elles possèdent encore une tendance au raccourcissement que les attaches fixes, seules, neutralisent. En effet, si ce même muscle complétement libre et isolé vient à être coupé totalement en travers, on voit ses deux bouts s'écarter d'une manière lente et continue, jusqu'à ce que des limites soient posées à cette rétraction. Voilà une proposition importante et qui touche de près au traitement des fractures, des luxations, des plaies musculaires, etc.; voyons sur quelles preuves elle repose.

Bichat avait déjà dit que lorsqu'on coupe un muscle vivant, les deux bouts s'écartent, alors même qu'on a mis le membre dans le plus grand relâchement (1); si l'on attend seulement quelques heures, et à plus forte raison un ou plusieurs jours, on peut constater que l'écartement s'est prononcé et se prononce de plus en plus jusqu'à ce que des adhérences entre les extrémités coupées ou les parties environnantes aient posé des limites à la contractilité. J'ai, de mon côté, plusieurs fois pratiqué sur les animaux des sections de muscles, et j'ai employé la méthode sous-cutanée pour me mettre à l'abri de l'inflammation ou du contact de l'air, et prévenir cette objection que l'écartement constaté ultérieurement aurait pu être attribué à cette rétraction dite inflammatoire ou secondaire. Or, dans les cas même où je n'avais constaté aucune réaction, j'ai toujours pu apprécier avec le doigt à travers la peau intacte un degré d'écartement d'autant plus considérable qu'on s'éloignait davantage du moment de l'opération, et il s'augmentait ainsi jusqu'à ce que la cicatrisation commençât à s'opérer, c'est-à-dire vers le huitième jour environ. Si alors je détruisais les adhérences cicatricielles, la rétraction commençait de nouveau à se manifester et d'une manière tout aussi prononcée.

Ces expérimentations, confirmées par les remarques de Boyer (2), paraissent en opposition avec celles de Valentin (3) et de M. Malgaigne, et j'avoue que je ne puis encore m'expliquer la cause de ces dissidences; il faut évidemment que nous n'ayons pas agi dans les mêmes conditions.

C'est sous l'influence de cette contractilité spontanée, lente, incessante et continue, qu'on voit les muscles qui entourent un os fracturé produire ce déplacement qui, chaque jour, s'augmente insensiblement, si l'on ne parvient à s'y opposer soit par la réduction exacte des extrémités fragmentaires qui, en s'arc-boutant, maintiennent les attaches musculaires à leur distance respective, soit par des bandages à extension continue, quand la fracture est très-oblique et qu'on ne peut parvenir à engrener les fragments. Et encore faut-il bien se rappeler que, dans ce dernier cas, *jamais* on n'obtient de guérison sans un raccourcissement plus ou moins considérable, la contractilité spontanée ayant toujours le temps de s'exercer d'une manière insensible, mais victorieuse de tous les obstacles, jusqu'à ce que le cal devienne assez solide pour s'opposer à son tour et plus efficacement à son action.

Ce que je viens d'établir suffirait, en l'absence de l'expérience clinique, pour porter un jugement sur le traitement des fractures par la seule position demi-fléchie

(1) Bichat, *Anatomie générale*, t. II, p. 258.
(2) *Traité des maladies chirurgicales : Des plaies en général.*
(3) *Recherches critiques sur la chirurgie moderne.*

tant célébrée par deux illustres chirurgiens, Pott et Dupuytren, qui croyaient mettre ainsi tous les muscles qui entourent l'os fracturé dans une inaction à peu près absolue. Comment admettre que la demi-flexion, qui ne peut s'obtenir, ainsi qu'on l'a fait remarquer depuis longtemps, sans qu'un certain nombre de muscles soient mis dans l'extension, puisse neutraliser cette contractilité incessante et continue, que nous venons de voir s'exercer, quel que soit le degré de relâchement auquel on soumette les muscles? La théorie, d'ailleurs, est ici d'accord avec la pratique pour réfuter ce que cette méthode présente de trop absolu.

J'ai vu traiter et j'ai traité moi-même, au début de ma pratique, un assez grand nombre de fractures de cuisse par le plan incliné ou la position demi-fléchie, et je dois confesser que le résultat a été aussi déplorable que possible. Je n'en avais pas tout d'abord saisi la cause, et pour m'éclairer j'avais été conduit à tenter quelques expériences qui m'avaient fortement ébranlé; aujourd'hui je ne conserve plus aucun doute, et, de toutes les raisons qui ont été données pour faire repousser un mode de traitement aussi vicieux quand on l'emploie seul, aucune ne me paraît plus propre à entraîner la conviction que celle que je viens d'exposer. Faut-il donc rejeter d'une manière absolue la position dans le traitement de toutes les fractures? Non, sans doute, car elle peut dans certains cas être très-utile, mais comme auxiliaire et à la condition de ne pas compter sur elle seule.

Dans les plaies en travers des muscles, dans les ruptures de tendons, c'est encore cette contractilité spontanée qui, par son action continue, détermine cet écartement dont ne triomphe jamais complétement aucun de ces appareils si ingénieux inventés par les chirurgiens de toutes les époques. Heureusement cette élongation du muscle n'entraîne pas dans les fonctions tous ces inconvénients qu'on a signalés plutôt théoriquement que pratiquement.

J'ai traité un malade qui, profondément endormi, tomba de son lit sur un vase de nuit ébréché et se trancha, à 8 centimètres au-dessous de l'épine iliaque, tous les muscles de la partie supérieure et externe de la cuisse jusqu'au fémur; il y avait un écartement si considérable qu'on pouvait loger la main entre les extrémités musculaires divisées. Je fis placer la cuisse dans la flexion sur le bassin et l'abduction, puis j'appliquai le bandage des plaies en travers, et malgré toutes ces précautions d'abord rigoureusement observées, nous vîmes chaque jour insensiblement augmenter l'écartement entre les extrémités musculaires, jusqu'à ce qu'il se fût formé dans le fond de la plaie un commencement de tissu cicatriciel qui, peu à peu et de proche en proche, arriva jusqu'à la superficie. Alors les bouts des muscles coupés commencèrent à être ramenés progressivement l'un vers l'autre sans qu'il fût nécessaire d'y aider par des bandages ou des pansements reconnus complétement inutiles. Aussi et malgré quelques incartades du malade, que je ne réprimais qu'à demi, curieux d'observer dans sa plénitude ce fait instructif, nous vîmes la cicatrisation se faire lentement, insensiblement, et, lorsqu'elle fut complète, nous constatâmes qu'il ne restait plus entre les extrémités divisées qu'une bande cicatricielle de la largeur de deux travers de doigt, qui tendait chaque jour à se rétrécir davantage; deux mois après, le malade marchait sans difficulté.

Nous venons de voir que la contractilité spontanée s'exerçait invinciblement et d'une manière continue, malgré le plus grand rapprochement possible des points d'attache du muscle; on peut se demander dès lors si elle a des limites : question délicate et que, dans l'état actuel de la science, il est impossible de résoudre. Si l'on en juge cependant d'après les raccourcissements énormes qu'on observe dans certaines fractures obliques du fémur, on est porté à penser qu'elle peut être poussée fort loin, et diminuer de moitié au moins la longueur du muscle, et cela sans sortir de l'état physiologique. On trouvera dans le mémoire de MM. Prévost et Dumas quelques expériences qui se rattachent à ce sujet et qui confirment ces données approximatives (1).

Sa puissance, contrairement à ce qu'a avancé M. Malgaigne d'après ses expériences sur la contractilité (2), me paraît considérable, mais la rétraction du tissu *inodulaire*, ou de cicatrice, parvient cependant à la neutraliser. C'est ce qui explique pourquoi l'écartement si considérable observé dans les premiers jours qui suivent les plaies en travers des muscles, diminue et disparaît insensiblement lorsque la plaie marche vers la cicatrisation. Ici, la rétractilité des *inodules*, loin d'être nuisible, devient d'une utilité incontestable.

Le système nerveux ne paraît avoir sur cette contractilité spontanée de la fibre charnue qu'une influence indirecte et lointaine. Bichat rapporte (3) qu'ayant coupé sur un chien tous les nerfs qui se rendaient à un membre, il trouva *dix jours* après les muscles immobiles et paralysés ; néanmoins après leur section il se produisit un écartement aussi sensible que du côté sain : d'où il conclut que dans les membres paralysés la contractilité n'est *jamais* totalement détruite. Cette expérience est évidemment incomplète, ainsi que je le dirai bientôt ; elle a induit en erreur l'illustre physiologiste, et s'il s'est empressé d'en adopter sans plus de contrôle les résultats, c'est qu'ils cadraient très-bien avec sa doctrine de la contractilité de tissu.

A. Bérard et M. J. Cloquet assurent en effet que chez les paraplégiques les fractures des membres inférieurs ne sont accompagnées d'aucun déplacement (4), ce qui semble déjà infirmer l'opinion trop exclusive de Bichat ; mais, de mon côté, ayant eu l'occasion de pratiquer des incisions profondes sur la jambe d'un malade paraplégique depuis plusieurs années, il me fut impossible de saisir, soit pendant, soit longtemps après l'opération, quelque chose qui annonçât que les fibres musculaires divisées jouissaient encore d'une contractilité même obscure ; leur cicatrisation se fit attendre plus de six semaines.

Comment donc concilier ces résultats en apparence contradictoires ? D'une manière bien simple. Bichat, dans ses expériences, avait *essayé* la fibre charnue *dix jours* seulement après la section des nerfs : or, c'est beaucoup trop tôt, et les expériences de M. Longet ont prouvé que la contractilité électro-magnétique, ainsi que je le dirai plus loin, ne commence à s'éteindre que six semaines après la section des nerfs *sensitifs* et moteurs, et il est *présumable* que c'est à la même époque que disparaît progressivement la contractilité spontanée. Si je dis présumable, c'est que l'on n'a à ce sujet que des données incomplètes ; ce que l'on sait seulement de positif, c'est qu'à cette époque, si elle n'est pas encore totalement anéantie, elle a au moins déjà beaucoup perdu de son énergie.

Chez le paraplégique que j'ai observé, comme chez ceux de A. Bérard et de M. J. Cloquet, au contraire, la lésion datait de loin, et les muscles avaient eu le

---

(1) Prévost et Dumas, *Mémoire sur les phénomènes qui accompagnent la contraction de la fibre musculaire.* Paris, 1823.

(2) *Loc. cit.*, p. 109.

(3) *Anatomie générale*, t. II, p. 259, édit. de 1812.

(4) *Dictionnaire de médecine* en 30 volumes, art. FRACTURE.

temps de perdre cette intégrité de nutrition régie par la force nerveuse. Or c'est là précisément la raison de cette disparition de la contractilité dans la fibre musculaire ; il faut que les muscles soient encore suffisamment vivants pour que cette propriété puisse s'y manifester, elle s'éteint dès que leur nutrition s'altère. Si l'intervention du système nerveux est indispensable à la conservation des propriétés vitales des muscles, c'est donc d'une manière indirecte, et il importe, lorsqu'on veut s'assurer de l'état de la contractilité, de s'enquérir d'abord de l'époque à laquelle est survenue la paralysie ; encore cela ne suffit-il pas toujours, et il faut noter avec beaucoup de soin ses causes, sa durée, etc., sans quoi l'on s'exposerait à commettre de graves erreurs. Prenons un exemple.

A la face, on sait que dans les hémiplégies les traits sont à peine déviés pendant le repos absolu, tandis qu'au moindre mouvement la difformité s'exagère, ce que l'on a attribué à la persistance de la tonicité ou contractilité spontanée dans les muscles, quoique paralysés par la lésion de la septième paire. Ce fait est exact, mais la conclusion qu'en ont tirée Bichat et M. Malgaigne, à savoir que la propriété de raccourcissement de la fibre charnue ne s'éteignait pas complétement dans les membres paralysés, est encore erronée. Les muscles de la face, en effet, se trouvent dans des conditions toutes spéciales, leur nutrition est confiée à des nerfs différents de ceux auxquels est dévolu le mouvement, en sorte que la paralysie de ces derniers n'empêche pas la fibre charnue de continuer à sentir et à se nourrir, et il est démontré aujourd'hui que cette dernière condition suffit pour entretenir la contractilité pendant un temps indéfini.

En résumé, la contractilité spontanée ne s'éteint dans les muscles que lorsque la fibre charnue a pour ainsi dire cessé de participer à la vie commune, résultat qui ne se produit que six semaines environ après la cessation de fonctions, non des nerfs moteurs, mais des nerfs sensitifs, sous l'influence immédiate desquels est placée toute nutrition régulière. Le système nerveux n'a donc sur la contractilité spontanée qu'une influence éloignée et indirecte.

La contractilité spontanée s'exerce pendant le sommeil, et alors même que toute contractilité provoquée est suspendue, ainsi que le prouve la déviation lente et soutenue que subissent alors les membres atteints d'une paralysie partielle. J'ai eu l'occasion de vérifier ce fait chez un malade auquel une balle avait coupé, dix mois auparavant, le nerf sciatique poplité externe au niveau de la tête du péroné : les muscles jumeaux et soléaire, fléchisseurs des orteils et jambier postérieur, qui avaient conservé leurs nerfs intacts et dont la nutrition n'avait point souffert, entraînaient pendant le sommeil le pied dans l'extension et l'adduction d'une manière qui semblait au malade beaucoup plus prononcée que pendant la veille, quoique alors la contraction volontaire vînt s'ajouter à la contractilité spontanée ; je crus devoir attribuer ce résultat à ce que dans le lit son pied n'était plus soutenu par la chaussure.

C'est encore à cette contractilité spontanée qu'est due l'attitude semi-fléchie des membres pendant le sommeil, les fléchisseurs l'emportant par leur nombre et leurs insertions plus favorables sur les extenseurs. La conséquence à tirer de ces faits, c'est que les appareils destinés à corriger les déviations doivent rester appliqués aussi bien pendant le sommeil que pendant la veille.

Quelle est l'influence des agents anesthésiques sur cette contractilité spontanée C'est là une question qui n'a pas encore été résolue. Lorsqu'on pratique une amputation sur un individu plongé par l'éther ou le chloroforme dans une résolution aussi complète que possible, on observe que les muscles se contractent encore au moment où on les tranche, quoique d'une manière beaucoup moins sensible que dans les cas où l'on n'a point fait usage de cet agent; on remarque de plus, qu'après la section ils pendent au dehors de la plaie et ont bien moins de tendance à se raccourcir. Ce n'est que le lendemain, quelquefois même beaucoup plus tard, qu'ils recouvrent leur contractilité, et encore observe-t-on que cette dernière est toujours un peu affaiblie, ce qui, par parenthèse, rend moins redoutables les phénomènes de contraction exagérée qu'on observe si souvent après les opérations. Est-ce en agissant sur la contractilité spontanée ou sur la contractilité provoquée que le chloroforme produit cet heureux résultat? On verra bientôt que c'est surtout sur la contractilité provoquée et par l'intermédiaire du système nerveux, mais cependant son influence sur la contractilité spontanée ne saurait être contestée, au moins dans les premiers jours qui suivent l'opération, influence indirecte et qui ne peut arriver à la fibre musculaire que par l'intermédiaire de la circulation.

On sait que le sang artériel qui s'écoule pendant les inhalations chloroformiques est coloré en noir, et qu'il prend la teinte du sang veineux; mais on a constaté de plus qu'il exhale l'odeur du chloroforme, et sa présence y a été reconnue par les analyses chimiques de M. Duroy (1), en sorte que la fibre charnue, pendant un temps plus ou moins long, se trouve soumise à une sorte d'intoxication directe qui n'est certainement pas sans influence sur elle et doit paralyser, plus ou moins complètement, ses propriétés vitales. Telle est probablement la raison pour laquelle les plaies des amputés qui ont inspiré du chloroforme, paraissent pendant quelques jours comme frappées d'une stupéfaction locale, et, pour réveiller cette torpeur, quelques chirurgiens, M. Jobert entre autres, ont l'habitude d'arroser les linges à pansement d'eau-de-vie camphrée; tout le monde sait d'ailleurs que la réaction inflammatoire est beaucoup moins prononcée après les opérations pendant lesquelles les malades ont inspiré du chloroforme.

Depuis longtemps les chirurgiens ont remarqué qu'après les amputations faites par la méthode circulaire, lorsque la réunion par première intention a échoué, le cône creux au sommet duquel l'os se trouvait primitivement placé tend à s'effacer insensiblement, et que même, pour peu que la plaie tarde à se cicatriser, il s'en produit un second en sens inverse du premier, dont l'extrémité osseuse forme alors le sommet et les parties molles la base. C'est à ce phénomène, attribué à juste titre à ce que l'on a appelé la *tonicité*, ou *rétractilité* de la fibre charnue, qu'on a donné le nom de *rétraction*, et pour distinguer celle qui a lieu immédiatement ou quelques jours après l'amputation de celle qui se manifeste longtemps après, on a créé les dénominations de *rétraction primitive* et de *rétraction secondaire*.

Déjà nous connaissons la rétraction primitive, que nous avons vu n'être autre chose que la contractilité spontanée et insensible; reste à rechercher si la rétraction secondaire est d'origine différente, comme on le dit généralement, ou si, comme la rétraction primitive, elle doit être rapportée à la même cause. Cette question soulève un des points les plus importants de la thérapeutique chirurgicale, et je la discuterai avec d'autant plus de soin que la solution que je vais lui donner est en opposition avec l'opinion généralement adoptée.

(1) *Union médicale*, numéro du 18 avril 1854.

C'est à Louis que sont dues les premières recherches sur ce sujet (1). Dans trois mémoires successifs insérés parmi ceux de l'Académie de chirurgie, après avoir étudié les causes de cette rétraction dans le moignon des amputés, il cherche les moyens d'y remédier. Selon lui, les muscles seuls sont la cause de la rétraction des chairs et de la saillie consécutive de l'os, mais tous n'y prennent pas une part égale ; les plus superficiels, qui sont aussi les plus longs, se rétractent bien plus que les profonds, dont les fibres ont une longueur bien moindre, et s'insèrent directement sur l'os. De cette vérité physiologique incontestable, il tire cette conséquence qu'il faut laisser aux diverses couches musculaires une longueur proportionnelle au degré de rétraction dont elles sont douées, c'est-à-dire couper les muscles superficiels plus bas que les profonds, et les profonds plus bas que l'os, de manière que ce dernier se trouve après l'amputation former le sommet d'un cône creux, dont la base est aux tissus cutanés. Louis pensait qu'on devait conserver par cette méthode une longueur de muscles bien suffisante pour satisfaire à toute rétraction ultérieure.

Or c'est là une erreur manifeste que Pouteau (2) n'eut pas de peine à relever ; il chercha à démontrer que si la cicatrisation était rapide, l'os restait caché dans les chairs, quelle que fût d'ailleurs la méthode opératoire suivie, les muscles eussent-ils tous été coupés au niveau de l'os, tandis que si elle se faisait attendre, si surtout elle était précédée par la suppuration, eût-on conservé une longueur de muscles aussi considérable que le recommandait l'illustre secrétaire de l'Académie de chirurgie, une rétraction d'un genre tout particulier succédait à celle observée d'abord, rétraction à laquelle le premier il donna le nom de *secondaire*.

Cette *rétraction secondaire*, Pouteau l'attribuait encore à la rétractilité musculaire, mais consécutive à la fonte purulente du tissu cellulaire intermusculaire, et il appuyait son opinion sur un fait auquel il attacha une importance exagérée. Ayant en l'occasion de disséquer un moignon avec saillie de l'os, il trouva que le pus avait envahi et détruit les couches de tissu cellulo-adipeux répandu entre les divers muscles qui étaient repliés en S ; d'où il conclut que leur rétraction reconnaissait pour cause la fonte purulente du tissu cellulaire qui, en les isolant, les laissait ainsi livrés à toute la puissance de leur rétractilité.

Cette manière de voir ne fut pas toutefois immédiatement adoptée, quoiqu'elle parût avoir pour elle l'appui d'une démonstration directe, et que de plus elle arguât de faits que la théorie de Louis ne pouvait expliquer. C'est qu'il eût fallu, en effet, en bonne logique, démontrer que ce fait n'était pas exceptionnel ou susceptible d'une autre interprétation, et personne n'avait tenté de le faire ; aussi Delpech fut-il obligé, pour rendre cette théorie acceptable, de la reprendre, de la commenter et de l'appuyer sur de nouvelles observations.

Aujourd'hui, grâce à M. Malgaigne, qui se l'est on peut dire appropriée par les développements qu'il lui a donnés, elle règne sans contestation dans la science, mais avec cette modification importante qu'il n'est pas besoin pour que la rétraction

---

(1) *Mémoire sur la saillie de l'os après l'amputation des membres*, etc., par M. Louis. — Académie de chirurgie, t. II des *Mémoires*, p. 268. — *Mémoire sur l'amputation des grandes extrémités*, même volume, p. 355. — *Nouvelles observations sur la rétraction des muscles après l'amputation de la cuisse et les moyens d'y remédier* (*Mémoires de l'Académie de chirurgie*, t. IV, p. 40).

(2) Pouteau, *Œuvres posthumes*, t. II, p. 416 et suiv. — *Mémoire sur les dangers de la compression circulaire après les amputations et sur les causes de la saillie de l'os après l'amputation de la cuisse.*

se produise, que les muscles soient disséqués et isolés par le pus, et qu'il suffit pour la déterminer de l'inflammation de la fibre musculaire, avec ou sans suppuration du tissu cellulaire environnant. Cette modification était en effet rendue indispensable par les progrès de l'anatomie pathologique, qui ne cessait de démontrer que, dans les fractures obliques et impossibles à contenir, cette rétraction s'exerçait sans que d'ailleurs il fût possible de rencontrer la moindre trace de pus entre les muscles. Examinons jusqu'à quel point est fondée cette théorie de la rétraction secondaire dite inflammatoire.

En 1841, ayant eu l'occasion de disséquer un moignon d'amputé de la cuisse qui avait succombé trois mois et demi après l'amputation, avec une saillie considérable de l'os, je trouvai le tissu cellulaire intermusculaire, et les fibres charnues qui constituaient la base du moignon sans trace de suppuration, et, ce qui me surprit bien davantage, c'est que les muscles eux-mêmes, parfaitement sains, loin de présenter de la rougeur ou de l'induration, étaient plutôt décolorés, quoiqu'ils eussent subi un raccourcissement considérable. Je trouve dans mes notes beaucoup d'autres détails encore, mais je les passe sous silence comme ne se rapportant qu'indirectement à la question.

J'étais alors tellement imbu des idées régnantes, que c'est à peine si ce fait me frappa autrement que comme une exception. Plus tard, en 1845, étant prosecteur à l'École de médecine, j'eus de nouveau l'occasion d'examiner le moignon d'un cadavre, dans des conditions analogues à celles que je viens de rappeler, avec cette différence, cependant, que l'amputation semblait remonter à une date plus ancienne; je dis *semblait*, car je ne pus obtenir de renseignements précis à ce sujet. Les muscles avaient conservé leur couleur normale, mais ils ne présentaient pas la moindre altération pathologique, seulement ils étaient un peu atrophiés; le tissu cellulaire qui les unissait paraissait parfaitement sain. Le fémur, qui avait été scié à sa partie moyenne, était irrégulier à son extrémité, rugueux et vascularisé, ce qui semblait indiquer qu'à une certaine époque il s'était enflammé, et qu'une portion en avait même été éliminée. Une cicatrice fine recouvrait son extrémité, qui faisait au-dessus des parties molles une saillie considérable, en un mot, le cône renversé était complet.

Cette absence de phénomènes inflammatoires, non-seulement dans les muscles, mais aussi dans les autres tissus, commença à me faire douter de la théorie de la rétraction par inflammation. Analysant alors avec plus de soin le fait de Pouteau, je ne tardai pas à m'apercevoir qu'on lui avait donné une interprétation autre que celle qu'il comporte. Comment concevoir, en effet, que ces muscles, qui étaient repliés en S, et que la suppuration avait isolés, aient pu être cause de la rétraction? Leur plissement, au contraire, n'indique-t-il pas clairement qu'ils n'avaient fait que subir cette rétraction dont la cause était ailleurs, car les *muscles rétractés ne sont pas plissés*. Il me paraît donc hors de doute qu'ici la rétraction était due à la formation de ce *tissu inodulaire* ou de *cicatrice*, dont les propriétés ont été si bien mises en lumière par Delpech, et qu'on rencontre toujours dans les trajets fistuleux, ou dans les parois des foyers en suppuration. Mais c'est là, on le comprend, un phénomène tout à fait distinct de ce qu'on observe chez la plupart des amputés dont les moignons subissent la rétraction dite secondaire; le fait de Pouteau doit donc être considéré comme exceptionnel et ne se rattachant qu'indirectement à la question en litige.

Remarquons d'ailleurs, en passant, que la rétraction, lorsqu'elle est due au tissu cicatriciel, ne s'exerce pas seulement suivant l'axe du membre, mais, au contraire, dans tous les sens, en sorte qu'elle fronce les tissus qui composent le moignon, les rapproche du centre, et souvent même concourt à recouvrir l'os. C'est ce que j'ai observé particulièrement sur un amputé de la cuisse : une inflammation sourde s'étant emparée du fémur, un mois environ après l'opération, alors que la cicatrice des parties molles était fort avancée, il se forma autour de l'os une suppuration abondante qui remonta jusqu'à 5 ou 6 centimètres au-dessus de son extrémité inférieure et prit issue dans diverses directions. A ces abcès ont succédé des trajets fistuleux, et, quoique cet état de choses dure depuis plus de six mois, le moignon n'a point de tendance à devenir conique, parce que la cicatrice de l'extrémité était achevée presque en totalité au moment où commençait l'ostéo-périostite. Cette cicatrice est froncée, et toutes les parties molles semblent s'être groupées autour de l'os placé au centre d'une dépression à plis radiés.

Au contraire, lorsque la rétraction est l'effet de l'action musculaire, les parties molles sont attirées vers la racine du membre, et alors l'os se découvre.

Mais d'ailleurs ce n'est pas seulement dans les moignons d'amputés qu'on observe cette rétraction secondaire ; on la rencontre encore et à un degré au moins aussi prononcé, dans les cas de fractures sans plaie ou de ruptures musculaires, et là il n'est plus possible d'invoquer la rétractilité du tissu inodulaire ou cicatriciel. Voyons si ce que l'on observe alors s'accorde mieux avec la théorie de la rétraction inflammatoire.

Godman (de Philadelphie) et M. Malgaigne rapportent qu'ayant disséqué plusieurs fractures avec chevauchement, ils ont trouvé les muscles infiltrés d'une lymphe plastique déjà convertie en un tissu comme fibreux. Faisons remarquer d'abord, avec M. Malgaigne lui-même, que cet épanchement de lymphe, qui d'ailleurs aurait plutôt nui à la rétraction qu'il ne l'aurait favorisée, n'avait lieu que dans les tissus les plus rapprochés de la solution de continuité, c'est-à-dire dans une très-petite étendue, et que partout ailleurs la fibre musculaire avait conservé l'aspect ordinaire. Comment dès lors admettre que la rétraction ait pu se produire sous l'influence de l'inflammation restreinte à une petite portion des muscles !

Mais j'ai eu de mon côté, pendant mon séjour dans les hôpitaux, l'occasion, qui n'est pas rare, de disséquer des fractures datant de quelques semaines seulement, et accompagnées d'un raccourcissement considérable ; or je n'ai jamais trouvé cette inflammation annoncée des fibres charnues ; seulement les couches musculaires voisines du foyer de la fracture étaient infiltrées de sang ou de lymphe plastique. Y a-t-il là les éléments de ce qu'on a voulu nommer la rétraction inflammatoire ?

Et, d'ailleurs, ne sait-on pas combien la fibre musculaire est réfractaire à l'inflammation, à ce point que dans les muscles des membres elle y est presque inconnue, et que là où on l'observe elle ne se présente nullement avec ces symptômes de rétraction lente et continue signalés dans les moignons d'amputés ou dans les anciennes fractures ?

Je puis donc, résumant toute cette discussion, conclure que la rétraction dite secondaire qu'on observe dans les moignons, dans les fractures et dans les plaies des muscles, n'est due ni à l'inflammation de la fibre charnue, ni à la destruction du tissu cellulaire intermusculaire par la suppuration, ni à la rétractilité du tissu inodulaire ou cicatriciel, si ce n'est dans des cas tout à fait exceptionnels.

Louis, qui n'admettait avec raison qu'une seule espèce de rétraction, mais qui rapportait tous ses phénomènes à la contraction musculaire proprement dite, c'est-à-dire à cette contraction qui s'exerce par intervalles et sous l'influence du système nerveux, est encore plus loin de la vérité.

Elle n'est, bien évidemment, que la manifestation de cette propriété de raccourcissement inhérente à la fibre musculaire, qui s'exerce en dehors de tout état pathologique et sans l'intervention d'aucun stimulant, et que j'ai nommée *contractilité spontanée.* D'où il résulte que la distinction, établie par les auteurs, entre la rétraction primitive et la rétraction secondaire est fautive; que la rétraction secondaire est de même nature que la primitive, dont elle n'est que la continuation; que, par conséquent, cette dénomination, qui consacre une erreur, doit être abandonnée pour n'admettre qu'une seule variété de rétraction, due à la contractilité spontanée de la fibre musculaire.

Après avoir démontré qu'un muscle, séparé de ses attaches fixes et livré à lui-même, se raccourcit d'une manière lente et presque indéfinie, jusqu'à ce que de nouvelles insertions ou un obstacle mécanique viennent s'opposer à cette rétraction, je vais essayer d'appliquer cette loi physiologique à l'explication des phénomènes qu'on observe après les amputations, les fractures compliquées et les lésions des muscles.

Après une amputation, lorsque la cicatrisation par première intention a échoué, et que la suppuration s'est emparée de la surface traumatique, les muscles superficiels, libres de toute attache au squelette, ne peuvent plus opposer de résistance à la contractilité spontanée; aussi voit-on insensiblement, et tous les jours, la totalité du moignon remonter jusqu'à ce que l'os, placé primitivement au centre du cône creux qu'on lui avait ménagé, devienne le sommet d'un cône en sens inverse. Toutes les parties molles qui adhèrent aux muscles, c'est-à-dire la peau, les aponévroses, les vaisseaux, suivent le mouvement, et si la rétraction est un peu plus marquée dans le deuxième temps que dans le premier, ce qui n'est pas pour moi complétement démontré, c'est que le chirurgien a dû abandonner, sitôt la suppuration établie, tous les moyens agglutinatifs ou autres qui contre-balançaient plus ou moins efficacement l'action de la contractilité insensible.

Dans les fractures obliques, avec chevauchement, le raccourcissement incessant et continu reçoit encore la même explication. Les muscles, il est vrai, ne sont pas divisés; mais, par suite de la brisure du levier qui maintenait leurs attaches à des distances fixes, ils se trouvent livrés sans contrepoids à la toute-puissance de la contractilité spontanée qui sollicite sans cesse le rapprochement de leurs deux points extrêmes et ne s'arrête que devant les obstacles que lui oppose l'art ou la nature, c'est-à-dire devant l'extension continue ou la consolidation qui replace les attaches musculaires dans les conditions premières.

De même, dans les plaies en travers des muscles, nous avons vu la contractilité ne s'arrêter qu'au moment où la cicatrice commençait à fixer de nouveau les extrémités divisées.

Chose remarquable, dans aucun de ces cas le muscle n'est altéré dans sa structure: aussi conserve-t-il toutes ses propriétés; circonstance qui suffirait, à elle seule, pour différencier la rétraction proprement dite de cette rétraction inflammatoire, observée dans d'autres tissus, et qui reste encore à démontrer dans les muscles.

De tout ce qui précède découlent des conséquences du plus haut intérêt. En effet, cette rétraction n'étant ni causée ni entretenue par un état inflammatoire, ne doit pas être combattue par les antiphlogistiques, ainsi qu'on l'a proposé théoriquement, mais bien par des moyens mécaniques, et la meilleure manière d'y remédier serait de pouvoir, après les amputations, fixer les muscles divisés, ou dans les fractures maintenir artificiellement à distance respective leurs attaches, au rapprochement desquelles ne peut plus s'opposer l'os dont la continuité est interrompue.

Mais après les amputations, il est presque impossible d'agir sur les muscles, ils échappent à tous les moyens de rapprochement, tels que les agglutinatifs, les sutures, les bandages, la position, dont l'efficacité sur les plaies qui n'affectent que la peau est incontestable. Toutefois, le bandage roulé, que Louis appliquait depuis la racine du moignon jusqu'à quelques centimètres de son extrémité, ne me paraît pas sans efficacité et ne mérite pas tous les reproches que lui ont adressés les chirurgiens ses rivaux et en particulier Pouteau (1). Je l'ai vu employer souvent par M. Velpeau, je m'en sers toujours, et il m'a semblé que convenablement appliqué et renouvelé lorsqu'il se desserre, il faisait l'office d'un aide embrassant le moignon à pleines mains et ramassant les chairs. Dans le cas même où l'on ne voudrait pas en théorie lui accorder cet usage, il n'en est pas moins démontré par la pratique qu'il soutient et maintient les masses musculaires, dont il neutralise en partie la tendance à la contraction insensible.

Néanmoins, si les adhérences tardent à se faire, la contractilité se joue de ce moyen comme des autres ; aussi la conduite du chirurgien doit-elle tendre sans cesse vers ce but, de déterminer au plus vite la cicatrisation entre les deux parois opposées du moignon ; dût-on n'obtenir d'adhérence que dans quelques points de son étendue ; c'est là déjà un obstacle beaucoup plus efficace que tous les moyens mécaniques dont nous disposons.

Convaincu de la vérité de cette remarque, je ne cherche plus maintenant à obtenir la réunion immédiate dans toute l'étendue du moignon, parce qu'elle échoue à peu près constamment dans nos hôpitaux ; je me contente de réunir la plaie très-exactement dans ses deux tiers supérieurs et au moyen d'une mèche de charpie qui va jusqu'au centre du foyer, je maintiens ouvert son tiers inférieur par lequel s'écoulent les liquides sanieux et la suppuration. Dès le second jour, les adhérences obtenues sont déjà assez solides pour résister à la contractilité musculaire soit spontanée, soit même volontaire, et, de plus, je n'ai point à redouter ces phlegmons de la totalité du moignon, ces rétentions du pus, si fréquentes lorsqu'on tient absolument à panser la plaie par occlusion, rétentions purulentes, qui rompent ou obligent à rompre toutes les adhérences, et livrent alors le système musculaire sans défense à toute la puissance de la contractilité.

Dans les fractures, c'est à l'aide de l'extension continue que l'on a cherché à triompher de la contractilité spontanée ; mais les appareils à l'aide desquels on espère l'obtenir ont un grave inconvénient, celui de solliciter la contractilité provoquée ou irritabilité musculaire, dont l'action, s'ajoutant à celle de la contractilité spontanée, détermine habituellement des accidents qui obligent à cesser l'extension, ou au moins la rendent inutile. Avec les appareils inamovibles, ainsi que l'a démontré depuis longtemps déjà M. Velpeau, on évite la plupart de ces inconvénients ; toute la difficulté est d'en obtenir la prompte dessiccation, afin de saisir le membre dans l'extension permanente. Or, avec la dextrine, cela est déjà possible par la raison que vingt-quatre heures suffisent, et même moins, pour la solidification de l'appareil. Mais le moyen par excellence, c'est l'appareil plâtré de MM. Mathiessen et Vanloo, et mieux

(1) Mémoire cité.

encore l'appareil en stuc que j'ai décrit dans un mémoire lu à la Société de chirurgie, et dont la dessiccation est, pour ainsi dire, instantanée (1). On peut alors supprimer l'extension avant qu'elle ne se soit relâchée, et surtout qu'elle ait fatigué le malade, et le bandage inflexible qui se moule sur toute la longueur du membre et prend ses points d'appui sur de larges surfaces, d'une part n'expose point à des excoriations et, d'autre part, s'oppose passivement à ce que le membre se raccourcisse. La fracture se trouve donc maintenue parfaitement réduite, et l'on n'a plus à redouter ni le relâchement des forces extensives, ni cette complication de la contractilité, soit volontaire, soit spontanée.

Quant aux plaies des muscles en travers pour lesquelles M. Malgaigne conseille la suture, sans éprouver pour ce genre de traitement la répugnance que manifeste Boyer, je crois devoir la rejeter comme inefficace pour les raisons que j'ai dites plus haut, mais surtout comme inutile, me fondant sur l'observation précédemment rapportée, dans laquelle on a pu voir l'écartement d'abord considérable disparaître insensiblement, puis s'effacer sous l'influence de la rétraction du tissu inodulaire ou de cicatrice interposé entre les extrémités des muscles divisés. On doit d'ailleurs, dans ces lésions, toujours favoriser l'adhésion par la position et les bandages appropriés.

Ces idées sur la rétraction dite secondaire que je viens de reproduire telles qu'elles se trouvent exposées dans la première édition de cet ouvrage, ont été l'objet d'une vive critique de la part de M. Malgaigne (2). Le savant professeur considère mes expériences sur la section des muscles comme peu rigoureuses, et leur reproche de manquer de détails. Mais M. Malgaigne oublie qu'il s'agit, non d'un mémoire spécial sur la matière, mais d'un traité général, et que j'ai dû me borner à donner strictement les résultats de mes expériences qui, d'ailleurs, n'offraient rien de bien nouveau, puisqu'elles concordaient avec celles de Bichat et de Boyer exposées précédemment. Un jour, dans un travail spécial sur cette question, je me propose d'entrer dans tous les détails qu'elle comporte. Puis il ajoute : « Mieux valait agir à distance par la section des tendons que de couper les muscles eux-mêmes. Or, ces sections ont été répétées des centaines de fois sur l'homme même, et je ne sache pas qu'aucun observateur ait vu l'écartement aller en augmentant jusqu'au huitième jour. »

D'abord ici il faut distinguer : si M. Malgaigne veut parler de tendons comme celui d'Achille, qu'il a pris pour exemple, nous sommes d'accord. L'écartement des deux bouts une fois produit n'a plus de tendance à s'accroître, par la raison que le le bout supérieur n'étant pas isolé dans une gaîne particulière, mais enveloppé d'adhérences celluleuses périphériques qui ne peuvent s'allonger au delà d'une certaine mesure, résiste à toute rétraction ultérieure des fibres musculaires. Mais si, au contraire, la rupture ou la section a porté sur un de ces tendons qui glissent dans des gaînes synoviales, les choses se passent tout autrement : l'écartement augmente chaque jour jusqu'à ce que les adhérences périphériques du corps du muscle aient à leur tour mis un terme à la contractilité indéfinie de la fibre charnue. C'est ce que je viens d'observer encore tout récemment sur un malade auquel j'avais pratiqué la suture du tendon extenseur propre de l'index : le lendemain, la suture

_____

(1) *Mémoire sur une nouvelle espèce d'appareils inamovibles ou appareils en stuc,* par le docteur A. Richet, lu à la Société de chirurgie le 21 février 1855 (*Union médicale,* nᵒˢ des 27 février et 1ᵉʳ mars 1855).

(2) *Traité d'anatomie chirurgicale et de chirurgie expérim.,* 2ᵉ éd., 1855, t. I, p. 148 et suiv.

ayant coupé les fibres tendineuses, nous trouvâmes un écartement beaucoup plus considérable que la veille. J'appliquai avec beaucoup de peine une nouvelle suture, mais, vingt-quatre heures après, elle s'était échappée comme la première; j'essayai alors de ressaisir le bout supérieur sans y parvenir, il s'était rétracté dans sa gaîne à une hauteur qui ne me permettait plus de l'atteindre sans des recherches auxquelles ne me conviait pas le résultat de mes premières tentatives de suture.

Ce qui s'est passé dans ce cas prouverait donc tout à fait en faveur de ce que j'ai avancé, à savoir que la contractilité des fibres-charnues tend à s'exercer d'une manière continue et insensible jusqu'à ce qu'un obstacle quelconque vienne contre-balancer son action. Mais d'ailleurs, si dans mes expériences sur les animaux j'ai agi sur les muscles et non sur les tendons, c'est que j'ai suivi la voie ouverte par ceux qui m'avaient précédé, par M. Malgaigne lui-même, et cela afin de mieux pouvoir comparer mes résultats aux leurs. Toutefois, le fait dont je viens de donner un résumé succinct m'engage à essayer à l'avenir sur les pattes des chiens la section des tendons fléchisseurs qui doivent se prêter très-bien à l'expérience si j'en juge par leur disposition anatomique.

Quant à mes dissections, elles semblent embarasser davantage M. Malgaigne, et s'il ne paraît pas très-éloigné d'admettre la première, il n'en est pas de même de la deuxième, où il est dit que le fémur *à son extrémité* était vascularisé et semblait, à une certaine époque, s'être enflammé. « M. Richet triomphe, s'écrie-t-il, d'avoir constaté cette absence de phénomènes inflammatoires, non-seulement dans les muscles, mais aussi dans les autres tissus. Il faudrait cependant bien en excepter le tissu du fémur où les vestiges de l'inflammation ont frappé M. Richet lui-même. Mais à part le tissu osseux, qui a jamais imaginé de chercher des phénomènes inflammatoires trois mois ou plus après leur apparition ? L'ostéite dans un moignon n'est-elle pas un témoignage décisif que le moignon a été le siége d'une inflammation considérable (1) ? » N'en déplaise à M. Malgaigne, je continue à regarder comme favorable à la cause que je défends de n'avoir trouvé aucune trace d'inflammation ni dans les muscles ni dans les autres tissus du moignon d'un individu amputé depuis trois mois et demi, parce que cela prouve d'une manière irréfragable que la conicité de ce moignon n'était point due, comme il le prétend, à l'inflammation de la fibre musculaire.

M. Malgaigne, il est vrai, prétend que personne n'a jamais imaginé d'aller constater les phénomènes inflammatoires trois mois et plus après leur apparition. D'abord je m'inscris formellement contre cette proposition présentée d'une manière aussi absolue, et je maintiens que les désordres produits par l'inflammation, loin de s'effacer après trois mois, laissent au contraire des traces la plupart du temps indélébiles et qui ne disparaissent jamais; témoin ce que l'on observe à la suite des phlegmons diffus et du psoïtis. Mais d'ailleurs, dans le cas dont il s'agit, ce n'était pas trois mois après leur apparition que je recherchais ces phénomènes, car le moignon était encore en suppuration quelques semaines avant la mort du malade.

Relativement à l'*extrémité* du fémur que j'ai trouvée vascularisée, rugueuse et comme si une portion en avait été éliminée, qu'est-ce que cela prouve ? Que par suite de la conicité du moignon cette *extrémité* du fémur *mise à découvert* s'était, comme tous les os dans les *mêmes conditions*, enflammée pour rejeter la portion frappée de mort; mais cela ne témoigne nullement, comme tendrait à le faire croire

(1) Malgaigne, *loc. cit.*, p. 150.

M. Malgaigne, que le moignon ait été à une certaine époque le siége d'une *inflammation considérable*. Aucun de ceux qui ont assisté à ces nécroses si fréquentes des os exposés au contact de l'air, n'admettra l'interprétation du savant professeur.

Quant aux fractures où je n'ai trouvé aucune inflammation des fibres charnues, mais seulement les couches musculaires voisines de la fracture infiltrées de sang et de lymphe plastique ou coagulable, M. Malgaigne me demande quel nom je donnerai à cette infiltration de lymphe plastique si je ne l'appelle pas inflammation. Mais je ne sache pas que jamais personne ait prétendu qu'épanchement ou infiltration de lymphe plastique coagulable signifiât inflammation ? Tous les chirurgiens professent qu'une solution de continuité, quelle qu'elle soit, ne peut se réparer sans épanchement de lymphe plastique, ce qui ne veut certainement pas dire sans inflammation ; et, sur ce terrain, je suis heureux de me rencontrer avec un auteur dont plus que moi personne n'apprécie les travaux, et qui écrit : « *S'il n'y a pas d'inflammation, partant pas de rétraction secondaire, la réunion se fera sans aucun intermédiaire que la lymphe coagulable indispensable pour l'opérer* (1). »

2° *De la contractilité provoquée ou irritabilité musculaire.* — Les physiologistes, sous cette dernière dénomination, désignent la propriété que possède la fibre musculaire de se contracter sous l'influence d'un stimulant. C'est pour cette raison que j'ai cru pouvoir lui imposer le nom de contractilité *provoquée*, par opposition à celle que j'ai appelée *spontanée*.

Elle diffère de cette dernière en ce qu'elle se manifeste d'une manière brusque et saccadée, et qu'elle ne dure guère au delà de l'application de l'excitant qui la sollicite, tandis que la contractilité spontanée, ainsi que nous venons de le voir, s'opère lentement, insensiblement, d'une manière continue et presque indéfinie, sans qu'on puisse la rapporter d'ailleurs à aucun stimulant appréciable.

Les conditions de l'irritabilité musculaire ont été étudiées avec grand soin dans ces dernières années, et c'est surtout aux travaux de Müller, de MM. Longet et Duchenne (de Boulogne) qu'on doit d'avoir projeté une vive lumière sur cette obscure question. Résumons rapidement l'état de la science sur ce sujet.

De tous les moyens employés pour provoquer la contractilité dans les muscles, autrement dit pour expérimenter et reconnaître l'irritabilité musculaire, il n'en est pas de plus puissant, de plus sûr, de plus facile à manier, et en même temps de plus innocent que l'électricité. On peut, en effet, l'appliquer, ou bien à l'aide de fines aiguilles que l'on plante dans les muscles sur lesquels on veut agir, et que l'on met en rapport avec les pôles d'une pile voltaïque, ou bien et mieux encore, sans faire de solution de continuité aux téguments, en se servant, comme le fait M. Duchenne, de l'électricité d'induction fournie par les appareils qu'il désigne sous le nom de *faradiques*, du nom du savant physicien *Faraday* auquel la médecine doit cette précieuse découverte (2).

Les appareils faradiques, en effet, fournissent seuls l'électricité vraiment médicale, car ils ne brûlent ni ne désorganisent nos tissus, et permettent de faire pénétrer l'électricité dans la profondeur des parties à travers la peau complétement intacte, en appliquant seulement sur sa surface deux tampons mouillés qui terminent chacun des conducteurs.

(1) Malgaigne, *Traité d'anatomie chirurgicale*, t. I, p. 145, 2ᵉ édit.
(2) Voyez les divers mémoires publiés par M. Duchenne (de Boulogne) dans les *Archives de médecine* en 1850 et 1851.

Aussi, grâce à la *faradisation localisée*, M. Duchenne a-t-il pu créer, selon l'heureuse expression de M. P. H. Bérard, rapporteur de la Commission académique, une sorte d'*anatomie vivante*, à l'aide de laquelle on peut déterminer d'une manière exacte les fonctions de chaque muscle.

Dans les expériences sur le cadavre et sur les animaux dont je vais présenter un résumé succinct, on s'est servi presque exclusivement de la pile voltaïque, tandis que dans les expérimentations sur l'homme dont il sera question plus loin, on a mis en usage les appareils *faradiques*.

La contractilité persiste pendant un certain temps après la mort ou dans les parties complètement séparées de l'organisme vivant : voilà une proposition de la plus grande importance, et dont la solution appartient tout entière à la physiologie moderne. D'après Nysten, à qui sont dues surtout les premières et les plus nombreuses expériences sur ce sujet (1), la durée de la contractilité des divers muscles de l'économie a varié de deux heures quarante minutes à sept heures cinquante minutes. Ces expériences, faites sur des suppliciés, ont démontré que les oreillettes du cœur conservaient leur contractilité alors même que cette propriété était constamment éteinte dans les autres muscles de l'économie, ce qui justifie l'expression antique : *Cor ultimum moriens*. Déjà Haller avait démontré que le cœur arraché de la poitrine d'un animal ne cessait point tout de suite ses mouvements rhythmiques, et qu'on pouvait les faire renaître en stimulant les fibres charnues avec la pointe d'un scalpel. Il m'est arrivé maintes fois, comme à tous les expérimentateurs, de démontrer dans mes cours d'anatomie que le cœur d'une grenouille, extrait depuis plus d'une demi-heure, se contractait encore, rien qu'en soufflant sur son tissu. Est-il besoin de rappeler d'ailleurs qu'après les amputations il suffit d'effleurer du doigt la tranche des muscles du membre détaché pour en provoquer la contractilité, et cela plus d'une heure après l'opération.

Cette singulière propriété qu'ont les muscles de se contracter sous l'influence d'un stimulant après leur séparation complète du système nerveux central, et après la mort, est bien propre déjà à démontrer une certaine indépendance dans la contractilité de la fibre charnue.

Mais on pouvait objecter, et l'on a en effet objecté, qu'elle était due à un reste d'influx nerveux, séjournant dans les branches et les extrémités nerveuses ; il fallait donc, pour achever la démonstration, faire voir que, sur le vivant, après la section des nerfs et la *perte de leur excitabilité propre*, elle conservait encore cette faculté pendant un temps très-long, qu'elle survivait, en un mot, à l'action nerveuse et persistait tant que la nutrition du muscle lui-même n'était pas en souffrance. C'est à Legallois d'abord (2), puis à J. Müller et Sticker (3), à Steinrück (4), à Guenther et Schoen (5), enfin et surtout à M. Longet, qu'on doit d'avoir résolu cet important problème.

Ce physiologiste a démontré que, *quatre jours* après la section d'un nerf moteur, le bout correspondant aux muscles avait perdu son excitabilité, tandis que la *contractilité provoquée* (*irritabilité musculaire*), après plus de *douze semaines*, per-

(1) Nysten, *De la contractilité des organes musculaires chez l'homme*, p. 315 et suiv.
(2) *Œuvres complètes*, 1830.
(3) J. Müller, *Manuel de physiologie*, t. I, p. 552.
(4) *De regeneratione nervorum*. Berolini, 1838.
(5) *Archives de médecine*, 1841.

sistait encore d'une manière notable, ce qui permettait de supposer que longtemps encore les muscles seraient demeurés irritables si l'on n'eût pas sacrifié l'animal. D'où M. Longet conclut logiquement, que *la décharge d'un agent impondérable partant des nerfs de mouvement n'est point nécessaire à la manifestation de la contractilité*, et que le *stimulant* spécial transmis par les nerfs de cette classe aux organes musculaires n'est qu'une des nombreuses causes excitatrices de cette propriété.

Quant aux nerfs exclusivement sensitifs, ils paraissent avoir sur la contractilité provoquée une action plus directe et dont l'absence se fait sentir plus promptement: *six semaines* après leur section, la faculté contractile est notablement diminuée, et après *sept semaines* elle devient à peine appréciable ; mais alors les muscles qui correspondent aux nerfs lésés sont tellement atrophiés et amaigris, qu'il est rationnel de conclure que c'est en altérant la nutrition des muscles que la section des nerfs sensitifs a réagi sur la *contractilité provoquée* et non en influençant directement cette dernière (1).

M. Duchenne (de Boulogne), expérimentant de son côté sur l'homme au moyen de la faradisation, paraît être arrivé à des résultats qui ne concordent peut-être pas complétement avec les vivisections, mais qui s'en rapprochent beaucoup. Il a vu que chez les individus qui sont atteints de paralysies, dépendantes d'une lésion de la moelle épinière ou des nerfs, la contractilité provoquée qu'il dénomme, lui, contractilité électrique, a déjà beaucoup souffert après le premier septénaire, et il en conclut qu'elle s'éteint beaucoup plus promptement dans les muscles de l'homme que dans ceux des animaux qui ont servi aux expériences de M. Longet (2).

J'ai lu et médité les faits sur lesquels s'appuie M. Duchenne, et il me semble que les résultats qu'il a obtenus ne présentent pas ce caractère de précision et d'exactitude que l'on trouve dans les expériences de M. Longet. Il ne dit point, en effet, l'époque positive à laquelle l'électricité ne stimule plus la contractilité musculaire ; il se borne à constater qu'après le premier septénaire elle a *diminué* notablement, ce que M. Longet n'a jamais nié. J'admets donc jusqu'à plus ample informé les résultats obtenus par ce dernier expérimentateur comme l'expression de la vérité.

On a aussi cherché à déterminer quelle pouvait être l'influence de la suppression brusque du sang artériel ou de la stase veineuse sur la contractilité provoquée. Parmi les auteurs qui ont tenté des expériences à ce sujet, il faut citer d'abord Swammerdam et Sténon, puis Brunner, Vieussens, Lecat, Haller, Bichat, MM. Ségalas et Longet. Ce dernier est arrivé aux résultats suivants : Après la ligature de l'aorte abdominale, les muscles qui ne reçoivent plus de sang artériel sont, *au bout d'un quart d'heure*, paralysés des mouvements volontaires, tandis que l'irritabilité subsiste en général pendant *deux heures*. Si l'on permet de nouveau l'abord du sang artériel, l'irritabilité reparaît en quelques minutes, tandis que les mouvements volontaires ne se rétablissent que plus tard, ainsi d'ailleurs que l'avaient constaté Sténon et Willis.

Quant à l'influence de la stase du sang veineux, ce n'est que *vingt-six heures* après la ligature de la veine cave inférieure que sur les chiens on voit les mouvements

---

(1) M. Longet, pour agir avec précision, a expérimenté sur des nerfs exclusivement moteurs ou sensitifs, et c'est à la 7ᵉ et à la 5ᵉ paire qu'il s'est adressé.

(2) Duchenne, *Archives de médecine*, janvier 1850, p. 20, et *Mémoire sur la valeur de l'électricité*, couronné par la Société de médecine de Gand, p. 81 ; 1852.

volontaires subir une médiocre diminution sans que la *contractilité provoquée* soit sensiblement modifiée.

Ces résultats obtenus par la ligature des artères s'accordent assez bien quant à la durée pendant laquelle persiste la *contractilité provoquée*, avec ceux que l'on observe sur les membres complètement séparés du corps, ou même après la mort. Nous avons vu, en effet, dans les expériences de Nysten, que c'est après deux et trois heures que les muscles des membres abdominaux, ceux-là mêmes sur lesquels on a expérimenté après la ligature de l'aorte, cessent d'être contractiles, en sorte que la perte rapide de la contractilité après la mort n'est due, en réalité, qu'à l'absence de circulation, et nullement à la suppression de l'influx nerveux, dont l'interruption sur le vivant n'entraîne que tardivement et d'une manière indirecte son affaiblissement; d'où il suit que l'influence du sang artériel sur la *contractilité provoquée* est bien autrement puissante et directe que celle du système nerveux.

En résumé, ces diverses expériences démontrent : 1° que les muscles, en outre de la *contractilité spontanée* étudiée précédemment, possèdent encore la propriété de se raccourcir sous l'influence des stimulants, ce qui constitue la *contractilité provoquée;* 2° que l'une et l'autre ont besoin, pour se manifester d'une manière durable, que le muscle soit dans certaines conditions physiologiques, telles que d'être arrosé par un sang vivifiant, et de conserver intacte sa nutrition ; 3° enfin qu'elle peut encore persister un certain temps, alors même que les muscles n'ont plus de relation, même indirecte, avec le système nerveux, ce qui prouve qu'elle en est jusqu'à un certain point indépendante.

Je ferai remarquer toutefois, avant de passer outre, qu'il ne faudrait cependant pas s'exagérer cette indépendance du système musculaire dans l'état normal. L'influence de l'axe cérébro-spinal est, en effet, toute-puissante sur la fibre charnue, et ce n'est que dans les cas pathologiques, ou bien encore dans quelques circonstances que le chirurgien fait naître à son gré, dans le but de soustraire momentanément les muscles à l'omnipotence nerveuse, que cette dernière cesse de se faire sentir.

Ces propositions bien établies vont nous servir de guide pour expliquer la plupart des phénomènes pathologiques dont le système musculaire est le théâtre, et dont l'interprétation serait impossible sans leur secours. Ici, plus que partout ailleurs peut-être, l'anatomie et la physiologie sont le flambeau de la pratique.

Nous venons de voir que si la fibre musculaire possède en elle-même la propriété contractile, c'est cependant du système nerveux que tous les muscles, quels qu'ils soient, volontaires ou involontaires, soutirent le principe qui entretient d'une manière constante leur contractilité. Ce principe, qu'on peut appeler *vivifiant*, et dont nous ignorons complètement la nature, est distribué aux fibres musculaires par des nerfs auxquels on a donné le nom de *nerfs de sentiment*, dénomination qui n'exprime qu'une partie de leurs fonctions et qu'il faudrait désigner, pour plus d'exactitude, sous celui de *nerfs de sentiment et de nutrition*, ou simplement de *nerfs vivifiants*. Tous viennent aboutir à la moelle épinière ou à ses prolongements ; c'est donc de la moelle épinière et allongée que part le principe vivifiant de la contractilité musculaire.

Mais pour mettre en action cette contractilité, pour qu'elle se manifeste, il faut de plus un stimulant; or, ce principe incitateur provient de source différente pour les muscles volontaires et les muscles involontaires, les premiers puisant leur stimulus dans le système nerveux central, organe des volitions , c'est-à-dire dans le cerveau, les seconds dans des agents étrangers au système nerveux. Enfin c'est par un autre ordre de nerfs, c'est-à-dire par les *nerfs* dits *mouvement*, que se transmet à la fibre musculaire ce principe incitateur.

Afin de mieux fixer les idées, prenons des exemples : pour qu'un muscle soumis à l'empire de la volonté se contracte, il faut que le cerveau, par l'intermédiaire de la moelle épinière et des nerfs de mouvement, dirige sur les fibres musculaires qui le composent l'excitant qui le fait entrer en action ; c'est ainsi que nous élevons la jambe ou fermons la main, par la puissance de la volonté. Il n'en est plus de même lorsqu'il s'agit des muscles dits involontaires, le cœur par exemple ; ici l'intervention du cerveau est indifférente, c'est le sang qui joue le rôle d'excitant, son influence est transmise par les nerfs dits de sentiment à la moelle épinière, laquelle renvoie aux fibres musculaires le stimulant qui provoque leur contraction. Il en est de même de l'intestin, de la vessie, de l'utérus, qui, comme le cœur, se contractent en dehors de toute participation de la volonté, et sous la seule influence des excitants qui agissent sur leur muqueuse. C'est à ce phénomène spécial qu'on a donné le nom d'*action réflexe*.

Cette distinction nettement établie entre le principe *vivifiant* et le principe *incitateur*, il devient facile de se rendre compte de ce que l'on observe dans certaines maladies qui n'affectent que l'organe des volitions, et laissent intactes les autres parties de l'axe cérébro-spinal, c'est-à-dire la moelle épinière et ses prolongements, et si la théorie est exacte, on doit dans les hémorrhagies cérébrales, dans les contusions, dans toutes les lésions en un mot qui n'atteignent que les hémisphères cérébraux, trouver les muscles soumis à l'empire de la volonté privés de leur principe incitateur, mais conservant néanmoins la faculté de se contracter sous l'influence des stimulants; autrement dit, la contractilité provoquée ou irritabilité musculaire doit demeurer intacte puisque le principe vivifiant ne fait point défaut.

Or, c'est là précisément ce que l'on observe, et si l'on soumet à la galvanisation voltaïque, et mieux encore à la faradisation, les muscles volontaires paralysés, on constate qu'ils ont conservé entière leur contractilité, quelle que soit l'époque à laquelle remonte la lésion. Selon Marshal-Hall, cette propriété contractile, comparée à celle des muscles sains, serait même exagérée ; mais c'est là un fait dont la réalité a été justement contestée par M. Duchenne (de Boulogne), et j'ai pour mon compte acquis la conviction que très-certainement ce n'est pas ainsi que se passent les choses dans la grande majorité des cas, puisque dans des expériences qui me sont communes avec M. Duchenne, j'ai toujours constaté au contraire une notable diminution de la contractilité, ce qui tient sans doute à une nutrition imparfaite de la fibre musculaire condamnée à l'immobilité. Toujours est-il que ces muscles privés du principe incitateur semblent, pour agir, n'attendre que son retour, aussi les voit-on, au fur et à mesure que la lésion cérébrale guérit, reprendre progressivement leur activité et revenir à l'état physiologique.

Si la lésion, au lieu de porter sur les lobes cérébraux, atteint soit la moelle épinière, soit les nerfs qui conduisent aux muscles volontaires le principe vivifiant, la fibre musculaire doit perdre sa contractilité comme dans les expériences précédemment citées de M. Longet sur les animaux. Or, c'est encore là ce que démontre l'expérimentation sur l'homme, et si dans les fractures de la colonne vertébrale, où la moelle épinière est interrompue et les muscles des membres inférieurs paralysés, on interroge leur contractilité au moyen de l'électricité faradique, on la voit s'affaiblir dès la fin du premier septénaire pour disparaître ensuite progressivement. Si l'on s'en rapporte aux expériences sur les animaux, c'est à la fin de la sixième semaine que la disparition devient complète ; si au contraire on préfère s'en référer aux expériences trop peu précises encore tentées sur l'homme, ce serait beaucoup plus tôt et après le premier septénaire.

Pour les muscles dits involontaires, les phénomènes observés diffèrent un peu : ainsi les lésions cérébrales n'influent que très-peu sur leurs contractions, à moins toutefois qu'elles ne soient trop étendues pour être compatibles avec l'existence, et tous les jours on voit chez les malades atteints d'hémorrhagie considérable d'un lobe cérébral qui a entraîné une hémiplégie complète, les mouvements du cœur, du poumon et de l'intestin continuer à s'effectuer. C'est qu'en effet les muscles de ces organes continuent à recevoir de la moelle épinière le principe vivifiant, et que, d'autre part, leur excitant naturel ne leur fait point défaut.

Mais les lésions qui portent sur la moelle épinière ou les cordons nerveux privant leurs fibres musculaires du principe qui vivifie et entretient leur contractilité, les frappent de paralysie à l'égal des muscles volontaires. Cependant il peut se faire que si leur principe incitateur, qui est indépendant du système nerveux, persiste, la contractilité puisse pendant un certain temps encore continuer à être sollicitée. C'est ce que démontrent, conformément aux idées de Haller, les ingénieuses expériences de Wilson Philip (1) et de M. Flourens (2), qui, après avoir détruit le cerveau et la moelle, sont parvenus, au moyen de la respiration artificielle, à entretenir les mouvements du cœur et la circulation. De même sur l'homme lorsque la moelle épinière est interrompue au-dessus du point d'où naissent les nerfs qui se rendent à la vessie et au rectum, on peut voir que la paralysie de ces organes ne se complète pas toujours immédiatement après l'accident, ce qui prouve que, malgré l'interruption de l'influx nerveux, la contractilité des fibres de ces organes peut, à un faible degré, il est vrai, persister par cette raison que leur stimulant ne leur fait point défaut quoiqu'elles aient perdu toute communication avec le centre cérébro-spinal.

D'après ce qui précède, on voit donc que dans les lésions des lobes cérébraux les muscles dits volontaires, ou de la vie animale, peuvent être paralysés par suite de la privation de leur principe incitateur, sans perdre notablement de leur propriété contractile ; tandis que dans les affections de la moelle épinière ou des nerfs mixtes, c'est-à-dire moteurs et sensitifs, toutes les fibres musculaires *sans exception*, qui reçoivent leur principe vivifiant de la portion nerveuse située au-dessous de la lésion, perdent progressivement leur contractilité.

Si donc, dans les cas de paralysie, lorsque, six semaines après l'accident, en interrogeant par l'électricité la contractilité musculaire, on la trouve intacte ou n'ayant subi qu'une faible atteinte, on conclura qu'on a affaire à une lésion cérébrale ; si, au contraire, les muscles ne répondent plus à l'excitant électrique, nul doute que la paralysie ne soit due à une affection de la moelle ou des nerfs *mixtes* qui en émanent. Je dis mixtes, car il pourrait se faire, si l'on expérimentait sur des muscles qui reçoivent des nerfs moteurs et sensitifs isolés, comme les muscles de la face par exemple, que les nerfs de mouvements seuls étant lésés, les fibres musculaires, continuant à recevoir encore par leurs filets sensitifs le principe vivifiant de leur contrac-

---

(1) *An experimental inquiry into the laws of the vital functions.* London, 1817, p. 69.
(2) *Recherches expérimentales sur les fonctions du système nerveux.* Paris, 1842, p. 116.

tilité, répondissent à l'excitation longtemps après l'accident, ce qui pourrait induire en erreur et faire croire à une lésion des lobes cérébraux.

C'est surtout à M. Duchenne (de Boulogne) qu'on doit d'avoir fait ressortir tout ce que le pronostic et le traitement pouvaient gagner à ce nouveau moyen de diagnostic, dont on ne peut apprécier l'importance qu'en se pénétrant bien des notions précédemment exposées, et l'on trouve dans son mémoire sur *la valeur de l'électricité*, déja cité, deux faits bien propres à attirer toute l'attention des praticiens (1).

Il s'agit de deux malades qui avaient l'un et l'autre les muscles de l'épaule et du bras droits frappés de paralysie : l'exploration de la contractilité par l'électricité faradique démontra que chez l'un d'eux elle était presque éteinte, tandis que chez l'autre elle était intacte. M. Duchenne annonça que dans le premier cas il s'agissait d'une lésion des nerfs, tandis que dans le deuxième la paralysie était due à une affection cérébrale : l'événement vint plus tard confirmer ce diagnostic. En effet, M. Nélaton, qui vit le premier malade longtemps après, guidé par les expériences électriques, découvrit une exostose de la région cervicale dont la présence avait échappé à un chirurgien qui l'avait soigné inutilement pendant plusieurs mois, et il suffit d'un traitement antisyphilitique pour obtenir une rapide guérison. Dans le second cas il fut reconnu, en remontant aux antécédents, que le malade avait été atteint antérieurement d'hémorrhagie cérébrale, à laquelle avait succédé une hémiplégie qui progressivement avait disparu, et n'avait laissé de traces que dans les muscles de l'épaule.

Il est facile de juger, d'après les développements dans lesquels je suis entré, de l'avenir réservé à ce nouveau moyen de diagnostic fondé sur les propriétés de la fibre musculaire ; nous verrons plus loin quelle est son importance dans le traitement des paralysies.

Après avoir montré quelle est l'influence du système nerveux sur la contractilité provoquée, et avoir cherché dans lésions pathologiques qui décomposent pour ainsi dire son mode d'action, la confirmation de ce que démontre la physiologie, je vais examiner les résultats qu'on obtient sur cette même contractilité à l'aide de divers agents thérapeutiques.

Il y a quelques années à peine, lorsque les chirurgiens voulaient pratiquer la réduction d'une luxation chez un individu vigoureux dont les muscles puissants opposaient une résistance invincible aux efforts réunis de plusieurs aides, ils étaient obligés d'avoir recours, pour surmonter cet obstacle, ou bien à des machines développant une force tellement considérable, que souvent les plus grands désordres, les accidents les plus graves suivaient leur emploi, ou bien à des stupéfiants, tels que l'alcool, l'opium ou l'émétique. Dupuytren, par des apostrophes inattendues, cherchait à détourner l'attention du malade, tandis que d'autres praticiens conseillaient la saignée jusqu'à la syncope. Ritt (2), s'appuyant sur cette considération physiologique que les muscles se paralysent momentanément lorsqu'on les prive de sang artériel, eut l'idée ingénieuse de comprimer l'artère sous-clavière dans un cas de luxation de l'humérus, et dit avoir pu réduire alors avec facilité, tandis que Th. Moore (3) prétend être parvenu à produire une paralysie du mouvement en comprimant les nerfs sciatique

(1) Page 82 et suiv.
(2) *Considérations sur les luxations de l'humérus*, thèses de Strasbourg, 1803.
(3) *Encyclopédie méthodique*, partie *Chirurgicale*, art. DOULEURS.

et crural. En rappelant ces diverses tentatives, dont l'efficacité me paraît d'ailleurs très-problématique, mon but est de montrer simplement que l'idée d'anéantir la contraction musculaire, afin de réduire plus facilement les luxations, travaillait depuis longtemps l'esprit des chirurgiens, lorsque la découverte des merveilleuses propriétés des agents anesthésiques vint faire oublier tous ces essais défectueux.

Lorsqu'on soumet un malade aux inhalations d'éther ou de chloroforme, on observe des effets variés portant, exclusivement d'abord sur le système nerveux, et bientôt, par son intermédiaire, sur d'autres systèmes, le tissu musculaire par exemple; c'est de ces derniers seuls que je veux m'occuper pour le moment.

Après un laps de temps qui varie suivant les individus, les muscles de la vie animale tombent dans une résolution complète, et semblent frappés de paralysie comme dans les cas d'hémorrhagie cérébrale, avec cette différence cependant que dans l'hémorrhagie limitée, la volonté de mouvoir le membre paralysé peut subsister sans pouvoir s'accomplir, tandis que chez l'individu soumis aux vapeurs du chloroforme la faculté de vouloir est elle-même anéantie. Cette différence tient probablement à ce que, dans ce dernier cas, les deux lobes cérébraux sont simultanément sous l'influence des inhalations stupéfiantes; remarque qui, pour le dire en passant, tendrait à prouver que le cerveau peut fonctionner avec un hémisphère demeuré intact.

Cette paralysie musculaire, qui résulte de la suspension momentanée du principe incitateur fourni par l'organe des volitions, est fugitive et ne dure en général que le temps pendant lequel l'individu est soumis à l'expérience; mais elle laisse dans le système musculaire une faiblesse qui se traduit par une sensation de courbature et quelquefois par un trémulus fibrillaire.

Pendant tout le temps que dure cette suspension de l'influx nerveux volontaire, la fibre musculaire conserve en partie sa contractilité spontanée et provoquée, ainsi qu'il a déjà été dit précédemment, et il est facile de s'assurer, lorsqu'on pratique une amputation sur un malade aussi complétement anesthésié que possible, c'est-à-dire ayant complétement perdu connaissance, que, sous le couteau qui les tranche, les muscles palpitent et se rétractent encore sensiblement. Il n'y a là d'ailleurs rien qui doive étonner, puisque nous avons vu la contractilité subsister quelques heures après la mort; on aurait, au contraire, lieu d'être surpris que cette propriété de la fibre musculaire fût plus complétement anéantie chez un individu anesthésié que sur un cadavre.

La contractilité provoquée persiste donc pendant l'éthérisation, mais elle subit néanmoins un affaiblissement notable et qui, d'ailleurs, varie beaucoup suivant les sujets. Il est quelquefois porté assez loin pour que beaucoup de chirurgiens, frappés de cette circonstance, aient cru voir là une difficulté sérieuse à l'emploi du chloroforme dans les amputations, prétendant que cette absence de rétractilité pourrait nuire à la régularité et à la bonne conformation du moignon (1). Je pense que, dans certaines circonstances, cette contractilité provoquée, ou irritabilité, peut momentanément subir une diminution telle, qu'elle équivaut, pour le chirurgien, à une suspension complète : le fait suivant prouvera jusqu'à l'évidence cette influence des vapeurs anesthésiques sur cette propriété inhérente à la fibre musculaire.

(1) *Comptes rendus de l'Académie de médecine.* — *Archives de médecine,* 4ᵉ série, t. XIII, p. 422.

J'avais dans mon service un malade atteint d'une fracture très-oblique de la partie moyenne du fémur, compliquée d'un raccourcissement considérable : les fragments dentelés et aigus pénétraient profondément dans les muscles dont ils stimulaient l'irritabilité, à un tel point que, malgré tous nos efforts, nous ne pûmes parvenir à faire céder le raccourcissement même d'un centimètre. Le malade, homme vigoureux et résolu, ne nous opposait volontairement aucune résistance et déclarait qu'il était prêt à subir toutes les opérations que je croirais devoir lui pratiquer ; on remarquait effectivement que pendant l'extension les muscles de la cuisse seuls entraient en action. Plusieurs jours de suite je renouvelai ces tentatives, voulant réduire la fracture avant de l'enfermer dans le bandage définitif, mais sans plus de succès.

C'est alors que j'eus recours aux inhalations de chloroforme pour lesquelles ce malade avait témoigné d'abord de la répugnance. Lorsque le système musculaire extérieur fut privé de son principe incitateur volontaire et que la résolution fut complète, nous constatâmes positivement que les muscles de la cuisse seuls demeuraient contractés, et, malgré des tractions réitérées, nous ne pûmes obtenir la réduction. Jusque-là on pouvait croire que la contractilité provoquée, ou, pour parler le langage habituel, que l'irritabilité musculaire échappait à l'action des anesthésiques, et c'était mon opinion ; mais comme quelques personnes qui suivaient la visite pensaient que cette persistance de contraction reconnaissait pour cause l'inflammation, malgré mes convictions bien arrêtées à ce sujet, je me décidai à recourir aux antiphlogistiques, et le malade fut saigné largement deux fois dans la journée, puis je fis entourer la cuisse de larges cataplasmes. Le lendemain, lorsque j'essayai de nouveau la réduction, j'éprouvai les mêmes difficultés que la veille, quoique le malade eût été de nouveau complétement anesthésié.

C'est alors que réfléchissant sur ces divers insuccès, je pensai, puisque ni par les moyens qui en agissant sur le système nerveux paralysent son influence sur la fibre musculaire, ni par les antiphlogistiques, on ne pouvait vaincre cette persistance de la contractilité provoquée, que peut-être on obtiendrait de l'introduction lente et prolongée du chloroforme dans le sang une action directe sur la fibre musculaire par une sorte d'intoxication qui paralyserait, ainsi que je l'ai dit précédemment, ses propriétés vitales. Nous étions au huitième jour de l'accident ; je fis respirer au malade, lentement et progressivement, une quantité notable de chloroforme, et après dix minutes d'une anesthésie maintenue à peu près constamment au même degré, j'eus la satisfaction de voir les muscles qui entouraient la fracture se détendre insensiblement, ce qui me permit de dégager les fragments avec une facilité tout à fait inattendue. Pour maintenir la réduction, j'appliquai immédiatement l'appareil à extension continue de Boyer, et je dois ajouter que le système musculaire resta plusieurs jours avant que de recouvrer toute son énergie contractile.

Ce résultat me paraît démontrer nettement que la contractilité provoquée, ou irritabilité musculaire proprement dite, peut être notablement diminuée et avantageusement combattue par l'action prolongée des agents anesthésiques.

En résumé donc, l'action du chloroforme sur le système musculaire de la vie animale s'exerce de deux manières : 1° indirectement et par l'intermédiaire du système nerveux, dont il suspend l'action sur la fibre charnue, laquelle se trouve ainsi abandonnée aux propriétés qui lui sont inhérentes ; 2° directement, soit en stupéfiant cette fibre elle-même par sa présence dans le sang artériel, soit en privant ce liquide d'oxygène, et par conséquent en le rendant moins vivifiant, moins stimulant.

Il est facile de comprendre toutes les ressources que présente pour la pratique chirurgicale un médicament aussi efficace. Les réductions des luxations récentes, même compliquées de fractures (1), celles de certaines fractures autrefois réputées impossibles à cause de cette rétraction prétendue inflammatoire, de même que le redressement des fausses ankyloses, n'offrent plus, grâce au chloroforme, des difficultés insurmontables ; en un mot, pour tout ce qui tient à la pathologie du système musculaire soumis à la volonté, son emploi doit opérer une révolution aussi complète qu'avantageuse.

L'action des anesthésiques sur le système musculaire de la vie organique mérite d'être étudiée avec autant de soin, mais sous un autre point de vue, celui des dangers que peut faire courir la brusque suppression de la contractilité dans ces muscles d'où dépend l'entretien de la vie. Aussi le chirurgien, loin de chercher à provoquer l'influence que ces puissants agents exercent sur lui, doit-il mettre tous ses soins à éviter qu'ils ne les atteignent.

J'ai dit précédemment que dans les affections circonscrites aux lobes cérébraux le système musculaire intérieur ou organique continuait à fonctionner, empruntant son stimulant à des agents en dehors du système cérébro-spinal, et soutirant des autres centres nerveux restés intacts, le principe *vivifiant* de sa contractilité non soumis à l'empire de la volonté : or il se comporte de même dans l'éthérisation. Tant que les centres nerveux seuls sont soumis à l'action des vapeurs enivrantes, le cœur, l'intestin, l'utérus, etc., continuent à fonctionner, et l'on observe, chose remarquable, que tantôt leur puissance de contraction s'accroît légèrement, tantôt elle diminue. C'est ainsi qu'on voit les mouvements du cœur s'accélérer ou se ralentir, l'estomac, le rectum, la vessie, se contracter vivement et expulser leur contenu ou le retenir, sans que d'ailleurs le malade ait conscience de ces divers phénomènes.

Mais si l'éthérisation est prolongée, si une trop forte dose de l'agent anesthésique est mélangée avec le sang, et si le système ganglionnaire lui-même et le grand sympathique viennent à subir l'influence du chloroforme, alors les muscles de la vie animale sont frappés à leur tour de cette paralysie qui porte d'abord sur le système musculaire extérieur, on voit les battements du cœur devenir rares et irréguliers, et les mouvements respiratoires, depuis quelque temps déjà involontaires, se suspendre complètement. La soustraction du principe vivifiant, régulateur des contractions, jointe à la diminution inévitable qu'entraîne dans la contractilité la présence stupéfiante du chloroforme, détermine progressivement, et quelquefois brusquement, dans les fibres du cœur et du poumon une inertie d'où résulte la mort par asphyxie et absence de circulation (2).

Il importe donc au chirurgien d'interroger sans cesse et avec soin pendant tout le temps que dure l'éthérisation, le degré de contractilité qui subsiste dans le cœur et les muscles respiratoires, et d'interrompre les inhalations dès que le pouls faiblit, ou que la respiration s'embarrasse. Quand je dis qu'il faut interroger le degré de contractilité des muscles respiratoires, je n'entends pas parler seulement ici des muscles

---

(1) A. Richet, *Sur la possibilité de réduire les luxations de l'humérus et du fémur compliquées de fractures (Mémoires de la Société de chirurgie*, t. III, p. 460).

(2) Voyez, pour plus de détails, le chapitre intitulé *Système nerveux.*

extérieurs et qui dilatent la poitrine, mais aussi de ces fibres musculaires dont la découverte est due au microscope, et qui, répandues dans le parenchyme pulmonaire, facilitent par leurs contractions l'accomplissement des phénomènes de l'hématose. C'est à l'inertie de ces fibres qu'est due l'accumulation dans les vésicules pulmonaires de ces mucosités bronchiques qui obstruent le passage de l'air, et déterminent l'asphyxie. On comprend donc que leur présence dans les bronches ne s'annonçant d'abord que par du râle muqueux, il ne suffise pas, pour en reconnaître l'existence, d'inspecter extérieurement la poitrine, mais qu'il faille souvent et à plusieurs reprises en pratiquer l'auscultation, surtout lorsque la respiration devient haletante et anxieuse.

Cette persistance de contraction des muscles de la vie organique, alors que le système musculaire extérieur est plongé dans l'inertie la plus profonde, a suggéré à M. Simpson (d'Édimbourg) l'idée d'employer les agents anesthésiques dans les accouchements accompagnés de douleurs très-vives et épuisantes, ou lorsque l'application du forceps devient indispensable. On voit alors les contractions utérines se succéder régulièrement, secondées par celles des muscles abdominaux, qui s'associent, sans la participation de la volonté, aux muscles involontaires de l'organe de la gestation, de la même manière que les muscles qui enveloppent la poitrine à l'acte de la respiration, sans que la malade, dont l'attitude extérieure respire le calme, paraisse avoir conscience de ce qui se passe ; la contractilité des fibres utérines ne semble pas plus douloureuse que celle du cœur à l'état normal.

Il est donc permis de conclure que l'action de l'éther et du chloroforme sur le système musculaire de la vie organique est plus tardive que celle des mêmes agents sur les muscles extérieurs, et que lorsqu'elle se manifeste, elle s'exerce également de deux manières, c'est-à-dire indirectement, en suspendant l'influence du système nerveux ; directement, en stupéfiant la fibre charnue.

Appliqués localement sur la peau intacte, l'éther, le chloroforme, la liqueur des Hollandais et les autres agents anesthésiques, ne m'ont jamais paru déterminer dans les muscles cette inertie qui suit leur pénétration dans le torrent circulatoire. De nombreuses expériences répétées en les variant de bien des manières, m'ont convaincu que si l'on déterminait ainsi une anesthésie plus ou moins complète de la peau, on n'obtenait qu'une diminution très-contestable dans la contractilité musculaire, soit volontaire, soit provoquée, soit spontanée. Mais les expériences de MM. Coze et Gosselin prouvent que ces mêmes agents, mis au contact direct de la fibre musculaire, la paralysent et détruisent sa contractilité (1).

Quelques autres substances exercent encore incontestablement une action stupéfiante sur les muscles, la jusquiame, la belladone, l'opium, par exemple, et comme celle de l'éther ou du chloroforme, elle peut être directe ou indirecte. L'action indirecte par l'intermédiaire du système nerveux est admise par tous les médecins, et dans les affections du système musculaire qui paraissent se rattacher à une perturbation du système cérébro-spinal, dans les soubresauts qu'on observe à la suite des grandes amputations, dans les fractures compliquées, dans le *delirium tremens*, on les emploie avec grand avantage. On préfère dans ce cas l'opium aux inhalations anesthésiques, parce que son action est moins fugitive et peut être prolongée sans

_____

(1) Gosselin, *Recherches sur les causes de la mort sous l'influence du chloroforme* (*Archives de médecine*, 1848).

inconvénient ; cependant j'ai plusieurs fois administré avec succès dans ces cas des potions contenant de 1 à 4 grammes de chloroforme. Quant à l'action directe, quelques physiologistes la rejettent ; elle me paraît cependant bien positive, et tous les chirurgiens savent qu'il suffit d'instiller entre les paupières quelques gouttes d'une solution belladonée pour voir l'iris se dilater. Pour se convaincre que c'est bien directement sur les fibres de l'iris, et non par son passage dans le sang et par intermédiaire du système nerveux central qu'agit l'atropine, il suffit de se rappeler que la pupille du côté opposé n'en subit point l'influence, ou du moins d'une manière à peine sensible. C'est encore ce que démontre le relâchement du col utérin s'effectuant sous l'influence de l'extrait de belladone appliqué directement sur la muqueuse qui le recouvre.

Quelques agents paraissent jouir, au contraire, de la propriété de stimuler la contractilité musculaire, soit qu'ils portent directement leur action sur la fibre charnue, comme l'électricité, soit qu'ils n'aient d'influence sur elle que par l'intermédiaire du système nerveux, comme la strychnine.

J'ai dit précédemment comment les muscles volontaires pouvaient, sous l'influence de certaines lésions du système nerveux, être isolément privés du principe incitateur, ou tout à la fois des principes incitateur et vivifiant de leur contractilité. Or, l'électricité est le plus précieux moyen qui soit à notre disposition pour rappeler dans les muscles paralysés le fluide nerveux dont la suppression prolongée entraîne l'atrophie et la perte de toute contractilité. Mais il importe de bien distinguer les cas dans lesquels on l'applique, pour apprécier son mode d'action, et surtout en faire un judicieux usage.

Si le muscle, par suite d'une affection limitée aux lobes cérébraux, a seulement perdu le stimulant volontaire, le fluide électrique semble exercer une certaine attraction sur lui, et l'attirer dans des fibres musculaires qui n'ont rien perdu de leurs propriétés, puisque le principe qui les alimente n'a point disparu. L'électricité agit donc, ici, comme un excitant énergique appliqué localement et directement sur la fibre musculaire, et peut-être aussi sur les extrémités périphériques des branches nerveuses. On comprend, d'ailleurs, que puisqu'elle ne fait que rappeler dans le muscle le fluide nerveux incitateur, il faille pour qu'elle ait là chance de réussir, que son application ne soit pas prématurée, que, par exemple, la cicatrisation ou la disparition de la lésion nerveuse soit déjà, sinon achevée, au moins fort avancée.

Si le muscle, au contraire, a été privé tout à la fois des deux muscles incitateur et vivifiant, l'électricité ne se borne plus au rôle de simple stimulant, elle remplace jusqu'à un certain point ce principe nerveux qui entretient dans les fibres charnues cette activité de nutrition, sauvegarde de la contractilité. Nul autre excitant ne peut ici la remplacer, elle remplit un rôle spécial, tandis qu'elle peut être suppléée par un autre agent, la strychnine par exemple, dans le cas où il faut seulement rappeler le principe incitateur volontaire. Aussi dans les lésions du centre nerveux bulbo-rachidien ou des nerfs conducteurs, alors que les muscles se sont atrophiés et ont progressivement perdu leur contractilité et provoquée et spontanée, le fluide électrique appliqué localement et d'une manière soutenue y ramène et entretient la calorification qui s'était notablement abaissée, la nutrition et, enfin, la contractilité. Ce n'est que plus tard, alors que la lésion matérielle tend à disparaître, qu'elle détermine le retour des mouvements volontaires, comme dans les cas où le principe incitateur était seul supprimé.

Cette analyse du mode d'action de l'électricité me paraît avoir une grande importance pratique parce qu'elle exprime comment, par une application patiente et longtemps prolongée de l'électrisation, on obtient des succès là où avaient échoué des expérimentateurs découragés par plusieurs tentatives restées infructueuses. Il faut se souvenir que lors même que les muscles sont atrophiés et ne répondent plus à l'excitation électrique, ce n'est pas une raison de désespérer, car on a vu, après des essais renouvelés chaque jour pendant plusieurs mois, la calorification, puis la nutrition, et enfin les mouvements volontaires reparaître alors qu'on aurait pu les croire perdus sans retour.

J'ai fait voir à MM. Cruveilhier, Bouillaud et Velpeau, en 1846, une jeune fille de dix-sept ans atteinte depuis deux ans d'une aphonie complète, et chez laquelle, à l'aide de la galvanopuncture pratiquée ainsi avec persévérance pendant plusieurs mois, j'obtins un succès éclatant et complet. D'autre part, M. Duchenne cite dans son mémoire couronné par la Société de médecine de Gand, en 1852, deux exemples frappants de ce que peut la persévérance de l'électrisation dans les cas de paralysies consécutives aux lésions traumatiques des nerfs. Il a obtenu, pour me servir de ses expressions, une véritable résurrection des muscles, qui ont passé d'un état de dessèchement à peu près complet, à des formes arrondies et normales.

On peut donc dire que l'application locale de l'électricité dans les cas de paralysie sans lésion de la contractilité n'agit sur les muscles qu'à la manière des excitants, tandis que dans les paralysies avec perte de la contractilité, de la calorification et de la nutrition, elle joue le rôle d'un stimulant spécial que nul autre ne peut remplacer, et qui peut, jusqu'à un certain point, suppléer, pour les phénomènes qui restent confinés dans le muscle, le principe que j'ai appelé vivifiant. Il ne faudrait pas inférer de là cependant que les fluides électrique et nerveux sont identiques, assertion mise en avant sans preuves par quelques physiciens du siècle dernier, et aujourd'hui amplement réfutée.

Quant au principe actif de la noix vomique, la strychnine, dont l'énergique influence sur le système musculaire a été étudiée avec soin dans ces derniers temps, c'est uniquement par l'intermédiaire du système nerveux, et comme perturbateur, qu'il agit sur les muscles ; son influence est tout à fait nulle sur la contractilité musculaire proprement dite, et son inutilité complète dans les cas d'interruption des conducteurs intermédiaires à la fibre charnue et aux centres nerveux.

J'ai beaucoup insisté sur cette faculté de raccourcissement inhérente aux fibres musculaires, et qui les distingue de tous les autres tissus, l'importance du sujet sera mon excuse. Elles jouiraient encore, selon certains auteurs, de quelques autres propriétés sur lesquelles je vais glisser rapidement.

Lorsqu'un muscle est soumis à des tractions il s'allonge, on a donné à cette faculté le nom d'extensibilité. Pour qu'elle se produise, il faut que cette élongation se fasse lentement et non brusquement, autrement les fibres charnues résistent d'autant plus qu'on les tiraille davantage. C'est ce que l'on a observé chez les individus soumis à l'écartèlement, et notamment sur Damiens, l'assassin de Louis XV, dont les membres, tirés par quatre chevaux vigoureux, ne purent être séparés qu'après la division des muscles et des ligaments. Néanmoins si les muscles sont surpris dans le relâchement ou inopinément, et avant que leurs fibres aient reçu du cerveau la puissance nécessaire pour résister, ils se laissent déchirer. C'est ainsi que des membres entiers ont pu être arrachés du tronc par des machines animées d'un mouvement rapide ;

les ruptures musculaires ne peuvent pas recevoir d'autre explication plausible.

Si la distension s'opère lentement, comme dans les cas de tumeurs développées au centre d'un membre, comme dans la grossesse, on voit les muscles céder, s'étaler et s'allonger, sans rien perdre d'ailleurs de leur pouvoir contractile, ainsi qu'on s'en assure lorsqu'ils reviennent plus tard à leur longueur normale. Aussi, dans les cas d'ankyloses, de contractures musculaires et de luxations anciennes, ne faut-il pas désespérer de voir les muscles reprendre peu à peu leur longueur normale et leurs fonctions, malgré la distension ou l'inactivité à laquelle ils ont été condamnés.

Les muscles sont soumis à d'autres lésions qui presque toutes trouvent dans les conditions anatomiques la raison de leur existence. Ceux des membres, par exemple, sont enfermés dans une gaîne fibreuse qui les maintient exactement et assujettit leurs fibres pendant la contraction. Or quelquefois il arrive que cette gaîne se déchire, et alors une portion du muscle, s'échappant à travers l'ouverture, se déplace ; c'est ce que l'on a nommé la *hernie musculaire*. Niées par quelques auteurs, ces hernies sont aujourd'hui admises par la plupart des chirurgiens, et j'ai eu l'occasion d'en voir un cas très-remarquable sur un malade qui se présenta à l'hôpital avec une tuméfaction allongée à la partie antérieure de la jambe. Cette tumeur, assez peu nettement délimitée, sans changement de couleur à la peau, était apparue subitement la veille pendant un effort brusque, et donnait lieu à de vives douleurs lors de la flexion du pied. Elle présentait une sensation de fluctuation assez nette dans le sens transversal, mais nulle dans le sens des fibres charnues, et sur ce seul signe je n'hésitai pas à diagnostiquer une hernie musculaire. Pour démontrer aux élèves que c'était bien à un déplacement du jambier antérieur que nous avions affaire, je plongeai une épingle dans la tumeur, et nous la vîmes alors s'agiter et se déplacer, selon que le malade étendait ou fléchissait le pied, ce qui prouvait clairement qu'elle était bien implantée dans les fibres du muscle. Une compression modérée fut exercée sur la tumeur, et, un mois après, le malade sortait guéri sans autre accident.

Il est digne de remarque que la fibre musculaire soit très-rarement le siége d'affections qui lui soient propres ; malgré la grande quantité de sang qui la pénètre, elle est, ainsi que je l'ai déjà dit, réfractaire à l'inflammation, surtout à celle qui se termine par suppuration. Pour M. Malgaigne cette assertion est un *véritable sujet d'étonnement*, et il réclame les preuves (1). A mon tour je demanderai au savant professeur sur quelle base repose son opinion que les muscles sont sujets à s'enflammer, car s'il veut bien me le permettre, je lui ferai observer qu'on ne peut être tenu à la preuve négative, et que je ne puis, moi, lui montrer ce que je ne nie pas absolument sans doute, mais ce que je déclare être fort rare.

Mais, d'ailleurs, quel est donc le chirurgien qui puisse produire beaucoup d'observations d'inflammation spontanée des muscles des membres, de myosites proprement dites ? Pour mon compte, si j'en excepte l'inflammation du psoas iliaque, dont la texture différente explique la suppuration relativement fréquente, ainsi que je l'ai dit précédemment, je n'en ai rencontré qu'un seul cas, et encore le pus infiltré dans le tissu cellulaire d'où on l'exprimait comme d'une éponge, avait-il respecté la fibre musculaire (2).

Je maintiens donc jusqu'à preuve du contraire que l'inflammation des muscles est rare ; que la fibre musculaire, quoique recevant du sang en abondance, n'est pas sujette à subir les phénomènes inflammatoires ; et que la plupart des affections qu'on

(1) *Loc. cit.*, p. 150.
(2) Voy. page 99.

y observe peuvent être rapportées au système nerveux dont elle n'est d'ailleurs que le bras agissant. C'est ainsi que le tétanos, que la rétracture, les crampes, les convulsions, etc., ne doivent être considérés que comme des lésions des centres ou des cordons nerveux, avec manifestation du côté des muscles.

Il est toutefois une maladie décrite dans ces derniers temps par M. Aran (1) sous le nom d'*atrophie musculaire progressive*, qui paraît avoir son siége dans la fibre charnue elle-même. Dans cette singulière affection les muscles sont atteints isolément, on les voit s'atrophier peu à peu et fibre par fibre, puis disparaître sans laisser d'autre trace qu'un peu de tissu graisseux ou cellulo-fibreux. Les propriétés inhérentes à la fibre charnue sont conservées, et la contractilité volontaire persiste jusqu'à ce que la dernière fibrille ait disparu. Quelle peut être la nature de cette singulière affection ? c'est ce qu'il a été jusqu'à présent impossible de déterminer. Je serais assez porté à croire avec M. Aran que c'est une lésion de la contractilité, ou, pour parler le langage hallérien, de l'irritabilité, ce que sembleraient confirmer les sautillements fibrillaires et les crampes que présentent d'une manière continue les muscles atteints de cette atrophie progressive. Je ne puis admettre, en effet, que la diminution de volume des racines antérieures, signalée par M. Cruveilhier dans un mémoire lu à l'Académie (2), soit la cause de cette singulière affection; elle me paraît plutôt n'en être que la conséquence.

Développement. — Les muscles de la vie organique se développent beaucoup plus tôt que ceux de la vie animale. C'est, en effet, quelques jours seulement après la conception que l'on voit apparaître chez l'embryon le *punctum saliens* qui sera plus tard le cœur : quant aux fibres musculaires de l'intestin et de la vessie, on ne peut dire au juste l'époque à laquelle elles apparaissent, à cause des difficultés d'observation.

Les muscles de la vie animale semblent se développer, comme les os auxquels d'ailleurs ils s'accolent, dans l'épaisseur du feuillet séreux ou animal. C'est vers la fin du troisième mois que, selon Burdach (3), on commence à les apercevoir dans l'embryon humain. Les premiers qui apparaissent sont ceux qui entourent la colonne vertébrale, soit en avant, soit en arrière, puis ceux des parois abdominales et thoraciques, et enfin ceux du cou, des membres et de la face.

Ce n'est guère qu'à la fin du quatrième mois que les muscles extérieurs commencent à entrer en action. On sait, en effet, que c'est ordinairement à quatre mois que les femmes enceintes commencent à sentir *remuer* ; mais il ne faudrait pas croire que les premières contractions soient bien marquées, elles sont, au contraire, excessivement faibles et comme vermiculaires. Aussi plusieurs fois est-il arrivé à des femmes qui n'en étaient pas cependant à leur première grossesse, de prendre la circulation des gaz dans l'intestin pour les premiers mouvements d'un fœtus. Il faut donc que le médecin se mette sur ses gardes, car on a vu de ces prétendues grossesses que l'on croyait parfaitement certaines, parce que les femmes disaient avoir senti remuer, n'aboutir qu'à un complet désappointement.

Chez le fœtus tous les muscles, sauf le cœur, sont d'une couleur plus pâle et d'une consistance moins ferme que celle qu'ils acquièrent après la naissance. Pendant toute l'enfance ils s'accroissent surtout en longueur, ainsi que l'a fait remarquer Bichat; et

---

(1) *Recherches sur une maladie non encore décrite du système musculaire* (*Archives de médecine*, septembre 1850).
(2) Séance de l'Académie, 29 mars 1853.
(3) *Traité de physiologie*, t. III, p. 401.

c'est de vingt-cinq à quarante ans qu'ils prennent cette épaisseur, cette force, cette résistance qui caractérisent la virilité. Chez le vieillard ils deviennent plus pâles et s'amincissent, mais en même temps leur tissu acquiert une grande dureté ; personne n'ignore combien est coriace sous la dent la chair des vieux animaux.

De ces diverses considérations il suit que si l'on peut employer sans crainte, chez les adultes, des moyens énergiques pour réduire les luxations, il faut les ménager chez les enfants et les vieillards, de crainte de déchirer leurs muscles, beaucoup moins résistants.

Il en est de même lorsqu'on veut appliquer des appareils destinés à lutter contre le raccourcissement dans les fractures irréductibles ; il faut déployer une bien moindre puissance d'extension, et les résultats sont bien plus satisfaisants chez les malades qui sont aux deux extrêmes de la vie, que chez ceux qui sont dans toute la vigueur de l'âge.

§ IX. — DU SYSTÈME VASCULAIRE.

Le système vasculaire comprend tous les organes destinés à la circulation du sang ou de la lymphe ; j'aurai donc à décrire successivement les artères, les veines, les capillaires et les lymphatiques. Quant au cœur, organe central de tout cet appareil, c'est en faisant l'histoire de la poitrine que je présenterai les considérations pratiques qui s'y rattachent et qui seront là d'autant mieux placées que, presque toutes, elles se rapportent à sa topographie.

1° Des artères.

Dispositions générales. — L'origine du système artériel aux ventricules du cœur se fait par deux troncs volumineux, l'artère pulmonaire et l'aorte ; mais le système aortique seul devra m'occuper, la veine artérieuse échappant complétement à nos moyens d'action chirurgicaux, et n'étant d'autre part que si rarement le siége d'altérations pathologiques, que c'est à peine si l'on connaît quelques cas d'anévrysme siégeant sur son tronc ou ses divisions.

Pourvue, à son origine au ventricule gauche, de valvules qui sont destinées à empêcher le reflux du sang, l'aorte se divise et subdivise bientôt en branches secondaires dont les calibres réunis seraient bien supérieurs au sien propre ; aussi a-t-on dit avec raison que, sous ce rapport, l'ensemble du système artériel représentait un cône dont l'aorte formait le sommet. D'où il résulte que le sang projeté par les ventricules, passant sans cesse d'un espace plus étroit dans un lieu plus large, la circulation, par ce seul fait, va se ralentissant jusqu'aux extrémités de l'arbre artériel.

. Le *mode d'origine* des artères se fait, le plus souvent, sous un angle aigu dont le sommet est dirigé du côté du cœur, et si l'on fend le tube artériel au niveau de la bifurcation, on rencontre dans la cavité du vaisseau un éperon saillant sur lequel doit se diviser sans effort la colonne sanguine, disposition anatomique très-favorable à la circulation, et que l'on ne retrouve pas dans les branches qui naissent des troncs à angle plus ou moins obtus, comme les mésentériques, ou presque droit, comme les intercostales et les rénales.

La *séparation* des artères se fait ordinairement à l'origine des membres ; ainsi c'est à la racine du cou que la crosse aortique émet les troncs destinés à la tête et aux membres supérieurs, de même que c'est à l'angle sacro-vertébral que l'aorte abdominale se bifurque pour fournir aux membres pelviens ; enfin, c'est en général au niveau des grandes articulations que les artères principales se divisent, et c'est dans leur trajet, d'une articulation à l'autre, qu'elles fournissent les branches secondaires. Malheureusement, cette séparation des artères en branches principales et secondaires est loin de présenter une fixité absolue ; quelques-unes de ces anomalies d'origine peuvent être prévues et ont été étudiées avec assez de soin pour que le chirurgien ne puisse en être surpris lorsqu'il les rencontre. Je m'attacherai dans chaque région à mentionner la plupart de celles qui ont été observées, et dont la connaissance peut influer sur la conduite à tenir pendant les opérations.

Le *volume* des troncs artériels est proportionné à l'importance des organes dans lesquels ils se rendent : c'est ainsi que la tête reçoit à elle seule quatre troncs volumineux fréquemment anastomosés entre eux, tandis que les deux artères destinées aux membres inférieurs égalent à peine les deux carotides.

Tant qu'elles ne fournissent aucune branche, les artères conservent le même calibre ; les carotides primitives, cependant, présentent, au point où elles se bifurquent, un renflement olivaire très-sensible. Selon Béclard, les vertébrales, les rénales, les spléniques, s'élargissent en s'éloignant du cœur : c'est là une disposition que des recherches attentives ne m'ont pas permis de vérifier. J'ai, en effet, après avoir injecté ces artères avec des matières solidifiantes, comparé entre elles plusieurs rondelles prises à la naissance, au milieu et à l'extrémité de ces diverses artères, et je n'ai pu saisir de différences notables dans leur diamètre ; elles m'ont toujours paru, au contraire, avoir des dimensions égales ; on peut donc dire que, sauf l'exception signalée plus haut pour la carotide, les artères, tant qu'elles ne fournissent point de collatérales, sont parfaitement *calibrées*.

La *direction* des artères est généralement rectiligne. Quelquefois cependant elles présentent des inflexions, et même deviennent tout à fait flexueuses lorsqu'elles abordent des organes dont la mobilité est grande, ou le volume sujet à varier, telles sont les artères intestinales, utérines et labiales. Les inflexions des carotides et des vertébrales, avant leur entrée dans le crâne, ont pour objet, ainsi qu'on l'a dit, de permettre sans danger les grands mouvements de la tête, tandis que les courbures de la carotide interne dans le canal inflexe du rocher sont bien évidemment destinées à modérer l'impétuosité de l'ondée sanguine sur la pulpe cérébrale, encore protégée d'ailleurs par la subdivision et l'anastomose de tous les capillaires artériels dans la pie-mère.

Chez les vieillards il n'est pas rare de rencontrer, sur des artères ordinairement rectilignes, comme la carotide primitive ou la fémorale, des flexuosités que l'on doit regarder comme pathologiques et qui tiennent à la perte d'élasticité de leurs parois ; or, c'est là une condition qui prédispose d'autant plus aux ruptures artérielles qu'elle s'accompagne presque toujours de l'ossification de la membrane interne. Il est vrai de dire toutefois que les déchirures des gros vaisseaux, cause la plus fréquente des morts subites, ne s'observent pas seulement chez les individus avancés en âge, mais aussi chez les hommes de quarante à soixante ans, qui présentent déjà quelques-unes de ces altérations, et dont le cœur et les muscles jouissent encore d'une énergie qui n'est plus en rapport avec la résistance des parois artérielles.

La *forme* des artères, même après la mort, et alors qu'elles ne sont plus remplies de liquide, est cylindrique ; aussi résistent-elles mieux que les veines à l'aplatissement que tendent à leur faire subir les parties qui les avoisinent, et surtout les muscles.

J'ai déjà dit, en faisant l'histoire du système musculaire, que les artères, lorsqu'elles doivent passer d'une région dans une autre, sont quelquefois obligées de traverser des masses musculaires; pour leur éviter une compression, même momentanée, la nature leur a ménagé des anneaux ou cercles fibreux, quelquefois de véritables canaux osseux ou ostéo-fibreux. Ces cercles fibreux changent à peine de forme pendant les contractions musculaires, parce que les fibres qui viennent se rendre sur tous les points de leur circonférence, tendent alors à les dilater plutôt qu'à les resserrer.

La *situation* des artères importe beaucoup aux chirurgiens, puisque c'est elle qui détermine le choix du procédé opératoire, soit pour les lier, soit pour les comprimer. Les artères du tronc sont, en général, profondément situées, ce qui n'a pas empêché les chirurgiens modernes de songer à leur appliquer les moyens hémostatiques mis en usage avec tant de succès pour les artères plus superficielles des membres. C'est ainsi qu'après la ligature des iliaques externe, puis interne, on a osé tenter celles du tronc brachio-céphalique et de l'aorte abdominale elle-même. Ces dernières tentatives, il est vrai, n'ont pas été couronnées de succès, mais elles ont conduit sans doute à une pratique plus efficace et plus rationnelle : je veux parler de la compression de cette même aorte abdominale dans les cas d'hémorrhagie utérine foudroyante après l'accouchement.

Les artères des membres et du cou sont, surtout à leur origine, très-superficiellement situées pour la plupart; aussi M. Malgaigne fait-il remarquer avec beaucoup de raison que c'est une erreur de croire, avec quelques anatomistes, qu'elles se placent partout dans les points les moins vulnérables. L'artère crurale, par exemple, située à la partie antérieure de la cuisse, n'est recouverte dans son tiers supérieur que par les téguments et l'aponévrose, et il en est de même des artères sous-clavières dans le creux sus-claviculaire; ce n'est que plus tard qu'elles s'enfoncent l'une et l'autre au milieu des masses musculaires, et viennent se placer dans un lieu où elles sont mieux à l'abri des accidents, après avoir décrit une sorte de spirale autour de l'axe du membre auquel elles appartiennent.

Toutes les artères d'un certain calibre, c'est-à-dire celles dont la blessure peut donner lieu à des hémorrhagies sérieuses et nécessiter une ligature, sont sous-aponévrotiques. Aucune n'est située immédiatement sous la peau, circonstance que ne doivent jamais oublier les élèves qui se livrent aux manœuvres opératoires, et qui trop souvent, ainsi que j'ai pu m'en convaincre par une longue pratique des amphithéâtres, manquent la ligature de la pédieuse, de la radiale, de la cubitale ou de la temporale, parce qu'ils croient les rencontrer aussitôt après l'incision de la peau et du *fascia superficialis*. Néanmoins, il n'est pas très-rare de voir la radiale perforer l'aponévrose à la partie supérieure de l'avant-bras, et se placer dans la couche sous-cutanée, où elle forme un relief et décrit des sinuosités à la manière d'une veine; mais c'est là une anomalie qu'il est facile de reconnaître aux battements isochrones à ceux du cœur, qu'on y remarque rien qu'à la simple vue.

Il est une particularité sur laquelle je dois attirer l'attention : c'est que partout où les artères sont ainsi superficielles, et recouvertes seulement par l'aponévrose et les téguments, elles reposent sur des plans osseux qui offrent une résistance, un point d'appui pour les comprimer. C'est ainsi que l'on peut suspendre complétement le cours du sang dans la fémorale, dans la brachiale, dans la temporale, dans la radiale, la cubitale, etc. Quant à la sous-clavière, quoique placée dans des conditions analogues, la compression en est bien plus difficile à cause de la saillie de la clavicule qui s'oppose à l'aplatissement du tube artériel sur la première côte; mais là encore on peut y parvenir, soit directement en plongeant le pouce ou un cachet revêtu de linge dans le creux axillaire, soit indirectement en abaissant fortement le bras et en le portant en arrière; la clavicule comprime alors assez efficacement l'artère contre la côte, pour suspendre le pouls radial, ce dont chacun peut s'assurer sur soi-même.

Cette compression naturelle, et sans avoir recours aux moyens extérieurs, peut encore être obtenue en deux autres points du corps : en premier lieu, au pli du coude, où il est possible, en fléchissant fortement l'avant-bras sur le bras, d'arrêter une hémorrhagie artérielle, suite de saignée malheureuse, ainsi que Bichat l'avait indiqué et que M. Malgaigne et M. Fleury l'ont mis en pratique (1) ; et, en second lieu, au pli du jarret, où une forte flexion du genou suffit pour supprimer les battements de l'artère pédieuse.

Les *rapports généraux* des artères avec les organes qui les avoisinent constituent un des points les plus intéressants de leur histoire. Le tronc aortique excepté, toutes les artères sont côtoyées par des veines qui leur sont souvent intimement unies, et presque toujours des nerfs plus ou moins volumineux les accompagnent. On a cherché s'il n'existerait pas une règle, une loi, comme on dit, présidant à cette agglomération; toutes les tentatives ont avorté (2). Ce que l'on peut dire de plus général, c'est que, dans les régions où ces organes sont superposés et non placés sur le même plan, les veines sont ordinairement situées plus superficiellement que les artères, et les nerfs plus encore que les veines, en sorte que l'opérateur qui va à la recherche des artères, rencontre d'abord le nerf, puis la veine, et enfin l'artère. Il est à peine quelques exceptions que je ferai connaître dans la partie topographique.

Les grosses artères ne sont accompagnées en général que d'une seule veine : ainsi les sous-clavières, les fémorales, les carotides, ne sont côtoyées que par un seul tronc veineux; mais toute artère de moyen calibre a deux veines satellites au milieu desquelles elle se place.

Le rapport avec ces veines est quelquefois tellement intime, et se fait à l'aide d'un tissu cellulaire si serré, qu'il devient très-difficile d'opérer leur séparation à l'aide de la sonde cannelée; c'est notamment ce que l'on observe dans le point où l'artère fémorale est contenue dans la gaîne fibreuse du troisième adducteur. Mais néanmoins on peut dire que, en général, le tissu cellulaire qui les unit est assez lâche, et qu'il l'est d'autant plus, que les troncs artériels ou veineux sont eux-mêmes plus volumineux.

Les nerfs ont en général avec les artères des rapports bien moins intimes que les veines, quelquefois même ils en sont très-éloignés; c'est ainsi que les nerfs du plexus brachial sont situés bien plus superficiellement que la sous-clavière et beaucoup au-dessus d'elle, et que le nerf crural est, à son passage sous l'arcade fémorale, distant d'un centimètre au moins de l'artère crurale, et renfermé dans une autre gaîne fibreuse. Aussi est-il généralement plus facile d'éviter de blesser dans une ligature les nerfs que les veines. Il en est un toutefois que sa position exceptionnelle doit faire signaler, c'est le nerf pneumogastrique à la région cervicale, qui, situé en arrière de la carotide, est tellement rapproché d'elle, qu'il peut être et a été effectivement quelquefois compris dans la ligature.

(1) Fleury, *Traitement des plaies des artères du membre supérieur par la compression et la flexion forcée de l'avant-bras (Journal de chirurgie*, 1846, p. 20).

(2) Voyez plus loin, *Rapports des veines avec les artères.*

Les artères, les veines et les nerfs sont ordinairement réunis en un seul faisceau par un tissu cellulaire généralement assez lâche, à quelques exceptions près, et il ne s'infiltre que très-rarement de graisse. Cette atmosphère celluleuse, dans laquelle se trouve plongé le faisceau vasculo-nerveux, est elle-même isolée des parties environnantes par une gaîne fibreuse qui se rattache aux aponévroses musculaires, mais qui en est cependant indépendante, ainsi qu'on peut le voir nettement pour les vaisseaux fémoraux. Cette disposition n'existe d'une manière bien tranchée que pour les artères et veines d'un certain calibre; car pour celles de moyenne grosseur l'enveloppe fibreuse fait défaut; celles-là se placent dans les interstices musculaires, mais restent toujours plongées au milieu d'un tissu cellulaire assez mou et glutineux. Il suit de cette disposition que les infiltrations purulentes nées dans la gaîne des vaisseaux ou qui s'y sont introduites, s'y propagent, peuvent ainsi parcourir toute la longueur d'un membre et apparaître dans un point fort éloigné de celui où elles ont pris naissance, sans que rien à l'extérieur puisse faire soupçonner leur long trajet. C'est ainsi qu'on a vu des abcès par congestion s'introduire dans la gaîne des vaisseaux fémoraux et apparaître à la partie antérieure de la cuisse, et Callisen a signalé une variété de hernie dans laquelle l'intestin pénètre dans cette même gaîne fibreuse, au lieu de sortir par l'anneau crural. Ce sont là, sans doute, des faits exceptionnels; néanmoins il est utile de les connaître, afin de se mettre en garde contre l'erreur.

Le tissu cellulaire au milieu duquel se trouve plongé le faisceau vasculo-nerveux, se confond d'une manière bien plus intime avec les parois des veines et des nerfs qu'avec celles des artères; on voit même quelquefois autour des artères se former une sorte de cavité séreuse à parois lisses et polies qui facilite l'accomplissement du double mouvement d'élongation et de dilatation auquel elles sont soumises. Cette disposition est surtout manifeste à la région du cou, chez les vieillards, dont les artères flexueuses et ossifiées sont à chaque ondée sanguine l'objet d'un déplacement considérable. C'est cette enveloppe celluleuse qui constitue aux artères cette gaîne que l'on a nommée *gaîne artérielle* proprement dite, et qui joue dans les cas de blessure de ces vaisseaux un rôle important sur lequel je me propose d'insister.

Par suite de cet isolement, les artères, chez les individus avancés en âge, ne peuvent recevoir qu'un très-petit nombre de capillaires nutritifs, ce qui entraîne comme conséquence une tendance plus grande à la mortification et par suite à l'hémorrhagie après leur ligature. Mais aussi, dans les opérations qu'on pratique sur elles, on éprouve beaucoup moins de difficultés à les séparer des organes environnants.

Les *artères s'anastomosent* fréquemment entre elles, et c'est grâce à cette disposition que l'oblitération d'un tronc artériel n'entraîne pas nécessairement la mortification des parties qu'il alimente directement. L'anatomie descriptive apprend à connaître le mode suivant lequel se font ces diverses anastomoses, qui ont lieu tantôt par convergence, tantôt par arcade, d'autres fois par communication transversale. Les unes se font dans les cavités splanchniques, telles sont celles qui ont lieu entre les vertébrales et les carotides, ou bien encore entre les mésentériques supérieure et inférieure; les autres, au contraire, s'opèrent entre des artères accessibles à nos moyens chirurgicaux, telles sont celles que l'on signale entre les carotides internes et externes, et entre les diverses artères des membres.

Les anastomoses entre les carotides internes, externes et les vertébrales se font en général dans la profondeur des régions faciale et crânienne, et seront étudiées lors de la description des régions parotidienne et carotidienne. Il n'en est pas de même de celles qui s'opèrent entre les artères des membres : celles-là ont lieu surtout au niveau des articulations et par l'intermédiaire de branches superficielles qui les entourent d'un cercle artériel plus ou moins complet. Aussi après la ligature du tronc principal d'un membre peut-on reconnaître par la palpation et même à la simple vue qu'elles se développent d'une manière très-notable, et le chirurgien dont tous les efforts doivent tendre à favoriser cette circulation collatérale, se gardera particulièrement d'appliquer au niveau des articulations aucun lien, aucune constriction qui pourrait gêner le retour du sang dans le segment du membre inférieur à la ligature ; les sachets remplis d'un sable fin préalablement chauffé, qu'on emploie pour entretenir une douce chaleur, ne doivent même jamais exercer qu'une douce pression.

Structure et propriétés. — Les micrographes décrivent dans les parois artérielles six tuniques qui sont, en procédant de dedans en dehors, la tunique adventice ou celluleuse, la tunique élastique, la tunique à fibres annulaires, la tunique à fibres longitudinales, la tunique striée, et enfin la couche épithéliale (1).

Cette division est un effet de l'art, une subtilité du microscope ; au point de vue pratique on ne peut admettre que trois tuniques ou membranes : une externe ou celluleuse, une moyenne ou musculeuse-élastique, et une interne ou épithéliale d'apparence séreuse.

Fig. 12.

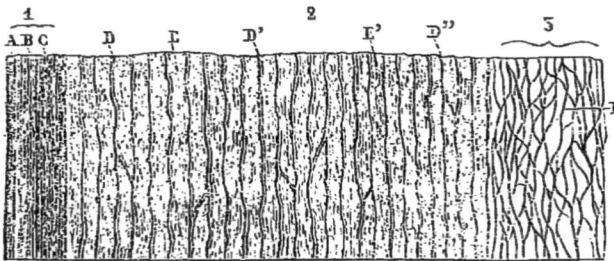

Section transversale de l'aorte (30 diamètres). (Kölliker.)

1. Tunique interne. — 2. Tunique moyenne. — 3. Tunique externe. — A. Épithélium. — B. Lame striée. — C. Fibres élastiques de la tunique interne. — D, D', D''. Lames élastiques de la tunique moyenne. — E, E'. Fibres musculaires et tissu cellulaire. — F. Réseau élastique de la tunique externe.

Haller et, après lui, M. Malgaigne ont décrit une quatrième tunique, qu'ils placent entre les tuniques interne et moyenne, et à laquelle ils ont donné, le premier le nom de *celluleuse*, le second celui de *sous-séreuse*. Certainement cette distinction pourrait à la rigueur être admise ; mais ce qui m'empêche de l'adopter, c'est que cette couche ne peut être démontrée que dans les gros troncs artériels, et que là où elle existe elle paraît se rattacher à la tunique épithéliale ; je crois donc convenable de la désigner sous le nom de *couche sous-épithéliale*, ce qui simplifie avec avantage la description.

La *tunique externe* ou *celluleuse* est composée de fibres de tissu cellulaire très-

(1) Henle, *Anatomie générale*, t. II, p. 23.

denses, très-serrées et entrecroisées à la manière des filaments enroulés du cocon du ver à soie; au milieu d'elles le microscope a fait découvrir quelques fibres élastiques; mais l'élasticité qu'elle présente est due autant à l'arrangement de ces filaments qu'à leur propriété élastique intrinsèque. Elle est d'ailleurs très-résistante, soit aux agents chimiques, soit aux agents mécaniques, aussi sa destruction ne peut-elle être opérée qu'à la longue par les liquides purulents, ou les fils à ligature.

Par sa face externe, elle se confond insensiblement chez les jeunes sujets et les adultes avec le tissu cellulaire ambiant, tandis que chez les vieillards, ainsi que je l'ai dit déjà, elle s'en isole plus ou moins complétement. Par sa face interne elle se continue d'une manière insensible avec la tunique moyenne, et le plus souvent ces deux membranes entremêlent leurs fibres de telle sorte, qu'il devient impossible d'établir entre elles une ligne de démarcation nette et précise. Dans quelques cas la nature opère cependant cette séparation, et le sang, après avoir détruit en un point les membranes interne et moyenne, s'infiltre entre cette dernière et la celluleuse, la décolle dans une certaine étendue pour rentrer ensuite dans le vaisseau; c'est là la variété d'anévrysme que Laennec (1) a désignée sous le nom de disséquant.

Son épaisseur est peu considérable et bien moindre que celle de la tunique moyenne, néanmoins c'est dans ses fibres que se ramifient les vaisseaux et les nerfs propres aux artères, dont il sera question plus tard.

En résumé, c'est à elle surtout qu'est due la résistance dont sont douées les parois artérielles : aussi dans les anévrysmes spontanés constitue-t-elle le principal obstacle à l'extravasation du sang dans les tissus environnants.

La tunique moyenne correspond aux trois membranes décrites par Henle sous les noms de tuniques élastiques, à fibres annulaires et longitudinales. Des trois enveloppes qui composent le tube artériel, elle est la plus épaisse, mais non la plus résistante, elle présente au contraire, malgré son élasticité, une grande friabilité. Sa couleur est jaune dans l'aorte et les gros troncs qui s'en détachent, mais dans les branches moins volumineuses, elle prend une coloration rougeâtre, souvent même complétement rouge.

Examinée à l'œil nu et avant toute préparation ou macération, elle a l'apparence d'une couche homogène, se déchirant avec facilité lorsqu'on exerce sur elle des tractions, soit dans le sens transversal, soit dans le sens longitudinal, et n'offrant sur les bords de la rupture, nets comme la cassure du verre, aucune apparence fibrillaire.

Si l'on cherche avec des pinces à en détacher quelques lambeaux, on peut voir alors, soit à l'œil nu, soit et mieux à l'aide d'une forte loupe, qu'elle est constituée par des fibres sur la nature et la direction desquelles on a beaucoup discuté. Sans entrer dans l'exposé au moins inutile des diverses opinions émises à ce sujet, je dirai que l'examen microscopique, qui n'a pas tranché la question d'une manière définitive, l'a cependant beaucoup simplifiée.

Voici quelle est, d'après M. Ch. Robin (2), la structure de cette membrane moyenne; elle se compose : 1° de fibres musculaires analogues à celles de la vie organique et complétement circulaires; 2° de fibres de tissu jaune élastique sans direction bien arrêtée, fréquemment anastomosées entre elles et disposées, non par couches spéciales et isolées, comme l'avait cru Henle, mais entremêlées avec les fibres mus-

---

(1) Auscultation médiate, t. II.
(2) Comptes rendus de la Société de biologie, 1850, p. 33 et suiv.

culeuses; 3° enfin d'une matière homogène striée très-fragile, empâtant les fibres musculaires et élastiques, et les réunissant de manière à former cet ensemble désigné sous le nom de tunique moyenne.

Cette disposition anatomique rend parfaitement compte des erreurs dans lesquelles sont tombés les anatomistes qui ont cru y découvrir des fibres longitudinales ou spiroïdes. Les fibres jaunes élastiques, déjà anastomosées entre elles, sont, en effet, tellement entremêlées avec les fibres circulaires musculeuses, et ces deux sortes de fibres sont tellement amalgamées par la substance striée unissante, que, lorsqu'on soulève un lambeau de la membrane et qu'on cherche à l'entraîner, le plus ordinairement il suit la direction des fibres musculeuses plus nombreuses et plus résistantes, c'est-à-dire la circonférence du tube artériel; mais quelquefois aussi il se contourne en spirale, quelquefois même se déchire suivant la longueur des vaisseaux. C'est là sans doute ce qui avait fait admettre des fibres dirigées dans ce sens; mais un examen attentif prouve que c'est là une pure illusion. Je rejette donc, avec M. Robin, l'existence des fibres spiroïdes annoncées par Mascagni et Hunter, décrites par Rœuschel et M. Malgaigne, et celle des fibres longitudinales signalées par Lauth et par Henle.

Il m'a paru que dans les artères de moyen calibre, comme la poplitée et l'humérale, les fibres musculeuses acquéraient un développement plus considérable, une existence plus indépendante. Il est facile, lorsqu'on a soin de choisir le cadavre d'un adulte vigoureux, de constater à l'aide d'une forte loupe, après avoir enlevé la tunique celluleuse, de belles fibres rubanées, parallèlement rangées suivant la circonférence du vaisseau, et offrant, au moment où on les découvre, une apparence jaunâtre, qu'elles échangent bien vite au contact de l'air contre une coloration rouge qui leur donne une analogie frappante avec les fibres circulaires de l'intestin grêle.

Fig. 13.

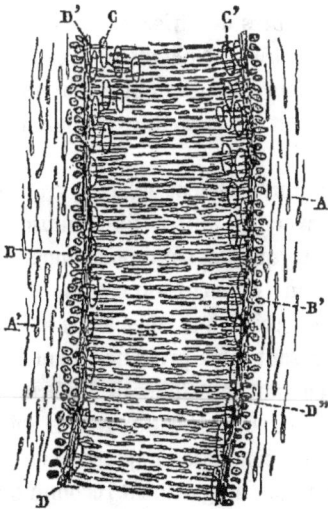

Structure des artérioles (350 diamètres). (Kölliker.)

A, A'. Tunique externe à noyaux un peu allongés.

B, B'. Noyaux des fibres-cellules ou fibres contractiles de la tunique moyenne.

C, C'. Noyaux des cellules épithéliales.

D, D'. Membrane à fibres élastiques longitudinales.

La membrane moyenne est d'ailleurs dépourvue de vaisseaux sanguins, et, même au microscope, il est impossible d'en découvrir. Chez les vieillards, elle perd sa souplesse et son élasticité, elle prend une teinte blanchâtre, et la perte de ses propriétés est due, d'après les recherches de M. Robin, à la présence de granulations jaunâtres qui se déposent au milieu de la substance striée unissante et envahissent *seulement* la membrane moyenne. Ce phénomène pathologique vient démontrer la nécessité de considérer comme une seule tunique les diverses couches artificiellement séparées par Henle. (Fig. 13.)

Cette structure rend parfaitement compte de ses propriétés diverses, de sa fragilité, de son extensibilité dans le sens longitudinal due à l'élasticité des fibres de tissu jaune élastique unissant, de son resserrement actif suivant la circonférence du vaisseau, et enfin de son peu de vitalité. Telle est, sans doute, la cause de la rareté de l'inflammation des artères, surtout comparée à celle des veines, quoique soumises à des causes d'irritation plus nombreuses peut-être. Quant aux prétendues fibres musculaires, spiroïdes ou longitudinales, on ne voit pas quelle serait leur raison d'être, puisque les artères n'ont nul besoin d'un resserrement actif dans ce sens, et qu'il leur suffit, après avoir été allongées par l'ondée sanguine, de revenir passivement sur elles-mêmes, ce à quoi les fibres jaunes élastiques sont merveilleusement propres.

Reste à démontrer que les fibres circulaires sont bien réellement musculaires. Parmi les auteurs qui ont écrit le plus récemment sur ce sujet, M. Sappey (1) est celui qui s'élève avec le plus de force contre cette assimilation des fibres circulaires artérielles aux fibres musculaires, et la preuve, suivant lui, la plus décisive, c'est que ni sur l'aorte de l'autruche, ni sur celle de la baleine, on ne trouve dans la tunique moyenne la coloration rouge, l'aspect charnu, les caractères enfin de la fibre musculaire, malgré l'énorme développement qu'acquièrent sur ces animaux toutes les tuniques artérielles.

Sans rappeler ce que j'ai dit précédemment de l'aspect des fibres musculaires de la poplitée de l'homme, du cheval, etc., je dirai qu'un argument tiré de la coloration ne saurait avoir une très-grande valeur, car personne ne nie la muscularité des fibres de l'intestin, dont la couleur cependant est aussi différente de celle du grand fessier, que celle de la tunique musculeuse de l'aorte l'est des fibres du cœur. Personne aujourd'hui ne conteste la nature musculaire des fibres de l'iris.; est-ce sur la couleur qu'on s'est fondé pour leur reconnaître ce caractère? Nullement, c'est sur l'inspection microscopique, et aussi, mais surtout, sur leurs manifestations physiologiques. Voyons si les fibres de la tunique moyenne offrent ces caractères et jouissent de ces propriétés.

Kölliker (2) a démontré péremptoirement que ces fibres étaient aplaties, granulées, lisses et non striées en travers, identiques enfin avec les autres fibres musculaires de la vie organique, dont elles ne diffèrent qu'en ce qu'elles sont moins longues et plus larges. En jetant les yeux sur les figures qu'il en a données, on est frappé de cette ressemblance parfaite, et il est impossible, si l'on accorde aux unes le caractère musculaire, de le nier pour les autres. Selon lui, elles sont plus prononcées sur les artères de moyen calibre que sur les gros troncs, ce qui contribuerait à détruire l'objection tirée de l'aspect non musculaire des fibres de l'aorte chez les grands animaux, si d'ailleurs elle était fondée sur une observation complète. J'ajouterai enfin que M. Robin, dont on connaît l'habileté micrographique, a également reconnu de son côté cette identité avec les fibres musculaires de la vie organique.

Si l'on interroge la physiologie, les preuves abondent. Déjà Weber, Wedemeyer et Schultze (de Berlin), avaient constaté que les artères d'un certain calibre possé-

(1) *Anatomie descriptive*, t. 1, p. 383.
(2) *Beiträge zur Kenntniss der glatten Muskeln*, von A. Kölliker. — *Zeitschrift für wissenschaftliche Zoologie*, von C. Th. Siebold und A. Kölliker, 1848, p. 48.

daient un pouvoir contractile, et les chirurgiens savaient que les capillaires se contractaient sous l'influence du froid ; mais personne n'avait démontré positivement avant
Kölliker, que ces vaisseaux sont susceptibles de se contracter sous l'influence du
galvanisme. Sur un individu qui venait de subir l'amputation de la jambe, il a vu
l'application de l'électricité déterminer des contractions telles dans l'artère tibiale
postérieure, que son calibre en était par moments totalement oblitéré ; dès que le
courant galvanique avait cessé, toute contraction disparaissait.

Fig. 14.

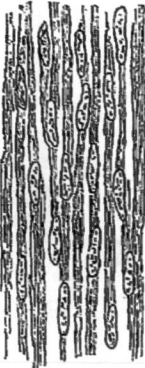

Fibres musculaires de la tunique moyenne de l'aorte
(300 diamètres). (Todd et Bowmann.)

On peut donc regarder aujourd'hui comme démontré que la tunique moyenne des
artères, en outre de l'élasticité dont elle est douée, et qu'il faut attribuer à la présence des fibres élastiques, jouit d'un pouvoir contractile qu'elle doit aux fibres
musculaires circulaires. J'aurai bientôt occasion de citer de nombreuses expériences
qui compléteront, pour les exigeants, la démonstration (1).

Fig. 18.

Fig. 15.   Fig. 16.   Fig. 17.

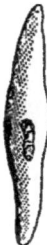 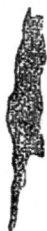 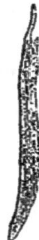

Fibres-cellules ou fibres musculaires
isolées des artères. (Kölliker.)

La *membrane interne*, dit M. Velpeau, ressemble à un vernis inorganique étendu
sur la surface interne des artères. C'est là effectivement l'idée la plus juste qu'on
puisse s'en faire si on la limite à cette pellicule que les travaux modernes ont prouvé
être constituée par des cellules d'épithélium pavimenteux ; mais au-dessous d'elle,
l'observation au microscope, à la loupe, et même à l'œil nu, démontre dans les gros

(1) Voy. pages 153 et 154.

troncs une légère couche de fibres dirigées dans le sens de la longueur des artères, un peu transparente, dont l'épaisseur peut, dans quelques cas, augmenter notablement sans cesser de rester à l'état normal, et qui ne peut en être séparée. Cette couche, toujours recouverte de l'épithélium, se retrouve, à un degré moindre, il est vrai, dans l'artère et les veines pulmonaires et dans les cavités du cœur, où elle se confond avec la tunique que Henle désigne sous le nom de *couche à fibres confuses :* c'est la tunique sous-séreuse de M. Malgaigne. Mais elle n'est point commune à tout le système vasculaire, et M. Robin a fait remarquer qu'elle est réduite dans les artères du calibre des intercostales, à une si grande minceur qu'il devient quelquefois impossible de l'y démontrer : il n'existe plus alors qu'une surface épithéliale.

Fig. 19.   Fig. 20.

Cellules épithéliales avec leurs noyaux, prises sur l'aorte
(200 diamètres). (Todd et Bowmann.)

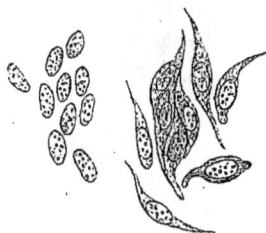

Quoi qu'il en soit de ces distinctions, un peu subtiles peut-être, se sont ces deux couches réunies qui constituent cette pellicule transparente que l'on enlève par lambeaux à la surface interne des artères et qu'on a nommée la membrane interne. Elle se distingue de la tunique moyenne en ce qu'elle est dépourvue de fibres circulaires, et se déchire plus volontiers en long qu'en travers, ce qu'il faut attribuer à sa structure fibroïde selon la longueur des vaisseaux. Béclard et Breschet la croyaient de la nature des séreuses, et comme on avait regardé longtemps ces dernières comme le sol dans lequel naissaient les lymphatiques, ils en avaient conclu qu'elle était presque uniquement formée par ces vaisseaux ; ils en avaient même décrit le réseau. Étrange illusion ! Aujourd'hui, malgré nos moyens d'investigation, bien plus parfaits cependant, nous en sommes encore à nous demander si les parois artérielles renferment des lymphatiques.

La membrane interne, comme la tunique moyenne, est complétement dépourvue de vaisseaux. Elle est à peu près inextensible : aussi, pour suivre les mouvements de resserrement et de dilatation que subissent alternativement les parois artérielles, et s'accommoder à ces variations, elle présente des plicatures transversales et longitudinales que l'on rencontre surtout d'une manière très-manifeste dans les points où les artères sont sujettes à subir des tiraillements, c'est-à-dire au niveau des articulations.

J'ai bien souvent remarqué que c'était au pli de l'aine et au creux poplité que ces plicatures offraient leur plus grand développement, tandis qu'elles sont à peine marquées dans l'aorte, dont la position est à peu près fixe au devant de la colonne vertébrale. Peut-être est-ce une des raisons qui font que les anévrysmes sont plus fréquents au creux poplité que partout ailleurs.

C'est au-dessous de cette membrane, ainsi que l'avait observé Bichat, que se font les dépôts calcaires et athéromateux, cause la plus fréquente des anévrysmes et des ruptures artérielles, dépôts qu'il ne faut pas confondre avec l'altération précédemment mentionnée qui, chez les vieillards, envahit la membrane moyenne. On comprend comment ces plaques, en soulevant la couche épithéliale qu'elles déchirent, peuvent permettre au sang de s'infiltrer dans la tunique moyenne et de pénétrer jusque sous la membrane celluleuse, qui se dilate progressivement et insensiblement en poche anévrysmatique. D'autres fois la fibrine du sang se dépose sur ces plaques saillantes dans la cavité du vaisseau et s'y coagule, puis ces caillots fibrineux dits *embolies*, enlevés par le courant sanguin et transportés dans des artères du plus petit calibre, les obstruent, et deviennent ainsi une des causes de la gangrène dite *sénile*.

Les *vaisseaux* qui alimentent les parois artérielles émanent non du tronc même sur lequel elles se rendent, mais d'artérioles voisines. Ils forment avec les veines, à l'extérieur et dans l'épaisseur de la membrane celluleuse, un riche réseau de capillaires désigné sous le nom de *vasa vasorum*, dont quelques anatomistes ont voulu faire une tunique à part, sous le nom de *tunique vasculaire*. Ces vaisseaux ne pénètrent pas au-dessous de la tunique celluleuse, j'ai dit déjà que l'on n'en rencontrait ni dans la membrane moyenne, ni dans la tunique interne.

Des *nerfs nombreux* les accompagnent : pour les artères viscérales ils proviennent du grand sympathique, et pour celles du tronc, du système cérébro-spinal. On s'est demandé si ces nerfs étaient destinés aux parois des artères elles-mêmes, ou s'ils n'empruntaient le tube artériel que comme une sorte de tuteur, et pour gagner plus facilement les organes dans lesquels se rendent les vaisseaux. Les beaux travaux de Scarpa sur le cœur, ceux plus récents de M. Sappey sur les poumons, ont démontré que si la plupart des nerfs qui entourent et accompagnent les artères ne leur sont pas destinés, il n'y a aucun doute, cependant, que quelques-uns d'entre eux ne leur soient exclusivement affectés ; on ne voit pas, en effet, pourquoi, aux membres par exemple, des nerfs du système cérébro-spinal emprunteraient le secours des artères pour se porter dans les muscles ou dans les téguments, alors qu'ils auraient pu, avec tous les autres, s'y rendre bien plus facilement et d'une manière beaucoup plus directe. Quoi qu'il en soit, le chirurgien a souvent l'occasion de constater, lorsqu'il pratique des ligatures à la surface d'un moignon, que, malgré les précautions les plus minutieuses pour isoler les artères des branches nerveuses, la striction s'accompagne toujours d'une douleur très-vive. Ce n'est là, d'ailleurs, qu'un inconvénient de peu d'importance, et lorsqu'il s'agit de lier un gros tronc, il ne faudrait pas, pour éviter quelques souffrances au patient, le dénuder dans une trop grande étendue ; on priverait les parois artérielles des moyens de nutrition qui leur sont propres, et l'on s'exposerait à une hémorrhagie par gangrène.

Il est facile, en général, lorsqu'on découvre une artère *sur le cadavre*, de la distinguer des veines et des nerfs qui l'avoisinent. Sa coloration jaunâtre la différencie des branches nerveuses, qui ont une teinte blanche, et des veines, qui sont d'un rouge violacé ; d'autre part, ses parois offrent une résistance bien supérieure à celle de ces derniers vaisseaux, tandis que les nerfs donnent la sensation de cordons pleins, solides et résistants. Puis, lorsqu'on les divise, leurs parois, au lieu de s'affaisser comme celles des veines, restent béantes et contiennent rarement du sang, circonstance qui leur avait fait donner par Érasistrate le nom d'*artère* (de ἀὴρ et de τηρεῖν, qui conserve l'air), non qu'il les crût destinées à contenir de l'air, mais parce qu'il les comparait à la trachée-artère.

Il n'est pas rare néanmoins d'y rencontrer de gros caillots sanguins plus ou moins décolorés, quelquefois d'une longueur considérable, et se prolongeant dans les diverses collatérales. Chez un nègre, homme très-fort et doué d'un embonpoint considérable, chez lequel M. Velpeau avait lié, pour un anévrysme poplité, la fémorale à la partie moyenne de la cuisse, je trouvai, à l'autopsie, l'aorte complétement obstruée dans l'étendue de 10 à 12 centimètres par un magma d'une belle couleur jaune, très-mou, qui remplissait exactement le calibre de cette artère. Il avait tellement peu l'apparence d'un caillot sanguin, que je priai M. Quevenne, pharmacien en chef de la Charité, de vouloir bien l'analyser, et il fut constaté qu'il était uniquement constitué par de la graisse, puisque, traité par l'éther, il s'y était complétement dissous sans laisser de résidu. Je ne sais encore actuellement à quoi rattacher cette particularité dont je ne connais aucun autre exemple.

Sur le vivant il n'est pas, à beaucoup près, aussi facile de reconnaître les artères. Leur coloration se confond avec celle des autres tissus, et j'ai eu maintes fois l'occasion de vérifier combien était inexacte cette opinion de quelques chirurgiens qui pensent qu'on peut les distinguer à l'aide de cette teinte jaunâtre qu'elles n'ont réellement qu'après la mort. D'autre part, les pulsations, qu'on a encore données comme un caractère important, sont si faibles une fois qu'elles sont mises à nu, qu'il est souvent très-difficile de les apprécier, surtout si le vaisseau ne repose sur aucun plan solide.

La place qu'elles occupent par rapport aux veines est de tous, sans contredit, le meilleur guide. Il faut donc toujours avoir présente à la mémoire leur disposition respective, qu'il est impossible d'indiquer d'une manière générale (1), puisqu'elle diffère pour chaque artère et ne peut être exactement indiquée que dans chaque région. Je me contenterai de rappeler ici, qu'en général les artères étant accompagnées de deux veines et se trouvant placées au milieu d'elles, cette situation est déjà une forte présomption.

Mais il est encore un autre moyen, sur lequel on n'insiste pas assez, selon moi, dans les traités de médecine opératoire, de distinguer sur le vivant les artères des veines, c'est de porter alternativement le doigt à l'angle de la plaie le plus rapproché ou le plus éloigné du cœur. Dans le premier cas, la compression, en occasionnant une stase du sang dans les veines, augmente considérablement le volume de ces vaisseaux et diminue celui des artères ; tandis que dans le second, elles s'aplatissent pendant que l'artère se gonfle. Il faut ajouter que c'est là, de plus, un excellent moyen préventif contre la blessure des gros troncs veineux, presque toujours dilatés par le sang pendant les opérations, et dans certaines régions, au cou par exemple, la recherche des artères serait extrêmement difficile sans cette précaution.

On s'accorde généralement à reconnaître dans les artères trois propriétés fondamentales : l'*élasticité*, l'*extensibilité* et la *rétractilité*, auxquelles il faut ajouter la *contractilité*, puisqu'il est aujourd'hui démontré qu'elles possèdent des fibres contractiles.

L'*élasticité*, qu'il faut bien se garder de confondre avec la rétractilité, est cette propriété à laquelle les parois artérielles doivent de rester béantes lorsqu'elles ont été divisées, élasticité comparable à celle dont jouissent les lames fibro-cartilagineuses, l'épiglotte par exemple, et qui les ramène toujours à une sorte de situation fixe. C'est grâce à cette propriété qu'elles résistent à la pression permanente qu'exer-

(1) Voy. chapitre *Des veines*, p. 162.

cent sur elles les parties molles au milieu desquelles elles sont plongées, et offrent ainsi au sang qu'y projettent les ventricules un canal toujours ouvert dans lequel il s'introduit et chemine avec facilité.

C'est exclusivement dans la tunique musculo-élastique que réside cette élasticité ; aussi la voit-on diminuer et même disparaître dans les artères de très-petit calibre dont les parois sont réduites à une trop mince lamelle pour opposer une résistance très-efficace à l'aplatissement du vaisseau.

Cette rigidité, cette tension des parois artérielles explique parfaitement comment il se fait qu'un instrument piquant et tranchant tout à la fois, comme la pointe d'une lancette, puisse faire, ainsi que l'a très-bien démontré J. L. Petit (1), une plus grande ouverture aux tuniques propres de l'artère qu'à la gaîne celluleuse qui l'enveloppe. Cette dernière, en effet, par sa flexibilité, fuit devant la pointe de l'instrument et en élude le tranchant, tandis que l'artère, maintenue rigide par son élasticité, et, de plus, distendue par l'arrivée de l'ondée sanguine, vient à chaque battement se jeter pour ainsi dire au-devant de l'instrument. Aussi, dans les plaies artérielles, particulièrement celles qui ont lieu à la suite de saignées malheureuses, le sang, qui sort avec impétuosité et trouve une issue plus facile par la plaie plus large et plus directe du vaisseau que par celle de l'enveloppe celluleuse beaucoup plus étroite et rarement parallèle, s'épanche dans la gaîne, et, après l'avoir distendue, s'y coagule de manière à former un caillot qui arrête momentanément l'hémorrhagie.

Guidé par ces diverses remarques, Lisfranc a proposé, pour diminuer les chances de blesser l'artère pendant la saignée, de la faire comprimer entre le cœur et le lieu où se pratique l'opération, de manière à obtenir son affaissement. On mettra ce précepte en pratique avec beaucoup d'avantage dans les cas où l'on est forcé de saigner la basilique, située, ainsi qu'on le sait, parallèlement et immédiatement au devant de l'humérale, et ce moyen est ici d'autant meilleur, qu'il faut alors gonfler la veine en même temps que diminuer le volume de l'artère.

L'*extensibilité* est portée dans les artères à un très-haut degré : elle se fait dans les deux sens transversal et longitudinal, mais elle est bien plus marquée dans le dernier que dans le premier. C'est dans la tunique celluleuse et non dans la musculeuse que réside l'extensibilité suivant la largeur aussi bien que suivant la longueur, ce dont il est facile de s'assurer par l'expérience suivante : on retourne une artère comme un doigt de gant, on enlève les tuniques interne et moyenne, en laissant seulement la celluleuse, puis on charge le vaisseau d'une colonne de mercure ; on voit alors l'artère réduite à sa tunique externe prêter et se distendre sans se rompre trois ou quatre fois autant que quand toutes les membranes ont été conservées. C'est d'ailleurs ce que l'on observe dans l'anévrysme proprement dit ou mixte externe, dans lequel les deux tuniques interne et moyenne ayant été détruites, l'externe supporte seule l'effort du sang et se dilate de manière à former une poche pouvant acquérir dans quelques cas le volume d'une tête d'enfant.

Il en est de même de l'extensibilité dans le sens de la longueur : les tractions longitudinales auxquelles on soumet le tube artériel, lorsqu'elles dépassent certaines limites, déterminent la séparation des anneaux circulaires de la tunique musculaire, mais l'externe continue à se laisser distendre et ne se déchire que beaucoup plus tard. C'est ce que l'on a l'occasion de vérifier dans les cas d'arrachement des

_____

(1) *Mémoires de l'Académie des sciences*, 1735.

membres, ou bien encore lorsqu'on pratique sur la continuité d'une artère la torsion par la méthode de M. Thierry, c'est-à-dire en la soulevant avec une sonde cannelée ou l'aiguille de Deschamps, dont on se sert comme d'un tourniquet pour la tordre de cinq à dix fois sur elle-même. On peut voir alors, en disséquant l'artère, que les tuniques interne et moyenne se sont depuis longtemps rompues et que l'externe seule a résisté. L'extensibilité réside donc surtout dans la tunique celluleuse, de même que l'élasticité dans la tunique moyenne ou musculo-élastique. Quant à la tunique interne, elle suit passivement les variations des deux précédentes.

Si l'on étudie l'extensibilité, non plus dans chaque membrane isolément, mais dans toutes les tuniques réunies, alors qu'elles se prêtent un mutuel appui, on constate que les phénomènes sont à peu près les mêmes que ceux observés dans les expériences sur la membrane musculo-élastique séparée des deux autres, ce qui prouve péremptoirement que c'est elle qui limite à l'état normal l'extensibilité des artères.

L'extensibilité dans le sens longitudinal est d'autant plus marquée que les artères sont habituellement soumises à des tractions plus considérables : c'est ainsi que celles des membres et celles des viscères sujets à ampliation et déplacement sont bien plus extensibles que l'aorte, l'hypogastrique et les iliaques ; je me suis assuré expérimentalement de ce fait, qui tient sans aucun doute à ce que ces dernières restent appliquées à des portions du squelette qui n'exécutent que de légères inflexions ; d'où il suit que les tractions violentes exercées sur elles seraient, toutes choses égales d'ailleurs, bien plus sujettes à en rompre les tuniques interne et moyenne.

L'extensibilité en travers ou circonférencielle, bien moins marquée que l'extensibilité dans le sens longitudinal, est, en réalité, peu sensible. On peut observer, en effet, lorsqu'on charge une artère d'une colonne de mercure, ou que l'on y pousse avec force une injection, que l'on ne fait pas beaucoup varier son calibre. Tous ceux qui ont injecté des cadavres savent que lorsque le système artériel est une fois rempli, avec toutes les forces dont on peut disposer on parvient à peine à faire pénétrer encore quelques grammes du liquide, et sitôt que la force d'impulsion se ralentit, l'élasticité des artères le fait refluer dans la seringue. Cette résistance qu'opposent les artères dès qu'elles ont atteint leur degré normal d'extensibilité est telle, que lorsqu'on a affaire à un sujet jeune et sain, et que l'on n'emploie la matière à injection qu'à une température qui ne désorganise pas les parois des vaisseaux, on ne peut parvenir à en déterminer la rupture.

On a cherché à calculer cette force de résistance, et je lis dans la thèse de M. Casa Mayor (1), que Clifton Wintringham, qui a fait un grand nombre d'expériences pour déterminer celle qui est propre à chaque artère, est arrivé au résultat suivant : 1° Dans l'aorte, près du cœur, la résistance des parois artérielles est égale à un poids de 119 livres 5 onces ; 2° dans la partie inférieure de la même artère, à un poids de 131 livres 10 onces : d'où il résulte que comme jamais la force d'impulsion du cœur ne peut arriver à une pareille puissance, il faut, de toute nécessité, pour qu'un anévrysme spontané se produise, qu'il y ait altération des tuniques artérielles, et plus particulièrement de la membrane qui constitue la résistance à la pression latérale, c'est-à-dire de la tunique moyenne. C'est, en effet, ce que l'observation clinique démontre en parfait accord avec la théorie.

(1) *Essai sur l'artère fémorale*. Paris, 1825, n° 151, p. 37.

Il résulte des mêmes expériences, confirmées d'ailleurs par celles de Haller (1) et de Béclard, que les artères offrent à l'impulsion du sang une résistance d'autant plus grande qu'elles sont d'un calibre plus petit, et se trouvent situées plus loin de l'organe central de la circulation, ce qui explique la rareté des anévrysmes sur les vaisseaux d'un moyen et d'un petit calibre.

Lors donc qu'on veut rechercher les causes de la fréquence des anévrysmes dans certaines régions, il faut d'abord tenir compte du degré d'extensibilité des artères et de la résistance de leurs parois, puis les comparer aux efforts qu'elles sont appelées à supporter. Appliquant ces données à l'artère poplitée, on voit que si elle est plus fréquemment le siége d'anévrysmes que la fémorale ou l'axillaire, dont cependant le diamètre est plus considérable, cela tient sans aucun doute à ce que placée à la partie postérieure d'une articulation dont les mouvements d'extension et de flexion sont très-étendus, elle a à supporter des tractions auxquelles ne sont point soumises les autres artères.

C'est probablement la même raison qui fait qu'aux membres les anévrysmes siégent plus spécialement là où se passent les grands mouvements, c'est-à-dire au niveau des articulations ; de même qu'au cou et au tronc, on les observe principalement sur les artères qui sont exposées à des variations dans leur longueur, telles que les carotides primitives, le tronc cœliaque et les branches qui en émanent.

Si, d'autre part, la crosse aortique et l'aorte, qui ne sont sujettes qu'à des variations insignifiantes dans leur longueur, sont cependant fréquemment le siége de tumeurs anévrysmales, cela tient sans doute à ce que, situées plus près du cœur, elles ont à supporter une force d'impulsion plus considérable relativement à la résistance de leurs parois, où l'on rencontre, d'ailleurs, plus souvent ces altérations, sans lesquelles j'ai dit qu'il serait impossible de comprendre la formation d'un anévrysme.

La *rétractilité*, bien distincte de l'élasticité et de la contractilité, est l'antagoniste de l'extensibilité ; elle est due à ces fibres de tissu jaune élastique, pour la plupart longitudinales, que j'ai dit être entremêlées aux fibres musculeuses circulaires, et peut-être aussi aux fibres dartoïques que l'on rencontre dans la tunique celluleuse. A peine marquée dans le sens transversal, elle est très-prononcée dans le sens longitudinal.

Pour démontrer combien est grande cette rétractilité, faites l'expérience suivante: Découvrez l'artère crurale, ouvrez sa gaîne, puis divisez-la complétement en travers; à l'instant même les deux bouts s'écartent de un à plusieurs centimètres. Pratiquez alors sur une des deux extrémités divisées une nouvelle section, vous verrez se produire un nouvel écartement presque aussi considérable que le premier, et ainsi de suite, sans que, pour ainsi dire, on puisse épuiser cette puissance de rétractilité. On peut s'assurer par des expériences comparatives sur les animaux que pendant la vie les mêmes phénomènes se présentent.

Au contraire, la rétractilité transversale est à peu près nulle, et il suffit, pour s'en convaincre, d'ouvrir longitudinalement sur un cadavre le tube artériel : on peut voir alors que les lèvres de la solution de continuité n'ont aucune tendance à l'écartement. Ce phénomène tient non-seulement à l'absence de la rétractilité transversale, mais aussi à la prédominance d'action de la rétractilité longitudinale, qui s'exerce d'une manière continue et tend par la traction sur les lèvres de la plaie à en rapprocher

(1) *Elementa physiologiæ*, t. I, lib. II, § 14, p. 60.

les bords, comme une boutonnière dont on tire en sens inverse les deux extrémités.

Cette persistance de la rétractilité dans les artères, qu'on trouve sur le cadavre à très-peu de chose près ce qu'elle était pendant la vie, mise en regard de l'absence de toute contractilité, est bien propre à démontrer que *rétractilité* et *contractilité* sont deux propriétés distinctes, et l'expression de deux éléments anatomiques différents. Si, après la mort, celle-ci disparaît, c'est que les fibres circulaires de la tunique moyenne, ainsi que je l'ai dit déjà pour la fibre musculaire en général, ne jouissent en aucune façon de cette faculté que Bichat appelait *contractilité de tissu*, tandis que le tissu élastique conserve toute sa puissance rétractile.

La rétractilité ne s'exerce pas au même degré chez tous les sujets : ainsi, tous les chirurgiens qui ont pratiqué des amputations de la jambe au lieu d'élection savent qu'on éprouve quelquefois beaucoup de peine à poser un fil sur la tibiale antérieure et la péronière, rétractées au milieu des chairs, tandis que le plus ordinairement cette ligature n'offre pas de plus grandes difficultés que partout ailleurs. On a cherché à expliquer ce fait de diverses manières : il me paraît certain qu'il doit être attribué, ainsi que l'a fait remarquer M. Malgaigne, à cette inégalité dans la puissance de rétraction qu'on observe chez différents individus.

Toutes les artères ne possèdent pas au même degré cette rétractilité, et dans des expériences sur le cadavre que j'ai faites à ce sujet, j'ai trouvé que la fémorale et la poplitée étaient de toutes les plus rétractiles; puis venaient l'axillaire et les brachiales; puis, sur la même ligne ou à peu près, les carotides primitives, et enfin les artères de la jambe et de l'avant-bras ; celles de la main et du pied n'arrivaient qu'en dernière ligne; quant à l'aorte et à l'hypogastrique, eu égard surtout à leur volume, elles le sont infiniment moins. On voit donc que les artères les plus rétractiles sont précisément celles qui sont sujettes à des tiraillements plus considérables, à des variations plus étendues, suivant leur longueur.

La rétractilité se trouve d'ailleurs bornée, ainsi que l'avaient fait observer Portal et Béclard, par la présence des collatérales, et, suivant ce dernier auteur, la gaîne artérielle n'y apporterait qu'un très-faible obstacle.

Je ne puis admettre, avec M. Malgaigne, que l'inflammation des parois de l'artère puisse y déterminer ce qu'il appelle une *rétraction secondaire*, qu'il compare à celle des muscles. J'ai plusieurs fois disséqué des artérites, j'en ai même déposé une pièce très-curieuse au musée Dupuytren, et j'ai constamment observé que l'inflammation, loin d'augmenter la rétractilité du tissu artériel, la diminuait toujours, souvent même l'anéantissait. Dans les moignons enflammés, on trouve les artères un peu flexueuses et repliées, ce qui ne semble pas annoncer que leur rétractilité se soit accrue, mais bien au contraire qu'elles ont suivi passivement le mouvement de retrait que la contractilité insensible et spontanée des masses musculaires a imprimé à toutes les autres parties molles.

La *contractilité* des artères, à laquelle M. Malgaigne donne le nom de rétractilité, quoiqu'il admette la muscularité de la tunique moyenne, doit être étudiée avec le plus grand soin; aux preuves anatomiques et physiologiques déjà données, sur lesquelles est fondée l'opinion que la tunique moyenne est composée de fibres musculeuses, il faut ajouter les suivantes :

Lorsque sur un animal vivant on coupe complètement une artère en travers, et qu'on ne cherche point à s'opposer à l'hémorrhagie, on voit manifestement son calibre diminuer, et le jet de sang qui s'en écoule devenir de plus en plus restreint.

Parry (1) dit que sur une brebis tuée par hémorrhagie, la carotide mise à nu se contracta pendant l'écoulement du sang, de telle sorte que la circonférence se réduisit de $\frac{320}{400}$ de pouce à $\frac{165}{400}$. Après la mort, la contraction active cessant, et l'artère n'étant plus distendue par l'ondée sanguine, revint à $\frac{234}{400}$ de pouce, ce qui, d'après l'auteur, représenterait l'ampleur normale du vaisseau. Hewson (2) ayant fait périr un âne d'hémorrhagie, trouva immédiatement après la mort les artères rénales contractées et dures comme une corde, elles revinrent ensuite à leur ampleur normale. Verschuir, Hastings, Jones, Tiedemann, E. H. Weber, dans toutes leurs expériences, se sont également convaincus de la réalité de cette contraction (3).

Il suffit, d'ailleurs, de réfléchir que si les artères ne se contractaient pas, on devrait les trouver après la mort remplies de sang, comme les veines, dont les contractions insensibles sont insuffisantes pour l'expulser.

L'expérience de Kölliker, précédemment citée (4), démontre que cette contractilité artérielle est sous l'influence du système nerveux; chacun sait que sous l'empire des fortes émotions de l'âme, la circulation capillaire se ralentit ou s'accélère dans certaines parties limitées du corps; que la face, par exemple, pâlit ou rougit, et cela souvent, sans que les contractions du cœur changent de rhythme. Peut-être les battements irréguliers et tumultueux qu'on observe au creux épigastrique chez les femmes hystériques sont-ils dus à des contractions isolées des artères nombreuses et volumineuses de cette région, du tronc cœliaque particulièrement, dont les parois soutiennent des plexus nerveux émanant directement du ganglion solaire; ce qu'il y a de certain, c'est qu'ils ne sont nullement isochrones aux contractions du cœur, et qu'ils en paraissent complétement indépendants.

Hastings, Wedemeyer, Burdach, prétendent qu'en appliquant sur les artères une dissolution de sel ammoniac, ou de sel commun, on paralyse leur contractilité, et qu'elles se laissent alors passivement dilater par le sang sans réagir sur lui.

Relativement à l'action du chloroforme sur les fibres de la tunique moyenne, je ne puis rien dire de positif : il est probable que, comme les fibres de la vie organique à laquelle elles appartiennent, les fibres musculeuses des artères échappent d'abord à l'action directe des anesthésiques, et qu'elles n'en subissent que plus tard l'influence; c'est au moins ce que semblerait indiquer cette brusque pâleur de la face, que l'on a notée chez les individus qui ont succombé à l'intoxication chloroformique.

De cette contractilité des artères, que s'accordent à démontrer l'anatomie, la physiologie et la pathologie, résulte cette conséquence que le cœur n'étant pas l'unique agent de la circulation, et que les artères imprimant au sang une impulsion qui succède immédiatement à celle de cet organe, le courant artériel, quoique saccadé, doit cependant être continu : c'est effectivement ce que l'on observe, surtout dans les artérioles, où la puissance des contractions ventriculaires se fait bien moins sentir que dans les gros troncs.

Cette puissance contractile qui se manifeste encore quelque temps après la mort,

---

(1) *Ueber der arteriœsen Puls.*, p. 40.
(2) *Exper. Inquir.*, t. II, p. 14.
(3) Je m'abstiens de mentionner les expériences de Kirkland et de White, quoique bien antérieures, parce qu'elles manquent de précision, et pourraient d'ailleurs encourir le reproche d'avoir été entreprises par des esprits prévenus et dans le but de renverser les idées émises par J. L. Petit.
(4) Page 146.

est un des nombreux moyens que la nature emploie pour arrêter l'écoulemeut du sang après la blessure des vaisseaux artériels; due aux fibres circulaires, elle ne peut s'exercer que dans ce sens, c'est-à-dire suivant la circonférence, et il ne faut pas la confondre avec la rétractilité qui ne se fait que suivant la longueur.

Telles sont les propriétés dont jouissent les artères, elles dérivent de leur structure; je vais démontrer que leur connaissance importe beaucoup au chirurgien lorsqu'il étudie les phénomènes qui accompagnent leurs lésions.

Nous avons vu combien les parois artérielles en général, et en particulier les tuniques interne et moyenne, étaient peu riches en vaisseaux; comme conséquence, on observe que leur vitalité est très-obscure, qu'elles s'enflamment rarement, et que leurs blessures ne se cicatrisent qu'avec difficulté. Toutefois, ce n'est point cette absence de vascularité qui constitue le plus sérieux obstacle à cette cicatrisation : c'est l'impossibilité d'obtenir le rapprochement exact des lèvres de la division et leur immobilité parfaite.

Sous ce rapport, il faut bien distinguer les plaies longitudinales, c'est-à-dire parallèles à la longueur du vaisseau, des plaies transversales ou plus ou moins obliques, qui n'intéressent qu'une partie de sa circonférence.

Dans les plaies longitudinales les bords de la solution de continuité n'ont qu'une faible tendance à l'écartement, et cela pour deux raisons : la première parce que les fibres circulaires situées au-dessus et au-dessous de la blessure, et qui ont échappé à l'action de l'instrument, tendent, lorsqu'elles se contractent, à rapprocher celles qui ont été divisées; la seconde parce que la rétractilité selon la longueur, dont l'action est continue, exerce sur les deux extrémités de la plaie des tractions dont le résultat est d'en rapprocher les bords, ainsi que je l'ai dit déjà, à la manière d'une boutonnière.

Dans les plaies transversales ou obliques, au contraire, la contractilité des fibres circulaires ne peut rien pour rapprocher les lèvres de la solution de continuité, et la rétractilité tend, d'une manière continue, à les élargir; aussi les voit-on prendre peu à peu une forme ovalaire, et laisser échapper en abondance le sang projeté par la double systole ventriculaire et artérielle.

Dans les plaies longitudinales, la cicatrisation peut à la rigueur se faire par première intention, c'est-à-dire par l'intermédiaire d'une lymphe plastique réunissant immédiatement les bords sans l'intervention d'aucun autre élément; mais dans les plaies transversales ou obliques, ce résultat est à peu près impossible en raison de l'écartement inévitable des lèvres de la solution de continuité. Un caillot obturateur doit alors nécessairement s'interposer entre elles, d'où une faiblesse relativement considérable dans la cicatrice, et par suite une grande différence dans la durée et la solidité de la guérison.

En outre de cette difficulté du rapprochement exact des lèvres de toutes les plaies artérielles, mais surtout des plaies transversales ou obliques, il faut encore faire entrer en ligne de compte comme obstacle à leur cicatrisation, l'agitation continuelle à laquelle elles sont soumises par le passage saccadé du sang. Plus tard, lorsque la solution de continuité est fermée, l'ébranlement déterminé par le choc de l'ondée sanguine est bien plus nuisible à la cicatrice large et irrégulière des plaies transversales qu'à celle presque linéaire des plaies longitudinales.

Ainsi donc, *vitalité peu développée, écartement inévitable, agitation continuelle des bords de la plaie,* telles sont les trois circonstances qui gênent la réunion immédiate des solutions de continuité des artères, surtout lorsque le quart, ou plus, du cylindre artériel a été intéressé obliquement ou en travers.

Cette cicatrisation, excepté peut-être pour les plaies très-petites ou longitudinales, n'est que temporaire, et je crois, pour mon compte, que le fait suivant, tiré de la pratique de J. L. Petit, sans être unique, doit être fort rare ; il faut dire qu'en citant cette observation, son but est de prouver bien plus le mode suivant lequel se cicatrisent les plaies artérielles que la possibilité d'une guérison définitive.

Le 3 décembre 1732, ce grand chirurgien montra à l'Académie des sciences l'artère du bras d'un homme qui était mort subitement, *deux mois* après avoir été parfaitement guéri d'une ouverture faite à ce vaisseau. Le sang avait été arrêté par un caillot qui bouchait l'ouverture, et ce caillot était tellement adhérent à toute la circonférence de la plaie, qu'après l'avoir fait macérer deux mois dans l'eau changée deux ou trois fois par jour, et trois ans dans l'eau-de-vie, il n'avait rien perdu de son adhérence, d'où l'on peut conclure, ajoute-t-il, que le *caillot* est une substance analogue à celle des cicatrices (1). Je maintiens avec M. P. H. Bérard que, malgré la solidité bien constatée du caillot, il n'est pas prouvé que la guérison eût été durable ; et pour émettre cette opinion, je me fonde sur l'autorité de J. L. Petit lui-même, qui a cité comme Saviard, comme bien d'autres, des observations d'anévrysmes faux consécutifs, survenus plus d'une année après une guérison apparente.

De son côté, voulant vérifier ce qu'en avait dit Petit, Jones (2) fit sur des chiens et des chevaux des expériences desquelles il conclut simplement que les blessures latérales des artères *peuvent* se cicatriser.

En résumé, les plaies des artères, obliques ou en travers, un peu étendues, sont susceptibles de cicatrisation comme celles des autres tissus, c'est là un point d'anatomie pathologique qu'il n'est pas permis de contester. Mais il faut ajouter, pour rester dans le vrai, que chez l'homme cette cicatrice, toujours difficile à obtenir, se fait par l'intermédiaire d'un caillot, généralement peu solide, et entraînant souvent la formation d'un anévrysme dit faux consécutif.

Les plaies longitudinales, au contraire, par cela même qu'elles ont peu de tendance à l'écartement, peuvent se cicatriser par agglutination immédiate de leurs bords et d'une manière solide et définitive ; une compression faite le plus promptement possible après la blessure, en s'opposant à l'interposition du sang entre les lèvres de la division, favorisera cet heureux résultat.

Il y a donc une grande différence de gravité entre les plaies longitudinales et les plaies transversales ou obliques ; d'où il résulte que dans les cas où l'on est obligé de pratiquer la plébotomie au devant d'une artère dont on peut craindre la blessure, il vaut mieux diriger l'instrument parallèlement à sa longueur que transversalement.

Il ne faudrait cependant pas conclure de ces faits que toute artère intéressée transversalement dans le quart ou plus de sa circonférence doit être inévitablement liée, comme l'avait pensé Béclard ; on peut encore espérer la guérison d'une plaie artérielle de cette nature par une compression exacte, faite sur la blessure même. Mais pour obtenir une guérison solide, il faut que le vaisseau soit *oblitéré*. Et je dis oblitéré avec intention, car si l'artère, une fois la compression supprimée, redevenait

(1) Petit, *Mémoires de l'Académie des sciences*, année 1735.
(2) A. Jones, *Treatise on the process.*, etc., traduit dans les *Mélanges de chirurgie étrangère*, t. III.

perméable, on se trouverait placé dans des conditions analogues à celles que j'ai exposées précédemment, et l'on aurait à redouter la production de l'anévrysme.

De toutes les blessures d'artères, les plus communes sont sans contredit celles qui intéressent le vaisseau dans toute sa circonférence : telles sont celles que l'on observe à la suite des amputations, des grandes opérations, des larges plaies par instrument tranchant, etc. Dans ce cas, l'écoulement du sang se fait par un jet saccadé mais continu, et si l'artère est volumineuse, si le malade n'est pas secouru, la mort ne tarde pas à survenir. Aussi comprend-on à merveille que jusqu'à la découverte de la ligature par A. Paré, la crainte de l'hémorrhagie ait paralysé les progrès de la chirurgie; et quoiqu'on puisse dire que c'est guidé plutôt par son génie que par le raisonnement que cet homme illustre a été amené à deviner ce moyen hémostatique, il n'en faut pas moins dater de cette époque une ère nouvelle pour la science.

C'est à J. L. Petit que revient l'honneur d'avoir démontré par quel mécanisme la nature suspend les hémorrhagies dans les cas de blessures, soit partielles, soit complètes des artères, et d'avoir ainsi ouvert la voie à tous les perfectionnements qui se sont succédé depuis; et si les travaux de Morand, de Pouteau, de Jones, de Béclard, de M. Manec ont modifié la théorie qu'il a fondée, il n'en est pas moins vrai qu'elle subsiste encore dans tout ce qu'elle a d'essentiel. C'est qu'en effet, s'il n'a pas vu tous les phénomènes, il a cependant noté les plus importants, et les expérimentateurs qui sont venus après lui ont eu le tort, trop fréquent dans notre art, de ne fixer leur attention que sur celui qui les avait le plus frappés. C'est déjà ce que j'ai eu l'occasion de signaler pour la question du cal; on ne saurait donc trop le redire, la vérité ne se trouve jamais dans les opinions extrêmes, et pour juger sainement une question, il faut l'aborder sans préjugé et sans opinion préconçue.

Sitôt qu'une artère est coupée complétement en travers, la rétractilité longitudinale et la contractilité sont mises en jeu, en sorte que les deux extrémités du tube artériel, aussi bien celle qui est dirigée du côté des capillaires que celle qui tient au tronc, s'enfoncent dans leur gaîne et remontent plus ou moins haut dans les chairs. En même temps le calibre de l'artère tend à se resserrer, en sorte qu'au bout d'un certain temps, si l'artère est de moyen calibre, le jet de sang diminue notablement et peut même se suspendre.

Tels seraient, d'après Morand (1), Sharp, Kirkland et Gooch (2), les premiers et les seuls phénomènes qu'on observe, et ils suffiraient, suivant eux, à arrêter l'hémorrhagie. Or c'est là une erreur; dans l'immense majorité des cas, ils seraient insuffisants. Ceux que je vais exposer ne sont pas moins importants et complètent l'œuvre de la nature.

Le sang qui s'élance avec force hors de l'artère rétractée, et dont le calibre s'est resserré, s'attache aux parois irrégulières du canal de la gaîne artérielle, s'y infiltre, s'y coagule, et rétrécit ainsi de plus en plus le passage jusqu'à ce que ces additions successives de couches fibrineuses l'oblitèrent complétement (3). C'est ainsi qu'on voit, dans la phlébotomie, l'ouverture pratiquée à la veine diminuer progressivement, et le jet qui d'abord s'élançait large et volumineux, devenir tout à fait capillaire, jusqu'à ce que l'orifice soit tout à fait obstrué par le coagulum, insensiblement déposé

(1) Mémoires de l'Académie de chirurgie, t. V.
(2) Œuvres chirurgicales, t. I, p. 172.
(3) Théorie de J. L. Petit et de Béclard, loc. cit.

sur ses bords ; on sait qu'il suffit d'enlever ce caillot pour que l'écoulement sanguin recommence.

Le contact de l'air n'est certainement pas étranger à la production de ce phénomène, et tous les chirurgiens savent qu'après les opérations, lorsqu'on veut pratiquer la ligature d'artères qu'on avait vues fournir du sang en abondance lors de leur division, il arrive souvent qu'on ne trouve plus l'orifice du vaisseau, fortement resserré et obstrué par un caillot. Il faut bien se garder alors, si l'on n'a intéressé que des artères de moyen calibre, de vouloir à toute force en pratiquer la ligature, il suffit d'une légère compression pour les oblitérer définitivement, et l'on évite ces ligatures dont la présence entre les lèvres de la plaie s'oppose à la réunion immédiate du lambeau. C'est ainsi que Lisfranc, pour obtenir ce résultat, donnait le conseil de laisser la plaie exposée à l'air frais pendant une bonne demi-heure avant d'en effectuer le pansement.

Pouteau (1) n'admettait aucun des phénomènes précédemment signalés, il pensait que la suspension de l'hémorrhagie résultait de la compression exercée sur les extrémités divisées des artères par les tissus environnants gonflés et tuméfiés. C'est là bien évidemment une erreur, car ce gonflement ne peut se manifester que quelques heures au plus après la blessure artérielle, alors que déjà l'écoulement du sang est arrêté ; tout au plus peut-on admettre que par ce mécanisme l'hémorrhagie secondaire puisse être prévenue.

En résumé, rétraction, puis contraction de l'artère, formation d'un coagulum dans le canal de la gaîne artérielle, voilà les moyens qu'emploie la nature pour arrêter provisoirement l'écoulement de sang qui provient d'une artère complètement divisée ; mais seuls ils ne suffiraient point à la suspension définitive de l'hémorrhagie. Bientôt, en effet, les contractions du cœur, un moment anéanties par la faiblesse dans laquelle la perte de sang a jeté le malade, venant à se réveiller, chasseraient ce coagulum s'il ne s'épanchait à l'extrémité de l'artère et dans la gaîne artérielle une lymphe plastique coagulable qui, en se mélangeant au caillot, lui assure une plus grande solidité, et si surtout il ne se formait dans l'intérieur du vaisseau lui-même un caillot de même nature dont la hauteur est plus ou moins considérable, et remonte ordinairement jusqu'à la première collatérale.

J. L. Petit donnait au coagulum externe le nom de *couvercle*, et au coagulum interne celui de *bouchon :* selon lui, le couvercle soutenait le bouchon contre les efforts du sang, et plus tard l'un et l'autre, s'organisant, fermaient définitivement le tube artériel qui s'oblitérait et se changeait en un cordon fibreux. Cette organisation du caillot a été vérifiée et confirmée par M. Manec, qui, dans ses expériences, dit même avoir pu constater par des injections fines et pénétrantes, qu'il s'y formait des vaisseaux venant se mettre en communication avec ceux des parois artérielles, ce qui me paraît sujet à contestation (2). Effectivement M. Notta (3), qui a disséqué un grand nombre d'artères dans les moignons d'amputés ayant succombé à des époques plus ou moins éloignées de l'amputation, n'a jamais pu constater cette vascularisation ; mais ses recherches ont confirmé ce que nous avaient déjà appris les travaux de ses devanciers, à savoir, que c'était au moyen d'un caillot adhérant aux parois artérielles, probablement par l'intermédiaire d'une lymphe plastique coagu-

(1) *Mélanges de chirurgie,* 1760.
(2) Manec, *Traité théorique et pratique de la ligature des artères.*
(3) Thèses de Paris, 1850, n° 216; *Recherches sur la cicatrisation des artères.*

lable, que l'hémorrhagie se suspendait. Suivant lui, jamais le caillot ne disparaîtrait complétement, et l'artère ne se transformerait en un cordon fibreux par agglutination de ses parois que dans des cas tout à fait exceptionnels. Néanmoins la possibilité de ce fait ne saurait, selon moi, être contestée, et J. L. Petit en rapporte un exemple qui me paraît sans réplique : il s'agit d'un homme qui avait guéri d'un anévrysme situé au côté droit du cou, sous l'angle de la mâchoire inférieure. Dix ans après, Petit fit son autopsie, et trouva l'artère carotide droite complétement oblitérée depuis sa naissance à la sous-clavière jusqu'à sa séparation en deux branches ; elle était convertie en *un cordon grêle*, ayant *deux lignes* de diamètre (1). Il est vrai qu'ici on pourrait objecter qu'il ne s'agit pas d'une plaie artérielle, mais qu'importe pour la solution de la question d'anatomie pathologique.

Le mécanisme par lequel se suspend l'hémorrhagie après les blessures latérales des artères n'intéressant qu'une partie de leur circonférence diffère un peu du précédent. Si la plaie est faite par un instrument piquant, l'ouverture de la gaîne artérielle étant, en général, ainsi que je l'ai déjà dit, moins large que celle des parois elles-mêmes, et rarement ces deux ouvertures restant parallèles à cause du double mouvement d'élongation et de retrait propre aux artères, le sang qui fait irruption dans la gaîne des vaisseaux ne peut se répandre dans le tissu cellulaire environnant qu'avec une certaine difficulté ; il s'y coagule promptement, et forme un caillot qui obture la plaie artérielle et s'oppose momentanément à la sortie du sang. Ce caillot, ainsi que l'a fait remarquer J. L. Petit, a la forme d'un clou dont la pointe s'enfonce dans l'intérieur du vaisseau, et dont la tête reste dans la gaîne artérielle ; plus tard, s'il parvient à se maintenir dans cette position malgré les efforts du sang, il contracte avec le pourtour de la plaie du vaisseau ces adhérences dont l'observation de Petit, précédemment citée, nous a présenté un bel exemple, adhérences qui ne constituent point une guérison définitive.

Si la plaie est faite par un instrument tranchant, qui divise toutes les parties molles qui recouvrent l'artère, et ce vaisseau lui-même transversalement ou obliquement dans une étendue assez considérable pour que les phénomènes de rétractilité puissent se produire, le sang s'écoule à l'extérieur, et l'hémorrhagie n'a point de tendance à s'arrêter. On a pensé alors qu'il fallait achever la section du tube artériel afin de le placer dans les conditions des plaies complètes en travers et le faire jouir du bénéfice de la rétractilité longitudinale : Theden a formellement donné ce conseil, que Larrey paraît avoir mis en pratique avec succès. Pour mon compte, je ne me déciderais à imiter cet exemple que dans le cas où il me serait impossible de découvrir l'artère et d'y jeter une double ligature au-dessus et au-dessous du lieu où elle aurait été intéressée.

Tel est le mode suivant lequel la nature suspend les hémorrhagies après l'ouverture des artères et cicatrise définitivement leurs blessures. Ainsi que nous venons de le voir, la connaissance de presque tous ces phénomènes est due à J. L. Petit, dont la doctrine, aujourd'hui confirmée dans ses parties essentielles par les travaux modernes, a été cependant, de la part de J. Bell (2), l'objet de si grossières et si injustes attaques.

Si maintenant on étudie les phénomènes qui suivent l'application d'une ligature sur

(1) *Mémoires de l'Académie des sciences*, 1765, in-8; p. 758-773.
(2) J. Bell, *Principes de chirurgie*.

la continuité d'une artère ou sur une artère complétement divisée, on voit que le fil joue exactement le rôle du coagulum externe de la gaîne artérielle, de celui que J. L. Petit appelait le couvercle, qu'il favorise la formation du coagulum interne ou bouchon, qu'il le soutient contre les efforts de l'ondée sanguine et lui donne le temps de contracter avec les membranes artérielles des adhérences qui, après la chute de la ligature, lui permettront d'oblitérer solidement l'artère. Quelques chirurgiens, il est vrai, parmi lesquels il faut citer Gooch, Kirkland, White et Pouteau, disent n'avoir jamais rencontré dans les artères soumises à la ligature que des caillots insuffisants pour s'opposer à l'effort du sang, et attribuent la suspension de l'hémorrhagie et la cicatrisation de l'artère uniquement à la sécrétion d'une lymphe plastique oblitérante. Mais c'est là une erreur qu'ont amplement réfutée les expériences de Jones et Béclard, de M. Manec et d'Amussat (1), les dissections de M. Notta et les miennes propres ; ces deux phénomènes marchent simultanément.

Sans nier donc l'influence de cette lymphe plastique qui facilite l'adhésion du caillot, il faut reconnaître que l'organisation de ce dernier contribue efficacement de son côté à l'oblitération du tube artériel.

Le mécanisme de la cicatrisation des artères et de la suspension spontanée de l'hémorrhagie étant ainsi nettement établi, resterait à déterminer quel est le meilleur procédé chirurgical pour l'obtenir le plus sûrement et le plus promptement. On comprend que ce serait sortir du cadre de cet ouvrage que de se livrer à une discussion de cette nature réservée aux ouvrages de chirurgie. Je ne veux pas néanmoins quitter ce sujet sans faire observer qu'il n'est nullement nécessaire, ainsi qu'on le croit généralement depuis les travaux de Jones, que les membranes interne et moyenne soient coupées par le fil constricteur, pour que l'oblitération de l'artère puisse avoir lieu sûrement ; la simple application des parois artérielles suffit pour obtenir ce résultat, en favorisant la formation d'un caillot dans la cavité du vaisseau, et plus tard son adhésion aux parois. C'est ce que l'on observe dans les cas où l'on a employé le procédé de Scarpa, adopté par Roux, et que M. Velpeau, dans une discussion à l'Académie de médecine, n'était pas éloigné d'admettre comme égal, sinon supérieur à la méthode de Jones : on se borne en effet à appliquer purement et simplement les parois artérielles sans les rompre ni même les contondre, et l'on a obtenu, par ces ligatures médiates et peu serrées avec des fils plats, au moins autant de succès que par les ligatures coupantes avec des fils ronds. Une expérience curieuse de Freer (de Birmingham) sur l'artère radiale des chevaux, qu'il était parvenu à oblitérer par une pression énergique à l'aide d'un tourniquet, vient encore à l'appui de cette opinion (2). Disons toutefois que les autopsies ont démontré que sur l'homme, la compression, même longtemps continuée, n'entraîne pas en général l'oblitération de l'artère au niveau du point comprimé (3).

L'expérience n'a certainement pas dit son dernier mot à ce sujet, et, pour mon compte, je pense que si l'on pouvait provoquer dans le tube artériel la formation d'un caillot ou un épanchement plastique assez solide pour soutenir le choc du sang,

(1) Amussat, *Nouvelles recherches expérimentales sur les hémorrhagies traumatiques* (*Mémoires de l'Académie de médecine*, t. V).

(2) Voy. Hodgson, *Traité des maladies des artères et des veines*, traduit par G. Breschet. Paris, 1819, t. Ier, p. 244.

(3) Voy. mon article ANÉVRYSME (*Nouveau Dictionnaire de médecine et chirurgie pratiques*, J. B. Baillière, Paris, 1864, t. II, p. 399).

jusqu'à ce que son adhérence aux parois du vaisseau soit établie définitivement, on n'aurait nul besoin de rompre à l'aide d'un fil les parois artérielles, ni même de les maintenir appliquées au moyen d'une ligature médiate.

C'est là ce que Pravaz (de Lyon) a cherché à obtenir par l'injection dans la cavité du vaisseau de quelques gouttes de perchlorure de fer. Malgré les critiques dont cette méthode a été l'objet de la part de M. Malgaigne (1), critiques que motivaient d'ailleurs des faits malheureux, comme en présentent à leur début toutes les méthodes nouvelles, qui se ressentent de l'inexpérience des opérateurs et de l'insuffisance des procédés opératoires, je n'en persiste pas moins à la considérer comme un progrès. Déjà, depuis la publication du mémoire de M. Malgaigne et la discussion qu'il a soulevée à l'Académie, la question a changé de face, et, ainsi que je l'ai démontré dans un autre travail (art. ANÉVRYSME, *Nouveau Dictionnaire de médecine et chirurgie pratiques*, 1864, t. II, p. 331), à mesure qu'on s'éloigne des débuts de la méthode, la proportion des guérisons augmente, tandis que le nombre des morts, de même que celui des revers, ne s'accroît pas sensiblement. Sur vingt-sept opérations, j'ai constaté seize guérisons, cinq morts et six revers. Est-ce à dire que ces résultats soient très-favorables? Non, sans doute ; mais ils sont suffisants pour justifier les réserves faites à l'Académie par MM. Velpeau et Laugier. Sans donc partager toutes les espérances de Lallemand qui, témoin des expériences de Pravaz, disait dans une communication à la Société de chirurgie : « L'injection de perchlorure de fer dans les artères doit amener dans le traitement des anévrysmes une révolution semblable à celle que la découverte de la lithotritie a occasionnée dans le traitement des calculs vésicaux, » je pense cependant qu'il ne faut pas trop se hâter de jeter l'anathème à la nouvelle méthode.

C'est dans cette voie qu'il faut chercher, et celui qui trouvera le moyen d'arrêter le cours du sang dans les artères, sans laisser à demeure dans la plaie un corps étranger, aura rendu à l'humanité un service plus grand, peut-être, que A. Paré par la restauration de la ligature.

Je me trouve ainsi naturellement conduit à dire quelques mots de divers essais tentés dans ce but et fondés sur la friabilité de la membrane musculo-élastique. Lorsque sur le cadavre on serre le fil à la ligature jeté sur une artère de moyen calibre, il se produit un petit bruit d'une nature toute particulière et qu'il suffit d'avoir perçu une fois pour ne plus l'oublier. Ce *craquement*, ainsi qu'on l'a nommé, est caractéristique et annonce que les tuniques interne et moyenne ont été divisées. Si alors on dissèque l'artère, on s'assure qu'en effet les deux membranes épithéliale et musculaire ont été rompues, que leurs extrémités, rebroussées dans l'intérieur du vaisseau, en obstruent la cavité, tandis que seule la celluleuse a résisté. Or, des expériences sur les animaux ayant démontré que cette rupture des membranes interne et moyenne suffisait pour obtenir dans beaucoup de cas l'oblitération des vaisseaux sans qu'il fût nécessaire de laisser le fil en place, pour soutenir les parois artérielles contre le choc du sang, plusieurs chirurgiens, parmi lesquels il faut citer surtout MM. Thierry, Amussat et Fricke (de Hambourg), s'emparèrent de ces faits, pour conseiller formellement de substituer à la ligature la torsion, l'écrasement ou simplement la mâchure des artères, dans le but de rompre, déchirer, puis rebrousser les tuniques interne et moyenne dans l'intérieur du vaisseau. Malheureusement ces divers procédés essayés sur l'homme n'ont pas donné, pour les grosses artères du

(1) *Mémoire sur les injections de perchlorure de fer appliquées au traitement des anévrysmes*, lu à l'Académie de médecine le 8 novembre 1853.

moins, les résultats que s'en étaient proposés leurs auteurs ; aussi y a-t-on généralement renoncé, et ne se sert-on maintenant de la torsion que pour les artères de très-petit calibre (1).

Pour être juste, il faut dire que tous ces essais, même ceux de Pravaz, ainsi que lui-même l'a constaté dans sa communication à la Société de chirurgie, ont eu pour point de départ les remarquables expériences de M. Velpeau sur l'oblitération des vaisseaux par des corps étrangers (2) ; mais il faut aussi ajouter que Monteggia (3) a formellement conseillé, avant d'avoir recours à la ligature, de ponctionner avec un fin trocart le sac anévrysmal lui-même, pour y injecter un liquide styptique et convertir le sang de la poche en un caillot solide.

2° Des veines.

Les veines, chargées de ramener le sang de la périphérie au cœur, naissent par des ramuscules qui plongent dans la substance même des organes, et font partie du réseau capillaire ; il ne sera question dans ce chapitre que des troncs veineux ou veines proprement dites, les ramuscules veineux devant être étudiés à part avec les dernières ramifications des artères sous le nom de *capillaires*.

Dispositions générales. — De même que nous avons vu une artère, la pulmonaire, contenir du sang noir, de même nous trouvons des veines, les pulmonaires, qui charrient du sang rouge, preuve manifeste que la structure des vaisseaux dépend moins de la nature du liquide qui est en contact avec leurs parois, que des fonctions que ces parois sont appelées à remplir. C'est ainsi d'ailleurs que dans la varice anévrysmale on voit les parois des veines s'épaissir pour lutter contre la tendance à la dilatation que leur imprime le choc de l'ondée sanguine lancée par le cœur. Tout le reste du système veineux chez l'adulte contient du sang noir.

L'*origine* des troncs veineux se fait par la réunion des veinules qui, après s'être fréquemment anastomosées, se réunissent sous des angles plus ou moins aigus. Les veines naissent donc plutôt par de véritables plexus que par des racines isolées se réunissant dichotomiquement, comme se fait, en général, la séparation des artères.

Le *nombre* des veines est beaucoup plus considérable que celui des artères ; dans les membres, en effet, les artères de moyen calibre sont toujours accompagnées de deux veines satellites, et de plus on y rencontre un système de veines auxquelles ne correspond aucune artère ; je veux parler des veines superficielles ou sous-cutanées.

Mais, en se rapprochant du tronc, le système veineux tend à se simplifier de plus en plus ; c'est ainsi qu'on ne trouve plus en général à la racine du membre qu'un *seul gros tronc veineux* correspondant à chaque grosse artère, et que dans les cavités splanchniques, l'aorte descendante est représentée par la veine cave inférieure, et la crosse aortique par la veine cave supérieure.

La veine azygos, qui fait communiquer les deux veines caves, est la seule peut-être des veines splanchniques qui n'ait point son analogue dans le *système artériel*, car la

---

(1) Voyez, pour plus de détails, *Compte rendu des expériences de M. Amussat* (*Gazette médicale*, 1833, p. 354), et Fricke, *Rapport de la section de chirurgie*, et *Gazette médicale*, 1837.

(2) Velpeau, *Mémoire sur la cessation spontanée des hémorrhagies traumatiques* (*Journal hebdomadaire*, t. I, n° 5).

(3) G. B. Monteggia, *Instituzioni chirurgicche*, 2° édit. Miliano, 1813, p. 68.

veine porte et ses ramifications, quoique formant un système à part, correspond à des artères d'un calibre égal au sien.

Enfin, il est des artères doubles pour une seule veine, telles sont les artères ombilicales et du pénis, relativement à la veine ombilicale et à la dorsale de la verge.

La *capacité* du système veineux est, somme toute, plus considérable que celle du système artériel, et l'on peut dire, avec Haller, que chez les adultes elle est comme 2 est à 1 ; chez les enfants, la proportion est un peu moindre peut-être, tandis qu'elle augmente beaucoup chez les vieillards dont les veines acquièrent un développement considérable. Aussi tous les phénomènes pathologiques ou physiologiques qui se rattachent aux fonctions des veines sont-ils chez eux beaucoup plus marqués qu'à tout autre âge, et, pour n'en citer qu'un exemple, je dirai, qu'après les opérations, toutes choses égales d'ailleurs, la phlébite et ses terribles suites est bien plus à redouter chez les individus qui ont passé l'âge de *quarante ans* que chez les adolescents au-dessous de *vingt ans*. J'ai déposé au musée de la Faculté des pièces destinées à démontrer la disposition des veines du bassin aux différents âges de la vie, et c'est une chose vraiment très-remarquable que l'énorme différence qu'on observe dans le volume et le nombre des veines qui entourent le col de la vessie et la prostate chez les enfants comparés aux vieillards ; aussi, chez les premiers, l'infection purulente est-elle très-rare après l'opération de la taille, et très-fréquente, au contraire, chez les sujets avancés en âge.

Il n'est pas tout à fait exact de dire que les veines sont moins *flexueuses* que les artères ; lorsque ces dernières sont flexueuses, elles le sont beaucoup plus que les veines ; mais, de leur côté, les veines ne sont jamais aussi rectilignes que le sont la plupart des artères.

Le *calibre* des veines est d'ailleurs assez inégal : elles présentent, même à l'état normal, des renflements, des nodosités, dus à la présence des replis valvulaires, et ces inégalités, qui permettent de les reconnaître au toucher, à travers les enveloppes de la peau, facilitent au chirurgien la séparation des divers éléments du cordon dans l'opération du varicocèle.

Les veines ont été divisées en veines *superficielles* et veines *sous-aponévrotiques*.

Les *veines superficielles*, dites aussi sous-cutanées, rampent dans la couche graisseuse, ou *fascia superficialis ;* on en rencontre dans toutes les régions, mais elles sont bien plus prononcées aux membres, au cou et à la tête que partout ailleurs : c'est sur elles que l'on pratique la phlébotomie. Elles sont extrêmement variables dans leur distribution, à ce point qu'il est très-difficile de rencontrer une disposition complétement identique des veines du pli du bras, par exemple. Aussi les rapports de ces veines superficielles avec les parties avoisinantes ne peuvent-ils être donnés que très-approximativement.

La laxité du tissu cellulaire au milieu duquel elles rampent explique la difficulté qu'on éprouve quelquefois à les fixer avec le doigt, lorsqu'on veut les saigner, et si l'on n'a pas pris soin de faire l'ouverture de la peau dans le point qui correspond bien exactement à la position normale du vaisseau, lorsqu'on abandonne les téguments, et que la veine revient à sa place, les deux incisions n'étant plus parallèles, le sang s'épanche au-dessous de la peau, et forme ce que l'on appelle un *thrombus*.

Elles s'anastomosent, d'ailleurs, très-largement entre elles et avec les veines profondes, et leur communication avec ces dernières est, en général, peu variable ; c'est ainsi que la saphène interne se jette constamment dans la crurale, au pli de l'aine, et la céphalique dans l'axillaire au-dessous de la clavicule. Ces communications constantes expliquent comment le sang reflue si facilement du réseau superficiel dans le réseau profond, de telle sorte que l'occlusion momentanée des veines sous-cutanées par une ligature ou des vêtements trop serrés, et même leur oblitération définitive tentée pour la cure radicale des varices, n'apportent qu'un trouble passager dans la circulation. C'est par les mêmes raisons que dans l'effort, le sang chassé des veines profondes par les contractions musculaires peut refluer dans les veines superficielles, qu'il gonfle et rend très-apparentes sous la peau.

Les *veines profondes*, dites aussi sous-aponévrotiques, ou encore musculaires, sont généralement moins noueuses, moins flexueuses, et offrent une disposition moins plexiforme. Elles suivent les artères qu'elles accompagnent au nombre de deux, excepté dans le point où elles vont pénétrer dans les cavités splanchniques ; là elles se réunissent pour former un gros tronc veineux, auquel aboutissent *la plupart* des veines, tant superficielles que profondes ; et je dis avec intention la plupart, car nous verrons bientôt que quelques-unes d'entre elles pénètrent isolément dans ces cavités.

Cette disposition anatomique a fort préoccupé certains chirurgiens, parmi lesquels il faut citer Boyer, Dupuytren et M. Gensoul. Boyer principalement en avait conclu, plutôt théoriquement, il est vrai, qu'expérimentalement, que, puisque d'une part, c'était par un tronc veineux qu'il croyait unique que se faisait toute la circulation en retour, et que, d'autre part, s'il existait des anastomoses avec les veines des cavités splanchniques, elles étaient très-rares, la blessure ou l'oblitération de ce tronc devait de toute nécessité entraîner la gangrène de toutes les parties situées au-dessous. C'est contre ce danger possible qu'on a cru devoir conseiller des opérations préventives très-graves : ainsi pour les blessures de la veine fémorale au-dessus de l'embouchure de la saphène, M. Gensoul avait proposé, dès 1826, de lier l'artère en même temps que la veine, afin, disait-il, d'éviter la gangrène inévitable du membre inférieur par l'afflux incessant du sang et l'impossibilité de son retour (1).

Mais d'abord l'argument anatomique sur lequel se fondait Boyer n'est pas exact, et les communications entre les veines des membres et celles du tronc n'ont pas lieu seulement par une veine unique, mais par des anastomoses nombreuses et multipliées. Pour résoudre cette question, j'ai en 1846, étant prosecteur à l'École de médecine, injecté les veines du membre inférieur, après avoir lié préalablement la crurale au pli de l'aine, au-dessus de sa jonction avec la saphène, et j'ai vu la matière à injection remplir les veines nombreuses qui entourent la racine du membre inférieur et pénétrer dans les iliaques externe et hypogastrique par des anastomoses établies entre les veines honteuses externes et celles du bassin, entre les circonflexes et les ischiatiques. Au membre supérieur les communications entre les veines du bras et celles de l'épaule et du thorax sont bien plus multipliées encore, et je ne m'explique pas comment M. Malgaigne peut encore aujourd'hui prétendre que si elles ne peuvent être niées, au moins sont-elles difficiles (2). Effectivement tous les anatomistes sont aujourd'hui d'accord sur ce sujet ; M. Sappey, avec lequel je m'en suis entretenu, m'a dit avoir, de son côté, depuis longtemps, constaté ces anastomoses veineuses, et plus récemment encore M. Verneuil a fait la même observation (3). Il demeure donc

(1) Voy. *Gazette médicale*, 1833, p. 299.
(2) *Anatomie chirurgicale*, 1858, t. I, p. 312.
(3) *Bulletin de la Société de chirurgie*, 1855, p. 217-237.

bien établi que la circulation en retour ne se fait pas dans les membres par une veine unique, et que de nombreuses anastomoses suppléent le tronc principal comme cela a lieu d'ailleurs pour la circulation artérielle.

Les faits pathologiques viennent d'ailleurs corroborer et confirmer les données anatomiques, et démontrer qu'on a beaucoup exagéré les conséquences fâcheuses de l'oblitération d'un tronc veineux principal, de celle de la veine fémorale en particulier. Pour s'en faire une juste idée, il convient de réfléchir à ce qui se passe dans la phlébite des veines axillaire, iliaque externe et crurale, qui est loin d'être rare. Dans la *phlegmatia alba dolens*, maladie très-fréquente, que les progrès de l'anatomie pathologique ont démontré n'être autre qu'une phlébite oblitérante des veines iliaque et fémorale, on a bien observé une certaine difficulté dans la circulation capillaire, accompagnée de vives douleurs, d'où le nom d'*œdème douloureux*, mais je ne sache pas que jamais aucun observateur ait signalé la gangrène parmi les symptômes de cette affection ; de même pour les phlébites si communes des veines axillaires, le membre reste engorgé et œdémateux, souvent même pendant un temps assez long, mais le sang finit toujours par se frayer une voie de retour au moyen des anastomoses démontrées par les préparations anatomiques. C'est d'ailleurs ce qu'avaient prouvé déjà et depuis longtemps les observations de Béclard qui, ayant rencontré trois fois, soit la portion iliaque externe, soit la portion inguinale de la veine crurale oblitérées, a constaté que la circulation s'était rétablie par les communications des branches de la grande veine musculaire de la cuisse avec celles de la veine pelvienne à travers les ouvertures ischiatique et sous-pubienne (1), et celles plus récentes de M. Reynaud, qui a vu après l'oblitération des veines iliaques le sang se frayer un passage par des collatérales se dirigeant vers l'iliaque correspondante (2). Bien plus, Baillie, dans un cas où la veine cave inférieure était transformée en une corde fibreuse, a constaté que le sang revenait par les veines lombaires pour refluer de là dans l'azygos, qui le conduisait au cœur. Aussi M. Reynaud conclut-il que le rétablissement de la circulation veineuse après l'oblitération des troncs veineux principaux s'effectue d'après les mêmes lois qui président à ce phénomène dans le système artériel.

Ces considérations puisées dans l'anatomie normale et pathologique permettent déjà de prévoir que la ligature d'une veine principale et volumineuse n'entraînera pas nécessairement la gangrène des parties dont elle rapporte le sang, ce qui ne veut pas dire qu'elle ne puisse être suivie d'autres accidents. Les observations encore trop peu nombreuses recueillies sur l'homme démontrent effectivement que sur quatre cas de ligature de la fémorale dont le premier appartient à un chirurgien militaire cité par Roux (3), le second à Larrey, le troisième à Roux lui-même, et le quatrième à M. Malgaigne, la gangrène ne se déclara qu'une fois,

(1) P. J. Descot, *Dissertation sur les affections locales des nerfs avec des additions*, 1825, p. 124. — Note communiquée par Béclard. — Dans ma première édition, négligeant de remonter à la source, j'avais fait une erreur de citation qui m'est vivement reprochée par M. Malgaigne. Hélas ! personne n'est impeccable. A ce propos, le savant professeur, avec lequel Dieu me garde de lutter, surtout sur le terrain de l'érudition, me permettra-t-il de lui signaler une toute petite négligence qui s'est glissée jusque dans sa deuxième édition. C'est au sujet de l'observation de M. Gensoul pour laquelle il renvoie à la *Gazette médicale* de 1836, p. 335 (Malgaigne, 2ᵉ édition, p. 311). Or là se trouve seulement une lettre de M. Gensoul qui rappelle dans l'*intérêt de la science* qu'il a pratiqué son opération en 1831. — C'est dans la *Gazette médicale* de 1833, p. 299, qu'on peut lire son observation de ligature de la fémorale pour une hémorrhagie qu'on présumait venir de la veine fémorale.
(2) *Journal hebdomadaire de médecine*, 1829.
(3) Roux, *Nouveaux éléments de médecine opératoire*, t. I.

dans le cas du chirurgien cité par Roux. Dans celui de Larrey il n'y eut aucun accident, et le malade était guéri quelques semaines après. Dans le fait de Roux, à la
communication duquel j'assistais à la Société de chirurgie (1), il s'agissait d'un malade auquel il extirpait une énorme tumeur cancéreuse du pli de l'aine : la veine
fémorale fut assez largement ouverte pour qu'il dût en pratiquer la ligature. Chose
remarquable et qui concorde avec les résultats que faisait prévoir l'anatomie, les
suites de cette opération furent des plus simples ; le seul symptôme qu'on put
attribuer à la ligature de la veine fut un œdème général du membre sans douleur,
qui dura une quinzaine de jours et n'empêcha pas le malade de quitter Paris très-
peu de temps après l'opération. M. Malgaigne (2) fut moins heureux ; son malade
périt d'hémorrhagies successives survenues le sixième jour après l'opération, mais il
n'y avait pas l'*ombre de gangrène*. La ligature de la veine axillaire n'a pas été davantage suivie de sphacèle, non plus que celle de la veine jugulaire interne ; ce qui d'ailleurs n'a rien de surprenant, tant sont multipliées les communications veineuses du
bras avec l'épaule, de la tête avec la poitrine.

Ces faits sont-ils suffisants pour tracer au chirurgien une ligne de conduite ?
Grave question à laquelle je vais essayer de répondre. M. Malgaigne, persistant dans
l'opinion qu'il avait émise dans sa première édition, regarde l'opération proposée
par M. Gensoul comme ne devant pas *être rejetée d'une manière absolue* (3), ce
qui veut dire, je pense, qu'il l'adopte pour certains cas. Lesquels, c'est ce qu'il ne dit
pas. Les raisons sur lesquelles il se fonde, non point pour rejeter définitivement la
ligature de la veine, mais pour engager les chirurgiens à n'y recourir qu'avec une
extrême réserve, c'est que sur *cinq* cas connus de ligature de la veine fémorale, il y
a eu deux guérisons et trois morts. Je ferai d'abord observer que dans les cas de
Dupuytren, il n'y eut pas de ligature posée, mais seulement compression exercée, et
que ce fait se trouve par conséquent hors de cause ; restent donc deux morts sur
quatre opérés, ce qui sans doute est encore fort grave. Mais si l'on veut bien remarquer que la ligature de la jugulaire interne, dont le calibre est cependant bien supérieur à celui de la fémorale, n'a donné presque que des succès, puisque sur neuf
opérés on n'a à signaler qu'un seul mort ; que M. Coste (de Marseille) a cité un cas
de guérison après la ligature de la veine axillaire (4), on sera naturellement ramené
vers l'idée que j'avais émise dans ma première édition, à savoir : que dans les très-
larges blessures des gros troncs veineux, comme la sous-clavière ou l'axillaire, l'iliaque
externe ou la fémorale, et la jugulaire, il faut lier la veine elle-même au-dessus et
au-dessous de la blessure, sans toucher à l'artère correspondante.

Jusqu'ici d'ailleurs l'expérience clinique a été peu favorable à l'opération proposée
par M. Gensoul et mise à exécution par lui en 1831 (5) ; le malade a succombé
avant que l'on pût se rendre compte des phénomènes qu'aurait produits sur le
membre l'oblitération simultanée des deux troncs artériel et veineux. Au dire de
M. Verneuil, elle n'aurait pas mieux réussi à un chirurgien anglais dont il ne dit pas
le nom (6). Il est difficile, en effet, de comprendre comment la ligature de l'ar-

---

(1) Séance du 17 août 1853, et t. IV, p. 35, du *Bulletin de la Société de chirurgie*.
(2) *Anatomie chirurgicale*, 2e édit., t. I, p. 344.
(3) *Loc. cit.*, p. 344.
(4) Coste, *Revue médico-chirurg.*, 1834, t. XVI, p. 54.
(5) Voy. *Gazette médicale*, 1853, p. 299.
(6) *Bulletin de la Société de chirurgie*, 1855, p. 217.

tère principale peut mettre à l'abri des dangers que fait courir la blessure de la veine, et particulièrement de la gangrène. Les faits de Guthrie, qui dit que *dans tous les cas où il a vu l'artère fémorale intéressée en même temps que la veine,* la gangrène du membre en a été la conséquence, me semblent d'ailleurs parfaitement concluants, et suffiraient à eux seuls pour faire repousser la ligature de l'artère principale d'un membre dans le but de remédier à une large blessure de la veine.

Quant aux plaies qui intéressent seulement une petite portion du calibre de la veine, c'est une tout autre question.

Nous verrons plus loin quels moyens on leur a opposés, en se fondant sur une particularité de leur structure.

Les *rapports des veines avec les artères* sont-ils assez constants pour pouvoir être précisés nettement par une formule ? Je ne le pense point, et je vais essayer de démontrer sur quelles bases peu solides reposent celles qu'ont voulu donner MM. Serres et Malgaigne.

Suivant M. Serres « *dans la moitié supérieure du corps les veines recouvrent les artères, tandis que les artères recouvrent les veines dans la moitié inférieure* ». Or, c'est là un fait anatomique qui n'est rien moins qu'exact, car la jugulaire ne recouvre pas plus la carotide que l'artère fémorale la veine de ce nom ; la première est placée en dehors de l'artère et la seconde en dedans, et toutes deux on peut dire sur le même plan. Si quelquefois sur le cadavre la veine semble placée au devant de l'artère, c'est que le sang qui la gonfle en étale un peu les parois.

Par rapport à la position qu'occupent les veines, tantôt en dedans, tantôt en dehors des artères, M. Malgaigne a, de son côté, formulé la loi suivante : « *Dans la moitié supérieure du corps les veines satellites sont en dehors des artères, tandis que dans la moitié inférieure elles sont en dedans.* » Si l'on considère les veines dans la moitié supérieure du tronc, il n'est pas difficile de démontrer que la loi pèche radicalement, car si les veines jugulaires internes sont en dehors des carotides, on voit que les sous-clavières sont en bas et en dedans, et les axillaires et les humérales en dedans et en arrière de leurs artères respectives. Il est vrai que M. Malgaigne, auquel ces rapports réels ne pouvaient échapper, cherche à les faire concorder avec sa règle générale, en disant que, si l'on élève les bras en les plaçant parallèlement au cou et à la tête, les artères sous-clavières, axillaires et humérales, subissent un mouvement de torsion qui les porte dans leur position *véritable*, c'est-à-dire en dedans des veines ; mais il faut convenir que cette vue fort ingénieuse, et qui pourrait être admise en *anatomie philosophique*, ne saurait, aux yeux des chirurgiens, remplacer la réalité.

Il y a plus, pour les vaisseaux des membres inférieurs, la loi est en défaut sans possibilité de pouvoir échapper par une explication à la rigueur des faits : ainsi la veine fémorale est bien en dedans de l'artère à sa partie supérieure, mais à son milieu elle lui devient postérieure, tandis que dans le creux poplité elle se place en dehors. Je repousse donc ces deux formules parce qu'elles ne sont pas l'expression de la vérité tout entière, et je ne saurais davantage admettre la suivante, qui n'en est que la combinaison : « *Dans la moitié supérieure du corps, les veines satellites sont en avant et en dehors des artères, tandis que dans la moitié inférieure elles sont en arrière et en dedans* (1). »

_____

(1) Malgaigne, *Anatomie chirurgicale*, 1838, t. I, p. 240.

Les rapports intimes des gros troncs veineux avec les artères expliquent comment une lancette, une pointe de sabre, un grain de plomb, par exemple, peuvent intéresser simultanément les deux vaisseaux, et livrer passage au sang artériel dans le canal veineux ; d'où la formation d'une anévrysme variqueux et quelquefois d'une varice anévrysmale.

Quant aux rapports des veines avec les plans aponévrotiques, ils sont dans certaines régions des plus importants et n'ont été bien étudiés que dans ces dernières années, mais je me réserve de traiter ce sujet en parlant des propriétés des veines.

Structure et propriétés. — J'ai dit que les veines, au lieu d'être exactement cylindriques comme les artères, étaient noueuses et présentaient des renflements déterminés par la présence des valvules.

Ces valvules, bien décrites par Fabrice d'Acquapendente, sous lequel étudiait le grand Harvey, furent pour ce dernier comme le trait de lumière qui le mit sur la voie de la découverte de la circulation. Elles ne sont point également réparties dans toutes les veines ; celles des membres, et principalement des membres inférieurs, en sont abondamment pourvues, et on les rencontre aussi bien dans les veines profondes que dans les superficielles, ainsi que l'a démontré Blandin.

Leur nombre varie : tantôt elles sont larges et étalées comme dans les veines superficielles, d'autres fois petites et multipliées comme dans les veines musculaires, ou bien encore très-rares et rudimentaires comme dans les troncs volumineux. Elles forment dans la cavité du vaisseau un repli semi-lunaire, dont la concavité regarde du côté du cœur, permettant le passage facile du sang de la circonférence au centre, mais s'opposant à sa rétrogradation.

C'est dans le point où ces replis s'attachent aux parois de la veine que cette dernière présente un renflement : aussi avait-on cru que c'était à ce niveau que se formaient les nodosités variqueuses. M. Briquet (1) a démontré que ces nodosités siégeaient aussi bien au-dessous ou au-dessus qu'au point qui correspond à ces replis valvulaires.

Leur structure est très-simple : elles sont constituées par un repli de la membrane interne, dans l'épaisseur duquel on rencontre quelquefois un peu de tissu cellulaire ; d'où il résulte que les veines qui sont pourvues de valvules présentent en réalité une étendue beaucoup plus considérable, disposition anatomique qui, selon M. Velpeau, les prédispose à la phlébite. Ce qu'il y a de certain, c'est que leur présence facilite singulièrement la formation des caillots, et par suite l'oblitération des troncs veineux ; il est remarquable que dans la phlébite des veines superficielles du bras, l'inflammation coagulante cesse ordinairement dans le point où la céphalique et la basilique s'abouchent dans l'axillaire.

Les parois des veines sont molles et transparentes, elles s'affaissent lorsqu'on les divise et retombent lorsqu'on les soulève ; sur le vivant elles offrent un aspect bleuâtre, dû à la présence du sang qu'elles contiennent, et on les voit se gonfler sous l'influence de l'expiration ou des efforts ; sur le cadavre elles prennent une teinte plus foncée et sont ordinairement distendues par le sang.

Elles offrent trois tuniques comme les artères : 1° une tunique externe, celluleuse ou adventice ; 2° une tunique moyenne ; 3° une tunique interne.

La *tunique externe* est composée de *fibres de tissu cellulaire* entrecroisées en tous

(1) Briquet, *Mémoire sur la phlébectasie* (*Archives de médecine*, t. VII).

sens, mais présentant cependant une tendance à la direction longitudinale. M. Cruveilhier, qui n'admet que deux tuniques, réunit la tunique moyenne à celle-ci, et la
proclame de nature dartoïque, c'est-à-dire contractile. Il est évident que la tunique
celluleuse doit être séparée de la moyenne dont la structure est bien différente, mais
elles sont unies l'une à l'autre d'une manière intime.

La *tunique moyenne* est composée principalement de fibres longitudinales, on y
rencontre aussi des fibres circulaires. Ces dernières sont surtout parfaitement visibles
dans les veines sous-cutanées devenues variqueuses ; on peut constater alors très-
nettement ·leur disposition, et leur aspect offre une grande analogie avec celui des
fibres musculaires. Kölliker n'hésite pas à leur reconnaître ce caractère (1), et Henle
les regarde comme constituées tout au moins par des fibres de tissu cellulaire contractile. Quant aux fibres longitudinales, elles sont très-apparentes et s'entrecroisent
souvent avec celles de la membrane celluleuse.

Fig. 24.

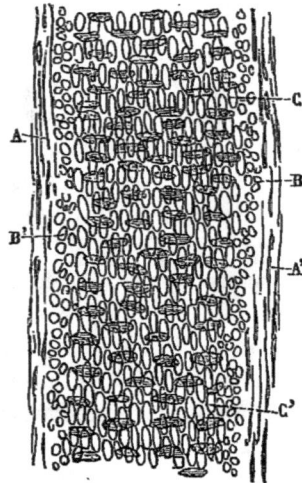

Structure des veines (350 diamètres). (Kölliker.)

A, A'. Tunique externe à noyaux un peu allongés.
B, B'. Noyaux des fibres-cellules ou contractiles de la
tunique moyenne, vus de face.
C. C'. Noyaux des cellules épithéliales.

Ce qui donne beaucoup de poids à l'opinion de ceux qui regardent la tunique
moyenne *comme de nature musculaire et contractile,* c'est que dans les veines caves
inférieure et supérieure, ainsi que dans les veines pulmonaires à leur origine, les
fibres charnues y sont nettement accusées, même chez l'homme (2), et forment sur
les grands animaux, le cheval par exemple, une couche musculaire aussi apparente
que celle qu'on trouve dans les oreillettes. Les veines de toute la moitié sous-ombi-
licale du corps, et parmi elles, les veines sous-cutanées, sont celles qui présentent
cette tunique moyenne à son plus grand état de développement.

Lorsqu'on dissèque une veine hypertrophiée et présentant des nodosités variqueuses, on observe, ainsi que l'a fort bien constaté M. Briquet, que les fibres longitudinales qui, à l'état normal, sont disséminées sur toute sa circonférence, sont
ramassées en bandelettes entre lesquelles les fibres circulaires font hernie et forment
des culs-de-sac qui donnent au vaisseau une ressemblance parfaite avec le gros
intestin. Lorsque ces bosselures s'exagèrent, la veine devient comme tortueuse et
décrit des sinuosités ; si l'on coupe les faisceaux de fibres longitudinales qui la brident,

(1) *Mémoire cité.*
(2) Rœuschel, *Arter. et ven. struct.*, p. 18.

elle s'allonge, ce qui prouve qu'en réalité non-seulement elle a augmenté en largeur, mais encore en longueur. Cette disposition pathologique, qui n'est que l'exagération de l'état normal, met en relief l'existence des fibres circulaires et longitudinales, et fait ressortir leur caractère musculaire et contractile.

La *tunique interne* est de même nature que celle des artères, épithéliale par son feuillet le plus interne, et fibroïde par sa couche profonde, qui est d'ailleurs très-mince. C'est la seule des trois tuniques que l'on rencontre dans toute l'étendue du système veineux; seulement dans les capillaires elle perd son feuillet épithélial, ainsi qu'on le verra plus loin (1). Dans les sinus utérins elle est réduite à une si mince lamelle, qu'il faut une grande habitude des dissections fines pour l'y démontrer, et il semble, au premier abord, que le sang coule dans des canaux creusés dans la substance même de l'utérus, dont la surface canaliculée serait lissée en membrane.

Les trois tuniques sont intimement unies par un tissu cellulaire très-fin; cependant dans un cas, unique jusqu'ici, on a vu se développer une tumeur graisseuse de la grosseur d'une noix au-dessous de la tunique interne de la veine porte, dont le calibre était presque entièrement effacé (2).

Les parois veineuses sont beaucoup plus vasculaires que celles des artères, ce qui explique la fréquence de leur inflammation; les artérioles et les veinules y sont faciles à injecter, et elles pénètrent jusqu'à la tunique interne; elles reçoivent aussi des filets nerveux, mais on n'y a point rencontré de lymphatiques.

Comme les artères, elles sont entourées d'un tissu cellulaire bien distinct de leur gaîne celluleuse, mais qui leur est plus intimement uni. Ce tissu cellulaire est abondant autour des veines sous-cutanées, et participe des caractères de la couche cellulo-adipeuse sous-dermique. Lorsqu'il s'enflamme, ce qui n'est point très-rare, surtout lorsque les veines deviennent variqueuses, son induration forme autour d'elles un cylindre noueux, dur, irrégulier, et présente plusieurs des caractères de la phlébite proprement dite, dont elle doit cependant être soigneusement distinguée; c'est pour cette raison que M. Velpeau a donné à cette inflammation le nom de *phlébite externe*.

Les veines jouissent d'une contractilité que la minceur de leurs parois ne pourrait laisser soupçonner, mais que démontre la rapidité avec laquelle, après avoir été distendues par le sang, elles reviennent sur elles-mêmes. C'est ce que l'on a tous les jours occasion d'observer, lorsqu'on applique une bande à saignée sur le bras; on voit alors les veines de la main et de l'avant-bras se dessiner sous la peau et acquérir d'énormes dimensions, puis se vider brusquement dès que l'obstacle au cours du sang est levé : bien plus, lors même que la distension a duré un temps beaucoup plus long, elles conservent leur contractilité presque intacte, ce qui explique la rapidité avec laquelle disparaissent, après l'accouchement, ces énormes varices que portent certaines femmes pendant les derniers mois de la grossesse. D'autre part, les chirurgiens savent que les veines si volumineuses qui se développent autour des grosses tumeurs, reprennent immédiatement après l'opération leurs dimensions à peu près normales, de telle sorte que la contractilité des parois veineuses ne peut plus être sérieusement contestée.

Comment expliquer cependant que, dans certains cas, elles perdent ce ressort et cèdent à la dilatation lente que produit sur elles le poids de la colonne sanguine,

(1) Voyez chap. des CAPILLAIRES.
(2) *Séance de l'Académie de médecine*, 9 septembre 1823; pièce présentée par M. Honoré.

dans les cas de varicocèle, par exemple, de varices, d'hémorrhoïdes ; évidemment il faut ici admettre une prédisposition spéciale, puisque les parois veineuses, loin de s'affaiblir, s'hypertrophient et offrent un développement plus considérable de leurs fibres circulaires et longitudinaires. Il suffit, d'ailleurs, pour rendre cette prédisposition évidente, de faire remarquer que les varices sont loin d'affecter les individus qui s'exposent le plus aux influences regardées comme y donnant lieu, et que, d'autre part, on les rencontre sur des jeunes gens n'exerçant aucune profession fatigante, mais issus de parents affectés de varices.

Mais s'il est incontestable que la contractilité des veines vient en aide à la progression du sang, il faut reconnaître néanmoins que là n'est point la force principale, et qu'il faut ranger en première ligne d'abord les contractions du cœur et des artères, puis l'aspiration du sang veineux dans la poitrine par la tendance à la formation du vide dans cette cavité pendant l'inspiration. Comme à ce dernier phénomène se rattache la solution de plusieurs problèmes de physiologie et de pathologie, je veux entrer dans quelques détails à son sujet.

Lorsque les muscles inspirateurs se sont contractés et que, par suite, tous les diamètres de la cage thoracique se sont agrandis, la tendance au vide qui en est la conséquence doit avoir pour résultat forcé, inévitable, l'appel dans la cavité de la poitrine des éléments placés dans ce qu'on a appelé *sa sphère d'attraction*, et qui peuvent se déplacer, c'est-à-dire des fluides et des liquides : c'est, en effet, ce que l'on observe. Mais si l'on a expliqué de tout temps par ce mécanisme l'entrée de l'air atmosphérique dans la trachée et jusque dans les dernières ramifications bronchiques, il est un autre phénomène, moins important, il est vrai, dans l'ordre physiologique, mais non moins réel, qui a passé inaperçu jusqu'à ces dernières années : je veux parler de l'*aspiration du sang veineux*, que les expériences de Barry et de M. Poiseuille ont mise hors de doute. Ces physiologistes ont démontré que si à chaque inspiration les veines situées dans le voisinage du thorax se dégonflaient sensiblement, c'est que le sang qu'elles contenaient subissait, comme l'air atmosphérique, une véritable aspiration qui le sollicitait à se porter vers l'oreillette droite, tandis que si dans l'expiration, par une sorte de mouvement inverse, on voyait les troncs veineux se gonfler, c'est que la capacité de la poitrine diminuait, ce qui forçait le sang à refluer hors de sa cavité.

Une objection capitale se présentait cependant : on comprend bien, disait-on, comment lors de la tendance au vide l'air se précipite sans obstacle par la trachée pourvue de cerceaux cartilagineux et élastiques, qui la maintiennent ouverte et s'opposent à ce que la pression atmosphérique puisse l'aplatir, mais on ne voit pas pourquoi les veines, dont les parois sont flasques, restent ainsi béantes lorsqu'une force aussi considérable sollicite leur affaissement. Si, en effet, on lie sur le canon d'une seringue l'extrémité d'un long tube membraneux rempli de liquide, et qu'on exerce une aspiration, ses parois s'appliquent si hermétiquement sous l'influence de la pression atmosphérique, qu'il devient impossible, au deuxième coup de piston, de faire pénétrer dans la seringue une seule goutte de liquide.

C'est aux recherches de M. P. H. Bérard (1) qu'on doit d'avoir complété la dé-

(1) Bérard, *Mémoire sur un point d'anatomie et de physiologie du système veineux* (*Archives générales de médecine*, t. XXIII). — Voyez aussi, à la *Région sous-hyoïdienne*, l'article que j'ai consacré aux aponévroses du cou, où j'expose le véritable rôle de ces lames fibreuses.

monstration de Barry, en prouvant que toutes les veines qui sont dans cette sphère d'attraction de la poitrine sont adhérentes à des lames fibreuses ou à des os, en sorte que leurs parois, qui restent béantes lorsqu'on les incise, résistent à l'affaissement que la pression atmosphérique aurait infailliblement produit sur elles lors de l'inspiration.

A chaque inspiration, le sang contenu dans les veines qui avoisinent la poitrine est donc appelé dans l'oreillette droite ; de proche en proche le mouvement se communique jusqu'aux extrémités de l'arbre veineux, et si dans l'expiration une certaine quantité de ce liquide tend à rétrograder, les valvules qui se redressent arrêtent brusquement ce reflux, que fait d'ailleurs cesser bientôt une nouvelle aspiration. D'où il résulte que les troncs veineux situés dans le voisinage du thorax sont continuellement soumis à un double mouvement d'affaissement et d'expansion correspondant à l'inspiration et à l'expiration, phénomène auquel on a donné le nom de *pouls veineux*, et qui est surtout sensible à la base du cou. Mais il importe d'ajouter que le pouls veineux n'est pas uniquement produit par ce mouvement de flux et reflux, et que les contractions du cœur y prennent une certaine part, quoique je n'accorde pas à la dilatation de l'oreillette droite toute cette puissance d'aspiration sur la colonne veineuse que quelques physiologistes ont voulu lui donner.

Les conséquences de cette découverte ont, en pathologie, une immense portée : ainsi s'explique comment, pendant les opérations, celles surtout qui se pratiquent dans le voisinage du thorax, la gêne de la respiration, les efforts, les cris, déterminent à la surface de la plaie une stase du sang, quelquefois même, lorsque les valvules font défaut ou sont insuffisantes, un véritable reflux veineux, que par de larges inspirations on fait cesser immédiatement ; comment encore dans l'opération de la trachéotomie, faite pour un obstacle à la pénétration de l'air dans la poitrine, le meilleur moyen de faire cesser ces hémorrhagies veineuses si gênantes, si redoutables quelquefois, c'est de se hâter d'ouvrir la trachée afin de rétablir promptement le jeu régulier de cette fonction.

De tous les accidents qui compliquent les opérations, le plus foudroyant, sans contredit, est l'*entrée de l'air dans les veines*. Aussi comprend-on la stupéfaction douloureuse qui s'empara des chirurgiens qui, les premiers, virent s'affaisser entre leurs mains, pendant une opération pratiquée au voisinage de la poitrine, des malades dont la mort brusque ne pouvait être expliquée ni par l'excès de douleur, ni par l'abondance de l'hémorrhagie ; aujourd'hui, grâce aux travaux précédemment signalés, ce phénomène reçoit une explication très-claire et très-rationnelle. Lorsqu'une veine située dans la sphère d'attraction de la poitrine, c'est-à-dire soumise à l'aspiration veineuse et présentant les dispositions anatomiques indiquées par M. Bérard, vient à être entamée, le bout qui correspond au cœur, au lieu de s'affaisser, reste béant, et le sang qui s'y introduisait à chaque inspiration n'étant plus là pour le remplir, l'air atmosphérique le remplace et s'y précipite, comme il le ferait par la trachée.

Cette pénétration du fluide aériforme dans le torrent circulatoire est annoncée chez l'homme comme chez les animaux, tantôt par un bruit de *glouglou*, d'autres fois par une espèce de sifflement analogue à celui de l'air qui pénètre sous le récipient de la machine pneumatique, et presque instantanément, *chez l'homme*, la mort survient. Si je dis chez l'homme, c'est que chez les animaux les accidents ne marchent pas à beaucoup près avec cette rapidité, et dans les expériences très-nombreuses que j'ai faites à ce sujet, j'ai toujours été étonné de la quantité énorme d'air qu'on est *obligé d'introduire* dans le système veineux pour faire périr soit des chiens, soit des chats, car celui qui y entre spontanément n'est jamais suffisant pour déterminer la mort.

Mais si nous connaissons les circonstances qui favorisent ce phénomène et celles qui l'accompagnent, nous en sommes réduits à des hypothèses sur la manière dont il détermine la brusque cessation des phénomènes vitaux. Est-ce parce qu'il exerce une action toxique sur le système nerveux, ou bien parce qu'il paralyse les mouvements du cœur, en maintenant dilatées les cavités de cet organe, par le volume considérable qu'il y acquiert à cette haute température, que l'air introduit dans le système circulatoire détermine la mort? On l'ignore. Toujours est-il que le chirurgien qui pratique une opération dans la sphère d'aspiration de la poitrine, doit se mettre sans cesse en garde contre la possibilité de cet accident, et de tous les moyens préventifs, le plus sûr est, sans contredit, d'effacer avec le doigt les veines volumineuses au fur et à mesure qu'on les coupe, et de les faire maintenir comprimées par un aide du côté du cœur.

Les veines qui avoisinent la poitrine ne sont pas les seules dont les parois restent écartées lorsqu'elles ont été divisées: on observe encore le même phénomène dans les veines sus-hépatiques, dans les veines ou sinus utérins pendant la grossesse, dans les sinus veineux du crâne, dans toutes les veines des os dont les parois sont attachées au tissu osseux, dans celles qui entourent la prostate, dans quelques-unes de celles du bassin, et même dans certaines veines des membres qui s'engagent dans des anneaux ou conduits fibreux. Il ne faudrait pas cependant en conclure que dans toutes, la puissance d'aspiration thoracique puisse s'y faire sentir de manière à y solliciter l'entrée de l'air, ainsi que l'ont prétendu quelques médecins qui ont été jusqu'à redouter cet accident dans la saignée du bras. Mais je dois néanmoins signaler une singulière coïncidence, c'est la fréquence des infections purulentes dans les cas où l'inflammation s'empare des régions où les veines présentent cette disposition ; rien n'est plus fréquent, en effet, que de rencontrer des abcès métastatiques dans les cas où les os, la prostate, le col de la vessie, l'utérus, etc., sont le siége de plaies suppurantes.

Cette remarque, qui semblerait venir à l'appui de cette proposition de M. Velpeau, que l'*absorption du pus en nature peut être effectuée par les orifices béants des canaux veineux à la surface des plaies*, proposition selon moi inadmissible, me paraît seulement propre à démontrer que l'impossibilité matérielle où se trouvent ces veines de s'affaisser et de revenir sur elles-mêmes, fait qu'elles offrent à l'aspiration des matériaux putrides qu'elles renferment une plus grande chance de s'exercer. L'absorption des fluides altérés ne différerait donc dans ces cas de celle que l'on observe partout ailleurs que par la plus grande facilité avec laquelle elle s'effectue, en raison de cette disposition anatomique toute spéciale.

Le courant sanguin qui parcourt les veines a une vitesse égale à celui des artères, proposition qui, au premier abord, peut paraître paradoxale, à cause de la différence dans les forces propulsives. Mais si l'on veut remarquer que, d'une part, lorsqu'une veine est ouverte, elle donne issue à un jet de sang continu proportionné à son calibre et qui n'est pas moindre que celui d'une artère de même grosseur, et que, d'autre part, il doit nécessairement sortir du système veineux, dans un moment donné, un volume de sang égal à celui qui y entre par les artères, on restera convaincu de son exactitude. D'où il résulte que l'ouverture d'une veine volumineuse de la jugulaire interne, par exemple, peut aussi rapidement déterminer la mort par hémorrhagie (1) que celle d'une artère, quoique cependant en réalité l'accident soit bien moins grave dans le premier cas que dans le second, à cause de la facilité avec laquelle on peut arrêter l'écoulement du sang veineux ; on a cité l'exemple d'individus qui ont perdu la vie à la suite de rupture de veines variqueuses.

Chez les individus chlorotiques ou anémiques, lorsqu'on applique le stéthoscope sur le trajet des vaisseaux veineux et artériels qui traversent le creux sus-claviculaire et la partie inférieure de la région sterno-mastoïdienne, on entend un bruit auquel Laennec avait donné le nom pittoresque de *chant des artères*, et qui depuis a reçu les différentes dénominations de *bruit de souffle carotidien*, *bruit de diable*, *murmure veineux*, etc., etc.

Ce phénomène a été diversement interprété par les physiologistes et les médecins : la plupart le regardent, avec Laennec et M. Bouillaud (2), comme se passant dans les artères, tandis que M. Ogier Ward (3), M. Hope (4), et Aran (5), pensent qu'il a lieu dans les veines, sinon complétement, du moins en partie.

Il faut d'abord considérer que, chez certains sujets, on entend, ainsi que l'a fait remarquer M. Bouillaud, un double bruit qu'il a désigné sous le nom de *bruit de souffle à double courant*, et qui se compose effectivement d'un bruit continu avec renforcement au moment de l'inspiration, et d'un bruit de souffle intermittent, correspondant à la systole ventriculaire. Mais, dans la majorité des cas, le bruit est simple, et alors tantôt on entend un simple bruit de souffle intermittent, ce qui est le cas le plus fréquent, d'autres fois un bruit continu avec ou sans renforcement, qui se rapproche, par sa nature, du murmure qu'on perçoit en appliquant l'oreille sur un tuyau dans lequel l'eau coule mélangée à des gaz ; on l'a encore comparé ingénieusement au bourdonnement d'une mouche qui vole.

Quelquefois, chez des malades qui présentent ce murmure continu, on perçoit avec le doigt posé très-légèrement en travers sur le cou un frémissement ou bruissement superficiel très-marqué, et j'ai eu pendant longtemps sous les yeux une jeune fille, chlorotique au dernier degré, chez laquelle ce phénomène était très-marqué et pouvait être facilement apprécié dans le point où la jugulaire externe se jette dans la sous-clavière.

Selon MM. Hope et Aran, ce bruit de souffle ou murmure continu appartiendrait aux veines, tandis que le bruit de souffle intermittent aurait son siége dans les artères. J'adopte complétement ces conclusions, mais je dois dire cependant que ce ne sont pas les raisons qu'ils ont données à l'appui qui m'ont convaincu, car quelques-unes d'entre elles au moins sont fort sujettes à contestation.

Selon eux il est impossible de chercher ailleurs que dans le système veineux la cause d'un bruit continu, puisque le courant veineux seul offre ce caractère. Or c'est là une erreur manifeste, déjà signalée par M. Beau, qui n'a pas d'ailleurs, il me semble, apporté pour sa réfutation des preuves complètes et décisives. Il suffira, je pense, de lire ce que j'ai écrit dans le chapitre précédent, sur la circulation artérielle,

(1) Vallée, *Gazette médicale*, 1837, p. 269.
(2) *Traité des maladies du cœur.*
(3) *Gazette médicale de Londres*, 1837, t. XX, p. 5.
(4) *On diseases of the heart*, 1839.
(5) *Archives de médecine*, 1843, numéro d'août, p. 405.

pour être convaincu que le courant sanguin n'est pas moins continu dans les artères que dans les veines.

Mais voici qui paraît plus concluant. Si l'on applique le stéthoscope sur le trajet de la jugulaire externe, dit Aran, et qu'on glisse le doigt au-dessous de l'instrument, de manière à comprimer très-légèrement cette veine, on suspend le murmure ou souffle continu ; si on lève le doigt, à l'instant le bruit reparaît. Or, comme cette compression légère, qui peut tout au plus suspendre momentanément le cours du sang dans un vaisseau aussi superficiel, ne saurait comprimer la carotide qui passe au-dessous du sterno-mastoïdien, l'expérience semble décisive et sans réplique. M. Beau toutefois ne l'accepte point comme telle. Si le phénomène est exact, dit-il, je confesse que les veines peuvent être le siége d'un bruissement continu, mais c'est qu'il ne l'est point ; et faisant la contre-épreuve, il prouve qu'on supprime le bruit de souffle aussi bien en mettant le doigt à côté de la veine que sur son trajet ; ce qui, pour lui, démontre que c'est en comprimant l'artère, sans s'en douter, qu'on fait cesser le murmure (1).

Cette réfutation de M. Beau me paraît pécher radicalement de son côté, non au point de vue de la clinique, mais de l'interprétation. J'ai répété plusieurs fois cette expérience, notamment sur la jeune fille dont je parlais tout à l'heure, et je dois dire que si, en posant le doigt même très-légèrement à côté de la veine jugulaire externe, on supprimait effectivement le bruit de souffle continu, il était cependant impossible, à cause de la faiblesse même de la compression, de supposer que l'artère pût être seulement déprimée. La carotide, en effet, appliquée contre la colonne vertébrale, est séparée des téguments, non-seulement par l'aponévrose, mais encore par le muscle sterno-mastoïdien toujours plus ou moins contracté et tendu, et tout le monde peut se convaincre sur soi-même de la force de pression qu'on est obligé de déployer, je ne dirai pas pour faire cesser, mais seulement pour explorer les battements de cette artère et les apprécier d'une manière bien distincte.

Aran me paraît donc commettre une erreur lorsqu'il attribue la cessation du murmure à l'interruption du cours du sang dans les veines, puisqu'on arrive au même résultat par la simple apposition du doigt en dehors du trajet des vaisseaux ; d'ailleurs, pour exercer sur la jugulaire externe et, à bien plus forte raison, sur la jugulaire interne une compression capable d'arrêter le courant sanguin, il faudrait presser beaucoup plus qu'on ne le fait dans ces expériences, où il suffit le plus souvent du plus léger attouchement pour faire cesser complétement les bruissements. Mais, d'un autre côté, les raisons invoquées par M. Beau ne me paraissent rien moins que décisives, et loin d'ébranler la théorie qui place dans les veines le souffle ou murmure continu, me semblent lui venir en aide.

Aran, d'après des expériences cadavériques, admet que l'intensité du murmure est toujours en raison inverse de la densité, et surtout de la plasticité du liquide, de telle sorte que le murmure continu reconnaîtrait pour cause immédiate la diminution de densité et de plasticité du sang (2) ; en d'autres termes, il pense que c'est aux vibrations des molécules sanguines elles-mêmes qu'est dû ce bruit de souffle. L'erreur est ici palpable : un liquide sans mélange de gaz, enfermé dans un

---

(1) J. H. S. Beau, *Nouvelles recherches sur les bruits des artères, etc.* (*Archives générales de médecine*, numéro de septembre 1845, p. 29).

(2) Travail cité, p. 425.

tuyau à parois inflexibles, et par conséquent peu susceptible de vibrations, qu'il remplit exactement, coule sans produire aucun bruit; dès qu'il s'en produit, c'est que des gaz sont mélangés aux liquides : c'est là un point de physique non contesté. Si donc, dans un tuyau à parois flexibles, où un liquide coule à plein canal et sans mélange de gaz, on perçoit un bruit, il ne peut être attribué qu'aux parois des vaisseaux qui entrent en vibration, et non aux molécules du liquide; or c'est là précisément le cas du sang qui coule dans les veines.

Si l'apposition du doigt sur le trajet de la veine ou dans son voisinage fait cesser le bruissement, c'est parce qu'on coupe court instantanément aux vibrations des parois veineuses, de la même manière qu'en plaçant le doigt sur une cloche ou un verre agités par des excursions sonores.

C'est ainsi que je m'explique comment M. Beau, qui supprimait le murmure dans la veine jugulaire externe en plaçant le doigt en dehors de son trajet, a été conduit à nier qu'il se produisît dans ce vaisseau.

Telles sont les idées que j'avais émises en 1855 dans ma première édition, et que je viens de reproduire sans y rien changer. Elles trouvent aujourd'hui un appui nouveau et important dans un travail publié par le docteur Théodore Weber (de Leipzig) sur la production des bruits dans les vaisseaux (1). Dans la partie consacrée aux expériences physiques, il démontre : 1° que les bruits que l'on observe dans les tubes par lesquels coule un liquide dépendent directement des vibrations des parois du tube et non du frottement des molécules du liquide les unes contre les autres, par la raison que les liquides sont à peu près incompressibles, tandis que les parois du tube sont compressibles et élastiques; 2° que les bruits se produisent d'autant plus facilement que les parois sont minces et que les tuyaux sont plus larges; 3° que s'il existe un léger rétrécissement dans les tuyaux ou des inégalités, l'intensité des bruits s'en trouve augmentée; 4° enfin, que dans les tuyaux entourés d'air et d'eau, les bruits se transmettent surtout par les parois.

Dans la partie physiologique de son travail l'auteur démontre : 1° que si l'on fait couler de l'eau avec une vitesse suffisante dans la veine jugulaire d'un cadavre rétrécie sur un point, il se produit un bruit; 2° que si le liquide court avec une vitesse uniforme dans les vaisseaux d'un cadavre, les bruits sont continus et uniformes; 3° que si le courant est accéléré ou ralenti, les bruits deviennent rémittents ou intermittents.

D'où le docteur Weber conclut que les bruits artériels sont produits dans les parois des artères par l'ébranlement de ces parois; qu'il en est de même pour les bruits des veines, mais qu'il faut de plus qu'elles soient rétrécies en un point de leur trajet.

Reste maintenant à expliquer quelques particularités : pourquoi, par exemple, le murmure veineux s'observe surtout dans les vaisseaux du cou, et pourquoi il présente, au moment de l'inspiration, un renforcement notable.

Les veines du cou, et en particulier les jugulaires, présentent, ai-je-dit, au plus haut degré cette disposition anatomique en vertu de laquelle leurs parois, fixées aux aponévroses, ne peuvent s'affaisser; d'autre part, leur voisinage de la poitrine fait que le cours du sang s'y trouve d'autant plus accéléré à chaque inspiration, que ce

(1) *Expériences physiques et physiologiques sur la production des bruits des vaisseaux*, par le docteur Théodore Weber, de Leipzig (analyse dans le *Journal des connaissances médicales*, n° 10, août 1856, p. 426).

liquide, pour arriver au cœur, n'a pas à lutter contre la pesanteur ; d'où il résulte que le courant veineux y est beaucoup plus rapide que partout ailleurs, et que les parois veineuses ne pouvant se resserrer activement et suivre dans leur retrait la colonne sanguine, ont d'autant plus de tendance à vibrer que celle-ci diminue davantage. Ainsi s'explique cette remarque de MM. Donné et Bouillaud, qui ont constaté que le bruit de diable cessait comme par enchantement à l'instant même où le malade faisait un effort, parce qu'alors, non-seulement le reflux du sang ralentit la circulation, mais surtout parce que les parois veineuses, trop distendues, cessent de vibrer. Les raisons inverses rendent compte de son renforcement notable à la fin de chaque inspiration.

Il me paraît donc incontestable que le bruit de souffle continu, que l'on perçoit à la base du cou chez certains individus, se passe dans les gros troncs veineux de la région, et spécialement dans les jugulaires, et que l'on doit, en conséquence, lui conserver le nom de *murmure veineux*, et mieux *murmure des jugulaires ;* tandis que le bruit de souffle intermittent, qui correspond à la systole ventriculaire et arté-rielle, a pour siége les carotides. Ces deux bruits, le *murmure des jugulaires* et le *souffle carotidien*, peuvent exister, tantôt isolément, quelquefois simultanément, mais il faut alors, pour les bien analyser, l'habitude de l'auscultation et une grande patience d'observation.

Je ne ferai plus à ce sujet qu'une seule remarque : il est bien singulier que les mêmes physiologistes qui admettent comme parfaitement démontré que le bruit de souffle placentaire se passe exclusivement dans les sinus ou veines utéro-placentaires, se refusent à admettre que ce même système veineux puisse être ailleurs le théâtre de phénomènes analogues.

Les parois des veines, bien moins épaisses que celles des artères, subissent rapide-ment l'influence des inflammations ou des dégénérescences morbides qui se déve-loppent dans leur voisinage : c'est ainsi qu'elles s'oblitèrent lorsqu'elles traversent des parties enflammées ou en suppuration, qu'elles se laissent promptement envahir par la matière cancéreuse qui les perfore et s'y introduit, tandis que les artères, dans les mêmes conditions, résistent bien davantage.

D'autre part, la flaccidité de leurs tuniques, le peu d'élasticité dont elles jouissent, les livrent sans défense à toutes les causes de compression ; d'où résulte une gêne de la circulation en retour, et comme conséquence de cette dernière, ces œdèmes, ces congestions séreuses dont M. Bouillaud a si bien exposé le mécanisme (1) : je citerai comme exemple l'œdème si fréquent des membres abdominaux, et l'ascite résultant de la compression de la veine cave inférieure et de la veine porte.

Rarement les ossifications envahissent leurs parois, Baillie, Morgagni, Macartney, en ont cependant cité quelques exemples (2). Enfin on y a quelquefois trouvé des concrétions désignées sous le nom de *phlébolithes*, et Colombo, dans ses *Recherches d'anatomie pathologique*, livre XVe, rapporte en avoir rencontré en grand nombre dans la veine porte du célèbre Ignace de Loyola. On trouvera dans la thèse du docteur Phil. Phœbus des détails complets sur ce sujet (3).

Les parois des veines sont, en général, flasques et peu distendues par le sang ; cette

(1) Bouillaud, *De l'oblitération des veines et de son influence sur la formation des hydropisies partielles* (*Archives de médecine*, t. II, p. 188).
(2) Hodgson. *Traité des maladies des vaisseaux*, t. II, p. 466.
(3) Phil. Phœbus, *De concrementis venarum osseis*, etc. Berlin, 1834, in-4.

disposition a suggéré à plusieurs chirurgiens l'idée d'en pratiquer la ligature partielle ou latérale dans les cas où elles n'ont été intéressées que dans une étendue peu considérable. On saisit alors avec des pinces à griffes les bords de l'ouverture ou on les soulève à l'aide d'un ténaculum, puis on les fronce en les tordant légèrement, et l'on jette un fil sur la base du tourillon. Guthrie (1), Blandin et A. Bérard (2) ont appliqué ce procédé, le premier sur la jugulaire, les deux autres sur l'axillaire, avec un succès complet, et j'ai vu moi-même Ph. Boyer, en 1839, agir de la même manière pour une petite déchirure de la veine fémorale par un éclat de bois qui avait fait une assez large blessure au pli de l'aine. J'étais interne du service, et en cette qualité chargé du pansement du malade : une légère couche de charpie fut appliquée pour soutenir la ligature, et huit jours après, la plaie était cicatrisée sans qu'il fût survenu le plus léger accident.

On s'est demandé par quel mécanisme s'effectuait dans ces cas la guérison ; la réponse à cette question se trouvera dans les faits qui vont suivre. En 1843 j'ai assisté M. Velpeau, dont j'étais alors l'interne, dans des recherches qu'il avait entreprises sur la cicatrisation des veines, et nous visitâmes les veines du bras d'un très-grand nombre de cadavres qui portaient des traces de saignées récentes. Ces dissections me démontrèrent que la cicatrisation des parois veineuses se faisait par première intention et sans interposition de caillots entre les lèvres de la plaie ; que constamment, si la plaie était récente, il existait dans la veine, au niveau de la blessure, un caillot dont l'adhérence et le volume diminuaient à mesure qu'on s'éloignait davantage du moment où la saignée avait été pratiquée ; que souvent enfin, après un temps qui variait entre quinze et vingt jours, on trouvait la veine débarrassée du caillot et la cicatrice tellement effacée, que si n'eût été celle plus persistante des téguments, on aurait eu quelquefois de la difficulté à en retrouver la trace sur la paroi interne de la veine.

Si donc on s'en rapportait à ce que l'on observe après la saignée, on dirait que la cicatrisation des blessures veineuses s'effectue par adhésion immédiate des lèvres de la solution de continuité, et formation d'un caillot dans la veine.

Mais ce coagulum est-il indispensable à la cicatrisation, ou n'est-il qu'un phénomène accessoire et de peu d'importance ? Pour moi, je pense que la formation d'un caillot n'est pas indispensable, et je me fonde, pour émettre cette opinion, sur ce qui a été observé dans le cas de Guthrie, où *neuf jours* après la ligature on trouva à l'autopsie la jugulaire perméable et ne présentant plus aucune trace qui indiquât qu'une ligature y avait été appliquée. Dans le fait qui m'est propre, quoique j'eusse placé un peu de charpie dans le fond de la plaie pour soutenir la ligature, je n'ai rien remarqué du côté de la circulation qui indiquât la présence d'un caillot dans les veines, et s'il en eût existé, le membre se serait au moins un peu œdématié. Enfin les auteurs du *Compendium* disent positivement que le cours du sang dans le cas de ligature de l'axillaire n'avait pas été intercepté. Je crois donc que la cicatrisation des plaies latérales des veines, après la ligature latérale, peut se faire par adhésion des bords de la plaie, et que la présence d'un caillot oblitérant n'est pas *indispensable*. Ce qui vient encore corroborer cette opinion, c'est que les parois veineuses ne sont jamais très-distendues, que le sang y coule d'un mouvement uniforme, sans agitation

(1) Guthrie, *On the diseases of arteries.* London, 1830, p. 328.
(2) A. Bérard et Denonvilliers, *Compendium de chirurgie*, t. II, p. 148.

ni saccades, en sorte que les lèvres de la blessure ne sont point tiraillées ni ébranlées comme celles des plaies artérielles. Je n'admets pas d'ailleurs ce que dit M. Malgaigne de la membrane interne des veines, à savoir, qu'elle est réfractaire à cette adhésion immédiate ; l'anatomie pathologique de la phlébite montre au contraire combien elle est prompte à s'enflammer et à adhérer.

Toutefois je me hâte de dire que lorsqu'il s'agit de veines volumineuses, comme la fémorale, la jugulaire ou l'axillaire, il est prudent, après avoir pratiqué la ligature latérale, d'établir une compression modérée ; d'agir là, en un mot, comme on le fait après la saignée, afin d'obtenir tout à la fois l'adhésion immédiate des bords de la plaie, et la formation d'un caillot qui aidera à la consolidation de la cicatrice. C'est pour s'être borné à ne faire que la ligature latérale, que Roux, au dire de M. Nélaton, cité par M. Malgaigne (1), perdit trois de ses malades sur quatre dans des cas où la jugulaire interne avait été intéressée.

3° Des capillaires.

Le mode de communication entre les artères et les veines n'était même pas soupçonné avant la découverte de la circulation, mais une fois démontrée, il ne pouvait tarder à être connu. Déjà Harvey avait dit : *Aut anastomosin vasorum esse, aut porositates carnis et partium solidarum pervias sanguini.* La confirmation de ce fait ne put néanmoins être donnée qu'en 1661, alors que Malpighi annonça que sur le mésentère, le poumon et la vessie urinaire des grenouilles, il avait vu le sang passer directement des artères dans les veines, tandis que de leur côté Hooch, et surtout Ruysch, l'établissaient d'une manière irréfragable par leurs belles injections.

C'est par l'intermédiaire d'un ordre de vaisseaux excessivement fins, indéfiniment anastomosés et formant un réseau entre les mailles duquel se trouve déposée la substance propre de nos organes, que s'effectue cette communication entre les extrémités artérielles et veineuses. On les a nommés *capillaires* à cause de leur ténuité, que l'on a comparée à celle d'un cheveu ; mais, en réalité, cette comparaison, eu égard au volume des capillaires, est encore fort loin de la vérité, puisque le diamètre de ces vaisseaux varie de 0,01 et 0,02 de ligne à 0,007, d'après Henle et Ch. Weber : ce qui fait qu'un cheveu serait aux capillaires comme le doigt serait à un cheveu.

Disposition générale. — Est-il possible de délimiter le point où cessent les artères et les veines et où commencent les capillaires proprement dits? Je ne crois pas qu'il soit possible de répondre catégoriquement à cette question ; et ce que l'on peut dire de plus précis, c'est que puisque les vaisseaux qui n'ont plus que 0,01 à 0,02 de ligne de diamètre ne présentent plus de caractères constants qui permettent de les distinguer en artériels ou veineux, on doit faire commencer le réseau des capillaires là où cette distinction devient impossible.

Lorsqu'on pratique simultanément par les artères et les veines des injections avec des substances pénétrantes, comme la gélatine ou l'essence de térébenthine diversement colorées, les parties étant maintenues, pour faciliter la pénétration, dans un bain d'eau tiède, on voit, en examinant avec les verres grossissants, que les deux injections se sont rencontrées à des distances variables des extrémités veineuses ou

(1) *Loc. cit.*, p. 146.

artérielles encore appréciables, et que cette rencontre, qui se fait quelquefois au milieu d'un canalicule, dépend simplement du hasard. Lorsque, d'autre part, on examine au microscope la circulation capillaire sur un animal vivant, ainsi que l'ont fait après Malpighi, Leuwenhoeck, Hastings et Kaltenbrünner, on remarque que les globules sanguins qui s'engagent dans le réseau capillaire après être sortis des artères, ne suivent pas toujours une route déterminée et constante, des extrémités artérielles aux radicules des veines, mais, au contraire, oscillent tantôt dans un sens, tantôt dans un autre. Soient, par exemple, deux capillaires

$$A \text{———} A'$$
$$C$$
$$B \text{———} B'$$

$A A'$ et $B B'$

réunis par une anastomose C : tantôt les globules se portent de A en B′, passant par C, tantôt de B en A′, passant également par C ; de telle sorte, ainsi que le fait observer Henle, à qui j'emprunte la figure qui précède, que dans ce vaisseau anastomotique C le courant est tantôt dans un sens, tantôt dans un autre.

Il résulte de ces remarques que, bien évidemment, il existe entre les artères et les veines un réseau qui n'est pas plus artériel que veineux, dans lequel le sang oscille, subit un mouvement de va-et-vient, qui le force à demeurer plus longtemps en contact avec la substance même de nos organes, et par conséquent favorise les phénomènes de nutrition, de sécrétion et de calorification dont il est nécessairement, sinon le siége, au moins l'intermédiaire.

Il est impossible d'assigner aux réseaux capillaires une forme quelconque ; cependant les espaces qu'ils interceptent entre leurs mailles ou anastomoses peuvent être rattachés à deux formes principales, la forme arrondie et la forme polygonale. C'est entre ces mailles que l'on rencontre ce qui constitue la substance propre de chaque organe ; il ne faudrait donc pas croire, ainsi que l'avait avancé Ruysch, séduit sans doute par la richesse du réseau vasculaire qu'il obtenait par ses belles injections, que la structure de tous nos organes n'est, en définitive, qu'une trame capillaire de vaisseaux artérioso-veineux. Bourgery, dont les magnifiques préparations peuvent rivaliser avec celles de Ruysch, m'a fait voir plusieurs fois, à des grossissements microscopiques énormes, la structure du poumon, dont la richesse vasculaire est certainement aussi grande que celle d'aucun autre organe, et là encore il était permis de distinguer des aréoles de substance non injectable.

On comprend d'ailleurs que la largeur des mailles, ou espaces que laissent entre eux les vaisseaux capillaires, doit varier suivant leur réplétion plus ou moins considérable.

Les faits qui précèdent démontrent combien est erronée cette hypothèse de quelques physiologistes qui ont avancé que le sang sorti des extrémités artérielles se répand dans la substance même des organes, où les globules sanguins se creuseraient des canaux par la force que leur impriment les contractions du cœur et des artères, pour être ensuite repris par les veines.

Il faut également rejeter cette hypothèse des lacunes entre les extrémités veineuses et artérielles, qui n'existent pas plus chez l'homme que chez ces mollusques soi-disant dégradés, auxquels on a voulu, dans ces derniers temps, faire jouer un si grand rôle sous le nom de *phlébentérés*. Partout le sang est contenu dans des vaisseaux, c'est-à-dire que nulle part les voies vasculaires ne sont interrompues ; et dans un remarquable rapport fait à la Société de biologie, M. Ch. Robin (1) a démontré

(1). *Mémoires de la Société de biologie*, 1851.

que M. de Quatrefages avait été induit en erreur par une disposition anatomique qu'il a parfaitement expliquée et rattachée à son véritable but.

Les vaisseaux capillaires n'ont pas tous le même diamètre. J'ai dit précédemment qu'ils présentaient des variations dans leur calibre entre 0,01 et 0,007 de ligne. Quelques observateurs cependant disent en avoir découvert d'un diamètre beaucoup moindre encore et inférieur à celui des globules du sang, en sorte que le sérum seul y serait admis. Ils ont en conséquence proposé de les nommer *vaisseaux séreux*. Krause en a trouvé dans le muscle tibial postérieur, et Henle n'est pas éloigné de les admettre dans la substance cérébrale. E. H. Weber a combattu cette manière de voir, soutenue de nouveau dans ces derniers temps par M. Lambotte (1) et MM. Doyère et de Quatrefages (2), qui annoncent avoir constaté par des injections l'existence de nombreux vaisseaux ayant un diamètre quatre ou cinq fois plus petit que celui des globules du sang. Quelle que soit l'opinion que l'on se fasse sur ces travaux, émanés d'hommes compétents, il est certain que l'observation microscopique directe démontre qu'un assez grand nombre de capillaires à l'état normal n'admettent que bien rarement des globules sanguins, lesquels passent de préférence par des vaisseaux d'un plus grand diamètre. Ces vaisseaux séreux seraient donc des vaisseaux du plus petit calibre et tout à fait microscopiques, qu'il ne faut pas confondre avec ces capillaires de la conjonctive, d'un diamètre relativement considérable et dont la décoloration à l'état normal tient à ce que les globules sanguins qui y circulent sont en nombre insuffisant pour leur communiquer une teinte même rosée.

La disposition qu'affectent les réseaux capillaires n'est probablement pas la même dans nos divers organes, mais on ne sait à ce sujet que bien peu de choses positives. Les plus déliés, les plus serrés, se trouvent dans les muscles et le cerveau ; les plus flexueux dans la membrane de Schneider, dans le périoste et la muqueuse œsophagienne (3).

Quant au mode de communication des capillaires artériels avec les capillaires veineux, il présente dans nos divers organes des différences dans l'étude desquelles je ne pourrais entrer, sans toucher à l'anatomie de structure de chacun d'eux. Je me bornerai à mentionner comme exception le mode de terminaison des artères dans les corps caverneux, où Müller a signalé leur enroulement en hélice, disposition sur laquelle, je dois le dire, se sont élevés quelques doutes ; enfin et surtout celle bien mieux connue et moins contestée des glomérules du rein, ou *corpuscules de Malpighi*, constitués par un seul capillaire pelotonné sur lui-même.

Structure et propriétés. — Le calibre des capillaires, ai-je dit précédemment, est variable suivant les organes ; de même leur structure se complique d'autant plus qu'ils prennent un diamètre plus considérable. Dans les capillaires qui offrent un diamètre de 0,002 à 0,007 de ligne, les parois sont formées par une membrane transparente dans laquelle les plus forts grossissements ne peuvent faire découvrir ni fibres, ni stries, mais qui présente comme caractère fondamental d'être parsemée de noyaux ou corpuscules ovoïdes qui tantôt restent comme appliqués à la paroi externe, d'autres fois semblent enchevêtrés dans la paroi du capillaire et font même saillie à l'intérieur.

Dans les vaisseaux d'un plus gros calibre apparaît une couche épithéliale manifeste,

(1) Numéro 371 du *Journal de l'Institut.*
(2) *Journal de l'Institut*, 1847, p. 73.
(3) Voy. Henle, *Anatomie générale*, planche III.

et sur la paroi externe on peut distinguer de simples stries transversales et longitudinales qui pourraient être prises pour des fibres au premier aspect.

Quel que soit le côté par lequel on examine ces vaisseaux, il est impossible de leur trouver des ouvertures latérales, ce qui confirme ce que je disais précédemment, que les voies dans lesquelles circule le sang sont toujours et partout parfaitement closes.

Il est remarquable que la couche épithéliale manquant complétement dans les plus petits capillaires, ce soit la couche sous-épithéliale qui seule, en réalité, doive être regardée comme ne faisant jamais défaut, et se continuant sans interruption dans toute l'étendue des voies circulatoires. Les recherches de M. Robin ont démontré que dans les animaux inférieurs, les céphalopodes, gastéropodes, etc., aussi bien que chez les vertébrés, partout on la trouvait, et que dans l'espèce humaine, là où l'on aurait pu croire que le sang se mettait en contact direct avec le tissu propre des organes, c'est-à-dire dans les capillaires utérins, elle existait encore, mais présentait une ténuité et une délicatesse telles, qu'il fallait pour la démontrer une grande habileté et le concours d'un microscope exercé.

Les capillaires se contractent-ils ? Si l'on s'en rapporte aux observations microscopiques directes sur les têtards de grenouilles, il faut répondre affirmativement, et cependant les détails de structure prouvent qu'un certain nombre d'entre eux sont réduits à une membrane hyaline sans fibres ni stries.

Sous l'influence du froid ou d'un irritant, on les voit en effet se resserrer et se dilater alternativement, chasser les globules sanguins, en admettre un plus grand nombre sans que ces variations puissent être rattachées à une activité plus grande de la circulation générale ; c'est un phénomène purement local. Cette contraction, ou, si l'on aime mieux, ce resserrement des capillaires explique la pâleur qu'on observe dans les extrémités des doigts, sous l'influence d'un abaissement de température, pâleur due à l'expulsion du sang, de même que leur dilatation consécutive rend compte de la congestion dont ils sont le siége lorsque survient la réaction.

C'est encore en partie au resserrement des capillaires qu'est due la suppression des hémorrhagies en nappe, lorsqu'on expose à l'air froid les parties qui en sont le siége ; il faut reconnaître cependant que la coagulation du sang a une grande part dans ce phénomène.

On admet généralement que la plupart des phénomènes dits de nutrition, de sécrétion, d'absorption et de calorification, se passent dans les capillaires ; il en est de même de cet ensemble de phénomènes pathologiques si complexes, qu'on a désigné sous le nom collectif d'*inflammation*. C'est de cette dernière seule que je veux m'occuper un instant, parce qu'à son histoire se rattache la création de capillaires nouveaux. Mais avant d'aller plus loin, je dois faire remarquer que tous les observateurs qui se sont occupés de ce sujet ont peut-être trop négligé de tenir compte du rôle que doit jouer cette substance propre aux organes, que j'ai dit être comprise entre les mailles du réseau capillaire ; et ce qui prouve que ce dernier n'est pas seul en jeu dans ces divers phénomènes physiologiques ou pathologiques précédemment énumérés, c'est que ce ne sont pas toujours les organes les plus riches en vaisseaux qui s'enflamment avec le plus d'intensité. C'est ainsi que, d'une part, les muscles qui sont certainement les organes les plus riches en capillaires, sont très-rarement le siége de l'inflammation, tandis qu'elle est très-fréquente dans le tissu cellulaire, qui en possède infiniment moins.

Wilson Philip, un des premiers, entreprit des expériences microscopiques dans le but de rechercher le rôle des capillaires dans l'inflammation ; il fut suivi dans cette voie par Thompson, Charles Hastings et Kaltenbrünner. De leurs travaux, dans l'examen détaillé desquels je ne puis entrer, il résulte que les globules sanguins, sous l'influence des irritants, tantôt circulent avec plus de rapidité qu'à l'état normal, d'autres fois ralentissent leur marche et oscillent, comme indécis sur le chemin qu'ils doivent parcourir. Si l'action de l'irritant continue, ils s'arrêtent, se collent ensemble, et il survient une stase qui de proche en proche peut gagner jusqu'aux petites artères, jusqu'aux petites veines.

Bientôt à la stase succède l'altération des parois des capillaires, qui semblent se dissoudre et laissent écouler leur contenu, c'est-à-dire le sérum et les globules. Si les vaisseaux ne sont pas détruits, ce qui arrive quelquefois, un simple épanchement de lymphe se produit alors par *exsudation* à travers leurs parois, ainsi que l'a démontré M. Lebert (1) dans un travail plus récent.

Cette lymphe plastique, encore mélangée de globules sanguins, devient alors elle-même le siége d'un nouveau phénomène lorsque l'inflammation doit se terminer par résolution : c'est la création de capillaires nouveaux, dont Gruithuisen et Kaltenbrünner expliquent différemment la formation. Selon Gruithuisen, on ne tarde pas à constater au milieu de ce plasma des points rougeâtres qui s'avancent en rayonnant, et dont les branches étalées vont insensiblement rejoindre les capillaires de la circulation générale ; selon Kaltenbrünner, au contraire, les globules du sang, lancés dans la lymphe plastique par les capillaires qu'ont détruits les progrès de l'inflammation, s'y créent des trajets, puis sont suivis par d'autres qui les poussent, et tous ces canaux, de proche en proche, vont s'aboucher avec les capillaires voisins. M. Lebert, qui a repris tous ces travaux, rejette ces deux hypothèses comme insoutenables, et pense (2) que la formation de ces capillaires nouveaux est due aux efforts du sang, exerçant sur les parois latérales des vaisseaux anciens une pression capable de donner naissance à des prolongements en forme de doigts de gant, qui s'allongent et vont atteindre d'autres prolongements semblables, ou des capillaires voisins.

Je n'oserais me prononcer entre ces diverses hypothèses ; mais ce qui reste certain et non contesté, c'est qu'il se crée des capillaires de toutes pièces, et c'est là dans l'histoire de l'inflammation un point capital. Ainsi s'explique la formation de ces pseudo-membranes si vasculaires et de cette foule de produits hétéromorphes qui prennent naissance au sein de nos organes et sont l'origine de ces tumeurs si variées et si nombreuses.

C'est par un mécanisme analogue, c'est-à-dire par la sécrétion d'une lymphe plastique fournie par les capillaires divisés, dans laquelle des vaisseaux se développent de la même manière, que se réparent toutes les solutions de continuité, qu'on les nomme cal, cicatrice ou adhérences ; aussi dans le principe ont-elles une structure identique, puisqu'elles sont le produit des mêmes phénomènes, et ce n'est que plus tard, lorsqu'elles s'organisent définitivement, qu'il s'établit entre elles des différences. Je me suis d'ailleurs longuement expliqué à ce sujet lorsque j'ai parlé du cal (3).

Les pathologistes qui admettent que les cartilages diarthrodiaux, complétement

(1) Lebert, *Physiologie pathologique*, t. I, p. 29.
(2) Idem, *ibid.*, p. 20.
(3) Voy. page 75.

dépourvus de vaisseaux, sont susceptibles de s'enflammer ou de se cicatriser, n'ont pu jusqu'à présent formuler une théorie acceptable et qui ne soit pas en contradiction formelle avec tout ce que nous savons sur l'inflammation des tissus et leur réparation.

Selon M. Cruveilhier, l'inflammation des capillaires, qu'il regarde comme une phlébite capillaire, dominerait la pathologie tout entière, ce qui me paraît une exagération tout à fait inadmissible; Blandin et Sanson, de leur côté, y plaçaient le siége des érysipèles : il suffit d'énoncer ces opinions pour démontrer de quelle importance est l'étude de ce système au point de vue de l'anatomie et de la physiologie.

4° Des lymphatiques.

Longtemps on a distingué deux sortes de lymphatiques : les *chylifères*, découverts en 1632 par Aselli, qui les avait nommés *veines lactées*, et les *vaisseaux séreux*, dont la connaissance est due à Olaüs Rudbeck, qui les désigna ainsi en 1651, et déjà reconnut leur analogie avec les *veines lactées*.

Mais c'est à Thomas Bartholin qu'on doit d'avoir nettement démontré l'analogie qui existe entre les *chylifères* et les vaisseaux *séreux*, auxquels il imposa la dénomination générale de *lymphatiques*, à cause du liquide qu'ils renferment.

En réalité, il y a non-seulement analogie, mais on doit dire identité, puisqu'ils offrent les mêmes dispositions, qu'ils ont la même structure, et qu'ils s'abouchent dans un même vaisseau terminal, le canal thoracique, où se mélangent les liquides qu'ils contiennent.

Ces liquides, il est vrai, présentent des différences de coloration et de composition : mais si l'on considère que le chyle charrié par les lymphatiques de l'intestin ne présente pas toujours cette apparence lactescente, et que dans l'intervalle des digestions, chez les animaux à jeun, par exemple, il diffère à peine du liquide contenu dans les autres lymphatiques; si l'on réfléchit, d'autre part, que ces vaisseaux entraînent toujours quelques-uns des matériaux propres aux organes dont ils émanent, que les lymphatiques du foie, par exemple, sont colorés en jaune par la bile, et que les ganglions bronchiques présentent un aspect gris noirâtre dû au carbone absorbé dans le poumon, ce qui n'a pas empêché les anatomistes de les classer unanimement parmi les lymphatiques, on reconnaîtra, avec tous les physiologistes de notre époque, que chylifères et vaisseaux séreux ne forment qu'un seul et même système vasculaire.

Sur le trajet de ces vaisseaux on rencontre, échelonnés de distance en distance, des renflements nombreux auxquels on a donné le nom de *ganglions;* quoique faisant partie intégrante du système des vaisseaux lymphatiques, les ganglions devront être envisagés séparément à cause de l'importance des déductions chirurgicales auxquelles ils donnent lieu; j'examinerai donc successivement les vaisseaux et les ganglions lymphatiques.

1° *Vaisseaux lymphatiques.* — *Disposition générale.* — Les recherches des anatomistes les plus modernes, quoique entreprises avec des moyens d'investigation plus parfaits que ceux des anatomistes du siècle dernier, n'ont pas permis de démontrer l'existence des vaisseaux lymphatiques dans tous nos tissus : quelques-uns, le système nerveux, par exemple, en paraissent complétement privés, et ceux qui en possèdent n'en sont pas tous pourvus à un égal degré.

Les plus favorisés sont la peau et les membranes muqueuses dont les réseaux, d'une richesse incomparable, ont été déjà mentionnés avec soin (1); puis viennent les organes viscéraux, le poumon, le foie, le tube digestif, et enfin les muscles. Quant au tissu cellulaire et à ses dérivés, les systèmes séreux et fibro-séreux, c'est à peine, malgré les assertions contraires de Mascagni et des anatomistes qui l'ont suivi dans cette voie, si l'on peut les regarder comme en possédant quelques réseaux leur appartenant en propre.

M. Sappey, qui s'est spécialement occupé de ce point d'anatomie, et qui s'est pro-posé pour but la tâche pénible et laborieuse de vérifier tous les travaux de ses devan-ciers et de les compléter, a fort bien démontré que l'erreur de l'habile et conscien-cieux anatomiste italien porte uniquement sur l'interprétation, et non sur l'observation des faits, qu'il a toujours trouvée d'une rigoureuse exactitude.

Prenons pour exemple la *plèvre pulmonaire :* lorsqu'on soulève sa lamelle épithé-liale avec l'extrémité acérée d'un tube à injection mercurielle, on développe au-dessous d'elle un beau réseau qui s'emplit quelquefois avec une merveilleuse rapidité, et tout d'abord on est tenté de le rapporter à la membrane elle-même. Mais lorsqu'on examine la disposition de ces réseaux, disposés selon les lignes rectangles des lobules pulmonaires, lorsqu'on les voit pénétrer dans leurs interstices pour reparaître plus loin et accompagner les ramifications bronchiques, on acquiert la conviction qu'ils appartiennent réellement au tissu du poumon, d'autant mieux qu'il est complétement impossible d'obtenir un seul lymphatique, en répétant sur la plèvre costale la même opération.

Tels sont les faits que, lors d'un concours ouvert à la Faculté pour la place de chef des travaux anatomiques, en 1846, j'avais eu l'occasion de constater, et que M. Sappey a exposés depuis avec une grande force de vérité; on peut très-bien se rendre compte de cette disposition sur les pièces qui ont été déposées, à cette épo-que, par mes compétiteurs et par moi-même, au musée Orfila. Une autre remarque vient confirmer cette interprétation : les synoviales ne sont autres que de petites séreuses; on devrait donc, si le tissu séreux était aussi riche en lymphatiques que l'ont écrit Béclard et Breschet, y développer par l'injection de très-beaux réseaux; or il est impossible d'en démontrer, ce qui tient à ce qu'ici le feuillet séreux, au lieu d'être adossé à des viscères, est accolé à du tissu fibreux ou cellulaire, qui lui-même possède à peine de lymphatiques.

L'*origine* des vaisseaux lymphatiques se fait par un réseau de capillaires qui n'a aucune connexion ni communication avec les capillaires artérioso-veineux. Ces réseaux sont constitués par des vaisseaux anastomosés en tous sens et circonscrivant entre leurs mailles des intervalles étroits, dont la forme est très-variable. Les parois de ces vaisseaux n'offrent nulle part ces pertuis latéraux ou bouches absorbantes, qu'avaient cru y remarquer Mascagni, Haase, Hunter et Hewson; des observations ultérieures, faites avec des instruments plus parfaits, ont nettement tranché cette question. D'autre part, il est également démontré que ces réseaux ne communiquent en aucun point avec les capillaires artérioso-veineux; d'où il résulte que les voies lymphatiques, dès leur origine, sont complétement closes, et par conséquent indé-pendantes de la circulation sanguine.

On s'explique, dès lors, comment les irritations des radicules lymphatiques qui sont presque constamment, sinon toujours, le point de départ des engorgements

(1) Voyez le chapitre des TÉGUMENTS, p. 6 et 15.

ganglionnaires, restent ainsi isolées et stationnaires, et ne retentissent que lentement et à la longue dans l'économie. Rien n'est plus commun que de voir des enfants, des adultes même, porter au cou, pendant des années, d'énormes tumeurs suppurées, développées dans les ganglions lymphatiques du cou, sans que la santé générale en paraisse altérée, sans que les fonctions des organes d'où proviennent ces lymphatiques soient troublées. Or, il n'en est pas de même dans les affections des vaisseaux sanguins, dans la phlébite, par exemple, qui s'annonce d'abord par des symptômes généraux et locaux très-graves, et peut plus tard donner lieu à l'absorption des matériaux putrides contenus dans leur cavité, lesquels, en se mélangeant avec le sang, déterminent presque toujours la mort.

Fig. 22.

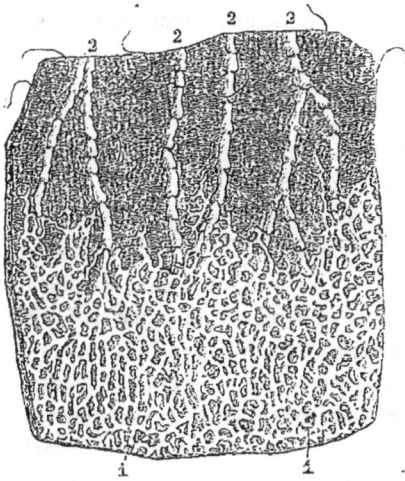

Cette figure, empruntée à M. Sappey, représente les réseaux superficiels et les troncs qui en émergent.

1, 1. Réseaux lymphatiques.
2, 2, 2, 2. Troncs lymphatiques.

Quelquefois, il est vrai, chez les sujets d'un tempérament irritable, l'inflammation des lymphatiques se développe d'une manière aiguë; mais dans ces cas mêmes les phénomènes locaux marchent plus lentement, les symptômes généraux ne se prononcent que beaucoup plus tardivement, et n'acquièrent que bien rarement la gravité qu'on observe dans la phlébite ou l'artérite. Cette remarque vient à l'appui des autres raisons que je donnerai plus loin pour prouver que le système lymphatique n'est point l'appareil essentiel et actif de l'absorption, autrement ses maladies se généraliseraient beaucoup plus rapidement, et détermineraient des troubles bien plus marqués dans les fonctions nutritives des organes dans la structure desquels il entre.

Les troncs lymphatiques naissent des réseaux sans transition et présentent tout de suite le volume qu'ils conserveront jusqu'à leur entrée dans les premiers ganglions; on n'observe pas ici cette progression uniforme et constante de calibre qui a été signalée dans les organes de la circulation sanguine, à mesure qu'ils s'éloignent des capillaires.

On distingue, dans toutes les régions autres que les cavités viscérales, deux sortes de vaisseaux lymphatiques bien distincts, les *superficiels* et les *profonds.*

Les *réseaux lymphatiques superficiels* sont disséminés en général d'une manière uniforme sur toutes les faces des membres supérieurs et inférieurs; mais il n'en est pas de même des *troncs lymphatiques superficiels* qui, après un trajet en général assez rectiligne dans la couche cellulo-graisseuse, s'accolent aux grosses veines autour desquelles ils se groupent. C'est ainsi qu'on les voit à la jambe suivre le trajet des veines saphènes interne et externe, tandis qu'à la cuisse ils gagnent avec la saphène interne la partie interne et antérieure du membre et se rendent dans le pli de l'aine ; au bras, ils affectent à peu près la même disposition par rapport aux veines médiane, cubitale et basilique. Aussi, dans les inflammations aiguës des réseaux, observe-t-on que la rougeur des téguments peut être disséminée indifféremment sur les faces interne, externe ou antérieure, tandis que dans celles des troncs proprement dits, elle reste limitée invariablement aux parties interne et un peu antérieure. Tous les troncs lymphatiques superficiels proviennent des téguments exclusivement ; ils s'anastomosent fréquemment entre eux par des communications toujours très-obliques, jamais transversales, et forment de véritables réseaux à larges mailles.

Les *lymphatiques profonds* émanent principalement des muscles ; on soupçonne, cependant, que les os en fournissent quelques-uns : ainsi MM. Gros et Sappey croient en avoir vu sortir du canal nourricier du tibia ; enfin, on pense que les parois des vaisseaux, et peut-être les tissus fibreux, en émettent également, mais en très-petit nombre ; comme les superficiels, ils accompagnent les vaisseaux sanguins, dans la gaîne desquels ils se logent, et communiquent fréquemment entre eux de la même manière.

Une chose digne d'attirer l'attention, c'est que ce n'est qu'exceptionnellement et à travers les aponévroses, que les réseaux et troncs superficiels s'abouchent avec les profonds, dont ils sont tout à fait indépendants pendant tout leur trajet. Cette disposition explique à merveille ce fait clinique, dont ne pourraient se rendre un compte satisfaisant les chirurgiens qui ignoreraient cette disposition, à savoir, que les inflammations qui se développent dans les lymphatiques profonds se transmettent très-rarement aux superficiels, et réciproquement. Aussi les affections des deux ordres de réseaux restent-elles complétement isolées, et l'on ne voit point, par exemple, l'œdème sous-aponévrotique et central des membres qui caractérise la phlegmasie des vaisseaux profonds se propager aux réseaux superficiels, ni les téguments et la couche sous-cutanée quitter alors leur coloration et leur souplesse normales, pour annoncer par quelque symptôme leur participation à la maladie.

La disposition des troncs lymphatiques de la tête et du cou est identiquement la même que celle des membres, c'est-à-dire que, comme eux, les superficiels naissent des réseaux capillaires tégumentaires, dont le développement est d'une extrême richesse, surtout au pourtour des ouvertures des organes des sens, puis longent les veines sous-cutanées et restent sus-aponévrotiques dans tout leur trajet ; tous convergent vers les ganglions superficiels très-nombreux qu'on observe dans les régions sous-occipitale, auriculaire, parotidienne et sus-hyoïdienne. Nulle part ils ne forment des plexus aussi riches, aussi serrés ; d'où il suit que la plus légère irritation du cuir chevelu, de la peau de la face, de la conjonctive ou des muqueuses qui tapissent l'entrée des cavités olfactive, buccale et auditive, suffit à déterminer l'engorgement de ces ganglions.

Les profonds, beaucoup moins nombreux, suivent également le trajet des vaisseaux, et comme les premiers, convergent vers les points précités où ils aboutissent aux ganglions profonds.

Tous ces lymphatiques de la tête et du cou offrent ceci de très-remarquable, et qui les différencie des lymphatiques des membres, mais les rapproche de ceux des cavités viscérales, c'est qu'ils présentent sur leur court trajet des ganglions très-nombreux et qui se multiplient d'autant plus qu'on se rapproche de la poitrine, tandis que les troncs lymphatiques des membres parcourent tout l'espace qui sépare l'extrémité des orteils et des doigts de l'aine ou de l'aisselle, sans offrir d'autres renflements que les quelques rares ganglions signalés dans le creux poplité et au-dessus de l'épitrochlée; exceptionnellement on en a signalé à la jambe et à l'avant-bras le long des artères tibiales, radiale et cubitale (voyez ces régions).

Dans les cavités splanchniques, les lymphatiques sont très-abondants et émanent non-seulement des organes viscéraux, mais encore des plans musculaires qui forment leurs parois; ils sont entrecoupés de ganglions nombreux dans lesquels ils se jettent et auxquels aboutissent également les vaisseaux qui ramènent la lymphe des membres supérieurs et inférieurs, de la tête et du cou.

Cette communauté ganglionnaire des lymphatiques extérieurs avec ceux du tronc rend compte de l'œdème qu'on observe quelquefois dans les membres inférieurs, lorsque les ganglions lombaires dans lesquels leurs vaisseaux absorbants viennent se rendre sont obstrués. J'ai suivi pendant longtemps une jeune dame chez laquelle nous diagnostiquâmes, M. Velpeau et moi, un abcès de la fosse iliaque droite; la fluctuation était bien manifeste, mais la présence du pus ne déterminant aucun accident, nous ne voulûmes pas l'ouvrir, et quelques jours après il se vida par l'intestin Un peu plus tard, alors que la malade marchait vers une guérison rapide, elle fut prise d'une légère tuméfaction des deux membres inférieurs qui n'apparut que le lendemain du jour où elle s'était levée pour la première fois. J'en fus d'abord assez effrayé, et crus à une *phlegmatia alba dolens* due à une phlébite de la veine iliaque; mais avant de prescrire un traitement, je cherchai à m'assurer de la cause de cet obstacle à la circulation en retour. Comme la malade était très-amaigrie, il me fut facile de constater, en déprimant les parois du ventre, une tuméfaction notable des ganglions lombaires, déterminée sans aucun doute par la présence de l'abcès iliaque, et qui était la cause bien évidente de cet œdème qui dura longtemps, mais n'eut d'ailleurs pas de suites fâcheuses.

La *direction* des lymphatiques est en général rectiligne, toutefois ils décrivent dans certains points des flexuosités qui, dans quelques cas, ressemblent fort à un véritable pelotonnement; ceux qui rampent autour des malléoles sont dans ce cas.

Tous les lymphatiques se jettent dans deux troncs dont le volume surpasse de beaucoup celui de chacun des vaisseaux qui viennent s'y rendre; mais ils sont loin cependant d'être en proportion avec le calibre de tous ces vaisseaux réunis. L'un de ces troncs, le *canal thoracique*, découvert en 1563 sur le cheval par Eustachi, qui avoue ingénument ne savoir à quoi le rattacher et lui donne le nom de *vena alba thoracis*, est l'aboutissant de tous les vaisseaux lymphatiques des membres inférieurs, de l'abdomen, de tout le côté gauche de la poitrine, du poumon gauche et du cœur, du membre supérieur gauche et du côté gauche de la tête et du cou, tandis que l'autre, la *grande veine lymphatique droite*, reçoit les vaisseaux de la moitié droite de la tête et du cou, ceux du membre thoracique droit, ceux de la moitié droite du thorax, du poumon droit et du foie, et de quelques-uns de ceux du cœur.

Tous deux s'abouchent dans le système veineux, le canal thoracique dans la veine sous-clavière gauche, très-près de l'endroit où elle s'unit à la jugulaire interne, et la grande veine lymphatique dans la veine sous-clavière droite. Mais bien que cet abouchement se fasse ordinairement par un orifice unique pour l'un et l'autre tronc, il n'est pas rare de les voir se bifurquer et présenter deux et même trois branches terminales.

Structure. — Les nodosités qu'on remarque sur les parois des vaisseaux lymphatiques, et qui rappellent celles du roseau ou du bambou, sont dues à de véritables
étranglements siégeant au niveau de l'insertion des valvules (fig. 23).

Ces valvules, parfaitement décrites par Ruysch, sont disposées par paires dans
l'intérieur du vaisseau et à des intervalles qui varient de 2 à 10 millimètres : elles
sont beaucoup plus nombreuses et surtout plus complètes que celles des
veines ; non-seulement, en effet, elles oblitèrent complétement le calibre
du vaisseau, mais encore formées par toutes les tuniques repliées, elles ont
une résistance égale, sinon supérieure à celle des parois elles-mêmes. La
difficulté insurmontable qu'elles opposent aux reflux de la lymphe vient confirmer ce que je disais précédemment de l'extrême difficulté, sinon de la
presque impossibilité des communications entre les vaisseaux lymphatiques superficiels et profonds des membres. En supposant, en effet, que la
transmission des liquides altérés qui parcourent les uns pût se faire dans
un sens, des superficiels aux profonds par exemple, elle serait tout à fait
impossible en sens inverse, c'est-à-dire des profonds aux superficiels, les
rares branches anastomotiques qui les unissent, également pourvues de valvules, ne permettant le passage que dans une seule direction.

Fig. 23.

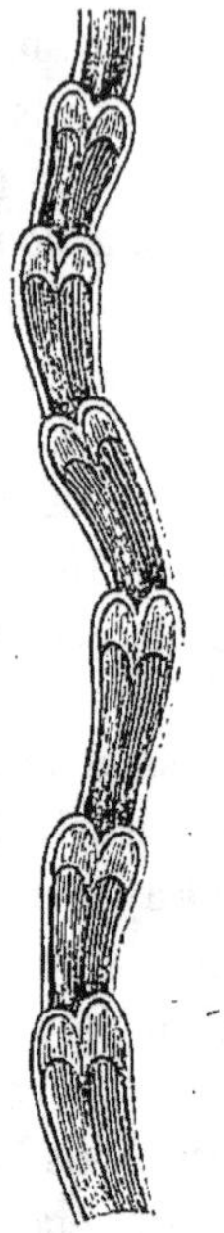

Ces valvules sont beaucoup plus rares dans les lymphatiques de la tête
et du cou que dans ceux des membres inférieurs. Le canal thoracique et
la veine lymphatique droite, à leur embouchure dans le système veineux,
en possèdent chacun une belle paire qui, lors du reflux sanguin occasionné
par l'expiration, s'oppose à l'introduction du sang veineux dans leur intérieur. Mascagni a figuré ces valvules, dont j'ai plusieurs fois constaté
l'existence. M. Sappey semble cependant les mettre en doute, ou du moins
ne les regarde pas comme constantes, se fondant sur trois faits qui lui
sont propres et dans lesquels il a observé que l'embouchure du canal thoracique était occupée seulement par des filaments analogues à ceux que l'on rencontre
dans le sinus longitudinal. Je pense que ce sont là des cas rares ; mais alors même le
but physiologique n'est pas moins rempli, puisque un peu plus loin se voient des
valvules complètes qui s'opposent efficacement à tout reflux du sang dans le canal.

Je ferai remarquer incidemment que ce fait anatomique a bien son importance,
car si le sang veineux eût ainsi pu pénétrer sans obstacle à chaque expiration dans
les vaisseaux lymphatiques, la lymphe qui déjà ne circule qu'avec une certaine lenteur, et qui n'est d'ailleurs soumise à aucune impulsion active, aurait eu beaucoup
de difficulté à se déverser dans la grande circulation. C'est sans doute pour faciliter
son entrée dans la circulation générale, que le canal thoracique, à sa terminaison,
décrit au-dessus de la veine sous-clavière une courbe, dont l'effet est de le faire
insérer de haut en bas, tandis que s'il s'y fût rendu de bas en haut, la lymphe aurait
eu à surmonter en plus tout le poids du courant veineux. On a cependant cité des
cas où l'on a trouvé du sang dans le canal thoracique alors que ses affluents n'en
contenaient point : M. P. H. Bérard, qui a rassemblé quelques-uns de ces faits, en
conclut que quelquefois il peut y avoir reflux du sang veineux dans les voies lymphatiques ; mais c'est là, il faut en convenir, un phénomène anormal et tout à fait
exceptionnel (1). On ignore complétement quels sont les symptômes auxquels il

(1) *Dictionnaire* en 30 volumes, t. XVIII, p. 346.

donne lieu sur le vivant, si tant est qu'il donne lieu à quelques symptômes ou même qu'il s'effectue pendant la vie.

Les vaisseaux lymphatiques, dont le volume est assez considérable pour être examinés à l'œil nu, ont leurs parois transparentes, ce qui permet de distinguer la couleur du liquide qu'ils contiennent; et lorsqu'on ouvre le ventre d'un animal vivant après lui avoir fait prendre de la nourriture, on peut voir les chylifères se dessinant sur le mésentère, sous forme de stries blanchâtres que le contact de l'air fait promptement disparaître.

Les tuniques de ces vaisseaux sont au nombre de trois : 1° une tunique interne, épithéliale, analogue à celle des veines, et sous laquelle, dit Henlé, on trouve quelques fibres longitudinales; 2° une couche de fibres annulaires, soupçonnées contractiles, présentant d'ailleurs le même caractère que celles des veines; 3° enfin une tunique externe qui ne peut guère être démontrée que sur les plus gros vaisseaux, et se confond par sa face profonde avec la précédente, tandis qu'elle se continue extérieurement avec le tissu cellulaire ambiant.

Un fin plexus d'artères et de veines peut, dans les injections heureuses, être démontré sur les parois des gros lymphatiques, mais on n'y a jamais trouvé de nerfs. La pathologie cependant tranche la question, car il est certain que l'inflammation des lymphatiques, alors même qu'elle reste confinée dans leurs parois, donne lieu à de la douleur qui, pour être sourde et lente à se développer, n'en existe pas moins.

2° *Ganglions lymphatiques.* — *Disposition générale.* — Avant la découverte des lymphatiques on les désignait sous le nom de *glandes*, dénomination sous laquelle ils sont encore connus dans le vulgaire. Plus tard, leurs connexions avec ces vaisseaux ayant été démontrée, on les appela *glandes lymphatiques*, jusqu'à ce que Chaussier, en raison de leur analogie avec les ganglions du système nerveux, proposât de leur donner le nom de *ganglions lymphatiques*, qu'ils ont jusqu'ici conservé.

Leur *nombre* est considérable, et approximativement évalué à six ou sept cents. Situés sur le trajet des troncs lymphatiques, par un de leurs côtés ils reçoivent et par l'autre ils émettent des vaisseaux; les premiers sont dits *afférents*, et les seconds *efférents*.

Fig. 24.   Fig. 25.

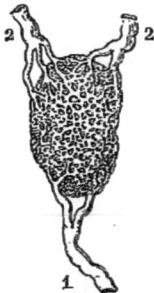   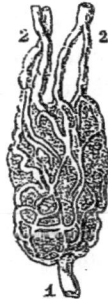

Ces figures, empruntées à M. Sappey, représentent la manière dont les vaisseaux afférents et efférents se comportent par rapport aux ganglions.

1, 1. Vaisseaux afférents.
2, 2. Vaisseaux efférents.

Leur *situation* exacte dans chaque région importe beaucoup au chirurgien et sera indiquée avec soin; ici, je dois me borner à des généralités. On les rencontre habituellement dans les endroits où abonde le tissu cellulaire à larges mailles et rempli de graisse, au pli de l'aine, à l'aisselle, dans les creux sus-claviculaires, etc.; mais cette règle n'est pas constante, et les ganglions sous-occipitaux et auriculaires postérieurs, par exemple, sont situés au milieu d'un tissu cellulo-fibreux très-dense. Dans les cavités splanchniques, ils se cachent dans l'interstice des organes, entourent les vaisseaux sanguins et les accompagnent dans leur trajet.

Envisagés dans leur ensemble, ils forment une chaîne continue, un chapelet dont les grains, d'abord espacés, se resserrent d'autant plus qu'on se rapproche des cavités splanchniques; là ils ne sont plus séparés que par de légers intervalles, souvent même ils se touchent.

Aux membres on en distingue de superficiels et de profonds : les premiers, sus-aponévrotiques, reçoivent les troncs superficiels; les autres, sous-aponévrotiques, sont l'aboutissant des vaisseaux profonds. Tous les vaisseaux efférents des ganglions superficiels perforent à un moment donné, ordinairement à la racine du membre, l'aponévrose, pour se jeter dans les ganglions profonds dont ils constituent une partie des vaisseaux afférents, en sorte que dans les maladies des lymphatiques superficiels, lorsque les ganglions correspondants se sont engorgés, pour peu que l'affection se prolonge, les ganglions profonds ne tardent pas à se prendre consécutivement; mais la réciproque n'a point lieu.

Leur *grosseur* varie depuis celle d'une lentille jusqu'à celle d'une fève de haricot; la moindre irritation, soit directe, soit indirecte, détermine leur gonflement, et ils peuvent dans certains cas, et sans altération profonde dans leur organisation, tripler, quadrupler, décupler de volume; mais on les voit reprendre insensiblement leur état normal quand la cause irritante a cessé d'agir.

Leur *forme* est le plus ordinairement elliptique, et ils offrent leur plus grand diamètre dans le sens des vaisseaux lymphatiques qui les abordent.

M. Velpeau a tiré de ce fait une déduction clinique qui n'est pas sans importance pour le diagnostic. Dans le pli de l'aine viennent se rendre les lymphatiques de plusieurs régions, ceux des parties ano-génitales d'une part, du membre inférieur de l'autre : or, les ganglions auxquels aboutissent les vaisseaux des organes externes de la génération sont situés selon la direction prolongée de ces vaisseaux, c'est-à-dire que leur grand diamètre est dirigé horizontalement, tandis que ceux qui appartiennent aux lymphatiques de la jambe et du pied sont verticaux; d'où il suit qu'au premier abord on peut distinguer, rien qu'à la forme du gonflement ganglionnaire, si l'affection qui y a donné lieu a pour siége les parties ano-génitales ou le membre inférieur. La même remarque pourrait être appliquée à d'autres régions.

La *consistance* des ganglions se rapproche beaucoup de celle de la substance corticale des reins, dont ils ont d'ailleurs la couleur; lorsqu'ils sont enflammés, on les trouve parsemés de points rouges, livides ou blanchâtres qu'ils n'offrent point à l'état sain.

Leur *structure* est aujourd'hui bien établie, grâce aux progrès de l'anatomie comparée et aux recherches patientes des investigateurs modernes, mais il faut dire cependant, pour être juste, qu'elle n'avait pas complétement échappé aux Mascagni, aux Ruysch et aux Hewson. Ils sont formés de lymphatiques pelotonnés sur eux-mêmes, et cet enroulement des vaisseaux est démontré par ce que l'on observe sur les oiseaux dont les ganglions sont remplacés par des plexus, par les injections pratiquées sur des embryons humains, dont les glandes lymphatiques sont manifestement constituées par un pelotonnement plexiforme, et enfin par ce que démontre une investigation attentive chez l'adulte : à force de patience et d'adresse, M. Sappey est en effet parvenu à en dérouler quelques-uns complétement.

Malpighi, Morgagni et Abernethy admettaient qu'ils étaient constitués par des cellules dans lesquelles se vidaient les vaisseaux afférents et puisaient les vaisseaux efférents; mais c'est évidemment une erreur dont il faut chercher la cause dans la rupture de quelques-uns de ces vaisseaux dans l'intérieur du ganglion par le mercure, qui crée ainsi des cavités artificielles. Les matières tuberculeuse ou cancéreuse, lorsqu'elles s'y accumulent, produisent le même résultat, elles corrodent et perforent les parois vasculaires, ce qui peut arrêter pendant un certain temps la transmission de l'élément morbide aux vaisseaux efférents, et par conséquent mettre un obstacle momentané à l'infection générale.

Les ganglions lymphatiques sont assez riches en vaisseaux artériels et veineux, qui forment dans leur intérieur un réseau très-délié; on doit les considérer comme les *vasa vasorum* de ces lymphatiques enroulés. Cette accumulation de vaisseaux sanguins sur un point circonscrit du système lymphatique explique pourquoi les ganglions sont plus fréquemment que les troncs, au moins d'une manière apparente, le siége de l'inflammation; elle y trouve un aliment qu'elle ne rencontre pas ailleurs, et de plus son développement est favorisé par la stagnation que la lymphe altérée doit éprouver dans leur enroulement labyrinthique. Aussi remarque-t-on que le plus souvent les ganglions auxquels aboutissent les vaisseaux lymphatiques qui puisent dans des foyers purulents sont depuis longtemps hypertrophiés et douloureux sans que rien ait pu faire soupçonner, extérieurement du moins, que ces vaisseaux eux-mêmes aient souffert du contact des particules altérées qui les ont traversés; ce qui, pour le dire en passant, prouve que l'irritation peut se propager aux ganglions par transport de la matière morbifique. Dans les cas où les parois des lymphatiques intermédiaires sont manifestement enflammées, comme dans l'angioleucite aiguë, l'engorgement des ganglions ne se manifeste que postérieurement au développement de stries rougeâtres, qui apparaissent suivant le trajet des vaisseaux, comme premier signe de la maladie; on peut dire alors qu'ils se sont enflammés par continuité de tissu.

Les ganglions ne reçoivent point de nerfs *apparents*; aussi leur tuméfaction, lorsqu'elle survient lentement, est-elle généralement peu douloureuse; néanmoins la vive sensibilité dont ils sont le siége lorsque leur engorgement est aigu et rapide, ne laisse point de doute sur la présence de cet indispensable élément de toute organisation complète, seulement il faut avouer que nos moyens d'investigation n'ont pu encore les y faire découvrir.

Les ganglions sont enveloppés par une membrane fibro-celluleuse peu développée à l'état normal, mais que les maladies rendent très-évidente; elle les isole complétement des organes environnants, et en particulier de ce tissu cellulaire lâche au milieu duquel ils sont plongés dans certaines régions. Dans la fonte purulente ganglionnaire chronique elle s'épaissit, devient manifestement fibreuse, et constitue une enveloppe kystique très-solide et qui résiste longtemps à l'inflammation ulcérative; la suppuration peut y rester ainsi longtemps enfermée, et finir même par se résorber insensiblement, grâce aux nombreux vaisseaux sanguins dont elle est pourvue.

Quelquefois au lieu de pus, c'est de la sérosité lymphatique qui s'accumule dans ces ganglions, et M. Ad. Richard (1) a prouvé que telle était l'origine de certaines

(1) Adolphe Richard, *Note sur une dissection d'une hydrocèle du cou* (*Mémoires de la Société de chirurgie*, t. III, p. 38).

hydrocèles du cou, dont l'enveloppe résistante est formée par la coque ganglionnaire qui s'oppose à l'extravasation du liquide dans le tissu cellulaire environnant.

Il n'entre dans la structure des ganglions lymphatiques que peu de tissu cellulaire, c'est à peine s'il est possible d'en démontrer entre les circonvolutions de leurs vaisseaux enroulés; ils sont d'ailleurs à peine adhérents aux organes qui les avoisinent, se déplacent facilement sous le doigt, caractère qui, pour le diagnostic, acquiert dans quelques cas une très-grande importance. En effet, lorsqu'ils commencent à se tuméfier, ils conservent quelque temps cette mobilité et ne la perdent que dans le cas où le tissu cellulaire qui les enveloppe participe à la maladie et s'indure; alors ils se confondent avec lui en une masse unique, fixe et impossible à déplacer.

Le chirurgien qui explore une région où se trouvent des ganglions lymphatiques ne doit jamais perdre de vue cette particularité, et c'est déjà une probabilité en faveur d'un engorgement ganglionnaire si la tumeur se déplace avec facilité et semble, comme on dit, rouler sous les doigts. Si au moment de l'examen elle est immobile, mais si le malade affirme qu'elle a commencé par une *glande roulante et peu douloureuse*, il y aura encore forte présomption en faveur d'un engorgement ganglionnaire comme point de départ; j'ai eu maintes fois l'occasion de vérifier l'exactitude de ces données cliniques.

Il est une autre remarque pratique qui se rattache à la présence de l'atmosphère celluleuse dans laquelle sont plongés les ganglions de certaines régions, ceux de l'aisselle, de l'aine, par exemple, mais surtout ceux du cou. Lorsque plusieurs ganglions s'engorgent simultanément et que le tissu cellulaire qui les unit participe à la maladie et s'indure autour de chacun d'eux, il arrive un moment où le gonflement qui gagne de proche en proche finit par les réunir tous en une seule masse, au milieu de laquelle il devient impossible de reconnaître les contours de chacun des ganglions primitivement affectés; ils ne forment plus alors qu'une seule tumeur régulièrement arrondie. Si l'on soumet le malade à un traitement approprié, on observe que le tissu cellulaire qui unit les divers ganglions subit le premier l'influence médicatrice et entre longtemps avant eux en résolution, et lorsqu'on explore de nouveau la tumeur, on constate qu'elle se fractionne, qu'elle se lobule. Puis peu à peu les ganglions semblent se dégager complétement de la gangue celluleuse qui les emprisonnait, et enfin ils redeviennent roulants et mobiles, de sorte que la maladie a passé pour décroître par les mêmes phases qu'elle avait suivies dans son accroissement. Or cette *lobulation* de la tumeur, qu'on me passe cette expression, est facile à constater dès le début du traitement; elle constitue un signe précieux qui révèle au praticien que son médicament a touché juste et qu'il doit insister.

Ces phénomènes ne s'observent que dans les régions où se présentent les conditions anatomiques précédemment exposées, et les ganglions cervicaux postérieurs et sous-occipitaux par exemple, qui sont situés dans une région où le tissu cellulo-adipeux est à mailles serrées et peu extensibles, n'offrent presque jamais l'exemple de cet engorgement simultané qui réunit en une seule tumeur toutes les glandes lymphatiques d'une même région et le tissu cellulaire qui les enveloppe.

Fonctions et propriétés du système lymphatique. — Les fonctions de l'appareil lymphatique sont loin d'être parfaitement connues; d'une manière générale et sans plus préciser, on dit qu'il est l'organe de l'absorption. Mais cette opinion, prise d'une manière aussi absolue, me paraît impossible à soutenir en présence des raisons qui suivent:

1° Il existe entre l'activité de décomposition moléculaire dont nos tissus sont le siége et l'exiguïté des deux troncs terminaux auxquels aboutissent tous les lymphatiques une si énorme disproportion, qu'il n'est pas possible de supposer que c'est par cette voie que doit s'exercer l'absorption décomposante et nutritive; d'ailleurs, dans les os, où les investigations directes les plus minutieuses n'ont pu parvenir à démontrer leur présence d'une manière irréfragable, l'absorption se fait avec une rapidité vraiment merveilleuse démontrée par les expériences de la garance. Il en est de même du système nerveux.

2° Les expériences de Magendie ont démontré que dans l'intestin comme partout ailleurs, les veines étaient des agents d'absorption bien autrement puissants que les chylifères et les vaisseaux séreux.

3° La lymphe, qui ne progresse sous l'influence d'aucune impulsion directe bien manifeste, puisqu'elle ne subit nullement celle du cœur, éprouve des temps d'arrêt si multipliés dans son passage inévitable à travers six ou sept cents ganglions, qu'il n'est pas possible de supposer que par la rapidité de son cours, elle puisse en aucune manière compenser le petit calibre de la veine lymphatique droite et du canal thoracique. Et qu'on ne dise pas que ceci est une affirmation purement théorique, les expériences sur les animaux et des observations directes sur l'homme ont démontré que la progression de la lymphe était extrêmement lente, aussi bien dans le canal thoracique que dans les lymphatiques.

Est-ce à dire que je veuille nier toute participation des lymphatiques à l'absorption? Non sans doute; mais je pense qu'elle ne s'exerce que dans des conditions toutes spéciales, qu'elle est très-limitée, et qu'il serait de la plus haute importance au point de vue pratique de mieux préciser l'usage d'un appareil dont l'importance physiologique doit être en rapport avec ses origines multiples, quoique limitées à certains organes, avec son long trajet centripète, et enfin avec ses terminaisons dans l système veineux.

En étudiant le système lymphatique, il est une chose qui frappe tout d'abord, c'est que les réseaux sont d'autant plus multipliés que les tissus sont plus superficiellement situés, ou exercent une action plus directe sur le sang. C'est ainsi que la peau et les muqueuses les présentent à leur summum de développement, qu'ils sont abondants dans les viscères, ceux surtout qui servent à l'hématose : le poumon, le foie, par exemple; qu'ils sont rares dans les muscles, plus rares encore dans les tissus fibreux, cellulaire et séreux; que dans les os ils sont encore à démontrer, tandis qu'enfin le système nerveux en est complétement dépourvu.

Or, n'est-il pas déjà présumable, d'après cette seule considération générale, qu'un appareil destiné à l'absorption interstitielle devrait se rencontrer également développé dans tous les tissus, qu'aucun d'eux surtout ne devrait en être totalement dépourvu. On ne voit pas d'ailleurs pourquoi la nature, qu'on dit avec raison avare dans ses moyens, mais prodigue dans ses résultats, aurait ainsi créé deux appareils pour un seul et même but : cette supposition n'est pas logique.

Mais alors quels peuvent être spécialement ses usages? Dans toute l'étendue des membranes tégumentaires, les réseaux lymphatiques occupent un plan plus superficiel que les capillaires sanguins, en sorte qu'avant d'arriver à ces derniers, les substances soumises à l'absorption ont dû subir nécessairement le contrôle de l'apparei lymphatique. Ils sembleraient donc destinés à veiller à ce qu'il n'entre dans les capil laires sanguins aucune substance dont l'introduction pourrait nuire à l'économie, en raison même de la rapidité avec laquelle elle serait à l'instant portée par la circulation veineuse dans tous nos organes.

Ce n'est là, il faut en convenir, qu'une vue de l'esprit, qu'une hypothèse, mais qui commence cependant à prendre un certain degré de probabilité, lorsqu'on réfléchit à toutes les précautions qu'a prises la nature pour retarder l'arrivée dans le sang des matériaux puisés par les radicules lymphatiques. Ainsi, dans les réseaux primitifs, la lymphe est sans direction bien arrêtée, elle oscille pour ainsi dire, et nulle force active autre qu'une action endosmotique ne l'y pousse. Plus tard, elle subit dans les ganglions, qu'on peut considérer comme des cribles, des temps d'arrêt qui se multiplient d'autant plus qu'on se rapproche du lieu où les lymphatiques vont se jeter dans leurs deux troncs terminaux ; enfin, et pour comble de précaution, nulle part ailleurs que dans les sous-clavières, le système lymphatique ne s'abouche avec le système de la circulation générale, en sorte qu'il est partout clos, isolé et indépendant. Les recherches les plus minutieuses des anatomistes modernes ont en effet démontré, contrairement à ce qui avait été avancé sans preuves, que ni à leur origine, ni dans les ganglions, ni ailleurs, les vaisseaux lymphatiques n'offrent de communication, soit avec les veines, soit avec les artères. D'où il résulte qu'une substance introduite dans les réseaux lymphatiques doit, avant de pénétrer dans la circulation générale, passer par des détours infinis, traverser les enroulements labyrinthiques d'une quantité de ganglions d'autant plus multipliés que la lymphe provient d'organes plus actifs, toutes circonstances qui doivent rendre très-difficile, et surtout très-lente, cette voie d'intoxication.

Sortons du domaine de la théorie pour entrer dans celui des faits. Il n'est pas très-rare de rencontrer dans les vaisseaux lymphatiques qui reviennent d'une région où se trouve un foyer en suppuration, de la matière purulente que la transparence des parois permet d'y reconnaître avant même de les inciser : c'est là un fait assez fréquent dans les autopsies de métro-péritonites puerpérales. Peu importe en ce moment la question de savoir si ce pus est directement puisé par les lymphatiques, ou s'il a été sécrété par leurs parois enflammées : ce qu'il y a de certain, c'est qu'on trouve dans ce cas du pus dans les premiers ganglions, quelquefois dans les seconds, parfois même dans ceux qui viennent ensuite ; mais il est rare, très-rare même, de suivre ainsi une traînée purulente jusque dans les ganglions ou vaisseaux lymphatiques qui s'abouchent directement dans le canal thoracique. Depuis plus de douze ans que mon attention s'est portée sur cette question, et que j'examine avec soin tous les cadavres d'individus ayant succombé à de longues suppurations, je n'ai pu en rassembler que quelques cas ; je puis donc les regarder comme exceptionnels. J'en ai publié entre autres un fort curieux, relatif à un homme qui depuis près de six mois était en proie à une suppuration de l'articulation fémoro-tibiale gauche (1). On comprend dans ces circonstances la possibilité d'une intoxication générale ; mais, je le répète, c'est là un fait rare, et l'infection du sang ne survient alors que bien longtemps après la pénétration du pus dans le système lymphatique.

Tout me porte à croire qu'il en est de même dans les cas de pénétration des matières tuberculeuses et cancéreuses dans les voies lymphatiques. J'ai fait dessiner par M. Lakerbaüer un poumon présentant plusieurs foyers cancéreux ramollis, du pourtour desquels partaient de magnifiques réseaux lymphatiques remplis d'une

(1) Voyez dans les *Mémoires de l'Académie*, t. XVIII, p. 191.

matière grisâtre que M. Lebert reconnut au microscope être constituée par les cellules dites alors cancéreuses. Sur cette pièce, qui a été déposée au musée de la Faculté, il est facile de voir que la matière cancéreuse est bien réellement dans les vaisseaux séreux, car l'injection mercurielle faite par les réseaux s'y est rencontrée avec elle. Or dans ce cas, quoique l'infection fût généralisée à tout l'organisme, puisque tous les viscères présentaient des tumeurs analogues, c'est à peine si les premiers ganglions bronchiques contenaient des cellules cancéreuses, et malgré des recherches attentives, je ne pus en découvrir au delà.

Les substances inertes introduites dans le système lymphatique trouvent dans les ganglions une barrière insurmontable. J'ai vu avec M. Follin la matière colorante qui avait servi au tatouage de l'avant-bras arrêtée dans les ganglions axillaires, qu'elle n'avait pu franchir, malgré l'ancienneté probable de l'opération, et ceux du creux sus-claviculaire n'en présentaient aucune trace; il en est de même du carbone qu'on rencontre dans les premiers ganglions bronchiques, où il se fixe sans pouvoir parvenir jusqu'au canal thoracique.

Je dirai donc, résumant toutes les considérations qui précèdent :

1° Que le système lymphatique, envisagé au point de vue anatomique, ne doit être regardé que comme un *diverticulum*, une annexe du système veineux, dans lequel il est destiné à verser, en dernière analyse, le produit de son élaboration par deux troncs dont les calibres réunis égalent à peine celui de la veine médiane : ce qui atteste une importance secondaire relativement à la circulation générale.

2° Qu'au point de vue physiologique, eu égard au peu d'activité de la progression de la lymphe, au ralentissement qu'elle éprouve dans les nombreux ganglions, à sa minime quantité, il ne peut être considéré que comme un appareil d'absorption lente, tardive, sage, si je puis ainsi dire, ayant pour but d'empêcher ou au moins de retarder la pénétration trop rapide, par les capillaires sanguins, des substances nuisibles ou non assimilables; qu'il n'exerce, en un mot, qu'une *absorption complémentaire*. À l'appui de cette opinion, on peut citer des cas dans lesquels l'oblitération fortuite du canal thoracique ou sa destruction par un anévrysme de l'aorte ne paraît avoir déterminé dans la santé générale que des troubles peu marqués.

Peut-être s'accomplit-il aussi dans les ganglions et dans les réseaux lymphatiques un travail spécial d'élaboration; mais c'est là une question que les expérimentations chimiques et les vivisections n'ont pas encore résolue.

Les conséquences pathologiques qui découlent de cette manière d'envisager le système lymphatique sont aussi nombreuses qu'importantes. J'ai déjà laissé entrevoir que bien rarement c'était en empruntant la voie des lymphatiques que le pus, les tubercules, le cancer, envahissaient l'organisme et déterminaient l'infection générale; chaque jour la pratique fournit l'occasion de vérifier cette remarque.

Il n'est pas de chirurgien qui n'ait ouvert, à des intervalles souvent fort éloignés, de nombreux abcès ganglionnaires chroniques chez des scrofuleux; or, quoique le pus soit bien évidemment contenu dans le système lymphatique, quoiqu'il envahisse ainsi successivement de la périphérie au centre la chaîne des ganglions, il en résulte si rarement une pénétration du pus dans le torrent circulatoire, que c'est à peine si ce genre de toxicohémie a été signalé. Que l'on veuille bien réfléchir à ce qui arrive dans les cas où le pus se développe ou pénètre dans l'intérieur d'une veine, ou même d'une artère, et l'on comprendra toute la différence qui sépare l'absorption veineuse de l'absorption lymphatique.

Lorsque les tubercules restent confinés dans les vaisseaux séreux, l'immunité est tout aussi complète ; j'ai, comme tous les chirurgiens, enlevé bien souvent des ganglions contenant manifestement de la matière tuberculeuse, constatée par le microscope, et les malades continuent encore aujourd'hui à jouir d'une parfaite santé et n'ont présenté depuis aucun signe de tuberculisation.

On admet généralement que la matière cancéreuse infecte l'économie par les voies lymphatiques, et l'engorgement ganglionnaire en est regardé comme le signe certain. Je crois qu'ici on a confondu : si, dans le cas où l'on trouve des ganglions engorgés dans le voisinage d'une dégénérescence cancéreuse, on doit craindre que l'infection ne se soit généralisée, ce que j'admets comme parfaitement exact, c'est parce que cette tuméfaction dénote que la maladie a déjà fait de grands progrès. Mais il y a loin de là à une démonstration sans réplique, que c'est par le système lymphatique que doit se faire la pénétration des éléments cancéreux dans le sang. Si dans ces cas, en effet, on en trouve dans les premiers ganglions, il est rare d'en rencontrer dans les seconds, plus rare encore dans ceux qui suivent, et je ne sache pas que personne ait prouvé directement, et les pièces en mains, cette intoxication par la voie des lymphatiques.

Au contraire, tout le monde sait avec quelle facilité le cancer envahit les parois veineuses, les perfore et s'y introduit, et les observations qui démontrent ce fait ne se comptent plus dans la science. Pour M. Cruveilhier, c'est là une circonstance tellement fréquente, qu'il a cru pouvoir avancer que le cancer avait son siége dans les capillaires veineux. On comprend donc difficilement que dans les cas où l'on trouve les premiers ganglions tuméfiés et pénétrés de matière cancéreuse, quelques capillaires sanguins n'aient pas été déjà envahis, et alors il est bien plus rationnel de penser que l'intoxication s'est faite par cette voie plutôt que par celle des vaisseaux séreux.

Je maintiens donc que pour le cancer, comme pour le pus, comme pour le tubercule, la généralisation diathésique se fait exceptionnellement par les lymphatiques, et habituellement par les veines, ce qui explique et sa constance et sa rapidité.

En est-il de même des divers virus, de la morve, de la syphilis, de la rage, de la variole, du vaccin, etc. ? Ce serait sortir des limites assignées à cet ouvrage que d'entrer dans une pareille discussion qui exigerait de grands développements. Je dirai cependant que pour la morve et le farcin, le *glandage*, qui précède de long-temps l'infection générale, semblerait démontrer que l'intoxication du sang, si toutefois elle a lieu par la voie lymphatique, doit éprouver des retards aussi marqués et des difficultés aussi nombreuses que dans les cas de cancer et de tubercules, et peut-être faudrait-il chercher là encore la cause de cette incubation parfois si longue du virus rabique.

D'autre part, rien, selon moi, ne démontre d'une manière positive que ce soit par l'intermédiaire du système lymphatique que se fait l'infection syphilitique, variolique ou vaccinale. L'engorgement ganglionnaire prouve simplement, comme dans les cas précédemment cités de dégénérescence cancéreuse, que les vaisseaux séreux, comme les capillaires veineux, peuvent participer à l'absorption.

Relativement aux substances médicamenteuses, aux poisons, par exemple, les expériences de Magendie ont tranché la question ; elles ont démontré que leur absorption se faisait exclusivement par les capillaires veineux ; et si le laudanum agit si lentement lorsqu'on l'applique sur la peau, c'est sans doute parce qu'il a non-seulement l'épiderme à traverser, mais encore le réseau lymphatique sus-dermique, avant que de rencontrer le système de la circulation sanguine. C'est encore ainsi que je m'explique comment des individus, atteints d'exulcérations cutanées qui découvrent les réseaux lymphatiques dans une grande étendue, peuvent cependant impunément prendre des bains dans lesquels se trouve en dissolution une quantité de sublimé suffisante pour les faire périr immédiatement, si elle pénétrait directement dans la circulation.

Les affections du système lymphatique sont nombreuses et fréquentes, on les observe surtout dans l'enfance, tandis qu'elles sont beaucoup plus rares chez les adultes et surtout chez les vieillards : ce qui tient à la prédominance de cet appareil pendant les premières années de la vie, c'est-à-dire pendant l'accroissement, et à son état stationnaire et même rétrograde dans les autres périodes de l'existence.

Comme les veines, les lymphatiques peuvent se laisser dilater par le liquide qu'ils contiennent et devenir variqueux. Amussat a présenté à l'Académie un cas de ce genre très-remarquable (1), et les *Bulletins de la Société de chirurgie* en contiennent plusieurs exemples.

Ils peuvent aussi devenir le siége d'une inflammation aiguë qui a reçu le nom de *lymphite* ou d'*angioleucite*, maladie peu grave en général, les premiers ganglions arrêtant toujours par leur gonflement rapide la propagation des matériaux purulents.

Les fistules des vaisseaux lymphatiques ne sont point rares: Van Swieten, Kerkringius, Sœmmering, en ont cité des cas à la suite de plaies. J'ai eu l'occasion d'en voir un très-curieux sur un homme dont les ganglions de l'aine étaient tous envahis par la matière cancéreuse. Au-dessous, les vaisseaux lymphatiques s'étaient d'abord dilatés, puis l'un d'eux s'était rompu, il s'était établi une fistule par laquelle s'écoulait d'une manière continue un liquide parfaitement limpide, d'une saveur salée et nullement visqueux. Malgré tous mes efforts, je ne pus parvenir à en recueillir une suffisante quantité pour le faire analyser ; car, quoique continu, l'écoulement était peu abondant.

Développement du système vasculaire en général. — Il n'offre que bien peu de considérations pratiques, aussi n'y insisterai-je pas. La première trace des vaisseaux et du sang n'apparaît dans l'embryon que lorsque les lames dorsales se sont rapprochées pour envelopper l'axe cérébro-spinal, et que, d'autre part, les lames viscérales se sont unies pour constituer le capuchon céphalique. C'est alors qu'on voit apparaître le *punctum saliens* qui avait tant frappé Aristote, et qui doit plus tard former le cœur.

Simultanément apparaissent les capillaires, les artères et les veines ; la formation de l'appareil circulatoire se fait donc en même temps au centre et à la circonférence, ainsi qu'il résulte des observations des embryologistes modernes. Ainsi se trouvent conciliées et l'hypothèse du développement centrifuge des anciens observateurs, de nouveau soutenue par Reichert, et celle du développement centripète, c'est-à-dire commençant par les capillaires pour aboutir au cœur, mise en avant par M. Serres.

Tout le système vasculaire prend naissance dans l'épaisseur du feuillet dit *intermédiaire* par Reichert, *vasculaire* ou *angioplastique*, par MM. Prévost et Lebert, et qui s'est développé lui-même entre les feuillets séreux et muqueux.

(1) Breschet, *Du système lymphatique*, thèse de concours, 1836, p. 258.

Chez le fœtus et chez l'enfant, le système vasculaire à sang rouge, c'est-à-dire les artères, ont sur les veines une prédominance marquée, mais qui va diminuant à mesure qu'on s'avance vers le terme de la vie; le système vasculaire à sang noir acquiert alors une prépondérance considérable. On remarque, en effet, que chez les enfants et les adultes les artères sont relativement beaucoup plus grosses, surtout celles de petit calibre, ce qui s'explique, dit Bichat, par l'abondance des matériaux qu'elles apportent pour une nutrition plus active; on sait aussi que leurs parois sont plus vasculaires et présentent un beau lacis de capillaires artérioso-veineux. Chez les vieillards, au contraire, les artères de petit calibre se resserrent, souvent même s'oblitèrent et se convertissent en tissu fibreux, circonstance qui rend compte de la facilité avec laquelle, à cette période de l'existence, surviennent les gangrènes par oblitération des gros troncs, la circulation collatérale éprouvant de grandes difficultés à se rétablir, faute d'anastomoses.

Par opposition, les veines petites et peu apparentes, chez les enfants et les adultes, deviennent, au contraire, saillantes sous la peau à partir de l'âge de quarante ans, époque à laquelle les dilatations variqueuses et les phlébites deviennent plus fréquentes.

Les capillaires éprouvent les mêmes variations; tous les anatomistes savent que les injections, même les plus grossières, pénètrent avec une grande facilité chez les enfants, et surtout chez les fœtus, au point de devenir gênantes pour les dissections. Cette disposition anatomique rend parfaitement compte de la fréquence, à cet âge, de l'affection désignée indifféremment sous les noms de *nœvus*, de *tumeur sanguine*, d'*anévrysme par anastomoses*, et qui reconnaît pour cause une ampliation anormale des capillaires veineux ou artériels. Chez les vieillards, les capillaires se resserrent, un grand nombre disparaissent ou s'oblitèrent; aussi remarque-t-on que tous les tissus deviennent flasques, ternes et pâles, que les lèvres se décolorent, et que les plaies laissent écouler à peine quelques gouttes d'un sang noirâtre.

Quant aux lymphatiques, on ignore complétement leur mode de développement pendant la période embryonnaire : j'ai dit déjà que chez les enfants, les réseaux étaient relativement plus développés qu'à tout autre âge, mais il n'en est pas de même des ganglions, qui n'atteignent leur summum d'énergie et de complication que dans l'adolescence et l'âge mûr, pour décroître ensuite chez les vieillards.

§ X. — DU SYSTÈME NERVEUX.

Le système nerveux domine l'organisation animale, il en est le complément indispensable et inséparable.

Son importance chez l'homme, au point de vue pratique, est tellement grande, que l'on ne pourrait citer une maladie, une affection quelle qu'elle soit, dans laquelle il ne joue pas un rôle plus ou moins considérable. Ainsi s'expliquent les efforts qui ont été faits de tout temps pour en pénétrer la structure intime, par laquelle on espérait arriver à la découverte de ses fonctions, et jusqu'à la nature du principe dont il est le générateur ou le dépositaire. Ces efforts, il faut bien l'avouer, sont restés jusqu'ici sans résultats bien satisfaisants, au moins en ce qui concerne sa physiologie; car, malgré de si laborieuses recherches, c'est à peine si l'on a pu saisir et constater d'une manière précise quelques-unes de ses manifestations, si l'on peut aujourd'hui proclamer comme définitivement acquises quelques propositions, et les considérer comme incontestables.

L'exposition rapide et succincte de nos connaissances prouvera que le médecin ne doit pas se faire à ce sujet une trop complète illusion.

La première question à résoudre est celle-ci : Existe-il deux systèmes nerveux, ainsi qu'on le dit généralement depuis Bichat, un pour la vie de relation, l'autre pour la vie organique? Je n'hésiterais pas à répondre par la négative, si l'on voulait, à l'exemple de l'illustre auteur de l'*Anatomie générale*, regarder « chaque ganglion du grand sympathique comme le centre d'un petit système nerveux tout différent du système cérébral, et distinct même des petits systèmes nerveux des autres ganglions (1). »

Mais si par là on veut dire que le grand sympathique diffère des autres nerfs cérébro-rachidiens, par son mode d'origine, par sa disposition, par la présence de plus nombreux ganglions sur son trajet, aussi bien que par ses propriétés, je me rangerai complétement à cette opinion.

Effectivement, il est impossible d'en faire un système nerveux distinct, ayant une action propre, quand on réfléchit que, comme les autres nerfs, il tire son origine des centres nerveux, et principalement de la moelle épinière. Aussi lorsque cette dernière vient à être détruite dans une partie de son étendue, lorsque, par exemple, elle est interrompue au niveau de la région dorsale par une fracture des corps vertébraux, *presque toutes* les branches du grand sympathique qui forment les plexus lombo-aortiques et hypogastriques, se trouvent dans les mêmes conditions que les nerfs des membres inférieurs, c'est-à-dire frappées de paralysie. Si je dis presque toutes, c'est qu'il en est quelques-unes qui proviennent de ganglions ou plexus plus élevés, qui, par conséquent, soutirent leur action d'une portion de la moelle épinière supérieure à la lésion, et peuvent encore entretenir dans les organes auxquels ils se rendent une certaine vitalité, en les reliant avec les centres nerveux intacts.

Il est d'ailleurs facile d'établir *anatomiquement*, que le grand sympathique ne fait pas que s'*anastomoser* avec les nerfs du système nerveux général, mais qu'il en reçoit bien évidemment ses racines d'origine, sans lesquelles il ne saurait subsister.

Cette restriction faite, je me hâte d'ajouter qu'une fois entrées dans les ganglions sympathiques, les racines des nerfs spinaux y subissent *probablement* des modifications profondes, car, à partir de ce moment, elles échappent à l'action directe et immédiate des centres cérébro-rachidiens. A ce dernier point de vue, le grand sympathique réclame toute l'attention du physiologiste et du médecin.

Disposition générale du système nerveux. — Le système nerveux se compose de masses centrales auxquelles on a donné, dans ces derniers temps, le nom de *ganglions*, et de cordons ou faisceaux qui en émergent et se portent du centre à la périphérie dans tous les organes.

La partie centrale, ou centre encéphalo-rachidien, est constituée par la moelle épinière, le bulbe qui la couronne, l'isthme de l'encéphale, le cerveau et le cervelet.

(1) Bichat, *Anatomie générale*, t. I, p. 216.

L'isthme de l'encéphale est le lien qui unit entre elles ces diverses portions du système nerveux central ; c'est dans son intérieur que viennent s'entrecroiser et se grouper les faisceaux qui en émanent ou s'y rendent, et à ce titre il mérite bien le nom de *nodus encephali*, qui lui a été donné par quelques anatomistes.

La portion périphérique se compose de cordons relativement grêles, arrondis et cylindriques, naissant chacun par plusieurs racines à la surface des parties centrales, au delà de laquelle il est le plus souvent impossible de les suivre. Sur ces cordons on rencontre des renflements ganglionnaires dont les usages sont encore entourés d'un grand mystère.

Il faut considérer successivement l'*appareil nerveux central* et *périphérique*.

1° *Appareil nerveux central.* — Une des premières choses qui frappent en examinant le système nerveux central, c'est sa parfaite symétrie, en sorte qu'on pourrait dire avec Bichat, qu'en réalité il en existe deux, l'un droit et l'autre gauche. Les expériences sur les animaux, les observations pathologiques, viennent à l'appui de cette manière de voir, et l'on observe que les lésions d'une des moitiés du cerveau ou de la moelle épinière ne retentissent que dans un côté du corps.

Ces deux moitiés du système nerveux communiquent par l'intermédiaire de commissures multipliées, dont les plus remarquables sont, pour le cerveau le corps calleux, pour le cervelet la protubérance annulaire, pour le bulbe et la moelle épinière la lame blanchâtre qu'on aperçoit au fond du sillon antérieur, dite commissure antérieure, et la lamelle grisâtre du sillon postérieur, dite commissure postérieure. Mais en outre de ces communications ou commissures, il existe, entre les divers faisceaux qui concourent à former le système nerveux central des entrecroisements dont la connaissance a servi à expliquer les paralysies croisées, et sur lesquels j'aurai lieu de revenir.

La *consistance* des centres nerveux est, en général, peu considérable ; elle diffère selon qu'on l'envisage dans le cerveau, le cervelet, l'isthme ou la moelle épinière. Le cerveau à l'état normal est mou, n'offre qu'une faible résistance à la pénétration du doigt, et ne présente qu'une force de cohésion insuffisante pour résister à de violentes secousses ; il en est de même du cervelet, mais à un moindre degré ; l'isthme et la moelle épinière, au contraire, sont généralement plus fermes et plus compactes. De là résulte que dans les chutes d'un lieu élevé, qui déterminent un ébranlement général de toute l'économie, les lobes cérébraux sont de tous les plus exposés à subir des altérations dans leur structure, surtout si l'on considère qu'ils ont un volume qui surpasse de beaucoup celui de toutes les autres parties centrales réunies. Une des lésions qu'on rencontre le plus fréquemment chez les individus atteints de fracture du crâne, et souvent même en l'absence de toute solution de continuité du squelette, c'est la contusion, la déchirure de la substance cérébrale, tandis que cet accident est excessivement rare dans la moelle épinière et allongée, si même il a été observé.

La *situation* des différents centres nerveux n'est pas étrangère à cette fréquence relative de leurs lésions traumatiques : ainsi le cerveau, placé à la partie la plus élevée et par conséquent la plus exposée, est enfermé dans une boîte osseuse, qu'on peut considérer, au point de vue de la propagation des vibrations, comme formée d'une seule pièce dans les cinq huitièmes de son étendue. D'où il suit que les violences traumatiques arrivent sur le squelette, à travers la mince couche de parties molles qui le recouvre, sans être amorties, et se propagent à la pulpe encéphalique avec

une force considérable et par un mécanisme qui sera plus loin l'objet d'études spéciales (1).

La moelle épinière et le bulbe, au contraire, sont logés dans un canal osseux
formé de pièces mobiles qui décomposent les mouvements ; cette tige osseuse est
elle-même enveloppée de tous côtés par des muscles tellement épais et charnus, que
l'action immédiate des causes traumatiques se trouve singulièrement amortie, et qu'il
est rare de voir la colonne vertébrale se fracturer ou se luxer sous l'influence de
causes directes.

Ajoutons aux considérations qui précèdent que le cerveau est contenu d'une manière à peu près exacte dans la cavité osseuse qui le recèle, ce qui donne une prise
énorme aux violences directes, tandis que la moelle épinière et allongée ne remplit
pas, à beaucoup près, le canal rachidien, au milieu duquel elle est maintenue par un
appareil de suspension fibreux très-remarquable, le ligament dentelé, et que, de plus,
elle est protégée par une couche graisseuse semi-fluide et le liquide céphalo-rachidien.

Mais si les organes contenus dans la cavité crânienne sont plus exposés que ceux
renfermés dans le canal rachidien aux secousses qui résultent d'un ébranlement
général, déterminé par des chutes d'un lieu élevé ou de violentes commotions directes,
en revanche ils sont mieux protégés par leur enveloppe osseuse continue et non
interrompue contre les blessures par instrument tranchant ou piquant. Il n'est pas
possible, en effet, que le cerveau puisse être blessé par le tranchant ou la pointe d'un
couteau ou d'un sabre, sans que les os soient préalablement divisés, et leur résistance suffit ordinairement à le préserver, tandis que l'on comprend qu'un instrument
aigu, comme une épée, puisse arriver jusque sur la moelle épinière sans intéresser le
squelette et, par conséquent, sans avoir besoin d'une grande force. L'intervalle qui
existe entre les lames vertébrales, et qui, à la région cervicale, par exemple, s'agrandit notablement dans les mouvements de flexion de la tête sur le cou, permet cette
pénétration, et l'on trouve dans les auteurs des observations qui établissent la possibilité de ce fait.

En outre de cette enveloppe osseuse, les centres nerveux sont enfermés dans des
membranes fibro-séreuses et celluleuses qui pénètrent entre eux, et leur fournissent
des cloisonnements dont la disposition et l'utilité seront l'objet d'un examen spécial
lorsque je décrirai le crâne en général. Ces membranes sont, en procédant de dehors
en dedans, la dure-mère, divisée en dure-mère cérébrale et rachidienne, l'arachnoïde
et la pie-mère.

La *dure-mère*, qu'on a considérée bien à tort comme le périoste interne des os du
crâne et du rachis, est tellement résistante, que dans les fractures avec enfoncement
et projection d'esquilles du côté de la cavité crânienne, il est rare, à moins qu'on n'ait
affaire à une plaie d'arme à feu, que les fragments puissent déchirer cette membrane et pénétrer dans la pulpe cérébrale. Elle se comporte différemment sur le
cerveau et sur la moelle épinière : un léger intervalle la sépare des lobes cérébraux
et du cervelet, tandis qu'il existe, entre elle et la moelle épinière, un espace assez
considérable ; d'où il résulte que les épanchements de sang, de pus ou de toute autre
substance hétérogène qui se font au-dessous d'elle, doivent réagir bien plus rapidement sur les organes contenus dans l'encéphale que sur ceux que renferme le rachis.
Il ne faudrait pas en conclure toutefois, d'une manière trop absolue, que la présence

_____

(1) Voyez chapitre *Crâne en général.*

d'une couche sanguine interposée entre la dure-mère et le cerveau peut toujours déterminer des accidents graves de compression; c'est là, je crois, une question chirurgicale tout entière à revoir, et que je discuterai longuement en faisant l'histoire du liquide céphalo-rachidien.

L'*arachnoïde*, située immédiatement au-dessous de la dure-mère, interposée entre elle et la pie-mère, constitue la grande séreuse qui enveloppe les deux centres nerveux. C'est ici surtout que peut se vérifier ce que j'ai dit, en faisant l'histoire des membranes séreuses en général, de l'impossibilité où l'on était souvent de les démontrer anatomiquement. Ce n'est que par une analogie forcée qu'on peut admettre sur la face interne de la dure-mère un feuillet séreux qui, en réalité, n'existe pas, est insaisissable; la vérité est qu'il n'y a qu'une surface séreuse, qui donne naissance aux mouvements dont le cerveau est agité dans la cavité crânienne, mouvements, quoi qu'en ait dit M. Bourgougnon, bien certains, ainsi que je le démontrerai par le raisonnement et l'expérience (1).

On distingue à l'arachnoïde un feuillet pariétal, qu'on dit accolé à la dure-mère et qui n'est que la face interne de cette membrane convertie en surface séreuse, un feuillet viscéral facile à démontrer, et enfin une cavité séreuse dite arachnoïdienne, toutes choses dont la description détaillée appartient à l'anatomie descriptive.

C'est au-dessous du feuillet viscéral de l'arachnoïde, entre lui et la pie-mère, que se rencontre ce tissu filamenteux si fin, si délié, qu'on a désigné sous le nom de *tissu cellulaire sous-arachnoïdien*, et dans les larges mailles duquel oscille ce liquide céphalo-rachidien, qu'on dit être sécrété par la face externe de la séreuse. Il est bien plus probable qu'il doit son existence au réseau vasculaire si abondant qu'on remarque à la surface externe de la pie-mère, ainsi que l'ont avancé Haller, Magendie et M. Longet. Ce liquide, dont l'histoire appartient à la région crânienne, entoure tout l'appareil nerveux central, depuis l'extrémité inférieure de la moelle jusqu'à la convexité des lobes cérébraux; il pénètre dans les ventricules par le *calamus scriptorius*, en sorte que la substance cérébrale proprement dite s'y trouve comme plongée. Il est surtout abondant là où le cerveau laisse des vides à remplir, comme à sa base, tandis qu'il n'en existe partout ailleurs qu'une couche plus ou moins mince, excepté vers le renflement lombaire de la moelle.

La *pie-mère* est cette membrane cellulo-vasculaire, sorte de toile lâche et extensible, immédiatement appliquée sur la substance cérébrale, qu'elle suit dans tous ses contours, et dans laquelle elle pénètre, pour ainsi dire, par l'intermédiaire de vaisseaux qui se détachent de sa face profonde pour s'y plonger.

Elle présente, dans sa structure et ses dispositions, des différences importantes, selon qu'on l'examine sur les diverses parties des centres nerveux : ainsi, au niveau des pédoncules cérébraux et de la protubérance, elle perd déjà en partie l'apparence celluleuse et l'extensibilité qu'elle avait sur les lobes cérébraux et le cervelet, tandis que sur le bulbe et la moelle elle revêt complétement le caractère fibreux et devient tout à fait inextensible. Il suit de là que la pie-mère se comporte d'une tout autre manière que la dure-mère. Sur les lobes cérébraux et le cervelet, la pie-mère ne faisant que recouvrir la substance cérébrale sans l'étreindre, et n'étant pas dépourvue d'extensibilité, permet à la pulpe cérébrale d'acquérir cette turgescence, cette expansion que l'on observe à l'abord de chaque ondée sanguine, tandis qu'elle exerce sur

---

(1) Voyez chapitre III, *Cavité encéphalo-rachidienne*.

la moelle, bien moins vasculaire, il est vrai, et ne présentant aucunement cette *érectilité*, une sorte de compression qui fait que lorsqu'on l'incise, on voit sa substance faire saillie et s'exprimer, pour ainsi dire, à travers les lèvres de la solution de continuité.

Cette opposition entre la dure-mère et la pie-mère, relativement à leur disposition sur les centres nerveux crânien et rachidien, est un des meilleurs arguments à faire valoir en faveur de l'opinion que j'ai émise sur le rôle du liquide céphalo-rachidien (1). Il est évident que les mouvements de flux et de reflux dont il est agité ne peuvent avoir d'autre but que de faciliter à la pulpe encéphalique cette expansion qui lui permet de recevoir la quantité de sang nécessaire au libre exercice de ses fonctions, expansion que n'aurait pas manqué de compromettre une pie-mère cérébrale aussi inextensible que la pie-mère rachidienne. Le sang, en effet, poussé par les énergiques contractions du cœur, ou bien n'aurait pu s'introduire dans la substance nerveuse en quantité suffisante pour l'accomplissement des hautes facultés auxquelles elle préside, ou bien aurait exercé sur elle une pression funeste.

Il semblerait résulter de là que si la pie-mère cérébrale venait à perdre, par suite d'altération pathologique, cette laxité et cette extensibilité qui en constituent le caractère dominant, il en pourrait résulter des accidents très-graves ; c'est précisément ce qui a lieu. J'ai eu l'occasion d'observer deux malades qui, ayant succombé à la suite de troubles cérébraux insolites et qui duraient depuis plusieurs mois, ne présentèrent pour toute altération qu'une transformation fibreuse avec épaississement très-notable de la pie-mère cérébrale dans toute son étendue ; il n'y avait d'ailleurs ni épanchement au-dessous de cette membrane, ni injection manifeste de la substance cérébrale, ni aucune autre altération appréciable (2). Il est indispensable d'ajouter que l'un de ces malades, examiné pendant la vie et à plusieurs reprises par les médecins les plus distingués appelés en consultation, et parmi lesquels je puis citer MM. Velpeau, Bouillaud, Ricord et Trousseau, fut déclaré, à cause du strabisme, de la raucité de la voix, de la suffocation qu'il éprouvait, et surtout de l'hébétude qui s'était manifestée depuis un certain temps déjà, être atteint d'une tumeur intra-crânienne dont je ne trouvai, à ma grande surprise, aucune trace à l'autopsie, car j'avais partagé complétement la manière de voir des autres consultants. Mais il n'en fut pas de même pour le deuxième malade, chez lequel, éclairé par l'expérience, je diagnostiquai l'altération pathologique, vérifiée également par l'autopsie.

De cette différence dans le mode dont se comporte la pie-mère à l'égard du cerveau et de la moelle, il résulte, d'autre part, que tout épanchement dans le tissu même de ce dernier organe, quelque minime qu'il soit, peut déterminer des paralysies immédiates par suite de l'inextensibilité de sa membrane d'enveloppe, tandis que dans le cerveau un épanchement quelquefois considérable peut s'effectuer entre la pie-mère et la surface cérébrale, sans qu'aucun symptôme en révèle l'existence aux yeux de l'observateur.

En résumé, donc, les centres nerveux sont protégés par une triple enveloppe qui les sépare du monde extérieur, et qui se trouve formée de dehors en dedans, de la manière suivante : 1° par une couche de parties molles, très-épaisse dans la région de

---

(1) Voyez chapitre III, *Cavité encéphalo-rachidienne.*
(2) Ces deux observations font l'objet d'un mémoire sur ce sujet, qui doit paraître prochainement.

la moelle épinière et à la base du crâne, beaucoup plus mince dans la région qui correspond à la convexité du cerveau et du cervelet; 2° par une couche osseuse, continue à la voûte et aux parois latérales du crâne, interrompue par des trous et des fentes à sa base, composée de pièces mobiles réunies par des articulations serrées à la colonne vertébrale; 3° enfin par une couche membraneuse, fibro-séro-celluleuse, qu'on retrouve dans toute leur étendue, mais avec les différences dont il a été fait précédemment mention.

Comme conséquences découlant de ces considérations générales, je dirai : 1° que tous les centres nerveux sont dans des conditions anatomiques et physiologiques très-favorables à l'exercice de leurs fonctions, importantes à ce point, que sans elles la vie ne saurait se maintenir; 2° que de tous nos organes, ils sont sans contredit les mieux protégés contre des lésions traumatiques; 3° qu'enfin parmi eux, il en est qui le sont moins efficacement que d'autres; que les lobes cérébraux, par exemple, sont de tous les plus exposés aux violences extérieures, puis le cervelet, la moelle épinière, le bulbe rachidien, et en dernier lieu l'isthme de l'encéphale. Or, il importait beaucoup que ces deux dernières portions du système nerveux central fussent aussi profondément cachées; car s'il est une vérité démontrée dans la physiologie pathologique des centres nerveux, c'est celle-ci, à savoir : que toute lésion profonde intéressant le bulbe ou la moelle allongée est instantanément mortelle.

2° *Appareil nerveux périphérique.* — Les centres nerveux sont considérés comme l'appareil actif de l'innervation, celui duquel part tout principe de mouvement et auquel aboutit tout principe de sentiment, tandis que les nerfs doivent être regardés comme les agents passifs qui transmettent à nos organes ces principes puisés dans l'appareil central. Le grand sympathique lui-même ne fait pas exception ; car, malgré les ganglions dont il est pourvu, et que Bichat regardait comme de petits cerveaux, de vrais centres nerveux, toutes les fibres qui le composent, même les fibres dites grises ou nutritives, que depuis Remak on croit y prendre naissance, n'en sont pas moins soumises à l'influence indirecte, il est vrai, mais cependant certaine du système central. L'appareil nerveux périphérique présente à examiner successivement les *nerfs* et les *ganglions*.

Les *nerfs* naissent symétriquement et à la même hauteur, des deux côtés de l'axe cérébro-spinal, depuis la partie inférieure et interne des lobes cérébraux antérieurs jusqu'à l'extrémité inférieure de la moelle épinière; il en est donc quelques-uns qui tirent leur origine du cerveau, d'autres de l'isthme de l'encéphale, mais le plus grand nombre émergent de la moelle épinière, aucun ne provient du cervelet.

On compte quarante-trois paires de nerfs, dont douze crâniens et trente et un rachidiens. Les douze paires de nerfs crâniens sont ainsi nommées, non parce qu'ils prennent naissance dans l'encéphale, quelques-uns, en effet, comme le spinal, proviennent de la moelle épinière cervicale, mais parce qu'ils sortent par les trous de la base du crâne ; quant aux trente et une paires de nerfs rachidiens, elles se décomposent ainsi : huit cervicales, douze dorsales, cinq lombaires, et six sacrées. Le grand sympathique, ainsi que je l'ai dit déjà, doit être regardé comme une émanation de tous les autres, dont il tire successivement de haut en bas ses racines d'origine.

Tous ces nerfs doivent être envisagés successivement, sous le rapport de leur origine, de la disposition de leurs fibres, de leur trajet, de leur direction, de leur terminaison et de leurs rapports.

L'*origine des nerfs*, bien étudiée par M. Cruveilhier, intéresse beaucoup le phy-

siologiste et le médecin, mais il importe de ne pas s'en laisser imposer par l'apparence, ni croire qu'ils naissent toujours dans le point même d'où ils émergent; souvent
il arrive qu'ils ne font que traverser les faisceaux superficiels, sans y puiser aucune
racine, pour se rendre à d'autres plus profondément situés. Il faut donc leur distinguer une origine apparente et une origine réelle : on arrive ainsi à démontrer que les
uns naissent des faisceaux postérieurs ou de leurs prolongements, et les autres des
faisceaux antérieurs ; et comme, d'après les idées modernes, les faisceaux postérieurs
sont regardés comme affectés à la sensibilité et les faisceaux antérieurs à la motilité,
les nerfs eux-mêmes ont été divisés en deux grandes classes, nerfs sensitifs et nerfs
moteurs.

Dans la classe des nerfs sensitifs se rangent : 1° trois nerfs qui servent exclusivement à la sensibilité spéciale, l'olfactif, l'optique et l'auditif ; 2° les nerfs de sensibilité
spéciale et générale, à savoir : la portion ganglionnaire du trijumeau, le glosso-
pharyngien, le pneumogastrique ; 3° enfin toutes les racines postérieures des nerfs
spinaux, exclusivement destinées à la sensibilité générale.

Dans la classe des nerfs moteurs, on trouve, en procédant de haut en bas : le
moteur oculaire commun, le pathétique, la petite racine du nerf trijumeau ou nerf
masticateur, le moteur oculaire externe, le facial, le spinal, l'hypoglosse, et enfin
toutes les racines antérieures rachidiennes.

Quoi qu'il en soit, d'ailleurs, de l'exactitude anatomique de ces diverses origines,
sur laquelle il y aurait bien quelque chose à dire, il est du moins physiologiquement
démontré qu'à leur émergence, ces racines sont toutes ou exclusivement sensitives
ou exclusivement motrices. Ce n'est que plus tard, alors qu'elles se sont dégagées de
la substance des centres nerveux, qu'elles se réunissent pour former ce que l'on
nomme un *nerf mixte*, c'est-à-dire un tronc renfermant sous la même enveloppe
des fibres affectées au mouvement et d'autres au sentiment.

Relativement à la disposition de leurs fibres, excepté les trois nerfs exclusivement
destinés à la sensibilité spéciale, qui se rendent à leur destination sans s'anastomoser
jamais avec aucun autre, les racines sensitives et motrices communiquent toutes entre
elles, en sorte qu'au sortir du crâne ou du rachis, il n'est déjà plus possible de rencontrer un seul nerf exclusivement moteur ou exclusivement sensitif. C'est là une
vérité démontrée par les travaux des physiologistes modernes, ceux de Ch. Bell et de
M. Longet surtout, et qui a jeté un grand jour sur la question des névralgies et des
paralysies, ainsi que je le démontrerai en parlant des propriétés des nerfs.

Les fibres nerveuses sensitives ou motrices, lorsqu'elles se réunissent pour constituer un nerf mixte, ne font que s'accoler sans se fusionner, en sorte qu'elles restent
indépendantes depuis leur origine jusqu'à leur terminaison. Cette particularité rend
compte de l'isolement qu'on observe dans la transmission des deux principes du
mouvement et du sentiment, dont l'un voyage du centre à la périphérie, et l'autre de
la périphérie au centre.

Le mélange des fibres sensitives et motrices est bien loin de s'effectuer aussi régulièrement dans les nerfs crâniens que dans les nerfs rachidiens. Dans tous les nerfs
spinaux, il se fait de la même manière et à la sortie même du canal rachidien, entre
les racines antérieures et postérieures qui naissent à la même hauteur ; dans les nerfs
crâniens, au contraire, les anastomoses ont lieu dans plusieurs points de leur trajet,
différents pour chacun d'eux, et proviennent de sources multiples. Aussi, dès la plus
haute antiquité, avait-on pu, sinon reconnaître, du moins soupçonner déjà que des

deux sortes de racines dont se composaient les nerfs spinaux, les unes étaient affectées au mouvement et les autres au sentiment, découverte attribuée à Galien ; tandis que ce n'est que dans ces derniers temps, après des dissections minutieuses et des expériences ingénieuses , qu'on est parvenu à démontrer que les nerfs crâniens devaient être assimilés aux rachidiens.

Mais ce n'est pas seulement entre les racines sensitives et motrices que se font ces mélanges de fibres, ils ont encore lieu entre les troncs des nerfs mixtes eux-mêmes, tantôt immédiatement au sortir des trous osseux qui leur livrent passage, d'autres fois sur des points plus ou moins éloignés. Ces communications constituent ce que l'on nomme des *plexus*, quand elles ont lieu entre plusieurs troncs, tandis qu'on les nomme simplement *anastomoses*, lorsqu'elles s'effectuent entre deux troncs seulement. Mais dans les plexus comme dans les anastomoses, les fibres nerveuses ne font encore que s'accoler sans jamais se fusionner, d'où il suit que si un nerf vient à être interrompu à son origine, toutes les parties auxquelles se portent ses filets seront paralysées, sans que la force nerveuse qui anime ou parcourt les fibres des nerfs avec lesquels il s'accole puisse s'y propager. C'est donc une erreur que de croire au rétablissement possible de l'innervation, par l'intermédiaire des anastomoses ; ce rétablissement, après solution de continuité d'un nerf, peut bien avoir lieu, mais par cicatrisation des fibres nerveuses ou régénération, ainsi que nous le dirons plus loin, et non autrement.

Comment, dès lors, expliquer ces cas extraordinaires rassemblés par M. Velpeau dans son travail sur les altérations de la moelle épinière (1), dans lesquels on voit les membres inférieurs, malgré une interruption complète et persistante de ce centre nerveux, continuer à jouir de la sensibilité et de la motilité ? Ces faits sont tellement en opposition avec tout ce que nous savons sur ce sujet, qu'il est rationnel de supposer que quelques particularités auront échappé à l'observation. M. Malgaigne, pour expliquer ces anomalies, suppose que, chez quelques individus, il peut exister exceptionnellement, dans ces anastomoses par arcades qui forment tout le long du rachis comme une chaîne non interrompue entre tous les nerfs spinaux, de véritables fusions de fibres nerveuses qui transmettraient ainsi l'innervation ; mais c'est là une hypothèse inadmissible. En effet, d'une part, la netteté des sensations et de la transmission volontaire devrait disparaître complétement, puisqu'une même fibre serait chargée de fonctions différentes, et, d'autre part, il faudrait supposer une anomalie encore assez fréquente : or le système nerveux n'en offre que bien rarement des exemples. Une expérience de Haighton, rapportée plus loin, prouvera d'ailleurs péremptoirement que les choses ne peuvent se passer ainsi.

Nous venons de voir les racines nerveuses, immédiatement après leur naissance, se réunir pour constituer un nerf mixte qui prend, au moment où il s'engage par les trous osseux qui doivent lui livrer passage, la forme cylindrique qu'il doit conserver. La pie-mère l'accompagne et lui fournit une gaîne qui devient de plus en plus résistante et prend le nom de *névrilème*, tandis que l'arachnoïde se réfléchit sur lui en formant un cul-de-sac, qui se prolonge quelquefois assez loin et dans lequel peut s'introduire le liquide céphalo-rachidien. Les nerfs facial et auditif en présentent un exemple remarquable, et c'est la déchirure de ce cul-de-sac qui, dans les fractures du rocher, donne lieu à l'écoulement de sérosité, quelquefois très-abondant, qui se

(1) *Archives générales de médecine*, t. VII, p. 329.

fait par le conduit auditif externe. Quant à la dure-mère, elle est simplement per-forée pour leur passage et ne leur fournit qu'une gaîne très-courte, si l'on en excepte toutefois les nerfs optiques, sur lesquels elle se prolonge jusqu'à leur entrée dans l'œil, là où elle se continue avec la sclérotique, que quelques anatomistes ont regardée comme son expansion.

Le *trajet* que parcourent les troncs nerveux dans les cavités crânienne et rachidienne avant de s'engager dans les trous osseux qui doivent leur livrer passage, est quelquefois très-étendu. C'est ainsi, pour prendre un exemple parmi les nerfs crâniens, que les nerfs optiques, dont l'origine réelle est aux tubercules quadrijumeaux, n'entrent dans l'orbite qu'après avoir longé d'arrière en avant toute la base du crâne, de même que les derniers nerfs spinaux parcourent dans le canal rachidien un trajet oblique de plus de 15 centimètres. Cette disposition explique la fréquence de leur compression dans leurs cavités respectives, et aussi la difficulté, pour ne pas dire l'impossibilité, de préciser le siége de la lésion.

La *direction* des nerfs est rectiligne : une fois sortis des cavités osseuses, ils vont droit aux organes auxquels ils sont destinés ; rarement ils s'écartent de cette direction, plus rarement encore on leur voit décrire des sinuosités, des flexuosités, comme on en observe si souvent dans les artères. C'est ainsi, par exemple, que si l'on examine la direction générale des nerfs qui vont se rendre au membre supérieur, on les voit, au sortir des trous de conjugaison, se diriger obliquement de haut en bas vers les parties internes du bras, et de là gagner, toujours en droite ligne, l'avant-bras et les extrémités des doigts, laissant ainsi les artères décrire des courbes et des flexuosités, tandis qu'ils suivent imperturbablement le chemin le plus court pour arriver à leur destination.

D'où résulte cette conséquence pratique, mise dans tout son jour par Gerdy (1), que dans les luxations anciennes qu'on veut réduire, il faut toujours, à cause des tractions énergiques qu'on est obligé d'employer, veiller à la tension des nerfs, et pour le bras particulièrement à celle du médian, car, par suite de cette absence de flexuosités jointe au défaut d'extensibilité, non-seulement on est exposé à les tirailler et à les déchirer, ce qui occasionnerait déjà des accidents graves, mais encore à arracher leur origine à la moelle : les morts brusques et instantanées survenues pendant certaines réductions de luxations de l'épaule ne peuvent s'expliquer que par cette lésion.

Les nerfs étant indispensables à toute organisation complète, on en rencontre dans tous les tissus qui vivent d'une vie propre ; les organes parasitaires, comme les cartilages, en sont seuls dépourvus. Je ne parle pas des produits de sécrétion, comme les poils, les ongles ou l'épiderme, dans lesquels il serait tout aussi singulier d'en trouver, que dans la lymphe plastique qui se concrète et se dessèche à la surface d'une plaie. On n'en a jamais découvert dans les produits hétéromorphes qui, comme le cancer, ou les tubercules, se développent au sein de nos tissus ; quelques-uns cependant, le cancer par exemple, s'accompagnent de vives douleurs, mais c'est qu'alors la production morbide envahit les nerfs des parties dans lesquelles elle a pris naissance et les détruit. Il faut dire toutefois que, protégés par leur névrilème fibreux, les nerfs résistent longtemps aux causes de destruction qui les environnent.

Les organes les plus riches en ramifications nerveuses sont ceux par l'intermédiaire desquels nous nous mettons en rapport avec l'extérieur. Ainsi, en première ligne, il faut placer les organes des sens, l'œil, l'oreille, le nez, la langue, la peau et les muqueuses, puis les muscles, les os, et en dernier lieu, le tissu cellulaire et ses dérivés, les membranes séreuses et fibreuses, dans lesquelles ils sont très-peu abondants; je ne parle pas des glandes, qu'il faut regarder comme des dépendances de la peau ou des muqueuses, et dans lesquelles on en trouve en grand nombre.

La *terminaison* des nerfs dans les différents organes a beaucoup occupé les anatomistes, et la question n'est pas encore complétement résolue; il est certain toutefois que beaucoup d'entre eux se terminent en anses, tandis que la terminaison par une extrémité libre et pénicillée n'est pas aussi bien prouvée. C'est là, d'ailleurs, une question qui n'intéresse point le chirurgien et qui reste du domaine de l'anatomie descriptive.

Les *rapports* des nerfs avec les vaisseaux ont été déjà étudiés dans le chapitre précédent; je ne pourrais donc que répéter ici ce que j'ai dit ailleurs (1), à savoir, qu'il est impossible de les déterminer d'une manière générale, et que toutes les tentatives à ce sujet ont échoué.

Ceux qu'ils affectent avec les muscles sont très-importants et méritent de fixer toute l'attention de l'opérateur; mais il en sera question d'une manière plus profitable dans l'étude de chaque région. Ce que l'on peut dire de plus général, c'est que les troncs principaux sont ordinairement parallèles aux bords des muscles, qu'ils les traversent rarement, et que le coraco-brachial, le sterno-mastoïdien et le trapèze, perforés, pour le passage du musculo-cutané, du spinal et du sous-occipital, sont à peu près les seuls exemples de cette sorte d'anomalie anatomique.

Leurs rapports avec les os sont souvent immédiats, c'est ce que l'on observe à leur sortie des cavités encéphalique et rachidienne, ou bien encore dans les os du crâne et de la face, où quelques-uns sont logés dans des conduits très-longs, ainsi qu'on l'observe pour le facial, et les différents rameaux de la cinquième paire sous-orbitaire, palatin, vidien, dentaire inférieur, etc. Aussi le plus léger gonflement du périoste, la moindre déviation de ces os fracturés suffisent-ils à déterminer leur compression. Aux membres, ils ne se rapprochent des leviers osseux qu'au niveau des renflements articulaires, ce qui les expose à être tiraillés, contus ou déchirés, ainsi qu'on le remarque dans quelques luxations de l'humérus ou du coude, souvent accompagnées de très-vives douleurs et suivies de paralysie. Dans le déplacement des articulations phalangiennes des doigts et des orteils, la distension des filets nerveux presque exclusivement sensitifs, qui entourent ces extrémités osseuses, peut aller jusqu'à déterminer des convulsions, quelquefois même le tétanos, dont ces luxations ont été regardées comme une des causes les plus fréquentes.

Les *ganglions* se présentent sous l'aspect de renflements d'une couleur grisâtre, d'une forme très-variable, généralement ellipsoïde. On les rencontre en grand nombre, et plus spécialement sur le trajet des nerfs dits de la vie organique, c'est-à-dire sur les filets dont l'ensemble constitue le grand sympathique. Tous les nerfs sensitifs en sont également pourvus à leur origine, l'olfactif, l'optique et l'auditif exceptés, et encore le premier offre-t-il un renflement bulbeux. Mais ce qui est bien digne de remarque, c'est que les racines motrices ne prennent aucune part à la formation de ces renflements.

Leur rôle, si l'on en juge par leur constance, doit être très-important; mais on

(1) Voyez *Système vasculaire*.

ignore au juste quel il peut être, quoiqu'il ne manque pas d'hypothèses, quelques-unes très-ingénieuses, sur leurs usages probables. Leurs maladies sont rares, et c'est à peine si l'on peut citer quelques cas bien constatés d'affections du ganglion de Gasser et de quelques autres encore, en sorte que leur histoire anatomique n'offre pas un grand intérêt au médecin, au moins dans l'état actuel de la science, ce qui m'engage à ne pas y insister davantage.

Structure et propriété du système nerveux. — Cette structure comprend : 1° la disposition des tubes nerveux ou fibres primitives, des corpuscules et des faisceaux qui leur font suite, tous éléments qui constituent la partie fondamentale du système nerveux ; 2° l'étude du névrilème et des vaisseaux qui n'y entrent que comme éléments accessoires.

1° *De la fibre nerveuse et des corpuscules nerveux.* — Vue au microscope, la *fibre nerveuse*, dans son parfait état d'intégrité, se présente sous l'apparence d'un tube transparent, composé d'une enveloppe et d'un contenu. Relativement à la nature du contenu, les micrographes ne sont pas généralement d'accord : les uns le regardent comme entièrement semi-fluide ; les autres, parmi lesquels il faut citer Purkinje, Kölliker et M. Lebert, ne considèrent comme fluide que la partie centrale, qu'ils désignent sous le nom de *cylindre de l'axe* (*cylinder axis*), et qui leur paraît l'élément essentiel de la transmission nerveuse (1). Isolés, les tubes nerveux sont transparents ; réunis, ils prennent une couleur blanchâtre.

Fig. 26.

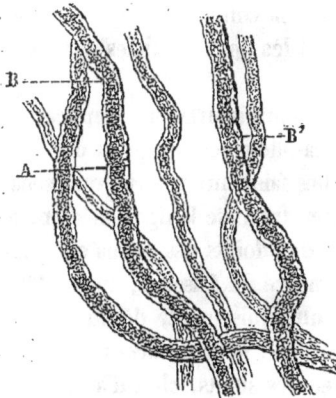

Fibres nerveuses prises dans le grand nerf sciatique (grossissement de 500 diamètres). Dessinée par M. Léveillé sur une pièce de M. Follin.

A. Contenu granuleux de la fibre (*cylinder axis*).
B, B'. Parois des tubes nerveux. En B' on distingue un double contour.

Les *corpuscules nerveux* sont pleins ou creux : pleins, ils forment des granules répandus en quantités innombrables entre les tubes nerveux ; creux, ils constituent de véritables cellules.

La substance grise est formée par des corpuscules unis en proportion considérable à des tubes, et mélangée de nombreux capillaires sanguins, tandis que la substance blanche est plus particulièrement constituée par les tubes nerveux ou fibres primitives. La substance blanche est donc essentiellement fibrillaire, lorsqu'on la scrute dans ses plus intimes détails à l'aide des verres grossissants, comme lorsqu'on l'examine à l'œil nu ; et si cette apparence est plus prononcée dans les nerfs, la moelle épinière et la protubérance, que dans le cerveau, c'est que dans ces organes elle est sans mélange aucun de corpuscules.

(1) Lebert, *Mémoires de la Société de chirurgie*, t. III, p. 275.

J'ai dit précédemment que les fibres nerveuses, dans les anastomoses, ne faisaient que s'accoler sans se fusionner et restaient indépendantes ; c'est aussi ce que l'on observe pour les fibres primitives. Toutefois, dans ces dernières années, on paraît avoir reconnu qu'elles se divisent quelquefois à leur terminaison d'une manière dichotomique, ou même en forme de pinceau (1), ce qui, sans contredire ce qui a été avancé sur l'indépendance de ces fibres et sur l'absence de toute fusion dans les anastomoses et plexus, permet de comprendre comment sous un aussi petit volume les racines spinales postérieures peuvent renfermer un nombre suffisant de fibres à travers lesquelles se transmettent sans confusion les impressions recueillies à toutes les surfaces sensibles. Mais il est important de noter que cette fusion ne peut avoir lieu qu'entre fibres de *même nature* et provenant de *mêmes points*, et qu'on ne l'a jamais observée entre des fibres sensitives et motrices, par exemple, ni entre des fibres sensitives se terminant dans des parties très-distantes.

Les *faisceaux* de fibres blanches qui constituent la partie fondamentale des centres nerveux sont constitués par des tubes primitifs groupés et réunis en grand nombre. La marche et la direction de ces faisceaux, leurs relations avec les diverses masses centrales, leurs connexions, ont été l'objet des recherches suivies des plus grands anatomistes modernes, et c'est ici le lieu d'entrer dans quelques détails, sans lesquels beaucoup de faits pathologiques seraient inintelligibles.

Écartant pour le moment la question de savoir si les centres nerveux sont le résultat de l'épanouissement des fibres primitives des nerfs, ou si ces derniers ne sont que le prolongement des tubes nerveux de ces centres, je dirai que lorsqu'on étudie la structure de la moelle, on voit que les faisceaux qui la composent reçoivent, les antérieurs et latéraux les racines spinales antérieures, et les postérieurs les racines de même nom.

Ainsi constitués, ces faisceaux, qui sont unis par les commissures que l'on aperçoit au fond des sillons antérieur et postérieur, montent parallèlement jusqu'au collet du bulbe, et là se comportent d'une manière différente. Les faisceaux antérieurs se séparent en deux portions : l'une, qui se porte en dedans, traverse la ligne médiane et s'entrecroise avec celle du côté opposé, à la manière des doigts des mains obliquement entrelacés ; l'autre, qui poursuit la marche primitive du faisceau, après s'être accolée à la portion déviée de son congénère. Cet entrecroisement, découvert par Dominique Mistichelli, en 1709, a été aussi désigné sous le nom de *décussation des pyramides antérieures*. *A peu près* complet chez quelques sujets, chez d'autres il le serait beaucoup moins, selon M. Longet ; dans le très-grand nombre de bulbes que j'ai examinés, alors que je préparais avec soin cet entrecroisement, pour le démontrer dans mes cours d'anatomie, j'ai toujours vu qu'une notable partie du faisceau antéro-latéral y échappait.

Après s'être ainsi entrecroisés, les faisceaux antérieurs se portent dans la protubérance annulaire, la traversent, se prolongent dans les pédoncules cérébraux et cérébelleux, et de là dans le cervelet et les hémisphères cérébraux, où il est possible de suivre leur épanouissement, jusque dans l'intérieur même des circonvolutions.

De ce fait anatomique il résulte qu'*une partie* des fibres appartenant aux faisceaux antérieurs, c'est-à-dire à ceux que l'on considère généralement comme affectés au

(1) Lebert, *loc. cit.*, p. 276.

mouvement (1), changent de côté au niveau du bulbe, celles de droite se portant à gauche, et réciproquement; de telle sorte que c'est au lobe droit du cerveau qu'aboutissent une partie des fibres motrices du côté gauche, de même qu'au lobe gauche aboutissent celles du côté droit.

Cette disposition anatomique, lorsqu'elle fut connue, sembla enfin donner la clef des faits pathologiques propres à l'encéphale. On savait, depuis Hippocrate, que les altérations du cerveau et du cervelet s'annonçaient par des effets croisés, et qu'une paralysie de la moitié gauche du corps, par exemple, révélait une lésion du côté droit dans les centres encéphaliques, mais on ignorait la raison de ce phénomène; on crut l'avoir trouvée dans la décussation des pyramides. Malheureusement, cette explication n'est pas elle-même à l'abri de toute objection.

En effet, les faisceaux antérieurs, ainsi que nous venons de le voir, ne s'entre-croisent *jamais* complétement, en sorte qu'une portion quelquefois considérable des fibres qui les composent se portent directement dans les organes centraux sans subir de *décussation apparente*. Il est donc difficile de comprendre, dans l'état actuel de la science, pourquoi les lésions, qui doivent souvent porter sur ces fibres directes, ne s'annoncent point cependant par des effets directs, en d'autres termes, pourquoi les paralysies sont *toujours croisées;* car les deux faits de Morgagni et Blandin, dans les-quels la paralysie siégeait du même côté que la lésion cérébrale, même en les sup-posant à l'abri de toute objection, ne constituent qu'une imperceptible exception et ne sauraient ébranler l'opinion contraire, assise sur des milliers d'observations. Quant à l'opinion de ceux qui prétendent que les fibres cérébrales s'entrecroisent dans le corps calleux, bien qu'il y ait certainement là une apparence d'entrelacement, le fait est loin d'être démontré.

Mais d'ailleurs, même en supposant cet entrecroisement démontré, on retombe dans une autre difficulté tout aussi absolue; l'effet de ce deuxième entrecroisement détruisant le premier, la paralysie devrait toujours siéger du côté de la lésion. Il y a donc là déjà une lacune anatomique que les investigations les plus minutieuses n'ont pu encore combler d'une manière satisfaisante.

Mais il est une autre difficulté plus sérieuse peut-être : dans les hémiplégies, la paralysie ne porte pas seulement sur la motilité, mais encore sur la sensibilité, et si, au niveau du bulbe les faisceaux antérieurs de la moelle s'entrecroisent, les faisceaux postérieurs, que l'on s'accorde généralement à regarder comme présidant à la sensi-bilité, continuent à monter isolément dans la protubérance. Comment, dès lors, expliquer les effets croisés observés dans la paralysie du sentiment?

(1) Depuis les beaux travaux de M. Longet sur les fonctions de la moelle épinière, la science semblait fixée sur le rôle des faisceaux antérieurs et postérieurs qu'on regardait, ceux-là comme destinés à transmettre la motilité, ceux-ci comme conducteurs de la sensibilité. Mais M. Brown-Séquard, dans plusieurs mémoires insérés parmi ceux de la Société de biologie (tome II, 2e série), a essayé d'ébranler, et même, si l'on en croyait M. Broca, le rapporteur enthousiaste de ses expériences, serait parvenu à bouleverser jusque dans ses fondements cette théorie qu'on croyait cependant assise sur de si larges bases. Il me semble qu'on s'est beaucoup hâté : déjà un expérimentateur habitué de longue main aux vivisections sur les grands animaux, prenant à son tour M. Brown-Séquard à partie, a démontré que si quelques-unes de ses expé-riences sont exactes, les conclusions qu'il en a tirées sont complétement erronées (Chauveau, chef des travaux anatomiques à l'École impériale vétérinaire de Lyon, articles insérés dans l'*Union médicale*, année 1857, pages 250-253, 269-279 ; et note lue à l'Académie de médecine, séance du 1er septembre 1857). D'un autre côté, la réponse de M. Longet ne saurait se faire longtemps attendre ; je crois donc qu'il est au moins prudent de suspendre son jugement.

Selon Valentin et M. Foville, les cordons postérieurs, devenus pyramides postérieures ou corps restiformes, seraient soumis à une décussation analogue à celle des
pyramides antérieures, mais dans un lieu plus élevé, c'est-à-dire à la partie postérieure de la protubérance annulaire, au-dessous des tubercules quadrijumeaux, et
tout le long de la ligne médiane ; de plus, selon Valentin, les pédoncules supérieurs
du cervelet, qui proviennent manifestement des faisceaux postérieurs, s'entrecroi-
seraient également, en sorte que la décussation entre les faisceaux postérieurs serait
au moins aussi complète qu'entre les antérieurs.

J'ai souvent cherché cet entrecroisement que Valentin déclare si facile à voir, et
j'avoue ne l'avoir jamais reconnu d'une manière aussi nette et aussi positive qu'il
l'indique ; on voit bien, il est vrai, quelques fibres se dirigeant obliquement d'un côté
à l'autre de la ligne médiane, mais il y a loin de là à une véritable décussation, à un
entrecroisement aussi complet que celui des faisceaux antérieurs.

D'où je conclus que, s'il est impossible de comprendre les faits pathologiques que
l'on observe dans les organes encéphaliques autrement qu'à l'aide d'un entrecroisement complet des fibres des faisceaux antérieurs et postérieurs, le fait même de cet
entrecroisement reste encore à démontrer, et que l'explication des phénomènes de
paralysie croisée du sentiment, et même du mouvement, telle qu'on la donne généralement aujourd'hui, laisse encore beaucoup à désirer.

2° *Du névrilème et des vaisseaux du système nerveux.* — Le *névrilème* est la
pie-mère des nerfs. En passant du cerveau et du cervelet sous la moelle épinière, nous
avons vu cette membrane changer de structure, de celluleuse et extensible qu'elle
était, devenir inextensible et comme fibreuse, et perdre en même temps sa vascularité. En se portant de la moelle épinière sur l'origine des nerfs, elle subit un
deuxième degré de transformation, c'est-à-dire qu'elle devient tout à fait fibreuse et
abandonne presque complétement le peu de vaisseaux qu'elle avait conservés.

Il est bien important de noter la manière dont le névrilème se comporte par rapport aux fibrilles nerveuses, dont l'assemblage constitue un tronc nerveux ; non-
seulement il embrasse l'ensemble des filets qu'il réunit sous une gaîne commune,
mais encore il enveloppe chaque fibrille, et même chaque fibre primitive, fournissant
autant de gaînes qu'il y a de tubes nerveux. Pour se faire une idée exacte de cette
disposition, il faut couper un gros nerf perpendiculairement à son axe et en examiner
attentivement la tranche : on voit alors qu'il est constitué par un assemblage de petits
canaux et qu'il présente l'aspect de la moelle du jonc. L'enveloppe extérieure est
toujours infiniment plus fibreuse, plus résistante que celle des fibrilles, et quant à
celle des fibres primitives, elle est réduite à une couche hyaline, visible seulement au
microscope à l'état normal.

Dans cette singulière affection désignée sous le nom de *névrome*, et que MM. Smith,
Houël et Lebert (1) ont étudiée avec beaucoup de soin dans ces derniers temps, il
semble que toutes ces enveloppes tubaires s'hypertrophient, et qu'en acquérant ainsi
un volume considérable, elle constitue ces renflements tantôt fusiformes, tantôt
globulaires, qui caractérisent cette lésion. M. Lebert, qui a bien étudié les névromes,
surtout au point de vue histologique, pense que l'hypertrophie des gaînes névrilématiques ne va que rarement jusqu'à étouffer la fibre nerveuse, en sorte qu'il donne

(1) Voyez le travail de M. Houël et le rapport de M. Lebert sur ce travail, dans les *Mémoires
de la Société de chirurgie*, t. III.

comme un caractère distinctif du névrome et des tumeurs douloureuses sous-cutanées, que l'on a souvent confondues avec lui et qu'il faut en distinguer soigneusement, la présence ou l'absence des tubes nerveux. Il est donc aujourd'hui bien démontré que le névrome n'est autre chose qu'une hypertrophie de l'enveloppe fibreuse des nerfs, c'est-à-dire des gaînes névrilématiques, et n'est point, comme on l'avait prétendu jusqu'ici, une variété du squirrhe ou du cancer, dont il se distingue par des caractères bien tranchés.

C'est au névrilème que les nerfs doivent leur dureté funiculaire, et cette résistance qui permet de suivre à l'aide du scalpel des ramifications du grand sympathique de la finesse d'un cheveu jusque dans la profondeur des organes. Ils ne jouissent d'aucune rétractilité; aussi, après les amputations, les voit-on déborder la surface du moignon, et donner lieu à de vives douleurs, rien qu'en les touchant avec l'éponge; quelquefois alors on est obligé de les reséquer. Cette absence de rétractilité est la conséquence de leur structure, dans laquelle il n'entre que du tissu fibreux, peu extensible, et par conséquent peu rétractile.

Des *vaisseaux* nombreux et abondants pénètrent la substance nerveuse, mais ils n'y arrivent que réduits à l'état de capillaires très-fins, disposition que rendaient indispensable sa mollesse et sa ténuité. On comprend que les battements d'artères volumineuses auraient pu, non-seulement gêner les fonctions délicates dévolues aux corpuscules et tubes nerveux, mais encore les désorganiser. La substance grise contient plus de vaisseaux que la substance blanche, et l'on a même supposé qu'elle devait cette coloration à la plus grande quantité de sang qui la pénètre.

Il est impossible, en examinant la disposition anatomique des artères qui abordent l'encéphale, de ne pas être frappé de leur volume relativement énorme, et des précautions prises par la nature pour assurer la régularité de cette puissante circulation. Les quatre artères qui s'y rendent, non-seulement naissent des points différents du système vasculaire, mais s'y rendent par des voies différentes et, de plus, s'anastomosent largement, avant de se résoudre en ce réseau capillaire si fin, si délié, qui, mélangé avec du tissu cellulaire, constitue la pie-mère; aussi a-t-on vu l'une des carotides, et même les deux, être oblitérées sans que les centres nerveux fussent privés de la quantité de sang nécessaire à leur alimentation. Il ne faudrait pas toutefois que cette oblitération s'effectuât simultanément, car cette trop rapide suppression d'une aussi notable quantité de sang pourrait, ainsi que l'a démontré l'expérience, devenir promptement mortelle.

Les capillaires du réseau de la pie-mère, après avoir pénétré dans la substance nerveuse, s'insinuent entre les corpuscules et les tubes nerveux, et y forment, en s'anastomosant, un réseau si délié, qu'ils deviennent, dans l'état normal, presque invisibles à l'œil nu. Toutefois, dans les cas où le malade a succombé avec des symptômes de congestion cérébrale, ils se dilatent, et, lorsqu'on coupe le cerveau par tranches, on peut, sur la coupe, voir sourdre en abondance des gouttelettes sanguines qui *sablent* sa substance. Dans le cervelet on observe encore la même disposition vasculaire, mais elle est beaucoup moins prononcée dans la protubérance annulaire, et surtout dans la moelle épinière, ce qui rend compte de la fréquence des hémorrhagies sponnées dans le cerveau et le cervelet, et de leur rareté dans la protubérance et la moelle.

Les nerfs sont moins riches en vaisseaux; cependant il en est quelques-uns, comme le sciatique, qui possèdent en propre une ou plusieurs artérioles volumineuses pénétrant leur tronc et y donnant naissance à un riche plexus, qui entoure les gaînes de chaque fibrille nerveuse. J'ai eu plusieurs fois l'occasion de constater le développement exagéré de ces réseaux vasculaires, notamment dans les cas où les cordons nerveux traversant des foyers purulents étaient atteints par l'inflammation. Cette névrite localisée explique les douleurs que ressentent les malades dans tout le trajet du nerf ainsi vascularisé.

J'ai déjà dit que les vaisseaux lymphatiques n'avaient pu être constatés d'une manière certaine dans le tissu nerveux, je n'y reviendrai pas. Quant au tissu cellulaire, il faut bien qu'il en existe dans l'encéphale, à moins qu'on n'admette qu'il s'en crée de toutes pièces, puisque dans les abcès du cerveau, dans les épanchements apoplectiques, il se forme une membrane kystique isolante, qui n'est autre que du tissu cellulaire condensé; mais il n'est pas possible, à l'état normal, de l'y démontrer directement.

On pourrait croire que le système nerveux, étant l'organe destiné à recueillir, transmettre et percevoir les phénomènes de la sensibilité, devrait lui-même être la partie sensible par excellence : il n'en est rien; certaines parties du système nerveux sont complétement insensibles, d'autres jouissent au contraire d'une extrême sensibilité. C'est là une vérité acquise à la science, et, comme elle exerce sur la médecine et la chirurgie une grande influence, je dois, d'une manière succincte, en faire ressortir les points principaux.

Depuis longtemps des chirurgiens (1) avaient observé avec étonnement que dans les plaies de tête, alors que les lobes cérébraux étaient mis à découvert, on pouvait les toucher, en retrancher même quelque partie sans que le malade parût s'en apercevoir, et cependant, chose singulière, Haller, qui par ses expériences sur la sensibilité des tissus a détruit tant d'erreurs, s'est ici complétement mépris; il a déclaré que le cerveau était *extrêmement sensible*. Mais tous les expérimentateurs qui l'ont suivi dans cette voie ont démontré que les lobes cérébraux étaient complétement insensibles aux blessures, aux déchirures, à l'ustion, etc.; à la condition toutefois de prendre la précaution, qui avait échappé à ce grand physiologiste, de ne point léser d'autres parties que les lobes cérébraux eux-mêmes. Faudrait-il de là conclure que les lésions de la substance blanche ou grise des lobes cérébraux ne déterminent jamais de douleur? Non sans doute, car l'observation journalière prouve que l'inflammation peut développer une très-vive sensibilité dans les parties qui en sont dépourvues à l'état normal. Mais il faut observer que les lobes cérébraux sont entourés d'autres parties nerveuses très-sensibles, sur lesquelles leurs maladies peuvent exercer des réactions directes ou sympathiques, et provoquer ainsi des douleurs qu'on rapporterait à tort au cerveau lui-même, si l'on n'était prévenu.

Les couches optiques, les corps striés, le cervelet, peuvent, comme le cerveau, être piqués, dilacérés, brûlés, sans que les animaux manifestent la moindre douleur.

Il n'en est pas de même de la protubérance annulaire, du bulbe rachidien, ou de la moelle épinière, qui offrent une vive sensibilité à leur partie postérieure, de même que les tubercules quadrijumeaux qui font pour ainsi dire suite aux faisceaux postérieurs ou corps restiformes sur lesquels ils reposent. Au contraire, les parties antérieures de ces différents centres nerveux restent, comme les lobes cérébraux, insensibles aux divers excitants.

(1) *Historia anatomica humani corporis et singularum ejus partium*, in-folio, p. 349. Paris, 1600, André Dulaurens.

Lorsqu'on stimule ces divers points sensibles que nous venons de passer en revue, on voit que l'animal est agité de secousses convulsives, d'où le nom de parties sensibles ou *excitables* qui leur a été donné ; tandis que l'on a nommé parties *non excitables* toutes celles qui sont insensibles, et nous venons de voir qu'elles sont de beaucoup les plus nombreuses.

Il semblerait résulter de ces données physiologiques, qui paraissent si clairement établies, si positives, qu'aux lésions traumatiques de telle ou telle partie de l'encéphale ou de la moelle, doivent se rattacher des symptômes de sensibilité ou d'excitabilité en rapport avec elles, symptômes qui pourraient guider le chirurgien et l'aider à remonter au diagnostic de la lésion. Malheureusement il n'en est rien, soit que rarement les affections morbides se bornent à une portion limitée du système nerveux, soit qu'elles déterminent, ainsi que je l'ai dit précédemment, des retentissements sur d'autres parties plus ou moins éloignées. Ainsi, pour n'en citer qu'un exemple, il n'est point rare de voir une déchirure superficielle des lobes cérébraux, résultat d'une percussion violente sur le crâne, donner lieu à un point douloureux fixe et permanent, et cependant nous venons de voir la dilacération de cette même pulpe cérébrale ne déterminer à l'état sain ni excitabilité, ni sensibilité.

Dans la portion périphérique du système nerveux, la sensibilité est généralement plus exquise que dans les masses centrales, mais ici encore il faut distinguer. Déjà Galien et Boerhaave avaient parlé vaguement de nerfs de mouvement et de sentiment, mais personne n'avait songé à tirer parti de cette idée émise sans preuves, et suggérée par la seule contemplation de la disposition anatomique des nerfs spinaux, lorsque Ch. Bell, d'après des expériences nombreuses et appuyées sur des faits pathologiques incontestables, vint nettement poser cette assertion : *Tous les nerfs sont ou sensitifs ou moteurs.* Toutefois, il faut le dire, telle qu'elle est exposée dans son *Traité des nerfs* et dans celui de Swan, son parent et son élève, la théorie était restée contestée et contestable, et c'est à M. Longet qu'on doit de l'avoir fait passer à l'état de vérité.

Je vais résumer rapideme t les expériences sur lesquelles elle est appuyée. Si sur des chiens, des lapins, ou tout autre animal déjà haut placé dans l'échelle, on coupe les racines spinales postérieures avant leur réunion aux racines antérieures, on paralyse la sensibilité dans toutes les parties où se rendent leurs filets, tandis que, si l'on se borne à couper les antérieures, on n'anéantit que la motilité.

Si, après cette section, on applique sur le bout périphérique des racines postérieures les deux extrémités d'une pile voltaïque, on n'obtient aucun résultat ; tandis que la même expérience, faite sur la même extrémité des racines antérieures, détermine de violentes secousses convulsives. De même, si l'on irrite l'extrémité adhérente à la moelle des racines postérieures, l'anima manifeste de la douleur et s'agite violemment, tandis qu'il reste insensible à l'excitation de la racine antérieure.

Ainsi se trouvent démontrées ces deux propositions importantes : 1° La sensibilité se propage par les racines postérieures, qui sont sensibles, et la motilité par les racines antérieures, qui sont insensibles. 2° Le principe de la sensibilité marche de la périphérie du système nerveux aux centres, et le principe de la motilité des centres à la périphérie.

Interrogés de la même manière, mais tout à fait à leur origine et avant leur sortie du crâne, les nerfs dits crâniens ont donné des résultats identiques ; toutefois il faut en excepter le facial, le moteur tympanique et le masticateur, sur les racines desquels il a été impossible d'agir séparément. Mais l'analogie, corroborée d'ailleurs par les faits pathologiques, doit faire *supposer* qu'ils ne font pas exception.

On peut donc aujourd'hui établir comme fait acquis à la science, que tous les nerfs, tant crâniens que rachidiens, sont à leur origine primitivement moteurs ou sensitifs, et que ce n'est que plus tard, alors qu'ils ont communiqué par l'intermédiaire des anastomoses, ou mélangé leurs fibres primitives, qu'ils deviennent tout à la fois conducteurs de la sensibilité et du mouvement. Or, comme pour les nerfs spinaux, ce mélange s'effectue à leur sortie du rachis, au moment même où ils traversent les trous de conjugaison, et que pour les nerfs crâniens, il a lieu tantôt dans la cavité encéphalique, le plus souvent immédiatement au sortir des canaux qui leur livrent passage, il s'ensuit que, si l'on expérimente sur les cordons en dehors du crâne ou du rachis, c'est-à-dire au-dessous des anastomoses, on les trouve toujours sensibles et moteurs. C'est faute d'avoir fait cette distinction bien simple, mais capitale, qu'on a si longtemps discuté sans s'entendre.

On comprend d'ailleurs que tous les nerfs ne puissent posséder la sensibilité et la motilité au même degré, et qu'elles varient selon les proportions dans lesquelles se fait le mélange des fibres primitives. Les nerfs spinaux, par exemple, constitués par la fusion en un seul tronc de la totalité des racines antérieures et postérieures, et, d'autre part, communiquant tous entre eux au sortir du canal rachidien, par des arcades anastomotiques ou des plexus, donnent naissance à des branches qui sont autant sensitives que motrices ; tandis que les nerfs crâniens, qui ne s'envoient réciproquement que des filets anastomotiques, souvent assez exigus, restent toujours plus exclusivement ou moteurs ou sensitifs. C'est ainsi que le nerf facial et le grand hypoglosse, par exemple, demeurent toujours plus particulièrement moteurs, malgré la sensibilité dont ils font preuve lorsqu'on les irrite, sensibilité qu'ils doivent, le premier aux filets de la cinquième paire, le deuxième à ceux de la dixième paire et des deux premières paires cervicales ; tandis que la cinquième paire, malgré les quelques fibres motrices qui se joignent au maxillaire inférieur, reste presque exclusivement affectée à la sensibilité.

Ce serait donc une grave erreur que de déclarer, ainsi que l'ont fait quelques physiologistes qui avaient mal saisi la théorie de Ch. Bell, que parmi les nerfs crâniens, *alors qu'ils sont sortis du crâne*, il en est d'exclusivement moteurs et insensibles, ou d'exclusivement sensitifs et nullement moteurs ; mais il serait non moins inexact de dire qu'ils sont aussi mixtes que les nerfs rachidiens. La vérité est entre ces deux extrêmes, c'est-à-dire qu'à leur origine aux centres nerveux, ils sont exclusivement composés de racines motrices ou sensitives, mais dès qu'ils sont sortis de la cavité crânienne, ils deviennent mixtes comme les nerfs rachidiens, avec cette différence toutefois, qu'ils conservent toujours un caractère plus particulièrement moteur ou sensitif.

Il faudrait donc, pour se faire une juste idée des nerfs crâniens, apporter quelques légères modifications à la classification fondée uniquement sur les propriétés de ces nerfs, *pris à leur origine*, et la mettre plus en rapport avec ce que l'on observe après leur fusion et leurs anastomoses.

On pourrait les classer ainsi : 1° Nerfs affectés à une sensibilité spéciale, ne répondant qu'à leurs excitants naturels, *olfactif, optique, auditif ;* 2° nerfs plus spécialement affectés aux mouvements, et ne possédant de fibres sensitives que ce qui est nécessaire à la sensibilité des muscles auxquels ils sont destinés, *moteur oculaire*

commun, *pathétique*, *moteur oculaire externe*, *facial*, *spinal* et *grand hypoglosse*;
3° enfin, nerfs plus sensitifs que moteurs, ne recevant qu'accessoirement des fibres
motrices, dont elles facilitent la distribution dans les organes, *cinquième* paire ou
trifacial, *glosso-pharyngien*, *pneumogastrique*, parmi lesquels la cinquième paire
doit être regardée dans deux de ses branches au moins, l'ophthalmique et la maxillaire
supérieure, comme exclusivement sensitive.

Cette classification, fondée sur les propriétés des nerfs crâniens, tels que nous les
observons fonctionnant dans nos organes, et non point tels que la physiologie nous les
montre d'une manière abstraite, me paraît plus médicale, et je crois qu'il y aurait de
graves inconvénients, au point de vue pratique, à les assimiler trop complétement
aux nerfs rachidiens. Voyons maintenant les conséquences qui ressortent des différences qui existent entre ces deux ordres de nerfs, sous le rapport de leur mélange
inégal de fibres sensitives et motrices.

Il est très-fréquent de voir à la face des paralysies localisées et qui portent presque
exclusivement ou sur la motilité ou sur la sensibilité; rien n'est plus rare, au contraire, dans les autres régions du corps, aux membres, au tronc, par exemple. D'où
vient cette différence? De ce que les causes de paralysies locales, quand elles sévissent
sur les nerfs crâniens, soit à leur sortie du crâne, soit même sur leur trajet, n'atteignent jamais qu'un nombre très-limité de fibres ou motrices ou sensitives, tandis que,
sur les nerfs rachidiens, elles agissent simultanément sur un nombre à peu près
égal de filaments destinés à la motilité et à la sensibilité. Supposons, par exemple,
une tumeur siégeant à la base du crâne et comprimant le nerf hypoglosse à sa sortie
du trou condylien antérieur (les annales de la science offrent plusieurs exemples de
ce genre de lésion), tous les muscles dans lesquels se rendent ses filets, et particulièrement ceux de la langue, seront paralysés, mais la sensibilité de cet organe n'en
persistera pas moins, parce que les nerfs qui y président et qui viennent d'autres
sources échappent à la compression. Qu'une pareille affection se développe, au contraire, au niveau des trous de conjugaison qui donnent passage aux racines du plexus
brachial, ainsi que j'ai eu occasion de l'observer récemment, et l'on verra non-seulement la motilité disparaître dans tous les muscles du membre thoracique correspondant, mais encore la sensibilité.

Pour produire dans les membres ou dans le tronc une paralysie bornée soit à la
sensibilité, soit au mouvement, il faudrait que la lésion portât soit sur les racines
avant leur fusion en un seul tronc, soit sur les faisceaux de la moelle épinière eux-
mêmes ou leur prolongement dans l'encéphale. D'où il me semble logique de tirer
cette conclusion, que toutes les fois que l'on observe dans les membres ou le tronc une
paralysie bornée au sentiment ou au mouvement, ce qui est d'ailleurs très-rare, la
cause n'en peut être ailleurs que dans la cavité encéphalo-rachidienne, tandis que
dans les organes animés par les nerfs crâniens, elle peut aussi bien siéger sur le trajet
de ces nerfs hors du crâne que dans l'encéphale. C'est faute de connaître cette distinction, que l'on a vu des médecins fort distingués d'ailleurs, mais qui ne se tenaient
pas au courant de la science, déclarer, en voyant un malade atteint d'une paralysie
faciale, qu'elle était le résultat d'une hémorrhagie cérébrale, alors que tous les symptômes portaient à l'attribuer à une cause locale, à la compression du nerf facial, par
exemple, dans le canal de Fallope.

C'est encore à ce mélange tardif et inégal de fibres sensitives et motrices dans les
nerfs crâniens, comparés aux nerfs rachidiens, qu'il faut attribuer les différences

qu'ils présentent dans les cas de blessures, d'inflammation et de névralgie, et il est indispensable que le médecin se pénètre des notions physiologiques qui précèdent, s'il ne veut pas commettre de graves erreurs.

Les expériences sur les animaux ayant démontré que l'excitation portée sur les racines des nerfs affectés aux mouvements ne détermine aucune douleur, tandis que l'irritation des racines chargées de porter aux centres nerveux les impressions sensitives entraîne des secousses convulsives et paraît causer d'atroces souffrances, il était naturel de supposer que les douleurs si vives que l'on observe à la suite des lésions nerveuses devaient avoir leur siége exclusif dans les fibres destinées à la propagation de la sensibilité et nullement dans les fibres motrices ; c'est en effet ce que l'expérience a confirmé. C'est ainsi que l'on voit la compression de nerfs presque exclusivement moteurs, comme l'hypoglosse, ne déterminer aucune douleur, et la déchirure du nerf facial dans les fractures du rocher n'entraîner qu'une paralysie sans souffrance des muscles de la face, tandis que toute tumeur située sur le trajet, ou développée dans l'épaisseur d'un nerf plus particulièrement sensitif, comme la cinquième paire, ou sensitivo-moteur, comme le sciatique, annonce sa présence par de très-violentes douleurs.

Il n'y a pas bien longtemps que l'on plaçait le siége des névralgies dans tous les nerfs indifféremment, et aujourd'hui encore beaucoup de médecins pensent que les nerfs moteurs peuvent, comme les nerfs sensitifs, être atteints de cette maladie, se fondant uniquement sur ce que l'on observe des douleurs névralgiques qui suivent le trajet de nerfs essentiellement moteurs, comme le facial par exemple. Or c'est là une erreur manifeste et qui a trouvé son origine dans l'ignorance où l'on était naguère de certaines dispositions anatomiques et de leurs conséquences physiologiques. Tous les nerfs moteurs, en effet, reçoivent, ainsi que nous l'avons vu précédemment, un certain nombre de filets provenant de nerfs sensitifs, et le facial, en particulier, s'adjoint en plusieurs points de son trajet un certain nombre de rameaux de la cinquième paire. Or, les expériences des physiologistes modernes ont prouvé sans réplique que le facial ne devenait sensible qu'à partir du point où il recevait les premières anastomoses du trifacial, et pour compléter la démonstration, je rappellerai que M. Longet, après la section de la cinquième paire dans le crâne, c'est-à-dire au-dessus des filets qu'il envoie au facial, a trouvé constamment toutes les branches de ce dernier nerf totalement privées de sensibilité.

Si donc on voit quelquefois les douleurs névralgiques s'irradier suivant le trajet des nerfs moteurs, comme il est impossible d'admettre qu'elles siégent dans les fibres motrices, que nous savons être dépourvues de toute sensibilité, on est forcément amené à conclure qu'elles résident dans les fibres sensitives qui les accompagnent. C'est là une vérité exposée avec une grande force de logique par P. H. Bérard (1), et, dans le chapitre spécial que je consacre plus loin aux nerfs de la face, je reproduis ses principaux arguments.

Ces considérations, applicables d'ailleurs à tous les nerfs moteurs crâniens, permettent de tirer cette conclusion pratique, que, pour guérir une névralgie qui s'irradie selon la direction connue des rameaux d'un nerf moteur, ce n'est point la section de ce nerf qu'il faut pratiquer, mais bien celle des racines sensitives qui s'y adjoignent et dans lesquelles réside le principe du mal. Que si, passant outre et sans

(1) Voyez *Dictionnaire* en 30 vol., art. PARALYSIE FACIALE.

tenir compte des notions précédemment exposées, on coupait le tronc moteur, il en résulterait une paralysie des muscles qu'il anime, sans amélioration de la névralgie, le siége de la douleur se trouvant, dans l'immense majorité des cas, quelque part sur les fibres sensitives bien au delà du point où elles s'anastomosent avec les fibres motrices. Le seul cas peut-être dans lequel la section du nerf moteur lui-même pourrait être indiquée, serait celui dans lequel les douleurs siégeraient sur les extrémités terminales des fibres sensitives, anastomosées avec les fibres motrices, et encore faut-il bien noter que le sacrifice de ces dernières étant complétement inutile au but que l'on se propose, on n'agirait ainsi que pour simplifier le procédé opératoire. Règle générale, il est donc plus rationnel, si toutefois la chose est possible, de couper seulement le nerf sensitif avant ses anastomoses, car on conserve ainsi intactes les fibres motrices qui sont complétement étrangères.

Quant aux nerfs spinaux qui, dès leur origine, sont autant sensitifs que moteurs, il est irrationnel, à moins de cas particulier, d'en pratiquer la section lorsqu'ils sont atteints de névralgie, car en coupant le tronc nerveux on paralyse tous les muscles qu'animent ses filets moteurs, sans avoir la certitude, pour compenser cette paralysie, de guérir la douleur, dont la cause peut siéger au-dessus de la section.

Il suit de là que la névrotomie n'étant applicable ni aux nerfs spinaux, ni aux nerfs moteurs crâniens, le cercle de cette opération se trouverait déjà restreint aux seuls nerfs sensitifs crâniens, c'est-à-dire à la cinquième paire, aux nerfs glosso-pharyngien et pneumogastrique. Mais le glosso-pharyngien étant trop profondément situé pour qu'on puisse l'atteindre et le pneumogastrique présidant à des fonctions beaucoup trop importantes à la vie pour qu'on puisse songer à les supprimer, il résulte, en dernière analyse, que la névrotomie demeure jusqu'à présent et restera, selon toute probabilité, réservée aux seules ramifications de la cinquième paire, qui sont d'ailleurs, sans contredit, le siége du plus grand nombre de névralgies.

Quant aux trois nerfs, olfactif, optique et auditif, ils ne sont sensibles qu'à leurs excitants spéciaux, et les stimulants ordinaires ne révèlent chez eux aucun signe de sensibilité générale; aussi sont-ils exempts de névralgie. Toutefois on observe que si leur irritation ne détermine aucune douleur, elle provoque cependant une impression toute particulière, et donne naissance à la sensation même qu'ils sont chargés de transmettre au cerveau : c'est ainsi que l'on a vu des malades auxquels on pratiquait l'extirpation de l'œil, dire qu'ils *avaient vu mille chandelles* au moment où le chirurgien coupait le nerf optique. L'inflammation paraît d'ailleurs produire le même résultat, et dans l'otite interne, alors que les extrémités du nerf auditif sont le siége d'une violente irritation, le malade croit entendre des bourdonnements, quelquefois même des sons de cloche qui l'incommodent jour et nuit.

Reste le grand sympathique. Quelles sont ses propriétés? Est-il moteur, est-il sensitif? Possède-t-il réellement ces fibres grises, dont les ganglions seraient les générateurs? Quel serait leur rôle? Ce sont là autant de questions dont l'importance ne saurait être méconnue, mais dont quelques-unes seulement sont susceptibles de solution dans l'état actuel de la science.

Le mode d'origine même du grand sympathique aurait pu déjà faire présumer ses propriétés sensitivo-motrices, puisqu'il ne reçoit de racines que des nerfs mixtes cérébro-rachidiens, mais c'est aux expériences directes que l'on doit d'avoir complété la démonstration. Müller, irritant sur des lapins le ganglion semi-lunaire avec la potasse caustique, a vu l'intestin, longtemps après il est vrai, se contracter faiblement et l'animal témoigner de la douleur; M. Longet, qui a répété ces expériences sur des chiens, est arrivé aux mêmes résultats, il a même vu que les rameaux qui en partent sont *parfois* excitables par l'électricité. Nul doute donc que le grand sympathique n'appartienne à la classe des nerfs mixtes, seulement la sensibilité comme la motilité y sont fort obscures, et paraissent ne s'y propager qu'avec lenteur et difficulté, phénomène sur lequel j'attire l'attention du lecteur, parce qu'il me servira à expliquer les différences qu'il présente avec les autres nerfs, dans sa manière de ressentir l'effet des inhalations anesthésiques.

Quant au rôle des fibres grises et des ganglions, j'ai dit précédemment qu'il était purement hypothétique, ce qui me dispense d'y insister.

Nous avons vu le principe de la sensibilité marcher de la périphérie au centre, et celui de la motilité du centre à la périphérie; il faut nous arrêter un instant sur ces deux propositions, qui méritent, au point de vue pratique, de fixer l'attention.

Les agents de cette double transmission sont les tubes nerveux primitifs : dès qu'ils sont divisés, elle est suspendue. Il n'est même pas indispensable que cette division ait lieu, il suffit d'une ligature appliquée sur le tronc nerveux, d'une contusion ou même d'une simple distension qui détruit ou modifie momentanément cet élément anatomique, pour arrêter l'influx nerveux. C'est même là un des meilleurs arguments que l'on puisse faire valoir, pour démontrer qu'il n'y a aucune identité entre les fluides nerveux et électrique, puisqu'il suffit à ce dernier de la continuité du névrilème pour se propager, et qu'en conséquence l'électricité, comme moyen thérapeutique, ne joue que le rôle d'excitant, ne pouvant que suppléer momentanément et dans une certaine mesure le fluide nerveux, et en aucun cas se substituer à lui. D'où l'on peut déduire ce premier corollaire, à savoir, que toute altération dans la continuité d'un nerf mixte, moteur ou sensitif, interrompt l'action nerveuse dans toute la portion située au-dessous, et que l'on peut alors irriter les extrémités périphériques des nerfs sensibles, sans que l'animal témoigne de douleurs, de même que c'est en vain qu'il essayera de mouvoir les muscles qu'animaient les nerfs moteurs.

Voici une autre conséquence de cette marche centripète de la sensibilité et centrifuge de la motilité. Après la section complète en travers d'un nerf mixte, l'un de ces bouts tient encore au système nerveux et renferme des fibres motrices et sensitives : les premières étant insensibles et n'étant traversées d'ailleurs que par un courant qui va du centre à la périphérie, ne révèlent plus leur existence à l'individu par aucun signe, mais il n'en est pas de même des secondes, représentant la somme des fibres primitives qui se rendaient à chacun des points sensibles. Celles-ci sont parcourues par le courant qui va de la périphérie au centre, et il suffit qu'elles soient irritées d'une façon quelconque pour éveiller dans le cerveau les mêmes sensations que si l'on eût excité leurs extrémités périphériques, de telle sorte que le malade rapporte alors la douleur à ces extrémités mêmes, comme si elles étaient encore reliées aux centres nerveux, et non à l'endroit où agit la cause irritante. Il n'est donc pas exact de dire, avec M. Malgaigne, que *la douleur perçue par le cerveau, lorsqu'on touche un nerf sensitif, est rapportée au lieu de la lésion* (1). Que l'on veuille bien réfléchir à ce qui se passe chez les amputés : c'est dans les doigts ou les orteils qu'ils croient souffrir, alors qu'en réalité l'irritation siége dans l'extrémité des nerfs du moignon; de même que dans les piqûres, les déchirures, les contusions des nerfs, les

_____
(1) *Anatomie chirurgicale*, t. I, p. 272.

malades rapportent la douleur non à l'endroit où le nerf a été blessé, mais aux parties dans lesquelles se distribuent ses fibres terminales.

Je conclurai donc, contrairement à M. Malgaigne, que, *dans les lésions d'un nerf sensitif, quel que soit le point lésé, le malade rapporte la douleur aux expansions périphériques de ce nerf.* Ainsi s'expliquent les insuccès fréquents qui suivent les névrotomies, puisqu'on agit le plus souvent dans l'ignorance du point où siége le mal ; il faudrait, avant de faire la section, être certain de tomber au-dessus de la lésion, car si l'on reste au-dessous, malgré la paralysie du sentiment qui suivra l'interruption de toutes les branches nerveuses séparées du tronc, la maladie n'en persistera pas moins avec ses irradiations douloureuses, comme si l'on n'eût pratiqué aucune opération.

En ce moment même (1865), je donne des soins à une dame âgée de soixante-quatorze ans, à laquelle on a réséqué, il y a plus de deux ans, le nerf sciatique à la partie supérieure de la cuisse pour une névralgie survenue à la suite d'un zona développé à la jambe. Depuis cette époque, elle n'a pas cessé de souffrir autant au moins qu'avant l'opération, et elle rapporte ses douleurs tantôt aux orteils, tantôt au dos du pied, d'autres fois au talon et à la jambe. Elle n'a donc retiré de l'opération aucun bénéfice ; loin de là, elle est restée complètement paralysée du mouvement et sans espoir de retour, puisque le nerf a été réséqué dans l'étendue de plusieurs centimètres, et les bouts renversés pour éviter toute cicatrice nerveuse entre eux. J'ai rapporté cette curieuse observation lors d'une discussion qui eut lieu à la Société de chirurgie sur les névrotomies (1).

Ce sont là, j'ai à peine besoin de le rappeler, des conséquences de cette disposition anatomique signalée précédemment, que les fibres primitives des nerfs se continuent sans interruption de la périphérie aux centres nerveux.

La sensibilité s'épuise lorsque l'irritation à laquelle sont soumis les nerfs se prolonge trop longtemps : il semble que la source du fluide nerveux se tarit par excès de douleur, à ce point qu'on a vu des individus succomber pendant une opération. C'est là ce que Dupuytren appelait une *hémorrhagie de sensibilité,* expression heureuse et pittoresque, et qu'il faut conserver, quoiqu'elle manque d'exactitude, parce qu'elle peint bien le phénomène auquel ce grand chirurgien a voulu faire allusion.

Lorsque l'irritation nerveuse n'est pas portée jusqu'au point de déterminer la mort, elle se renouvelle et même assez promptement ; ainsi Bichat, dans ses expériences, a constaté que si l'on irritait le pneumogastrique d'une manière continue, au bout d'un certain temps l'animal épuisé ne donnait plus aucun signe de sensibilité, mais qu'elle reparaissait aussi vive après quelque temps de repos.

Il est donc d'une haute importance de ménager la sensibilité pendant les opérations, et sous ce rapport on doit convenir que la découverte des agents anesthésiques a rendu un immense service ; tous les chirurgiens savent que les phénomènes nerveux, consécutifs aux grandes mutilations, sont bien moins fréquents depuis son introduction dans la pratique.

Un phénomène remarquable, et qui peut-être n'est qu'une conséquence de cette facilité avec laquelle s'épuise et se renouvelle l'influx nerveux, c'est l'intermittence dans la douleur, symptôme caractéristique des névralgies, que l'on retrouve souvent, même dans les lésions traumatiques des nerfs. J'ai donné des soins à un jeune

(1) Voy. *Bulletins de la Société de chirurgie*, 1864, 2ᵉ série, t. V, p. 305.

homme de dix-sept ans, qui avait reçu dans la région iliaque gauche un coup de feu qui avait traversé le bassin de part en part; la balle, entrée près de l'épine iliaque antérieure qu'elle avait fracturée, était sortie par la fesse près de la ligne médiane. Ce malheureux vécut huit jours, et malgré les opiacés employés à très-haute dose, malgré les embrocations d'huile chloroformées et des potions qui contenaient des doses élevées de cette substance, il était pris, trois ou quatre fois en vingt-quatre heures, de douleurs atroces qui s'irradiaient dans la cuisse et revenaient par crises qui duraient de vingt à vingt-cinq minutes; j'avais diagnostiqué une lésion du nerf crural. A l'autopsie ,nous trouvâmes qu'en effet ce tronc nerveux avait été déchiré, atteint, non par la balle, ainsi que je l'avais cru d'abord, mais par une esquille détachée de l'os iliaque, et qui était restée implantée dans le névrilème : il semblait que, comme dans l'expérience de Bichat précédemment citée, les organes centraux fussent incapables de produire une quantité d'influx nerveux suffisante pour fournir d'une manière constante à l'irritation déterminée par la présence du corps étranger.

Les nerfs sont-ils susceptibles de cicatrisation? comment se produit-elle? Les principes de la sensibilité et de la motilité peuvent-ils traverser les cicatrices?

Lorsqu'un nerf a été coupé, les deux bouts, au lieu de se rétracter comme le font les extrémités d'une artère, s'éloignent à peine l'un de l'autre. Le bout supérieur s'enflamme plus que l'inférieur, de la lymphe plastique s'épanche entre eux, et bientôt, comme pour les tendons, il se forme une cicatrice intermédiaire qui les réunit. Mais cette cicatrice reste toujours, quelle que soit l'époque à laquelle on l'examine, plus mince et plus rétrécie que le reste du nerf, et elle paraît d'autant plus étranglée que les extrémités divisées se renflent et s'arrondissent, celle surtout qui correspond aux centres nerveux. Puis six semaines ou deux mois après le rétablissement de la continuité du nerf, les parties auxquelles il se distribuait, et qui toutes avaient été frappées de paralysie, recouvrent le mouvement et la sensibilité, mais pas au même degré que précédemment.

Ce retour imprévu de l'influx nerveux a dû faire rechercher aux premiers observateurs qui en furent témoins, si le tissu nerveux s'était réellement régénéré ou si la cicatrice était purement fibreuse. Meyer, dès 1796, démontra, en traitant cette cicatrice par l'acide nitrique, qu'il existait au milieu du tissu fibreux cicatriciel de véritables fibres de tissu nerveux; Swan a même fait représenter dans ses planches deux de ces filets. De leur côté, Gruikshank, Haighton, Fontana, soutinrent la régénération du tissu nerveux, mais Reil, Sœmmering et Breschet se déclarèrent partisans de l'opinion contraire; en sorte que la question restait indécise, lorsque Tiedemann (1) reconnut positivement au microscope, dans la cicatrice, l'existence des fibres nerveuses, fait que les travaux de Steinrueck (2), de MM. Brown-Séquard et Follin (3) ont achevé de mettre hors de toute contestation. La présence des tubes nerveux primitifs dans les cicatrices nerveuses peut donc être aujourd'hui considérée comme une vérité acquise, et il est établi de plus que le rétablissement des fonctions coïncide avec cette régénération, ce qui vient à l'appui de l'opinion précédemment émise, que la transmission de l'influx nerveux ne peut avoir lieu que par l'intermédiaire des fibres primitives, et non par le névrilème.

Toutefois, si ce phénomène de physiologie pathologique n'a rien qui doive nous

(1) *Note sur la régénération des nerfs* (Journal hebdomadaire. année 1832, t. VI, p. 289)
(2) *Thesis de nervorum regeneratione*, 1838. Berolini, avec planches.
(3) Communication verbale.

étonner, puisque dans le tissu osseux, le cal, qui n'est autre qu'un os nouveau, nous fournit l'exemple d'une régénération analogue, il faut avouer cependant qu'il est difficile de comprendre comment l'innervation peut ainsi s'effectuer avec netteté et sans confusion, par des tubes nerveux aussi rares que ceux qu'on a rencontrés jusqu'ici dans les cicatrices, et surtout aussi loin d'être en rapport de nombre avec les fibres primitives que renferment les deux portions du nerf qu'elles réunissent. Des pathologistes, il est vrai, ont supposé que le retour du mouvement et du sentiment se faisait par les anastomoses, et M. Heurteloup, qui a plus particulièrement soutenu cette opinion (1), a rapporté quelques observations dans lesquelles la perte de substance du nerf aurait été, selon lui, trop considérable pour que l'on pût mettre le retour de la sensibilité et du mouvement sur le compte d'une autre cause que celle qu'il indique. Mais une expérience, qui aura sans doute échappé à M. Heurteloup, suffit à renverser cette opinion : Haighton coupe sur un chien le pneumogastrique droit, et l'animal se rétablit parfaitement; quelque temps après il coupe celui du côté gauche, et l'animal continue à vivre; attendant alors que la cicatrisation soit tout à fait achevée et l'animal complétement rétabli, il pratique simultanément la section des deux nerfs, et le chien succombe. N'est-il pas évident que si l'influx nerveux s'était rétabli par les anastomoses, l'animal aurait dû continuer à vivre !

Il suit de là que les nerfs comme les os peuvent se cicatriser, que dans la cicatrice le tissu nerveux comme le tissu osseux se régénèrent, et qu'enfin ces tissus de nouvelle formation possèdent les mêmes propriétés que les tissus primitifs.

Chose singulière, non-seulement les nerfs se cicatrisent, mais ils ont, alors même qu'on leur fait subir une perte de substance très-considérable, une telle tendance à se réunir, que la plupart des névrotomies tentées dans le but de remédier aux névralgies échouent, et que la douleur reparaît en même temps que se rétablit la sensibilité. Auguste Bérard, dans un cas, excise quatre lignes du nerf sous-orbitaire, et la malade reste guérie pendant huit mois, preuve évidente que la section avait bien été faite au-dessus du point altéré; cependant, après ce long temps écoulé, la névralgie reparaît. Les faits semblables abondent dans la science, et c'est pour s'opposer à cette sorte d'attraction, qui tend à rapprocher les extrémités divisées d'un nerf, que deux chirurgiens militaires du plus grand mérite, M. J. Roux, professeur à Toulon, et M. Beau, son élève (2), ont récemment proposé des méthodes opératoires, dont l'efficacité ne serait pas douteuse si l'on était sûr, ainsi que je l'ai dit précédemment, d'opérer la destruction du nerf au-dessus du point malade.

Enfin, et comme dernière preuve de cette tendance à la réunion qui s'exerce, même à distance, sur les extrémités nerveuses séparées, il faut citer les observations de Larrey qui a vu, dans les moignons d'amputés, des nerfs différents d'origine se rejoindre et se souder de manière à former une anse nerveuse : c'est ainsi qu'il a constaté sur un moignon de l'avant-bras, que les nerfs médian et cutané s'étaient réunis bout à bout (3). J'ai eu plusieurs fois l'occasion de disséquer des moignons anciens pendant mon prosectorat, et il m'a été donné, dans un cas, de vérifier le fait annoncé par Larrey. C'était sur un individu qui avait été longtemps auparavant

_____

(1) *Mémoires et observations sur la non-régénération des nerfs* (*Journal des connaissances médico-chirurgicales*, 1835, p. 144).

(2) Voyez l'*Union médicale*, année 1852, numéro du 26 octobre, année 1853, numéro du 7 avril.

(3) Malgaigne, *Anatomie chirurgicale*, t. I, p. 273.

amputé de la cuisse : le nerf sciatique était uni à une grosse branche du nerf crural, par une bande cicatricielle qui avait bien 3 centimètres de longueur; je regrette bien vivement de n'avoir point songé à examiner cette cicatrice soit à l'aide de l'acide nitrique, soit au microscope. Mais je dois dire qu'à la simple inspection, elle ne me parut contenir aucune fibre nerveuse.

Ce serait là cependant un point important à constater; car si l'on trouvait des tubes nerveux dans ces cicatrices entre nerfs d'origine différente, *peut-être* ne faudrait-il pas désespérer de pouvoir, en rattachant le bout supérieur d'un nerf quelconque au bout inférieur d'un nerf paralysé par une lésion locale située plus haut, faire passer de l'un à l'autre l'influx nerveux, ainsi que l'ont proposé formellement MM. Flourens et Malgaigne. J'ai dit *peut-être*, car j'ai pour principe qu'il ne faut jamais rejeter, avant de l'avoir expérimentée, une chose qui peut d'abord paraître peu rationnelle, et il faut bien avouer que celle-ci est de ce nombre.

Les nerfs, en effet, ainsi que le fait remarquer M. Cruveilhier, ne sont pas *homogènes*, et ce n'est pas seulement par les organes auxquels ils se rendent qu'ils se différencient. Ils sont au contraire *spécialisés*, si je puis ainsi dire, et toute fibre nerveuse est continue, depuis son origine aux centres nerveux jusqu'à sa terminaison. Enfin, les unes, destinées à transmettre le mouvement, sont traversées par un courant qui marche du centre à la périphérie, et les autres par le principe du sentiment, qui va de la périphérie au centre. La théorie indique donc qu'il serait au moins inutile d'essayer de souder un nerf cutané, par exemple, destiné à la sensibilité, à un nerf mixte ou musculaire ; mais je vais plus loin, et je dis que dans le cas même où l'on réussirait à réunir deux nerfs homologues, on n'aurait pas encore rendu un grand service au malade, car tout porte à croire qu'on ne pourrait détourner utilement sur le nerf radial, par exemple, qui anime des extenseurs, une partie de l'influx nerveux que le nerf médian transmet aux muscles fléchisseurs. Il semble que ce qui pourrait en résulter de plus clair, ce serait la contraction simultanée de ces deux ordres de muscles, d'où naîtrait leur neutralisation réciproque. Mais c'est là, je le répète, une question que le raisonnement seul est impuissant à trancher et que l'expérience doit décider en dernier ressort.

La ligature d'un nerf produit les mêmes effets que sa section, c'est-à-dire que lorsqu'elle est assez serrée pour désorganiser les tubes primitifs, elle arrête la transmission de l'action nerveuse, qui ne tarde point toutefois à se rétablir, dès que le fil a coupé le névrilème. Cette ligature, que le chirurgien ne fait jamais volontairement, constitue une complication sérieuse des opérations et peut faire naître des accidents graves, soit à cause des douleurs atroces qu'elle provoque, quand elle n'est pas serrée au point de couper instantanément les fibres nerveuses, soit à cause de la perturbation qui en résulte dans les fonctions auxquelles préside le nerf lésé. Il ne paraît pas cependant que ces éventualités aient beaucoup effrayé certains esprits aventureux, qui ont sérieusement proposé de substituer à la méthode ordinaire de ligature des artères la méthode dite sous-cutanée, dans laquelle on englobe presque forcément non-seulement la veine, mais encore le nerf.

Il ne faudrait pas croire que la douleur est en raison du volume et de l'importance du nerf blessé ; loin de là, il semblerait que la souffrance est d'autant plus vive que l'irritation porte sur des extrémités nerveuses plus imperceptibles. Comparez les atroces douleurs auxquelles donnent lieu les fissures, les gerçures au sein et à l'anus, avec celles que détermine la section d'un gros tronc nerveux, comme le sciatique,

ou le crural dans une amputation. Y a-t-il quelque chose au monde de plus douloureux que le renversement d'un ongle, ou le brusque contact d'un corps étranger sur
la pulpe dentaire mise à nu dans une dent cariée? Quoi de plus pénible que l'attouchement de la cornée par le nitrate d'argent ou même un fétu de paille, et cependant
la présence de filets nerveux dans cet organe est encore un point contesté? C'est là
un sujet digne d'exercer les méditations des physiologistes et des médecins, surtout
quand on songe à l'insensibilité presque absolue des centres nerveux, et particulièrement du cerveau. Toujours est-il, et c'est la seule induction pratique que je veuille
pour le moment tirer de cette remarque, que les accidents les plus graves, le tétanos,
les convulsions, par exemple, sont plus fréquemment la suite de lésions des expansions périphériques des nerfs du pied et de la main, que de blessures des troncs
principaux.

Parmi les nombreux agents qui exercent sur le système nerveux une influence
marquée, il en est deux surtout qui doivent fixer l'attention du médecin, le *fluide
électrique* et les *anesthésiques*, dont l'emploi, devenu journalier dans la pratique,
mérite d'être étudié avec le plus grand soin ; le premier stimule la puissance nerveuse, et les seconds en suspendent l'action.

Laissant aux physiologistes le soin de démontrer que l'électricité n'a, dans ses manifestations, qu'une analogie fort éloignée avec la force nerveuse, je me contenterai
d'insister sur ce seul point, que, de tous les stimulants, il est incontestablement,
sinon le plus énergique, du moins le mieux approprié pour réveiller son excitabilité,
puisqu'il la met en jeu alors que tous les autres n'ont déjà plus aucune action sur
elle. C'est ce que démontre l'expérience suivante : Si l'on coupe sur un chien le nerf
facial et que l'on excite immédiatement le bout périphérique, on voit tous les muscles
de la face entrer en contraction convulsive, quel que soit d'ailleurs l'irritant physique
ou chimique auquel on a recours ; mais quelques heures suffisent pour épuiser son
excitabilité, et alors l'électricité seule parvient à la réveiller, privilège qu'elle conserve
et qu'elle ne perd qu'après quatre jours révolus.

Chez l'homme, dans les cas de paralysie complète du mouvement et du sentiment
dont la cause remontait à une époque déjà fort éloignée, on est parvenu par l'électricité à réveiller l'action nerveuse alors que tous les autres moyens avaient successivement échoué. J'ai dit précédemment, en faisant l'histoire du système musculaire,
quels avantages M. Duchenne et moi-même avions retirés de l'application prolongée
de ce stimulant énergique, employé dans le but de ne point laisser périr dans les
muscles la contractilité spontanée ou irritabilité musculaire. Dans une certaine
mesure, le fluide électrique peut alors momentanément *suppléer* le fluide nerveux.

C'est surtout dans les paralysies traumatiques qui résultent de la division des
conducteurs nerveux, que l'excitation électrique rend des services signalés, et ne
peut être remplacée par aucune autre ; elle seule peut dans les cas rebelles ramener
à travers la cicatrice le fluide nerveux dans le bout inférieur. Mais pour l'employer
avec chance de succès, il importe de ne pas oublier qu'elle n'agit que comme stimulant, que l'irritation qu'elle détermine est parfois très-vive, et que, si la cicatrice
nerveuse n'était pas complète et pourvue de tubes nerveux pouvant permettre le
retour des fluides moteurs et sensitifs, non-seulement son usage ne serait suivi
d'aucune utilité, mais pourrait même, en troublant la régénération nerveuse, compromettre le résultat qu'on cherche à obtenir.

L'expérience prouve qu'il faut six semaines au moins pour l'entier accomplissement de ces phénomènes cicatriciels, ce n'est donc pas avant ce temps écoulé qu'on devra tenter l'électrisation. Il va sans dire, d'ailleurs, qu'on donnera la préférence à la *faradisation* sur les courants voltaïques, à cause des inconvénients attachés à ce mode d'action de l'électricité, inconvénients que j'ai déjà signalés (1).

Dans les cas où la paralysie dépend d'une cause localisée dans les centres nerveux eux-mêmes, comme une hémorrhagie cérébrale, peut-être importe-t-il plus encore d'être réservé sur l'emploi du fluide ; il faut attendre que non-seulement la cicatrisation des fibres nerveuses de la pulpe cérébrale, beaucoup plus lente que celle des nerfs, ait eu le temps de se faire, mais encore il faut craindre de réveiller par de trop vives douleurs la congestion cérébrale, cause première de tout le mal. Enfin, dans les paralysies de nature rhumatismale, hystérique ou autres, il est prudent, avant d'intervenir, d'attendre que la cause immédiate ait épuisé complétement son action.

Ainsi l'expérience clinique, en parfait accord avec les vivisections, démontre que le fluide électrique exerce sur le système nerveux cérébro-rachidien une influence très-directe et très-puissante ; a-t-il la même action sur le système des nerfs grands sympathiques ? C'est là une question très-controversée.

Volta, Behrends et Bichat affirment qu'en appliquant un courant galvanique aux nerfs cardiaques, ils n'ont jamais pu obtenir d'influence marquée sur les mouvements du cœur ; mais Schmück, Al. Humboldt et son frère, MM. Longet et Grapengiesser, croient avoir par le même moyen, quelquefois, mais non constamment, déterminé des contractions accélérées de cet organe, et même des intestins, en y soumettant les nerfs splanchniques. L'incertitude même de ces résultats prouve suffisamment que l'électricité n'exerce pas, à beaucoup près, une égale action sur les nerfs de l'un et de l'autre appareil, et c'est là une remarque dont je me propose de tirer parti, lorsque je tenterai d'expliquer le mode d'action des anesthésiques sur le système nerveux en général.

L'élément nerveux se compose de parties pulpeuses et de parties fibrillaires. Dans le cerveau et le cervelet, c'est la pulpe qui domine ; dans les nerfs, la moelle épinière, le bulbe et la protubérance annulaire, ce sont au contraire les fibres. Or, il est remarquable que l'électricité manifeste son action d'une manière toute spéciale sur la portion du système nerveux composée de fibres, tandis que généralement son influence est peu marquée sur les lobes cérébraux et cérébelleux. C'est qu'il est démontré, en effet, que le fluide nerveux ne pénètre point dans l'organisme par absorption, que pour se propager il a besoin de conducteurs, et que les fibrilles nerveuses paraissent merveilleusement propres à remplir cet office.

Il n'en est pas de même des anesthésiques qui agissent au contraire par leur pénétration dans le système circulatoire, et que nous allons voir exercer principalement leur action stupéfiante sur le cerveau et le cervelet, et n'atteindre, en général, que consécutivement et progressivement les portions fibrillaires du système nerveux.

Parmi tous les agents employés pour provoquer l'anesthésie, il en est deux surtout, l'éther et le chloroforme, auxquels on a le plus fréquemment recours ; mais comme le chloroforme est généralement préféré, c'est de lui surtout qu'il sera question.

Les chirurgiens qui, les premiers, firent usage de l'éther, se contentèrent de

(1) Voyez *Système musculaire.*

constater ses merveilleuses propriétés et de les utiliser pour la pratique des opérations sans chercher à analyser leur mode d'action ; mais bientôt les physiologistes s'emparèrent de la question, et la présentèrent sous un jour tout nouveau.

C'est à M. Flourens d'abord, puis à M. Longet, qu'on doit les premiers et les plus importants travaux sur ce sujet, et le fait capital qui ressort de leurs expériences, le seul sur lequel je veuille m'appesantir, parce qu'il intéresse plus directement la pratique médicale, c'est que l'*éther et le chloroforme n'agissent pas d'emblée sur la totalité du système nerveux, mais successivement et progressivement sur chacune de ses parties.*

Leur influence, selon ces physiologistes, se porte d'abord sur les lobes cérébraux et cérébelleux, puis sur les faisceaux postérieurs de la moelle et de la protubérance annulaire, puis sur les faisceaux antérieurs, et enfin, mais en dernier lieu, et assez longtemps après, sur le bulbe rachidien, c'est-à-dire, le *nœud de la vie.* D'où il semble résulter, d'après ce que nous savons des fonctions respectives dévolues aux différents centres nerveux, que ce sont les volitions d'abord qui doivent disparaître, puis la sensibilité générale, puis la motricité des organes habituellement soumis à l'empire de la volonté, et enfin celle des muscles involontaires auxquels sont confiées les fonctions de la respiration et de la circulation, c'est-à-dire le cœur et les muscles respirateurs.

Les expériences de MM. Flourens et Longet avaient été faites sur des animaux ; restait donc à établir que la loi qu'ils avaient posée était applicable à l'homme, dont le système nerveux est bien autrement complexe que celui des cabiais, des chiens, ou des lapins.

Or, la clinique a démontré que si c'était effectivement de cette manière que se présentaient les phénomènes dans la pluralité des cas, il y avait cependant de trop nombreuses exceptions, pour qu'on en pût faire une loi générale et fonder sur elle des règles de pratique aussi invariables que celles formulées par Baudens (1).

Cet habile praticien, supposant que la sensibilité générale disparaît toujours avant la cessation des mouvements volontaires, et *à fortiori* involontaires, et qu'il suffit d'obtenir l'insensibilité pour pratiquer les opérations, déclare qu'on ne doit jamais pousser l'éthérisation au delà d'une certaine période dite d'*insensibilité*, sous peine d'avoir à redouter des accidents formidables, et même la mort.

Sans doute, si les choses se passaient d'une manière aussi nette, aussi précise et régulière, que le dit Baudens, il serait facile d'éviter les accidents, quoique dans bien des cas, ainsi que l'a fait remarquer A. Robert (2), il soit indispensable d'obtenir plus que l'insensibilité, c'est-à-dire la résolution musculaire, pour la réduction des luxations, par exemple. Mais c'est qu'il arrive souvent de voir ces divers phénomènes, qu'on dit habituellement successifs, se présenter avec une irrégularité désespérante, et dans un ordre tout autre que celui qui leur a été assigné par les physiologistes.

Je me suis plusieurs fois soumis à l'influence des vapeurs d'éther, mais surtout de chloroforme, et j'ai acquis la certitude que, sur moi, les phénomènes ne se sont pas toujours présentés dans le même ordre. Le plus ordinairement, il m'est arrivé de

(1) *Académie des sciences*, 19 juillet 1853.
(2) *Résumé de la discussion sur le chloroforme (Bulletins de la Société de chirurgie*, t. IV, p. 223).

perdre complétement connaissance avant la disparition de la sensibilité ; mais, plusieurs fois, et notamment dans une circonstance qui m'a beaucoup frappé, c'est tout le contraire qui a eu lieu. Il s'agissait de m'extraire une dent molaire : MM. Béhier et Gosselin, qui avaient bien voulu surveiller la chloroformisation, s'étant assurés de mon insensibilité, dirent au dentiste qu'il pouvait procéder à l'opération. Je les entendis parfaitement, j'eus la volonté de me soustraire à l'opération sans pouvoir y parvenir, mes membres refusant d'obéir à ma volonté, et cependant j'étais tellement anesthésié, que je ne ressentis autre chose qu'une secousse, qu'un ébranlement sans douleur, qui ne fut pas suffisant pour m'arracher à cet état de torpeur profonde dans lequel j'avais été plongé.

Il y avait donc chez moi insensibilité, je dirai presque complète, et perte de mouvement, sans perte de connaissance, c'est-à-dire que le chloroforme avait agi sur la moelle épinière et allongée plus efficacement que sur les lobes cérébraux.

Je ne suis pas le seul, d'ailleurs, à avoir fait cette remarque ; dans la longue discussion qui eut lieu à la Société de chirurgie sur ce sujet, A. Robert, MM. Maisonneuve et Denonvilliers ont cité des faits analogues, et j'ai, de mon côté, observé dans ma pratique de très-grandes variations dans les effets du chloroforme. Tantôt la motilité volontaire et la sensibilité disparaissent brusquement en même temps que les fonctions cérébrales ; d'autres fois, l'insensibilité absolue ou la résolution musculaire ne sauraient être obtenues qu'en poussant l'inhalation au delà des limites compatibles avec la prudence, c'est-à-dire au risque de suspendre l'innervation cardiaque et pulmonaire. J'ai vu un malade, homme fort et vigoureux, chez lequel je n'ai pu parvenir à relâcher le système musculaire, parce que chaque fois que je voulais augmenter la dose de chloroforme, le pouls se ralentissait d'une manière effrayante ; les muscles involontaires semblaient se paralyser en même temps que ceux soumis à l'empire de la volonté. Bien plus, dans d'autres cas, heureusement fort rares, et tout à fait exceptionnels, il semble qu'on ait vu survenir d'emblée, sans qu'aucun symptôme précurseur eût pu le faire prévoir, un brusque anéantissement de toutes les fonctions du système nerveux, une sidération générale, pour me servir de l'expression de M. J. Guérin, suivie bientôt de mort (1).

En analysant ces diverses observations on acquiert la conviction que l'asphyxie n'a joué, dans la production de ces accidents foudroyants, qu'un rôle fort secondaire, si même on peut le faire entrer en ligne de compte, et l'on est frappé de cette circonstance, que quelques-uns des malades ont pu faire quelques efforts, se lever et même proférer quelques paroles, alors que déjà le pouls était à peine perceptible. Cette dernière circonstance paraîtrait indiquer, sans que cela soit démontré cependant, que les muscles involontaires et ceux soumis à l'empire de la volonté avaient simultanément cessé de recevoir l'influx nerveux.

Il me paraît donc établi, par l'observation clinique, que chez l'homme les phénomènes produits par les inhalations de chloroforme ne se succèdent pas *toujours* dans l'ordre ni avec la régularité indiquée par MM. Flourens et Longet. Néanmoins, il faut reconnaître que la motilité des muscles involontaires persiste toujours plus longtemps que celle des muscles volontaires, c'est-à-dire que le cœur et les muscles respirateurs ne se paralysent jamais complètement, avant ceux des membres par exemple. C'est là, on peut le dire, le seul phénomène invariable ; d'où il est permis de tirer

(1) *Gazette médicale*, 1853, p. 413.

cette conclusion pratique, que ce n'est ni dans la suspension des fonctions intellectuelles, ni dans l'abolition de la sensibilité générale, ni dans l'anéantissement des
contractions musculaires, que le médecin doit chercher les indications qui doivent le
diriger dans l'administration des anesthésiques, mais bien dans d'autres phénomènes
dont je discuterai bientôt l'importance relative : je veux parler des mouvements du
cœur et de la respiration.

Cette immunité du bulbe et de la protubérance annulaire, alors que tout le reste
du système nerveux serait soumis à l'influence des vapeurs anesthésiques, me paraît
d'ailleurs, au point de vue purement théorique, un fait qu'on ne saurait accepter
avec trop de réserve. Comment admettre que le bulbe, qui n'est que la partie la plus
élevée de la moelle épinière, qui n'en est séparé que par une ligne fictive inventée
pour les besoins de l'anatomie descriptive, qui reçoit les mêmes vaisseaux, et par
conséquent, à la même seconde, un sang identiquement chargé des mêmes principes
anesthésiques, puisse échapper aux conséquences qui réagissent sur elle? Est-ce dans
une structure intime différente qu'on espère en trouver la raison? Mais le bulbe et la
protubérance, ainsi que nous l'avons vu, sont uniquement constitués par la continuation des faisceaux non interrompus de la moelle, lesquels, après s'y être renforcés,
vont s'épanouir dans les lobes cérébraux et le cervelet.

On pourrait objecter, il est vrai, que tous les raisonnements doivent céder devant
ce fait incontestable de la persistance des mouvements du cœur et de la respiration,
qui prouve que le bulbe rachidien, dans lequel ils puisent leur principe moteur,
échappe à l'influence anesthésique.

Mais, outre ce que présente de vicieux un pareil raisonnement, qui n'est autre
qu'une pétition de principe, on oublie que le cœur et le poumon ne sont pas les seuls
organes qui persistent à fonctionner ainsi pendant la suppression du principe incitateur volontaire, et que l'intestin, l'utérus et la vessie continuent également à se contracter. D'où il suit que, ces organes soutirant l'influx nerveux qui les anime de toute
la longueur de la moelle épinière, par l'intermédiaire du grand sympathique, ce n'est
plus seulement l'immunité du bulbe rachidien qu'il faudrait admettre, mais celle de
la moelle épinière tout entière, ce qu'il est impossible de soutenir. C'est donc ailleurs
qu'il faut chercher la raison pour laquelle tous les organes non soumis à l'empire de
la volonté sont, dans la généralité des cas, soustraits à l'influence des vapeurs anesthésiques.

Dans l'état normal, il est des mouvements et des phénomènes organiques dont nous
n'avons nullement conscience, qui s'effectuent aussi bien pendant le sommeil que
pendant la veille, par conséquent sans notre participation : tels sont les battements
du cœur, les mouvements péristaltiques du tube digestif, et en partie ceux des muscles respirateurs ; tels sont encore les phénomènes intimes de l'hématose et de la
digestion. Tous les organes qui fonctionnent ainsi à notre insu, reçoivent, sinon la
totalité, du moins la plus grande partie de leurs filets nerveux d'un nerf spécial,
désigné sous le nom de *grand sympathique*, dont l'origine, la disposition et la structure font un nerf à part.

En effet, quoique tirant ses racines des centres nerveux communs aux nerfs crâniens et rachidiens, et renfermant, comme ces derniers, des fibres motrices et sensitives, on observe cependant que jamais il ne se rend dans les organes auxquels il est
destiné, qu'après avoir traversé une série de renflements ganglionnaires, d'où ses
filets sortent plus gros et offrent une coloration autre que celles qu'ils avaient en y

entrant. L'examen microscopique a démontré qu'ils acquéraient dans ces ganglions, qu'on peut à la rigueur regarder comme des centres nerveux, des fibres désignées sous le nom de *fibres organiques*. Il est donc déjà probable, en se laissant guider seulement par les faits anatomiques, qu'un nerf qui offre avec ceux du système général des différences aussi tranchées, doit avoir des fonctions différentes. Or, c'est là précisément ce que démontrent les expériences physiologiques.

Nous avons vu que lorsqu'on irritait sur un animal vivant un nerf mixte crânien ou rachidien, on déterminait une douleur très-vive se propageant au cerveau par les filets sensitifs, tandis qu'au contraire on pouvait tirailler ou brûler des nerfs émanant des ganglions du grand sympathique sans que le plus souvent l'animal parût en éprouver aucune douleur. Bichat, Wurtzer, Lobstein, à qui sont dues ces expériences, vont même jusqu'à les déclarer insensibles d'une manière absolue, proposition que les recherches de Müller, précédemment citées, ont démontré n'être pas tout à fait exacte, puisque, si l'irritant est resté pendant longtemps en contact, l'animal semble témoigner par son agitation qu'il souffre, quelquefois même assez vivement. On peut donc dire que la sensibilité existe dans les filets du grand sympathique, mais qu'elle y est obtuse et lente dans ses manifestations, contrairement à ce que l'on observe pour les nerfs cérébro-rachidiens.

Mêmes résultats pour la motilité ; l'irritation directe des nerfs cardiaques ou splanchniques ne produit en général que des effets tardifs et rarement bien marqués sur les contractions du cœur et de l'intestin, tandis que nous avons vu les stimulants produire sur les muscles de la vie de relation des contractions irrégulières, mais énergiques. L'électricité elle-même, si puissante sur les fibres musculaires de la vie animale, mais dont Volta avait à tort nié complétement l'action sur les fibres musculaires organiques, ne provoque pas toujours la motilité, et lorsqu'elle se manifeste, c'est encore tardivement, comme la sensibilité (1).

L'expérience suivante de M. Claude Bernard, me paraît encore venir à l'appui de cette indépendance du système des nerfs grands sympathiques. Il administre à un chien de moyenne taille une dose de *curare* suffisante pour anéantir toute action des centres nerveux encéphalo-rachidiens et, lorsque les nerfs de la vie animale restent insensibles à toute excitation, que le sang est devenu noir par la suppression de la respiration, qu'en un mot l'animal ne donne plus aucun signe extérieur de vie, il ouvre la trachée et pratique la respiration artificielle. Alors, insensiblement, le sang redevient rouge, les battements du cœur se réveillent, la chaleur renaît et les sécrétions reparaissent ; dès qu'on cesse l'insufflation, l'animal retombe dans un état de mort apparente (2).

Que s'est-il passé? L'influence du système nerveux central sur tous les appareils organiques a été éteinte par l'action spéciale si énergique du curare, comme dans les expériences de Wilson Philipp et de M. Flourens précédemment citées (3), avec cette différence toutefois que ces derniers enlevaient ou détruisaient la moelle et l'encéphale. Mais dans l'un et l'autre cas, le système ganglionnaire du grand sympathique livré à lui-même, complétement isolé dans son action du système nerveux central, a suffi à entretenir temporairement les contractions du cœur, à cette seule condition

(1) Longet, *Traité de physiologie*, t. II, p. 375.
(2) *Union médicale*, 25 juin 1853 : *Leçons faites au Collége de France par M. Cl. Bernard*.
(3) Voyez *Système musculaire*.

que ses fibres musculaires continueraient à recevoir le principe incitateur de leurs contractions, c'est-à-dire le sang.

Cette indépendance du système nerveux ganglionnaire du grand sympathique reconnue par Winslow d'abord, puis démontrée par Bichat, serait due, selon eux, aux renflements ganglionnaires si nombreux que présentent ces nerfs sur leur trajet, renflements qu'ils regardent comme de petits cerveaux pouvant fonctionner *motu proprio*. Johnston, et depuis lui beaucoup d'autres physiologistes, les ont au contraire considérés comme un simple appareil d'isolement, destiné à empêcher la sensation de remonter jusqu'au cerveau et les volitions d'arriver jusqu'aux organes qu'ils animent; tandis que parmi les modernes quelques-uns les regardent comme destinés à donner naissance aux fibres grises ou organiques et, par conséquent, comme les centres nerveux spéciaux de la nutrition.

Pour nous, qui cherchons à ramener tout au but que nous poursuivons sans relâche, c'est-à-dire l'application des faits anatomiques et physiologiques à la pathologie, peu nous importe que les ganglions sympathiques soient ou non le siège de cet isolement, soient ou non des centres nerveux. Ce dont nous voulons ici avant tout prendre acte, c'est que cet isolement anatomique et cette indépendance de fonctions du grand sympathique existent, et que, en vertu de cette indépendance, certains agents qui paralysent immédiatement l'action des nerfs encéphalo-rachidiens n'exercent sur le système du grand sympathique qu'une action tardive et généralement très-indirecte.

Tels paraissent être l'éther et le chloroforme. Comme la strychnine, comme l'opium, comme le curare et d'autres toxiques encore, les anesthésiques seraient donc en possession de cette propriété, d'agir sur les centres nerveux cérébraux et rachidiens, longtemps avant que de faire sentir leur influence sur le système nerveux ganglionnaire.

Ainsi s'explique, selon moi, la persistance de la motilité et de la sensibilité dans les organes animés par les filets du grand sympathique chez les individus soumis aux inhalations anesthésiques, alors que le reste de l'organisme se trouve plongé dans un état d'anéantissement plus ou moins complet.

J'ai démontré précédemment que si l'action du chloroforme sur le système nerveux n'était point toujours régulièrement progressive et successive, comme l'entendent MM. Flourens et Longet, dans l'immense majorité des cas cependant, la motilité dans les muscles soumis à l'empire de la volonté était suspendue longtemps avant celle des muscles involontaires. J'ai ajouté qu'il semblait néanmoins que l'influence du chloroforme s'exerçât quelquefois simultanément sur les deux systèmes musculaires. Ces cas heureusement sont fort rares et tout à fait exceptionnels; s'ils étaient fréquents, je n'hésite pas à dire qu'il faudrait renoncer à provoquer l'anesthésie : mais enfin ils existent, et il importerait beaucoup de pénétrer la cause de cette irrégularité dans l'action du chloroforme, de savoir, par exemple, si elle tient à des prédispositions individuelles qu'on pourrait reconnaître et par conséquent éviter.

Or, dans l'état actuel de la science, je ne pense pas qu'il soit possible de donner à ce sujet des indications même approximatives; dire qu'il faut éviter de chloroformiser les individus d'une constitution débile ou affaiblis par des maladies antérieures, c'est énoncer des banalités contre lesquelles, d'ailleurs, s'élève la pratique de tous les jours et que ne justifient en aucune manière les autopsies faites dans les cas de mort par le chloroforme.

Mais on peut se poser une autre question dont la solution, si elle pouvait être donnée, conduirait au même but, c'est de savoir s'il est possible, une fois les inhalations commencées, de reconnaître à des signes positifs que les organes d'où dépend l'entretien de la vie continuent à échapper à l'action stupéfiante du chloroforme. Toute la pratique de l'anesthésie est là, et j'ai la conviction qu'il est possible dès aujourd'hui de poser des règles assez certaines, pour qu'il soit permis, sans crainte d'être taxé d'imprudence, de tenter la chloroformisation.

Ainsi que je l'ai dit précédemment, ce n'est ni sur l'abolition des fonctions intellectuelles, ni sur la suppression de la sensibilité générale ou de la motilité volontaire, que doit se fixer l'attention du médecin qui administre le chloroforme, mais sur les signes fournis par l'examen de l'expression faciale, des fonctions respiratoires, et surtout de la circulation. Tant que les battements du cœur ne se ralentissent pas ou ne perdent pas leur rhythme régulier, tant que les muscles respirateurs fonctionnent sans trouble notable et que le murmure vésiculaire reste pur et sans mélange de râles, on peut être assuré qu'il n'existe aucun danger et que l'action nerveuse du grand sympathique ne subit aucune atteinte sérieuse. Mais si la face pâlit, si la respiration s'embarrasse, si les inspirations deviennent plus rares, et surtout si le pouls faiblit ou se ralentit notablement et tombe au-dessous de 50 pulsations, il faut non-seulement suspendre complétement l'inhalation, mais donner de l'air au malade, faciliter par des pressions répétées sur le thorax, ainsi que l'a si bien exposé M. Denonvilliers (1), les mouvements d'abaissement et d'élévation des côtes, de manière que la respiration se fasse artificiellement.

On ne saurait trop le répéter, le pouls et la respiration, voilà les deux guides qu'il faut toujours et constamment interroger pendant tout le temps que durent les inhalations, mais surtout au début.

M. Malgaigne ne semble attacher qu'une médiocre importance à la surveillance du pouls, et insiste surtout sur la nécessité de surveiller la régularité de la respiration (2). C'est là une opinion trop exclusive et que je ne puis partager ; une observation de mort par le chloroforme, publiée par M. Dunsmure, chirurgien de l'infirmerie d'Édimbourg (3), prouve de la manière la plus évidente que la respiration continuait encore à se faire, alors que déjà le pouls avait cessé d'être perceptible dans l'artère radiale.

Comme beaucoup de chirurgiens, j'ai eu l'occasion d'observer des faits qui témoignent de l'importance de ces précautions. En voici un qui contient, si je ne me trompe, un utile enseignement : il s'agit d'un individu fort et vigoureux, mais très-craintif, auquel on avait recommandé la veille de ne point se laisser *endormir*, parce qu'on en pouvait mourir. Au moment de l'opération, il respira le chloroforme avec vivacité et très-précipitamment, comme s'il eût craint au dernier moment de manquer de résolution. Tout en le laissant faire, je le surveillais avec anxiété, lorsque, moins d'une minute après les premières inhalations, je le vis tout à coup pâlir, et constatai en même temps que le pouls faiblissait et que la respiration se ralentissait notablement. J'enlevai immédiatement le chloroforme. Malgré cette précaution, quelques secondes après le pouls radial avait disparu, et en auscultant le cœur, je ne

(1) *Bulletins de la Société de chirurgie*, t. IV, p. 112 et suiv.
(2) *Revue médico-chirurgicale*, juillet 1853, p. 49.
(3) *Monthly Journal of medical science*, novembre 1853, p. 425.

perçus plus qu'un frémissement ondulatoire. Comme tous les assistants je le crus mort. Je fis alors approcher le lit de la fenêtre, on éleva les pieds, pendant que je pressais alternativement les parois du thorax pour favoriser quelques rares inspirations profondes qui avaient persisté ; lorsque enfin, après cinq minutes d'anxiété, je constatai que le cœur recommençait à se contracter régulièrement. A partir de ce moment tout rentra progressivement dans l'ordre. J'ai l'intime conviction que si je n'eusse pas exercé une surveillance aussi active, deux ou trois inhalations de plus eussent suffi pour paralyser définitivement le cœur et les muscles inspirateurs.

On peut donc établir, je crois, comme règle générale, qu'il est possible de reconnaître les limites qu'il ne faut pas franchir dans l'emploi des anesthésiques. Mais il n'est point de règle sans exceptions, et ces morts foudroyantes que n'ont pu conjurer ni la prudence, ni l'expérience de praticiens éminents, devront toujours commander une certaine réserve.

Les anesthésiques agissent de deux manières sur le système nerveux :

1° Indirectement sur les centres, par l'intermédiaire du sang dans lequel ils pénètrent par l'inhalation pulmonaire ou toute autre voie, et qui les met en contact avec eux ;

2° Directement, sur les extrémités périphériques des nerfs.

Le premier mode d'action des anesthésiques, celui qui s'exerce par l'intermédiaire du sang, est admis par tout le monde sans contestation ; c'est généralement par la voie pulmonaire qu'on cherche à l'obtenir, parce que la pénétration dans le torrent circulatoire se fait ainsi d'une manière rapide et presque instantanée. Mais quelquefois il y a avantage à se servir des voies digestives, l'influence en étant beaucoup moins fugitive, précisément parce qu'elle est plus lente à se produire.

Quant au mode d'action que j'ai appelé direct, la plupart des chirurgiens et beaucoup de physiologistes le repoussent, bien à tort, selon moi. Dans un mémoire lu à la Société de chirurgie et inséré dans les *Bulletins* (1), j'ai réuni les preuves expérimentales et théoriques qu'on peut invoquer en faveur de cette manière de voir ; je vais en présenter un court résumé.

1° Dans un mémoire lu à l'Académie de médecine, en février 1847, M. Longet, marchant d'ailleurs dans les voies ouvertes par M. Flourens, s'exprime ainsi : « Tout nerf mixte, découvert dans une partie de son trajet et soumis à l'action d'un jet de vapeur d'éther sulfurique, ou à celle du même éther liquide, *devient insensible dans le point éthérisé et dans tous ceux qui sont au-dessous ;* mais néanmoins il demeure excitable et peut continuer d'éveiller la contraction des muscles auxquels il se distribue; *quelquefois même il peut encore conserver sa faculté motrice volontaire.* »

2° Dans les cas de cancers ulcérés, accompagnés de douleurs atroces que rien n'avait pu calmer, le docteur Hardy, de Dublin (2), à l'aide d'un appareil ingénieux qui lançait sur la plaie de la vapeur de chloroforme, est parvenu à faire cesser instantanément la souffrance, et ces expériences, répétées en France par MM. Moissenet et Gosselin, ont donné entre les mains de ces habiles praticiens des résultats non moins satisfaisants.

3° Dans beaucoup de cas de névralgies, les unes sous-orbitaires, déterminées par de très-anciennes ulcérations de la cornée, les autres d'origine rhumatismale, d'autres

(1) *Bulletins de la Société de chirurgie de Paris*, t. IV, p. 519.
(2) *The Dublin quarterly Journal*, novembre 1853, p. 206, avec figures.

enfin occasionnées par la compression des troncs nerveux, j'ai pu, comme un grand nombre de médecins, constater que l'application du chloroforme liquide sur la peau recouverte de son épiderme faisait, la plupart du temps, presque instantanément cesser la douleur, et toujours déterminait un notable soulagement.

4° Enfin, des observations nombreuses, que ma pratique de chaque jour vient encore augmenter, m'ont prouvé d'une manière incontestable qu'en arrosant pendant plusieurs minutes avec de l'éther sulfurique les parties sur lesquelles on veut pratiquer une opération superficielle, on peut obtenir une *anesthésie localisée* suffisante pour pouvoir ouvrir des abcès, extirper des tumeurs cutanées, enlever même des phalanges, sans que les malades accusent autre chose qu'un attouchement sans douleur.

Pourquoi donc, en présence de ces preuves directes, bien propres cependant à entraîner la conviction, un grand nombre de chirurgiens persistent-ils à contester ce mode d'action local des anesthésiques sur le système nerveux? C'est que les idées théoriques dominantes du moment, souvent plus puissantes sur l'esprit que les faits vrais, mais incompris, ou dont il n'a été donné qu'une fausse interprétation, enseignent que la plupart des substances toxiques ou autres n'exercent d'influence sur le système nerveux que par leur pénétration dans le torrent circulatoire. C'est contre cette tendance exclusive que je me suis élevé dans le mémoire auquel je renvoie le lecteur pour plus de détails; j'ai fait voir que si l'opium administré à l'intérieur agit sur le système nerveux central par l'intermédiaire du sang qui transporte ses molécules, le laudanum cependant, appliqué sur la peau, exerce incontestablement sur les expansions périphériques des nerfs, et sans avoir besoin de passer par la circulation, une action sédative locale et primitive, analogue à celle dont le cerveau est le siège dans l'absorption par l'estomac; il en est de même de la belladone. Pourquoi, *théoriquement*, refuserait-on aux anesthésiques ces deux modes d'action, qu'une plus longue expérience a démontré, sans réplique, exister pour d'autres substances?

Il me paraît donc établi, et par les expérimentations sur les animaux, et par l'expérience clinique, et aussi par le raisonnement et l'analogie, que *les agents qui, par la voie de l'inhalation pulmonaire et de la circulation, déterminent l'anesthésie générale, peuvent aussi, appliqués localement, exercer une action directe sur le système nerveux et donner lieu à une suspension momentanée de ses fonctions.*

Je me hâte d'ajouter, pour rester dans la plus stricte exactitude, que cette anesthésie locale, directe et primitive, reste toujours très-limitée, et m'a paru éprouver, comme d'ailleurs tous les effets médicamenteux, des variations, des infidélités dans son mode d'action, que je ne sais encore à quoi rattacher, et qui n'ont pas peu contribué à jeter de l'incertitude dans l'esprit de ceux qui sont tombés sur ces cas exceptionnels. Néanmoins, comme personne ne peut nier son utilité, et que sa possibilité est incontestable, il ne reste plus qu'à chercher le meilleur moyen de l'obtenir, et je ne doute pas qu'on n'arrive un jour à des résultats complétement satisfaisants.

Développement. — Les deux moitiés primordiales du système nerveux se réunissent promptement sur la ligne médiane, de manière à former, en s'accolant, un canal qui occupe leur partie centrale. Ce canal, qui se complète rapidement vers la partie supérieure, s'élargit bientôt de manière à présenter trois dilatations correspondant aux trois grands segments de l'encéphale, les lobes cérébraux, les tubercules quadrijumeaux et le cervelet. Inférieurement, dans la partie qui répond à la moelle épi-nière, il se forme tardivement, surtout chez les mammifères, et représente alors un tube complet.

En même temps qu'apparaissent les centres nerveux, se forment les nerfs, qui n'émanent pas plus de ces centres que ces derniers ne sont constitués par eux ; chaque portion du système nerveux prend naissance là même où on la rencontre. C'est donc par suite d'idées purement spéculatives, et en opposition avec les faits, qu'on a pu dire que les nerfs n'étaient qu'une émanation du cerveau et de la moelle, ou que les centres nerveux naissaient de la réunion centripète des nerfs.

Selon Tiedemann, à sept semaines, les nerfs ne sont pas encore formés ; mais, sur un embryon de douze semaines, il les put tous distinguer.

Les nerfs du grand sympathique naissent, à leur tour, indépendamment du système cérébro-rachidien.

On peut donc regarder les différents départements du système nerveux comme complétement isolés à leur origine ; ce n'est que plus tard qu'ils s'unissent par les liens d'une solidarité réciproque, mais qui reste toujours, ainsi que nous l'avons vu précédemment, moins étroitement établie entre le système sympathique et le système cérébro-rachidien qu'entre les diverses portions de ce dernier.

L'appareil nerveux ne subit point de grands changements par suite des progrès de l'âge ; on a observé cependant qu'il diminue un peu de volume chez les vieillards.

DEUXIÈME PARTIE.

ANATOMIE DES RÉGIONS.

DE LA TÊTE.

La *tête* se compose du crâne et de la face; elle couronne et domine l'édifice humain.

Prise dans son ensemble, elle constitue un ovoïde irrégulier, dont la grosse extrémité, dirigée en arrière, correspond à ce que l'on nomme l'occiput, et dont le sommet répond au menton; le diamètre occipito-mentonnier est donc chez l'homme adulte, comme chez l'enfant, le plus étendu.

Cet ovoïde est coupé sur une de ses faces, l'inférieure, par un plan horizontal, un peu oblique en bas et en avant, de l'occiput au menton; c'est sur ce plan, qu'on peut considérer comme formant la base de la tête, que se voient toutes les ouvertures qui mettent les organes qu'elle renferme en communication avec le reste de l'économie.

On y remarque l'articulation de la tête avec la colonne vertébrale, située beaucoup plus près de l'occiput que du menton, d'où il résulte que son centre de gravité tend à se porter constamment en avant, et que si la contraction des muscles de la partie postérieure du cou vient à se relâcher, comme pendant la méditation ou le sommeil, la tête s'incline et se fléchit irrésistiblement sur la partie antérieure du thorax.

Habituellement la contraction musculaire, non-seulement contre-balance cette tendance, mais en triomphe, et l'homme, seul parmi les animaux, peut noblement porter sa tête parallèlement à l'horizon, le front dirigé vers le ciel : *Os homini sublime, dedit cœlum tueri jussit, et erectos ad sidera tollere vultus.*

Le volume de la tête, dont se sont tant préoccupés les savants éminents de tous les temps, prêterait à des considérations de philosophie et de physiologie très-intéressantes, mais ce n'est point ici leur place.

J'étudierai successivement les deux parties constituantes de la tête : le *crâne* et la *face*.

CHAPITRE PREMIER.

Du crâne.

Destiné à recevoir et protéger l'encéphale et la partie supérieure de la moelle épinière, le crâne présente à étudier successivement : 1° celles de ses parois recouvertes de parties molles qui sont accessibles au chirurgien, ou région épicrânienne;

2° l'ensemble de toutes ces parois, tant osseuses que membraneuses, ou enveloppes de l'encéphale ; 3° la cavité crânienne et les parties contenues.

§ I. — PAROIS LATÉRALES ET VOUTE DU CRANE, OU RÉGION ÉPICRANIENNE.

Les parois latérales du crâne et sa voûte sont à peu près les seules sur lesquelles nous puissions agir, la base du crâne échappant presque complétement à nos moyens d'investigation et de thérapeutique ; j'ai donc cru devoir, à l'exemple de MM. Velpeau et Malgaigne, et contrairement à Blandin, me borner à décrire ces seules régions, d'autant mieux que cette base du crâne ne forme pas le moins du monde une région naturelle, puisqu'on ne l'obtient qu'après avoir désarticulé les os de la face et la colonne vertébrale. Ce que j'aurai à en dire trouvera d'ailleurs tout naturellement sa place et d'une manière réellement plus profitable aux régions olfactive, orbitaire, auriculaire et pharyngienne, qui reposent en partie sur elle. C'est là qu'il sera question, par exemple, de ces écoulements de sérosité par le conduit auditif externe qui succèdent aux fractures du rocher, de la possibilité de ces excisions de polypes pharyngiens qui prennent naissance sur l'apophyse basilaire, etc., etc., toutes considérations qui seraient évidemment déplacées en parlant du crâne en général.

Pour M. Velpeau, les parois latérales et la voûte du crâne offrent trois subdivisions : 1° la région frontale, 2° la région temporo-pariétale, 3° la région occipito-mastoïdienne.

Blandin distingue dans les parois crâniennes cinq régions, l'occipito-frontale, la temporale, l'auriculaire, la mastoïdienne, et enfin la région de la base du crâne.

Enfin M. Malgaigne y reconnaît quatre régions : l'occipito-frontale, la temporale, la mastoïdienne et la sous-occipitale.

Je ne puis adopter ni l'une ni l'autre de ces classifications. Je pense, avec Blandin, que les régions pariétale et occipitale diffèrent trop peu pour qu'on puisse les séparer de la région frontale ; on y rencontre les mêmes couches sous-cutanées et profondes : c'est donc s'exposer à des répétitions inutiles que de scinder ces régions.

D'autre part, la région auriculaire, que le même anatomiste fait rentrer dans les parois du crâne, me semble devoir être rejetée à la face, où se trouvent d'ailleurs tous les autres organes des sens. Enfin, la région sous-occipitale admise par M. Malgaigne, se rattache trop évidemment à la région postérieure du cou ; et offre d'ailleurs trop peu d'importance pour qu'il soit utile de l'en séparer.

Voici donc la division qui m'a semblé la plus naturelle, et que je crois fondée sur les données anatomiques en même temps que sur l'utilité pratique.

Sous la dénomination générale de *région épicranienne*, je comprends toute la portion du crâne circonscrite par une ligne semi-circulaire qui, partant de la racine du nez, suivrait l'arcade sourcilière, viendrait joindre l'apophyse zygomatique, puis passant au-dessus du trou auditif externe, gagnerait l'apophyse mastoïde et rejoindrait sur la ligne médiane, en suivant la ligne courbe occipitale supérieure, une ligne semblable tracée sur le côté opposé. Dans cette grande région épicrânienne, je distingue trois régions secondaires :

1° La région occipito-pariéto-frontale ;
2° La région temporale ;
3° La région mastoïdienne.

1° Région occipito-pariéto-frontale.

Limites de la région. — En avant, une ligne étendue d'une apophyse orbitaire externe à l'autre, passant par les arcades sourcilières ; sur les côtés, la ligne courbe de la fosse temporale, facile à reconnaître sur un crâne dépouillé des parties molles et sur le vivant par les insertions du crotaphite, appréciables pendant sa contraction ; en arrière, par la ligne courbe occipitale supérieure, et les attaches du trapèze et du sterno-mastoïdien.

Anatomie des formes extérieures. — D'avant en arrière, on trouve dans cette région les bosses ou arcades sourcilières, plus ou moins développées suivant les sujets, et dues à la projection en avant de la lame antérieure des sinus frontaux ; plus haut, les deux bosses frontales, si prononcées chez certaines personnes, et qui donnent à leur physionomie une expression de sévérité pensive : une célèbre actrice, Rachel, en offrait un exemple frappant. Entre les deux bosses frontales et sourcilières, se voit le sillon frontal ; plus en arrière les bosses pariétales, quelquefois sur la ligne médiane une saillie antéro-postérieure très-prononcée, qui suit la direction de la suture sagittale et forme comme une crête médiane ; enfin, tout à fait en arrière la protubérance occipitale.

Les cheveux, plus ou moins abondants, ont tous, à partir du sommet, une implantation oblique de haut en bas, et tendent ainsi à gagner la circonférence du crâne ; suivant les sujets et les races, ils descendent plus ou moins bas sur le front.

Superposition des plans. — On trouve, en procédant de la peau à la cavité crânienne, successivement :

1° La peau ;

2° Du tissu cellulaire graisseux ou couche sous-cutanée ;

3° Le muscle occipito-frontal et l'aponévrose épicrânienne ;

4° Un tissu cellulaire lamelleux et très-lâche ;

5° Le périoste externe ;

6° Les os composant la voûte du crâne ;

7° La dure-mère ;

8° L'arachnoïde et la pie-mère, recouvrant immédiatement la convexité des lobes cérébraux.

La peau de la région occipito-pariéto-frontale, chez beaucoup de personnes, surtout chez les femmes, est à la partie antérieure lisse et onctueuse, et souvent semée çà et là de petits points noirâtres, qui marquent l'orifice des nombreux follicules sébacés qu'elle contient dans son épaisseur. Latéralement et en arrière elle est couverte de cheveux.

Dans un âge avancé elle se plisse, et les sillons transversaux que l'on y remarque sont dus à la contraction souvent répétée du muscle occipito-frontal, dont les fibres sont dirigées parallèlement au diamètre antéro-postérieur de la tête.

Très-dense et très-résistante en arrière, où elle crie sous le bistouri lorsqu'on y pratique des incisions, la peau devient plus souple en avant et latéralement. Sa face profonde est intimement unie à l'aponévrose épicrânienne et au muscle occipito-frontal par des prolongements fibreux qui interceptent entre eux des paquets adipeux d'une couleur jaunâtre.

Ce sont ces pelotons graisseux entrecoupés de tissu fibreux qui constituent la couche sous-cutanée proprement dite ; sur une coupe perpendiculaire des téguments du crâne, on peut prendre une très-bonne idée de cette disposition, et en regardant à la loupe la tranche de l'incision, on voit les aréoles que forment ces prolongements du derme, remplies de petits pelotons de graisse de la grosseur d'une tête d'épingle, dans lesquels plongent les bulbes pilifères.

Il est impossible de séparer nettement la peau de la couche sous-cutanée ; on n'y parvient que par artifice, ainsi que le démontrent les irrégularités de la surface disséquée.

Au-dessous de la peau et de cette couche sous-cutanée apparaît le muscle occipito-frontal, véritable digastrique. Ses fibres antérieures, qui forment ce que quelques anatomistes ont appelé les muscles frontal et pyramidal, s'attachent aux os propres du nez et aux cartilages latéraux d'une part, et d'autre part à la peau des sourcils, en s'entrecroisant avec l'orbiculaire des paupières ; ses fibres postérieures se fixent à la ligne courbe occipitale supérieure. Leur direction est presque parallèle au diamètre antéro-postérieur, et toutes viennent se rendre sur l'aponévrose épicrânienne, dont la description doit m'arrêter un instant.

Cette lame fibreuse, très-dense, très-forte, très-résistante, comparée par M. Cruveilhier au centre phrénique du diaphragme, reçoit comme lui des insertions musculaires à toute sa circonférence, en avant, en arrière, et latéralement, puisque, au voisinage de l'oreille, les muscles auriculaires supérieurs viennent s'y fixer. Sur les côtés, elle descend dans les fosses temporales et vient s'insérer en s'amincissant sur le bord supérieur de l'arcade zygomatique, tandis qu'en arrière, dans un point où les insertions musculaires présentent une interruption, elle se fixe directement à la ligne courbe occipitale supérieure.

En jetant un coup d'œil d'ensemble sur les insertions circulaires de cette aponévrose et des muscles qui s'y rendent, on voit qu'elles suivent assez exactement les limites que j'ai assignées extérieurement à la région épicrânienne ; je reviendrai sur ce fait anatomique important, dont on chercherait vainement la mention dans les livres classiques.

Au-dessous de cette couche musculo-aponévrotique, on trouve un tissu cellulaire lâche et lamelleux qui permet le glissement facile de toutes les couches ci-dessus décrites, sur les os recouverts de leur périoste ; on n'y rencontre jamais de graisse.

Le périoste, très-mince, semblerait n'être que la lame profonde, condensée, du tissu cellulaire ci-dessus décrit. Il n'adhère intimement aux os qu'au niveau des sutures et des trous pariétaux, ce qui s'explique par les envois réciproques de veinules et de filaments fibreux que se font en ce point le périoste et la dure-mère.

Le squelette de la région qui nous occupe est formé par le frontal en avant, les deux pariétaux sur les côtés, et en arrière par l'occipital. On y distingue trois sutures : la fronto-pariétale, la sagittale et la lambdoïde.

L'épaisseur de ces os varie beaucoup suivant les sujets, ce qui ne laisse pas que d'embarrasser le chirurgien qui veut faire l'application du trépan, puisqu'il ne peut prévoir quelle elle sera.

Au-dessous des os se trouve la dure-mère ; peu adhérente, excepté au niveau des sutures et du trou borgne, elle ne mérite qu'incomplétement le nom de périoste interne, qui lui a été donné par quelques anatomistes, car une fois décollée, soit par du pus, soit par une violence extérieure, elle ne travaille point à la réparation de l'os, ainsi qu'on l'observe partout ailleurs pour le véritable périoste. Elle recouvre l'arachnoïde, la pie-mère et le cerveau, que je me borne à mentionner.

Artères et veines. — *Nerfs.* — *Vaisseaux lymphatiques.* — J'ai omis à dessein d'en parler chemin faisant, leur étude particulière m'ayant paru plus profitable.

Les artères, divisées en antérieures latérales et postérieures, sont en avant la susorbitaire et la frontale interne, fournies par l'ophthalmique ; latéralement les diverses branches de la temporale et de l'auriculaire; et postérieurement l'occipitale : toutes ces branches sont extérieures aux os. Dans la cavité crânienne on rencontre les méningées antérieures, branches de l'ethmoïdale ; les méningées postérieures, branches des pharyngienne inférieure, occipitale et vertébrale ; et enfin les ramifications de la méningée moyenne, qui trouveront ailleurs leur description.

La *sus-orbitaire* ou *frontale externe*, du volume des collatérales des doigts, sort de l'orbite par le trou sourcilier, vers le milieu de l'arcade, un peu plus près cependant de la racine du nez, et se divise en deux rameaux, l'un plus petit, profond, sous-musculaire, l'autre destiné aux téguments et situé entre le muscle frontal et la peau. Sa direction est à peu près parallèle à celle des fibres musculaires, c'est-à-dire qu'elle monte sur le front presque perpendiculairement, s'inclinant toutefois en dehors et en arrière vers la fosse temporale, où elle va s'anastomoser avec les ramifications de la temporale superficielle.

La *frontale interne* sort de l'orbite très-près de la racine du nez; elle est très-petite, et ne présente d'importance pour le chirurgien que parce qu'elle alimente le lambeau que l'on prend sur le front, dans les opérations rhinoplastiques. Elle marche un peu obliquement de dehors en dedans et si près de sa congénère, qu'on les comprend souvent toutes les deux dans le même lambeau, ce qui, au dire de quelques chirurgiens, ne serait pas toujours un avantage, car la circulation afférente devenant alors beaucoup trop active, eu égard à la circulation efférente, la gangrène pourrait survenir par pléthore. C'est dans ce cas que j'ai vu Blandin appliquer sur le lambeau froid et gorgé de sang, des sangsues pour remédier à la stase veineuse.

La *temporale superficielle*, sortie de la glande parotide, monte en serpentant jusque dans la région qui nous occupe et se divise en plusieurs branches sous-cutanées, qui s'anastomosent avec la frontale externe en avant, et les ramifications de l'auriculaire-postérieure et de l'occipitale en arrière.

Quant à l'*auriculaire postérieure* et à l'occipitale, elles sont réduites, lorsqu'elles arrivent dans la région, à des ramuscules qui fournissent cependant du sang en abondance dans les plaies du cuir chevelu.

La direction de ces diverses branches artérielles est tellement flexueuse, qu'il est impossible, lorsqu'on pratique une incision sur les téguments du crâne, de la diriger dans un sens qui permette de les éviter sûrement ; elles forment par leurs anastomoses réciproques comme un lacis érectile; aussi la maladie désignée sous le nom de *varices artérielles* y a-t-elle été plus souvent observée que partout ailleurs.

Proportionnellement, les *veines* forment des troncs bien moins importants que les artères; la seule veine volumineuse est la préparate ou frontale, qui suit à peu près le trajet de l'artère frontale, et qui, en s'anastomosant avec l'ophthalmique, fait largement communiquer les systèmes veineux intra et extra-crâniens.

Les troncs veineux intérieurs ou sinus de cette région sont, au contraire, très-volumineux ; formés par le dédoublement de la dure-mère, ces sinus sont le longitudinal supérieur, qui suit la direction de la suture sagittale et va s'aboucher avec les latéraux qui marchent parallèlement à la suture lambdoïde ; leur point de jonction au *pressoir d'Hérophile* correspond à la protubérance occipitale.

Les réseaux veineux acquièrent ici une haute importance, à cause des accidents auxquels donne lieu leur inflammation traumatique ; ils sont très-développés, surtout dans le diploé, où Dupuytren et Breschet les ont signalés à l'attention des pathologistes ; ils aident à la communication des deux circulations intra et extra-crânienne, et les canaux veineux qui en partent versent leur sang dans les sinus.

Les *nerfs* sont très-nombreux, et presque tous situés à l'extérieur du crâne ; je dis presque tous, car à l'intérieur on ne connaît guère que les petits filets fournis à la dure-mère par la cinquième et la quatrième paire.

On peut diviser ces nerfs : en antérieurs, qui sont le frontal, branche de l'ophthalmique marchant parallèlement à l'artère frontale ; en latéraux, qui viennent du nerf facial, mais surtout de l'auriculo-temporal, du temporal superficiel, des branches auriculaires et mastoïdienne du plexus cervical ; enfin en postérieurs, fournis par les branches postérieures des premiers nerfs cervicaux. Ces nerfs accompagnent généralement les artères dans leur distribution.

Vaisseaux lymphatiques. — Très-mal connus jusqu'à ces derniers temps, ils ont été parfaitement démontrés et mis en lumière par les belles préparations déposées au musée de la Faculté, lors d'un concours pour la place de chef des travaux anatomiques (1842).

C'est d'après ces pièces que je vais les décrire ; le rôle qu'ils jouent dans les phénomènes pathologiques est très-important.

On peut les diviser en antérieurs, latéraux et postérieurs. Les antérieurs, moins nombreux, naissent des téguments près de la ligne médiane, et descendent, les uns directement en avant, en se portant le long du nez, pour gagner le réseau facial et se jeter dans les ganglions sous-maxillaires ; les autres obliquement vers la fosse temporale, pour gagner les ganglions parotidiens les plus élevés.

Les latéraux, qui naissent sur le sommet du crâne par un réseau très-riche, se portent, les uns en avant de l'oreille et se jettent dans les ganglions parotidiens avec les précédents, les autres en arrière du pavillon, pour gagner les ganglions mastoïdiens et sous-occipitaux.

Les postérieurs, enfin, très-nombreux, descendent verticalement pour gagner la ligne courbe occipitale, au-dessous de laquelle ils viennent aborder les petits ganglions sous-occipitaux et cervicaux postérieurs.

Déductions pathologiques. — Au point de vue pathologique, les parties molles de cette région, si riches en nerfs et en vaisseaux artério-veineux et lymphatiques, peuvent être considérées comme ne formant que deux couches, une superficielle, constituée par la peau, l'élément cellulo-graisseux, le muscle occipito-frontal et son aponévrose ; une deuxième, profonde, formée par le tissu cellulo-lamelleux sous-épicrânien et le périoste.

Les vaisseaux et nerfs sont presque tous contenus dans la première, et tous les éléments qui la composent sont unis les uns aux autres d'une manière tellement intime, qu'il est rare qu'une affection qui y débute n'y reste pas longtemps confinée.

Les accidents qui accompagnent les plaies de cette région en sont un exemple. Si la solution de continuité ne dépasse pas cette première couche et se complique d'inflammation, cette dernière pourra bien se produire sous la forme érysipélateuse, envahir toute la surface du cuir chevelu, passer à la face, et s'accompagner d'engorgement des ganglions ; mais rarement, en raison de la densité du tissu cellulo-fibreux qui unit la peau à l'aponévrose et qui s'oppose aux suffusions plastiques, elle s'accompagnera de suppuration. Évidemment, dans ce cas, le siége de la maladie est dans la peau et la couche sous-cutanée, et très-probablement l'élément lymphatique, qui y prédomine , y participe vivement, ainsi que le prouve l'engorgement des ganglions.

Dans le cas, au contraire, où la plaie a dépassé l'aponévrose et a intéressé le tissu lamelleux sous-aponévrotique, l'inflammation s'en empare, s'y établit et, ne trouvant qu'une médiocre résistance, soulève la première couche, au-dessous de laquelle la suffusion purulente peut ainsi s'étendre, jusqu'aux limites d'insertion de l'aponévrose épicrânienne. On peut voir, alors, que la peau n'est point rouge, qu'elle est seulement soulevée en même temps que l'aponévrose et le tissu sous-cutané par le pus développé au-dessous d'elle, et que la suppuration, qui quelquefois arrive jusqu'aux oreilles, jusqu'à l'apophyse zygomatique, ne passe jamais à la face.

J'ai eu pendant longtemps dans mon service une vieille femme de soixante-quatre ans, qui avait reçu des coups de bâton sur la tête, ayant déterminé plusieurs plaies contuses : quelques-unes intéressaient la couche sous-aponévrotique. Il en résulta une suppuration diffuse qui décolla tous les téguments du crâne d'une oreille à l'autre et de l'occiput au front, en sorte que le cuir chevelu en totalité jouait sur les os du crâne. La suppuration était d'ailleurs nettement limitée, latéralement aux conduits auditifs externes et à l'apophyse zygomatique, en arrière à la ligne courbe occipitale supérieure, en avant aux arcades sourcilières. Je pratiquai dans chaque région temporale, et à l'occiput dans le lieu le plus déclive, plusieurs incisions par lesquelles s'écoula une quantité considérable d'un pus sanguinolent ; puis ayant constaté avec le doigt que le périoste intact restait seul sur les os du crâne, je cherchai, par une compression méthodique, à opérer le recollement du cuir chevelu. Ces tentatives ayant échoué, je me résolus alors, pour obtenir une sécrétion plastique unissante, à scarifier, avec un bistouri long et étroit, la face profonde des téguments décollés, et j'eus la satisfaction d'obtenir ainsi une guérison complète. Mais les téguments du crâne avaient perdu toute leur mobilité et restèrent adhérents au périoste par des nodosités fibrineuses longitudinales, qu'on pouvait facilement distinguer à travers les téguments.

Lorsque l'inflammation de cette couche sous-aponévrotique se produit par le fait d'une contusion, ou spontanément, la résistance de la couche superficielle qui s'oppose à l'issue du pus devient la cause d'accidents redoutables qu'une incision allant jusqu'aux os fait cesser immédiatement : telle était la pratique de Pott, telle était aussi celle de J. L. Petit.

Une autre conséquence de cette fusion en une seule couche, de la peau du tissu cellulo-graisseux et de l'aponévrose, c'est que dans toutes les plaies à lambeaux, ces derniers sont constitués par ces trois éléments, et contiennent toujours alors une suffisante quantité de vaisseaux pour leur nutrition, quelle que soit leur étendue ; d'où la possibilité, je dirai même la nécessité de les réappliquer immédiatement et sans hésitation.

Faut-il pratiquer la suture ? Sans doute, elle n'est pas sans danger, à cause de la sensibilité et et de l'irritabilité de la couche traversée par les épingles ; mais M. Velpeau me semble aller trop loin en la proscrivant complétement. Il est des cas où elle est indispensable et rend les plus grands services.

Les plaies qui intéressent la partie antérieure de la région peuvent ouvrir le sinus frontal, circonstance qu'on doit toujours avoir présente à la mémoire, de crainte d'erreur de diagnostic ; on pourrait croire en effet à une plaie pénétrante du crâne, surtout si, comme dans un cas dont j'ai été témoin, on voyait le sang qui s'écoule être agité de mouvements correspondants aux inspirations et expirations. Ces mouvements trouvent dans la communication normale du sinus avec les fosses nasales une explication très-rationnelle.

La structure lamelleuse et la richesse vasculaire de la région expliquent la fréquence des épanchements sanguins qu'on y observe, et qui se font; soit dans les couches extérieures, soit au-dessous des os.

Les premiers peuvent siéger entre la peau et l'aponévrose, entre l'aponévrose et le périoste, entre le périoste et les os ; les seconds, entre la dure-mère et les os, dans la cavité de l'arachnoïde, entre elle et la pie-mère, entre la pie-mère et le cerveau, et enfin dans le cerveau.

Parmi les épanchements qui se font à l'extérieur du crâne chez les adultes, ceux qui ont lieu entre la peau et l'aponévrose sont promptement limités par la résistance des couches environnantes ; ils constituent les bosses sanguines qui surviennent si rapidement à la suite d'un coup, même assez léger, et qu'une pression avec un corps dur dissipe de même.

Ceux qui se font dans les couches sous-aponévrotiques sont également dus à une contusion plus ou moins violente, et sont généralement moins bien limités. Blandin dit même que dans ces cas le sang s'infiltre au loin et ne forme *jamais* tumeur (1). M. Malgaigne (2) cite un de ces épanchements survenu chez un enfant *scorbutique*, et qui occupait le front, les deux tempes et le vertex.

Quant aux épanchements sous-périostiques, beaucoup plus rares, ils auraient besoin, pour passer définitivement dans la science, d'observations plus concluantes que celles données par Malaval (3).

Les épanchements intracrâniens, objets de tant de discussions, seront examinés quand nous étudierons la cavité crânienne.

Les tumeurs qui apparaissent dans la région épicrânienne sont de diverse nature ; elles avaient été autrefois désignées d'une manière générale sous le nom de *loupes*. Cette dénomination, qui n'entraîne avec elle aucune signification précise, a été abandonnée, et on lui a substitué sans beaucoup plus de raison les noms de *tanne*, d'*athérome*, de *stéatome*, de *mélicéris* (4). Aujourd'hui, il est reconnu que ces tumeurs ne sont autres que des kystes sébacés ou des bosses sanguines.

Les kystes sébacés se rencontrent dans toute l'étendue de la région, mais surtout dans la portion occipitale ; ils sont constitués par la rétention de la matière sébacée dans les follicules, et, comme eux, occupent la couche sous-cutanée.

Les bosses sanguines anciennes et dénaturées, qu'il ne faut pas confondre avec les kystes sébacés, sont enveloppées d'une membrane kystique fibrineuse qui contient un liquide rougeâtre, quelquefois mélangé de grumeaux fibrineux. Ces kystes sanguins siégent ordinairement dans la couche sous-cutanée, mais j'en ai observé dans la couche lamelleuse sous-aponévrotique, contrairement à ce que pensait Blandin ; on

(1) *Anatomie topographique*, p. 37, 38.
(2) *Anatomie chirurgicale*, p. 297, 1re édit.
(3) *Mémoires de l'Académie de chirurgie*, t. I, p. 208.
(4) Voy. *Des téguments*, p. 11.

comprend la différence qui sépare ces deux variétés, sous le rapport des conséquences opératoires.

C'est aussi dans cette région qu'apparaissent habituellement ces tumeurs dont le siége varie autant que la nature, et qu'on a désignées sous le nom collectif de *fongus de la dure-mère*, très-improprement, car M. Velpeau a démontré que cette membrane n'était pas toujours, bien s'en faut, leur point de départ (1).

Il n'est point rare de voir une des bosses frontales plus développée que l'autre ; cette inégalité peut induire en erreur. J'ai vu un malade atteint d'une amaurose, avec douleur très-vive s'irradiant selon le nerf frontal, qui avait précisément la bosse frontale de ce côté beaucoup plus volumineuse que l'autre. Je pensais à une exostose, lorsque le malade, voyant que mon attention se portait de ce côté, me prévint qu'il portait cette difformité depuis son enfance.

M. Velpeau fait observer que l'on trouve quelquefois, sur une des saillies frontales, un sillon artériel creusé dans l'os et appréciable à travers les téguments. Il rapporte, à ce sujet, qu'un homme transporté sans connaissance à la Pitié, et dont une des bosses frontales était déprimée, offrait cette particularité, de telle sorte qu'on aurait très-bien pu être induit en erreur et croire à une fracture que les symptômes observés pouvaient faire supposer ; l'autopsie démontra qu'effectivement il en existait une, mais sur un autre point du crâne. Ces saillies peuvent, par l'effet de l'âge, s'atrophier, phénomène dû à la résorption du diploé ; on voit alors la table externe devenir inégale, comme après la guérison des exostoses syphilitiques.

Les fractures par cause directe ont été souvent observées, soit sur le frontal, soit sur le pariétal, soit sur l'occipital, et il importe, lorsqu'on explore le fond d'une plaie, de ne point prendre une suture pour une fracture ou une fêlure. Le seul moyen d'éviter les erreurs de diagnostic, c'est de bien connaître leur direction à l'état normal (2) ; il faut toutefois se rappeler qu'on les voit quelquefois se dévier. Quesnay, Van Swieten, M. Velpeau, en citent des cas pour la suture sagittale principalement (3), et tout le monde connaît l'histoire de ce chanoine, rapportée par Saucerotte (4), auquel on voulait pratiquer le trépan à la suite d'une chute qu avait occasionné une plaie dans la région occipitale. Un des chirurgiens consultants, Nouvelle, s'y opposa en faisant observer que ce que l'on prenait pour une fracture n'était autre que la suture d'un os wormien. Le malade guérit, et, six ans plus tard, l'examen de son crâne, qu'il avait légué à Nouvelle par reconnaissance, prouva que ce dernier avait eu raison.

Déductions opératoires. — On sait que les inflammations des téguments du crâne s'accompagnent fréquemment de méningite, et l'on a attribué cette complication aux anastomoses multipliées des vaisseaux intra et extracrâniens. On s'est alors demandé si, dans les affections des organes encéphaliques, on ne pourrait pas réciproquement déterminer un dégorgement des vaisseaux méningiens par des saignées capillaires pratiquées sur les téguments, d'où le conseil d'appliquer des sangsues et des ventouses à l'extérieur du crâne, plus particulièrement aux tempes et aux apophyses mastoïdes.

C'est fondés sur ces mêmes considérations, qu'un grand nombre de chirurgiens

(1) Art. FONGUS DE LA DURE-MÈRE du *Dictionnaire* en 30 vol.
(2) Voy. le chapitre *Du crâne.*
(3) Velpeau, *Anatomie chirurgicale*, p. 228.
(4) *Mélanges de chirurgie*, t. II, p. 262.

ont proposé d'ouvrir, dans les affections cérébrales, des cautères autour de la tête, et plus spécialement dans la fossette sous-occipitale, à cause de la communication plus facile que l'on prétend exister en ce point entre l'intérieur et l'extérieur de la cavité crânienne ; ou bien encore, d'appliquer des vésicatoires sur le cuir chevelu, préalablement rasé, afin de déplacer l'irritation interne. Quel que soit le jugement que l'on porte sur les idées théoriques qui ont conduit à cette pratique, il faut convenir qu'elle donne souvent d'excellents résultats.

M. Velpeau a voulu remettre en honneur la saignée de la préparate qu'il regarde comme trop négligée de nos jours ; peut-être, en effet, pourrait-elle rendre quelques services dans certaines affections oculaires, à cause de ses communications directes avec la veine ophthalmique, mais elle n'en restera pas moins toujours une opération difficile pour la masse des praticiens, et désagréable pour les malades, à cause des traces qu'elle laisse infailliblement sur le front.

La vascularité de la région frontale en fait la région autoplastique par excellence, mais il faut avoir bien soin, lorsqu'on prend son lambeau, d'y comprendre au moins la peau et la couche sous-cutanée, car c'est cette dernière qui renferme les vaisseaux. Si l'on pratique la rhinoplastie par le procédé indien, il importe, dit Blandin, de conserver dans le pédicule du lambeau au moins une des deux petites artères frontales. J'ai dit ailleurs (1) qu'il n'y avait pas toujours avantage à conserver une circulation artérielle trop active à cause de la lenteur relative de la circulation veineuse.

Le trépan a été souvent appliqué dans cette région ; autrefois on proscrivait son emploi au niveau des sinus frontaux, en raison de l'écartement inégal des deux lames qui les composent ; on disait qu'une partie de la couronne du trépan pouvait pénétrer dans la cavité crânienne, l'autre ayant à peine traversé la première lame. L'objection, au point de vue du manuel opératoire, n'est pas sérieuse ; avec des précautions, il est toujours possible d'éviter cet inconvénient.

On pensait aussi que les sutures, en général, devaient être évitées à cause des veines émissaires qu'on y rencontre, de l'adhérence plus grande que présentent en ce point la dure-mère et le périoste externe, et surtout à cause des rapports que quelques-unes d'entre elles, la sagittale et la lambdoïde, par exemple, affectent avec les sinus veineux. Selon Blandin et M. Velpeau, si l'on trouvait un grand avantage à poser une couronne sur une suture, la crainte d'une hémorrhagie veineuse ne devrait pas arrêter. M. Malgaigne, au contraire, pense que l'ouverture d'un gros sinus pourrait avoir pour effet l'entrée de l'air dans les veines, et exposerait de plus à la phlébite. Quoique je ne sache pas que les faits soient venus sanctionner ces idées théoriques, elles me paraissent si rationnelles, que je ne voudrais pas appliquer le trépan sur le trajet de la suture sagittale, par exemple. Je ne vois pas d'ailleurs clairement quels sont les avantages si grands qui pourraient faire passer par-dessus la crainte, non pas de l'entrée de l'air dans les veines, mais d'une hémorrhagie difficile à arrêter, ou d'une phlébite résultat des moyens employés pour favoriser la formation d'un caillot dans le sinus.

(1) Voy. page 3.

2° Région temporale.

J'ai déjà dit que M. Velpeau réunissait la région pariétale à la région temporale ; Blandin et M. Malgaigne la décrivent à part, et j'adopte leur manière de voir par la raison que l'on constitue ainsi une région très-naturelle.

Limites. — Sur le squelette, elle est circonscrite par deux lignes divergentes partant de l'apophyse orbitaire externe et allant se rejoindre au devant du conduit auditif externe, l'une supérieure, qui suit la ligne courbe temporale, l'autre inférieure, qui longe le bord de l'arcade zygomatique. Sur une tête recouverte de ses parties molles, ces lignes sont un peu plus difficiles à déterminer, mais sur le vivant, la contraction du muscle crotaphite aidant, on parvient facilement à retrouver la ligne courbe temporale.

Anatomie des formes. — Chez les adultes bien conformés, mais dépourvus d'embonpoint, la région temporale est déprimée ; chez les sujets gras ou très-bien musclés, elle présente au contraire une saillie due à l'accumulation de la graisse ou à l'épaisseur plus considérable des fibres charnues. Il en est de même chez les femmes et les enfants ; d'où il résulte que son épaisseur varie selon l'âge, le sexe et l'embonpoint. Cette épaisseur, sur un même sujet, n'est pas égale partout ; ainsi en bas et en avant elle est beaucoup plus considérable, et les couches musculo-graisseuses vont s'amincissant à mesure que l'on s'approche de la partie supérieure.

Les cheveux ne recouvrent que la partie postérieure de la région ; en avant la peau présente les orifices de nombreux follicules sébacés ; c'est là que, sur la plupart des sujets, on voit battre l'artère temporale. Tous les anatomistes savent que lorsqu'on injecte un cadavre, cette même artère, distendue par la matière à injection, se dessine sous les téguments.

Superposition des plans. — On trouve successivement, en procédant des parties superficielles aux profondes :

1° La peau ;
2° La couche sous-cutanée ou *fascia superficialis* ;
3° Le prolongement de l'aponévrose épicrânienne ;
4° L'aponévrose temporale superficielle, ou périosto-zygomatique ;
5° L'aponévrose temporale profonde ;
6° Le muscle temporal et son tendon, ou aponévrose temporo-maxillaire (Velpeau) ;
7° Le squelette ;
8° La dure-mère, l'arachnoïde, la pie-mère et le cerveau.

Des artères, des veines, des nerfs et des vaisseaux lymphatiques rampent entre ces diverses couches.

Structure et disposition de ces divers plans. — La peau participe des propriétés signalées pour celle du front.

La couche sous-cutanée est ici moins intimement liée à la peau d'une part, à l'aponévrose sous-jacente de l'autre, que dans la région précédente ; aussi est-il plus facile de la séparer et d'en former, surtout en bas, une couche distincte, à laquelle convient le nom de *fascia superficialis*. Cette couche, au niveau de l'arcade zygomatique, semble se décomposer en deux lamelles : une profonde, qui se fixe sur l'arcade ; une superficielle, qui glisse manifestement au devant et se continue dans la région génienne.

Au-dessous de cette couche, dans laquelle rampent les artères et veines temporales superficielles, se rencontre le prolongement déjà décrit de l'aponévrose épicrânienne très-affaiblie, qui vient se fixer aussi sur l'arcade zygomatique ; plus profondément on trouve l'aponévrose temporale superficielle des auteurs, avec laquelle elle
se confond.

Voici comment, selon Blandin, MM. Velpeau et Malgaigne, se comporterait cette
dernière lame fibreuse : simple supérieurement à ses insertions à la ligne courbe,
elle recouvrirait le muscle temporal, se dédoublerait en avant et en bas, et de ses
deux feuillets l'antérieur se fixerait sur le pourtour de l'os malaire et sur la lèvre
externe de l'apophyse zygomatique ; tandis que le postérieur se porterait à la lèvre
interne de cette même ligne osseuse.

Il ne m'a pas semblé que les choses fussent disposées de la sorte. Si, en effet, on
incise les téguments sur le sommet du crâne en suivant la ligne médiane, et qu'on
enlève ensuite le muscle occipito-frontal et son aponévrose, il ne reste plus que le
périoste sur la voûte osseuse. Divisez alors ce périoste, puis, avec le manche du
scalpel, décollez-le de haut en bas, en le conduisant vers la fosse temporale, et vous
verrez bientôt qu'il est facile de le poursuivre au devant du muscle temporale. C'est
donc lui qui, à la partie antéro-inférieure de la région, forme, en se continuant avec
le périoste de l'apophyse orbitaire externe, de l'os de la pommette et de l'arcade
zygomatique, cette lame appelée par les auteurs que j'ai cités plus haut *aponévrose
temporale superficielle*. En raison de cette continuation avec le périoste de la région
fronto-occipitale d'une part, et de cette insertion à l'arcade zygomatique, j'ai cru
pouvoir désigner cette lame fibreuse sous le nom de *périosto-zygomatique*. C'est,
pour le dire en passant, à la continuation de cette lamelle du périoste frontal sur le
muscle crotaphite qu'est due la migration dans la région temporale des collections
purulentes sous-périostiques.

L'aponévrose temporale profonde, ou temporale proprement dite, qui vient immédiatement après, est beaucoup plus forte et plus résistante que la première, et offre
un aspect blanc nacré très-remarquable ; elle s'insère en haut à la ligne courbe temporale, en bas à la lèvre interne de l'arcade zygomatique. Par sa face interne elle
donne attache aux fibres du muscle crotaphite, par sa face externe elle est en rapport
avec la précédente, dont il est difficile de la décoller supérieurement, tandis qu'en
bas elle en est séparée par une couche graisseuse fluide et jaunâtre, d'autant plus
abondante qu'on se rapproche de l'arcade zygomatique et de l'os de la pommette.

Au-dessous d'elle se voit le muscle crotaphite, dont les fibres dirigées en éventail
viennent se rendre sur un tendon large et aplati qui embrasse l'apophyse coronoïde
du maxillaire inférieur. La largeur de ce tendon lui a fait donner, un peu arbitrairement par M. Velpeau, le nom d'aponévrose temporo-maxillaire. Entre ce tendon
et l'aponévrose temporale proprement dite, on trouve une couche graisseuse fluide,
abondante, qui communique avec celle de la joue, par-dessous l'arcade zygomatique.

Le muscle temporal repose sur le squelette de la région, formé en avant par le
frontal, en bas par la grande aile du sphénoïde, en arrière par le temporal, et en
haut par l'angle antérieur du pariétal. Tous ces os, unis par des sutures désignées
sous le nom de sphénoïdale, sphéno-temporale, sphéno-pariétale et squameuse ou
écailleuse, sont d'ailleurs minces et transparents ; je les ai trouvés réduits chez quelques sujets à une lamelle papyracée que la pression du doigt faisait ployer assez facilement ; un périoste très-adhérent les recouvre.

A la face interne de ces os se remarquent plusieurs sillons, dont quelques-uns sont convertis parfois en canaux complets, comme j'en ai un exemple sous les yeux. Verticalement dirigés de bas en haut, ils prennent naissance au trou sphéno-épineux, puis gagnent l'angle antérieur du pariétal, pour de là se ramifier sur toute la face interne de cet os et du coronal. Ces sillons constituent ce qu'en ostéologie on désigne sous le nom de *nervure de la feuille du figuier*, et sont destinés à loger les ramifications de l'artère méningée moyenne.

La dure-mère à l'état frais les recouvre ; en ce point elle adhère d'ailleurs assez intimement aux os.

Les os qui constituent le squelette de la région temporale osseuse sont ordinairement légèrement bombés en dehors, formant du côté de la cavité crânienne une concavité dans laquelle vient se loger la corne sphénoïdale du cerveau, ou extrémité antérieure du lobe moyen.

Les artères sont de deux ordres : les unes extérieures aux os, les autres situées au-dessous d'eux.

Les artères extérieures sont superficielles ou profondes. Les superficielles sont, les diverses branches fournies par l'artère temporale, dont le tronc, à un demi-centimètre au-dessus de l'arcade zygomatique, se divise en trois branches : une antérieure, qui se porte dans la région frontale pour s'anastomoser avec la sus-orbitaire ; une postérieure, allant dans la région occipitale s'aboucher avec l'artère du même nom ; et enfin une moyenne, pénétrant dans le muscle temporal. Les deux premières sont situées comme le tronc principal, d'ailleurs, dans la couche sous-cutanée ; la troisième rampe longtemps entre les deux aponévroses temporales, au milieu du tissu graisseux signalé entre elles.

Les artères profondes sont les temporales profondes antérieure et postérieure, branches de la maxillaire interne, qui rampent dans l'épaisseur du muscle temporal, ou mieux entre lui et le périoste, et suivent la direction des fibres musculaires.

Quant aux branches situées à la face interne du squelette de la région temporale, elles sont toutes fournies par la méningée moyenne, qui, à son entrée dans la cavité encéphalique, par le trou sphéno-épineux, se place, ainsi que ces ramifications, dans les sillons ci-dessus décrits. Le tronc de cette artère correspond à l'extérieur, selon Blandin, à un point situé *sur le niveau en hauteur de l'apophyse orbitaire externe, et à deux travers de doigt en arrière de cette apophyse.*

Les veines sont peu volumineuses, au moins chez la plupart des sujets, et ne méritent point d'être décrites à part.

Les vaisseaux lymphatiques sont de plusieurs sortes : les uns, de passage, viennent de la région pariéto-frontale ; les autres prennent naissance dans la fosse temporale elle-même ; on peut les distinguer en profonds et superficiels. Tous aboutissent aux ganglions parotidiens, et affectent une direction perpendiculaire à l'arcade zygomatique.

Les nerfs sont fournis par le facial, l'auriculo-temporal, les temporaux profonds antérieur et postérieur du maxillaire inférieur, et par les rameaux de l'ophthalmique et du maxillaire supérieur. Les filets du facial et de l'auriculo-temporal sont situés dans les couches sous-cutanées et suivent les ramifications de l'artère temporale ; ils croisent donc obliquement la direction des fibres du muscle temporal, tandis que les temporaux profonds antérieur et postérieur leur sont parallèles et situés très-profondément entre elles et les os.

Déductions pathologiques. — La région temporale, vulgairement la *tempe*, du mot latin *tempus*, par lequel les anciens voulaient indiquer que c'était le lieu où le temps, en blanchissant les cheveux, signalait d'abord ses ravages, est regardée généralement parmi les gens du monde comme une région dangereuse ; les blessures y sont réputées mortelles.

Blandin, cherchant à réfuter cette opinion si généralement accréditée, pense que l'amincissement des os du crâne en cette région est largement compensée par l'épaisseur des parties molles qui la recouvrent, et si, dit-il, les plaies même superficielles peuvent donner lieu à des hémorrhagies, elles sont facilement arrêtées, soit par la ligature, soit par la compression des artères lésées.

Plusieurs faits, dont j'ai été témoin, me forcent à adopter l'opinion opposée. Je pense qu'en raison de la position superficielle des artères temporales, qui les expose à être blessées dans une chute sur un corps anguleux, ou par un instrument tranchant doué d'une force suffisante pour entamer les téguments, les plaies de cette région peuvent se compliquer d'hémorrhagies, sinon mortelles, au moins très-graves. On n'a pas toujours sous la main un chirurgien pour tordre, lier ou comprimer les artères ouvertes, et presque toujours les personnes qui entourent le blessé perdent la tête. Étant de garde à l'hôpital Necker, en juillet 1841, des sergents de ville apportèrent à l'hôpital un malheureux ivrogne qu'ils avaient trouvé sans connaissance, étendu dans une mare de sang ; cet homme en tombant s'était fait à la tempe une plaie très-peu profonde, mais qui néanmoins avait ouvert l'artère temporale. Lorsqu'il fut apporté à la salle de garde, les membres étaient froids et roidis, la peau décolorée, le pouls radial à peine perceptible. Ce n'est qu'après l'avoir pendant deux heures frictionné avec des linges secs et chauds sur toutes les parties du corps, que nous parvînmes à le rappeler à la vie ; mais pendant quinze jours il resta littéralement exsangue : je suis convaincu que relevé une heure plus tard, il n'aurait pas survécu.

Les hémorrhagies fournies par l'artère méningée moyenne, lorsqu'une fracture l'a déchirée dans le canal qui la contient, sont bien plus dangereuses encore. Ces cas sont rares sans doute, moins cependant qu'on pourrait le supposer ; Blandin en cite lui-même une observation, et il ne serait pas difficile d'en rassembler plusieurs autres prises dans les auteurs. Dans ces cas, l'écoulement de sang, toujours difficile à arrêter, se fait à l'intérieur du crâne, et peut donner lieu, à cause de son abondance, à des accidents de compression rapidement mortels, ainsi que j'ai eu l'occasion de l'observer à l'hôpital Saint-Louis.

Un homme avait reçu sur la tempe gauche un coup de canne plombée, et lorsqu'on l'apporta dans les salles, il était sans connaissance ; la respiration était stertoreuse et tous les membres dans une résolution complète. Ayant reconnu que le pariétal était enfoncé, je présumai que l'état du blessé tenait à la compression du cerveau par les saillies osseuses, je les relevai ; mais au-dessous je trouvai un épanchement de sang considérable et la dure-mère décollée au loin. J'enlevai les caillots, et j'aperçus alors un jet de sang artériel, qui venait de la partie inférieure de la solution de continuité des os : c'était l'artère méningée moyenne qui avait été déchirée. Ce qu'il y avait de remarquable, c'est que le malade, lorsque j'eus enlevé les caillots compresseurs, put parler assez librement pour pouvoir raconter comment l'accident lui était arrivé. Je parvins avec beaucoup de peine à saisir l'artère et à y jeter un fil, mais, malgré cette ligature, l'hémorrhagie ayant reparu pendant la nuit, le malade succomba. L'autopsie nous permit de constater que plusieurs branches de la méningée moyenne avaient été en effet déchirées par le déplacement des fragments, et que la portion antérieure du lobe moyen du cerveau était réduite en bouillie et mélangée avec une proportion notable de sang, lésion qui, sans aucun doute, avait de son côté contribué à accélérer la mort.

Enfin si l'on ajoute à la crainte des hémorrhagies la contusion de la pulpe cérébrale rendue plus facile par l'amincissement notable des parois osseuses, que ne saurait compenser, quoi qu'en ait dit Blandin, la présence du muscle crotaphite, on sera forcé de conclure que les plaies de la région temporale sont plus graves que celles des autres parois du crâne, et qu'ici l'instinct vulgaire n'est point en défaut.

Les contusions peuvent déterminer des épanchements sanguins, comme dans la région épicrânienne, moins fréquemment cependant, à cause de la présence des aponévroses, surtout de celle du muscle temporal qui sépare les vaisseaux du plan osseux résistant contre lequel les corps contondants peuvent les écraser. J'ai vu à la Clinique, alors que je remplaçais M. le professeur J. Cloquet, un jeune homme qui avait été frappé dans la région temporale gauche par une pierre arrondie lancée par une fronde. Quelques heures après, il se présentait à la consultation avec une tumeur du volume du poing, exactement limitée par les insertions du temporal et que je constatai être formée par du sang épanché. Quelques jours plus tard, malgré un traitement abortif assez énergique, je reconnus que la suppuration s'emparait du foyer sanguin ; je fus alors obligé de pratiquer une incision qui donna issue à une énorme quantité de sanie purulente, et me permit de m'assurer que l'épanchement s'était fait dans l'épaisseur même des fibres du temporal. En quelques points les os étaient à nu, et pendant quelque temps des accidents cérébraux me firent craindre pour les jours du malade. Mais peu à peu les accidents se dissipèrent, et grâce à la solidité et à la résistance des insertions aponévrotiques, le foyer resta toujours limité en haut et latéralement à la fosse temporale elle-même, seulement je fus obligé de pratiquer à la joue, au-dessous de l'arcade zygomatique, une contre-ouverture dans le lieu le plus déclive.

Les inflammations suppurées se comportent comme les épanchements sanguins ; lorsqu'elles se développent dans la fosse temporale au-dessous des plans aponévrotiques, elles n'ont de tendance à fuser que vers la joue en suivant le tendon du muscle. D'où la nécessité de pratiquer des incisions dans la région de la joue, au lieu le plus déclive, ainsi que je l'ai fait dans l'observation qui précède, afin d'empêcher le décollement du périoste, l'irruption du pus dans la fosse zygomatique, et la fonte purulente de tous les tissus graisseux qui s'y trouvent. Si, au contraire, elles ont pour siége les couches superficielles, elles peuvent s'étendre au crâne et à la face en prenant la forme érysipélateuse.

Les tumeurs fluctuantes qui se développent dans la fosse temporale peuvent quelquefois, en raison du peu d'extensibilité des diverses couches aponévrotiques qui les brident et s'opposent à ce que l'on puisse percevoir la présence du liquide, être prises pour des tumeurs solides, des exostoses par exemple ; j'ai dans un cas de ce genre été tiré d'embarras par une ponction exploratrice, qui me démontra qu'il s'agissait d'une périostose suppurée.

On a rencontré dans cette région des tumeurs fongueuses provenant de la dure-mère et du sinus maxillaire, ce qui s'explique par le voisinage du crâne et du maxillaire supérieur.

Les fractures y sont quelquefois difficiles à reconnaître, à cause de l'épaisseur des parties molles ; de plus la multiplicité des sutures peut induire en erreur alors même qu'on a leur direction bien présente à l'esprit. Heureusement ce n'est point la fracture elle-même qui constitue les dangers, mais bien les phénomènes cérébraux qui l'accompagnent, en sorte que le diagnostic exact de l'état local ne passe ici, comme toutes les fractures du crâne d'ailleurs, qu'en deuxième ligne.

Déductions opératoires. — Les communications vasculaires qui existent entre la tempe et la cavité crânienne, mais surtout l'orbite, ont fait penser que les ventouses et les sangsues appliquées dans cette région pourraient être utiles dans les affections cérébrales et oculaires, et la pratique a confirmé en partie ces espérances. A ce sujet, je ferai remarquer que l'on a vu des piqûres de sangsues ouvrir l'artère temporale, ce qui, chez les enfants, pourrait avoir des conséquences fâcheuses ; Blandin dit avoir constaté cet accident à la chute d'une eschare résultant de l'application d'un moxa.

Il est d'observation que les affections du globe oculaire retentissent douloureusement dans la région temporale, ce qui s'explique par la communauté de nerfs ; peut-être est-ce là la raison qui a conduit les chirurgiens à y appliquer, dans les maladies de l'œil, des vésicatoires volants, dont l'efficacité ne saurait être contestée.

C'est surtout sur l'artère temporale qu'a été pratiquée l'artériotomie. Le tronc de cette artère se trouve à 10 ou 12 millimètres en avant du conduit auditif externe et se divise à 6 ou 8 millimètres au-dessus de l'arcade zygomatique. C'est là qu'il faut la découvrir par une incision transversale ; on l'ouvre alors en travers, en cherchant à ne l'intéresser que dans ses deux tiers antérieurs, puisqu'il est démontré (1) que les plaies transversales incomplètes des vaisseaux artériels donnent lieu à un écoulement de sang plus considérable que celles qui les divisent en totalité. Seulement, on aura soin d'achever la section dès que l'on aura obtenu la quantité de sang désirée.

Je ne sache pas qu'on ait jamais appliqué le trépan dans la région temporale ; mais si les circonstances le nécessitaient, les dispositions anatomiques permettraient-elles cette application ? Blandin et M. Velpeau répondent affirmativement et pensent que ni l'épaisseur des parties molles à traverser, ni même la présence de l'artère méningée moyenne ne sauraient constituer un obstacle insurmontable, et ils conseillent, pour éviter de couper un trop grand nombre de fibres du muscle temporal, de tailler suivant leur direction un lambeau en forme de V, à base dirigée en haut, et qu'on disséquerait de la base au sommet.

Certainement ce ne doit pas être chose facile de traverser toutes les couches de la région temporale, quand on songe à leur épaisseur et aux nombreux vaisseaux qui les parcourent. Mais ces difficultés ne sont rien en comparaison des dangers qui se présentent lorsqu'on est arrivé sur le squelette et qu'il s'agit d'y placer le trépan ; si l'on peut en effet être à peu près certain d'éviter le tronc même de la méningée, quelle garantie a-t-on contre la blessure de ses branches souvent très-volumineuses, dont on ne peut prévoir la disposition ? Et celles-ci ouvertes, croit-on qu'il soit facile d'aller au fond de cette plaie profonde, à travers le petit trou circulaire de la couronne, en faire la ligature ? Dans le cas que j'ai cité précédemment, où la largeur de la solution de continuité permettait cependant de manœuvrer facilement, j'ai éprouvé de telles difficultés, que j'hésiterais beaucoup devant cette éventualité. Je crois donc, malgré l'autorité de Blandin et de M. Velpeau, qu'en présence des difficultés et des

(1) Voy. *Système vasculaire.*

dangers d'une telle opération, le chirurgien doit se montrer très-réservé; et pour mon compte je préférerais m'abstenir, d'autant mieux que l'utilité de la trépanation en général ne m'est rien moins que démontrée.

3° Région mastoïdienne.

Cette région, que M. Velpeau réunit à la partie postérieure du crâne, sous le nom d'*occipito-mastoïdienne*, a des limites assez bien marquées : en avant par le sillon auriculaire postérieur, en haut et en arrière par cette ligne courbe que forme l'implantation des cheveux, en bas enfin par le sommet de l'apophyse mastoïde.

Les parties molles y sont réduites à une couche assez mince, le squelette offre au contraire une grande épaisseur; elle est importante à connaître en raison des opérations qu'on y pratique.

Sa *forme*, qui dépend de la configuration de l'apophyse mastoïde, varie beaucoup suivant les âges et les individus. Chez les enfants, cette apophyse, très-peu développée, est située à la base du crâne, tandis qu'au fur et à mesure que l'homme avance en âge, elle se déjette sur les parties latérales; on verra bientôt que ces changements extérieurs ne sont que la conséquence de son développement. J'ajouterai qu'elle présente des variations individuelles et que, très-volumineuse chez quelques sujets, chez d'autres, particulièrement chez les femmes, elle est à peine proéminente.

Superposition des plans. — On rencontre successivement :

1° La peau ;

2° La couche sous-cutanée ;

3° Une couche aponévrotique et musculaire ;

4° Le squelette ;

5° Enfin la dure-mère, l'arachnoïde et le cerveau.

Des artères, des veines, des nerfs et des ganglions lymphatiques complètent son organisation.

Structure et disposition de ces divers plans. — La peau, dépourvue de poils, est fine et très-lisse; chez les enfants et les femmes, l'habitude de porter presque constamment des coiffures serrées la met en contact avec celle du pavillon de l'oreille, ce qui y entretient une humidité, cause fréquente d'excoriations et par suite d'engorgements ganglionnaires.

La couche sous-cutanée est très-serrée, elle contient dans ses aréoles une graisse rougeâtre, et çà et là quelques très-petits ganglions lymphatiques; elle est intimement unie à l'aponévrose, dont il est très-difficile de la séparer, et se continue avec le tissu cellulo-graisseux sous-tégumentaire de la région occipito-pariéto-frontale, et plus particulièrement de la partie postérieure du cou.

La couche aponévrotique diffère selon qu'on l'examine à la partie supérieure ou à la partie inférieure de la région. Resplendissante à la partie supérieure, où elle n'est que la terminaison de l'aponévrose du muscle occipito-frontal, elle se fixe à la ligne courbe supérieure de l'occipital. Inférieurement elle est formée par la lame fibreuse qui recouvre l'extrémité supérieure des muscles splénius et sterno-mastoïdien et s'implante sur cette même ligne courbe; mais il est très difficile, pour ne pas dire impossible, de la séparer des fibres tendineuses par lesquelles ces muscles s'insèrent supérieurement.

La couche musculaire est formée par le sterno-mastoïdien qui embrasse le mamelon de l'apophyse, par le splénius dont on ne voit que la partie supérieure, et par le petit muscle auriculaire postérieur qui appartient en propre à cette région, nsi que le ligament postérieur de l'oreille. Ce dernier, dirigé transversalement, est facilement mis en relief lorsqu'on attire en avant le pavillon de l'oreille.

L'apophyse mastoïde recouverte de son périoste se présente ensuite; verticalement dirigée, elle offre, ainsi que je l'ai dit, une saillie plus ou moins prononcée suivant les sujets.

Sa structure intéresse à un haut degré le chirurgien; elle est creusée à l'intérieur de nombreuses cellules de capacité variable, communiquant généralement toutes entre elles, et occupant chez les vieillards la totalité de l'éminence.

En haut et en avant, ces cellules offrent avec l'oreille moyenne une communication que Vésale paraît avoir le premier constatée et qui depuis a été l'objet des travaux de Riolan, de Jasser, de Murray et de beaucoup d'autres anatomistes. Murray a établi que ces cellules n'existent point chez les jeunes enfants, qu'elles se creusent pendant l'adolescence, et sont chez le vieillard à leur maximum de développement. Dès qu'elles ont acquis une certaine ampleur, la communication avec la caisse du tympan s'établit, et Arnemann, qui a vérifié l'exactitude de la description de Murray, pense qu'elle s'effectue vers l'âge de seize à dix-sept ans.

J'ai trouvé trois fois cette communication bien établie sur des têtes d'enfants de quatorze à quinze ans. Sur un sujet adulte dont l'apophyse mastoïde me semblait peu développée, il me fallut opérer une térébration profonde, pour arriver à quelques anfractuosités celluleuses qui n'avaient de débouché nulle part, et, de son côté, Huschke dit que, dans les cas exceptionnels, il a trouvé entre les cellules et l'oreille moyenne une membrane tendue. Mais ce sont là des faits très-rares, et toutes les fois que l'apophyse présente un volume notable, on peut être certain de trouver de larges cellules s'ouvrant largement dans l'oreille moyenne. Chez les vieillards elles creusent le temporal de manière à ne plus être séparées de la cavité encéphalique que par une lamelle d'un demi-millimètre d'épaisseur.

Si l'on veut pénétrer dans les cellules mastoïdiennes à l'aide d'un perforateur, ce n'est point le sommet, c'est la partie externe de l'apophyse qu'il faut attaquer: là elles ne sont séparées de l'extérieur que par une couche osseuse, généralement assez mince.

Elles sont tapissées par une membrane très-fine, pellucide, que l'on peut regarder comme un prolongement de la muqueuse de l'oreille moyenne.

La portion du rocher qui correspond du côté de la cavité crânienne à l'apophyse mastoïde, est creusée d'un sillon profond pour loger le sinus latéral, la dure-mère y adhère assez faiblement; en arrière du sinus, la face interne de l'apophyse répond au cervelet.

Les artères sont fournies par l'auriculaire postérieure, située sur les limites de la région dans le sillon auriculo-mastoïdien, et par l'artère occipitale, qui rampe plus en arrière dans la couche sous-aponévrotique.

Une seule veine importante, la mastoïdienne, sort par le trou mastoïdien et communique avec le sinus latéral.

Les ganglions lymphatiques sont très-petits, mais quelquefois assez nombreux, et reçoivent une partie des lymphatiques des régions pariétale et occipitale; ils sont situés principalement dans le sillon auriculo-mastoïdien et logés dans la couche sous-cutanée.

Quant aux nerfs, ils proviennent surtout des branches auriculaire et mastoïdienne du plexus cervical : quelques-uns sont fournis par le facial.

Variétés. — Blandin et M. Velpeau parlent d'un jeune enfant qui présentait dans cette région l'orifice d'un conduit auditif accidentel, communiquant avec le conduit normal.

Déductions pathologiques. — Les plaies y sont rarement suivies d'hémorrhagies, à moins qu'elles n'atteignent le tronc de l'artère auriculaire postérieure ou de l'occipitale, qui n'appartiennent pas, à proprement parler, à la région.

Les engorgements ganglionnaires y sont fréquents, et faciles à apprécier dès le principe, à cause du plan résistant sur lequel ils se trouvent et du peu d'épaisseur de la couche de parties molles.

Selon Blandin, on y verrait souvent des exostoses ; pour ne pas les confondre avec la simple hypertrophie de l'apophyse, il suffira d'en comparer le volume avec celle du côté opposé.

Les suppurations de l'oreille moyenne peuvent se faire jour à l'extérieur par l'intermédiaire des cellules mastoïdiennes, et réciproquement. Valsalva rapporte qu'ayant eu à traiter une carie de cette apophyse, il fut fort étonné, en faisant des injections, de voir le liquide refluer dans le pharynx par la trompe d'Eustache, et d'autre part, on trouve dans Duverney, J. L. Petit et Leschevin, des cas de suppuration de la caisse dans lesquels on voit le pus se frayer passage par l'apophyse mastoïde.

Acrel et A. Bérard ont observé, chacun de leur côté, un fait dans lequel la surdité et les douleurs disparurent par l'ouverture spontanée de l'apophyse : il suffisait même, dit A. Bérard (1), de boucher la perforation pour ramener à l'instant la surdité.

La lamelle osseuse qui recouvre les cellules est quelquefois assez mince pour se fracturer, être déjetée en dedans et faire croire à une fracture du crâne, avec enfoncement dans la cavité encéphalique : Blandin cite un cas de ce genre.

Déductions opératoires. — Autrefois on pratiquait la saignée de l'auriculaire postérieure : cette opération est aujourd'hui abandonnée, mais la région mastoïdienne est restée un lieu d'élection pour l'application des sangsues et des ventouses dans les cas d'affections cérébrales, sans doute en raison de la communication des veines mastoïdiennes avec le système veineux intracrânien.

L'anatomie normale ayant démontré la communication directe des cellules mastoïdiennes avec l'oreille moyenne, et les faits pathologiques ayant prouvé que la perforation spontanée de l'apophyse, en permettant le retour de l'air dans la caisse tympanale, pouvait guérir la surdité, il ne restait que bien peu de chemin à parcourir pour arriver à proposer la trépanation de l'apophyse.

Riolan, dit-on, aurait eu l'idée de cette opération, mais c'est à Jasser, chirurgien prussien, que revient l'honneur d'avoir le premier, en 1770, osé pratiquer cette perforation avec un plein succès. Plusieurs chirurgiens l'imitèrent, et parmi eux il faut citer Fielitz et Loefler (2) ; c'est le retentissement de leurs succès qui détermina Just Berger, médecin du roi de Danemark, à se faire opérer. Mais la mort de cet homme illustre survenue douze jours après la trépanation de l'apophyse, par suite de la propagation de l'inflammation aux méninges, jeta un tel discrédit sur cette opération, qu'elle fut à partir de ce moment proscrite et abandonnée, comme trop dangereuse.

(1) Art. OREILLE du *Dictionnaire* en 30 vol., p. 418.
(2) Dezeimeris, journal *l'Expérience*, 1838, p. 520.

Peut-être s'est-on trop hâté. Certes il n'est jamais sans danger d'agir sur les os, surtout au voisinage du cerveau ; cependant il faut remarquer que l'apophyse mastoïde n'est qu'un appendice du crâne, et non à proprement parler une de ses parois ; qu'il n'est pas nécessaire d'ailleurs, pour obtenir le résultat que l'on cherche, c'est-à-dire la pénétration de l'air dans la caisse, d'opérer un grand délabrement, en sorte qu'une simple perforation suffisant à obtenir ce résultat, une inflammation intense doit être un fait exceptionnel et très-rare. Entreprise d'ailleurs par d'autres chirurgiens, par Weber (de Hammelbourg), par exemple, et par notre prudent Boyer, cette opération n'a déterminé aucun accident grave, et quoique ce dernier n'en ait retiré aucun résultat avantageux, les brillants succès obtenus par d'autres contre une affection aussi incurable et aussi pénible que la surdité autorisent, il me semble, de nouvelles tentatives.

§ II. — DES ENVELOPPES DE L'ENCÉPHALE.

Je les diviserai en *enveloppe osseuse* et en *enveloppes membraneuses.*

A. *Enveloppe osseuse du crâne, ou ovoïde crânien.* — Si, après avoir désarticulé la face sur une tête d'adulte, on examine attentivement la forme du crâne ainsi isolé, on peut remarquer qu'il représente un ovoïde assez régulier dont la petite extrémité est dirigée en avant, l'autre, plus volumineuse, répondant à l'occipital. Si on le place alors sur un plan horizontal et qu'on le laisse reposer naturellement sur l'occipital et les apophyses mastoïdes, on peut voir que dans cette position son grand diamètre est notablement incliné, comme sa base, en bas et en arrière, et qu'il reste au-dessous de la portion frontale, entre elle et la surface plane, un espace triangulaire que remplit le maxillaire supérieur. Or cette direction oblique est précisément celle qu'il affecte dans la station verticale, et elle se trouve parfaitement représentée par une ligne tirée de la bosse frontale à la protubérance occipitale.

Il résulte de cette disposition, sur laquelle l'attention des anatomistes et des chirurgiens ne s'est peut-être pas suffisamment arrêtée jusqu'à ce jour, que l'apophyse basilaire et le trou occipital se trouvent sur la prolongation d'une ligne horizontale qui continuerait la voûte palatine ; en sorte que le doigt, plongé dans la bouche suivant cette ligne, peut parcourir sans peine la face inférieure de cette apophyse (1). Si la tête, au lieu d'être horizontalement placée, est renversée en arrière, cette exploration devient plus facile encore, car dans ce mouvement la base de l'occipital tend de plus en plus à se présenter de face à l'ouverture buccale.

C'est donc faute de s'être rendu compte de cette inclinaison de la base du crâne, et particulièrement de l'apophyse basilaire, que quelques chirurgiens, pénétrés de l'idée que la paroi pharyngienne postérieure n'était formée que par la face antérieure des vertèbres cervicales, et s'en rapportant d'ailleurs uniquement à l'exploration sur le vivant, ont pu avancer que les polypes du pharynx proviennent toujours du périoste qui recouvre ces vertèbres, tandis qu'en réalité ils s'implantent, ainsi que l'a démontré l'anatomie pathologique, sur la base du crâne. C'est là une considération qui n'est pas sans importance, soit pour le diagnostic, soit pour le traitement de ces polypes, et sur laquelle je me réserve de revenir, à la région pharyngienne.

Parfaitement régulier, à parois lisses, arrondies et continues dans les quatre cin-

_____
(1) Voy. fig. 27.

quièmes de sa circonférence, l'ovoïde du crâne ne présente d'interruption dans cette régularité que dans sa portion antéro-inférieure, par le moyen de laquelle il s'articule avec la face et la colonne vertébrale. C'est là que l'on rencontre, en effet, toutes ces fentes, tous ces trous par lesquels l'encéphale se met en rapport avec le reste de l'organisme, et toutes ces anfractuosités qui, en s'unissant à celles de la face, complètent les diverses fosses orbitaires, nasales et zygomatiques. D'où il est permis de tirer à priori ces deux conséquences qui trouveront plus tard leur développement, à savoir : 1° que toute cette portion arrondie du crâne, qui ne forme pour ainsi dire qu'un seul os lorsque les sutures sont complétement soudées, résiste à la manière des voûtes ; 2° que les chocs qui heurtent la face ou la colonne vertébrale, peuvent se transmettre aux parois du crâne d'une manière presque aussi directe que s'ils étaient appliqués sur ses parois mêmes.

L'épaisseur des os du crâne varie selon les sujets, les âges et les lieux où on l'examine ; mais cette question, qui intéressait à un si haut degré les chirurgiens du XVIIIᵉ siècle en raison de la fréquente application qu'ils faisaient du trépan, a beaucoup perdu de son importance, depuis que cette opération a été restreinte à un petit nombre de cas particuliers. Il ne sera pas inutile cependant d'entrer dans quelques détails à ce sujet, ne serait-ce qu'au point de vue de la résistance différente qu'offrent aux causes vulnérantes les divers points de cette sphère osseuse.

D'une manière générale on peut dire que les os les plus épais, sinon les plus résistants, se trouvent à la base, de même que l'on y rencontre également les plus fragiles ; aucun n'est plus épais que l'apophyse basilaire, nul n'est plus fragile que la lame criblée de l'éthmoïde, et, chez quelques sujets, la face inférieure du frontal est réellement papyracée. Quant à la voûte, elle est constituée par une couche d'épaisseur à peu près uniforme, offrant parfois, suivant les sujets, des différences considérables et impossibles à prévoir. Blandin et, après lui, plusieurs chirurgiens et anatomistes ont cependant voulu établir une moyenne qui serait, selon eux, de trois lignes et demie à quatre lignes ; comme si les moyennes avaient jamais été de quelque utilité lorsqu'il s'agit de résoudre des problèmes dont chaque application est nécessairement et toujours individuelle.

Je vais néanmoins essayer d'indiquer d'une manière aussi précise que possible les points qui offrent ordinairement une épaisseur plus considérable que les autres. Pour arriver à ce but, voici le moyen dont je me suis servi : tantôt j'ai regardé à contre-jour, par le trou occipital, l'intérieur du crâne ; tantôt j'y ai introduit une bougie, et jugeant du degré d'épaisseur par la difficulté qu'avait la lumière à traverser les parois du crâne, j'ai constaté que les parties les plus transparentes et, par conséquent, les plus minces, étaient : la région temporale, les bosses frontales, les parties latérales et antérieures de la suture sagittale, la partie postéro-inférieure du pariétal, les voûtes orbitaires et olfactives, les parties latérales du trou occipital et le fond de la cavité glénoïde ; tandis que les parties opaques et, par conséquent, épaisses, sont la crête occipitale, les parties antérieures du frontal, l'apophyse orbitaire externe, le sommet du crâne à l'union des sutures sagittale et lambdoïde, les apophyses mastoïdes, enfin toute la base du crâne, sauf les points mentionnés ci-dessus.

Ces données, qui résultent de l'examen d'un très-grand nombre de crânes, peuvent être considérées comme la règle ; mais je dois ajouter que j'ai observé quelques variétés qui rendent compte des dissidences qui se sont élevées à ce sujet. M. Velpeau, par exemple, soutient qu'au niveau des sutures l'épaisseur des os diminue, tandis que Gerdy pense, au contraire, qu'elle augmente ; or, cette dernière assertion m'a semblé se rapprocher davantage de la réalité, quoique cependant on puisse parfois constater le contraire. De même j'ai vu les apophyses mastoïdes, habituellement très-opaques, présenter, chez quelques sujets, une véritable translucidité, ce qui indique toujours, ainsi que je m'en suis assuré, un développement exagéré des cellules mastoïdiennes.

Les os du crâne offrent parfois une minceur anormale que rien n'aurait pu faire prévoir pendant la vie, et qui ne paraît se rattacher à aucune altération pathologique. J'ai dernièrement fait l'autopsie d'un individu mort dans mes salles des suites d'une fracture comminutive de la jambe, et qui présentait, dans certains points de la fosse temporale, un amincissement tel que l'on pouvait avec le doigt faire ployer la lamelle osseuse. Chez un autre, j'ai trouvé le long de la suture sagittale, sur les bords du sinus longitudinal supérieur, les pariétaux perforés sur plusieurs points ; dans ces trous, se trouvaient logés ces corps désignés sous le nom de *glandes* ou *corps de Pacchioni*, sur la structure desquels on n'est pas encore fixé, et qui étaient d'ailleurs parfaitement sains.

En opposition avec ces faits, il faut mentionner ces cas remarquables d'hypertrophie, dans lesquels les os présentaient une telle épaisseur et avaient tellement rétréci la cavité crânienne, qu'on avait pu croire à une ossification du cerveau. On peut voir, au musée Dupuytren, plusieurs de ces pièces dont les unes présentent jusqu'à 4 centimètres d'épaisseur, et A. Andral, prosecteur de la Faculté, qui en avait déposé un bel exemple, a cherché à démontrer que cette exagération de nutrition se produisait dans les cas d'hydrocéphalie, alors que le liquide commençait à se résorber. Selon lui, cet abaissement de la table interne déterminerait la guérison, en ramenant la cavité crânienne à des proportions plus en rapport avec le volume des centres nerveux : je crois, au contraire, qu'il n'en est que la conséquence.

La déduction pratique à tirer de tous ces faits, c'est qu'il est impossible de préciser l'épaisseur des os du crâne, et qu'il faut surtout se défier de ces moyennes, dont le moindre défaut est de donner au chirurgien qui applique le trépan une confiance qui pourrait devenir fatale. Ce qu'il importe de se rappeler, c'est qu'il est des points où les parois osseuses, toujours plus minces que partout ailleurs, exigent un redoublement de ces précautions, dont l'indication appartient aux livres de médecine opératoire.

La structure et le mode de nutrition des os du crâne méritent d'être étudiés avec beaucoup de soin ; sous ce double rapport ils diffèrent complétement du reste du système osseux.

La plupart des os du crâne sont formés de deux lames de tissu compacte et d'une substance intermédiaire spongieuse et aréolaire. La lame de tissu compacte, qui répond à l'extérieur, est désignée dans les livres de chirurgie sous le nom de *table externe*, la lame profonde sous celui de *table interne*, et la substance qui les sépare est appelée *diploé*. Dans beaucoup de points, là surtout où j'ai noté une absence complète de transparence, les deux tables sont séparées par une épaisseur si considérable de diploé, qu'elles peuvent être regardées comme indépendantes; aussi arrive-t-il souvent qu'elles se fracturent isolément. Il semblerait de prime abord que cet accident ne puisse arriver qu'à la table externe : il n'en est rien, et l'expérience a démontré que souvent la table interne, nommée aussi *lame vitrée*, à cause de sa texture plus serrée, qui lui donne le poli et le cassant du verre, pouvait être seule fracturée à la suite d'un coup violent. Dans ces cas, la lame externe, plus élastique, a cédé, et le diploé intermédiaire a transmis tout le poids et la violence du coup à la lame vitrée qu'on a trouvée fêlée et quelquefois même enfoncée.

Dans les endroits où la transparence est complète, les deux tables sont confondues, et il existe à peine quelques traces de tissu diploïque. C'est là une circonstance qui rend les fractures et les fêlures plus fréquentes, et dont doit surtout se préoccuper le chirurgien qui pratique la trépanation, parce que rien dans le changement de couleur de la sciure osseuse ne vient alors révéler l'approche de la lame vitrée et la proximité de la cavité crânienne.

A la surface des os du crâne on ne remarque qu'un très-petit nombre de ces pertuis que j'ai signalés dans le tissu osseux en général (1), et par lesquels pénètrent les vaisseaux nourriciers ; aussi le périoste externe et la dure-mère n'y adhèrent-il que très-faiblement, et tous les anatomistes savent avec quelle facilité on les dénude rien qu'en raclant avec le manche du scalpel. C'est d'ailleurs ce que les chirurgiens ont souvent, de leur côté, l'occasion d'observer, dans les plaies de tête faites par les corps contondants, un bâton, une roue de voiture par exemple, qui décollent le périoste dans une étendue quelquefois considérable. Il en est de même de la dure-mère, que les épanchements sanguins séparent avec facilité des os, mais seulement dans certains points.

Au niveau des sutures, les membranes adhèrent beaucoup plus intimement que partout ailleurs ; là elles s'enfoncent et viennent entre les os se confondre avec la membrane suturale, s'envoyant réciproquement des vaisseaux qui, tout en fortifiant les adhérences, établissent entre elles des communications vasculaires. C'est cette disposition qui avait fait repousser par plusieurs chirurgiens l'application du trépan sur les sutures, non sans quelque apparence de raison, puisqu'on est ainsi bien plus exposé à pénétrer d'emblée dans la cavité arachnoïdienne, et que d'ailleurs on n'a que bien peu de chance de tomber sur un épanchement, au développement duquel ces adhérences mettent obstacle.

Le diploé, interposé entre les lames externe et interne, est formé de lamelles osseuses entrecoupées, interceptant des aréoles qui communiquent toutes entre elles, et dans lesquelles circule du sang veineux. Toutes déversent leur contenu dans des rigoles qui serpentent au milieu d'elles, rigoles ou conduits décrits avec soin par Dupuytren, dans sa thèse inaugurale, sous le nom de *canaux veineux*, et qui se rendent en effet soit dans les sinus intracrâniens, soit dans les veines extérieures. Pour bien juger de leur disposition, il faut user avec la lime ou une râpe la table externe du crâne ; on met ainsi à découvert le diploé dans toute son étendue, ce qui permet de suivre la direction de ces canaux.

Les artères pénètrent principalement par les sutures, quelques-unes cependant entrent au niveau des bosses sourcilières, des apophyses mastoïdes, de la protubérance occipitale et de la face interne du pariétal, par des trous analogues à ceux que l'on rencontre sur les extrémités articulaires des os longs et qui les conduisent directement dans le diploé.

Ces conditions s'observent surtout aux os de la voûte du crâne, car les os qui composent la base sont pourvus de vaisseaux qui ne diffèrent pas autant de ceux

(1) Voy. *Système osseux.*

qu'on trouve dans le tissu osseux en général, c'est-à-dire qu'ils sont alimentés surtout par les nombreuses artérioles de ce périoste si vasculaire qui recouvre leur face inférieure.

Il résulte de cette disposition toute spéciale des artères et du système veineux des os du crâne plusieurs conséquences pratiques.

La première et la plus importante, c'est que les os, ceux de la voûte surtout, ont une vitalité plus indépendante des membranes qui les recouvrent que tous les autres points du squelette; aussi leur périoste externe peut-il être décollé dans une très-grande étendue sans que la mortification s'ensuive nécessairement. J. L. Petit et Ténon avaient beaucoup insisté sur ce point de clinique qui semblait avoir été oublié, lorsque M. Velpeau attira de nouveau sur lui l'attention des chirurgiens. Aujourd'hui tous les praticiens s'accordent à en confirmer l'exactitude. J'ai eu dans mon service un jeune enfant sur le crâne duquel avait passé en dédolant une roue de voiture; plus des deux tiers de la voûte osseuse avaient été mis à nu. Je me hâtai, selon le conseil de J. L. Petit, de les recouvrir avec les téguments complétement détachés et renversés, je pratiquai quelques points de suture pour les maintenir en place, et quelques semaines après, le petit malade sortait de l'hôpital, complétement guéri et sans qu'une seule lamelle osseuse fût nécrosée.

De même, lorsque la dure-mère a été décollée par un épanchement sanguin, il est rare de voir survenir la mortification de la lame vitrée correspondante.

Cette indépendance dans laquelle vivent les os du crâne entraîne une autre conséquence, mais celle-là est fâcheuse : les membranes qui les recouvrent étant incapables de verser les substances propres à leur régénération en raison de leur peu de vascularité, et le tissu diploïque n'étant pas suffisamment riche en vaisseaux artériels pour accomplir seul ce travail, il en résulte qu'ils ne peuvent pas toujours, comme les autres os, réparer leurs pertes. C'est en particulier ce que l'on observe après l'opération du trépan, dont les perforations restent toujours fibreuses au centre, et persistent indéfiniment dans cet état, ainsi que l'ont démontré les dissections faites par Faget, Morand, Larrey (1), et les descriptions des pièces d'anatomie pathologique du musée Dupuytren (2).

Il n'est donc pas possible d'assimiler le périoste externe des os du crâne au périoste des autres os, et bien moins encore la dure-mère au réseau vasculaire qu'on trouve au centre des os longs des membres. Jamais on ne voit cette membrane fournir à la réparation des pertes de substance des parois crâniennes, et je repousse complétement le rapprochement que M. Malgaigne (3) a voulu établir entre elle et la membrane médullaire des os longs. Quant aux faits qu'il cite à l'appui, ils me paraissent plutôt déposer contre : « J'ai vu, dit-il (4), dans la collection de Larrey, un cas de fracture avec enfoncement de l'apophyse orbitaire externe : la soudure s'est faite entre les surfaces osseuses correspondantes, mais les portions enfoncées n'ont point pris part au cal, et leur table interne tapissée par la dure-mère a gardé ses saillies et ses dépressions, et n'a été le siège d'aucun dépôt de matière coagulable, d'aucun phénomène de réparation. » Certes, si la dure-mère possédait réellement cette vascularisation et cette puissance de reproduction du réseau central des os longs, impro-

(1) Larrey, *Clinique chirurgicale*, t. V, p. 5.
(2) *Muséum d'anatomie pathologique de la Faculté de Paris*, publié au nom de la Faculté. Paris, 1842, p. 34, 45, 69, et passim.
(3) *Anatomie chirurgicale*, 1838, t. I, p. 305.
(4) *Op. cit.*, p. 306.

prement nommé membrane médullaire, nul doute que des adhérences et des dépôts plastiques n'eussent témoigné de sa participation aux phénomènes de réparation de l'os. Les pièces du musée Dupuytren, en tout conformes sur ce point à celle de Larrey, prouvent d'ailleurs que ce n'est pas là un accident, mais la règle (1). Qu'il me soit permis de faire observer combien est favorable à la conservation et à l'intégrité des fonctions cérébrales cette absence presque constante du cal après les fractures du crâne, et quels accidents aurait pu entraîner le contact sur la pulpe cérébrale des sécrétions périostiques.

Ces réflexions conduisent naturellement à se demander par quels moyens se réparent les solutions de continuité et les pertes de substance des os crâniens; pour résoudre cette importante question, j'ai dû mettre à contribution les pièces du musée Dupuytren et celles que j'ai pu rassembler moi-même.

Dans les fractures les phénomènes diffèrent sensiblement, selon que les fragments demeurent ou non écartés. Si la fracture est comminutive et qu'un des fragments complétement détaché soit expulsé, la perte de substance qu'il laisse n'est jamais tout à fait réparée, et il reste une perforation obturée par une membrane. Si au contraire les fragments sont simplement déplacés et repoussés soit en dehors, soit en dedans, alors même que le délabrement est considérable, la consolidation peut s'en effectuer dans un laps de temps variable, mais qui me paraît, d'après les faits que j'ai observés, devoir être beaucoup plus long que pour les os des membres. Cette dernière particularité se rattache évidemment à la moindre vitalité des os crâniens précédemment signalée. Les exemples de ces consolidations de solution de continuité de la voûte ne sont point rares, et l'on en trouve de nombreux exemples dans la collection du musée Dupuytren (2). J'en possède de mon côté un très-beau cas, recueilli par un de mes anciens internes, M. Heurteaux, aujourd'hui professeur à l'École de Nantes : on voit sur le pariétal gauche un fragment déjeté du côté de la cavité crânienne parfaitement consolidé. A la partie antérieure du fragment existe une perte de substance allongée de 15 millimètres de longueur sur 5 de largeur, qui provient, selon toute apparence, d'une esquille détachée; cette perforation était fermée à l'état frais par une membrane à laquelle adhéraient la dure-mère et les téguments. Quant au fragment, il est si intimement soudé au reste du crâne, que n'étaient l'enfoncement et la perte de substance, la fracture pourrait passer inaperçue. Aucun doute ne saurait donc être élevé sur la possibilité d'un cal osseux plus ou moins régulier des os du crâne, malgré leur moindre vitalité, et cela même dans les cas où la violence extérieure a détaché complétement et déplacé un ou plusieurs fragments.

Ces faits avaient naturellement conduit à penser que dans les cas bien plus fréquents où les fragments restent en contact parfait, comme dans les fêlures ou fissures, la consolidation était mieux assurée encore et plus régulière : telle était du moins l'opinion générale, lorsque M. Malgaigne d'abord, puis M. Houel (3), se fondant également sur l'observation, mirent en doute la possibilité de cicatrisation des fractures linéaires de la voûte et de la base. Cette question, portée par le conservateur du musée Dupuytren devant la Société de chirurgie, étonna plus qu'elle n'émut la docte compagnie, et le

(1) Voy. *Description du musée*, p. 67.
(2) *Ouvr. cit*, p. 52-67, 68, 69-71.
(3) *Absence de cicatrisation des fractures linéaires des os plats et des fissures des os longs.* Note lue à la Société de chirurgie, par M. Houel, conservateur du musée Dupuytren (*Gazette des hôpitaux*, 1857, p. 534).

mémoire de M. Houel ne donna lieu qu'à une discussion sans intérêt, aucun de nous, pris à l'improviste, ne pouvant apporter de faits pour combattre cette étrange opinion qui méritait bien cependant, ainsi qu'on va le voir, la peine d'être traitée à fond.

C'est fondé sur deux observations, dont l'une appartient à Duverney et l'autre à Mauran, que M. Malgaigne a avancé que la consolidation des fractures de la base est sinon impossible, du moins très-difficile (1). Voici l'observation de Duverney. Un malade meurt trois mois après l'accident, et à l'autopsie on découvre une fracture de la base du crâne commençant au devant de l'apophyse mastoïde, traversant les deux apophyses pierreuses et la selle du sphénoïde. L'*écartement des pièces de la fracture était d'environ une ligne ;* la nature paraissait n'avoir fait aucun effort pour en procurer la réunion (2). On le voit, l'observation, quoique peu détaillée, est très-nette, très explicite, et j'ajouterai parfaitement probante. Mais il n'en est pas de même de celle de Mauran, où il est dit que la fracture avait séparé une portion du rocher, et qu'*un abcès s'était développé alentour.* Il est clair que si l'os était nécrosé, la réunion n'avait pu se faire. Reste donc le fait unique de Duverney auquel, pour mon compte, j'accorde une très-grande valeur. Il s'agit maintenant de déterminer si ce fait est ou non une exception; je chercherai ensuite la raison pour laquelle il y a eu absence de consolidation.

Déjà, dans ma première édition, combattant ce qu'avait d'exagéré la manière de voir du savant professeur de médecine opératoire, j'avais rapporté le cas suivant. Un individu tombe sur la face et s'enfonce l'os de la pommette; M. Velpeau et moi, appelés à l'examiner, redoutant une fracture de la base du crâne et des accidents du côté du cerveau en raison des signes observés, le soumettons à un traitement préventif énergique des accidents cérébraux; sept semaines après, alors que nous considérions ce malade comme guéri, il est pris tout à coup de strabisme, puis de suffocation, et succombe. A l'autopsie, faite cinquante jours après l'accident, nous trouvâmes une fracture du rocher et de l'aile du sphénoïde si bien consolidée, qu'après une macération de trois mois, le cal était encore aussi solide que les premiers jours. J'ajoutais à l'appui de cette observation que j'avais vu d'ailleurs plusieurs pièces de fractures transversales du rocher réunies par un cal osseux. Mais ces pièces que je n'avais plus entre les mains, je les citais de mémoire (3); plus heureux aujourd'hui, je puis en décrire une que j'ai en ce moment sous les yeux.

La fracture part de la voûte du crâne, du côté gauche, et s'irradie jusqu'à la base; le pariétal fracturé est déprimé et parfaitement consolidé; la suture occipito-temporale a subi une disjonction qui porte principalement sur la portion qui avoisine le sinus latéral; là l'écartement est d'environ 2 millimètres, et le fond du sinus est criblé d'ouvertures vasculaires dénotant une vive inflammation. A l'endroit où elle traverse le sinus, la suture se resserre, et au moment où elle rencontre la base du rocher, elle est complétement ossifiée ; de ce point part une ligne un peu sinueuse qui lui fait suite, et traverse obliquement l'apophyse pétrée pour venir aboutir au trou sphéno épineux et se continuer avec la suture sphéno-temporale. Avant de faire une coupe du rocher pour examiner quelle direction avait suivie le trait de la fracture par rapport aux organes auditifs, je voulus m'assurer de la solidité de la réunion ; j'essayai donc d'en-

---

(1) *Anatomie chirurgicale,* 1858, t. I, p. 599.
(2) *Mémoires de l'Académie de chirurgie,* t. 1, p. 91. *Du trépan,* par M. Quesnay.
(3) Dans ma première édition, j'ai dit que ces pièces étaient au musée Dupuytren ; j'ai fait confusion. A une certaine époque, je les avais vues à l'École pratique, entre les mains de mes collègues, qui devaient les déposer au musée, où je les ai depuis vainement cherchées.

foncer une pointe d'aiguille dans la fissure. Dans toute la partie postérieure j'éprouvai une résistance invincible; antérieurement, au contraire, l'instrument put pénétrer de quelques lignes : c'est que là effectivement il était resté un léger écartement entre les deux portions divisées du rocher. Je pratiquai alors une coupe de l'os passant un peu en arrière du trou auditif interne, et coupant la ligne de la fracture perpendiculairement à sa direction. Je vis alors très-distinctement que le rocher avait été divisé dans toute son épaisseur, et que la fracture, qui avait intéressé le limaçon et l'oreille moyenne, avait laissé en dedans d'elle le fond du trou auditif interne. Mais, chose singulière, la réunion de toute cette portion du rocher, en arrière du trait de scie, comprenant une partie de la caisse du tympan, l'oreille interne et la fosse jugulaire, s'est faite d'une manière tellement exacte et parfaite, que l'immobilité est absolue, et qu'à grand'peine on peut suivre de l'œil la trace linéaire de la fracture à travers le promontoire et les anfractuosités de la caisse; tandis que sur la portion qui répond au sommet de l'apophyse pétrée, là où j'ai signalé un écartement assez notable, il a suffi de l'ébranlement déterminé par le passage de la scie pour séparer le fragment. En examinant la surface de fracture de ce dernier, je pus voir qu'effectivement la réunion n'en était pas effectuée, et probablement ne se serait jamais faite, car les fragments paraissaient s'être cicatrisés isolément comme ceux de la suture occipito-temporale. Je n'ai pu avoir sur cette pièce pathologique aucun renseignement, mais on peut affirmer que la fracture remontait déjà à une époque assez éloignée, puisque la consolidation du fragment de la voûte était aussi parfaite que celle de la base du rocher et de la portion osseuse qui concourt à former la gouttière du sinus latéral.

Voici donc un point hors de toute contestation, à savoir, que *les fractures linéaires de la base du crâne peuvent se consolider.* En est-il de même de celles de la voûte ? Ici encore les faits vont répondre, et ils ne sont point rares.

« Si j'examine, dit M. Houel dans son mémoire, les pièces déposées au musée, je trouve que dans toutes les fractures *de la base* la mort est survenue assez rapidement pour que le travail de consolidation n'ait pas eu le temps de s'effectuer; ces pièces ne peuvent donc servir à juger la question, et je suis forcé de les mettre de côté. » Il ne lui reste donc plus, pour appuyer son opinion, que les exemples de fractures linéaires ou de fissures simples de la voûte, d'ailleurs peu nombreux. Et ici M. Houel cite avec complaisance les pièces nᵒˢ 16, 17, 18 et 19, sur lesquelles effectivement on ne trouve pas trace de la cicatrisation de la fracture. Mais à cela quoi d'étonnant ? Rien ne prouve que chez ces individus la vie ne se soit assez prolongée pour que la consolidation ait pu se faire. Aussi M. Houel, qui a bien compris la portée de l'objection, se hâte-t-il d'ajouter qu'*il est assez probable* que quelques-uns de ces individus ont vécu assez longtemps après l'accident, et que, notamment sur la pièce nᵒ 19, la fracture est *très-probablement* de date ancienne. Quant à moi, après avoir examiné ces pièces, je déclare que rien ne prouve que les lésions remontent à une époque assez reculée pour que l'on soit en droit de dire que la consolidation n'aurait pu s'en faire. Ce n'est pas sur des probabilités, sur des hypothèses plus ou moins plausibles, que l'on peut étayer une théorie en désaccord complet avec les faits connus et bien étudiés.

Mais d'ailleurs il y a dans le musée, tout à côté des pièces citées précédemment par M. Houel, d'autres pièces qui auraient pu modifier son opinion, s'il eût voulu les examiner d'un œil moins prévenu. Ainsi je lis dans la description des pièces du musée Dupuytren (1) : « Pièce nᵒ 24. Voûte du crâne provenant de l'Académie de

(1) *Musée Dupuytren*, t. I, p. 34.

chirurgie. Sur la convexité du pariétal gauche on voit la trace d'une division ancienne qui a intéressé toute l'épaisseur de l'os, très-solide et très-épais sur ce sujet. *La réunion a été parfaite à l'extérieur, et n'a laissé qu'une trace linéaire*, le long de laquelle se remarquent des inégalités et des trous vasculaires. A l'intérieur la consolidation est moins régulière. Enfin, en arrière, près du commencement de la cicatrice, existe une perforation du diamètre de 50 centimètres ; là l'os est remplacé par une membrane très-dure et très-irritante. » Cette fracture linéaire est attribuée par les rédacteurs à un coup de sabre. Pour le moment, peu importe la cause de la lésion ; la seule déduction que je veuille actuellement tirer de ce fait, c'est qu'il y avait une fracture linéaire, et que la cicatrisation s'en est opérée avec une parfaite régularité. C'est ce que prouve plus clairement encore, si cela est possible, l'observation suivante, puisée dans le même recueil (1). « Voûte du crâne provenant de l'Académie de chirurgie. Pièce n° 35. L'état des os fait présumer que l'individu a reçu un coup violent ou est tombé sur le sinciput. Il paraît avoir vécu longtemps, car le frontal, les deux pariétaux et l'occipital, qui sont en plusieurs points fracturés, se sont presque partout consolidés. » J'extrais de la description de cette pièce ce qu'il y a de plus intéressant. « L'occipital est le siége d'une fracture verticale qui fait suite à un notable écartement de la suture sagittale ; les bords de cette fracture sont écartés supérieurement de 5 millimètres, inférieurement de 2 millimètres, et arrivent presque au contact au niveau de la protubérance occipitale. Les bords de cette division sont *épais, mousses arrondis*, criblés de trous, et ne présentent aucune trace d'esquilles, ni de fibres ni d'enfoncement. Le pariétal est séparé en deux fragments. L'un d'eux, très-considérable, est borné en dedans par la suture sagittale, dont il occupe les trois quarts antérieurs, et en bas par la *trace* d'une division placée à 2 centimètres au-dessus de la ligne courbe temporale, *division qui est parfaitement consolidée*. Enfin, le frontal présente à droite une fêlure étendue depuis la suture fronto-pariétale jusque vers la bosse frontale droite ; à l'extérieur, *cette fêlure est parfaitement consolidée*. »

Sur les pièces n°s 31 et 46 se retrouvent encore les mêmes particularités, mais je me borne à les mentionner pour ne point abuser de la patience du lecteur.

Ainsi, les fractures du crâne, linéaires ou non, peuvent se consolider, quel que soit leur siége, à la base, sur les parties latérales, ou à la voûte. Maintenant reste à déterminer pourquoi, dans la plupart des cas, le cal est si peu apparent ; pourquoi enfin, dans d'autres, qui ne paraissent pas très-rares, il y a absence de cal.

J'ai fait voir précédemment que la nutrition des os crâniens s'effectuait d'une manière assez différente de celle des autres portions du squelette ; que le péricrâne et la dure-mère, ne présentant qu'une vascularité relativement peu considérable et n'adhérant aux surfaces osseuses d'une manière intime qu'au niveau des sutures, ne pouvaient être assimilés au périoste externe et au réseau médullaire des os longs. J'ai dit que c'était dans l'épaisseur du diploé que circulait le fluide nutritif, de telle sorte que les os crâniens vivaient dans une indépendance sinon absolue, du moins très-grande, des membranes qui les recouvrent. Or, la pathologie vient de son côté confirmer ces données anatomiques et leur apporter son appui. Lorsqu'on étudie les pièces de fractures consolidées du crâne, on est tout d'abord frappé d'une chose, en opposition avec ce que l'on observe sur les os des membres, c'est l'absence à peu près complète

(1) *Ouvr. cit.*, p. 52.

et souvent absolue de tout cal extérieur, de ce que, dans les idées de Dupuytren, on nommait le *cal provisoire*. Dans les fractures linéaires, les fissures et les fêlures, la cicatrisation est tellement peu apparente, que s'il n'existait pas ailleurs des témoignages irrécusables de solution de continuité, si l'on ne pratiquait pas des coupes pour en rechercher les traces dans l'intérieur de l'os, on pourrait souvent rester dans l'incertitude sur son existence. Pour mon compte, je suis convaincu que c'est là une des raisons pour lesquelles les pièces de consolidation de fractures de la base sont si rares dans nos musées, et si peu en rapport avec le nombre d'individus, encore assez considérable, qui guérissent après avoir offert les signes non équivoques de ces lésions.

D'où vient donc cette absence de tout cal extérieur. Je crois devoir l'attribuer à deux causes principales : la non-participation du péricrâne et de la dure-mère au travail réparateur, et la vitalité relativement inférieure des os crâniens. Effectivement la lymphe plastique, par l'intermédiaire de laquelle doit se faire la réunion, n'est ici sécrétée que par les surfaces osseuses elles-mêmes ; aussi est-elle peu abondante et n'a-t-elle pas de tendance à s'extravaser, comme cela s'observe dans les fractures des os des membres où elle est versée tout à la fois par les surfaces fragmentaires, le réseau médullaire, le périoste externe, et même les parties molles environnantes. Ajoutez l'immobilité absolue dans laquelle sont maintenus les fragments dans une fracture du crâne, et vous aurez la raison de cette cicatrice linéaire strictement contenue entre les fragments, contrairement à ce qui se passe dans les os longs sans cesse sollicités au déplacement, par conséquent aux cicatrices difformes, par la contraction incessante des muscles.

Or, c'est cette moindre vitalité des surfaces fracturées, attestée par le peu de traces vasculaires que l'on trouve habituellement au voisinage des fractures du crâne, qui va nous donner encore la solution du problème de non-consolidation.

L'inflammation de la substance osseuse paraît, sauf quelques cas exceptionnels, être toujours contenue dans des limites extrêmement restreintes, suffisantes pour la réunion quand les surfaces brisées sont en contact, mais ne pouvant subvenir à la réparation des pertes de substance, ou combler l'intervalle qui sépare les fragments, lorsqu'ils sont à distance. C'est ce qui arrive dans les cas où l'on a appliqué le trépan, dans ceux où une esquille s'est détachée, dans ceux encore où une portion nécrosée a été éliminée ; alors, ainsi qu'on a pu le voir dans les observations qui précèdent, la réparation osseuse fait défaut, et la perforation se ferme au moyen d'une membrane. C'est encore ce qui advient dans les disjonctions de suture, et enfin dans les fractures avec écartement. L'observation citée précédemment, dans laquelle on voit sur la même pièce une fracture de l'occipital avec écartement de 2 millimètres non consolidée, et plusieurs fractures linéaires des pariétaux parfaitement cicatrisées, en est une preuve convaincante. Il semble que dans tous ces cas le travail de la nature ne puisse être porté au delà de la cicatrisation sur place, ne puisse se prolonger au delà des surfaces fragmentaires, contrairement à ce que l'on observe pour les os longs. C'est que dans ces derniers la membrane qui les enveloppe et le réseau médullaire central jouent un si grand rôle dans les phénomènes de nutrition, qu'ils suffisent à eux seuls à reproduire l'os, comme dans les expériences de Troja, comme dans les cas d'ablation de la clavicule ou d'une portion du maxillaire inférieur sur l'homme, tandis que le péricrâne et la dure-mère ne prennent jamais qu'une part fort indirecte aux phénomènes de réparation. L'examen des surfaces osseuses dans les disjonctions de suture ou dans les fractures avec écartement vient d'ailleurs confirmer la difficulté, je dirais presque l'impossibilité de cette cicatrisation à distance des os crâniens ; leurs bords sont *mousses arrondis*, toute trace de dentelures ou d'inégalités a disparu : évidemment ils se sont cicatrisés isolément, comme ceux d'une plaie des parties molles, des lèvres par exemple, que l'on a négligé de rapprocher.

Je résumerai toute cette discussion en disant : 1° que les solutions de continuité du crâne, alors même qu'elles sont accompagnées d'enfoncement des fragments, peuvent se cicatriser si les os restent en contact ; 2° que les pertes de substance, à moins d'être très-légères, ne se réparent qu'au moyen d'une membrane plus ou moins épaisse s'insérant solidement au pourtour de la perforation ; 3° que les fractures linéaires, les fissures, les fêlures sans écartement, se cicatrisent en général d'une manière tellement parfaite, qu'il est souvent très-difficile d'en retrouver la trace, mais qu'elles semblent mettre un long temps à arriver à une consolidation parfaite, surtout dans les os, dans la structure desquels la substance compacte entre pour la majeure partie ; 4° enfin, que dans les cas où les fragments restent écartés, la cicatrisation des surfaces fracturées se fait isolément, et que les fentes qui restent entre elles persistent indéfiniment, fermées seulement par une membrane.

La réparation des plaies des os du crâne exposées au contact de l'air ne diffère pas sensiblement de celle que l'on observe partout ailleurs.

Lorsque la table externe a été intéressée et mise à découvert avec ou sans perte de substance du diploé, la cicatrisation de la portion entamée se fait par des bourgeons émanés de l'os lui-même, mais toujours avec cette différence que le périoste externe ne participe que d'une manière insensible au travail de réparation. Si enfin la perte de substance intéresse toute l'épaisseur des parois crâniennes, l'élément osseux ne pouvant suffire seul à la reproduction et les membranes ne lui venant point en aide, il s'établit, comme dans les cas de fracture avec détachement d'une esquille, une simple cicatrice fibreuse, analogue à la membrane qui ferme les fontanelles chez les enfants. Les malades restent exposés à toutes les chances malheureuses d'une protection aussi inefficace, et l'on est obligé de recouvrir cette cicatrice avec un appareil spécial : j'ai eu longtemps sous les yeux un jeune homme qui portait une calotte de cuir bouilli pour protéger une perte de substance considérable, qui avait succédé à l'extraction d'une partie d'os détachée par un coup de pied de cheval.

En résumé donc, les os du crâne trouvent en eux-mêmes les éléments de leur nutrition, de leur cicatrisation, quelquefois même de leur réparation, et les membranes externe et interne qui les recouvrent n'y concourent que dans des limites très-restreintes.

De cette organisation toute spéciale découlent encore quelques autres conséquences pratiques. Toute fracture et même toute fêlure des os du crâne ouvre naturellement un certain nombre d'aréoles du diploé ; or, comme elles communiquent toutes entre elles, qu'elles constituent une sorte de réservoir toujours plein de sang veineux, et que les parois osseuses divisées ne peuvent, comme des parois membraneuses, se resserrer pour arrêter l'hémorrhagie, il en résulte, pendant les premiers jours qui suivent l'accident, une filtration continue du sang entre les bords de la solution de continuité. C'est ce sang qui, dans les fractures simples et sans plaies, en s'accumulant sous la dure-mère et quelquefois sous le péricrâne, donne lieu à ces épanchements qui ont tant occupé les chirurgiens du dernier siècle, et sur l'influence desquels je m'étendrai longuement lors de la description de la cavité crânienne. Lorsque la fracture siége à la base du crâne, sur la face inférieure du rocher, sur le corps du sphénoïde, ou sur la lame criblée de l'ethmoïde, et que la membrane qui recouvre ces os est elle-même rompue, le sang, au lieu de rester sous le périoste, s'écoule au dehors par le conduit auditif, le pharynx ou les fosses nasales, et donne ainsi naissance à des hémorrhagies *continues* dont la présence met le chirurgien sur la voie du diagnostic.

Il n'est point rare de trouver chez les individus qui succombent aux accidents qui suivent les plaies de tête, spécialement celles qui intéressent les os, des abcès multiples dans les viscères, et particulièrement dans le foie. Cette corrélation n'avait point échappé aux anciens chirurgiens; ils avaient même cherché à donner de ce phénomène, dont ils soupçonnaient toute l'importance, des explications théoriques; aucune ne peut supporter un examen sérieux. Aujourd'hui il est démontré que ces abcès métastatiques sont la conséquence de l'inflammation du réseau veineux diploïque, c'est-à-dire d'une phlébite osseuse, ce qui rend très-naturellement compte de la fréquence de cet accident à la suite des plaies du crâne qui entrent en suppuration.

L'ovoïde crânien est composé de huit os assemblés par des sutures; ces articulations, formées de dentelures osseuses qui s'engrènent et se reçoivent réciproquement, établissent entre ces divers os une très-grande solidarité, mais doivent être regardées cependant comme interrompant jusqu'à un certain point leur continuité. Plus tard, vers l'âge de trente-cinq à quarante ans, elles disparaissent par les progrès de l'ossification, et le crâne peut alors être considéré comme formé d'une seule pièce. Il faut donc, lorsqu'on étudie la manière dont l'enveloppe osseuse de l'encéphale résiste aux violences extérieures, tenir compte de ces deux états anatomiques bien différents.

Chez les individus dont les sutures ne sont pas effacées, on a pensé que ces lignes sinueuses et anfractueuses, quoique ne permettant aux diverses pièces osseuses aucune mobilité, pouvaient cependant avoir pour résultat, sinon même pour but, d'amortir les coups portés sur un point quelconque de la circonférence du crâne, en divisant et éparpillant la force d'impulsion. Mais il importe de ne point exagérer la possibilité de ce fait; et si l'on peut admettre qu'à la rigueur une faible percussion puisse en passant d'un os à l'autre épuiser son action, il ne faut point oublier que leur engrenage, encore fortifié par la présence de la membrane suturale, est tellement serré, que, dans les chocs un peu violents, la transmission des vibrations de l'un à l'autre se fait presque aussi complétement que s'ils étaient entièrement soudés. En effet, il ne manque pas dans la science de faits qui démontrent que les fractures se jouent de cet obstacle et se continuent sans interruption à travers une ou plusieurs sutures parfaitement conservées.

Le mode suivant lequel les os sont assemblés par leurs bords et se prêtent respectivement un mutuel appui a été parfaitement étudié par Hunauld, d'Angers (1), qui a démontré que quel que soit le point de la circonférence du crâne qui supporte le choc, l'écartement des sutures, et par suite l'enfoncement des os, se trouve prévenu.

Supposons un coup porté sur le vertex : les pariétaux sont soutenus par les temporaux qui les reçoivent dans une suture taillée aux dépens de leur table interne, et disposée de manière à s'opposer en même temps à leur enfoncement et à leur écartement.

De leur côté les temporaux, ainsi poussés en dehors, ne sauraient résister à cette propulsion, s'ils n'étaient maintenus par les arcades zygomatiques, et ces dernières, ainsi que l'a fait remarquer M. Malgaigne, jouent à leur égard le rôle d'arcs-boutants

(1) *Mémoires de l'Académie des sciences*, 1730.

prenant point d'appui par l'intermédiaire des os malaires sur les maxillaires supérieurs ; enfin il est à remarquer que la force d'impulsion qui arrive sur ces derniers tend plutôt à les rapprocher qu'à les disjoindre.

Si, au lieu d'être porté sur le vertex, le choc est supposé dirigé sur le pariétal, vers sa partie inférieure, cet os se trouve soutenu, dans l'effort qui tend à le jeter dans la cavité du crâne, par le bord postérieur du frontal taillé en biseau aux dépens de sa table externe, mais aussi, et surtout, par son congénère et l'occipital, dont la large suture lui fournit un point d'appui très-stable et très-suffisant.

Il en est de même des chocs portés sur le frontal et l'occipital, protégés par des dispositions analogues, de telle sorte que, quel que soit le point du crâne soumis aux violences extérieures, les os sont assemblés de manière à ne pouvoir être enfoncés sans fracture préalable ; d'où il résulte que la désunion ou disjonction des sutures sans fracture paraît chose sinon impossible, du moins très-difficile.

Ainsi, quoique les os du crâne soient en quelque sorte isolés par les sutures, ils sont si parfaitement réunis et leurs articulations sont disposées de telle sorte, qu'ils résistent admirablement aux causes qui tendent à les fracturer ou à les séparer.

Lorsque les sutures ont disparu par les progrès de l'ossification, le crâne ne représente plus qu'une boîte osseuse à parois continues, n'offrant d'interruption qu'à sa base, là où il s'articule avec la colonne vertébrale et la face, ce qui détermine nécessairement des différences dans la transmission et l'irradiation des vibrations.

Selon Sabouraut (1), Saucerotte (2) et Béclard (3), dont MM. Velpeau et Malgaigne adoptent la théorie, l'ovoïde crânien résisterait alors à la manière des sphères ; c'est-à-dire qu'un choc dirigé sur le vertex se transmet latéralement par l'intermédiaire des temporaux et du rocher à la partie moyenne du sphénoïde, tandis qu'antérieurement et postérieurement les vibrations aboutissent encore au même os, en suivant le frontal et l'occipital. Le corps du sphénoïde se trouverait donc ainsi être l'aboutissant de toutes ces forces décomposées.

Pour compléter l'exposé de la théorie, il importe d'ajouter que si la force d'impulsion atteint un autre point du crâne, les vibrations vont, en rayonnant et se propageant par les divers os qui s'articulent avec celui qui a été percuté, aboutir non plus au sphénoïde, mais dans le lieu diamétralement opposé.

Sans autrement critiquer la doctrine, M. Malgaigne pense que si le crâne isolé représente pour la résistance une sphère fort irrégulière et peu solide sur les côtés, les os de la face forment au-dessous de lui une autre moitié de sphère qui reçoit la première et soutient ses parties les plus faibles. Selon lui, toute la partie antérieure du crâne, trop faiblement liée au sphénoïde, prendrait ainsi de solides points d'appui sur cet appareil de renforcement de la face (4).

Quelque imposante que soit l'autorité de Sabouraut, de Saucerotte, de Béclard, corroborée de celle de MM. Velpeau et Malgaigne, je ne puis admettre sans réserve cette théorie, à laquelle on peut faire cette objection capitale. Si le corps du sphénoïde est, dans les coups portés sur le vertex, l'aboutissant de toutes les forces dispersées, le point où elles viennent se réunir et s'entre-choquer, comment se fait-il que cet os ne soit jamais le siége de fractures par contre-coup, c'est-à-dire complétement isolées

(1) *Prix de l'Académie de chirurgie*, t. XI.
(2) *Ibid.*
(3) *Anatomie générale.*
(4) Malgaigne, *Anatomie chirurgicale*, 1838, t. I, p. 304.

et indépendantes de celles de la voûte ? comment expliquer d'ailleurs que, de tous les os de la base du crâne, celui que l'on rencontre le plus ordinairement fracturé ne soit pas le corps du sphénoïde, mais bien l'apophyse pétrée du temporal ? Depuis longtemps, frappé de ce désaccord entre les faits cliniques et la théorie, j'ai recherché quelle pouvait en être la raison.

Lorsqu'on examine avec attention la base d'un crâne desséché, on peut voir qu'il est une portion du temporal, celle qu'on nomme le rocher, qui, complétement privée de toute espèce de suture par engrenage avec les os qui l'entourent, représente, pour me servir d'une expression qui rend parfaitement ma pensée, une sorte de presqu'île ne tenant au reste de la boîte osseuse que par sa base. Depuis le golfe de la veine jugulaire jusqu'au trou déchiré antérieur, et depuis ce dernier jusqu'à la scissure de Glaser, partout elle est isolée, soit de l'occipital, soit du sphénoïde, et à l'état frais ce sillon anfractueux qui la contourne est comblé, en arrière, par la veine jugulaire et les différents nerfs qui l'accompagnent, partout ailleurs par une membrane suturale épaisse ou un fibro-cartilage qui ne s'ossifient jamais.

Ces dispositions anatomiques bien établies, supposons un choc violent porté sur le sommet de la tête, et voyons ce qui va arriver. La force d'impulsion transmise du pariétal au temporal se décomposera en suivant cet os en trois colonnes : une première suivra l'arcade zygomatique et se perdra dans les os de la face ; une deuxième parcourra cette partie écailleuse du temporal qui s'articule en avant avec la grande aile du sphénoïde, et viendra en partie traverser le corps de cet os, en partie se briser sur le pourtour des larges fentes sphénoïdale et sphéno-maxillaire, bien autrement disposées pour éparpiller les vibrations que les sutures dont il a été précédemment question ; tandis que la troisième et dernière, qui n'est pas la moins considérable, se propagera selon la partie horizontale ou pétreuse du rocher. Or il me paraît difficile que cette apophyse puisse transmettre au corps du sphénoïde, ainsi que le voudrait la théorie de Béclard, l'ébranlement qui l'agite, étant séparée de cet os par ce fibro-cartilage très-épais qui remplit le trou déchiré antérieur, et qu'on dirait placé là exprès pour amortir le choc : c'est à peine si l'apophyse basilaire, séparée du rocher par de simples surfaces articulaires juxtaposées et non engrenées comme les sutures de la voûte, doit recevoir quelques-unes de ces vibrations.

Je ne sais si je m'abuse, mais il me paraît impossible d'assigner un autre usage à ce fibro-cartilage du trou déchiré antérieur qui ne s'ossifie jamais, tandis que toutes les autres membranes suturales disparaissent : on ne comprendrait pas quelles autres fonctions il pourrait remplir, puisqu'il se borne à obturer un trou large, irrégulier, à travers lequel ne passent aucun filet nerveux, aucun vaisseau important. Il serait difficile de dire, d'ailleurs, pourquoi le sommet de l'apophyse pétrée ne s'articule pas directement avec la base du sphénoïde, et quel peut être le but de cette dérogation à la règle qui préside à l'assemblage, partout ailleurs si parfait, des os du crâne. Il me paraît évident, au contraire, que si les apophyses pétrées, si compactes, eussent été soudées avec le corps du sphénoïde, les chances d'ébranlement et de solutions de continuité dans le rocher se fussent beaucoup accrues.

Ainsi les vibrations qui suivent les parois latérales du crâne ne se propagent point comme dans les sphéroïdes, puisqu'elles se perdent, soit dans les os de la face, soit sur le pourtour des larges fentes qui résultent de la jonction des os de la face et du crâne, soit dans l'apophyse pétrée du temporal, au lieu de se transmettre au point directement opposé à celui qui a été frappé.

Il en est de même pour celles qui, suivant Béclard, seraient transmises par le frontal au sphénoïde ; et ici je retrouve avec bonheur l'appui de M. Malgaigne, qui déclare formellement qu'il faut *un peu forcer les analogies* pour voir là le mode de propagation des vibrations dans les corps sphériques.

C'est qu'en effet si le frontal s'articule avec le corps du sphénoïde, c'est surtout par la lame criblée de l'ethnoïde, laquelle en vérité est par trop mince et trop peu résistante pour lui transmettre une force d'impulsion capable de le briser. Par ses apophyses orbitaires, au contraire, il prend sur les os de la face de tels points d'appui, qu'il est difficile de ne pas admettre que ce soit par cette voie que doivent passer l'immense majorité des vibrations.

Reste donc l'occipital, par lequel les ébranlements de la voûte me paraissent effectivement pouvoir se transmettre jusqu'au corps du sphénoïde, en suivant les contours du trou occipital et l'apophyse basilaire ; mais encore faut-il observer qu'en majeure partie ils iront se perdre sur les parois latérales, c'est-à-dire dans la partie postérieure du temporal, les apophyses mastoïdes, l'apophyse pétrée et même dans la colonne vertébrale.

D'où il résulte que le crâne, qui ne représente un ovoïde à parois continues que dans les trois quarts de sa circonférence, et alors seulement que les sutures ont disparu, ne peut être assimilé, dans son mode de résistance, aux sphéroïdes complets. Dans la partie qui correspond à la face, les interruptions, les irrégularités qu'il présente, changent les conditions physiques de la propagation des chocs dans les corps sphériques, circonstances très-favorables, en ce sens qu'elles décomposent les vibrations et les dispersent sur les anfractuosités résultant de l'union des os de la face et du crâne. On comprend comment de cette manière les centres nerveux échappent aux commotions, qui n'auraient pas manqué de survenir bien plus fréquemment dans l'hypothèse soutenue par Béclard.

Pour résumer toute ma pensée sur ce sujet, je dirai que les parties supérieures, latérales et postérieures de l'ovoïde crânien, en un mot tout ce que l'on a appelé avec grande vérité la voûte du crâne, résistent aux pressions et aux chocs, à la manière des voûtes architecturales ; les vibrations, au lieu de se propager à la base, se perdent au contraire presque entièrement, comme dans les voûtes, sur les piliers qui les soutiennent, pour se dissiper ensuite sans possibilité de recomposition.

Les piliers qui soutiennent la voûte de cet ovoïde imparfait du crâne sont les os de la face et la colonne vertébrale ; d'où il semble naturel de conclure à priori que si les vibrations du crâne peuvent se transmettre et se propager à ces portions du squelette, réciproquement les ébranlements de ces pièces osseuses doivent retentir dans le crâne. Or c'est précisément ce que démontre l'observation : et de même qu'il n'est point rare de voir des individus qui, à la suite de violentes percussions du crâne, se plaignent de vives douleurs dans la mâchoire supérieure ; de même il est assez fréquent de constater des solutions de continuité du crâne, accompagnées de tous les phénomènes qui caractérisent les violentes commotions de l'encéphale résultant de coups portés sur la face ou de chutes sur le siége.

On comprend toute l'importance qui s'attache à cette étude du mode de résistance des os du crâne, lorsqu'on réfléchit que c'est d'après l'idée qu'ils s'en sont faite que les chirurgiens modernes ont fondé leurs diverses théories des fractures du crâne. Effectivement ceux qui, avec Saucerotte, admettent que le crâne représente un ovoïde parfait, lui ont appliqué rigoureusement les raisonnements physico-mathématiques qui régissent la résistance des sphéroïdes, et ont conclu à la possibilité des fractures par contre-coup, c'est-à-dire se produisant dans un lieu diamétralement opposé, ou au moins fort éloigné de celui qui a été frappé.

La possibilité de ces fractures suppose, suivant Boyer : 1° une solidité inégale du crâne dans les divers points de son étendue ; 2° une certaine largeur du corps vulnérant. En effet, si le crâne offrait partout une résistance égale, il ne pourrait jamais se fracturer que dans l'endroit percuté, puisque le mouvement imprimé aux os va toujours en diminuant. D'autre part, si le corps vulnérant avait une surface peu étendue, la force du coup se trouvant concentrée sur un seul point, la fracture se produirait dans le lieu même de la percussion, ce qui couperait court aux vibrations. D'où il suivrait que, si réellement le crâne résistait à la manière des sphéroïdes, les fractures par contre-coup devraient y être très-fréquentes, puisque ces deux conditions, inégalité de résistance des parois du crâne et largeur du corps vulnérant, se rencontrent, la première toujours, puisqu'elle tient à la constitution anatomique, et la seconde très-souvent, puisque ce sont en général des corps contondants qui agissent.

Or, l'expérience prouve que c'est précisément le contraire qui a eu lieu, et, comme Aran (1), je n'ai trouvé dans la science aucune observation concluante de fracture par contre-coup. Rien ne pouvait mieux confirmer la théorie que j'ai développée, et à son tour la clinique doit y chercher un appui.

Sans nier donc d'une manière absolue ces sortes de fractures, je maintiens qu'elles sont encore à démontrer, et que si les raisons physiques mises en avant par Saucerotte et Béclard pour expliquer leur production étaient exactes, elles devraient, pour les raisons invoquées par Boyer, être la règle et non l'exception.

Une objection bien naturelle a dû se présenter à l'esprit du lecteur : Comment se fait-il que la base du crâne, si profondément cachée, et qui échappe dans la plus grande partie de son étendue à l'action des causes qui déterminent habituellement les fractures du crâne, en soit cependant assez fréquemment le siége ? Les recherches et les expériences si intéressantes d'Aran répondent d'une manière péremptoire ; il a démontré que les fractures qui intéressent les os de la base ne sont jamais isolées et doivent être regardées comme la continuation de fractures dont le point de départ est, soit à la voûte, soit aux parois, mais toujours dans le lieu directement percuté. D'où il résulte que ces soi-disant fractures par contre-coup ne sont que des irradiations de la fracture principale, et ne peuvent être considérées tout au plus que comme des fractures indirectes. Personne, depuis cette époque, n'a publié, que je sache, un seul fait en opposition avec ce qui a été avancé par Aran.

J'ai dit précédemment que de tous les os de la base celui qu'on trouvait le plus fréquemment fracturé était le temporal dans sa portion pétrée, ce qui serait une anomalie dans l'hypothèse de Béclard, qui fait porter tout l'effort sur le sphénoïde. Pour se rendre compte de cette fréquence, il faut rappeler les conditions anatomiques dans lesquelles se trouve le rocher.

Horizontalement et obliquement dirigé d'arrière en avant, il est exclusivement composé de tissu compacte, toujours peu flexible et très-cassant. Des cavités nombreuses y sont creusées pour loger l'organe de l'ouïe, et de plus il est traversé par de larges canaux qui livrent passage à des nerfs et vaisseaux volumineux, en sorte qu'il

(1) *Recherches sur les fractures du crâne* (*Archives de médecine*, octobre 1844).

est plusieurs points, un particulièrement, où la substance osseuse est tellement affaiblie, qu'elle n'offre en réalité, malgré son apparente solidité extérieure, qu'une résistance relativement peu considérable. Ce point correspond au fond du conduit auditif externe, là où se rencontrent la caisse du tympan, le limaçon, le trou carotidien et l'évidement formé par la fosse jugulaire. J'ai dit, d'autre part, que presque complétement isolé et représentant une presqu'île, il n'avait de rapport immédiat avec les os qui l'environnent qu'au devant de cette fosse, là où il s'articule par juxtaposition avec l'occipital. D'où il suit que la partie la plus affaiblie de l'apophyse pétrée se trouve précisément être dépourvue de point d'appui, qu'elle porte à faux comme on dit, puisque sa base est soutenue par le reste du temporal, avec lequel elle se continue, tandis que *son sommet repose sur l'apophyse basilaire.*

Ces conditions anatomiques bien établies, supposons un choc porté soit sur le sommet de la tête, soit latéralement sur le crâne ou la face. Toute cette portion des forces impulsives qui se propage suivant la partie moyenne du temporal et la racine de l'arcade zygomatique rencontrant le rocher obliquement dirigé d'arrière en avant, le prend en travers, c'est-à-dire dans un sens très-défavorable, et tend à le pousser en arrière. Pour résister, le sommet de l'apophyse pétrée *s'appuie* sur l'apophyse basilaire, tandis que sa base est fixée par l'occipital ; alors la partie moyenne, c'est-à-dire la plus affaiblie, la moins flexible, celle qui porte à faux, ne trouvant aucun point d'appui, cède et se brise sous les efforts qui tendent à la courber et à la déjeter dans la fosse jugulaire.

Qu'on ouvre les ouvrages de chirurgie, qu'on parcoure les recueils périodiques, et l'on pourra se convaincre que dans la très-grande majorité des cas de fractures du rocher où la direction de la fissure a été nettement précisée, elle tombe toujours dans un point correspondant à la large fosse jugulaire, c'est-à-dire dans l'intervalle qui sépare la base du sommet de cet os. Or il est impossible qu'il n'y ait pas là autre chose qu'une coïncidence, et les considérations anatomo-physiologiques que je viens d'énumérer me semblent de nature à expliquer la constance des fractures en cet endroit.

J'aurai occasion de revenir sur toutes ces particularités à la région auditive, à propos des symptômes auxquels donnent lieu ces solutions de continuité par suite de l'ouverture des cavités de l'oreille moyenne, du conduit auditif interne et de l'aqueduc de Fallope.

B. *Enveloppes membraneuses.* — Ces enveloppes se composent de la dure-mère, de l'arachnoïde et de la pie-mère, déjà étudiées dans leur disposition générale et dans leur structure (1). J'indiquerai ici seulement celles de leurs dispositions anatomiques qui se rattachent plus spécialement à la physiologie de la cavité crânienne.

La dure-mère tapisse toute la face interne des os du crâne et se prolonge dans le rachis ; aussi lui décrit-on deux portions distinctes, une crânienne et l'autre rachidienne. Très-forte, très-résistante, elle se présente sous l'apparence d'une membrane du genre des aponévroses à fibres nacrées et entrecroisées, entre lesquelles peuvent se remarquer un assez grand nombre de vaisseaux sanguins, contrairement à ce qu'on observe dans les tissus fibreux en général. Ces vaisseaux, dont les uns sont artériels et les autres veineux, sont destinés aux os du crâne dans lesquels ils pénètrent, surtout au niveau des sutures, rarement ailleurs, ce qui établit en ce point, entre eux

(1) *Système nerveux en général.*

et la dure-mère une adhérence rendue plus intime encore par la présence des membranes suturales, qu'avec Hunauld et Ferrein je regarde comme en étant une dépendance.

C'est cette disposition vasculaire qui avait fait supposer à beaucoup d'anatomistes que la dure-mère jouait, par rapport aux os du crâne, le rôle de périoste interne, opinion dont les recherches d'ostéogénie et l'anatomie pathologique ont démontré le peu de fondement. Sans revenir sur les preuves que j'ai précédemment données de l'indépendance dans laquelle vivent les os du crâne des deux membranes qui les enveloppent, et particulièrement de la membrane interne, je ferai observer cependant qu'il ne faudrait pas se jeter dans l'excès contraire, et croire qu'elles leur sont inutiles, puisqu'il est avéré que c'est en partie par leur intermédiaire que les parois du crâne reçoivent les vaisseaux qui les nourrissent. Mais de là à jouer le rôle de périoste, c'est-à-dire d'organe reproducteur de la substance osseuse, il y a loin, et j'ai démontré par des faits que la dure-mère en est incapable.

La dure-mère présente des replis et des prolongements à la disposition desquels se rattachent quelques considérations chirurgicales.

La faux du cerveau, étendue du trou borgne à la tente du cervelet, traverse d'arrière en avant la cavité crânienne dans sa plus grande longueur et la divise ainsi en deux compartiments d'égale dimension, ne communiquant que par l'intervalle que son bord inférieur laisse entre lui et la base du crâne, intervalle rempli par le corps calleux et la protubérance annulaire. Il suit de là que si l'on trépanait sur le côté gauche du repli falciforme, par exemple, pour donner issue à un épanchement qui siégerait de l'autre côté, on serait dans l'impossibilité d'évacuer le liquide, et qu'il faudrait renouveler l'opération sur le côté droit. On a dit, il est vrai, que dans le doute et pour ne pas appliquer deux couronnes de trépan, il vaudrait mieux en placer une à cheval sur le milieu du repli, de manière à ouvrir à la fois les deux compartiments de la cavité encéphalique ; mais cette pratique me semble irrationnelle et dangereuse. Elle est irrationnelle parce que le bord supérieur du repli falciforme, à son insertion aux os, n'étant pas linéaire, mais occupant un très-large espace et renfermant le sinus longitudinal supérieur dans le dédoublement des deux replis de la dure-mère qui le constituent, il faudrait une couronne d'un diamètre énorme pour dépasser d'une manière suffisante à droite et à gauche la largeur de cette insertion ; elle est dangereuse parce que l'on ouvrirait infailliblement ce sinus, et que l'hémorrhagie pourrait déterminer immédiatement, soit un épanchement à la convexité des lobes cérébraux, soit une syncope, à cause de l'abondance et de la difficulté d'arrêter le sang sans obturer le trou extérieur, ce qui augmenterait les chances d'écoulement dans la cavité crânienne.

Le bord supérieur de la grande faux cérébrale correspond extérieurement à une ligne courbe étendue de la racine du nez à la protubérance occipitale, suivant la suture sagittale et la partie antérieure de la suture lambdoïde ; c'est donc tout le long de cette ligne qu'on rencontrera le sinus longitudinal supérieur contenu dans l'épaisseur de ce repli et accolé aux parois osseuses. Pour avoir une bonne idée de la largeur de ce sinus à son insertion aux os, il faut faire sur une tête fraîche une coupe transversale du crâne : on juge alors parfaitement de sa disposition triangulaire, à base dirigée en haut et sommet inférieur ; il s'élargit d'autant plus qu'on se rapproche de la protubérance, et ce que j'ai dit précédemment du danger de son ouverture s'applique surtout à ses deux tiers postérieurs.

La base du repli falciforme tombe perpendiculairement sur a tente du cervelet, et son bord inférieur longe le corps calleux.

La tente cérébelleuse, horizontalement étendue de l'occipital aux temporaux, a la forme d'un croissant ouvert en avant, et présente deux circonférences : une antérieure plus petite, qui complète avec la gouttière basilaire ce que l'on a désigné sous le nom de *trou ovale de Pacchioni ;* une postérieure, qui s'insère en arrière aux gouttières latérales de l'occipital, en dehors aux bords supérieurs du rocher, et loge dans son dédoublement les sinus latéraux et pétreux supérieurs. La portion de cette circonférence postérieure dans laquelle sont contenus les sinus latéraux correspond extérieurement à la ligne courbe occipitale supérieure, et se trouve représentée par une ligne se portant de la protubérance occipitale à la base de l'apophyse mastoïde : les sinus pétreux supérieurs répondent au bord supérieur de l'apophyse pétrée.

C'est dans le point d'intersection de la faux cérébrale et de la tente cérébelleuse que se trouve le pressoir d'Hérophile, confluent des sinus longitudinal supérieur, droit et latéraux ; il répond directement à la protubérance occipitale.

La tente du cervelet complète le plan moitié osseux, moitié membraneux, sur lequel reposent les lobes cérébraux, et forme, d'autre part, la paroi supérieure des loges cérébelleuses, dont la communication avec les loges cérébrales et la cavité rachidienne est établie par le trou ovale de Pacchioni et le trou occipital.

La faux du cervelet, bien moins prononcée que celle du cerveau, sépare les lobes cérébelleux.

Quant au repli qui maintient dans la selle turcique la glande pituitaire, il n'offre rien qui mérite d'être noté.

Le but de ces séparations membraneuses ne saurait être douteux : elles sont destinées à protéger la masse encéphalique contre les ébranlements qui lui sont communiqués. En fractionnant l'encéphale en trois grandes subdivisions, les deux lobes cérébraux et le cervelet, elles s'opposent à ce que les ondulations qui, dans les secousses violentes, agitent la pulpe nerveuse, aient une aussi grande longueur ; elles les brisent, et par conséquent diminuent de beaucoup leur intensité. Formés d'une matière molle, pulpeuse et dépourvue de cohésion, les centres nerveux, s'ils avaient été placés dans une cavité sans cloisonnements, eussent couru le risque d'être broyés et réduits en bouillie dans les chocs violents, directs ou indirects, auxquels le crâne est si fréquemment exposé. Dans les chutes d'un lieu élevé, sur l'occiput, sur les pieds, les genoux ou le siége, les lobes cérébraux, par leur poids et la vitesse acquise, eussent écrasé les lobes cérébelleux, que protége la tente du cervelet, de même que dans les chutes latérales, sans la faux du cerveau, l'un des lobes cérébraux eût déprimé l'autre. Ainsi, ces cloisons membraneuses non-seulement soutiennent la pulpe nerveuse, mais encore coupent court aux vibrations qui l'agitent.

La dure-mère envoie des prolongements dans différents points qui méritent d'être notés. Elle enveloppe tous les nerfs et leur forme une gaîne extérieure qui les accompagne jusqu'à leur sortie du crâne ; là elle les quitte pour se confondre avec le périoste externe. D'autre part, elle se prolonge sur le nerf optique, et le conduit jusqu'à la sclérotique, à la structure de laquelle elle contribue ; tandis que, par la fente sphénoïdale, elle pénètre dans l'orbite, s'unissant au périoste assez intimement pour qu'il soit possible de soutenir qu'elle le constitue. Nous verrons plus loin, à la région orbitaire, que cette même membrane périostique se continue avec l'aponévrose *orbito-oculaire* sans aucune interruption, en sorte que l'œil et les parties qui l'environnent paraissent véritablement être une dépendance de la cavité cérébrale : ainsi s'expliquent les retentissements que déterminent quelquefois les maladies de cet organe sur le cerveau.

Dans le trou borgne la dure-mère envoie un autre prolongement où se rend une petite veine des narines qui se jette dans le sinus longitudinal supérieur. Je pense qu'on a attaché une importance exagérée à cette communication, et en général à celle des veines extérieures avec les sinus, qui se font en d'autres points du crâne, à la région mastoïdienne par exemple. Lorsqu'on veut agir sur la circulation intracrânienne, on y arrive tout aussi directement, je dirai même plus directement, par la saignée du bras que par des sangsues appliquées dans les narines ou aux apophyses mastoïdes, ce qui ne veut pas dire que je repousse ce dernier moyen, qui a l'avantage de procurer une révulsion plus durable en congestionnant les parties molles sur lesquelles on agit. Mais lorsqu'on veut obtenir rapidement et sûrement une déplétion dans un point quelconque de l'économie, aussi bien dans le cerveau qu'ailleurs, c'est à la phlébotomie qu'il faut avoir recours ; la saine physiologie le démontre péremptoirement et la pratique le confirme.

C'est peut-être à cette vascularité, sur laquelle j'ai insisté précédemment, que la dure-mère doit d'être si fréquemment le siége de ces tumeurs, dites *fongus de la dure-mère*, qu'on y observe, et sur lesquelles les recherches de Louis ont jeté un grand jour, quoiqu'il ait confondu sous une même dénomination des affections dont le point de départ n'est pas toujours cette membrane.

Les nerfs de la dure-mère viennent tous de la cinquième paire ; ils sont rares et ne paraissent pas lui donner une grande sensibilité, puisqu'on peut la diviser sur le vivant sans que le malade paraisse en éprouver de douleurs, ainsi que j'ai eu l'occasion de le faire dans un cas de fracture du crâne avec enfoncement ; quelques pathologistes en ont cependant voulu faire le siége de la migraine.

Mascagni et M. Sappey paraissent y avoir trouvé quelques lymphatiques.

Quant aux sinus, ils n'appartiennent pas, à proprement parler, à la dure-mère, qui leur fournit seulement des parois. Ces sinus, qui ne sont autres que des veines, reçoivent tout le sang des parties contenues dans la cavité encéphalique, une grande partie de celui des parois crâniennes, et, de plus, sont l'aboutissant de quelques vaisseaux qui reviennent des fosses nasales, de l'œil, et de la fosse pérygoïdienne. Tous viennent se rendre dans les sinus latéraux, qui se continuent avec les veines jugulaires internes.

L'*arachnoïde*, située entre la dure-mère et la pie-mère, formerait, au dire des auteurs qui avec Bichat admettent qu'elle représente un sac sans ouverture, une double enveloppe aux centres nerveux. J'ai dit ailleurs (1) que cette disposition, impossible à démontrer le scalpel à la main, reposait sur une fiction qui n'était pas admissible en anatomie. Elle se continue sur les nerfs, auxquels elle forme une gaîne qui les accompagne jusqu'à leur sortie ; elle est peu vasculaire, très-mince et facile à déchirer.

Des tractus cellulaires à larges mailles l'unissent à la pie-mère, et c'est dans ce tissu, dit tissu cellulaire sous-arachnoïdien, et non dans la cavité séreuse arachnoïdienne, que l'on trouve à l'état normal le liquide céphalo-rachidien ou sous-arachnoïdien, et

(1) Voyez *Système séreux* et *Système nerveux*.

dans les inflammations des méninges cette sérosité trouble et floconneuse qui caractérise cette maladie. Je reviendrai bientôt sur toutes ces particularités.

Quant à la *pie-mère*, véritable membrane vasculaire formée par l'entrecroisement des vaisseaux artériels et veineux qui se divisent et subdivisent avant de pénétrer dans la pulpe cérébrale, elle ne possède que très-peu de tissu cellulaire; j'ai insisté sur sa disposition générale et sa structure en faisant l'histoire du système nerveux.

§ III. — DE LA CAVITÉ CRANIENNE.

J'étudierai successivement les organes contenus dans la cavité crânienne, et cette avité elle-même.

A. *Des organes contenus dans la cavité crânienne.* — Ces organes sont, outre les membranes dont il a déjà été question, les divers renflements nerveux dont l'ensemble constitue ce que l'on nomme l'encéphale, les nerfs qui en émanent, les différents vaisseaux qui s'y rendent ou en reviennent, le sang qu'ils renferment, et enfin le liquide céphalo-rachidien.

L'encéphale, constitué par la réunion des deux lobes cérébraux, du cervelet et de la moelle allongée, ne se moule pas si exactement sur les parois osseuses du crâne, qu'on puisse, ainsi qu'on l'a prétendu, en reproduire la forme en coulant du plâtre dans la cavité crânienne; on n'obtient de cette manière qu'une masse ne rappelant que très-imparfaitement l'ensemble de l'encéphale. Ce serait d'ailleurs se faire une idée très-fausse de ses rapports avec le crâne que de croire qu'il le remplit à lui seul; les nerfs crâniens, au nombre de vingt-quatre, douze de chaque côté, le sang contenu dans les nombreux vaisseaux, sinus et plexus, tant artériels que veineux, et enfin le liquide sous-arachnoïdien, contribuent de leur côté, sans parler des membranes, à combler toutes les anfractuosités de cette boîte osseuse à parois incompressibles.

Ainsi, lorsque sur un cadavre dont les centres nerveux ne sont plus gonflés par la présence du sang, et dont le liquide sous-arachnoïdien s'est déjà en partie résorbé, on pratique sur la voûte du crâne une perforation à l'aide d'une couronne de trépan, après avoir incisé la dure-mère, on trouve les circonvolutions cérébrales affaissées et éloignées des parois osseuses de près d'un travers de doigt. Sur le vivant, au contraire, la pulpe cérébrale, turgescente, se presse à chaque systole du cœur et à chaque expiration contre les bords de l'ouverture, et dans les jours qui suivent l'opération, on la voit près de faire hernie par la perforation. La substance nerveuse proprement dite n'occupe donc pas en réalité toute la cavité crânienne : pendant la vie deux liquides, le sang et le fluide céphalo-rachidien, s'y introduisent et en sortent alternativement; je me borne pour le moment à noter ces faits importants.

Il ne me reste que peu de chose à ajouter à ce que j'ai dit déjà sur l'encéphale; j'ai en effet exposé, en faisant l'histoire du système nerveux, les particularités qui se rattachent à sa conformation, à sa structure et à ses propriétés; je me bornerai à étudier ici ce qui a plus particulièrement trait à ses rapports et à présenter les considérations pratiques qui s'y rattachent.

Par leur convexité, les lobes du cerveau répondent à toute la voûte du crâne, depuis les arcades sourcilières jusqu'à la protubérance occipitale, depuis l'arcade zygomatique et la base de l'apophyse mastoïde d'un côté, à celles du côté opposé.

. La face inférieure des lobes antérieurs qui repose sur la voûte orbitaire, très-mince, n'est séparée de l'extérieur que par la paupière supérieure et le tissu graisseux de l'orbite; les lobes moyens répondent au sommet de la fosse zygomato-maxillaire; la face inférieure des lobes occipitaux est séparée par la tente du cervelet des lobes cérébelleux.

Sur la ligne médiane, les lobes cérébraux antérieurs, isolés l'un de l'autre par l'apophyse *crista-galli*, ne sont en rapport avec la lame criblée de l'ethmoïde que médiatement, le renflement bulbeux des nerfs olfactifs occupant les deux gouttières qu'on remarque sur les côtés de cette éminence osseuse. Plus en arrière, sur le corps du sphénoïde, repose cette portion moyenne de la base du cerveau sur laquelle on remarque le plancher antérieur du troisième ventricule, les éminences mamillaires, le *tuber cinereum* et la tige pituitaire; elle n'est donc séparée des sinus sphénoïdaux que par une lamelle osseuse, assez mince sur le plus grand nombre des sujets. Toutes ces parties répondent à la paroi supérieure ou voûte des fosses nasales.

Le cervelet occupe les fosses occipitales inférieures, étendues de la protubérance occipitale au trou de même nom, et d'un côté à l'autre entre les apophyses mastoïdes.

Enfin la moelle allongée et le bulbe, profondément cachés sous la base du cerveau, qui les recouvre, reposent sur l'apophyse basilaire, dont la face inférieure oblique, en bas et en arrière, et formant la paroi postérieure du pharynx, est située sur le prolongement direct de la voûte palatine (1).

Il suit de là que la convexité des hémisphères cérébraux est la partie la plus exposée des centres nerveux, et dans une étendue considérable, s'étendant de la protubérance occipitale aux arcades sourcilières et d'une apophyse zygomatique à l'autre. La base du cerveau, quoique plus profondément cachée, peut cependant être lésée par un instrument qui pénétrerait au-dessous de l'arcade zygomatique dans la fosse zygomato-maxillaire, ou qui traverserait la paroi supérieure de l'orbite, ou bien encore la voûte des fosses nasales; on trouve, dans les annales de la science, des observations nombreuses attestant cette possibilité.

Quant au cervelet, protégé par l'obliquité et l'épaisseur plus considérable des os qui forment les fosses occipitales inférieures, et aussi par les masses musculaires qui les recouvrent, il est très-rarement intéressé.

Il en est de même de la moelle allongée et du bulbe, qui ne sont accessibles que du côté de l'apophyse basilaire; c'est effectivement par là qu'ont eu lieu les lésions traumatiques dont on a recueilli quelques rares observations. J'ai eu deux fois l'occasion de voir, à la suite de coups de feu tirés dans la cavité buccale, l'apophyse basilaire fracturée et la moelle allongée déchirée par le projectile; dans les deux cas, la mort avait été instantanée.

Malgré cette triple enveloppe de parties molles, de parois osseuses et de membranes, les centres nerveux encéphaliques ne sont donc pas complétement à l'abri de toute lésion, et l'on se ferait difficilement une idée de la facilité avec laquelle, chez quelques sujets, les os du crâne se laissent traverser par des instruments tranchants. Je ne connais aucun fait plus propre à démontrer cette proposition que le suivant :

Un homme de quarante-cinq ans, cordonnier, vivait depuis longtemps en état de concubinage avec une fille publique, virago aux formes herculéennes et d'une grande

(1) Voy. fig. 27.

résolution de caractère. A la suite d'une discussion, cette femme, saisissant le tranchet dont ce malheureux, tranquillement assis, se servait pour travailler, lui en asséna un vigoureux coup dans la fosse temporale droite, et, retirant l'instrument, s'apprêtait à redoubler lorsqu'on l'arrêta. L'homme, tombé sans connaissance, fut transporté dans mon service. Le lendemain, à la visite, je trouvai, à trois travers de doigt au-dessus du pavillon de l'oreille, une blessure dont les bords étaient déjà agglutinés. Les ayant légèrement écartés, je glissai un stylet fin jusqu'aux os, et je crus, vu la profondeur à laquelle l'instrument s'enfonça sans rencontrer d'obstacle, qu'il s'agissait d'une plaie pénétrante, sans toutefois oser pousser plus loin mon investigation. Ce jour-là et les suivants, aucun symptôme ne vint confirmer ce diagnostic; le malade se levait, allait, venait, répondait nettement aux questions qui lui étaient fréquemment adressées par le juge d'instruction, lorsque tout à coup, et malgré un traitement antiphlogistique préventif très-énergique, il fut pris, le huitième jour, de douleurs de tête très-vives, et succomba vingt-quatre heures après le début des accidents.

A l'autopsie, faite en présence des élèves de l'hôpital et du juge d'instruction, nous trouvâmes : 1° sur le pariétal droit, qui présentait l'épaisseur ordinaire, une plaie étroite, obliquement étendue en bas et en arrière de deux centimètres et demi environ, à bords nets et sans éclats, et n'ayant que juste la largeur de l'instrument qui avait servi à commettre le crime; 2° un épanchement de sang coagulé très-circonscrit entre la dure-mère et l'os; 3° entre la pie-mère et le cerveau, une couche sanguine considérable, inégale, ayant en quelques points plusieurs millimètres d'épaisseur et pouvant représenter environ quatre cuillerées à soupe de liquide; 4° une plaie à la surface du lobe cérébral droit, conduisant dans le ventricule, traversant obliquement toute l'épaisseur de ce lobe, entamant le corps calleux, pénétrant dans le lobe cérébral gauche, traversant le ventricule gauche, et venant se terminer à la face inférieure du lobe moyen; 5° enfin, une entamure assez profonde sur la portion antérieure du rocher, au devant du trou auditif interne, et dans le fond de cette plaie, la pointe du tranchet qui y était restée incrustée; en ce point existait aussi un épanchement sanguin.

Ainsi, après avoir traversé les parties molles, les os et les membranes qui protégent l'encéphale, puis toute l'épaisseur des deux lobes cérébraux, l'instrument ne s'était arrêté que devant la résistance de cette portion de rocher qu'on a nommée *pétrée*, en raison de sa structure dense et compacte comme la pierre.

Il semblerait que dans les lésions traumatiques de l'encéphale il soit plus facile d'établir le rapport des symptômes à la lésion que dans les affections spontanées; il n'en est rien, et l'on peut dire que, malgré les expériences multipliées des physiologistes, et les occasions, si fréquentes cependant, qui s'offrent aux chirurgiens, il est impossible non-seulement de diagnostiquer quelle est la portion des centres nerveux qui a été lésée, mais même de savoir s'ils l'ont été.

On trouve sans doute dans les auteurs beaucoup d'observations qui présentent avec celle qui précède de grandes analogies; aucune n'est plus propre à démontrer combien sont illusoires tous les signes au moyen desquels on a espéré arriver à un diagnostic précis. On reste confondu en pensant qu'une lésion profonde des deux lobes cérébraux à leur partie moyenne, compliquée de trois épanchements sanguins, n'a révélé son existence par aucun symptôme pendant huit jours qu'a vécu le malade.

Il n'en est pas tout à fait de même des blessures qui intéressent les faisceaux médullaires situés à la base du cerveau, et tous les faits s'accordent à prouver que les lésions des pédoncules cérébraux de l'isthme de l'encéphale, mais surtout du bulbe rachidien, sont toujours, et promptement, suivis d'accidents redoutables, souvent même de la mort immédiate. Mais dans ces cas encore, les rapports des symptômes à la lésion sont impossibles à établir d'une manière bien nette, et les expériences des physiologistes, qui fourmillent de contradictions, ne me paraissent pas, jusqu'à présent, avoir jeté une bien vive lumière sur ce sujet, malgré la possibilité, dans les vivisections, de limiter la lésion à la portion du système nerveux sur laquelle on veut expérimenter.

En résumé, de la lecture comparative d'un grand nombre d'observations de plaies du cerveau, du corps calleux, du cervelet et des différentes autres portions des centres nerveux qui constituent l'encéphale, il est résulté pour moi cette conviction, qu'il n'était point possible de préciser le lieu de la lésion par les signes observés pendant la vie.

La seule chose qu'on puisse établir, c'est que les blessures sont d'autant plus dangereuses et plus rapidement suivies d'accidents mortels qu'elles se rapprochent davantage du nœud de l'encéphale et de la moelle allongée.

On a dit : *Savoir qu'on ne sait rien, c'est déjà beaucoup savoir.* Cette remarque si juste trouve ici d'autant mieux son application, qu'il est beaucoup de médecins qui n'hésitent pas à diagnostiquer hardiment des altérations dont on ne trouve pas de traces à l'autopsie, ou qui siégent partout ailleurs que dans le lieu si bien précisé.

Les considérations qui précèdent s'appliquent à plus forte raison aux lésions spontanées. J'ai relevé dans l'*Anatomie pathologique* de M. Cruveilhier, dans celle de M. Andral, dans les *Lettres* de M. Lallemand *sur l'encéphale*, dans le traité de M. Rostan, dans les *Bulletins de la Société anatomique*, et dans les recueils périodiques, pour un travail que j'avais entrepris sur ce point spécial de physiologie, plus de cent observations se rapportant à des lésions des différentes parties des centres nerveux. Or je puis affirmer qu'on peut trouver à volonté, dans les symptômes observés, la confirmation ou la négation de toutes les théories qui ont été jusqu'à ce jour mises en avant. Est-ce à dire que, découragé par ces recherches jusqu'ici stériles, le médecin doive renoncer à recueillir attentivement les observations et à les coordonner? Non sans doute; mais il importe de se mettre en garde contre de fausses espérances, et ne pas entretenir d'illusions qui pourraient conduire à une pratique dangereuse ou inspirer une confiance trompeuse.

Les *nerfs* qui émanent des diverses parties de l'encéphale sont, pendant une partie de leur trajet, renfermés dans la cavité crânienne.

Les nerfs olfactifs et leurs renflements sont logés de chaque côté de l'apophyse *crista-galli*, dans la gouttière que forme la lame criblée de l'ethmoïde, à laquelle ils sont intimement adhérents par les prolongements qui s'en détachent et qui s'introduisent dans la partie supérieure des fosses nasales; d'où la possibilité de leur déchirure, contusion ou compression dans les fractures de la lame criblée de l'ethmoïde, et comme conséquence de la perte de l'odorat.

Les bandelettes et nerfs optiques suivent, à la base de l'encéphale, un très-long trajet depuis leur origine réelle aux tubercules quadrijumeaux et apparente aux couches optiques, jusqu'à leur entrée dans l'orbite. Après avoir contourné les pédoncules du cerveau, ces deux bandelettes aplaties viennent se fusionner au devant des tubercules mamillaires, en ce qu'on a appelé le *chiasma* des nerfs optiques qui répond à la selle turcique, et vont ensuite, prenant une forme arrondie, gagner le trou optique. Il est facile de comprendre que les épanchements sanguins ou purulents qui occupent l'espace sous-arachnoïdien antérieur, que les transformations fibreuses de cette portion de la pie-mère, plus fréquentes qu'on ne pense, que les tumeurs qui naissent de la partie de la base du crâne avec laquelle ils sont en rapport, et plus particulièrement de la selle turcique, puissent déterminer leur compression, et par suite l'amaurose. Il est clairement démontré, pour moi, que la fréquence de cette affection est la conséquence de ce long trajet intracrânien qui expose les bandelettes optiques à toutes les chances d'altération pathologique, si fréquentes dans cette portion de la cavité crânienne.

Les nerfs moteurs oculaires communs, qui naissent de l'espace interpédonculaire croisent les bandelettes optiques pour venir se placer dans la paroi externe du sinus caverneux, donnent lieu aux mêmes réflexions.

Les nerfs pathétiques, nés de la valvule de Vieussens, et les moteurs oculaires externes, du sillon qui sépare la protubérance annulaire du bulbe rachidien, suivent à peu près le même trajet intracrânien, c'est-à-dire qu'après avoir contourné la protubérance et les pédoncules cérébraux, ils viennent se placer, avec les moteurs oculaires communs, dans l'épaisseur de la paroi externe du sinus caverneux. Ils ne sortent de ce dédoublement de la dure-mère que pour gagner la partie interne de la fente sphénoïdale, par laquelle ils pénètrent dans l'orbite dans l'ordre suivant ; le moteur oculaire commun et le pathétique en dedans, le moteur oculaire externe en dehors par la partie la plus large de la fente.

Ces nerfs marchent donc accolés dans une partie de leur trajet, et séparés dans l'autre ; d'où il suit que l'on peut préciser le lieu où siége l'altération, selon que la paralysie porte sur la totalité des muscles de l'orbite ou seulement sur quelques-uns d'entre eux. Dans le premier cas, la lésion doit siéger dans le voisinage de cette portion du crâne où ils sont juxtaposés, c'est-à-dire entre le sommet du rocher et la fente sphénoïdale, tandis que dans le second elle se rapproche davantage de leur connexion aux centres nerveux, si même elle n'atteint pas le point d'où ils tirent leur origine réelle.

Comparativement aux autres nerfs crâniens, la cinquième paire occupe, dans la cavité du crâne, un très-large espace depuis son origine apparente sur les côtés de la protubérance jusqu'aux trous dans lesquels elle s'engage. Cet espace est représenté par un triangle dont le sommet est à la protubérance et la base à l'intervalle qui sépare le trou ovale de la partie moyenne de la fente sphénoïdale.

Obliquement dirigées en avant et en bas, la grosse et la petite racine réunies atteignent, après un court trajet, le bord supérieur du rocher, et s'y épanouissent en un large ganglion que la dure-mère maintient appliqué dans cette dépression digitale qui se remarque au sommet de l'apophyse pétrée. C'est de ce ganglion, dit de *Gasser*, que se dégagent les trois branches trifaciales : le maxillaire inférieur, qui sort par le trou ovale ; le maxillaire supérieur, par le trou grand rond ; et l'ophthalmique, qui se place, comme les nerfs de la troisième, de la quatrième et de la sixième paire, dans la paroi externe du sinus caverneux, pour pénétrer dans l'orbite par la partie moyenne de la fente sphénoïdale.

Il résulte de cette disposition qu'une tumeur qui se développe dans l'espace compris entre le sommet du rocher, le trou ovale et la fente sphénoïdale, doit en comprimant soit le tronc du nerf, soit le ganglion de Gasser, soit isolément chacune des branches qui en émanent, déterminer dans les fonctions de la cinquième paire, des troubles qui permettront au médecin de remonter à la source du mal (1).

La septième et la huitième paire, facial et auditif, naissent toutes deux du bulbe rachidien, et se rendent ensemble, après un court trajet, dans le conduit auditif interne, au fond duquel elles s'engagent dans les canaux spéciaux creusés dans le rocher.

Les neuvième, dixième et onzième paires, glosso-pharyngien, pneumogastrique et spinal, qui naissent, le premier des pédoncules cérébelleux inférieurs, le second des parties latérales postérieures du bulbe, le troisième des parties latérales supérieures de la moelle cervicale et du bulbe rachidien, après s'être accolés, se portent en dehors pour venir gagner la partie antérieure du trou déchiré postérieur par lequel ils sortent du crâne.

Enfin, la douzième paire, ou grand hypoglosse, née du sillon qui sépare l'olive de la pyramide antérieure, se porte directement dans le trou condylien antérieur.

Ces six dernières paires de nerfs, qui naissent dans des points très-voisins, ont un trajet crânien très court et une direction commune, oblique en avant et en dehors. Les trous par lesquels elles émergent sont superposés et situés sur une ligne perpendiculaire tirée du bord supérieur du rocher au trou occipital, en sorte qu'il n'existe entre elles que très-peu d'espace, et qu'une tumeur, dont le volume dépasserait celui d'un noyau de cerise, pourrait difficilement n'en comprimer qu'une seule.

Les *vaisseaux* que recèle la cavité crânienne sont de deux ordres, artériels et veineux. J'ai dit déjà que l'on n'y trouvait point de lymphatiques, si ce n'est peut-être sur la dure-mère, et encore n'a-t-on jamais pu conduire jusque dans des ganglions ces prétendus vaisseaux séreux (2).

Les *artères* sont nombreuses et volumineuses; les principales sont les deux carotides internes et les deux vertébrales réservées à la pulpe encéphalique. Il en est quelques autres encore, moins importantes sans doute, mais qu'il faut noter cependant : ce sont les méningées, antérieures, moyennes et postérieures, exclusivement destinées aux enveloppes osseuses et membraneuses des centres nerveux.

Les *carotides* pénètrent dans le crâne par le canal inflexe du rocher, au sortir duquel elles entrent dans le sinus caverneux, puis se dirigeant obliquement en avant et en haut le long de la selle turcique, se redressent tout à coup pour gagner la base de l'encéphale, au niveau de la scissure de Sylvius. Là elles se partagent en plusieurs branches : les cérébrales antérieures qui s'anastomosent sur la ligne médiane peu après leur origine, par une branche transversale de quelques millimètres seulement de longueur, appelée communicante antérieure; les cérébrales moyennes, qui s'enfoncent dans les scissures de Sylvius; et les communicantes postérieures, qui, par leur abouchement avec les cérébrales postérieures, branches du tronc basilaire, établissent une solidarité entre les vertébrales et les carotides.

(1) Voy. le chapitre consacré aux *nerfs de la face*.

(2) Ce n'est pas sans étonnement que, visitant, en septembre 1853, le musée anatomique de l'Académie Joséphine de Vienne, je vis représentés, sur de magnifiques pièces de cire, les réseaux lymphatiques du cerveau et du cervelet que l'artiste avait conduits dans de très-beaux ganglions intracrâniens, situés à la base du cerveau. L'école étant fermée et les conservateurs absents à cause des vacances, il m'a été impossible d'avoir des renseignements officiels sur l'origine de ces pièces, attribuées à tort, sans doute, au chevalier Fontana.

Quant aux *vertébrales*, après avoir pénétré dans le crâne par le trou occipital, elles se réunissent en un seul tronc, dit basilaire ; ce dernier, après avoir fourni les trois cérébelleuses, se termine par les cérébrales postérieures, qui reçoivent les communicantes postérieures.

Ainsi se trouve constitué à la base du cerveau un polygone ou cercle artériel dont les côtés latéraux antérieurs sont formés par les cérébrales antérieures et la communicante antérieure, tandis que les côtés latéraux postérieurs sont constitués par les communicantes postérieures unies aux cérébrales postérieures et au tronc basilaire.

D'où il suit : 1° que les artères du côté droit et du côté gauche d'une part, les antérieures et les postérieures de l'autre, entrent en communication facile et dans un but physiologique évident, celui d'assurer la circulation cérébrale en cas d'oblitération d'un des troncs principaux ; 2° que le sang se trouve ainsi plus également réparti à tous les centres nerveux ; 3° enfin, que les colonnes sanguines, abordant le cercle artériel dans deux directions opposées, doivent lorsqu'elles se heurtent, exagérer le mouvement d'expansion auquel toutes les artères sont soumises, et par conséquent imprimer à la masse cérébrale qui repose sur elles un soulèvement isochrone aux battements du cœur. Toutes ces particularités trouveront plus tard leur application.

Les artères cérébrales et cérébelleuses se divisent et subdivisent dans la trame celluleuse de la pie-mère, et, réduites à l'état de capillaires très-ténus, pénètrent la substance nerveuse dans laquelle, en faisant l'histoire du système nerveux en général, nous les avons vues s'anastomoser avec les veines, de manière à former un lacis vasculaire autour des tubes nerveux. A chaque contraction du cœur, ces vaisseaux s'emplissent, et comme ils sont très-nombreux, que la pulpe cérébrale est trop molle pour opposer une résistance à leur dilatation, il en résulte un gonflement, une turgescence, une *érectilité* de la pulpe nerveuse, si l'on veut me passer cette expression, démontrée par l'expérimentation et les faits cliniques.

Les *veines* suivent, dans la substance cérébrale et la pie-mère, le même trajet que les artères, mais au sortir de cette membrane elles s'en éloignent et se jettent dans les sinus de la dure-mère, sur la disposition desquels j'ai insisté déjà en faisant l'histoire des enveloppes de l'encéphale. Comme les artères, le système veineux occupe dans la cavité crânienne une place considérable, et il importe de rappeler qu'il n'est pourvu, de même que les veines jugulaires internes dans lesquelles il aboutit, que de rudiments valvulaires insuffisants et complétement incapables de s'opposer au reflux du sang veineux, circonstance anatomique qui explique pourquoi, dans l'expiration, le cerveau tuméfié et gorgé de sang fait effort sur ces parois, tandis que dans l'inspiration il s'affaisse.

Le *liquide sous-arachnoïdien*, placé dans le tissu cellulaire lâche et filamenteux qui unit la pie-mère à l'arachnoïde, enveloppe toute la périphérie des centres nerveux aussi bien la moelle épinière que les organes encéphaliques. Il n'occupe pas seulement, en effet, la cavité crânienne, mais encore la cavité rachidienne, dans laquelle il descend jusqu'à l'extrémité du canal sacré, se portant librement et avec facilité de l'une à l'autre par l'intermédiaire du trou occipital. De plus, il pénètre dans toutes les gaînes que l'arachnoïde envoie autour des nerfs tant crâniens que rachidiens, et enfin s'introduit dans les ventricules de la moelle allongée et du cerveau par le *calamus scriptorius*, situé à l'extrémité inférieure du quatrième ventricule. On peut donc considérer le système nerveux central, et plus particulièrement l'encéphale, comme plongé au milieu de ce fluide.

Des conséquences pratiques d'une grande importance découlent de cette disposition. Le liquide céphalo-rachidien s'étend en nappe à toute la périphérie des centres nerveux, et on le rencontre en grande abondance, surtout dans les parties déclives, c'est-à-dire à la base du crâne. Il repose là sur le feuillet viscéral arachnoïdien ; en sorte que si dans les fractures les membranes qui tapissent les parois osseuses, c'est-à-dire la dure-mère et les deux feuillets de l'arachnoïde sont déchirés, la cavité sous-arachnoïdienne est ouverte et communique librement avec le foyer de la fracture. Dès lors rien ne s'oppose à ce que le liquide qu'elle contient s'infiltre entre les fragments, et il n'est pas impossible que par sa présence il puisse troubler le travail de consolidation. Mais ce n'est pas là certainement la cause ordinaire de cette absence de cal unissant signalée dans quelques fractures avec écartement, et j'ai dit précédemment à quoi il fallait rattacher le phénomène.

Pour que le liquide céphalo-rachidien puisse s'introduire dans le foyer de la fracture, il faut déjà une réunion de circonstances exceptionnelles qui se rencontre rarement ; mais pour qu'il puisse s'écouler au dehors, il faut de plus que les membranes qui tapissent extérieurement les os soient elles-mêmes rompues, ce qui est plus rare encore. Toutes ces conditions se trouvent cependant remplies dans certaines fractures du rocher, lorsque la cavité de l'oreille moyenne est ouverte et la membrane du tympan déchiré, ou bien encore dans celles du corps du sphénoïde ou de l'ethmoïde, quand la muqueuse qui tapisse les sinus sphénoïdaux ou les fosses nasales est intéressée. La sortie du liquide se fait dans le premier cas par le conduit auditif externe, quelquefois même par la trompe d'Eustache, et dans le second par les fosses nasales ou la bouche. Enfin les fractures de la voûte elles-mêmes ont quelquefois donné lieu à cet écoulement ; à peine est-il besoin d'ajouter qu'il faut alors de toute nécessité une plaie des parties molles pour conduire le liquide à l'extérieur.

C'est donc là un signe précieux de diagnostic non plus seulement des fractures du rocher, comme on l'avait cru d'abord, mais des fractures du crâne en général, et c'est à M. le professeur Laugier que l'on doit d'en avoir enrichi la science.

Ce fluide sous-arachnoïdien étant commun aux cavités crânienne et rachidienne, et enveloppant aussi bien la moelle épinière que les centres encéphaliques, il était permis de prévoir que les lésions de la colonne vertébrale pourraient aussi donner lieu à ce phénomène ; on trouvera dans un excellent travail de M. Robert (1) une observation très-curieuse de plaie pénétrante du rachis due à M. Lenoir, dans laquelle fut constaté l'écoulement du liquide céphalo-rachidien.

C'est encore ce liquide qui remplit les poches membraneuses, agitées de battements isochrones à ceux du pouls et à la respiration, que l'on observe dans les maladies connues sous les noms d'*encéphalocèle* et de *spina-bifida*.

B. *De la cavité encéphalo-rachidienne.* — Fermée de toutes parts, la cavité du crâne communique largement cependant avec celle du rachis par l'intermédiaire du trou occipital ; on peut donc considérer le canal vertébral comme une arrière-cavité du crâne ; et, au point de vue des phénomènes physiologiques et pathologiques, il

(1) Robert, *Mémoire sur les fractures du crâne*, dans les *Mémoires de la Société de chirurgie*, t. I, p. 599.

est réellement impossible; ainsi qu'on le verra par la suite, de séparer leur description.

Mais tout en ne formant qu'une seule et même cavité, il faut reconnaître cependant qu'elles présentent entre elles de notables différences, suivant qu'on les examine sur des enfants ou des adultes ou qu'on prend en considération la constitution de leurs parois ou l'agencement des parties qu'elles contiennent. C'est de l'appréciation de ces différences que ressort clairement le rôle que chacune d'elles est appelée à jouer dans les phénomènes si importants de la circulation intracrânienne ; aussi, quoiqu'ils nous soient déjà en partie connus, vais-je en présenter un résumé succinct (1).

Chez les nouveau-nés et chez les jeunes enfants, les parois du crâne se sont pas complétement osseuses, elles sont interrompues par des espaces dits *fontanelles*, occupés seulement par des membranes. Ces parois sont facilement dépressibles, ce qui tient non-seulement à la présence des fontanelles, mais encore à la flexibilité dont sont doués les os, qui représentent alors des lamelles minces, souples et élastiques, séparées par de larges intervalles, ce qui les empêche de se prêter un mutuel appui.

Chez l'adulte, la disposition de ces parois a complétement changé : d'abord les fontanelles ont disparu, puis les os, qui ont acquis une épaisseur considérable, sont réunis d'une manière aussi solide et aussi fixe que possible par des sutures, que les progrès de l'ossification finissent même par faire disparaître complétement. Ils forment donc un tout continu, une cavité à parois incompressibles et parfaitement close, ne présentant d'interruption nulle part, pas même au niveau des trous ou fentes que l'on y observe sur le squelette. Ces derniers, à l'état frais, sont en effet solidement et complétement fermés par les organes qui s'y engagent ou les membranes qui les accompagnent.

Une seule ouverture reste toujours libre, c'est le trou occipital, dont le diamètre est beaucoup plus considérable que celui de la moelle épinière, à laquelle il livre passage, et qui, n'étant obstrué par aucune membrane, permet une communication permanente et facile entre les deux cavités crânienne et rachidienne.

Soit qu'on les envisage chez l'enfant nouveau-né ou chez l'adulte, les parois de la cavité rachidienne, au contraire, offrent des caractères identiques. Au lieu de former un tout continu, elles sont constituées par des pièces osseuses mobiles que réunissent des membranes dont l'élasticité est indispensable aux mouvements du rachis. Elles sont interrompues régulièrement, de distance en distance, par les trous de conjugaison dont la largeur est considérable surtout à la région lombaire, et qui diffèrent de ceux de la base du crâne en ce qu'ils ne sont pas, à beaucoup près, comblés par le volume relativement très-grêle des paires nerveuses.

L'espace qui reste entre eux et les nerfs est rempli par une graisse molle et semi-fluide qui n'est que la prolongation d'une couche analogue que l'on rencontre entre la dure-mère rachidienne et les parties osseuses, et se continue sans interruption avec celle que l'on voit à l'extérieur du canal. Une pression, même légère, la déplace avec autant de facilité qu'elle ferait d'un liquide, ce dont on peut s'assurer en introduisant le doigt dans la cavité rachidienne; on la voit alors se réfugier, par les trous de conju-

(1) Les détails qui vont suivre sont extraits d'un long travail sur cette matière, que le manque de temps ne m'a pas encore permis de publier.

gaison, dans les tissus environnants. On peut donc dire avec toute vérité que, dans toute sa hauteur, l'intérieur du canal vertébral est en communication indirecte, mais facile, avec l'extérieur par leur intermédiaire.

Les parois rachidiennes, en partie osseuses, en partie membraneuses, mobiles, interrompues de distance en distance par des ouvertures larges et multipliées, ne sont donc pas sans analogie avec le crâne des nouveau-nés ; par conséquent elles diffèrent complétement des parties osseuses de la cavité crânienne des adultes.

L'opposition entre ces deux portions de la grande cavité encéphalo-rachidienne n'est pas moins marquée si l'on porte son attention sur les parties contenues.

Les centres nerveux que renferme la cavité crânienne, principalement le cerveau et le cervelet, sont pénétrés par de si nombreux vaisseaux, la circulation y est tellement active, qu'à chaque contraction du cœur on les voit se gonfler, devenir turgides, et s'appliquer contre les parois qui les contiennent. Quatre artères considérables, les deux carotides et les deux vertébrales, sans compter les méningées, leur sont en effet exclusivement destinées, et un appareil veineux considérable, présentant une disposition toute particulière, est spécialement chargé de reverser dans la circulation générale la prodigieuse quantité de sang qui a servi à leurs fonctions.

Enfin le liquide sous-arachnoïdien, répandu à toute la surface des centres nerveux, et pénétrant dans l'intérieur de leurs ventricules, comble toutes les anfractuosités, toutes les inégalités de cette vaste cavité, remplaçant ainsi le tissu cellulaire adipeux, qui, partout ailleurs, remplit ces fonctions, mais dont on ne trouve dans le crâne aucun vestige.

La moelle épinière au contraire, d'une structure serrée et fibrillaire, n'est pourvue que d'un réseau vasculaire peu riche, si on le compare à celui de la substance cérébrale, et la quantité de sang qui la pénètre est relativement bien minime. Aussi n'éprouve-t-elle aucun phénomène de turgescence lorsqu'elle est abordée par le sang artériel, d'autant mieux, ainsi que je l'ai exposé précédemment (1), qu'elle est étroitement serrée dans une enveloppe fibro-celluleuse complétement inextensible et qui s'oppose à tout mouvement d'expansion. D'autre part, ses diamètres, surtout dans la région cervicale et lombaire, étant bien inférieurs à ceux du canal vertébral, il reste entre elle et les parois du rachis un espace considérable.

Les artères qui pénètrent dans la cavité rachidienne sont toutes grêles et en très-petit nombre : ce sont les artères spinales et quelques ramuscules intercostaux et lombaires.

Mais on rencontre, dans l'intérieur du canal, des plexus veineux considérables, situés entre la dure-mère et les os, constituant un système particulier, sur lequel Dupuytren et Breschet ont appelé l'attention des anatomistes. Il n'est pas possible d'établir la moindre analogie entre cet appareil et celui des sinus de la dure-mère crânienne. Les veines qui tapissent l'intérieur du canal vertébral n'ont avec la dure-mère rachidienne aucun rapport ; leurs parois, très-minces, ne sauraient résister à la plus légère compression ; le sang qu'elles contiennent ne provient point de la moelle épinière, et la circulation y est si lente, qu'on les a considérées comme une sorte de réservoir ou diverticulum du système veineux. Lorsqu'il existe un obstacle au cours du sang, soit de la veine cave, soit dans l'azygos, on les trouve considérablement

(1) Voy. *Système nerveux*.

dilatées, et même à l'état normal elles occupent dans le canal vertébral une place considérable.

Bien plus encore que dans la cavité crânienne, le liquide sous-arachnoïdien occupe, dans le canal vertébral, une large place; logé dans le tissu filamenteux sous-arachnoïdien, entre l'arachnoïde et la pie-mère, il entoure la moelle et se porte jusqu'à l'extrémité du canal sacré, en suivant les divisions de la queue du cheval. C'est surtout dans la région lombaire qu'il est abondant, et lorsqu'on a pu ouvrir cette partie inférieure du canal rachidien sans entamer la dure-mère, et après avoir pris toutefois la précaution de faire une perforation aux parois du crâne, et qu'on redresse le cadavre, on le voit s'accumuler dans cette région, distendre les parois membraneuses et les appliquer contre les parois osseuses. Dans cet état on comprend qu'il suffise à remplir seul l'espace resté libre entre la moelle et le rachis; mais pendant la vie, le sang veineux contenu dans le plexus et la couche graisseuse mentionnée précédemment contribuent avec lui à combler les vides.

En résumant donc les conditions anatomiques qui caractérisent chez l'adulte la cavité encéphalo-rachidienne, nous voyons : 1° du côté du crâne, des parois osseuses incompressibles, partout continues, ne présentant d'autre ouverture de libre communication que le trou occipital; et une cavité exactement remplie par une substance pulpeuse, du sang et le fluide sous-arachnoïdien; 2° du côté du rachis, des parois en partie osseuses, en partie membraneuses, interrompues régulièrement, dans toute leur longueur, par de larges ouvertures; et une cavité occupée par un cordon nerveux d'un volume relativement peu considérable, par des plexus veineux, le liquide céphalo-rachidien et une notable quantité de graisse semi-fluide qui peut, par les ouvertures latérales des trous de conjugaison, refluer en dehors du canal en cas de compression.

Si maintenant on compare ces deux portions de la cavité encéphalo-rachidienne au point de vue des relations qu'elles entretiennent avec l'organisme, on trouve encore des différences non moins sensibles.

A chaque contraction du cœur, il entre dans le crâne, par les nombreuses et volumineuses artères précédemment mentionnées, un énorme volume de sang, et c'est à peine s'il en pénètre quelques grammes dans le canal rachidien. Le même antagonisme se présente lorsque l'on considère la manière dont s'effectue la circulation en retour; dans la cavité crânienne, les vaisseaux veineux reçus dans des replis de la dure-mère tendus d'une manière fixe et immobile, sont à l'abri de toute compression, et comme, d'autre part, ils se continuent directement avec le système des veines du cou par les jugulaires internes, ils sont soumis aux mêmes influences qu'elles pendant l'expiration et l'inspiration. Dans le rachis, au contraire, les plexus veineux intrarachidiens sont presque étrangers à la circulation spinale, et subissent toutes les variations que présente le cours du sang en retour dans les veines abdominales et principalement dans la veine azygos où ils se jettent. Il en résulte que si dans le crâne l'expiration, par le reflux du sang dans les veines jugulaires, retarde et même arrête momentanément la circulation en retour, et si l'inspiration l'accélère, au rachis c'est tout l'opposé qu'on observe, l'inspiration, alors que le diaphragme s'abaisse et refoule les viscères abdominaux, faisant pénétrer dans les plexus rachidiens une plus grande quantité de sang, tandis que l'expiration, qui vide le système veineux abdominal, en facilite la déplétion.

Ces considérations anatomiques et physiologiques, qui révèlent, entre les cavités crânienne et rachidienne, une sorte d'antagonisme qu'on est loin de soupçonner au premier abord, me paraissent donner la clef d'un phénomène auquel se rattache l'accomplissement d'une des fonctions les plus importantes de l'économie : je veux parler des battements du cerveau et de la circulation intracrânienne.

Lorsqu'on examine la tête d'un enfant nouveau-né ou celle d'un adulte dont les parois crâniennes, ayant subi une déperdition de substance, laissent la dure-mère à découvert, on voit les membranes qui remplacent les parois osseuses être agitées d'un double soulèvement : l'un, plus faible, isochrone aux pulsations artérielles, l'autre, plus marqué, correspondant à l'expiration. L'un et l'autre sont suivis d'un affaissement, d'une sorte de retrait. Si la pulpe cérébrale elle-même est sortie du crâne, comme dans l'encéphalocèle, on observe alors que non-seulement elle éprouve ce double soulèvement, mais que dans celui qui correspond à l'expiration, elle s'épanouit, pour ainsi dire, par suite d'un véritable mouvement d'expansion de sa substance propre, qui n'est pas sans analogie avec celui que l'on observe dans les tumeurs érectiles.

Tous les physiologistes sont d'accord sur la cause de ces battements qui sont dus, le premier à l'abord brusque et saccadé de l'ondée sanguine artérielle dans la cavité crânienne, et le second au reflux du sang veineux dans les veines jugulaires, et par suite dans tout le système veineux intracrânien pendant l'expiration.

Mais s'il est incontestable que les centres nerveux encéphaliques, lorsqu'ils sont dans les conditions anatomiques précédemment exposées, c'est-à-dire renfermés dans une cavité à parois osseuses et membraneuses, sont agités d'un double mouvement d'élévation et d'affaissement, on peut se demander si, dans un crâne d'adulte complétement ossifié, les choses se passent de la même manière. Or, les chirurgiens de tous les temps, raisonnant sans doute par analogie et sans bien se rendre compte des objections qu'on y pouvait faire, avaient admis le fait comme constant, lorsque, se fondant sur l'impossibilité dans laquelle sont les parois du crâne de se prêter à la moindre extension, sur l'état de plénitude dans lequel se trouve toujours la cavité crânienne, sur l'incompressibilité des liquides et de la substance cérébrale, Pelletan, professeur de physique à la Faculté, avança, *à priori*, qu'à *l'état normal chez l'adulte*, *ces mouvements étaient impossibles.*

C'est à peine si cette assertion, qui heurtait de front toutes les idées reçues, parut, au moment où elle fut émise, digne d'être discutée, et il fallut que quelques années plus tard, M. le docteur Bourgougnon (1) en entreprît la démonstration expérimentale, pour qu'elle entrât dans la science, où l'on peut dire qu'elle règne aujourd'hui sans contestation, grâce aux hommes éminents qui l'ont prise sous leur patronage.

La première fois cependant que je l'entendis exposer par le professeur P. H. Bérard qui l'adoptait, une chose me frappa, c'est la différence des conditions physiques qui régiraient le crâne des nouveau-nés et celui des adultes dans l'hypothèse de sa réalité, les manifestations physiologiques restant néanmoins les mêmes. Peu de temps après, le hasard m'ayant permis d'observer un homme qui, dans son enfance, avait perdu une grande partie du coronal et des pariétaux, et dont le cerveau présentait à travers cette fontanelle accidentelle des battements identiques avec ceux qu'on observe chez les nouveau-nés, je fus très-surpris de voir que cet individu, d'ailleurs fort intelligent, n'offrait pas le plus léger symptôme pouvant faire soupçonner une déro-

(1) Thèse inaugurale, 1839, avec planches.

gation aussi complète aux lois physiques auxquelles, dans l'hypothèse de Pelletan, seraient soumis les centres nerveux contenus dans l'encéphale.

L'observation de ce malade ne fit donc qu'augmenter mes doutes, et les réflexions suivantes vinrent encore les fortifier. On admet généralement que la présence de toute cavité séreuse est un indice certain d'une locomotion quelconque des organes qui y sont plongés; comment donc, dans l'hypothèse de l'immobilité des centres nerveux, expliquer l'existence de l'arachnoïde? Dire avec M. Longet qu'*elle est pour ainsi dire le vestige d'un état transitoire* (1), c'est répondre par une fin de non-recevoir, et avouer, comme il le dit d'ailleurs un peu plus loin, que c'est là un problème tout entier à résoudre.

Ces réflexions m'ayant porté à supposer qu'il s'était glissé dans le travail de M. Bourgougnon, dont les recherches paraissent si décisives, quelque erreur d'expérimentation, je voulus m'en assurer en les répétant. A mon grand étonnement, je dirais presque à mon grand désappointement, je constatai exactement les mêmes phénomènes, c'est-à-dire que lorsque j'eus trépané le crâne, et mis le cerveau en contact direct avec le tube rempli de liquide sans communication avec l'atmosphère, comme lui je n'aperçus aucune oscillation, tandis qu'à l'instant même où je le faisais communiquer avec l'extérieur, le double battement apparaissait tel qu'on l'observe chez les enfants et les individus trépanés.

C'est alors seulement que je reconnus que si l'expérimentation était exacte, les inductions qu'on en avait tirées étaient fausses, et ne prouvaient en aucune façon ce que l'on prétendait démontrer.

Que fait M. Bourgougnon? Il visse dans un trou pratiqué à la voûte du crâne un tube rempli d'eau préalablement bouillie pour en expulser toutes les bulles d'air, et qu'on peut faire à volonté communiquer avec l'atmosphère au moyen d'un robinet; en d'autres termes, il surajoute à la cavité crânienne une sorte de cavité ou d'appendice exactement placé dans les mêmes conditions qu'elle, c'est-à-dire formé de parois incompressibles et rempli d'un liquide rendu de son côté d'autant plus incompressible, qu'il a été purgé d'air. Il faudrait donc, pour que le liquide oscillât dans un tube présentant ces conditions physiques, qu'il se produisît un vide dans la cavité crânienne, ce qui est physiquement impossible. C'est là ce que démontre péremptoirement l'expérience très-ingénieuse de M. Bourgougnon, mais elle ne prouve que cela; et vouloir en inférer qu'il ne s'effectue dans le crâne aucun déplacement de liquide, et que le cerveau reste parfaitement immobile dans sa boîte osseuse, c'est en tirer des conséquences qu'elle ne comporte pas.

Supposons, en effet, que le fluide sous-arachnoïdien contenu dans le crâne, et fuyant devant la pression qu'exercent l'arrivée du sang artériel et le reflux du sang veineux dans cette cavité, soit forcé de se réfugier momentanément dans le canal rachidien, comme ce n'est en définitive qu'un liquide qui en déplace un autre, et que cette substitution s'effectue sans qu'il y ait de vide produit, le tube, dont les parois sont aussi inflexibles que celles du crâne, résiste comme lui à toute tentative d'expansion et de soulèvement. On comprend donc que le double mouvement qui s'accomplit alors dans la cavité encéphalique, c'est-à-dire : 1° l'expansion du cerveau gonflé par la présence d'une plus grande quantité de sang; 2° le déplacement d'une quantité proportionnelle de liquide céphalo-rachidien, puisse s'effectuer sans que

(1) Longet, *Traité de physiologie*, p. 163.

l'instrument le révèle aux yeux de l'observateur. D'où il suit que la théorie de Pelletan, malgré les recherches de M. Bourgougnon, reste encore à l'état d'hypothèse et ne s'appuie que sur l'impossibilité d'expliquer comment dans une cavité à parois inflexibles, et exactement remplie de liquides ou substances incompressibles, un mouvement quelconque puisse avoir lieu.

Ce point important acquis au débat, reste à démontrer la réalité de cette locomotion du cerveau et de ce déplacement du liquide céphalo-rachidien, et à dire au moyen de quel mécanisme s'accomplissent ces phénomènes.

En répétant l'expérience de M. Bourgougnon, j'avais remarqué que lors de la systole ventriculaire et de l'expiration, la surface du cerveau semblait s'élever et se presser contre les parois du crâne, tandis que dans la diastole, mais surtout dans l'inspiration, elle semblait s'en écarter, même en l'absence de toute oscillation dans le tube. Il se passait donc, dans cette cavité encéphalique, un mouvement, mais lequel et comment le démontrer? Là était la difficulté.

Dans mon intime conviction, c'était le fluide céphalo-rachidien qui se trouvait refoulé dans le canal vertébral au moment de l'expiration, pour faire place au sang qui afflue en ce moment dans la cavité crânienne. Je me rappelai alors que Magendie avait institué des expériences pour constater les phénomènes qui se rattachent aux mouvements de ce liquide. J'ouvris donc son mémoire, et j'y lus qu'après avoir adapté à la cavité rachidienne, au-dessous de l'occiput, un tube contenant de l'eau colorée, *il vit la colonne de liquide descendre à chaque inspiration et monter à chaque expiration;* d'où il conclut que, pendant l'*inspiration*, le liquide afflue dans la cavité spinale, tandis que, pendant l'*expiration*, il est refoulé dans le crâne et les ventricules (1).

Ainsi qu'on peut le remarquer, c'était tout le contraire de ce que j'avais supposé; toutefois, comme précédemment, je voulus recourir à l'expérimentation, je répétai donc les expériences de Magendie, et j'obtins identiquement les mêmes résultats. Réfléchissant alors, je ne tardai pas à m'apercevoir que, comme M. Bourgougnon, si Magendie avait bien vu, il avait mal interprété. En effet, si le liquide coloré *descend* dans le tube à chaque *inspiration*, c'est parce qu'il remonte dans la cavité encéphalique, qui le *repompe*, qu'on veuille bien me passer l'expression, et non parce qu'il afflue dans la cavité du rachis; de même que s'il *redescend* à chaque expiration, c'est qu'à ce moment il est refoulé dans le canal vertébral, et par conséquent dans le tube lui-même, et non dans le crâne et les ventricules.

J'avais fait d'abord mes expériences dans le lieu choisi par Magendie, c'est-à-dire entre l'occipital et l'axis, mais on pouvait leur reprocher: 1° d'être faites dans un lieu trop rapproché de la cavité crânienne, ce qui peut laisser quelques incertitudes sur les oscillations du liquide dans le tube; 2° de ne pas s'être placé dans des conditions identiques avec celles où se trouve le fluide céphalo-rachidien dans le canal vertébral.

Pour parer autant que possible à ces deux reproches, j'apportai dans l'expérimentation les deux modifications suivantes: 1° je fis pénétrer le tube dans la région lombaire; 2° je recouvris son extrémité libre d'un disque de peau qui le fermait hermétiquement, de manière à remplacer les parties molles que j'étais obligé d'inciser

(1) Magendie, *Recherches physiologiques et chimiques sur le liquide céphalo-rachidien.* Paris, 1842, p. 40.

pour arriver jusqu'au rachis; 3° enfin je remplis complétement le tube d'eau préalablement bouillie. C'est dans ces conditions que j'opérai en présence de MM. Longet et Gavarret, que je rendis témoins de cette expérience en 1846, et nous pûmes constater identiquement les mêmes phénomènes qu'à la région de la nuque; seulement les oscillations se marquaient par le soulèvement et l'abaissement de la membrane qui fermait le tube (1).

On peut donc regarder comme un fait hors de toute contestation, qu'à un moment donné, une certaine quantité de liquide sous-arachnoïdien est refoulé de la cavité crânienne dans le canal rachidien, qui le restitue ensuite; en sorte qu'il s'établit ainsi, du crâne au rachis, un flux et reflux continuel qui ne cesse qu'avec les battements du cœur et les mouvements respiratoires.

Il faut actuellement rechercher quelles sont les lois qui président à ce mouvement et quel peut être son but.

Lorsque j'ai examiné précédemment les conditions anatomiques et physiologiques qui président à la constitution de la grande cavité encéphalo-rachidienne, j'ai indiqué les différences qui existaient entre les parois et les cavités du crâne et du canal vertébral. J'ai démontré que le crâne des adultes, pourvu de parois osseuses et partout continues, communiquait librement et d'une manière constante avec le rachis, dont les parois sont, jusqu'à un certain point, élastiques, et qui renferme des éléments pouvant se déplacer sous une certaine pression.

Il suit de là qu'au point de vue des phénomènes hydrostatiques, le crâne peut être considéré comme un réservoir à parois incompressibles, auquel sont adaptés trois ordres de tuyaux : 1° des tuyaux d'apport représentés par les artères ; 2° des tuyaux de décharge, par les veines ; 3° enfin un tuyau d'échappement ou de dégagement constitué par le canal rachidien.

Si le sang, qui aborde le crâne par les tuyaux d'apport ou artériels y était poussé par une force lente et continue ; si, par les tuyaux de décharge, c'est-à-dire par les veines, il en sortait de la même manière, comme le réservoir auquel je l'ai comparé est toujours plein, que ses parois et les parties molles qu'il renferme sont incompressibles, et que d'ailleurs les diamètres des canaux artériels et veineux se trouvent égaux ou à peu près, on ne constaterait ni secousse ni battement, et le courant étant uniforme et continu, le tuyau de décharge, c'est-à-dire le canal vertébral, eût été inutile.

Mais il n'en est pas ainsi. A chaque contraction ventriculaire et artérielle, le sang poussé par des saccades qui doublent sa force, pénètre si brusquement, que ne pouvant trouver, par les veines, un écoulement immédiat proportionnel, il soulève la masse encéphalique et la repousse contre les parois du crâne. Ce n'est pas tout, le sang veineux lui-même, au lieu de s'écouler d'une manière continue, éprouve des temps d'arrêt, quelquefois même reflue en sens inverse; en sorte qu'à certains moments, la cavité crânienne, d'un côté recevant sans cesse, et d'un autre ne pouvant écouler, doit nécessairement éprouver un trop-plein, dont les conséquences eussent pu se faire sentir d'une manière fâcheuse, si la nature n'y eût paré au moyen d'un appareil spécial.

---

(1) Lorsque M. Longet imprima son *Traité de physiologie*, il me demanda une note sur ce sujet, mais je n'avais pas alors complété mes expériences ; je préférai donc m'abstenir plutôt que de livrer à la publicité des idées qui n'étaient pas encore suffisamment élaborées.

Cet appareil, c'est le canal vertébral et le fluide céphalo-rachidien ou sous-arachnoïdien.

Le canal vertébral, ainsi que je l'ai fait pressentir, possède toutes les conditions d'un tuyau d'échappement ou de dégagement; situé à la partie la plus déclive et postérieure de la cavité crânienne, avec laquelle il communique par une large ouverture en forme d'entonnoir, il s'étend de l'occipital à la pointe du sacrum. Dans toute sa longueur, vraiment considérable, il est constitué par des parois en partie osseuses et en partie membraneuses, par conséquent susceptibles d'une certaine extensibilité, et de plus, entre la dure-mère, très-lâche, et les parois osseuses, existent des plexus veineux multipliés et une sorte de graisse semi-fluide qui peut, de même que le sang, au besoin, refluer au dehors de la cavité rachidienne, ainsi que je l'ai prouvé précédemment.

Le liquide sous-arachnoïdien, de son côté, est commun aux deux cavités encéphalique et rachidienne, et peut facilement se porter de l'une à l'autre par l'intermédiaire du trou occipital et de l'ouverture postérieure du quatrième ventricule.

Si donc on suppose que la pression augmente, dans la cavité crânienne, au delà des limites compatibles avec le peu de compressibilité des parties contenues, le liquide céphalo-rachidien fuit devant cette pression et s'échappe par le tuyau que j'ai appelé de dégagement. Il se réfugie dans le canal rachidien, dont les parois sont moins inextensibles que celles du crâne, et dans lequel il remplace le sang des plexus veineux, qu'à son tour il expulse. La pression vient-elle à cesser dans le crâne, et la tendance au vide commence-t-elle à se manifester, il reprend la place qu'il occupait d'abord, favorisé, dans ce mouvement de reflux, par l'élasticité en retour de toutes les parties qu'il a déplacées, et par l'appel qui le sollicite du côté de l'encéphale.

Tel est le mode suivant lequel s'effectue ce mouvement oscillatoire, ce flux et reflux incessant que beaucoup de physiologistes ont constaté, sans pouvoir en indiquer les causes véritables ni en préciser le mécanisme.

C'est lui qui permet aux centres nerveux encéphaliques de subir, dans leur cavité à parois incompressibles, cette locomotion, cette expansion qu'avaient admises sans preuve les physiologistes et les chirurgiens, et que Pelletan déclarait impossible, faute d'avoir pris une suffisante connaissance des conditions physiques que présentent les parois et la cavité encéphalo-rachidienne.

Il n'est pas dans mes intentions d'énumérer, bien moins encore de discuter les diverses opinions émises sur les usages du liquide céphalo-rachidien, mais je ne puis cependant passer complétement sous silence la plus célèbre de toutes, la plus universellement adoptée, celle de Magendie, qui suppose que le fluide céphalo-rachidien est destiné à exercer sur les centres nerveux *un certain degré de compression indispensable à l'accomplissement régulier de leurs fonctions.* Il se fonde sur ce que les animaux, même les plus féroces, sitôt qu'on leur a soustrait ce liquide, semblent comme ivres, ne peuvent se tenir sur leurs pattes, et finissent par tomber sans pouvoir avancer autrement qu'en se traînant. Mais Magendie, pour faire écouler le liquide sous-arachnoïdien, incisait préalablement toutes les parties molles de la nuque, en sorte que la tête, privée de ses muscles extenseurs, se fléchissait fortement sans que l'animal pût parvenir à la redresser. Or, M. Longet a démontré que les phénomènes de titubation constatés par Magendie tenaient soit à une compression du bulbe déterminée par le violent mouvement de flexion de la tête, soit à un défaut d'équilibration dans les mouvements musculaires, mais à coup sûr n'étaient nullement dus à l'issue du liquide, puisque, dans les cas où l'on se bornait à inciser transversalement les parties molles de la nuque sans intéresser la cavité rachidienne, on les voyait se produire d'une manière tout aussi sensible.

C'est qu'en effet, loin de servir à comprimer les centres nerveux, le liquide céphalo-rachidien a des usages tout à fait opposés : il est destiné à permettre l'expansion du cerveau et à lui éviter toute chance de compression.

Maintenant que les conditions physiques qui régissent la circulation intracrânienne sont connues, on se fera facilement une idée des désordres qui fussent survenus dans les centres nerveux, si le crâne eût été converti par l'occlusion du trou occipal et la suppression du tuyau d'échappement rachidien en une cavité close de toutes parts, et formée de parois incompressibles. Au contraire, avec l'existence d'un canal de dégagement rendant possible le déplacement du liquide sous-arachnoïdien, on s'explique, et la présence de la séreuse arachnoïdienne, et la régularité des fonctions cérébrales chez les adultes, les nouveau-nés et les trépanés, malgré les différences plus apparentes que réelles qu'on observe dans les conditions physiques de leur crâne.

De tout ce qui précède, je peux donc conclure :

1° Que les centres nerveux encéphaliques, et plus particulièrement les lobes cérébraux, quoique renfermés dans une boîte osseuse incompressible, sont cependant soumis, chez les adultes comme chez les nouveau-nés, à des alternatives d'expansion et de retrait qui correspondent aux contractions du cœur et aux mouvements respiratoires ;

2° Que le liquide céphalo-rachidien, par ses oscillations, remplit l'office d'un régulateur des courants artériels et veineux intracrâniens, dont l'irrégularité aurait compromis les fonctions des organes cérébraux ;

3° Enfin, que le canal rachidien doit être regardé comme le tuyau d'échappement ou de dégagement au moyen duquel s'effectuent ces oscillations antagonistes du sang et du liquide céphalo-rachidien, sans lequel elles eussent été impossibles.

Il reste maintenant à prouver que dans les faits pathologiques se trouvent la confirmation de ces conclusions, et à démontrer que la pratique chirurgicale peut en tirer quelques conséquences utiles.

Dans l'encéphalocèle congénitale, mais surtout dans le spina-bifida, qui consiste en une hernie des membranes qui enveloppent la moelle et renferment du liquide sous-arachnoïdien, on peut constater des battements analogues à ceux que présentent les fontanelles des nouveau-nés. A chaque expiration et contraction ventriculaire, la poche se gonfle et se soulève ; à chaque inspiration, à chaque diastole, elle s'affaisse. Il ne me paraît pas possible de trouver une preuve plus manifeste de ce flux et reflux du liquide céphalo-rachidien hors de la cavité crânienne ; on ne peut raisonnablement pas supposer que ces oscillations soient dues aux pulsations des grêles artères spinales, et les volumineuses artères intracrâniennes seules sont susceptibles de les produire. C'est donc là une expérience toute faite à laquelle la nature nous permet d'assister, et contre laquelle on ne peut pas élever les objections qu'on pourrait adresser à celles que nous instituons nous-mêmes. Entre ce que nous observons dans les cas de spina-bifida et ce qui se passe à l'état normal, il n'existe que cette seule différence, à savoir, que dans le premier cas les parois membraneuses du canal rachidien présentent une étendue beaucoup plus considérable et sont plus amincies, ce qui nous facilite la constatation d'un phénomène qui, dans les circonstances ordinaires, se dérobe à nos yeux.

Lorsque l'on exerce sur la poche du spina-bifida une pression lente et modérée, mais qui force le liquide à rentrer dans la cavité encéphalo-rachidienne, on voit progressivement survenir tous les symptômes de la compression du cerveau, tels que le coma, la résolution musculaire, quelquefois même des convulsions, tous phénomènes qui disparaissent dès qu'on permet à la tumeur de reprendre son volume primitif. Cette expérience ne démontre-t-elle pas clairement que c'est en s'opposant à l'expansion des centres nerveux encéphaliques, expansion indispensable au libre exercice de leurs fonctions, que la rentrée du liquide contenu dans la hernie, et refoulé dans le canal rachidien et le crâne, détermine si rapidement tous ces accidents ?

La pléthore sanguine, et peut-être aussi l'embonpoint excessif qui s'accompagne toujours, ainsi qu'on sait, d'un développement considérable du système veineux, me paraissent susceptibles, par suite du refoulement du sang dans la cavité encéphalo-rachidienne, d'entraver l'oscillation du liquide céphalo-rachidien, et le libre exercice des fonctions du cerveau.

Je donnais des soins, il y a quelques années, avec MM. les professeurs Velpeau et Nélaton, à un homme de cinquante ans, de moyenne stature, chez lequel le tissu adipeux s'était développé à ce point qu'il pesait 270 livres ; il ne traînait qu'à grand' peine son énorme et informe masse, et, ainsi qu'on le dit vulgairement, il semblait plutôt rouler que marcher. Il était, dans les derniers temps de sa vie, persécuté par un assoupissement continuel pendant lequel on voyait ses muscles agités de tressaillements convulsifs, et cet assoupissement était tellement impossible à maîtriser, qu'il dormait en mangeant, malgré un appétit que rien ne pouvait satisfaire. Dans une opération de trachéotomie que je fus obligé de lui pratiquer avec M. Nélaton, nous constatâmes que la couche graisseuse sous-cutanée avait plus de trois travers de doigt d'épaisseur. Or, ce qui ne rend pas douteux, pour moi, que cet assoupissement irrésistible fût dû à la compression des centres nerveux par la trop grande abondance du sang veineux qui remplissait les plexus rachidiens et les sinus crâniens, c'est que toutes les fois qu'on lui pratiquait une saignée, il restait plusieurs jours sans aucune tendance au sommeil.

On pense généralement que les centres nerveux, remplissant exactement la cavité crânienne et n'y laissant aucun vide, doivent éprouver une gêne plus ou moins considérable dès qu'une collection sanguine séreuse ou purulente vient leur disputer la place qui leur est normalement dévolue. Cette compression, dont les symptômes seraient, suivant les auteurs, d'autant plus marqués qu'elle surviendrait brusquement, aurait des résultats très-graves, et pourrait même troubler les fonctions cérébrales au point de compromettre très-rapidement l'existence.

Cette doctrine, qui était celle des médecins de l'antiquité, a été soutenue et développée par les chirurgiens du XVIIIe siècle, et en particulier par les membres de l'illustre Académie de chirurgie, et l'on peut dire qu'elle était adoptée de confiance par tous les médecins de nos jours, jusqu'au moment où elle fut vigoureusement attaquée par MM. Serres (1) et Malgaigne (2), qui cherchèrent à démontrer par des expériences directes, qu'on pouvait, sans déterminer d'accidents, faire supporter aux centres nerveux une pression considérable.

(1) *Annuaire médico-chirurg. des hôpitaux*, 1819, p. 246.
(2) Malgaigne, *Anatomie chirurgicale*, t. I, p. 314 et suiv., et *De la théorie et du traitement des plaies de tête* (*Gazette médicale*, 1836, p. 49).

M. Serres, ayant trépané un chien au niveau du sinus longitudinal supérieur, ouvrit le sinus de manière que le sang s'épanchât dans la cavité crânienne, puis, ayant bouché l'ouverture, laissa courir l'animal, qui ne parut s'apercevoir de rien; à l'autopsie, on trouva un épanchement de sang considérable, et qui aurait dû, selon les idées reçues, déterminer rapidement des convulsions, la paralysie et la mort.

De son côté, M. Malgaigne, perforant avec un poinçon le crâne d'un lapin, y injecta de l'eau tiède, et ne vit les accidents se manifester que dans le cas où la quantité de liquide injecté dépassait le quart de la capacité du crâne; et encore, lorsque l'on attendait un certain laps de temps, on pouvait renouveler l'injection, l'eau se résorbant très-rapidement.

Ces expériences, comme celles de M. Serres d'ailleurs, répétées à plusieurs reprises, avaient tellement frappé M. Malgaigne, que se fondant : 1° sur la minime quantité de sang que l'on trouve épanché dans le crâne à la suite des fractures ou des percussions violentes sans fracture, laquelle, selon A. Cooper, ne dépasse jamais 90 à 100 grammes, et le plus souvent se réduit à une ou deux cuillerées; 2° sur la coagulation rapide de ce sang épanché et sur la dissémination qui s'oppose à ce qu'on puisse lui donner issue; 3° sur l'absence de symptômes propres à la présence de l'épanchement, symptômes qui doivent être rapportés bien plutôt à la contusion ou à la commotion cérébrale qu'à la compression, il s'élève avec force contre l'opération du trépan, qu'il proscrit complétement comme moyen de remédier aux accidents qui suivent les blessures du crâne. « Dans ma conviction la plus profonde, s'écrie-t-il, toute la doctrine de l'Académie de chirurgie sur la compression du cerveau dans les plaies de la tête et sur la nécessité du trépan me paraît une longue et déplorable erreur qui fait encore, de nos jours, de trop nombreuses victimes. »

Cette opinion, que je partage complétement, n'a pas trouvé, il faut bien le dire, beaucoup d'écho parmi les chirurgiens de nos jours, et dernièrement encore, dans une discussion sur ce sujet, M. Denonvilliers, devant lequel j'examinais, au musée Dupuytren, les pièces de fractures du crâne, me disait qu'il restait convaincu de l'efficacité de cette opération, et qu'il croyait qu'on en restreignait aujourd'hui beaucoup trop l'application. À l'appui de sa manière de voir, il invoquait ces cas nombreux de guérisons cités par les auteurs, lesquels prouvent tout simplement, à mon avis, que le trépan n'est point en lui-même une opération nécessairement mortelle, et que les malades ont guéri malgré la trépanation.

Il est, en effet, difficile d'admettre que ces deux ou trois cuillerées de sang auxquelles on a donné issue eussent pu occasionner la mort par compression, lorsqu'on voit dans des observations qui offrent toutes garanties, recueillies par des hommes tels que MM. Andral (1) et Cruveilhier (2), par exemple, d'énormes tumeurs, des dépressions très-prononcées du crâne, ou des collections considérables, avoir déterminé à peine quelques symptômes appréciables.

On a objecté, il est vrai, que dans les cas d'épanchement suite de fracture, ou de percussions violentes sur le crâne, la rapidité avec laquelle se faisait l'écoulement du sang en changeant brusquement les conditions dans lesquelles se trouvait le cerveau, pouvait déterminer des accidents auxquels ne donnait pas lieu une compression lente

(1) G. Andral, *Clinique de la Charité*, t. V, p. 408 et suiv.
(2) J. Cruveilhier, *Anatomie pathologique*, IIe livraison, t. VI.

et progressive. Or, c'est là une erreur, au moins en ce qui concerne la rapidité de l'épanchement, car on semble oublier que dans les cas de solution de continuité du crâne, ou de contusion, le sang ne s'épanche brusquement que lorsque de gros troncs artériels ou veineux, comme la méningée moyenne ou un sinus, ont été ouverts; ce qui est, on en conviendra, un cas assez rare. Dans les épanchements ordinaires, ceux contre lesquels les auteurs ont entendu appliquer le trépan, la collection sanguine ne se fait que lentement, par filtration pour ainsi dire, parce que les vaisseaux déchirés sont toujours de très-petit calibre, souvent même presque capillaires; d'ailleurs elle n'est jamais considérable.

Comment donc se fait-il qu'en présence de ces faits et des raisons si péremptoires, données par M. Malgaigne, un grand nombre de chirurgiens persistent encore à soutenir l'utilité du trépan, en théorie il est vrai, car il est à remarquer qu'aucun d'eux n'y a recours dans sa pratique. C'est que la physiologie enseigne que la cavité crânienne étant constituée par des parois incompressibles, et remplie exactement par des organes ou des liquides qui ne peuvent subir la moindre réduction de volume, et n'ont aucune issue possible, l'introduction d'un élément étranger doit inévitablement jeter le trouble dans un semblable appareil. En d'autres termes, c'est qu'il est impossible, dans l'état actuel de la science, de donner une raison plausible de l'immunité de ces collections, soit séreuses, soit sanguines, soit purulentes, et qu'on a mieux aimé fermer les yeux que d'admettre l'existence d'un fait qui choquait les idées reçues.

Les développements dans lesquels je suis entré précédemment sur les usages du liquide céphalo-rachidien me semblent destinés à lever cette difficulté.

J'ai dit que le liquide sous-arachnoïdien, qui occupe dans la cavité crânienne une place considérable, était toujours prêt à la céder et à se réfugier, momentanément au moins, dans le canal rachidien, dès qu'une pression un peu plus considérable s'exerçait dans la cavité crânienne. Or, ce qui est vrai pour l'état physiologique l'est également pour les cas pathologiques, et dès que les organes encéphaliques sont gênés par la présence d'un élément étranger, ils réagissent sur ce fluide, le chassent et esquivent ainsi la compression. Il est certain que, sous ce rapport, les épanchements de sang qui s'étalent sur une grande surface sont moins susceptibles de déterminer des accidents que les tumeurs qui n'agissent que sur un seul point et peuvent occasionner autre chose qu'une simple action compressive.

On pourrait objecter, il est vrai, que si l'on comprend un refoulement temporaire et passager du liquide céphalo-rachidien à l'état physiologique, on ne s'explique plus aussi bien cette expulsion permanente qui doit nécessairement avoir lieu dans les cas pathologiques. Mais il suffira, pour répondre à cette objection, de réfléchir que la quantité de sérosité sous-arachnoïdienne sécrétée n'est jamais que proportionnelle et en raison directe de la nécessité de remplir l'espace laissé libre entre les parois crâniennes et les centres nerveux encéphaliques, en sorte qu'en peu de temps tout ce qui est devenu inutile rentre dans le torrent circulatoire, avec la même facilité qu'il en sortira lorsque le besoin s'en fera sentir.

C'est, en effet, une idée tout à fait erronée que celle qui consiste à croire que la quantité normale du liquide sous-arachnoïdien est toujours la même à toutes les époques de la vie et chez tous les individus. Si je m'en rapporte aux recherches cadavériques que j'ai faites à ce sujet, rien n'est plus variable, et c'est ce qui explique comment Magendie la porte à 52 grammes seulement, tandis que M. Longet dit qu'on en peut recueillir, dans certains cas, jusqu'à 370 grammes (1). Il n'est pas rare d'en trouver 200 à 250 grammes, et tous les anatomistes savent que lorsqu'on ouvre le canal rachidien, les parois de la dure-mère sont flasques et affaissées, ce qui prouve que la cavité qui renferme le liquide est loin d'être remplie ; il s'en est donc résorbé une notable proportion après la mort. Dailleurs, à en juger par ce que l'on observe dans les vivisections, il est probable qu'elles doivent, pendant la vie, être assez distendues pour en admettre au moins le double.

Il est enfin un autre ordre de faits sur lequel on peut s'appuyer pour démontrer combien est grande cette quantité de liquide à l'état normal, chez l'homme vivant ; ce sont les cas de fractures du crâne accompagnées d'écoulement de ce liquide. Dans une observation de M. Robert il est dit qu'on en a recueilli 10 grammes en une heure ; et comme le malade vécut soixante et dix heures, pendant lesquelles il en perdit constamment et en aussi grande abondance, ce chirurgien évalue à 400 ou 500 grammes la totalité de ce qui s'est écoulé. Les annales de la science enregistrent chaque jour des faits analogues. On pourrait dire, il est vrai, et non sans raison, que dans ces cas le liquide s'est reproduit à mesure qu'il s'est écoulé. J'admets parfaitement cette explication ; elle vient à l'appui de ce que je disais précédemment, à savoir, que la sérosité sous-arachnoïdienne est toujours sécrétée proportionnellement à la nécessité de conserver l'équilibre dans la cavité crânienne, et je crois que dans les cas de déperdition abondante, la nature remplace par une sécrétion continue la quantité qui s'épanche au dehors ; mais alors on ne pourra se refuser à admettre que, dans les cas où les centres nerveux sont comprimés, il en est résorbé une quantité en rapport avec l'énergie de la compression.

Il me paraît donc démontré que, si dans les épanchements intracrâniens, même considérables, séreux, sanguins ou purulents, les centres nerveux encéphaliques ne souffrent point de la compression, ainsi que l'ont démontré les expériences de MM. Serres et Malgaigne, ainsi que le prouvent les faits pathologiques sévèrement interprétés, c'est grâce au déplacement instantané d'abord, et plus tard à la résorption lente d'une quantité de liquide céphalo-rachidien, proportionnelle au volume occupé par le corps comprimant.

Envisagée à ce point de vue, la question des accidents qui suivent les plaies de tête, et, en général, toutes les questions de la pathologie cérébrale, prennent un aspect et des proportions qu'on ne pourrait soupçonner d'abord, mais qui ne peuvent trouver ici leur entier développement.

En faisant l'histoire anatomique des organes contenus dans la cavité encéphalo-rachidienne, j'ai cherché à prouver que les centres nerveux n'étaient pas seuls appelés à la remplir, et que dans certains moments, l'inspiration par exemple, ils étaient comme plongés au milieu d'une couche de liquide sous-arachnoïdien, abondante surtout à la base du cerveau et dans les ventricules. J'ai d'autant plus insisté sur cette particularité, que beaucoup de chirurgiens, raisonnant comme s'il était incontestable que la substance cérébrale fût en contact direct et immédiat avec les parois osseuses, acceptent comme inattaquables les expériences de Gama sur le mécanisme de la commotion cérébrale.

Voici en quoi consistent ces expériences. On prend un matras de verre surmonté d'un long col, on y dispose des fils colorés se croisant en divers sens, puis on y intro-

(1) Longet, *Traité de physiologie*, t. II, p. 153.

duit une substance gélatineuse, ayant approximativement la consistance de la substance cérébrale. Le matras étant exactement rempli, et son col bouché, si on le percute, dit Gama, en différents points, tantôt avec la main, tantôt autrement, on constate, lorsque la secousse est modérée, que la gélatine ne s'agite que dans le point correspondant à la percussion ; tandis que si elle est plus violente, la gélatine se détache des parois dans l'endroit percuté, en même temps que pareil décollement s'opère sur le point diamétralement opposé. Quant aux fils colorés, ils s'ébranlent tous de la circonférence au centre, indiquant ainsi le sens dans lequel se font les vibrations dans cette masse gélatineuse. D'où il conclut, les choses devant se passer de la même manière dans la cavité crânienne, que dans les percussions, le cerveau se trouve comprimé dans le sens du diamètre qui fait suite à la direction du coup.

On ne comprend pas, en vérité, la faveur dont ont joui ces expériences, et l'on ne s'explique pas comment les chirurgiens ne se sont pas élevés plus tôt contre cette assimilation de la cavité encéphalique à un matras de verre, dont le col allongé a la prétention de simuler le canal vertébral. Comment a-t-on pu admettre que cette gélatine qu'on y coule et qui se prend en une seule et unique masse complétement dépourvue de soutien et sans aucuns liens avec les parois qui la renferment, puisse représenter le cerveau, le cervelet, la moelle épinière et allongée, les divers nerfs qui en partent, les artères et les sinus veineux, l'appareil du liquide sous-arachnoïdien, et enfin tous les membranes avec leurs replis tendus, fixes et immobiles, destinés à isoler et assujettir les divers départements du système nerveux ?

M. Nélaton, qui a répété les expériences de Gama, assisté de M. Denonvilliers, déclare n'avoir pu parvenir à constater les résultats annoncés par le chirurgien du Val-de-Grâce. Je vais plus loin, et je déclare que, fussent-ils reconnus exacts, je n'en persisterais pas moins à repousser toute assimilation avec ceux qui se passent dans l'encéphale, par cette seule raison qu'il n'y a aucune analogie à établir entre une sphère de verre et les parois du crâne, entre les conditions dans lesquelles se trouve la masse gélatineuse qu'on y introduit et celles des centres nerveux dans la cavité encéphalo-rachidienne.

Développement du crâne. — Le crâne apparaît promptement chez l'embryon sous l'apparence d'une vésicule membraneuse qui surmonte la ligne vertébrale. Son ossification, selon Béclard (1), procéderait de la base à la voûte, le contour du trou occipital étant toujours la première partie qui s'ossifie ; selon J.-F. Meckel et Blandin, au contraire, les premiers points osseux apparaîtraient à la voûte.

Quoi qu'il en soit, il est certain que la base est à la naissance complétement ossifiée, et, par conséquent, susceptible d'une grande résistance, tandis que la voûte et les parties latérales conservent longtemps des espaces membraneux, les *fontanelles,* dont l'ossification ne s'empare qu'après la première année de l'existence.

Plus tard, lorsque les os se sont engrenés au moyen des dentelures qu'ils portent à leur circonférence, il reste encore entre eux une membrane, dite *suturale,* qui joue le rôle d'un cartilage d'ossification, en ce sens qu'elle est destinée, suivant la remarque de Gall, à favoriser l'ampliation progressive de la cavité crânienne, jusqu'à ce que le cerveau ait acquis son complet développement. Cette membrane ne disparaît guère que vers l'âge de trente-cinq à quarante ans ; alors les sutures s'effacent progressivement, tous les os de la voûte et des parties latérales se soudent, et la boîte osseuse du crâne ne forme plus qu'une seule pièce.

(1) Article CRANE, du *Dictionnaire* en 30 vol., p. 279.

À partir de cette époque, le crâne ne croît plus; sa cavité, au contraire, tend à se resserrer, et ce phénomène se produit par un mécanisme très-curieux, parfaitement indiqué par Bichat et par Gall. La substance nerveuse subissant une sorte d'atrophie par suite de laquelle les circonvolutions s'affaissent, l'intervalle qui existe naturellement entre elle et les os, et que comble le liquide sous-arachnoïdien, s'accroît bien au delà des limites normales; la cavité encéphalique devient donc manifestement trop spacieuse pour le volume des centres nerveux. Or ce phénomène de retrait de la pulpe nerveuse, qui constitue dans le crâne une véritable tendance au vide, ne peut s'accomplir sans exercer une sollicitation active sur les parois osseuses et les attirer vers le centre de la cavité. Aussi voit-on alors chez les vieillards la table interne descendre, pour ainsi dire, et se séparer de la table externe, les cellules du diploé s'agrandir, l'os tout entier devenir plus léger, plus poreux, mais aussi plus épais. Il se passe là, en un mot, un phénomène en tout semblable à celui que j'ai signalé précédemment pour la guérison de l'hydrocéphalie, et par suite duquel la cavité crânienne se trouve rétrécie.

La formation des sinus frontaux est due au même mécanisme : presque nuls chez les adultes, ils sont d'autant plus larges et spacieux qu'on les examine chez les individus plus avancés en âge. Chose remarquable, dans tous ces cas l'abaissement de la table interne n'influe presque en aucune façon sur la table externe, dont la configuration reste la même.

Se fondant sur le mode suivant lequel s'ossifie le crâne, plusieurs chirurgiens, parmi lesquels il faut citer Boyer et M. Velpeau, ont pensé que les encéphalocèles congénitales étaient le résultat d'un défaut d'ossification; mais, ainsi que l'a fait remarquer M. Malgaigne, tous les enfants viennent au monde avec des fontanelles non ossifiées, et cependant l'encéphalocèle est une affection extrêmement rare. D'ailleurs il s'en faut de beaucoup que l'on trouve toujours, lorsqu'on dissèque ces tumeurs, la membrane de la fontanelle au devant des organes herniés, qui ne sont quelquefois recouverts que par les téguments. D'où il est permis de conclure que dans ces cas le cerveau n'a point fait véritablement hernie à travers les membranes qui devaient le protéger, mais qu'il s'est développé simultanément au dedans et au dehors de la cavité.

Cette manière de voir trouve d'ailleurs un appui imposant dans ces cas de monstruosités, désignés sous le nom de *notencéphalie*, dans lesquels on trouve le crâne bien développé, mais rempli seulement de liquide, tandis que le cerveau tout entier est contenu dans un kyste situé hors de la cavité crânienne.

La conclusion pratique à tirer de ces considérations, c'est que ce n'est pas sans une grande prudence qu'il faut tenter la cure de l'encéphalocèle congénitale, puisqu'il s'agit alors non pas de remplacer dans la cavité du crâne une portion de pulpe nerveuse qui y était autrefois contenue, mais d'y introduire un organe qui lui est complétement étranger. C'est là sans doute la raison qui a rendu les succès si rares à la suite de ces opérations.

Il peut arriver que les fontanelles disparaissent avant l'époque accoutumée et que les sutures s'ossifient prématurément; dans ces cas, l'ampliation de la cavité crânienne est arrêtée, et le cerveau ne peut jamais arriver à un développement complet. J'ai vu en 1850, avec Requin et M. Trousseau, un enfant de quatre ans dont la circonférence du crâne, mesurée au niveau des oreilles et des bosses frontale et occipitale, n'avait que 37 centimètres, c'est-à-dire que sa tête n'était pas plus grosse que celle d'un enfant à terme bien conformé. Ce pauvre petit être était littéralement arrêté dans son développement physique et intellectuel, il était resté faible et cacochyme, et c'est à peine s'il prononçait quelques syllabes intelligibles ; ses parents l'avaient amené à Paris pour savoir s'il ne serait pas possible de remédier à ce malheureux état. Nous apprîmes du médecin de la famille qu'il était né sans fontanelles. Nous basant sur des faits analogues dans lesquels la compression du cerveau par défaut d'espace suffisant à son développement avait déterminé la mort, nous crûmes devoir porter un pronostic très-grave, et prévenir les parents que l'enfant pourrait périr soit lentement, soit brusquement dans des convulsions, ou tout au moins resterait dans un état voisin de l'idiotie, à supposer qu'il pût arriver jusqu'à l'âge adulte. Ce malheureux pronostic ne s'est que trop vérifié, car huit mois après l'enfant s'éteignait sans qu'il fût possible d'assigner un nom à son état maladif. Depuis 1855, époque à laquelle j'ai fait connaître pour la première fois cette observation, dans ma première édition, plusieurs travaux ont été faits sur ce sujet, d'abord, un Mémoire du docteur Jacobi, publié à New-York, en 1859 ; puis un Travail du docteur Behrend, sur la *Synostose prématurée des os du crâne chez les enfants et sur ses suites*, où sont exposées les vues de Virchow sur ce sujet (1).

Chez l'enfant, les os du crâne sont souples, élastiques et très-vasculaires ; il en résulte qu'ils peuvent ployer sans se rompre, ainsi que Chaussier et M. Velpeau en ont vu des exemples. Cette élasticité, jointe à la présence de ces larges espaces non ossifiés que laissent entre eux les os de la voûte et des parois latérales, facilite le passage de la tête à travers le canal du bassin.

La vascularité des os du crâne des nouveau-nés explique la fréquence de ces extravasations sanguines sous-périostiques désignées sous le nom de *céphalématomes sous-péricrâniens*, qui paraissent déterminées par les pressions que subit la tête pendant l'accouchement.

CHAPITRE II.

De la face.

Située à la partie antérieure et inférieure du crâne, la *face* renferme les organes des quatre sens supérieurs, car, à l'exemple de MM. Velpeau et Malgaigne, j'y rattache l'appareil auditif, que Blandin a cru devoir en distraire pour le réunir au crâne ; de plus, on y rencontre les appareils de la mastication, de la déglutition et de l'articulation des sons.

Nulle autre partie du corps humain ne présente un intérêt plus grand et ne mérite d'être étudiée avec plus de soin, en raison des nombreuses opérations que l'on y pratique ; nulle n'est plus compliquée, plus difficile à décrire.

Je divise la face en deux grandes régions, une *région faciale supérieure*, une *région faciale inférieure*.

La région faciale supérieure comprend la *région* nasale, l'*orbite* et l'*oreille* ; la région faciale inférieure, la *bouche* et le *pharynx*. Après avoir passé en revue ces différentes parties, j'entrerai dans quelques considérations générales sur la face.

(1) Voy. *Union médicale*, 1864, t. XXI, p. 396.

§ I. — RÉGION FACIALE SUPÉRIEURE.

Cette grande région se divise naturellement, en procédant de la ligne médiane vers les parties latérales, en trois régions secondaires, qui sont les régions *nasale*, *orbitaire* et *auditive*.

1° Région nasale.

Je diviserai la région nasale, à l'exemple de M. Velpeau, en *région du nez*, et *région des fosses nasales*, ou *narines*.

A. *Du nez.* — De forme triangulaire, le nez peut être considéré, sous le rapport physiologique, comme un pavillon chargé de collecter les émanations odoriférantes et de les diriger vers la voûte des fosses nasales, là où se rencontrent les épanouissements du nerf olfactif ; sa forme est parfaitement appropriée à ses fonctions.

Anatomie des formes. — Le nez est plus ou moins volumineux, selon les âges, les individus, les sexes et les races. Chez les enfants il n'a pas acquis la forme qu'il aura plus tard : il est généralement aplati, ce qui est dû au peu de développement de son squelette ; par les progrès de l'âge il subit des changements considérables. Chez les adultes, il offre des variétés infinies et qui nous importent peu : au dire de M. Vésigné cependant, les individus qui ont le nez épaté, et sont dits *camards*, seraient prédisposés à la fistule lacrymale ; ce qui est loin d'être exact, car à ce compte les nègres devraient en être tous affectés.

Chez quelques personnes la sous-cloison est saillante et dépasse les ailes, ce qui donne à la physionomie une expression singulière et qui n'est pas toujours désagréable : chez d'autres, le lobule est légèrement dévié et plus souvent à droite qu'à gauche, ce qui, au dire de Béclard, tiendrait à l'habitude de se moucher de la main droite.

Enfin, on rencontre souvent des personnes dont le nez est, ainsi qu'on le dit, *cassé*, c'est-à-dire qu'à sa racine il porte une échancrure profonde, de forme sigmoïde, au fond de laquelle on peut sentir les os propres enfoncés. Cette difformité, ordinairement accidentelle, est produite par la carie et l'élimination du vomer, qui laisse sans soutien la cloison, perpendiculaire de l'ethmoïde sur laquelle reposent les os propres du nez.

On distingue au nez sa racine, son lobule ou pointe, ses ailes, la sous-cloison, l'ouverture des narines, et enfin le dos, qui mesure sa longueur. Il est limité en bas par la lèvre supérieure, en haut et latéralement par les sourcils et l'angle interne de l'œil, sur les côtés enfin par le sillon naso-génien qui se continue avec le naso-labial.

Superposition des plans. — On trouve :

1° La peau ;

2° La couche sous-cutanée ;

3° La couche musculo-fibreuse ;

4° Le squelette osseux et cartilagineux ;

5° Enfin la muqueuse.

Les artères, les veines, et les lymphatiques sont peu importants.

La *peau* du nez, généralement assez fine, surtout à sa racine, est, au niveau des ailes et du lobule, pointillée par l'orifice de nombreux follicules sébacés. Chez quelques personnes elle est, vers la pointe, sillonnée de petites veinules comme variqueuses; quelquefois même l'extrémité du nez devient d'un rouge vineux et se couvre de nombreux bourgeons vasculaires qui justifient l'expression vulgaire de *nez qui trognonne*. J'ai guéri par l'application d'une pince à pression continue, portée pendant six mois avec persévérance, un jeune étudiant atteint prématurément de cette infirmité qui le désolait. Chez d'autres, la peau est le siége d'*engelures* qu'il ne faut pas confondre avec ce bourgeonnement, résultat ordinaire de l'intempérance.

Une *couche sous-cutanée* qui ne contient que rarement de la graisse double la peau. Elle est souple et lamelleuse à la racine du nez, où sa démonstration est facile ; mais plus bas, surtout au niveau des ailes, elle adhère intimement aux cartilages sous-jacents, et il devient très-difficile de l'isoler. Les follicules qui y abondent apparaissent sous la forme de petites granulations blanchâtres.

La *couche musculo-fibreuse* vient immédiatement au-dessous. Elle est formée à la racine par le muscle pyramidal, sur les côtés et le dos du nez par le triangulaire et l'élévateur commun de l'aile du nez et de la lèvre; les bords de ces petits muscles sont unis par une couche fibreuse, véritable aponévrose.

Insérées d'une part au squelette et de l'autre au derme de la peau, ces fibres musculaires n'ont pas une grande importance. Le myrtiforme, quoique se rendant à l'aile du nez, n'appartient pas en propre à la région qui nous occupe.

Le *squelette* du nez est moitié osseux, moitié cartilagineux. Le squelette osseux est formé par les os propres du nez articulés en haut avec le frontal, sur les côtés avec l'apophyse montante, et sur la ligne médiane entre eux et avec la lame perpendiculaire de l'ethmoïde, qui soutient la voûte qu'ils forment.

Le squelette cartilagineux se compose des cartilages triangulaires, de ceux du pourtour des narines, et enfin de la cloison cartilagineuse de l'ethmoïde, facile à sentir au lobule entre les cartilages des ailes, et disposé de telle manière qu'il est possible de le mettre à nu sans pénétrer dans les narines, disposition indiquée par Bichat, et que Blandin a mise à profit dans une circonstance unique jusqu'ici et qui mérite d'être connue.

Un jeune homme éperdûment amoureux d'une jeune fille, près de laquelle il ne pouvait se faire agréer, finit par découvrir que ce refus obstiné n'avait pas d'autre cause que la forme disgracieuse de son nez. Il alla trouver Blandin, et après lui avoir expliqué dans quelle situation il se trouvait, le supplia de remédier à sa difformité. Le nez, prodigieusement busqué dans sa partie moyenne, présentait cette courbure particulière désignée sous le nom de *bec à corbin*, mais exagérée et portée à un degré vraiment ridicule. Blandin rejeta d'abord bien loin toute idée d'opération, et essaya de lui persuader que son nez n'était pas aussi déplaisant qu'il paraissait le croire : tout fut inutile. Aussi voyant le désespoir profond de ce malheureux et sa résolution bien arrêtée d'attenter à ses jours dans le cas où toute espérance lui serait enlevée de ce côté, ce chirurgien l'ayant examiné avec plus d'attention encore, après plusieurs essais sur le cadavre, se décida à tenter l'opération que voici: Il pratiqua sur la ligne médiane une incision abaissée de la racine à la base, puis après avoir mis à nu et isolé la lame cartilagineuse perpendiculaire, en réséqua toute la partie exubérante et réunit ensuite les téguments, à l'aide de la suture entortillée, comme pour le bec-de-lièvre. L'opération eut un plein succès, la cicatrice linéaire était invisible et le nez ramené à des proportions très-acceptables. J'ai souvent entendu dire à Blandin, qui rapportait cette histoire avec complaisance, dans ses cours, qu'il n'avait jamais rencontré de malade plus reconnaissant, ni éprouvé, de son côté, de la réussite d'une opération, un plus grand bonheur (1).

La *muqueuse* qui tapisse la face interne du nez fait partie de celle des fosses nasales, avec laquelle elle sera décrite.

Les *artères* du nez sont fournies par la faciale et l'ophthalmique. On distingue plus particulièrement l'artère de la sous-cloison, la dorsale du nez et la branche ethmoïdale. Les *veines* se jettent dans la faciale.

Le réseau capillaire que forment ces vaisseaux est très-riche, mais en raison de la densité de la peau, la circulation ne s'y fait que lentement, circonstance qui explique la facilité avec laquelle se congèle le lobule.

Les *lymphatiques* vont aux ganglions parotidiens et sous-maxillaires.

Les *nerfs* sont très-abondants : les uns viennent de la cinquième paire, les autres de la septième. On remarque parmi les premiers le sous-trochléateur, ou nasal externe, qui descend le long du dos du nez, et le filet naso-lombaire de l'ethmoïdal, rameau de l'ophthalmique qui émerge de la partie profonde au niveau de l'union des cartilages avec les os propres, pour se perdre dans la peau de l'aile du nez.

Déductions pathologiques. — La sensibilité du nez est très-développée; aussi les tumeurs qui s'y développent donnent-elles lieu à de vives douleurs et à une sorte d'inflammation érysipélateuse, qui s'explique par la texture serrée de son tissu.

La présence du nerf naso-lombaire rend compte de l'épiphora qui accompagne souvent ces petites tumeurs, lorsqu'elles s'enflamment. M. Velpeau pense que dans les névralgies de ce petit nerf, on pourrait facilement le couper à son point d'émergence.

Les plaies du nez doivent être réunies par la suture, aussi bien à la racine, où elles sont souvent à lambeaux et où la peau se trouve dans des conditions identiques avec celles du crâne, qu'à la base, où elles intéressent presque toujours toute l'épaisseur des parois ; la vascularité des tissus assure la réussite de cette petite opération.

Les fractures du nez sont fréquentes, en raison de sa proéminence ; elles portent sur le squelette osseux ou cartilagineux. Lorsqu'elles affectent les os propres, elles en

_____

(1) M. Malgaigne, sans mettre, il est vrai, le fait en doute, dit qu'il est impossible qu'il se soit passé ainsi (*Anat. chir.*, 1858, t. Ier). J'ai donc dû recourir aux notes prises au cours de Blandin, je dirais presque sous sa dictée, puisque en ma qualité de prosecteur, j'étais chargé de là préparation du cours de médecine opératoire ; or, en les comparant avec mon texte, je reste certain d'avoir rendu très-exactement la pensée de l'opérateur. Mais, d'ailleurs, la seule chose que je puisse accorder à la critique de M. Malgaigne, c'est que pour réséquer seulement le cartilage, l'incision n'aurait pas eu besoin de descendre de la racine du nez à sa base. J'ajouterai que moi aussi j'ai eu l'occasion de recourir à cette résection des cartilages du nez dans un cas que voici. Un homme me fut adressé à la Pitié par M. le docteur Coffin ; il était atteint d'une tumeur glandulaire hypertrophique qui avait envahi et détruit la plus grande partie de l'aile du nez à droite et la partie correspondante du lobule. J'enlevai cette tumeur et après son ablation il fallut songer à boucher la large brèche qui en résultait. Le nez était naturellement très-élargi à sa base et heureusement ce qui restait de tégument du côté gauche me parut suffisant pour reconstituer ce qui manquait du côté droit. Je détachai donc ces téguments des cartilages, depuis la pointe du lobule jusque vers le milieu de la hauteur du nez, puis les ayant ainsi mobilisés, j'essayai de les ramener sur le côté droit ; mais je m'aperçus bien vite que la saillie considérable des cartilages s'opposait à mon projet, aussi n'hésitai-je pas à les réséquer avec des ciseaux, jusqu'à ce qu'ils permissent aux téguments de venir avec facilité et par migration recouvrir la perte de substance. Les sutures ayant alors été pratiquées le résultat dépassa beaucoup mes espérances. Il était réellement surprenant, seulement le nez avait complètement changé de forme, il était devenu aquilin. Le malade complètement guéri était dans le ravissement et plusieurs fois depuis il m'a exprimé sa reconnaissance, ajoutant en plaisantant, qu'il serait désormais obligé de faire changer son signalement.

déterminent l'affaissement ; si le choc a été violent, il peut se faire que la lame per-pendiculaire de l'ethmoïde, sur laquelle ils s'appuient, transmette l'ébranlement à la lame horizontale et l'enfonce du côté de la cavité crânienne. Aussi ces fractures s'ac-compagnent-elles quelquefois, quoique rarement, d'accidents cérébraux graves, quelquefois aussi de perte de l'odorat, les rameaux du nerf olfactif pouvant être com-primés ou déchirés par le déplacement des fragments de la lame criblée. J'ai montré aux élèves qui suivaient mon Cours de clinique (hôpital de la Pitié, 1864), un très-bel exemple de cette déchirure du nerf olfactif par fracture de la lame criblée, chez un individu qui avait eu les os propres du nez enfoncés, et chez lequel pendant la vie nous avions noté la perte absolue de l'odorat. Enfin, si le choc se transmet à l'apo-physe montante, le sac lacrymal peut être lésé. J'ai observé un cas de ce genre : la malade conserva une fistule lacrymale incurable, à cause du rétrécissement consé-cutif du canal nasal.

Lorsque les os du nez sont enfoncés, il en résulte momentanément une grande gêne de la respiration, et si leurs fragments déchirent la muqueuse, on peut voir se pro-duire un singulier phénomène : c'est l'apparition instantanée d'une tumeur gazeuse sous les téguments, alors que les malades veulent, en se mouchant, dégager les fosses nasales. L'air contenu dans ces cavités s'infiltre, au moment de l'effort, par la plaie faite à la muqueuse, et détermine un véritable emphysème qui peut envahir brusque-ment les paupières, ainsi que j'ai eu l'occasion de l'observer dans un cas très-remar-quable. Ces fractures avec enfoncement doivent d'ailleurs, aussi bien que celles qui portent sur le squelette cartilagineux, être traitées avec le plus grand soin, à cause des difformités désagréables qu'elles entraînent quelquefois à leur suite.

Le nez, à cause de sa proéminence, est exposé non-seulement aux fractures, mais encore à des pertes de substance, à des mutilations d'autant plus pénibles qu'elles défigurent à tout jamais. Aussi est-il de règle de chercher à remédier à la difformité par le rapprochement exact des lèvres de la plaie au moyen de la suture. Dans une circonstance, j'ai, à l'aide de l'autoplastie par glissement, restauré avec un tel succès le lobule du nez, dont une partie avait été arrachée avec les dents, que le tribunal hésitait à croire le récit de la malade, et aurait sans doute refusé de lui accorder l'indemnité qu'elle réclamait, si elle n'eût conservé et montré le morceau qui avait été enlevé.

Dans les cas où la perte de substance est plus considérable, on a songé à réappli-quer le lambeau détaché, et tout le monde connaît l'heureux résultat qui couronna la tentative de Garengeot, accusé bien à tort de mensonge par ses contemporains, qui se refusaient à admettre la possibilité des greffes animales chez l'homme. Aujour-d'hui les faits ont parlé, et pour mon compte, je ne doute pas, d'après des observa-tions qui me sont propres, qu'on ne puisse obtenir la réunion de parties complète-ment séparées. Or, de toutes les régions, il n'en est pas de plus favorable, pour cette opération, que le lobule du nez, dont la structure éminemment vasculaire, se prête merveilleusement à toutes les opérations autoplastiques, ainsi que le prouve la première et la plus anciennement connue de toutes, la *rhinoplastie*.

B. *Des fosses nasales, ou narines.* — Il faut les diviser en *cavité des fosses nasales* proprement dites, et *arrière-narines*.

a. *Cavité des fosses nasales.* — Cette cavité est limitée, supérieurement par le tiers antérieur de la base du crâne, inférieurement par la cavité buccale, latéralement par les orbites, les sinus maxillaires et les fosses zygomatiques, et en avant par le nez ;

en arrière, elle répond au pharynx; une cloison la divise sur la ligne médiane en deux cavités secondaires.

Il faut étudier successivement l'*ouverture antérieure*, la *voûte*, la *paroi antérieure*, le *plancher*, la *cloison*, les *parois latérales*, l'*ouverture postérieure*, les *diamètres*, et enfin la *membrane muqueuse*, les *vaisseaux* et les *nerfs*.

L'*ouverture antérieure* est dirigée vers le sol, en sorte que, pour aspirer facile-ment une odeur apportée par un courant d'air, il faut renverser la tête pour mettre cet orifice dans la direction du vent. La peau et la muqueuse s'unissent sur son bord libre par dégradation insensible, et des poils nombreux et roides, implantés perpen-diculairement aux parois, forment comme un, grillage sur lequel s'arrêtent les cor-puscules qui voltigent dans l'atmosphère; son squelette est formé par le cartilage à double branche dont il a été précédemment question.

Sa forme est ovalaire, et sa grandeur varie suivant les sujets; elle se rétrécit quel-quefois, à la suite de plaies ou d'ulcères, à un tel point, qu'on est obligé d'y remédier par une opération.

La partie postérieure de l'ouverture de la narine est formée par la lèvre supérieure, qui n'arrive pas jusqu'au niveau du plancher osseux des fosses nasales, ainsi qu'il est facile de s'en assurer en y introduisant le doigt. Aussi faut-il relever assez fortement le lobule, lorsqu'on veut explorer l'intérieur du nez ou des fosses nasales.

La *voûte*, telle que les auteurs la décrivent, représenterait un double plan incliné, une sorte de toit dont le plan postérieur serait formé par la base du crâne, et l'an-térieur par les os propres du nez. Mais s'il est, à la rigueur, possible de soutenir, lorsqu'on examine une tête sèche, que les os propres du nez fassent partie de la voûte, cela n'est plus admissible lorsqu'on étudie les fosses nasales sur des pièces fraîches. Si, en effet, on pratique sur la ligne médiane la coupe d'une tête dont on a con-servé les parties molles, on voit que le nez constitue bien évidemment aux fosses nasales une paroi antérieure, un peu inclinée de haut en bas et d'arrière en avant, qui ferme et protége ces cavités (fig. 27).

Lorsque le nez a été détruit en totalité, soit par un cancer, soit autrement, ainsi qu'on a l'occasion de l'observer quelquefois, l'œil peut plonger jusque dans le pharynx et distinguer nettement la véritable voûte, les parois latérales, et le plancher des cavités nasales. Au point de vue pratique, cette distinction n'est donc pas sans importance, car il faut que le chirurgien sache, lorsqu'il veut enlever une tumeur située dans les fosses nasales, que le nez étant presque perpendiculairement placé au devant d'elles, en incisant cet organe sur la ligne médiane, il les attaque par leur surface antérieure et non par leur voûte, et doit diriger ses instruments en conséquence. Ceci posé, je reviens à la description de la voûte telle que je la com-prends.

Constituée antérieurement par la lame criblée de l'ethmoïde mince et fragile, elle n'offre qu'une faible résistance, tandis qu'en arrière le corps du sphénoïde, malgré les cellules dont il est creusé, présente une assez grande solidité. Elle est obliquement dirigée d'arrière en avant, recouverte d'une membrane muqueuse épaisse, surtout en arrière, et l'on y remarque les ouvertures des sinus sphénoïdaux, situées à peu près à l'union des deux tiers antérieurs avec le postérieur.

Tout à fait en arrière, la voûte est continuée par l'apophyse basilaire de l'occipital.

Sa partie antérieure répond, du côté du crâne, aux fosses ethmoïdales, et en ar-rière, à la selle turcique et à la tige pituitaire.

Ces rapports expliquent comment, dans les fractures du corps du sphénoïde, le liquide céphalo-rachidien qui entoure la tige pituitaire peut, lorsque la dure-mère, les deux feuillets de l'arachnoïde et la membrane des sinus sont déchirés, tomber dans les sinus sphénoïdaux, et de là s'écouler dans les fosses nasales.

Fig. 27.

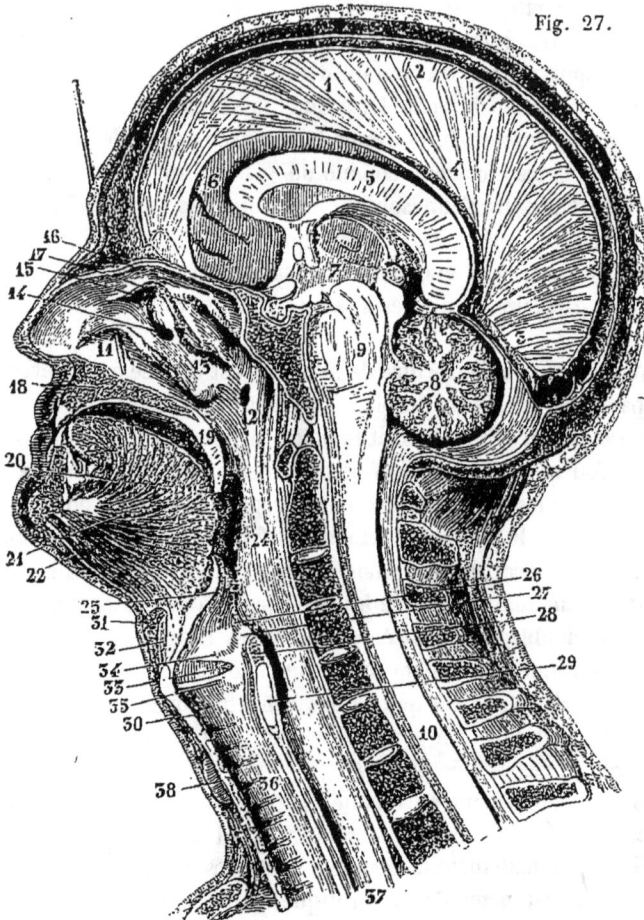

Coupe verticale et sur la ligne médiane, de la tête, des fosses nasales, de la bouche, du pharynx et du larynx.

1. Faux du cerveau. — 2. Le sinus longitudinal supérieur. — 3. Sinus droit. — 4. Sinus longitudinal inférieur. — 5. Corps médiane du corps calleux. — 6. Face interne de l'hémisphère cérébral droit. — 7. Ventricule moyen. — 8. Coupe du cervelet. — 9. Isthme de l'encéphale. — 10. Moelle épinière. — 11. Cornet inférieur relevé pour laisser voir l'ouverture inférieure du canal nasal dans lequel une sonde a été engagée. — 12. Orifice de la trompe d'Eustache. — 13. Le cornet moyen relevé et le méat moyen. — 14. L'entrée de l'antre d'Highmore. — 15. Ouverture du sinus frontal. — 16. Le cornet inférieur recouvrant le méat inférieur. — 17. Entrée des cellules sphénoïdales et ethmoïdales postérieures. — 18. Coupe du maxillaire supérieur. — 19. Voile du palais. — 20. Fossette amygdalienne. — 21. Coupe de la langue où se voient les fibres du génio-glosse dirigées en éventail. — 22. Muscle génio-hyoïdien. — 23. Coupe du maxillaire inférieur. — 24. Cavité pharyngienne. — 25. Épiglotte. — 26. Replis aryténo-épiglottiques. — 27. Cartilage aryténoïde recouvert de la membrane muqueuse. — 28. Coupe du muscle aryténoïdien. — 29. Coupe du cartilage cricoïde. — 30. Coupe du thyroïde. — 31. Coupe de l'os hyoïde. — 32. Membrane thyro-hyoïdienne. — 33. Ventricule du larynx. — 34. Corde vocale supérieure. — 35. Corde vocale inférieure ou vraie corde vocale. — 36. La trachée. — 37. L'œsophage. — 38. Coupe du corps thyroïde.

La *paroi antérieure* des fosses nasales, déjà étudiée à propos du nez, est constituée, en haut par les os propres du nez, en bas par les parties molles du lobule. Sa
direction, par rapport à la partie postérieure de la voûte, est telle, qu'un instrument
poussé horizontalement, après l'avoir traversée, va se planter dans l'apophyse basilaire, ou même dans le corps du sphénoïde, c'est-à-dire dans la voûte elle-même,
nouvelle raison à ajouter à celles que j'ai déjà données pour autoriser la distinction
que j'ai établie entre elle et la voûte.

Le *plancher* des fosses nasales, ou paroi inférieure, est constitué en avant par les
os maxillaires supérieurs, en arrière par les palatins; à l'état frais, il est continué par
le voile du palais. Il représente deux demi-gouttières légèrement inclinées d'avant
en arrière, concaves transversalement, séparées par la cloison perpendiculaire, et
présentant chacune une étendue assez considérable pour pouvoir y faire manœuvrer
des instruments, ce qui est tout à fait impossible à la partie supérieure, beaucoup plus
rétrécie. Sa longueur, sans y comprendre le voile du palais, est de 4 centimètres et
demi environ ; il répond à la bouche ou voûte palatine.

La *cloison* des fosses nasales tombe perpendiculairement de la voûte sur la paroi
inférieure. Sur le squelette, elle présente, en avant, une échancrure profonde dans
laquelle est reçu le cartilage perpendiculaire, qui complète, à l'état frais, la séparation
des fosses nasales, et vient se placer entre les cartilages des narines pour former la
sous-cloison. La partie osseuse de cette cloison est formée en arrière par le vomer,
qui, de la base du sphénoïde, vient obliquement s'insérer sur la suture des os palatins et maxillaires; en avant, par la lame perpendiculaire de l'ethmoïde, qui s'unit à
la lamelle criblée, au frontal et aux os propres du nez.

Cette cloison semi-osseuse, semi-cartilagineuse, est loin d'être toujours perpendiculaire, ainsi que son nom l'indique ; le plus souvent elle est déjetée à gauche, quelquefois même elle forme un relief très-sensible dans la narine de ce côté. Sur un
sujet qui a servi à mes démonstrations, ce relief était si prononcé, qu'il formait comme
une apophyse transversale, dont le sommet entrait dans le sinus maxillaire. C'est là
une disposition dont il faut se souvenir lorsque, pour l'extraction des polypes, on veut
introduire des pinces dans les fosses nasales.

La forme générale de cette cloison est assez exactement quadrangulaire, et exprime
parfaitement celle des fosses nasales, puisqu'elle représente un plan qui les divise
perpendiculairement de la voûte à la base, de la paroi antérieure à l'ouverture postérieure, dans toute leur étendue.

Les *parois latérales* des fosses nasales sont très-compliquées, et méritent une
attention toute particulière en raison des opérations qu'on est appelé à y pratiquer.
Généralement peu résistantes, elles sont irrégulières et anfractueuses, et présentent
des lamelles osseuses contournées sur elles-mêmes en volutes, ce qui leur a fait donner le nom de *cornets.*

Ces cornets se détachent de la paroi externe et s'avancent dans l'intérieur de la
cavité en se contournant sur eux-mêmes de haut en bas, de façon à laisser entre leur
portion ainsi recourbée et cette paroi externe un espace que l'on a désigné sous le
nom de *méat.*

Étagés l'un au-dessous de l'autre, ces cornets sont au nombre de trois, distingués
sous le nom de *supérieur, moyen* et *inférieur;* il n'est point rare d'en rencontrer
quatre et quelquefois cinq. Ils ne sont pas tous de la même longueur, le supérieur
est le plus court, le plus long est l'inférieur; aussi leurs extrémités postérieures étant

toutes situées sur une même ligne, en résulte-t-il que le cornet inférieur, par cela même qu'il est le plus long, se trouve plus rapproché que le moyen de la paroi antérieure, et celui-ci plus que le supérieur.

Entre le cornet supérieur, dit *de Morgagni*, et la voûte, se trouve une rainure à la partie supérieure de laquelle on remarque l'ouverture des si nus sphénoïdaux, déjà signalés ; au-dessous du cornet le méat supérieur, dans lequel s'ouvrent les cellules ethmoïdales postérieures ; sur le squelette, on y voit le trou sphéno-palatin. Ce méat, très-étroit, constitue une gouttière difficile à découvrir chez quelques sujets.

Plus bas on rencontre le cornet moyen, et au-dessous de lui le méat de même nom ; à la partie antérieure de ce méat se voient les ouvertures des cellules ethmoïdales antérieures, et plus en avant encore, sous la racine des os propres du nez, dans un enfoncement nommé l'*infundibulum*, celle du sinus frontal, obliquement dirigée de haut en bas et d'arrière en avant.

En suivant cette gouttière infundibuliforme, on rencontre à la partie moyenne du méat un autre orifice ordinairement très-petit à l'état frais, toujours assez large sur le squelette : c'est celui du sinus maxillaire, dont la recherche est rendue très-difficile, je dirai même impossible sur le vivant, par l'enroulement d'une lamelle osseuse dirigée en sens inverse de celle du cornet moyen.

Enfin se présente le cornet inférieur, le plus résistant, le plus long des trois, et aussi le plus important à étudier. Il se termine en avant par une saillie qu'on remarque à la partie interne de l'apophyse montante, et se prolonge en arrière jusqu'à l'apophyse ptérygoïde ; il mesure donc presque toute l'étendue des fosses nasales. Son bord libre, épais, arrondi, descend presque jusque sur le plancher des fosses nasales, le touche même dans quelques cas, et convertit alors le méat en un véritable canal ; il s'éloigne de la paroi externe d'environ 6 à 8 millimètres, ce qui donne à peu près la largeur du méat.

C'est à sa partie antérieure, à sa jonction avec l'apophyse montante, que vient s'ouvrir le canal nasal. Cette ouverture est loin d'être facile, je ne dirai pas à trouver, mais à voir à l'état frais : elle est en effet fermée par un repli muqueux dont la forme varie, qui descend un peu plus bas que l'ouverture osseuse taillée en biseau, et s'applique contre cet orifice. Aussi lorsqu'on tente de sonder le canal par la méthode de Laforest, *constamment* on déchire cette membrane, véritable valvule qui empêche, à l'état physiologique, l'air de remonter dans le sac lacrymal, lorsqu'on fait effort pour se moucher, par exemple. Lorsque cette valvule a été détruite par l'introduction d'une canule ou seulement par le cathétérisme, et que le malade fait un effort, le nez étant pincé, l'air peut pénétrer dans le sac et le gonfler. Je suis étonné de voir quelques auteurs, et en particulier M. Vésigné, nier l'existence de ce repli valvulaire, sur lequel j'insisterai dans le chapitre consacré aux voies lacrymales.

La distance qui sépare l'orifice de ce canal de l'ouverture nasale antérieure varie de 2 centimètres à 2 centimètres et demi.

L'orifice osseux du canal se trouve éloigné du plancher des fosses nasales d'environ 2 centimètres.

En arrière de l'ouverture du canal nasal se remarque une lamelle osseuse assez mince, formant paroi interne du sinus maxillaire, dans lequel il serait facile de pénétrer en la fracturant.

Enfin c'est sur le prolongement du méat inférieur que se trouve l'ouverture de la trompe d'Eustache, sur laquelle je reviendrai à propos des arrière-narines.

L'*ouverture postérieure* des fosses nasales est quadrilatère, taillée obliquement en bas et en avant, et subdivisée en deux orifices d'égales dimensions, représentant chacun un carré long, par le vomer, qui forme en ce point la portion la plus reculée de la cloison perpendiculaire. Cette obliquité de l'ouverture, qui la fait regarder en bas, résulte de celle des apophyses ptérygoïdes qui en forment les côtés latéraux; le côté supérieur est constitué par la jonction du vomer et du palatin avec la base de l'apophyse ptérygoïde et l'inférieur par les os palatins. La résistance de ce contour, complétement osseux, fait aisément comprendre l'efficacité du tamponnement postérieur des fosses nasales dans les hémorrhagies.

Les *diamètres* de la cavité nasale sont importants à étudier. Je trouve, pour le diamètre antéro-postérieur pris à la paroi inférieure ou plancher, et mesuré de l'épine nasale postérieure à l'antéro-inférieure, de 4 et demi à 5 centimètres; pour celui de la paroi supérieure ou voûte, mesuré de la partie la plus reculée du vomer à l'épine nasale supérieure, de 6 centimètres à 6 centimètres et demi; et enfin, pour ce même diamètre antéro-postérieur, du milieu du vomer à l'extrémité inférieure des os propres du nez, une longueur qui varie de 6 à 7 centimètres, différence qui tient à la saillie plus ou moins considérable de ces os, suivant les sujets. Ces mensurations, prises sur douze têtes, n'ont pas, comme on peut le voir, donné des résultats sensiblement différents pour les diamètres du plancher et de la voûte. En ajoutant un demi-centimètre environ pour l'épaisseur des parties molles, on aura, d'une manière aussi certaine que possible, l'étendue antéro-postérieure des fosses nasales sur le vivant.

Le diamètre transversal n'a pas plus de 6 à 8 millimètres à la voûte, et de 3 centimètres à la paroi inférieure.

Quant au diamètre vertical, il est assez exactement mesuré, dans sa plus grande hauteur, par la longueur du nez prise de sa racine à la sous-cloison: il est donc possible de se rendre compte de l'ampleur des fosses nasales par la seule inspection de cet organe.

Prises dans leur ensemble et abstraction faite de la sous-cloison et des irrégularités de leurs parois externes, les fosses nasales représentent assez exactement une pyramide quadrangulaire dont la base serait à la voûte palatine et le sommet à la rencontre des os propres du nez, du frontal, de l'ethmoïde et de l'apophyse montante du maxillaire. C'est là que viennent converger toutes les faces de cette pyramide, et c'est en ce point que le nerf de l'olfaction se plonge dans la muqueuse nasale, après avoir traversé les trous de la lame criblée; il se trouve donc aussi favorablement placé que possible pour percevoir les émanations odoriférantes, colligées par l'inclinaison de toutes les parois et tendant toujours à monter en vertu de leur légèreté.

Une *membrane muqueuse* d'une nature toute spéciale tapisse toute l'étendue des fosses nasales. Bien décrite par Schneider, dont elle a longtemps porté le nom, elle subit, en passant d'une paroi sur une autre, des modifications importantes qui méritent d'être notées avec soin.

Classée par Bichat parmi les membranes fibro-muqueuses, épaisse et assez peu adhérente à la paroi inférieure, elle s'épaissit encore au niveau du cornet inférieur et sur la cloison, tandis que sur les cornets supérieurs et moyens elle s'amincit sensiblement. Il est à noter qu'au niveau du bord libre des cornets, surtout de l'inférieur, elle se prolonge au delà des parties osseuses, et forme comme un bourrelet flottant qu'on a quelquefois pris pour une production polypeuse et arraché comme tel. A la voûte elle devient très-adhérente, et communique par des vaisseaux nombreux avec les membranes intracrâniennes ; en s'approchant de l'orifice postérieur des fosses nasales, elle devient plus lisse, plus *muqueuse*, si je puis m'exprimer ainsi. Au niveau des ouvertures des sinus elle change de nature, se réduit à une pellicule très-fine, semblable à une pelure d'oignon, et de rouge et comme chagrinée qu'elle était, devient rose et très-lisse.

. Elle se compose de deux feuillets, l'un muqueux, superficiel, et l'autre fibreux, profond, qui sert de périoste aux os qu'elle tapisse. Sa coloration d'un rouge vif est due à la présence d'un réseau capillaire très-serré formé surtout par des veines, ainsi que le démontrent les préparations de cette membrane que j'ai déposées dans le musée de la Faculté, lors d'un concours de prosecteur en 1843. Ce réseau s'injecte avec une très-grande facilité, soit par la veine angulaire, soit par la préparate, soit par une quelconque des origines de la faciale ; dans les cas où l'on pousse simultanément par les artères une injection différemment colorée, on observe que la muqueuse se remplit à tel point, qu'elle se gonfle et que le réseau veineux prédomine et de beaucoup sur le réseau artériel ; sous ce rapport aucune autre muqueuse ne peut lui être comparée. C'est dans cette disposition anatomique qu'il faut voir la source de ces hémorrhagies si fréquentes, auxquelles on a donné le nom d'*épistaxis*, dont la gravité dans certains cas de défibrination ou d'intoxication du sang, dans les fièvres typhoïdes pár exemple, est telle, qu'on est obligé, pour sauver la vie des malades, de recourir à l'opération connue sous le nom de *tamponnement* des fosses nasales.

L'appareil glandulaire de la pituitaire, sur lequel M. Sappey a beaucoup insisté et qu'il a décrit avec beaucoup de soin, joue un rôle important. Il est constitué par des glandules acineuses disséminées en grand nombre sur toute la surface de la membrane, à ce point que sur une lamelle verticale d'un demi-millimètre de large sur deux centimètres de long, M. Panas a pu en compter une trentaine (thèse citée, p. 30); elles sont un peu plus abondantes sur la muqueuse qui tapisse les cornets que sur celle de la voûte. C'est à la présence de ces glandules qu'il faut rapporter ces sécrétions muqueuses abondantes que l'on mouche à l'état normal, sécrétions dont la coloration varie dès que l'inflammation s'empare de la membrane.

Les *artères* des narines sont nombreuses et proviennent de diverses sources, de la maxillaire interne, de l'ophthalmique, de la faciale, de la coronaire labiale, qui leur fournissent des rameaux largement anastomosés ; aucun d'eux n'est d'un volume assez considérable pour être spécialement noté.

Les *veines*, ainsi que je l'ai fait pressentir, sont en nombre plus grand encore que les artères qu'elles accompagnent ; quelques-unes vont se jeter dans le sinus longitudinal supérieur par les trous de la lame criblée, et d'autres se rendent dans le sinus coronaire : il suit de là que la circulation des narines est jusqu'à un certain point liée à celle de la cavité crânienne.

Les *nerfs* sont de deux sortes. Les uns, fournis par la cinquième paire, sont destinés à la sensibilité générale, et proviennent surtout du maxillaire supérieur par les rameaux sphéno-palatins ; il faut aussi noter le nerf nasal interne de l'ophthalmique. Les autres proviennent des bulbes olfactifs couchés dans les gouttières ethmoïdales ; ils s'épuisent dans la partie supérieure de la muqueuse, où ils ne peuvent être suivis au delà du tiers supérieur ; ils sont exclusivement destinés à l'olfaction. Enfin, on y rencontre encore quelques filets du grand sympathique.

Les *lymphatiques* ne sont connus que depuis 1860, époque à laquelle deux jeunes anatomistes, MM. Edmond Simon et P. Panas, en ont déposé deux pièces au musée Orfila. Le réseau lymphatique recouvre de ses mailles les méats, les cornets et la muqueuse de la cloison dans toute leur étendue; il est extrêmement superficiel. De ce réseau partent deux troncs qui se dirigent en arrière du côté du pharynx vers le pavillon de la trompe, et vont se rendre dans des ganglions situés sur les parties latérales du pharynx, au-dessous et en arrière de l'angle de la mâchoire. Sur la pièce de M. Simon, l'un de ces vaisseaux aboutit à un ganglion situé au-dessous de l'apophyse basilaire, et l'autre à un ganglion sous sterno-mastoïdien.

b. *Arrière-narines.* — Sous ce nom il faut entendre la portion la plus reculée des fosses nasales. Il est impossible de s'en faire une idée sur les têtes sèches, leurs parois latérales et inférieures n'étant constituées que par des parties molles. C'est probablement la raison pour laquelle tous les auteurs les font rentrer dans la région pharyngienne, qui contribue en effet à leur formation. Aussi est-il vrai de dire qu'intermédiaires à cette dernière région et aux fosses nasales, elles participent des propriétés de l'une et de l'autre.

Leur paroi supérieure, qui est en même temps postérieure, est constituée par l'apophyse basilaire, qui se continue à l'angle obtus avec la face antérieure des vertèbres cervicales; leurs parois latérales sont représentées par les ailes des apophyses ptérygoïdes, par le cartilage de la trompe d'Eustache et les attaches supérieures du muscle constricteur supérieur du pharynx; enfin, le voile du palais en forme le plancher mobile.

Elles sont tapissées par le prolongement de la muqueuse olfactive qui, en ce point, s'amincit, et commence à revêtir les caractères qu'elle offre plus loin, à la bouche et au pharynx.

La paroi supérieure ne présente aucune particularité digne d'être notée; elle se continue sans ligne de démarcation tranchée avec la postérieure, et ces deux parois peuvent être considérées comme n'en formant qu'une seule.

Sur la paroi latérale se trouve l'orifice cartilagineux de la trompe d'Eustache, dont la position mérite d'être bien fixée, à cause du cathétérisme que l'on y pratique. Cet orifice, dont le diamètre est d'un demi-centimètre environ, regarde en bas, en dedans et en avant, et fait suite au fibro-cartilage de la trompe qui va s'ouvrir par un canal osseux dans la caisse tympanique. Il est situé sur le prolongement du cornet inférieur et à la même hauteur, de sorte qu'un instrument rectiligne qui suivrait la concavité du cornet ne pourrait manquer de le rencontrer, mais ne saurait y pénétrer, son orifice étant dirigé de haut en bas et de dehors en dedans. Aussi a-t-on donné à l'extrémité des sondes une courbure dirigée tout à la fois en dehors, en haut et en arrière.

Cet orifice est situé à 7 centimètres de l'ouverture antérieure des fosses nasales, à 6 centimètres du bord antérieur du plancher osseux, et à 1 centimètre et demi du bord postérieur de ce même plancher. Tel est le résultat des mensurations faites des deux côtés sur six têtes d'adultes fendues d'avant en arrière sur la ligne médiane.

Cette paroi latérale a en outre des rapports importants avec l'artère carotide, la veine jugulaire, les nerfs pneumogastrique, grand hypoglosse, grand sympathique et glosso-pharyngien, tous situés dans cet espace triangulaire qui s'observe entre le ptérygoïdien interne en dehors, la colonne vertébrale en arrière et les parois du pharynx en dedans.

Le voile du palais constitue la paroi inférieure des arrière-narines ; sa mobilité peut agrandir ou diminuer cette cavité, selon qu'il s'élève ou s'abaisse. Chez quelques sujets il peut se redresser au point de boucher l'orifice postérieur des fosses nasales proprement dites, lorsqu'on veut, par exemple, éviter de sentir des odeurs désagréables. Mais c'est par un tout autre mécanisme que dans la déglutition sont fermées les cavités nasales : les recherches de Dzondi et Gerdy ont démontré qu'alors cette occlusion était due au rapprochement des parois latérales du pharynx, entre lesquelles s'interpose le voile, qui, bien loin de se relever, devient alors oblique de haut en bas et d'avant en arrière, de manière à faire de la bouche et du pharynx un canal régulièrement courbe jusqu'à l'entrée de l'œsophage.

Les *artères* fournies aux arrière-narines sont des branches de la pharyngienn ascendante, de la ptérygo-palatine et de la maxillaire interne, toutes d'un volume peu considérable. Les nerfs sont fournis par le glosso-pharyngien, les palatins postérieurs et le rameau pharyngien du pneumogastrique.

Quant aux *lymphatiques*, ils se jettent dans les ganglions profonds du cou, c'est-à-dire dans cette chaîne ganglionnaire que l'on rencontre sous le sterno-mastoïdie n et à l'origine des deux carotides interne et externe.

Déductions pathologiques. — La muqueuse des fosses nasales est d'une exquise sensibilité ; son attouchement détermine un chatouillement insupportable, et consécutivement une irrésistible envie d'éternuer : aussi les malades supportent-ils très-péniblement l'introduction des intruments dans cette cavité. Cependant l'occasion de pratiquer le cathétérisme des ouvertures situées dans les fosses nasales se présente assez fréquemment ; il faut donc avoir bien présentes à l'esprit les dispositions de ces orifices, afin de ne point fatiguer inutilement les malades.

Le cathétérisme du canal nasal par son orifice inférieur est généralement très-facile sur le cadavre. Il importe, pour le pratiquer avec rapidité et sécurité sur le vivant, de se rappeler qu'il est situé au sommet de l'angle de réunion du cornet inférieur avec l'apophyse montante, à 2 centimètres et demi de l'ouverture des narines, à 1 centimètre et demi du bord antérieur du plancher osseux, et à 2 centimètres au-dessus de ce plancher.

Celui de la trompe d'Eustache est un peu plus pénible et moins familier aux élèves qui pratiquent la médecine opératoire ; il est indispensable qu'ils se pénètrent bien des données suivantes pour y arriver sans trop de tâtonnements. On n'a pas pour se guider la saillie du cornet comme dans l'exploration du canal nasal ; il faut donc se rappeler que cet orifice, dirigé en bas et en avant, est à 7 centimètres de l'ouverture antérieure des narines, à 6 centimètres du rebord osseux antérieur, et à 1 centimètre et demi du rebord postérieur. On glisse la sonde dans le prolongement du cornet inférieur, jusqu'à ce que l'on soit arrivé au bord postérieur du plancher nasal ; avançant alors d'un centimètre et demi environ, on fait exécuter au pavillon une demi-rotation en dehors pour en relever le bec dans la direction connue de la trompe. Si la sonde est de métal, on n'a plus qu'à en porter le pavillon en dedans et en bas ; si elle est de caoutchouc et armée d'un mandrin, on tire à soi ce dernier, en ayant soin de repousser un peu la sonde, et l'élasticité dont elle est douée suffit habituellement pour la faire pénétrer.

On a aussi parlé de la possibilité du cathétérisme des sinus maxillaires et frontaux, mais je pense que c'est faute d'avoir suffisamment examiné la position de leurs orifices. Il m'est arrivé maintes et maintes fois, dans mes démonstrations de médecine opératoire, alors que je croyais à la possibilité de ce cathétérisme, de vouloir y pénétrer avec des sondes préparées dans ce but. Non-seulement je n'ai jamais pu y parvenir sans fracturer les lamelles osseuses enroulées, au fond desquelles se trouvent leurs ouvertures, mais il m'est souvent arrivé, pour le sinus maxillaire en particulier, alors qu'après avoir échoué je voulais constater la cause de mon échec, de ne pouvoir, ayant l'orifice sous les yeux, y faire pénétrer un instrument sans fracture ni déchirure. D'où je conclus que le cathétérisme proprement dit des sinus frontaux et maxillaires est impossible à exécuter, mais que dans des cas exceptionnels, où la fracture de quelques lamelles osseuses ne serait que secondaire, eu égard à l'importance du but que l'on se proposerait d'obtenir, on pourrait tenter par cette voie une sorte de cathétérisme forcé.

Le chirurgien est souvent appelé à explorer les cavités nasales, soit *de visu*, soit avec les doigts, soit avec des instruments. Pour voir dans l'intérieur des fosses nasales, il faut se rappeler que l'ouverture des narines descendant plus bas que le plancher osseux, quoi qu'en ait dit M. Malgaigne, il faut, après avoir fait renverser la tête du malade, relever le nez avec le pouce et écarter les narines avec une pince à pansement.

L'exploration de la partie antérieure à l'aide des doigts est très-difficile, à cause de l'étroitesse des narines ; toutefois on peut, avec l'auriculaire, pénétrer quelquefois assez profondément pour toucher des polypes que l'œil n'avait pu voir. Le peu de longueur de la voûte palatine permet de parcourir avec le doigt indicateur, porté par la bouche, les arrière-narines et l'ouverture postérieure des fosses nasales. Récemment, pratiquant l'arrachement de polypes vésiculeux, je ne pouvais parvenir à saisir quelques-uns d'entre eux, insérés très-près de l'orifice postérieur; chaque fois que je portais les pinces à leur rencontre, ils fuyaient dans les arrière-narines. J'introduisis alors le doigt indicateur jusque dans l'orifice postérieur des fosses nasales, et je pus ainsi les pousser entre les mors des pinces et les extirper avec facilité.

Cette étroitesse de l'ouverture antérieure contrarie l'introduction des instruments, et l'extraction ou la sortie naturelle des corps étrangers. C'est ainsi que des haricots, des pois, de véritables calculs, analogues à ceux dont M. Demarquay a fait la curieuse histoire (1), n'ont pu être retirés qu'après avoir été préalablement brisés.

La membrane muqueuse des fosses nasales présente, dans sa pathologie, plusieurs particularités qui se rattachent trop directement à sa structure et à ses dispositions pour qu'il soit permis de les passer sous silence.

Elle est le siége fréquent d'ulcérations de toute nature, scrofuleuses, syphilitiques ou autres, qu'il est difficile de découvrir, et par conséquent de traiter directement par une médication efficace, et qui engendrent des désordres de plusieurs sortes.

Chez les enfants, elles siégent à l'entrée des narines, font gonfler les tissus du nez et déterminent le boursouflement du pourtour des narines et de la lèvre supérieure, ce qui donne à la physionomie cette expression caractéristique qui forme comme le cachet du tempérament dit scrofuleux. Bientôt les ganglions sous-maxillaires et parotidiens auxquels aboutissent les lymphatiques de cette région se tuméfient et s'enflamment chroniquement, tandis que de son côté l'irritation de la pituitaire se propageant à la muqueuse du canal nasal, et par voie de continuité à la conjonctive, donne naissance à ces blépharites rebelles également caractérisées de *scrofuleuses*.

_____

(1) Demarquay, *Mémoire sur les calculs des fosses nasales* (*Archives de médecine*, 1845, t. VIII, p. 174).

La cautérisation directe de la membrane ulcérée à l'aide du crayon d'azotate d'argent solide ou avec un pinceau trempé dans une forte solution de sublimé, tel est le moyen qu'on emploie avec grand succès contre cette affection.

Chez les adultes, ces ulcérations, dont le siége, suivant M. Velpeau, serait fréquemment dans les sinus sphénoïdaux, engendrent l'ozène ou punaisie ; elles peuvent, comme celles qui reconnaissent pour cause la syphilis, atteindre et détruire les os, particularité qui ne peut s'expliquer que par cette disposition anatomique en vertu de laquelle la membrane muqueuse fait, par sa face profonde, office de périoste. Je me hâte d'ajouter toutefois que ce n'est pas toujours de cette manière que commencent les caries si fréquentes du vomer et de la cloison perpendiculaire dans la syphilis, et que cette affection, qui se termine, ainsi que je l'ai dit précédemment, par l'affaissement des os propres du nez, est plus ordinairement la suite d'une altération développée dans le squelette lui-même.

La richesse du réseau vasculaire de la membrane de Schneider n'est certainement pas étrangère à la fréquence des inflammations qu'on y observe, et auxquelles on a donné le nom de *coryza*. Ce sont ces inflammations répétées qui, en se propageant sur tous les prolongements de cette membrane, dans les sinus, dans les trompes d'Eustache, dans le canal nasal, etc., en altèrent les éléments anatomiques, et donnent naissance à des maladies qui, au premier abord, ne paraissent avoir avec elles que des rapports assez éloignés. Il n'est point rare de voir succéder à des coryzas répétés des inflammations des sinus maxillaires, frontaux et sphénoïdaux, du sac lacrymal ou de l'oreille moyenne, quoique cette dernière affection soit bien plus fréquente à la suite des amygdalites. Dans ces deux derniers cas, la membrane muqueuse qui tapisse ces conduits, boursouflée par l'inflammation chronique, obstrue le canal, et cet obstacle mécanique suffit souvent à déterminer, par la rétention des larmes ou du mucus de l'oreille moyenne, des accidents contre lesquels est indiqué le cathétérisme dont il a été précédemment question.

Quant aux sinus maxillaires et frontaux, leur inflammation consécutive, quoique plus rare, s'observe cependant quelquefois et s'annonce par une vive douleur dans le lieu qui correspond à ces excavations, et par l'écoulement d'un liquide séreux, légèrement verdâtre et très-abondant.

Des polypes se développent fréquemment dans les fosses nasales ; ils sont de deux sortes, vésiculeux ou fibreux. Les premiers, mous et fragiles, se développent sur la muqueuse qui tapisse inférieurement les cornets, les méats ou la cloison, et peuvent être arrachés avec des pinces, puis extraits par l'ouverture antérieure, suffisamment large pour leur livrer passage. Il n'en est pas de même des seconds, qui prennent habituellement naissance sur la membrane fibro-muqueuse qui tapisse la base du sphénoïde et de l'apophyse basilaire, et qui, une fois engagés dans les fosses nasales, les déforment, déjettent leurs parois, et ne peuvent en être extirpés que par une ouverture artificielle pratiquée à leurs parois.

Dupuytren, dans un cas, fendit le nez sur la ligne médiane ; Manne recourut à la division du voile du palais. Dans ces derniers temps, M. Flaubert (de Rouen) eut l'idée, pour se frayer un passage jusqu'au pédicule et le détruire plus sûrement, d'enlever le maxillaire supérieur, tandis que, de son côté, M. Nélaton pratiqua dans le même but la perforation de la voûte palatine, à laquelle on peut joindre, selon l'urgence, la division du voile. C'est, sans contredit, à cette dernière opération que je donne la préférence ; fondée sur les données anatomiques, elle conduit bien plus directement sur le lieu d'implantation habituel de ces productions, c'est-à-dire sur l'apophyse basilaire et le sphénoïde.

Le tamponnement des fosses nasales se pratique par la méthode de Belloc, en bouchant les orifices antérieurs et postérieurs. On convertit ainsi les narines en une cavité fermée de toutes parts, à parois complétement inextensibles, dans laquelle le sang, une fois retenu, se coagule, comprime le réseau vasculaire et arrête nécessairement l'hémorrhagie.

Se fondant sans doute sur cette remarque, M. Martin Saint-Ange a imaginé de soumettre toute l'étendue de la muqueuse à une compression directe au moyen d'une vessie ou peau de baudruche qu'on introduit vide dans les narines et qu'on gonfle ensuite par l'insufflation, de manière qu'elle s'applique contre les anfractuosités des parois nasales. Cet instrument, auquel son auteur a donné le nom de *rhinobyon*, est avantageusement remplacé par une vessie de caoutchouc vulcanisé, à parois très-minces, non susceptible d'altérations, et jouissant d'une élasticité et d'une résistance que ne possède point la peau de baudruche.

2° Région orbitaire.

La région orbitaire, parfaitement limitée par le squelette dans sa partie profonde, se confond superficiellement avec les paupières et le sourcil, lesquels se continuent eux-mêmes sans ligne de démarcation précise avec les régions environnantes.

Elle comprend tout l'appareil de la vision, ainsi que les voies lacrymales, et répond, par sa partie interne aux fosses nasales, par sa partie externe aux fosses zygomatique et temporale, par sa partie supérieure au crâne, par l'inférieure enfin au sinus maxillaire.

Il importe, pour l'étudier avec méthode, de la diviser en plusieurs sections :

Blandin y distingue une région orbitaire externe, et une région orbitaire interne.

M. Malgaigne décrit : 1° les paupières; 2° le globe de l'œil; 3° l'orbite et ses parties molles; 4° les voies lacrymales.

M. Velpeau la divise en arcades orbitaires, paupières, angles palpébraux, œil et orbite.

Il m'a semblé que la division de Blandin, plus naturelle, plus simple, devait être préférée : seulement aux mots *externe* et *interne*, qui pourraient prêter à l'équivoque, je substitue les expressions *régions superficielle* et *profonde*.

J'étudierai donc successivement la *région orbitaire superficielle* et la *région orbitaire profonde*; enfin, sous le titre de *voies lacrymales*, j'examinerai séparément tout l'appareil chargé de lubrifier l'œil.

A. *Région orbitaire superficielle.* — Elle se compose du *sourcil* et des *paupières*.

a. *Du sourcil.* — Cette petite région, peu importante d'ailleurs, est limitée naturellement par l'implantation des poils du sourcil. Situés au-devant de l'arcade orbitaire supérieure plus ou moins saillante suivant les sujets, les sourcils proéminent et paraissent destinés à protéger l'appareil oculaire contre l'intensité des rayons lumineux. Aussi, à peine marqués chez les peuples du Nord, sont-ils très-prononcés chez les méridionaux. Lorsque aucun intervalle ne les sépare et qu'ils viennent se rejoindre sur la ligne médiane, ils donnent à la physionomie une expression de dureté bien caractérisée.

La superposition des plans y est assez simplifiée; on trouve successivement la peau, une couche sous-cutanée, une couche musculaire, du tissu aponévrotique, le périoste, et enfin le squelette.

La peau, recouverte de poils, roides, durs, implantés obliquement de haut en bas, et de dehors en dedans, est douée d'une très-grande mobilité qui permet de la déplacer et de la porter sur les régions frontale et palpébrale alternativement.

La couche sous-cutanée, peu développée, est traversée à la partie externe par les fibres du muscle sourcilier qui viennent se fixer au derme de la peau ; elle fait suite à celle de la région frontale, se continue avec celle de la paupière supérieure, et participe des propriétés de l'une et de l'autre.

La couche musculaire se compose des fibres les plus inférieures du frontal et supérieures de l'orbiculaire, et d'un muscle qui appartient en propre à la région, le *sourcilier*, dont les fibres, implantées en dedans à l'arcade orbitaire, se portent obliquement en dehors, pour s'insérer à la peau, en traversant celles de l'orbiculaire et du frontal, et la couche sous-cutanée.

L'aponévrose est une dépendance de l'occipito-frontale, elle se confond avec le périoste et vient avec elle s'implanter sur l'arcade orbitaire.

Quant au squelette, recouvert par un périoste peu adhérent, il est constitué par la lamelle externe du sinus frontal formant une saillie variable, sur laquelle ont beaucoup disserté les phrénologistes, et qui n'est point du tout en rapport avec le développement de la partie antérieure du cerveau. Bien loin de là, sur plus de *trente têtes* que j'ai examinées dans ce but au musée de la Faculté, j'ai pu voir que constamment la saillie de l'arcade orbitaire n'annonçait autre chose qu'un développement du sinus frontal, et correspondait toujours à une projection proportionnelle de la lame postérieure du sinus, dans la cavité crânienne ; en sorte qu'en ce point la pulpe cérébrale aurait été plutôt refoulée. Que deviennent, en présence de ces faits, les assertions des *cranioscopes ?*

Les artères de la région sont : la frontale externe ou sus-orbitaire, la frontale interne, et quelques branches des palpébrales. Toutes se dirigent verticalement pour aller gagner le front, et croisent l'arcade orbitaire. Excepté la frontale externe, aucune n'offre un calibre assez considérable pour faire redouter une hémorrhagie sérieuse. Si l'on voulait mettre cette dernière à découvert, il faudrait se rappeler qu'elle émerge de l'orbite à l'union du tiers interne avec les deux tiers externes du rebord orbitaire. Quant à la frontale interne, elle n'a d'importance qu'à cause de sa présence dans le lambeau qu'on prend au front lorsqu'on pratique la rhinoplastie par la *méthode indienne.*

Les nerfs viennent de l'ophthalmique de Willis e du facial, j'y reviendrai. Quant aux lymphatiques, ils se rendent aux ganglions parotidiens.

Déductions pathologiques et opératoires. — Les tumeurs des sourcils sont assez fréquentes, on y trouve des kystes sébacés, des lipomes, etc. ; et pour enlever ces tumeurs sans laisser de cicatrice apparente, on a mis à profit la facilité avec laquelle se déplace la peau. Après avoir préalablement rasé les poils, on fait glisser le sourcil jusqu'au devant de la tumeur, on y pratique une incision longitudinale qui permet une facile dissection, puis la tumeur enlevée, on laisse revenir les téguments à leur place ; lorsque les poils repoussent, ils recouvrent la cicatrice et la cachent complétement. Ce procédé n'est pas toujours applicable, par la raison que le plus grand nombre de ces petites tumeurs sont des dépendances de la peau et se déplacent avec elle.

Les plaies des sourcils ont été de tout temps regardées comme dangereuses : Blandin, en particulier, insiste sur cette particularité que n'admet pas M. Malgaigne. Toutefois il me semble qu'en raison de la proximité du cerveau dont l'ébranlement peut entraîner des accidents sérieux, qu'en raison des fractures de la voûte ordinaire qui accompagnent quelquefois les chutes sur le sourcil, et de l'amaurose que l'on a vu succéder à des plaies contuses de cette région, il est bon de se mettre en garde et de surveiller les malades pendant quelque temps.

Quant à l'amaurose consécutive aux plaies de la région sourcilière, on ne s'explique pas bien à quoi elle est due. Blandin la croit causée par la lésion du nerf frontal, branche de la cinquième paire dont l'influence sur la nutrition du globe oculaire a été démontrée par Magendie ; tandis que M. Malgaigne l'attribue à la commotion propagée par la voûte orbitaire au nerf optique dans son passage par le trou du même nom. Je me bornerai à faire observer que l'explication de M. Malgaigne n'est point applicable à ces cas d'amaurose succédant à une plaie de la région sourcilière par instrument tranchant, et par conséquent sans ébranlement possible ou au moins probable du squelette.

Si l'on voulait pratiquer la térébration du sinus frontal, laquelle ne présente pas, d'ailleurs, de grandes difficultés au point de vue opératoire, il faudrait éviter de faire l'incision sur le trajet du nerf frontal.

Dans les cas de névralgie de cette branche nerveuse, on en a pratiqué la section et même la résection. Cette opération peut être faite par la méthode sous-cutanée, et avec une très-grande facilité, mais il est bien préférable, à cause des récidives si fré- quentes qui suivent les névrotomies, de recourir à l'incision à ciel ouvert, et ensuite à la résection.

Il faut se rappeler que ce nerf qui perce successivement les diverses couches du sourcil devient de plus en plus superficiel, à mesure qu'il s'éloigne de son point d'émergence, lequel est situé à l'union du tiers interne avec les deux tiers externes de l'arcade orbitaire. Sur beaucoup de sujets, il est possible de sentir, à travers les téguments, en promenant le doigt sur le rebord orbitaire dans le lieu précité, une petite inégalité correspondant à l'échancrure par laquelle il émerge de l'orbite. C'est là qu'il faut faire porter l'incision, que l'on dirigera transversalement, afin d'être plus sûr de découvrir le tronc même du nerf.

b. *Des paupières, ou région palpébrale.* — Les paupières, placées au devant du globe oculaire, qu'elles sont destinées à protéger contre le contact de l'air et des corps extérieurs, servent en même temps à étendre sur la cornée le fluide sécrété par la glande lacrymale ; cette dernière fonction est si nécessaire, qu'il serait impossible de rester plus d'une minute sans faire ce qu'on appelle le *clignement*. Elles sont d'ailleurs tellement indispensables à l'intégrité de l'appareil de la vision, qu'après leur destruction, la portion de la cornée qui ne peut se cacher sous les replis conjonctivaux qui les remplacent, et reste exposée au contact de l'air, se trouble, s'ulcère et se perfore, ce qui entraîne la perte de l'œil.

Il est difficile de les délimiter nettement, car elles se continuent sans ligne de démarcation précise, la supérieure avec la région sourcilière, l'inférieure avec la joue, de sorte que l'on est obligé de leur assigner artificiellement pour limites le pourtour des arcades orbitaires.

Anatomie des formes. — La paupière supérieure est légèrement bombée par la saillie du globe oculaire, et présente des plis longitudinaux, qui se prononcent d'autant plus que la paupière, en se relevant, s'enfonce davantage sous l'arcade orbitaire.

La paupière inférieure, plissée dans le même sens, est obliquement dirigée en bas et en arrière.

Outre ces plis, la peau des paupières présente parfois de petits grains blanchâtres saillants, formés par des kystes sébacés hypertrophiés que la transparence du derme permet de distinguer malgré leur situation sous-tégumentaire, et que l'on désigne vulgairement sous le nom de *grêles* ou *grêlons*.

Aux angles externe et interne de l'orbite, elles s'unissent pour former ce que l'on appelle les *commissures*.

On distingue aux paupières un bord libre et un bord adhérent, une face antérieure et une postérieure; il faut ensuite étudier leur hauteur réelle et apparente, leur épaisseur, leurs commissures externe et interne, et enfin la fente ou ouverture palpébrale.

Les bords libres des paupières sont épais de 1 à 2 millimètres environ, réguliers et sans sinuosités dans les cinq sixièmes externes, tandis que dans leur sixième interne ils se dévient légèrement, surtout celui de la paupière inférieure, pour décrire une courbe en forme de fer à cheval dont les contours circonscrivent ce que l'on a appelé le *lac lacrymal*.

La face cutanée de ce bord libre est garnie, dans les cinq sixièmes externes, de poils roides, un peu incurvés en haut pour la paupière supérieure, et en bas pour l'inférieure.

La face muqueuse de ce même bord présente une vive arête, et s'applique exactement contre le globe oculaire; c'est le long de cette arête que l'on observe l'orifice des conduits des *glandules* dites *de Meibomius*, qu'indiquent de petits points blanchâtres.

Sur cette même face muqueuse, à l'endroit où commence le lac lacrymal signalé précédemment, on remarque deux orifices saillants qui regardent en arrière : ce sont les *points lacrymaux*, appartenant, l'un à la paupière inférieure, l'autre à la supérieure, et sur lesquels je reviendrai plus tard.

Quelques auteurs ont prétendu que le bord libre des paupières était taillé en biseau aux dépens de sa face interne, en sorte que, dans le rapprochement des paupières, il existerait un canal triangulaire entre elles et le globe de l'œil, canal dans lequel circuleraient les larmes pendant le sommeil; il suffit d'une inspection attentive pour se convaincre que telle n'est point leur disposition.

Quant aux bords adhérents, ils se confondent insensiblement avec la peau des régions qui entourent l'orbite.

La face muqueuse, lisse et pâle, laisse voir par transparence le cartilage tarse et une série de petites lignes sinueuses jaunâtres perpendiculaires au bord libre, qui aboutissent aux orifices signalés plus haut. Ce sont les glandules de *Meibomius*, linéairement disposées autour de leurs conduits chargés d'apporter la matière cireuse qui le matin agglutine les paupières.

Cet aspect lisse de la paupière, à sa face interne, est dû à la présence de la conjonctive qui, après l'avoir tapissée, se réfléchit sur le globe oculaire en formant le *sillon oculo-palpébral*. Le lieu où se fait cette réflexion est important à préciser. M. Malgaigne le fixe à sept ou huit lignes (15 ou 17 millimètres) pour la paupière supérieure, et à quatre lignes (8 millimètres) seulement, pour l'inférieure; d'où il résulterait que les paupières n'étant réellement libres que dans la portion tapissée par la conjonctive, un instrument pénétrant au delà des limites indiquées précédemment n'intéresserait point leur face muqueuse.

Pour vérifier ces données, j'ai mesuré pendant deux mois toutes les paupières des sujets qui ont servi à la préparation de mon cours, c'est-à-dire une vingtaine environ, et je me suis convaincu que cette hauteur était beaucoup plus considérable à leur face interne que ne l'indique M. Malgaigne : ainsi j'ai trouvé 22 à 25 millimètres (dix à onze lignes) pour la paupière supérieure, et 11 à 13 millimètres (cinq à six lignes) pour l'inférieure. Les paupières ont donc réellement, à leur face muqueuse et à leur face cutanée, une hauteur à peu près égale.

L'épaisseur des paupières est plus grande à leur bord adhérent qu'à leur bord libre ; elle est, d'ailleurs, variable suivant les sujets, et quelquefois chez le même individu du soir au matin, en raison de la facilité que leur tissu présente à l'infiltration des fluides.

La fente palpébrale offre habituellement une étendue de 25 à 30 millimètres, rarement elle dépasse 35 millimètres ; elle est placée transversalement, de manière cependant que sa partie externe soit un peu plus relevée que l'interne, disposition exagérée dans certaines races, la mongolique, par exemple, où les yeux sont presque obliques. C'est le plus ou moins d'étendue de cette fente qui détermine ce que l'on appelle vulgairement la *grandeur de l'œil*, et non le volume du globe oculaire, ainsi que le croient généralement les gens du monde. Par suite de maladie elle peut se rétrécir ; j'indiquerai plus tard par quel mécanisme.

Le point où se réunissent les paupières est désigné sous le nom de *commissure*. Cette jonction en dehors se fait à angle aigu à environ 5 ou 6 millimètres du rebord orbitaire ; au-dessous la conjonctive se réfléchit et forme un cul-de-sac de 4 à 5 millimètres de profondeur.

A la commissure interne, au contraire, la muqueuse, loin de former un cul-de-sac, recouvre une petite éminence, désignée sous le nom de *caroncule lacrymale*, que l'on remarque dans le fond du lac lacrymal.

Superposition des plans. — On trouve ici successivement :

1° La peau et un tissu cellulaire lamelleux.

2° Le muscle orbiculaire.

3° Un tissu cellulaire abondant.

4° Le ligament fibreux dit suspenseur et les cartilages tarses.

5° La conjonctive.

Les artères, les veines, les nerfs et les lymphatiques sont décrits séparément.

La *peau* de cette région, extrêmement fine, est doublée par un tissu cellulaire très-fin, lamelleux, dans lequel jamais ne s'accumule de graisse.

En disséquant avec soin sa face profonde aux commissures externe et interne, on en voit partir des trousseaux fibreux, véritables prolongements du derme, qui vont s'implanter jusque sur les os. A la commissure externe ils sont plus raréfiés et moins serrés qu'à la commissure interne ; mais là ils constituent un véritable tendon qui s'unit à des trousseaux fibreux plus profondément situés. Ces derniers, que Winslow, et après lui Ténon, ont désignés sous le nom de *ligaments des tarses*, et dont il sera question plus loin, que depuis on a considérés bien à tort comme le tendon du muscle orbiculaire, ne doivent pas être confondus avec ces faisceaux fibreux provenant de la peau dont la description ne me paraît pas avoir encore été donnée, et que j'appellerai *aponévroses* ou *tendons d'insertion* des commissures.

L'aponévrose d'insertion de la commissure interne se porte sur le périoste qui tapisse l'apophyse montante et aussi sur la paroi antérieure du sac lacrymal, tandis que l'aponévrose d'insertion de la commissure externe va se fixer sur le périoste qui tapisse l'os de la pommette et le rebord orbitaire.

La fonction de ces petites aponévroses est évidemment de fixer les commissures, lorsque les contractions du muscle orbiculaire tendent à rapprocher les paupières. Si elles n'existaient pas, il est évident que rien n'empêcherait les angles palpébraux de venir à la rencontre l'un de l'autre sur la ligne médiane, ainsi qu'il arrive aux commissures des lèvres dans les contractions énergiques de leurs fibres musculaires.

Au-dessous de la peau et de sa couche sous-cutanée, on rencontre le *muscle orbiculaire* qui présente en réalité quatre portions : une *extra-orbitaire,* représentée par les fibres qui se portent sur le front, la face et la tempe ; une deuxième *orbitaire* proprement dite, par celles qui suivent la courbe des arcades orbitaires, avec lesquelles elles sont en rapport ; une troisième, qui recouvre plus spécialement les paupières et qui a été désignée sous le nom de *palpébrale,* et enfin une quatrième, formée par les fibres qui vont d'un point à un autre du bord libre sans en parcourir toute la longueur : c'est cette dernière portion que Riolan désignait sous le nom de *muscle ciliaire.* Ainsi envisagé, l'orbiculaire, qui n'est pas seulement en rapport avec les paupières, mais couvre au loin de ses fibres les régions environnantes, donnera lieu à des considérations intéressantes au point de vue chirurgical.

Ses fibres sont dirigées selon des arcs de cercle, dont les extrémités se coupent souvent à angles plus ou moins aigus ; près de la commissure externe, il semble que celles qui appartiennent à la paupière supérieure se continuent sans interruption avec celles de la paupière inférieure. En dedans, des faisceaux considérables s'insèrent directement sur l'apophyse montante et sur la face antérieure du sac lacrymal, tandis que les fibres les plus rapprochées du bord libre se jettent sur l'*aponévrose d'insertion de la commissure interne* et sur les ligaments des tarses. C'est cette disposition qui en a imposé aux anatomistes, et leur a fait décrire les parties fibreuses sur lesquelles se rendent les fibres musculaires comme la continuation de ces fibres, comme leur tendon, erreur déjà réfutée par Ténon (1).

Au-dessous du muscle orbiculaire on rencontre un tissu cellulaire lamelleux à larges mailles humectées de sérosité, et qui quelquefois contient de petites granulations graisseuses, jaunâtres.

Plus profondément se voit le *ligament fibreux* des paupières, improprement nommé *suspenseur,* puisqu'il ne peut en aucune façon suspendre la paupière inférieure, par exemple ; Winslow, mais Ténon surtout, l'ont bien décrit et en ont fait ressortir toute l'importance. C'est une lame fibreuse insérée d'une part à tout le pourtour orbitaire et de l'autre aux bords supérieurs des cartilages tarses, formant ainsi avec eux à l'orbite, antérieurement, une cloison fibro-cartilagineuse qui n'est interrompue que par la fente palpébrale. A la paupière supérieure ce ligament est beaucoup plus fort qu'à l'inférieure, où il est réduit à une mince lamelle, principalement en dedans et en bas. Au niveau des commissures ils s'épaississent, s'insèrent aux extrémités interne et externe des deux tarses qu'ils fixent, et deviennent en ce point tellement résistants, surtout en dedans, qu'ils constituent à ces cartilages de

____

(1) *Recueil d'anatomie,* t. I, *Observat. anatom. sur quelques particularités de l'œil et des paupières,* p. 303 et suiv. Paris, 1806.

véritables ligaments ; d'où le nom de *ligament des tarses* qui leur a été imposé par Winslow, et de *ligament angulaire externe* et *interne* que leur a donné Ténon.

Le ligament angulaire externe, très-résistant, s'insère à l'extrémité du diamètre transversal sur une petite crête ou tubercule que l'on rencontre sur toutes les têtes, et qui n'est pas destinée à lui seul, car d'autres parties aponévrotiques plus profondément situées, et dont il sera fait mention plus tard, viennent également s'y rendre.

Le ligament angulaire interne, bifurqué à son attache aux tarses, l'est aussi à son insertion profonde. Sa portion antérieure, unie à l'aponévrose d'insertion de la commissure, se porte avec elle sur le sac lacrymal, tandis que la portion postérieure, passant derrière le sac, va se fixer sur la crête de l'os unguis, en confondant ses insertions avec celles du *tendon-orbitaire* du droit interne.

Le sac lacrymal est donc comme bridé par cette bifurcation fibreuse, rattachée bien à tort par les auteurs au muscle orbiculaire, et qu'ils décrivent comme constituant ce qu'ils nomment le *tendon direct* et le *tendon réfléchi* de l'orbiculaire.

De cette description il résulte que les ligaments fibreux palpébraux ferment l'orbite en avant, et attachent les tarses aux angles externe et interne du pourtour orbitaire d'une manière fixe et solide.

Les *cartilages tarses* diffèrent l'un de l'autre : l'inférieur est beaucoup plus petit que le supérieur, il est de forme quadrilatère très-allongée ; le supérieur, au contraire, représente une moitié de circonférence et possède une hauteur beaucoup plus considérable. Aussi est-il difficile, quelquefois même impossible, de le faire basculer lorsqu'on veut examiner la face interne de la paupière ; on parvient toujours facilement au contraire à renverser la paupière inférieure.

Au-dessous de cette couche ligamenteuse et fibro-cartilagineuse, on trouve à la paupière supérieure une large aponévrose s'insérant sur le cartilage tarse et faisant suite au muscle releveur de la paupière supérieure, dont elle pourrait être regardée comme le tendon.

Il n'existe pas de muscle analogue à la paupière inférieure, et cependant on sait qu'elle s'abaisse en même temps que l'œil, sans quoi la cornée se cacherait derrière elle. Pour expliquer ce mouvement, diverses théories ont été mises en avant, et, après les avoir critiquées et en avoir démontré l'insuffisance, M. Malgaigne déclare que la véritable explication est encore à trouver. En 1842, lors d'un concours de prosecteur à la Faculté où l'on nous avait donné pour sujet de préparation l'appareil de la vision, j'ai démontré sur des pièces déposées au musée Orfila, que le muscle droit inférieur envoyait dans la paupière un prolongement membraniforme dont l'action inévitable, lorsque ce muscle se contracte et abaisse le globe oculaire, doit être d'entraîner la paupière dans le même sens. Ce prolongement, très-manifeste sur certains sujets, n'est pas sans analogie avec les *tendons orbitaires* des muscles droits, dont il sera bientôt question, mais il est plus large et se détache du muscle vers sa partie antérieure et inférieure sous forme d'un épanouissement fibro-celluleux. Sur le cadavre, pour constater son action, il faut, après avoir détruit la conjonctive dans le point où elle se réfléchit du globe de l'œil sur la paupière inférieure, et avoir perforé la paroi inférieure de l'orbite en l'attaquant par le sinus maxillaire, saisir le droit inférieur, et l'attirer en arrière ; on constate alors que la paupière suit encore le mouvement d'abaissement, ce qui prouve péremptoirement qu'il n'est en aucune façon sous la dépendance du globe oculaire. J'ajouterai que Ténon, que je n'avais point lu à cette époque, et dont les descriptions, d'une exactitude rigoureuse, mériteraient d'être beaucoup mieux connues, mentionne ce prolongement du muscle droit inférieur, sans le décrire toutefois, et sans paraître y attacher d'importance.

Ces divers plans enlevés, on arrive sur cette portion de la muqueuse oculaire qu'on a désignée sous le nom de *conjonctive palpébrale,* et dont l'histoire ne peut être séparée de celle de la conjonctive en général.

Les *artères* des paupières sont presque toutes fournies par l'ophthalmique, dont elles sont des branches de terminaison. La palpébrale supérieure s'épanouit en plusieurs branches qui descendent du bord adhérent au bord libre, en croisant à angle presque droit les fibres de l'orbiculaire. Il en est de même de la palpébrale inférieure. Ces artères reçoivent des anastomoses des artères lacrymale, faciale et sous-orbitaire.

Quant aux *veines,* elles se rendent dans l'ophthalmique et la faciale, et contribuent à établir la communication si remarquable entre les systèmes veineux intra et extra-crâniens dont les vaisseaux orbitaires sont les intermédiaires.

Les *nerfs* sont fournis par la cinquième paire et le facial; les *lymphatiques* se rendent dans les ganglions parotidiens et sous-maxillaires.

Développement. — On voit, dit Blandin, les paupières se former graduellement de leur base vers leur bord libre, et à la deuxième semaine, suivant Meckel, elles sont arrivées au contact. On sait qu'elles sont unies l'une à l'autre jusqu'à la naissance, mais qu'à cette époque s'établit la fissure interpalpébrale. Lorsque cette adhésion persiste, elle constitue le *symblépharon,* ou adhérence congénitale des paupières.

Déductions pathologiques et opératoires. — Les paupières, dont la structure compliquée offre une si grande variété d'éléments anatomiques, sont fréquemment le siége de petites tumeurs inflammatoires ou autres. L'orgeolet, qui affecte le bord libre des paupières, est généralement regardé comme un furoncle; mais, comme aux bords des paupières c'est à peine si l'on peut constater l'existence d'une imperceptible couche de tissu cellulaire unissant, il est difficile de comprendre comment les auteurs qui regardent le furoncle comme une inflammation du tissu cellulaire peuvent voir dans l'orgeolet un furoncle. C'est qu'en effet c'est dans le follicule pilo-sébacé que siége la maladie, et, quoi qu'en ait dit M. Malgaigne, on y trouve souvent un *bourbillon.* Pour achever la démonstration il suffira de faire remarquer que l'orgeolet ne se développe jamais que sur le bord même des paupières, c'est-à-dire là seulement où l'on rencontre des follicules.

Les tumeurs improprement appelées *loupes* des paupières ne sont autres que des kystes sébacés contenant ordinairement une matière blanchâtre comme du caséum, et quelquefois une liquide transparent.

Enfin il n'est pas rare d'en rencontrer dont le contenu est complétement solide; celles-là sont dues à des dégénérescences ou à des transformations des éléments de la peau, ainsi que l'a démontré M. Verneuil dans plusieurs communications à la Société de chirurgie.

Les tumeurs contenant une matière liquide ou demi solide, quoique ayant leur siége dans le tissu cellulaire sous-musculaire, font saillie à l'extérieur; aussi est-ce de ce côté que la plupart des chirurgiens conseillent de les attaquer. Après les avoir fixées, on fait, suivant les plis palpébraux, une incision qui dépasse un peu leur diamètre transversal, puis on en exprime le contenu, et l'on cautérise l'intérieur du kyste avec un crayon d'azotate d'argent finement taillé en pointe. Le kyste, frappé de gangrène, est éliminé quelques jours après, et la cicatrice linéaire se trouve cachée dans le pli palpébral. C'est également par la face cutanée que doivent être attaquées les tumeurs solides.

Néanmoins M. Caron du Villards (1) et M. Malgaigne ont proposé de pratiquer l'incision sur la face conjonctivale. Ce procédé, difficile à exécuter, surtout lorsqu'il faut traverser le cartilage tarse, ce qui est le cas le plus ordinaire, peut faire courir le risque d'une inflammation diffuse de la paupière, à cause de la difficulté de l'écoulement des liquides après l'opération. Il doit donc être rejeté, d'autant mieux qu'il n'a réellement sur le première aucun avantage comme résultat, et qu'il est beaucoup plus difficile dans son exécution : tout au plus pourrait-il être mis en usage dans ces cas exceptionnels où la tumeur, d'une tout autre nature, siégerait au-dessous du cartilage et plus près de la face conjonctivale que de la peau.

Le tissu cellulaire lâche et abondant qui unit les diverses couches palpébrales devient assez souvent le siège d'inflammations diffuses auxquelles succèdent des infiltrations purulentes. Si l'on ne se hâte de donner issue au pus, et même dans quelques cas où cependant on a pratiqué l'évacuation de bonne heure, le tissu cicatriciel détermine par sa rétraction le renversement des paupières en dehors, ou *ectropion*, affection grave, parce qu'elle compromet l'appareil de la vision et défigure horriblement. C'est pour remédier à cette difformité qu'ont été imaginés ces différents procédés de *blépharoplastie*, aussi hardis qu'ingénieusement conçus, et dont la réussite est due à la richesse du réseau vasculaire en même temps qu'à la facilité avec laquelle les téguments avoisinants glissent sur les tissus profonds.

Le tissu cellulaire des paupières se laisse non-seulement infiltrer par le pus, mais aussi par la sérosité et le sang : c'est ainsi qu'on voit, dans les anasarques, les paupières se gonfler et s'œdématier, quelquefois avant toutes les autres régions ; de même que dans les cas où l'on y pratique une opération, on les voit brusquement s'infiltrer de sang, à ce point que quelques heures après les malades ne peuvent plus les entr'ouvrir. Ces infiltrations sanguines, qui inquiètent et surprennent beaucoup les malades et les opérateurs inexpérimentés, à cause de leur rapidité, n'offrent que bien rarement de la gravité, et se terminent généralement d'elles-mêmes par résolution, dans l'espace de quelques jours.

Mais il n'en est pas de même de l'irritation œdémateuse qui suit quelquefois l'application des sangsues sur les paupières, et quoique quelques chirurgiens aient déclaré cette pratique tout à fait innocente, je m'en abstiens depuis que j'ai vu deux fois un phlegmon suivi d'ectropion très-grave en être le résultat. On sait, en effet, que chez quelques sujets, les piqûres de sangsues ont une grande tendance à s'enflammer et à suppurer, quoi qu'on fasse, et pour les raisons que j'ai dites précédemment, il faut ici soigneusement éviter tout ce qui peut provoquer la suppuration.

Nous avons vu le ligament suspenseur former comme une barrière entre les couches superficielles des paupières et les parties plus profondément situées, telles que le tissu cellulaire sous-conjonctival et celui de l'orbite. Il en résulte que les épanchements de liquide, et principalement les infiltrations sanguines orbitaires, ne peuvent se frayer que lentement un passage jusque dans les couches palpébrales superficielles, à moins de rupture de ce ligament. Ainsi, dans les fractures de la voûte orbitaire, le sang qui envahit le tissu cellulaire de l'orbite vient apparaître d'abord sous les conjonc-

---

(1) *Considérations sur quelques maladies des sourcils et des paupières* (*Gaz. médicale*, 1832).

tives oculaires, là où il constitue ce signe important auquel on a donné le nom d'*ecchymose sous-conjonctivale*, et ce n'est que plus tard qu'il envahit le tissu même des paupières.

Lorsque l'inflammation s'empare de la portion de conjonctive qui tapisse les paupières et y séjourne, elle y détermine des modifications dont il est curieux de suivre les résultats. Après s'être vascularisée, cette membrane se couvre de granulations fines qui lui donnent un aspect grenu et chagriné, puis s'hypertrophie et s'épaissit insensiblement, par suite d'une sorte d'infiltration plastique dans le tissu qui la double, de manière qu'elle acquiert le double et même le triple de son volume ordinaire. A la paupière inférieure, dont le cartilage tarse, ainsi que je l'ai dit précédemment, est étroit et bascule facilement, ce boursouflement provoque un renversement en dehors, ou *ectropion*, dont le mécanisme de production diffère complétement de celui qui est le résultat des phlegmons palpébraux. A la paupière supérieure, ce phéno-mène est sinon impossible, du moins très-difficile, en raison de la conformation particulière de son tarse. Lorsque la muqueuse qui la tapisse s'épaissit, au lieu de se renverser, elle se déplisse et s'allonge, et si des fongosités succèdent aux granulations, on la voit descendre insensiblement à la rencontre de l'inférieure, la croiser même sans que le malade puisse parvenir à les écarter autrement qu'avec les doigts.

J'ai observé un curieux exemple de ce genre d'affection qui durait depuis plusieurs mois et portait sur les deux yeux. C'était sur un garde-chasse, sujet à des blépharites répétées qui avaient déterminé un tel boursouflement des deux paupières, de la supé-rieure surtout, que cette dernière recouvrait l'inférieure sans qu'il fût possible au malade de les séparer autrement qu'avec les doigts. Aussi se considérait-il comme aveugle, quoique le globe oculaire fût encore en état de percevoir les rayons lumi-neux quand on parvenait à relever la paupière supérieure, ce qui d'ailleurs n'était pas chose facile. Il est évident que, dans ces cas, c'est à la conjonctive qu'il faut s'adresser, si l'on veut combattre la maladie avec quelques chances de succès ; il faut en pratiquer soit l'excision, soit la cautérisation directe. Je donne la préférence à la cautérisation, et, dans un autre cas où tout avait échoué, j'ai obtenu un succès éclatant en touchant à plusieurs reprises la face interne des paupières avec le cautère électrique. Cinq applications furent nécessaires pour détruire les fongosités conjonctivales.

Les divers follicules et glandules des paupières peuvent, chacun de leur côté, devenir le siége d'inflammations isolées qui pendant un certain temps y restent confinées : c'est ainsi qu'on a décrit une *blépharite des follicules ciliaires*, une *blépharite glanduleuse* ou des glandes de Meibomius, de même qu'on a désigné sous le nom de *blépharite muqueuse* celle qui porte plus spécialement sur la conjonctive palpébrale ; mais il importe de noter que ces affections ne restent pas longtemps limitées aux éléments dans lesquels elles ont pris naissance, et qu'elles finissent tou-jours par se généraliser.

Le muscle orbiculaire des paupières est beaucoup plus fréquemment atteint qu'on ne le pense généralement de contracture succédant à des affections du globe oculaire. Chez quelques malades, elle est portée à un tel degré, que les bords des paupières se roulent en dedans, entraînant la déviation des cils dont le contact irrite la cornée. Le seul moyen de remédier efficacement à cette affection, c'est de pratiquer la sec-tion du muscle : chez une jeune fille dont la cornée, ulcérée en plusieurs points, menaçait de se perforer, j'ai fait cesser en quelques jours un entropion dû à cette contracture, lequel avait résisté à tous les moyens médicaux et chirurgicaux. La section fut faite par la méthode sous-cutanée ; je la fis porter sur les rois portions du muscle orbiculaire, que j'ai désignées sous les noms d'*extra-orbitaire*, d'*orbitaire*, et de *palpébrale*, et je ne respectai que la portion ciliaire, bien convaincu, par l'expérience que j'en avais faite précédemment, que la section d'un seul de ces faisceaux ne remédie qu'imparfaitement et temporairement au mal.

Mais la contraction n'est pas toujours portée aussi loin et, dans les cas ordinaires, oblige seulement les malades à une demi-occlusion des paupières, d'où résulte peu à peu un rétrécissement de l'ouverture palpébrale par un mécanisme sur lequel il importe d'attirer l'attention. Les fibres musculaires de la portion palpébrale qui, par le fait de leur contraction incessante, subissent un raccourcissement permanent, soulèvent les téguments et les ramènent insensiblement par-dessus la commissure externe. Il se forme donc là un petit repli cutané doublé de fibres musculaires qui retient les liquides âcres sécrétés par les tissus enflammés dans l'angle externe de l'œil, d'où excoriation d'abord, puis ulcération des bords ciliaires qui se soudent peu à peu et de proche en proche, rétrécissant d'autant la fente des paupières. Aussi peut-on remarquer que chez tous les individus atteints d'affections chroniques du globe oculaire, mais principalement des paupières, l'œil, comme on le dit vulgairement, paraît plus petit, ce qui veut dire simplement que l'ouverture palpébrale est moins grande.

Pour combattre cette difformité, j'ai institué une petite opération, calquée sur celle qu'a imaginée Dieffenbach contre certains rétrécissements de l'ouverture buccale. Je taille au niveau de la commissure externe un petit lambeau triangulaire représentant un V, dont la base regarde le globe oculaire, et auquel je donne un peu plus de la longueur présumée de l'ancienne fente palpébrale ; je dissèque les téguments et le muscle orbiculaire jusqu'à la conjonctive, puis je les retranche complétement, ne conservant que la membrane muqueuse, qui reste seule dans le fond du triangle ; je la divise alors sur la ligne médiane, ce qui me donne deux petits lambeaux flottants que je greffe avec des serres-fines aux bords de l'incision cutanée. J'ai déjà plusieurs fois pratiqué cette petite autoplastie par *bordage*, dont j'ai toujours obtenu d'excellents résultats, et j'ai publié en 1851, dans l'*Union médicale*, sous forme de lettre à Vidal (de Cassis), un fait de ce genre, dans lequel se trouve décrit d'une manière plus complète le procédé que je viens d'indiquer sommairement.

Je terminerai ces remarques sur la contracture du muscle orbiculaire par une considération qui se rattache à sa physiologie, et qui n'est pas sans importance sur la pratique, à savoir, que dans les cas où les portions palpébrale et ciliaire ont été détruites, les faisceaux extra-orbitaires peuvent, par des contractions puissantes et répétées, ramener sur le globe oculaire les tissus qui ont échappé à la destruction. Il se forme, de la sorte, par le refoulement de proche en proche des parties molles circonvoisines, des replis qui constituent comme de nouvelles paupières muqueuses, bien imparfaites sans doute, mais qui protégent encore assez efficacement l'organe de la vision. On doit à Gerdy d'avoir, par des expériences sur des animaux, dont j'ai été témoin, prouvé ce fait d'une manière irrécusable (1).

Sur un malheureux jeune homme, dont la figure avait été littéralement dépouillée

(1) *Recherches historiques et pratiques sur le renversement des cils*, par Gerdy. (*Journal de chirurgie*, 1844, p. 225.)

par la vapeur d'eau bouillante, lors de la catastrophe du chemin de fer de la rive gauche, en 1843, nous avons eu l'occasion de remarquer, M. le professeur Velpeau et moi, que malgré la destruction complète des paupières, le globe oculaire trouvait à s'abriter sous des replis rougeâtres et saignants formés par la conjonctive oculaire. Les contractions des fibres extra-orbitaires du muscle orbiculaire rapprochaient manifestement ces bourrelets lorsque le malade voulait fermer les yeux, et à l'aide de ce artifice, la cornée a conservé depuis l'accident, c'est-à-dire depuis quinze ans, sa netteté et sa transparence.

Il ne faut donc point trop se hâter de désespérer, la nature ayant des ressources parfois merveilleuses et inattendues.

La paupière supérieure possède un muscle releveur qui reçoit son nerf de la troisième paire, tandis que le muscle orbiculaire est animé par le facial, d'où il résulte que ces deux nerfs, dont l'origine est assez distante, étant rarement atteints simultanément, la paupière supérieure continue à jouir d'un mouvement d'élévation dans les paralysies faciales, et peut encore s'abaisser et même se relever un peu dans les paralysies de la troisième paire.

Nous avons vu, à propos du développement, que les paupières étaient primitivement réunies et soudées, et que cet état pouvait persister après la naissance. Il faut, pour remédier à cette union congénitale des paupières, décoller avec le bec d'une sonde cannelée, les paupières qui ne sont qu'agglutinées. Mais le *symblépharon* peut être accidentel ; dans ce cas l'opération n'est plus aussi simple. Il peut alors survenir des accidents graves dus à la rétention du mucus conjonctival et des larmes entre les paupières et le globe de l'œil. J'ai entendu rapporter au professeur Marjolin un cas très-curieux de ce genre qui avait mis en défaut sa vaste expérience.

Un jeune homme, disant avoir reçu un coup de pied de cheval sur l'orbite, se présente quelques semaines seulement après l'accident, à la consultation de l'hôpital Beaujon. Une tumeur du volume d'un œuf remplissait l'orbite, sa couleur était bleuâtre et des veines volumineuses la sillonnaient. Blandin diagnostiqua un cancer de l'œil ; mais remarquant cependant dans la marche de la maladie, dans la manière dont elle s'était développée, quelque chose d'insolite, il pria Marjolin de lui donner son avis avant de se décider à l'extirpation de l'organe. Le résultat de la consultation fut qu'on avait bien affaire à un cancer, mais qu'avant de commencer l'opération on pratiquerait une ponction exploratrice, ce qui fut fait. Au grand étonnement de ces deux illustres praticiens, il ne s'écoula qu'un liquide filant et parfaitement transparent, et l'on reconnut seulement alors que ce mucus n'était autre que le liquide conjonctival retenu entre le globe oculaire et les paupières qui, avivées par une large excoriation, s'étaient agglutinées dans toute leur longueur et assez loin de leurs bords ciliaires pour que les cils fussent cachés, et que leur absence ait pu induire en erreur. Blandin en pratiqua le décollement et trouva au-dessous le globe de l'œil parfaitement sain.

B. *Région orbitaire profonde.* — J'étudierai successivement : *a.* l'*orbite* et les *parties molles* qu'elle renferme, sauf le globe oculaire ; *b.* le *globe oculaire.*

a. *De l'orbite et des parties molles qu'elle renferme,* abstraction faite du globe oculaire.

Orbite, ou parois orbitaires osseuses. — Si sur une tête sèche on examine la cavité orbitaire, on remarque qu'elle représente un cône dont la base est dirigée en avant, le sommet en arrière, et que ce cône irrégulier est formé par la réunion de quatre parois réunies par des angles mousses et arrondis.

Pris à l'ouverture de l'orbite, c'est-à-dire à la base, le diamètre transversal prédomine constamment sur le vertical; il est très-rare, dit M. Vésigné, de les trouver égaux : en effet, le diamètre transversal varie de 4 centimètres à 4 centimètres 5 à 6 millimètres; le vertical est de 4 centimètres et demi, rarement il atteint 4 centimètres.

La base de l'orbite, irrégulièrement quadrilatère, est obliquement taillée en bas et en dehors, de telle manière que le bord supérieur dépasse l'inférieur, comme l'interne déborde l'externe. De cette simple considération, il résulte que les parties contenues dans l'orbite sont moins bien protégées en dehors qu'en dedans, mais aussi que le sens de la vue y gagne considérablement, le champ de la vision ne trouvant de ce côté aucun obstacle.

Le sommet de l'orbite répond à la partie la plus large de la fente sphéno-maxillaire, et l'axe de cette cavité, passant par la partie la plus reculée de cette fente, se trouve dirigé comme le pourtour orbitaire, en avant, en bas et en dehors. Mesuré de la partie la plus reculée de la fente sphénoïdale à la partie centrale d'un plan coupant la base de l'orbite, il m'a offert de 4 centimètres et demi à 5 centimètres et quelques millimètres de longueur; la profondeur de l'orbite est donc susceptible de variation suivant les sujets. Cette circonstance anatomique doit entrer en ligne de compte dans l'explication de la saillie plus ou moins prononcée du globe oculaire qu'on croit tenir uniquement à la présence plus ou moins considérable du tissu graisseux intra-orbitaire, ou au volume de l'œil.

La paroi supérieure, qui correspond aux fosses ethmoïdales de la cavité crânienne est mince, peu résistante et légèrement inclinée en arrière et en bas; à sa partie postérieure se trouve le trou optique, formé en avant par le frontal, en arrière par la petite aile du sphénoïde. Elle offre à sa partie externe la dépression ou fossette lacrymale, située derrière l'arcade orbitaire.

La paroi inférieure, oblique en sens inverse en arrière et en haut, offre également peu de résistance, et répond au sinus maxillaire dont elle forme la paroi supérieure; elle est traversée d'arrière en avant par le canal sous-orbitaire, dans lequel est logé le nerf de même nom qui sort sous l'arcade orbitaire inférieure, un peu en dedans de la moitié interne de ce rebord osseux. C'est sur cette paroi inférieure, à son union avec l'interne, à 2 millimètres en arrière de la saillie formée par l'apophyse montante du maxillaire, que se remarquent l'ouverture supérieure du canal et la gouttière du sac lacrymal. Cette paroi est constituée par les os maxillaire supérieur et de la pommette en avant, par le palatin en arrière.

La paroi interne, la plus longue de toutes, est dirigée directement en arrière selon le diamètre antéro-postérieur de la tête, et ne présente aucune inclinaison; constituée par des lamelles osseuses papyracées, qui n'offrent que très-peu de résistance, elle est formée d'avant en arrière par l'apophyse montante, l'os unguis, l'os planum de l'ethmoïde et le sphénoïde. L'os planum, à son articulation avec le frontal, offre les trous orbitaires internes, et enfin à la partie antérieure se voit le commencement de la gouttière où se loge le sac lacrymal.

La paroi externe est la plus courte, la plus résistante et la plus oblique; elle est tellement inclinée en arrière et en dedans, qu'en regardant une orbite en face, elle constitue presque une paroi postérieure. C'est à l'union de cette paroi avec la supérieure que s'observe la fente sphénoïdale, de même qu'à sa jonction avec la paroi inférieure on remarque la fente sphéno-maxillaire. Cette dernière se prolonge en avant jusqu'à un centimètre et demi du rebord orbitaire externe, disposition importante à connaître, et qu'on doit avoir bien présente à la mémoire lorsqu'on fait l'ablation du maxillaire supérieur, puisque c'est précisément ce pont osseux qu'il s'agit d'abattre lorsqu'on veut séparer cet os de celui de la pommette. Cette paroi répond à la fosse temporale et au sommet de la fosse zygomatique ; elle est formée par l'os de la pommette en avant et l'aile du sphénoïde en arrière.

Déductions pathologiques et opératoires. — Le peu de longueur de la paroi externe comparée à l'interne fait que le globe de l'œil, qui déborde en ce sens de près d'un centimètre, peut être facilement atteint par des instruments dirigés de ce côté, et dans quelques cas jeté hors de l'orbite ; tandis que du côté interne il est, au contraire, parfaitement protégé par la saillie du nez : c'est pour cette raison que les chirurgiens préfèrent, dans l'opération de la cataracte, attaquer l'œil par son côté externe.

Les parois de l'orbite étant peu épaisses, on comprend comment un instrument mû par une force même médiocre, peut les traverser et pénétrer dans les cavités dont elles forment les limites. Aussi n'est-il pas rare de voir des projectiles ou des instruments pointus plongés dans l'orbite entrer dans la cavité crânienne, les fosses nasales ou le sinus maxillaire. C'est même sur la facilité avec laquelle ces parois se laissent enfoncer, que sont fondés plusieurs procédés opératoires pour la tumeur lacrymale, tels que la perforation de l'unguis et celle du sinus maxillaire dont il sera question plus tard. D'autre part, il [ne manque pas d'exemples, dans les auteurs, de plaies du cerveau, par des instruments qui ont brisé la voûte orbitaire et M. Velpeau fait observer très-judicieusement qu'il n'est même pas nécessaire que les os soient traversés et que la fente sphénoïdale, par exemple, pourrait livrer passage à une pointe aiguë ou à un projectile peu volumineux.

Il n'est point rare de voir des tumeurs nées en dehors de l'orbite déprimer ses parois, et déloger l'œil de sa propre cavité ; ces exophthalmies s'expliquent par le peu de résistance qu'offrent la plupart de ces parois, mais surtout l'interne.

On a cherché à tirer partie, pour l'extirpation de l'œil, de l'inclinaison et de l'inégalité de longueur des parois orbitaires : ainsi on a proposé de longer l'externe comme étant la plus courte en même temps que la plus oblique, et pouvant permettre de porter le tranchant du bistouri presque perpendiculairement sur l'attache des muscles et sur le nerf optique ; mais on a fait observer d'autre part que l'on courait le risque de perforer avec la pointe de l'instrument la paroi interne, si mince, si peu résistante. De son côté, M. Velpeau propose de suivre la paroi interne, malgré le grand désavantage que l'on a d'agir presque parallèlement aux muscles et au nerf optique ; enfin Dupuytren voulait qu'on attaquât l'œil par la paroi supérieure.

Il me semble que la paroi externe est sans contredit la voie la plus favorable ; et pour éviter de perforer la paroi interne, ce qui d'ailleurs me paraît sans gravité, ou d'entrer dans la cavité cérébrale par la fente sphénoïdale, ce qui serait plus grave, on se servira de ciseaux recourbés sur le plat au lieu de bistouri, lorsqu'on arrivera au fond de l'orbite.

Parties molles intra-orbitaires. — Jusque dans ces dernières années cette région était, pour ainsi dire, passée sous silence, et c'est à peine si l'on notait les attaches de muscles. Ainsi M. Malgaigne écrivait, en 1838 (1), que « *les insertions des muscles à la sclérotique intéressent peu le chirurgien.* » C'est qu'à cette époque, la question du strabisme et de la myotomie oculaire n'avait pas encore surgi, et que les parties molles intra-orbitaires n'avaient pas été soumises à des investigations minutieuses. Depuis, des travaux en grand nombre ont été publiés sur ce sujet, et cette région, ayant été proposée comme sujet de pièce dans un concours de prosecteur en 843, devint, pour moi, l'objet de recherches spéciales qu'à cette époque je communiquai, sur sa demande, à M. Cruveilhier, dans une note qu'il a consignée, mais en partie seulement, dans l'édition qu'il préparait alors.

L'importance de cette étude, son influence sur la pratique chirurgicale, me font un devoir d'entrer dans des détails un peu minutieux peut-être, mais ayant tous des applications ; pour la vérification, je renvoie à la série de pièces que j'ai déposées à cette époque au musée Orfila.

Je décrirai successivement :

1° L'aponévrose orbito-oculaire ;

2° Les muscles de l'orbite ;

3° Les artères, veines, nerfs et lymphatiques ;

4° Le tissu cellulo-graisseux.

Aponévrose orbito-oculaire. — Cette aponévrose, dont la partie la plus importante a été décrite par Ténon, quoique incomplétement (2), est désignée par M. Malgaigne, d'après cet anatomiste, sous le nom d'*albuginée*.

Dans sa dissertation inaugurale soutenue en 1844, M. Hélie en a donné une bonne description, mais encore incomplète sous plusieurs rapports ; voici comment il faut, selon moi, concevoir cette membrane :

Continuation de la dure-mère, elle entre dans l'orbite par le trou optique et la fente sphénoïdale, et tapisse toutes les parois orbitaires, jouant à leur égard le même rôle que la dure-mère par rapport aux os du crâne. Arrivée à la base de l'orbite, elle se divise en deux lames : l'une se continue avec le périoste du contour orbitaire ; l'autre, la seule dont je veuille m'occuper, converge vers le globe oculaire, s'adosse au ligament suspenseur des paupières, puis à la conjonctive, et, parvenue sur le globe de l'œil, au point de réflexion de cette membrane, le tapisse dans ses trois quarts postérieurs jusqu'au nerf optique, sur le névrilème duquel elle se perd. Telle est sa *disposition générale.*

Chemin faisant, elle offre plusieurs particularités sur lesquelles il importe d'insister. Dans toute la portion, que j'appellerai orbitaire parce qu'elle tapisse les parois osseuses de l'orbite, elle est peu adhérente, se décolle avec facilité, fournit très-peu de vaisseaux aux os qu'elle recouvre, et ne mérite point le nom de périoste orbitaire que ui ont donné les auteurs. On doit donc la regarder comme une membrane fibreuse au même titre que la dure-mère, dont elle est la continuation et à laquelle je l'assimile complétement.

Son adhérence au niveau des sutures est plus intime ; elle envoie des prolongements dans les fentes sphénoïdale et sphéno-maxillaire, et, arrivée au cercle osseux qui forme la base de l'orbite, s'y insère solidement, principalement aux extrémités des deux diamètres horizontal et vertical ; là se voient quatre prolongements mem-

(1) *Anatomie chirurgicale*, 1838, t. I, p. 385.
(2) Ténon, *Mémoires d'anatomie et de physiologie*, p. 193 et suiv.

braneux qu'on peut regarder comme une de ses dépendances, et qui méritent, à ce titre, d'arrêter en ce moment notre attention.

Les deux premiers, très-bien décrits par Ténon sous le nom d'*ailerons ligamenteux interne* et *externe*, sont solides, résistants, larges, de forme triangulaire. Chacun d'eux représente une sorte de diaphragme tendu transversalement entre les parois orbitaires et les muscles droits interne et externe; un de leurs côtés répond à l'orbite, un autre au bord du muscle avec lequel ils sont en rapport, et par le troisième, ou antérieur, ils semblent se continuer avec les ligaments des tarses déjà étudiés. A leur point d'insertion à l'orbite, en dedans et en dehors, on peut voir des rugosités, quelquefois même un tubercule très-saillant, comme sur un des crânes que j'ai sous les yeux. A cette occasion, je ferai remarquer combien sont multipliées ces insertions d'éléments fibreux aux extrémités du diamètre transversal, où l'on trouve successivement, en procédant des parties superficielles aux parties profondes, l'aponévrose d'insertion des commissures, les ligaments suspenseurs des tarses et les ailerons ligamenteux de l'aponévrose qui nous occupe.

Au niveau de l'aileron interne, le feuillet de l'aponévrose, qui va se confondre avec le périoste de la face, forme un dédoublement pour recevoir le sac lacrymal; je ne fais que signaler ici cette particularité, sur laquelle j'aurai occasion de revenir plus tard, de même que sur la manière dont se trouve enveloppée la glande lacrymale.

Quant aux prolongements membraniformes situés aux extrémités du diamètre vertical, ils sont bien moins prononcés; l'inférieur surtout est quelquefois à l'état de vestige, ce qui s'explique par l'inutilité d'apporter une limitation à l'action des droits inférieur et supérieur, ainsi que je le dirai dans un moment.

Ces prolongements membraniformes, ou ailerons ligamenteux, représentent donc des replis falciformes détachés de la face interne de l'aponévrose, et tendus transversalement dans la cavité orbitaire, à la rencontre du ligament suspenseur des paupières en avant, et des muscles droits de l'œil en dedans; pour saisir complétement cette dernière partie de leur disposition, il est nécessaire de se reporter à la description des muscles.

Après avoir fourni ces ailerons ligamenteux, l'aponévrose, toujours forte et résistante, poursuit sa marche convergente et centripète vers le globe oculaire, tapisse le ligament fibreux dit suspenseur des paupières, puis la conjonctive dans le point où celle-ci se réfléchit de la paupière sur le globe oculaire, double et fortifie son cul-de-sac, et rencontre bientôt les tendons des muscles droits allant s'insérer à la sclérotique. Là, au lieu d'être simplement perforée pour le passage de ces tendons, elle fournit à chacun d'eux une gaîne fibro-celluleuse qui se prolonge en arrière jusque sur les fibres charnues sur lesquelles elle se perd insensiblement.

Arrivée enfin à la sclérotique, elle la recouvre dans ses trois quarts postérieurs, puis atteint le nerf optique, sur lequel elle se perd à son entrée dans l'œil; à tout le pourtour de ce nerf, elle s'amincit au point de devenir celluleuse, ce qui permet aux nerfs et aux vaisseaux ciliaires de la traverser facilement. (Voy. fig. 28, p. 330.)

Il suit de cette description que le globe oculaire est réellement en dehors de l'aponévrose, dont la portion oculaire forme comme une coque fibreuse concave en avant, dans laquelle sont logés les trois quarts postérieurs de sa sphère. Pour démontrer cette disposition, j'ai l'habitude de faire la préparation suivante : J'incise la conjonctive, je la décolle avec le manche du scalpel, en suivant la coque de l'œil jusqu'aux insertions des muscles droits; je coupe leurs tendons aussi près de la sclérotique que je le puis, ainsi que ceux du grand et du petit oblique qu'on rencontre un peu plus en arrière, et auxquels l'aponévrose fournit également une gaîne ; arrivé au nerf optique, je le sépare avec des ciseaux courbes, et j'enlève alors facilement l'œil, pour ainsi dire énucléé de sa coque. On voit très-bien alors la face antérieure de la portion oculaire de l'aponévrose, sorte de capsule aponévrotique qui n'est séparée de la sclérotique que par un tissu cellulaire comme séreux destiné à faciliter la locomotion du globe oculaire. C'est là ce que Bogros avait décrit sous le nom de *séreuse des tendons* de l'œil.

Fig. 28.

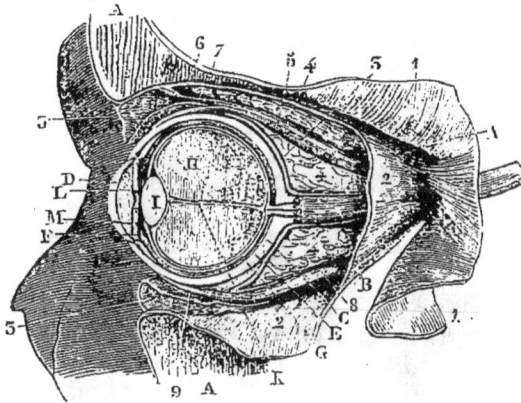

Coupe perpendiculaire de l'orbite et du globe oculaire (1).

1, 1. La dure-mère. — 2, 2. La portion orbitaire de l'aponévrose qui forme le périoste de l'orbite et se continue sans interruption avec la dure-mère. — 3, 3, 3. Les portions palpébrale et oculaire de l'aponévrose. — 4, 4, 4. La cavité de l'aponévrose orbito-palpébro-oculaire occupée par le tissu cellulaire intra-oculaire, etc. — 5. Le muscle droit supérieur. — 6. Son tendon orbitaire. — 7. Son tendon oculaire sortant de l'aponévrose. — 8. Le muscle droit inférieur. — 9. Son tendon oculaire. — A, A, A. Parois osseuses de l'orbite. — B. Nerf optique. — C. Sclérotique. — D. Cornée. — E. Choroïde. — F. Iris. — G. Rétine. — H. Corps vitré. — I. Cristallin. — K. Canal hyaloïdien. — L. Chambre antérieure. — M. Chambre postérieure.

Les choses étant ainsi disposées, si l'on jette un regard attentif sur cette face antérieure de l'aponévrose, on y aperçoit les ouvertures des gaînes par lesquelles passent les tendons des muscles droits et obliques, et l'on peut, en saisissant ces tendons qui sortent par ces ouvertures, et en exerçant sur eux quelques tractions, s'assurer que la gaîne aponévrotique qui leur livre passage est solidement maintenue au cercle orbitaire, de sorte que, lors de leurs contractions, ils doivent éprouver en cet endroit une véritable réflexion, comme sur une poulie de renvoi. Cela est surtout sensible pour les droits interne, externe et supérieur. C'est avec intention que

(1) Cette figure a été dessinée par M. Léveillé, d'après une pièce que j'ai déposée en 1843 au musée de la Faculté, et qui s'y trouve encore actuellement. Seulement, au lieu de se borner à représenter le globe oculaire plein tel qu'il est sur la pièce, l'artiste, sur mes indications et d'après une planche de Bourgery, a simulé, pour éviter de multiplier les figures inutilement, une coupe du globe oculaire à laquelle je renverrai en temps et lieu. Pour éviter la confusion, tout ce qui regarde l'aponévrose a été indiqué en chiffres, et ce qui concerne le globe de l'œil proprement dit en lettres.

j'insiste sur ces minutieux détails, qui tous vont trouver plus loin leur application (fig. 29).

L'œil se trouve donc ainsi complétement isolé du tissu cellulaire de l'orbite, tandis que le tissu cellulo-graisseux au milieu duquel sont plongés les muscles, les vaisseaux, les nerfs de l'œil, et la glande lacrymale, est renfermé dans une véritable loge fibreuse fermée de toutes parts, espèce de sac sans ouverture replié en avant sur lui-même, dont on pourra se faire une bonne idée en étudiant avec soin la figure 28. On y distingue très-nettement les trois portions orbitaire, palpébrale, et oculaire de l'aponévrose, ce qui justifie le nom d'*orbito-palpébro-oculaire*, ou plus simplement d'*orbito-oculaire* que je lui ai donné et qui rappelle sa disposition générale.

Fig. 29.

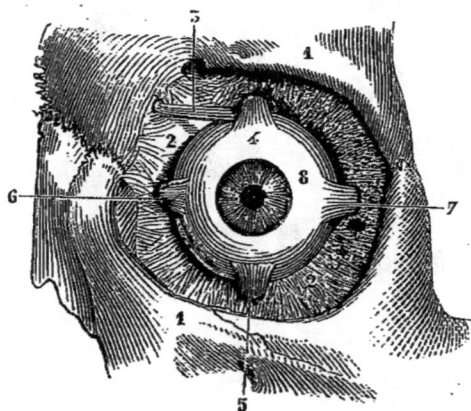

L'aponévrose orbito-palpébro-oculaire, vue par sa face antérieure ; la conjonctive a été enlevée pour montrer comment les muscles de l'œil la traversent. Cette figure a été également dessinée d'après une pièce déposée au musée de la Faculté, lors d'un concours pour le prosectorat, en 1843.

1, Pourtour osseux de l'orbite. — 2, 2. La portion palpébro-oculaire de l'aponévrose, vue par sa face antérieure, — 3. Muscle grand oblique. — 4. Muscle droit supérieur. — 5. Muscle droit inférieur. — 6. Muscle droit interne. — 7. Muscle droit externe, — 8. Globe oculaire.

En résumant ce qui précède, on voit que le bulbe oculaire logé dans la dépression antérieure que présente en avant cette membrane fibro-séreuse se trouve par conséquent placé en dehors d'elle, tandis que toutes les autres parties molles, dont la description va suivre, sont renfermées dans sa cavité.

Des muscles de l'orbite. — Ils sont au nombre de sept, un destiné à la paupière supérieure, et les six autres à l'œil, dont quatre dits droits et deux obliques.

Les quatre droits s'insèrent en arrière, au pourtour du trou optique, le droit supérieur à la partie supérieure de ce trou, et les droits inférieur, interne et externe à un ligament désigné sous le nom d'*aponévrose de Zinn*. Cette dernière ne forme pas, ainsi que l'avait cru Valsalva, un anneau fibreux complet qui, lors de la contraction des muscles, puisse comprimer le nerf optique.

De là les fibres charnues, se dirigeant d'arrière en avant vers le globe de l'œil, entrent bientôt dans la gaîne effilée que leur offre l'aponévrose, et arrivées au point

où elles émergent de la gaîne, se divisent en deux faisceaux. L'un, toujours plus
petit, se dirige vers les parois orbitaires, s'entoure du repli de l'aponévrose orbito-
oculaire, ou aileron ligamenteux, qui lui correspond, et s'insère dans le même point
que lui à l'orbite, par un petit tendon aplati ; l'autre, plus volumineux, se porte vers
le globe de l'œil, se dirigeant en dedans et un peu en arrière, de manière à former
un coude avec sa direction première, et va s'insérer à la sclérotique par un large
tendon dont les fibres se confondent avec celles de cette membrane. Le lien précis
de cette insertion se fait, suivant M. Sappey, pour le droit supérieur à 8 ou 9 millim.
en arrière du bord cornéal, à 7 ou 8 pour le droit externe, à 6 ou 7 pour le droit
inférieur, et à 5 ou 6 pour le droit interne, c'est-à-dire suivant une ligne spirale plus
éloignée de la cornée supérieurement et s'en rapprochant en passant successivement
par le côté externe, puis inférieur, puis interne du globe oculaire.

J'appellerai, avec Ténon, le premier faisceau, tendon *orbitaire*, et le second,
tendon *oculaire* (fig. 30).

Fig. 30.

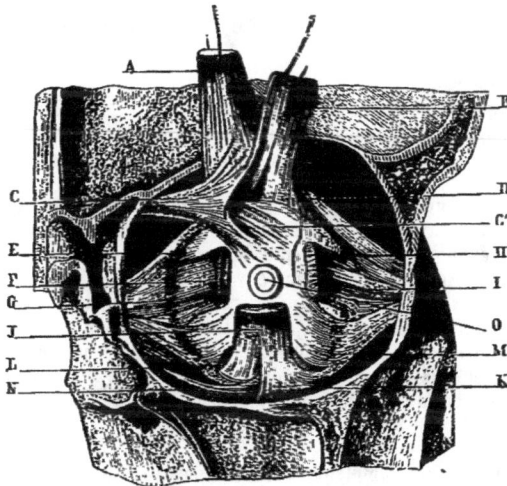

*L'orbite a été ouverte par derrière et les muscles disséqués de leur partie postérieure à leurs
insertions antérieures.*

A. Muscle releveur de la paupière supérieure. — B. Muscle droit supérieur de l'œil. —
C. Gaîne aponévrotique du tendon du muscle grand oblique, ouverte pour laisser voir la
portion réfléchie de ce tendon près de son insertion à la sclérotique. — D. Portion externe
du tendon accessoire (c'est-à-dire orbitaire) du droit supérieur. — E. Portion interne du
même tendon. — F. Corps et tendon direct (ou oculaire) du muscle droit interne. —
G. Tendon accessoire (ou orbitaire) du droit interne. — H. Corps et tendon direct du droit
externe. — I. Tendon accessoire (ou orbitaire) du droit externe. — J. Muscle droit inférieur.
— K. Tendon accessoire de ce muscle, qui passe sous le petit oblique pour se rendre à la
paupière inférieure. — L. Insertion interne de l'aponévrose. — M. Insertion externe de la
même aponévrose. — N. Muscle petit oblique. — O. Nerf optique.

Le tendon orbitaire du droit interne est relativement très-volumineux, celui du
droit externe l'est un peu moins ; puis vient celui du droit supérieur, qui envoie en
outre deux prolongements latéraux, l'un en dedans, l'autre en dehors ; quant au

(1) Cette figure est empruntée à la thèse de Lenoir : *Des opérations qui se pratiquent sur les
muscles de l'œil* (concours pour le professorat, 1850).

droit inférieur, j'ai dit déjà qu'il s'en détachait un prolongement pour la paupière inférieure (1).

La connaissance de ces détails anatomiques enfouis dans l'ouvrage trop peu connu de Ténon, qui ne les avait pas d'ailleurs suffisamment développés, a singulièrement modifié les idées généralement reçues sur la physiologie des mouvements de l'œil. On enseignait simplement autrefois que chacun des muscles qui s'insèrent au globe oculaire l'entraînait de son côté ; que le droit interne, par exemple, le portait en dedans parce qu'il était situé en dedans de lui. On ne s'était pas autrement préoccupé de cette objection, bien naturelle cependant, que, lors de la contraction de ce muscle, l'insertion fixe étant au fond de l'orbite, et l'insertion mobile en avant, le globe oculaire aurait dû, une fois un léger mouvement en dedans effectué, être entraîné directement en arrière et, si je puis ainsi dire, indéfiniment, l'anatomie n'ayant pas encore démontré ce qui pouvait limiter l'action des muscles de l'œil, et comment cet organe lui-même était fixé. Aussi certains physiologistes admettaient-ils que, dans la contraction simultanée de deux ou de plusieurs de ces muscles, le rapprochement des insertions fixes et mobiles avait pour résultat inévitable, en déprimant d'*avant en arrière* le globe de l'œil, de l'aplatir, de raccourcir son diamètre antéro-posté-

(1) Voyez page 319. Notons ici que M. Malgaigne, qui accuse la plupart des auteurs d'avoir cité Ténon *sans le comprendre*, aujourd'hui encore (1858) se refuse à admettre les tendons orbitaires des muscles de l'œil, et les regarde comme *un produit de l'imagination (ouvrage cité*, p. 703).
Mais c'est à propos du muscle droit inférieur et du prolongement qu'il envoie dans la paupière inférieure que sa verve caustique se donne plus particulièrement carrière. « M. Richet, dit-il, en 1842, expliqua les mouvements de la paupière inférieure par un prolongement membraniforme que le muscle droit inférieur envoyait à la paupière ; puis en 1850 M. Lenoir émit l'idée que c'était un véritable tendon né de la bifurcation antérieure du muscle ; d'ailleurs les autres muscles possédaient également leurs tendons accessoires, et une figure artistement dessinée montrait tous ces tendons avec une évidence irrésistible. Aussi M. Richet s'est-il empressé d'adopter à la fois et les tendons et la figure. Par malheur, M. Sappey, *venu en dernier*, a voulu s'assurer *par lui-même* de l'existence de ces tendons, de ces prolongements envoyés par les muscles : *il n'en a pas trouvé l'ombre.* »
D'abord il est tout à fait inexact de dire que j'ai adopté et les tendons et la figure de Lenoir ; ma description diffère complétement de la sienne, et si j'ai décrit avec soin le *prolongement membraniforme* que le muscle droit inférieur envoie à la paupière inférieure (voyez page 319), c'est pour l'avoir vu *par moi-même*, et qui plus est, l'avoir démontré dans une série de pièces déposées au musée Orfila. Enfin je n'ai dit nulle part que ce prolongement fût un tendon.
Maintenant voyons le texte de M. Sappey que M. Malgaigne, pour le besoin de la cause, érige en oracle. A la page 593 du tome II de son *Anatomie descriptive*, publiée en 1855 (notez la date !) M. Sappey affirme en effet : « 1° que les muscles droits supérieur et inférieur n'envoient aucun prolongement aux paupières ; mais il ajoute, 2° qu'une large expansion de l'aponévrose orbitaire se fixant aux cartilages tarses, et cette dernière s'unissant intimement aux muscles, il en résulte qu'en se contractant, les droits supérieur et inférieur impriment des mouvements aux paupières, *bien qu'à proprement parler*, ils ne leur envoient aucun prolongement fibreux ou musculaire. En effet, continue-t-il, ils agissent sur les paupières à l'aide de l'aponévrose orbitaire, à laquelle ils adhèrent comme tous les autres muscles de l'œil et dont *ils s'approprient en quelque sorte le prolongement palpébral au moment de la contraction.* »
Je ne sais si le lecteur saisira très-bien la nuance qui sépare l'opinion de M. Sappey de la mienne, relativement à ce prolongement palpébral, que tous deux nous avons vu, qu'il *incline* à rattacher à l'aponévrose orbito-oculaire, et que je regarde comme une dépendance du muscle : mais, à coup sûr, personne, après avoir lu ce qui précède, ne dira avec M. Malgaigne ; « *M. Sappey n'en a pas trouvé l'ombre.* »
Enfin, relativement aux tendons orbitaires je n'ai plus qu'un mot à dire. Si M. Sappey n'en parle pas, c'est que le chapitre des muscles de l'œil date de 1847. Je ne crois pas trop m'avancer, en affirmant que dans sa deuxième édition mon collègue ne gardera pas à leur sujet le même silence.

rieur, et par conséquent de changer complètement les conditions de la vision; tandis que d'autres, moins bien avisés, prétendaient que les muscles droits, en redressant leur courbe, devaient le comprimer *latéralement* et l'allonger.

Tous ces raisonnements tombent devant les conditions anatomiques précédemment énoncées.

Les muscles droits doivent être considérés comme ayant trois insertions, deux fixes et une mobile. Des deux insertions fixes, l'une est à la partie postérieure de l'orbite, l'autre en avant, au point où se fixe le tendon orbitaire; l'insertion mobile est au globe oculaire presque au centre de la cavité. De plus, l'aponévrose orbito-oculaire constitue au tendon qui va se rendre à la sclérotique une véritable poulie de renvoi, à partir de laquelle la direction primitive du muscle se trouve sensiblement modifiée. Ainsi placé entre ces deux insertions fixes, le corps du muscle peut donc être considéré comme une anse décrivant à l'état de repos une courbe à concavité dirigée du côté des parois orbitaires, et de la convexité de laquelle se détache le tendon qui se porte à la sclérotique.

Supposons maintenant que le muscle se contracte : la courbe se redressant, le tendon oculaire est entraîné, non pas directement en arrière, mais suivant une direction intermédiaire à la puissance qui le sollicite en ce sens et à la résistance placée en avant, c'est-à-dire obliquement vers un point des parois orbitaires un peu plus rapproché de la partie postérieure que de l'antérieure. Ce mouvement de retrait oblique en arrière se trouve d'ailleurs favorisé par l'état de tension de l'aponévrose oculaire qui, par le fait même de sa liaison intime au tendon orbitaire, offre au tendon oculaire un point d'appui sur lequel il se réfléchit. Il suit de là que le muscle droit supérieur, par exemple, lorsqu'il entre en contraction, n'attire pas directement en arrière son insertion mobile, ainsi que cela aurait lieu si, dépourvu de tendon orbitaire et de gaîne aponévrotique, son tendon oculaire était couché sur la sclérotique comme on l'enseignait naguère, mais obliquement en haut et en arrière, le tendon s'éloignant alors d'autant plus du globe oculaire que la contraction est plus énergique.

Si, au lieu d'un seul muscle droit, on en suppose deux, trois, ou tous les quatre entrant simultanément en action, il est clair que, du redressement de leurs anses musculaires, il doit résulter tout autre chose qu'une compression du globe oculaire. Effectivement, dans ce mouvement le ventre du muscle tend à s'éloigner de lui, d'où il faut conclure que, soit que ces muscles agissent seuls, soit qu'ils agissent simultanément, l'œil ne peut jamais être comprimé.

Suivant Ténon; lorsqu'un seul des muscles droits entre en contraction, son mouvement est limité par le tendon orbitaire de son antagoniste, qui à un moment donné l'arrête court : tel serait, selon lui, le principal but de cette disposition anatomique, que le premier il a signalée; aussi nomme-t-il ces tendons, des *tendons d'arrêt.*

Mais ce rôle passif me paraît appartenir surtout à l'aponévrose orbito-oculaire, à laquelle me semble dévolue la fonction bien autrement importante de suspendre le globe de l'œil au milieu de l'orbite et de l'y maintenir. C'est même là, on peut dire, son véritable usage. Qu'on se figure un instant, par la pensée, l'œil privé du soutien que lui donnent l'aponévrose et les tendons orbitaires; quelle est la puissance qui l'empêchera, lors de la contraction des muscles, d'être entraîné sans précision et sans équilibre du côté où il sera le plus fortement sollicité? Comment pourra-t-il se maintenir au milieu de l'orbite, toujours à égale distance des commissures externe et interne, et des paupières supérieure et inférieure? Seuls, les tissus fibreux, inextensibles de leur nature, pouvaient donner au globe oculaire cette fixité, indispensable à ses fonctions : aussi la capsule fibro-ligamenteuse qui l'enveloppe, et au milieu de laquelle il se meut, me paraît-elle aussi indispensable au jeu régulier de ses mouvements que l'appareil musculaire qui lui est annexé.

L'action des muscles grand et petit oblique n'est pas moins importante à déterminer que celle des muscles droits, et l'on était tombé à leur égard dans une erreur plus complète encore.

Le grand oblique s'insère en arrière sur la gaîne fibreuse du nerf optique ; parvenu à la partie antérieure, supérieure et interne de l'orbite, il se réfléchit dans une poulie cartilagineuse bien connue, et de là, se dirigeant en arrière et en dehors, il va s'insérer *sur l'hémisphère postérieur* de l'œil, un peu *au-dessous du diamètre transversal.* Lorsqu'on étudie l'action du grand oblique, on ne doit donc la considérer qu'à partir du point où se fait cette réflexion.

Le petit oblique, inséré sur le plancher de l'orbite en dehors et en avant du sac lacrymal, se porte également en arrière et en dehors pour venir se fixer sur *l'hémisphère postérieur de l'œil,* un peu *au-dessus du diamètre transverse.*

Ni l'un ni l'autre n'ont de tendons orbitaires dont ils n'avaient, en effet, nul besoin, et tous les deux s'enroulent autour du globe oculaire, au lieu d'y être simplement juxtaposés comme les muscles droits. Ils ne présentent donc, au point de vue physiologique, que deux insertions à considérer : une fixe et l'autre mobile, et, sous ce rapport, leur étude est plus simple et plus facile que celle des muscles droits.

Lorsque le grand oblique se contracte, son tendon commence par se dérouler, et, par suite, porte le globe de l'œil dans la rotation en bas ; puis cette rotation effectuée, comme il agit sur l'hémisphère postérieur de l'œil, qu'il attire vers son point fixe, situé en dedans, en haut et en avant, il porte l'hémisphère antérieur en sens opposé ; il dirige donc la pupille en bas, en dehors et en avant. En résumé, il est donc d'abord rotateur de l'œil en bas, et le porte ensuite en bas, en dehors et en avant.

Comme le grand oblique, le petit oblique agit sur l'hémisphère postérieur ; en déroulant son tendon, il porte d'abord le globe de l'œil dans la rotation en haut, puis agissant aussi sur l'hémisphère postérieur qu'il attire, vers son insertion fixe, il porte l'hémisphère antérieur en haut, en dehors et en avant.

Si ces deux muscles agissent ensemble, leurs mouvements de rotation se neutralisent, et l'œil suit la résultante de leurs actions combinées, c'est-à-dire qu'il est projeté en avant et en dehors. Dans ce mouvement, le globe oculaire peut-il subir une légère compression ? Cela est possible, puisqu'il n'existe aucune aponévrose, aucun tendon d'arrêt pour limiter leur action.

Bonnet, de Lyon, auquel on doit d'avoir mis cet usage des muscles obliques hors de doute, a imaginé, pour le rendre palpable, une expérience très-ingénieuse. Après avoir isolé l'orbite du crâne par une coupe horizontale, on pratique sur le trajet du grand oblique un trou à la paroi orbitaire supérieure, et après avoir saisi le corps du muscle, on y attache un fil. On saisit de même le petit oblique, dont on découvre facilement l'insertion antérieure par une simple incision dans la direction du sac lacrymal. Tirant alors alternativement sur chacun des fils ou sur tous les deux simultanément, on peut voir que les mouvements se produisent tels que le raisonnement, fondé sur les véritables dispositions anatomiques, l'avait indiqué. Cette expérience est d'autant plus probante, qu'on n'a rien changé aux conditions dans lesquelles ces muscles fonctionnent pendant la vie.

De ces faits il résulte que l'action des muscles grand et petit oblique n'est point du tout celle que leur assignaient les physiologistes il y a quinze ans à peine, que c'est au muscle petit oblique que doit être donné désormais le nom de *pathétique*, puisqu'il remplit le rôle qui a valu ce nom au grand oblique, et que réciproquement ce dernier doit prendre le surnom de *méprisant*.

Outre ces six muscles, qui appartiennent en propre au globe oculaire, il en existe un septième, le releveur de la paupière supérieure, dont mention doit être faite ici, puisqu'il est renfermé dans la même loge que les précédents. Étendu du fond de l'orbite où il s'attache à l'apophyse d'Ingrassias, jusqu'au bord supérieur du cartilage tarse, il est le premier qu'on rencontre après avoir enlevé la paroi orbitaire; il recouvre donc le droit supérieur et traverse l'orbite dans sa plus grande longueur.

Inutile d'insister sur l'importance de cette étude : comment concevoir qu'un chirurgien osât se hasarder à pratiquer la section d'un muscle dont il ignorerait l'action ? Ne s'exposerait-il pas à faire précisément l'inverse de ce qu'il voudrait obtenir, et cette seule réflexion ne suffit-elle pas pour justifier les détails de physiologie dans lesquels je suis entré ?

Tous ces muscles sont situés dans la cavité de l'aponévrose orbito-oculaire; seuls, les tendons oculaires des muscles droits et celui du releveur de la paupière sont en dehors dans une certaine partie de leur longueur, fait important à noter, parce qu'il permet d'en pratiquer la section sans entrer dans l'orbite proprement dite.

Vaisseaux et nerfs de l'orbite. — Les artères sont nombreuses, mais toutes d'un petit calibre; la plupart sont des branches de l'ophthalmique; quelques-unes proviennent de la maxillaire interne et pénètrent par la fente sphéno-maxillaire.

Le tronc de l'ophthalmique, le seul qui mérite réellement d'être noté, entre dans l'orbite avec le nerf optique et par le même trou que lui; se place d'abord à son côté externe, puis se porte en haut entre le droit supérieur et le nerf optique, et vient ainsi gagner la partie antérieure de l'orbite, près de la poulie du grand oblique, où il se divise en deux branches terminales.

Les veines de l'orbite sont nombreuses et se rendent dans l'ophthalmique, laquelle communique largement en avant avec la préparate ou veine frontale, et en arrière avec les sinus caverneux. Une large communication est ainsi établie, par l'intermédiaire de ce réseau, entre la circulation veineuse intracrânienne et celle de la face, circonstance anatomique qui explique pourquoi on avait proposé de saigner cette veine ou l'angulaire, dans les cas de congestion cérébrale.

Les nerfs n'ont besoin que d'être mentionnés; ce sont : le nerf optique, le moteur oculaire commun, le pathétique, le moteur oculaire externe, la branche ophthalmique de Willis, le filet orbitaire du maxillaire supérieur. Quant au nerf sous-orbitaire, il n'est point contenu dans la cavité de l'aponévrose orbito-oculaire.

Les vaisseaux lymphatiques sont peu connus et n'ont pu être démontrés directement par les injections; on présume, d'après les faits pathologiques, qu'ils se rendent dans les ganglions parotidiens et sous-maxillaires.

Tissu cellulaire intra-orbitaire. — Les six muscles de l'œil et le releveur de la paupière supérieure, tous les nerfs et vaisseaux artérioso-veineux qui viennent d'être mentionnés, sont plongés au milieu d'un tissu cellulaire jaunâtre, graisseux, très-mou, très-abondant, et qui se déplace avec la plus grande facilité. Le globe oculaire repose sur lui comme sur un coussinet moelleux; c'est à lui qu'il doit de pouvoir éluder les compressions, et d'éviter les commotions auxquelles l'expose sa position superficielle.

Ce tissu cellulo-graisseux, malgré son élasticité, est à peu près incompressible; il est enfermé dans une enveloppe ou loge fibreuse close de toutes parts, contenue elle-même dans une cavité osseuse ouverte seulement en avant; en sorte que lorsqu'il augmente de volume par le fait de l'inflammation, ou par suite d'un épanchement de liquide dans ses mailles, il ne peut prendre d'expansion que du côté du globe oculaire qu'il repousse, de manière à le faire saillir entre les paupières. Il ne faudrait pas cependant exagérer cet isolement et cette indépendance du tissu cellulaire contenu dans la loge fibro-osseuse orbito-oculaire. D'une part, en effet, par l'intermédiaire de la fente sphéno-maxillaire, il communique avec celui de la fosse zygomatique en suivant le trajet des vaisseaux, et d'autre part, malgré la présence du ligament suspenseur qui double le feuillet palpébral de l'aponévrose, il s'établit entre lui et le tissu cellulaire de la paupière supérieure, par l'intermédiaire de la gaîne du muscle releveur, une communication normale. Il faut ajouter enfin qu'en plusieurs points, et spécialement chez les sujets débilités, chez les enfants et les femmes, l'aponévrose est tellement mince, que le moindre effort suffit à établir des communications anormales.

Déductions pathologiques et opératoires. — Je crois avoir démontré que le globe oculaire est maintenu, dans la position fixe qu'il occupe au milieu de l'orbite, par l'aponévrose orbito-oculaire, sur laquelle se réfléchissent les tendons oculaires des muscles droits. J'ai indiqué l'action de leurs tendons orbitaires et oculaires, celle des muscles grand et petit oblique, et j'ai montré que toutes les parties molles de l'orbite étaient renfermées dans une loge osseuse incomplète et fibreuse complète qui les isolait des paupières et du globe oculaire; il me reste maintenant à faire ressortir les considérations pathologiques et opératoires les plus saillantes, les plus immédiates, qui découlent de ces dispositions anatomiques.

La rétraction atteint assez fréquemment les muscles de l'œil, et donne lieu à ce que l'on appelle le strabisme. Le plus fréquent de tous est sans contredit le strabisme en dedans, ce qui tient sans doute à ce que le muscle droit interne a sur tous les autres une notable prédominance de volume. Contre cette difformité la chirurgie naguère encore était désarmée; aujourd'hui elle la combat avec succès par la myotomie, opération née d'hier, et qui, grâce aux progrès de l'anatomie, a rapidement acquis un grand degré de perfection.

Lorsqu'on pratique la section d'un des muscles droits, et spécialement du droit interne, ce dont il faut se garder surtout, c'est de tomber dans un de ces deux extrêmes, ou de trop couper, ou de ne pas couper assez. Je m'explique. Au début on conseillait de ne pratiquer que la section du tendon oculaire, en se rapprochant le plus possible de la sclérotique; on avait ainsi l'avantage de rester toujours en dehors de la cavité orbito-oculaire. Mais on s'aperçut bientôt que le plus souvent la difformité n'était que momentanément corrigée, quand elle l'était, et que le strabisme se reproduisait. On parut croire alors que cette persistance tenait à ce que l'on avait laissé intact le tendon orbitaire, et l'on s'empressa de porter sur lui le ténotome; mais les mécomptes qui suivirent ce nouveau mode d'opération forcèrent bientôt à l'abandonner, et les résultats en furent même si malheureux, la déviation en sens opposé survenant alors presque constamment, que l'avenir de la strabotomie fut un moment sérieusement compromis.

Une étude attentive des fonctions des muscles droits aurait pu préserver de ces exagérations. Je viens de dire comment, lorsque ces muscles se contractent, le tendon oculaire se trouve attiré obliquement en arrière jusqu'à ce que ce mouvement de retrait soit limité par le tendon orbitaire ; si donc, après avoir coupé l'insertion scléroticale, on détruit celle qui se fait à la partie antérieure de l'orbite, le corps du muscle, abandonné à lui-même, se retire au fond de l'orbite. Il arrive alors de deux choses l'une : ou bien les extrémités divisées se cicatrisent isolément, ou bien elles se réunissent au moyen d'une production intermédiaire très-longue, et par conséquent sans action efficace. Le globe de l'œil reste, ainsi dans les deux cas, livré sans contre-poids à toute l'énergie des muscles antagonistes, d'où strabisme inévitable en sens opposé.

Il importe donc de ne pas détacher les insertions antérieures des muscles à l'orbite, et si, après la section du tendon oculaire, on s'aperçoit que l'œil conserve sa position vicieuse, il faut dénuder la sclérotique d'avant en arrière pour détruire les brides fibreuses que l'on rencontre à peu près constamment entre elle et le feuillet oculaire de l'aponévrose, et qui jouent, dans la production de la difformité, un rôle passif et secondaire, il est vrai, mais des plus importants cependant au point de vue du rétablissement des fonctions. Si cela ne suffit point au redressement complet, on peut porter le bistouri ou les ciseaux, soit plus profondément encore, soit latéralement, jusqu'à ce que l'on ait constaté que l'action du muscle antagoniste rectifie la direction de l'œil ; de cette manière, on n'a à redouter ni la rétraction exagérée du muscle, que retient toujours son tendon orbitaire, ni le strabisme en sens inverse.

L'opération de la myotomie oculaire est très-rarement suivie d'accidents inflammatoires ; cela tient-il à ce que l'on reste en dehors de la grande cavité orbito-oculaire, dans laquelle on ne pénètre que dans le cas où l'on veut faire porter la section sur le tendon orbitaire? Je le crois, et c'est une raison de plus à faire valoir en faveur du procédé dans lequel on s'en tient à l'incision du tendon oculaire et à la destruction des brides.

L'inflammation du tissu cellulaire de l'orbite constitue le phlegmon orbitaire. Cette affection, qui s'annonce par un œdème des paupières et par une saillie du globe oculaire, détermine souvent des accidents très-graves du côté de l'encéphale. Il est facile, à l'aide des dispositions anatomiques précédemment étudiées, de se rendre compte de ces phénomènes : l'œdème des paupières est déterminé par la compression que le tissu graisseux de l'orbite gonflé par l'inflammation exerce sur les vaisseaux palpébraux, et l'inflammation des méninges s'explique par la communauté de vaisseaux des deux cavités et la continuité de l'aponévrose orbitaire avec la dure-mère.

Quant à la saillie de l'œil, elle est due à l'impossibilité où se trouve le pus de se porter ailleurs qu'à la partie antérieure de la loge ostéo-fibreuse dans laquelle il est renfermé. Aussi la propulsion du globe oculaire se prononce-t-elle chaque jour davantage, jusqu'à ce que l'art intervienne ou que la maladie emporte le malade, car il est rare que ces phlegmons s'ouvrent spontanément. Dans deux cas de phlegmons orbitaires que j'ai observés, il survint une méningite intense qui se termina par la mort.

On comprend cependant, à la rigueur, que la suppuration puisse se faire jour soit dans la rainure oculo-palpébrale, soit dans les paupières, en perforant la portion palpébrale de l'aponévrose, et M. Velpeau dit avoir vu le pus fuser dans le crâne par la fente sphénoïdale, ou dans la fosse zygomatique par la fente sphéno-maxillaire (1).

Pour prévenir tous ces accidents, il faut promptement donner issue au pus. M. Riberi a proposé, pour atteindre ce but, un procédé opératoire qui me paraît bien compliqué et non sans danger; il enfonce un bistouri à l'angle interne de l'œil, ouvre largement le foyer, puis, décollant les tissus jusque vers la partie interne de la paroi nasale de l'orbite, il la perfore dans le but de faire écouler le liquide purulent dans les fosses nasales (2). Il me semble que le lieu le plus favorable pour ouvrir un passage aux liquides est le sillon oculo-palpébral de la conjonctive, si toutefois le pus avait de la tendance à se porter de ce côté, et mieux encore, le bord adhérent de la paupière inférieure; en plongeant un bistouri à lame étroite vers le bord orbitaire inférieur, dans sa moitié externe, on ne courrait risque de blesser aucun organe important, et l'on donnerait issue au pus dans un endroit très-favorable par sa déclivité.

Toujours est-il qu'il est rare de voir le globe de l'œil participer à ces phlegmons de l'orbite.

Ce tissu cellulaire, par sa finesse, par la laxité de ses mailles, est exposé à devenir le siége d'une suffusion séreuse pouvant donner lieu à des symptômes alarmants, tels que exophthalmie, trouble de la vision, céphalalgies opiniâtres.

J'ai observé l'un des premiers, sinon même le premier, deux cas de ce genre : l'un a été publié dans un travail de M. Demarquay sur les tumeurs de l'orbite (3), et l'autre dans la thèse d'un de mes élèves (4). Dans le premier cas, l'œdème, qui s'était manifesté dans plusieurs autres régions et à diverses reprises, me mit sur la voie du diagnostic, et, à l'aide d'un traitement général, mais surtout d'une compression légère exercée sur l'orbite, la malade guérit rapidement et définitivement. Ici, comme dans les cas de phlegmons orbitaires, tous les symptômes s'expliquent par les dispositions anatomiques.

À la suite des fractures de la voûte orbitaire, le sang peut fuser dans l'orbite, mais à cette condition que la portion orbitaire de l'aponévrose, qui joue le rôle de périoste, soit déchirée. Rien ne s'oppose alors à ce qu'il tombe dans la cavité de l'aponévrose, traverse ce tissu cellulaire perméable, et descende dans la rainure oculo-palpébrale, où la transparence des tissus permet de l'apercevoir : c'est là l'*ecchymose sous-conjonctivale*, dont la signification, on le comprend, est d'une certaine gravité, surtout si elle n'apparaît que quelques jours après l'accident, car alors on ne peut supposer qu'elle est le résultat d'une contusion directe.

Si l'aponévrose orbitaire n'est point déchirée, l'épanchement de sang est limité par les adhérences de la membrane aux parois osseuses. Très-rarement alors il s'infiltre dans les paupières à cause de la présence du feuillet palpébral et du ligament suspenseur qui forme barrière.

Il ne faudrait pas cependant s'exagérer la portée de ces phénomènes au point de vue du diagnostic : il peut arriver en effet que l'ecchymose sous-conjonctivale ne soit le résultat que de la rupture de quelques vaisseaux sans importance; et, d'autre part,

(1) *Anatomie chirurgicale*, t. I, p. 320.
(2) Demarquay, thèse pour l'agrégation, 1853, p. 74.
(3) *Ibid.*, 1853, p. 84.
(4) G. Datin, thèses de Paris, 1854.

dans les fractures de la voûte, alors même que l'aponévrose est déchirée, elle peut faire défaut, si l'écoulement du sang n'est pas considérable.

Les vaisseaux artériels et veineux de l'orbite sont de petit calibre, avons-nous dit, mais ils sont nombreux, mal assujettis, et comme flottants au milieu du tissu cellulaire mollasse qui les enveloppe ; aussi observe-t-on quelquefois leur rupture à la suite de contusions violentes. C'était le cas du docteur Bennati, rapporté par M. Caron du Villards (1), chez lequel on trouva l'orbite remplie par un énorme caillot sanguin qui provenait d'une déchirure de l'artère et de la veine ophthalmique, et repoussait l'œil.

On a observé l'anévrysme de l'artère ophthalmique (2) ; mais on a surtout signalé dans l'orbite la présence de tumeurs fongueuses sanguines artérielles ou veineuses. Les premières paraissent être assez fréquentes, et comme les artères de l'orbite proviennent toutes de la carotide, on leur a appliqué avec apparence de succès le traitement des anévrysmes proprement dits, c'est-à-dire la ligature de la carotide primitive. On ne peut se dissimuler que les nombreuses anastomoses qui existent entre les artères carotides droites et gauches puissent ramener le sang dans la tumeur ; et quand on analyse les observations déjà nombreuses qui ont été publiées comme des cas de guérison, on voit que, dans quelques-unes, les malades ont conservé un peu d'exophthalmie, preuve manifeste que la maladie n'avait pas complétement disparu.

Il n'est point rare d'observer la paralysie d'un ou de plusieurs des muscles de l'œil, et il importe au médecin de reconnaître, par l'analyse des symptômes, quel est le nerf qui est atteint, afin de remonter à la source du mal.

Les lésions du moteur oculaire commun qui fournit aux muscles droits supérieur, interne et inférieur, au releveur de la paupière, au petit oblique et aux fibres iriennes, se révèlent par une chute de la paupière, par une dilatation de la pupille, et par un strabisme externe. Ce dernier phénomène est produit par la persistance de contraction du droit externe animé par le nerf de la sixième paire demeuré intact, et dont l'action n'est plus contre-balancée par celle du droit interne. Mais il est encore un autre symptôme sur lequel l'attention des observateurs n'a pas été attirée, que je sache, c'est la projection en avant et en bas du globe oculaire produite par la contraction du grand oblique animé par le nerf de la quatrième paire.

Le malade sur lequel j'ai observé pour la première fois ce phénomène était placé dans le service de Gerdy, que je remplaçais alors (1845), et j'avais prié M. Longet de venir l'examiner. Son œil, fortement dévié en dehors, était de plus tourné dans la rotation en bas et projeté en avant ; nous ne pûmes nous expliquer cette dernière particularité que par l'action exagérée du grand oblique, que ne contre-balançaient plus, ni celle du petit oblique, ni celle des autres droits paralysés. Je ne sais si l'on retrouvera dans toutes les paralysies du moteur oculaire commun ce symptôme que j'ai encore constaté une fois depuis, et qui serait confirmatif des fonctions nouvelles attribuées aux muscles obliques.

La paralysie du droit externe entraîne seulement le strabisme interne. Enfin, il peut arriver qu'un seul des filets du moteur oculaire commun soit atteint, et dans ce cas le muscle auquel se rend ce filet sera seul frappé ; c'est ce que l'on observe

(1) Caron du Villards, loc. cit., t. 1, p. 484.
(2) Guide pratique des maladies des yeux, t. 1, p. 479.

fréquemment pour le releveur de la paupière supérieure, ce qui donne lieu à la *blépharoptose*, ou chute de la paupière.

Toute tumeur un peu volumineuse qui pénètre dans l'orbite produit l'exophthalmie, en raison de la forme conique de cette cavité à parois inflexibles et ouverte seulement à sa partie antérieure.

Mais aussi cette solidité des parois orbitaires favorise l'emploi d'un puissant moyen hémostatique, le seul peut-être que l'on puisse mettre en usage, après l'extirpation de cet organe : je veux parler de la compression. Il est difficile, en effet, de jeter au fond de cette cavité un fil sur les artères lésées, et il serait dangereux, à cause du voisinage du cerveau, d'y porter un fer incandescent; on est donc obligé d'avoir recours au tamponnement.

b. *Du globe oculaire* (1). — Le globe de l'œil a la forme d'un sphéroïde surmonté à sa partie antérieure d'une saillie convexe formée par la cornée, ce qui donne au diamètre antéro-postérieur, que l'on a nommé *axe de l'œil*, une légère prédominance sur les diamètres transversal et vertical. Le diamètre transversal varie de 23 à 25 millimètres, et le diamètre antéro-postérieur ou axe, de 23 à 27. Pourfour du Petit dit avoir trouvé des yeux tout à fait sphériques. M. Sappey est arrivé à des résultats à peu près identiques : suivant lui, l'œil de la femme serait sensiblement plus petit que celui de l'homme : néanmoins il a trouvé à ce fait général de nombreuses exceptions.

Examiné par sa partie antérieure, alors que l'insertion des muscles droits n'est pas encore détruite, l'œil paraît carré. Morand, Pourfour du Petit, et d'autres anatomistes attribuent cette particularité à la compression que les muscles droits exercent, selon eux, sur la coque oculaire; mais nous avons vu que cette compression ne saurait avoir lieu, et, en réalité, cette forme quadrilatère n'est qu'une apparence due à la traction qu'exercent les contractions musculaires sur la partie antérieure du globe de l'œil : il suffit, en effet, de détacher les insertions des tendons oculaires pour la faire disparaître.

Le volume des yeux n'est pas le même chez tous les sujets, et quelquefois il varie sur le même individu; ils font une légère saillie sous les paupières, qu'ils soulèvent, ainsi qu'il est facile de le constater lorsqu'elles sont rapprochées. En dehors, ils débordent un peu le cercle osseux de l'orbite : aussi sont-ils plus exposés en ce point que partout ailleurs aux blessures et aux contusions.

Lorsque les paupières sont ouvertes, on n'aperçoit que le quart antérieur environ du globe oculaire, et c'est la cornée surtout qui est à découvert. Ce que l'on voit de la sclérotique est tapissé par la conjonctive assez transparente pour permettre d'en distinguer la couleur à l'état normal, et, dans les inflammations, de reconnaître les vaisseaux sanguins qui rampent entre ses fibres.

Les trois quarts postérieurs sont enchâssés dans la dépression de l'aponévrose orbito-oculaire déjà décrite. En arrière, l'œil reçoit le nerf optique, dont l'insertion ne se fait pas à son centre même, mais à quelques millimètres en dedans et plus bas que le point où vient aboutir l'axe de l'œil.

Le globe de l'œil offre à étudier successivement la *cornée* et la *sclérotique*, l'*iris*, le *cristallin*, les deux *chambres de l'œil*, la *choroïde*, la *rétine*, et *le corps vitré*.

____

(1) J'ai emprunté, pour la description qui va suivre, un grand nombre de faits intéressants aux mémoires de Pourfour du Petit, publiés dans l'*Académie des sciences*, en 1723, 1725, 1728 et 1730, et à ceux de Ténon (*Mémoires d'anat.*, 1806).

Cette étude sera présentée au point de vue purement pratique; je m'abstiendrai, autant que possible, de tout détail qui ne se rattacherait pas directement à la pathologie.

Cornée et sclérotique. — Ces deux membranes, désignées aussi, l'une sous le nom de *cornée transparente*, et l'autre sous celui de *cornée opaque*, forment l'enveloppe protectrice de l'œil; elles retiennent les milieux transparents qui le composent et qui s'écoulent dès qu'elles sont intéressées. La difficulté qu'on éprouve à les séparer, leur union intime au point où elles s'unissent, les ont fait regarder comme une seule et même membrane par quelques anatomistes.

La *sclérotique*, disent les auteurs d'anatomie descriptive, occupe les quatre cinquièmes postérieurs de l'œil, la cornée constituant le cinquième antérieur. C'est là une grave erreur que Pourfour du Petit a victorieusement renversée, et qu'on s'étonne de voir reproduite dans les livres modernes; ainsi qu'il sera démontré plus loin, elle occupe les huit neuvièmes postérieurs de la sphère oculaire. Elle est d'autant plus résistante qu'on l'examine plus en arrière; en avant elle s'amincit, surtout au niveau de l'insertion des muscles droits.

La structure de la sclérotique est très-simple, elle appartient à la classe des membranes fibreuses. M. Sappey dit y avoir trouvé des fibres élastiques, mais en très-petit nombre. Elle est formée de fibres parallèles dirigées dans le sens antéro-postérieur, plus fortes et beaucoup plus apparentes que les fibres circulaires destinées à les relier; entre elles s'insinuent des vaisseaux fins, nombreux, qui ne lui appartiennent pas en propre, et sont destinés aux membranes plus profondément situées, c'est-à-dire à l'iris et à la choroïde. Ces vaisseaux suivent tous la direction des fibres longitudinales, disposition qu'il importe de se bien graver dans la mémoire, parce qu'elle donne la clef de plusieurs phénomènes importants de la pathologie oculaire.

La *cornée*, dite transparente, à raison de sa translucidité, est convexe en avant, concave en arrière, et, suivant Pourfour du Petit, appartient à un segment de sphère ayant ordinairement 15 à 16 millimètres de circonférence. Quelquefois, dit-il, elle n'est pas régulièrement convexe, mais un peu aplatie à sa circonférence; les calculs récents de M. Chossat et ceux de M. Sturm ont démontré qu'elle était loin, en effet, d'être toujours régulièrement convexe.

La corde qui sous-tend l'arc de cercle qu'elle représente a 10 à 11 millimètres de longueur, et cette corde, qui donne le diamètre de la cornée, est représentée par le diaphragme irien; la perpendiculaire abaissée du sommet de la courbe sur la corde a 2 à 2 millimètres 1/2, et représente la largeur au centre de la chambre antérieure.

Or, le diamètre antéro-postérieur ou axe de l'œil est de 23 à 27 millimètres; en soustrayant 2 millimètres 1/2 pour le relief de la cornée, restent 21 à 25 millimètres; la sclérotique n'occupe donc, ainsi que je l'ai dit précédemment, qu'environ les huit neuvièmes postérieurs de la sphère oculaire, l'autre neuvième appartenant à la saillie cornéale.

L'épaisseur des parois de la cornée est très-grande, ainsi que l'on peut s'en assurer en faisant la section de cette membrane : d'après Petit, elle est de 2 à 3 douzièmes de ligne, soit 1/2 millimètre; il faut observer que le moyen de mensuration qu'il employait devait facilement comprimer la membrane et réduire un peu son épaisseur. Évitant cet inconvénient, M. Sappey lui a trouvé à peu près de 0,7 à 0,9 de millimètre, et quelquefois jusqu'à 1 millimètre d'épaisseur. Il a constaté, de plus, que cette épaisseur était moins grande au centre que sur les bords chez les adultes.

Son tissu, d'une densité cartilaginiforme, se laisse difficilement traverser, si ce n'est par un instrument mince et acéré; mais alors la pointe risque de s'y casser et d'y rester engagée : aussi faut-il qu'il soit manié avec beaucoup de dextérité et d'habitude. Son union avec la sclérotique se fait selon plusieurs modes qui ont beaucoup exercé la sagacité des anatomistes, mais dont la connaissance préalable alors même qu'elle pourrait être prévue par le chirurgien, ne lui serait d'aucune utilité pratique.

L'étude de sa structure, faite avec le plus grand soin, n'a pas permis d'y constater à l'état normal la présence de vaisseaux sanguins. Fohmann dit y avoir démontré des lymphatiques nombreux; j'ai vu entre les mains de Breschet les pièces préparées par cet habile anatomiste, et j'ai le regret de dire que je ne puis en aucune façon partager son opinion. Le mercure épanché entre les lames qui composent la cornée y forme des magmas irréguliers qui ne ressemblent en rien à des réseaux et qui ne donnent naissance à aucun tronc lymphatique. Mais quoique privée de vaisseaux sanguins et lymphatiques, la cornée n'en est pas moins un tissu vivant, mais d'une vie toute spéciale, qui n'est pas sans analogie avec celle du cartilage, et qui ne ressemble en aucune façon à celle des tissus qui contiennent des vaisseaux sanguins.

Elle est formée de plusieurs lamelles superposées, transparentes et minces comme la pelure d'oignon, réunies entre elles par un tissu aréolaire très-délié qui contient une sérosité limpide. Cette sérosité s'écoule dès qu'on divise les lamelles, et circule librement dans les aréoles interlamellaires, ainsi que le démontre l'expérience suivante : si l'on presse le globe de l'œil latéralement, on voit la cornée s'obscurcir et prendre une teinte laiteuse, qui disparaît dès que cesse la compression. D'où vient cette opacité momentanée et le retour rapide à la translucidité? L'explication de M. J. Cloquet, qui pense que ces phénomènes sont dus à l'afflux de la lymphe dans des vaisseaux imperceptibles rampant dans le tissu interposé aux lamelles, ne me semble pas acceptable, car jamais ni les injections les mieux réussies, ni les investigations micrographiques n'ont pu parvenir à démontrer cette prétendue vascularisation. Tout ce que l'on peut dire, c'est qu'il existe là de la sérosité, qu'elle peut se déplacer entre les lamelles cornéales, s'y mouvoir, ce qui fait supposer que c'est par son intermédiaire que se font dans la cornée les changements moléculaires qui suffisent à l'entretien de sa vitalité inférieure. Ce mode de nutrition rapprocherait la cornée des cartilages diarthrodiaux.

La sensibilité exquise de cette membrane y a fait de tout temps admettre la présence de filets nerveux, mais ce n'est que dans ces dernières années qu'ils y ont été démontrés; MM. Papenheim, Valentin et Kölliker y ont suivi des filets nerveux provenant de la branche ophthalmique de Willis. Quelques années avant cette démonstration anatomique, les expériences de Magendie, confirmées par celles de M. Longet, avaient prouvé que sur des chiens et des lapins la section de la cinquième paire dans le crâne, en privant la cornée d'influx nerveux, entraînait son obscurcissement d'abord, puis sa perforation.

Les faits pathologiques viennent démontrer que, malgré cette absence de vaisseaux, le tissu de la cornée est susceptible de devenir le siége de la plupart des phénomènes pathologiques dont les autres tissus sont le théâtre.

La cornée est-elle tapissée antérieurement par la conjonctive? Sur ce point, de grandes dissidences existaient autrefois entre les auteurs, mais aujourd'hui, grâce à l'anatomie comparée et au microscope, la question est résolue : l'épithélium conjonctival seul passe au-devant d'elle.

A la partie postérieure de la cornée quelques anatomistes décrivent une membrane qui tapisserait toute la cavité où est renfermée l'humeur aqueuse; on l'a nommée *membrane de Demours* ou *de Descemet*.

Iris. — Cette membrane, placée perpendiculairement à la partie antérieure de l'œil, entre les chambres antérieure et postérieure, est percée vers son centre d'un trou circulaire qui a reçu le nom de pupille; elle représente un diaphragme optique destiné à permettre ou exclure l'entrée des rayons lumineux dans le fond de l'œil.

Galien et Vésale la croyaient bombée en avant, disposition qu'elle présente, en effet, chez les enfants, mais qui disparaît chez les adultes, ainsi que l'a prouvé Pourfour du Petit. Selon le même auteur, l'ouverture pupillaire ne serait pas située au centre même de l'iris, mais un peu rapprochée de l'angle interne; ses dimensions sont sujettes à des variations nombreuses qui se produisent sous l'influence de la lumière, de certains agents médicamenteux, ou de certaines maladies.

Sa face antérieure, qui semble formée de fibres radiées convergentes, est tomenteuse et veloutée, et présente, suivant les sujets, des différences de coloration qu'il serait utile de connaître à l'avance, puisque l'un des premiers symptômes des inflammations iriennes, c'est le changement de couleur. Toutefois, comme les deux iris sont de même nuance et qu'il est rare que tous deux soient atteints en même temps, on peut souvent juger des changements survenus dans l'organe malade par la comparaison avec l'œil sain. Cette face forme la limite postérieure de la chambre antérieure.

Quant à la face postérieure, tapissée par la membrane uvée qui lui fournit un pigment abondant, elle constitue la paroi antérieure de la chambre postérieure. L'ouverture pupillaire établit donc une communication entre les deux chambres.

Il est très-important de préciser le point auquel correspond extérieurement la circonférence de l'iris, puisque, dans l'opération de la cataracte par abaissement, comme dans plusieurs procédés de pupille artificielle, il s'agit de pénétrer juste en arrière de cette membrane. Or, d'une part, l'union de la sclérotique à la cornée se faisant par un biseau taillé aux dépens de chacune d'elles, la sclérotique recouvrant la cornée; d'autre part, l'iris venant s'unir à cette dernière là précisément où finit le biseau de la cornée, qui a une longueur de 3 millimètres environ, c'est à un peu plus de 3 millimètres en arrière du point où semble finir extérieurement la cornée qu'il faudra plonger l'aiguille, pour ne point intéresser la circonférence de l'iris.

En arrière, l'iris adhère assez peu intimement au cercle ciliaire et aux procès ciliaires, pour qu'il ne soit point difficile de l'en séparer, d'où le procédé de la pupille artificielle par décollement, ou *iridodialyse*.

Sa structure a été fort controversée. Quelques auteurs la croient composée exclusivement de vaisseaux, d'autres y admettent des fibres musculaires, quelques-uns enfin des fibres élastiques; l'examen microscopique a tranché la question en y démontrant la présence irrécusable de fibres musculaires de deux sortes, les unes radiées, qui l'emportent de beaucoup sur les circulaires, lesquelles n'occupent, selon M. Sappey, que le pourtour pupillaire. L'iris en outre renferme beaucoup de vaisseaux. Les artères y forment deux cercles vasculaires, un grand et un petit, d'où émanent des ramuscules représentant des rayons convergents de la circonférence au centre. Les veines y sont également en grand nombre, et c'est entre les vaisseaux que se trouvent les fibres musculaires.

Il n'est pas besoin d'ailleurs du microscope pour prouver que le tissu de l'iris n'est pas uniquement composé de vaisseaux, les faits physiologiques et pathologiques suffisent à cette démonstration. Nysten, et après lui M. Longet, y ont, à l'aide du galvanisme appliqué au nerf de la troisième paire, déterminé, après la mort, des contractions non douteuses, et, d'autre part, les chirurgiens avaient depuis longtemps remarqué que dans les paralysies du nerf moteur oculaire commun, la pupille restait dilatée sans possibilité de resserrement par ses excitants habituels. Ces phénomènes s'expliquent par les dispositions anatomiques suivantes :

Les nerfs de l'iris émanent tous du ganglion ciliaire, qui lui-même les reçoit du ganglion ophthalmique; les racines de ce dernier proviennent du nerf moteur oculaire commun, de la cinquième paire et du grand sympathique. Les filets de la cinquième paire et du nerf sympathique présidant aux phénomènes de sensibilité et de nutrition, c'est à la troisième paire qu'est dévolue la motilité. Toutefois je dois noter ici que M. Cl. Bernard, rappelant l'attention sur des expériences de Petit, a cherché à démontrer que le nerf grand sympathique exerçait sur les mouvements de l'iris une action très-manifeste, et que sa section à la région cervicale achevait de paralyser les fibres musculaires (1).

Le développement de l'iris est important à noter. Chez le fœtus, l'ouverture pupillaire est très-large, et l'iris représente un anneau circulaire qui n'a pas plus de 2 millimètres de hauteur. Mais cette large pupille semble comme voilée par un réseau vasculaire que Wachendorf et M. Jules Cloquet ont désigné sous le nom de *membrane pupillaire*, et ce n'est qu'à travers les vaisseaux qui le forment que l'on peut apercevoir l'ouverture pupillaire et la membrane irienne.

J'ai plusieurs fois réussi à injecter aussi heureusement que possible ce réseau vasculaire, et si j'ai constaté, comme M. J. Cloquet, que les anses ou arcades vasculaires qui les constituent ne font que s'entrelacer au centre, quelques-unes d'entre elles ne faisant même que se toucher par leur convexité, il m'est démontré que ce lacis de vaisseaux n'appartient réellement pas à l'iris. En effet, lorsqu'on enlève la cornée, on trouve accolée à sa face interne cette prétendue membrane pupillaire, ce qui prouve péremptoirement qu'elle n'a avec l'iris que des rapports de voisinage; j'ai rendu M. Velpeau témoin de ce fait anatomique, et ce professeur m'a dit avoir eu l'occasion de faire la même remarque. C'est là d'ailleurs l'opinion de M. Longet, qui rattache ce réseau, que j'appellerais volontiers *prépupillaire*, à la formation du sac dit capsulo-pupillaire, et qui ajoute que la question n'est point encore résolue et a donné lieu récemment à de vives discussions (2). Quelle que soit d'ailleurs l'opinion que l'on adopte sur son origine et sa formation, il est certain que plus tard il disparaît, et que vers le septième mois de la vie intra-utérine environ, il n'en reste plus de traces. C'est à sa persistance que l'on a attribué ces occlusions pupillaires qui nécessitent une opération spéciale ; les faits anatomiques que je viens d'énoncer me laissent beaucoup de doute sur cette étiologie.

(1) Cl. Bernard, *Recherches sur l'action du grand sympathique*, lues à la Société de biologie, décembre 1853.

(2) Voyez Longet, *De l'enveloppement de l'embryon*, p. 196, et Henle, *Dissert. de membr. pupill.*, Bonn, 1832.

L'iris peut manquer complétement, on en cite des exemples (1). Quelques auteurs attribuent à un arrêt de développement la fissure irienne, ou *coloboma iridis*. Selon eux, cette membrane, comme les paupières, se développerait par deux parties latérales se rejoignant sur la ligne médiane ; c'est encore là une erreur dont les recherches modernes ont fait justice. L'iris apparaît dans le courant de la septième semaine, sous forme d'une membrane qui n'est ni fendue ni perforée ; il faut donc chercher ailleurs l'origine du *coloboma iridis*.

Cristallin. — C'est un corps transparent, plus dur à son centre qu'à sa circonférence, et qui présente l'apparence d'une lentille biconvexe ; chez les enfants il se rapproche de la forme ronde, et semble s'aplatir à mesure qu'on avance en âge.

Sa circonférence est ordinairement arrondie ; Pourfour du Petit l'a trouvée ovalaire. Son diamètre transverse, chez les adultes, est de 9 à 10 millimètres ; chez les enfants, il ne présente que 6 à 7 millimètres. Au contraire, son épaisseur, chez les adultes, est de 4 à 4 millimètres 1/2, et chez les enfants, de 5 millimètres. Ces mesures sont confirmées par les recherches plus récentes de M. Sappey.

Sa convexité antérieure est généralement moins prononcée que la postérieure, mais les auteurs classiques ne paraissent faire aucune réserve à cet égard. Pourfour du Petit a observé cependant des variétés nombreuses sous ce rapport : ainsi il a vu des cristallins aussi convexes en avant qu'en arrière, d'autres qui l'étaient plus en arrière qu'en avant, et il ajoute : *je l'ai trouvé ainsi plus d'une fois.*

La convexité postérieure appartient à un segment de sphère dont le diamètre varie de 9 à 11 millimètres ; quelquefois cependant elle est comme parabolique. Quant à la convexité antérieure, elle représente un segment de sphère dont le diamètre varie entre 10 et 54 millimètres ; le diamètre ordinaire serait de 19 à 20 millimètres.

Sa pesanteur varie de 15 à 25 et même 27 centigrammes ; en moyenne, 20 centigrammes. Selon M. Sappey, le plus léger qu'il ait trouvé pesait 20 centigrammes et le plus lourd 29 ; il lui accorde en moyenne 24 centigrammes.

Sa consistance augmente avec l'âge : ainsi, jusqu'à quinze ou vingt ans, il est partout mollasse, plus tard son centre durcit ; et enfin, chez le vieillard, il acquiert une grande consistance, et son noyau central devient de plus en plus résistant.

Il commence à perdre un peu de sa transparence dans l'âge adulte ; entre cinquante et soixante ans, il jaunit et devient d'une couleur ambrée.

Plongé dans l'eau aiguisée avec un acide, il s'obscurcit, et souvent alors on le voit se partager en trois ou un plus grand nombre de segments cunéiformes, dont le sommet est dirigé vers le centre ; il se décompose, lorsqu'on l'a fait bouillir, en plusieurs couches concentriques faciles à démontrer.

On admet généralement que le cristallin est un produit sécrété par la membrane dite capsulaire, comparée par Galien à une pelure d'oignon, et qui a été longtemps niée. Pourfour du Petit l'assimile à l'arachnoïde et la regarde comme se continuant avec l'hyaloïde, ce qui se voit, dit-il, aussi bien qu'*on voit la peau de l'avant-bras se continuer avec la main.* Elle est mince et transparente, très-peu résistante, et il suffit de la plus petite ouverture pour que tout de suite elle se déchire spontanément dans toute sa longueur.

Entre elle et le cristallin se trouve une matière toujours un peu limpide, mais peu abondante, à ce point que du Petit n'a jamais pu en recueillir assez pour l'analyser ;

(1) Cruveilhier, t. IV, p. 103.

cette couche semi-fluide a reçu le nom d'*humeur de Morgagni*. On s'exagère géné-ralement beaucoup sa quantité. M. Sappey va même jusqu'à nier son existence, mais j'avoue que les preuves qu'il fournit ne m'ont point paru sans réplique.

Par sa circonférence, la capsule adhère aux procès ciliaires d'une manière intime, de sorte qu'il est toujours très-difficile de l'en séparer; en avant elle répond à la chambre postérieure, en arrière elle est logée dans une dépression du corps vitré.

Sa structure a beaucoup occupé les anatomistes. Ruysch et Pourfour du Petit disent avoir trouvé à sa partie antérieure des vaisseaux provenant des procès ciliaires. L'artère hyaloïdienne arrive, il est vrai, jusqu'au contact de sa face postérieure, et là se termine par une ampoule, ainsi qu'on peut le constater sur les pièces que M. Denonvilliers et moi-même avons déposées au musée de la Faculté; mais je n'ai jamais pu, quelque pénétrantes que fussent les injections dont je me suis servi, retrouver les vaisseaux annoncés par Ruysch, et comme, d'autre part, l'examen mi-croscopique ne donne que des résultats négatifs, il faut bien ranger la capsule dans les tissus dépourvus de vaisseaux comme la cornée et les cartilages, et vivant par conséquent comme eux par une sorte d'imbibition.

Chez le fœtus, M. Ch. Robin a vu et décrit des vaisseaux capsulaires qu'il a pour-suivis non-seulement sur la capsule postérieure, mais encore sur l'antérieure et jusque dans la membrane pupillaire. J'incline à penser que c'était aussi sur le fœtus que Ruysch et Petit ont vu des vaisseaux sur la face antérieure de la capsule, car chez l'adulte personne depuis n'a pu en démontrer.

Elle n'adhère en aucune manière au cristallin, et Pourfour du Petit a parfaite-ment réfuté Hovius, qui croyait avoir démontré que les prétendus vaisseaux de la capsule s'enfonçaient dans les segments du cristallin pour les nourrir.

Une particularité bien digne d'être notée par les pathologistes, c'est qu'il est très-difficile de lui faire perdre sa translucidité, quelle que soit la manière dont on la traite par les acides étendus d'eau ou les alcalis, lesquels au contraire rendent tout de suite le cristallin opaque; toutefois, d'après M. Sappey, l'acide nitrique monohydraté lui ferait perdre sa transparence. C'est sur cette particularité que s'était fondé Petit pour avancer que jamais la cataracte n'a son siége dans la capsule, opinion sur laquelle je reviendrai bientôt. Personne n'y a démontré de nerfs; Dugès y admet, on ne sait trop pourquoi, un prolongement de la rétine.

Des chambres antérieure et postérieure. — Entre la cornée, concave en arrière, et le cristallin, un peu convexe en avant, existe un espace rempli par un liquide trans-parent. Cet espace est divisé en deux compartiments par l'iris verticalement tendu : l'un est désigné sous le nom de *chambre antérieure*, l'autre sous celui de *chambre postérieure* (1).

La chambre antérieure est limitée en avant par la face postérieure de la cornée, en arrière par l'iris; la chambre postérieure est bornée en arrière par le cristallin, en avant par l'iris, qui forme ainsi la cloison commune des deux chambres et les laisse communiquer par l'ouverture pupillaire.

Une perpendiculaire abaissée du sommet de la courbe cornéale au point culminant de la convexité antérieure du cristallin donne 4 millimètres environ, d'où il faut

(1) Je dois dire que dans ces derniers temps, Krammer et après lui M. Giraldès ont cherché à établir qu'il n'y avait point de chambre postérieure et que la cristalloïde touchait la face posté-rieure de l'iris, mais c'est là une opinion que je ne puis admettre et qui me paraît basée sur des recherches incomplètes.

déduire un peu plus d'un demi-millimètre pour l'épaisseur de la cornée et de l'iris, ce qui laisse pour le diamètre des deux chambres pas tout à fait 3 millimètres 1/2, dont 2 millimètres 1/2 pour l'antérieure, et 2/3 de millimètre pour la postérieure. Le rapport des deux chambres est donc de 5 à 1 ; celui de 3 à 1, donné par M. Cru-veilhier, est exagéré au profit de la chambre postérieure. La chambre antérieure est d'autant moins large qu'on se rapproche de la circonférence : c'est tout l'opposé pour la chambre postérieure, ce dont la courbure du cristallin, opposée à la concavité de la cornée, rend parfaitement compte.

Tout cet espace est rempli par le liquide de l'humeur aqueuse que l'on a dit être produit par une membrane distincte, tapissant toutes les parois des chambres, sauf la surface du cristallin, membrane décrite par Zinn, et désignée cependant sous le nom de *membrane de Demours* ou *de Descemet*.

Choroïde. — Cette membrane est de toutes la plus vasculaire. Selon Arnold, elle se composerait de deux feuillets, l'un externe, séreux, qui a reçu le nom de *membrane d'Arnold*, l'autre interne, vasculaire. Je n'insisterai point sur la disposition tourbillonnée des vaisseaux choroïdiens ; je me bornerai à rappeler la terminaison antérieure de cette membrane au cercle ciliaire, d'une part, où elle semble se conti-nuer avec l'iris, et aux procès ciliaires, d'autre part, qui paraissent être réellement sa prolongation. Elle paraît destinée à favoriser la subdivision des différents vaisseaux de la coque oculaire et à les conduire à leur destination ultérieure ; c'est dans son épaisseur que rampent les nerfs ciliaires. C'est par l'intermédiaire des procès ciliaires que le cristallin et sa capsule se trouvent fixés et suspendus au-devant du corps vitré.

Rétine. — C'est la membrane sentante de l'œil. Continue en arrière avec le nerf optique, en avant elle se termine à la zone de Zinn, à laquelle elle adhère intimement. Selon Jacob, elle présenterait deux lames, une externe, séreuse, et une plus interne, composée elle-même de deux couches secondaires, l'une nerveuse, l'autre vasculaire. C'est dans la couche séreuse que, selon cet auteur, se ferait l'accumulation anormale de sérosité constituant l'hydropisie ou staphylôme postérieur de l'œil. Cette mem-brane, si sensible à l'action de la lumière, est insensible aux excitants mécaniques.

Du corps vitré. — C'est un liquide transparent contenu dans une sorte de tissu aréolaire, et occupant tout l'espace qui existe entre le cristallin et la rétine. C'est sur sa convexité qu'est moulée cette membrane ; aussi l'écoulement de ce liquide, dont la reproduction ne se fait jamais qu'imparfaitement, a-t-il pour conséquence de laisser l'œil flétri et la rétine plissée et flottant sans soutien ; d'où, sinon la perte totale de la vision, au moins l'affaiblissement de la faculté de voir nettement.

Le corps vitré est sécrété et enveloppé par une membrane fine et translucide, désignée sous le nom de *membrane hyaloïde*, sur l'existence de laquelle se sont éle-vées récemment des discussions ; niée par M. Robin, elle est admise par M. Sappey et tous les anatomistes. De la face interne de cette membrane partent des prolonge-ments qui cloisonnent sa cavité en plusieurs loges ou cellules dont le but paraît être de diviser la masse du liquide, de manière que les ébranlements n'y produisent pas de trop fortes ondulations.

Les cellules hyaloïdiennes communiquent-elles entre elles ? On l'admet générale-ment, se fondant sur ce que toute l'humeur vitrée s'écoule par la déchirure d'une seule de ces cellules. Janin a prouvé cependant, par une expérience concluante, que ce phénomène est dû à une transsudation du liquide à travers les parois membraneuses, plutôt qu'à la présence de communications régulières et constantes. Si d'ailleurs cette communication existe, elle ne se fait pas, ainsi que le remarque M. Cruveilhier, par des ouvertures très-larges, car il arrive souvent que le corps vitré, quoique assez largement ouvert dans beaucoup d'opérations de cataracte par extraction, ne s'écoule cependant qu'en partie et très-lentement.

Les vaisseaux de la membrane hyaloïde seraient fournis par l'artère centrale de la rétine, et l'un d'eux, traversant le corps vitré, se porterait à travers un canal, dit hyaloïdien par M. Cloquet, jusqu'à la partie postérieure de la capsule cristalline. Langenbeck a rapporté un cas d'anévrysme de cette artère centrale de la rétine, qui avait acquis le volume d'une plume à écrire et déterminé l'amaurose (1).

Remarques générales sur les vaisseaux et nerfs du globe oculaire. — Les artères qui doivent pénétrer dans l'œil perforent la sclérotique en deux points différents : en arrière, au pourtour du trou optique; en avant, à 3 ou 4 millimètres de l'insertion de la cornée. Les premières sont les ciliaires courtes postérieures et les ciliaires longues, les deuxièmes les ciliaires courtes antérieures.

Les ciliaires courtes postérieures s'épuisent presque complétement dans la choroïde et les procès ciliaires; les ciliaires longues marchent entre la sclérotique et la choroïde, dans ce que Pourfour du Petit appelle le *cercle horizontal* de l'œil, c'est-à-dire aux deux extrémités du diamètre transverse, pour de là se rendre exclusivement dans le grand cercle de l'iris. Les artères ciliaires courtes antérieures, au nombre de quatre, comme les artères des muscles droits dont elles émanent, plongent dans l'œil à 4 millimètres de la circonférence cornéale, et se jettent dans le grand cercle irien, en s'anastomosant avec les ciliaires longues. Cette disposition est mise dans tout son jour sur les pièces déposées au musée de la Faculté, par M. Denonvilliers en 1839, et par moi-même en 1842, et je l'invoquerai bientôt pour l'explication de certains phénomènes pathologiques, particulièrement la formation du cercle iridien.

Les veines ne présentent rien de particulier à noter, si ce n'est qu'elles sont nombreuses et comme variqueuses dans la choroïde.

Les nerfs émanent tous du ganglion ophthalmique; ils perforent la sclérotique au pourtour du nerf optique, se logent entre cette membrane et la choroïde, et les deux plus volumineux suivent le trajet des artères ciliaires longues.

Les vaisseaux lymphatiques du globe de l'œil ne sont point connus.

Déductions pathologiques et opératoires. — La coque de l'œil, formée par la sclérotique et la cornée, est, comme tous les tissus fibreux, à peu près inextensible; aussi les ophthalmites ou inflammations de toutes les parties constituantes de cet organe, les hydropisies, toutes les maladies en un mot qui tendent à augmenter rapidement son volume, sont-elles extrêmement douloureuses. Pour faire cesser l'étranglement, le chirurgien est souvent obligé d'intervenir, de débrider la sclérotique, par exemple, de faire ce que l'on a appelé improprement l'iridectomie et ce que j'ai nommé l'*irido-scléroticotomie* (2), ou de faire la ponction de l'œil. Après l'opération de la cataracte par extraction, alors que la plaie de la cornée étant déjà cicatrisée, l'œil s'enflamme tardivement, d'atroces douleurs surviennent, jusqu'au moment où, rompant la cicatrice, les humeurs de l'œil trouvent un écoulement facile.

Les maladies chroniques de la cornée et de l'iris quelquefois déterminent des dou-

(1) Cruveilhier, *Anatomie pathologique*, p. 107.
(2) *Bulletin de la Société de chirurgie*, 1864, t. V, p. 418.

leurs tellement atroces et persistantes, sans que l'on puisse d'ailleurs conserver l'espoir du rétablissement de la vision, que le chirurgien, pour les faire cesser, se trouve dans l'obligation de pratiquer l'amputation partielle de l'œil. Il faut, dans ce cas, faire l'incision en avant de l'insertion des tendons oculaires des muscles droits, afin de conserver au moignon, sur lequel on adaptera un œil artificiel, une mobilité qui lui permettra de suivre dans tous ses mouvements l'œil resté sain. Il importe également d'enlever l'iris, de crainte que cette membrane, venant à se resserrer, ne retienne l'humeur vitrée, ce qui obligerait à recommencer l'opération.

L'exophthalmie est plutôt un symptôme des maladies de l'orbite que du globe oculaire; cependant l'accumulation de sérosité dans l'œil peut en déterminer la proéminence entre les paupières. Ces épanchements, dont le siége est tantôt dans les chambres antérieure et postérieure, tantôt dans le corps vitré, d'autres fois entre la choroïde et la sclérotique, ont pour effet de distendre inégalement le globe oculaire. Tantôt c'est la cornée qui se trouve poussée en avant, d'autres fois c'est la sclérotique dont les fibres écartées laissent saillir entre elles la choroïde, d'où les diverses variétés de staphylômes décrites par les auteurs.

Il n'est point rare d'observer dans l'œil des épanchements sanguins : leur siége est tantôt dans le corps vitré, tantôt dans les chambres antérieure et postérieure. La disposition des vaisseaux, leur finesse et la manière dont ils se ramifient dans la choroïde, rendent à merveille compte de leur rupture dans les commotions directes et même indirectes de cet organe.

Sur un malade que j'ai observé pendant deux mois à la consultation du bureau central, et qui vint me trouver le lendemain d'une chute dans laquelle son œil avait porté sur l'angle d'un meuble, je trouvai l'iris déchiré et toute la cavité de l'œil convertie en un *magma sanguin*. Après six semaines, l'épanchement s'était résorbé, mais les humeurs de l'œil étaient encore colorées d'une légère teinte groseille, et l'on voyait distinctement flotter dans le corps vitré des portions membraneuses que je crus d'abord appartenir à la rétine. Cependant comme, malgré cette grave lésion, le malade distinguait encore les gros objets, je rejetai cette idée et pensai que ces lambeaux n'étaient que des débris fibrineux. Quelque temps après, en effet, ils avaient disparu, et le malade avait recouvré presque complétement la vision, preuve manifeste de cette puissance de résorption dans l'œil, sur la connaissance de laquelle est fondé le procédé de la cataracte par abaissement.

La *consistance de la cornée*, sa résistance, font que les plaies accidentelles qu'on y observe sont presque toujours accompagnées d'une commotion plus ou moins violente de l'œil lui-même; tout le danger n'est donc pas dans la solution de continuité. Lorsque ces plaies sont nettes et faites avec un instrument bien acéré, comme le couteau à cataracte, et surtout sans perte de substance, elles peuvent se cicatriser linéairement et presque sans opacité. Mais il ne faut point perdre de vue que toute solution de continuité de la cornée exigeant pour se guérir le dépôt d'une matière plastique plus ou moins opaque, selon l'étendue et la profondeur de la plaie, selon aussi qu'elle a mis un temps plus long à se cicatriser, il ne doit rester que bien peu de chance de remédier par l'ablation ou, comme on l'a dit, par l'*abrasion*, aux opacités de cette membrane.

Les maladies de la cornée, que les oculistes du XVIIIe siècle avaient laissées dans l'ombre, ont été l'objet des études suivies de la plupart des chirurgiens modernes, parmi lesquels il faut citer principalement Wardrop, Sanson et M. Velpeau. Suivant eux, les phlegmasies de cette membrane seraient fréquentes et susceptibles de débuter primitivement soit dans son épaisseur même, soit à sa face superficielle ou profonde ; les descriptions qu'ils ont données de ces maladies sont d'une exactitude parfaite, mais il faut convenir que l'interprétation laisse beaucoup à désirer. Comment concevoir, en effet, qu'un tissu dépourvu de vaisseaux puisse devenir le siége de l'inflammation, qui suppose comme premier phénomène, un développement exagéré du système vasculaire ? Depuis plus de quinze ans je m'élève contre cette dénomination d'inflammation appliquée à des tissus dans lesquels les investigations anatomiques ne démontrent de vaisseaux d'aucune espèce, et M. Broca vient de faire pour la cornée et la capsule cristalline ce que j'avais, dès 1844, tenté de faire pour les cartilages et les tissus fibreux. Il a cherché à démontrer (1) que les altérations que l'on rencontre dans la cornée, n'étant précédées d'aucune vascularisation, devaient être considérées comme des affections distinctes de ce que l'on est convenu d'appeler l'*état inflammatoire*, et que par conséquent la dénomination de *kératite* devrait disparaître. Sans aller aussi loin que M. Broca, je pense qu'un très-grand nombre d'affections de la cornée reconnaissent pour cause des troubles de nutrition ayant pour point de départ le tissu même de cet organe, tissu non vasculaire, et par conséquent non susceptible d'inflammation dans le sens qu'on attache à ce mot. Mais je crois cependant que beaucoup de lésions du tissu cornéal ont pour point de départ l'élément inflammatoire siégeant, non dans cette membrane elle-même, mais dans celles qui l'avoisinent, distinction d'autant plus importante à établir au point de vue clinique, qu'elle conduit au seul traitement rationnel.

Comme les cartilages, comme les tissus fibreux, la cornée et la capsule cristalline ne sont donc pas susceptibles de *s'enflammer* d'emblée, ce qui ne veut pas dire qu'elles ne puissent devenir le siége d'altérations développées primitivement dans leur tissu, ou subir le contre-coup de phénomènes inflammatoires ayant pris naissance dans les tissus qui les avoisinent.

Mais si la cornée ne s'injecte point, lorsqu'elle devient malade, les vaisseaux qui arrivent jusqu'à sa circonférence, en suivant les fibres longitudinales de la sclérotique, se remplissent de sang, et forment alors, par leur convergence autour de sa circonférence, comme un anneau d'un rouge vif à fibres radiées, et d'autant plus serrées, qu'on les examine plus près de la limite d'insertion à la sclérotique, où elles s'arrêtent brusquement. Cet anneau est, en général, le signe d'une vive irritation du tissu cornéal lui-même, et c'est à tort qu'il a été regardé comme caractérisant une inflammation spéciale de la sclérotique, de nature rhumatismale, et qu'on lui a donné le nom de *cercle arthritique*. On le rencontre, en effet, dans toutes les affections non-seulement de la cornée, mais même des autres membranes plus profondément situées, alors qu'elles sont déterminées par le traumatisme et sur des individus qui n'ont jamais eu de rhumatisme.

Lorsque les irritations se sont ainsi répétées plusieurs fois, qu'elles sont devenues pour cette membrane comme une habitude, on voit se développer, non-seulement à sa surface, mais quelquefois même dans son épaisseur, des vaisseaux qui paraissent n'être que le prolongement de ceux de la conjonctive et de la sclérotique. C'est

---

(1) P. Broca, *Mémoire sur la cataracte capsulaire, avec quelques réflexions sur les affections désignées sous les noms vicieux de capsulite et kératite* (*Bulletins de la Société anatomique*, décembre 1853).

alors que l'on peut donner à cette maladie le nom de *kératite*, car le tissu cornéal a changé de nature et pris tous les caractères des tissus vasculaires : cette affection est décrite dans les auteurs sous le nom de *kératite à répétition*, qui indique bien sa propension à la récidive, ou encore de *kératite vasculaire*, en raison du grand nombre de vaisseaux que l'on y observe.

Lorsqu'on pratique la section de la cornée avec le couteau de Richter ou de Wenzel, dans l'opération de la cataracte par extraction, il faut ne pas oublier que la cornée a plus d'un demi-millimètre d'épaisseur, et qu'en relevant et inclinant trop tôt la pointe de l'instrument, on s'expose à le faire filer entre les lames de cette membrane, et par conséquent à ne pas ouvrir la chambre antérieure, ou au moins à ne tailler qu'un lambeau incomplet.

L'*iris*, à l'état normal, placé verticalement entre les deux chambres, y est maintenu fixe et immobile par la présence de l'humeur aqueuse, et dans les divers mouvements de l'œil ne se déplace ni en avant, ni en arrière. Mais dès qu'à la suite d'une solution de continuité des membranes qui forment la coque oculaire, les humeurs des deux chambres s'écoulent, l'iris se précipite vers le lieu qui leur donne issue et s'engage entre les lèvres de la plaie. C'est là un fait sans exception, que l'on a cherché à utiliser pour déplacer le centre pupillaire et l'attirer vers les points où la cornée a conservé sa transparence. Cette tendance au déplacement à la suite des plaies de la cornée, des perforations ulcéreuses de cette membrane, ou des opérations de cataracte par extraction, rend compte des hernies si fréquentes de l'iris.

La mobilité de la pupille à l'état normal est subordonnée à l'influence des rayons lumineux, non pas qu'ils agissent sur l'iris directement, mais parce qu'ils déterminent sur la rétine une sensation dont l'impression, transmise au cerveau par le nerf optique, entraîne la contraction de cette membrane par l'intermédiaire des nerfs iriens : c'est là ce que l'on a appelé l'*action réflexe*. Les chirurgiens ont utilisé ces notions physiologiques pour chercher si, dans les cataractes, la rétine est encore ou non sensible derrière l'opacité, rarement portée au point d'empêcher le passage de tous les rayons lumineux; seulement il faut avoir soin, lorsqu'on fait l'expérience, de voiler l'œil opposé, les contractions des deux iris étant synergiques.

La belladone dilate largement l'iris, probablement en paralysant son système musculaire, de la même manière qu'en le surexcitant l'inflammation le resserre. Aussi, pour vaincre ces coarctations de la pupille qui accompagnent les phlegmasies de l'iris et pour empêcher ou détruire des adhérences commençantes, les chirurgiens emploient-ils avec succès les frictions belladonées autour de l'orbite. C'est encore dans le but de mieux découvrir le cristallin cataracté, et pour manœuvrer plus facilement et sans crainte de déchirer la membrane irienne, qu'avant l'opération de l'abaissement on instille entre les paupières une ou deux gouttes d'extrait aqueux de belladone.

D'un autre côté, la fève de Calabar (*Physostigma venenosum*) jouit, ainsi qu'on le sait depuis les travaux des docteurs Thomas R. Fraser et Robertson, de la propriété d'agir sur l'appareil accommodateur de la vision, c'est-à-dire sur l'iris, et peut-être aussi sur le muscle ciliaire, en sens inverse de la belladone. Quelques gouttes d'extrait alcoolique de cette substance suffisent, dans l'espace de dix à quinze minutes, à faire resserrer la pupille au point de la faire presque disparaître. C'est là, on le comprend, une propriété d'autant plus précieuse à constater, que jusqu'à ces dernières années (1863), les chirurgiens n'avaient à leur disposition, pour agir sur l'iris, que la belladone ou l'atropine, qui paralysent les fibres iriennes, tandis que la fève de Calabar réveille leur contractilité (1).

La pupille, dans les phlegmasies de l'iris, prend des formes variées, ce qui dépend, non de la spécificité de l'inflammation, comme le professent les auteurs allemands, mais de toute autre cause, et surtout de ce que la maladie ne porte pas à un égal degré sur tous les points de la membrane. Ce qui prouve d'ailleurs sans réplique que telle ou telle déformation n'est pas nécessairement liée à telle ou telle nature d'inflammation, c'est qu'il n'est point rare de voir, dans une iritis simple, la pupille prendre successivement toutes les déformations diverses indiquées par Beer et son école comme pathognomoniques de l'iritis syphilitique, arthritique, etc.

L'iris, ai-je dit, reçoit ses vaisseaux de deux sources, des artères ciliaires longues et courtes postérieures qui percent le globe oculaire en arrière près du nerf optique, et des artères ciliaires courtes antérieures qui traversent la sclérotique à 3 ou 4 millimètres environ, en arrière de l'union de la sclérotique à la cornée. Dans les injections bien réussies on voit ces artérioles, qui rampent à la surface de la sclérotique, se diviser et subdiviser, puis tout à coup disparaître brusquement entre les fibres de la sclérotique pour plonger dans le cercle de l'iris. Là, à quelques millimètres de la circonférence cornéale, ces vaisseaux forment un véritable réseau radié, un cercle rougeâtre tranchant sur le fond blanc de la sclérotique et d'autant plus prononcé, que par transparence le cercle ciliaire artériel se laisse au-dessous entrevoir et deviner pour ainsi dire. Dans les iritis la phlegmasie reproduit cette apparence annulaire que donne l'injection artificielle, mais à un bien plus haut degré, parce qu'alors les plus petits capillaires, tant artériels que veineux, sont distendus par l'abord du sang. C'est à cet anneau vasculaire que l'on a donné le nom de *cercle* ou d'*anneau iridien*, qu'il ne faut pas confondre avec l'*anneau kératidien* précédemment décrit : l'anneau iridien laisse entre lui et la cornée un espace d'un blanc bleuâtre non injecté, au moins au début, car bientôt la phlegmasie se propageant aux membranes adjacentes, tous les tissus y participent; tandis que l'anneau kératidien s'avance dès le principe jusqu'au bord même de la cornée. Quelques chirurgiens donnent le nom d'*anneau iridien* à cet espace blanchâtre qui reste entre le cercle vasculaire et la cornée.

L'anneau iridien, d'après les ophthalmologistes allemands, serait également le signe de certaines affections spéciales de l'œil; c'est encore une erreur. Il démontre uniquement que l'iris est le siége d'une inflammation qui fait affluer le sang dans son tissu et qui exagère une disposition normale. On peut le voir au début de toutes les iritis, et s'il est et reste plus longtemps marqué dans celle de nature syphilitique, c'est que ces dernières ne sont presque jamais accompagnées d'une grande irritation, débutent pour ainsi dire par l'état chronique, et s'y maintiennent longtemps avant de se propager aux tissus adjacents.

Les inflammations de l'iris produisent souvent dans les chambres de l'œil un trouble plus ou moins prononcé; l'humeur aqueuse, en grande partie sécrétée par les surfaces de l'iris, devient louche, et quelquefois on y aperçoit comme des flocons. Ce sont ces flocons qui obstruent la pupille, s'y organisent et déterminent ces adhérences si fréquentes de l'iris avec la capsule cristalloïde, plus rares avec la cornée à cause de la différence de largeur des deux chambres.

_____

(1) Giraldès, *Note sur la fève de Calabar*, lue au congrès médico-chirurgical de Rouen, septembre 1863.

Lorsque l'iris est blessé, il se contracte; la pupille se resserre, ainsi qu'il est facile de s'en assurer lorsqu'on pratique l'abaissement du cristallin, et cette contraction a lieu alors même qu'à l'aide de la belladone on a préalablement dilaté l'ouverture pupillaire.

Toutefois il faut avouer que ces fibres musculaires n'ont point une grande puissance de rétraction, car après l'opération de la pupille artificielle par incision, c'est à peine si les lèvres de la plaie s'écartent, et si par ce procédé il est rare que l'on obtienne un heureux résultat, c'est que le plus souvent la réunion s'effectue quelques jours après entre les bords de la solution de continuité. Aussi, malgré le brillant succès obtenu par Cheselden sur son aveugle-né, l'excision doit-elle être préférée à l'incision simple, dans tous les cas où l'on n'a pas affaire à une occlusion congénitale. Quant au procédé de Scarpa, fondé sur la facilité avec laquelle on peut décoller l'iris à sa grande circonférence, outre l'écoulement abondant du sang dont il est habituellement suivi, puisque l'on divise le grand cercle de l'iris, il n'offre pas d'assez grands avantages pour être préféré à l'excision, ou *iridectomie*.

Les blessures et piqûres de l'iris, comme ses inflammations d'ailleurs, sont souvent suivies de douleurs crâniennes intolérables et comme névralgiques, et quelquefois de vomissements; on attribue ces divers phénomènes à la présence des nombreux filets nerveux qui abondent dans son tissu, et qui émanent du ganglion ophthalmique. Peut-être faut-il les rattacher plus spécialement à l'inflammation ou à la lésion du cercle ciliaire regardé par Sœmmering comme un ganglion nerveux, qu'il désignait sous le nom de *ganglion annulaire?*

La *capsule cristalline* est dépourvue de vaisseaux sanguins, et n'est douée par conséquent que d'une vitalité obscure analogue à celle dont jouissent les autres tissus invasculaires. Il est un fait cependant qui prouve que les phénomènes vitaux dont elle est le siége ont encore une certaine activité : c'est la reproduction du cristallin qu'elle paraît chargée de sécréter, phénomène que les expériences de Cocteau et de Leroy (d'Étiolles) me semblent mettre hors de doute. Ayant, en effet, extrait le cristallin à des chiens, à des lapins et à des chats, ils ont, chacun de leur côté, constaté que lorsque la membrane capsulaire n'avait pas été désorganisée trop complétément, il se reformait un cristallin parfaitement translucide et présentant comme le premier un noyau central. Ces expériences, reprises par le professeur Mayer, de Bonn (1), ont donné des résultats analogues, et ont démontré que le cristallin nouveau se reproduisait par couches superposées de la périphérie au centre.

Sœmmering fils, au dire de Leroy (d'Étiolles), aurait six fois constaté la reproduction du cristallin sur des yeux humains, examinés une ou plusieurs années après l'opération de la cataracte. Il est vrai que Maître-Jan (2), que Ténon, que Tartra, que Roux, qui ont aussi disséqué des yeux opérés, n'ont pu constater ce phénomène, et ont vu que le cristallin était alors remplacé par une saillie du corps vitré, bombé en avant, ce qui prouve simplement, en bonne logique, que cette reproduction n'a pas toujours lieu.

Si donc le cristallin se régénère, il faut l'assimiler aux produits de sécrétion, et le raisonnement indique que, comme eux, il ne doit subir que des altérations physiques, tandis que la capsule, organe de sécrétion, peut, comme les tissus vivants, devenir le siége de modifications pathologiques et morbides.

(1) *Journal* de Græfe et Walther, 1832 et 1833.
(2) *Traité des maladies des yeux*, 1707.

Néanmoins ces altérations du tissu propre de la capsule ont été niées, et déjà j'ai dit que Pourfour du Petit, se fondant sur la difficulté que l'on a de faire perdre à la capsule sa transparence par les agents chimiques après la mort, rejetait comme non démontrées les cataractes capsulaires, dont l'existence alors n'était mise en doute par personne. On comprend combien peu est rigoureuse cette sorte d'expérience cadavérique, qui prouve simplement que la cristalloïde résiste mieux que le cristallin, par exemple, aux décompositions chimiques ; nous allons bientôt voir d'ailleurs qu'il n'en est pas de même pendant la vie. Quoi qu'il en soit, cette opinion a trouvé de nos jours dans M. Malgaigne un énergique défenseur, et, après avoir disséqué plus de soixante yeux cataractés, ce professeur, n'ayant jamais rencontré l'opacité de la capsule, crut pouvoir avancer que l'histoire de cette affection ne reposait sur aucune observation propre à en établir la réalité.

En présence de cette assertion soutenue avec autant de vigueur que de talent, l'opinion publique s'émut, et quand on voulut aller au fond des choses et répliquer à M. Malgaigne, il arriva ce qui arrive souvent en pareille circonstance, c'est que la plupart des chirurgiens s'aperçurent qu'ils n'étaient point prêts pour la discussion et que les faits positifs leur manquaient. Aussi les cataractes capsulaires furent-elles sur le point d'être rayées du cadre nosologique. En effet, pour opposer une digue à cette théorie qui commençait à envahir progressivement les esprits, il fallait coordonner les faits déjà connus, produire des observations nouvelles, chose toujours lente et difficile, et avant que ce travail pût s'accomplir, l'ancienne opinion perdit si bien du terrain, que bientôt on en vint à n'admettre plus que des cataractes lenticulaires, et qu'un instant il ne fut plus question de cataracte capsulaire que comme d'une hérésie.

Aujourd'hui la réaction commence à se faire contre cette théorie exclusive, et je vais exposer brièvement les faits sur lesquels je me fondais dans mon cours de 1847, pour rendre aux opacités de la capsule la place légitime qu'elles doivent occuper dans l'histoire des cataractes.

La capsule cristalline, dit-on, ne possédant pas de vaisseaux, ne saurait en aucune façon devenir le siége d'un travail pathologique ? Mais ne voit-on pas la cornée, qui se trouve absolument dans le même cas, se troubler et perdre sa translucidité sous l'influence des causes irritantes, soit traumatiques, soit spontanées, qui jettent la perturbation dans son mode de nutrition.

Tout le monde sait que les blessures de la cornée déterminent dans cette membrane une opacité que personne n'a songé à nier ; or, les mêmes phénomènes suivent les lésions traumatiques de la capsule. Les expérimentations sur les animaux ont démontré avec quelle facilité on fait naître des cataractes par la simple piqûre de la cristalloïde, et j'ai pour mon compte bien des fois déterminé avec intention des opacités de cette membrane sur des chiens et des lapins, pour exercer les élèves aux manœuvres opératoires, rien qu'en l'effleurant avec la pointe d'une aiguille. L'examen du cristallin extrait m'a démontré que, dans ces cas, il restait étranger à l'opacité, tandis que la capsule perdait sa transparence. De leur côté, les chirurgiens n'ignorent pas que la blessure accidentelle de la capsule, dans les opérations de pupille artificielle, par exemple, entraîne très-rapidement, chez l'homme, des résultats analogues.

J'ai assisté M. Velpeau dans une opération de cataracte par extraction dont la couleur blanche et l'aspect granuleux l'avaient frappé par son étrangeté. L'incision de la cornée pratiquée, lorsqu'il voulut entamer la capsule avec le kystitome de Boyer, il ne put y parvenir et crut l'instrument émoussé ; l'ayant retiré, il me pria de l'examiner, et sur l'assurance que je lui donnai que l'instrument était bien acéré, il renouvela ses tentatives, et put enfin, non sans une grande résistance, inciser la capsule cristalline. Il s'échappa aussitôt et très-brusquement un liquide blanchâtre et floconneux, dont la présence dans la chambre antérieure nous cacha momentanément ce qui s'était passé. L'instant d'après nous vîmes que l'aspect granuleux avait disparu, mais qu'il restait encore une opacité très-marquée qui tenait, non au cristallin, car il n'en existait point, mais à la membrane capsulaire épaissie qu'on eut beaucoup de peine à entraîner avec de petites pinces. Je recueillis avec soin un de ces petits lambeaux, je l'examinai à la loupe, et je constatai que dans l'épaisseur même de la membrane, devenue comme fibreuse, existait une espèce de petit sablé opaque très-fin que ni le grattage, ni la macération, ne purent faire entièrement disparaître. Quant au liquide blanchâtre et floconneux, dont la sortie impétueuse nous avait si fort étonnés, c'était, sans aucun doute, un liquide sécrété par la membrane cristalline malade, dans lequel le cristallin s'était dissous. Était-ce du pus ? L'épaississement de la membrane était-il le résultat d'une sourde irritation ? C'est ce qu'il est permis de supposer sans pouvoir rien affirmer, puisque, comme bien on pense, nous n'avons pu recueillir le liquide pour l'examiner. Toujours est-il certain que dans ce cas la membrane cristalline était le siége d'une altération qu'on s'efforcerait en vain de nier.

J'ai trouvé dans Ténon deux faits absolument semblables. Dans le premier, qui lui appartient, il est question d'un œil dans lequel cet auteur trouva le cristallin complétement *dissous*, et la capsule antérieure épaissie et résistante *comme un parchemin;* l'opération fut laborieuse, mais cependant on parvint à fendre la capsule. Le deuxième fait est rapporté par Morgagni, qui le tenait de J. B. Vulpius : la capsule opposa un obstacle *comme aurait fait un parchemin* (1).

Il est une autre considération qui me paraît propre à démontrer combien est plus fréquente qu'on ne le pense l'altération de la capsule dans les cataractes ; j'ai extrait et vu extraire plusieurs cristallins dont la couleur, d'un jaune ambré, ne différait pas sensiblement de celle que l'on observe sur des cadavres de vieillards dont la vue était dans un état parfait d'intégrité ; avant l'opération, on aurait juré qu'ils étaient opaques, tant la cataracte paraissait d'un beau gris de perle. A quoi attribuer cette différence d'aspect que présentait le cristallin dans l'œil et hors de l'œil ? Serait-elle due à la réfraction des rayons lumineux dans l'humeur aqueuse ? Mais ces cristallins, mis dans l'eau, présentaient encore leur couleur ambrée et conservaient leur transparence. Aussi Méry, qui le premier avait fait cette remarque, dit-il : « Je laisse à ceux qui savent plus d'optique que moi, à rendre raison pourquoi un *cristallin glaucomatique* paraît, dans l'humeur aqueuse, sous des caractères différents de ceux qu'on y remarque quand il est exposé à l'air (2). » Je pense que cet aspect est dû à l'opacité toujours plus ou moins considérable qui siége dans ces cas sur la membrane capsulaire, ce qui modifie les conditions de réfraction des rayons lumineux.

On pourrait dire, il est vrai, que ces opacités de la capsule ne sont point dues à

(1) Ténon, *Mémoires et observations sur l'anatomie et la physiologie*, etc., t. I, p. 457.
(2) *Mém. de l'Acad. des sciences*, année 1708.

des altérations du tissu même de cette membrane, mais à des pseudo-membranes se déposant sur sa surface interne, comme dans le cas observé par Petit, qui put rendre à la capsule sa translucidité après avoir enlevé la tache opaque qui la recouvrait. Je ferai observer d'abord que dans la bouche d'un chirurgien l'objection ne serait pas sérieuse, car si l'étude de l'anatomie pathologique est réellement utile, c'est à la condition de tourner au profit de la pratique, et de ne point rester stérile comme un fait d'histoire naturelle. Or, je le demande, qu'importe, au point de vue de la médecine opératoire, que ce soit la capsule elle-même qui ait perdu sa transparence, ou que de fausses membranes adhérentes se soient déposées à sa face interne? Il n'en faudra pas moins que le chirurgien, après avoir extrait ou abaissé le cristallin, dégage la pupille des lambeaux de tissu opaque dont la présence empêcherait à coup sûr le rétablissement complet de la vision. Mais d'ailleurs ce dernier refuge de la doctrine qui nie les cataractes capsulaires n'est plus même possible aujourd'hui, et l'on trouvera dans le travail de M. Broca, déjà cité, quatre observations de cataractes capsulaires dans lesquelles les lambeaux de cette membrane ayant été examinés au microscope, il fut constaté que l'altération siégeait dans le tissu capsulaire lui-même. Tout s'accorde donc à démontrer la possibilité des opacités capsulaires; resterait maintenant à établir leur degré de fréquence, mais en traitant cette question, je sortirais des limites que je me suis tracées (1).

M. Campaignac (2) pense que les cataractes sont toutes le résultat d'une sécrétion morbide de la capsule cristalline : cette opinion me paraît acceptable pour un grand nombre d'entre elles, et, comme le fait remarquer M. Velpeau, elle n'a d'autre tort que d'être exclusive; évidemment un très-grand nombre de cataractes reconnaissent pour cause unique l'opacité du cristallin sans altération de la capsule. En effet, les expériences de Pourfour du Petit, celles de Ténon, ayant démontré que ce produit de sécrétion est susceptible de diverses altérations de couleur, selon les liquides où on le plonge, on comprend qu'il puisse subir dans l'œil des modifications physiques analogues, puisque l'opacité n'est que le fait d'un changement survenu dans l'arrangement de ses molécules.

L'étude des modifications que subissent par les progrès de l'âge la membrane cristalline et le cristallin permet de se rendre compte de quelques phénomènes consécutifs à l'opération. Chez les adultes et les enfants, le cristallin est mou, presque diffluent, surtout quand il est cataracté; aussi sa résorption est-elle facile et prompte, circonstance qui favorise la réussite de l'abaissement. Chez les vieillards, au contraire, sa dureté oppose à la résorption des obstacles tels, qu'on l'a trouvé encore intact plusieurs années après l'opération. M. Malgaigne pense que c'est qu'alors on a abaissé en masse et tout à la fois la capsule et le cristallin; on verra plus loin ce qu'il faut penser de cet abaissement en masse : pour le moment je me bornerai à citer un fait qui dépose en faveur de la difficulté de résorption du cristallin induré. Ayant eu l'occasion de disséquer l'œil d'un malade opéré six mois auparavant par abaissement, j'ai trouvé le cristallin dur et jauni engagé à la partie inférieure du corps vitré, sans apparence aucune de résorption, quoiqu'il ne fût enveloppé ni de la capsule, ni des procès ciliaires que je trouvai à leur place.

(1) Ces faits paraissent avoir modifié l'opinion première de M. Malgaigne, qui déclare aujourd'hui que « la cataracte capsulaire existe sans doute, mais excessivement rare, et dans de toutes autres conditions que celles qu'on lui avait assignées. » (Anat. chirurgic., 1858, t. I, p. 683.)
(2) Thèse inaugurale. Paris, 1829.

Est-il indifférent de laisser ainsi dans l'œil un cristallin dur et résistant qui joue le rôle d'un corps étranger? Je ne le pense pas; et quoique la rétine, sur le bord antérieur de laquelle il doit appuyer, soit insensible aux excitants autres que la lumière, il ne me paraît pas impossible qu'il devienne la cause de cette irritation sourde et profonde, de ces douleurs si vives et si persistantes dont se plaignent quelques-uns des malades opérés par abaissement. Pour cette raison et à cause de la résistance qu'il oppose à la résorption, l'extraction me paraît, chez les vieillards, devoir être préférée à l'abaissement.

La fluidité de la cataracte et la transparence de la capsule cristalline sont deux conditions indispensables à la réussite du procédé ingénieux de M. Laugier, qui consiste à aspirer le liquide opaque à l'aide d'une aiguille à pompe.

Serait-il possible, comme paraît l'avoir pensé Ténon, de se borner, dans les cas de cataracte capsulaire, à enlever la membrane opaque sans toucher à la lentille cristalline? C'est là une de ces vues théoriques qui me paraissent impossibles à réaliser dans la pratique, et contraires d'ailleurs à toutes les notions physiologiques.

On a pensé pouvoir arrêter, par un traitement médical, la marche de la cataracte, se fondant sur ce qu'elle était souvent produite par un état morbide de la capsule. Certainement ce sont là des tentatives rationnelles; mais, d'un autre côté, on ne saurait se dissimuler le peu de chances qu'on a d'arrêter ce travail une fois commencé, surtout lorsqu'on réfléchit qu'une médication, même très-active, ne doit agir que bien faiblement sur un organe qui participe si peu aux phénomènes de la vie générale.

Où faut-il piquer pour introduire dans l'œil l'aiguille destinée à abaisser le cristallin? Pourfour du Petit, appuyé sur ses recherches si précises (1), me paraît avoir résolu la question : il conseille de pénétrer au-dessous du cercle horizontal de l'œil, c'est-à-dire à 2 millimètres au-dessous du diamètre transverse, afin d'éviter l'artère ciliaire longue et le nerf qui l'accompagne, et à 4 ou 5 millimètres en arrière de l'insertion de la sclérotique à la cornée; à 7 millimètres, on traverserait la rétine. En plongeant l'aiguille entre 4 et 5 millimètres, on rencontre la conjonctive, la sclérotique, la choroïde, le corps vitré, quelquefois les procès ciliaires, et l'on pénètre en arrière de l'iris, dans la chambre postérieure.

Où faut-il ouvrir la capsule? Si elle est opaque, toujours à sa partie antérieure, afin d'en disperser les lambeaux; mais, si elle paraît transparente, peut-on, à l'exemple de Pourfour du Petit, la déchirer en arrière et en bas, pour conserver ainsi intacte sa partie antérieure? Il faut convenir que c'est là un précepte plus facile à donner qu'à suivre.

Les adhérences intimes de la membrane cristalline aux procès ciliaires rendent, à mon avis, presque impossible le procédé de M. A. Petit, qui croyait abaisser, sans l'ouvrir, le cristallin avec sa capsule. Telle est d'ailleurs l'opinion de M. Gosselin, qui jamais n'a pu parvenir, dans ses expériences sur le cadavre, à opérer cet abaissement en masse, et qui le déclare impossible, sauf les cas où l'opération est pratiquée longtemps après la mort, alors que déjà la putréfaction a ramolli les adhérences si intimes de la capsule cristalline à la zone de Zinn (2); telle est encore la manière de

(1) *Acad. des sciences*, 1726, p. 262.
(2) Gosselin, *Études sur l'opération de la cataracte par abaissement* (*Mémoires de la Société de chirurgie*, t. I, p. 653).

voir de M. Nélaton (1), confirmée par les recherches anatomiques de M. Sappey. Ce
dernier observateur déclare, en effet, qu'on ne parvient jamais à détacher en masse
le cristallin et sa membrane, alors même qu'après avoir enlevé la cornée et l'iris,
on agit sur la circonférence supérieure de l'appareil cristallinien avec un instrument
mousse. La capsule se rompt toujours avant qu'on parvienne à la séparer de la
zone ciliaire (2).

Dans l'opération de la cataracte par extraction, on voit quelquefois, après l'incision
de la cornée, le cristallin sortir sans que l'on ait eu besoin d'ouvrir la capsule : c'est
qu'alors elle s'est déchirée d'elle-même; néanmoins le plus ordinairement on est
obligé de la fendre, ce qui, à part les cas où elle est épaissie outre mesure, ne présente aucune difficulté. La tonicité des membranes oculaires, unie à la contraction
des muscles, suffit quelquefois à expulser le cristallin, mais plus souvent on est obligé
de presser légèrement sur le globe oculaire pour le faire sortir; si alors la capsule
n'a pas été bien ouverte, ses adhérences au cercle ciliaire par l'intermédiaire des
procès ciliaires sont telles, que le corps vitré sortira plutôt que le cristallin.

La chambre postérieure, n'ayant guère plus d'un demi-millimètre de diamètre,
on comprend combien difficiles doivent être les manœuvres dans un aussi petit
espace; aussi très-souvent l'iris est-il blessé dans les opérations qu'on pratique sur
le cristallin. Cette blessure de l'iris ne détermine point toujours ces accidents primitifs et consécutifs si redoutés par Béclard; M. Maunoir a rassemblé 24 cas d'opérations dans lesquels l'iris a été blessé, et sur ce nombre il y avait 13 succès (3), proportion vraiment très-satisfaisante.

Quant à la chambre antérieure qui présente 2 millimètres 1/2 de profondeur au
centre, elle permet un jeu plus facile aux instruments, aussi est-ce par elle que l'on
pénètre avec le plus d'avantage dans les opérations de pupille artificielle; on s'expose
moins d'ailleurs à blesser la capsule cristalline, dont les lésions sont si graves en
raison de l'opacité qu'elles entraînent.

La *choroïde*, la plus vasculaire de toutes les membranes de l'œil, est très-souvent,
si j'en juge d'après mes observations, le siége de phénomènes inflammatoires, et il
est étrange que jusqu'ici ses maladies aient à peine été étudiées. Cela tient sans doute
à la difficulté de l'observation directe *de visu*, dont les résultats ont été si satisfaisants
pour l'étude des affections de la cornée, de l'iris et du cristallin. Il est très-probable
que dans l'*ophthalmite*, c'est à sa turgescence que sont dus en grande partie ces
phénomènes d'étranglement et ces vives douleurs qu'on observe alors, et c'est certainement au développement variqueux des vaisseaux choroïdiens, conséquence des
inflammations souvent répétées des membranes oculaires, qu'il faut attribuer la
production des staphylômes scléroticaux; au reste, l'usage de plus en plus répandu
de l'ophthalmoscope dans l'étude des maladies profondes de l'œil ne peut manquer de
faire surgir des travaux sérieux sur ce sujet.

Voilà ce que j'écrivais en 1857 dans ma première édition. Depuis, la science a pro-
gressé, et les travaux des ophthalmologistes allemands, ceux de MM. Sichel, Desmarres
et Follin en France, ont démontré que cette membrane est en effet fréquemment le

---

(1) Thèse de concours pour le professorat : *Parallèle des divers modes opératoires dans le
traitement de la cataracte*, p. 41.

(2) Sappey, *Anatomie descriptive*, t. II, p. 696.

(3) Maunoir, *Essai sur la cataracte* (*Mémoires de la Société médicale d'émulation*, et *Presse
médicale*, t. I).

siége d'altérations pathologiques plus ou moins profondes. Tout récemment M. Duboué (de Pau) a adressé à la Société de chirurgie, une observation remarquable de cette variété de choroïdite dite *exsudative*, caractérisée par la production de pseudomembranes albuminoïdes, sécrétées par la face interne de la membrane choroïdienne, et a démontré dans son travail, dont j'étais rapporteur, que ces néoplasmes décollent la rétine et la refoulent vers le centre du globe oculaire, en même temps qu'ils produisent l'exophthalmie.

L'*insensibilité de la rétine* à l'action des agents autres que la lumière porte à penser que ce n'est point dans cette membrane que prennent naissance les douleurs atroces qui accompagnent l'ophthalmite, mais bien dans la compression des nerfs ciliaires. Quant à la sensation lumineuse qui accompagne ces inflammations de la totalité du globe oculaire, elle démontre que la rétine participe à la phlegmasie des autres membranes. Sa mollesse, sa consistance pulpeuse, la facilité avec laquelle elle se déchire aux moindres tractions, la manière dont elle est maintenue étalée sur la convexité du corps vitré, tout s'accorde à démontrer la possibilité de sa déchirure, ou au moins de l'ébranlement de ses molécules, c'est-à-dire de sa commotion, dans les cas où l'œil est soumis à des secousses violentes : c'est, en effet, ce que prouve l'observation.

En abaissant le cristallin, peut-on déterminer le décollement de la rétine? Pour vérifier ce point de pathologie, il faudrait des expériences cadavériques nombreuses. J'ai disséqué bien des fois des yeux sur lesquels l'opération de la cataracte par abaissement avait été pratiquée par des élèves qui s'exerçaient aux manœuvres opératoires, et je n'ai jamais vu que la rétine fût déchirée par le cristallin déplacé, mais elle l'est souvent par la pointe de l'aiguille, du côté opposé à celui par lequel on l'a fait pénétrer.

C. *Appareil lacrymal*, ou *région des voies lacrymales*. — Cet appareil se compose :

a. De la glande lacrymale ;

b. De la conjonctive et du lac lacrymal ;

c. Des points et conduits lacrymaux ;

d. Du sac et du canal nasal.

a. La *glande lacrymale*, innominée des anatomistes qui avaient précédé Sténon, est située à l'angle externe et supérieur de l'orbite, et peut être considérée comme formée de deux parties distinctes, la glande lacrymale proprement dite et la glande accessoire. La première est logée dans une fossette désignée, en ostéologie, sous le nom de fossette lacrymale, à 4 millimètres et quelquefois 2 seulement en arrière du rebord orbitaire supérieur ; la glande accessoire est située sur le trajet du conduit vecteur de la glande principale, et s'étend depuis son bord antérieur jusqu'au bord supérieur de la paupière.

D'une couleur rosée, d'un tissu serré, légèrement aplatie de haut en bas, la glande lacrymale reçoit, par sa partie postérieure, le nerf lacrymal de l'ophthalmique de Willis, et le filet lacrymal du rameau orbitaire du maxillaire supérieur ; quelques-uns de ces nerfs ne font que traverser la glande pour se rendre à la paupière supérieure. Son artère dite lacrymale vient de l'ophthalmique, et l'on *suppose* que quelques branches du grand sympathique se jettent dans la glande en suivant cette artère. Elle est enveloppée dans un dédoublement du feuillet orbitaire de l'aponévrose orbito-oculaire, et se trouve séparée de la peau par son enveloppe aponévrotique d'abord, puis par le ligament palpébral, le tissu cellulaire sous-musculaire, le muscle orbiculaire, et la couche sous-cutanée.

Le liquide qu'elle sécrète est amené sur la surface conjonctivale par plusieurs canaux dont le nombre, d'après les travaux de M. Sappey (1), paraît n'être que de six à sept, s'ouvrant à la surface palpébrale de la conjonctive, vers le bord externe de la paupière supérieure, par de petits pertuis dont quelques-uns, deux ou trois au plus, sont l'aboutissant des conduits de la glande accessoire. Ces pertuis, visibles à l'œil nu, sont beaucoup trop petits pour que l'on puisse songer à les cathétériser, d'autant mieux qu'ils s'ouvrent au fond du sillon oculo-palpébral, et qu'il est très-difficile, pour les raisons que j'ai dites précédemment, de renverser la paupière supérieure.

La profondeur à laquelle est située la glande lacrymale proprement dite ne permet pas de l'explorer avec le doigt; la glande accessoire, au contraire, lorsqu'elle est gonflée, peut être touchée par l'indicateur introduit entre la paupière et le bord osseux de l'orbite.

b. La *conjonctive* est la muqueuse de l'appareil oculaire; pâle et blanche à l'état physiologique, d'un rouge briqueté lorsqu'elle est injectée, elle tapisse la face anté-rieure du globe de l'œil et les paupières.

Pendant la vie intra-utérine, alors que les paupières ne sont pas encore séparées, la conjonctive constitue réellement le réservoir de la sécrétion lacrymale, au même titre, selon l'expression de J. L. Petit, que la vessie est celui de l'urine, et lorsque après la naissance les paupières sont désunies, elle n'en continue pas moins à les recevoir et à les conduire dans le sac lacrymal, considérations suffisantes pour ne pas séparer son histoire de celle des voies lacrymales.

La conjonctive se confond sur le bord libre des paupières avec le tégument externe, et, en ce point, elle est très-adhérente, tandis qu'à la face postérieure des paupières elle est unie aux couches sous-jacentes par un tissu cellulaire modéré-ment serré. Des paupières elle se porte sur le globe oculaire, dont elle recouvre le tiers antérieur jusqu'à la circonférence de la cornée, où, selon quelques anato-mistes, elle s'arrête net, tandis que, selon d'autres, elle passe au devant d'elle sans interruption.

Au point de vue pratique, c'est là, il faut en convenir, une question de peu d'importance, que le microscope a d'ailleurs tranchée en démontrant que le feuillet épithélial seul recouvre la cornée. Dans les divers points de son passage sur le globe oculaire elle est doublée par un tissu cellulaire à mailles lâches et allongées, parcouru par de nombreux vaisseaux faciles à remplir au moyen des injections artificielles, et susceptible de devenir le siége d'un œdème quelquefois très-prononcé.

Le lieu où la conjonctive se réfléchit des paupières sur le globe de l'œil est désigné sous le nom de *cul-de-sac* ou *sillon oculo-palpébral*. Ainsi que je l'ai dit précédemment (2), le fond de ce sillon est éloigné du bord libre de la paupière supérieure de 22 à 25 millimètres, et de 11 à 13 de l'inférieure. A l'angle externe, la muqueuse s'enfonce sous la commissure palpébrale de 4 ou 5 millimètres, tandis qu'à l'angle interne elle forme à peine un léger cul-de-sac. Dans le fond du fer à cheval, représenté par l'union des bords palpébraux supérieurs et inférieurs, elle s'épaissit et forme un repli prononcé, considéré comme le vestige de la troisième paupière ou nyctitante des oiseaux; là elle recouvre un petit amas de glandules que l'on désigne sous le nom de *caroncule lacrymale*.

(1) Travail lu à la Société de biologie, août 1853.
(2) Page 318.

A la loupe, sur beaucoup de sujets, on peut, sur la saillie caronculaire, distinguer quelques poils follets et les orifices de quelques follicules. De cette disposition de la conjonctive, de la caroncule lacrymale et des bords palpébraux, résulte un petit enfoncement où viennent s'accumuler les larmes : c'est le *lac lacrymal*, que nous verrons jouer un rôle physiologique important.

Les artères de la conjonctive lui sont fournies par les musculaires et les palpébrales et ses veines se rendent dans l'ophthalmique et la veine angulaire. La manière dont ces vaisseaux sont disposés dans le tissu sous-conjonctival doit être étudiée avec soin; flexueux et entortillés, ils constituent un réseau à mailles irrégulières, susceptibles de s'allonger, ce qui leur permet de s'accommoder à la locomotion et au déplacement de la membrane à laquelle ils appartiennent. A cette disposition tortueuse qu'ils conservent lorsque l'inflammation s'en empare, il est facile de distinguer les conjonctivites simples des autres maladies de l'œil.

Quant aux nerfs, ils viennent tous de la cinquième paire et donnent à la conjonctive l'exquise sensibilité qui la distingue.

Elle est le siége d'une exhalation que démontre péremptoirement l'expérience suivante : on renverse la paupière inférieure, que l'on choisit parce qu'elle est dépourvue de canaux lacrymaux, on l'essuie, et au bout de quelque temps, on peut voir qu'elle se recouvre d'un suintement qui perle à sa surface, et bientôt devient assez abondant pour s'écouler par gouttelettes. Sur un animal, Janin s'étant assuré que la cornée était le siége d'une exhalation semblable, en conclut logiquement que la source du liquide qui humecte l'œil n'est pas exclusivement dans la glande lacrymale.

M. Malgaigne, se fondant sur les cas d'extirpation de la glande lacrymale dans lesquels la surface de la conjonctive n'avait pas cessé d'être lubrifiée, se demande quels peuvent être les usages de cette glande (1). Il ne paraît pas éloigné de la considérer, sinon comme inutile, du moins comme peu importante aux fonctions de l'appareil oculaire, d'autant mieux que dans la dégénérescence cutanée de la conjonctive, maladie désignée sous le nom de *xérophthalmie*, la persistance d'action de la glande lacrymale n'empêche pas la surface de l'œil de se dessécher.

Avec tout le monde, j'admets l'efficacité et l'utilité de l'exhalation qui s'effectue à la surface de la conjonctive comme de toutes les muqueuses, mais il me répugne de penser que tout l'appareil lacrymal soit un hors-d'œuvre inutile, une superfluité. Il me semble, d'ailleurs, que les faits et les raisonnements sur lesquels s'appuie M. Malgaigne ne sont pas sans réplique. Ne peut-on pas dire, par exemple, que si après l'ablation de la glande lacrymale dégénérée, la surface conjonctivale est restée lubrifiée, c'est que l'on n'avait enlevé que la glande proprement dite, et que la glandule dite accessoire, dont les canaux sont à ceux de la glande principale ce que sont ceux de Rivinus à la glande sous-maxillaire, avait échappé à l'instrument. Quant à l'argument tiré de la sécheresse de la conjonctive dans la xérophthalmie, on peut tout aussi bien s'en servir pour combattre que pour appuyer l'opinion du savant professeur ; la question de savoir si cette maladie tient plutôt à un défaut d'action de la glande lacrymale qu'à une inflammation ou une lésion de sécrétion des glandules qui dépendent de la conjonctive n'étant pas tranchée.

Les glandules muqueuses de la conjonctive, découvertes par Krause et Müller et

---

(1) *Anatomie chirurgicale*, 1838, t. I, p. 389.

mieux décrites par M. Sappey, occupent la partie du sillon oculo-palpébral la plus rapprochée de l'angle interne. Elles sont au nombre de vingt à vingt-cinq, d'un volume quelquefois assez considérable pour être vues à l'œil nu, et s'ouvrent dans le fond du sillon par un conduit unique. Elles sont le siége d'une sécrétion muqueuse abondante à l'état normal, et qu'augmente encore l'état pathologique. Néanmoins il me paraît évident que là n'est point l'unique source de cette sécrétion continue que l'on observe sur la surface conjonctivale, et l'expérience de Janin citée précédemment démontre que le réseau vasculaire si riche dont est pourvue cette muqueuse est de son côté le siége d'une perspiration très-active.

Je terminerai ce qui a rapport à la structure de cette membrane en disant que l'on y découvre, avec le secours de la loupe, une couche de papilles très-fines comme mamelonnée, dont l'inflammation paraît augmenter le volume. Elles apparaissent alors sous la forme de granulations faciles à voir à l'œil nu, lorsqu'on renverse la paupière inférieure et que l'on regarde sa face muqueuse à contre-jour. Cette couche papillaire est soutenue par un derme à fibres déliées, dans les mailles duquel se croisent les ramifications vasculaires et nerveuses dont il a été précédemment question.

c. *Points et conduits lacrymaux.* — A quelques millimètres en dehors de la commissure interne, on observe, sur le bord libre des deux paupières, surtout lorsqu'on les renverse un peu en dehors, deux tubercules saillants, au sommet desquels se trouve un orifice tourné du côté du globe oculaire : ce sont les points lacrymaux. Le supérieur est plus étroit que l'inférieur. Chacun de ces points est l'origine d'un canal creusé dans l'épaisseur des paupières, et dont la direction mérite d'arrêter un instant l'attention. Ces deux conduits, d'abord perpendiculaires au bord palpébral, s'infléchissent ensuite à angle obtus pour gagner le sac lacrymal, en prenant une direction parallèle à celle de l'aponévrose d'insertion de la commissure. Au moment de s'ouvrir dans le réservoir des larmes, habituellement ils se réunissent ; j'ai cependant plusieurs fois observé qu'ils s'y abouchaient séparément. En attirant en dehors les bords palpébraux, il est facile de redresser leur courbure.

Leur structure est très-simple ; ils ont pour tunique extérieure un tissu cellulaire condensé, qui leur sert de paroi fibreuse, et sont doublés à l'intérieur par la membrane muqueuse conjonctivale dont la continuité avec celle du sac se trouve ainsi établie par leur intermédiaire. Ils reçoivent l'insertion de petites fibres musculaires que quelques anatomistes regardent comme une dépendance de l'orbiculaire, tandis que Duverney, Horner et Paul Dubois (1) les ont décrites comme un faisceau isolé, destiné spécialement aux conduits lacrymaux. La vérité est que ces fibres ont la même direction que ces canaux, et s'insèrent d'une part sur leur tunique fibreuse, d'autre part sur le sac lacrymal. Il faut observer que chaque point lacrymal est pourvu d'un petit anneau comme cartilagineux à son orifice, et que le conduit qui lui fait suite est beaucoup plus rapproché de la face muqueuse que de la face cutanée des paupières.

d. *Du sac lacrymal et du canal nasal.* — Le sac lacrymal n'est que la partie supérieure et renflée du canal nasal. Toutefois ce renflement n'est pas toujours très-manifeste, et j'ai vu quelquefois le sac lacrymal n'avoir pas un diamètre transversal beaucoup plus étendu que celui du canal nasal, c'est-à-dire 3 ou 4 millimètres ; terme

(1) Thèse pour l'agrégation, 1824.

moyen, il est de 7 millimètres, et va souvent jusqu'à 9 ou 10, comme il est facile de s'en assurer sur les pièces que j'ai déposées au cabinet de la Faculté. Sa hauteur varie de 9 à 14 millimètres ; ces différences en largeur et en hauteur expliquent les difficultés que l'on éprouve quelquefois à y pénétrer.

Il est logé dans la gouttière que l'on observe en arrière de l'apophyse montante du maxillaire, dont la crête saillante forme en ce point le rebord orbitaire inférieur et interne, gouttière complétée en dedans et en arrière par la réunion de l'unguis avec cette apophyse montante, et qui conduit dans le canal nasal.

Le *sac lacrymal* a la forme d'une poire, dont la petite extrémité plonge dans le canal nasal ; son fond dépasse, dans la grande majorité des cas, ce que l'on a nommé improprement le *tendon de l'orbiculaire*. Par son côté interne et postérieur il est adossé à la gouttière osseuse ci-dessus mentionnée, mais il est libre par son côté externe et antérieur, qui donne insertion en haut et en bas à de nombreuses fibres de l'orbiculaire, dans lesquelles M. Bourjot Saint-Hilaire a cru pouvoir distinguer deux muscles, un dilatateur supérieur et un dilatateur inférieur du sac. Sa partie moyenne est bridée et comme étranglée par un dédoublement de ce que j'ai appelé l'*aponévrose d'insertion de la commissure* (1), laquelle constitue le tendon du muscle orbiculaire des auteurs. La bifurcation antérieure de cette bride fibreuse se porte sur le bord antérieur de la gouttière lacrymale et répond au tendon nommé *direct*, la postérieure s'insère sur la lèvre de l'unguis et représente le tendon réfléchi.

En résumé, le sac lacrymal est en rapport : en dedans, avec la paroi externe des fosses nasales, et répond à la partie antérieure du méat moyen ; en arrière, avec le tissu cellulaire contenu dans la loge de l'aponévrose orbito-oculaire ; en dehors, avec la caroncule lacrymale et la conjonctive ; en avant, avec les paupières, l'inférieure surtout.

Sa structure est très-simple. La portion de l'aponévrose oculo-orbitaire qui a tapissé la paroi interne de l'orbite, arrivée au niveau de la crête de l'unguis, se divise en deux feuillets et enferme le sac dans son dédoublement. Sa face interne est tapissée par une muqueuse dont la disposition sera étudiée d'une manière plus profitable, quand il sera question du canal nasal.

Il reçoit des nerfs et des vaisseaux nombreux.

Le *canal nasal*, qui lui fait suite, est constitué en avant par l'apophyse montante du maxillaire supérieur, en arrière par l'os unguis, et tout à fait inférieurement par la partie supérieure du cornet inférieur. Ainsi creusé dans la paroi commune aux fosses nasales situées en dedans, au sinus maxillaire placé en dehors, et dont il n'est séparé que par une cloison très-mince, il est étendu depuis la base de l'orbite jusqu'à la partie antérieure du méat inférieur.

Sa longueur mesurée sur le squelette, varie de 7 à 11 millimètres (2), M. Vésigné dit même 6 lignes (14 millimètres) (3). M. Paul Dubois, qui ne lui donne que 7 millimètres (4), me paraît n'avoir pris que le chiffre inférieur, car sur plus de trente têtes, je l'ai trouvé d'une longueur variant de 7 à 11 millimètres. En admettant donc 2 millimètres environ pour la prolongation de sa membrane muqueuse dans le méat inférieur, on arrive au chiffre approximatif de 10 à 15 millimètres.

---

(1) Voyez page 315.
(2) Vésigné, thèse de Paris, 1824, n° 202. — Bourjot Saint-Hilaire, *Journal des connaissances médico-chirurgicales*, 1838.
(3) Page 8.
(4) *Loc. cit.*, p. 3.

Il serait très-important, pour la longueur à donner aux canules, de connaître à l'avance celle du canal. M. Grenier (1) prétend qu'en mesurant la distance qui sépare le bord saillant de l'apophyse montante du sillon de l'aile du nez, on a cette longueur d'une manière très-satisfaisante ; j'ai cherché à vérifier ces données, et je dois dire qu'en déduisant 4 ou 5 millimètres de la mensuration ainsi obtenue, on arrive à des résultats assez exacts. Je conseille donc, lorsqu'on veut choisir une canule, de la porter préalablement dans la direction indiquée et de rejeter celles qui dépassent les limites du sillon nasal.

La largeur du canal varie de 2 à 5 millimètres, et quelquefois je l'ai trouvé tellement rétréci, que c'est à peine si je pouvais y introduire un stylet de trousse ordinaire. Ainsi que le remarque M. Vésigné, il faut noter que sa forme est toujours ovalaire, de telle sorte que le diamètre antéro-postérieur l'emporte de 1 millimètre au moins sur le transversal.

Sa direction est oblique en bas et en dehors, comme la paroi des fosses nasales, dans laquelle il est creusé ; de plus il est incliné d'avant en arrière, et présente quelquefois à sa partie moyenne une légère convexité antérieure ; il va en se rétrécissant de son orifice supérieur à l'inférieur.

L'orifice supérieur mérite d'être noté avec soin, puisque c'est lui qu'on cherche dans l'opération de la fistule lacrymale. Il est situé immédiatement derrière l'apophyse montante dont la crête est facile à sentir, en sorte qu'après s'être assuré, avec l'ongle du doigt indicateur gauche, par exemple, du bord tranchant de cette saillie osseuse, il suffit, pour entrer dans le canal, de laisser glisser sur le doigt ainsi placé la lame du bistouri, tenu de la main droite. En suivant ce précepte, sur lequel j'ai l'habitude d'insister dans mes cours, il me paraît impossible de se fourvoyer, d'autant mieux qu'on tombe en ce point sur la partie inférieure du sac, qui n'est pas sujette à déplacement comme la partie supérieure. Il faut d'ailleurs, pour faciliter encore l'opération, suivre le précepte habituel et faire tendre les paupières ; on trouve constamment l'orifice du canal à 5 ou 6 millimètres au-dessous du relief que fait alors le tendon, c'est-à-dire l'aponévrose d'insertion de la commissure interne. Quant à ces variations de position du sac lui-même dont parle M. Vésigné, je ne les ai pour mon compte jamais rencontrées ; elles ne paraissent d'ailleurs jamais prononcées au point d'induire en erreur, quand on a recours au procédé dont il vient d'être parlé.

L'orifice inférieur du canal nasal a été étudié à propos des fosses nasales (2) ; je n'y reviendrai ici que pour ajouter que la distance qui le sépare du plancher de cette cavité varie entre 20 et 22 millimètres, point important à retenir pour ne pas donner une trop grande longueur aux canules.

La structure du canal nasal est très-simple : il est pourvu d'une membrane fibreuse, continuation de celle du sac jouant le rôle de périoste, et d'une muqueuse faisant suite à celle des fosses nasales et du sac, et par conséquent établissant entre la conjonctive et la pituitaire une communication directe et non interrompue.

La disposition de la muqueuse à l'orifice inférieur du canal offre des variations assez nombreuses. Tantôt elle se prolonge de 1 à 2 millimètres au delà de l'ouverture osseuse, constituant ainsi un repli flottant au sommet duquel se trouve une fente, souvent impossible à trouver, à moins d'introduire, comme le conseille M. Cru-

(1) Thèse de Paris, 1825, n° 116, p. 16.
(2) Voyez pages 307-309.

veilhier, un stylet par l'orifice supérieur ; tantôt elle forme simplement une valvule appliquée sur l'orifice taillé en biseau, ainsi que l'avait noté Morgagni (1). M. Taillefer, dans vingt cas où il l'a cherchée d'une manière spéciale, dit l'avoir constamment rencontrée ; il résulte de mes recherches, qui portent sur un bien plus grand nombre de sujets, que c'est là en effet la disposition la plus fréquente. Quelquefois cette valvule semble manquer, elle est alors remplacée par un diaphragme occupant l'orifice inférieur du canal et percé à son centre d'un très-petit trou. Mais dans ce cas, j'ai toujours trouvé plus haut, soit dans la longueur du canal, soit dans cette partie du sac lacrymal qui correspond à l'orifice supérieur du canal nasal, une et quelquefois deux valvules analogues à celles que l'on trouve dans les veines et disposées de manière à faciliter le cours des larmes dans les fosses nasales, en même temps qu'à empêcher tout reflux soit de liquide, soit d'air, de ces cavités dans les voies lacrymales supérieures.

Je suis donc étonné de voir M. Vésigné si exact d'ordinaire, contredire, dans une note, l'opinion de Morgagni. Je suis porté à croire qu'il n'aura examiné cet orifice inférieur qu'après l'avoir sondé, ce qui détruit en effet la disposition valvulaire. Quant à M. Sappey, il ne s'explique pas clairement à ce sujet, qui ne paraît pas avoir fixé son attention ; il dit que souvent cet orifice inférieur du canal prend la forme d'un ovale dont le pourtour est formé par un repli de la muqueuse qui simule assez bien une valvule. Comme M. Cruveilhier, comme moi, il a vu des cas où l'orifice est complétement invisible.

La muqueuse du canal, comme celle du sac, est généralement pâle, assez épaisse surtout vers l'orifice inférieur, et douée d'une vive sensibilité ; on y trouve des glandules mucipares assez petites, et dans les cas d'inflammation, elle est parcourue par un réseau capillaire très-apparent. Elle est très-adhérente aux tissus fibreux sous-jacents, aussi comprend-on difficilement qu'à moins de prédispositions spéciales, elle puisse, *dans les cas où le canal a sa largeur normale*, se gonfler au point d'occasionner un rétrécissement permanent assez considérable pour mettre définitivement obstacle au cours des larmes.

Le mécanisme suivant lequel les larmes arrivent dans le sac lacrymal et baignent l'orifice des points lacrymaux est des plus simples, et ne soulève aucune controverse ; il n'en est pas de même de celui qui préside à leur entrée dans les points lacrymaux : c'est là une question de physiologie touchant de trop près à la pratique chirurgicale pour que je puisse me dispenser de la discuter.

Selon J. L. Petit, les voies lacrymales représentent un siphon parfait dont la longue branche, figurée par le canal nasal, attire les larmes dans les fosses nasales, en vertu du principe de physique qui régit cet instrument, tandis que de leur côté les paupières, en se rapprochant, forcent le liquide du sac lacrymal à pénétrer dans les points lacrymaux.

Il ne fut pas difficile à Molinelli de démontrer l'erreur dans laquelle était tombé J. L. Petit ; force fut donc de chercher une autre explication. Hunauld soutint que c'était la pression atmosphérique qui poussait les larmes dans le sac lacrymal, et M. Sédillot, qui a reproduit cette explication, prétend que, dans son passage à travers les fosses nasales, la colonne atmosphérique, en se raréfiant, tend à produire le vide dans le sac lacrymal, et y appelle les liquides restés à la surface de la conjonctive.

(1) *Advers. anatom. sext.*, animad. XLI, p. 52.

Comme preuve à l'appui, on a cité l'exemple de cette mère qui, d'après le conseil d'un chirurgien anglais, aurait guéri son enfant d'une tumeur lacrymale en exerçant des succions sur le nez (1).

Cette théorie tombe devant cette seule objection, que dans les cas assez fréquents où la muqueuse se prolonge au delà du canal osseux pour former un repli flottant sur lequel se trouve la fente qui sert d'orifice aux voies lacrymales, la tendance au vide dans les fosses nasales aurait pour effet inévitable d'en appliquer l'une contre l'autre les deux lèvres, et, en les fermant, de rendre impossible cet appel aux larmes.

Molinelli et Janin ont invoqué la capillarité des conduits lacrymaux, et ce dernier ajoutait qu'au moment où les paupières se ferment, on peut voir les conduits lacrymaux s'allonger, plonger dans le sac lacrymal, puis revenir sur eux-mêmes, faisant ainsi l'office de pistons qui soutireraient le liquide à chaque clignotement ; il suffit d'un examen de quelques minutes pour reconnaître que cette théorie n'est qu'ingénieuse.

En 1842, dans son cours de physiologie, P. H. Bérard, tout en admettant la théorie de M. Sédillot, qu'il combinait avec celle de Janin, terminait en disant : « Il ne serait pas *impossible* que le muscle orbiculaire fît sur le sac office de *ventouse.* » Cette opinion que le professeur venait de formuler ainsi sous forme dubitative et sans paraître y attacher d'importance, fut pour moi le point de départ d'une série de recherches sur l'appareil naso-lacrymal, et dès l'année suivante, dans mes cours de l'École pratique, en exposant le mécanisme de la pénétration des larmes dans le sac lacrymal, je cherchai à démontrer qu'elle s'effectuait sous l'influence de la pression atmosphérique, dont je comprenais toutefois l'intervention d'une manière toute différente de Hunauld et de M. Sédillot.

La valvule dont le canal nasal est pourvu à son extrémité inférieure est disposée de telle sorte que, tout en laissant un libre cours aux liquides qui se dirigent de l'œil vers le nez, elle s'oppose à toute rétrogradation en sens inverse. Cette occlusion est même si complète, que l'air ne peut, en aucun cas, y refluer, et tout le monde sait que si, lorsqu'on fait effort pour se moucher, le fluide atmosphérique comprimé dans les fosses nasales peut s'introduire dans la caisse du tympan, par l'orifice de la trompe d'Eustachi, jamais il ne pénètre dans le sac lacrymal. C'est ce que prouve bien mieux encore l'expérience suivante.

Ayant lié les conduits lacrymaux, j'introduisis l'extrémité d'une seringue d'Anel dans le sac préalablement isolé et dont les parois furent assujetties, à l'aide d'un fil, sur la canule; les choses ainsi disposées, je pratiquai le vide en attirant le piston, et, malgré tous mes efforts, je ne pus parvenir à faire pénétrer dans l'appareil lacrymal une seule bulle d'air. Il me paraît donc de toute impossibilité que soit des liquides, soit des gaz, puissent refluer des fosses nasales dans le sac lacrymal, lorsque l'appareil valvulaire qui siége à l'extrémité inférieure du canal nasal est intact.

Supposons maintenant que la paroi antérieure du sac lacrymal, mobile, flottante pour ainsi dire, et libre de toute adhérence au squelette, soit écartée de la paroi postérieure, fixée aux os; comme il en résultera nécessairement une tendance à la formation du vide dans sa cavité, et que le canal nasal est hermétiquement fermé, tandis que les conduits lacrymaux restent libres, les larmes, ou à leur défaut l'air atmosphérique, y sont aspirées. Or, cette dilatation du sac n'est pas une hypothèse,

(1) Cours de physiologie de P. H. Bérard, 1842.

c'est une réalité, car les fibres de l'orbiculaire qui s'y insèrent directement doivent de toute nécessité avoir pour usage d'écarter la paroi antérieure de la paroi postérieure, lorsqu'elles se contractent : aussi quelques auteurs, M. Bourjot Saint-Hilaire par exemple, ont-ils vu, dans cette portion du muscle palpébral, un dilatateur supérieur et un dilatateur inférieur du sac lacrymal. Quant aux conduits lacrymaux, leurs orifices sont munis de petits cercles cartilagineux pour résister à l'affaissement que pourrait produire sur eux la pression atmosphérique, qui y précipite les larmes accumulées dans l'angle interne de l'œil.

On pense bien qu'il ne faut pas de grands efforts musculaires pour produire ce résultat, une légère contraction de l'orbiculaire suffit, et chaque clignement est un coup de piston qui fait entrer une nouvelle quantité de liquide dans cette pompe aspirante en miniature. Dès que les larmes ont disparu du lac lacrymal, le besoin de cligner cesse de se faire sentir.

Tel est le mode suivant lequel, selon moi, se fait la pénétration des larmes dans le sac lacrymal. Si la théorie est vraie, les faits pathologiques doivent lui servir de confirmation. Dans les tumeurs lacrymales, alors que le canal nasal est complétement oblitéré, comment expliquer, dans la théorie de Hunauld et de M. Sédillot, qu'une certaine quantité de larmes puisse encore pénétrer dans le sac? On sait, en effet, que peu de temps après l'avoir vidé par pression, on le trouve de nouveau rempli de liquide. Dans l'hypothèse que je soutiens, cette réplétion du sac s'explique à merveille, et doit même être d'autant plus rapide qu'il a été plus dilaté et qu'il est plus hermétiquement fermé à sa partie inférieure.

Dans les fistules lacrymales on sait que s'il s'écoule par la fistule une certaine quantité de liquide purulent mélangé de larmes, l'épiphora cependant ne cesse pas complétement; souvent même il est aussi abondant qu'avant, ce qui, dans la théorie de Molinelli et de Janin, ne devrait cependant pas avoir lieu, puisque la capillarité des conduits lacrymaux n'a éprouvé aucune atteinte, que les paupières continuent à y chasser le liquide, et qu'une fois rendu dans le sac, rien ne s'oppose à son écoulement. Dans l'hypothèse de l'attraction des larmes par les dilatations successives du sac, tout s'explique. Lorsque la fistule est largement ouverte, les larmes se déversent sur la joue sans passer par le sac, dans lequel la tendance au vide n'est plus possible; si, au contraire, le trajet est tortueux et la pénétration de l'air difficile, le jeu de pompe aspirante pouvant encore se produire, les liquides de la conjonctive, après avoir pénétré dans le sac, prennent cours par la fistule.

Sur une jeune dame que j'ai traitée d'une fistule lacrymale par la dilatation, j'ai observé un curieux phénomène qui vient encore à l'appui de cette théorie de l'aspiration. Elle avait été deux ans auparavant opérée par la méthode de Foubert, et on lui avait mis une canule, que je fus obligé de retirer à cause d'un vaste abcès de l'angle interne, dont son engorgement avait été la cause. Depuis cette époque, il était resté une si large ouverture au sac, et le trajet était si direct, que la malade elle-même pouvait se sonder; or, chez elle, presque toutes les larmes coulaient sur la joue sans passer par le sac. Je lui plaçai d'abord dans le canal une très-petite bougie de *gutto-percha*, que je croyais devoir servir de conducteur aux larmes dans les fosses nasales; le larmoiement incessant dont la malade se plaignait en fut à peine diminué. Plus tard je substituai à cette bougie un très-petit clou de plomb, muni d'une large tête aplatie pour l'empêcher de glisser dans le canal; et je ne fus pas peu surpris de voir l'épiphora cesser le jour même et à peu près complétement. J'acquis alors la certitude que c'était eu fermant parfaitement, comme aurait fait une soupape, l'orifice fistuleux et en facilitant la tendance au vide dans le sac lacrymal, que ce clou à large plaque remédiait à l'écoulement des larmes. Effectivement, chaque fois que je la retirais pour lui substituer une bougie de même calibre, l'écoulement par la fistule reparaissait.

L'anatomie, le raisonnement et l'expérience clinique s'accordent donc à démontrer que deux conditions sont indispensables à la pénétration des larmes dans le sac lacrymal : 1° l'efficacité des contractions du muscle orbiculaire; 2° l'intégrité de la valvule du canal : si l'une des deux vient à faire défaut, la fonction est compromise. C'est ce qui explique pourquoi les lésions du nerf facial qui entraînent la paralysie de l'orbiculaire sont toujours accompagnées d'épiphora. Les auteurs disent que c'est parce que les points lacrymaux sont alors renversés en dehors et ne plongent plus dans le lac des larmes, mais c'est là une explication tout hypothétique que rien ne vient confirmer; la véritable raison, c'est que le sac ne peut plus se dilater. De même, lorsque par suite d'un traitement chirurgical on a détruit la valvule, le larmoiement persiste, quoi qu'on fasse, circonstance qui explique comment le traitement par les canules, ou le cathétérisme par les fosses nasales, ont pu faire disparaître la tumeur lacrymale sans remédier au larmoiement dont les malades continuent à se plaindre amèrement. Aussi M. Malgaigne, ne sachant à quoi tiennent *ces succès inespérés et ces revers inattendus dans le traitement des fistules lacrymales, à en juger par le larmoiement qui reste,* a-t-il cru devoir les attribuer à des dispositions individuelles toutes spéciales (1).

Quoi qu'il en soit, ces vues sur les fonctions de l'appareil lacrymal et les conséquences pathologiques que j'ai cru devoir en déduire n'ont pas l'approbation du savant professeur de médecine opératoire. Après avoir rappelé très-sommairement, et sans leur donner les développements nécessaires pour être compris, les faits et raisonnements sur lesquels je m'appuie, il ajoute : « On ne s'attend pas à ce que je discute *sérieusement* de telles assertions (2). » C'est là sans doute un mode de réfutation commode et expéditif, mais on conviendra qu'il ne porte pas avec lui la lumière; il est d'ailleurs tellement opposé à l'esprit éminemment critique de M. Malgaigne, que ce qu'il y a de plus naturel à en conclure, c'est qu'il n'a pas d'objection sérieuse à m'adresser. Je ne puis effectivement regarder comme telle celle qu'il fait à l'expérience relative à l'aspiration de l'air dans le canal nasal à l'aide d'une seringue d'Anel fixée aux parois du sac lacrymal : « L'expérience, dit-il, est ingénieuse sans doute, mais prouve-t-elle bien ce que M. Richet veut lui faire prouver? Est-ce bien la valvule qui fait obstacle à l'entrée de l'air, ou tout simplement le contact de la muqueuse du canal *rendu plus étroit* par l'aspiration de la seringue? Je m'imagine qu'une seringue adaptée à la vessie n'y ferait pas arriver une seule bulle d'air par l'urèthre, où cependant il n'y a pas de valvule. » Je serais désireux de savoir comment M. Malgaigne comprend que l'aspiration de l'air puisse rendre *plus étroit* le canal nasal, c'est-à-dire un canal osseux tapissé par une muqueuse tellement adhérente aux os, qu'on a une certaine peine à l'en détacher à l'aide du scalpel; et je lui demanderai s'il est possible d'établir le moindre rapprochement entre un canal ainsi disposé et l'urèthre, dont les parois membraneuses et flasques n'opposeraient aucune

_____

(1) *Anatomie chirurgicale*, 1838, t. I, p. 387.
(2) *Ouvr. cité*, 1858, t. I, p. 742.

résistance à la pression atmosphérique. Mais j'admets que, par impossible, ces parois du canal viennent au contact et que l'appareil valvulaire soit un hors-d'œuvre, une inutilité, il n'en restera pas moins établi que dans les dilatations du sac il y a impossibilité de pénétration de l'air par le canal nasal, et, comme conséquence, introduction forcée des larmes dans le sac par le mécanisme que j'ai indiqué.

Que dire encore de cette autre objection dirigée contre ce que j'ai avancé relativement à l'occlusion du canal nasal, à savoir : que lorsqu'on fait effort pour se moucher, l'air peut bien s'introduire dans la caisse du tympan par la trompe d'Eustachi, jamais dans le sac lacrymal. » Cette assertion, dit M. Malgaigne, est encore exagérée. Déjà Morgagni avait vu plusieurs personnes qui renvoyaient la fumée par les points lacrymaux ; moi-même j'en ai observé un exemple ; et M. Arnal a rapporté le cas d'une épistaxis combattue par le tamponnement des fosses nasales et qui se fit jour par les points lacrymaux. » En vérité, M. Malgaigne me fait beau jeu. Comment, avec les immenses ressources de son immense érudition, il est parvenu à grand'peine à rassembler ces quelques cas *très-exceptionnels*, ainsi qu'il le dit lui-même, et c'est avec ces faits, qui sont et resteront toujours une imperceptible exception, qu'il croit renverser une théorie basée sur l'observation de phénomènes aussi généraux, aussi faciles à constater que ceux que j'ai invoqués? Cela n'est pas logique.

Je me crois donc en droit de conclure : que la théorie de l'aspiration des larmes dans le sac lacrymal, telle que je l'ai exposée, subsiste tout entière, et que les objections de M. Malgaigne ne l'ont même pas ébranlée. Quant aux conséquences pathologiques que j'en ai déduites, et qui ont pour base l'observation clinique, j'attendrai, pour les défendre, qu'elles soient plus sérieusement attaquées que par des assertions ou des affirmations magistrales.

Déductions pathologiques et opératoires. — Il est très-rare de voir la glande lacrymale atteinte d'inflammation ou de dégénérescence cancéreuse. Dans ce dernier cas, et lorsqu'il faut en venir à l'extirpation, on doit inciser la paupière parallèlement à l'arcade orbitaire et à 30 ou 35 millimètres du bord libre, afin de ne point intéresser le repli conjonctival que j'ai dit remonter à 22 ou 25 millimètres. Il est également important de se rappeler la position de la glande accessoire, beaucoup plus rapprochée de la paupière que la glande principale, afin de ne point la laisser échapper dans le cas où elle participerait à la maladie.

J'ai déjà parlé de cette singulière affection de la conjonctive désignée sous le nom de *xérosis* ou *xérophthalmie*, qui se manifeste par une *cutisation* de la surface conjonctivale (1), dont jusqu'ici on n'a pu découvrir la cause. Sur une vieille femme, j'ai observé que cette maladie coïncidait avec une névralgie frontale très-douloureuse, et je me suis demandé si l'affection nerveuse, qui avait précédé la sécheresse de la conjonctive, n'en avait pas été le point de départ. Les expériences des physiologistes sur la cinquième paire, ayant prouvé que cette branche nerveuse préside aux fonctions de sécrétion et de nutrition, ainsi qu'à la sensibilité, donneraient un certain poids à cette manière de voir, encore confirmée par cette opinion de Magendie, que la section de la cinquième paire supprime les fonctions sécrétoires de la conjonctive.

L'inflammation de la conjonctive se reconnaît aux caractères suivants : le réseau injecté est superficiellement placé, constitué par des vaisseaux entortillés, tortueux

(1) Consulter, pour plus amples détails, la thèse de M. Dupré (Paris, 1836, n° 21).

et tellement gorgés de sang, qu'ils en deviennent moniliformes et comme variqueux ; ils peuvent enfin être déplacés en masse dans les mouvements imprimés aux paupières, circonstance qui tient à la laxité du tissu sous-conjonctival.

Si, au contraire, l'inflammation porte sur les parties constituantes du globe de l'œil, le réseau injecté est formé de vaisseaux fixes, parce qu'ils sont enchâssés entre les fibres de la sclérotique, très-déliés, ayant à peu près le même calibre, et venant se rendre à la circonférence de la cornée comme les rayons d'une roue sur le moyeu, c'est-à-dire *à peu près* parallèlement et sans se mélanger. Ces caractères suffisent à distinguer nettement les conjonctives des autres maladies de l'œil. Telles sont les particularités que la clinique a mises en lumière, que les notions anatomiques pouvaient faire prévoir et dont elles rendent compte.

Dans les inflammations rapides et intenses de la conjonctive, on voit se former autour de la cornée un boursouflement qui quelquefois empiète assez sur elle pour la dérober presque complétement aux regards. Cet état particulier est dû à l'infiltration du tissu cellulaire qui double la muqueuse oculo-palpébrale; on lui a donné le nom de *chémosis*. Cette laxité du tissu sous-conjonctival favorise encore la formation de ces œdèmes passifs qu'on voit survenir dans quelques cas de diathèses générales, dans quelques affections du globe oculaire, de l'orbite ou des organes contenus dans la cavité crânienne, et dont il faut chercher la cause dans la gêne qu'éprouve alors la circulation en retour. Toutes les fois donc que le médecin voit se manifester cet *œdème sous-conjonctival*, son attention doit être éveillée, et il doit rechercher soit dans l'état général, soit dans les organes dont il vient d'être question, la raison de ce phénomène.

Il semble que le peu d'étendue du diamètre des conduits lacrymaux devrait les préserver des lésions auxquelles sont sujets le canal nasal et le sac lacrymal : il n'en est rien. J. L. Petit y a vu une véritable tumeur lacrymale, et Blandin disait dans son cours avoir observé une *fistulette* du conduit lacrymal inférieur sur un de ses externes. D'autre part leur oblitération paraît avoir été observée par J. L. Petit et G. Pellier, qui prétendent même avoir pu forer de nouveaux conduits lacrymaux, mais, comme Blandin et M. Velpeau, je suis porté à penser que ces deux chirurgiens auront été induits en erreur, car il me paraît impossible de maintenir artificiellement des conduits d'un si petit calibre.

On conçoit difficilement la possibilité de la formation de calculs lacrymaux dans leur parcours, et cependant les observations n'en sont point très-rares. Le docteur Critchett, chirurgien de l'hôpital ophthalmologique de Londres, dit en avoir observé trois cas ; M. Bowmann en rapporte un autre ; M. Haynes Walton en retira un du conduit lacrymal supérieur, de la grosseur et de la forme d'un grain de blé. Il est assez curieux, ainsi que le fait remarquer M. le docteur Chéreau, que toutes ces observations aient été recueillies sur des femmes, dont on connaît les dispositions à verser des *pleurs abondants* (1).

Le cathétérisme par les conduits lacrymaux dans les affections du sac lacrymal est peut-être trop négligé de nos jours, et sa difficulté n'est certainement pas étrangère à cet abandon. Pour mon compte, j'ai eu bien souvent l'occasion de m'en louer, et l'on ne saurait trop recommander aux élèves de s'y exercer, ce qui ne peut se faire sans une connaissance parfaite de leur direction. Si l'on veut simplement faire des

(1) *Union médicale*, 1843, p. 570.

injections, c'est le point lacrymal inférieur qu'il faut choisir, à cause de l'appui qu'offre la joue; si, au contraire, on veut cathétériser, c'est au conduit lacrymal supérieur qu'il faut s'adresser. Il est plus facile, en effet, d'effacer sa courbure et de la rendre rectiligne en tirant la paupière supérieure en haut et en dehors; lorsqu'il est ainsi redressé, sa direction se confond presque avec celle du sac et du canal nasal, dans lesquels le stylet dit de Méjean s'engage sans arc-bouter contre la paroi interne du sac, ce qui arrive infailliblement lorsqu'on essaye de l'introduire par le point lacrymal inférieur.

Les rapports du sac lacrymal avec la paupière inférieure, avec la caroncule, derrière laquelle il est situé, et avec le tissu cellulaire de l'orbite en arrière, expliquent comment le pus qu'il renferme peut fuser dans ces diverses directions. Le plus ordinairement il se porte antérieurement du côté de la peau et s'ouvre entre la saillie que forme l'aponévrose d'insertion de la commissure interne, ou tendon de l'orbiculaire des auteurs, et le bord de l'orbite; plus rarement on le voit, ulcérant le ligament palpébral et décollant le périoste, se porter du côté de la joue. Quelquefois enfin on l'a vu se faire jour, soit sur la conjonctive, au niveau de la caroncule, soit en arrière dans la loge de l'aponévrose orbito-oculaire, soit enfin dans les fosses nasales, en cariant et perforant l'os unguis.

Les chirurgiens ont suivi toutes ces indications, celle de l'ouverture dans la loge aponévrotique exceptée, dans le traitement de la fistule lacrymale. Par le procédé de J. L. Petit on incise le sac en avant, en pénétrant à travers la paupière; par celui de Pouteau on l'attaque par sa partie interne, en plongeant le bistouri derrière la paupière inférieure, au niveau de la caroncule, tandis qu'enfin dans le procédé de Woolhouse on perfore l'os unguis pour diriger les liquides dans les fosses nasales. Je me hâte de dire que la seule méthode véritablement rationnelle, celle qui a cours dans la pratique et offre des avantages incontestés sur toutes les autres, c'est celle de J. L. Petit, probablement parce qu'elle se rapproche davantage du procédé habituellement suivi par la nature.

J'ai déjà indiqué la manière la plus sûre d'ouvrir la partie inférieure et antérieure du sac et de pénétrer dans l'orifice supérieur du canal; il me reste à indiquer comment, d'après les données anatomiques, il faut diriger l'instrument. Le diamètre antéro-postérieur du canal étant plus considérable que le transverse, il serait rationnel de diriger le bistouri en ce sens, c'est-à-dire le tranchant dirigé en avant et le dos en arrière, ainsi que le recommandent MM. Vésigné et Malgaigne. Cependant l'usage a prévalu de porter l'instrument de manière que le dos regarde le nez et le tranchant l'os de la pommette; le fait est qu'il n'y a pas grand inconvénient à agir ainsi, puisqu'il n'est pas absolument nécessaire de faire entrer la pointe de l'instrument dans l'orifice du canal nasal.

L'incision faite, il s'agit de donner à la sonde qu'on veut y introduire la direction connue du canal : or, nous avons vu qu'il est incliné en arrière et en dehors; il faut donc diriger en ce sens le bec de la sonde, et par conséquent la plaque en avant et en dedans.

Quant à la largeur des canules, leur diamètre ne devrait point dépasser 4 ou 5 millimètres, afin de rester dans les limites normales du canal, ni avoir moins de 2 millimètres, car leur engorgement aurait lieu trop rapidement. Leur longueur, calculée sur celle du canal, ne doit pas dépasser 12 à 15 millimètres; on doit d'ailleurs, lorsqu'on pratique l'opération, en avoir de plusieurs calibres et de plusieurs lon-

gueurs, puisque l'on ne peut connaître avant l'incision l'ampleur du canal sur lequel
on agit. Comme tous les opérateurs, j'ai rencontré le canal si petit, que c'était à
peine si je pouvais y faire pénétrer un stylet de forme ordinaire : serait-il raisonnable d'essayer dans ces cas d'y placer une canule? Il faut se borner alors à faire la
dilatation à l'aide d'une tige métallique, seul traitement dont j'aie d'ailleurs jusqu'ici
retiré de durables succès : c'est vraiment chose très-remarquable que de voir avec
quelle facilité le canal osseux peut, dans ces cas, acquérir rapidement des dimensions
considérables.

Toutes les canules, quelle que soit leur forme, et on les a bien variées, ont des
inconvénients nombreux : tantôt elles remontent, à cause de la conicité du canal qui
va en se rétrécissant vers son orifice inférieur et tend à les chasser; tantôt elles descendent, leur présence déterminant cette dilatation dont il vient d'être question, et
alors les malades les mouchent ou les avalent; tantôt enfin elles s'engorgent. Pour
remédier à cette ascension, le plus fréquent de tous les inconvénients attachés à la
canule, M. Lenoir a imaginé d'en faire confectionner qui, une fois placées dans le
canal, s'ouvrent par un mécanisme ingénieux destiné à s'opposer à ce qu'elles remontent. J'ai plusieurs fois déjà placé de ces canules, et n'en ai pas été satisfait davantage. Aussi, fondé sur les faits que j'ai recueillis depuis dix ans, j'ai acquis la conviction que la canule ne guérit, *quand elle guérit*, que momentanément, parce qu'elle
joue le rôle d'un corps dilatant, et que mieux vaudrait employer de prime abord la
dilatation.

Le cathétérisme par les fosses nasales est difficile à pratiquer sur le vivant pour
tous les chirurgiens, même pour ceux qui en ont le plus l'habitude sur le cadavre.
Il est suivi d'un écoulement de sang quelquefois très-abondant, et une fois que les
malades l'ont subi, ils répugnent beaucoup à s'y soumettre de nouveau : or, on sait
que pour être efficace, il faut qu'il soit renouvelé souvent. C'est Bianchi qui, au dire
de M. Vésigné, en aurait eu le premier l'idée, et c'est Laforêt (1) qui a voulu
l'ériger en méthode générale. Cette difficulté est probablement la cause principale du
discrédit dans lequel il est tombé, mais il faut bien avouer aussi qu'il ne compte pas
beaucoup de succès, et à priori on aurait pu avancer qu'il devait en être ainsi, si
l'on avait réfléchi aux fonctions et à la disposition de la valvule. Du moment que par
le cathétérisme on a détruit cette soupape, l'appareil lacrymal, au point de vue physiologique, reste nécessairement incomplet. Pour moi, après l'avoir expérimenté à
plusieurs reprises, je le rejette complétement (2).

Woolhouse a proposé de perforer l'os unguis pour diriger les larmes dans les

---

(1) *Mémoires de l'Académie de chirurgie*, t. II.

(2) Voyez, pour la position exacte de l'orifice nasal inférieur, le chapitre des *fosses nasales*,
pages 308 et 311. Là j'ai écrit que, sur le cadavre, le cathétérisme par les voies inférieures
est facile, pour peu qu'on s'y soit exercé, et, comme tous ceux qui ont professé la médecine
opératoire, j'en avais acquis une grande habitude, si grande, qu'il m'arrivait souvent de le
pratiquer les yeux fermés; mais sur le vivant l'expérience clinique m'a démontré que c'était
une tout autre affaire. Effectivement, les conditions ne sont plus les mêmes; la muqueuse
nasale est d'une telle sensibilité, que l'introduction d'un corps étranger provoque toujours des
mouvements dont le malade n'est point maître, mouvements qui rendent impossible la continuation du cathétérisme, surtout pour peu qu'il y ait d'hésitation dans la recherche de
l'ouverture du canal. Voilà ce qui m'a fait dire que *facile* sur le cadavre, cette opération était
difficile sur le vivant; et je ne crains pas d'être contredit sur ce point par les chirurgiens qui
l'ont mise en pratique. C'est faute sans doute d'y avoir réfléchi, que M. Malgaigne veut voir là
une contradiction.

fosses nasales ; se fondant également sur les dispositions anatomiques, M. Laugier (1)
a donné le conseil de perforer la paroi externe du canal nasal, très-mince, ainsi que
l'on sait, et de pénétrer dans le sinus maxillaire, dans lequel seraient déversées les
larmes.

Je n'ai point à apprécier ici ces procédés autrement qu'au point de vue des
rapports anatomiques ; aussi me bornerai-je à faire observer qu'il me paraît bien
difficile de fixer une canule dans cette direction, et surtout de la maintenir dans une
simple perforation que la présence d'un corps étranger ne manquera pas d'agrandir
encore. Tous les deux, d'ailleurs, intervertissent trop l'ordre des phénomènes physiologiques, pour être appelés à de grands succès, et pour devenir jamais autre chose
que des procédés exceptionnels.

Considérés dans leur ensemble, les conduits lacrymaux, le sac, et le canal nasal
constituent un conduit intermédiaire à l'œil et aux fosses nasales, et établissent une
communication directe entre les muqueuses qui tapissent ces deux appareils. Il
résulte de là que les maladies de la pituitaire, comme celles de la conjonctive, peuvent se transmettre par continuité de tissus à la membrane des voies lacrymales :
l'observation démontre, en effet, qu'une des causes les plus fréquentes des tumeurs
lacrymales sont les coryzas répétés et les inflammations de la conjonctive. C'est
sans doute la raison qui a conduit quelques chirurgiens à proposer l'application de
sangsues dans la narine pour combattre la tuméfaction inflammatoire du sac
lacrymal (2).

3° Région auditive ou de l'oreille.

Placée sur les limites du crâne et de la face, cette région m'a paru devoir être
rattachée à cette dernière, parce que, d'une part, son histoire ne peut être séparée
de celle des autres sens qui s'y trouvent tous groupés, et que, d'autre part, s'il est
vrai que la partie profonde de l'appareil auditif soit creusée dans les parois du
crâne, le pavillon de l'oreille, la caisse du tympan et la trompe d'Eustachi, sur
lesquels le chirurgien est plus spécialement appelé à agir, font bien réellement
partie de la face.

L'appareil de l'audition se compose de trois portions distinctes : l'*oreille externe*,
l'*oreille moyenne* et l'*oreille interne*, toutes minutieusement décrites dans les ouvrages d'anatomie descriptive, mais dont je n'indiquerai que ce qui a directement
rapport à la pathologie et à la médecine opératoire.

A. *Oreille externe.* — L'oreille externe comprend le *pavillon* et le *conduit auditif
externe* ; j'y rattache la *membrane du tympan*, que les auteurs font rentrer dans
l'oreille moyenne, et dont l'étude, au point de vue pratique, m'a paru se lier plus
naturellement au conduit auriculaire qu'elle ferme et sépare de la caisse.

a. *Du pavillon.* — C'est lui qui forme ce que vulgairement on appelle l'oreille ;
souple, élastique, et de forme irrégulière, il présente des saillies et des enfoncements
en rapport avec ses fonctions, qui sont de rassembler les ondes sonores.

Il sépare les régions mastoïdienne et parotidienne, et offre à étudier deux portions :
une verticale, située à l'extérieur, qui constitue le pavillon proprement dit ; l'autre

---

(1) *Archives de médecine*, 2ᵉ série, t. V, p. 48.
(2) Thèse de M. Vésigné, p. 43.

horizontale, continue avec la première, dont elle n'est séparée par aucune ligne de démarcation sensible, et qui forme l'entrée du conduit auditif.

Le pavillon, dans sa partie verticale, est situé complétement à l'extérieur, libre dans toute sa circonférence et complétement détaché des parois du crâne, dont il est séparé par un sillon dit auriculaire; la peau y est très-fine, et par cela même plus susceptible dé s'excorier, ainsi qu'on le remarque chez les nouveau-nés et même chez les enfants.

Son indépendance, son isolement, expliquent la facilité avec laquelle il perd sa température propre et se congèle dans les cas d'abaissement de température, de même que son écartement et sa séparation des parois du crâne rendent compte de la fréquence des pertes de substance et des solutions de continuité auxquelles il est exposé.

Les saillies et enfoncements que l'on y remarque ont reçu des dénominations qu'il me suffira de rappeler. On donne le nom d'*hélix* à l'ourlet qui parcourt la circonférence, et le nom d'*anthélix* à la saillie inscrite dans la précédente, et qui entoure la *conque* ou enfoncement qui mène dans le conduit auditif. Le *tragus* est cette saillie triangulaire placée au devant de la conque, et qui, en s'abaissant, peut servir d'opercule à l'ouverture du conduit auditif, et l'*antitragus* représente cet autre mamelon opposé au tragus qui termine inférieurement l'anthélix et surmonte ce que l'on a appelé le *lobule*. Enfin, on a encore désigné sous le nom de *fosse scaphoïde*, ou *fossette de l'anthélix*, cet enfoncement qu'intercepte en avant et supérieurement la bifurcation de l'anthélix.

Le tragus est pourvu à son sommet d'une petite touffe de poils longs et frisés qui remplissent vis-à-vis du conduit auditif le rôle des cils par rapport au globe oculaire.

La superposition des plans est fort simple : on trouve d'abord la peau fine, lisse, très-adhérente au cartilage en avant, un peu moins en arrière, et doublée seulement par un tissu lamelleux.

Partout elle se moule sur les ondulations du cartilage; cependant au niveau du lobule, là où le cartilage est absent, elle s'adosse à elle-même, devient plus dense et présente une vascularité plus prononcée. En ce point elle forme un repli qui attache l'oreille à la peau de la région parotidienne. Elle renferme d'ailleurs quelques follicules sébacés que nous trouverons plus abondants et modifiés vers l'orifice du conduit auditif, dans lequelle elle s'enfonce.

Au-dessous de la peau se rencontre la couche cellulaire composée de lamelles très-denses qui l'unissent aux tissus sous-jacents, et dans laquelle rampent les vaisseaux. C'est au milieu de cette couche celluleuse que se rencontrent ces fibres pâles qui constituent les muscles intrinsèques du pavillon, les deux *tragiens* et les deux *héliciens*.

Ce tissu sous-cutané se continue en arrière avec celui des régions épicrânienne et mastoïdienne, en avant avec celui de la face; ce qui explique comment, dans les inflammations érysipélateuses, la phlogose, en passant de l'une à l'autre de ces régions, ne manque jamais d'envahir l'oreille, dont toutes les parties se gonflent, prennent un aspect luisant et triplent de volume.

Au-dessous de cette couche lamelliforme on rencontre le cartilage qui constitue le squelette du pavillon, auquel il donne sa forme anfractueuse : on lui distingue une portion verticale et une autre horizontale. Il est d'une minceur qui le rend transparent, d'une souplesse et d'une élasticité qu'on ne peut comparer qu'à celle d'une lame de caoutchouc, en sorte que, quoi qu'en ait dit Celse, ses fractures sont impossibles. Les auteurs qui croient en avoir observé ont été victimes d'une illusion, et ont pris une séparation ou une rupture pour une fracture, ce qui est tout différent. Les os et les vrais cartilages se fracturent, mais les tissus fibreux se rompent : or, le cartilage de l'oreille doit, par sa structure, être rangé parmi les tissus fibreux, puisqu'on n'y rencontre que des fibres de tissu cellulaire condensé, au milieu desquelles se voient de rares cellules cartilagineuses.

La portion horizontale du pavillon qui fait suite à la conque forme un véritable tube qui, par sa circonférence, vient s'insérer sur le pourtour du canal auditif osseux. Ces insertions se font, en bas surtout, d'une manière très-solide sur des rugosités très-prononcées, tandis que partout ailleurs elles ont lieu à l'aide d'un tissu cellulaire assez lâche et qui permet le jeu facile de la portion verticale du pavillon sur la portion horizontale. A sa partie antérieure, près du tragus, le cartilage est interrompu par quelques petites fentes transversales remplies de tissu fibreux; ces fentes, qu'on a comparées aux espaces qui séparent les cerceaux de la trachée, ont reçu le nom d'*incisures de Santorini*. On a prétendu que c'était par elles que passait le pus des abcès parotidiens, qui quelquefois se fait jour dans le conduit auditif; je crois que c'est là une déduction à priori plutôt que le résultat de l'observation directe, et je pense qu'il est bien plus probable que c'est en perforant le tissu fibreux qui attache le cartilage aux os, que se fait ce suintement, car ce n'est jamais qu'un suintement.

Les artères du pavillon sont fournies par les auriculaires postérieure et antérieure, branches de la carotide externe; elles s'anastomosent sur la concavité de l'hélix et n'offrent pas un volume assez considérable pour que leur hémorrhagie soit à redouter.

Les veines n'offrent rien de particulier.

Quant aux nerfs, ils proviennent du plexus cervical par le filet auriculaire, et de la cinquième paire par le rameau auriculo-temporal; quelques filets du facial se portent aux muscles intrinsèques et extrinsèques du pavillon. Lorsqu'on pince, soit le lobule, soit le tragus, soit l'hélix, on constate qu'aucune de ces parties ne jouit d'une exquise sensibilité, il semble même qu'elles soient un peu engourdies; et cependant tout le monde sait par expérience combien sont douloureux les renversements, les plissements un peu prolongés du pavillon. Aussi faut-il, lorsqu'on fait passer des jets de bande sur l'oreille, avoir bien soin de la déployer; faute de cette précaution bien simple, j'ai vu des malades défaire un bandage qu'ils ne pouvaient supporter.

b. *Du conduit auditif externe.* — Moitié osseux, moitié fibro-cartilagineux, le conduit auriculaire constitue un enfoncement infundibuliforme commençant à l'origine de la conque, derrière le tragus, et se terminant en biseau au cercle tympanal, qui forme la limite entre lui et l'oreille moyenne ou caisse du tympan.

La peau du pavillon s'y enfonce, et subit dès son entrée des modifications profondes; elle se couvre de poils d'autant plus courts et grêles qu'ils sont plus profondément situés, et se termine par un cul-de-sac en se réfléchissant sur la membrane du tympan. A mesure qu'elle s'enfonce dans le canal, elle prend un aspect muqueux, se dépouille de son derme, qui s'amincit et finit par disparaître complétement au voisinage de la membrane tympanale, sur laquelle, d'ailleurs, on ne trouve plus que la pellicule épidermique. C'est là un point facile à constater, et sur une tête qui a macéré quelque temps, si l'on saisit avec des pinces l'épiderme sur les bords de la conque, et si on l'attire avec douceur et précaution, on peut amener le cul-de-sac épidermique en forme de doigt de gant, qui tapisse toute la longueur du conduit auditif.

Au-dessous de l'épiderme, groupées près de l'orifice externe, on trouve des glandules dont l'analogie avec celles de l'aisselle est frappante, et qui sécrètent en abondance une matière jaunâtre, de consistance cireuse, à laquelle on a donné le nom de *cérumen*. Mélangée avec les débris épidermiques et les petits poils qui croissent à la surface de la membrane, cette matière peut s'accumuler, se dessécher, et obstruer complétement le conduit auditif, dans lequel elle forme un véritable corps étranger.

Cette peau, transformée en muqueuse, qui tapisse le conduit auriculaire, est unie au cartilage et aux os par un tissu fibro-cellulaire condensé, dont l'inflammation est suivie de la formation de petits abcès très-douloureux.

Considéré chez l'adulte, le conduit auriculaire présente une longueur variable suivant les individus, et qui porte seulement sur la portion fibro-cartilagineuse. Cette longueur est en général de 25 millimètres, mais en raison de l'obliquité du cercle tympanal dirigé en bas et en avant, les parois supérieure et postérieure sont un peu plus courtes que les parois inférieure et antérieure. Selon Valsalva, ce conduit, mesuré en droite ligne, n'aurait guère plus de 22 millimètres, et M. Sappey admet de son côté ce chiffre comme exact. Sa forme est elliptique, et l'ellipse est un peu oblique en arrière et en bas; à son ouverture, il a de 8 à 9 millimètres dans son plus grand diamètre, et de 6 à 7 dans le plus petit. Mais il ne conserve pas partout cette largeur; ainsi il va en se rétrécissant jusqu'à l'union de ses deux tiers externes avec le tiers interne, pour reprendre ensuite des dimensions un tant soit peu plus grandes. Cette disposition explique pourquoi des corps étrangers, des noyaux de cerise, par exemple, qui déjà ont eu de la peine à pénétrer dans la première portion, ne peuvent franchir la seconde. Je me hâte d'ajouter que rien n'est plus variable que cette largeur du conduit auditif; et récemment, passant en revue tous les malades d'une de mes salles, j'ai été frappé des différences considérables qu'ils offraient sous ce rapport : c'est d'ailleurs ce dont on peut s'assurer d'une autre manière en jetant un coup d'œil sur les têtes sèches conservées dans les musées.

Sa direction, prise d'une manière générale, est représentée par celle de l'apophyse pétrée du rocher, à la face inférieure de laquelle il est creusé, il est donc oblique en avant, en dedans et en bas. Toutefois il est loin d'être rectiligne, et l'on peut lui reconnaître au moins deux inflexions : une externe, qui s'étend de son orifice à quelques millimètres en avant des insertions du cartilage à l'os, longue de 15 à 18 millimètres et se dirigeant légèrement en bas et en arrière: une interne, qui comprend presque toute la portion osseuse, ayant de 10 à 12 millimètres seulement, et se portant en bas et en avant. Ces deux portions sont donc inclinées en sens inverse et de manière à former un angle très-obtus ouvert en bas et en avant, ou bien encore une sorte d'arcade convexe dont le sommet se trouve à peu près au point de réunion des portions osseuse et cartilagineuse. D'où il résulte que lorsqu'on veut explorer le fond du conduit, il faut d'abord effacer cette courbure, et l'on y parvient en attirant en arrière et en haut le pavillon, de manière à relever sa portion horizontale. Ces deux inflexions ne sont pas d'ailleurs les seules qu'il présente : en effet, le plâtre qu'on y coule prend une forme contournée en pas de vis, et semble comme tordu de dehors en dedans; mais c'est là un point qui intéresse plus encore le physiologiste que le chirurgien.

Son ouverture externe est cachée sous le tragus; elle est dirigée en arrière et se trouve située dans un enfoncement que dominent en avant la racine de l'apophyse zygomatique et le condyle de la mâchoire inférieure, en haut et en arrière la base de l'apophyse mastoïde. Lorsque le maxillaire s'abaisse, le condyle, en s'éloignant, élargit la portion la plus externe du conduit auriculaire, ainsi qu'il est facile de s'en assurer en y introduisant l'extrémité du petit doigt.

Le conduit auditif osseux, formé, dans sa demi-circonférence supérieure, par une gouttière creusée dans l'épaisseur de la base du crâne, est complété en bas par une lamelle osseuse, contournée, assez mince, qui le sépare de l'articulation temporo-maxillaire, dont elle constitue la paroi postérieure. On conçoit la possibilité de la fracture de cette cloison osseuse, mais je n'en connais aucun exemple.

Le conduit auditif est donc en rapport, par sa demi-circonférence antérieure et inférieure, avec l'articulation de la mâchoire inférieure, tandis que, supérieurement, il répond à l'apophyse pétrée du rocher.

Les artères et les veines qui rampent dans ses parois membraneuses y sont à l'état capillaire. Quant aux nerfs, ils viennent de la cinquième paire; ils donnent à la membrane qui les tapisse une sensibilité tellement exquise, que le contact des instruments ou d'un corps étranger peut déterminer de véritables mouvements convulsifs.

Le conduit auditif est fermé par la membrane du tympan, qui le convertit en un cul-de-sac, et le sépare de l'oreille moyenne.

c. *Membrane du tympan.* — Très-obliquement insérée de haut en bas et un peu de dehors en dedans, elle semble continuer la paroi supérieure du conduit auditif, tant est prononcée son obliquité. Elle est encadrée dans le cercle tympanal, mais elle n'est point tendue entre ses insertions; aussi offre-t-elle au centre une dépression dont la concavité est dirigée du côté du pavillon, tandis que la face qui regarde la caisse est bombée. Il résulte de là qu'elle peut se relâcher, changer même complétement de forme et se renverser vers le conduit auditif, ce qui lui eût été impossible si elle avait eu la disposition d'une peau de tambour, à laquelle on l'a malencontreusement comparée. Ses usages paraissent en effet se rapporter autant à la protection des organes plus profondément situés, qu'elle préserve du contact de l'air extérieur, qu'à la propagation des vibrations sonores, ainsi que je l'établirai plus loin.

Elle est mince et transparente, et ne présente d'interruption nulle part, ainsi qu'on l'avait autrefois pensé : elle constitue donc une séparation complète entre le conduit auditif et la caisse du tympan.

Sa dépression centrale est maintenue par le manche du marteau, qui s'y insère et dont le jeu règle son degré de tension. En dehors de l'action qu'a sur les mouvements de cette membrane le petit appareil des osselets et des muscles qui leur sont annexés, on observe que d'autres causes peuvent encore exercer sur elle une certaine influence. Ainsi M. Maissiat a démontré (1) que si, pour déglutir, on ferme la bouche et le nez, par suite de la tendance au vide qui se produit alors dans la cavité pharyngienne, la membrane du tympan est arrivée violemment vers la caisse par la raréfaction de l'air. De même dans l'expiration forcée, le nez et la bouche étant maintenus fermés, le refoulement du fluide atmosphérique par les trompes d'Eustachi la repousse brusquement en dehors, phénomènes qui s'annoncent, dans l'un et l'autre

(1) Maissiat, thèse pour le doctorat, 1838.

cas, par un claquement caractéristique dans l'oreille, suivi de bourdonnements très-manifestes.

Elle est composée de trois feuillets : un externe, qui constitue l'épiderme ; un interne, formé par la muqueuse de la caisse, et un intermédiaire, qu'on a cru long-temps musculaire, à cause de l'apparence rayonnée qu'il présente, mais qui n'est que fibreux. C'est dans l'épaisseur de ce dernier feuillet, qui constitue, à proprement parler, la membrane du tympan, que se ramifie ce très-beau réseau d'artères et de veines qu'on remarque sur les pièces déposées au musée Orfila.

Entre les feuillets muqueux et fibreux se trouvent placés le manche du marteau et ce filet nerveux détaché du facial, connu sous le nom de *corde du tympan*, qui a joué un si grand rôle dans les diverses théories physiologiques des nerfs crâniens.

Ce nerf croise la membrane, mais sans descendre au-dessous de sa moitié supérieure, circonstance qui permet à l'opérateur de porter, sans crainte de le léser, l'instrument sur cette moitié inférieure. Malgré ce rapport intime, ce nerf ne lui fournit aucun filet ; ceux qui lui appartiennent en propre émanent de la cinquième paire, et viennent des nerfs auriculo-temporal et temporal superficiel. Aussi, comme celle du conduit auditif, la sensibilité de la membrane du tympan est-elle exquise, et le simple contact même d'un liquide détermine-t-il des souffrances atroces. J'ai vu un enfant auquel un élève pratiquait, sans précaution il est vrai, une injection d'eau tiède dans le conduit auditif, tomber sans connaissance, puis se relever quelques instants après en poussant des cris affreux et tournoyant sur lui-même, comme s'il eût été frappé de vertige. Quelques minutes suffirent pour dissiper ces accidents vraiment effrayants, et le calme revint.

B. *Oreille moyenne.* — Cette partie du sens de l'ouïe, intermédiaire à l'oreille externe et à l'oreille interne dont elle est complétement isolée, communique facilement en arrière avec les cellules mastoïdiennes, et en avant avec le pharynx par la trompe d'Eustache.

Elle représente une cavité aplatie de dehors en dedans ; la paroi externe est formée par la membrane du tympan, la paroi interne qui lui fait face répond à l'oreille interne.

De haut en bas, la paroi interne offre à considérer la saillie que forme l'aqueduc de Fallope, qui renferme le nerf facial, dont la compression ou la rupture dans les fractures du rocher peut déterminer les paralysies faciales, ainsi que j'ai eu deux fois l'occasion de l'observer ; la fenêtre ovale, bouchée par la base de l'étrier ; le promontoire, creusé de petits sillons dans lesquels on rencontre les filets du *plexus tympanique ;* enfin la fenêtre ronde, fermée par une membrane analogue à celle du tympan, mais beaucoup plus petite, et qu'on a nommée pour cette raison *tympanum secundarium.*

La *circonférence* de la caisse, c'est-à-dire la portion circulaire qui est comprise entre les deux parois externe et interne, présente à sa partie postérieure une arrière-cavité dans laquelle s'ouvrent les cellules mastoïdiennes, disposition sur laquelle j'ai insisté à la région de ce nom (1). En avant, c'est-à-dire au point diamétralement opposé, se voient deux ouvertures superposées, dont la supérieure livre passage au muscle interne du marteau, et l'inférieure n'est autre que le conduit osseux qui fait suite à la trompe cartilagineuse d'Eustachi.

(1). Voyez page 254.

La partie supérieure de la circonférence, qu'on pourrait à la rigueur nommer paroi supérieure, est formée par une lamelle osseuse très-mince, surtout chez certains sujets, et qui répond à une fossette que l'on remarque sur la face antérieure du rocher, au-devant de la bosselure due au relief des conduits demi-circulaires de l'oreille interne. Là existent plusieurs pertuis qui livrent passage à des vaisseaux communs à la dure-mère et à la membrane muqueuse de la caisse. Cette fossette fait partie de la fosse sphénoïdale, et se trouve elle-même en rapport avec la corne dite sphénoïdale du cerveau. Ainsi s'explique comment, dans les phlegmasies intenses de l'oreille moyenne, cette variété d'inflammation que Gerdy a si justement nommée *de voisinage*, peut envahir les méninges et se propager jusqu'à la substance cérébrale elle-même, comme Morgagni l'a noté, et comme depuis lui un grand nombre de chirurgiens ont eu l'occasion de le constater. On remarque encore, en se rapprochant de la trompe d'Eustachi, deux petites fissures, l'une pour le muscle antérieur du marteau, l'autre pour la corde du tympan, mais qui n'ont aucun intérêt pratique.

La partie inférieure de la circonférence est formée par la continuation de cette lamelle osseuse qui ferme inférieurement le conduit auditif externe et qui correspond à l'articulation temporo-maxillaire; on y remarque la scissure de Glaser.

La caisse du tympan est tapissée par une membrane muqueuse très-fine, très-ténue et qui adhère assez intimement aux os; à l'état normal, elle est presque transparente, mais lorsque l'inflammation s'en est emparée, on y trouve un réseau vasculaire très-fin et très-délié. Elle double les membranes de la fenêtre ronde et du tympan, maintient l'étrier dans la fenêtre ovale, se prolonge dans les cellules mastoïdiennes, et par l'intermédiaire du conduit guttural de la trompe, se continue avec celle du pharynx, ce qui rend compte de la propagation des inflammations pharyngiennes à la caisse du tympan.

La chaîne des osselets traverse, ainsi qu'on le sait, la caisse de la paroi interne à l'externe, et établit ainsi une communication directe entre l'oreille interne et la membrane du tympan; la distance de cette membrane à la fenêtre ronde est de 4 à 5 millimètres, ce qui représente le diamètre transversal de la caisse.

Pour compléter l'histoire de la caisse, il me reste à parler de la *trompe d'Eustachi*. C'est un conduit moitié fibro-cartilagineux, moitié osseux, dont nous connaissons déjà les deux orifices, l'un externe, qui s'ouvre dans la caisse, l'autre interne, qu'on remarque sur les parois latérales des arrière-narines, et qui a déjà été l'objet d'une description spéciale (1). La longueur totale de ce conduit est de 40 millimètres environ; M. Malgaigne, qui lui donne deux pouces ou 66 millimètres, a certainement été induit en erreur par quelque circonstance que je ne m'explique pas. C'est à peine si la portion osseuse a de 18 à 20 millimètres de longueur, et la portion fibro-cartilagineuse n'en a guère davantage; il est vrai que dans sa deuxième édition, acceptant l'évaluation de M. Sappey, il ne paraît plus lui accorder que de 32 à 42 millimètres. Il va en s'évasant de la caisse aux parois pharyngiennes, et il importe de se rappeler que si son orifice interne est assez large pour admettre l'extrémité arrondie d'un stylet de trousse ordinaire, cet instrument ne saurait pénétrer dans le canal osseux, qui ne présente pas plus de 1 millimètre de diamètre sur le squelette. Il ne faut donc point espérer, lorsqu'on veut y introduire la sonde porte-caustique, de pénétrer à plus de quelques millimètres de profondeur. Sa direction, qui est rec-

(1) Voyez page 309.

tiligne, est telle qu'une tige métallique très-fine, introduite par son extrémité guttu-rale et poussée dans l'oreille moyenne, va heurter la partie postérieure de cette arrière-cavité où s'ouvrent les cellules mastoïdiennes (1). Prolongée du côté de la cloison des fosses nasales, cette tige formerait avec cette cloison un angle de 130 à 140 degrés. La direction générale du conduit d'Eustachi, de la paroi pharyngienne à la caisse, est donc oblique en haut, en dehors et en arrière.

L'ouverture du pavillon de la trompe est elliptique, et présente en haut et en dedans une saillie cartilagineuse qui dépasse la paroi pharyngienne. Son grand dia-mètre présente 8 millimètres d'étendue, et le petit ou transversal, 4 à 3 millimètres.

J'ai indiqué, à propos du cathétérisme de ce conduit par les fosses nasales, sa position précise par rapport à l'ouverture antérieure des narines (2).

La portion fibro-cartilagineuse de la trompe est mobile, et son fibro-cartilage s'insère sur le contour de l'orifice osseux, qui présente des irrégularités pour le recevoir.

Une portion des fibres des péristaphylins, à laquelle Chaussier donnait le nom de muscle *salpingo-staphylin*, s'y insère et lui imprime quelques mouvements.

Quant au conduit osseux, il est creusé dans la partie inférieure de l'apophyse pétrée.

Ce conduit est tapissé par la muqueuse pharyngienne qui s'y prolonge, change de nature, devient insensiblement plus mince, moins vasculaire, jusqu'à ce qu'enfin, à son entrée dans la caisse, elle prenne l'apparence d'une véritable pellicule. Müller a démontré, contrairement à l'opinion généralement reçue alors, que ses parois, tou-jours appliquées, ne mettaient la caisse en communication avec le pharynx que dans des circonstances exceptionnelles; qu'en un mot, le canal n'étant point constamment béant, il n'y avait pas, comme on l'a dit par erreur, circulation de l'air, et qu'il fallait un effort pour que celui que contient la caisse pût se renouveler. Il semble d'ailleurs que par sa direction oblique en bas, en avant et en dedans, la trompe d'Eustachi, ouverte dans l'endroit le plus déclive de la caisse tympanale, soit plus spécialement destinée à laisser librement écouler les sécrétions muqueuses qui s'y accumulent si promptement, comme on l'observe dans certaines inflammations des amygdales et du pharynx, où elle se trouve même momentanément oblitérée.

C'est encore la cinquième paire qui fournit des rameaux nerveux à la trompe, et cependant sa sensibilité est beaucoup plus obtuse que celle du conduit auditif externe et de la membrane du tympan.

C. *Oreille interne.* — Cette portion de l'organe de l'audition, qui ouvre un champ si vaste aux hypothèses et aux théories des physiologistes, a été l'objet des recherches minutieuses des anatomistes modernes; son étude, au point de vue pratique, ne nous offre pas cependant un grand intérêt.

Elle se compose du *vestibule*, du *conduit auditif interne*, des *canaux demi-circulaires* et du *limaçon*. Tous sont creusés dans le rocher, à la base de l'apophyse pétrée, et par conséquent en arrière du conduit auditif externe et de la caisse du tympan. Ainsi que je l'ai dit déjà, l'oreille interne n'est pas en communication directe avec l'oreille moyenne, puisque la fenêtre ronde et la fenêtre ovale sont exactement fermées.

. (1) Goze, thèse de Paris, 1827, n° 201.
(2) Voyez page 310.

· La direction du conduit auditif interne mérite d'être signalée. Oblique en arrière et en dehors, il s'avance, dans l'épaisseur du rocher, jusqu'au niveau de la protubérance que forment les conduits demi-circulaires et le limaçon, c'est-à-dire qu'il arrive jusqu'au niveau de cette fossette signalée précédemment comme répondant à la partie supérieure de la circonférence de la caisse. Une fracture qui diviserait transversalement l'apophyse pétrée en ce point intéresserait donc simultanément le conduit auditif interne et la caisse tympanale, et établirait ainsi une communication entre ces deux cavités. Or si, dans cette solution de continuité, le cul-de-sac membraneux sous-arachnoïdien qui accompagne le nerf auditif était intéressé, ce liquide pourrait s'écouler dans la caisse, et de là par le conduit auditif externe à l'extérieur, à la condition que la membrane du tympan serait également rompue.

Sur une femme, chez laquelle j'avais observé pendant la vie l'écoulement d'un liquide séreux par l'oreille, mais en petite quantité, je trouvai à l'autopsie que la fracture passait à 6 millimètres en avant de l'extrémité du conduit auditif interne, en sorte qu'il était impossible de supposer que dans ce cas le liquide céphalo-rachidien ait pu s'écouler. La pièce, préparée avec soin, fut soumise à mes collègues de la Société de chirurgie : on pouvait constater que les cavités labyrinthiques avaient été ouvertes, et que la fissure pénétrait dans le golfe de la veine jugulaire, établissant ainsi avec la caisse et le conduit auditif externe remplis de sang une large communication. Je crus donc pouvoir émettre cette opinion que le liquide séreux, dont la quantité d'ailleurs avait été peu abondante, ne pouvait avoir été fourni que par la membrane qui sécrète la périlymphe, ou par le sang épanché, mais à coup sûr n'avait pas pris sa source dans le liquide céphalo-rachidien.

Il demeure donc évident que la sérosité qui sort par le conduit auditif externe à la suite des fractures du rocher n'a pas toujours la même origine, et je pense qu'il est nécessaire d'établir une distinction entre les écoulements abondants qui permettent de recueillir en quelques heures une grande quantité de liquide et ceux qui n'en fournissent que quelques grammes. Dans le premier cas, il est indubitable qu'on a affaire à du liquide céphalo-rachidien, et que la cavité sous-arachnoïdienne a été ouverte; dans le second, la question reste indécise. C'est alors qu'il faut recourir à l'analyse chimique, qui me paraît seule appelée à décider la question pendant l'existence du malade (1).

La situation des expansions du nerf acoustique, étalées sur les lamelles de la substance compacte du limaçon, partie intégrante du rocher, rend compte du phénomène de la transmission des ondes sonores par l'intermédiaire des os du crâne et de la face. Tout le monde connaît l'expérience qui consiste à appliquer une montre entre les dents, les oreilles étant parfaitement bouchées : tant que les dents touchent la montre, on entend à merveille les battements; dès qu'elle n'a plus de rapport qu'avec les parties molles, la perception des sons cesse d'avoir lieu.

A. Cooper a tiré ingénieusement parti de cette expérience pour déterminer si, dans les cas de surdité, l'absence d'audition tient à une lésion des parties accessoires du sens de l'ouïe, soit de la membrane du tympan par exemple, soit de la caisse, ou à une altération des parties dites essentielles, c'est-à-dire du limaçon, des canaux demi-circulaires ou du vestibule. Il est facile de comprendre en effet que si le nerf

(1) Voyez dans les *Bulletins de la Société de chirurgie*, tome IV, page 410, pour l'observation, et l'article *Cavité crânienne*, page 281, pour ce qui concerne l'histoire de l'écoulement séreux considéré comme symptôme des fractures du crâne.

acoustique n'est pas complétement paralysé, dans le cas même où le conduit auditif et la trompe d'Eustachi seraient obstrués, les vibrations sonores pourraient encore lui être transmises par l'intermédiaire des parois osseuses. Et ce n'est point seulement par les maxillaires supérieurs ou inférieurs que les vibrations peuvent ainsi se propager, mais par tous les os de la tête, ainsi qu'on peut en faire l'expérience sur soi-même. C'est ce qui explique comment ces individus trépanés auxquels on bouchait les oreilles ont pu, dans les expériences de Larrey et de Savart, entendre par la cica-trice ; il suffisait de l'interposition de la main pour arrêter les vibrations (1).

Une chose qui mérite d'être notée, c'est que dans l'expérience de la montre, les battements s'entendent à peine lorsqu'on la laisse reposer sur les dents de la mâchoire inférieure, quoique, par ses condyles, le maxillaire soit en rapport immédiat avec l'organe de l'ouïe ; il n'en est pas de même lorsque les dents supérieures s'y appli-quent, les vibrations doublent d'intensité : ce qui tient sans doute à ce que la trans-mission, dans ce dernier cas, se fait sans passer par l'intermédiaire d'une articulation.

On s'est demandé si dans les fractures du rocher qui intéressent l'oreille interne, le sens de l'ouïe pouvait être aboli. J'ai fait voir à la Société de chirurgie (octob. 1857) un garçon meunier qui avait présenté, à la suite d'une chute d'un lieu élevé sur la tête, faite six mois auparavant, tous les signes d'une fracture du rocher, et qui s'était complétement rétabli. Il n'avait conservé de son accident qu'une surdité qu'il aurait patiemment supportée, si elle n'eût été accompagnée parfois de douleurs assez vives, et surtout de bourdonnements et tintements d'oreille pour lesquels il était venu à Paris réclamer les soins de l'art. Je lui fis appliquer à plusieurs reprises des ventouses, des sangsues et des exutoires autour du pavillon et à l'apophyse mastoïde, mais sans résultat satisfaisant, et le malade sortit de mes salles un mois après son entrée, sans être notablement soulagé.

Développement de l'appareil de l'audition. — Le développement de cet appareil prouve qu'il se compose de deux portions bien distinctes, une fondamentale et l'autre accessoire. La partie fondamentale, c'est l'oreille interne, dont la formation se rattache à celle du système nerveux central, puisqu'elle émane ou au moins se rattache très-promptement à la troisième cellule primitive du cerveau ; tandis que les parties accessoires sont l'oreille moyenne et l'oreille externe, qui proviennent de la transfor-mation de la fente située entre la mâchoire inférieure et le second arc viscéral. Il résulte de là que dans les arrêts de développement, on peut trouver l'une des deux parties de l'appareil auditif parfaitement développée, tandis que l'autre manque en partie ou en totalité. Ainsi s'expliquent ces cas d'absence du conduit auditif externe et du pavillon, avec persistance du sens de l'ouïe, rapportés par Samuel Cooper.

D'après Meckel, c'est seulement vers la fin du second mois qu'apparaissent les rudiments du conduit auditif externe et du pavillon, en sorte que c'est par un arrêt de développement antérieur à cette époque que s'expliquent ces cas dans lesquels la peau, passant des os du crâne sur ceux de la face, sans interruption, on ne trouve pas vestige, extérieurement du moins, du conduit auriculaire. Cette occlusion peut d'ailleurs se présenter à des degrés variables : tantôt le conduit auditif existe, et la peau forme seulement un opercule ; tantôt il manque complétement. Dans le premier cas la chirurgie peut intervenir efficacement en détruisant, soit par les caustiques, soit par le bistouri, la cloison cutanée, tandis que l'absence du conduit auditif externe est sans remède.

Le même vice de conformation peut porter sur la trompe d'Eustachi ou sur la caisse tympanique, qui tantôt alors n'existent pas, tantôt sont rudimentaires ou seulement oblitérées.

A la naissance, la caisse du tympan et la trompe d'Eustachi sont très-développées; les osselets présentent un volume presque égal à celui des adultes. La trompe est moins longue et moins oblique, disposition qui permet l'écoulement facile des mucosités dont la caisse est alors remplie.

Quant à la membrane du tympan, insérée dans un cercle osseux, complétement séparé du rocher, désigné sous le nom d'os tympanal, elle est presque parallèle à la base du crâne, et si rapprochée de l'orifice externe du conduit auriculaire, qu'on peut dire que ce dernier n'existe pas encore.

Plus tard, par suite du développement de la partie centrale de la base du crâne, et principalement de celui de l'apophyse mastoïde, la membrane tympanique se redresse insensiblement, mais en gardant cependant cette disposition oblique que nous lui connaissons chez l'adulte.

Le conduit auditif, de son côté, s'allonge, puis prend une disposition elliptique transversale qu'il échangera plus tard contre celle qui a été signalée précédemment, et qui est oblique en bas et en arrière. Il résulte de cette disposition que chez les jeunes enfants, l'extraction des corps étrangers globulaires doit être pratiquée autrement que chez l'adulte, c'est-à-dire que les instruments dont on se sert pour les saisir, les pinces par exemple, doivent être introduits transversalement chez les premiers et obliquement chez les seconds, de manière que les branches placées aux deux extrémités de l'ellipse puissent glisser dans l'espace laissé libre entre les parois et le corps à extraire.

La trompe d'Eustachi, d'abord presque transversalement dirigée, devient de plus en plus oblique, en même temps qu'elle augmente de longueur, tandis que les cellules mastoïdiennes se creusent et se dilatent de manière à s'ouvrir une communication avec la caisse dès la septième année, ainsi que je l'ai dit ailleurs (1).

Quant au développement des parties qui composent l'oreille interne, il est si rapide, que dès le troisième mois, ainsi que l'a constaté Meckel (2), le limaçon, le labyrinthe et le vestibule sont recouverts par les parois du rocher devenu cartilagineux, ce qui rend les observations de plus en plus difficiles. Le nerf auditif paraît se former d'une manière indépendante, puisque dans le cas cité par Nuhn, d'un sourd-muet de naissance, le nerf auditif manquait, bien que toutes les parties de l'oreille interne fussent dans un état parfait d'intégrité et sans traces d'altérations pathologiques (3). C'est là un fait qui, pour le dire en passant, prouve que l'opinion d'Itard, qui pensait que chez les sourds-muets de naissance l'atrophie du nerf auditif était toujours l'effet et non la cause de la surdité, ne doit pas être généralisée.

Je terminerai ce qui a trait au développement, en rappelant que Blandin et M. Velpeau ont cité un cas de monstruosité par excès de développement, le seul connu jusqu'ici : c'est celui d'un enfant qui, en outre du conduit auditif naturel, en offrait un autre ouvert dans la région mastoïdienne; l'audition ne paraissait pas en souffrir.

(1) Voyez page 254.
(2) Manuel d'anatomie, t. III, p. 205.
(3) Nuhn, Dissertatio de vitiis quæ surdo-mutitati subesse solent. Heidelberg, 1841, p. 17.

Déductions pathologiques et opératoires. — Le pavillon sert à colliger les ondes sonores; de plus, il concourt à la régularité des formes, et à ce double titre sa conservation est précieuse. Il est donc indiqué d'en réunir immédiatement les lambeaux dans les solutions de continuité, et même dans les cas de perte complète de l'un d'eux, de pratiquer l'*otoplastie*. Les lèvres de la plaie doivent être rapprochées par la suture, et il ne faut pas craindre d'y comprendre le cartilage, quoi qu'en ait dit A. Paré.

La ténuité du tissu cellulaire qui double la peau y rend les suppurations très-rares, et dans les érysipèles de la face ou du cuir chevelu qui l'envahissent si souvent, l'inflammation se termine rarement par suppuration, si ce n'est dans le lobule.

Mais on y observe une autre espèce de maladie, c'est une accumulation de sérosité sanguinolente, qui se fait sous la peau décollée par le frottement; c'est là bien évidemment une affection analogue aux bosses sanguines qu'on observe aux téguments du crâne.

Malgré la texture serrée des parois membraneuses du conduit auditif externe, on y voit assez fréquemment, ainsi que l'a fait observer Blandin, de petits abcès circonscrits, dont l'ouverture spontanée se fait quelquefois longtemps attendre et détermine de vives douleurs. Souvent aussi sa muqueuse devient le siége d'une éruption herpétique ayant une grande tendance à devenir chronique; ces diverses affections, en hypertrophiant les parois membraneuses, finissent par déterminer des rétrécissements contre lesquels échouent tous les moyens dilatants ou autres, et qui entraînent parfois des oblitérations complètes. Il est donc urgent de s'opposer, dès le début, à leur progrès, et d'en empêcher les récidives; pour cela il faut ouvrir les abcès de bonne heure et combattre l'herpès par les moyens appropriés.

J'ai dit combien était exquise la sensibilité du conduit auditif et de la membrane tympanique; la présence des corps étrangers l'exagère à un point dont il est difficile de se faire une idée quand on n'en a pas été témoin, et qui rend nécessaire leur extraction immédiate. Cette opération se pratique, soit à l'aide de la curette ordinaire, soit à l'aide de celle dite articulée de M. Leroy (d'Étiolles), soit au moyen de pinces très-fines à dents de souris, dont l'introduction ne peut avoir lieu qu'en connaissance parfaite de tous les détails anatomiques précédemment indiqués.

Mais il est quelques points pratiques sur lesquels il importe d'insister d'une manière toute particulière. Tous les chirurgiens recommandent de glisser l'instrument le long de la paroi inférieure et antérieure du conduit, par cette raison qu'étant plus longue que la supérieure, on a ainsi plus de chance d'éviter la lésion de la membrane du tympan et d'engager la curette derrière le corps étranger, qui supérieurement vient arc-bouter contre elle. Cela serait vrai, dit M. Malgaigne, si l'instrument ne quittait point cette paroi; mais comme, pour le porter derrière le corps étranger, il faut le relever et lui imprimer un mouvement de bascule, on le dirige alors presque perpendiculairement contre la membrane du tympan qu'on blesse inévitablement. La conclusion, c'est qu'il faut, pour les raisons inverses, porter l'instrument le long de la paroi supérieure. La critique du savant professeur, parfaitement juste lorsqu'on se sert de la curette fixe ordinaire, tombe devant l'emploi de la curette articulée, dont l'extrémité, longue de 1 millimètre au plus, se redresse par un mouvement lent et uniforme incapable même de froisser la membrane, et calculé de manière à éviter tout mouvement de bascule. C'est donc la paroi inférieure qu'il faut choisir lorsqu'on a à sa disposition cette curette articulée, parce qu'elle est incontestablement la plus favorable pour engager l'instrument derrière le corps étranger.

L'inflammation de la muqueuse qui tapisse la caisse n'est point rare, on l'observe souvent à la suite des amygdalites et des pharyngites, ce qui s'explique par la continuité de tissu et le voisinage. Lorsqu'elle se termine par suppuration, et que la trompe d'Eustachi se ferme par gonflement de ses parois muqueuses, le pus, enfermé de toutes parts, fait irruption tantôt dans le conduit auditif en perforant, mais plutôt en *décollant* à ses insertions inférieures la membrane du tympan, tantôt dans les cellules mastoïdiennes qu'il détruit pour se porter sous les téguments, tantôt enfin, mais très-rarement, dans la cavité crânienne, en perforant la fossette qui répond à sa paroi supérieure. Chose remarquable, dans les deux premiers cas la maladie se termine souvent sans que le malade perde l'ouïe, et alors même que la chaîne des osselets se trouve détruite.

Au dire de J. L. Petit et de Boyer, les abcès nés dans les cellules mastoïdiennes n'auraient point de tendance à s'ouvrir dans l'oreille moyenne, ce que l'on ne s'explique guère d'après ce qui se passe dans les cas de suppuration de la caisse.

La membrane du tympan, quoique peu tendue, et plus large que le cercle osseux dans lequel elle s'insère, peut être déchirée dans les commotions violentes qui agitent l'air atmosphérique, lors de la déflagration de la poudre à canon. Cette rupture donne toujours lieu à un écoulement de sang assez abondant, provenant de la lésion du plexus artériel et veineux qui rampe dans l'épaisseur du feuillet moyen. Telle est encore peut-être la source de quelques-uns de ces saignements qu'on observe par le conduit auditif externe, à la suite des ébranlements violents de la tête sans fracture du crâne. Mais je ne puis admettre en aucune façon, ainsi que paraît le croire M. Ferri, que la petite membrane de la fenêtre ronde puisse se rupturer par ce mécanisme; ainsi que je l'ai soutenu au sein de la Société de chirurgie, la déchirure de la fenêtre ronde ne me paraît point possible sans fracture du cercle osseux qui l'encadre, à cause du peu d'étendue de ses excursions vibratoires (1).

Il est remarquable que dans la plupart des cas où la membrane est ainsi brusquement déchirée, de même que dans ceux où elle est perforée par le pus accumulé dans la caisse, le sens de l'ouïe conserve, je ne dirai pas sa finesse, mais en grande partie son intégrité; bien plus, tous les auteurs ont cité des cas dans lesquels cet écoulement du pus à travers la membrane du tympan avait rétabli les fonctions auditives, depuis longtemps abolies. Il semble que cette dernière circonstance eût dû mettre plus tôt les chirurgiens sur la voie de la perforation artificielle de la membrane tympanale, déjà formellement conseillée par Riolan, par Cheselden et par Julien Busson (2), et qui ne fut cependant mise en pratique qu'en 1800 par A. Cooper.

C'est qu'il ne suffit pas de proposer un moyen opératoire, il faut l'appuyer sur des faits, et surtout démontrer qu'il est rationnel, ce que n'avaient pas fait les auteurs qui avaient précédé l'illustre chirurgien de Londres; aujourd'hui la perforation de la membrane du tympan se présente avec ce double caractère.

Si, en effet, la pathologie démontre que son intégrité n'est pas indispensable à la perception des ondes sonores, de son côté la physiologie enseigne qu'elle n'est qu'un appareil de renforcement et de perfectionnement, et que son concours n'est pas indispensable à la transmission des vibrations aux ramifications du nerf acoustique, ce que prouve sans réplique l'expérience précédemment citée de la montre mise en

(1) Voyez *Bulletin de la Société de chirurgie*, t. IV, p. 469.
(2) *Dissertation*. In-4, Paris, 1744.

rapport avec les os de la face et du crâne. On cite, il est vrai, des cas dans lesquels les malades, après avoir recouvré l'ouïe pendant les premiers temps qui suivirent la perforation de cette membrane, sont ensuite insensiblement retombés dans un état de surdité à peu près complet. Mais il n'y a là rien qui doive surprendre, si l'on veut se rappeler que le rôle de la membrane du tympan n'est pas seulement de transmettre les vibrations aux fenêtres ronde et ovale, par l'intermédiaire des fluides gazeux de la caisse et de la chaîne des osselets, mais encore de mettre tout le reste de l'appareil auditif à l'abri du contact de l'air. Si donc, au lieu de pratiquer une simple perforation, on détruit cette membrane dans une trop grande étendue, l'air extérieur sec, froid et irritant, qui *circule* d'une manière continue dans la caisse, enflamme la membrane muqueuse, et bientôt l'irritation se propageant à l'oreille interne par continuité et par voisinage, tout l'appareil physique de l'audition se désorganise, ce qui équivaut à une paralysie du nerf acoustique.

Le rôle protecteur que joue la membrane du tympan, vis-à-vis de la caisse et de l'oreille interne, est tellement manifeste, qu'au moment où elle est détruite, les sensations auditives s'exagèrent au point de déterminer des douleurs excessives. Des chiens auxquels Esser avait crevé cette membrane poussaient des cris aigus dès qu'ils le voyaient remuer les lèvres, supposant sans doute qu'il allait proférer des sons; et M. Maunoir rapporte que, sur un homme qu'il venait d'opérer, les vibrations étaient tellement douloureuses, qu'un des assistants ayant prononcé quelques paroles à *voix basse*, le malade s'écria : « *Au nom de Dieu, monsieur, ne criez pas si fort, vous me faites horriblement souffrir.* »

Dirigé par les considérations qui précèdent, je pense que la perforation de la membrane du tympan devant avoir pour but de rétablir les communications de la cavité de la caisse avec l'extérieur, en se rapprochant le plus possible des conditions dans lesquelles elle se trouve lors de la perméabilité de la trompe d'Eustachi, les pertes de substance qu'occasionnent le trocart d'A. Cooper ou l'emporte-pièce de Fabrizi sont trop considérables et ouvrent à l'air extérieur une voie beaucoup trop libre et beaucoup trop permanente. Si cette manière de voir est en opposition complète avec le but que se sont proposé tous les opérateurs, qui, jusqu'ici, ont paru plutôt craindre la cicatrisation trop rapide de la plaie faite à la membrane, elle se trouve d'accord avec les notions physiologiques et les faits pathologiques. Müller, en effet, a démontré que ce n'est qu'à de rares intervalles que la caisse communique avec la cavité pharyngienne, dont l'air humide est toujours, d'ailleurs, à une douce température; il importe donc de se conformer, aussi rigoureusement que possible, à ces conditions, et je crois que la meilleure méthode serait celle qui se rapprocherait le plus du procédé employé par la nature pour l'ouverture des abcès de l'oreille moyenne. Or, la nature se borne à décoller simplement les insertions de la membrane à la partie inférieure du cercle tympanal; le chirurgien ferait de même sans s'inquiéter de la cicatrisation de la déchirure, et il recommencerait ainsi plusieurs fois l'opération jusqu'à ce que l'audition fût rétablie ou que la portion décollée formât soupape.

Cette opération est facile et sans danger. Facile, parce qu'il suffit, ainsi que je l'ai fait bien souvent sur le cadavre, de porter le long de la paroi antéro-inférieure du conduit auriculaire un ténotome mousse qu'on pousse contre la membrane dès qu'on est arrêté par elle; on peut agrandir ensuite, autant qu'on le désire, la perforation, en promenant en haut et en bas le tranchant de l'instrument, suivant la circonférence tympanique. Sans danger, en ce que l'on ne risque de blesser ni la corde du tympan ni la chaîne des osselets situés dans la moitié supérieure de la membrane, et que la paroi interne de la caisse, éloignée en cet endroit de 5 millimètres environ, ne présente rien d'important à léser, vis-à-vis du point où se pratique le *décollement*. Au contraire, par le procédé ordinaire, on risque de toucher la fenêtre ronde.

§ II. — RÉGION FACIALE INFÉRIEURE, OU RÉGION BUCCO-PHARYNGIENNE.

Sous cette dénomination, je comprends l'ensemble des régions faciales situées au-dessous de celles que je viens de décrire.

Les limites en sont établies supérieurement par une ligne partant de la sous-cloison du nez, longeant le sillon qui sépare cet organe de la joue, puis les arcades orbitaires inférieure et zygomatique, et venant aboutir en passant au-dessous de l'oreille, au sommet de l'apophyse mastoïde.

Quant aux limites postérieures et inférieures, elles sont établies par une ligne fictive menée de l'apophyse mastoïde à l'angle du maxillaire inférieur pour se terminer en suivant le bord inférieur de cet os au sommet du menton.

Cette grande région bucco-pharyngienne doit être subdivisée en plusieurs régions secondaires toutes groupées autour de la bouche et du pharynx, comme autour d'un centre. Elles sont disposées de manière à servir de parois à ces cavités, et dans leur épaisseur se logent des glandes qui y versent des liquides, et des muscles destinés, les uns à l'expression faciale, à l'articulation des sons, ou à la déglutition, les autres à mouvoir le maxillaire inférieur sur le supérieur.

Il m'a donc paru logique de décrire en premier lieu les régions pariétales de la bouche, après quoi j'entrerai dans quelques considérations générales sur la cavité buccale; j'étudierai ensuite les régions parotidienne et ptérygo-maxillaire, formant les parois de la cavité pharyngienne, et enfin le pharynx lui-même.

Voici dans quel ordre j'examine les régions pariétales de la cavité buccale :

1° Région labiale, ou des lèvres;

2° Région du menton;

3° Région de la joue, subdivisée elle-même en trois régions secondaires : *massétérine, sous-orbitaire, génienne* ou *intermaxillaire*;

4° Région de la voûte palatine;

5° Région linguale;

6° Région tonsillaire ou isthme du gosier.

1° Région labiale, ou des lèvres.

Les lèvres ne sont, à proprement parler, que la partie antérieure et libre des joues, aussi est-il difficile de leur imposer une délimitation nette et précise, et, à ce titre, peut-être faudrait-il rattacher leur description à celle de la région génienne. Mais si l'on considère l'importance des considérations chirurgicales auxquelles elles donnent lieu et les usages qu'elles remplissent dans les fonctions de la mastication et de la prononciation, on comprendra la nécessité de les envisager séparément. J'assigne donc pour limites : à la lèvre supérieure, la partie inférieure du nez et le sillon naso-labial; à la lèvre inférieure, le sillon mento-labial.

Les lèvres circonscrivent l'ouverture buccale, elles se réunissent en dehors pour former les commissures, et présentent, selon les races et les individus, des formes très-variables. Épaisses et proéminentes dans la race nègre, disposition qu'elles doivent en partie à la saillie des arcades dentaires dirigées obliquement en avant, en partie à la prédominance de la couche musculaire, les lèvres sont, dans la race caucasique, plus minces et verticales.

L'épaisseur accidentelle des lèvres est regardée par quelques pathologistes comme un des caractères les plus significatifs de la constitution dite scrofuleuse, et porte en général sur la lèvre supérieure. Elle paraît reconnaître pour cause la stase de la lymphe dans les réseaux capillaires, suite de l'engorgement des ganglions sous-maxillaires, auxquels ils aboutissent; on rencontre fréquemment cette disposition chez les enfants et les adultes de constitution débile et chétive.

La lèvre supérieure présente, sur la ligne médiane, un tubercule saillant sur lequel s'est arrêtée, dans ces dernières années, l'attention des chirurgiens, qui ont cherché, par divers procédés ingénieux, à le reproduire artificiellement après l'opération du bec-de-lièvre; la lèvre inférieure offre au contraire, en ce point, une légère dépression.

En procédant, de dehors en dedans, à la dissection des lèvres, on rencontre successivement la peau, une couche musculaire, une couche cellulo-glanduleuse, et enfin la muqueuse.

La *peau*, ombragée de poils à la lèvre supérieure chez l'homme, est intimement adhérente à la couche musculaire sous-jacente, à ce point qu'il est très-difficile de l'en séparer nettement. Son derme donne attache aux fibres musculaires, et dans les intervalles que laissent entre elles ces fibres, se trouvent quelques globules graisseux qui représentent la couche adipeuse sous-cutanée, très-raréfiée et très-serrée dans cette région.

La *couche musculaire* est représentée par l'entrecroisement des fibres de presque tous les muscles sous-cutanés de la face, qui viennent, pour ainsi dire, se donner rendez-vous autour de l'orifice buccal, et y constituer ce que quelques auteurs ont nommé l'*orbiculaire des lèvres*. Il n'existe point d'orbiculaire dans le sens propre que certains anatomistes, M. Sappey entre autres, paraissent attacher à ce mot; je crois, avec M. Cruveilhier, que les fibres des buccinateurs, arrivées aux commissures, se partagent en deux faisceaux, l'un pour la lèvre supérieure, l'autre pour l'inférieure, et que ce sont eux qui constituent les fibres longitudinales qu'on y rencontre. Je pense de plus que les fibres des triangulaires des lèvres se portent obliquement dans la lèvre supérieure, ainsi que celles de l'élévateur commun, de l'élévateur propre et du canin, tandis que les fibres des grands et petits zygomatiques se rendent de la même manière dans l'inférieure, concurremment avec celles du carré du menton.

C'est de l'entrecroisement vraiment inextricable de toutes ces fibres que résulte cette couche musculaire, qui constitue les trois quarts de l'épaisseur de la lèvre, et je déclare qu'il m'a toujours été impossible de disséquer et de démontrer nettement l'existence de fibres orbiculaires constituant un sphincter de l'orifice buccal. Il n'est pas d'ailleurs nécessaire, pour comprendre l'occlusion de la bouche, de recourir à l'intervention d'une disposition anatomique que n'appuie point l'inspection directe, ainsi que le déclare M. Sappey lui-même; l'entrecroisement et l'obliquité de toutes ces fibres musculaires suffisent pour rendre parfaitement compte du phénomène.

Bien plus, l'intervention de fibres orbiculaires ne s'expliquerait point, car l'état normal des sphincters étant le resserrement, l'orifice buccal devrait être toujours fermé ou au moins en lutte perpétuelle contre les muscles dilatateurs : or on sait qu'i n'en est rien, et que les lèvres restent habituellement entr'ouvertes et simplement appliquées sans apparence de contraction.

Au-dessous de la couche musculaire, on rencontre, dans le cinquième postérieur de l'épaisseur des lèvres, un *tissu cellulaire* assez mollasse et lâchement uni aux muscles, au milieu duquel sont semés de petits corps rougeâtres, dont la structure présente, avec celle des granulations salivaires, la plus grande analogie ; ces *glandules labiales* s'ouvrent par un petit conduit tortueux à la surface muqueuse. Elles sont quelquefois très-développées chez certains sujets, à ce point qu'elles repoussent et renversent les lèvres, dont la face muqueuse forme au dehors un relief saillant et disgracieux, auquel j'ai opposé plusieurs fois l'excision avec avantage.

La *muqueuse* buccale, beaucoup moins adhérente que la peau, recouvre cette couche cellulo-glanduleuse, et forme sur la partie moyenne des lèvres un repli peu prononcé auquel on a donné le nom de *frein de la lèvre*.

Les *artères* des lèvres viennent de la faciale, dont elles se détachent au-dessous de la commissure ; connues sous le nom de *coronaires labiales*, parce qu'elles forment comme une couronne artérielle autour de l'orifice buccal, elles rampent dans le quart postérieur de l'épaisseur des lèvres, c'est-à-dire très-près de la couche glanduleuse, et à 6 ou 8 millimètres du bord libre. La direction de la coronaire labiale inférieure est parfaitement exprimée par celle du sillon sous-labial. Elles s'anastomosent largement entre elles et avec les dentaires inférieures et d'autres branches terminales de la maxillaire interne.

Les *veines* vont se rendre dans la faciale, et forment avec les extrémités capillaires des artères un réseau d'une richesse qui approche de celle du tissu érectile.

Les *lymphatiques* se rendent dans les ganglions sous-maxillaires, et forment un magnifique réseau sous-dermique et sous-muqueux.

Les nerfs viennent de deux sources, du facial pour le mouvement, de la cinquième paire pour le sentiment.

Les lèvres sont soutenues par les arcades alvéolaires et les dents, qui forment le squelette de la région ; je renvoie ce que j'ai à en dire à l'article des os de la face, envisagés d'une manière générale. Il en est de même du développement, qui ne peut être séparé de celui de la face en général, et auquel se rattache l'intéressante histoire des vices de conformation, et particulièrement du bec-de-lièvre.

Déductions pathologiques et opératoires. — Les plaies des lèvres sont fréquentes : contuses ou non, quand elles en intéressent toute l'épaisseur, il faut les réunir ; car, ainsi que je l'ai établi précédemment, la couche musculaire labiale tendant plutôt à dilater l'orifice qu'à le resserrer, les lambeaux seraient emportés à distance et se cicatriseraient isolément, d'où résulterait un bec-de-lièvre ou *coloboma* accidentel, qu'il faudrait opérer plus tard ; seulement dans les cas de plaie contuse, quelquefois il faut, avant de réunir, égaliser les lambeaux. Une perte de substance même considérable ne doit pas dans ce cas arrêter le chirurgien ; on sait par expérience aujourd'hui, que les joues, auxquelles les lèvres font suite, prêtent merveilleusement et peuvent servir à les reconstituer presque de toutes pièces. C'est même la facilité qu'ont les tissus environnants à pouvoir être ramenés de très-loin vers l'orifice buccal, qui a donné naissance à cette variété d'autoplastie qu'on a nommée *par glissement*, et qui rend de si grands services dans les cas de cancer, où l'on est obligé de faire subir aux lèvres d'énormes déperditions.

Toutes ces opérations *chéiloplastiques* réussissent généralement très-bien, grâce à l'homogénéité des tissus jointe à leur richesse vasculaire.

La texture des lèvres est si serrée, il y entre si peu de tissu cellulaire, que les inflammations diffuses ou circonscrites y déterminent rarement de la suppuration ; aussi celles qu'on y observe sont-elles, à cause des dispositions anatomiques, accompagnées d'une tuméfaction considérable, de très-vives douleurs, et retentissent-elles promptement dans les ganglions sous-maxillaires.

Les lèvres ne sont pas seulement des organes indispensables à une prononciation régulière et à la préhension des aliments, elles servent encore à retenir dans la cavité buccale la salive et les mucosités qu'y versent d'une manière incessante toutes les glandes et glandules salivaires. C'est à l'inférieure surtout, on en comprend les raisons, qu'est dévolue cette importante fonction, et j'ai vu, comme beaucoup d'autres chirurgiens d'ailleurs, des malades dont la lèvre inférieure était collée au menton par une cicatrice vicieuse, maigrir et tomber dans le marasme, épuisés qu'ils étaient par un écoulement continuel de salive, que le contact de l'air semblait surexciter encore. Nul doute que dans ces cas il ne faille recourir aux procédés autoplastiques pour remédier non plus à une difformité seulement, mais à une maladie qui compromet l'existence.

Quelquefois les brûlures, au lieu de renverser les lèvres, produisent l'effet contraire ; c'est-à-dire qu'elles les font adhérer et rétrécissent l'orifice buccal à un degré qui compromet l'alimentation. J'ai assisté M. Velpeau dans une opération qu'il pratiqua pour un cas de ce genre, sur une jeune fille de seize ans : imitant la conduite de Dieffenbach et mettant à profit les données anatomiques qui démontrent la possibilité de séparer la couche glandulo-muqueuse de la couche musculaire, ce chirurgien commença par pratiquer de chaque côté de l'ouverture circulaire et froncée qui représentait la bouche, deux incisions formant un V horizontal (>), dont la base se dirigeait du côté de la ligne médiane et le sommet vers la joue. Il disséqua et enleva complétement toute l'épaisseur des tissus compris dans cet espace triangulaire jusqu'à la couche glandulo-muqueuse exclusivement, puis il fendit cette membrane selon une ligne abaissée du sommet V à la base, et les lambeaux en furent rabattus sur la peau, avec laquelle on les sutura. De cette manière les bords de la plaie se trouvèrent pourvus d'une surface muqueuse dont la présence s'opposa à la reproduction de la cicatrice, et la malade guérit, conservant une ouverture buccale très-convenable et très-suffisante.

J'ai rapporté ce fait entre mille, comme exemple de procédé ingénieux, mais il est facile de comprendre combien le chirurgien pénétré des détails anatomiques pourra les varier selon les cas.

Les tumeurs érectiles des lèvres ne sauraient être combattues avec avantage par la ligature, soit de la coronaire, soit de la faciale, soit même de la carotide externe, à cause des anastomoses que présente le réseau artériel avec les branches qui proviennent, soit de la maxillaire interne, soit même de l'ophthalmique, branche de la carotide interne. Il faudrait d'ailleurs, dans le cas où l'on se déciderait à lier la faciale ou la carotide externe, agir simultanément sur celles de gauche et de droite, à cause des anastomoses par inosculation qu'elles présentent sur la ligne médiane.

On observe quelquefois à la face postérieure des lèvres des tumeurs transparentes contenant un liquide filant, et ayant avec les tumeurs érectiles veineuses, à cause de leur couleur noirâtre, quelques points de ressemblance ; ce sont des kystes salivaires développés dans les glandes sous-muqueuses, dont l'orifice s'est oblitéré accidentellement. Si je voulais faire un rapprochement entre les faces muqueuses et cutanées des lèvres, je dirais que ces kystes salivaires sont à leur paroi postérieure ce que sont à leur paroi antérieure les kystes sébacés.

Dans quel sens faut-il pratiquer les incisions aux lèvres? Blandin veut qu'on les fasse verticales, afin d'éviter le renversement en dehors : c'est là, selon moi, une crainte illusoire ; et en les faisant horizontales, il me semble qu'on courrait moins le risque de l'écartement des bords de la plaie, et surtout qu'on éviterait plus sûrement la blessure des artères coronaires. Ce n'est pas que leur hémorrhagie soit beaucoup à redouter, puisqu'on peut facilement s'en rendre maître en comprimant les lèvres près des commissures entre le pouce et l'index, mais elle peut effrayer le malade, gêner le pansement, et même nécessiter de poser une ligature, dont la présence retarderait la guérison.

Dans l'opération du bec-de-lièvre, lorsque, après avoir avivé les lambeaux, le chirurgien se dispose à passer les aiguilles pour les rapprocher, il importe qu'il leur fasse traverser les trois quarts antérieurs de l'épaisseur de la lèvre, de manière que les orifices des vaisseaux ne restent pas en arrière. Si les aiguilles sont passées en avant des artères qui rampent, ainsi qu'il a été dit précédemment, dans le quart postérieur, elles restent béantes dans l'intervalle triangulaire ouvert en arrière que forme la portion non réunie de la lèvre. Elles continuent alors à donner du sang que l'enfant suce et avale, et la mort peut arriver sans que les personnes qui l'entourent aient pu se douter de la cause de l'accident.

2° Région mentonnière.

La forme du menton varie beaucoup suivant les individus, et ces différences sont dues au squelette sur lequel reposent les parties molles. La fossette qu'il présente chez quelques individus est due à la traction qu'exercent sur la face profonde de la peau les fibres du muscle de la houppe, qui s'y insèrent. Toutes les parties molles qui composent cette région sont très-mobiles sur le squelette, et peuvent être déplacées en masse ; nous verrons bientôt le parti qu'on peut tirer de cette disposition.

On y rencontre successivement la *peau*, doublée d'une couche cellulo-graisseuse plus abondante et moins serrée que celle des lèvres, également cloisonnée par des fibres musculaires, et contenant des follicules pileux très-abondants dans l'âge adulte.

Au-dessous de cette couche cellulo-graisseuse se voit la *couche musculaire*, composée des fibres du carré du menton et du muscle de la houppe ; ce dernier s'insère au-dessous des incisives inférieures et se dirige de haut en bas, tandis que le carré se dirige de bas en haut. Les fibres du carré sont traversées par celles du muscle de la houppe.

Au-dessous des fibres musculaires, on trouve la partie antérieure du maxillaire inférieur recouverte de son périoste, et présentant en avant, sur la ligne médiane, une crête saillante, la *symphyse mentonnière*, qui renforce l'os et rend plus difficiles et plus rares ses fractures en ce point. En arrière de la symphyse sont quatre tubercules, pour l'insertion des deux génio-glosses et des deux génio-hyoïdiens.

J'ai, sur quelques sujets, rencontré au sommet du menton, entre les parties molles et le périoste, une bourse muqueuse dont je ne vois l'existence signalée nulle part. Cette bourse *prémentonnière* ne présente rien de particulier à noter ; rarement je l'ai trouvée complète, c'est-à-dire formée d'une cavité unique, le plus ordinairement elle était constituée par des parois très-épaisses, et sa cavité traversée par des brides lamelleuses. L'inflammation, lorsqu'elle s'en empare, donne lieu à un abcès, qui, une fois ouvert, peut devenir fistuleux, comme il arrive si souvent aux phlegmasies des bourses séreuses. J'en ai vu un cas très-remarquable sur une vieille femme de la campagne, dont le menton décrivait une courbe très-prononcée en avant, et qui portait depuis longtemps une fistule que le chirurgien *de son endroit* lui avait dit tenir à une *pourriture* des os. Après examen avec le stylet, ne trouvant point le squelette à nu, et soupçonnant une erreur, j'incisai les parois du foyer, j'en pratiquai la cautérisation avec le crayon de nitrate d'argent : une guérison rapide et radicale suivit de près cette petite opération.

Les vaisseaux artériels viennent de la coronaire labiale inférieure et de la sous-mentale, et sont d'un petit volume, ainsi que les veines qui se rendent dans la faciale.

Les nerfs proviennent du facial, du dentaire inférieur et de quelques rameaux du plexus cervical.

Les incisions qu'on y pratique doivent être dirigées verticalement, afin d'éviter la section des fibres musculaires, qui écarteraient les bords de la plaie ; mais si l'on avait à enlever une tumeur, il faudrait imiter la conduite de Roux.

Dans un cas d'exostose de la partie moyenne et antérieure du maxillaire inférieur, qui donnait au menton la forme de celui d'un *polichinelle*, cet habile praticien, pour éviter une cicatrice trop visible et toujours désagréable surtout pour une jeune fille, imagina de tailler son lambeau dans la région sous-hyoïdienne, et de profiter de la mobilité des tissus pour les relever ensuite jusqu'à ce que la saillie osseuse qu'il voulait enlever fût amenée au niveau de l'ouverture. L'exostose détachée à l'aide de la scie, on laissa les téguments reprendre leur place, et lorsque la guérison, qui ne se fit pas longtemps attendre, fut complète, la cicatrice, dans la position habituelle de la tête, était si bien cachée sous la mâchoire, qu'on ne pouvait soupçonner qu'une opération eût été pratiquée dans cette région..

3° Région de la joue.

Cette importante région me paraît devoir être limitée de la manière suivante : en dedans, par le nez et le sillon naso-labial, qui la sépare des lèvres ; en haut, par le rebord orbitaire inférieur et l'arcade zygomatique ; en arrière, par le bord postérieur de la branche de la mâchoire ; en bas, par le bord inférieur du maxillaire, jusqu'à la région mentonnière.

Elle doit être étudiée dans son ensemble d'abord, puis dans ses détails ; et pour que ces derniers puissent être fructueusement exposés, il m'a semblé qu'on devait la subdiviser en trois portions secondaires, une *massétérine*, une *zygomato-sous-orbitaire*, et une *génienne* ou *intermaxillaire*. Mais cette subdivision ne s'appliquera qu'à la description des couches profondes, les plans superficiels étant uniformes et identiques dans toute la région de la joue.

Anatomie des formes. — La joue est quadrilatère ; elle présente des saillies, dues

les unes à la présence des muscles, les autres à celle des os ; elle offre aussi des enfoncements qui varient selon les âges, l'état de santé ou de maladie.

Son épaisseur n'est pas à beaucoup près la même dans les divers points où on
l'examine ; soutenue par un squelette résistant dans ses portions massétérine et zygomato-sous-orbitaire, elle en est dépourvue dans sa partie intermaxillaire, et présente
alors à sa partie profonde une doublure muqueuse qui fait partie de la cavité
buccale.

Arrondie chez les jeunes sujets, disposition qu'elle doit au peu de développement
des arcades dentaires qui repoussent en dehors le tissu cellulaire graisseux interposé
entre le buccinateur et la branche de la mâchoire, la joue se creuse chez les adultes,
et l'on observe alors, au-dessus de cette excavation dite génienne, une saillie prononcée, celle de la pommette, dont la coloration varie suivant les individus, les maladies
et l'état moral.

En arrière, le relief que fait le masséter se dessine sous les téguments, surtout
lorsque l'on fait effort pour rapprocher les mâchoires. C'est dans la partie supérieure
de cette portion massétérine que l'on voit, pendant la mastication, rouler le condyle
du maxillaire.

En avant de la saillie formée par la pommette, on observe un sillon plus ou moins
prononcé suivant les sujets, qui part de l'angle interne de l'œil, descend obliquement de dedans en dehors et de haut en bas pour se perdre dans l'excavation génienne : c'est le sillon *naso-jugal* ou trait *oculo-zygomatique*, auquel Jadelot faisait
jouer un si grand rôle dans le diagnostic des maladies des enfants.

Superposition des plans. — J'ai dit que je considérerais à la joue des couches
communes et superficielles, et des couches profondes et variables, suivant les divers
points de la région.

A. *Couches communes*. — Ce sont la *peau* et la *couche sous-cutanée*.

La *peau* dans toute cette région est fine et pourvue de nombreux vaisseaux, à ce
point que les injections veineuses et artérielles, même grossières, la couvrent d'un
très-beau réseau. Pourvue de poils, surtout au devant du masséter et du corps de la
mâchoire inférieure, elle ne possède au niveau de la pommette qu'un léger duvet ;
chez les individus adonnés aux boissons alcooliques, les veines cutanées deviennent
variqueuses et paraissent former comme des sinus creusés dans l'épaisseur du derme.
Sa face profonde adhère bien moins aux parties sous-jacentes qu'à la région labiale,
ce qui tient à ce que les fibres musculaires n'y prennent point directement attache.
Même chez les individus les plus émaciés, on y rencontre de petites vésicules graisseuses, jaunâtres, intercalées entre les aréoles du derme.

La *couche sous-cutanée* prend ici la forme lamelleuse ; on peut y distinguer deux
plans : l'un superficiel, qui s'unit au derme ; l'autre profond, qui revêt la forme membraneuse et aponévrotique, surtout au niveau du masséter. Entre ces deux plans se
trouvent les fibres du muscle peaucier, qui forme ainsi partie intégrante de la couche
sous-cutanée au milieu de laquelle il est développé. Chez les sujets vigoureux, les
fibres antérieures de ce muscle se rendent obliquement à la commissure labiale, où
elles se perdent en se confondant avec celles du triangulaire et du grand zygomatique.
C'est à ce petit faisceau qu'on a donné le nom de *risorius de Santorini*. Quelques
fibres postérieures du peaucier s'insèrent sur l'arcade zygomatique. Cette couche
sous-cutanée se continue à la région du cou, où elle va former le *fascia superficialis
cervicalis*.

B. *Couches profondes.* — Elles présentent des différences notables et importantes à signaler.

Dans la portion *zygomato-sous-orbitaire*, au-dessous du plan sous-cutané, on rencontre les insertions supérieures des muscles grand et petit zygomatique, canin et élévateur commun de l'aile du nez et de la lèvre, recouvertes par une portion du muscle orbiculaire des paupières. Au-dessous des fibres de l'élévateur, entre ce muscle et le périoste, se trouve l'anastomose remarquable des branches antérieures du facial et du sous-orbitaire, anastomose qui a reçu le nom de plexus sous-orbitaire; les ramifications du sous-orbitaire sont mélangées aux branches de l'artère sous-orbitaire.

· Le squelette est constitué en dehors par l'os carré, fort, résistant et proéminent, et en dedans par cette portion du maxillaire supérieur, qui forme la paroi antérieure du sinus maxillaire. On y remarque la fosse canine et le trou sous-orbitaire, situé sur la prolongation d'une ligne qui passerait entre les deux premières molaires, et à quelques millimètres au-dessous du rebord orbitaire inférieur. Ce trou est l'aboutissant d'un canal qui livre passage au nerf sous-orbitaire et à l'artère de même nom.

La portion *massétérine* de la joue, que MM. Velpeau et Malgaigne décrivent comme une région distincte, est limitée par le relief du masséter. Dans toute la région, c'est ce muscle seul que l'on rencontre au-dessous de la couche sous-cutanée; recouvert d'une faible aponévrose, épais, composé de fibres parallèles à la branche de la mâchoire sur laquelle il repose et qu'il recouvre complétement, il descend de l'apophyse zygomatique pour venir se fixer à l'angle de la mâchoire dans l'étendue de 4 à 5 centimètres.

·· Dans son tiers supérieur il est recouvert par la parotide accessoire, et croisé par le canal de Sténon et l'artère dite transversale de la face, qui rampent dans la couche sous-cutanée avec les branches du nerf facial.

Au-dessous de lui on rencontre la branche de la mâchoire qui présente en haut l'échancrure sigmoïde où passent les nerfs et vaisseaux dits massétérins; en avant de l'échancrure, l'apophyse coronoïde, et en arrière le condyle du maxillaire. C'est à la partie interne ou profonde de la branche maxillaire que se voit l'entrée du canal dentaire inférieur, située sur le milieu d'une ligne étendue du tragus aux limites antérieures extrêmes des insertions massétérines inférieures, ou, si l'on aime mieux, à 35 millimètres au-dessous de la saillie condylienne, mais toujours sur le trajet de cette même ligne. C'est encore suivant cette ligne que se dirige le canal dentaire dans toute sa portion verticale. Ce canal livre passage au nerf et à l'artère dentaires inférieurs.

La branche de la mâchoire forme la limite de la région zygomato-maxillaire dont il sera question plus loin.

La portion *génienne* ou *intermaxillaire*, ainsi nommée parce qu'elle comprend toutes les parties molles situées entre les arcades maxillaires supérieure et inférieure, est presque partout libre et doublée par la muqueuse buccale, excepté en bas, où elle adhère au corps de la mâchoire inférieure.

Au-dessous de la couche sous-cutanée, on rencontre le muscle *buccinateur*, recouvert d'une expansion fibreuse à laquelle Blandin a donné le nom d'*aponévrose génienne*, et que M. Velpeau fait provenir d'une expansion de l'enveloppe fibreuse du conduit de Sténon, dont il se dépouillerait au moment où il pénètre entre les fibres musculaires; cette lame ne me paraît pas être autre chose que l'aponévrose d'enveloppe qui recouvre tous les muscles. Blandin décrit, en arrière, à cette aponévrose, deux lames, une s'insérant à la branche de la mâchoire, l'autre se continuant sur le muscle lui-même; antérieurement, il la regarde comme formée d'un seul feuillet. Cette description me paraît exacte, et c'est dans l'écartement de ces deux feuillets postérieurs que se trouve logé ce paquet graisseux, si volumineux chez les enfants, qui remplit tout l'intervalle compris entre le ptérygoïdien interne, le buccinateur et le masséter. Ce tissu cellulo-graisseux, plus connu sous le nom de *boule graisseuse de Bichat*, se continue avec celui des fosses temporale et zygomatique. Les fibres du buccinateur sont dirigées transversalement, très-serrées, et appliquées immédiatement sur la couche sous-muqueuse.

Dans la portion de la joue qui repose sur le corps de la mâchoire, la couche musculaire est représentée par le triangulaire; au-dessous de ce muscle, on rencontre le *plexus* dit *mentonnier*, qui résulte de l'anastomose des filets extrêmes du nerf dentaire inférieur et du facial. C'est à cette partie du corps du maxillaire qu'appartient la portion horizontale du canal dentaire, lequel suit la direction du bord inférieur de l'os, à la distance de 30 millimètres environ, et aboutit au trou dit *mentonnier*, qui répond à l'intervalle qui sépare la dent canine de la première molaire.

Au-dessous du plan du buccinateur, on trouve un tissu cellulaire assez serré qui unit ce muscle à la muqueuse. Naguère on y admettait encore des glandules analogues à celles des joues; au dire de M. Sappey, elles n'existeraient pas, au moins dans cet endroit. Il place ces glandules à la face externe du buccinateur, autour du conduit de Sténon.

La muqueuse buccale forme en haut et en bas, dans le point où elle se réfléchit de la joue sur les arcades gingivales, deux sillons désignés sous le nom de *génio-alvéolaires*, qui se rejoignent en arrière des dernières molaires. Là cette membrane tapisse la saillie de l'apophyse coronoïde, et plus en dedans se porte de la dernière molaire supérieure à la dernière inférieure, en formant un repli épais et saillant qui sépare la cavité buccale de l'isthme du pharynx.

De cette description des diverses couches profondes de la joue, il résulte que la portion dite intermaxillaire est la seule libre et revêtue de muqueuse, et que toutes les autres reposent sur le squelette, auquel elles se lient d'une manière intime.

Le *conduit de Sténon* appartient à la région de la joue, et si, en anatomie descriptive, son histoire ne peut être séparée de celle de la parotide, il n'en est pas de même en anatomie chirurgicale, où l'on doit tout sacrifier aux rapports.

J'ai déjà dit qu'il croisait les fibres du masséter dans leur tiers supérieur, mais il faut une plus grande précision. Sa direction est oblique en bas de l'oreille, vers la ligne médiane, et son trajet est représenté par une ligne tirée du tragus à la commissure labiale.

Il s'isole de la glande parotide vers le bord postérieur du masséter, se place dans l'épaisseur de la couche cellulo-graisseuse qui sépare ce muscle de la peau, dépasse son bord antérieur de 8 à 10 millimètres, puis change brusquement de direction, se porte en dedans, traverse la boule graisseuse de la joue, les fibres du buccinateur et la couche glanduleuse, pour s'ouvrir obliquement sur la face interne de la joue, au niveau de la deuxième dent molaire.

Il présente donc deux portions : l'une, *massétérine*, moulée sur la saillie du muscle, superficielle, oblique en bas et en avant, à peu près rectiligne; l'autre, *buccinatrice*, plus profondément située, coudée à angle obtus ouvert en arrière, et dirigée de dehors en dedans.

Son orifice, situé à 30 millimètres de la commissure et à 7 millimètres du fond du sillon alvéolo-génien, est très-obliquement coupé.

Il est accompagné dans son trajet par l'artère transverse de la face, et reçoit, chemin faisant, un petit conduit que lui envoie la parotide accessoire.

Il est formé de deux membranes, une extérieure, fibreuse, et une muqueuse ; la tunique fibreuse, épaisse et résistante, est doublée et fortifiée par l'aponévrose du buccinateur jusqu'à l'endroit où il traverse les fibres de ce muscle ; en ce point il présente comme une intumescence, à laquelle ne correspond point cependant une augmentation de calibre, comme on pourrait le penser de prime abord.

En coupant ce conduit en travers, dans sa portion massétérine, on s'assure que ses parois ont relativement une grande épaisseur, puisque son calibre est susceptible d'admettre à peine un stylet de Méjean.

La membrane muqueuse est très-ténue, blanchâtre, et se continue avec la muqueuse buccale, dont elle ne paraît être qu'une prolongation.

Les *vaisseaux* et *nerfs* de la région de la joue sont volumineux et multipliés.

Les artères proviennent des carotides externe et interne ; les nerfs de la cinquième, de la septième paire et de quelques rameaux ascendants du plexus dit cervical superficiel. D'une manière générale, on peut dire que les plus gros troncs artériels, veineux et nerveux, rampent dans la couche sous-cutanée.

Les *artères* principales sont, la transversale de la face, branche de la carotide externe, dont la direction est parallèle à celle du conduit de Sténon, et la faciale, provenant également de la carotide externe. Cette dernière, d'un volume souvent considérable, entre dans la région, à quelques millimètres en avant des attaches antérieures et inférieures du masséter, se dirige obliquement en haut et en avant, comme pour venir gagner l'aile du nez, et s'anastomose largement avec la transversale de la face, et les branches terminales de la maxillaire interne et de l'ophthalmique. Dans tout son trajet elle décrit de nombreuses flexuosités, et reste toujours sous-cutanée.

On y trouve encore les ramifications de l'artère sous-orbitaire, de la massétérine, de la buccale, de la dentaire inférieure et de quelques autres de moindre importance, toutes fournies par la maxillaire interne.

La *veine* faciale, toujours située en dehors de l'artère, suit à peu près la même direction ; toutefois, si l'on voulait figurer son trajet par une ligne, il faudrait, la faisant partir du même point, la conduire, non à l'aile du nez, mais à l'angle interne de l'œil, là où elle vient s'aboucher avec la préparate et l'ophthalmique, pour contribuer à la formation de la veine angulaire. Cette veine est la seule vraiment importante.

Les *nerfs* sont nombreux, et quelques-uns d'un volume assez considérable ; ils offrent au chirurgien un haut intérêt à cause des opérations dont ils sont l'objet et des lésions qui peuvent les atteindre. Excepté quelques rameaux ascendants du plexus cervical, situés dans l'épaisseur de la couche sous-cutanée, tous sont fournis par les maxillaires supérieur et inférieur, branches de la cinquième paire, ou par le facial.

Les rameaux du facial sont tous dirigés dans le même sens, c'est-à-dire transversalement d'arrière en avant ; ils couvrent de leurs ramifications dirigées en éventail toute l'étendue de la région génienne, et se rendent dans chacun des muscles cutanés de la face, qu'ils animent. Presque tous ces filets restent superficiels pendant leur trajet, quelques-uns cependant pénètrent plus profondément pour former les plexus mentonnier et sous-orbitaire dont il a été déjà question.

Le nerf maxillaire supérieur n'appartient à la région génienne que par le plexus sous-orbitaire, et déjà j'ai indiqué le point précis où l'on peut le saisir. Quant au maxillaire inférieur, il envoie dans la joue des ramifications nombreuses : ainsi, outre le nerf dentaire inférieur dont j'ai déjà décrit le trajet et les rapports, on y trouve encore le massétérin, le buccal et quelques rameaux de l'auriculo-temporal.

Le massétérin accompagne, dans l'échancrure sigmoïde, l'artère de même nom, et se perd dans le masséter qu'il aborde par sa face profonde; c'est un nerf de mouvement. Le buccal apparaît dans la région alors seulement qu'il s'est dégagé de la fosse zygomato-maxillaire, sort de dessous la branche de la mâchoire, au niveau de la base de l'apophyse coronoïde, se porte sur la face externe du buccinateur dans lequel il pénètre pour se distribuer à la muqueuse. Quant à l'auriculo-temporal, après s'être anastomosé derrière le col du condyle avec le facial, il n'envoie directement à la région génienne que quelques rameaux antérieurs insignifiants. Ces deux derniers nerfs sont affectés à la sensibilité.

Le nerf lingual et les rameaux ptérygoïdiens n'appartiennent point en propre à la joue et seront mentionnés plus tard.

Les *lymphatiques* sont nombreux, ils forment un magnifique réseau d'où émanent des troncs qui vont s'aboucher dans les ganglions parotidiens, et surtout sous-maxillaires.

Déductions pathologiques et opératoires. — Les passions, les maladies, l'âge, impriment sur les joues des traces tantôt profondes et durables, plus ordinairement fugitives. Chez les individus jeunes et bien portants, elles sont fraîches et présentent un vif coloris; dès que la santé chancelle, leur coloration augmente, quelquefois diminue, mais peut toujours fournir au médecin attentif des indications qu'il ne doit pas négliger. Seules, en effet, elles conduisent quelquefois des personnes intelligentes, dépourvues cependant de toutes notions médicales, à reconnaître un mal qui avait échappé aux hommes de l'art.

C'est à l'active circulation dont elles sont le siége qu'il faut attribuer tous ces phénomènes et aussi la rapide cicatrisation de leurs solutions de continuité.

Les plaies des joues peuvent se compliquer d'hémorrhagie, et l'on est souvent étonné de l'abondance de sang qui s'écoule; ainsi que l'a fait observer Blandin, il est fourni à toute la circonférence de la plaie par les larges anastomoses signalées précédemment. La conséquence pratique à tirer de cette remarque, c'est qu'il faut recourir soit à la compression directe, soit à la ligature des vaisseaux dans le fond même de la plaie, celle d'un seul tronc, pratiquée loin de la blessure, ne pouvant suffire à arrêter le sang.

Elles sont également suivies de la paralysie, soit du mouvement, soit du sentiment, ce qui tient à la position superficielle et à la direction des nerfs; enfin, les blessures de la région massétérine peuvent offrir une complication spéciale : je veux parler de l'ouverture du conduit de Sténon.

Les plaies des joues veulent être réunies immédiatement par la suture, à cause de la flaccidité des tissus, qui se prêtent peu à l'emploi des agglutinatifs. Boyer a signalé la hernie graisseuse de la boule buccinato-massétérine comme une de leurs complications; si la portion herniée tient encore par un pédicule suffisant pour sa nutrition, il conseille de la réduire. M. Velpeau fait observer qu'un instrument dirigé obliquement d'avant en arrière et pénétrant profondément entre la branche de la mâchoire et le buccinateur, pourrait traverser la fosse zygomatique et blesser l'artère maxillaire interne et même la carotide.

Malgré l'abondance du tissu cellulaire, les abcès idiopathiques de la joue sont rares ; mais des suppurations nées dans les régions voisines, ou provenant du squelette, peuvent y apparaître. C'est ainsi qu'on voit des abcès développés dans les régions temporale ou ptérygo-maxillaire, fuser au devant du buccinateur et se frayer un passage jusque sous la peau du creux intermaxillaire, en suivant la traînée celluleuse qui établit une communication entre ces régions et celle de la joue, de même que réciproquement on voit des abcès de la région génienne envahir les fosses temporale et zygomatique. M. Velpeau a cité l'exemple d'un abcès dentaire qui s'était ouvert près de l'apophyse orbitaire externe ; dans un cas semblable, il faudrait suivre le conseil de Gerdy, et faire la compression sur la fosse temporale, de manière à en expulser le pus.

Quant aux abcès ossifluents, les abcès dentaires par exemple, ils viennent à peu près invariablement se rendre dans le sillon qui sépare la joue des gencives ; les dispositions anatomiques rendent parfaitement compte de ce fait. En effet, le pus formé sous le périoste alvéolo-dentaire ne peut, à cause de la texture serrée du tissu des gencives qui étreint la dent à son collet, se porter de ce côté ; d'autre part, les insertions musculaires lui barrent le passage, il est donc forcé de se porter dans le tissu cellulaire sous-muqueux de la joue, plus lâche, plus vasculaire et se laissant plus facilement envahir. Ces abcès soulèvent le repli muqueux qui tapisse le fond du sillon alvéolo-génien, et s'ouvrent ordinairement d'eux-mêmes dans la cavité buccale; mais il vaut mieux donner issue de bonne heure au pus en y plongeant le bistouri parallèlement aux arcades alvéolaires. On évite ainsi leur terminaison par fistule, et surtout leur ouverture à la surface cutanée de la région génienne, qui, quoique rare, s'observe cependant quelquefois, surtout au maxillaire inférieur.

Lorsqu'on pratique des incisions à la joue, dans quel sens faut-il les diriger ? Il est impossible de donner à ce sujet une règle de conduite absolue ; ce qui me paraît devoir déterminer surtout le chirurgien, c'est la direction de l'artère faciale, des rameaux du facial, et surtout du conduit de Sténon. Dans toute la partie postérieure de la région génienne, je conseillerais donc de les faire transversales, c'est-à-dire parallèles aux branches du facial et du conduit de Sténon, tandis que dans la partie antérieure, on se guiderait d'après la direction connue de l'artère faciale.

Je crois cependant qu'on s'est beaucoup exagéré les inconvénients qui pourraient résulter d'une dérogation à cette règle générale ; et si la section des filets du facial entraîne à sa suite la paralysie des muscles et une légère difformité, elle n'est que momentanée, disparaît en général assez promptement, et n'est que bien rarement définitive ; quant à la lésion de la faciale, c'est un accident beaucoup moins grave encore, auquel il est facile de remédier et qui n'entraîne jamais par lui-même de suites sérieuses.

Relativement aux blessures du conduit de Sténon, les avis sont partagés. Percy, qui avait eu fréquemment l'occasion de voir des plaies des joues, dit que les blessures de ce conduit se cicatrisent très-bien, sans fistules et sans le secours de l'art ; mais Boyer est d'un avis opposé, et Blandin et M. Velpeau expliquent par la saillie de la pommette, la rareté des plaies, et par conséquent des fistules salivaires. Quant à moi, je n'ai eu qu'une fois l'occasion d'observer la blessure du conduit parotidien en avant du masséter : j'en fus fort effrayé, mais à mon grand étonnement la cicatrice eut lieu promptement et sans fistule ; je me rallierais donc volontiers à l'opinion de Percy.

J'ai dit qu'il fallait distinguer à ce canal, au point de vue chirurgical, deux portions, une massétérine et une buccinatrice ; la première est séparée de la cavité buccale par une épaisseur considérable de tissus, tandis que la seconde est pour ainsi dire renfermée dans ses parois. Il résulte de cette disposition que tous les procédés, tels que ceux de Du Roy, de Duphénix et de Deguise, qui consistent à substituer une fistule interne à une fistule externe, sont frappés d'impuissance lorsque l'ouverture siége sur la portion massétérine, et ne sont applicables qu'à celles de la portion buccinatrice. La même remarque s'applique au procédé de Langenbeck.

Le cathétérisme du canal est difficile, et pour l'exécuter il faut être bien familiarisé avec les dispositions anatomiques. Morand et Louis ont donné le conseil, qui doit être suivi scrupuleusement, d'attirer et de renverser en dehors la face interne de la joue, de manière à faire proéminer l'orifice du canal parotidien, mais surtout à effacer la courbure qu'il décrit lorsque, abandonnant le masséter, il traverse la boule graisseuse et le buccinateur.

Son orifice buccal n'est point garni de valvule, et cependant il est très-rare que des corps étrangers s'y introduisent pendant la mastication, ce qui ne peut s'expliquer que par le trajet très-oblique qu'il parcourt sous la muqueuse, à la manière des uretères à leur embouchure dans la vessie.

L'extensibilité des tissus de la joue est si grande, ainsi que celle des régions qui l'avoisinent, qu'après la chute d'eschares considérables comme celles qui succèdent au charbon, à la gangrène, on voit la cicatrice se faire sans que l'art intervienne et sans que la difformité soit à beaucoup près aussi considérable qu'on pouvait le craindre. Ce sont sans doute ces faits bien observés qui ont conduit les chirurgiens à la *génioplastie* dite par glissement, dont on obtient de si bons résultats après l'ablation de ces vastes cancers des lèvres qui se propagent à la joue. Me conformant aux préceptes donnés par Dupuytren, Dieffenbach et Lisfranc, j'ai pu, après avoir enlevé un cancer qui avait détruit la moitié de la lèvre supérieure, une grande partie de la joue et le tiers de la lèvre inférieure du même côté, combler cette horrible perte de substance à l'aide d'un lambeau taillé dans la région sus-hyoïdienne, que je fis remonter, après l'avoir décollé, jusqu'au niveau de la lèvre supérieure où je le greffai. Je m'attendais avant l'opération à beaucoup de difficultés, et je fus surpris de trouver dans les tissus une souplesse, une extensibilité que je ne soupçonnais pas à un si haut degré. Il est encore une autre circonstance qui favorise beaucoup ces opérations, c'est la facilité avec laquelle la muqueuse se laisse séparer de la peau : dans le cas qui précède, comme la dégénérescence dans une partie de son étendue n'attaquait que la peau et la couche sous-cutanée, je pus ainsi ménager une bonne portion de cette membrane qui me servit à doubler le lambeau cutané de la région sus-hyoïdienne. Ainsi furent évitées les adhérences vicieuses de la nouvelle joue avec les gencives, et le succès fut complet.

4° Région de la voûte palatine et du voile du palais.

La voûte palatine et son prolongement, le voile du palais, forment entre la bouche et les fosses nasales une cloison incomplète, osseuse et solide en avant, membraneuse et mobile en arrière, laissant entre le bord libre du voile et la paroi pharyngienne un espace qui permet entre les deux cavités une communication indirecte.

La voûte palatine est impaire et symétrique, elle présente deux courbures : une antéro-postérieure qui forme la première partie d'un canal courbe conduisant les aliments de la bouche dans l'estomac, et devenant d'autant plus sensible que le voile du palais s'abaisse davantage; une transversale, principalement due à la saillie des rebords alvéolaires qui en font paraître le centre plus enfoncé et dont la profondeur varie beaucoup suivant les individus. Chez quelques personnes il existe sur la ligne médiane, dans l'endroit où les deux maxillaires s'unissent par une suture antéro-postérieure, une saillie, à laquelle M. Chassaignac attache, à tort selon moi, une grande importance sémiologique, puisqu'il la considère comme un symptôme de syphilis ; il l'a désignée sous le nom d'*exostose médio-palatine*. J'ai rencontré cette saillie très-prononcée chez de jeunes femmes qu'aucun soupçon de syphilis ne pouvait atteindre.

La longueur de la voûte palatine et du voile du palais, prise des dents à la luette, varie entre 7 ou 8 centimètres; celle de la voûte palatine seule est de 5 centimètres et demi environ. Sa largeur entre les dernières dents molaires, c'est-à-dire dans le point où elle est le plus considérable, varie entre 3 et 3 centimètres et demi.

En avant, immédiatement derrière les dents incisives, elle présente un relief ou bourrelet sur lequel on peut voir des inégalités moulées sur celles que l'on observe à la face palatine des maxillaires. Sur la ligne médiane est un raphé blanchâtre, qui se continue sur le voile, et à l'extrémité duquel est située la luette. Cette dernière, tantôt simple, tantôt bifide, est quelquefois très-longue et dépassant beaucoup le voile, d'autres fois très-courte et formant comme un simple tubercule ou mamelon.

De chaque côté de la luette partent deux replis formant deux arcs qui s'écartent d'autant plus qu'ils descendent davantage, et dont l'un, antérieur, se porte sur la face dorsale de la langue, c'est le *pilier antérieur*, et l'autre, postérieur, se perd dans la paroi pharyngienne, c'est le *pilier postérieur*. Ces replis, qui fixent le voile, doivent leur relief à des faisceaux musculaires dont l'usage sera étudié plus loin; c'est dans leur écartement qu'est logée l'amygdale.

Superposition des plans. — La muqueuse buccale revêt toute la région; elle est pâle, surtout en avant, et adhère si intimement à la couche sous-jacente dans toute l'étendue de la voûte palatine, qu'elle fait corps avec elle; elle lui est, au contraire, assez lâchement unie au voile du palais.

Au-dessous d'elle on trouve une couche formée par un tissu cellulaire graisseux lardacé, très-abondant, et dans lequel sont plongées des glandules de même nature que celles qui ont été signalées à la face interne des lèvres. Cette couche sous-muqueuse est, à la voûte palatine, si intimement liée avec la muqueuse et le périoste, qu'il est réellement impossible de les isoler nettement à l'aide du scalpel. Au point de vue pathologique et chirurgical, elles doivent donc être considérées comme ne formant qu'une seule couche, épaisse en certains points de 6 à 8 millimètres, homogène et impossible à séparer en lames uniformes. Vers les bords alvéolaires, elle devient fibro-cartilagineuse, et au niveau du collet des dents forme un anneau qui leur adhère si intimement, qu'on a beaucoup de peine à l'en séparer.

Au voile, au contraire, la couche sous-muqueuse, encore assez adhérente à la muqueuse, se laisse facilement séparer des muscles et des aponévroses; elle se continue au bord libre avec celle qui recouvre la face supérieure ou nasale. D'où il résulte que les muscles du voile du palais sont enfermés dans une espèce de gaîne muqueuse et glanduleuse, qui, sous l'influence de l'inflammation, peut se gorger de liquides, tripler de volume, et faire croire à des abcès, alors qu'il n'existe encore qu'une simple tuméfaction inflammatoire.

La voûte palatine osseuse, sur laquelle repose la couche glandulo-celluleuse, est formée par la réunion des deux maxillaires et des deux palatins qui présentent une suture médiane et une transversale. C'est sur la suture antéro-postérieure que vient perpendiculairement s'insérer le vomer, dont les caries jouent un si grand rôle dans les phénomènes pathologiques qui se passent à la voûte palatine.

Quant au voile du palais, en procédant d'avant en arrière, on trouve au-dessus de la couche glanduleuse buccale une aponévrose qui s'insère au bord postérieur de la voûte osseuse, et se continue avec les fibres des deux péristaphylins externes; plus en dehors apparaissent les glosso et pharyngo-staphylins. Une deuxième couche musculaire plus profonde est formée par les péristaphylins internes et l'uvulo-palatin, recouverts eux-mêmes par la couche muqueuse nasale dont il a été précédemment question.

Les *nerfs* de cette région sont fournis par la cinquième paire et le glosso-pharyngien. Sur des pièces déposées au musée de la Faculté, en 1841, j'ai démontré qu'un filet du nerf facial allait quelquefois se rendre directement dans le voile du palais, particularité qui vient à l'appui de la théorie de M. Longet, sur les nerfs moteurs du voile palatin. Un aide d'anatomie, M. Gros, habile préparateur, a signalé également, depuis, cette disposition, qu'il regarde comme à peu près constante, ce qui me paraît exagéré.

Les nerfs palatins, au sortir du canal palatin postérieur, se séparent en rameaux antérieurs et postérieurs pour la voûte et le voile; les antérieurs viennent se jeter dans les glandules et la muqueuse, ils suivent la courbure des bords alvéolaires; les postérieurs envoient des filets dans les muscles staphylins.

Les *artères* sont les palatines supérieures, branches de la maxillaire interne, qui suivent le même trajet que les nerfs, et quelques branches de la linguale et de la faciale. Le développement de la voûte palatine, fort important au point de vue des divisions congénitales de cette région, ne peut être séparé de celui des lèvres et de la face. Je renvoie donc au chapitre qui en traite.

Déductions pathologiques et opératoires. — La voûte palatine et le voile du palais ne sont doués de la sensibilité générale que d'une manière très-obtuse, ce qui aurait lieu d'étonner si l'on ne savait que la richesse de leur appareil nerveux est en rapport avec les sécrétions muqueuses et la sensibilité gustative, ainsi que l'ont démontré les expériences de MM. Guyot et Admirault. De plus, le voile du palais pourrait être regardé comme le siége de la nausée, puisqu'il suffit d'une titillation de son bord postérieur, particulièrement de la luette, pour déterminer le vomissement.

Les mouvements du palais sont-ils ou non volontaires? quels sont les nerfs qui président à ses mouvements? Je puis affirmer que le voile du palais peut se mouvoir sous l'influence de la volonté, et je pourrais me citer comme exemple d'un fait que j'ai trouvé d'ailleurs sur d'autres personnes. Évidemment, c'est là une exception, mais quelle peut être la cause?

Depuis longtemps je me suis demandé si l'on ne pourrait pas s'expliquer cette particularité par la présence ou l'absence de ce petit filet direct du facial précédemment signalé. D'après M. Longet, les filets palatins qui se rendent aux muscles du voile ne sont autres que des nerfs émanés du rameau vidien du facial, ayant traversé le ganglion de Meckel; aussi regarde-t-il les muscles staphylins comme placés sous la dépendance de la septième paire. Ne pourrait-on pas dire que dans le cas où le facial se rend directement au voile du palais, sans passer par l'intermédiaire d'un ganglion, la motilité reste sous l'empire de la volonté, tandis qu'elle s'y soustrait dans le cas contraire, qui est certainement le plus fréquent ?

On s'expliquerait encore, dans cette hypothèse, la variabilité d'un des symptômes de la paralysie du facial, la déviation de la luette, qui tantôt existe manifestement, d'autres fois, au contraire, fait complétement défaut. Le nerf vidien, en effet, émanant du premier coude du facial, doit échapper souvent aux causes de paralysie, tandis que le filet direct, qui naît à la sortie du trou stylo-mastoïdien, ne peut manquer d'être atteint.

Les abcès idiopathiques de la région palatine sont rares, et l'on n'en observe qu'à la face antérieure du voile du palais; à la voûte proprement dite on n'en rencontre que très-rarement, et cela en raison de la texture serrée qu'elle présente. Quant aux abcès ossifluents, ils restent toujours très-circonscrits, et offrent pendant très-long-temps une grande dureté, à cause de la difficulté qu'ils ont à décoller les tissus.

Malgré la difficulté que l'on éprouve à disséquer les lambeaux dans les parties molles de la voûte, on a proposé d'y pratiquer l'autoplastie dans le but de combler les perforations que laissent après elles les caries syphilitiques ou autres et même les pertes de substance qui résultent des arrêts de développement ou des vices de conformation. Cette opération, désignée sous le nom d'*uranoplastie* ou *palatoplastie*, est difficile d'exécution, et avant les perfectionnements apportés dans le procédé opératoire par M. le docteur Baizeau et par le professeur Langenbeck, elle n'offrait que peu de chances de succès. Ces perfectionnements consistent : 1° dans la manière de tailler les lambeaux. M. Baizeau a proposé de faire deux lambeaux, un de chaque côté de la fistule, en forme de *pont*, c'est-à-dire en les laissant adhérer par leur extrémité antérieure et postérieure et en les détachant de la voûte seulement par leur partie moyenne; cela suffit pour leur donner une mobilité qui permet de les rapprocher et de boucher la perte de substance tout en assurant leur nutrition. 2° Dans cet autre précepte également formulé par M. Baizeau, mais posé d'une manière plus explicite encore par le professeur de Berlin, à savoir : qu'il faut comprendre dans le lambeau tous les tissus de la voûte palatine jusqu'à l'os, y *compris le périoste*. Dans un cas où je me suis conformé aux sages préceptes donnés par ces habiles chirurgiens, non-seulement j'ai compris le périoste dans mes lambeaux, mais j'ai même conservé les rugosités de la voûte palatine que la rugine avait détachée. Vingt-deux heures après l'opération je pus enlever les sutures, la réunion était complète, et depuis trois ans la guérison ne s'est pas démentie; mais je dois dire que malgré la conservation non-seulement du périoste mais même de plusieurs noyaux osseux, je n'ai jamais pu constater la reproduction de l'os au niveau de la perte de substance qui n'était obturée que par des parties molles (1).

L'isolement du voile du palais a donné à Récamier l'idée de cerner les tumeurs cancéreuses qu'on y observe quelquefois, au moyen d'anses de fils qui les étranglent et en provoquent la chute sans danger d'hémorrhagie. J'ai vu en 1845, à l'Hôtel-Dieu, Blandin employer ce procédé dit *de la ligature à anses successives*, sur un malade qui portait une énorme ulcération à base indurée, occupant non-seulement la moitié

_____

(1) *Bulletin de la Société de chirurgie*, année 1862, 2e série, t. III, p. 415.

droite du voile, mais encore le pilier antérieur et une portion de l'amygdale correspondante. Pour pouvoir porter plus sûrement et plus facilement les ligatures qui devaient cerner l'amygdale et le pilier antérieur, ce chirurgien pratiqua préalablement le long du bord antérieur du sterno-mastoïdien une incision profonde au fond de laquelle, pendant l'opération, il portait de temps à autre le doigt indicateur pour diriger la marche des aiguilles et protéger les artères carotides. La tumeur une fois cernée de toutes parts, les anses furent serrées, et instantanément on la vit bleuir; quelques jours après elle se détacha complètement et le malade, guéri, fut présenté à l'Académie. Malheureusement quelque temps après, l'ulcération reparut, et cet homme, jugé inopérable par Blandin lui-même, fut envoyé à Bicêtre, où M. Maisonneuve, de qui je tiens ces détails, eut l'heureuse idée de lui administrer, d'après quelques soupçons d'affection syphilitique, l'iodure de potassium qui le guérit radicalement et en très-peu de temps. Sans m'arrêter aux réflexions que pourrait faire naître cette guérison inespérée, je me bornerai à constater que le voile du palais se prête merveilleusement à l'application du procédé de Récamier, qui ouvre, il faut le reconnaître, un nouveau et vaste champ à la médecine opératoire.

Les inflammations réitérées dont le voile du palais est si fréquemment le siége, peuvent déterminer une tuméfaction œdémateuse chronique de la luette; on la voit alors s'allonger, traîner sur la base de la langue, et déterminer une titillation continuelle et insupportable qui excite la toux et quelquefois des nausées semblables à celles que provoque son attouchement à l'état normal. On fait cesser tous ces phénomènes par son excision, opération facile et sans danger.

Lorsqu'on examine le pharynx d'un malade atteint d'une division du voile du palais, on peut voir que les lèvres de la division, lors des efforts de déglutition, tendent à se rapprocher au lieu de s'écarter ainsi qu'on le dit généralement. Roux, auquel ce phénomène n'avait point échappé, n'avait pu s'en rendre compte, mais P. H. Bérard en a donné une explication très-satisfaisante (1). Selon Gerdy, le voile du palais, lors de la déglutition, loin de se relever et de s'appliquer contre l'ouverture postérieure des fosses nasales, comme l'écrivent tous les auteurs, s'abaisse au contraire par l'action des pharyngo et glosso-staphylins, en même temps qu'il se trouve refoulé sur la ligne médiane par le resserrement des constricteurs pharyngiens. Or, comme les mêmes phénomènes doivent se produire chez les personnes affectées de division du voile, on ne voit pas pourquoi les deux lambeaux avec les piliers qui les supportent s'écarteraient, alors que toutes les parties qui constituent l'isthme du gosier et le pharynx tendent, par une action synergique et convulsive, à se rapprocher de la ligne médiane comme pour happer le corps présenté à la déglutition.

J'ajouterai que si, après l'opération de la staphylorrhaphie, les parties suturées ne sont pas plus souvent déchirées, malgré les mouvements de déglutition incessants et irrésistibles qui tourmentent les malades, c'est qu'effectivement, dans l'accomplissement de cette fonction, les parties latérales du voile ne sont nullement sollicitées en dehors. Selon moi, le plus grand obstacle à la réunion ne réside ni dans le tiraillement des lèvres de la plaie, ni dans la difficulté de placer convenablement les points de suture, mais dans celle d'affronter exactement les bords avivés, et de serrer les fils à un degré convenable.

D'après ce qui précède, on comprend que le voile du palais servant à fermer les

(1) *Cours de physiologie*, professé en 1843 à la Faculté.

arrière-narines lors de la déglutition, il doive en résulter des troubles graves dans cette importante fonction, dans les cas où cet organe fait défaut, lorsqu'il est paralysé, par exemple, ou détruit par des ulcérations ; c'est en effet ce que l'on observe. Les aliments, et plus particulièrement les boissons, refluent alors par les fosses nasales ; et dans la simple division congénitale, les enfants peuvent encore assez convenablement déglutir, c'est qu'il n'y a *ni défaut de motilité, ni perte de substance*, et que le canal pharyngo-palatin peut encore, malgré son imperfection, se resserrer au point d'oblitérer momentanément la fissure.

Aussi n'est-ce point là la raison qui a décidé les chirurgiens à combattre cette infirmité, c'est l'impossibilité dans laquelle se trouvent les individus qui en sont atteints de pouvoir librement communiquer leurs impressions à leurs semblables par l'intermédiaire de la phonation, dans laquelle le voile du palais joue un si grand rôle.

5° Région linguale, ou paroi inférieure de la bouche.

Blandin et M. Malgaigne, réunissant la langue à la région sus-hyoïdienne, en font une seule région sous le nom de *glosso-sus-hyoïdienne*. M. Velpeau, au contraire, regarde la langue comme remplissant la cavité buccale, et la sépare du cou. Sans nier les avantages que peut présenter, pour la médecine opératoire, cette manière d'envisager, avec Blandin et M. Malgaigne, la langue dans ses rapports avec la région sus-hyoïdienne, il m'a semblé cependant que peut-être s'était-on laissé entraîner trop loin par cette unique considération, puisque ce n'est qu'exceptionnellement que l'on attaque la langue par la région cervicale antérieure. C'est par la bouche que se pratiquent la plupart des opérations que l'on est appelé à y faire, c'est par là qu'on l'explore, c'est elle qui forme réellement la paroi inférieure de cette cavité dans laquelle elle se meut librement, et ses fonctions enfin, toutes relatives à la déglutition, à la gustation, à l'articulation des sons, n'ont avec le cou proprement dit que des relations de voisinage. Pour toutes ces raisons, j'ai cru devoir rattacher son étude à celle des parois buccales, sans oublier cependant que ses rapports avec la région sus-hyoïdienne doivent être l'objet d'une sérieuse attention.

La langue, de forme ovalaire, remplit exactement la parabole que décrit le maxillaire inférieur sur lequel elle semble moulée ; lorsque la bouche est fermée, elle se loge dans la voussure de la voûte palatine.

Étendue de la base de l'os hyoïde, auquel elle est fixée par une membrane et des muscles, jusqu'aux incisives, contre lesquelles elle s'applique, son épaisseur va toujours augmentant de la pointe à la base, excepté toutefois dans la portion la plus rapprochée de l'os hyoïde où elle diminue sensiblement.

Sa mobilité très-grande lui permet de se porter presque tout entière au dehors de la bouche, circonstance que le chirurgien met à profit pour l'extirpation des tumeurs de cet organe.

Sa direction n'est pas toujours la même : ainsi, dans l'état de repos, alors que les mâchoires sont rapprochées, elle présente une brusque courbure à convexité dirigée en haut, dont le sommet regarde l'angle que forme à leur union la base du crâne avec la colonne vertébrale (voy. fig. 27, p. 305). La partie antérieure horizontale de ce coude appartient en propre au plancher de la bouche, et la portion verticale peut être regardée comme formant au pharynx une paroi antérieure. C'est à l'union de la portion verticale avec l'horizontale que se trouve l'isthme du gosier qui fixe la limite du pharynx et de la bouche.

Lorsque la langue, au contraire, est attirée hors de la cavité buccale, la portion verticale, entraînée en avant, devient horizontale, et tout l'organe prend une direction oblique de haut en bas et d'avant en arrière. De même dans la déglutition, lorsque sa pointe est appuyée contre la partie antérieure de la voûte palatine et que sa base se déprime, elle représente un plan incliné de haut en bas de la pointe à la base, conduisant directement à la partie supérieure de l'œsophage par-dessus l'orifice du larynx abrité sous l'épiglotte. C'est dans ce moment que la voûte palatine, le voile du palais et le pharynx constituent la paroi supérieure de ce canal courbe temporaire, dont la face supérieure de la langue forme la paroi inférieure et que parcourt le bol alimentaire.

Libre et isolée à sa pointe, sur ses bords et à sa face dorsale, la langue est, dans les deux tiers postérieurs de sa face inférieure, attachée à l'os hyoïde et au maxillaire inférieur par des muscles puissants ou des membranes ligamenteuses; de plus, le stylo-glosse la fixe supérieurement au rocher, et le glosso-staphylin à la voûte palatine. C'est par cette partie adhérente qu'elle reçoit ses nerfs et ses vaisseaux, et qu'elle émet ses veines et ses lymphatiques.

Partout où elle est libre, elle est recouverte par la muqueuse de la bouche, dont la disposition mérite une attention toute spéciale. De la face postérieure des gencives, cette membrane descend et va gagner la langue dans le point où les fibres les plus antérieures des génio-glosses abordent cet organe; elle se réfléchit alors sur sa face inférieure et sur ses bords, gagne la face dorsale, et, après l'avoir tapissée complétement, passe sur l'épiglotte en formant les replis glosso-épiglottiques.

Lorsqu'on soulève la pointe de la langue, on peut voir que le plancher de la bouche est complété au devant d'elle par la muqueuse, sous laquelle font relief antérieurement les attaches des génio-glosses aux apophyses géni supérieures; sur les côtés, se dessinent les glandes sublinguales, c'est-à-dire les parties les plus antérieures de ces glandules récemment décrites avec soin par M. Tillaux (1),auxquelles M. Guyon, agrégé de la Faculté, voudrait qu'on réservât le nom de *glandes de Bartholin,* mais qui me paraîtraient plus justement devoir être appelées *glandes de Rivinus;* quelquefois des ganglions lymphatiques hypertrophiés soulèvent la muqueuse. Sur la ligne médiane, cette membrane s'adosse à elle-même pour former le frein de la langue, à la base duquel on observe deux petits orifices supportés par des replis flottants; ce sont les ouvertures des conduits de la glande sous-maxillaire; un peu en dehors s'ouvrent les conduits des deux glandes de Rivinus, qui ne paraissent pas constants et dont les orifices sont très-difficiles à découvrir, même sur le cadavre, sans préparation préalable. Leur disposition est parfaitement évidente sur les pièces que MM. Tillaux et Guyon ont bien voulu me faire examiner. J'y reviendrai plus loin avec détail (voy. *Région sus-hyoïdienne*).

Enfin, sur les côtés de la langue, dans le fond du sillon qui sépare cet organe du maxillaire, on peut voir à la loupe, et même à l'œil nu, une série de petites ouvertures ponctuées qui s'étendent de la partie antérieure de ce sillon jusqu'à sa partie la plus reculée : ce sont les orifices des conduits des glandes sublinguales proprement dites, au nombre de 18 à 30.

(1) *Gazette médicale de Paris*, compte rendu des séances de la Société de biologie, 1858, p. 587.

Sur la face inférieure de la langue, la muqueuse est lâche, et présente, sur la ligne médiane, une couleur bleuâtre due à la présence des veines ranines. A un centimètre environ de la pointe, sur les côtés du sillon médian, se voit un léger relief dû à la présence de la glande dite de Nuhn ou de Blandin. Quatre ou cinq conduits excréteurs qui en partent viennent s'ouvrir sur cette face inférieure.

Sur la face dorsale et sur les bords, elle devient très-adhérente aux couches sous-jacentes, et présente une série de petites élévations ou papilles, les unes coniques, les autres fungiformes : ces dernières sont spécialement disposées en forme de V ouvert en avant; elles n'existent que vers la base de l'organe.

Quant aux papilles dites lenticulaires, ce sont de petites glandules salivaires analogues à celles des joues et des lèvres. Le *foramen cœcum*, qui n'existe pas toujours, est situé au sommet du V; on le regarde généralement comme un follicule avorté.

La structure de la langue a été parfaitement étudiée par Gerdy dans sa thèse inaugurale (1), et par Blandin (2); il résulte des travaux de ces anatomistes que la langue est composée : 1° de muscles intrinsèques dont les fibres sont, les unes longitudinales, les autres verticales ou horizontales, allant toutes s'insérer au derme de la muqueuse, ce que démontrent les coupes diverses pratiquées sur la langue; 2° de muscles extrinsèques, qui sont : les génio-glosses, dont les fibres se dirigent en forme d'éventail des apophyses géni supérieures à toute la longueur de l'organe, sans s'écarter de la ligne médiane; les stylo-glosses, dont la direction est oblique de haut en bas et d'arrière en avant; les hyo-glosses, dont les faisceaux sont dirigés de bas en haut, et un peu d'arrière en avant; et enfin les glosso-staphylins, verticalement dirigés de haut en bas, et les amygdalo-glosses.

Blandin a, de plus, décrit à la base de l'organe et sur la ligne médiane, un cartilage placé perpendiculairement, et dont l'existence ne me paraît pas constante, car je n'ai jamais trouvé autre chose qu'un raphé fibreux, qui sert de point d'insertion aux fibres musculaires intrinsèques. Je vois que, de son côté, M. Sappey a fait la même observation; il va même plus loin que moi, car il nie résolûment l'existence de ce cartilage.

On voit, d'après cet exposé succinct, que la langue possède des fibres dirigées en tous sens, de manière à lui permettre de remplir ses nombreuses et importantes fonctions.

Une remarque générale se présente concernant la disposition de ces fibres musculaires, c'est qu'elles sont tellement serrées, qu'à peine existe-t-il dans leur intervalle un peu de tissu cellulaire, excepté toutefois à la base, où l'on rencontre entre les différents plans musculaires une graisse fluide assez abondante. La langue offre donc le caractère des organes musculeux renfermés dans les cavités splanchniques, le cœur, l'utérus, par exemple, et cette remarque permettra de mieux comprendre certains phénomènes pathologiques sur lesquels j'insisterai plus loin.

L'union de la langue à l'os hyoïde se fait par l'intermédiaire d'une membrane propre à l'espèce humaine, parfaitement décrite par Blandin, et qu'il appelle *glosso-hyoïdienne*.

Deux *artères volumineuses*, branches de la carotide externe, lui sont à peu près exclusivement destinées, ce sont les artères linguales; elles pénètrent dans l'organe

(1) *Archives générales de médecine*, t. VII, p. 361.
(2) *Ibid.*, t. I, p. 457.

par la base, entre l'hyo-glosse et le génio-glosse, au niveau des petites cornes de l'hyoïde, cheminent d'arrière en avant jusqu'à la pointe, fournissant plusieurs rameaux secondaires dont la description ne doit pas ici m'occuper. La disposition des troncs de ces artères, avant d'entrer dans l'organe, sera étudiée à la région sus-hyoïdienne ; dans la langue même elles sont situées plus près de la face inférieure que de la face dorsale, et toujours séparées par les génio-glosses, à travers les fibres desquels elles communiquent par des anastomoses.

Les *veines linguales* se rendent dans les jugulaires interne et externe et dans la faciale.

Les *nerfs* viennent de plusieurs sources : l'*hypoglosse*, exclusivement destiné aux muscles, suit la direction de l'artère ; le *lingual* du maxillaire inférieur, dirigé de haut en bas, marche parallèlement à la branche, puis au corps de la mâchoire inférieure, passe entre cet os et le constricteur supérieur du pharynx, vient se placer dans le sillon linguo-alvéolaire, immédiatement au-dessous de la muqueuse, pour pénétrer bientôt dans l'épaisseur de la langue, au niveau de la glande sublinguale, et se perdre dans les papilles ; le *glosso-pharyngien* aborde la langue par sa face dorsale en arrière, et s'épuise dans les papilles de cette partie, sans aller plus loin que la partie moyenne. Le facial lui fournit aussi quelques filets, mais indirectement, tel est le rameau qui anime le stylo-glosse, et la corde du tympan qui s'unit au lingual ; je ne rappellerai que pour mémoire les filets du pneumogastrique et du grand sympathique, qu'on y a démontrés vers la base.

Les *lymphatiques de la langue* forment au-dessus du derme muqueux de magnifiques réseaux, d'où partent des troncs qui se rendent aux ganglions sous-maxillaires, sous-sterno-mastoïdiens et préthyroïdiens.

Déductions pathologiques et opératoires. — La langue, organe à fonctions multiples, est le siége à peu près exclusif de la gustation ; elle participe largement à la déglutition et à l'articulation des sons ; elle commande, par sa situation, l'entrée des voies digestives et respiratoires. Aussi l'étude des troubles si graves et si variés qui suivent ces lésions fonctionnelles offre-t-elle un puissant intérêt au médecin et au chirurgien.

Les praticiens de tous les temps ont accordé à l'inspection de la langue, dans les maladies, une grande importance, et ont tiré, des changements qu'elle présente, des indices pour le diagnostic, le pronostic et le traitement.

Ces changements sont très-superficiels et se passent dans la couche papillaire et épidermoïde sans jamais la dépasser, à moins d'affection spéciale de l'organe. En général, ils indiquent assez sûrement les modifications qui se passent dans l'économie, mais principalement dans les voies digestives gastro-intestinales, d'après ce principe qu'une partie quelconque d'un appareil ne peut pâtir, sans que toutes les autres participent plus ou moins vivement à ses souffrances.

C'est ce qui a donné lieu à cet aphorisme dont on a vainement cherché à contester l'exactitude : *La langue est le miroir de l'estomac.*

Comme le cœur, comme l'utérus, elle est essentiellement composée de fibres musculaires très-serrées, entre lesquelles n'existe qu'un tissu cellulaire lamelleux très-fin ; comme ces organes, elle peut devenir le siége d'une inflammation diffuse et générale, à laquelle on a donné le nom de *glossite*. C'est là une maladie très-rare, comme le sont en général toutes les *myosites*, et il serait difficile de décider cette question si controversée, de savoir si l'inflammation siége dans la fibre elle-même ou dans le tissu cellulaire interfibrillaire. Mais ce qu'il y a de certain, c'est que par suite de l'imprégnation des liquides, chaque fibrille acquiert un volume plus considérable, d'où résulte un gonflement général de l'organe qui peut être porté au point de faire naître des accidents de nature à compromettre l'existence. La langue, en effet, enfermée dans la cavité buccale, fait effort sur ses parois, se porte en avant, entre les maxillaires écartés, où l'on peut la voir pendre livide et comme étranglée, tandis qu'en arrière, sa base, refoulée dans le pharynx, recouvre et bouche l'orifice laryngien, menaçant le malade d'une prompte asphyxie.

Arrivée à ce degré, la glossite ne peut plus guérir que par des scarifications profondes destinées à donner issue aux liquides infiltrés et à débrider l'organe. Elles doivent être pratiquées dans le sens antéro-postérieur, sur la face dorsale, en se rappelant que les artères linguales situées sur les côtés de la ligne médiane sont d'autant plus superficielles qu'elles sont plus antérieures.

Il est très-rare que l'inflammation partielle ou générale de la langue se termine par suppuration ; mais cependant cela peut arriver, et lorsqu'on est appelé à porter un diagnostic sur une tumeur de cet organe, il faut toujours avoir la possibilité de ce fait présente à la mémoire. J'ai entendu dire à Blandin (1) qu'il avait failli enlever comme un cancer un abcès situé dans l'épaisseur de la partie moyenne de la langue. Si la suppuration est si rarement la suite des *myosites* en général et des *glossites* en particulier, c'est que l'élément celluleux y est très-peu abondant, et partout disséminé sous forme de lamelles très-ténues.

La fusion intime de la muqueuse avec la couche musculaire fait que toutes les ulcérations qui pénètrent au-dessous de cette membrane, ou qui en comprennent seulement toute l'épaisseur, s'accompagnent d'*écartement* et dégénèrent en *fissures*, quelle que soit d'ailleurs leur nature, qu'elles reconnaissent pour cause la simple irritation d'un chicot dentaire, la syphilis ou le cancer. Il faut donc, avant de se prononcer, recourir aux antécédents, l'aspect uniforme qu'elles présentent ne pouvant, dans la plupart des cas, suffire à établir un diagnostic positif.

Les chirurgiens sont souvent obligés de recourir à l'ablation partielle ou totale de la langue dans des cas de cancer, de charbon, etc. Tant que l'amputation ne doit porter que sur le tiers antérieur de l'organe, l'emploi de l'instrument tranchant est possible ; il l'est même encore, à la rigueur, tant qu'on n'a pas besoin d'aller au delà de l'endroit où elle se recourbe pour pénétrer dans le pharynx : mais lorsque le mal dépasse ces limites, c'est à la ligature ou à l'écraseur linéaire de M. Chassaignac qu'il faut nécessairement recourir, à cause des difficultés que l'on éprouverait à arrêter l'hémorrhagie.

Lorsqu'en effet on a amputé la moitié antérieure de la langue, par exemple, et qu'on a arrêté le sang soit à l'aide des ligatures, soit, ainsi qu'on le pratique ordinairement, à l'aide du fer rouge, le moignon se rétracte vers l'isthme du gosier, où il faut l'abandonner à lui-même sans pansement possible. Or, s'il survient une hémorrhagie secondaire, ainsi que cela arrive si fréquemment à la chute des eschares produites par le cautère actuel, on éprouve toutes les peines du monde à ressaisir ce moignon, et il faut, pour atteindre le point d'où le sang s'écoule, plonger un cautère dans le fond de la bouche, ce qui n'est ni sûr ni commode.

Par la ligature en masse ou l'écrasement linéaire, on évite tous ces inconvénients,

(1) *Cours de médecine opératoire*, 1844.

et la langue, à cause de son isolement et de son indépendance, se prête à merveille à ces procédés opératoires. Dans l'opération de la ligature, c'est ordinairement par la région sus-hyoïdienne qu'on porte les fils, je renvoie donc ce que j'ai à en dire à ce chapitre.

On sait maintenant, depuis les observations si connues de A. Paré, de Louis, de Roland, de Tulpius et de Jussieu, que si la langue est l'organe principal de l'articulation des sons, son intégrité n'est point indispensable à l'accomplissement de cette fonction. Pourvu qu'il en reste un moignon assez long pour s'appliquer contre la voûte palatine ou contre un instrument introduit dans la bouche à cet effet, le malade parvient à articuler des sons intelligibles.

Après l'amputation de la partie moyenne du maxillaire inférieur, et la section des muscles et replis muqueux qui fixent la langue à cet os, on a *quelquefois* observé un singulier phénomène qui a beaucoup préoccupé les chirurgiens du commencement de ce siècle. Je veux parler du renversement ou rétraction de la langue en arrière sur le larynx, avec menace de suffocation.

Signalée d'abord par J. L. Petit, qui dit avoir vu des enfants auxquels on avait coupé le filet, succomber, et avoir trouvé à l'autopsie la langue *renversée par delà la valvule du gosier* (1), cette rétraction fut, de la part de Delpech, l'objet d'un mémoire lu à l'Institut en 1827. Depuis, elle fut admise par tous les chirurgiens, et Dupuytren souvent y insistait dans ses cours. Néanmoins c'est à M. Bégin qu'on doit d'avoir plus particulièrement fixé l'attention sur ce sujet, dans un court mais substantiel mémoire présenté à l'Académie des sciences en 1843 (2).

Cet habile chirurgien rapporte que, pratiquant une amputation du maxillaire inférieur pendant laquelle il avait confié à un aide le soin de maintenir la langue, celui-ci, par distraction, laissa échapper le fil qui devait la retenir. « La langue, est-il dit dans l'observation, se rejetant en arrière, s'y *pelotonna*, formant une espèce de globe appliqué *avec force* contre le fond de l'arrière-gorge. » La respiration fut aussitôt suspendue, le sujet s'affaissa sur lui-même, des secousses convulsives agitèrent ses membres, et l'asphyxie menaçait de devenir complète, lorsque l'opérateur, s'apercevant de la cause de ces désordres, saisit le fil, ramena la langue en avant, et fit cesser instantanément les accidents.

Lisfranc, Vidal, MM. Velpeau et Nélaton signalent, de leur côté, la possibilité de ce renversement, et, au dire de Vidal, un opéré de Gerdy aurait même succombé de la sorte. Celui de M. Bégin mourut également, mais consécutivement et par le fait d'une sorte de rétraction lente et secondaire, qui détermina invinciblement l'asphyxie.

J'ai eu, de mon côté, l'occasion d'observer un fait analogue en 1839, à l'hôpital Saint-Louis. M. Jobert avait, sur une jeune femme, amputé le maxillaire inférieur dans la portion moyenne; après l'opération on fixa la langue aux dents qui avaient été conservées, à l'aide d'un fil ciré qui la traversait près de la ligne médiane. Mais la ligature ayant déchiré les tissus, la malade, pendant la nuit qui suivit l'opération, fut prise de symptômes de suffocation tellement rapides, que malgré la précipitation que nous mîmes, mon collègue M. de Laurès et moi, à accourir, nous trouvâmes la malade violette et déjà froide. Heureusement nous pûmes, non sans difficulté, saisir

(1) J. L. Petit, *Traité des maladies chirurgicales*, t. III, p. 269.
(2) J. L. Bégin, *Mémoire sur la résection de la mâchoire inférieure, considérée dans ses rapports avec le pharynx et le larynx* (Annales de la chirurgie française et étrangère, t. VII, p. 385).

et ramener en avant la langue, dont la base refoulait d'autant plus le larynx que l'appel de l'air dans la poitrine se faisait plus énergiquement et l'aspirait pour ainsi dire. Notons, pour en tirer plus tard des conséquences importantes, que les deux moitiés du maxillaire n'avaient point été rapprochées, et qu'il n'y avait eu, par conséquent, aucun rétrécissement de l'espace parabolique dans lequel la langue se trouve comprise à l'état normal.

La question en était là, et le renversement de la langue dans le pharynx, après la destruction de ses attaches au maxillaire inférieur, était regardé comme un phénomène sinon inévitable, du moins très-redoutable, et contre lequel les chirurgiens devaient grandement se mettre en garde, lorsque M. Maisonneuve annonça à la Société de chirurgie que sur deux malades opérés par lui, et qui avaient subi une perte considérable du maxillaire inférieur, non-seulement la langue n'était point rétractée en arrière, mais au contraire pendait en debors, et ne pouvait plus exécuter de mouvements que quand, d'une manière quelconque, on lui fournissait un point d'appui (1). De son côté, M. Larrey fit voir un militaire auquel un projectile avait enlevé complétement la mâchoire inférieure, et chez lequel la langue, loin de se rétracter, était également pendante, et rapporta, en outre, avoir observé deux autres faits en tout semblables au premier. Enfin, la plupart des chirurgiens présents déclarèrent que s'ils n'avaient point observé cette projection de la langue au dehors, au moins n'avaient-ils point vu son renversement dans le pharynx.

En présence de ces observations, en apparence contradictoires, il devient indispensable de rechercher quelles sont, après l'amputation du maxillaire inférieur, les causes de ce renversement de la langue en arrière; pourquoi, dans quelques cas très-rares à la vérité, le phénomène inverse, c'est-à-dire la projection de la langue en avant, s'est présenté; pourquoi le plus souvent, enfin, on n'observe ni l'un ni l'autre de ces phénomènes.

Parmi les muscles extrinsèques qui se rendent à la langue ou à l'os de la langue, c'est-à-dire à l'os hyoïde, et qui, par conséquent, exercent également leur action sur cet organe, il en est qui, comme les génio-glosses et les génio-hyoïdiens, la fixent au maxillaire inférieur et la portent en avant, tandis que d'autres, les stylo-glosses, les stylo-hyoïdiens et digastriques, et même les constricteurs pharyngiens, l'attirent, les uns directement en arrière, les autres en arrière et un peu en haut. Ces deux ordres de muscles, eu égard à leur action, peuvent donc être considérés comme en antagonisme constant, et l'on conçoit que si les uns viennent à faire défaut, l'équilibre se trouvant rompu, la langue soit entraînée par ceux dont la toute-puissance n'est plus contre-balancée. Or, c'est là précisément ce que l'on observe après l'amputation de la partie médiane du maxillaire, alors que les insertions des génio-glosses et génio-hyoïdiens ont été détachées; la langue se trouve livrée sans contre-poids à l'action combinée des muscles stylo-glosses, stylo-hyoïdiens, digastriques et constricteur-pharyngiens, qui tendent à l'entraîner vers leurs attaches fixes, c'est-à-dire en arrière et en haut, d'où résulte l'occlusion du larynx par renversement de l'épiglotte et la suffocation. L'observation, citée précédemment, de M. Bégin et celle qui m'est propre, en sont deux exemples frappants; dans le cas de M. Bégin, comme dans le mien, la langue était *attirée avec force* et comme *pelotonnée* dans le pharynx, et ce ne fut pas sans peine que je pus la saisir et la porter en avant.

(1) *Bulletin de la Société de chirurgie*, t. V, p. 265, année 1855.

Mais cette contractilité non contre-balancée des muscles qui attirent la langue en arrière est-elle l'unique cause de ce renversement, et n'en est-il pas d'autres qui agissent conjointement avec elle, et qui même peuvent seules produire ce phénomène en l'absence de toute contraction? Pour mon compte, je n'hésite pas à répondre affirmativement.

Déjà depuis longtemps on avait signalé, comme pouvant déterminer la suffocation, le *refoulement* de la langue en arrière par rétrécissement de l'espace parabolique qu'elle occupe entre les branches des maxillaires, lorsque, après l'amputation de sa partie médiane, on veut les trop rapprocher. Le fait suivant démontrera cette proposition mieux que ne pourraient le faire tous les raisonnements. Sur un homme de soixante-quatre ans, auquel je venais de pratiquer l'ablation de la symphyse mentonnière, dans le service de M. le professeur Laugier que je remplaçais alors à l'Hôtel-Dieu, j'avais scié les deux branches de la mâchoire un peu obliquement en dehors et en arrière, de manière à pouvoir les affronter après l'opération. Déjà je les avais liées avec un fil métallique, lorsque je m'aperçus que le malade éprouvait une gêne de la respiration qui augmentait de minute en minute. L'exploration de la bouche me démontra que la langue était portée en arrière dans le pharynx, mais passivement, si je puis ainsi dire, car il me fut facile de l'attirer en avant sans que les muscles de la base opposassent de résistance; une fois ramenée, je constatai qu'elle n'avait plus de tendance à se rejeter en arrière. Je voulus alors faire une nouvelle tentative d'affrontement des fragments, mais la difficulté de respiration reparut si menaçante, que je ne crus pas devoir insister davantage; seulement je puis dire que, pour tous les assistants, il fut clairement démontré que le renversement de la langue sur l'orifice du larynx était bien dû au rétrécissement de l'espace qu'elle occupe entre les branches du maxillaire, et non à la contraction musculaire; qu'en un mot, ce n'était pas une *rétraction*, mais un *refoulement*. Ici ce refoulement avait agi seul; mais on conçoit que, dans d'autres circonstances, son action puisse se combiner avec celle de la contractilité musculaire.

Enfin, il est encore deux autres causes moins puissantes que les premières, qui, à elles seules, peuvent parfois produire la suffocation par renversement de la langue, mais qui ne me paraissent cependant agir, la plupart du temps, que comme adjuvantes et dans une certaine mesure : c'est, d'une part, la pesanteur spécifique de l'organe dans le décubitus dorsal, et, d'autre part, la pression atmosphérique au moment où la colonne d'air, appelée par d'énergiques inspirations, se précipite avec force dans la trachée.

Lors de l'examen qu'il fit des malades de M. Maisonneuve, M. Michon signala le premier l'influence du poids de la langue : sur l'un d'eux, qui avait subi la perte complète du maxillaire, il observa que la langue pendait d'autant plus qu'on faisait davantage incliner la tête en avant, tandis qu'au contraire elle tendait à se reporter en arrière lorsqu'on la faisait relever; il en conclut, et avec lui MM. Fleury et Verneuil, que la pesanteur de l'organe devait grandement entrer en ligne de compte dans l'explication des phénomènes observés après l'amputation de la mâchoire inférieure.

Il me semble cependant que les faits sur lesquels se sont appuyés ces habiles chirurgiens pourraient être sujets à discussion comme différant beaucoup de ceux où le renversement a été observé. Effectivement, on pourrait objecter qu'après l'extirpation du maxillaire en totalité ou sa destruction dans une étendue considérable, comme dans les cas de MM. Larrey et Maisonneuve, la langue, complétement isolée et privée de point d'appui, flotte, pour ainsi dire, au milieu d'une cavité buccale dont le plancher n'existe plus; tandis qu'après l'amputation de la partie moyenne du maxillaire, la langue, quoique séparée de ses attaches aux apophyses géni, est néanmoins retenue suffisamment encore par les replis muqueux et fibreux et par les fibres des muscles qui, de l'hyoïde, se portent aux branches de la mâchoire pour ne point céder à l'action de la pesanteur. Ces faits, à eux seuls, ne me paraissent donc point propres à entraîner la conviction, en raison des modifications profondes qu'ils apportent aux conditions physiologiques.

Mais il est une observation qui prouve bien mieux, à mon sens, toute l'influence que peut avoir le poids de la langue sur son déplacement dans le décubitus dorsal, et cela d'autant mieux qu'aucune mutilation n'intervient : c'est ce qui se passe dans quelques cas de chloroformisation où l'on est obligé de porter la résolution musculaire jusqu'à ses dernières limites. Quelquefois alors on voit la respiration s'embarrasser, puis se supprimer tout à coup, par le renversement insensible et progressif de la langue en arrière, de telle sorte que si, comme l'a conseillé M. Ricord et comme je l'ai fait plusieurs fois, on ne se hâtait de porter le doigt dans l'arrière-bouche pour la ramener en avant, l'asphyxie ne tarderait pas à survenir. Que s'est-il donc passé? La langue, complétement paralysée dans ses muscles intrinsèques et extrinsèques, obéit à la pesanteur, glisse en arrière dans le pharynx, refoule l'épiglotte, et s'applique avec d'autant plus de force sur l'orifice supérieur du larynx, que l'appel de l'air dans la trachée est plus énergique et l'aspire, pour ainsi dire. Or ce qui arrive, alors que la langue n'est dépourvue d'aucun de ses moyens de fixité, peut, à plus forte raison, survenir après la section des muscles qui l'attachent au maxillaire, et cela en l'absence même de toute contraction de ceux qui la sollicitent en arrière.

Néanmoins, il faut reconnaître que cette influence du poids de la langue, qui ne peut d'ailleurs s'exercer que dans le décubitus dorsal, ne suffirait pas elle seule à refouler l'épiglotte, fermer l'orifice supérieur du larynx et amener la suffocation, si la colonne d'air qui se précipite dans la poitrine ne venait l'appliquer comme un opercule sur l'entrée des voies respiratoires. Ces deux causes agissent donc toujours simultanément, et il en est de même dans les cas où la rétraction est due à l'action musculaire, ou au renversement par refoulement; là encore il serait très-difficile de se rendre compte de la suffocation, si l'on ne faisait intervenir la pression atmosphérique.

Le déplacement de la langue en arrière, après l'amputation de la mâchoire, reconnaît donc quatre causes principales, qui rarement agissent séparément, et qui sont : 1° la contraction des muscles qui tendent à l'attirer en arrière, ce qui constitue la véritable *rétraction ;* 2° le resserrement de l'espace parabolique qu'elle occupe entre les branches de l'os, lequel produit un *refoulement ;* 3° le glissement de l'organe en arrière par son propre poids, sorte de *renversement passif ;* 4° enfin l'attraction par la colonne d'air qui pénètre dans la trachée, qu'on pourrait nommer *renversement par aspiration.* Cette dernière cause n'agit jamais seule, elle complète les autres, si je puis ainsi m'exprimer, en ce sens que c'est à elle qu'est due en définitive l'asphyxie.

Relativement aux cas dans lesquels la langue est restée pendante au dehors de la bouche après l'opération, il faut d'abord reconnaître qu'ils sont plus exceptionnels encore que ceux où l'on a observé son renversement dans le pharynx. Ainsi que l'a fort bien dit M. Michon, le poids de la langue joue bien évidemment ici le principal rôle ; et dans le cas où le maxillaire tout entier avait été enlevé, elle avait acquis un volume tellement considérable, par suite du gonflement œdémateux dont elle était le siége, qu'il était réellement impossible qu'il en fût autrement, et qu'on avait même dû lui donner *un suspensoir*. Mais est-ce bien là d'ailleurs la seule cause, et ne faudrait-il pas chercher dans un trouble de l'innervation bien explicable après de si grandes mutilations, la raison de cet affaiblissement des muscles intrinsèques et extrinsèques ? Ce qui donne un certain poids à cette hypothèse, c'est que la langue, alors même qu'on lui fournissait un point d'appui, pouvait à peine se mouvoir soit pour l'articulation des sons, soit pour l'alimentation. Toujours est-il que ce sont là des faits dont il faut tenir grand compte, et qui démontrent une fois de plus combien il faut être réservé lorsqu'il s'agit de généraliser.

De tout ce qui précède il ressort qu'on s'est beaucoup exagéré la fréquence de ce renversement de la langue sur l'orifice des voies aériennes après l'amputation de la mâchoire. C'est là bien évidemment un phénomène exceptionnel, et il serait difficile de dire pourquoi il s'est produit dans certains cas, et pourquoi pas dans d'autres. C'est néanmoins un accident contre lequel le chirurgien doit se mettre en garde, et pendant et après l'opération, puisque l'expérience a démontré qu'il pouvait survenir immédiatement ou consécutivement. Il suffira pour cela, soit de saisir la langue avec des pinces, soit, et mieux, de porter l'indicateur recourbé en crochet dans l'arrière-gorge pour accrocher sa base et la ramener en avant. De cette manière, on débarrasse l'orifice supérieur du larynx et l'on fait instantanément cesser la suffocation.

Malgré la grande autorité de J. L. Petit et les autopsies qu'il a données à l'appui de son dire, j'ai bien de la peine à admettre que le renversement puisse survenir après la simple section du filet chez les nouveau-nés. A une époque qui n'est pas encore bien loin de nous, on avait imaginé, pour remédier au bégayement, de couper les génioglosses à leur insertion aux apophyses géni ; or, cette opération, dans laquelle on détruit les attaches de la langue au maxillaire d'une manière bien autrement complète que par la section du filet, n'a jamais donné lieu, que je sache, à ce renversement. C'est qu'effectivement, à supposer même qu'on eût coupé complétement les insertions des génio-glosses au maxillaire, il reste encore celles des génio-hyoïdiens et même des mylo-hyoïdiens qui retiennent l'os hyoïde et, par conséquent, la langue dans sa position normale, sans parler des replis fibro-muqueux, qui ont bien aussi, il faut en convenir, une certaine résistance. Que dire, après cela, de ces historiens et de *ces gens dignes de foi qui ont assuré à J. L. Petit* (1) *avoir vu* des nègres qui, pour se venger de leur maître, avaient *avalé leur langue !*

Mais si ce n'est point le frein qui retient la langue et la fixe en avant, il n'en est pas moins vrai que, dans quelques cas, ce repli muqueux, s'avançant trop près de la pointe, peut chez les nouveau-nés gêner la succion, au point de nécessiter sa section. Cette opération, toute légère qu'elle est, peut entraîner des accidents, à cause de la division de quelques artérioles sous-muqueuses et peut-être de quelques rameaux antérieurs de la linguale, si l'on allait trop profondément. J. L. Petit dit avoir eu dans un cas les plus grandes difficultés à réprimer l'écoulement de sang, et n'avoir pu y parvenir qu'à l'aide d'un tamponnement énergique ; j'ai observé de mon côté,

(1) J. L. Petit, *Traité des maladies chirurgicales*, t. III, p. 270 (1783).

sur un jeune homme de seize ans qui avait subi la section des génio-glosses, une hémorrhagie dont on ne put se rendre maître que très-difficilement, et également par le tamponnement à l'aide de boulettes de charpie.

Dans cette portion du plancher de la bouche qui cache la pointe de la langue, et que circonscrit la face postérieure de la courbe maxillaire, on observe quelquefois des tumeurs transparentes nommées *grenouillettes*, contenant un liquide filant, et sur la nature desquelles on a beaucoup discuté dans ces derniers temps. Depuis le mémoire de Louis on les considérait comme formées par la rétention de la salive dans le conduit de la glande sous-maxillaire que j'ai dit ramper sous la muqueuse, dans le sillon linguo-maxillaire, jusqu'à ce que le docteur Fleischmann, ayant cru avoir trouvé là une bourse muqueuse sous-linguale (1), on s'empressa de supposer que la grenouillette pouvait bien être due à l'accumulation d'un liquide dans cette cavité. Aujourd'hui la plupart des auteurs ne voient dans cette affection autre chose qu'un kyste glandulaire analogue à ceux qui ont été signalés à la face interne des lèvres et des joues.

Relativement à l'opinion qui place ces tumeurs dans une bourse séreuse, elle ne me paraît pas admissible, par la raison que si cette bourse existe, elle doit être fort rare; pour mon compte, je l'ai bien souvent cherchée sans jamais la rencontrer. D'autre part, j'admets bien volontiers que souvent des kystes glanduleux développés sous la muqueuse peuvent simuler la grenouillette proprement dite; mais je crois qu'il ne faut pas, par une réaction dont les annales de la science n'offrent que trop d'exemples, rejeter toute idée de dilatation ampullaire du conduit de Wharton, de Bartholin ou des glandes sublinguales. Ayant eu, le premier je crois, l'occasion de disséquer une grenouillette que j'avais opérée deux années auparavant, j'ai pu constater l'exactitude de l'opinion qui place cette tumeur dans le conduit dilaté de la glande sous-maxillaire (2), et l'on trouve une observation analogue dans la chirurgie plastique de M. Jobert (de Lamballe): la maladie, qui existait des deux côtés, siégeait bien effectivement sur le conduit de Wharton, de plus un kyste semblable s'était développé *sur un des conduits* de la glande sublinguale (3). Il me paraît d'ailleurs toujours possible de distinguer ces deux sortes de tumeurs par les symptômes : les grenouillettes proprement dites déterminent constamment une rétention de la salive dans les glandes sous-maxillaires, d'où résulte un gonflement parfois indolent, mais quelquefois aussi très-douloureux et considérable de cet organe, ainsi que cela avait lieu chez le malade dont j'ai publié l'observation, tandis que les kystes glanduleux se bornent à produire une gêne proportionnée au volume qu'ils occupent sous la langue. Je terminerai en disant que ces derniers sont incomparablement plus fréquents que la dilatation des conduits de Wharton, de Bartholin ou des glandes sublinguales, avec rétention de la salive.

Peu d'organes reçoivent autant de nerfs, et de nerfs différents, que la langue, et

(1) *De l'existence d'une capsule muqueuse sous la langue, considérée comme cause de la grenouillette* (*Archives de médecine*, 1842, t. XIII, p. 360). Je ferai remarquer qu'il est bien effectivement question dans ce travail d'une *petite bourse muqueuse* ovalaire située au-dessous du frein, au-dessus des génio-glosses ; mais sa cavité, ajoute l'auteur, est toujours divisée *en locules par des cloisons celluleuses*. En d'autres termes, cela signifie, si je ne m'abuse, qu'il existe là du tissu cellulaire à larges mailles, mais non une véritable cavité ; ce qui explique comment, en France, nous n'avons jamais pu retrouver cette prétendue bourse muqueuse.

(2) *Mémoires de la Société de chirurgie*, t. III, p. 521, rapport de M. Forget.

(3) Jobert (de Lamballe), *Traité de chirurgie plastique*, t. I, p. 422.

l'on ne peut expliquer cette variété et cette richesse dans les agents incitateurs que par la diversité des fonctions qui lui sont dévolues. Je n'ai point l'intention de suivre les physiologistes dans toutes les discussions qui ont servi à établir les usages de chacun de ces nerfs; je me bornerai à examiner quelques-uns des points qui se rattachent spécialement à la pathologie.

Avec la très-grande majorité des physiologistes, je regarde le *grand hypoglosse*, qui s'épuise dans les fibres du génio-glosse, de l'hyo-glosse et des muscles intrin-sèques de la langue, comme exclusivement destiné aux mouvements; mais il n'en est pas le seul nerf moteur, puisque, conjointement avec lui, le facial anime le stylo-glosse, et seul fournit au glosso-staphylin par l'intermédiaire des nerfs palatins (1). La septième paire donne en outre la corde du tympan, qui s'unit au lingual pour pénétrer avec lui jusque dans les papilles.

Dans l'hémiplégie complète, les fonctions de ces deux nerfs moteurs étant anéan-ties, et une moitié de la langue paralysée en même temps que la moitié correspon-dante de la face, le raisonnement semblerait indiquer que puisqu'à la face la moitié paralysée est emportée vers celle qui a conservé sa musculation, il doit en être de même à la langue. Or on observe, sinon toujours, du moins habituellement, le con-traire; M. Malgaigne, qui admet qu'elle est *toujours portée* du côté paralysé, pense qu'il est facile de se rendre compte de ce phénomène, en réfléchissant que le génio-glosse et le génio-hyoïdien, restés sains, attirent en avant le côté correspondant de l'os hyoïde, et impriment par suite, à la langue, un mouvement de rotation qui la tourne du côté paralysé.

Cette explication ne peut plus être invoquée pour les cas où la langue est, en effet, déviée du côté paralysé, mais elle est admissible dans ceux assez nombreux où l'on observe le contraire. Ainsi, dans une observation de MM. Montault et Choizy (2), il est dit que la forme de la langue était bizarre, et que, n'obéissant plus qu'à la contraction musculaire du côté droit non paralysé, toutes les fois que le malade la portait hors de la bouche, elle était aussitôt entraînée à droite, à tel point que le raphé formait un arc de cercle à convexité dirigée à gauche; à l'autopsie, on trouva une tumeur hydatique occupant le trou condylien antérieur gauche et ayant atrophié le nerf grand hypoglosse de ce côté. De son côté, M. Rochoux dit formellement que dans les hémi-plégies, il a observé que la pointe de la langue se portait quelquefois du côté sain (3).

Il est donc bien démontré que dans les hémiplégies comme dans les paralysies du grand hypoglosse seul, la langue peut se porter quelquefois du côté sain, le plus ordinairement du côté paralysé.

Je pense que dans le premier cas la déviation est due à l'action prédominante du muscle stylo-glosse sur les génio-glosse et génio-hyoïdien, tandis que dans le second, qui est le plus commun, les génio-glosse et génio-hyoïdien l'emportent sur lui et impriment à l'os hyoïde et à la langue ce mouvement de bascule indiqué par M. Mal-gaigne.

Le bégayement est-il une affection propre à la langue ? Je n'hésite pas à répondre négativement avec l'immense majorité des physiologistes. Mais comme, dans ces der-

---

(1) Voy. *Région de la voûte et du voile du palais.*
(2) *Revue médicale française et étrangère*, 1835, t. I, p. 392.
(3) *Dictionnaire* en 30 vol., art APOPLEXIE CÉRÉBRALE, p. 476.

niers temps, les opérations pratiquées sur cet organe, dans le but de remédier à cette infirmité, ont eu un certain retentissement et ont séduit même quelques chirurgiens d'une grande autorité, j'ai pensé qu'il ne serait pas inutile d'entrer dans quelques détails à ce sujet.

Dans l'opinion où il était que le bégayement était dû à la contracture ou au défaut de longueur des muscles génio-glosses, Dieffenbach avait proposé d'en pratiquer la section ; il les coupait dans le voisinage des apophyses géni, en pénétrant par la cavité buccale, tandis que, de son côté, M. Bonnet a proposé d'effectuer cette opération par la méthode sous-cutanée. On alléguait, comme preuve de ce raccourcissement des génio-glosses chez les bègues, l'impossibilité où auraient été certains d'entre eux de porter la pointe de la langue à la rencontre de la sous-cloison du nez.

D'autres praticiens, pensant que cette difficulté dans la prononciation était bien plutôt le résultat d'une épaisseur trop grande du tissu charnu de la langue, avaient pensé qu'il fallait en enlever *une tranche*.

Avant de pratiquer ces différentes opérations, on aurait dû cependant réfléchir, ainsi que l'a fait si judicieusement observer P. H. Bérard, que ce ne sont pas seulement les syllabes linguales que les bègues ont de la difficulté à prononcer, mais encore, et surtout peut-être, celles qu'on articule avec les lèvres, le B, par exemple, d'où le nom de *bégayement*, et toutes les voyelles à la prononciation desquelles participe uniquement le larynx. En bonne logique, il eût donc fallu porter l'instrument tranchant non-seulement sur les muscles de la langue, mais encore sur ceux des lèvres et du larynx.

D'ailleurs, a-t-on jamais prouvé que les bègues eussent les muscles génio-glosses trop courts ou les linguaux trop épais. Si quelques-uns d'entre eux ne peuvent toucher la sous-cloison avec la pointe de la langue, ils ont cela de commun avec bien des individus qui cependant jouissent d'une certaine facilité d'élocution. Il ne faut donc point s'étonner que cette opération si irrationnelle ait été promptement abandonnée, car elle n'a donné que des insuccès, et n'est pas d'ailleurs exempte d'accidents graves, mortels même.

Enfin, en supposant que l'on pût et que l'on voulût agir non-seulement sur les muscles de la langue, mais encore sur ceux du larynx et des lèvres, il resterait encore à démontrer que le bégayement siège dans les organes matériels de l'articulation des sons, et non dans l'encéphale, ainsi que tout porte à le penser. On sait en effet que les personnes affectées de cette infirmité peuvent lire, chanter ou réciter des vers sans bégayer, ce qui prouve que quand il n'y a pas chez eux d'hésitation intellectuelle, qu'ils n'ont à faire que peu d'efforts d'imagination pour trouver ce qu'ils ont à dire, la prononciation, c'est-à-dire la mécanique du langage, n'est pas entravée. Je ne crois donc pas devoir insister davantage sur une méthode que condamnent définitivement la théorie et la pratique, et je terminerai en disant que la section des muscles de la langue est un chapitre à rayer des livres de médecine opératoire.

Jusqu'à présent il n'a été question que des nerfs qui président à la musculation de la langue, mais il en est d'autres qui sont chargés de lui apporter la sensibilité gustative et la sensibilité générale : ces nerfs sont, le lingual du maxillaire inférieur et le glosso-pharyngien.

L'anatomie démontrant, d'une part, qu'aucun de ces deux nerfs ne se distribue à la fois à toute l'étendue de la langue, puisque le lingual est réservé à la pointe et le glosso-

pharyngien à la base; la physiologie prouvant, d'autre part, que la sensibilité générale et la sensibilité gustative s'étendent à toute la face dorsale de la langue et même
à une partie de la voûte palatine et du voile; il devient impossible d'admettre qu'un
seul et unique nerf préside au sens du goût, et que ce nerf soit *spécial.*

Le goût, en effet, n'est qu'un toucher perfectionné, et n'a pas besoin d'un nerf
spécial et unique comme celui que reçoivent les sens de la vision, de l'olfaction
ou de l'audition. Aussi les mêmes nerfs qui président, dans la langue, à la sensibilité
générale, transmettent-ils les impressions gustatives, et la conséquence pratique à
tirer de ce fait, c'est que pour paralyser complétement le sens du goût, il faudrait
non-seulement que les fonctions de tous les nerfs de sensibilité de la langue fussent
anéanties, mais encore celles des nerfs de la voûte palatine, ce qui n'est possible qu'à
la condition de lésions qui entraîneraient rapidement la mort. C'est là sans doute la
raison qui fait qu'on n'a jamais rencontré de malades ayant perdu complétement le
sens du goût, quoiqu'on ait cité un assez bon nombre d'exemples de troubles dans
la gustation par suite de lésions isolées, soit du lingual, soit du glosso-pharyngien. Il
est à noter que dans tous ces cas, on a constaté que la sensibilité générale était plus
ou moins pervertie en même temps que la sensibilité gustative, de telle sorte que la
langue n'étant plus avertie du contact des aliments, ne se contractait plus pour les
faire glisser dans le pharynx, et se laissait surprendre et déchirer par les dents sans
que le malade en eût conscience et songeât à la soustraire.

6° Région tonsillaire, ou isthme du gosier.

Cette petite région circonscrit l'ouverture postérieure de la cavité buccale, et établit, entre elle et le pharynx, une communication qui ne peut jamais être complètement interceptée; sous ce rapport, elle diffère de l'ouverture antérieure ou labiale.

Examiné par sa partie antérieure, la bouche étant ouverte, l'isthme du gosier a la
forme d'un cintre avec pendentif représenté par le voile palatin et la luette; sur les
côtés se voient les piliers, et à la base la face dorsale de la langue, dans le point où se
fait la jonction des portions verticale et horizontale de cet organe.

Si, après avoir fendu la bouche sur la ligne médiane, on examine l'isthme du gosier
latéralement, on voit que les piliers antérieur et postérieur, réunis supérieurement,
dans le point où ils s'insèrent au voile du palais, divergent inférieurement pour se
porter, l'antérieur à la base de la langue, le postérieur sur les parties pharyngiennes,
de manière à intercepter un espace triangulaire circonscrit entre eux et la face dorsale de la langue.

Cet espace, c'est la fossette amygdalienne, dans laquelle est logée l'amygdale ou
tonsille, d'où le nom de *région tonsillaire* donné à ce triangle ainsi délimité, et qui
va faire l'objet d'une description spéciale, les autres parties de l'isthme du gosier,
c'est-à-dire le bord libre du voile et la langue, ayant été étudiées précédemment.

La région tonsillaire est donc située entre le pharynx et la bouche, un peu obliquement dirigée en arrière et en dedans, ce qui tient à la disposition respective des
piliers, dont les deux postérieurs se rapprochent plus de la ligne médiane que les
antérieurs. Grâce à cette obliquité légère, il est possible d'explorer *de visu* la fossette amygdalienne, lorsque les mâchoires sont fortement écartées; la contraction
inévitable des piliers postérieurs vient d'ailleurs ajouter encore à leur saillie naturelle.

L'amygdale, qui remplit l'intervalle résultant de la divergence des deux piliers, est formée par un amas de follicules muqueux dont la sécrétion est destinée à faciliter le passage du bol alimentaire ; c'est l'organe important de la région. Son volume varie suivant les individus : réduite chez quelques-uns à une simple plaque ovalaire, faisant à peine relief sous la muqueuse, elle acquiert quelquefois le volume d'un gros marron, et pour peu que celle du côté opposé atteigne les mêmes dimensions, l'isthme du gosier s'en trouve singulièrement rétréci. C'est qu'en effet le développement de ces glandes ne peut guère se faire que vers la ligne médiane, en raison de la résistance des plans musculaires sur lesquels elles reposent. L'amygdale offre rarement une surface lisse et uniforme, le plus souvent on y observe des ouvertures larges et anfractueuses qui conduisent à des cavités dans lesquelles on trouve des pelotons de matière caséeuse, pouvant acquérir, par un séjour prolongé, une certaine solidité et former parfois de véritables calculs. La muqueuse buccale, qui se prolonge sur l'amygdale, tapisse ces anfractuosités, au fond desquelles on trouve des follicules dont les orifices sont imperceptibles, si tant est qu'il y en ait ; M. Sappey, en effet, les considère comme des follicules clos. Au-dessous de la muqueuse on trouve un tissu cellulaire abondant qui réunit tous les follicules, et cet ensemble constitue la tonsille.

La face interne ou adhérente de l'amygdale est appliquée sur les fibres du petit muscle amygdalo-glosse qui la sépare du pharyngo-glosse et du constricteur supérieur du pharynx. Le pilier antérieur, formé par les fibres du petit muscle glosso-staphylin, est légèrement saillant au devant de la tonsille ; le pilier postérieur est constitué par le pharyngo-staphylin, et la dépasse beaucoup plus encore en arrière.

Les rapports de la région tonsillaire avec celles qui l'environnent méritent d'être envisagés avec beaucoup de soin, en raison des considérations opératoires qui s'y rattachent. J'ai dit que l'amygdale reposait sur le constricteur pharyngien supérieur, et en ce point répondait au ptérygoïdien interne ; mais ce dernier rapport n'est que médiat, car un tissu cellulaire graisseux et abondant, qui communique avec celui de la fosse zygomatique et du cou, s'interpose entre ces deux muscles. C'est dans ce tissu cellulaire, mais à un centimètre et demi environ en arrière de la tonsille et beaucoup plus en dehors, que se trouve le faisceau des vaisseaux et nerfs qui du cou se portent à la tête. Ce faisceau se compose, de la carotide interne qu'on découvre la première ; des nerfs pneumogastrique et grand sympathique, et de la jugulaire interne, située tout à fait en arrière.

Les vaisseaux de la région tonsillaire sont fournis par les rameaux dits tonsillaires de l'artère dorsale de la langue et de la palatine inférieure. Les nerfs viennent de la cinquième paire et du glosso-pharyngien.

Déductions opératoires et pathologiques. — Les inflammations sont fréquentes à la région tonsillaire ; elles portent tantôt sur la muqueuse, tantôt sur les follicules glanduleux, tantôt sur le tissu cellulaire sous-jacent. Lorsqu'elles s'emparent des follicules, la sécrétion muqueuse augmente, et l'on voit alors sortir des excavations mentionnées ci-dessus des grumeaux de matière caséeuse, blanchâtre et puante, que l'on a souvent confondus avec de fausses membranes, et qui ont pu faire croire à des angines pseudo-membraneuses. Si ces phlegmasies se répètent, elles déterminent l'hypertrophie de tous ces follicules et du tissu cellulaire qui les entoure, et c'est alors que l'on observe ces dégénérescences comme charnues de l'amygdale pouvant acquérir le volume d'une grosse noix, faire naître quelquefois des accidents de suffocation en interceptant le passage de l'air, et occasionner la surdité en refoulant et comprimant la trompe d'Eustachi, située dans le voisinage.

Cette hypertrophie des amygdales, alors même que la période inflammatoire a disparu, change le timbre de la voix et gêne la déglutition; chez les enfants, lorsqu'elle est portée à un haut degré, elle peut nuire au développement des organes respiratoires, en diminuant la colonne d'air qui doit traverser l'isthme pour se porter au poumon et hématoser le sang.

C'est pour remédier à ces divers accidents qu'on pratique l'excision des amygdales. Sans entrer dans des détails opératoires qui m'entraîneraient loin de mon sujet, je mentionnerai une disposition anatomique qui peut beaucoup gêner le manuel opératoire, lorsqu'on veut se servir de l'instrument inventé par Fahnestock, aujourd'hui si perfectionné. Voici en quoi consiste cette disposition très-fréquente d'ailleurs : en même temps que l'amygdale a acquis un volume considérable, les piliers se sont développés, en sorte que, tendus et proéminents, ils ne laissent saillir entre eux que le sommet de la glande. Si, dans ces conditions, on présente à l'amygdale l'anneau du tonsillitome à plat et directement, les piliers se contractent, et l'on ne parvient à saisir que la portion qui fait saillie entre eux; on ne fait en un mot que *moucher* la glande. C'est là un grave inconvénient, car ce qu'on a laissé se gonfle de nouveau, la maladie avec tous ses inconvénients se reproduit, et les malades prétendent avec raison qu'ils ont été mal opérés; telle est encore sans doute l'origine de cette opinion, très-accréditée dans le vulgaire, que *les amygdales repoussent.* J'ai vu des chirurgiens, pour n'avoir pas bien saisi la raison de cet insuccès, renoncer à l'emploi du tonsillitome le regardant comme un mauvais instrument, tandis qu'en réalité il s'agit seulement de le bien conduire. Dans les cas que je viens de signaler, il faut se garder de présenter l'anneau à plat; on l'insinue obliquement entre l'amygdale et le pilier postérieur, de manière à repousser ce dernier en arrière. La glande alors s'engage d'elle-même et complètement dans l'ouverture, et il devient facile de déprimer à son tour le pilier antérieur. On peut ainsi opérer son *éradication,* car avec le tonsillitome on *arrache* en effet l'amygdale plutôt qu'on ne la coupe.

Après l'opération, rarement l'hémorrhagie est grave, les artères tonsillaires sont trop petites; d'ailleurs l'instrument de Fahnestock, qui agit en pressant plutôt qu'en sciant, les mâche, ce qui rend l'écoulement sanguin moins à redouter qu'après l'excision par le bistouri. J'ai entendu cependant Blandin dire que dans un cas, le malade étant exsangue, il avait été obligé de recourir à la cautérisation avec le fer rouge. On a cité encore quelques autres faits analogues, et moi-même j'ai été appelé à remédier à un accident très-pressant de ce genre chez un enfant de huit ans. Mais au lieu d'employer le cautère, toujours très-effrayant et surtout très-difficile à manier au fond de la bouche, j'eus recours à la compression exercée au moyen d'une longue pince à polypes, dont une des branches, préalablement garnie d'agaric, fut introduite dans la cavité buccale et placée sur la plaie amygdalienne, tandis que l'autre, appliquée à l'extérieur, en arrière de l'angle maxillaire, servait de point d'appui. Un fil passé entre les anneaux de la pince la maintint ainsi en place pendant six heures, et l'hémorrhagie ne reparut plus; on pourrait encore, imitant la conduite de M. Chassaignac, maintenir pendant quelque temps un morceau de glace dans la fossette amygdalienne, au moyen d'une simple pince à pansement.

Lorsque l'inflammation envahit le tissu cellulaire qui entoure les grains glanduleux, il peut se former des abcès dont l'ouverture d'ordinaire se fait spontanément dans le pharynx; mais quelquefois on est dans l'obligation de donner issue au pus, afin d'éviter le décollement de la muqueuse pharyngienne. C'est alors qu'il faut se rappeler la direction et les rapports de l'artère carotide interne, et plonger l'instrument non obliquement en dehors et en arrière, mais, pour plus de sûreté, presque parallèlement à l'axe antéro-postérieur de la cavité buccale.

M. Velpeau rappelle quatre cas dans lesquels, au dire de Burns, Portal, Béclard et Barclay, l'artère ayant été blessée, la mort s'en serait suivie; mais il ajoute que cet accident doit être fort rare, ce que je crois également. En effet, d'après ce que j'ai dit précédemment des rapports anatomiques de l'artère et de la glande, il faut qu'un chirurgien soit bien peu familiarisé avec les opérations pour commettre un pareil malheur, d'autant mieux que le faisceau vasculo-nerveux doit être alors fortement repoussé en arrière et en dehors par la suppuration.

On a vu de ces abcès perforer le constricteur pharyngien, pénétrer dans la région ptérygo-maxillaire, et de là fuser vers le cou; M. Velpeau en rapporte plusieurs cas.

Des kystes muqueux et hydatiques ont été observés dans les amygdales : Dupuytren, croyant enlever une amygdale hypertrophiée, tomba sur un kyste hydatique (1).

Les ulcérations vénériennes ont, ainsi qu'on le sait, une fâcheuse prédilection pour l'arrière-gorge; on en observe souvent sur les piliers du voile et dans la fossette amygdalienne. Il faut se rappeler, pour éviter toute erreur, que la surface de la tonsille à l'état normal présente parfois de larges ouvertures irrégulières, qui pourraient en imposer d'autant plus facilement pour des ulcérations, qu'on en voit sortir une matière blanche comme du pus ou une pseudo-membrane.

Le cancer attaque quelquefois l'amygdale. En raison de la profondeur de la région, on a toujours reculé devant les opérations que l'on dirige ailleurs contre cette affection, et quoique M. Velpeau, en 1835, ait cherché à démontrer la possibilité de les attaquer par l'instrument tranchant (2), je ne sache pas que personne ait tenté de le faire. Mais il serait possible de leur appliquer le procédé de la *ligature à anses successives*, que j'ai déjà dit avoir été employé par Blandin pour un cancer d'une partie du voile et de ses piliers (3).

7° De la bouche en général.

Après avoir passé en revue successivement les diverses parois qui forment la cavité buccale, il ne me reste que peu de choses à dire sur la bouche en général, dont la description appartient plutôt aux traités d'anatomie descriptive.

Elle constitue la partie supérieure du tube digestif au même titre que les fosses nasales forment la partie supérieure des voies respiratoires, et l'on observe qu'en général les inflammations respectent cette continuité physiologique : c'est ainsi qu'on voit habituellement les coryzas passer dans les voies broncho-laryngées sans envahir le pharynx, et les stomatites se propager bien rarement dans le larynx.

La bouche a une forme ovalaire et une direction qui varie avec l'élévation ou l'abaissement de la mâchoire inférieure. Il en est de même de sa capacité, qui change

(1) Blandin, *Cours de la Faculté*, 1843.
(2) *Loc. cit.*, p. 356.
(3) Voyez page 403.

à chaque instant par suite de l'écartement plus ou moins considérable des maxillaires ; il importe de remarquer toutefois que cette variation n'existe que pour la partie antérieure, la partie postérieure restant beaucoup plus fixe.

La bouche est fermée en avant et sur les côtés, lorsque les mâchoires sont rapprochées, par un double plan, l'un superficiel, membraneux, constitué par les lèvres et la joue, l'autre plus profond, formé par les arcades dentaires et les gencives. Le premier est destiné à retenir dans la cavité buccale les liquides qui se seraient échappés à travers les intervalles dentaires ; le second doit opposer une barrière résistante aux corps solides.

Les arcades dentaires forment une rangée continue en avant et latéralement ; en arrière des deux dernières molaires il existe, entre elle et le bord antérieur de l'apophyse coronoïde, un espace dans lequel peuvent s'engager, dans les stomatites, la muqueuse des joues, les gencives et même la langue. Souvent sur ces replis boursouflés siégent des ulcérations très-douloureuses, que l'excision et la cautérisation parviennent seules à guérir.

Dans quelques cas cet espace n'existe point, et les dernières dents supérieures rencontrant les inférieures avant que les arcades dentaires puissent se correspondre dans toute leur étendue, les mâchoires restent écartées antérieurement et les incisives séparées par un espace considérable. Je vois souvent dans le monde une jeune fille qui présente un exemple de cette difformité, et j'ai eu pendant longtemps, dans mon service à l'hôpital Bon-Secours, une jeune femme de vingt ans qui offrait la même disposition. Elle ne voulut pas consentir à se laisser extraire les deux dernières molaires supérieures, dont l'avulsion aurait fait place aux molaires inférieures et permis le rapprochement des dents incisives.

La langue et le voile du palais sont les deux seules parois de la bouche qui jouissent d'assez de mobilité pour aller à la rencontre l'une de l'autre. Sans cette mobilité, la déglutition serait sinon impossible, du moins très-difficile : c'est ce que l'on observe dans cette affection, désignée sous le nom d'*ankyloglosse*, où la langue est immobilisée par des brides cicatricielles.

La cavité buccale est tapissée dans sa totalité par une membrane muqueuse dont la structure varie selon les diverses parois sur lesquelles on l'examine ; j'ai suffisamment insisté sur toutes ses particularités. Il me reste à signaler ici sa continuité avec celle qui tapisse les conduits excréteurs des glandes et glandules salivaires, continuité qui explique l'action des médicaments dits sialagogues, la propagation des stomatites au tissu glandulaire, et par suite les salivations qui accompagnent les stomatites mercurielles. Ces dernières, en effet, ne sont point dues, ainsi qu'on l'avait d'abord pensé, à une action spéciale et primitive du mercure sur les glandes elles-mêmes, mais bien à une propagation de l'inflammation de la muqueuse buccale à leur tissu.

Le système vasculaire des parois de la bouche est très-développé ; aussi les plaies y sont-elles suivies d'une cicatrisation prompte et facile, circonstance bien connu du vulgaire, et que les chirurgiens utilisent pour les opérations autoplastiques.

J'ai parlé, à propos des différentes régions pariéto-buccales, des vices de conformation qui pouvaient les affecter, et j'insiste plus loin sur leur développement ; ici je veux seulement indiquer une singulière anomalie : c'est l'absence de la bouche, ou astomie. Dans ce cas, dit Blandin, on trouve toujours sur les parties latérales quelques traces des pièces qui devaient la former.

8° Région parotidienne.

Cette région, que M. Velpeau réunit à celle de l'oreille sous le nom d'*auriculo-parotidienne*, m'a paru, en raison de ses limites bien déterminées, devoir être séparée du conduit auditif, avec lequel elle n'a d'autres rapports que ceux de voisinage. Elle constitue une partie des parois latérales du pharynx, et c'est à ce titre que je place ici sa description.

Fig. 34.

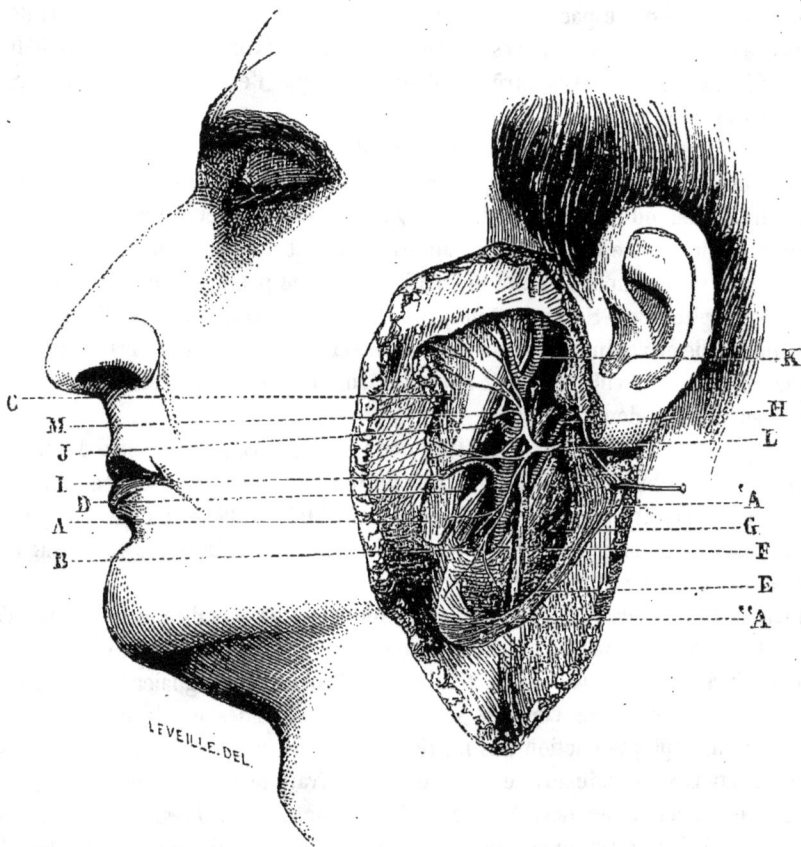

Cette figure représente le creux parotidien duquel j'ai extrait la glande parotide en conservant et sculptant, pour ainsi dire, dans son tissu, les artères, veines et nerfs qui la traversent. L'aponévrose a été ménagée avec soin, en sorte qu'on ne voit nulle part les couches musculaires qui la doublent.

A, A', A''. L'aponévrose parotidienne.—B. Repli de l'aponévrose formé par les attaches fibreuses qu'elle envoie à l'angle du maxillaire inférieur. — C. Le conduit de Sténon divisé au moment où il pénètre dans la glande accessoire. — D. Ligament stylo-maxillaire. — E. Veine jugulaire externe. — F. Carotide externe. — G. Artère et veine occipitales. L'aponévrose a été entamée pour les montrer au moment où elles s'enfoncent dans les masses musculaires de la partie postérieure du cou. — H. Artère auriculaire, — I. Artère transversale de la face. — J. Artère maxillaire interne. — K. Artères temporales. — L. Nerf facial.— M. Nerf auriculo-temporal au moment où il envoie sa branche anastomotique avec le facial.

Extérieurement elle est limitée : en avant, par la branche de la mâchoire oblique-ment dirigée en bas et en avant; en arrière, par l'apophyse mastoïde continuée par le bord antérieur du sterno-mastoïdien : en haut, par la paroi inférieure du conduit auriculaire et l'articulation temporo-maxillaire. En bas on est obligé de lui assigner artificiellement pour limite une ligne qui, prolongeant le bord inférieur du corps du maxillaire, aboutirait au muscle sterno-mastoïdien; encore faut-il observer que tou-jours la glande parotide déborde un peu l'angle de la mâchoire inférieurement.

Profondément la région parotidienne confine à la paroi pharyngienne, à l'apophyse styloïde et au bouquet de Riolan ; médiatement elle est en rapport avec les apophyses transverses de l'axis et des vertèbres cervicales, dont elle est séparée par des organes importants sur lesquels j'insisterai spécialement.

Extérieurement, elle ne représente, à proprement parler, qu'un sillon plus ou moins profond suivant les sujets, susceptible de s'agrandir dans certaines situations données de la mâchoire inférieure. Ainsi, dans le simple abaissement du maxillaire, par suite de l'éloignement du condyle, la capacité du creux parotidien augmente en haut, mais diminue d'autant en bas par la bascule de l'angle, qui se rapproche en effet de la paroi postérieure ou sterno-mastoïdienne. Lorsque l'os est en totalité porté en avant comme dans le mouvement qui fait passer les dents incisives inférieures en avant des supérieures, la rainure parotidienne s'agrandit de près d'un centimètre dans toute sa longueur.

Pour arriver à une connaissance précise et complète des divers éléments anato-miques qui composent cette région, il faut décrire d'abord le creux parotidien, c'est-à-dire l'excavation profonde et irrégulière dans laquelle est logée la glande parotide, puis les éléments qui remplissent cette excavation. On fera donc les deux préparations suivantes, possibles sur le même sujet : d'un côté, on videra le creux parotidien en enlevant la glande, les ganglions, les artères et nerfs qui y sont contenus, ména-geant seulement ses parois aponévrotiques et musculaires; de l'autre côté, on dissé-quera avec soin tous les vaisseaux et filets nerveux qui traversent la glande, sans avoir égard au tissu de la glande elle-même ; on prendra ainsi une connaissance par-faite du contenant et du contenu, si je puis ainsi m'exprimer.

Lorsque la glande a été enlevée avec tous ses prolongements, on a sous les yeux une large cavité dont l'ouverture est ovalaire, qui va se rétrécissant obliquement en avant et en dedans du côté du pharynx, et s'enfonce derrière la branche du maxil-laire inférieur, en arrière du muscle ptérygoïdien interne.

La paroi postérieure est inclinée et présente dans toute son étendue une couche musculaire formée de dehors en dedans, et en procédant des parties superficielles aux parties profondes, par le sterno-mastoïdien, le ventre supérieur du digastrique sou-levé par l'apophyse transverse de l'axis, le stylo-hyoïdien, le stylo-pharyngien et le stylo-glosse. Tous ces muscles sont enveloppés et recouverts par une aponévrose blanchâtre et résistante, qui les relie entre eux, et de laquelle se détache inférieure-ment une lame qui se recourbe en avant pour se fixer à l'angle du maxillaire.

C'est ce dernier plan fibreux qui s'interpose entre les glandes parotide et sous-maxillaire, ferme en bas le creux parotidien et le sépare de la région sus-hyoïdienne. Il ne paraît être qu'une dépendance, au moins dans sa partie la plus superficielle, de l'aponévrose cervicale antérieure, qui du muscle sterno-mastoïdien se porte sur le maxillaire et la face antérieure du masséter, tandis que profondément il est repré-senté par le ligament stylo-maxillaire et les attaches fibreuses très-résistantes du

muscle stylo-glosse, à la face interne de l'angle de la mâchoire. Je m'étonne de voir
les auteurs classiques ne pas insister davantage sur les insertions maxillaires de ce
petit muscle, lesquelles sont constantes, très-prononcées, et doivent déterminer dans
son action sur la langue des modifications importantes ; elles fortifient et complètent
la séparation des régions parotidienne et sus-hyoïdienne.

· La paroi antérieure du creux parotidien, inclinée en avant, s'enfonce sous la branche
de la mâchoire, et se trouve limitée par le bord postérieur du muscle ptérygoïdien
interne.

Fig. 32.

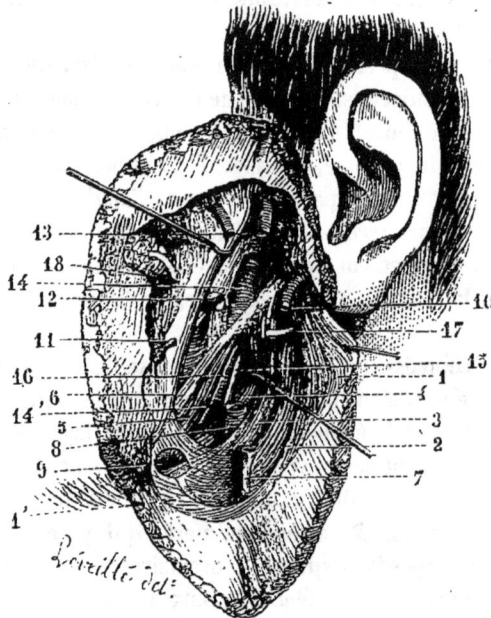

Cette figure représente le creux parotidien dont j'ai extrait la parotide sans ménager les vaisseaux et nerfs qui la traversent. L'aponévrose a également été enlevée pour laisser voir les
couches musculaires sous-jacentes ; la branche du maxillaire a été attirée en avant à l'aide
d'une érigne pour agrandir le sillon auriculo-maxillaire, et permettre à l'œil de plonger dans
le fond du creux parotidien. Enfin, les muscles styliens ont été séparés et un peu écartés pour
laisser voir la position des vaisseaux et nerfs profonds.

1, 1. Débris de l'aponévrose parotidiene. — 2. Muscle digastrique. — 3. Muscle stylo-hyoïdien.
— 4. Muscle stylo-pharyngien. — 5. Muscle stylo-glosse. — 6. Ligament stylo-maxillaire. —
7. Veine jugulaire externe. — 8. Coupe de l'artère carotide externe. — 9. Artère linguale
qu'on aperçoit à travers une fenêtre faite à l'aponévrose. — 10. Artère auriculaire. —
11. Artère transversale de la face. — 12. Artère maxillaire interne. — 13. Artères temporales.
— 14, 14'. Artère carotide interne. — 15. Nerf grand hypoglosse. — 16. Nerf glosso-pharyngien. — 17. Tronc du nerf facial. — 18. Conduit de Sténon.

La paroi supérieure est constituée par les portions cartilagineuse et osseuse du
conduit auditif externe, et par l'articulation temporo-maxillaire.

Le sommet, formé par la réunion des parois postérieure et antérieure, est oblique
en avant et situé au-dessous et en avant de l'apophyse styloïde. Cette dernière proémine quelquefois assez fortement pour que la partie la plus reculée de l'excavation
parotidienne ne puisse être explorée qu'à la condition d'attirer en avant la mâchoire
inférieure, afin de dégager et d'éclairer cette arrière-cavité. L'œil et le doigt peuvent

alors distinguer les parois du pharynx, recouvertes d'un tissu cellulaire graisseux assez abondant, interposé entre elles et le ptérygoïdien interne.

Quelquefois on rencontre, entre ce muscle et la branche de la mâchoire, derrière le col du condyle, un peu au-dessous du lieu où s'engage la maxillaire interne, une autre dépression dans laquelle la glande envoie un prolongement ; plus rarement encore il existe, entre le digastrique et le sterno-mastoïdien, un enfoncement analogue (fig. 31 et 32).

Telle est la loge parotidienne. Une membrane fibreuse, dense et blanchâtre la tapisse dans toute son étendue, excepté toutefois dans le point qui répond aux parois pharyngiennes, c'est-à-dire là où le sommet de la glande s'enfonce en avant de l'apophyse styloïde, au-dessous du ptérygoïdien interne ; en cet endroit, bien évidemment, la loge fibreuse est interrompue, et la *forte aponévrose* décrite en ce point par certains auteurs n'existe que dans leur imagination. La forme de cette loge parotidienne rappelle assez exactement celle d'un prisme triangulaire dont la base serait dirigée extérieurement du côté de la peau, et le sommet vers le pharynx ; la glande salivaire, qui se moule sur cette excavation, a donc la même apparence, moins régulière toutefois, à cause des prolongements qu'elle envoie dans les culs-de-sac ci-dessus mentionnés.

Après l'étude des parties contenantes vient celle des parties contenues, à savoir, la glande et les divers vaisseaux, nerfs et ganglions qui la traversent.

La parotide, dont l'histoire complète appartient à l'anatomie descriptive, représente donc un prisme triangulaire, dont la base est tournée vers la peau, et le sommet du côté du pharynx. Sa densité, toujours très-considérable, est due à la présence d'une tunique fibreuse qui non-seulement l'enveloppe en totalité et la fixe solidement dans l'excavation, mais pénètre entre chaque grain glanduleux, qu'elle entoure et isole. Une portion de la glande sort du creux parotidien, et s'avance, d'une part, dans la région sous-hyoïdienne, et, de l'autre, sur la branche du maxillaire, empiétant sur la région massétérine et se prolongeant sur le conduit de Sténon. C'est à ce lobule, quelquefois assez bien isolé, ainsi qu'on peut le voir sur la figure 31, que l'on a donné le nom de *parotide accessoire* fort improprement, car il ne diffère en rien, comme structure, des autres prolongements profonds de la glande.

Parmi ces derniers, un surtout doit appeler notre attention, c'est celui qui s'insinue en avant de l'apophyse styloïde, au-dessous et en arrière du muscle ptérygoïdien, et qu'on peut appeler, avec M. Triquet, stylo-pharyngien ou, plus simplement, *pharyngien*. Il n'est pas constant, et, lorsqu'il n'existe pas, sa place est remplie par un tissu cellulo-graisseux abondant qui se continue avec celui qui recouvre les parois du pharynx. Quelquefois il est très-volumineux, représente en réalité le sommet de la glande, et alors s'avance jusqu'à la rencontre des parois pharyngiennes, laissant en arrière l'artère carotide interne, la veine de même nom et les nerfs glosso-pharyngien, spinal et pneumogastrique. Ainsi qu'il sera dit plus loin, dans un cas de dégénérescence cancéreuse de la parotide, je l'ai trouvé occupant l'espace rétro-pharyngien et englobant les vaisseaux et nerfs. Il résulte de dissections entreprises depuis que ma première édition a été publiée, que cinq fois sur douze il manquait complètement, tandis que dans les sept autres cas je l'ai trouvé plus ou moins développé ; je me propose de poursuivre ces recherches, car c'est là, selon moi, un point important à déterminer. Effectivement, dans le cas où ce prolongement pharyngien n'existe pas ou est peu développé, l'extirpation de la parotide ne rencontre que peu de difficulté; dans le cas contraire, elle devient une opération laborieuse et périlleuse.

Les autres prolongements que la parotide envoie souvent, mais non constamment, soit entre le ptérygoïdien interne et la branche du maxillaire, soit entre le digastrique et les muscles styliens, méritent simplement d'être signalés.

Elle est sillonnée par plusieurs artères dont quelques-unes sont très-volumineuses; la principale est la carotide externe, qui pénètre dans la région parotidienne à travers les muscles du bouquet de Riolan (voy. fig. 32), en arrière de l'angle du maxillaire, et se plonge, en se redressant d'arrière en avant, dans le tissu de la glande, très-près de son sommet. Sa position dans la glande même est sujette à quelques variations: tantôt elle est entourée de tous côtés par le tissu glandulaire, qui lui forme alors un canal complet; d'autres fois elle est logée dans un simple sillon creusé sur sa face antérieure près de son sommet. Mais cette dernière disposition est de beaucoup la moins fréquente, et doit même être considérée comme fort rare: pour mon compte, je ne l'ai jamais vue d'une manière bien manifeste; et il paraît en être de même de M. Sappey, qui la déclare très-exceptionnelle, et ajoute, que sur huit individus examinés avec beaucoup de soin, elle n'existait ni d'un côté ni de l'autre. Que dire de cette autre disposition mentionnée par M. Triquet (1), dans laquelle l'artère contenue dans une gaîne celluleuse serait *complétement isolée de la parotide*, et passerait en avant et en dedans du sommet de la glande, si ce n'est qu'elle doit être bien plus rare encore, car je ne sache pas qu'aucun autre anatomiste l'ait rencontrée: et cependant, d'après cet auteur, elle serait assez fréquente, puisque sur vingt dissections il l'aurait rencontrée *quatre ou cinq fois*. Le plus ordinairement, pour ne pas dire presque constamment, la carotide externe pénètre donc dans le tissu même de la glande, et se dirige de bas en haut, suivant une ligne parallèle au bord postérieur de la branche du maxillaire. Dans son trajet intra-parotidien, elle donne naissance à des branches nombreuses, rayonnant en tous sens, et qui sont : les artères *occipitale* et *auriculaire*, qui se dirigent en arrière; les artères dites *parotidiennes*, qui se portent dans toutes les directions; une ou plusieurs branches dites *faciales transverses*. Parvenue à un travers de doigt au-dessous du condyle, elle se divise en deux troncs terminaux, la maxillaire interne et la temporale.

La maxillaire interne s'infléchit en avant, gagne le col du condyle, au-dessous duquel elle s'engage, protégée et soutenue par une lamelle fibreuse spéciale, et reste ainsi toujours profondément située; tandis que la temporale se rapproche insensiblement de la face superficielle de la parotide, et se porte vers la racine de l'arcade zygomatique, en se dirigeant toujours verticalement, selon la direction primitive du tronc principal.

Toutes ces artères décrivent, dans leur trajet parotidien, des flexuosités nombreuses, et sont accompagnées par des veines qui n'offrent rien de particulier à noter. Artères et veines sont tellement confondues avec le tissu propre de la glande et y adhèrent si intimement, qu'il est difficile de songer à enlever la parotide sans les intéresser *toutes*.

Il en est de même des *nerfs*, qui sont le facial et l'auriculo-temporal du maxillaire inférieur.

Le tronc du facial, sorti du trou stylo-mastoïdien, s'infléchit en avant pour s'in-

(1) *Nouvelles recherches d'anatomie et de pathologie sur la région parotidienne* (*Archives de médecine*, 1852, t. XXIX, p. 164).

troduire dans la parotide par sa partie moyenne et postérieure; il la traverse d'arrière en avant et de dedans en dehors, et dans le milieu même de son trajet parotidien se divise en deux branches principales, l'une *cervico-faciale*, qui affecte une marche descendante, l'autre *temporo-faciale*, qui se porte en haut, vers la région temporale.

Les rameaux qui émanent de ces deux branches sortent isolément de la glande à diverses hauteurs, pour couvrir la face et le cou de leurs subdivisions, qui s'étalent en éventail; un seul rameau se porte en arrière, aux muscles de l'oreille; trois autres se détachent de la partie interne pour se jeter dans les muscles stylo-glosse, stylo-hyoïdien et digastrique.

Selon M. Triquet, cette disposition du nerf facial serait sujette à quelques variations : ainsi, au lieu de traverser la glande, tantôt il gagnerait immédiatement son bord antérieur à demi recouvert par quelques granulations plus saillantes du sommet ou prolongement pharyngien; d'autres fois, il s'accolerait simplement à sa face profonde, d'où l'on pourrait facilement le séparer. Je ne vois pas qu'aucun autre anatomiste ait retrouvé ces dispositions que je regarde comme des anomalies; dans les très-nombreuses préparations qu'il m'a été donné de faire sur cette région, j'ai toujours et constamment trouvé le tronc du facial entouré de tous côtés par les granulations parotidiennes.

Quant à l'*auriculo-temporal*, il traverse également la parotide, de sa partie profonde à sa partie superficielle, mais dans un sens opposé au facial, c'est-à-dire d'avant en arrière, et tout à fait en haut de la région. Son tronc principal, après avoir fourni un gros rameau qui aborde la branche temporo-faciale par sa face profonde, et se fusionne avec elle, vient se placer dans le sillon qui règne entre le condyle et la portion cartilagineuse du conduit auditif externe, pour sortir de la glande précisément au niveau de la tête du condyle.

C'est en ce point qu'on a proposé de pratiquer une incision pour combattre certaines névralgies dentaires opiniâtres, et j'ai vu plusieurs personnes se disant avoir été instantanément guéries de cette façon par un chaudronnier de la rue des Fèves, qui jouissait depuis plus de trente ans dans tout le quartier d'une grande réputation. Je ne puis encore m'expliquer comment agit cette division, non pas du tronc principal, mais des rameaux de ce nerf; seulement ce que je puis affirmer, c'est que l'ayant essayée sur un malade de mon service, tourmenté par une névralgie dentaire rebelle et horriblement douloureuse, je fis cesser, comme par enchantement, à mon grand étonnement comme à celui des élèves et du malade, une douleur que rien n'avait pu adoucir. L'incision, faite avec un bistouri étroit et pointu, doit être pratiquée verticalement dans l'espace qui sépare la tête du condyle de l'antitragus, en lui donnant tout au plus 10 millimètres de largeur et 5 de profondeur.

Les *vaisseaux lymphatiques* de la parotide n'ont été l'objet d'aucune étude particulière; il est probable qu'ils sont nombreux, si l'on en juge par l'importance de l'organe et son activité sécrétoire; jusqu'à ce jour ils n'ont pu être injectés. Quant aux ganglions, connus depuis longtemps, ils sont désignés sous le nom de *ganglions parotidiens*, et reçoivent des lymphatiques qui reviennent des téguments de la tête et de la face. Ils sont de deux ordres, superficiels et profonds : les premiers, appliqués à la face externe de la parotide, mais sous l'aponévrose, se rencontrent au devant du tragus et sur le bord postérieur de la glande, ils reçoivent les lymphatiques qui émergent du pavillon et du conduit auditif externe; les seconds sont disséminés dans le tissu de la parotide elle-même, et c'est à eux que viennent se rendre les

vaisseaux séreux de la partie antérieure du cuir chevelu et de la face. Selon A. Bérard, ces derniers ne seraient pas constants; il m'a paru au moins qu'ils étaient, suivant les sujets, tantôt plus, tantôt moins volumineux et apparents : en général ils
sont petits et rougeâtres. Enfin, pour terminer ce qui concerne les ganglions lymphatiques de cette région, je dirai qu'il en est de plus profonds encore, situés en dehors
de l'excavation parotidienne, dans le tissu cellulaire rétro-pharyngien, autour de
l'artère carotide et de la veine jugulaire internes. Ces ganglions reçoivent les lymphatiques de l'isthme du pharynx, du voile et probablement aussi, selon A. Bérard,
des parois de l'arrière-bouche et des dernières dents molaires. Effectivement on les
a vus se tuméfier dans les affections de ces organes, et repousser le sommet de la
parotide de la fossette qu'elle occupe sur les côtés du pharynx.

Superposition des plans. — Toutes ces particularités étant connues, il ne me reste
plus qu'à indiquer l'ordre très-simple de superposition des plans.

La *peau* de la région parotidienne est épaisse, dense et serrée surtout en
arrière.

Le *fascia superficialis*, ou couche sous-cutanée, contient quelques globules graisseux, rougeâtres, circonscrits par des tractus fibreux qui s'implantent d'une part à la
peau, d'autre part à l'aponévrose. C'est dans cette couche sous-cutanée que se distribuent les rameaux auriculaires et mastoïdiens du plexus cervical superficiel et ceux
de l'auriculo-temporal. On y rencontre aussi quelques ganglions lymphatiques superficiels, en général assez petits, qu'il n'est pas rare de trouver tuméfiés par suite
d'exulcérations des oreilles, de la tête, des yeux, du nez ou de la bouche.

L'*aponévrose parotidienne*, habituellement forte et résistante, offre au contraire,
chez certains sujets, une apparence vraiment celluleuse; elle se continue avec celle
du masséter en avant, et du sterno-mastoïdien en arrière.

C'est elle qui enveloppe la glande, pénètre entre les grains glanduleux, tapisse
l'excavation parotidienne et la cloisonne inférieurement, toutes particularités que j'ai
fait précédemment connaître en détail.

Sous la couche aponévrotique se rencontrent les granulations rosées de la glande,
au milieu desquelles sont plongés les ganglions lymphatiques, les artères, veines et
nerfs déjà décrits.

Les *rapports* de la parotide avec les organes qui l'avoisinent, quoique déjà en partie
indiqués lors de la description de la loge parotidienne, méritent cependant, à cause
de leur importance dans les manœuvres opératoires, d'être envisagés d'une manière
toute spéciale.

Antérieurement, la parotide répond au bord postérieur de la branche du maxillaire,
au-dessous duquel elle s'engage; là elle se trouve en rapport avec le ligament latéral
interne de l'articulation temporo-maxillaire, et le bord postérieur du ptérygoïdien
interne. Il importe de rappeler que c'est au-dessous du condyle, entre lui et le
ligament latéral interne de l'articulation temporo-maxillaire, que s'engage la maxillaire interne, et que le col de ce même condyle est contourné par le nerf auriculo-
temporal.

Postérieurement, la glande repose sur les muscles sterno-mastoïdien, digastrique,
et le bouquet de Riolan. Au-dessous de ces muscles (voy. fig. 32), entre les apophyses styloïdes et transverses des vertèbres, se voient les nerfs spinal et glosso-pharyngien, la veine jugulaire interne, et un peu en dedans et en avant de cette veine,
la carotide interne. Tous ces organes sont plongés dans le tissu cellulaire rétro-pha-

ryngien, dans lequel rampent encore, mais plus profondément, les nerfs pneumogastrique, grand hypoglosse et grand sympathique.

Le sommet de la parotide, ou prolongement pharyngien, s'engage en avant de l'apophyse styloïde, dans une arrière-cavité signalée précédemment, au fond de laquelle
le doigt peut apprécier la mobilité et la flaccidité des parois du pharynx. Sur le sujet
que j'ai sous les yeux en ce moment, un ganglion lymphatique hypertrophié, qui
appartient à la chaîne de ceux que l'on rencontre sur les côtés du pharynx, occupe
cette arrière-cavité et en a repoussé le sommet de la parotide.

En haut, à l'extrémité supérieure de l'ovale parotidien, la glande répond au conduit auditif externe et à l'articulation temporo-maxillaire.

En bas, elle repose sur la concavité des digastrique, stylo-hyoïdien et stylo-glosse,
recouverts et reliés entre eux par l'aponévrose. C'est au-dessous du digastrique et du
stylo-pharyngien, entre ce dernier muscle et le stylo-glosse, que l'on voit la carotide
externe s'infléchir en avant pour pénétrer de bas en haut dans la loge parotidienne
de la manière qui a été dite.

De la description qui vient d'être faite, il résulte :

1° Que la parotide est contenue dans une excavation tapissée par une membrane
fibreuse résistante, qui isole cette glande des organes qui l'avoisinent, excepté toutefois des parois pharyngiennes, protégées seulement par une lamelle cellulo-graisseuse ;

2° Que l'artère carotide externe et toutes ses branches, avec les veines qui les
accompagnent, que les nerfs facial et auriculo-temporal, sont divisés, lorsqu'on
cherche à énucléer sur le cadavre la glande parotide de la loge fibreuse qui l'enveloppe ;

3° Enfin, que dans cette *préparation*, le pharynx, la veine jugulaire et l'artère carotide internes, les nerfs spinal et glosso-pharyngien, *quoique placés en dehors de
l'excavation parotidienne*, sont mis à découvert, mais dans les cas seulement où l'on
rencontre le prolongement pharyngien très-développé, et où l'on est obligé de poursuivre au loin sa dissection.

Déductions pathologiques et opératoires. — On a beaucoup agité, dans ces dernières années, la question de savoir si la glande parotide *tout entière* pouvait être
enlevée lorsqu'elle *est devenue cancéreuse*. Dans une thèse de concours soutenue en
1841, A. Bérard, contrairement à l'opinion exprimée d'abord par Allan Burns,
Richter, Richerand et Boyer, l'a résolue affirmativement, se fondant sur plusieurs
observations qui lui ont paru propres à établir ce fait de pratique d'une manière irrécusable (1). Selon cet habile chirurgien, la lésion de l'artère carotide et celle du nerf
facial sont, dans ce cas, inévitables ; aussi fait-il de ces deux accidents inséparables de
l'opération comme un critérium à l'aide duquel on peut établir que l'extirpation a
été ou non complète.

Plus tard MM. Nélaton et Denonvilliers, qui avaient concouru à la rédaction de la
thèse d'A. Bérard, et qui avaient partagé son opinion, la soutinrent et la propa-
gèrent ; et enfin plus récemment encore M. Malgaigne, dans un rapport à l'Académie
de médecine, vient de prétendre que non-seulement l'extirpation de la parotide dégénérée était chose possible, mais qu'elle pouvait même être pratiquée sans lésion de

_____

(1) *Des opérations que réclament les tumeurs développées dans la région parotidienne*, par
A. Bérard. Paris, 1841, p. 219.

la carotide externe et du nerf facial (1). Je ne puis complétement partager ni l'opinion d'A. Bérard, ni à plus forte raison celle de M. Malgaigne; et malgré d'aussi imposantes autorités, je suis amené, après un examen nouveau et approfondi de cette question, à persister dans l'opinion que j'avais émise dans ma première édition.

Avant d'aller plus loin, il importe de déterminer nettement les points sur lesquels doit porter la discussion, c'est le plus sûr moyen d'arriver à une solution. Pour moi, en effet, la question n'est pas de savoir si l'on peut ou non enlever la totalité de la parotide alors qu'elle n'est pas complétement dégénérée; j'admets, au contraire, que cette opération, quoique laborieuse et non sans danger, est praticable. Mais ce que j'ai contesté, et ce que je ne puis encore concéder aujourd'hui, c'est que quand la parotide tout entière est envahie par cette variété de dégénérescence à laquelle on a donné le nom de *cancer*, on puisse extirper la totalité du mal sans exposer le malade à des chances de mort, qu'un chirurgien prudent ne doit point lui faire courir.

Voilà simplement ce que j'ai mis en question et ce à quoi M. Malgaigne n'a nullement répondu. Peut-être ne suis-je pas entré dans des développements suffisants pour être bien compris, alors je vais essayer de compléter ma pensée.

La parotide est sujette à des dégénérescences nombreuses, on y rencontre des hypertrophies *ganglionnaires*, des hypertrophies *glandulaires*, des tumeurs dites *adénoïdes* par M. Velpeau, *enchondromes* par M. Nélaton, et enfin, mais beaucoup plus rarement, le véritable cancer, l'*encéphaloïde* proprement dit. Ces distinctions, qui jusqu'ici n'ont point été faites lorsqu'il s'est agi de résoudre la question de médecine opératoire, à mon sens, la dominent cependant tout entière. Je mets de côté tout d'abord les hypertrophies des ganglions parotidiens, et les hypertrophies de la glande elle-même, qui aujourd'hui, grâce aux progrès de l'anatomie pathologique, ne peuvent plus donner lieu à des méprises; restent donc les chondromes, les adénoïdes et les tumeurs dites malignes, c'est-à-dire les véritables cancers.

Les chondromes parotidiens, confondus jusqu'à ces dernières années avec les tumeurs encéphaloïdes, et offrant avec elles effectivement de nombreux points de contact, s'en distinguent cependant par plusieurs caractères sur quelques-uns desquels je veux fixer pour le moment l'attention. Nées au sein de la glande même, les cellules chondroïdes, au début, écartent et pressent de dedans en dehors les éléments glandulaires, les repoussant du centre à la circonférence, à la manière des ganglions intra-parotidiens hypertrophiés, tandis que les productions encéphaloïdes envahissent tout d'abord les granulations parotidiennes, les détruisent, les ulcèrent et les convertissent en une substance analogue à la leur : le chondrome se fait donc jour en refoulant les éléments parotidiens, tandis que le cancer se les assimile et les fait disparaître. De là résulte que le chondrome, offrant toujours, surtout au début, une certaine dureté et une notable élasticité, tend à se porter du côté où il éprouve le moins de résistance, c'est-à-dire vers les surfaces cutanées, qu'il prend même un point d'appui sur les parois profondes et solides de l'excavation parotidienne pour en sortir et venir faire saillie dans la rainure mastoïdo-maxillaire; tandis que l'encéphaloïde, au contraire, mou et sans beaucoup de consistance dès son origine, ne progressant d'ailleurs que par destruction, n'apparaît extérieurement dans le sillon parotidien que quand déjà il s'est propagé dans toutes les directions, aussi bien du côté du pharynx que vers les téguments. Enfin rarement le chondrome occupe la totalité de la glande, presque

(1) *Académie de médecine*, séance du 26 octobre 1858.

constamment on trouve une portion notable du tissu parotidien, resté sain, qui
échappe à la maladie et se trouve refoulé excentriquement; tandis que dans la dégénérescence cancéreuse proprement dite, les productions de mauvaise nature s'infil-
trent irrégulièrement, non-seulement dans la glande même, mais poussent au loin
des ramifications dans les régions circonvoisines.

Autre chose est donc d'avoir à extirper une parotide affectée de chondrome,
d'adénoïde ou de toute autre dégénérescence analogue ; autre chose de faire cette opération dans un cas où cette glande est envahie par le cancer encéphaloïde.

Dans le premier cas, l'opération, quoique difficile et périlleuse, est possible; dans
le deuxième, elle sera, sinon toujours, du moins souvent impraticable. A l'appui de
cette proposition je rapporterai, dans ce qu'ils ont d'important, deux faits qui me
paraissent de nature à trancher la question mieux que ne le pourraient faire tous les
raisonnements.

Le premier est tiré de la thèse même d'A. Bérard. Il s'agit d'un malade auquel
Béclard se proposait d'extirper la parotide, et qui succomba, heureusement pour le
chirurgien, quelques jours avant l'époque fixée pour l'opération. P. H. Bérard disséqua la tumeur, et reconnut qu'elle envoyait un prolongement qui s'introduisait
dans la veine jugulaire interne (1).

« On conçoit, dit l'auteur, l'embarras où une pareille complication, *qu'on ne pouvait prévoir à l'avance*, eût pu jeter le chirurgien ; mais est-ce une raison pour
rejeter toujours l'opération? » Toujours serait beaucoup dire; mais par cela même
que pareille complication ne peut être prévue à l'avance, m'est avis que même les
plus hardis devront hésiter et s'abstenir, surtout si, au moment de commencer l'opération, ils veulent bien se rappeler encore l'observation suivante.

J'avais dans mon service un malade atteint d'une énorme tumeur de la région
parotidienne, contre laquelle on avait dirigé pendant six mois un traitement homœo-
pathique à l'hôpital Sainte-Marguerite. Ce malheureux, poursuivi par d'atroces
douleurs qui ne lui laissaient de repos ni jour ni nuit, pouvait à peine desserrer les
mâchoires pour avaler de petites parcelles d'aliments; il me suppliait chaque jour de
lui faire une opération que quelques personnes jugeaient praticable, mais que je me
gardai bien de tenter, redoutant de rencontrer une complication du genre de celle
qu'avait signalée Bérard aîné. Quelques semaines après son entrée, le malade succomba dans un état d'émaciation difficile à imaginer. Voulant alors simuler l'opération,
je procédai à l'extirpation de la parotide, comme j'aurais fait sur le vivant, mais je
ne fus pas longtemps à m'apercevoir que c'était là, même sur le cadavre, une entreprise impossible. La parotide était entièrement convertie en une substance demi-
solide, d'un blanc crémeux, presque liquide au centre, et ce ne fut qu'avec une
difficulté inouïe que je parvins à l'énucléer complétement de sa loge; et encore,
lorsque je crus avoir tout enlevé, je trouvai au-dessous du ptérygoïdien interne, entre
les muscles styliens, et tout autour de l'artère carotide interne et des nerfs pneumogastrique et grand sympathique, des prolongements du tissu malade que je ne pus
parvenir à déraciner qu'avec le manche du scalpel. Certainement il n'eût pas été possible de les extirper sur le vivant sans léser ces organes, et je n'eus qu'à m'applaudir
d'avoir résisté aux instances du malade.

M. Malgaigne, il est vrai, tout partisan qu'il est de l'extirpation de la parotide,

(1) *Loc. cit.*, p. 223.

prévoyant les difficultés insurmontables d'une opération faite dans ces conditions, pense que si l'altération s'étend au delà de la glande et de son enveloppe, c'est une autre question, et qu'il ne faut pas opérer : « Personne ne voudrait, dit-il, tenter d'enlever un cancer du sein se prolongeant jusqu'au poumon, ce qui n'empêche pas l'extirpation du sein d'être une opération parfaitement exécutable (1). » D'ailleurs, pour arrêter les progrès du mal et le limiter à l'excavation parotidienne, il paraît beaucoup compter ici sur les barrières fibreuses dont ailleurs, cependant, il fait si bon marché.

Faisons remarquer d'abord qu'il n'y a de membrane fibreuse d'aucune sorte du côté du prolongement pharyngien de la glande, c'est-à-dire entre l'apophyse styloïde et le ptérygoïdien interne ; de telle sorte que la destructivité cancéreuse, qui se joue de bien autres obstacles, n'éprouvera pas même de ce côté un simple temps d'arrêt, et se propagera vers le pharynx et les vaisseaux et nerfs rétro-pharyngiens avec la plus grande facilité : c'est ce que démontre, d'ailleurs, péremptoirement l'autopsie que j'ai précédemment rapportée. Mais ce qui paraît surtout inadmissible, c'est cette comparaison entre le cancer de la parotide et celui du sein. Personne, dit M. Malgaigne, ne s'avisera d'enlever un cancer du sein se propageant jusqu'au poumon. Sans doute, et par cette raison bien simple, que l'on peut reconnaître avec certitude et facilité jusqu'où s'étend le mal. Mais, pour la parotide, quels sont les signes qui permettront de constater que le cancer est limité à la glande et qu'il n'est pas sorti de l'excavation parotidienne ? Comment saura-t-on si l'artère carotide interne, le pharynx, les nerfs spinal et grand hypoglosse sont ou ne sont pas plongés au milieu du tissu morbide, comme chez le malade de l'hôpital Sainte-Marguerite ; si, enfin, comme sur le sujet de Béclard, un prolongement de la tumeur n'a pas pénétré dans la jugulaire interne ?

Quant à moi, toutes ces complications me paraissent, comme à P. Bérard, *impossibles à prévoir ;* aussi longtemps donc qu'on n'aura pas indiqué d'une manière positive les signes qui les décèlent pendant la vie, je me crois en droit de persister dans ma proposition première, et de dire : *L'extirpation de la parotide atteinte en totalité de dégénérescence cancéreuse étant une opération impraticable,* dans le doute il vaut mieux s'abstenir.

Heureusement le cancer de la parotide est chose rare, beaucoup plus rare qu'on ne le pensait il y a quelques années seulement, et que ne le croient encore bon nombre de chirurgiens. Déjà M. Velpeau avait émis des doutes à ce sujet ; appuyé sur un relevé de quatre-vingts faits, il avait cherché à démontrer que c'était dans les ganglions, et non dans le tissu glandulaire lui-même, que s'était développée la maladie. Mais aujourd'hui les observations nouvelles de ce professeur, celles de M. Nélaton, ont prouvé que la plupart de ces prétendus cancers n'étaient que des adénoïdes ou des chondromes, c'est-à-dire des dégénérescences ayant, ainsi qu'il vient d'être dit, une grande tendance à se porter à l'extérieur, respectant la plupart du temps la partie profonde de la glande qu'elles refoulent et atrophient, demeurant enfin limitées à l'excavation parotidienne. Chaque jour ces faits se multiplient, et viennent montrer avec quelle réserve il faut désormais accepter les observations publiées antérieurement à ces derniers travaux, et portant pour titre : *Extirpation de la glande parotide squirrheuse ou cancéreuse.* Ce qui prouve

(1) *Traité d'anatomie chirurgicale,* t. I, p. 778, 2ᵉ édit.

d'ailleurs l'erreur dans laquelle on tombait, relativement à la nature du mal qu'on croyait enlever, c'est l'absence presque constante de récidive; en eût-il été de même s'il se fût agi de véritables cancers ?Eu égard aux autres dégénérescences dont la parotide peut être le siége, le cancer est donc rare, et dès lors le chirurgien n'aura pas souvent l'occasion de se poser l'alternative de savoir s'il doit ou non opérer.

Mais si je repousse l'extirpation de la parotide dans les cas de cancer généralisé à toute la glande, il n'en est pas de même lorsqu'il s'agit de tumeurs hypertrophiques, ganglionnaires ou autres, de chondromes, et même de cancers parfaitement limités. L'analyse des observations récemment publiées par les élèves de MM. Nélaton, Velpeau et Denonvilliers, démontre même qu'on n'éprouve pas toujours alors d'aussi grandes difficultés qu'on aurait pu le craindre d'après les dispositions anatomiques; effectivement, on voit que le plus souvent une portion plus ou moins considérable du tissu glandulaire avait été comme refoulée vers les parties profondes de l'excavation, ce qui avait permis de le détacher avec l'ongle, et de vider ainsi plus ou moins exactement le creux parotidien. Enfin, on conçoit que dans les cas mêmes où le chondrome aurai envahi les prolongements glandulaires, comme la dégénérescence n'a point de tendance à détruire et à pousser au loin des ramifications, il serait encore possible de songer à l'extirpation complète. Il ne faut pas se dissimuler, cependant, que l'opération pourrait alors devenir très-laborieuse et exposer à des dangers sérieux, si le prolongement pharyngien était très-développé. C'est alors qu'on suivrait l'exemple de M. Denonvilliers, et qu'on arracherait avec le doigt plutôt qu'on ne disséquerait avec le bistouri, de crainte d'intéresser la paroi du pharynx et la carotide interne, *qu'on sentait battre à nu au fond de la plaie* (1).

Reste, enfin, la question de savoir s'il est possible d'enlever toute la glande parotide sans intéresser la carotide externe et le facial. Si je m'en rapportais exclusivement à mes dissections, je n'hésiterais pas à répondre négativement, et ici je pourrais encore m'appuyer sur l'autorité imposante de M. Sappey et de l'immense majorité des anatomistes. En effet, ainsi que je l'ai dit précédemment, j'ai toujours trouvé l'artère carotide externe et le nerf facial disposés de telle sorte qu'il eût été impossible de ne pas les couper en extirpant la glande tout entière. Cependant je comprends qu'il soit à la rigueur possible de séparer, de disséquer la carotide externe, alors qu'elle se trouve rejetée sur les limites antérieures de la parotide et cachée par le bord du maxillaire, ainsi que disent l'avoir vu A. Bérard, Nægele et M. Triquet; mais ce que j'ai plus de peine à m'expliquer, c'est que le nerf facial puisse échapper à l'instrument. Néanmoins je m'incline devant les faits de Nægele (2) et de M. Triquet (3), me bornant à faire observer qu'il y avait très-certainement, dans ces cas, une anomalie fort rare, et qu'on ne peut pas compter sur les anomalies.

On observe souvent dans la région parotidienne des engorgements inflammatoires suivis de suppuration : lorsqu'ils siégent dans la couche superficielle, ils sont généralement peu graves; lorsque, au contraire, ils ont pris naissance dans les couches profondes, ils donnent lieu à des accidents sérieux. Le pus, en effet, retenu par les plans fibreux et concentré dans l'excavation parotidienne, fait effort sur ses parois, et comme en dehors l'aponévrose est très-résistante, il arrive qu'au lieu de se porter de ce côté, il fuse le long des vaisseaux, vers la région sus-hyoïdienne, d'où il peut

(1) *Archives de médecine*, 1852, t. XXIX, p. 180.
(2) Nægele, *Archives de médecine*, 1827, t. XIII, p. 276.
(3) Triquet, *travail cité*, p. 168.

gagner la poitrine (1). Mais ce travail ne peut s'accomplir sans de grands désordres, tels que la compression et la destruction des filets nerveux, d'où résultent des paralysies incurables.

Pour faire cesser ces accidents, on recommande de donner issue au pus dès qu'on y a reconnu sa présence, et J. L. Petit (2) insiste pour que l'on ne se borne pas à l'incision de la peau et de la couche sous-cutanée, et que l'on divise aussi la *membrane :* c'est ainsi qu'il désigne l'aponévrose. Ce précepte est très-sage; mais pour qu'il produise son entier effet, il faudrait pouvoir débrider largement, et c'est là ce qu'il n'est pas toujours possible de faire, ainsi qu'on le verra bientôt. Sur une jeune fille atteinte d'une parotidite aiguë, et que les douleurs rendaient vraiment folle, je pratiquai selon les règles, c'est-à-dire couche par couche, une incision profonde, de la longueur de 2 centimètres, qui ne donna issue qu'à de la sérosité purulente. Malgré ce débridement, les tissus étranglés n'en furent pas moins frappés de gangrène, et, quelques jours après, il sortit par l'ouverture une portion considérable de la glande, dans laquelle le microscope permit de retrouver les culs-de-sac glandulaires ; ce n'est qu'à partir de cette élimination que les douleurs cessèrent.

Ordinairement, le pus occupe le tissu cellulaire extra-glandulaire. MM. Rostan et Cruveilhier ont cependant cité des exemples de suppuration dans les conduits glandulaires eux-mêmes, ainsi que le démontrait le passage du pus dans le conduit de Sténon, lorsqu'on exerçait une compression sur la parotide. J'ai eu moi-même plusieurs fois l'occasion d'observer des cas de ce genre et notamment sur un malade de la Pitié (1865), atteint d'infection purulente, chez lequel la parotide s'était brusquement gonflée; on voyait en pressant sur la région auriculo-parotidienne le pus blanc et crémeux sortir en abondance par l'orifice du canal de Sténon dans la cavité buccale.

Les incisions pratiquées dans la région parotidienne doivent être dirigées d'une manière différente, selon qu'elles doivent rester superficielles ou pénétrer profondément. Dans le premier cas, il importe de les conduire parallèlement aux ramifications du facial dont la section entraînerait une paralysie plus ou moins étendue des muscles de la face; dans le second, il faut les diriger longitudinalement suivant la direction de la carotide externe, afin d'éviter la lésion de ce tronc artériel. Mais alors on court le risque d'intéresser une des branches qui s'en détachent transversalement, c'est-à-dire en haut la maxillaire interne, inférieurement l'occipitale et l'auriculaire, sans compter les diverses autres petites branches parotidiennes et faciales transverses ; ce qui constitue, à cause de la difficulté d'arrêter l'écoulement de sang, un danger sérieux.

Pour cette dernière raison, les plaies de la région parotidienne doivent être regardées comme très-graves, lorsqu'elles s'accompagnent d'hémorrhagie.

Supposons, en effet, un écoulement de sang considérable survenant à la suite de la pénétration d'un instrument ou d'un projectile dans la partie profonde de la région. Ira-t-on chercher dans le fond de la plaie les deux bouts de l'artère blessée? Mais on ne peut savoir au juste quelle est celle qui a été intéressée, et il devient très-difficile, ainsi que le faisait observer Marjolin dans ses cours, de diriger d'une manière fructueuse des recherches aussi délicates, à une profondeur aussi considérable, et au milieu d'un tissu si dense, si serré et si vasculaire.

Que faire alors? Lier la carotide externe à son origine? C'est là sans doute un

(1) A. Bérard, *loc. cit.*, p. 285.
(2) *Traité des maladies chirurgicales*, t. I, p. 168.

moyen qui paraît de prime abord très-rationnel, et l'on pourrait invoquer en sa faveur la sanction du fait acquis, puisqu'il a réussi entre les mains d'un chirurgien cité par Hebeinstreit (1). P. H. Bérard, cependant, dans l'excellent article qu'il a consacré aux blessures de la carotide (2), sans rejeter absolument ce moyen, est porté à penser qu'on éprouverait de grandes difficultés à reconnaître la carotide externe de l'interne, méprise, dit-il, que le meilleur anatomiste ne serait pas toujours sûr d'éviter.

Ce n'est point là, je l'avoue, ce qui me ferait renoncer à cette opération : il est, en effet, plusieurs moyens de distinguer l'une de l'autre ces deux artères. Ainsi, sans parler de leur position respective, qui est telle que l'externe est toujours plus en dedans et plus profonde que l'interne, il suffirait, après avoir découvert le vaisseau qu'on soupçonne par sa position être la carotide externe, de le dénuder jusqu'à ce que l'on rencontre une collatérale, pour être bien certain de n'avoir pas affaire à la carotide interne qui n'en fournit *jamais*, à ce niveau du moins. Pour plus de sûreté, on pourrait d'ailleurs suspendre momentanément dans ce tronc la circulation, et si l'on avait saisi la carotide interne, l'hémorrhagie augmenterait plutôt qu'elle ne diminuerait; le contraire aurait lieu si c'était la carotide externe. Dans le premier cas, en effet, on aurait forcé le courant sanguin qui suit la carotide primitive à passer en entier par le tronc dont les divisions ont été lésées; dans le second, on aurait ralenti, sinon suspendu ce même courant. Notez que je dis *ralenti*; car il peut se faire que, nonobstant l'interruption du courant dans la carotide externe, l'hémorrhagie continue, à cause des larges et nombreuses anastomoses des deux carotides externes entre elles et avec l'interne; et c'est même là, il faut bien le reconnaître tout de suite, une des raisons qui s'opposent à ce qu'aucun des procédés proposés ait une efficacité complète.

Ainsi donc, ce n'est pas la difficulté opératoire qui devrait arrêter; ce qu'il faudrait redouter, ce serait de tomber sur une disposition anatomique qu'on rencontre assez fréquemment, et qui consiste dans la division de la carotide externe en plusieurs branches, presque immédiatement après sa naissance. Dans ce cas, en effet, on serait obligé de placer le fil si près de cette dernière, qu'à la chute de la ligature, on pourrait craindre que la cicatrice artérielle dépourvue du caillot protecteur, ne pût résister à l'effort du courant sanguin qui continuerait à traverser la carotide interne, et qu'alors une hémorrhagie secondaire n'apparût.

Liera-t-on alors la carotide primitive? Mais la carotide interne, qui s'anastomose si largement avec celle du côté opposé et avec les vertébrales, ne tardera pas à ramener le sang dans le tronc blessé. Il est vrai que cette ligature, pratiquée pour des blessures non de la région parotidienne proprement dite, mais des parties profondes de la face ou du cou présentant la plus grande analogie avec celles qui nous occupent en ce moment, a été suivie de succès. Mais ce n'est point là une méthode qu'on puisse conseiller d'une manière formelle, car si l'observation prouve qu'elle peut réussir, elle montre aussi ses insuccès pour les raisons anatomiques précédemment invoquées. A la suite d'une plaie d'arme à feu qui avait intéressé la maxillaire interne et l'occipitale, Marjolin lie la carotide primitive : le lendemain, l'hémorrhagie reparaît et le malade meurt. Dans un cas analogue, un malade traité par Giroux éprouva le même sort (3).

(1) Hodgson, t. II, p. 23.
(2) *Dictionnaire* en 30 volumes, art. CAROTIDE.
(3) Hodgson, t. II, p. 44-45.

C'est pour prévenir ce retour du sang par les anastomoses de la carotide interne, qu'un chirurgien anglais, Herbert-Mayo, a proposé de lier tout à la fois la carotide externe et l'interne. P. H. Bérard, tout en donnant son approbation à ce procédé, se demande si l'on n'atteindrait pas aussi bien ce but, et d'une manière beaucoup plus simple, en découvrant au niveau de sa bifurcation la carotide primitive dont on pratiquerait la ligature, en même temps qu'on jetterait un fil sur l'une des deux carotides externe ou interne, n'importe laquelle. C'est là sans doute un procédé très-rationnel auquel je me rallie complétement ; mais, avant de le mettre en pratique, je voudrais cependant découvrir d'abord la carotide externe pour m'assurer s'il n'existerait pas entre son origine et la première collatérale un espace assez considérable pour permettre l'établissement d'un caillot solide ; dans ce cas, je me bornerais à cette opération ; dans le cas contraire, je suivrais le conseil de Bérard.

Pour résumer toute ma pensée sur ce sujet, je dirai que, si dans les plaies de la carotide externe ou d'une de ses branches, la compression, qui compte quelques succès, avait échoué ; si la ligature dans le fond de la plaie des deux bouts de l'artère ouverte m'était démontrée trop périlleuse ou trop difficile, je tenterais d'abord la ligature de l'artère carotide externe, prêt à pratiquer celle de la carotide primitive, ou de la carotide interne, si les conditions anatomiques exposées précédemment me faisaient redouter une hémorrhagie consécutive à la chute du fil.

Tout ce qui vient d'être dit touchant les plaies de la région parotidienne s'applique aussi bien aux blessures de toutes les régions auxquelles se distribuent les branches de la carotide externe ; et si j'ai placé ici de préférence ces considérations, c'est que le chirurgien, ayant souvent à agir dans cette région, doit être prévenu des dangers auxquels il s'expose, et savoir ce qui lui reste à faire en cas de malheur.

9° Région de la fosse ptérygo-maxillaire.

Je désigne, sous ce nom, tout l'espace compris entre la face interne de la branche du maxillaire inférieur, d'une part, et, d'autre part, la tubérosité du maxillaire supérieur et l'apophyse ptérygoïde ; d'où le nom de région *ptérygo-maxillaire*. Ses limites sur le squelette doivent être examinées d'abord.

Elle est bornée en avant par la réunion du maxillaire supérieur avec l'os de la pommette ; en dedans, par l'apophyse ptérygoïde et l'os palatin ; en haut, par le sphénoïde et la racine de l'apophyse zygomatique ; en dehors et en arrière, par l'articulation temporo-maxillaire et la branche de la mâchoire.

Cette fosse ptérygo-maxillaire communique avec l'orbite par la fente sphéno-maxillaire, et avec le crâne par la fente ptérygo-maxillaire, lesquelles s'unissent à angle droit. Elle fait suite à la fosse temporale, avec laquelle elle est en large communication par cette vaste ouverture ovalaire circonscrite dans ses trois quarts antérieur et externe par l'apophyse zygomatique et l'os malaire ; enfin le trou sphéno-palatin établit un passage entre elle et les fosses nasales. Je mentionnerai encore, comme venant y aboutir, les trous ovale, vidien et palatin postérieur.

Cet examen fait sur le squelette, passons à la description de la région sur le cadavre pourvu de parties molles.

La région ptérygo-maxillaire ne peut être étudiée qu'après avoir pris connaissance des régions génienne et massétérine qui la recouvrent en avant, et parotidienne qui la limite en arrière. Lors donc qu'on a enlevé la boule graisseuse de la joue et disséqué le masséter, il faut le détacher de bas en haut et repousser la parotide en arrière ; on coupe le condyle vers son col, on scie l'apophyse coronoïde à sa base, pour conserver les attaches du ptérygoïdien externe et du temporal, et l'on peut alors, renversant le maxillaire inférieur divisé sur la symphyse, mettre à jour et étudier la fosse ptérygo-maxillaire.

Par ordre de superposition, le premier muscle qu'on rencontre est le ptérygoïdien externe obliquement situé d'avant en arrière, de la base de l'apophyse ptérygoïde à la face antérieure et interne du condyle ; au-dessous de lui et en bas, le ptérygoïdien interne étendu de la fossette ptérygoïdienne à l'angle interne du maxillaire.

Plus en avant, on remarque le tendon du muscle temporal qui embrasse l'apophyse coronoïde.

L'artère maxillaire interne, que nous avons laissée dans la région parotidienne au moment où elle contourne le col du condyle pour pénétrer dans la région ptérygo-maxillaire, passe, chez le plus grand nombre des sujets, entre les deux ptérygoïdiens et traverse d'arrière en avant toute la région pour entrer dans les fosses nasales par le trou sphéno-palatin. Chemin faisant, elle fournit treize branches peu importantes, dont la description est du ressort de l'anatomie descriptive.

Les veines maxillaires internes qui l'accompagnent sont volumineuses et communiquent largement avec celles de l'orbite, avec les jugulaires et la faciale.

Les nerfs ont ici une grande importance et sont très-nombreux : les plus superficiels sont le massétérin, qui passe par l'échancrure sigmoïde pour aborder le masséter par sa face profonde, et le buccal. Ce dernier traverse le ptérygoïdien externe qu'il divise en deux faisceaux, se dirige de haut en bas et d'arrière en avant, et vient émerger dans la région génienne au-devant du bord antérieur du masséter, précisément sur le milieu d'une ligne étendue du lobule de l'oreille à la commissure labiale. Ce nerf devient quelquefois le siége de névralgies horriblement douloureuses, et c'est en suivant ces indications qu'on peut en opérer la section, ainsi que l'a fait M. Néla-ton avec un succès complet (1).

L'auriculo-temporal, dont il a déjà été question, se trouve sur les limites postérieures de la région.

Plus profondément, entre les deux ptérygoïdiens, se voit le dentaire inférieur, qui se dirige de haut en bas pour gagner le trou dentaire, et serait accessible ou par l'échancrure sigmoïde, ou mieux encore après la trépanation de l'os maxillaire, à 3 centimètres environ au-dessous du condyle (2), ainsi que M. Waren prétend l'avoir fait. Le manuel de cette opération, que j'ai l'habitude d'exposer dans mes cours d'opération, n'est d'ailleurs pas très-compliqué.

Enfin, un peu plus avant, se remarque le lingual, qui descend pour gagner le bord interne de la branche de la mâchoire et se placer sous la muqueuse.

Je me borne à signaler les temporaux profonds, antérieurs et postérieurs.

Tout à fait en avant de la région et dans le sommet de la fosse ptérygoïde, on peut apercevoir le nerf maxillaire supérieur, avec le ganglion de Meckel et les rameaux qui en émanent, particulièrement les nerfs palatins postérieurs qui viennent émerger à la partie postérieure de la voûte palatine, et dont M. Velpeau dit avoir opéré avec succès la destruction par la rupture du bord alvéolaire postérieur, dans un cas de

(1) Communication orale.
(2) Voyez page 395.

névralgie faciale datant de quinze ans (1). J'avoue que je ne m'explique bien ni le mode opératoire, ni le succès obtenu.

Les vaisseaux lymphatiques de cette région, peu connus d'ailleurs, se rendent dans les ganglions profonds de la région parotidienne et sous-maxillaire, au moins si l'on s'en rapporte aux faits pathologiques.

La région ptérygo-maxillaire peut être divisée en deux parties distinctes, eu égard à la description des plans profonds sur lesquels elle repose ; toute sa partie supérieure et antérieure est pourvue d'un squelette, dont j'ai déjà analysé les principales parties, tandis que la partie postérieure et inférieure est adossée aux parois pharyngiennes.

Cette portion de la région qui repose sur le squelette est remplie d'un tissu cellulaire rougeâtre, graisseux, traversé par les nombreuses ramifications des troncs vasculaires et nerveux susmentionnés. Ce tissu se continue avec la fosse temporale au-dessous du muscle de ce nom, avec l'orbite par la fente sphéno-maxillaire, et avec le crâne par la fente ptérygo-maxillaire ; mais les autres trous signalés précédemment, et particulièrement le trou sphéno-palatin, sont, à l'état frais, complétement fermés, en sorte que toute communication directe et facile avec la cavité des fosses nasales est impossible.

Une simple lamelle osseuse sépare, en avant, la fosse ptérygoïde du sinus maxillaire.

Quant à la partie non pourvue de squelette, elle est en rapport, en arrière de l'aileron de l'apophyse ptérygoïde, avec les muscles péristaphylins, avec les constricteurs supérieur et moyen du pharynx, et enfin avec la face adhérente de l'amygdale. En un mot, la face profonde de la région ptérygo-maxillaire confine à la paroi pharyngienne supérieure et moyenne et à la région de l'isthme du gosier ou tonsillaire ; tout à fait en arrière on rencontre l'excavation parotidienne.

Déductions pathologiques et opératoires. — Les communications que je viens de signaler entre la région ptérygo-maxillaire, les cavités crânienne et orbitaire, la fosse temporale et les régions parotidienne et génienne, par l'intermédiaire d'une couche celluleuse continue, permettent de comprendre le mécanisme de ces migrations purulentes à travers ces diverses régions, signalées par tous les auteurs. Ainsi s'explique comment des abcès orbitaires et parotidiens ont pu se faire jour dans la région génienne après avoir traversé celle qui nous occupe.

Les mêmes dispositions rendent compte de l'envahissement de la fosse ptérygo-maxillaire par des polypes développés dans les fosses nasales (2), ainsi que de la présence simultanée dans l'orbite, le nez, le crâne et la fosse ptérygoïde, de cette tumeur née du nerf maxillaire supérieur, observée par le docteur del Greco et prise pour un polype des fosses nasales (3).

Blandin, dans une séance du concours qui eut lieu à la Faculté en 1841, montra une énorme exostose qu'il avait enlevée avec succès de la fosse ptérygoïde, qu'elle occupait en totalité ; cette exostose avait d'abord été prise pour un polype.

Enfin M. Velpeau (4) cite le fait d'un jeune homme auquel il lia la carotide pour une tumeur pulsatile développée dans cette région. L'autopsie démontra que cette tumeur, qui n'avait aucun rapport direct avec les vaisseaux, était de nature cancé-

---

(1) *Anatomie chirurgicale*, t. I, p. 385.
(2) Blandin, Velpeau, *Anatomie chirurgicale*.
(3) *Archives de médecine*, t. XXIII, p. 431.
(4) *Anatomie chirurgicale*, p. 383.

reuse, et ce professeur attribue les pulsations dont elle était agitée aux soulèvements que lui communiquaient le grand nombre de vaisseaux que renferme la fosse ptérygo-maxillaire. Je doute qu'aujourd'hui M. Velpeau ait encore conservé cette opinion : on a, en effet, prouvé bien souvent depuis (c'est même à lui plus spécialement que revient l'honneur de cette démonstration), que beaucoup de tumeurs encéphaloïdes présentent des pulsations et un bruit de souffle très-prononcés, et ne les doivent qu'aux vaisseaux artériels développés dans leur tissu (1).

Quoi qu'il en soit, on comprend à la rigueur qu'une tumeur, siégeant dans la partie supérieure de la région ptérygo-maxillaire, puisse être soulevée par les nombreuses artères qui s'y trouvent, sans que d'ailleurs elle-même présente une vascularisation bien notable, parce que, cernée de toutes parts par des plans résistants, excepté en avant, elle se trouve à chaque pulsation du cœur repoussée de ce côté.

10° Du pharynx, ou arrière-bouche.

Développé, en partie seulement il est vrai, dans la profondeur de la face, le pharynx fait suite immédiatement aux fosses nasales et à la bouche, en sorte qu'on ne peut y faire pénétrer des instruments qu'en passant par l'une ou l'autre de ces deux cavités, circonstance qui m'a déterminé à placer ici son histoire.

Pour bien étudier le pharynx, il faut faire la coupe suivante : 1° détacher par un premier trait de scie toute la voûte du crâne et vider la cavité crânienne; 2° par deux autres traits de scie, qui suivent les bords postérieurs des deux rochers et viennent tomber au devant du trou occipital, enlever toute la partie postérieure du crâne avec la colonne vertébrale cervicale : alors apparaît la paroi postérieure du pharynx. Ce n'est qu'après avoir étudié les rapports de sa face postérieure et de ses deux parois latérales qu'on ouvre sa cavité.

La *paroi postérieure* est en rapport avec le corps des vertèbres cervicales, et ne s'en trouve séparée sur les côtés que par les muscles droits et longs du cou ; un tissu cellulaire, lâche et filamenteux, interposé entre l'aponévrose d'enveloppe de ces muscles et les couches musculaires du pharynx, permet les libres mouvements que doit exécuter cet organe.

Il se développe quelquefois des inflammations dans ce tissu rétro-pharyngien, et c'est dans les mailles que s'accumule le pus des abcès provenant de la carie des premières vertèbres; aussi, dans le principe, cette affection de la colonne cervicale s'annonce-t-elle par une très-grande gêne dans la déglutition.

La couche musculaire qui entre dans la composition de la paroi pharyngienne postérieure est très-mince; elle est formée par les constricteurs imbriqués de bas en haut, l'inférieur recouvrant le moyen, et ce dernier le supérieur de manière à faciliter le glissement du bol alimentaire; on n'y observe aucun vaisseau important. Le peu d'épaisseur de la couche musculaire et celluleuse qui recouvre les corps vertébraux permet d'explorer *de visu*, ou avec le doigt introduit jusque dans l'arrière-gorge, les déplacements subis par les pièces osseuses dans les cas de luxation ou de fractures de la colonne cervicale.

Lorsqu'on a reconnu par le même procédé la présence d'abcès rétro-pharyngiens,

---

(1) Voyez mon travail sur les tumeurs vasculaires des os (*Archives générales de médecine*, nos de décembre 1864, janvier et février 1865).

on peut les ouvrir par la cavité buccale, soit à l'aide du pharyngotome, soit et mieux au moyen d'un bistouri long, étroit et pointu, sans crainte de léser aucun organe important, pourvu qu'on se tienne toujours assez près de la ligne médiane.

Les parois latérales du pharynx sont en rapport, en procédant de la partie postérieure à la partie antérieure : 1° Avec les nerfs grand sympathique, glosso-pharyngien, spinal, pneumogastrique, hypoglosse, la veine jugulaire interne et l'artère carotide interne. Tous ces organes sont plongés au milieu d'un tissu cellulaire lâche qui se continue avec celui de la partie postérieure du pharynx, et sont situés dans un espace triangulaire limité en arrière par la colonne vertébrale, en dehors par la région parotidienne et le bouquet de Riolan, et en dedans par la couche musculaire du pharynx, c'est-à-dire par la portion recourbée des constricteurs. 2° En avant du faisceau des vaisseaux et nerfs, les parois pharyngiennes répondent supérieurement à la région ptérygo-maxillaire et à la face interne des apophyses ptérygoïdes ; vers leur partie moyenne, au sommet de la parotide, et à la région ptérygo-maxillaire ; et enfin tout à fait inférieurement aux parties latérales de la région sus-hyoïdienne. Tous ces rapports ont d'ailleurs été déjà indiqués aux régions parotidienne et ptérygo-maxillaire, et j'y renvoie, ainsi qu'à la région sus-hyoïdienne, pour de plus amples détails.

Il suit de là que les abcès profonds de la parotide, de même que ceux qui sont nés dans la fosse ptérygo-maxillaire, peuvent se porter du côté du pharynx ; mais, avant de s'ouvrir dans cette cavité, ils décollent souvent au loin ses parois, car la couche musculaire des constricteurs résiste beaucoup plus longtemps que ne pourrait le faire supposer son peu d'épaisseur.

Lorsqu'on ouvre la cavité pharyngienne par sa partie postérieure, on reconnaît que les parois postérieure et latérales, que l'on peut inspecter d'ailleurs pendant la vie lorsque la bouche est largement ouverte, sont tapissées par une membrane muqueuse d'une couleur rouge foncé sur le vivant, et sillonnée par des vaisseaux nombreux, la plupart veineux, qui circonscrivent des espaces elliptiques. Habituellement elle est parsemée de petites saillies arrondies, plus ou moins volumineuses suivant les sujets, et qui me paraissent bien évidemment un produit pathologique, puisqu'on ne les rencontre pas constamment et que la muqueuse pharyngienne des enfants en est dépourvue. C'est à ces saillies, qu'il ne faut pas confondre avec le soulèvement normal de la muqueuse, déterminé par la présence des glandules sousjacentes à cette membrane, qu'on a donné le nom de *granulations pharyngiennes*. Cette muqueuse est d'ailleurs assez peu intimement unie à la couche musculaire sousjacente, et se continue sans démarcation sensible avec celle des fosses nasales et de la bouche supérieurement, du larynx et de l'œsophage inférieurement.

La paroi antérieure du pharynx est très-oblique en arrière et en bas ; on y remarque supérieurement, l'ouverture postérieure des fosses nasales, qui conduit dans les arrière-narines et de là dans le pharynx, et qui est séparée de l'isthme du gosier par le voile du palais. Au-dessus du voile qui représente, lorsqu'il est abaissé, un plan incliné conduisant les mucosités nasales dans l'arrière-bouche, on remarque l'orifice buccal postérieur circonscrit par les deux piliers postérieurs ; et au-dessous de cette ouverture, la portion de la langue que j'ai appelée verticale, dont la direction semble continuer celle du voile palatin. A la base de la langue, on peut voir l'épiglotte redressée et retenue à l'orifice laryngien par deux replis latéraux formés par la muqueuse adossée à elle-même, replis auxquels on a donné le nom d'*aryténo-épiglottiques*, parce qu'ils s'insèrent aux bords antérieurs des cartilages aryténoïdes et de l'épiglotte.

Dans ces replis, qui renferment un tissu cellulaire très-lâche, quelquefois il s'accumule, dans quelques inflammations de l'arrière-bouche, une quantité de sérosité assez considérable pour déterminer l'œdème de ces ligaments, obstruer l'orifice supérieur du larynx et entraîner l'asphyxie. On a donné improprement, à cette maladie, le nom d'*œdème de la glotte;* il conviendrait mieux de la désigner sous le nom d'*œdème des replis aryténo-épiglottiques,* puisque la glotte proprement dite est beaucoup plus profondément située entre les cordes vocales.

L'espace compris entre ces replis, l'épiglotte, et les cartilages aryténoïdes, est connu sous le nom d'*orifice supérieur du larynx.*

La situation de cet orifice est telle, qu'en suivant la face supérieure de la langue on peut y introduire le doigt, ce qui permet : 1° d'explorer, dans l'*œdème de la glotte,* le degré d'épaississement de ces ligaments; 2° de diriger des instruments courbes jusque dans le larynx, soit le tube à insufflation laryngienne de Chaussier, soit des pinces pour saisir les corps étrangers arrêtés au-dessus de la glotte. Il ne faudrait pas croire cependant que ces opérations, toutes simples qu'elles paraissent, soient d'une facile exécution; il faut pour les pratiquer une connaissance exacte de l'anatomie et une certaine habileté pratique. On risque, en effet, d'incliner l'instrument un peu trop en dehors de la ligne médiane, et de tomber dans les gouttières latérales qu'on rencontre de chaque côté des replis aryténo-épiglottiques, gouttières dont l'usage paraît être, pour le dire incidemment, de laisser couler les liquides dans l'œsophage, lorsque l'on boit à la régalade, le larynx restant ouvert.

Au-dessous et en arrière de l'orifice laryngien, que l'élasticité des cartilages maintient toujours ouvert, se remarque l'entrée de l'œsophage, qui est, au contraire, toujours resserrée et contractée; c'est là le lieu le plus déclive de la cavité pharyngienne, l'extrémité inférieure de l'entonnoir membraneux qu'il représente. Un examen attentif montre que l'ouverture œsophagienne fait suite à la paroi postérieure; c'est donc elle qu'il faut suivre lorsqu'on veut y introduire des instruments, soit pour sonder le canal œsophagien, soit pour en retirer des corps étrangers. Ces instruments doivent d'ailleurs toujours passer par la cavité buccale, et ce n'est qu'exceptionnellement que l'on doit emprunter la voie des fosses nasales.

Le pharynx, organe principal de la déglutition, jouit d'une si grande mobilité, que ses parois, quoique présentant un écartement considérable à l'état de repos, peuvent, dans les efforts du vomissement ou de la déglutition, se rapprocher convulsivement, au point de se toucher sur la ligne médiane. Pour s'assurer de la réalité de ce phénomène, on peut s'introduire le doigt dans le gosier; la constriction du pharynx est telle qu'il s'y trouve comme pincé. Si cette mobilité vient à être troublée par une paralysie, ou gênée par des adhérences, il peut en résulter des troubles graves : les aliments, n'étant plus conduits directement dans le canal œsophagien, refluent soit dans les fosses nasales, soit même dans le larynx, accident beaucoup plus grave et qui peut entraîner instantanément la mort.

Le pharynx reçoit ses nerfs du glosso-pharygien, de la cinquième paire, du spinal et du pneumogastrique; ses artères proviennent de la linguale, de la faciale, de la maxillaire interne, de la thyroïdienne supérieure et de la carotide externe; elles sont peu volumineuses, et ne méritent, non plus que les nerfs, aucune mention spéciale.

§ III. — DE LA FACE EN GÉNÉRAL.

En décrivant isolément les diverses régions dont l'ensemble constitue la face, j'ai dû réserver, pour être présentées sous forme de généralités, plusieurs considérations qui ont trait à son squelette, à ses vaisseaux et à ses nerfs.

1° *Des os de la face.* — Pris dans leur ensemble, ils représentent une sorte de cube osseux fort irrégulier, appendu à la partie antérieure de la base du crâne, évidé et creusé de cavités multiples. De ces cavités, les unes sont destinées à loger des organes plus ou moins importants, les autres à laisser circuler l'air atmosphérique ou à permettre le passage des substances destinées à l'alimentation, mais toutes concourent à ce but évident d'alléger le poids de la masse osseuse, tout en lui conservant une grande solidité.

Ces os sont nombreux, leurs articulations multipliées sont l'objet d'une minutieuse description dans les livres d'anatomie descriptive ; mais le chirurgien, négligeant tous ces détails, doit n'envisager la face 'que comme réellement formée de deux os, l'un représentant la *mâchoire supérieure* et l'autre la *mâchoire inférieure*.

C'est qu'en effet les maxillaires supérieurs, unis entre eux sur la ligne médiane, sont si intimement liés aux autres petits os qui viennent se grouper autour deux pour compléter les cavités et anfractuosités faciales, qu'ils ne forment en fin de cause qu'un tout solidement articulé avec la base du crâne. Aussi lorsque le chirurgien veut pratiquer l'amputation d'un de ces os, ne peut-il l'emporter qu'en enlevant avec lui plusieurs autres portions osseuses.

J'examinerai successivement la *mâchoire supérieure* et la *mâchoire inférieure*.

A. *De la mâchoire supérieure.* — Sous cette dénomination, je comprends tous les os qui constituent cette portion du squelette facial fixé au crâne d'une manière immobile.

Les os qui composent la mâchoire supérieure sont solidement articulés entre eux sur la ligne médiane palatine par une suture antéro-postérieure ; ils sont soutenus en dehors par l'arcade qui résulte de la réunion de l'apophyse zygomatique du temporal avec l'os carré et le maxillaire supérieur. Toute pression latérale a donc pour résultat de resserrer leur union, ainsi que je l'ai précédemment exposé (1).

La mâchoire supérieure prend sur la base du crâne six points d'appui solides par l'intermédiaire de six piliers osseux qui sont : 1° les deux apophyses montantes des maxillaires qui s'articulent avec l'extrémité inférieure du frontal, et qu'on peut désigner sous le nom de *piliers internes;* 2° les deux apophyses orbitaires de l'os malaire qui s'unissent aux apophyses de même nom du frontal, et forment les deux *piliers externes;* 3° enfin, les deux tubérosités molaires des maxillaires, soudées aux apophyses ptérygoïdes, et qui constituent les deux *piliers postérieurs.* Quant aux points intermédiaires aux piliers, quoique moins solidement soutenus, ils ne sont cependant point dépourvus d'appui. Ainsi que l'avait démontré Bordeu, dans l'écartement que présentent inférieurement les deux piliers internes, existe une voûte renversée, convexe en bas, représentée par l'ouverture nasale, et bien évidemment destinée à soutenir les chocs qui portent sur les dents incisives ; entre les piliers

(1) Voyez page 268 et suivantes, *Mécanisme de résistance des os du crâne.*

internes et les piliers externes, on reconnaît une disposition semblable représentée par l'arcade orbitaire inférieure.

De là résulte que quel que soit le point de la mâchoire supérieure qui vient à être percuté, il résiste en s'appuyant sur la base du crâne à laquelle il transmet tout le mouvement, mais en le décomposant. Ainsi s'expliquent ces commotions cérébrales et ces fractures du crâne qui succèdent aux coups violents portés sur la face, quelle que soit d'ailleurs leur direction : pour mon compte, j'ai eu deux fois l'occasion de voir des fractures du sphénoïde déterminées par une chute sur l'os de la pommette ; j'ai rendu M. Velpeau témoin d'un de ces faits.

Cette résistance de la mâchoire supérieure est d'ailleurs indispensable à l'acte de la mastication, ainsi que l'a fait si judicieusement observer Bordeu ; et lorsque nous voulons broyer un corps dur, casser un noyau, par exemple, nous le mettons instinctivement sous la première dent molaire, parce qu'elle répond au pilier externe le plus solide de tous, et non sous les dernières qui ne portent que sur le plancher du sinus, très-mince chez beaucoup de sujets.

La mâchoire supérieure est formée surtout de tissu compacte, circonstance qui favorise encore la transmission du mouvement aux os du crâne, mais qui donne aussi une plus grande résistance avec des parois relativement minces. On trouve cependant du tissu spongieux à la voûte palatine, aux arcades dentaires, et dans l'épaisseur de l'os malaire ; partout ailleurs c'est une substance vitreuse analogue à celle qu'on rencontre dans les tables externe et interne des os du crâne, et qui, comme elle, se fracture et se fissure avec facilité. En quelques endroits, l'os est réduit à une lamelle si mince, qu'il ploie sous le doigt.

Les os qui composent la mâchoire supérieure concourent à former les cavités nasales, orbitaires, et la fosse zygomato-maxillaire, toutes complétées par les os de la base du crâne.

Mais il est une autre cavité creusée dans l'épaisseur même du maxillaire supérieur, c'est le *sinus maxillaire*, qui mérite d'attirer l'attention à cause des maladies dont il est le siége et des opérations qu'elles nécessitent. Ce sinus représente une sorte de cavité prismatique triangulaire à sommet tronqué dirigé du côté de la voûte palatine et de l'arcade alvéolaire, et dont la base constitue le plancher de l'orbite. De ses trois côtés, l'un, antérieur, aplati, répond à la fosse canine et se trouve recouvert par les parties molles de la région génienne sous-orbitaire ; l'autre, postérieur, représenté par les tubérosités molaires, est arrondi et forme la partie antérieure de la fosse zygomato-maxillaire ; le troisième, interne, répond à la paroi externe des fosses nasales. C'est sur ce dernier que se voit l'orifice qui fait communiquer le sinus avec la cavité des fosses nasales, orifice sur la situation duquel j'ai suffisamment insisté ailleurs (1).

L'épaisseur de ses différentes parois est variable : la plus mince est généralement l'interne ; puis vient la postérieure ; puis celle qui forme la base, et en dernier lieu l'antérieure, qui répond à la fosse canine. Quant à la portion qui répond à la voûte palatine, elle présente, surtout au niveau de l'arcade alvéolaire, une épaisseur considérable. Cependant, après l'avulsion des molaires, on peut remarquer qu'il ne reste généralement plus entre le fond de l'alvéole et la cavité du sinus qu'une simple lamelle qu'on peut perforer avec une grande facilité. Chez quelques personnes les racines de la troisième molaire sont séparées de la cavité du sinus par une cloison si mince, que l'extraction de cette dent l'ouvre à peu près inévitablement, accident peu grave dont j'ai moi-même été atteint et qui n'entraîne, en général, aucune suite fâcheuse.

C'est fondés sur ces données que les chirurgiens ont tour à tour proposé, dans les cas d'accumulation de liquide séreux ou purulent dans cette cavité, de perforer, les uns avec Desault, la paroi antérieure, les autres avec Lemorier, la paroi posté-rieure, tandis que d'autres s'attaquent à la paroi interne, et le plus grand nombre, enfin, à la paroi inférieure, c'est-à-dire au sommet. C'est à ce dernier procédé que je donne la préférence, par la raison que l'ouverture, située dans le lieu le plus déclive, permet l'écoulement facile des liquides et la pratique des injections médi-camenteuses. On commence par enlever une des molaires, et comme toutes répondent au sinus, s'il en est de cariées, ce sont celles-là qu'il faut choisir; si toutes au contraire sont intactes, c'est la deuxième ou la troisième qu'il faut arracher de pré-férence.

Le sinus maxillaire est tapissé par une membrane fine et transparente qui se con-tinue avec celle des fosses nasales; sa structure a été étudiée avec beaucoup de soin par M. Giraldès (1), qui a reconnu qu'elle était composée d'un feuillet périostique, d'une couche celluleuse, et d'une couche plus interne purement muqueuse. Elle est pourvue de glandules tubulées, munies de conduits excréteurs dont l'oblitération peut déterminer la formation de kystes muqueux susceptibles d'acquérir un dévelop-pement considérable, et de donner lieu à tous les phénomènes de la maladie que l'on a désignée jusqu'à ce jour sous le nom d'*hydropisie du sinus maxillaire*. J'adopte volontiers la manière de voir de M. Giraldès, qui n'a d'autre tort, selon moi, que d'être trop exclusive.

La mâchoire supérieure est fréquemment le siége d'affections cancéreuses, qui ont une grande tendance à se propager au sinus maxillaire et exigent l'ablation d'une portion considérable de cette partie de la face. Cette opération, à laquelle on a donné le nom de *désarticulation du maxillaire supérieur*, et qui passait, il y a quelques années, pour une opération d'exécution difficile, peut être regardée aujourd'hui comme facile, grâce aux progrès de l'anatomie chirurgicale qui en a marqué tous les temps avec certitude.

Avant d'entrer dans l'examen des conditions anatomiques qui ont servi à la régu-lariser, je crois important de faire observer que le maxillaire supérieur, qui s'unit sur la ligne médiane avec son congénère, en arrière avec le palatin et l'apophyse ptérygoïde, en haut et en dedans avec le coronal, l'unguis et l'os planum, en dehors enfin avec l'os de la pommette, présente partout des articulations si serrées, que sa *désarticulation*, dans le sens propre qu'on attache à cette expression, est réellement impossible. Or, comme d'une part, on n'enlève presque jamais cet os tout entier, et que, d'autre part, on emporte toujours avec lui une certaine portion de ceux qui l'avoisinent, il est déjà plus exact de qualifier cette opération d'*amputation partielle de la mâchoire supérieure*. Mais comme dans le plus grand nombre des cas cette amputation partielle de la mâchoire a pour but principal de cerner le sinus maxil-laire, et de l'emporter en totalité, elle serait bien mieux désignée encore sous le nom d'*extirpation du sinus maxillaire*.

(1) Giraldès, *Des kystes muqueux du sinus maxillaire* (*Mémoires de la Société de chirurgie*, t. III, p. 479, avec planches).

Il n'entre point dans mon plan de faire de la médecine opératoire, je me bornerai donc à indiquer strictement les points du squelette sur lesquels doivent porter les instruments après la division des parties molles.

Dans le premier temps, on a pour but de séparer sur la ligne médiane les deux côtés de la mâchoire supérieure, ce qui se fait facilement à l'aide d'une scie à chaîne introduite par les fosses nasales, et que l'on fait ressortir par la cavité buccale.

Le deuxième temps consiste à isoler le sinus par sa partie supérieure et interne ; pour cela, on coupe d'abord l'apophyse montante à sa partie moyenne avec des cisailles étroites, et l'on sépare ensuite de la même manière, d'avant en arrière, l'os unguis et l'os planum, de manière à atteindre la partie la plus reculée de la fente sphéno-maxillaire. Il est le plus souvent inutile et il serait d'ailleurs très-difficile de désarticuler l'apophyse montante à son union avec le frontal, c'est donc une portion du maxillaire supérieur qu'on laisse en place.

Dans le troisième temps, on plonge dans la partie antérieure de la fente sphéno-maxillaire une aiguille courbe, entraînant une scie à chaîne, qu'on fait ressortir par la fosse zygomatique, au-dessous de l'os carré ; on détache ainsi une portion notable de cet os, en même temps que le maxillaire.

Le quatrième temps est destiné à achever la séparation de la masse osseuse, qui ne tient plus au reste du squelette que par l'union de l'apophyse molaire à la face antérieure de l'apophyse ptérygoïde ; pour cela il suffit d'abaisser un peu le maxillaire supérieur devenu flexible, et de glisser le long de sa paroi orbitaire une cisaille fine et courbe, bien coupante, qui permet de diviser d'un seul coup, et le nerf sous-orbitaire dans le point où il s'engage dans le canal de ce nom, et les connexions osseuses des apophyses molaires et ptérygoïdes.

Plusieurs artères sont intéressées dans le cours de cette opération, mais elles sont petites et de peu d'importance ; les plus volumineuses sont divisées dans le dernier temps seulement, ce sont les branches sous-orbitaire, ptérygo-palatine et palatine supérieure, terminaisons de la maxillaire interne.

B. *De la mâchoire inférieure.* — Le maxillaire inférieur, qui à lui seul la constitue, est la seule portion mobile du squelette facial ; on lui décrit un corps et des branches. Primitivement formé de deux parties latérales qui se réunissent sur la ligne médiane pour former la symphyse mentonnière, il présente en ce point une telle épaisseur, que Boyer y croyait les fractures impossibles, opinion renversée par les observations dues à Callisen, à P. H. Bérard, à M. J. Cloquet et à quelques autres auteurs (1).

Le corps du maxillaire inférieur est parabolique, et représente une courbe plus petite que celle du maxillaire supérieur, dans laquelle elle se trouve inscrite. C'est dans cette parabole que se placent la langue et une bonne portion des parties molles de la région sus hyoïdienne : en sorte que quand elle se trouve accidentellement rétrécie, comme après l'amputation de la partie moyenne de la mâchoire, la langue, refoulée en arrière, peut fermer l'orifice du larynx, et déterminer l'asphyxie (2).

Les branches de la mâchoire inférieure sont surmontées de deux éminences : l'une, postérieure, dite condylienne, destinée à s'articuler avec la cavité glénoïde du temporal ; l'autre, antérieure, appelée apophyse coronoïde, qui donne attache au

(1) Malgaigne, *Traité des fractures*, art. *Fractures du maxillaire inférieur.*
(2) Voyez pages 410 à 415, *Région bucco-pharyngienne.*

muscle temporal et s'enfonce profondément sous l'apophyse zygomatique. Dans la désarticulation de la mâchoire inférieure, on éprouve quelques difficultés à la contourner avec les ciseaux ou le bistouri.

Les variations de forme du maxillaire, selon les âges, appartiennent à l'étude du développement de la face, et il en sera question plus tard ; je veux cependant faire remarquer que sa hauteur diffère beaucoup suivant les sujets, ainsi que son épaisseur, ce qui doit influer sur l'action des causes fracturantes. Il est formé en grande partie de tissu compacte, ce qui rend sa section très-difficile ; il présente deux tables épaisses, une externe et l'autre interne, entre lesquelles on rencontre, principalement dans le voisinage du bord alvéolaire, des aréoles de tissu spongieux, qui, dans certaines maladies, peuvent acquérir un développement énorme et paraissent devenir le siége de cette affection, encore fort mal connue dans sa nature intime, et que l'on a désignée sous le nom de *kystes celluleux du maxillaire inférieur*. Cette disposition lamellaire permet, dans les maladies qui n'affectent que sa partie superficielle, de ménager sa table interne.

Il est parcouru, dans une grande partie de sa longueur, par un conduit qui renferme le nerf et l'artère dentaires inférieurs : c'est le *canal dentaire*, sur lequel j'ai suffisamment insisté ailleurs (1).

Son bord inférieur sous-cutané se détache de la région sous-hyoïdienne, et forme sous la peau un relief sensible et facile à explorer ; il en est de même de sa face externe et de son bord alvéolaire, disposition qui a donné aux chirurgiens l'idée d'appareils plus ou moins ingénieux, pour maintenir les fractures auxquelles il est assez fréquemment exposé.

Quant à sa face interne, quoique en partie cachée par les insertions musculaires, il est possible de la parcourir à l'aide du doigt porté dans la bouche. C'est même par ce moyen qu'on peut procéder avec le plus d'avantage à la réduction des fragments déplacés du côté de cette cavité, dans les solutions de continuité qui atteignent les branches et plus particulièrement le col du condyle.

Le maxillaire inférieur offre au niveau de son bord alvéolaire une particularité qui doit attirer l'attention, et dont on n'a pas assez fait ressortir les conséquences pratiques.

Le périoste qui le tapisse se comporte comme sur les autres os, excepté au niveau des alvéoles ; là il se confond avec le tissu des gencives, se réduit à une mince lamelle, et tapisse ces cavités sous le nom de périoste alvéolo-dentaire, contractant alors avec le tissu osseux des adhérences telles, qu'il est difficile de comprendre qu'une solution de continuité puisse intéresser toute la hauteur de l'os sans déchirer également le tissu gingival et le périoste alvéolo-dentaire. C'est en effet ce que l'on observe dans l'immense majorité des cas ; or il en résulte que toutes ces fractures, si simples qu'on les suppose eu égard à la direction, au nombre et au déplacement des fragments, présentent cependant cette complication importante, que leur foyer communique avec l'air atmosphérique et qu'elles ne peuvent plus dès lors être regardées comme constituant des lésions sous-cutanées. Aussi n'est-il point rare de les voir s'accompagner de suppuration, et au lieu de se consolider, se terminer par fausse articulation, circonstance qu'on pourrait, il est vrai, attribuer à l'extrême mobilité de la mâchoire. Il faut bien admettre, en effet, que cette dernière cause exerce une certaine

(1) Voyez page 395.

influence, puisque les fractures, très-rares il est vrai, du bord alvéolaire supérieur, exposées aux mêmes influences, se consolident régulièrement. Néanmoins, il est difficile de se défendre de l'idée que l'introduction de l'air entre les fragments ne soit pas la cause première de ces suppurations et non-consolidations, dont j'ai eu pour mon compte l'occasion d'observer plusieurs cas, quand on réfléchit que ces accidents surviennent dans les fractures qui présentent les dispositions précédemment indiquées, c'est-à-dire celles du corps de la mâchoire, et qu'on ne les observe pas dans celles qui siégent sur les branches, bien que dans ces dernières, la mobilité joue certainement un rôle non moins actif que dans les fractures du corps.

Le périoste alvéolo-dentaire et gingival s'enflamme rapidement dans les diverses stomatites; il se décolle alors, et laisse à nu les arcades alvéolaires, qui se nécrosent dans une étendue quelquefois considérable, ainsi qu'on l'observe dans les salivations mercurielles ou dans les inflammations dues à l'influence des vapeurs phosphorées. Il est remarquable que dans tous ces cas, le maxillaire inférieur soit presque toujours le plus profondément atteint, sans doute à cause du contact continuel de la salive altérée.

C. *Des dents.* — On distingue aux dents la *racine*, le *collet* et la *couronne*. Elles sont au nombre de vingt seulement chez l'enfant, et de trente-deux chez l'adulte. Mais chez ce dernier, elles se trouvent souvent réduites de deux, et même de quatre, par suite de l'apparition tardive des dents de sagesse, et quelquefois même de leur complet avortement.

Les dents sont simplement reçues dans les alvéoles par leurs racines, et c'est le périoste alvéolo-dentaire d'une part, et le tissu gingival de l'autre, qui les y fixent solidement. Cette proposition est démontrée par la vacillation de ces ostéides sur une mâchoire qui a macéré quelque temps, et l'ébranlement qui succède au déchaussement des gencives et à l'inflammation du périoste alvéolo-dentaire.

Chaque mâchoire présente quatre incisives, deux canines et dix molaires, dont quatre petites et six grosses. Les incisives et les canines n'ont jamais qu'une racine; les petites molaires, les supérieures surtout, en présentent quelquefois deux, ou portent presque toujours une rainure qui simule et rappelle cette division; quant aux grosses molaires, elles en offrent tantôt deux, tantôt trois, rarement quatre. Ces racines sont généralement divergentes, quelquefois réunies en cône, disposition qu'on observe souvent aux dents dites *de sagesse;* lorsqu'elles sont recourbées à leur extrémité, elles sont dites *barrées*, circonstance qui rend leur avulsion plus difficile, impossible même sans fracture.

Les racines des dents supérieures sont généralement plus longues et plus fortes que celles des inférieures, celles des canines s'enfoncent plus profondément que toutes les autres. Parmi les molaires, c'est la première supérieure qui présente les plus grosses et les plus solides, disposition qu'elle doit au rôle qu'elle est appelée à jouer dans la mastication. Elle répond en effet directement au pilier externe de la face, et lorsque nous voulons broyer un corps très-dur, instinctivement c'est sous elle que nous cherchons à le placer, quoiqu'elle soit moins bien disposée, par rapport à la puissance du levier, que les molaires postérieures, qui répondent au sinus maxillaire, mais qui portent pour ainsi dire à faux.

La direction des dents de la mâchoire supérieure est uniforme, elles sont toutes inclinées en dehors et en bas. A la mâchoire inférieure, il n'en est pas de même : les incisives, les canines et les petites molaires sont dirigées verticalement, mais les six grosses molaires sont inclinées en dedans. En conséquence, toutes les dents de la mâchoire supérieure et toutes les incisives, canines et petites molaires de la mâchoire inférieure, doivent être, lorsqu'on se sert de la clef de Garengeot, luxées en dehors, le panneton de l'instrument étant placé dans ce sens ; mais si pour les grosses molaires inférieures il est encore possible de les renverser en dehors, il est bien plus facile de les luxer en dedans, d'autant mieux que pour la dernière, la présence de l'apophyse coronoïde rend très-difficile l'application de la clef en dehors. Il est d'ailleurs très-rare, quelle que soit l'habileté de l'opérateur, d'éviter dans ce cas la fracture d'une petite portion du bord alvéolaire : je dirai plus, c'est souvent impossible, à cause de la divergence des racines.

Il n'est point rare d'observer des déviations dans la direction des dents, et cela en raison du peu de développement qu'offrent quelquefois les arcades dentaires, dont l'étendue n'est pas suffisante pour que toutes puissent s'y placer à l'aise. Il faut dans ce cas enlever celles qui sont le plus déviées, de manière à faire place aux autres ; c'est d'ailleurs une chose remarquable que la rapidité avec laquelle l'alvéole se resserre. Dans le cas, au contraire, où la déviation tient simplement à une mauvaise direction et non au défaut d'espace, il suffit, pour opérer le redressement, d'une pression lente mais continue, telle que celle que l'on obtient à l'aide d'un simple fil ; tous les jours on a l'occasion de voir combien ces moyens, si simples en apparence, sont cependant efficaces.

La structure des dents ne doit point m'occuper ; je rappellerai qu'elles sont essentiellement constituées par une substance blanche à laquelle on a donné le nom d'*ivoire*, et qu'on doit regarder comme un os, creusé au centre d'une cavité dans laquelle se trouve renfermé le bulbe dentaire, véritable canal médullaire analogue à celui des os longs. L'os dentaire, à l'extérieur, est recouvert dans la portion qui représente la couronne par l'émail, et dans celle qui représente la racine par le périoste alvéolo-dentaire, véritable périoste externe. Ainsi pourvues d'un périoste externe et d'un canal central, dans lequel pénètre un riche réseau vasculaire et nerveux, les dents doivent être regardées comme de véritables os, susceptibles de se consolider lorsqu'elles ont été fracturées. M. Delestre, chirurgien-dentiste de l'hôpital des Enfants, m'a fait voir dans sa collection plusieurs exemples non douteux de cals dentaires.

C'est par l'intermédiaire du périoste alvéolo-dentaire que s'entretient surtout cette vitalité, l'appareil vasculo-nerveux qu'elles recèlent dans leur cavité étant destiné surtout à leur accroissement et à leur sensibilité tactile, très-développée, ainsi qu'on sait. Comme preuve de cette puissance de nutrition dévolue au périoste dentaire, je citerai ces exemples de dents saines arrachées par erreur, replacées immédiatement dans l'alvéole, et qui n'en ont pas moins continué à vivre, malgré la destruction avérée du bulbe dentaire. Ne voit-on pas d'ailleurs, tous les jours, des dents dont on a détruit le bulbe par la cautérisation avec un stylet rougi, et qui sont devenues insensibles, continuer à vivre dans l'alvéole sans exciter autour d'elles la moindre suppuration, la plus petite tentative d'élimination, ce que ne manqueraient pas de faire des corps étrangers, auxquels on a voulu alors les assimiler ? On ne saurait trop s'élever contre l'idée d'envisager les dents comme des produits de sécrétion analogues aux ongles et aux cheveux, idée qui, dans ma conviction, a singulièrement contribué à retarder les progrès de la pathologie dentaire.

Les nerfs des dents pénètrent dans la cavité centrale de l'os dentaire par le petit pertuis qu'on remarque au sommet de chaque racine; ils émanent de la cinquième paire, dont on connaît les propriétés sensitives, ce qui explique ces douleurs atroces et générales qui parcourent toutes les ramifications du trifacial à la suite des caries dentaires. Aussi est-il très-fréquent d'observer des maladies de la totalité de cette paire nerveuse résultant d'odontalgies répétées; et maintes fois il m'est arrivé de faire cesser définitivement des névralgies oculaires ou faciales, continues ou périodiques, par l'avulsion d'une ou de plusieurs dents depuis longtemps cariées, alors même que ces dents n'avaient, au dire des malades, occasionné aucunes souffrances appréciables depuis un temps déjà fort long. J'ai souvent entendu M. le professeur Velpeau insister sur ce point de clinique, et regretter qu'un travail spécial n'ait pas été entrepris sur ce sujet, bien digne d'attirer toutes les méditations du chirurgien.

L'évolution des dents est, pour le médecin, un des points les plus intéressants de eur histoire, à cause de la gravité des accidents auxquels elle expose les enfants ; elle se divise en deux périodes, la *dentition temporaire* et la *dentition permanente*.

Dentition temporaire. — L'ordre dans lequel apparaissent les dents de la première dentition est assez constant et a été indiqué avec beaucoup de soin par MM. Trousseau et Hervieux (1). Dans la grande majorité des cas les premières qui apparaissent sont les incisives moyennes inférieures, puis les incisives moyennes supérieures ; viennent ensuite les incisives latérales supérieures et les latérales inférieures, puis les canines, et en dernier lieu les petites molaires supérieures et inférieures et les secondes molaires. M. Trousseau diffère cependant de M. Hervieux, en ce qu'il fait naître les canines après les petites molaires.

Ces deux auteurs sont moins bien d'accord sur l'époque à laquelle elles apparaissent. M Hervieux pense qu'en général, les enfants (57 sur 63) ne sont guère pourvus de leurs incisives moyennes inférieures que vers le onzième mois, tandis que M. Trousseau affirme, sans donner de chiffre, que c'est vers le treizième mois que sortent les premières incisives. J'ai, pour mon compte, très-souvent observé des enfants dont les premières incisives avaient paru bien avant cette époque; aussi je me range bien plus volontiers à l'opinion de M. Oudet, qui admet que, règle générale, elles apparaissent du septième au huitième mois. Tout le monde sait, d'ailleurs, qu'il est des enfants qui viennent au monde avec des incisives : Louis XIV et Mirabeau étaient dans ce cas.

Quelque temps après seulement, se montrent les incisives supérieures et les incisives latérales, qui apparaissent du dixième au quinzième mois. M. Hervieux les ajourne à deux ans, ce qui me paraît exagéré.

L'éruption des canines se fait du vingtième au vingt-quatrième mois; celle des premières molaires est en général un peu plus tardive, et n'aurait lieu, suivant M. Hervieux, qu'entre le vingtième et le vingt-sixième mois.

Les secondes molaires n'apparaissent, en général, qu'après le vingt-quatrième mois, et souvent à la fin de la troisième année seulement.

Dentition permanente. — Elle comprend deux phénomènes : l'éruption des grosses molaires et celle des dents de remplacement. La première dent permanente qui se développe, est la première grosse molaire dite *dent de sept ans*, à cause de l'époque à laquelle elle apparaît. J'ai dit déjà que de toutes c'était la plus solidement implantée.

(1) *Sur quelques circonstances relatives aux phases de l'évolution dentaire,* par le docteur E. Hervieux (*Union médicale,* 1853, p. 405 et 414).

celle dont les racines étaient les plus longues. Puis viennent les incisives moyennes inférieures de remplacement, qui se montrent de 6 à 8 ans; les moyennes supérieures, de 7 à 9; les incisives latérales, de 7 à 10; les premières petites molaires, de 8 à 11; les canines, à peu près à la même époque; la deuxième petite molaire, de 12 à 14; la deuxième grosse molaire, de 13 à 15; et enfin les dents de sagesse, beaucoup plus tard et à des époques indéterminées, entre 20 et 35 ans.

Ce remplacement s'effectue insensiblement et par la pression de la dent permanente contre les racines de la dent temporaire, qui se trouve ainsi usée et atrophiée.

Enfin, chez le vieillard, la chute des dents s'effectue par un mécanisme tout différent : l'alvéole se resserre; la dent, comprimée, en est expulsée insensiblement et le bulbe s'atrophie. En un mot, on voit ces ostéides *s'allonger*, ainsi qu'on le dit vulgairement, puis s'ébranler, et tomber sans présenter la moindre altération dans leur structure, sans déterminer la plus petite douleur.

D. *Articulation temporo-maxillaire.* — Cette articulation résulte de l'union des condyles du maxillaire inférieur avec la cavité glénoïde du temporal.

Les condyles se présentent sous l'apparence d'éminences allongées transversalement, recourbées en avant, et obliquement dirigées en dedans et en arrière, de telle manière que si l'on supposait prolongées deux lignes les traversant en ce sens, l'entrecroisement aurait lieu au devant du trou occipital. Ces condyles sont recouverts, en avant seulement, d'une lamelle cartilagineuse qui indique nettement, ainsi que l'a fait remarquer Ferrein, que ce n'est point sur le fond de la cavité glénoïde qu'ils sont destinés à jouer, mais bien sur la saillie arrondie de la racine transverse zygomatique. L'éminence condylienne est supportée par un col qu'elle dépasse beaucoup en avant et latéralement.

La cavité glénoïde se présente sous l'apparence d'une fossette allongée transversalement, obliquement dirigée dans le même sens que les condyles et beaucoup plus profonde en dedans qu'en dehors. En avant, on remarque la saillie transverse de l'apophyse zygomatique, lisse, arrondie, recouverte à l'état frais d'une lamelle de tissu fibreux, plutôt encore que fibro-cartilagineux, jouant le rôle de cartilage articulaire, et sur laquelle glisse le condyle temporal dans les mouvements d'abaissement de la mâchoire. A la partie antérieure de cette saillie on peut remarquer un plan incliné en haut et qui conduit au sommet de la fosse zygomatique; ce plan joue un rôle capital, selon moi, dans le mécanisme de la luxation.

En arrière, la cavité glénoïde est limitée par la saillie presque verticale que forme la lame osseuse du conduit auditif externe; elle en est séparée par la scissure dite de Glaser. En dedans on remarque l'épine du sphénoïde; en dehors, sur la racine de l'arcade zygomatique, un petit tubercule auquel s'insère le ligament latéral externe.

Il résulte de cette disposition que la tête du condyle, lorsqu'elle est placée dans la cavité glénoïde, c'est-à-dire alors que la mâchoire inférieure est au repos, ou que la bouche n'est que modérément ouverte, ne peut se luxer, ni en arrière, ni en dedans, à cause de la présence du conduit auditif osseux et de l'épine du sphénoïde, et que la luxation en dehors n'est possible qu'à certaines conditions, puisque le condyle du côté opposé empêche tout déplacement en ce sens de son congénère. L'éminence condylienne ne paraît donc pouvoir, à moins de circonstances exceptionnelles, s'échapper qu'en avant : c'est en effet ce que démontrent l'expérience et l'observation; on ne connaît, jusqu'ici, qu'un seul cas de luxation en dehors et en haut, observé par M. Robert et communiqué à la Société de chirurgie, mais il existait une fr cture du corps de l'os du côté opposé à la luxation.

La forme de la cavité varie avec l'âge : plane chez le fœtus, elle est peu profonde dans l'enfance, et ne se creuse qu'au moment où le conduit auditif et l'arcade zygo- matique acquièrent chez l'adulte tout leur développement. Les mêmes modifications se font remarquer dans les condyles, ou plutôt dans les branches de la mâchoire qui les supportent; en sorte que par suite de la direction de ces dernières, qui, chez le fœtus, font presque suite au corps de l'os, la luxation est rendue à peu près impos- sible. Je partage donc l'opinion de M. Nélaton, qui pense que dans le cas de Tartra, qui aurait, dit-on, observé une luxation chez un enfant de trois mois, il y a eu erreur de diagnostic.

Les moyens d'union sont un ligament latéral externe; une capsule articulaire ren- forcée en avant, en arrière et sur le côté interne par des fibres ligamenteuses, dans lesquelles Ferrein a voulu voir des ligaments isolés, et un ligament interarticulaire.

Le ligament latéral externe, inséré au tubercule zygomatique signalé précédem- ment et au col du condyle, est assez long pour permettre à cette éminence de se porter en arrière, jusque dans le fond de la cavité glénoïde, et en avant jusqu'au- dessous de la racine de l'apophyse zygomatique, sans se rompre. Il est très-fort et très-résistant, et les deux articulations temporo-maxillaires étant solidaires et n'en formant pour ainsi dire qu'une seule, on comprend l'inutilité et par conséquent l'ab- sence presque complète d'autres liens ligamenteux à la partie interne.

La capsule articulaire, renforcée en avant, en arrière et surtout en dedans par des fibres qui s'implantent à l'épine du sphénoïde et au-dessous de l'éminence condy- lienne, est assez résistante, mais assez lâche, ce que nécessitait le mécanisme tout particulier de cette articulation.

Quant au ligament interarticulaire, ou lame fibro-cartilagineuse, elle est elliptique, épaisse sur ses bords, et présente l'apparence des ménisques du genou, sauf qu'elle n'est point perforée à son centre, mais seulement très-amincie. Elle est très-adhé- rente au condyle par les deux extrémités de son grand diamètre, et de plus est fixée à la partie antérieure et postérieure de la capsule; le ptérygoïdien externe y insère quelques-unes de ses fibres. Ces moyens d'union ligamenteux sont d'ailleurs renforcés par des portions fibreuses qui se détachent des aponévroses des muscles environnants.

Outre les liens purement passifs, il faut signaler les moyens d'union actifs, c'est-à- dire les muscles destinés à mouvoir l'articulation. Ces muscles sont : le ptérygoïdien interne et le masséter, qui forment à la branche de la mâchoire une véritable sangle musculaire, et le temporal, tous trois destinés à élever la mâchoire.

Quant aux ptérygoïdiens externes, ils attirent en avant les condyles lorsqu'ils agissent simultanément, et produisent les mouvements de latéralité lorsqu'ils se contractent isolément. Enfin parmi les muscles qui, loin d'assujettir les surfaces articulaires, tendent au contraire à les écarter en abaissant la mâchoire, il faut ranger tous ceux qui s'insèrent au corps de l'os et se portent aux régions sus et sous-hyoïdiennes.

A l'état de repos, lorsque la bouche est fermée et les dents rapprochées, les con- dyles remplissent la cavité glénoïde, et si l'on essaye de faire exécuter à la mâchoire des mouvements de latéralité, le doigt étant placé au devant du tragus, c'est-à-dire précisément à leur niveau, c'est à peine si on les sent pivoter légèrement sur eux-mêmes. Ce mouvement est facilité par la largeur de la fosse glénoïdienne à ses deux extrémités, et, pour l'exécuter, la face postérieure du condyle s'appuie sur la saillie que l'on remarque un peu au devant de la scissure de Glaser. Dès que la mâchoire s'abaisse, on sent les condyles descendre et s'avancer sous la racine transverse de l'apophyse zygomatique, de manière à venir se placer, lors du plus grand degré d'ouverture possible de la bouche, directement au-dessous d'elle; en même temps l'angle de la mâchoire se porte en arrière et se relève. Dès que les muscles élévateurs se contractent et que les mâchoires se rapprochent, le condyle revient par le même chemin reprendre sa place dans la cavité glénoïde.

Tel est le mécanisme physiologique suivant lequel s'abaisse et se relève le maxillaire inférieur. Mais si, par suite d'une contraction convulsive et involontaire des muscles abaisseurs et des ptérygoïdiens externes, ainsi qu'il arrive dans le bâillement et le vomissement, les condyles viennent à être plus abaissés encore et brusquement attirés en avant, si surtout les fibres antérieures de la capsule se rompent, ces éminences arrondies glissent au devant de la racine zygomatique, et la luxation est produite.

Tel est le mécanisme indiqué par Boyer; il rejette complétement l'explication proposée par J. L. Petit et reproduite par Pinel, lesquels pensaient que, par suite de la projection en avant et de l'abaissement du condyle, l'angle maxillaire se relevant et se portant en arrière, il arrivait un moment où les fibres les plus postérieures des masséters et ptérygoïdiens internes, dépassant en arrière l'interligne articulaire, devaient, en se contractant, pousser et fixer le condyle en avant.

Tout en admettant, avec Boyer et tous les auteurs qui l'ont suivi, qu'en effet les fibres du masséter, et surtout du ptérygoïdien, dépassent *rarement*, je n'oserais pas dire jamais, en arrière l'interligne articulaire, qui se trouve transporté dans les mouvements d'abaissement forcé au devant de la racine zygomatique, j'ai été frappé qu'aucun d'eux n'eût fait cette observation, que le condyle, lorsqu'il a dépassé cette saillie de la racine transverse, repose sur un plan lisse et poli, incliné en haut, sur lequel il doit *nécessairement tendre à glisser dans la fosse zygomatique*, pour peu qu'il y soit sollicité par la puissance musculaire. Pour produire ce résultat, peu importe que les fibres des masséters et des ptérygoïdiens internes aient passé en totalité ou en partie en arrière des condyles, par suite de l'élévation de l'angle maxillaire et sa projection en arrière; il suffit qu'ils se contractent pour que les éminences condyliennes, lisses et arrondies, une fois luxées, suivent l'inclinaison du plan qui les conduit dans la fosse zygomatique et s'y enfoncent davantage. Si donc il me semble démontré que la contraction des muscles ptérygoïdiens externes produise, avec le concours des abaisseurs, le premier degré du déplacement, il me paraît non moins incontestable que ce déplacement, une fois produit, puisse être *augmenté et rendu permanent* par celle des masséters et ptérygoïdiens internes.

«En admettant le déplacement tel que le supposent Boyer et les chirurgiens modernes, on ne voit pas, dit M. Nélaton (1), ce qui empêcherait le condyle de rentrer dans la cavité glénoïde du temporal, car la saillie que forme la racine transverse n'est pas très-considérable, et il est facile de comprendre que cette saillie, fût-elle même considérable, ne pourrait mettre obstacle à la réduction. »

Se fondant sur des expériences cadavériques, le savant professeur pense que la

(1) *Éléments de pathologie*, t. II, p. 344.

seule cause qui puisse ainsi maintenir le déplacement est l'arc-boutement du sommet de l'apophyse coronoïde contre l'angle inférieur de l'os malaire, en dehors du tubercule qui résulte de la jonction de cet os avec la tubérosité maxillaire, opinion d'ailleurs qui régnait exclusivement dans la science avant J. L. Petit. Je ne puis adopter cette manière de voir : 1° Parce qu'il me semble impossible que dans la projection en avant et en bas de l'apophyse coronoïde, le muscle temporal qui l'enveloppe de ses insertions puissantes ne soit pas fortement tendu, et que la tension de ces fibres doit s'opposer énergiquement à ce que la saillie osseuse puisse ainsi s'accrocher au rebord malaire. Si, sur des têtes qui ont macéré et sur le cadavre, on obtient cet arc-boutement, c'est que la contraction musculaire est absente. 2° Parce que l'inclinaison du plan osseux préarticulaire et la contraction musculaire expliquent suffisamment l'impossibilité où se trouve le condyle de revenir en arrière, et par conséquent la *permanence du déplacement.*

Le périoste qui entoure le col du maxillaire inférieur est si peu adhérent, qu'il est possible de le décoller circulairement et dans une étendue assez considérable à l'aide d'un instrument mousse, introduit par une incision longitudinale de cette membrane d'un demi-centimètre au plus d'étendue. C'est cette disposition qui m'a donné l'idée de proposer, dès 1850, la section de cette portion de l'os dans les cas d'ankylose de l'articulation temporo-maxillaire, afin d'y établir une fausse articulation, tout en respectant le périoste qui servirait d'abord à nourrir les fragments et plus tard à former les moyens d'union de la pseudarthrose.

Cette opération, dont le manuel opératoire est facile sur le cadavre, peut être exécutée avec une grande rapidité. Pour plus de précision j'ai divisé l'exécution du manuel opératoire en quatre temps.

Premier temps. — Le chirurgien pratiquera, vis-à-vis du col du condyle, à 1 centimètre au-dessous de l'arcade zygomatique, une incision de 4 centimètres de longueur, partant du bord antérieur du conduit auditif. Cette incision transversale permet, d'une part, d'éviter la blessure des artères transverses de la face, et des rameaux du facial qui marchent parallèlement à l'incision, car je ne parle pas du conduit de Sténon, au-dessus duquel on doit toujours se trouver; on a de plus l'avantage de découvrir le col du condyle, selon la direction que doit avoir la section qu'on y pratiquera.

Deuxième temps. — La peau incisée, on traverse l'aponévrose parotidienne; on rencontre une petite partie de la glande de ce nom, qu'on traverse ou qu'on refoule en arrière; on laisse en avant le bord postérieur du masséter, et l'on arrive sur le col, un peu plus profondément situé.

Troisième temps. — On incise le périoste longitudinalement, dans le but de pouvoir décoller ensuite circulairement cette membrane, et de la conserver, pour servir de moyen d'union, de capsule articulaire aux deux bouts de l'os dans la pseudarthrose qu'on se propose d'établir. La disposition anatomique du périoste sur ce point permet l'exécution de cette manœuvre, qui est vraiment très-facile. J'ai tenté sur le col fémoral d'agir de la même manière, et cela ne m'a pas été possible.

L'incision pratiquée au périoste doit avoir une longueur suffisante pour pouvoir introduire jusqu'au-dessous de l'os une sonde cannelée mousse et très-courbe, à l'aide de laquelle on décolle cette membrane en arrière, comme on l'avait fait en avant.

Quatrième temps. — Alors, dans la concavité de cette sonde cannelé, on fait glisser une aiguille courbe et mousse, ou un stylet entraînant une scie à chaîne, à l'aide de laquelle on opère la section de l'os avec la plus grande facilité.

On n'ouvre que peu de vaisseaux ; il faut se rappeler seulement la disposition de la maxillaire interne, située immédiatement en arrière du col, qu'elle contourne, particularité anatomique qui donne encore plus de poids au procédé du décollement du périoste.

Le pansement se fera comme pour une plaie simple des os ; on recommandera au malade d'exécuter des mouvements, afin de prévenir la réunion ; on pourra même mettre un coin de bois entre les dents, comme l'ont fait MM. Toirac et Georges Buch, dans les cas de section de brides rétractées, pour guérir l'ankylose incomplète (1).

2° *Des vaisseaux de la face.* — Les artères de la face peuvent être considérées comme formant deux réseaux, l'un superficiel, destiné presque exclusivement aux téguments, l'autre profond.

Le *réseau superficiel* résulte des anastomoses nombreuses que s'envoient les artères faciale, sous-mentale, transversale de la face, et de quelques ramuscules des frontale et temporale. De plus, il entre en communication fréquente avec des branches du réseau profond dans des points que j'indiquerai ultérieurement.

Sur la ligne médiane, toutes ces artères s'anastomosent par inosculation avec celles du côté opposé, en sorte qu'il s'établit, par l'intermédiaire de ce réseau superficiel, une véritable solidarité entre toutes les portions tégumentaires de la face, et que la circulation capillaire acquiert une activité et une rapidité qu'on ne retrouve au même degré nulle part ailleurs. C'est là sans doute ce qui explique l'instantanéité avec laquelle, sous l'influence de certaines passions, rougit ou pâlit le visage ; et comme cette rapidité dans la coloration de la face annonce toujours une accélération ou un ralentissement des mouvements du cœur, elle devient un symptôme de grande importance dans certains états pathologiques. Les chirurgiens savent, par exemple, que chez les individus qu'on soumet à l'influence des vapeurs de chloroforme, la rapide décoloration de la face est un symptôme des plus alarmants, en ce qu'il annonce l'imminence de la suspension des battements du cœur, de même que la teinte violacée et l'injection du globe oculaire sont un signe certain de la difficulté qu'éprouve le sang à traverser les capillaires du poumon.

Il est impossible de préciser d'une manière générale la direction des artères qui composent le réseau superficiel ; j'ai d'ailleurs insisté sur la manière dont chacune d'elles se comporte, en décrivant les diverses régions de la face. Toutes elles offrent ce caractère d'être flexueuses, de décrire des sinuosités multipliées pour s'accommoder à la mobilité des téguments, et d'être enfin très-superficielles. Elles sont généralement peu volumineuses, et proviennent toutes de la carotide externe, sauf les artères frontales, qui émanent de l'ophthalmique, branche de la carotide interne.

Le *réseau profond*, formé par les branches de la linguale, des pharyngiennes, de la maxillaire interne et de l'ophthalmique, est très-compliqué, en ce sens que les rameaux qui le constituent décrivent souvent de très-longs trajets et traversent de longs canaux osseux, des enfoncements et des cavités, avant d'arriver à leur destination.

_____

(1) *Des opérations applicables aux ankyloses,* 1850. Thèse pour le concours de médecine opératoire, par A. Richet.

Ces différentes artères s'anastomosent fréquemment entre elles, mais de plus elles communiquent, superficiellement avec le réseau des artères tégumentaires, profondément avec le système artériel intracrânien. Les anastomoses avec le réseau superficiel ont lieu en plusieurs points, mais principalement : au trou mentonnier, entre la dentaire inférieure et les sous-mentale et coronaire labiale ; au trou sous-orbitaire, entre l'artère de même nom et les transversale de la face et faciale ; enfin, entre les massétérine et buccale, et les rameaux profonds de la faciale et de la transversale. Les communications avec le système artériel intracrânien s'établissent par l'intermédiaire de la petite méningée, de la méningée moyenne, et surtout de l'artère ophthalmique.

Ce réseau de la maxillaire interne entretient encore des relations avec d'autres branches de la carotide externe, la linguale par exemple et la pharyngienne inférieure, au moyen des artères vidienne et pharyngienne supérieure ou ptérygo-palatine ; enfin, la plupart des branches du côté droit s'anastomosent largement sur la ligne médiane avec celles du côté opposé.

De cet exposé il résulte que les deux réseaux artériels d'un côté de la face communiquent largement entre eux et avec les artères qui proviennent de la carotide interne ; tandis que, d'autre part, les deux réseaux superficiels et profonds droits et gauches s'unissent entre eux par des anastomoses aussi larges que multipliées : le système artériel de la face forme donc, en réalité, un vaste cercle circulatoire, en communication directe avec le système artériel intra-crânien.

De ces considérations anatomiques découlent des résultats pratiques importants. Dans les blessures de la face, qu'elles soient profondes ou superficielles, le sang s'écoule par toute la circonférence de la solution de continuité, et ce que l'on a de mieux à faire, c'est de tenter la ligature des artères ouvertes dans le fond même de la plaie ; car, l'interruption du cours du sang dans les troncs principaux, et même dans l'une des deux carotides primitives, ne suffit point toujours, à cause des anastomoses, à arrêter l'hémorrhagie, ainsi que je l'ai établi pour les plaies de la région parotidienne. Mais aussi cette grande vascularité favorise la cicatrisation des solutions de continuité accidentelles ou faites à dessein ; aussi la face est-elle regardée à juste titre comme la région par excellence pour les opérations autoplastiques.

Les veines de la face, comme les artères, forment deux réseaux qui communiquent largement entre eux et avec ceux du côté opposé. Il en est de même de leurs anastomoses avec le système veineux intra-crânien, et je ne veux que rappeler ici ce que j'ai dit à la région orbitaire, à savoir, que la veine angulaire, origine de la faciale, s'abouche largement avec l'ophthalmique.

Les veines qui accompagnent la maxillaire interne présentent dans la fosse zygomatique une disposition plexiforme très-remarquable ; de plus, accolées à des aponévroses, elles ne sont pas sans analogie avec celles que l'on observe dans la région sous-hyoïdienne, c'est-à-dire qu'elles restent béantes lorsqu'on les incise, leurs parois étant maintenues écartées par une intime adhérence à ces lames fibreuses.

3° *Des nerfs de la face.* — Nulle partie du corps ne reçoit autant de nerfs que la face, nerfs de sensibilité spéciale, nerfs de sensibilité générale et nerfs moteurs.

Les nerfs de sensibilité spéciale sont les nerfs olfactif, optique, acoustique, lingual et glosso-pharyngien. Les trois premiers offrent ce caractère commun d'être insensibles à tout autre excitant qu'à celui qui leur est spécialement dévolu ; aussi leur lésion n'entraîne-t-elle aucune douleur, mais anéantit la fonction à laquelle ils président.

Les nerfs de sensibilité générale sont presque exclusivement fournis par la cinquième paire; je dis presque, car quelques-uns des rameaux du plexus cervical superficiel se distribuent à la peau de la région parotidienne et de l'oreille.

Quant aux nerfs moteurs, outre les nerfs de la troisième, quatrième et sixième paire qui animent les muscles de l'œil, on rencontre pour les autres muscles de la face la petite racine de la cinquième paire et le facial.

J'ai déjà présenté, en parlant des nerfs en général (1), les considérations générales qui se rattachent aux nerfs de sensibilité et de mouvement; en parlant de l'orbite, j'ai suffisamment insisté sur les fonctions des nerfs moteurs de l'œil; il ne me reste donc plus à parler que des deux parties nerveuses qui, par la multiplicité de leurs rameaux et l'importance de leurs attributions, tiennent sous leur dépendance la plupart des phénomènes physiologiques de la face : je veux parler de la cinquième et de la septième paire.

La cinquième paire, aussi nommée *trijumeau* ou *trifacial*, à cause des trois rameaux en lesquels elle se divise dans l'intérieur même du crâne, naît par deux racines : une plus volumineuse, qui peut être suivie jusqu'aux corps restiformes où elle a son origine réelle; une plus petite, qu'on ne peut conduire au delà des fibres de la protubérance dont elle émane. Ces deux cordons réunis, mais non fusionnés, se portent sur le bord supérieur du rocher; là, tandis que la grosse racine s'épanouit au milieu d'une matière grisâtre, pour former le ganglion semi-lunaire ou de Gasser, la petite racine passe au-dessous sans y prendre part, et reste toujours distincte.

Au sortir du ganglion, la grosse racine se divise en trois branches : une supérieure, dite branche ophthalmique de Willis, qui se porte dans l'orbite en longeant la paroi externe du sinus caverneux; une moyenne, qui s'engage par le trou grand rond, à laquelle s'adjoint un autre ganglion, dit de Meckel, et qui se termine par le nerf maxillaire supérieur; une troisième, enfin, qui sort par le trou ovale, sous le nom de maxillaire inférieur, ayant immédiatement après sa sortie du crâne, à son côté interne, le ganglion dit *otique*. C'est à cette dernière que s'unit la petite racine, qui reste encore quelque temps isolée, mais qui finit enfin par mélanger intimement ses fibres avec elle.

Il résulte de cette seule énonciation anatomique, que le nerf de la cinquième paire doit être regardé comme un nerf mixte, destiné à la fois à la sensibilité et à la motilité, puisqu'il tire origine par sa grosse racine des cordons postérieurs ou sensitifs de la moelle, et par sa petite racine, des cordons antérieurs ou moteurs, c'est-à-dire pour parler plus exactement, de leurs prolongements. Un simple coup d'œil jeté sur la distribution ultérieure des trois branches du trifacial va encore confirmer cette manière de voir. En effet l'ophthalmique de Willis s'épuise presque complètement dans les parties non musculaires de l'œil, dans les téguments du front, des paupières, et dans la muqueuse nasale; de même que le maxillaire supérieur se distribue à peu près exclusivement à la muqueuse des fosses nasales, du voile, de la voûte palatine, aux dents supérieures et à la peau de la joue, du nez et de la lèvre supérieure. Quant au maxillaire inférieur, le seul qui offre des fibres mélangées de la petite et de la grosse racine, il envoie des filets en même temps à la muqueuse des

(1) Voyez *Système nerveux*.

joues, aux dents inférieures, à la peau du menton et de la lèvre inférieure, et aux muscles crotaphite, masséter, ptérygoïdien et mylo-hyoïdien, qui ne reçoivent aucun autre nerf.

On peut donc présumer déjà, se fondant uniquement sur les données qui précèdent, que la cinquième paire est un nerf mixte, mais qui ne présente réellement ce caractère que dans sa branche inférieure, les deux supérieures paraissant plus spécialement réservées à la sensibilité.

Toutefois ces éléments seraient, il faut bien l'avouer, insuffisants à établir cette doctrine, car on pourrait objecter avec raison qu'il est des muscles qui reçoivent des rameaux du maxillaire supérieur ou de l'ophthalmique. Il appartient donc à la physiologie de démontrer que ces filets ne sont là que pour donner aux fibres musculaires cette sensibilité dont elles ne sauraient pas plus se passer que les autres organes de l'économie.

Tel est le but des vivisections entreprises par Lund, Eschricht, Magendie, MM. Longet et Cl. Bernard, lesquelles ont prouvé qu'après la section de la cinquième paire dans le crâne, la sensibilité était abolie dans toutes les parties auxquelles elle se distribue, ainsi que la motilité dans les muscles qui reçoivent des filets de la petite racine. De plus, et comme confirmation de ces expériences, M. Longet, galvanisant sur des lapins la grosse racine de la cinquième paire isolée de la petite racine à l'aide d'une lame de verre, n'a jamais obtenu la plus légère trace de contractilité musculaire, tandis que l'excitation isolée de la petite racine déterminait constamment des mouvements très-sensibles dans les muscles élévateurs de la mâchoire inférieure.

Enfin, des faits pathologiques observés sur l'homme, dans lesquels on a vu des lésions profondes de cette paire nerveuse entraîner la perte de la sensibilité dans toute la portion correspondante de la face, et la paralysie des muscles masticateurs, ont complété la démonstration.

Mais il est quelques autres points encore que les vivisections et l'observation clinique ont mis en lumière, et que n'aurait jamais même pu faire soupçonner la contemplation anatomique, à savoir, que la cinquième paire préside aux fonctions de sécrétion et à celles de nutrition de la face, et que ses fibres sont douées d'une très-vive sensibilité.

Les expériences de Magendie, celles plus récentes, plus exactes de MM. Longet et Cl. Bernard ont, en effet, prouvé qu'à la suite de la section de la cinquième paire dans le crâne, il survenait d'abord du trouble dans la cornée, puis le ramollissement et la perforation de cette membrane, et consécutivement la fonte de l'œil; tandis que, d'un autre côté, on observait une diminution sensible de la vision, de l'odorat, de l'audition, et enfin la perte presque complète du sens du goût. En même temps, le côté de la face qui correspondait à la lésion du trijumeau semblait s'atrophier et s'amincir. Il est facile de s'expliquer cet affaiblissement dans les organes de la vue, de l'odorat et de l'ouïe, par les troubles de nutrition et de sécrétion qui mettent les nerfs spéciaux dans des conditions défavorables à l'exercice de leurs fonctions; quant au sens du goût, si la perturbation est plus complète, cela tient à la paralysie du nerf lingual, branche du maxillaire inférieur, lequel partage, ainsi qu'on sait, avec le glosso-pharyngien, la mission de présider à la gustation, sorte de toucher perfectionné.

Quelques physiologistes, et en particulier M. Cl. Bernard, pensent que cette faculté de régir la nutrition et la sécrétion de la face est communiquée à la cinquième paire par les filets du grand sympathique qui s'unissent à elle au niveau des ganglions de Gasser, de Meckel et d'Arnold; c'est là une question qui sera examinée plus loin à propos du facial et du nerf intermédiaire de Wrisberg.

Toutes les branches, tous les rameaux, les plus petits filets qui proviennent de la grosse racine de la cinquième paire, jouissent d'une exquise sensibilité, et longtemps avant que les physiologistes eussent bien précisé ce point important, les chirurgiens savaient combien sont douloureuses les lésions du nerf frontal, sous-orbitaire et mentonnier; d'autre part, personne n'ignorait que les atroces douleurs de la carie dentaire avaient leur siége dans les ramifications du trijumeau. Mais, avant les expériences des physiologistes, beaucoup de praticiens croyaient que les rameaux du facial partageaient avec la cinquième paire ces propriétés sensitives; nous verrons bientôt ce qu'il y a de réel dans cette hypothèse.

Pour résumer toutes ces considérations, je dirai donc : 1° que le trijumeau, par ses branches ophthalmique et maxillaire supérieure, est un nerf exclusivement sensitif, tandis que par le maxillaire inférieur, il est sensitif et moteur; 2° que par ses fibres sensitives ce nerf régit encore la nutrition et la sécrétion de la face, ce qui explique les troubles qui surviennent dans les organes des sens supérieurs après sa lésion; 3° qu'il partage avec le glosso-pharyngien la mission de présider au sens du goût; 4° enfin que toutes ses branches sont douées d'une vive sensibilité, même celles qui, émanant du maxillaire inférieur, se portent aux fibres musculaires, par la raison qu'elles sont mélangées intimement avec des fibres sensitives.

A ce tableau rapide des propriétés de la cinquième paire, si nous opposons celles que possède le facial, nous aurons à signaler un contraste frappant.

Né des faisceaux latéro-antérieurs de la moelle par des racines multiples qu'on peut suivre jusque sur le plancher du quatrième ventricule où elles s'entrecroisent avec celles du côté opposé (1), le nerf facial émerge des centres nerveux dans le fond du sillon qui sépare le bulbe de la protubérance; puis il s'accole au nerf acoustique dont il est séparé par le petit nerf dit intermédiaire de Wrisberg, et s'engage dans le canal inflexe du rocher, où j'ai signalé ses rapports en faisant l'histoire de la caisse du tympan.

Il sort ensuite du crâne par le trou stylo-mastoïdien, traverse la parotide d'arrière en avant de sa partie profonde à sa partie superficielle, et enfin se divise en deux branches principales qui couvrent de leurs ramifications étalées en éventail toutes les parties superficielles de la face.

Avant d'entrer dans le rocher, le facial s'unit d'une manière intime au nerf intermédiaire regardé par Wrisberg comme établissant une anastomose entre lui et l'acoustique, tandis que Gaëdeckens et M. Cusco le considèrent comme lui constituant une racine sensitive; nous verrons bientôt que ce rameau, comme le facial lui-même, n'est autre qu'un nerf moteur que M. Cl. Bernard rattache au système du grand sympathique.

Au fond du conduit auditif interne le facial se sépare de l'acoustique, et au niveau de son deuxième coude il présente une intumescence gangliforme, désignée sous le nom de *ganglion géniculé*. De ce ganglion partent ou à ce ganglion se rendent, suivant la manière dont les auteurs interprètent les faits anatomiques et physiologiques, le grand et le petit nerf pétreux, tous deux mettant en communication le facial avec

(1) Vulpian, Thèse de Paris, 1853. — Liégeois, Thèse de Paris. 1858.

la cinquième paire, le premier se rendant au ganglion sphéno-palatin et de là aux muscles du voile palatin, le deuxième au ganglion otique. Dans l'oreille moyenne il envoie un rameau au muscle de l'étrier, mais surtout reçoit une anastomose importante du pneumogastrique, signalée d'abord par Comparetti; enfin, à une petite distance du trou stylo-mastoïdien, il donne la corde du tympan, qui va bientôt se joindre au nerf lingual.

Au sortir de l'aqueduc, le facial envoie un rameau anastomotique au glosso-pharyngien, puis il fournit des rameaux aux muscles de l'oreille, au digastrique, au stylo-hyoïdien, au stylo-glosse et au glosso-staphylin. Les deux branches en lesquelles il se termine ont de fréquents rapports avec la cinquième paire et le plexus cervical : c'est ainsi que la temporo-faciale ou supérieure reçoit des anastomoses importantes de l'auriculo-temporal derrière le condyle, et du nerf sous-orbitaire au niveau du trou de ce nom, tandis que la cervico-faciale ou inférieure mélange intimement ses fibres avec celles du nerf dentaire et des branches superficielles du plexus cervical. La branche temporo-faciale est destinée aux muscles auriculaires, frontal, sourcilier, orbiculaire des paupières, grand et petit zygomatiques, transverse du nez, élévateur propre, élévateur commun et buccinateur; la cervico-faciale fournit au buccinateur, au carré du menton, au triangulaire, au muscle dit de la houppe, au risorius et au peaucier du cou et de la face.

En suivant avec le scalpel ces divers filets, on peut se convaincre que la plupart se terminent dans les fibres musculaires, mais on constate cependant que quelques-uns d'entre eux, en beaucoup plus petit nombre, il est vrai, accompagnent les artères, et que d'autres se rendent à la peau, circonstance qui pourrait faire supposer que le facial est tout à la fois un nerf de sentiment et de mouvement. Mais il ne faut pas oublier que les anastomoses nombreuses du facial avec d'autres paires nerveuses ont dû modifier sa constitution première, ce que démontreront d'ailleurs nettement les expériences sur les animaux.

En résumé, considéré au point de vue purement anatomique, le facial ne peut être regardé comme un nerf simple que dans son trajet intra-crânien; en effet, à partir du point où il va s'engager dans le conduit auditif interne, il change de nature. Ainsi : 1° il s'accole à un nerf dont l'origine, aux centres nerveux, n'est pas la même que la sienne, le nerf intermédiaire de Wrisberg, qui peut, qui doit même avoir des propriétés différentes; 2° il s'unit dans le canal inflexe à d'autres paires nerveuses auxquelles il donne ou dont il reçoit des filets; 3° enfin, à partir de sa sortie du trou stylo-mastoïdien jusqu'à sa terminaison, il s'anastomose fréquemment avec des rameaux soit de la cinquième paire, soit du plexus cervical. Ce n'est donc point uniquement dans sa constitution anatomique qu'il faut chercher le secret de ses fonctions, quoique cependant elle fasse présumer déjà ses propriétés plus particulièrement motrices, mais bien dans les expériences sur les animaux et dans les faits pathologiques qui ont jeté sur cette question une vive lumière.

Pour présenter avec méthode les faits nombreux qui se rattachent à la physiologie du nerf facial, il faut les grouper sous forme de propositions et faire voir : 1° que le nerf facial est insensible par lui-même et qu'il ne conduit au cerveau aucune impression sensible; 2° qu'il est un nerf moteur; qu'en vertu de ses fonctions motrices il a, sur les organes des sens, et accessoirement sur les sécrétions, la calorification, la circulation et la nutrition de la face, une certaine influence. Ces diverses propositions, quoique généralement, je dirais presque universellement adoptées, ont rencontré tou récemment encore dans M. Malgaigne un persévérant adversaire (1); j'ai pensé dès lors qu'il ne serait pas sans utilité de reprendre quelques-uns des points en litige, d'entrer dans des détails un peu plus circonstanciés que je ne l'avais fait dans ma première édition, sans me croire obligé toutefois d'exposer à ce sujet, d'une manière complète, l'état de la science. Il est effectivement des particularités sur lesquelles on est si unanimement d'accord, qu'il suffira de les énoncer comme des vérités acquises et hors de toute discussion.

1° *Le facial est insensible par lui-même et il ne conduit au cerveau aucune impression sensible.* — Il faut distinguer au facial deux portions, une extra-crânienne et l'autre intra-crânienne; suivant qu'on agit sur l'une ou sur l'autre, les résultats obtenus varient singulièrement. Lorsqu'après avoir coupé sur un chien le nerf facial à sa sortie du trou stylo-mastoïdien, on expérimente sa sensibilité, on constate que les deux bouts périphérique et central sont sensibles, car, chaque fois qu'on les pince, l'animal pousse des cris. La sensibilité dont est animé le bout périphérique lui vient évidemment en retour d'un autre nerf, de la cinquième paire, par exemple, puisque toute continuité directe par le tronc de la septième avec les centres est détruite; c'est là ce que l'on a désigné sous le nom de *sensibilité récurrente.* Quant à la sensibilité du bout central, est-elle adhérente aux fibres mêmes du facial? lui est-elle communiquée par le nerf de Wrisberg? vient-elle enfin de la cinquième paire ou du pneumogastrique? C'est ce qu'il faut actuellement examiner.

Des expériences nombreuses et bien faites pouvaient seules élucider la question. Lund, d'abord, puis M. Longet, soupçonnant que c'était à la cinquième paire que le facial empruntait sa sensibilité, imaginèrent de couper sur des lapins le trijumeau dans le crâne; divisant alors la septième paire, ils trouvèrent les bouts central et périphériques insensibles; d'où ils conclurent logiquement que si l'animal accuse de la douleur lorsqu'on irrite les rameaux du facial avant d'avoir anéanti l'action de la cinquième paire, c'est que l'on agit sur les filets fournis par ce dernier nerf, puisque après la section ils offrent une insensibilité absolue. Toutefois M. Jobert, qui, dès avant 1838, avait fait la même expérience, était arrivé à des résultats opposés, et avait vu qu'après la section de la cinquième paire dans le crâne sur des chiens, si l'on irritait le tronc du facial, on le trouvait encore sensible (2). De nouvelles observations devenaient donc nécessaires, et c'est alors que M. Cl. Bernard, confirmant une opinion émise d'abord par Müller et achevant la démonstration de Lund et de M. Longet, prouva que cette sensibilité du bout central, qu'il avait constatée sur les chiens comme M. Jobert, tenait à la présence des filets sensitifs envoyés au facial par le pneumogastrique. Voici, en quelques mots, comment le professeur du collége de France a procédé à cette démonstration : Sur un gros chien préalablement anesthésié, il découvrit le nerf facial à sa sortie du trou stylo-mastoïdien, puis le suivit en s'aidant de la gouge et du maillet, jusqu'au point où il reçoit son anastomose du ganglion jugulaire du pneumogastrique; ayant laissé reposer l'animal, il pinça le nerf au-dessous de l'anastomose et le trouva évidemment sensible. Alors, l'ayant coupé à ce niveau, il constata de nouveau que les deux bouts étaient encore sensibles, comme cela a lieu pour les nerfs mixtes. Aussitôt après il coupa la branche anastomotique du nerf vague, et cette section causa une vive douleur. *Pinçant alors de nouveau le nerf facial, il reconnut que la sensibilité du bout central avait disparu,* tandis que celle du

(1) *Anatomie chirurgicale,* 1858, t. I, p. 765, 2ᵉ édition.
(2) Jobert, *Études sur le système nerveux,* t. I, p. 227.

bout périphérique persistait tout entière. La sensibilité du bout central provenait donc directement du pneumogastrique, de même que le bout périphérique recevait de la cinquième paire sa sensibilité récurrente (1).

Cette expérience, qui prouve nettement que le facial n'a en propre aucune sensibilité, et que celle qu'il paraît avoir est due à l'adjonction de fibres sensitives provenant soit du pneumogastrique, soit de la cinquième paire, est importante encore en ce qu'elle démontre que les nerfs pétreux ne communiquent aucune propriété sensitive à la septième paire, et par conséquent, ne sauraient être regardés comme des filets venant de la cinquième paire et se rendant à ce nerf. Elle prouve de plus que ces deux filets, grand et petit pétreux, se portent au contraire du facial à la cinquième paire. et enfin que le nerf intermédiaire de Wrisberg ne joue en aucune façon, par rapport à la septième, le rôle de racine sensitive.

Mais, pour arriver à une démonstration satisfaisante de ce dernier point, il faut agir directement sur la portion intra-crânienne du facial, et cela constitue, il faut bien le dire, une énorme difficulté. Là, effectivement, la septième paire est si profondément située, qu'on n'y arrive qu'après avoir effectué de grands désordres; et, d'autre part, si l'on veut se borner à en opérer la section en faisant pénétrer l'instrument par un étroit passage, on s'expose à le manquer ou à toucher d'autres filets nerveux. Néanmoins, en variant les procédés opératoires, M. Cl. Bernard est arrivé à des résultats dont les uns sont tout à fait concluants, et dont les autres, quoique moins précis, permettent cependant, ainsi que nous allons le voir, de formuler quelques déductions pleines d'intérêt.

Lorsque sur un animal dont le crâne a été ouvert, on pince la masse des nerfs qui forment la septième paire, c'est-à-dire l'acoustique, le facial et le nerf intermédiaire, on n'y trouve pas de sensibilité évidente (2). Ce défaut de sensibilité serait-il la conséquence du délabrement? Mais la cinquième paire expérimentée au même moment donne tous les signes d'une vive sensibilité; d'ailleurs, la section de cette même septième paire pratiquée également dans le crâne, mais avec un instrument introduit par le trou de la veine mastoïdienne, n'a pas donné lieu non plus à de la douleur. Concluons donc avec M. Bernard, que le nerf de Wrisberg n'est point, comme l'ont prétendu Gaëdeckens et M. Cusco, un nerf de sentiment, jouant par rapport au nerf facial le rôle d'une racine postérieure et faisant de lui un nerf mixte. Rien, d'ailleurs, même dans la constitution anatomique de ce filet nerveux, n'autorise une pareille conclusion. En effet, le ganglion géniculé, qu'on a voulu comparer aux ganglions intervertébraux, donne naissance à des filets nerveux, ce qui n'a jamais lieu pour les ganglions des nerfs rachidiens.

Soit donc qu'on interroge la sensibilité du nerf facial dans le crâne avant ses anastomoses avec des nerfs sensitifs, soit qu'on expérimente sur sa portion extra-crânienne, après avoir détruit ces anastomoses, on trouve ses fibres insensibles; d'où l'on doit conclure qu'il est incapable de transmettre aux centres nerveux une impression sensible. Ainsi se trouve démontrée cette première proposition, à savoir, que les fibres du facial ne jouissent en propre d'aucune sensibilité et qu'elles ne conduisent au cerveau aucune impression sensible.

2° *Le nerf facial est un nerf moteur.* — Ici les faits abondent, et l'on n'a que

(1) Cl. Bernard, *Leçons sur la physiologie et la pathologie du système nerveux,* 1858, t. II, p. 29.
(2) Cl. Bernard, *ouvr. cité,* p. 111.

l'embarras du choix. Tous les expérimentateurs sont d'accord sur ce point, à savoir, que quel que soit le lieu où l'on opère, constamment la section du facial paralyse les muscles qui reçoivent leurs nerfs de la portion située au-dessous de la section. Seulement, ici encore, ainsi que l'a fait observer avec beaucoup de raison M. Cl. Bernard, il faut distinguer entre la section faite hors du crâne et à l'intérieur du crâne ; en d'autres termes, il faut étudier la paralysie superficielle et la paralysie profonde de ce nerf.

Si le facial est coupé un peu après sa sortie du trou stylo-mastoïdien, tous les muscles peauciers de la face sont et demeurent paralysés : ainsi l'animal ne peut plus froncer ni élever le sourcil ; le muscle orbiculaire palpébral ne se contractant plus volontairement, les paupières restent entr'ouvertes ; la narine ne peut plus se soulever, les lèvres restent immobiles dans une de leur moitié, et l'expression faciale est abolie du côté correspondant au facial divisé. Chez l'homme les mêmes phénomènes s'observent, et dans les cas très-nombreux aujourd'hui où à la suite d'opérations chirurgicales ou d'accidents, le tronc du nerf a été coupé avant sa division en deux branches terminales, on constate exactement les mêmes phénomènes. Seulement, à l'inverse de ce que l'on observe chez les animaux, les traits sont emportés par les muscles non paralysés vers le côté sain, chose jusqu'ici complétement inexpliquée (1). Enfin, lorsque la section a porté sur le tronc du nerf, immédiatement à sa sortie du canal inflexe, on observe de plus la paralysie des muscles stylo-glosse, digastrique, stylo-hyoïdien et glosso-staphylin, qui se manifeste par un embarras dans les mouvements de déglutition. Voilà pour la paralysie superficielle.

Quant à la paralysie profonde du facial, celle qui porte sur la portion intra-crânienne, elle est moins bien connue ; cependant on sait qu'elle donne lieu à des phénomènes du côté des organes des sens et qu'elle influe sur les sécrétions salivaires et la calorification, ce qui fera le sujet de la troisième proposition qu'il me reste à démontrer.

3° *En vertu des propriétés motrices dont il est doué, le facial exerce une action sur les organes des sens, sur les sécrétions, la calorification, la circulation, et enfin la nutrition de la face.* — La section du facial déterminant l'abolition de mouvements volontaires dans les muscles qui se distribuent à ce que Haller nommait les *tutamina oculi*, c'est-à-dire entraînant la paralysie du muscle sourcilier, de l'occipito-frontal, de l'orbiculaire palpébral et des muscles dits de Horner, dont les fonctions consistent à abriter l'œil contre une lumière trop vive, à étaler les larmes et les mucosités à la surface de la conjonctive et de la cornée, à les diriger vers le sac lacrymal et à les y faire pénétrer par le jeu d'aspiration qui a été précédemment indiqué (voy. p. 367), il en résulte que la vue est toujours plus ou moins troublée du côté malade. Lorsqu'on a examiné avec attention un individu atteint d'une paralysie faciale, on comprend à merveille que la surface cornéo-conjonctivale étant recouverte de mucosités dont elle ne peut se débarrasser, la vue ne soit pas aussi nette qu'à l'état normal. Aussi arguer de ce trouble de la vision pour prétendre, comme M. Malgaigne, que le facial a d'autres fonctions encore que celle d'animer les muscles, qu'il exerce, par exemple, une action inconnue et mystérieuse sur les fonctions visuelles, me semble une manière de raisonner en opposition formelle avec les expériences sur les animaux et l'observation clinique.

(1) Cl. Bernard, *ouvr. cité*, p. 41. — Liégeois, Thèse de Paris, p. 52.

Les mêmes réflexions se représentent à l'occasion de l'action du facial sur l'olfaction, l'ouïe et le goût. Relativement à l'olfaction, les muscles qui entourent la narine ne se dilatant plus, par conséquent le courant d'air qui transporte les molécules odorantes à la muqueuse nasale se trouvant notablement réduit et n'étant plus dirigé avec la même précision, on a quelquefois observé une diminution sensible de l'impression olfactive. Mais c'est là un fait qui n'est pas constant; malheureusement les expériences sur les animaux ne peuvent jeter que très-peu de lumière sur cette question.

Il en est de même de la diminution de l'ouïe et de son exaltation dans d'autres cas, phénomènes observés assez fréquemment et qui trouvent leur explication dans la paralysie des muscles de l'oreille moyenne, et peut-être aussi des salpingo-staphylins chargés de dilater l'orifice de la trompe d'Eustachi.

Quant à l'embarras tout particulier dans le sens du goût, noté chez quelques individus, il reconnaîtrait pour cause, suivant M. Cl. Bernard, la paralysie de la corde du tympan. On sait que ce nerf s'accole au lingual, et qu'après avoir envoyé un filet au ganglion sous-maxillaire, il en fournit un autre qui se jette dans la langue; or, comme il a une influence motrice, on peut supposer qu'il agit de deux manières : soit en déterminant dans les vaisseaux de la langue une perversion de la circulation qui troublerait la gustation, soit en exerçant sur l'élément contractile des papilles linguales une modification qui ralentirait l'absorption des substances sapides (1). Mais ce sont là des hypothèses, voyons les faits. Après la section de la corde du tympan dans l'oreille sur les chiens, la sensibilité gustative de la portion de la langue à laquelle se rend ce filet nerveux est toujours notablement amoindrie; d'où nous tirerons cette conclusion, sans nous prononcer autrement sur l'explication de ces troubles fonctionnels, que l'altération du goût, dans la paralysie faciale chez l'homme, annoncera que la maladie siége sur le tronc du nerf au-dessus de l'origine de la corde tympanique.

Un des points sans contredit les plus curieux et les moins connus de l'histoire du facial, c'est son influence sur la sécrétion salivaire. Voici comment M. Cl. Bernard, par des expériences, prouve directement l'action de la corde du tympan sur la glande sous-maxillaire et du facial profond sur la parotide. On introduit dans le conduit de Wharton un tube, on met du vinaigre sur la langue de l'animal, et l'instant d'après on constate que la salive s'écoule abondamment. Comment s'opère cette transmission de l'excitation de la muqueuse buccale à la glande sous-maxillaire? Par l'intermédiaire d'un nerf de sentiment qui porte l'impression aux centres nerveux lesquels renvoient à la glande l'excitation nécessaire à la sécrétion. Les expériences suivantes vont le démontrer.

1° Les choses étant disposées comme il vient d'être dit, on coupe le lingual, c'est-à-dire les deux linguaux, afin d'interrompre des deux côtés toute communication sensitive avec l'encéphale, puis on place du vinaigre sur la partie antérieure de la langue de l'animal; il ne s'écoule rien, ce qui prouve que l'impression sapide n'est pas perçue : si l'on galvanise alors le bout central, la sécrétion reparaît, évidemment parce que la galvanisation a réveillé la sensation gustative.

2° Si l'on divise au contraire la corde du tympan et qu'on mette du vinaigre sur la langue, la sécrétion n'a pas plus lieu qu'après la section du lingual; la galvanisation du bout central ne donne pas davantage de résultat. Mais en appliquant les

(1) Cl. Bernard, *ouvr. cité*, p. 174.

rhéophores au bout périphérique, la salive coule de nouveau abondante par le tube. N'est-il pas évident que la corde du tympan joue, par rapport à la glande sous-maxillaire, le rôle d'un nerf moteur, de même que le nerf lingual celui d'un nerf ensitif.

Pour la parotide, l'expérience est plus difficile; voici comment on procède. On découvre le conduit de Sténon, on y place un tube, et l'on constate que sous l'influence de l'introduction du vinaigre dans la bouche, la salive coule en abondance; alors on coupe le facial au sortir du trou stylo-mastoïdien, et la sécrétion continue : preuve que ce ne sont point les filets traversant la glande qui régissent cette fonction. Mais si l'on divise le facial dans le crâne, on voit se tarir la sécrétion, d'où l'on conclut qu'elle est sous la dépendance immédiate des filets fournis par la septième paire dans le canal inflexe.

D'autre part, l'enlèvement isolé du ganglion sphéno-palatin où se rend le grand nerf pétreux n'ayant déterminé aucune diminution dans la sécrétion parotidienne, M. Cl. Bernard se trouve naturellement conduit à penser qu'elle doit être sous la dépendance du petit nerf pétreux et du ganglion otique, tout en avouant, cependant, que jusqu'ici cette hypothèse ne s'appuie sur aucun fait anatomique, puisque l'on n'a point encore trouvé de filets allant de ce ganglion à la parotide. Enfin, pour compléter ce qui a rapport à ce sujet, je dirai que l'ingénieux expérimentateur s'est assuré, par la galvanisation du ganglion cervical supérieur, que le grand sympathique exerce aussi une certaine influence sur la sécrétion salivaire.

Quelle est donc la portion du nerf facial plus spécialement affectée à la sécrétion salivaire? M. Cl. Bernard pense que c'est la petite racine du facial, c'est-à-dire le nerf intermédiaire de Wrisberg. Pour lui, ce rameau représenterait une racine céphalique du grand sympathique accolée au facial, et fournissant les nerfs pétreux d'abord, et, plus tard, la corde du tympan. Mais il est forcé de convenir que tout cela n'est qu'hypothétique, car il faudrait, pour que la démonstration fût complète, pouvoir couper séparément dans le crâne le nerf de Wrisberg, ce qui est matériellement impossible. Mais laissons là l'hypothèse, et acceptons seulement ce qui est démontré, à savoir, l'influence du facial sur la sécrétion salivaire, influence que vient nettement démontrer encore l'expérience suivante, qui touche de trop près à la chirurgie pour que je ne croie pas devoir la rapporter.

Sur un chien auquel on avait pratiqué plusieurs fistules salivaires, aussi difficiles à guérir spontanément chez ces animaux que chez l'homme, on détruisit le facial à son origine; quelques jours après, la plaie ne donnait plus d'écoulement de salive et même se cicatrisait. Avec M. Cl. Bernard je pense qu'on n'a jamais rien observé d'analogue sur l'homme : il serait donc curieux de savoir ce qui adviendrait dans le cas où existeraient simultanément une fistule salivaire et une paralysie profonde du facial (1).

Je noterai, mais simplement pour compléter l'histoire physiologique du nerf facial, son action sur la calorification et la circulation après sa section ou son arrachement. Chez les lapins, on observe constamment une augmentation de 3 ou 4 degrés dans la température de l'oreille correspondante, phénomène attribué, par M. Martin-Magron, à ce que les vaisseaux paralysés et dilatés ne peuvent réagir sur le courant sanguin plus considérable qui les parcourt, d'où augmentation de calorification (2). Quoi qu'il

(1) Cl. Bernard, ouvr. cité, p. 158.
(2) Liégeois, Thèse de Paris, p. 61.

en soit de l'explication, le fait est certain, et, suivant le même expérimentateur, devrait être rapporté à l'influence des filets du grand sympathique qui s'adjoignent au facial.

Enfin la nutrition elle-même semble souffrir après la lésion du facial, mais seulement lorsque l'inactivité musculaire se prolonge. Ch. Bell parle d'un certain Garelly atteint depuis longtemps d'une paralysie de ce nerf, et dont la face présentait dans la moitié paralysée une atrophie remarquable; les téguments semblaient collés sur le squelette, la joue flasque et amincie n'offrait plus de résistance et se laissait soulever et agiter par l'air lorsque le malade parlait : il semblait, en un mot, que les muscles eussent disparu.

Tels sont les phénomènes observés à la suite de la lésion du facial; mais ils ne se présentent pas constamment avec la même netteté ni la même évidence, et c'est de la paralysie faciale qu'on pourrait dire avec toute vérité qu'*il faut savoir voir*. Aussi j'avoue, comme P. H. Bérard (1), n'accorder qu'une médiocre confiance aux observations pathologiques publiées avant les derniers travaux sur les fonctions de la cinquième et de la septième paire, par la raison que les observateurs n'étaient point en garde contre les difficultés de la question et ne pouvaient l'être. Il en est de même des expériences premières de Ch. Bell, alors qu'il commençait à entrevoir la vérité à travers de nombreux et inévitables tâtonnements, expériences nécessairement incomplètes, et dont les résultats d'ailleurs ne se sont jamais reproduits sous les yeux d'observateurs aussi habiles, aussi attentifs que Magendie, MM. Longet, Cl. Bernard et Martin-Magron. Aussi, vaincus par l'évidence, les rares partisans de l'ancienne doctrine qui voulait voir dans les nerfs de la cinquième paire et dans le facial des nerfs tout autant sensitifs que moteurs, se rallient-ils insensiblement à la théorie de Ch. Bell, et commencent-ils à admettre aujourd'hui ce qu'ils avaient d'abord repoussé bien loin, à savoir, que le nerf facial est plus moteur que sensitif, et le trifacial plus sensitif que moteur.

Parmi les raisons sur lesquelles ils s'appuient pour motiver les restrictions qu'ils apportent encore à leur entière adhésion, il en est deux qui méritent de fixer l'attention : c'est, d'une part, le trouble qui pendant quelque temps se fait sentir dans la motilité ou la sensibilité dans les paralysies, soit de la cinquième paire, soit du facial, et, d'autre part, la persistance de certains mouvements après les lésions de la septième paire.

Un certain nombre d'observateurs ont effectivement noté que dans les paralysies de la cinquième paire le mouvement des muscles de la face, et principalement des paupières, était sensiblement diminué; d'où ils ont conclu que le trifacial avait sur la motilité une certaine influence, tout en confessant que le principe du mouvement volontaire résidait dans les rameaux du facial. A quoi on a répondu avec beaucoup de justesse que la sensibilité était une condition indispensable à la régularité de l'action musculaire, et que, pour les mouvements des paupières particulièrement, il était nécessaire, pour que la contraction de l'orbiculaire se fît régulièrement, que le besoin de cette contraction se fît sentir. De même pour cette sorte d'engourdissement passager de la sensibilité, observée dans quelques paralysies de la septième paire; on sait en effet que l'intégrité de l'action musculaire est nécessaire à l'exercice complet de la sensibilité, et que le tact perd beaucoup de sa finesse dans les cas de paralysie isolée du mouvement. D'ailleurs il est démontré aujourd'hui qu'il existe dans la peau, à la base des papilles, et surtout des follicules pileux, des éléments contractiles dont la paralysie par lésion de ces filets du facial qu'on voit se rendre jusqu'à la face profonde du derme n'est pas étrangère à cette stupeur, surtout si l'on songe au rôle que jouent les poils et les papilles dans l'exercice de la sensibilité tactile.

Relativement à la conservation de certains mouvements des paupières après la destruction du facial, jusqu'aux dernières expériences de M. Cl. Bernard, l'explication en était fort difficile. Reconnaissons d'abord que ce fait de la persistance d'une certaine motilité des paupières dans quelques cas de paralysie faciale bien constatée est exact; pour mon compte, j'en ai été témoin. Ainsi j'ai vu un malade atteint d'une hémiplégie faciale reconnaissant pour cause un cancer parotidien profond conserver un mouvement imperceptible de clignement involontaire du côté affecté, mouvement qui s'exécutait en même temps que celui du côté sain. Attribuerons-nous ce reste de motilité aux filets de la cinquième paire, qui partagerait ainsi avec le facial le pouvoir d'exciter le muscle orbiculaire? Mais la galvanisation de la branche ophthalmique de Willis n'a jamais, entre les mains de M. Longet et des autres expérimentateurs, éveillé la moindre contraction. Dirons-nous que ce mouvement est communiqué aux paupières par les muscles de l'œil et le releveur de la paupière supérieure, qui reçoivent effectivement leur motilité de nerfs autres que le facial? Bien évidemment certains mouvements de la paupière supérieure lui sont, en effet, communiqués par le releveur et par la rotation du globe oculaire, mais néanmoins il m'a semblé qu'alors même que l'œil était tout à fait immobile, il y avait encore une imperceptible contractilité du muscle palpébral. Or cette persistance des mouvements de l'orbiculaire est due aux rameaux du grand sympathique. M. Cl. Bernard a démontré par de nombreuses expériences que le ganglion cervical supérieur avait non-seulement sur la pupille une influence reconnue d'ailleurs par d'autres expérimentateurs, mais encore exerçait une action manifeste sur l'orbiculaire palpébral, qui demeurait comme immobilisé par son arrachement (1); d'où je conclus que, les muscles palpébraux recevant du grand sympathique et du facial simultanément leur influx moteur, on s'explique, sans faire intervenir les rameaux du trifacial, comment après la destruction de la septième paire, il leur reste encore un semblant de contractilité. C'est là d'ailleurs un phénomène qui n'est point rare dans l'économie, de voir deux nerfs moteurs apporter au même muscle deux influx nerveux différents : le larynx particulièrement en offre une preuve manifeste, car on sait que le spinal remplit des fonctions motrices complétement distinctes de celles dévolues au pneumogastrique.

C'est ainsi que chaque jour les progrès de la physiologie, en ce qui touche les fonctions du facial et de la cinquième paire, éclaircissent quelques points douteux, et ajoutent aux connaissances acquises sans ébranler les vérités fondamentales établies d'abord par les premiers expérimentateurs.

S'il reste encore quelques desiderata, on peut affirmer néanmoins, et dès à présent, que leur solution ne modifiera pas sensiblement les propositions précédemment énoncées sur les propriétés sensitives de la cinquième paire et motrices du facial; c'est pourquoi je repousse complétement cette conclusion de M. Malgaigne, à savoir : «Que les nerfs n'ont constamment ni la même origine, ni la même distribution, ni, par une conséquence nécessaire, des fonctions exactement semblables. Ainsi dans

(1) Voyez Cl. Bernard, ouvr. cité, t. II, p. 35 et 473.

certains cas le trifacial *aura une influence manifeste* sur le mouvement des lèvres, de la joue et des paupières, dans d'autres *il en sera totalement privé*. De même le facial sera tantôt *un peu sensible*, comme chez le chien, d'autres fois *uniquemen moteur*, comme chez l'âne (1). » Sur quoi je ferai observer, avec M. Cruveilhier et beaucoup d'autres anatomistes, que l'origine des nerfs, anatomiquement ne varie pas plus que leur mode de distribution ; on pourrait même dire qu'il existe à peine dans la science quelques anomalies touchant l'origine des nerfs, et encore ne portent-elles que sur le nombre des faisceaux d'origine. Quant à cette substitution de fonctions attribuée aux nerfs, substitution variable suivant les individus, c'est là une proposition nouvelle et qu'on aura de la peine à faire accepter sans preuve aux physiologistes. Il m'est aussi difficile de comprendre que la cinquième paire puisse quelquefois suppléer ou se substituer au facial, que d'admettre, par exemple, que le grand hypoglosse puisse parfois remplacer le nerf lingual.

Les conséquences pratiques qui découlent de ces considérations sont de la plus haute importance.

En général, les lésions qui atteignent les cordons nerveux peuvent avoir pour conséquence, tantôt de surexciter leurs propriétés sensitives ou motrices, tantôt de les anéantir, d'où les névralgies, le tic accompagné ou non de douleur, et les paralysies de la motilité et de la sensibilité. Plus que tous les autres, les nerfs de la face sont sujets à ces différentes affections, ce qui ne peut s'expliquer que par l'excessive sensibilité de la cinquième paire et par les dispositions anatomiques toutes particulières du nerf facial. Je n'ai nullement l'intention de faire l'histoire, soit des névralgies faciales, soit des paralysies de la face ; ce que je veux seulement démontrer, c'est la liaison intime qui existe entre les notions anatomo-physiologiques et les phénomènes pathologiques, et l'impossibilité absolue où se trouverait le médecin, qui les ignorerait, de tenter quoi que ce soit de rationnel contre ces affections.

Les atroces douleurs qui quelquefois s'emparent des nerfs, et qu'on a désignées d'une manière générale sous le nom de *névralgies*, ne peuvent, on le comprend, siéger que sur les filets nerveux qui possèdent des fibres sensitives, puisqu'il est démontré que les fibres motrices sont insensibles.

On peut donc, guidé par ces données physiologiques, dire qu'à la face la cinquième paire seule est susceptible d'éprouver ce genre d'affection, et que le facial doit être mis hors de cause. C'est là, en effet, ce que l'expérience clinique a démontré, mais non sans contestation et controverse de la part des chirurgiens attachés aux anciennes doctrines. Ces derniers, en effet, objectent que, si les névralgies affectent à la vérité plus fréquemment les rameaux de la cinquième paire, on ne saurait nier cependant que, dans quelques cas, exceptionnels il est vrai, les branches du facial n'en soient le siége, ce que l'on reconnaît à la manière dont la douleur s'irradie en suivant le trajet connu des filets de ce nerf.

Dans l'excellent article auquel j'ai déjà renvoyé, et qui a fixé, on peut le dire, la science sur ce sujet, P. H. Bérard a réfuté péremptoirement cette objection. Il a fait voir, en effet, que si 98 fois sur 100 la névralgie suivait bien évidemment les branches du nerf de la cinquième paire, on pouvait regarder comme démontré, que dans les rares occasions où la douleur semblait résider dans les filets du facial, elle avait encore pour siége les fibres sensitives de la cinquième paire qui s'unissent à lui. On ne voit

1) Malgaigne, *Anatomie chirurgicale*, t. I, p. 773, 2ᵉ édition.

pas, en effet, quelle serait la raison pour laquelle quelques ramifications d'un nerf sensitif échapperaient à la loi commune ; pourquoi, par exemple, les filets du nerf auriculo-temporal qui s'accolent au facial jouiraient du privilége d'échapper aux affections qui atteignent toutes les autres branches du trifacial.

La conséquence pratique à tirer de ces considérations, c'est que, même dans ces névralgies qui paraissent suivre le trajet des branches du facial, il faut bien se garder de couper le tronc de ce nerf; car la maladie ayant son origine dans les branches anastomotiques du trijumeau, on n'aurait aucune chance de faire cesser les douleurs et l'on paralyserait à coup sûr tous les muscles faciaux auxquels il se distribue. De même, s'il s'agissait non plus de pratiquer la névrotomie, mais seulement d'employer des moyens plus médicaux, l'électricité, des vésicatoires, par exemple, ou tout autre révulsif, ce n'est point sur le lieu où le facial sort du crâne qu'il faudrait agir, mais vis-à-vis de l'origine de la cinquième paire, ou tout au moins sur le point ou l'auriculo-temporal s'unit au facial, c'est-à-dire au niveau du col du condyle de la mâchoire inférieure.

Nous avons vu que la cinquième paire est le seul nerf sensitif qui se distribue à la face ; on pourrait même dire qu'excepté la partie postérieure de la tête et la région parotidienne, où se ramifient les nerfs sous-occipitaux et quelques filets du plexus cervical, elle fournit à la sensibilité de tous les téguments du crâne, et principalement du front et de la fosse temporale. Or, il existe entre ces filets, malgré la large surface qu'ils occupent, une solidarité telle que l'un d'eux ne peut être longtemps malade, sans que l'irritation retentisse dans tous les autres. C'est là ce qui explique comment les caries des dents inférieures, par exemple, donnent lieu d'abord à des douleurs purement locales, lesquelles, se propageant selon les branches du maxillaire inférieur, se font sentir ensuite dans le voisinage du conduit auditif, puis envahissent progressivement le trijumeau dans sa totalité. Le même phénomène s'observe, et plus rapide encore, pour les caries des dents supérieures, et il n'est jamais plus marqué que dans les affections du globe de l'œil, et principalement dans les iritis. C'est alors que la maladie, en se généralisant à tout le système nerveux sensitif d'un côté de la tête, prend le nom de *névralgie hémicrânienne*, ou simplement d'*hémicrânie*, s'accompagnant de douleurs atroces revenant à des intervalles périodiques et pouvant occasionner les accidents les plus graves.

C'est dans quelques-uns de ces cas, rebelles à tout traitement médical, que je me suis bien trouvé de pratiquer sur un point quelconque de la périphérie du système nerveux du trifacial, ce que l'on a appelé des *saignées nerveuses*, opération qui consiste à plonger sous la peau, sur le trajet connu des ramuscules du nerf sensitif malade, un bistouri aigu, et à pratiquer une incision sous-cutanée d'une étendue suffisante pour être certain d'avoir intéressé quelques-unes de ses ramifications. On obtient quelquefois de cette manière des succès instantanés, ainsi que je l'ai dit précédemment, et qui surprendraient vraiment, si l'on ne se rappelait que l'application d'un vésicatoire soulage très-rapidement ces mêmes douleurs névralgiques, en déterminant sur les extrémités nerveuses papillaires une révulsion analogue à celle que l'on produit instantanément à l'aide du bistouri.

Les paralysies de la cinquième paire sont bien plus rares que les névralgies, et c'est encore la connaissance approfondie des notions anatomo-physiologiques qui seule peut mettre sur la voie du siége de la lésion. Si l'anesthésie d'un côté de la face est complète, et s'il y a en même temps paralysie des muscles élévateurs de la mâchoire, la lésion siége à coup sûr dans le crâne, car ce n'est qu'en ce point qu'elle peut agir efficacement et simultanément sur les trois branches du trifacial, y compris la petite racine. Si, au contraire, on observe seulement l'anesthésie, mais générale, sans lésion de la motilité des temporaux masséters et ptérygoïdiens, il y aura lieu de soupçonner, soit une affection isolée des centres nerveux dans lesquels la grosse racine prend son origine réelle, soit de cette grosse racine elle-même, ou du ganglion de Gasser ; et encore faut-il remarquer que dans cette dernière hypothèse on devra observer, comme dans le cas de Mac-Michael, cité par Herbert Mayo, ou dans celui de M. Serres, des troubles dans la sécrétion et la nutrition faciale. Enfin, dans les cas où la paralysie est bornée à une portion limitée de la face, il sera toujours facile de remonter par l'analyse des symptômes à l'origine de la lésion.

Quant au facial, si jamais la névralgie n'atteint ses fibres propres, il est, au contraire, souvent le siége de paralysies, et c'est même, il faut le dire, le seul nerf de mouvement dont la paralysie idiopathique, c'est-à-dire non liée à une affection des centres nerveux, soit aussi fréquente. Il doit cette fâcheuse prédisposition, d'abord à son trajet dans l'aqueduc de Fallope, canal très-long, infléchi, et qu'il remplit très-exactement, en sorte, ainsi que l'a fait remarquer P. H. Bérard, qu'il suffit de la plus légère tuméfaction pour déterminer son étranglement ; mais surtout, selon moi, à la situation superficielle et sous-cutanée du plus grand nombre de ses ramifications, d'autant plus exposées aux variations de température, que la face est constamment découverte et soumise à des alternatives réitérées de froid et de chaud. Une chose très-digne de remarque, et qui s'accorde parfaitement avec ce que nous enseigne la physiologie, c'est que ces paralysies idiopathiques sont complétement exemptes de douleurs : c'est au moins ce dont j'ai eu l'occasion de m'assurer sur tous les malades jusqu'ici soumis à mon observation.

Les paralysies du facial qui reconnaissent pour cause une affection des centres nerveux en avant de la protubérance ont toujours lieu du côté opposé à la lésion, et siégent par conséquent du même côté que paralysie qui atteint les membres inférieur et supérieur. Mais si la lésion siége dans la protubérance ou au-dessous d'elle, l'hémiplégie faciale pourra apparaître du côté opposé à la paralysie des membres : c'est ce que l'on a nommé l'hémiplégie faciale alterne. C'est là la conséquence de la décussation des nerfs faciaux dont il a été précédemment question, décussation que j'avais mise en doute dans ma première édition, mais qui me paraît démontrée aujourd'hui anatomiquement par les travaux de Édouard Weber, MM. Vulpian et Philippeaux, et corroborée par les observations pathologiques de M. Gubler. Ainsi, suivant que la lésion siégera au-dessous ou au-dessus de l'entrecroisement des faciaux, la paralysie sera ou non directe (1).

DÉVELOPPEMENT DE LA FACE.

Le développement de la face intéresse particulièrement le chirurgien, qui trouve dans les états transitoires par lesquels elle passe chez l'embryon l'explication des difformités qu'on observe chez le nouveau-né.

Malgré les travaux de Gœthe, de Jean Frederick Meckel, de Blumenbach, de Blandin, de Bischoff et de Reichert, l'histoire du développement de la face, il y a

---

(1) *De l'hémiplégie faciale alterne comme signe de la lésion de la protubérance et comme preuve de la décussation des nerfs faciaux*, par M. Gubler, suivi d'une note et réclamation de M. Millard, *Gazette hebdomadaire*. 1856, nos 43, 45, 46.

quelques années à peine, laissait encore beaucoup à désirer. Ainsi, tandis que Blumenbach, guidé par les découvertes de Gœthe sur l'os intermaxillaire, admettait que la lèvre était primitivement séparée en trois parties, et que Blandin, lui, en décrivait quatre correspondant aux deux os incisifs et aux deux maxillaires supérieurs, MM. Velpeau et Cruveilhier affirmaient avoir toujours trouvé, même sur des embryons de quinze à vingt jours, les lèvres parfaitement formées et sans division aucune. Les recherches plus récentes de Bischoff, celles de Rathke et de Reichert, n'avaient pas beaucoup avancé la question, lorsque M. Coste entreprit ses recherches, qui firent enfin cesser cet état d'incertitude. C'est à lui qu'on doit d'avoir fixé la science à ce sujet, et c'est d'après ses travaux que je vais exposer le développement de la face.

La bouche et ses dépendances, c'est-à-dire le nez, les deux mâchoires, le voile du palais et le pharynx, se produisent aux dépens du premier arc viscéral et des cellules cérébrales antérieures et moyennes.

Voici comment apparaît, chez l'embryon de vingt jours environ, l'orifice buccal. De la cellule cérébrale antérieure, c'est-à-dire du front, descend, sur la ligne médiane, un bourgeon dit frontal, tandis que des deux cellules cérébrales moyennes, c'est-à-dire des parties latérales, partent deux bourgeons latéraux. Tous les trois tendent à converger vers la ligne médiane, laissant entre eux un intervalle comme quadrilatère, ainsi qu'on le voit sur la figure ci-contre.

Fig. 33 (1).

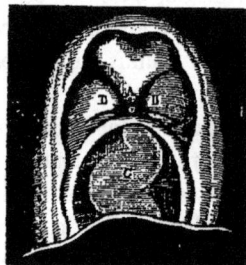

Apparition de l'orifice buccal sur un embryon humain âgé de vingt jours environ.

A. Bourgeon frontal.
D, D. Bourgeons maxillaires supérieurs.
E, E. Bourgeons maxillaires inférieurs.
O. Ouverture buccale.
C. Cœur.

C'est cet intervalle qui va former l'orifice buccal ; il est complété inférieurement et d'une manière très-rapide par le développement des deux bourgeons inférieurs, qui constitueront la mâchoire et la lèvre inférieure.

Derrière cet intervalle se trouve, dans l'épaisseur de ce que l'on a appelé le *capuchon céphalique*, un blastème dans lequel se creusera plus tard la cavité buccopharyngienne.

Plus tard, à trente jours, le bourgeon frontal subit une métamorphose. Il s'élargit, sa partie inférieure se fissure sur la ligne médiane, et forme deux appendices latéraux auxquels M. Coste a donné le nom de *bourgeons incisifs* : ces bourgeons doivent devenir la partie centrale de la lèvre supérieure, et le noyau où se développeront les os intermaxillaires ou incisifs. Sur les parties latérales de ces bourgeons se creusent deux orifices qui formeront l'ouverture des narines, circonscrits eux-mêmes en dehors par une saillie qui sera plus tard l'aile du nez.

_____

(1) Cette figure 33 et les deux suivantes sont empruntées au *Traité de physiologie* de M. Longet, et représentent, d'après M. Coste, le développement de la face de l'embryon à trois périodes différentes.

Par suite de cet élargissement de la partie inférieure du bourgeon frontal et de la formation des bourgeons incisifs et des orifices des narines, les bourgeons latéraux, origine des parties latérales de la lèvre supérieure et des os maxillaires supérieurs, sont fortement repoussés en arrière et en bas sur les côtés de la face, et l'œil se trouve tellement refoulé, que quand on regarde l'embryon de face, c'est à peine si l'on aperçoit leur saillie. Pendant ce temps, la mâchoire et la lèvre inférieures, qui se sont complétées et soudées sur la ligne médiane, limitent inférieurement l'orifice buccal ; ce dernier, par suite du travail qui s'est accompli dans les bourgeons frontaux incisifs et latéraux, se trouve alors considérablement agrandi et béant. A cette époque, les fosses nasales et la bouche, non encore séparées, ne forment véritablement qu'un cloaque dans le fond duquel s'ouvre le pharynx.

Fig. 34.

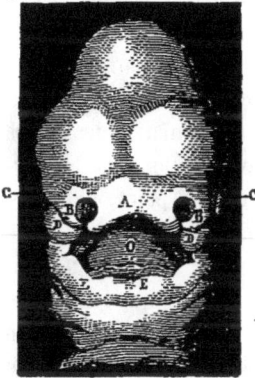

Développement de la bouche et de la face sur un embryon humain âgé de trente jours environ.

A, A. Bourgeon frontal qui s'est séparé et écarté pour former les deux bourgeons incisifs et les ailes du nez B, B.

D, D. Bourgeons maxillaires supérieurs fortement déjetés en arrière.

E, E. Bourgeons maxillaires inférieurs déjà réunis et soudés.

O. Orifice buccal.

C. L'œil rejeté en arrière.

A quarante jours, le travail de formation a fait de rapides progrès. Les bourgeons incisifs sont presque réunis, et il ne reste plus, sur la ligne médiane, qu'une légère fissure, trace de leur division primitive, les narines et les ailes du nez sont déjà formées ou à peu près. Entre elles et l'œil, on voit une large gouttière qui doit former

Fig. 35.

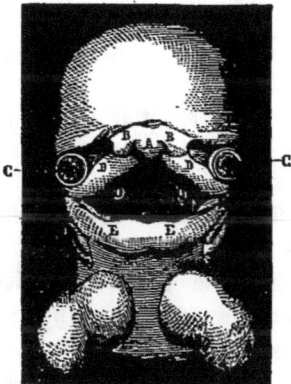

Développement de la bouche et de la face sur un embryon humain de quarante jours environ.

A. Bourgeon frontal ou incisif revenu sur lui-même ainsi que les ailes du nez B, B.

D, D. Bourgeons maxillaires supérieurs très-rapprochés du bourgeon incisif, mais non encore réunis.

E, E. Maxillaire inférieur complétement constitué.

O, O. Cavité bucco-pharyngienne avec appendices de la voûte palatine.

C, C. Les globules oculaires.

le canal des larmes ou *canal nasal* ; les bourgeons latéraux convergent vers la ligne médiane et tendent à venir se souder aux bourgeons incisifs, de manière à compléter, par leur réunion, la lèvre et la mâchoire supérieures, en sorte que l'orifice buccal peut être considéré dès lors comme à peu près complétement formé. Plus profondément on voit se détacher des parties latérales des maxillaires supérieurs deux appendices qui marchent transversalement à la rencontre l'un de l'autre : ce sont les deux côtés de la voûte palatine, qui doit, lorsqu'elle sera complétée par la soudure des deux lamelles horizontales sur la ligne médiane, fermer les fosses nasales inférieurement. C'est sur elle que viendra tomber perpendiculairement la cloison médiane, que l'on remarque à la partie postérieure des bourgeons incisifs, et qui formera plus tard la cloison des fosses nasales.

Pendant que ce travail s'accomplit à l'extérieur, profondément, la cavité pharyngienne se circonscrit, les ouvertures latérales ou fentes viscérales qui la faisaient communiquer primitivement avec l'extérieur s'oblitèrent ; sa paroi inférieure est soulevée sur la ligne médiane par un bourgeon qui naît en arrière et au-dessous du maxillaire inférieur, s'allonge insensiblement et finit par former la langue, tandis que le deuxième arc viscéral se convertit en os hyoïde destiné à la soutenir.

Pendant toute cette évolution, le développement du squelette et des parties molles marche simultanément et d'un pas égal. Chaque bourgeon renferme en lui-même les divers éléments, os, muscles, téguments, qui doivent concourir à la formation des divers organes, en sorte que quand deux bourgeons se rencontrent et se fusionnent, les parties similaires qui les constituent, et qui restent, jusqu'à un certain point, indépendantes l'une de l'autre, peuvent ou non se réunir, sans que la non-fusion d'une d'entre elles entraîne nécessairement et inévitablement la non-réunion de toutes les autres.

Cette dernière considération est importante en ce qu'elle démontre que les parties molles ne sont pas plus subordonnées au développement et à la fusion des os, que ces derniers ne sont assujettis à la formation des parties molles, contrairement à ce qu'on croyait depuis la découverte de l'os incisif par Gœthe. Ainsi s'expliquent ces fissures isolées de la voûte palatine, du voile du palais, de la luette, de la lèvre supérieure, etc., dont aucune des théories proposées jusqu'ici ne pouvait rendre compte d'une manière satisfaisante.

Tel est, d'après M. Coste, le mode suivant lequel se développe la face ; appliquons ces données à l'interprétation des difformités qu'on y observe chez les nouveau-nés, bec-de-lièvre simple ou double, division de la voûte palatine et du voile du palais.

Constatons d'abord que le bec-de-lièvre est si rare à la lèvre inférieure, qu'on n'en peut citer que les trois cas rapportés par MM. Nicati, Bouisson et Couroné ; c'est que dès le vingtième jour, le premier arc viscéral aux dépens duquel se formera le maxillaire inférieur est constitué, et qu'il est d'observation que les arrêts de développement frappent particulièrement les organes dont la formation est tardive.

C'est par la même raison que le bec-de-lièvre médian, dont trois cas seulement ont été observés par Blandin, MM. Bouisson et Nicati est si peu fréquent.

Quant au bec-de-lièvre latéral, simple ou double, compliqué ou non de division de la voûte palatine ou du voile du palais, qui ne voit dans ces difformités la permanence d'un de ces états transitoires précédemment étudiés ? Si l'on suppose, en effet, que par suite d'un trouble survenu dans le travail de formation dont la cause est pour nous insaisissable, le développement soit entravé à cette époque où les deux bourgeons latéraux qui représentent le maxillaire supérieur ne sont pas encore fusionnés avec les incisifs, et alors que les deux côtés de la voûte palatine sont également restés à distance, l'enfant présentera à la lèvre supérieure, de chaque côté de la ligne médiane, une fissure pénétrant dans la narine, accompaguée de division de la voûte palatine et du voile, avec saillie du bourgeon médian, dans lequel on trouvera les os incisifs ou intermaxillaires et la cloison des fosses nasales. Il sera donc affecté de ce que l'on appelle le *bec-de-lièvre double compliqué.*

Si le travail de la nature, au contraire, est suspendu dans une seule des parties constituantes des bourgeons, on aura ces fissures simples qui atteignent isolément la voûte, le voile ou la lèvre.

On peut donc dire, avec M. Richard (1), que chacune de ces difformités est pour ainsi dire superposable à un état transitoire de l'embryon.

Une fois l'orifice buccal constitué, le développement de la face se fait d'une façon prompte et régulière jusqu'à la naissance.

Dès la sixième semaine, suivant Goodsir, la membrane muqueuse qui tapisse le bord des mâchoires semble s'épaissir, par suite du dépôt d'une matière jaune, au milieu de laquelle se forme la gouttière dentaire primitive sous forme d'un sillon. C'est du fond de cette gouttière que s'élèvent vers le deuxième mois, suivant M. Serres, de petites saillies ou papilles destinées à fournir le germe des premières dents. A la naissance, la substance dentaire est déjà formée, et sur les arcades alvéolaires commencent à se dessiner des renflements réguliers qui marquent les alvéoles.

Depuis la naissance jusque vers la vingtième année, la face ne cesse de s'accroître, et l'on peut dire que tous les changements qu'elle subit, soit en largeur, soit en longueur, sont dus au développement des arcades dentaires supérieure et inférieure. Dans le premier âge, en effet, le maxillaire inférieur est à peine coudé, la branche et le corps de l'os paraissent être sur la même ligne, en sorte que la mâchoire inférieure s'écarte de la supérieure à la manière d'une branche de compas. Plus tard, lors de l'éruption des dents molaires, c'est-à-dire du vingtième au trente-sixième mois, le corps de la mâchoire ne suffisant plus au placement de ces ostéides, la branche se trouve refoulée en arrière, et l'angle de la mâchoire se prononce et s'accuse de plus en plus.

Il en est de même de l'arcade dentaire supérieure, qui s'allonge en arrière, en même temps que sa parabole s'agrandit.

Pendant que ce travail en longueur et en largeur s'accomplit, le bord du maxillaire acquiert une hauteur de plus en plus considérable et indispensable au placement des dents de la seconde dentition, dont les racines seront d'ailleurs beaucoup plus longues que celles de la première.

D'autre part, le sinus maxillaire, qui, chez l'enfant, ne présente qu'une cavité insignifiante, augmente insensiblement de capacité, par suite de l'élargissement des arcades dentaires. De leur côté les os du nez deviennent de plus en plus saillants, en sorte que la face, qui, chez les enfants, semblait comme rentrée, aplatie et dominée par le front, devient à son tour de plus en plus saillante et anguleuse. Son diamètre longitudinal, d'abord égal au transversal, devient prédominant, et le visage quitte cette forme arrondie propre aux enfants, pour prendre en s'allongeant cette forme ovalaire qui le caractérise chez l'adulte.

Chez les vieillards, la chute des dents faisant perdre aux maxillaires une grande partie de leur hauteur, le diamètre transversal reprend l'avantage sur le diamètre

(1) *Sur la vraie nature de la fissure labio-palatine,* par le docteur Ad. Richard (*Archives générales de médecine,* avril 1851).

longitudinal, et les téguments de la joue, devenus trop longs par suite du rapprochement des mâchoires et ayant d'ailleurs perdu toute fermeté, forment de chaque côté une sorte de poche flasque et inerte qui contraste singulièrement avec la joue ferme et rebondie de l'enfant.

Il est encore un vice de conformation de la lèvre inférieure sur lequel j'ai appelé l'attention de la Société de chirurgie dans une note insérée dans le bulletin de cette Société (1862, t. II, 2e série, p. 230), et qui pourrait bien se rattacher à un état embryonnaire transitoire. C'est une disposition particulière de la lèvre inférieure chez quelques enfants affectés de bec-de-lièvre double de la lèvre supérieure avec saillie de l'os intermaxillaire, disposition qui consiste dans la présence de deux canaux occupant perpendiculairement toute la hauteur de la lèvre inférieure de chaque côté du frein et venant s'ouvrir sur son bord libre. Ces canaux chez les quatre malades que j'ai eu l'occasion d'observer, fournissaient en abondance une quantité notable d'un liquide visqueux, et la lèvre considérablement hypertrophiée se renversait au dehors faisant une saillie des plus difformes. Je remédiai chez une de ces malades à cette difformité en opérant successivement le bec-de-lièvre de la lèvre supérieure, puis en retranchant par une incision en V toute la portion médiane de la lèvre inférieure. Cette double opération eut un plein succès.

Dans la note que j'ai publiée sur ce sujet qui n'avait fait encore l'objet d'aucun travail, quoique M. Demarquay eût publié antérieurement l'observation d'une des malades qu'il n'avait été donné d'examiner, je dis : 1° qu'il me paraît difficile de ne pas admettre que cette difformité ne soit due, en raison de sa régularité dans les quatre cas observés par moi, à la persistance d'un état embryonnaire; 2° qu'il est possible que cette conformation soit en rapport d'origine avec le bec-de-lièvre de la lèvre inférieure encore si mal connu et si peu étudié. C'est donc là un sujet digne de toute l'attention des embryologistes, et ce ne serait pas la première fois que l'observation des faits cliniques aurait devancé la découverte des phénomènes de l'évolution embryonnaire.

DU TRONC.

Le *tronc* semble se diviser très-naturellement en quatre sections principales : le *cou*, la *poitrine*, l'*abdomen* et le *bassin*. Mais M. Malgaigne fait observer qu'en adoptant cette classification, la région spinale, si simple, si naturelle, se trouve morcelée en quatre subdivisions dont les descriptions, éloignées les unes des autres, ne peuvent plus prêter à aucune vue d'ensemble, à aucune considération générale sur la cavité rachidienne, sur la moelle épinière et les nerfs qui en émergent, toutes choses qui présentent une importance considérable au point de vue chirurgical. Remarquons d'ailleurs que les parois propres du cou, de la poitrine, de l'abdomen, et même du bassin, finissent, à proprement parler, au voisinage du rachis, et que, dans toute son étendue, la région spinale présente, soit dans ses parties molles, soit dans son squelette, une uniformité de structure qui n'en fait réellement qu'une seule et unique région. Ces raisons m'ont déterminé à diviser le tronc en cinq sections, et à envisager successivement le *rachis*, le *cou*, la *poitrine*, l'*abdomen* et le *bassin*.

CHAPITRE PREMIER.

Du rachis.

La vertèbre doit être considérée comme la partie fondamentale du système osseux; elle constitue la base d'une grande division dans le règne animal, et c'est sur sa présence ou son absence qu'est établie la distinction des animaux en *vertébrés* et *invertébrés*.

Le rachis présente à étudier successivement : 1° les parties molles qui recouvrent le squelette, ou *région spinale* proprement dite ; 2° la *colonne vertébrale ;* 3° la *cavité rachidienne* et les organes qui s'y trouvent contenus; 4° son *développement*.

§ I. — DES PARTIES MOLLES QUI RECOUVRENT LE RACHIS, OU RÉGION SPINALE.

Limites. — Supérieurement, cette région me paraît devoir être limitée, non par la racine des cheveux, ainsi que le veut M. Malgaigne, mais par la ligne courbe occipitale, à laquelle s'attache le trapèze qui appartient complétement à cette région ; inférieurement par la pointe du coccyx, facile à sentir sous la peau, dans la rainure interfessière.

Latéralement, la délimitation est plus difficile à établir, et ne peut même l'être d'une manière précise que par une ligne fictive abaissée de la partie postérieure de l'apophyse mastoïde à l'épine iliaque postérieure, et continuée tout à fait inférieurement, par le relief que forment de chaque côté du sacrum les bords postérieurs des os coxaux.

Dans toute l'étendue de la région, les couches profondes sont uniformes, mais les superficielles offrent quelques variations ; aussi, à l'exemple de l'auteur que j'ai précédemment cité, et dans le but de mieux préciser les détails, ai-je cru devoir la subdiviser en quatre sections secondaires, *sections cervicale, dorsale, lombaire* et *sacrée*.

1° *Section cervicale.* — Sur la ligne médiane, tout à fait en haut et immédiatement au-dessous de la protubérance occipitale, on remarque une fossette formée par le relief des deux trapèzes, c'est la *fossette sous-occipitale*, dans laquelle on applique souvent des cautères pour combattre les affections cérébrales ou oculaires. Plus bas, lorsque la tête est fortement inclinée en avant, on peut sentir la saillie formée par l'apophyse épineuse de l'axis, puis successivement celle des autres vertèbres cervicales, jusqu'à la septième, remarquable par son exubérance, qui lui a fait donner le surnom de *proéminente*.

La *peau*, supérieurement couverte de poils, est très-dense, très-épaisse, et crie sous le scalpel lorsqu'on la dissèque; elle possède en ce point une élasticité et une rétractilité plus marquées que partout ailleurs; elle adhère intimement aux parties sous-jacentes, surtout au niveau de la ligne médiane.

Au-dessous d'elle, la *couche cellulo-graisseuse* offre un feutrage très-serré, formé par un tissu celluleux très-dense, au milieu duquel se voient des aréoles remplies d'une graisse jaunâtre, généralement peu abondante.

Puis vient l'aponévrose, ici sans importance, et qui recouvre le trapèze, dont les fibres sont dirigées obliquement en bas et en dehors, depuis la ligne courbe occipitale et la ligne médiane postérieure jusqu'au bord supérieur de la clavicule et de l'omoplate. Sur la ligne médiane, entre les deux trapèzes, on remarque une ligne blanchâtre sur laquelle viennent se rendre les fibres charnues des deux muscles, véritable ligne blanche cervicale postérieure, dans laquelle on a voulu voir l'analogue du ligament cervical des ruminants.

Le second plan charnu est constitué supérieurement par le *splenius capitis*, inférieurement par les grand et petit rhomboïdes qui recouvrent la partie inférieure du splénius, et enfin en dehors par le *splenius cervicis* et l'angulaire de l'omoplate.

Au-dessous d'eux, le grand complexus forme presque à lui seul la troisième couche musculaire, le petit complexus étant situé latéralement et sur les limites de la région prévertébrale.

Enfin, au-dessous du grand complexus, on rencontre, supérieurement, formant un quatrième et dernier plan, les grand et petit droits postérieurs, les grand et petit obliques, constituant un triangle dans l'aire duquel se voit l'apophyse transverse de l'axis, l'artère vertébrale et le nerf sous-occipital; inférieurement se voient les faisceaux les plus élevés du muscle transversaire épineux, et enfin sur la ligne médiane, les interépineux.

Lorsqu'on a ainsi enlevé successivement toutes ces couches musculaires, on découvre le squelette, représenté au centre par les apophyses épineuses, bifides à leur sommet; en dehors d'elles on rencontre les lames vertébrales unies par les ligaments jaunes, et entre lesquelles s'observe un espace linéaire qui s'élargit un peu lorsque la tête est fortement fléchie; enfin, sur les côtés, se voient les apophyses transverses. Entre l'atlas et l'occipital, entre l'axis et l'atlas, on peut, après avoir incisé les ligaments qui unissent les pièces osseuses, apercevoir la partie postérieure de la moelle épinière, ou, pour parler plus exactement, du bulbe rachidien, dont le collet correspond à cet intervalle.

Les artères de cette région sont l'*occipitale*, la *cervicale profonde*, la *scapulaire postérieure* et la *vertébrale*.

L'*occipitale*, branche postérieure de la carotide externe, dont elle émane au niveau de la linguale ou de la faciale, et d'un volume presque aussi considérable qu'elles, s'engage sous le splénius au niveau de l'apophyse mastoïde, entre elle et l'apophyse transverse de l'atlas, se réfléchit de bas en haut, faisant angle droit avec sa direction primitive, et après s'être divisée en deux branches, s'épuise dans les téguments de la région sous-occipitale. Très-profonde sur les parties latérales de la région, et surtout au niveau de l'apophyse transverse de l'atlas, elle devient plus tard tout à fait sous-cutanée.

La *cervicale profonde*, branche de la sous-clavière, pénètre dans la région, entre le col de la première côte et l'apophyse transverse de la sixième vertèbre du cou, par conséquent à une profondeur considérable; elle reste toujours aussi éloignée des couches superficielles, et s'épuise dans les fibres charnues des muscles spinaux, latéraux et postérieurs.

La *scapulaire postérieure*, aussi nommée cervicale transverse, branche de la sous-clavière, après avoir croisé le plexus brachial, s'engage au-dessous du bord antérieur du trapèze, à un travers de doigt au-dessus de la clavicule, s'incline en arrière, et, arrivée à l'angle supérieur et postérieur de l'omoplate, descend le long du bord spinal de cet os, jusqu'à sa partie inférieure. Elle est recouverte par le trapèze et l'angulaire de l'omoplate.

La *vertébrale* est la plus importante de la région ; elle naît de la sous-clavière, et, après un court trajet vertical, s'engage dans le trou creusé à la base de l'apophyse transverse de la sixième cervicale. Elle parcourt ainsi le canal représenté par la série des trous de toutes les apophyses cervicales, passe au devant des nerfs cervicaux, à leur sortie des trous de conjugaison, et, arrivée au niveau de l'axis, change de direction, décrit deux courbures, l'une verticale, l'autre horizontale, et vient apparaître alors dans l'aire du triangle formé par les grand et petit droits, grand et petit obliques. Elle traverse ensuite la dure-mère, entre l'arc postérieur de l'atlas et l'occipital, pour pénétrer dans le crâne. Cette artère n'appartient, à proprement parler, à la région spinale qu'à partir du moment où elle décrit ses courbures au sortir du canal des apophyses transverses ; chemin faisant, elle envoie quelques branches aux muscles spinaux.

2° *Section dorsale.* —La série des apophyses épineuses ne forme, dans cete région, presque aucune saillie sous les téguments, et sur la ligne médiane on observe une dépression dont la profondeur variable se trouve proportionnelle au relief que forme la convexité des côtes, qui, chez quelques sujets, est très-prononcée.

Les couches qu'on y rencontre successivement sont de la plus grande simplicité.

La *peau* ne présente rien à noter, non plus que la couche sous-cutanée. L'*aponévrose* est peu marquée, elle recouvre le trapèze qui descend jusqu'à l'apophyse épineuse de la douzième dorsale. Au-dessous de ce muscle on trouve, en haut le rhomboïde, en bas une portion du grand dorsal, puis les petits dentelés supérieur et inférieur avec l'aponévrose qui unit leurs bords ; plus profondément enfin, le faisceau de la masse sacro-lombaire, couché dans la gouttière spino-costale ou vertébrale, et recouvert par son aponévrose brillante et nacrée. Je ne rappelle que pour l'exactitude des rapports les petits muscles surcostaux, qui n'offrent au praticien aucune importance.

Le squelette est représenté ici, outre la colonne vertébrale, par la face postérieure des côtés ; on y rencontre encore les articulations vertébro-costales, et une portion des espaces intercostaux.

3° *Section lombaire.* — Malgré la courbure à convexité antérieure que forme à la région lombaire la colonne vertébrale, les apophyses épineuses sont si longues et surtout si directes, qu'elles proéminent davantage sous la peau que celles des vertèbres dorsales, lesquelles décrivent cependant une courbure en sens inverse. De chaque côté de ces éminences, on peut sentir un relief arrondi de la largeur de la main, qui acquiert une grande dureté dans le redressement du tronc ; c'est le faisceau commun des muscles sacro-lombaire, long dorsal et transversaire épineux.

La peau et la couche sous-cutanée n'offrent aucune considération digne d'être notée.

Au-dessous on rencontre les fibres du grand dorsal revêtues de leur aponévrose mince et transparente, et qui se dirigent obliquement, en haut, en dehors et en avant, de la série des apophyses épineuses lombaires et sacrées et du tiers postérieur de la crête iliaque, vers la partie interne et supérieure du bras. Ce muscle recouvre l'origine du petit dentelé à la partie supérieure de la région, et inférieurement la masse commune des muscles sacro-lombaire, long dorsal et transversaire épineux, maintenus eux-mêmes par une aponévrose à fibres entrecroisées, d'une épaisseur, d'une force et d'une résistance qu'on ne retrouve nulle part ailleurs.

Cette membrane aponévrotique, sur la face interne de laquelle les fibres charnues

s'insèrent, complète avec les gouttières vertébrales, lombaires et sacrées, une véritable loge fibro-osseuse dans laquelle sont comprises les origines des trois muscles
précédemment nommés, loge fermée de toutes parts et perforée seulement pour le
passage des artères et des filets nerveux.

Au-dessous de la masse sacro-lombaire et en dehors d'elle, dans l'intervalle qui
existe entre la dernière côte et le bord de l'os iliaque, se voit le muscle carré des
lombes recouvert par l'aponévrose que lui fournit le transverse. Ce muscle ferme,
en ce point, la cavité abdominale, dans les parois de laquelle nous le retrouverons
plus tard.

La portion lombaire de la colonne vertébrale forme, sur la ligne médiane, le squelette de la région.

4° *Section sacro-coccygienne*. — On retrouve ici, comme parties molles, les
mêmes éléments que dans la région lombaire; seulement plus on s'approche de l'extrémité inférieure du sacrum, moins elles présentent d'épaisseur, et, à la région du
coccyx, on ne trouve plus que la peau pour recouvrir le squelette. Quant aux gouttières sacrées, elles diffèrent des lombaires en ce qu'elles sont formées de pièces
osseuses soudées entre elles, et par conséquent immobiles.

Les *vaisseaux* et *nerfs* des sections dorso-lombo-sacrées de la région spinale ne
présentent que bien peu d'importance au chirurgien. A la région dorsale proprement
dite, les artères sont fournies par les intercostales qui pénètrent dans les masses
musculaires entre les apophyses transverses des vertèbres, tandis qu'aux lombes et
en arrière du sacrum, elles sont fournies par les artères lombaires et sacrées dont
elles constituent les branches postérieures. Elles s'enfoncent immédiatement dans les
fibres charnues, où elles se divisent tout de suite en rameaux très-ténus, dont il est
impossible d'indiquer la direction, même d'une manière générale.

Il en est de même des veines.

Quant aux nerfs, ils proviennent, à la nuque, des branches postérieures des nerfs
cervicaux; au dos, aux lombes et au sacrum, des mêmes branches des nerfs dorsaux,
lombaires et sacrés, et suivent, à peu de chose près, le trajet des vaisseaux, c'est-à-
dire qu'ils sortent du canal rachidien, entre les apophyses transverses, et se divisent
immédiatement en plusieurs branches externes et internes qui se perdent dans les
muscles.

Il est cependant quelques particularités qu'il importe de signaler : la branche
postérieure de la première paire, plus grosse que l'antérieure, sort entre l'atlas et
l'occipital, et après avoir traversé le triangle musculaire formé par le grand droit et
les obliques, se perd dans les muscles de cette région.

Quant à la branche postérieure de la deuxième paire, également plus volumineuse
que l'antérieure, elle surpasse de beaucoup encore la précédente, et se fait remarquer
par sa forme aplatie, son long trajet et le grand nombre de rameaux qu'elle fournit
aux téguments de la partie postérieure du crâne; c'est à elle plus spécialement que
s'applique le nom de *nerf sous-occipital*. Elle sort plus près de la ligne médiane
postérieure que toutes les autres branches postérieures cervicales, dans l'intervalle
qui sépare l'atlas de l'axis, puis traverse le grand complexus, se porte obliquement
en haut entre ce muscle et le trapèze qu'elle perfore à 2 centimètres en dehors de la
ligne médiane, devient sous-cutanée, et se termine presque entièrement dans la peau
de la nuque et de la région sous-occipitale; ses rameaux peuvent être suivis jusque
dans les bulbes pileux. On doit regarder cette branche comme plus spécialement

destinée à la sensibilité, et ce qui confirme dans cette idée, c'est la fréquence relative des névralgies dont elle devient le siège, névralgies décrites sous le nom de *sous-occipitales*, et en tout semblables à celles qui affectent les rameaux de la cinquième paire.

Le muscle trapèze, dans lequel se jettent aussi des filets très-nombreux des branches postérieures cervicales, reçoit en outre une notable portion du nerf spinal, qui lui paraît plus spécialement destiné.

Les *vaisseaux lymphatiques* présentent cette particularité très-remarquable qu'un grand nombre d'entre eux s'entrecroisent en arrière sur la ligne médiane, de telle sorte que ceux qui naissent du côté droit se portent souvent du côté gauche, et réciproquement. A la nuque, ces vaisseaux sont nombreux et viennent se rendre, les uns dans les ganglions dits sous-occipitaux que l'on rencontre au-dessous de la ligne courbe occipitale sur le trajet de l'artère du même nom, et dont le nombre ne va pas au delà de cinq à six, les autres dans les ganglions sus-claviculaires. Comme ces ganglions sous-occipitaux reçoivent également les lymphatiques de la partie postérieure du cuir chevelu, et que les syphilides affectent fréquemment cette portion des téguments, on comprend l'importance qui s'attache à l'exploration de la région sous-occipitale comme moyen de diagnostic des affections cutanées que masque la présence des cheveux.

Les vaisseaux lymphatiques du dos et de la région lombo-sacrée vont se rendre, les premiers dans les ganglions axillaires, les seconds dans les ganglions de l'aine. Toutefois ce n'est pas là une règle générale, et M. Sappey fait observer que quelquefois des lymphatiques qui naissent de la partie inférieure de la région lombaire montent directement pour venir s'aboucher dans les ganglions de l'aisselle, tandis que d'autres, nés de la partie supérieure des lombes, descendent pour gagner le pli de l'aine en croisant en X les précédents. Ces dispositions bizarres expliquent comment on a pu méconnaître la cause réelle d'un engorgement ganglionaire, et l'attribuer à une inflammation spontanée de ces corps glanduliformes, alors qu'il avait pour origine l'irritation d'une de ces radicules lymphatiques qu'on avait oublié d'explorer.

Déductions pathologiques et opératoires. — Dans toute la hauteur de la région spinale, les couches sous-cutanées présentent une texture très-serrée, mais cette disposition se remarque surtout à la nuque ; aussi les inflammations furonculaires et les anthrax, qui y sont fréquents, donnent-ils lieu à de très-vives douleurs avec engorgement des ganglions sous-occipitaux et sus-claviculaires. Quant aux inflammations diffuses, on ne les observe guère que dans la région dorso-spinale, où d'ailleurs elles sont rares.

Les plaies bornées aux parties molles ne sont accompagnées de danger sérieux que dans la partie supérieure de la région, et encore faut-il qu'elles pénètrent très-profondément. Là, en effet, dans le triangle que laissent entre eux les muscles grand et petit droits postérieurs et les obliques de la tête, se trouvent l'artère vertébrale et le nerf sous-occipital, et un peu en haut et en dehors l'artère sous-occipitale. Cette portion dangereuse de la région spinale pourrait être circonscrite extérieurement par trois lignes, deux abaissées de la protubérance occipitale au sommet des apophyses mastoïdes, et la troisième allant d'une apophyse à l'autre. C'est dans l'aire de ce triangle, qu'il ne faut pas confondre avec le triangle musculaire précédent, que se trouvent inscrites les portions accessibles par la région spinale des artères précédemment nommées. Partout ailleurs les plaies qui se bornent aux couches musculaires ne peuvent intéresser que des vaisseaux trop peu considérables pour donner lieu à une hémorrhagie inquiétante ou à des accidents sérieux ; Blandin rapporte cependant avoir été témoin d'un cas de tétanos survenu à la suite d'une application de séton dans laquelle on avait intéressé les muscles.

Sur les animaux, la section en travers des parties molles de la nuque détermine des phénomènes très-singuliers, tels que titubation, flexion de la tête en avant et incertitude des mouvements musculaires. C'est à M. Longet que revient le mérite d'avoir fait connaître ces particularités, dont la découverte est due tout entière au hasard. J'y ai suffisamment insisté ailleurs (1), en parlant de la cavité encéphalo-rachidienne et du liquide céphalo-rachidien, je n'y reviendrai donc pas ; mais je tiens à faire remarquer que ces accidents, qui n'ont pas encore été observés sur l'homme, s'ils venaient à se reproduire, pourraient, si l'on n'était prévenu, donner lieu à une erreur de diagnostic et faire croire à une lésion de la moelle épinière.

Lorsque les instruments vulnérants sont pointus et poussés avec une grande force, ils peuvent, sans léser le squelette, pénétrer dans la cavité rachidienne et blesser la moelle épinière. C'est encore dans le triangle signalé à la partie supérieure de la nuque que cet accident est le plus à redouter, à cause de l'importance des fonctions de la moelle épinière à cette hauteur ; c'est là d'ailleurs qu'il a le plus de chances de se produire en raison de la largeur de l'intervalle qui sépare l'atlas de l'occipital, et l'axis de l'atlas, intervalle qui s'agrandit beaucoup dans la flexion forcée de la tête, et rend la pénétration plus facile. C'est ainsi que paraissent avoir été blessés, et cet individu dont Morgagni nous a laissé l'histoire, et ce tambour, dont parle Boyer dans son *Traité des maladies chirurgicales* (2) ; c'est encore par là que des malheureux, dirigés par un abominable instinct, ont pu donner instantanément la mort à des nouveau-nés, en déchirant le bulbe à l'aide d'une longue épingle.

Dans la partie inférieure de la portion cervicale du rachis, et dans toute l'étendue de la région dorso-lombaire, le resserrement des lames vertébrales et leur imbrication rend les plaies pénétrantes de la cavité rachidienne de plus en plus difficiles. Cependant elles ne sont pas impossibles, et dans la flexion forcée du tronc en avant, on comprend qu'un instrument étroit et aplati, obliquement dirigé de bas en haut, puisse s'y introduire et léser la moelle épinière.

Si l'instrument s'écarte de la ligne médiane, il peut, au cou, intéresser les organes importants situés sur les côtés de la colonne vertébrale ; au dos, pénétrer à travers les espaces intercostaux dans la cavité thoracique ; et, enfin, aux lombes, occasionner une plaie pénétrante de l'abdomen. Béclard disait, dans ses cours, avoir vu un instrument piquant, après avoir traversé les trous sacrés postérieurs, puis antérieurs, léser les organes contenus dans le petit bassin.

L'innocuité des plaies des parties molles rétro-rachidiennes, l'absence de gros vaisseaux et de nerfs importants, ont suggéré à M. le docteur J. Guérin l'idée de faire la section sous-cutanée des muscles de l'épine dans les cas de déviation de cet organe. Ce n'est point ici le lieu de discuter si cette opération, à laquelle son auteur a donné le nom de *myotomie rachidienne*, est ou non indiquée dans les déviations du rachis, et si elle a quelques chances de réussite, j'ai dû seulement indiquer sa possibilité et surtout son innocuité, ce dont j'ai été plusieurs fois témoin.

(1) Voyez page 284.
(2) Article PLAIES DU COU, édition de Philippe Boyer, t. V, p. 401.

C'est à la région de la nuque qu'on applique les sétons, les cautères et les vésicatoires, dans le but de combattre les affections cérébrales et oculaires chroniques. Il y
a dans cette pratique plus qu'une simple affaire de commodité et de routine, et je ne
puis partager les doutes que M. Malgaigne a cherché à jeter sur elle ; une expérience
de tous les jours, acquise à la consultation si riche et si variée des maladies des yeux
du Bureau central, m'a prouvé l'incontestable utilité des exutoires placés dans cette
région et non ailleurs. Je ne vois, d'ailleurs, point d'autre raison plausible à donner
de leur efficacité que la proximité de la région malade ; peut-être même, si l'on pouvait les rapprocher davantage encore du siége du mal, obtiendrait-on de plus grands
succès. La supériorité des exutoires de la nuque sur ceux du bras me paraît hors de
discussion.

Les suppurations qui proviennent du squelette se font rarement jour dans la région
spinale même ; c'est souvent sur le côté des masses musculaires qui recouvrent le
rachis qu'apparaissent ces abcès migrateurs de la colonne vertébrale, généralement
appelés *abcès par congestion*. Cette tendance s'explique à merveille par la difficulté
qu'éprouve le pus à perforer les puissantes aponévroses qui enveloppent ces masses
musculaires ainsi renfermées dans des gaînes moitié osseuses, moitié fibreuses. Sur
es côtés, au contraire, le chemin est facile ; mais il l'est bien davantage encore à la
partie antérieure des corps vertébraux, qui ne sont recouverts que par une simple
amelle fibreuse, ainsi qu'il sera dit plus tard : aussi presque tous les abcès ossifluents
u rachis se portent-ils de ce côté.

§ II. — DE LA COLONNE VERTÉBRALE.

Envisagée au double point de vue statique et dynamique, la colonne vertébrale
mérite d'attirer toute l'attention du chirurgien. Courbée en différents sens, creuse et
mobile, elle est formée de vingt-six pièces ; vingt-quatre constituent les vraies vertèbres,
et les deux autres, le sacrum et le coccyx, ont reçu le nom de *fausses vertèbres*.

Supérieurement, elle soutient la tête ; inférieurement, elle s'articule avec le bassin,
sur lequel elle repose comme sur une base, et dont elle complète la ceinture osseuse :
sa portion moyenne supporte la cage thoracique.

Les *dimensions antéro-postérieures* des vertèbres vont en augmentant assez régulièrement de haut en bas, en sorte que la colonne, prise dans sa totalité, représente
une pyramide à base inférieure. Toutefois, ainsi que le fait observer Winslow, cet
accroissement n'est pas parfaitement uniforme, et le rachis présente un renflement
fusiforme au niveau de la septième cervicale et de la première dorsale, renflement
plus particulièrement dû à l'augmentation du diamètre transversal.

La *hauteur* de la colonne vertébrale offre des variétés suivant les différents âges de
la vie auxquels on l'examine ; ainsi elle augmente jusqu'à l'âge adulte, puis paraît
diminuer dans la vieillesse, phénomène qu'il faut attribuer à l'exagération des courbures, et peut-être aussi à la résorption des corps vertébraux et des disques qui les
unissent. Cette hauteur n'est pas la même lorsqu'on mesure le rachis en suivant ses
flexuosités, ou au moyen d'un fil à plomb. Dans le premier cas, M. Cruveilhier lui
assigne 2 pieds 4 pouces, et seulement 2 pieds 2 pouces dans le second.

Chez tous les individus de même âge elle paraît avoir sensiblement la même longueur, circonstance importante pour le diagnostic des déviations, et qui prouve que

différences dans la taille tiennent surtout au développement plus ou moins considérable des membres abdominaux,

Les expériences du docteur Wasse (1) ont mis en lumière un fait singulier, à savoir : que la hauteur de la colonne vertébrale n'est pas la même le matin et le soir, ce que les uns attribuent à l'aplatissement des disques intervertébraux, sous l'influence de la pesanteur, les autres à l'augmentation des courbures. Quelle que soit l'explication qu'on adopte, toujours est-il que le fait est exact, et tout le monde sait que les conscrits dont la taille ne dépasse que de quelques millimètres la mesure légale, cherchent à obtenir cette diminution par un exercice forcé, pris immédiatement avant la mensuration officielle.

Les *courbures* de la colonne sont très-heureusement disposées pour la résistance et la mobilité. Dans le sens antéro-postérieur elle décrit supérieurement une courbe à convexité antérieure ; à la région dorsale, c'est l'inverse, et le thorax y gagne une ampliation manifeste ; puis survient la courbure lombaire à convexité antérieure, à laquelle succède la concavité sacro-coccygienne, qui forme paroi de la cavité du petit bassin. Toutes ces courbures, qui se succèdent si régulièrement, ont pour but évident de décomposer les forces et le mouvement, dont la transmission au crâne, par une tige droite et inflexible, eût infailliblement, dans le saut, la course, et même la marche, fait éprouver à l'organe mou et pulpeux renfermé dans la cavité encéphalique, des ébranlements répétés et dangereux. C'est encore au moyen de ces inflexions alternatives que le rachis doit d'échapper à un grand nombre de lésions traumatiques, particulièrement aux fractures, qui brisent si fréquemment ces colonnes rigides et sans flexibilité qui forment les membres inférieurs ; le rachis violenté cède, puis revient sur lui-même à la manière d'un ressort.

Parmi ces courbures, il en est une qui peut plus facilement être exagérée, et portée au delà de ses limites naturelles par les violences extérieures, c'est la cervicale ; plus mobile que les autres, elle se trouve dépourvue de protection latéralement, et supporte tout le poids du crâne et de la face. Ajoutez l'étendue moins considérable de ses corps vertébraux, et vous aurez l'explication, par les données anatomiques, de la fréquence incomparablement plus grande des luxations de la portion cervicale du rachis.

On a beaucoup disserté sur une courbure latérale que présente généralement la colonne vertébrale, au niveau des troisième, quatrième et cinquième vertèbres dorsales, courbure à concavité dirigée à gauche. On l'attribuait généralement à la présence de l'aorte, lorsque Bichat avança qu'elle était produite par l'inclinaison répétée du tronc à gauche dans les efforts habituels, opinion adoptée par Béclard, puis par M. Cruveilhier, dans sa deuxième édition. Mais des observations plus récentes de transposition des viscères recueillies par M. Grisolle et M. Géry, dans lesquelles on a trouvé l'aorte à droite et la concavité vertébrale dirigée de ce côté, paraissent avoir modifié l'opinion de M. Cruveilhier. La solution de ce problème importe peu d'ailleurs au praticien, qui doit seulement retenir que cette courbure est normale.

La *face antérieure*, formée par le corps des vertèbres, est saillante, régulièrement arrondie, et offre, de distance en distance, des saillies dues à la présence des disques intervertébraux, qui font, en général, un léger relief au-dessus des dépressions transversales qu'on remarque sur le corps de chaque vertèbre. Presque partout elle est dépourvue de couches musculaires, et là même où il en existe, comme à la région cervicale, elles sont trop peu épaisses pour masquer la forme des os; aussi a-t-on donné le conseil d'explorer à travers le pharynx la face antérieure des vertèbres du cou, pour juger si quelques-unes des pièces qui composent cette région n'avaient pas perdu leurs rapports normaux. La face antérieure du coccyx chez l'homme, de cet os et du sacrum chez la femme, peut être explorée avec facilité par le doigt introduit dans le rectum ou le vagin; on peut ainsi se rendre compte des déviations de ces pièces osseuses qui ont pu, dans certains cas, apporter obstacle à l'accouchement.

Les *faces postérieure* et *latérales* sont beaucoup plus irrégulières et offrent des éminences multipliées, désignées sous le nom d'*apophyses*, représentant autant de bras de levier sur lesquels s'insèrent les puissances musculaires qui doivent mouvoir les différentes pièces du rachis.

La *face postérieure* mérite surtout d'attirer toute l'attention; c'est la seule, en effet, qui soit accessible à l'exploration dans toute son étendue, et encore ne l'est-elle que par l'intermédiaire des apophyses épineuses, dont le sommet est quelquefois à peine appréciable, à cause du relief que forment, chez quelques personnes, les masses musculaires couchées dans les gouttières vertébrales.

Cette série d'apophyses constitue une crête ou saillie onduleuse à laquelle on a donné le nom d'épine, laquelle, en général, suit assez bien les corps vertébraux dans leurs déviations, et permet de reconnaître et d'apprécier leur déplacement. Cependant ces apophyses, précisément à cause de leur position sous-cutanée, sont exposées, plus que toute autre partie de la vertèbre, à des fractures isolées, ce qui enlève, il faut le reconnaître, beaucoup de l'importance qu'on pourrait attacher à leur déplacement comme signe de déviation de la vertèbre. Lorsque les violences extérieures, au lieu de se borner à briser l'apophyse épineuse, fracturent la lame osseuse sur laquelle elle repose, cette dernière peut être enfoncée dans le canal rachidien, comprimer et même déchirer la moelle épinière, circonstance qui motive l'intervention du chirurgien. Dans une circonstance analogue, Louis n'hésita pas à aller à la recherche des fragments, et sauva ainsi son malade des accidents de compression qui avaient commencé à se manifester (1).

La direction des apophyses épineuses varie selon les sections de la colonne auxquelles elles appartiennent. Horizontales au cou et aux lombes, elles deviennent, à la région dorsale, presque verticales, tant elles sont obliques en bas. Entre elles et les apophyses transverses, on remarque les gouttières vertébrales, dans le fond desquelles se voient les lames dites vertébrales et leurs ligaments.

Les *faces latérales* du rachis offrent à considérer la série des apophyses transverses et les côtes, dont je me bornerai à rappeler les connexions avec les vertèbres dorsales. Les apophyses transverses ne peuvent être explorées qu'à la région cervicale, et là encore elles sont recouvertes d'une telle épaisseur de parties molles que, chez beaucoup de sujets, on a de la peine à les sentir nettement. Pour bien juger de leur position, il faut faire coucher le malade de manière qu'il ne fasse aucun mouvement, car la plus légère contraction musculaire, celle par exemple qui est nécessaire pour assujettir les vertèbres pendant la station, met obstacle à une appréciation exacte.

Quant aux trous de conjugaison qui livrent passage aux paires nerveuses, ils sont formés par la réunion de deux échancrures taillées sur la face latérale de chaque

(1) *Recherches sur les fractures et luxations de la colonne*, par Ant. Louis, Mémoire posthume, publié dans les *Archives générales de médecine*, août 1836, p. 417.

vertèbre à la base des apophyses transverses, en sorte que, dans l e déplacement des corps vertébraux, ils se trouvent rétrécis, d'où compression des cordons nerveux et consécutivement paralysie.

L'*étude des mouvements* de la colonne vertébrale doit être faite avec d'autant plus de soin qu'elle jette un jour tout nouveau, soit sur les brusques déplacements des diverses pièces mobiles qui composent cette importante partie du squelette, soit sur leurs déviations lentes. Examinons d'abord le mode selon lequel s'articulent les vertèbres.

La portion mobile du rachis a été divisée en trois sections : 1° section cervicale composée de sept vertèbres ; 2° section dorsale qui en compte douze ; 3° section lombaire, où l'on n'en trouve que cinq. Dans chacune d'elles, les vertèbres s'articulent par leurs corps, par leurs apophyses et par leurs lames, et présentent des caractères communs et des caractères spéciaux à chaque section. Voyons d'abord les *caractères communs.*

L'articulation des corps vertébraux se fait par l'intermédiaire d'un ligament auquel la colonne doit, en grande partie, sa solidité ; il est formé de fibres, les unes perpendiculaires, les autres obliques, s'insérant toutes à la surface des os d'une manière tellement solide, que lorsqu'on cherche à les séparer, elles entraînent toujours avec elles, principalement chez les vieillards, des fragments osseux. Ces disques fibreux semblent être dans un état de compression permanente, car lorsqu'on sépare deux vertèbres par une coupe perpendiculaire à leur articulation, on les voit, sur la tranche, faire une saillie convexe. Les vertèbres les plus mobiles sont celles qui offrent les plus épais ligaments, et, sous ce rapport, les ligaments offrent dans leur résistance des variations qui doivent être prises en très-sérieuse considération ; j'ai fait à ce sujet, sur le cadavre, des expériences comparatives dont voici le résumé. Lorsqu'on prend un tronçon de colonne vertébrale sur un sujet adulte et bien constitué, il faut de très-grands efforts pour séparer les vertèbres, et même, dans certains cas, les ligaments résistent à toute la puissance musculaire qu'on peut déployer ; au contraire, sur des fragments de colonne appartenant à des cadavres de vieillards, il est toujours facile de les déchirer. A quoi tient cette différence ? Peut-être à l'absence, chez ces derniers, de cette substance molle et diffluente que Portal et M. Pailloux ont signalée au centre du disque intervertébral des adultes, disposition qu'on retrouve à un si haut degré chez les poissons. Il importe d'ajouter immédiatement que sur quarante cas de luxation traumatique du rachis que j'ai relevés dans un travail spécial (1), je n'en ai trouvé que onze sur des sujets ayant dépassé l'âge de quarante ans ; trois seulement avaient plus de cinquante ans. Mais il faut se rappeler qu'il en est de même de toutes les autres luxations, et que, si on les observe beaucoup plus fréquemment chez les adultes que chez les vieillards, la raison en est que les premiers sont bien plus fréquemment que les seconds soumis à l'action des causes qui surmontent la force de cohésion des liens articulaires, malgré leur plus grande solidité et résistance à cette époque de la vie.

Outre ces ligaments intervertébraux, les corps de toutes les vertèbres sont reliés entre eux depuis le sommet jusqu'à la base du rachis par les deux ligaments vertébraux communs antérieur et postérieur, dont le but évident est de rattacher les mouvements particuliers de chaque section à l'ensemble de la colonne.

(1) A. Richet, *Des luxations traumatiques du rachis.* Thèse de concours pour le professorat. Paris, 1851.

Les fibres ligamenteuses qui unissent les apophyses articulaires sont de peu d'importance, et une violence suffisante pour rompre le ligament intervertébral ne saurait être arrêtée par la résistance que peuvent opposer ces faibles moyens d'union.

Pour compléter le tableau des moyens d'union ligamenteux des vertèbres, je citerai les ligaments jaunes fixés entre les lames des vertèbres, les ligaments intertransversaires et interépineux, et enfin le ligament surépineux.

La direction des surfaces articulaires des apophyses de ce nom offre, selon les régions, des différences importantes à noter. Obliques au cou, elles sont verticales au dos et aux lombes, et disposées de telle sorte que la luxation ne peut avoir lieu dans ces deux dernières régions sans que l'une d'elles ou le corps vertébral aient été préalablement fracturés. Aussi les luxations sans fractures n'appartiennent-elles qu'à la région cervicale : sur un total de quarante, j'en ai trouvé *dix-neuf* pour les seules vertèbres cervicales ! Je reviendrai bientôt sur ce point intéressant.

La connaissance des *caractères spéciaux* relatifs aux diverses articulations du rachis n'est pas moins indispensable à l'intelligence du mécanisme de leurs luxations.

Comme toutes les autres pièces osseuses du rachis, les vertèbres cervicales s'articulent par leurs corps et leurs apophyses articulaires, et sont faiblement unies par leurs lames et leurs apophyses transverses, au moyen de fibres musculaires ou ligamenteuses. Les deux premières présentent de plus une articulation avec l'occipital, et doivent être envisagées séparément.

La solidité de l'articulation occipito-atloïdienne dépend moins des ligaments proprement dits que de la disposition des surfaces articulaires. Ces ligaments sont, en effet, peu résistants, et formés de trousseaux assez lâches, mais la conformation des condyles de l'occipital et leur direction est telle que les surfaces articulaires de cet os, considérées dans leur ensemble, forment comme un cône qui s'engage dans une excavation représentée par d'autres surfaces articulaires taillées obliquement de dehors en dedans sur les masses latérales de l'atlas. Il suit de là que la sortie des surfaces articulaires de l'occipital hors de cette cavité n'est possible qu'à la condition d'un écartement considérable, écartement qui, lui-même, ne peut s'effectuer que dans le cas où les ligaments qui unissent l'occipital avec l'apophyse odontoïde et l'axis ont été rompus ou cette apophyse fracturée. Or c'est une luxation de l'atlas sur l'axis que l'on observe alors, et non un déplacement de l'occipital sur l'atlas. Aussi ai-je pu avancer que la luxation traumatique de la tête sur la première vertèbre était sinon impossible, du moins inconnue jusqu'à ce jour et qu'il n'en existait pas un seul exemple concluant dans 'histoire de l'art (1).

L'articulation de la seconde vertèbre avec la première et avec l'occipital présente un merveilleux arrangement pour la solidité et la mobilité tout à la fois. L'apophyse odontoïde qui surmonte le corps de l'axis est unie à l'occipital par trois ligaments, deux latéraux très-forts qui, du sommet de l'apophyse, se portent dans une dépression située sur la face interne des condyles, un médian formé de fibres celluleuses peu résistantes. En arrière, on trouve encore un ligament aplati qui relie le corps de l'axis avec l'occipital, et qu'on peut considérer comme l'analogue du grand surtout ligamenteux. D'autre part, l'apophyse odontoïde est fortement appliquée contre l'arc antérieur de l'atlas au moyen du ligament dit transverse ou semi-annulaire qui s'insère par ses deux extrémités à deux tubercules développés sur le côté interne des

(1) *Loc. cit.*, p. 22.

masses latérales de l'atlas. Ce ligament transverse est fixé par des fibres qui, partant de ses bords supérieur et inférieur, se portent à l'occipital et au corps de l'axis, et paraissent avoir pour but de l'empêcher de se porter soit en bas, soit en haut, ce qui aurait pu favoriser le déplacement de l'apophyse odontoïde qu'il est chargé de maintenir ; c'est cette disposition qui a fait donner à ces ligaments réunis le nom de *ligament croisé.*

Le corps de l'axis est uni à celui de l'atlas par quelques fibres dont l'importance n'est pas, à beaucoup près, aussi grande ; ce sont les ligaments atloïdo-axoïdiens antérieur et postérieur.

Les surfaces articulaires de l'atlas sur l'axis sont presque planes, circulaires, peu étendues, et permettent l'exécution facile du mouvement de rotation de la tête, dont l'odontoïde est le pivot.

La résistance qu'opposent aux tractions les plus énergiques tous ces moyens d'union réunis est incroyable, et alors même que, pour les mettre en évidence, on a enlevé toutes les fibres musculaires, tous les liens cellulo-fibreux qui, pendant la vie, contribuent puissamment à en assurer la solidité, on n'arrive à les séparer qu'après les plus violents efforts.

Aussi a-t-on peine à comprendre, théoriquement, que l'atlas puisse se luxer sur l'axis, par suite de violences extérieures, sans fracture. Cependant, à en croire les auteurs, ce déplacement serait fréquent, et J. L. Petit, Louis et la plupart des chirurgiens qui les ont suivis, pensent que la mort instantanée des pendus est le résultat de la compression que l'odontoïde luxée exerce sur la partie antérieure de la moelle épinière. Qu'y a-t-il de vrai dans cette assertion ? Rialdo Colombo, en 1546, avait établi déjà que jamais, dans ces cas, on ne trouvait de luxation (1), et depuis lui ni Mackensie, ni Monro, qui ont disséqué en Angleterre plus de cinquante pendus, n'ont rencontré ce déplacement. De son côté, Orfila, qui a porté en 1840 cette question devant l'Académie de médecine, a démontré, par des expériences directes dans lesquelles je l'ai assisté, que, sur vingt cadavres qu'il avait fait pendre, et sur la tête et le corps desquels on exerça des violences analogues à celles que faisait subir aux suppliciés le bourreau de Paris dont parle Louis, il ne s'était pas produit une seule luxation, mais seulement dans un cas, fracture de l'odontoïde, et dans un autre, fracture du corps de l'axis, toutes deux sans déplacement et toutes deux ayant eu lieu sur des vieillards dont le système osseux paraissait atrophié. Il demeure donc acquis que la luxation de la première vertèbre sur la seconde, à la suite de la pendaison, n'est appuyée sur aucune preuve sérieuse.

Quant aux faits pathologiques, quoique plus probants, ils sont très-rares, et c'est à peine si l'on compte aujourd'hui dans la science *deux exemples* bien avérés de luxations traumatiques de l'atlas sur l'axis sans fracture, l'un dû à M. Sédillot, et l'autre à M. Hirigoyen, de Bordeaux.

La luxation *avec fracture* de l'odontoïde ne semble d'ailleurs pas plus commune que la première.

Les cinq autres vertèbres cervicales offrent des caractères communs qui permettent de présenter une description générale de leurs articulations.

Leurs corps sont étroits et taillés obliquement en bas et en avant, de telle sorte que la vertèbre supérieure, lorsqu'on a coupé le ligament intervertébral, se porte natu-

(1) Paletta, *Exercitationes anatomicæ,* p. 234.

rellement en bas et en avant, suivant le plan incliné de la vertèbre inférieure, dès que l'on tente de fléchir en avant cette portion du rachis; c'est là une expérience que j'ai faite maintes et maintes fois et qu'il est très-facile de répéter. De plus, la vertèbre supérieure présente, dans le sens latéral, une concavité dans laquelle vient s'emboîter la convexité correspondante de la vertèbre inférieure, en sorte que ces articulations rentreraient plutôt, eu égard à la disposition de leurs surfaces articulaires, dans la classe des articulations par emboîtement réciproque, comme la sterno-claviculaire, par exemple, que dans celle des amphiarthroses ou symphyses dans laquelle elles ont été rangées.

D'où il résulte qu'elles ne peuvent normalement permettre que deux sortes de mouvements; 1° flexion et extension; 2° mouvements de latéralité de droite à gauche; quant au mouvement de rotation, il est *forcé*, et ne constitue jamais, ainsi que je l'ai démontré dans le travail précédemment cité, qu'un *commencement de rotation*.

D'autre part, les surfaces articulaires des apophyses de ce nom sont bien évidemment disposées de manière à se prêter à ces deux sortes de mouvement et à nul autre; elles sont, en effet, taillées obliquement en bas et en arrière et tout à fait planes.

Ces dispositions rendent compte du mécanisme suivant lequel se produisent leurs luxations, fort rares d'ailleurs. Boyer, qui n'admet que les luxations des apophyses articulaires, et qui ne paraît pas avoir connu les luxations en avant proprement dites, pense qu'elles s'effectuent par suite d'un mouvement de rotation. Je pense au contraire, et je crois avoir démontré que les unes et les autres ne peuvent avoir lieu que par suite de l'exagération des mouvements naturels de flexion et de latéralité. Ainsi les luxations complètes en avant ont lieu par suite d'une flexion forcée de la colonne cervicale, dans laquelle la vertèbre supérieure glisse sur l'inférieure, jusqu'à ce que les apophyses articulaires supérieures aient débordé les inférieures, au devant desquelles elles s'accrochent; tandis que, pour produire une luxation isolée des apophyses articulaires ou luxations latérales, il faut que la tête s'infléchisse fortement à droite ou à gauche, en accomplissant un léger mouvement de rotation, mouvement pendant lequel on voit les surfaces articulaires glisser l'une sur l'autre de bas en haut, et réciproquement, jusqu'à ce que l'apophyse articulaire supérieure, venant à dépasser l'inférieure, s'accroche au-devant d'elle et ne puisse plus rétrograder pour reprendre sa position première.

Ainsi peuvent se concevoir, pour ces vertèbres, des luxations sans fractures. Des dispositions inverses, ou au moins différentes, ne permettent point ces déplacements simples dans les vertèbres dorso-lombaires.

Le corps de ces dernières, en effet, présente de larges surfaces complétement planes et horizontales, unies par des disques intervertébraux, très-épais, très-résistants, et n'ont, par conséquent, aucune tendance à glisser plutôt en avant qu'en arrière ou latéralement. Aussi leur principal mouvement paraît-il être la torsion, c'est-à-dire la rotation, quoique cependant elles puissent se porter également, bien que très-peu, en avant, en arrière et latéralement. Pris séparément, et dans chaque articulation, chacun de ces mouvements est assez obscur, mais de leur ensemble résulte une rotation ou une flexion qui peut devenir considérable.

La disposition des apophyses articulaires de ces mêmes vertèbres confirme de tous points ce que je viens de dire concernant la rotation des corps vertébraux; leurs surfaces sont en effet alternativement concaves et convexes, et perpendiculairement taillées, de sorte que les supérieures roulent dans les inférieures à la manière d'un gond.

C'est cette dernière particularité qui rend impossible la luxation simple sans fracture aux régions dorsale et lombaire, et difficile la luxation avec fracture, puisque je n'ai pu en rassembler que *huit* cas.

Les *mouvements d'ensemble* qui se passent dans le rachis peuvent être ramenés à quatre types principaux : la flexion, l'extension, l'inflexion latérale et la torsion ou rotation.

Quand on étudie, ainsi que l'a fait Weber, ce mouvement de flexion de la colonne, on ne tarde pas à s'apercevoir qu'il est limité à certaines régions. Ainsi, à peu près nul entre la deuxième et la troisième cervicale, il augmente progressivement de la troisième à la sixième, pour devenir moindre entre la sixième et la septième, puis plus faible encore entre la septième et la première dorsale. Entre les sept premières dorsales, la flexion est à peine marquée, mais elle reparaît insensiblement dans les articulations des dernières dorsales, pour redevenir très-manifeste entre la dernière dorsale et les premières lombaires.

Toutefois M. Malgaigne dit avoir constaté un mouvement très-prononcé à la région cervicale, entre la sixième et la septième.

En résumé, c'est donc entre la troisième et la septième cervicale, entre la onzième dorsale et la deuxième lombaire que s'observe le mouvement le plus prononcé de flexion.

Si maintenant on consulte les faits cliniques, on voit combien ils se lient étroitement aux données anatomo-physiologiques : sur quarante luxations traumatiques du rachis, j'en trouve cinq de la quatrième sur la cinquième cervicale, onze de la cinquième sur la sixième, douze de la sixième sur la septième, et deux seulement de la septième sur la première dorsale; point dans la région dorsale, et huit entre la dixième dorsale et la deuxième lombaire. C'est donc là où se passent les plus grands mouvements de flexion et d'extension qu'ont lieu presque exclusivement les déplacements, c'est-à-dire trente-huit fois sur quarante.

L'inflexion latérale, d'après les expériences de Weber, est surtout marquée aux six premières vertèbres cervicales, et nous avons vu précédemment que la disposition des surfaces articulaires rendait parfaitement compte de ce phénomène. Cette inflexion diminue ensuite entre la septième cervicale et la première dorsale, reste très-faible entre les sept ou huit premières dorsales, puis augmente peu à peu jusqu'au sacrum. Il y aurait donc une certaine solidarité entre ces mouvements d'inclinaison latérale et les précédents.

A la portion cervicale du rachis, la torsion, quoique peu marquée dans chaque articulation, devient cependant assez notable lorsque toutes y concourent; mais il importe de remarquer que la plus grande partie du mouvement de rotation se passe dans l'articulation de l'axis avec l'occipital et l'atlas; on retrouve encore ce mouvement de torsion très-prononcé à l'union des colonnes lombaire et dorsale, entre la dixième dorsale et la première lombaire.

La résistance du rachis aux violences qui tendent à exagérer ces divers mouvements est considérable, mais ne me paraît pas pouvoir être appréciée sûrement par des expériences sur le cadavre. En effet, voici M. Maisonabe qui trouve que la région cervicale ne peut supporter des tractions supérieures à 50 kilogrammes, la région dorsale à 150, la région lombaire à 200, sans se déchirer; tandis que M. Bouvier, attachant aux hanches d'un cadavre suspendu par la tête un poids de 300 livres, ne produit aucune espèce de rupture. C'est qu'on peut augmenter d'une quantité beaucoup plus considérable encore la puissance de traction sans déchirer les ligaments, pourvu que l'on opère sans secousses ; tandis qu'avec une bien moindre force, mais agissant par saccades, on dilacère tous les moyens d'union : or on sait que c'est de cette dernière manière qu'agissent en général les violences traumatiques. D'ailleurs il est un élément dont on ne peut tenir compte sur le cadavre, c'est la résistance musculaire qui, pendant la vie, joue le principal rôle, à ce point que souvent on ne peut, sans l'intervention des anesthésiques, triompher d'elle dans les luxations de l'épaule ou de la cuisse, avec les forces réunies de cinq ou six aides vigoureux. Toutefois il ne faut pas négliger absolument les résultats obtenus par les expérimentations cadavériques en général, car elles donnent la mesure des tractions que peut, en l'absence des contractions musculaires, supporter l'appareil ligamenteux sans se déchirer, aujourd'hui qu'au moyen du chloroforme, on supprime l'intervention des muscles.

§ III. — CAVITÉ RACHIDIENNE.

J'ai décrit ailleurs la cavité rachidienne (1) ; je n'insisterai donc que sur les points qui n'ont pas encore été traités.

Le rachis est creusé d'un canal plutôt triangulaire qu'arrondi qui règne dans presque toute son étendue, et qui renferme la moelle épinière et ses enveloppes. Il communique largement par l'intermédiaire du trou occipital avec la cavité crânienne, et se continue jusqu'à l'extrémité inférieure du sacrum. Les recherches du docteur Earl et celles d'Ollivier ont démontré qu'il existe un rapport constant et direct entre l'étendue du mouvement des vertèbres, la grandeur et la forme du canal rachidien : ainsi, à la région cervicale, il offre une ampleur proportionnée à l'extrême mobilité de cette portion de la colonne ; il est plus étroit à la région dorsale, qui est presque immobile, et redevient spacieux aux lombes.

Ollivier pense que l'étroitesse de la portion dorsale du canal hâte toujours les progrès de l'inflammation de la moelle épinière, lorsqu'elle a son siège dans cette partie de l'organe, parce qu'elle s'oppose à l'expansion de son tissu. Cette assertion ne me paraît nullement fondée, par cette raison que la moelle, étroitement enveloppée dans une membrane complétement inextensible, ne se gonfle jamais dans ses inflammations, au point d'être comprimée par les parois osseuses, toujours beaucoup plus larges que le cordon nerveux qu'elles renferment.

Le canal rachidien est tapissé dans toute son étendue par la dure-mère, dite *rachidienne*, qui n'adhère aux parois osseuses qu'en avant et sur les côtés, et reste libre en arrière, de manière à ne point être exposée aux déchirures dans les flexions brusques et forcées. Cette adhérence sur les côtés est établie par les prolongements qu'elle envoie sur les racines nerveuses, et qui les accompagnent dans les trous de conjugaison. Sa surface externe est recouverte d'un tissu cellulo-graisseux, mou et rougeâtre, et sa surface interne est lisse et polie, ce que l'on attribue à la présence de l'arachnoïde, sans pouvoir le démontrer. On admet généralement que cette dernière membrane se réfléchit sur la moelle épinière, dont elle est séparée par des tractus filamenteux, qui constituent le tissu cellulaire sous-arachnoïdien ; enfin, la moelle elle-même est enveloppée d'une manière aussi exacte que possible par la pie-mère, sur la structure et la disposition de laquelle j'ai insisté suffisamment ailleurs (2).

(1) Voyez *Cavité encéphalo-rachidienne*, p. 283.
(2) Voyez *Système nerveux*, p. 199 et suiv.

La moelle épinière, que l'on fait commencer au sillon de séparation du bulbe et de la protubérance annulaire, n'est pas tout entière contenue dans le canal rachidien : le bulbe, en effet, couché sur la face supérieure de l'apophyse basilaire, est placé dans la cavité crânienne, et son collet répond au trou occipital. Inférieurement la moelle se termine chez les adultes au niveau de la deuxième vertèbre lombaire, elle n'occupe donc pas toute l'étendue du canal vertébral. Chez les enfants, elle descend beaucoup plus bas, circonstance importante à prendre en considération lorsqu'on veut pratiquer la ponction de la poche du spina bifida dans la région lombaire.

C'est aux prolongements que la pie-mère envoie à la dure-mère, c'est-à-dire au ligament dentelé, et à ceux que cette dernière émet sur les racines rachidiennes, que le cordon médullaire doit d'être maintenu fixe, et comme suspendu au milieu du canal, ne pouvant se porter ni à droite ni à gauche, ni en avant ni en arrière, et échappant ainsi à tout tiraillement, à toute compression, dans les mouvements d'inflexion et de torsion de la colonne. De leur côté, les paires nerveuses, qui en émanent, sont également assujetties par la dure-mère d'une façon très-solide, malgré le long trajet oblique qu'elles parcourent dans le canal avant d'en sortir.

La moelle fournit, non compris le nerf spinal, trente et une paires de nerfs, qui naissent par deux sortes de racines : les postérieures, plus volumineuses, pourvues sur leur trajet d'un ganglion; les antérieures, qui n'en possèdent point. Ces deux sortes de racines se réunissent au delà des ganglions en un tronc, qui se divise bientôt en branches antérieures et postérieures.

On compte huit paires cervicales, douze dorsales, cinq lombaires et six paires sacrées. Immédiatement après leur émergence, les paires rachidiennes descendent et gagnent les trous de conjugaison, parcourant dans l'intérieur du canal rachidien un trajet d'autant plus oblique qu'elles naissent d'une portion plus inférieure de la moelle. D'où il suit que le point d'où elles tirent leur origine à ce centre nerveux correspond à un lieu beaucoup plus élevé que celui par lequel elles se portent au dehors.

Il devient donc intéressant de rechercher à quel point de repère extérieur correspond l'origine de chacun des nerfs rachidiens pour résoudre la question suivante : *Une lésion de la moelle épinière étant donnée, quels sont les nerfs paralysés;* et réciproquement, *tels nerfs étant paralysés, à quelle hauteur siége la lésion de la moelle épinière?*

Jadelot nous a donné les éléments d'une solution (1) dans des tableaux annexés à un travail remarquable, où il montre ces rapports de situation entre les origines des nerfs et les apophyses épineuses.

L'origine des huit paires cervicales au cordon rachidien correspond à l'intervalle qui sépare l'occipital de la sixième apophyse épineuse cervicale.

L'origine des six premières paires dorsales a lieu entre l'épine de cette sixième cervicale et la quatrième épine dorsale, et celle des six dernières paires dorsales entre la quatrième et la onzième épine dorsale.

L'origine des cinq paires lombaires se fait entre la onzième apophyse épineuse dorsale et la douzième.

Enfin, l'origine des six paires sacrées s'étend de la douzième dorsale à la première lombaire.

---

(1) *Description anatomique d'une tête humaine extraordinaire,* suivi d'un *Essai sur l'origine des nerfs.* Paris, an VII.

En conséquence, une section de la moelle au niveau de la douzième épine dorsale paralysera presque tout le plexus sacré, savoir : la majeure partie des nerfs des fesses, de l'anus et des parties génitales, presque tout le nerf sciatique, qui reçoit cependant la partie antérieure du cinquième nerf lombaire.

Une section de la moelle au niveau de la onzième épine dorsale, paralysera les plexus lombaire et sciatique, savoir : tous les nerfs des fesses, de l'anus, des parties génitales et du membre inférieur.

Une section de la moelle au niveau de la cinquième épine dorsale, outre les paralysies dont il vient d'être parlé, entraînera celle des muscles de l'abdomen, dont les nerfs sont fournis par les cinq dernières paires dorsales.

Une section de la moelle au-dessus de la deuxième épine dorsale paralysera, en outre, presque tous les nerfs intercostaux; au-dessus de la sixième épine cervicale, tous les muscles intercostaux seront paralysés, et le sentiment diminué dans les téguments du bras.

Entre l'épine de l'axis et celle de la troisième vertèbre cervicale, tout le plexus brachial serait paralysé, et même en partie le nerf phrénique.

Enfin, au-dessous de l'épine de l'axis, la paralysie, comprenant les racines du nerf phrénique, entraînerait à l'instant une asphyxie mortelle, par la cessation d'action des muscles intercostaux et du diaphragme (1).

La solution de ces problèmes n'est pas pour le chirurgien une simple affaire de curiosité, elle vient en aide au diagnostic et au traitement, puisque dans le *mal de Pott*, par exemple, il n'est pas indifférent d'appliquer les révulsifs, moxas, ou cautères, vis-à-vis le point précis de la colonne vertébrale atteint de carie, et qui comprime la moelle épinière.

Il pourrait arriver, il est vrai, que la compression s'exerçant, non sur la moelle épinière, mais sur les cordons nerveux eux-mêmes, au sortir de leurs trous de conjugaison, il en résultât une erreur; mais on remarquera que, dans ce dernier cas, la paralysie ne s'étendra que rarement aux deux côtés du corps, et ne sera jamais aussi générale que dans les compressions directes de la moelle.

A leur sortie du rachis, les nerfs, déjà accompagnés par la dure-mère, sont enveloppés par un prolongement du périoste vertébral qui leur fournit également une gaîne. On a pensé que, en raison de cette disposition, le pus provenant des vertèbres cariées, et décollant le périoste, devait suivre le trajet des cordons nerveux, et M. Bourjot Saint-Hilaire (2) a essayé de formuler à ce sujet des conclusions dont on peut dire *à priori* qu'elles sont trop précises pour être constantes. J'indiquerai, lorsqu'il sera question de l'abdomen et du bassin, la route que prennent habituellement les abcès ossifluents de la colonne vertébrale, et je démontrerai que ce ne sont point en général les troncs nerveux que suit le pus, mais bien les gaînes et les interstices musculaires.

§ IV. — DÉVELOPPEMENT DU RACHIS.

La *corde dorsale* est le premier rudiment de la colonne rachidienne dans les vertébrés, mais elle n'est pas le rachis, ni même un premier état de cette partie du squelette; elle constitue seulement l'axe de formation de la tige vertébrale.

---

(1) Malgaigne, *Anatomie chirurgicale*, 1838, t. II, p. 33.
(2) Bourjot Saint-Hilaire, *Revue médicale*, novembre 1834 (Mémoire sur les abcès symptomatiques d'une lésion du rachis).

Dans les premières semaines de la vie intra-utérine, de chaque côté de cet axe, on voit se développer de petites plaques quadrilatères séparées les unes des autres par un étroit intervalle, et qui apparaissent d'abord vers le milieu de la future région thoracique; leur nombre croît rapidement vers le haut et vers le bas. Puis, peu à peu, ces plaques vertébrales vont à la rencontre les unes des autres en avant aussi bien qu'en arrière de la corde dorsale, se soudent deux à deux, et constituent le corps vertébral. La corde dorsale a disparu; il n'en reste de traces qu'entre les corps vertébraux, où elle forme le rudiment des ligaments intervertébraux.

Pendant que ce travail s'accomplit, les arcs vertébraux, c'est-à-dire les lames et les masses apophysaires ont commencé à paraître, et se développent par deux points latéraux qui viennent se rejoindre sur la ligne médiane. Quant aux apophyses épineuses et transverses, elles naissent par des points complémentaires.

Ainsi le rachis se développe en avant et en arrière de chaque côté de la ligne médiane, par deux moitiés symétriques, ainsi que l'avait annoncé Meckel, sans pouvoir le démontrer; ce fait, en effet, n'est acquis à la science que depuis les travaux récents des embryologistes modernes. Béclard a donc commis une erreur, bien excusable il est vrai, en se refusant à admettre cette ossification des anneaux ou corps vertébraux par deux points latéraux, puisque la réunion des deux plaques primitives qui formeront plus tard le corps vertébral s'effectue si rapidement, qu'on est resté longtemps avant d'acquérir la certitude de ce fait. Cette circonstance rend compte de la rareté de la non-réunion des corps vertébraux par arrêt de développement, comparée surtout à la fréquence de celle des lames postérieures, ou *spina-bifida* proprement dit; on sait, en effet, que les arrêts de développement ont d'autant moins de chances de se produire, que les organes atteignent plus rapidement leur état définitif.

Dans le *spina-bifida*, la moelle épinière, ainsi que l'a démontré Ollivier, est normalement développée et ne participe en rien à l'imperfection du rachis, remarque qui met à néant cette opinion de quelques anatomo-pathologistes, qui ont prétendu que l'arrêt de développement du rachis était la conséquence de celui du cordon rachidien.

A partir de la naissance, le corps des vertèbres continue à croître en hauteur; à dix-huit ans, cet accroissement n'est pas encore terminé, et, par la macération, on peut isoler le cartilage d'ossification. Ce n'est que de vingt à vingt-cinq ans que les apophyses se réunissent aux corps vertébraux, et que l'ossification et l'accroissement du rachis sont terminés. Ces données permettent de comprendre quelle influence efficace peut avoir sur les déviations vertébrales un traitement appliqué à l'époque où l'ossification n'est pas encore achevée; elles démontrent également que passé l'âge de vingt-cinq ans, tout essai d'amélioration permanente est à peu près illusoire, puisque les moyens mécaniques ne peuvent agir que sur les ligaments fibreux intervertébraux dont l'élasticité ramène inévitablement, comme le ferait un ressort, les parties déviées du rachis à leur situation vicieuse primitive.

Chez les vieillards, le rachis subit des changements considérables; il semble que la colonne perd insensiblement son élasticité, et le poids des viscères qui y est appendu paraît l'entraîner en avant. Aussi voit-on les vieillards se courber, se *voûter*, ainsi qu'on le dit avec beaucoup de vérité, et avoir besoin, par suite de cette projection insensible de la partie antérieure et supérieure du corps en avant, de s'appuyer sur un bâton pour conserver l'équilibre. Dans cette position, l'ossification s'empare souvent du grand surtout ligamenteux antérieur, et des stalactites osseuses unissent extérieurement les vertèbres; mais lorsqu'on fend les corps vertébraux par leur milieu, on retrouve toujours, au centre du disque intervertébral, le tissu fibro-cartilagineux qui a conservé sa souplesse et échappé à l'ossification.

CHAPITRE II

Du cou.

C'est par l'intermédiaire du cou que la tête se rattache au tronc; aussi peut-on le considérer, qu'on me passe l'expression, comme une *région de passage*, dans laquelle on ne trouve, pour ainsi dire, aucun organe qui lui soit propre. Les vaisseaux artériels et veineux, la trachée, l'œsophage, la moelle épinière et tous les nerfs qu'on y rencontre, ne font, en effet, que le traverser pour se rendre à leur destination ultérieure; seuls, le larynx, organe de la phonation, et la thyroïde, lui appartiennent en propre.

L'étude du cou n'en est pas moins de la plus haute importance, car souvent le chirurgien est appelé à agir sur lui, soit pour y pratiquer des opérations dont le but est de rétablir la continuité des voies aériennes ou digestives momentanément interrompue, soit pour remédier à des accidents graves provenant de la lésion des vaisseaux, soit enfin pour toute autre cause.

Sa forme varie selon l'âge et le sexe. Anguleux chez l'homme, et présentant des saillies en rapport avec l'énergie musculaire, il est généralement arrondi chez la femme et chez l'enfant, ce qui tient au relief moins considérable, non-seulement des muscles, des éminences osseuses et du cartilage thyroïde, mais encore à une plus grande quantité de graisse, dont l'accumulation peut quelquefois beaucoup gêner les recherches du chirurgien.

Sa longueur, qui semble varier suivant les personnes, reste cependant à peu près la même, sauf les cas, bien constatés aujourd'hui, où une vertèbre cervicale vient à manquer. Les individus dont le cou paraît court sont ceux dont les épaules et les clavicules sont relevées par une conformation particulière, mais la distance du sternum au menton est approximativement la même que chez les individus dont le cou paraît allongé; je me suis plusieurs fois assuré de ce fait par la mensuration. Aussi la disposition apoplectique que l'on croit leur être particulière ne tient-elle pas tant à cette brièveté du cou, plutôt apparente que réelle, qu'à l'embonpoint considérable qui presque toujours accompagne cette disposition. Je crois donc qu'il faudrait au moins soumettre à révision cette idée que, chez les individus dont le cou paraît plus court, les vaisseaux qui portent le sang au cerveau ayant moins de longueur, l'impulsion de ce liquide sur la pulpe cérébrale est plus immédiate et plus dangereuse.

Mais si la longueur effective du cou ne varie pas sensiblement, il n'en est pas de même de sa largeur. Quelle différence entre le cou de ces athlètes herculéens qui paradent dans nos foires publiques, et celui de ces pauvres créatures amaigries par la misère et l'inaction? C'est qu'en effet la largeur ne tient point, comme la longueur, à la conformation du squelette; elle est due au développement musculaire, lequel peut acquérir par l'exercice des proportions considérables.

Je n'ai point à m'occuper ici de l'anatomie des formes extérieures du cou; je mentionnerai en temps et lieu les diverses saillies qu'on y remarque et dont le chirurgien doit savoir tirer parti.

La mobilité de la tête sur le cou est très-grande, si grande même que, soit dans la flexion, soit dans l'extension, soit dans les mouvements de latéralité, le menton, l'occiput ou l'oreille peuvent venir toucher le sternum, le dos ou les épaules. Or, ces grands mouvements ne peuvent avoir lieu sans que le côté opposé à celui dans le sens duquel la tête se porte augmente de longueur, disposition que le chirurgien utilise pour se donner plus d'espace lorsqu'il pratique des opérations sur ces diverses régions.

Cette mobilité de la tête est surtout considérable dans le sens de la flexion, et, dans le cas de paralysie des extenseurs, elle peut être portée à ce point que le menton, par son contact avec les téguments qui recouvrent le sternum, en produisent la mortification. C'est ce qui eut lieu chez l'illustre maestro Donizetti, atteint de ramollissement cérébral pour avoir demandé à sa noble intelligence plus qu'elle ne pouvait donner, peut-être.

Le cou se divise naturellement en deux régions principales : 1° une postérieure ou *rétro-vertébrale*, qui rentre dans la grande région rachidienne; et 2° une antérieure, que j'appellerai *prévertébrale*, *trachélienne* de Chaussier, de beaucoup la plus importante.

La région rétro-vertébrale a déjà été décrite, je n'y reviendrai pas; quant à la région prévertébrale, elle se divise elle-même en deux régions secondaires, séparées par le muscle sterno-mastoïdien : l'une antérieure, que je nommerai *hyoïdienne*, l'autre latérale, qui a reçu le nom de *sus-claviculaire*. J'indiquerai sommairement, chemin faisant et pour obéir à l'ordre topographique, la disposition des lames aponévrotiques dans chaque région, mais je les décrirai d'une manière générale dans un chapitre intitulé *Aponévroses du cou*.

§ I. — RÉGION HYOÏDIENNE.

Cette grande région est ainsi limitée : latéralement, par les deux muscles sterno-mastoïdiens, que j'y fais rentrer complétement, afin de ne point scinder leur étude si intéressante; supérieurement, par la base du maxillaire inférieur et par une ligne qui, prolongeant sa direction, viendrait rencontrer les sterno-mastoïdiens; inférieurement, par le bord supérieur du sternum et des clavicules. Ces limites se justifient d'elles-mêmes tant elles sont naturelles, et il n'est pas besoin de séparer la peau des parties sous-jacentes pour les reconnaître; il suffit, en effet, de faire porter la tête en arrière pour voir saillir les sterno-mastoïdiens, et, au besoin, une ligne tirée de la partie postérieure de l'apophyse mastoïde au tiers interne de la clavicule remplacerait parfaitement cette indication.

Étudions d'abord l'anatomie des formes extérieures au point de vue chirurgical.

De haut en bas sur la ligne médiane, la première saillie que l'on rencontre à partir du menton, c'est l'angle du cartilage thyroïde, vulgairement nommé *pomme d'Adam*. Chez l'homme, surtout chez les sujets maigres, on peut reconnaître avec l'extrémité du doigt l'écartement de ses deux lames, ce qui est tout à fait impossible chez les femmes pourvues d'embonpoint et chez les jeunes sujets. En remontant à quelques millimètres au-dessus de cet angle, on peut sentir, en déprimant fortement les téguments, un corps dur et résistant comme perdu au milieu des chairs, c'est la base de l'os hyoïde qui se déplace avec facilité.

Au-dessous du cartilage thyroïde, on rencontre un enfoncement qui répond à la membrane crico-thyroïdienne, et immédiatement plus bas, la partie antérieure de l'anneau du cricoïde, au-dessous duquel existe une dépression qui permet de sentir, chez les sujets dépourvus de graisse et dont la thyroïde n'est pas très-développée, les premiers cerceaux de la trachée. Chez les femmes, on remarque habituellement en cet endroit une saillie due à la présence de l'isthme de la glande thyroïde, toujours plus volumineuse chez elles.

Enfin, tout à fait en bas, se voit la fossette dite sus-sternale, dont a peau s'enfonce légèrement à chaque inspiration.

Sur les côtés de la région, les sterno-mastoïdiens forment un relief très-prononcé dans toute leur étendue, de l'apophyse mastoïde au sternum et à la clavicule; la séparation des faisceaux sternal et claviculaire n'est souvent marquée que par un très-léger enfoncement ou fossette dont la connaissance importe au chirurgien.

Ces saillies et dépressions servent de point de repère dans certaines opérations : c'est ainsi que le relief des cartilages thyroïde et cricoïde dirige dans la laryngotomie et la laryngo-trachéotomie, de même que c'est le long des mastoïdiens, ou dans l'écartement de leurs faisceaux inférieurs, qu'on a proposé de pénétrer pour aller la recherche des carotides ou du tronc brachio-céphalique.

La région hyoïdienne se prêterait mal à une description générale; aussi, à l'exemple de tous les auteurs, la subdiviserai-je en plusieurs régions secondaires dont les limites seront d'ailleurs assez nettement tracées.

Je décrirai successivement : 1° la *région sus-hyoïdienne* , comprise entre l'os hyoïde, la base de la mâchoire et les sterno-mastoïdiens; 2° la *région sous-hyoïdienne*, qui occupe tout l'espace situé entre l'hyoïde, le sternum et les deux sterno-mastoïdiens; enfin, 3° la région que recouvre ce dernier muscle, et que je désignerai sous le nom de *sterno-mastoïdienne*.

1° Région sus-hyoïdienne.

. Cette région forme en partie le plancher de la bouche, la paroi antérieure et une partie des parois latérales du pharynx. Située sur la ligne médiane, impaire et symétrique, elle est limitée à l'extérieur par la parabole du maxillaire inférieur; latéralement, par les vaisseaux carotidiens et le bord interne des muscles mastoïdiens; inférieurement, par l'os hyoïde. Profondément elle s'appuie sur la face inférieure de la langue, avec laquelle elle est assez intimement confondue pour que M. Malgaigne, par exemple, ait cru devoir la décrire avec cet organe et n'en faire qu'une seule région. Elle concourt donc à constituer la paroi inférieure de la cavité buccale, et dans quelques points en avant et en arrière, par exemple, elle est tapissée par la muqueuse de la bouche et du pharynx.

Sa direction est celle de la langue, c'est-à-dire qu'elle est curviligne, et, comme elle, a une portion horizontale et une verticale répondant aux portions horizontale et verticale de cet organe.

L'angle arrondi, ouvert en bas et en avant, qu'elle présente dans la position normale de la tête, disparaît lorsque le menton est fortement relevé. Les téguments sont alors tendus, ce qui facilite les incisions qu'on doit y pratiquer et qui seraient impossibles dans l'état de relâchement où les met la flexion de la tête.

La mobilité extrême de tous les éléments qui entrent dans la composition de cette région, laquelle ne se compose que de parties molles et d'un squelette flottant, l'os hyoïde, doit être toujours présente à l'esprit du chirurgien, soit pour se mettre en garde contre elle, soit pour l'utiliser. C'est ainsi, par exemple, que le déplacement latéral facile de l'hyoïde permet, lorsqu'on veut lier l'artère linguale; située parallèlement à sa grande corne, de faire saillir cet os pour s'en servir, avant et pendant l'opération, comme d'un point de repère sûr et indispensable.

Superposition des plans. — La peau est couverte de poils nombreux, et l'on

Fig. 36 (1).

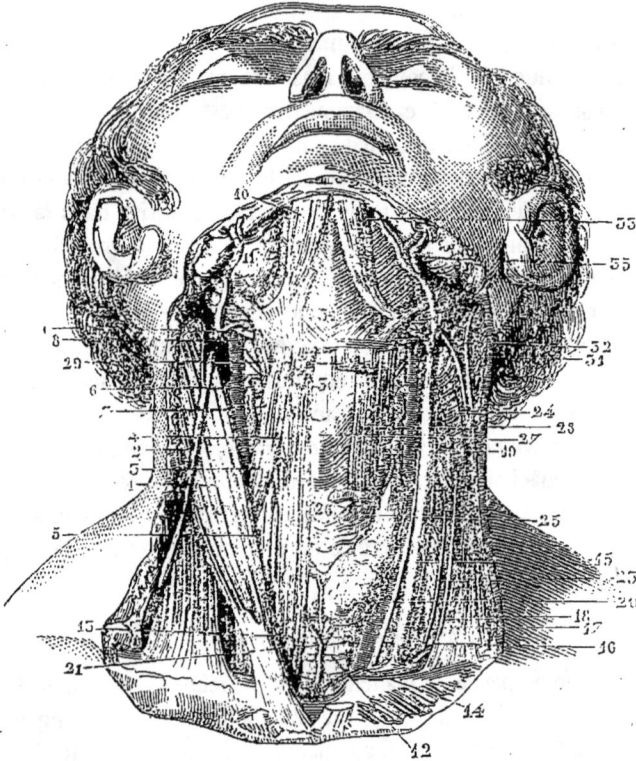

Régions sus- et sous-hyoïdienne vues de face.

Côté droit. — *Région superficielle.* — 1. Muscle sterno-mastoïdien avec ses deux faisceaux séparés inférieurement, et dans l'intervalle desquels se voit la jugulaire interne. — 2. Veine jugulaire externe traversant ce muscle. — 3. Muscle omo-hyoïdien. — 4. Muscle sterno-hyoïdien. — 5. Muscle sterno-thyroïdien. — 6. Artère thyroïdienne supérieure. — 7. Artère carotide primitive. — 8. Artère linguale, dont on n'aperçoit que l'origine à la carotide externe. — 9. Nerf grand hypoglosse. — 10. Muscle digastrique. — 11. Glande sous-maxillaire. — *Côté gauche.* — *Région profonde.* — 12. Trachée-artère. — 13. Plexus veineux thyroïdien qui se jette dans la veine sous-clavière. — 14. Veine sous-clavière. — 15. Veine jugulaire interne. — 16. Artère sous-clavière. — 17. Artère cervicale ascendante. — 18. Artère thyroïdienne inférieure. — 19. Artère carotide primitive. — 20. Nerf pneumogastrique. — 21. L'œsophage, qui déborde à gauche la trachée. — 22. Lobe gauche de la thyroïde. — 23. Nerf diaphragmatique au moment où il croise le scalène antérieur. — 24. La coupe du muscle sterno-mastoïdien. — 25. Muscle crico-thyroïdien. — 26. Membrane crico-thyroïdienne que traverse la petite artère de ce nom. — 27. Angle saillant du cartilage thyroïde. — 28. Muscle thyro-hyoïdien. — 29. Coupe des muscles sterno- et omo-hyoïdiens. — 30. Membrane thyro-hyoïdienne. — 31. Artère carotide externe avec deux de ses branches, la linguale et la faciale. — 32. Nerf grand hypoglosse, plus visible du côté opposé. — 33. Muscle digastrique. — 34. Muscle mylo-hyoïdien. — 35. Artère et veine faciales.

(1) J'ai fait représenter sur la même planche, d'un côté les parties superficielles, et de l'autre les profondes ; il m'a semblé que par cette méthode on prenait une connaissance plus complète des rapports : on les embrasse ainsi dans leur ensemble.

trouve dans son épaisseur des follicules sébacés, dont l'ouverture, lorsqu'elle s'oblitère, donne naissance à ces tannes ou kystes sébacés qu'on y rencontre fréquemment.

Au-dessous de la peau se présente le *fascia superficialis*, entre les lames duquel est renfermé le peaucier, dont les fibres, un peu obliquement dirigées en bas et en dehors, sont très-apparentes.

Au-dessous du *fascia superficialis* apparaît l'aponévrose dite cervicale, dont la disposition est ici assez simple : elle s'insère d'une part au bord du maxillaire inférieur, et, d'autre part, à la base de l'os hyoïde. Latéralement elle enveloppe, en se dédoublant, le sterno-mastoïdien, tandis que de sa face profonde se détachent des lamelles qui se dédoublent également pour envelopper les différents muscles de la région et la glande sous-maxillaire, renfermée dans une loge complète que nous verrons être parfois très-résistante.

Vers l'angle de la mâchoire, l'aponévrose cervicale s'unit à l'aponévrose parotidienne pour fermer solidement, de ce côté, la loge fibreuse de la parotide dont j'ai donné la description (1), et établir, entre ces deux régions, une ligne de démarcation que respectent pendant assez longtemps les collections purulentes.

L'aponévrose cervicale est ici, d'ailleurs, plus ou moins marquée selon les sujets; chez quelques-uns, c'est une simple couche lamelleuse méritant à peine le nom d'aponévrose, tandis que chez d'autres elle existe à l'état de membrane à fibres condensées. Ainsi s'explique la tendance qu'ont, chez certains sujets, les abcès ganglionnaires ou autres à se faire jour plutôt en arrière, du côté des parois pharyngiennes, que vers la partie médiane antérieure. Comme le fait remarquer M. Velpeau (2), la fluctuation dans cette région est souvent obscure, ce qu'il attribue à la grande résistance qu'offre cette lame fibreuse; je ne puis partager l'opinion du savant professeur, et il me paraît bien plus probable que ce phénomène tient à ce que le foyer manquant de point d'appui en arrière, le liquide fuit sous la pression (3).

L'aponévrose enlevée, on découvre plusieurs couches musculaires dans l'ordre suivant :

Sur un premier plan le digastrique, dont le tendon, maintenu à l'os hyoïde par des attaches fibreuses dépendances du *fascia cervicalis*, perfore le stylo-hyoïdien. Dans la courbe à concavité supérieure que décrit le digastrique, se trouvent compris la glande sous-maxillaire et des ganglions lymphatiques assez nombreux, qui ont reçu également le nom de sous-maxillaires.

Plus profondément, et sur le second plan, on trouve le mylo-hyoïdien, séparé de la muqueuse buccale par la glande sublinguale, et des muscles génio-glosse et hyoglosse par un prolongement de la sous-maxillaire, le nerf hypoglosse et l'artère linguale.

Sur la ligne médiane, au-dessous du ventre antérieur du digastrique et du mylohyoïdien, on découvre les génio-hyoïdiens, puis, et un peu plus en dehors, les fibres des muscles hyo-glosse et stylo-glosse, et enfin, tout à fait au centre, les génio-glosses qui traversent la région d'avant en arrière, des apophyses géni supérieures à la base de la langue.

(1) Voyez page 424.
(2) *Anatomie chirurgicale*, p. 420.
(3) Voyez, pour la disposition générale de cette aponévrose, le chapitre consacré aux aponévroses du cou.

Les rapports et es fonctions de ces derniers muscles ayant acquis une certaine importance depuis qu'on a proposé d'en faire la section dans le bégayement, je vais m'y arrêter un instant, quoique je considère cette opération comme irrationnelle, par les considérations que j'ai développées précédemment (1).

Les apophyses géni supérieures, qui donnent attache aux génio-glosses, sont situées immédiatement au-dessous de la muqueuse buccale, sur la ligne médiane, en avant des replis flottants sur lesquels se remarque l'orifice des conduits de Wharton. Là les muscles génio-glosses sont ramassés en un faisceau arrondi dont il n'est pas difficile de faire la section par la bouche, soit avec des ciseaux courbes, soit au moyen du ténotome. Mais il existe en ce point de nombreuses ramifications des artères sous-mentales dont la lésion peut occasionner des hémorrhagies sérieuses.

Je reviens actuellement sur plusieurs points importants.

La glande sous-maxillaire, à l'état normal, forme un relief à peine sensible, au-dessous du maxillaire; elle est, en effet, maintenue dans sa fossette osseuse par l'aponévrose cervicale qui s'oppose à son déplacement, et ce n'est qu'après avoir enlevé cette lame fibreuse, qu'elle tend à faire saillie. M. Cruveilhier dit (2) que, dans le renversement de la tête en arrière, elle se dégage et apparaît presque en entier au-dessous du maxillaire; je crois que c'est là une inexactitude. Je me suis assuré maintes fois que ce déplacement est impossible lorsque l'aponévrose est intacte, et il ne faut pas que le chirurgien qui entreprend l'extirpation de cette glande se fasse illusion à ce sujet, cette saillie ne pouvant avoir lieu que lorsqu'on l'a complétement isolée par la dissection des tissus environnants.

Cette petite glande, allongée transversalement, de la grosseur d'une amande, et dont la structure est la même que celle des autres glandes salivaires, est logée dans une enveloppe fibreuse plus complète encore que celle de la parotide; cette enveloppe lui est fournie par un dédoublement du *fascia cervicalis* déjà décrit. Il est extrêmement rare de voir les deux glandes parotide et sous-maxillaire se toucher, se continuer pour ainsi dire, et former comme une chaîne non interrompue jusqu'à la glande sublinguale. Mais, comme M. Velpeau, j'ai eu occasion d'observer cette particularité, et je pense que M. Cruveilhier a été trop absolu en disant que jamais cela n'arrive.

Recouverte inférieurement par la peau, le peaucier et l'aponévrose, elle est entourée de nombreux ganglions lymphatiques : en arrière elle répond à l'extrémité inférieure de la parotide, et en haut à la face interne du muscle ptérygoïdien interne. En dedans elle repose sur le muscle hyo-glosse, et surtout sur le mylo-hyoïdien, derrière lequel elle envoie un petit prolongement; enfin, elle répond au nerf lingual et à la muqueuse buccale.

De son extrémité antérieure émane son conduit excréteur dit de Wharton, qui s'engage au-dessus du muscle mylo-hyoïdien, se dirige obliquement en avant et parallèlement au nerf lingual au-dessous de la muqueuse, sous les bords de la langue, en se glissant entre le génio-glosse et la glande sublinguale, à la face interne de laquelle il est accolé. Jusque sur les côtés du frein, sa direction est rectiligne; mais arrivé là, il se recourbe d'arrière en avant pour s'ouvrir à la surface buccale par un petit orifice un peu déprimé à son centre (*ostiolum ombilicale* de Bordeu), situé au

(1) Voyez pages 416 et 417.
(2) *Anatomie descriptive*, t. II, p. 425.

sommet d'un petit repli flottant de la muqueuse. Il résulte de cette disposition coudée que l'on éprouve quelques difficultés à cathétériser ce conduit, mais que, par la même raison, et surtout à cause de l'extrême mobilité de sa portion antérieure, les corps étrangers n'y pénètrent que bien rarement (1).

Fig. 37.

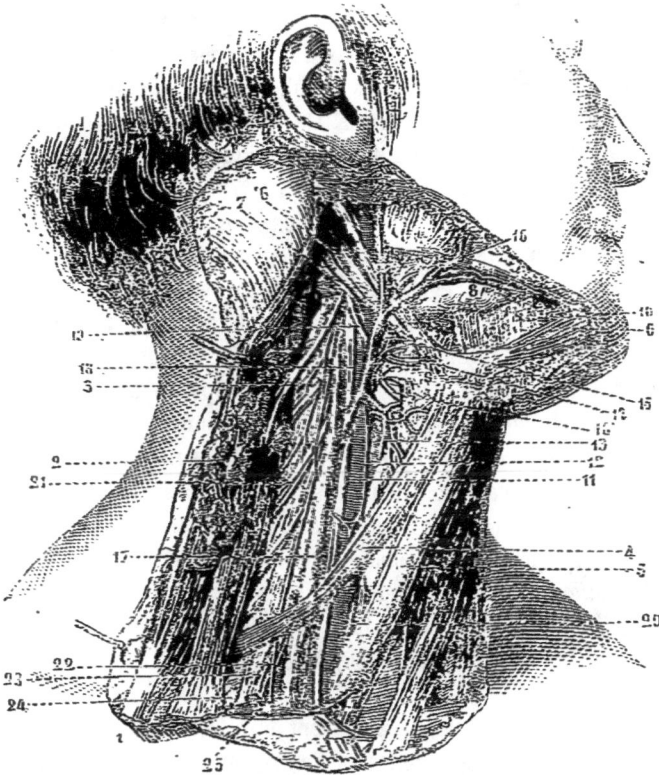

Régions sus- et sous-hyoïdienne vues de profil, et région carotidienne ou du sterno-mastoïdien.

1. Le sterno-mastoïdien, dont les faisceaux sternal et claviculaire ont été détachés et renversés pour mettre à nu les parties profondes. — 2. Chaîne de ganglions lymphatiques dits sous-sterno mastoïdiens. — 3. Nerf spinal. — 4. Muscle omo-hyoïdien. — 5. Muscle sterno-hyoïdien. — 6. Muscle digastrique, ventre antérieur. — 6. Son ventre postérieur — 7. Artère occipitale. — 8. Glande sous-maxillaire. — 9. Grande corne de l'os hyoïde. — 10. Muscle mylo-hyoïdien. — 11. Artère carotide primitive. — 12. Branche descendante du grand hypoglosse formant l'anse nerveuse de ce nom. — 13. Artère thyroïdienne inférieure. — 14. Artère et veine linguales. — 15. Artère faciale. — 16. Veine faciale. — 17. Veine jugulaire interne. Derrière elle l'artiste a voulu signaler le grand sympathique. — 18. Nerf pneumogastrique. — 18′. Nerf laryngé supérieur. — 19. Nerf grand hypoglosse. — 20. Nerf laryngé supérieur. — 21 Quatrième branche du plexus cervical dit profond. — 22 Nerf diaphragmatique. — 23. Muscle scalène antérieur. — 24. Artère sous-clavière. — 25. Veine sous-clavière et jugulaire interne.

Les glandes sublinguales méritent d'attirer plus spécialement notre attention, par cette raison que, jusqu'à ce jour, elles ont été mal ou incomplétement décrites,

(1) Voyez page 406.

même dans les traités d'anatomie les plus récents. C'est à M. P. Tillaux, interne
distingué des hôpitaux, qu'on doit le premier travail important sur ce sujet (1) ; peu
après, M. Guyon, prosecteur de la Faculté, dans une série de pièces déposées au
musée Orfila, confirma et compléta les résultats de son collègue. Selon M. Tillaux,
les glandes sublinguales s'étendent depuis la partie antérieure du plancher buccal
jusqu'à la base de la langue, en suivant le sillon curviligne qui la sépare du maxillaire inférieur. Près du frein, les grains glanduleux se ramassent et forment une
agglomération, de laquelle s'échappe un conduit qui marche parallèlement au canal
de Wharton, et s'ouvre un peu en dehors de lui, sur les côtés du repli muqueux sous-
lingual, par un orifice difficile à découvrir. Ce conduit, dont le volume ne diffère pas
beaucoup de celui de Wharton et qui ne communique jamais avec lui, ne paraît pas
constant ; il a été décrit d'abord par Rivinus en 1679, puis par Bartholin en 1682.
C'est donc à tort qu'on lui a donné le nom de *conduit de Bartholin*, et je ne saurais
admettre la proposition faite par M. Guyon, dans la note manuscrite qu'il a bien
voulu me remettre, de donner également le nom de cet anatomiste à la glande d'où
émane ce conduit ; ce serait consacrer une double injustice : je préférerais donc
nommer la glande et le conduit du nom de Rivinus. Quant aux grains glanduleux
qui forment une traînée granuleuse étendue de la partie antérieure du plancher
buccal à la base de la langue, et auxquels il faut donner plus spécialement, avec
M. Tillaux, le nom de *glandes sublinguales*, ils donnent naissance à des conduits qui
s'ouvrent à la surface buccale isolément et sans jamais s'aboucher avec le canal de
Wharton. Ce sont ces conduits qui sont désignés dans les auteurs sous le nom de
Rivinus, mais à tort, puisque cet anatomiste n'avait décrit que celui de la glande
principale ; ils sont au nombre de dix-huit à trente, et non de cinq à six, comme l'a
écrit M. Sappey, et l'on peut voir au fond du sillon curviligne linguo-maxillaire la
plupart de leurs orifices, à l'œil nu ; quelques-uns seulement ne sont visibles qu'à la
loupe.

En résumé, les glandes sublinguales doivent être considérées comme constituant
une série non interrompue de glandes salivaires, étendue de la partie antérieure à
la partie postérieure du plancher buccal, se terminant en avant par un renflement et
un canal spécial, auxquels on peut donner le nom de *glande* et *canal de Rivinus*, et
se continuant en arrière avec les glandules palpiliers et du voile du palais. Ces amas
de granulations salivaires, immédiatement situées sous la muqueuse, qu'ils soulèvent
en plusieurs endroits, n'ont d'autre rapport que celui de voisinage avec la glande
sous-maxillaire, et leurs conduits isolés sont tout à fait indépendants du canal de cette
glande.

Ces recherches intéressent aussi vivement le chirurgien que l'anatomiste ; il est
impossible, en effet, que ce petit appareil salivaire échappe aux affections qui atteignent les autres glandules de même structure, affections qui ont dû passer inaper-
çues, précisément en raison de l'ignorance où l'on était de sa véritable disposition.
N'est-il pas infiniment probable, par exemple, que ces granulations isolées puissent
devenir, par oblitération de leur conduit excréteur, le point de départ de quelques-
uns de ces kystes sous-muqueux, confondus et englobés sous le nom de *grenouillettes?* Et cette supposition ne trouve-t-elle pas un puissant appui dans cette observation de M. Jobert (de Lamballe), qui rencontra sur un individu mort à la suite

_____

(1) *Gazette médicale de Paris*, 1858, p. 587 : Compte rendu des séances de la Société de
biologie.

d'une double opération de grenouillette un petit kyste formé par l'extrémité dilatée d'un des conduits de la glande sublinguale (1) ? Qu'on veuille bien réfléchir, d'ailleurs, que les canaux excréteurs de ces granulations isolées s'ouvrent à la surface de a muqueuse après un trajet court et rectiligne, par un orifice situé au fond d'un sillon où séjournent souvent des parcelles alimentaires dont la présence provoque fréquemment l'apparition d'ulcérations aphtheuses, et l'on comprendra que la rétention du liquide sécrété doit y être plus facile que dans le canal de Wharton, et même dans celui de Rivinus proprement dit, dont l'ouverture est située sur un repli saillant de la muqueuse. Quoi qu'il en soit de cette hypothèse, c'est là un sujet qui appelle toute l'attention des anatomo-pathologistes.

Les ganglions lymphatiques dits sous-maxillaires abondent dans cette région ; presque tous sont groupés autour de la glande sous-maxillaire, dans l'espace circonscrit par le digastrique, le mylo-hyoïdien et l'os maxillaire. La plupart sont placés immédiatement sous l'aponévrose, quelques-uns cependant sont situés bien plus profondément et entourent l'origine des artères linguale et faciale. Enfin il en est un ou deux que l'on rencontre entre les deux ventres du digastrique, immédiatement sous la symphyse, précisément sur la ligne médiane, et sur lesquels je dois attirer l'attention, parce qu'ils sont peu connus. Ils reçoivent leurs lymphatiques de la lèvre inférieure si souvent atteinte d'exulcération chez les sujets lymphatiques, et peuvent devenir le siège d'un gonflement chronique d'une difficile résolution.

Deux fois déjà j'ai vu le gonflement isolé d'un de ces ganglions donner lieu à des erreurs de diagnostic que la connaissance de cette disposition anatomique aurait pu faire éviter. Dans un cas, la tumeur située sur la ligne médiane, immédiatement au-dessous du menton, constituait une difformité très-désagréable, surtout chez une jeune et jolie fille ; prise pour une tumeur sébacée, elle avait été ponctionnée pour en expulser la matière qu'on y croyait accumulée, et cautériser ensuite le kyste. C'était une fausse fluctuation ; la ponction ne donna issue qu'à du sang, et je fus obligé plus tard d'enlever le ganglion déjà un peu ramolli. Le résultat fut d'autant plus satisfaisant, que la cicatrice, cachée sous le menton, ne se pouvait voir que quand la tête était fortement relevée.

Quant aux ganglions latéraux, ils reçoivent les lymphatiques de la face, de l'intérieur de la bouche, des dents, etc. ; aussi n'est-il pas rare de les voir se gonfler à la suite des caries dentaires, et donner lieu à ces abcès sous-maxillaires si douloureux. Leur tuméfaction met d'ailleurs souvent sur la voie de maladies qu'on n'aurait pas découvertes sans cette circonstance.

Les vaisseaux principaux de la région sus-hyoïdienne sont les artères et veines linguale et sublinguale, les artères et veines faciale ou maxillaire externe et sous-mentale.

L'artère faciale ou maxillaire externe, branche de la carotide externe, traverse la région de dehors en dedans suivant une ligne tirée de l'extrémité de la grande corne de l'os hyoïde au bord antérieur du masséter (voy. fig. 37, n° 15). Elle est très-flexueuse dans son trajet ; recouverte à son origine par le digastrique, le stylo-hyoïdien et la glande sous-maxillaire dans laquelle elle se creuse un sillon, elle devient d'autant plus superficielle, qu'elle s'approche davantage du rebord maxillaire, au devant duquel on peut la sentir battre et la comprimer. Avant d'entrer dans la région génienne, elle fournit une petite branche, la sous-mentale, qui longe le bord du maxillaire

(1) Jobert, *Traité de chirurgie plastique*, t. I, p. 422.

pour venir s'épuiser dans les attaches des muscles qui s'insèrent derrière la symphyse du menton.

L'artère faciale, avec les indications anatomiques qui viennent d'être données, est facile à lier sur tout son trajet, et il n'est pas besoin, pour exécuter cette opération, de recourir à des procédés opératoires spéciaux.

Il n'en est pas de même de la linguale. Née de la carotide, tantôt par un tronc commun avec la précédente, d'autres fois séparément, elle est située un peu plus inférieurement. Au lieu de monter, elle marche transversalement et parallèlement à la grande corne de l'os hyoïde et au nerf grand hypoglosse placés un peu au-dessous d'elle, tandis que le tendon du digastrique, qui affecte également la même direction, occupe un rang supérieur; l'artère est d'ailleurs située sur un plan plus profond. Arrivée vers le tiers moyen de la grande corne de l'os hyoïde, elle s'enfonce entre les fibres du muscle hyo-glosse, quitte alors sa direction transversale, devient ascendante, gagne la face inférieure de la langue, après avoir fourni la sous-linguale, et s'y épuise.

Les veines accompagnent les artères et vont se jeter dans les jugulaires.

Les nerfs sont nombreux; les plus superficiels proviennent du plexus cervical et du facial; on les rencontre, entre la peau et l'aponévrose cervicale, dans l'épaisseur de la couche dite du *fascia superficialis* ou sous-cutanée; leurs rameaux marchent tous transversalement.

Les nerfs profonds sont le lingual, l'hypoglosse et quelques rameaux du glosso-pharyngien, le mylo-hyoïdien et le laryngé supérieur.

Le lingual, branche du trifacial que nous avons déjà rencontré dans la région de la fosse ptérygo-maxillaire descendant le long de la branche de la mâchoire, apparaît dans la région sus-hyoïdienne, en dedans et au-dessus de la glande sous-maxillaire, entre elle et la muqueuse buccale. Puis après avoir longé un instant le bord de la langue, il pénètre profondément dans son tissu, à travers les fibres de l'hyo-glosse et du génio-glosse, pour se perdre dans les papilles. C'est un nerf exclusivement destiné à la sensibilité générale et gustative, et l'on se demande comment on a pu proposer sa section dans le bégayement; une névralgie seule pourrait la nécessiter. Je crois, avec M. Velpeau, qu'il serait difficile de l'attaquer par la région sus-hyoïdienne, et qu'il vaudrait mieux aller le chercher, non pas derrière la mâchoire, comme le propose ce professeur, mais au devant du masséter, en pénétrant par la région ptérygo-maxillaire.

L'hypoglosse, exclusivement destiné au mouvement de l'appareil hyoïdien et de la langue, descend dans la région verticalement et parallèlement aux carotides, en avant desquelles il est situé (voy. fig. 9). Ce nerf passe en dedans du ventre postérieur du digastrique et du stylo-hyoïdien, croise les artères faciale et linguale à leur origine, se plaçant entre elles et leurs veines respectives, suit le trajet de cette dernière un peu au-dessous d'elle, puis s'enfonce dans les fibres de l'hyo-glosse et du génio-glosse, auxquels il se distribue, après s'être anastomosé avec le lingual.

Le laryngé supérieur appartient également à la région sus-hyoïdienne, mais sur un plan bien plus profond; il est, en effet, appliqué sur les fibres du constricteur inférieur, qu'il traverse pour se porter à l'orifice supérieur du larynx. Il est oblique de haut en bas et croise la direction de l'hypoglosse.

Je n'ai rien à dire de spécial ni du ganglion sous-maxillaire, ni du rameau mylo-hyoïdien du dentaire inférieur.

Glandes sous-maxillaire et sublinguale, ganglions lymphatiques, artères, veines et nerfs, tous sont plongés au milieu d'un tissu cellulaire assez lâche, granuleux; et qui ne communique nulle part avec ce tissu graisseux lamellaire situé entre l'aponévrose cervicale et la peau.

C'est dans la couche dite sous-cutanée, que s'accumule la graisse qui constitue ces replis désignés sous le nom de *double* et de *triple menton*.

Le squelette de la région, c'est l'hyoïde, os mobile et flottant au milieu des muscles nombreux auxquels il donne attache. Mais cette mobilité ne le préserve pas toujours des fractures, ainsi que le prouvent les observations de MM. Orfila (1), Cazauvieilh (2), Lalesque (3), Dieffenbach (4), Auberge (5), Marcinkowski (6). Dans les cas de MM. Lalesque et Auberge, la fracture avait eu lieu par la pression vigoureuse d'une main ennemie sur le devant du cou.

Déductions pathologiques et opératoires. — De l'exposé que je viens de faire, il résulte qu'un instrument divisant tous les tissus de cette région sur la ligne médiane rencontre successivement la peau, la couche sous-cutanée, les muscles digastrique, mylo-hyoïdien, génio-hyoïdien, génio-glosse et la langue, peu d'artères, point de nerfs importants. Sur les côtés, on trouve la peau, le peaucier entre deux couches de tissu cellulaire lamelleux, l'aponévrose, les ganglions lymphatiques, la partie inférieure de la glande sous-maxillaire, les muscles mylo-hyoïdien, hyo-glosse, et la langue; de plus, on peut rencontrer les artères linguale et faciale et le nerf grand hypoglosse. Tout à fait en arrière enfin, l'instrument, pénétrant à travers les parois pharyngiennes, pourrait blesser, outre les vaisseaux et nerfs ci-dessus mentionnés, le rameau laryngé supérieur. Je ne parle pas de la lésion des artères carotides, situées sur les limites postérieures de la région sus-hyoïdienne, et qui appartiennent à la région sterno-mastoïdienne.

Il est généralement facile de se rendre compte, d'après ce rapide exposé, du plus ou moins de gravité des blessures de la région sus-hyoïdienne, et en tenant compte du trajet qu'a suivi l'instrument vulnérant, de déterminer, dans les cas d'hémorrhagie, quelle est l'artère blessée. Voici un fait propre à prouver cependant que, dans certains cas, on peut se trouver fort embarrassé.

Un jeune banquier que de fausses spéculations avaient ruiné avait été conduit à se tirer un coup de pistolet sous le menton; la balle, après avoir traversé toute la région sus-hyoïdienne, presque sur la ligne médiane, avait perforé la base de la langue, et s'était perdue quelque part dans la voûte palatine. Appelé au moment même de l'accident à lui donner des soins, je me contentai de faire un pansement simple en l'absence de toute hémorrhagie, et le lendemain, lorsque je vis le malade avec Blandin et M. Maisonneuve, nous ne constatâmes rien de particulier. Au troisième jour, survint un écoulement de sang peu abondant d'abord, et dont nous pûmes nous rendre maîtres assez facilement par le tamponnement; mais le lendemain, il se répéta plus grave, et nous eûmes plus de peine à l'arrêter; enfin, il se renouvela si fréquemment, que nous agitâmes la question de savoir s'il fallait lier la linguale ou la carotide externe. Pour des raisons qu'il serait trop long d'exposer ici, on se décida

(1) *Médecine légale*, p. 423.
(2) *Du suicide*, 1840, p. 221.
(3) *Journal hebdomadaire*, mars 1833.
(4) *Gazette médicale*, 1834, p. 187.
(5) *Revue médicale*, juillet 1835.
(6) *Gazette médicale*, 1833, p. 354.

pour la linguale. Mais à laquelle des deux linguales fallait-il s'adresser? La plaie extérieure était un peu oblique de droite à gauche, et la langue était perforée si près de la ligne médiane, qu'il était de toute impossibilité de savoir au juste si c'était la linguale gauche ou la droite qui fournissait le sang. Dans l'incertitude, et vu la difficulté d'aller chercher successivement ces deux artères au milieu d'un gonflement énorme déterminé par les tamponnements antérieurs, nous nous décidâmes à tenter directement la ligature de l'artère blessée au fond de la plaie qu'on élargirait autant qu'il serait nécessaire. L'opération, habilement faite par M. Maisonneuve, dura près d'une heure, et eut d'abord un plein succès, mais, quelques jours après, le malade, épuisé par une nouvelle hémorrhagie, succomba.

Si pareil cas se représentait, je n'hésiterais pas, dès qu'une hémorrhagie sérieuse apparaîtrait, à lier les deux linguales successivement, sans chercher même à agrandir la plaie pour trouver l'artère blessée. Témoin des difficultés d'une pareille opération, je ne conseillerais à personne de l'entreprendre.

Les suppurations sont fréquentes dans la région sus-hyoïdienne; les superficielles n'offrent rien de particulier à noter. Il n'en est pas de même de celles qui prennent naissance dans la profondeur des parties, et qui, en raison de la continuité du tissu cellulaire sous-aponévrotique avec celui des régions sterno-mastoïdienne, sous-hyoïdienne et pharyngienne, peuvent fuser au loin et jusque dans les médiastins.

Il est quelquefois difficile de constater nettement la présence du pus, ce qui tient au défaut de résistance du plan musculaire et à l'absence de squelette. Pour remédier à cet inconvénient, il faut introduire un doigt dans la cavité buccale afin de fixer les parois dépressibles de la région sus-hyoïdienne; on obtient ainsi la sensation de fluctuation aussi nettement, si ce n'est plus nettement encore que partout ailleurs.

Les incisions pour donner issue au pus doivent, autant que possible, se rapprocher de la direction transversale, c'est-à-dire être faites parallèlement au corps de la mâchoire, afin d'éviter la lésion des filets du facial, celle du plexus cervical ou des vaisseaux qui, presque tous, marchent dans ce sens, et aussi parce qu'il est plus facile de rapprocher ensuite les lèvres de la plaie.

Il est rare que la glande sous-maxillaire soit envahie par le cancer; le plus ordinairement ce sont les ganglions environnants qui deviennent le siége du mal, et il ne manque pas d'exemples qui témoignent qu'alors même que l'on avait cru d'abord avoir extirpé la glande, on n'avait cependant enlevé que des ganglions. M. Velpeau en cite un exemple, emprunté à la *Clinique* de Bougon (1); Colles (2) et Burns (3) rapportent des faits analogues. J'ai cependant entendu Blandin (4) affirmer qu'il avait bien réellement enlevé une fois la glande sous-maxillaire malade, mais que cette opération avait été extrêmement laborieuse; il avait acquis, par la dissection, la certitude que c'était bien la glande elle-même qui avait été extirpée.

C'est par la région sus-hyoïdienne que l'on pratique la ligature de la langue dans les cas de cancer de cet organe s'étendant jusqu'à la base, par les procédés de MM. Mirault et J. Cloquet. Je ne puis décrire ici ce mode opératoire; je dois me borner à faire remarquer que c'est sur la ligne médiane de la région, c'est-à-dire là où il y a le moins de vaisseaux à léser, et en se maintenant autant que possible entre les deux

(1) *Loc. cit.*, p. 426.
(2) *Surgic. Anat.*, 1811, p. 137.
(3) *Surgic. Anat. of the head and neck*, p. 62.
(4) *Cours de médecine opératoire*, 1847.

génio-glosses, que ces deux chirurgiens ont proposé de faire passer leurs fils pour étreindre la base de la langue, et frapper, sinon de mortification, au moins d'atrophie, la portion malade.

Des tumeurs de diverse nature peuvent se développer dans cette région. J'y ai rencontré, sur une femme de trente-huit ans, un kyste hydatique de la grosseur d'un œuf de pigeon; il était situé entre les génio-glosses et proéminait surtout du côté de la cavité buccale. Ayant résolu de l'enlever par la bouche, je fis sur la ligne médiane, sous la langue, une incision longitudinale par laquelle je pus énucléer avec la plus grande facilité cette poche, qui présenta à l'œil nu et au microscope tous les caractères des kystes renfermant des *échinocoques*. Je pus ménager de cette manière les conduits de Wharton et les artères ranines, et la guérison s'opéra rapidement et sans la difformité qu'aurait nécessairement amenée l'opération faite par la face cutanée.

2° Région sous-hyoïdienne.

La région sous-hyoïdienne occupe tout l'espace compris entre les sterno-mastoïdiens, la base de l'os hyoïde et le sternum.

Je vais déroger à l'ordre de description par superposition des plans que j'ai jusqu'à présent et presque toujours adopté. Ici il n'offrirait aucun avantage et aurait de graves inconvénients.

La région sous-hyoïdienne, dont nous connaissons déjà l'anatomie des formes (voy. page 452), est impaire et symétrique, comme la région précédente.

Elle a pour limites en dehors, les muscles sterno-mastoïdiens, les artères carotides, les veines jugulaires et les nerfs pneumogastrique et grand sympathique; en haut elle est bornée par l'os hyoïde et la base de la langue; en bas par le bord supérieur du sternum et l'ouverture qui conduit dans les médiastins; enfin elle repose sur la colonne vertébrale, dont elle n'est séparée que par les muscles longs du cou, auxquels elle est unie par un tissu cellulaire très-lâche, qui permet une grande mobilité latéralement et de bas en haut à l'ensemble des éléments qui la constituent.

Ces éléments sont le larynx, la trachée-artère, et la glande thyroïde en avant, l'œsophage en arrière, tous les muscles qui recouvrent et entourent ces organes, et les vaisseaux et nerfs qui s'y distribuent.

La *peau* qui la recouvre est fine, très-sensible, ne se recouvre jamais de poils et glisse très-facilement sur les parties sous-jacentes.

La *couche sous-cutanée* est lamelleuse et se décompose sous les parties latérales en deux feuillets, dans le dédoublement desquels on trouve le peaucier.

Au-dessous on rencontre une aponévrose, dite *cervicale superficielle*, continuation de celle de la région précédente, et qui, comme elle, présente de grandes différences, selon les sujets et les sexes : peu marquée chez la femme, elle est très-forte et résistante chez les hommes fortement musclés et un peu maigres. Simple supérieurement et sur la ligne médiane, elle enveloppe dans ses dédoublements les muscles sterno-mastoïdiens, et s'insère inférieurement au bord supérieur du sternum et des clavicules (1).

L'aponévrose enlevée, on découvre le larynx et la trachée-artère; cette dernière est en partie recouverte par les muscles sterno et thyro-hyoïdien et par la thyroïde.

_____

(1) Voyez chapitre III, *Des aponévroses du cou en général.*

Les *muscles sterno-hyoïdiens*, plus superficiels, sont unis sur la ligne médiane par une lame aponévrotique; très-rapprochés en haut, ils s'écartent d'autant plus qu'ils s'approchent du sternum. Dans l'intervalle triangulaire qui les sépare on peut voir, lorsque l'aponévrose est enlevée, tout à fait en haut, la membrane thyro-hyoïdienne, puis en descendant l'angle du cartilage thyroïde, la membrane crico-thyroïdienne, le cricoïde, le premier ou les premiers anneaux de la trachée, selon que l'isthme de la glande thyroïde que l'on découvre immédiatement au-dessous est plus ou moins prononcé, le plexus thyroïdien, et enfin la portion de la trachée qui va plonger dans le médiastin antérieur. C'est dans l'aire de ce triangle que l'on manœuvre lorsqu'on pratique la bronchotomie.

Inférieurement le sterno-hyoïdien, lorsqu'il s'engage derrière le sternum, est recouvert par le faisceau sternal du sterno-mastoïdien, dont il est séparé par toute l'épaisseur de l'articulation sterno-claviculaire.

Immédiatement au-dessous de ces deux muscles, on rencontre les *sterno-thyroï-diens*, également séparés par un intervalle triangulaire, mais dirigé en sens inverse du premier.

Le *scapulo-hyoïdien* ou *omo-hyoïdien*, attaché à l'os hyoïde en dehors du sterno-hyoïdien et sur le même plan que lui, s'engage au-dessous du sterno-mastoïdien, qu'il croise à angle aigu pour se porter dans la région sous-claviculaire. Par suite de cette direction oblique en dehors, ce petit muscle divise la région sous-hyoïdienne sur les côtés en deux triangles secondaires sur lesquels M. le professeur Velpeau a appelé l'attention des anatomistes, l'un supérieur, qu'il désigne sous le nom d'*omo-hyoïdien*, l'autre inférieur, sous celui d'*omo-trachéal*.

Le triangle supérieur, ou espace omo-hyoïdien, est limité par l'os hyoïde en haut, par le sterno-mastoïdien en dehors, et le muscle scapulo-hyoïdien en dedans. On y rencontre une portion de la carotide, qu'on ne peut voir qu'en rejetant un peu en dehors le bord interne du sterno-mastoïdien, la thyroïdienne supérieure et la laryngée supérieure qui en émane, le nerf laryngé supérieur qui l'accompagne, la portion antérieure des constricteurs moyen et inférieur, enfin les faces latérales du cartilage thyroïde et de la membrane thyro-hyoïdienne.

Le triangle inférieur, ou espace omo-trachéal, plus étendu que le premier, est limité par le scapulo-hyoïdien en haut et en dehors, par le sterno-mastoïdien en bas et en dehors, et par la trachée en dedans. On y remarque les muscles sterno-thyroïdien et hyoïdien, le lobe de la thyroïde, les artères thyroïdiennes supérieure et inférieure, le plexus descendant du grand hypoglosse, les faces latérales du cartilage cricoïde et de la trachée, l'œsophage, mais à gauche seulement, et enfin le nerf récurrent.

Je ne puis admettre, avec M. Velpeau, que l'artère carotide; et encore moins la vertébrale et la veine jugulaire interne, qui sont là complétement recouvertes et cachées par le muscle sterno-mastoïdien, puissent être regardées comme faisant réellement partie de la région, si ce n'est tout à fait en bas, où la carotide droite, croisant la trachée derrière le sternum, contracte avec elle des rapports de la plus haute importance. La connaissance approfondie de ces deux triangles est indispensable au point de vue de la médecine opératoire et de la clinique externe.

Quant aux muscles thyro-hyoïdien et crico-thyroïdien, qui appartiennent en propre au larynx, ils sont plus profondément situés et appliqués sur les parois latérales de cet organe.

Cette simple indication topographique de ce qui se présente au premier coup d'œil, lorsqu'on vient de terminer la préparation, ne saurait suffire, et je dois revenir sur plusieurs points importants. Ainsi, quoique le larynx, la trachée-artère et l'œsophage soient décrits avec détail dans les livres d'anatomie descriptive, je ne crois point devoir, à l'exemple de Blandin, renvoyer le lecteur purement et simplement à ces traités spéciaux qui ne se préoccupent point de faire ressortir les points de vue chirurgicaux, ni, d'autre part, à l'imitation de M. Malgaigne, me borner à une simple et rapide nomenclature.

Le *canal laryngo-trachéal* est situé normalement sur la ligne médiane, mais il est si mobile, soit de haut en bas, soit latéralement, que ses rapports avec les parties avoisinantes changent, pour ainsi dire, à chaque instant. Cette mobilité, qui est la conséquence naturelle de ses fonctions, est favorisée par la laxité du tissu cellulaire lamelleux et sans graisse dont il est enveloppé. On peut même dire qu'il est plongé au milieu d'une atmosphère celluleuse à larges mailles, qui n'est pas sans une certaine analogie avec les bourses dites séreuses qui se développent accidentellement autour des parties douées d'une grande mobilité. Cette atmosphère se continue avec le tissu cellulaire des médiastins, en suivant la trachée et l'œsophage.

Il résulte de là : 1° Que les suppurations, lorsqu'elles se développent dans les couches celluleuses situées immédiatement autour du larynx, de la trachée ou de l'œsophage, peuvent s'étendre très-facilement et avec une grande rapidité jusque dans la poitrine, ainsi que j'en ai vu un exemple frappant chez un homme atteint d'un rétrécissement œsophagien siégeant au niveau du cartilage cricoïde, lequel avait été le point de départ d'un véritable phlegmon diffus de toute la couche celluleuse profonde du cou et du médiastin postérieur ;

2° Que, dans l'opération de la bronchotomie, les mouvements d'ascension et de descente du larynx résultant de la déglutition, et la facilité avec laquelle se déplace latéralement cet organe, rendent l'ouverture du canal aérien assez difficile pour que Bauchot ait cru devoir proposer un instrument pour le fixer ;

3° Qu'enfin une fois l'incision des téguments pratiquée, il faut faire en sorte que celle de la trachée-artère lui corresponde exactement, et pour cela ne pas craindre de faire une large ouverture facile à maintenir en rapport avec celle des téguments. Sans cette précaution on peut être exposé, quand on introduit la canule, à la faire glisser sur les parois du canal, ainsi que cela est arrivé à Dupuytren lui-même, selon M. Malgaigne (1), et, à ma connaissance, à un opérateur encore inexpérimenté.

Les rapports généraux du canal laryngo-trachéal sont très-simples. Sur la ligne médiane et dans toute son étendue, depuis la membrane thyro-hyoïdienne jusqu'au sternum, il est uniquement recouvert par la peau, le fascia sous-cutané et les aponévroses cervicales ; les premiers cerceaux de la trachée seuls sont en rapport immédiat avec l'isthme de la glande thyroïde, en sorte que l'instrument tranchant, dans la bronchotomie, n'a en définitive qu'une couche assez mince de tissu à traverser. Cette couche est par elle-même peu vasculaire, et permettrait de faire l'opération, pour ainsi dire, *à blanc*, si l'on ne rencontrait dans divers points que j'indiquerai avec précision quelques vaisseaux artériels et veineux qui ne lui appartiennent point et dont la lésion peut occasionner de graves embarras.

Sur les côtés, ses rapports sont plus compliqués : il est recouvert, en outre des

(1) *Anatomie chirurgicale.*

couches sus-mentionnées, par les muscles sterno- et thyro-hyoïdien, sterno-thyroïdien, omo-hyoïdien et crico-thyroïdien ; il se trouve en rapport direct et immédiat avec les lobes de la thyroïde, les branches terminales des artères thyroïdiennes inférieure et supérieure, les plexus veineux thyroïdiens et les nerfs récurrents.

Il est côtoyé, mais à une certaine distance, par les artères carotides droite et gauche, les nerfs pneumogastrique et grand sympathique, et les veines jugulaires. Les artères carotides, plus rapprochées, en sont encore séparées cependant par toute l'épaisseur des lobes de la thyroïde, en sorte qu'on s'explique difficilement comment quelques auteurs ont pu donner ces rapports avec les gros vaisseaux du cou comme immédiats. Ce n'est qu'au bas de la région, derrière le sternum, que la trachée contracte avec ces artères des rapports sur lesquels j'insisterai plus loin.

En arrière et supérieurement, le larynx répond au pharynx, dont il forme la paroi antérieure ; plus bas, la trachée repose sur l'œsophage, qui se dévie légèrement à gauche et la déborde en ce sens.

Le canal laryngo-trachéal se compose de plusieurs parties ou pièces sur chacune desquelles se pratiquent des opérations.

La membrane thyro-hyoïdienne, qui unit le cartilage thyroïde à la lèvre posté-rieure de l'hyoïde, ne présente, sur la ligne médiane, qu'un très-petit intervalle par lequel on puisse arriver à elle sans léser les couches musculaires, qui la recouvrent presque complétement. Elle est en rapport, en outre, avec des rameaux artériels dits thyro-hyoïdiens, provenant de la thyroïdienne supérieure, rameaux qu'il est fort dif-ficile d'éviter dans la *laryngotomie* dite sus-hyoïdienne, inventée à la même époque par Vidal et par M. Malgaigne. Enfin elle donne passage, mais tout à fait en bas et sur les côtés, à l'artère et au nerf laryngés supérieurs.

Sa hauteur est de 30 à 35 millimètres ; par sa face postérieure elle répond à un tissu cellulaire graisseux logé entre elle et l'épiglotte, et ce cartilage est lui-même situé un peu plus bas. Une incision qui la divise à sa partie moyenne et transversa-lement, comme le veut M. Malgaigne, pénètre donc au-dessus de l'épiglotte, et par conséquent dans le pharynx, ce qui fait de cette opération une *pharyngotomie*, et non une *laryngotomie*.

Sur la face antérieure de cette membrane se trouve une bourse séreuse qui sert à faciliter les mouvements du thyroïde sur l'hyoïde.

Il est une erreur généralement accréditée et partout répétée, qui consiste à pré-tendre que le couteau des suicides et des assassins porte sur cette membrane. Les faits de Dieffenbach (1) prouvent que le plus ordinairement, et surtout chez les femmes et les vieillards, c'est le larynx, souvent même la trachée, qui sont atteints. J'ai eu souvent de mon côté l'occasion de constater l'exactitude de ces remarques, et notamment sur un individu que j'ai présenté en janvier 1855 à la Société de chirurgie, et qui, dans un moment d'ivresse, s'était donné un coup de rasoir sur la partie antérieure du cou. L'instrument avait divisé complétement la trachée-artère en travers, en pénétrant entre le troisième et le quatrième cerceau cartilagineux ; ce qu'il y eut de plus singulier, c'est qu'immédiatement il se produisit un écartement considérable entre les deux extrémités du tube aérien divisé, écartement qui, porté au delà de 6 centimètres, s'opposa à toute tentative de réunion et nécessita l'emploi d'un appareil prothétique spécial que j'imaginai pour ce cas particulier (2). Depuis

(1) *Observations sur les plaies du cou* (*Archives de médecine*, 2ᵉ série, t. VI, p. 235).
(2) Voyez *Gazette des hôpitaux*, et *Bulletin de thérapeutique*, février 1855.

j'ai observé un autre cas offrant avec celui-ci la plus frappante analogie ; la malade ayant succombé, je présentai les pièces à la Société de chirurgie, et l'on put voir que la section avait porté sur l'intervalle qui sépare le premier cerceau du deuxième (1).

Au-dessous de la membrane thyroïdienne, on rencontre le cartilage thyroïde, dont les lames s'ossifient quelquefois de très-bonne heure, ce qui peut rendre très-difficile la laryngotomie selon le procédé de Desault, lequel consiste à fendre ce cartilage sur la ligne médiane. Il faut se rappeler, lorsqu'on veut pratiquer cette opération, que les cordes vocales s'insèrent dans l'angle rentrant de ce cartilage, très-près de la ligne médiane, et qu'il faut, pour les éviter, ne pas dévier dans la division ; leur lésion entraînerait la perte de la voix.

Les ventricules du larynx ont leur ouverture très-rapprochée de la circonférence supérieure du cartilage, ce qu'il faut noter lorsqu'on pratique la laryngotomie pour des corps étrangers que l'on soupçonne s'y être arrêtés.

Le cricoïde, situé au-dessous du thyroïde avec lequel il s'articule, ne présente, sur la ligne médiane antérieure, qu'une hauteur de quelques millimètres ; sur les côtés se remarquent les muscles crico-thyroïdiens. Dans le procédé de laryngo-trachéotomie de Boyer, on incise ce cartilage en avant. Je n'ai jamais fait cette opération sur le vivant, mais je sais qu'il est très-difficile, sur le cadavre, de maintenir écartés les deux bords de cet anneau cartilagineux, qui tendent d'une manière incessante à se rapprocher par le fait seul de leur élasticité. Si j'en juge par l'expérience cadavérique, il ne doit pas être facile sur le vivant d'y maintenir une canule à demeure.

La membrane crico-thyroïdienne, qui réunit les deux cartilages, se trouve aussi incisée dans le procédé de Boyer. Au devant d'elle se rencontre la branche anastomotique, qui unit les deux artères crico-thyroïdiennes, branches de la thyroïdienne supérieure (2). Ces rameaux sont quelquefois assez volumineux pour donner lieu à une hémorrhagie, plus gênante d'ailleurs que redoutable. On peut éviter de les blesser, dit M. Velpeau, en explorant la membrane avec l'indicateur avant de l'inciser. J'avoue que je ne me fierais point à ce moyen, car on sait que, même les grosses artères, lorsqu'elles sont découvertes, n'ont que des battements en général peu appréciables. J'ai l'habitude, lorsque je pratique la trachéotomie, de me munir de plusieurs pinces à pression continue, dont je me sers pour saisir les vaisseaux au fur et à mesure que je les divise, afin de ne point perdre mon temps à faire des ligatures ; or, j'aimerais mieux inciser d'abord la membrane et appliquer ensuite ces pinces sur les bords de la division, s'ils fournissaient un écoulement de sang un peu considérable.

La trachée-artère, qui fait suite au cricoïde, ne présente, ainsi qu'on le sait, de cerceaux cartilagineux que dans ses quatre cinquièmes antérieurs ; en arrière, elle est aplatie et membraneuse. Rectiligne et située sur la ligne médiane, elle a cependant une direction légèrement oblique en bas et en arrière, et importante à noter, puisqu'il en résulte que, très-superficielle et très-accessible en haut, elle est beaucoup plus profonde et difficile à découvrir à la partie inférieure de la région, près du sternum.

(1) *Bulletin de la Société de chirurgie*, janvier 1859.
(2) Voyez figure 37, p. 500.

Ses rapports doivent surtout fixer vivement l'attention. La glande thyroïde, qui l'embrasse à sa partie supérieure, est appliquée immédiatement sur elle, et ses deux lobes latéraux sont unis sur la ligne médiane par ce qu'on appelle l'*isthme*, plus ou moins développé selon les sujets. En général, chez la femme, il est, comme toute la glande d'ailleurs, plus volumineux que chez l'homme. Or, ceci importe beaucoup dans la trachéotomie, et l'on peut acquérir, par la palpation de la région avant l'opération, des données qui ne sont pas sans utilité. J'ai noté que chez les individus dont les lobes latéraux peuvent être reconnus à travers les téguments, l'isthme thyroïdien est toujours très-développé.

L'isthme, dont je dois m'occuper plus particulièrement à cause des conséquences chirurgicales qui découlent de sa position, recouvre les deuxième, troisième et quatrième cerceaux de la trachée, à l'état de développement ordinaire et normal; mais il remonte souvent jusque sur le cricoïde, et, d'autre part, descend quelquefois tellement bas, qu'il peut rendre impossible, ou au moins très-difficile, la découverte de la trachée.

Sa partie postérieure adhère très-intimement à la membrane qui sépare les anneaux cartilagineux, et c'est là qu'on a cru exister des conduits excréteurs.

De son bord supérieur on voit souvent se détacher un prolongement charnu dit *pyramide de Lalouette*, qui se porte quelquefois jusqu'à l'hyoïde, et que quelques anatomistes ont cru être un muscle.

C'est également sur ce bord que se fait l'anastomose des artères thyroïdiennes supérieures, comme c'est sur le bord inférieur que se rejoignent les thyroïdiennes inférieures; il résulte de là que la section de l'isthme entraîne celle de ce cercle artériel, lequel est d'autant plus prononcé que la glande est plus volumineuse.

Pour en terminer avec la thyroïde, je dirai qu'elle est traversée en tous sens par de nombreux vaisseaux et enveloppée d'une membrane fibreuse assez résistante pour former, dans les cas de suppuration ou de développement de liquide dans ses aréoles, une poche dont les parois kystiques peuvent acquérir une grande épaisseur. M. Velpeau y a injecté des liquides irritants avec succès : ces kystes constituent une des variétés de l'affection désignée sous le nom d'*hydrocèle du cou*.

La thyroïde acquiert quelquefois un développement assez considérable, et comme alors son accroissement en dehors est gêné par la rigidité des plans musculaires qui la recouvrent, la trachée sur laquelle elle repose peut se trouver comprimée, de même que les artères carotides et les veines jugulaires qui côtoient ses lobes latéraux : d'où suffocation et gêne très-sérieuse dans la circulation cérébrale. C'est pour remédier à cet état de choses et éviter l'extirpation d'un organe aussi volumineux et d'une telle richesse vasculaire, que Bonnet a proposé de pratiquer la ténotomie des muscles sterno-mastoïdiens (1).

Plus bas que la thyroïde, dans l'épaisseur des feuillets de l'aponévrose que j'ai nommée *omo-claviculaire* (2), on rencontre toujours, au devant de la trachée, des plexus veineux plus ou moins développés suivant les sujets, auxquels on a donné le nom de *plexus thyroïdiens*. Leur présence gêne d'autant plus pendant la trachéotomie, que la circulation veineuse est déjà rendue plus difficile par la gêne de la respiration.

(1) Pétrequin, *Anatomie chirurgicale*, p. 208.
(2) Voyez le chapitre des *Aponévroses du cou*.

C'est au-dessous de ces plexus, et immédiatement appliquée sur la trachée, que l'on a rencontré quelquefois une artère signalée pour la première fois par Neubauer sous le nom de *thyroïdienne moyenne*, et qui, née directement de la crosse aortique, suit la partie antérieure de la trachée pour aborder l'isthme de la glande par sa partie inférieure. C'est là une disposition anatomique heureusement fort rare, car la présence de ce vaisseau pourrait rendre l'ouverture du conduit aérien très-périlleuse.

Plus on se rapproche du sternum, plus, ai-je dit, la trachée devient profonde : dans le point qui correspond à la dépression sus-sternale on trouve, entre elle et l'aponévrose, un tissu cellulaire rougeâtre, au milieu duquel sont plongés des ganglions lymphatiques très-développés chez certains sujets. C'est le commencement de cette chaîne de ganglions dits *bronchiques*, qui accompagnent dans la poitrine l'arbre aérien ; leur développement anormal et maladif peut, ainsi que le démontre une observation que j'ai transmise à M. Marchal (de Calvi), pour un travail qu'il a lu sur ce sujet à l'Académie de médecine, déterminer l'asphyxie, qui survient alors bien plutôt par compression des nerfs respiratoires que par rétrécissement des tuyaux bronchiques. Sur le sujet qui a servi à la préparation de la planche 37, et qui était atteint de phthisie laryngée, ils étaient très-développés, et au devant de la membrane crico-thyroïdienne j'en ai trouvé deux dont la grosseur égalait celle d'un noyau de cerise.

Les *artères carotides* ne sont véritablement en rapport immédiat avec la trachée que tout à fait en bas, derrière le sternum. La carotide primitive droite, aussitôt après sa naissance du tronc brachio-céphalique, la croise pour venir se placer ensuite sur son côté latéral droit ; mais bientôt elle s'en écarte pour se porter plus en dehors, en sorte que, à 3 centimètres au-dessus du sternum, elle se trouve cachée sous le faisceau sternal du sterno-mastoïdien. On n'aurait donc à redouter sa lésion que dans le cas où l'on serait obligé de pratiquer la trachéotomie tout à fait inférieurement.

Quant à la carotide primitive gauche, elle se trouve dès l'origine placée latéralement, et, à son entrée dans la région sous-hyoïdienne, elle côtoie, mais à quelques millimètres de distance, la trachée, dont elle s'éloigne ensuite de plus en plus.

Le *tronc brachio-céphalique*, qui exceptionnellement remonte assez haut chez quelques sujets, me paraît difficilement pouvoir être lésé dans la trachéotomie, et l'étudiant en médecine dont parle Béclard, auquel un de ses amis avait pratiqué cette opération pour le sauver de l'asphyxie par submersion, et qui mourut d'hémorrhagie, périt sans doute par lésion de la carotide droite.

Tout à fait profondément, la trachée est longée à droite par le nerf récurrent droit, à gauche par le récurrent gauche qui passe entre elle et l'œsophage ; ce dernier déborde de quelques millimètres le conduit aérien à gauche.

L'*œsophage*, qui fait suite au pharynx, occupe la partie la plus reculée de la région ; il sépare le conduit laryngo-trachéal de la partie antérieure des corps vertébraux, dont il est lui-même séparé par les muscles grand droit et long du cou. Son orifice supérieur répond, en avant au cartilage cricoïde, en arrière au corps de la cinquième vertèbre cervicale, et non de la quatrième, comme le dit M. Velpeau ; il est fermé par un véritable anneau musculeux qui s'attache au cartilage cricoïde, dont il suit tous les mouvements, et auquel Chaussier avait donné le nom de *crico-œsophagien*. Il est très-difficile, pour ne pas dire impossible, quoi qu'en ait dit

M. Follin (1), d'atteindre cet orifice avec le doigt, sur le vivant, et sur le cadavre on a même de la peine à y parvenir; tous les chirurgiens savent, en effet, qu'il n'est pas toujours possible d'explorer les replis aryténo-épiglottiques, situés cependant beaucoup plus haut et beaucoup plus en avant. Il suit de là, ainsi que je l'ai dit précédemment (2), qu'il ne faut espérer ni pouvoir conduire la sonde œsophagienne sur le doigt jusqu'à l'entrée du canal, ni reconnaître par le toucher les corps étrangers qui s'arrêtent en cet endroit.

D'abord placé sur la ligne médiane et immédiatement derrière le larynx et la trachée, l'œsophage se dévie ensuite légèrement à gauche, où il se met en rapport avec la carotide primitive gauche et le nerf récurrent, puis il plonge dans la partie la plus reculée du médiastin, en suivant l'inflexion que forme la colonne vertébrale en arrière.

La connaissance exacte de ces dispositions a conduit les chirurgiens à tenter l'œsophagotomie, et, au dire de M. Malgaigne, il serait *facile* de reconnaître au fond de la plaie le canal alimentaire à sa couleur rougeâtre, à sa forme arrondie, à sa mobilité et à sa densité, surtout lorsqu'on fait déglutir le malade (3). Je n'ai été qu'une fois dans la nécessité de pratiquer l'œsophagotomie pour un cas de rétrécissement infranchissable, siégeant au niveau du corps de la deuxième vertèbre dorsale, et je puis dire que, quoique l'opération n'ait pas présenté de très-grandes difficultés, il n'était cependant pas *facile* de reconnaître le canal alimentaire, et que ce n'est ni à sa couleur rougeâtre, ni à sa forme arrondie, bien moins encore à sa mobilité et à sa densité, que j'ai pu le distinguer des parties environnantes. Effectivement, d'une part, le sang qui tombe dans le fond d'une plaie aussi profonde que celle que l'on est obligé de faire pour arriver jusqu'à lui masque complétement la coloration des tissus, et, d'autre part, l'œsophage n'est ni mobile ni dense; il est, au contraire, très-flasque et assez fixe à la région cervicale au moins. C'est grâce au conducteur de Vacca Berlinghieri que j'ai pu l'inciser sans trop de difficulté, puis arriver ensuite jusque sur le rétrécissement que je franchis d'abord avec un gros stylet boutonné, puis une sonde de femme, et enfin, le lendemain, avec une sonde œsophagienne que je laissai à demeure.

Les rapports de l'œsophage avec la carotide primitive gauche permettent d'appliquer à cette opération les procédés proposés pour aller à la recherche de cette artère; le tubercule carotidien est donc, comme pour la ligature de ce vaisseau, un utile point de repère. Mais le meilleur guide sans contredit, celui contre lequel il faut se serrer pendant toute la durée de l'opération, c'est la trachée-artère, par cette raison capitale que plus on s'en approche, plus on s'éloigne des gros vaisseaux. La présence de l'artère thyroïdienne inférieure, qui croise l'œsophage en décrivant une courbure à concavité dirigée en bas, complique singulièrement le manuel opératoire lorsqu'on est forcé d'inciser l'œsophage le plus près possible de son entrée dans le médiastin, comme j'étais obligé de le faire; j'ai pu cependant éviter de l'ouvrir en la faisant attirer en haut à l'aide d'une aiguille de Cooper. Quant au nerf récurrent, on sait qu'il est couché et maintenu fixe dans le sillon trachéo-œsophagien; on peut donc être certain de ne point l'intéresser, à la condition de pratiquer l'ouverture du canal alimentaire plutôt en dehors qu'en avant.

(1) *Thèse de concours pour l'agrégation*, 1853, p. 5.
(2) Voyez *Pharynx*.
(3) Malgaigne, *Anatomie chirurgicale*, 1858, t. II, p. 150.

Il ne me reste plus à signaler que la disposition des *artères thyroïdiennes*, dont je je n'ai fait qu'indiquer la présence. La supérieure, première branche de la carotide externe, se porte, immédiatement après sa naissance, obliquement en bas et en dedans, traverse le triangle omo-hyoïdien, se glisse au-dessous des muscles omo-sterno-hyoïdien et thyroïdien, puis apparaît dans le triangle omo-trachéal, et enfin vient gagner la corne supérieure du lobe thyroïdien (1).

La thyroïdienne inférieure, née de la sous-clavière, monte obliquement en haut et en dedans, croise dans son trajet la carotide primitive, derrière laquelle elle se place, passe en avant de l'œsophage à gauche (2), puis vient gagner la corne inférieure du lobe thyroïdien.

La thyroïdienne supérieure peut être liée dans le triangle omo-hyoïdien, en prenant pour guide le bord supérieur de ce muscle; quant à l'artère thyroïdienne inférieure, c'est dans le triangle omo-trachéal qu'il faudrait la chercher, immédiatement au-dessus et en dedans de ce tubercule carotidien, dont j'ai signalé déjà l'importance. Mais ce sont là, il faut en convenir, deux opérations inusitées, et dont la nécessité, d'ailleurs, ne s'est pas fait souvent sentir.

Les *veines profondes* suivent les artères pour la plupart. J'ai déjà parlé des plexus veineux thyroïdiens, qui vont se rendre directement dans la sous-clavière en suivant la partie antérieure de la trachée; il me reste à signaler une veine superficielle, située dans l'épaisseur du *fascia superficialis*, c'est la *jugulaire antérieure*. Son existence n'est pas constante, et sa position varie; située presque sur la ligne médiane, elle prend naissance dans la région sus-hyoïdienne par plusieurs ramuscules se réunissant en un tronc qui longe le faisceau sternal du mastoïdien, pour se plonger au-dessous de lui, près du sternum, et se jeter dans la sous-clavière. Lorsque ce tronc commun est volumineux, il peut gêner pour pratiquer la trachéotomie, et l'on est obligé, ou de le couper entre deux ligatures, ou de le rejeter en dehors.

La veine sous-clavière, où aboutissent toutes les jugulaires, est très-volumineuse, située derrière le sterno-mastoïdien, elle ne peut se voir dans la région sous-hyoïdienne que du côté gauche, et encore lorsqu'elle est très-gonflée par le sang (3).

Les *nerfs* de la région doivent seulement être mentionnés. Les plus superficiels appartiennent au plexus cervical; on les rencontre dans l'épaisseur de la couche sous-cutanée, où ils marchent transversalement. Dans la région profonde, il faut noter les rameaux qui émanent de l'anse nerveuse de l'hypoglosse et animent les muscles sterno, thyro et omo-hyoïdien, puis les nerfs laryngés supérieur et inférieur, dont j'ai signalé précédemment les rapports.

Le laryngé supérieur, nerf de sentiment, est destiné à donner à l'orifice supérieur du larynx et à la muqueuse de cet organe cette sensibilité toute spéciale qui lui fait souffrir si impatiemment le contact des corps étrangers, tandis qu'ils séjournent dans la trachée sans déterminer beaucoup de gêne.

Le laryngé inférieur est réservé aux muscles intrinsèques du larynx, et sa lésion, suivant les recherches des physiologistes modernes, entraîne la raucité de la voix, et une grande gêne dans la déglutition des liquides, à cause de l'impossibilité où se trouve alors le malade de fermer la glotte.

Déductions pathologiques et opératoires. — Elles ont été signalées dans le cours

(1) Voyez figure 37.
(2) Voyez figure 36, n° 21.
(3) Voyez figure 36.

de la description; quelques autres trouveront leur place lorsque je m'occuperai des
aponévroses du cou en général.

3° Région du sterno-mastoïdien ou carotidienne.

La délimitation de cette région n'a pas été comprise par tout le monde de la même
manière. M. Velpeau, par exemple, la fait rentrer dans les régions sus et sous-hyoïdiennes; mais il en résulte que l'étude chirurgicale du muscle sterno-mastoïdien, et
surtout celle des carotides, si intéressante au point de vue de la clinique externe et
de la médecine opératoire, se trouvent scindées et ne présentent pas cet ensemble de
vue qu'il importerait tant de ne point leur faire perdre. De leur côté, Blandin et
M. Malgaigne en font une région distincte; mais Blandin en distrait arbitrairement
toute la couche superficielle, c'est-à-dire l'étude du sterno-mastoïdien lui-même,
qu'il rejette ailleurs, ce qui entraîne à des répétitions fatigantes, et qui vont à l'en-
contre du but de simplification qu'il s'était proposé, tandis que M. Malgaigne se
borne à une simple énonciation des couches, et encore la restreint-il à la partie inférieure de la région.

Ces divergences dans la manière de comprendre cette région tiennent, j'en suis
convaincu, à ce que l'on n'a pas suffisamment démontré la solidarité qui existe entre
le sterno-mastoïdien et ce faisceau vasculo-nerveux, composé des artères carotides,
de la veine jugulaire interne, des nerfs pneumogastrique et grand sympathique qu'il
recouvre et protége. On croit généralement, en effet, que ce muscle, après avoir
inférieurement passé au devant des vaisseaux, se déjette ensuite en dehors, et n'a
plus avec eux que des rapports de voisinage. Cela est vrai si l'on étudie les rapports
après avoir isolé le muscle des lames aponévrotiques qui l'enveloppent, car alors il
se ramasse sur lui-même, s'arrondit, devient flasque et s'infléchit en arrière, laissant
ainsi à découvert tout le faisceau vasculo-nerveux. Mais si, au contraire, on dissèque
les fibres musculaires en conservant l'aponévrose, ainsi qu'on doit toujours le faire en
anatomie chirurgicale, on voit que, maintenu par les feuillets fibreux, le muscle reste
étalé et recouvre complétement et dans toute leur étendue, non-seulement la carotide
primitive, mais encore les carotides externe et interne, ainsi qu'on le voit sur la pl. 38.

Voici une autre preuve. Plongez un scalpel horizontalement jusque dans les parties
profondes, sur le bord interne du muscle, mis à découvert avec les précautions que
j'indique, puis disséquez; vous verrez que la lame tombe toujours en avant de la
carotide externe, les autres vaisseaux et nerfs restant, à bien plus forte raison, beaucoup plus en arrière et en dehors. J'ai rendu maintes fois témoins de ce fait les
élèves qui ont suivi mes cours. Depuis longtemps d'ailleurs j'avais remarqué que sur
le cadavre, dans l'opération de la ligature des carotides, lorsqu'on ne pratique
qu'une incision assez limitée, qui ne détache qu'une faible portion des attaches aponévrotiques, on est toujours obligé de rejeter le bord interne du muscle en arrière.
Aussi, rectifiant, d'après ces remarques, le procédé opératoire habituellement suivi,
m'a-t-il été permis de pratiquer facilement et avec précision, sur le vivant, la ligature de la carotide interne et celle de la carotide primitive à sa bifurcation, opérations qui, je crois, n'ont été réputées difficiles qu'en raison des fausses notions
anatomiques qui, jusqu'à présent, ont eu cours dans la science.

Il résulte de là : 1° Que le muscle sterno-mastoïdien, qui est bien réellement le
satellite, non pas seulement de l'artère carotide primitive, comme le dit M. Cruveilhier, mais des artères carotides, de la veine jugulaire interne et des nerfs pneu-

mogastrique et grand sympathique, ne doit pas être envisagé isolément de ces organes; 2° qu'ensemble ils constituent bien réellement une région distincte, qu'on ne peut faire rentrer ni dans la région parotidienne, ni dans la sus-hyoïdienne, ni dans la sous-hyoïdienne, ni dans la sus-claviculaire, ni dans celle de la nuque. Mais c'est là d'ailleurs une division si naturelle, qu'il faudrait encore l'adopter, alors même qu'il n'y aurait pas avantage à ne point morceler l'histoire chirurgicale du sterno-mastoïdien et celle des vaisseaux et nerfs sous-jacents en autant de fractions qu'il y a de régions auxquelles ils servent de limites.

Fig. 38.

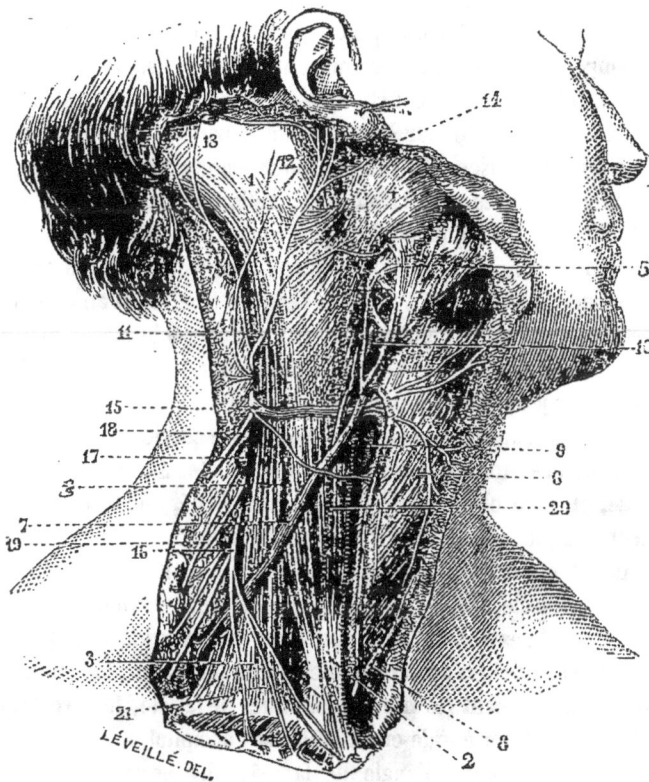

Région sterno-mastoïdienne ou carotidienne superficielle.

1, 1. Muscle sterno-mastoïdien encore recouvert de son aponévrose. — 2. Son faisceau claviculaire. — 3. Son faisceau sternal. — 4. Aponévrose d'insertion parotidienne. — 5. Aponévrose d'insertion se rendant au ptérygoïdien interne. — 6. Aponévrose cervicale. — 7. Veine jugulaire externe. — 8. Veines jugulaires antérieures. — 9. Artère thyroïdienne supérieure (l'aponévrose a été divisée pour laisser voir cette artère ainsi que les suivantes). — 10. Tronc commun des artères linguale et faciale. Nerf grand hypoglosse. — 11 Branche auriculaire du plexus cervical. — 12. Petite mastoïdienne. — 13. Grande mastoïdienne. — 14. Nerf facial et sa branche auriculaire. — 15. Branche cervicale transverse. — 16. Branches sus-claviculaires. — 17. Ganglions lymphatiques superficiels. — 18. Nerf spinal. — 19. Branches postérieures du plexus cervical. — 20. Lignes ponctuées indiquant le trajet des artères carotides sous le sterno-mastoïdien. — 21. Lignes ponctuées indiquant également celui de l'artère sous-clavière.

La région sterno-mastoïdienne se délimite naturellement par les insertions et les bords du muscle qui lui donne son nom; elle représente un véritable quadrilatère allongé, dont les petits côtés sont formés par ses insertions supérieures et inférieures, et les côtés latéraux par ses bords externe et interne.

En haut et en avant, elle répond à la région parotidienne, au-dessous du maxillaire inférieur à la région sus-hyoïdienne, plus bas à la sous-hyoïdienne; en arrière, elle limite en haut la région de la nuque, et inférieurement la sus-claviculaire. Elle est donc étendue comme une diagonale entre les régions antérieure et postérieure du cou.

Superposition des plans. — La *peau* qui recouvre le sterno-mastoïdien ne présente rien à noter.

Au-dessous, on rencontre la *couche sous-cutanée*, qui présente des différences sensibles selon qu'on l'examine : à la partie supérieure, où elle est formée d'aréoles fibreuses contenant une graisse rougeâtre et unissant solidement la peau avec les attaches fibro-charnues du muscle; à la partie moyenne, où elle devient lamelleuse et se dédouble pour recevoir le peaucier; ou tout à fait en bas, où elle revêt la forme aponévrotique. C'est dans cette couche que se rencontrent les branches du plexus dit *cervical superficiel*, qui, à leur émergence des parties profondes, se recourbent en avant sur le bord postérieur du muscle, pour gagner : les cervicales, transversalement la ligne médiane; les sus-claviculaires, obliquement la partie inférieure du cou; les mastoïdiennes et occipitales, la région auriculaire postérieure. La surface du sterno-mastoïdien se trouve donc littéralement recouverte par ce réseau nerveux chargé de distribuer la sensibilité à toute la peau du cou. C'est aussi dans l'épaisseur de cette lamelle que rampe la jugulaire externe qui croise le sterno-mastoïdien obliquement en bas et en dehors, vers sa partie moyenne, pour plonger dans le creux sus-claviculaire et se jeter dans la sous-clavière (1).

Au-dessous du fascia superficialis se voit l'aponévrose cervicale, qui se dédouble pour former au muscle sterno-mastoïdien une gaîne complète. Avant de séparer le muscle de l'aponévrose, on peut observer qu'il est comme étalé, aplati, et bien différent de ce qu'il devient lorsque les fibres musculaires sont complétement mises à nu; les deux faisceaux sternal et claviculaire sont réunis, et il faut artificiellement les séparer.

Au-dessous du muscle, sur lequel je reviendrai, on rencontre supérieurement le splenius capitis, puis l'extrémité postérieure du digastrique, et le petit complexus en avant; les artères et veines auriculaires et occipitales sont plus en arrière, et tout à fait profondément se voient les muscles obliques de la tête, le bord du grand complexus, et enfin l'artère vertébrale entre l'atlas et l'occipital.

A la partie moyenne, entre l'angle de la mâchoire et le scapulo-hyoïdien, par conséquent dans la portion qui répond à la région sus-hyoïdienne, on voit l'origine des branches du plexus cervical superficiel, entre les mailles duquel sont logés beaucoup de ganglions lymphatiques. Ces ganglions forment entre eux comme une chaîne non interrompue (2), et communiquent avec ceux des régions parotidienne, sus et sous-hyoïdienne, et de la nuque, et aussi avec ceux plus superficiels que l'on rencontre au devant du muscle. Sur un plan un peu plus profond se remarquent les artères carotides interne et externe, l'anse nerveuse du grand hypoglosse, le pneumogastrique, le ganglion cervical supérieur du grand sympathique et le cordon qui y fait suite; puis, tout à fait profondément, la branche cervicale ascendante de la thyroïdienne inférieure, couchée sur les insertions des grand droit antérieur, scalènes, angulaire du scapulum et splénius du col aux apophyses transverses des vertèbres.

Enfin, dans la portion qui répond au-dessous du scapulo-hyoïdien, se remarquent une couche de tissu cellulaire lâche dans laquelle on trouve des ganglions lymphatiques, les veines jugulaires antérieure et externe, les muscles sterno et thyro-hyoïdien, et au milieu des feuillets profonds de l'aponévrose cervicale les veines jugulaire interne et sous-clavière, qui reçoivent, celle de droite la grande veine lymphatique, celle de gauche le canal thoracique. Au-dessous de ces veines et un peu en dehors, se voit le nerf phrénique, couché sur le scalène antérieur, plus en dedans le pneumogastrique et les récurrents, et au milieu le grand sympathique avec son ganglion cervical inférieur. Puis, on peut apercevoir du côté droit, chez les sujets dont les clavicules sont fortement abaissées, l'extrémité du tronc brachio-céphalique avec sa division en deux branches, la carotide primitive et la sous-clavière; à gauche, mais sur un plan un peu plus profond, ces deux mêmes artères, qui ne tardent pas à se séparer angulairement, la carotide se portant obliquement en haut et en dehors, la sous-clavière fournissant ses collatérales et s'infléchissant en arc au-dessus de la première côte; enfin, tout à fait profondément, vient la colonne vertébrale revêtue du muscle long du cou, sur lequel est couchée l'artère vertébrale.

Il faut revenir maintenant sur plusieurs points importants que, dans cette revue topographique, je n'ai pu que mentionner rapidement.

Le sterno-cléido-mastoïdien qu'Albinus décrivait comme deux muscles séparés (1), opinion que, de nos jours, M. J. Guérin a voulu faire revivre (2), est en effet séparé en deux faisceaux à sa partie inférieure; mais il y a loin de là à la duplicité anatomique, physiologique et pathologique qu'a voulu établir l'habile orthopédiste, car les deux faisceaux se rejoignent à 5 centimètres au plus de leurs insertions inférieures pour ne plus former désormais qu'un seul muscle.

Le sterno-cléido-mastoïdien a été envisagé d'une manière si peu exacte, et surtout il a été si mal représenté dans les planches d'anatomie descriptive et topographique, que j'ai cru devoir, à cause de l'importance de ses rapports, lui consacrer deux planches, et insister sur certaines dispositions qui me paraissent avoir échappé aux anatomistes.

Si l'on veut bien voir ce que je vais décrire, il faut, lorsqu'on dissèque ce muscle, se borner, ainsi que je l'ai dit déjà, à enlever le fascia superficialis en laissant intacte l'aponévrose d'enveloppe; on remarque alors qu'il est quadrilatère et à peu près aussi large à sa partie moyenne qu'à ses insertions, et qu'il est ainsi maintenu étalé par des fibres aponévrotiques qui, nées de sa face antérieure, se portent en divergeant dans les régions voisines. C'est surtout à la partie supérieure du muscle, celle qui correspond aux régions parotidienne et sus-hyoïdienne, que ces prolongements fibreux sont remarquables; ainsi on voit partir de ses deux faces superficielle et profonde, mais surtout de la face superficielle, des trousseaux fibreux, obliques en haut et en dedans, qui vont se confondre avec l'aponévrose si dense qui recouvre la parotide. Sur le cadavre qui fait le sujet de la figure 38, ils étaient tellement prononcés, que l'on eût dit une véritable aponévrose d'insertion. De la face profonde du muscle, on voit partir des fibres (3) qui se jettent sur l'aponévrose du ptérygoïdien interne, et sur celle qui enveloppe et maintient la courbure du digastrique.

(1) *Annotationes anatomicæ.* Lugduni Batavorum, 1767.
(2) *Mémoire sur le torticolis*, lu à l'Académie des sciences, juin 1838.
(3) Voyez p. 516, figure 38, n° 5.

Il résulte de cette disposition, qui n'a pas encore été signalée, que je sache :
1° Que le sterno-mastoïdien se trouve fixé à la branche du maxillaire, dont il ne
s'écarte qu'après la division de ces trousseaux fibreux, que j'appellerais volontiers,
pour préciser, *aponévrose d'insertion faciale*; 2° qu'il n'existe entre le bord antérieur de ce muscle et l'angle maxillaire aucun intervalle, et qu'en conséquence les
artères carotides interne et externe sont complétement recouvertes par lui; 3° que
pour découvrir ces vaisseaux même en ce point, il faut d'abord diviser cette aponévrose d'insertion, puis repousser en arrière son bord antérieur; 4° enfin que les
procédés opératoires, basés sur une anatomie chirurgicale inexacte, qui dit que ces
artères ne sont dans leur partie sus-hyoïdienne recouvertes par aucune couche musculaire, doivent être revisés et réformés. On aura peine à s'expliquer, peut-être,
comment une disposition si simple et si évidente n'a pas été décrite; cela tient, je
pense, à ce que trop souvent on n'aborde les recherches cadavériques qu'avec des
idées préconçues et un peu routinières.

Le bord postérieur du muscle est également de son côté maintenu par l'aponévrose
qui l'unit au trapèze.

L'insertion à l'apophyse mastoïde et à la ligne courbe occipitale supérieure se fait
en éventail, tandis que l'insertion inférieure se fait par deux tendons qu'on peut
regarder comme isolés. Le plus interne, ramassé, se porte au sternum; l'externe,
très-élargi et aplati, occupe le plus ordinairement la moitié interne de la clavicule,
et non le tiers interne, ainsi qu'on le dit habituellement; il en résulte qu'entre lui et
le trapèze, il n'existe qu'un intervalle assez étroit, lequel se trouve encore rétréci
lorsque ces deux muscles entrent en contraction. C'est là une circonstance qu'il
importera de se rappeler, lorsqu'on opérera dans la région sus-claviculaire.

Le réseau nerveux qui recouvre le mastoïdien est très-riche, surtout à sa partie
supérieure, où l'on rencontre les deux mastoïdiennes et l'auriculaire, branches du
plexus cervical, plus le rameau auriculaire du facial; à sa partie moyenne, on
remarque une ou deux branches cervicales transverses quelquefois très-volumineuses,
et inférieurement des ramuscules émanant des rameaux sus-claviculaires.

Il est croisé obliquement en bas et en dehors par une veine volumineuse, la jugulaire externe; inférieurement, en dedans de son faisceau sternal, plonge la jugulaire
antérieure.

Si on le renverse après l'avoir détaché, on observe qu'à l'union du tiers supérieur
avec le moyen, il reçoit par sa face profonde un rameau considérable : c'est le nerf
spinal, qui ne s'épuise qu'en partie dans son épaisseur; et de plus, inférieurement,
quelques rameaux de la branche descendante du grand hypoglosse. Il n'est pas une
de ces données qui ne trouve son application chirurgicale.

Les artères que l'on rencontre dans la région sterno-mastoïdienne sont nombreuses;
elles diffèrent selon qu'on les examine à droite ou à gauche.

A droite, chez les sujets dont les clavicules sont abaissées et l'orifice supérieur de
la poitrine évasé, on peut apercevoir l'extrémité supérieure du tronc brachio-céphalique, qui, le plus ordinairement, reste caché derrière le sternum. Parvenu au niveau
de la fourchette sternale, ce vaisseau se divise en deux troncs, la sous-clavière et la
carotide primitive droite.

La sous-clavière droite appartient presque entièrement à la région qui nous occupe,
quoique les auteurs s'accordent à la décrire dans la région sus-claviculaire; elle est,
en effet, dans toute la portion qui s'étend de sa naissance à son entrée entre les sca-

lènes, recouverte par les insertions inférieures du muscle sterno-mastoïdien. Oblique en haut et en dehors à son origine, plus courte que la gauche de toute la longueur du tronc brachio-céphalique, elle décrit une courbe à convexité supérieure, dont le sommet dépasse la clavicule vers son tiers interne, et dont la concavité embrasse la première côte. Elle répond en avant à l'articulation sterno-claviculaire, et aux attaches des muscles sterno- et thyro-hyoïdien, dont elle est séparée par les veines jugulaire interne et sous-clavière; elle est croisée par les nerfs grand sympathique et pneumogastrique; le nerf récurrent qui s'en détache l'embrasse dans son anse; le nerf diaphragmatique, qui repose sur le scalène antérieur, passe en ce point au devant d'elle. En arrière, elle est en rapport avec l'apophyse transverse de la septième cervicale, en dedans avec la carotide primitive; en bas et en dehors, elle n'est séparée du poumon que par le feuillet du médiastin : aussi faut-il, dans la recherche de cette artère, procéder avec beaucoup de ménagement pour ne pas ouvrir la cavité pleurale, ainsi que cela arrive assez souvent aux élèves dans les répétitions opératoires.

La sous-clavière gauche, naissant de la partie la plus reculée de la crosse aortique, se trouve, dès son origine, placée profondément sur la colonne vertébrale; elle se porte ensuite presque verticalement en haut et obliquement en avant pour venir gagner la région sterno-mastoïdienne, dans laquelle elle entre à 3 centimètres en dehors de l'extrémité interne de la clavicule, répondant ainsi au faisceau claviculaire du mastoïdien. Elle se porte alors en dehors sur la première côte, pour pénétrer entre les scalènes, mais en décrivant une courbure dont le sommet n'atteint pas aussi haut que celui de la sous-clavière droite. Elle est donc plus longue que la droite et plus externe, située plus en arrière de la clavicule, et moins saillante au-dessus de son bord supérieur. Elle présente une portion verticale, cachée dans la cavité thoracique, et une horizontale qui appartient à la région sterno-mastoïdienne. Ses rapports sont: en bas et en dehors, avec la plèvre et le poumon, c'est-à-dire à peu près les mêmes que du côté droit; en dedans, elle longe la carotide primitive, qui lui est parallèle jusqu'au moment où elle se recourbe en dehors. Elle n'a avec les nerfs pneumogastrique et grand sympathique de rapports immédiats que dans sa portion verticale, car sa portion horizontale en est éloignée et n'en conserve qu'avec le diaphragmatique qui la croise au moment où elle s'engage sous le scalène antérieur.

C'est de la portion horizontale des sous-clavières, c'est-à-dire de celle qui correspond à la région du sterno-mastoïdien, que naissent les sept branches collatérales qu'elle fournit presque toujours avant de pénétrer entre les deux scalènes. Ces sept branches sont : la vertébrale et la thyroïdienne inférieure, qui naissent de sa convexité; la mammaire interne et l'intercostale supérieure, de sa concavité; enfin, les scapulaires postérieure et supérieure, et la cervicale profonde, qui sont destinées à l'épaule et à la partie profonde du cou.

Deux seulement de ces artères appartiennent en propre à la région, ce sont la vertébrale et la tyroïdienne inférieure.

La vertébrale se porte directement en haut, appliquée contre la colonne vertébrale, pour venir gagner le trou qu'on remarque à la base de l'apophyse transverse de la sixième cervicale, quelquefois de la cinquième ou de la quatrième, et même de la troisième, rarement de la septième. Le tubercule carotidien est donc un point de repère précieux lorsqu'on veut pratiquer la ligature de cette artère, et c'est immédiatement au-dessous de lui qu'il faut la chercher, en laissant l'artère carotide en dehors. Au moment où elle pénètre dans le canal des apophyses transverses, elle est complétement recouverte par les fibres musculaires des muscles prévertébraux, au milieu desquels il faut la découvrir. Quant à la thyroïdienne inférieure, j'en ai déjà longuement parlé et n'y reviendrai point (1).

Fig. 39.

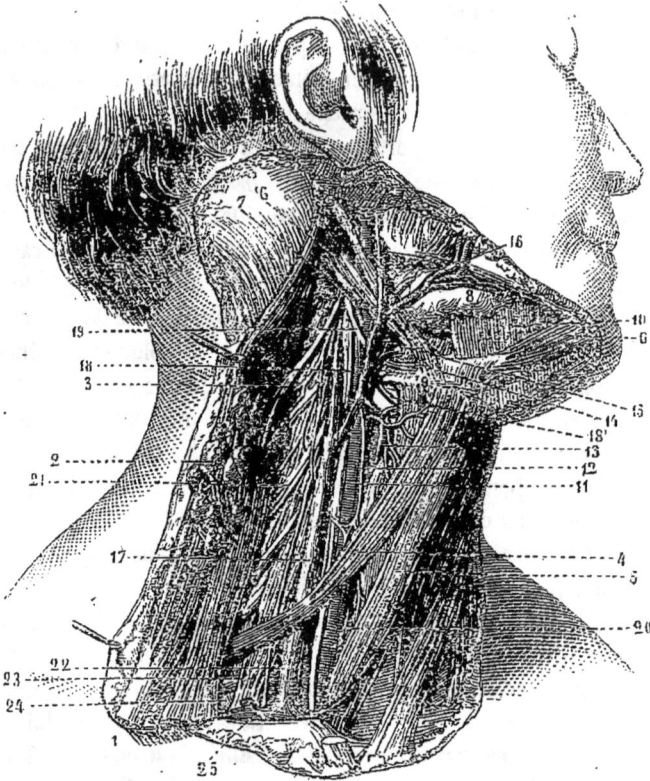

Région sterno-mastoïdienne ou carotidienne profonde.

1. Le sterno-mastoïdien, dont les faisceaux sternal et claviculaire ont été détachés et renversés pour mettre à nu les parties profondes. — 2. Chaîne des ganglions lymphatiques dits sous-sterno-mastoïdiens. — 3. Nerf spinal. — 4. Muscle omo-hyoïdien. — 5. Muscle sterno-hyoïdien. — 6. Muscle digastrique Ventre antérieur. — 6′. Son ventre postérieur. — 7. Artère occipitale. — 8. Glande sous-maxillaire. — 9. Grande corne de l'os hyoïde. — 10. Muscle mylo-hyoïdien. — 11. Artère carotide primitive. — 12. Branche descendante du grand hypoglosse formant l'anse nerveuse de ce nom. — 13. Artère thyroïdienne supérieure. — 14. Artère et veines linguales. — 15. Artère faciale. — 16. Veine faciale. — 17. Veine jugulaire interne. Derrière elle l'artiste a voulu signaler le grand sympathique. — 18. Nerf pneumogastrique. — 18′. Nerf laryngé supérieur. — 19. Nerf grand hypoglosse. — 20. Nerf laryngé inférieur. — 21. Quatrième branche du plexus cervical dit profond. — 22. Nerf diaphragmatique. — 23. Muscle scalène antérieur. — 24. Artère sous-clavière. — 25. Veines sous-clavière et jugulaire interne.

Les artères carotides diffèrent également, selon qu'on les étudie à droite ou à gauche.

La carotide primitive droite, aussitôt après s'être détachée du tronc brachio-céphalique, se porte obliquement en haut et en dehors, croise en avant la trachée, puis se place à sa droite, gagne le bord postérieur de la glande thyroïde, et se divise au niveau du bord supérieur du cartilage thyroïde en carotide interne et externe.

(1) Voyez *Région sous-hyoïdienne.*

A gauche, la carotide, née de la crosse de l'aorte, se porte en haut, mais un peu obliquement de dedans en dehors, et d'arrière en avant; elle vient ensuite se placer à gauche de la trachée, dont elle est séparée par l'œsophage et le lobe correspondant de la thyroïde, puis se termine comme celle du côté droit.

J'ai déjà dit que la sous-clavière et la carotide gauches, par suite de leur origine à la partie la plus reculée de la crosse aortique, étaient, à leur apparition dans la région sterno-mastoïdienne, placées sur un plan beaucoup plus profond que les sous-clavière et carotides droites. C'était là une disposition trop importante pour se borner à des indications approximatives, aussi ai-je voulu préciser la distance qui sépare ces diverses artères du bord de la clavicule, afin que le chirurgien sût au juste la profondeur à laquelle il doit pénétrer lorsqu'il veut en pratiquer la ligature.

La sous-clavière gauche, la plus profonde de toutes, est distante de la clavicule de 4 centimètres 1/2, la carotide gauche de 4 centimètres, la carotide droite de 3 centimètres 1/2, et la sous-clavière, la plus superficielle de toutes, de 3 et même de 2 centimètres 1/2. Ces mesures, qui ne paraissent pas sujettes à beaucoup de variations, ont été prises sur cinq sujets, le cou étant d'ailleurs modérément renversé.

Les carotides interne et externe restent accolées après la bifurcation, et paraissent ne former qu'un seul tronc, dont la direction oblique en haut et en dehors semble continuer celle des carotides primitives. Aussi la direction générale des carotides du côté droit peut-elle être très-bien exprimée par une ligne qui, partant du milieu de l'espace compris entre la branche de la mâchoire et l'apophyse mastoïde, viendrait tomber sur l'extrémité interne de la clavicule; celle des carotides gauches, par la même ligne aboutissant à l'intervalle qui sépare les deux faisceaux du sterno-mastoïdien.

Les carotides primitives ne présentent aucune flexuosité, et leur calibre est à peu près égal dans toute leur longueur; elles ne fournissent, dans leur trajet, aucune branche, circonstance importante au point de vue chirurgical, puisque c'est sur elle qu'est fondé le principe du traitement des anévrysmes, par la méthode dite de Brasdor. Cette méthode, qui consiste, ainsi qu'on le sait, à lier l'artère entre les capillaires et le sac, afin de convertir ce dernier en une impasse où le sang, immobile, puisse se coaguler, n'aurait, en effet, suivant son inventeur, chance de réussir qu'autant qu'il ne se trouve entre la ligature et la poche anévrysmale aucune collatérale d'un certain volume; or, cette proposition a été combattue et renversée par le raisonnement et la pratique de Wardrop.

On observe, au point où elles se bifurquent, un léger renflement fusiforme qui a paru à quelques pathologistes une prédisposition aux anévrysmes, qu'on y rencontre en effet, beaucoup plus fréquemment là que dans tout autre point de leur longueur. Situées tout à fait profondément, à leur entrée dans la région sterno-mastoïdienne, elles deviennent de plus en plus superficielles : ainsi, inférieurement, elles sont séparées du sterno-mastoïdien, non-seulement par toute l'épaisseur de la clavicule et du sternum, mais encore par les muscles sterno-hyoïdien et sterno-thyroïdien, puis par les veines sous-clavières, ce qui fait qu'entre elles et le faisceau sternal il y a au moins un intervalle de 3 centimètres 1/2 à droite, et de 4 centimètres à gauche. Vers la partie moyenne, l'omo-hyoïdien seul s'interpose entre elles et le muscle sterno-mastoïdien qui, au niveau du cartilage thyroïde, leur est immédiatement appliqué.

Leurs rapports avec les parties environnantes ne sont pas tout à fait les mêmes à gauche qu'à droite. Toutes deux sont côtoyées en dehors par la veine jugulaire interne qui, sur le vivant, les recouvre, surtout pendant l'expiration, et par les nerfs pneumogastrique et grand sympathique, situés un peu plus en arrière et renfermés dans la même gaîne. Toutes deux sont enlacées par les filets provenant de l'anse nerveuse du grand hypoglosse et du grand sympathique. La carotide primitive gauche est en rapport immédiat avec l'œsophage, surtout inférieurement, tandis que la droite en est assez éloignée. D'autre part, cette dernière affecte, avec le nerf récurrent droit, qui la croise en arrière et inférieurement, des rapports bien plus immédiats que la carotide gauche avec le récurrent du même côté.

Les carotides primitives reposent médiatement en arrière sur le plan osseux que leur présentent les corps des vertèbres cervicales, sur lesquels il serait possible, à la rigueur, de les comprimer ; elles se rapprochent beaucoup de la ligne des tubercules antérieurs des apophyses transverses. L'un de ces tubercules, celui de la sixième vertèbre, plus prononcé que les autres et facile à reconnaître même à travers les téguments, peut servir de point de repère pour la ligature de ces artères. M. Chassaignac, qui le premier a signalé cette particularité à l'attention des chirurgiens (1), a imposé à ce tubercule le nom de *carotidien*.

En arrière de la carotide je dois rappeler encore la présence de l'artère thyroïdienne inférieure qui la croise à angle droit, et celle de la vertébrale qui en suit la direction ascendante.

Les carotides primitives sont enfermées dans une gaîne cellulo-fibreuse assez dense, que quelques auteurs ont désignée sous le nom de *gaîne tangentielle*, et qui maintient étroitement appliqués sur elles les nerfs pneumogastrique, grand sympathique, et les filets descendants de la branche de l'hypoglosse. Cette disposition rend quelquefois très-difficile l'isolement de l'artère ; aussi n'est-il pas rare de voir dans les observations de ligature sur le vivant, que tantôt l'un, tantôt l'autre de ces nerfs ont été compris dans l'anse de fil. Dans une discussion à la Société de chirurgie (novembre 1854), me fondant sur des expériences sur les animaux, j'ai émis cette opinion que les troubles observés après cette opération dans les phénomènes de la respiration, de la circulation, et même de la phonation, devaient être attribués, dans quelques cas où les opérateurs étaient certains de n'avoir compris dans l'anse de fil ni le tronc du pneumogastrique, ni celui du grand sympathique, à la lésion des filets cardiaques de ce dernier nerf accolés à l'artère, et qu'on n'est jamais sûr d'avoir ménagés.

Plongées au milieu de l'atmosphère celluleuse générale à larges mailles, que j'ai déjà signalée en parlant du larynx, et qui les enveloppe de toutes parts, elles sont très-mobiles et faciles à déplacer en masse, mais seulement lorsqu'on agit directement sur elles : car dans les mouvements de rotation de la tête et du cou, elles ne changent point leurs rapports profonds, ainsi que je m'en suis assuré maintes et maintes fois ; ce sont alors les téguments et un peu aussi le sterno-mastoïdien qui varient. Il faut donc, une fois que l'on a pratiqué l'incision à la peau, dans la direction présumée de l'artère, ne plus changer la position de la tête, car on courrait le risque de déranger le parallélisme entre la plaie superficielle et la gaîne artérielle.

La carotide primitive, ai-je dit, se divise, au niveau du bord supérieur du thyroïde chez l'homme, un peu plus bas chez la femme, en deux troncs, les carotides externe et interne.

La *carotide externe*, ainsi nommée parce qu'elle alimente surtout la face et les parties externes du crâne, et non à cause de sa position, est située, à sa naissance,

(1) *Archives de médecine*, 2e série, t. IV, p. 458.

plus en dedans et en avant de l'interne. C'est elle d'abord que l'on découvre quand on pratique une incision sur le bord antérieur du sterno-mastoïdien ; il est d'ailleurs un autre moyen encore de la reconnaître, c'est que seule elle fournit des branches collatérales. Après avoir successivement émis la thyroïdienne supérieure, la linguale, la faciale, elle se dévie en dehors et un peu en arrière, donne l'occipitale, l'auriculaire et la pharyngienne inférieure, gagne la région parotidienne en arrière du digastrique et du stylo-hyoïden, et se termine en se divisant en maxillaire interne et temporale (1) au niveau du col du condyle.

La naissance de ces collatérales a lieu quelquefois dans un point si rapproché de la bifurcation, qu'il n'existe, à proprement parler, point de tronc ; elle s'épanouit en une sorte de bouquet.

La *carotide interne*, située plus profondément et plus en dehors à son origine, se porte ensuite un peu en avant de l'externe, qu'elle croise à angle très-aigu, mais reste toujours accolée à la colonne vertébrale. Elle monte le long des parois pharyngiennes jusqu'à la base du crâne, pour s'engager dans le canal inflexe, ne fournissant aucune branche importante jusqu'à son entrée dans le crâne.

J'ai déjà dit que les deux troncs carotidiens restaient accolés, et qu'ils semblaient continuer la direction de la carotide primitive. Leurs rapports sont, en avant, avec le sterno-mastoïdien, qui, à leur origine, n'en est séparé que par du tissu cellulaire, au milieu duquel se rencontrent beaucoup de ganglions lymphatiques ; plus elles montent, plus elles deviennent profondes et s'éloignent des téguments. Au niveau de l'angle maxillaire, elles sont croisées par l'hypoglosse, s'enfoncent sous le digastrique et le stylo-hyoïdien, puis viennent se placer au-dessous de la parotide, dans l'espace triangulaire qui existe entre cette glande, la colonne vertébrale et les parois pharyngiennes (2).

En arrière, ces carotides, surtout l'interne, sont en rapport avec les muscles longs du cou ; en dehors avec la veine jugulaire interne et les nerfs pneumogastrique et grand sympathique, qui, plus haut, ainsi que l'hypoglosse, le glosso-pharyngien et le laryngé supérieur, sont placés en arrière.

Ces deux troncs sont destinés, l'externe à la langue, à la face et aux téguments du crâne, l'interne aux cavités crânienne et orbitaire ; ils s'anastomosent fréquemment entre eux, et communiquent si largement avec ceux du côté opposé et avec les vertébrales, qu'il est le plus souvent impossible d'arrêter l'hémorrhagie, quand l'un d'eux a été ouvert, si l'on se borne à lier seulement le bout inférieur (3).

Les carotides et sous-clavières présentent quelquefois des anomalies ; je me bornerai à citer celles qui paraissent les plus communes, quoique ce ne soit pas d'une grande utilité pratique, puisque malheureusement on ne saurait prévoir à l'avance ces irrégularités ; heureusement elles sont fort rares et n'ont pas encore donné lieu, que je sache, à des mécomptes pendant une opération.

On les a vues naître d'un seul tronc qui s'élevait jusqu'au-dessus du sternum (4). M. Velpeau dit avoir rencontré cette anomalie (5). Burns a vu le tronc brachio-céphalique arriver jusqu'au bord inférieur de la thyroïde ; une autre fois on l'a trouvé

---

(1) Voyez *Région parotidienne.*
(2) Voyez *Régions parotidienne, tonsillaire et pharyngienne.*
(3) Voyez la discussion que j'ai établie à ce sujet, à propos des *plaies de la région paroti-*
dienne, p. 435.
(4) Burns, *op. cit.*, p. 416.
(5) *Anatomie chirurgicale*, t. I, p. 449.

se portant à gauche et fournissant les artères de ce côté (1). Quelquefois la bifurcation des deux carotides se fait beaucoup plus bas que de coutume, et d'autres fois seulement vers l'angle maxillaire. Enfin, on a noté la naissance de la carotide droite à la crosse aortique et venant passer entre l'œsophage et la trachée (2).

La sous-clavière droite naît quelquefois directement de la crosse de l'aorte. Une anomalie assez fréquente mentionnée par tous les auteurs, c'est son passage en avant du scalène antérieur. Il m'est arrivé, faisant un cours public de médecine opératoire, de chercher en vain l'artère sur la première côte; certain de mon point de repère, le tubercule d'insertion du scalène, j'annonçai qu'il devait y avoir une anomalie, et la dissection établit qu'elle passait en effet avec la veine en avant du muscle. C'est peut-être le seul cas où l'on puisse, en raison de la constance de cette anomalie de position, la prévoir et la mettre à profit (3). D'autres fois il y a interversion : la veine prend la place de l'artère, et réciproquement. M. Velpeau a trouvé la sous-clavière bifurquée, embrassant le scalène. Enfin, comme beaucoup d'autres anatomistes, j'ai vu la courbure de la sous-clavière droite très-exagérée, dépasser notablement le bord supérieur de la clavicule (4).

Les veines de la région sterno-mastoïdienne sont superficielles ou profondes ; les superficielles sont la jugulaire externe et la jugulaire antérieure.

La jugulaire externe, née des veines parotidienne et faciale, descend d'abord parallèlement au bord interne du muscle sterno-mastoïdien, qu'elle croise ensuite vers le milieu de sa longueur, obliquement en bas et en dehors (5), pour se jeter dans la sous-clavière en se recourbant sous le faisceau claviculaire. La jugulaire antérieure a été décrite dans la région sous-hyoïdienne (6).

Les veines profondes sont la jugulaire interne et les sous-clavières.

La jugulaire interne, située en dehors de l'artère carotide, est ordinairement très-volumineuse, d'autant plus, d'ailleurs, que les jugulaires superficielles le sont moins ; elle correspond aux courants artériels de la vertébrale, de la carotide interne, et à une partie de celui de la carotide externe, qu'à elle seule elle représente pour le courant veineux ; aussi chez quelques sujets elle devient si volumineuse, lors de l'expiration, qu'elle recouvre complètement l'artère. Elle s'unit à la sous-clavière derrière la tête de la clavicule, et à son embouchure se rencontrent constamment deux valvules tout à fait insuffisantes pour empêcher le reflux du sang veineux dans sa cavité. Elle a les mêmes rapports que la carotide.

La sous-clavière droite, née de la réunion de toutes les veines du membre thoracique et de l'épaule, longe la clavicule, derrière laquelle elle est immédiatement appliquée, se place entre le scalène antérieur et les faisceaux du sterno-mastoïdien, et déborde un peu le bord claviculaire. De sa réunion à la jugulaire interne résulte le tronc brachio-céphalique veineux droit, qui correspond au tronc artériel de même nom, au devant duquel il se trouve placé. A gauche, les rapports sont les mêmes, et le tronc brachio-céphalique veineux gauche s'unit au droit derrière le sternum.

Le pneumogastrique, dans la partie supérieure de la région, est situé en arrière de la carotide interne; à la partie moyenne, il se place en arrière de la carotide pri-

(1) Velpeau, p. 487.
(2) Robert, *Journal des progrès*, t. VII, p. 193.
(3) Voyez *Région sus-claviculaire*.
(4) Robert, *loc. cit.*, p. 204.
(5) Voyez page 516, planche 38, n° 7.
(6) Voyez page 514.

mitive, entre elle et la jugulaire interne. Tout à fait en bas, il se porte un peu en avant pour passer à droite entre l'artère sous-clavière et la veine du même nom, tandis qu'à gauche il continue à descendre parallèlement à la carotide primitive, mais sur son côté externe.

Le grand sympathique, avec ses ganglions, est placé un peu plus profondément et plus en arrière que le pneumogastrique.

Le diaphragmatique, né des troisième et quatrième paires cervicales, se place au devant du scalène antérieur. Recouvert par le sterno-mastoïdien, et descendant obliquement en bas et en dedans, il pénètre dans la poitrine entre l'artère et la veine sous-clavières, de telle sorte qu'on est très-exposé à le blesser dans la ligature de cette artère en dedans des scalènes.

Le tissu cellulaire de la région sterno-mastoïdienne forme trois couches : une superficielle entre le sterno-mastoïdien et la peau, une moyenne entre lui et les vaisseaux, et une profonde au-dessous de la gaîne des vaisseaux eux-mêmes.

Déductions pathologiques et opératoires. — Les plaies de la région sterno-mastoïdienne sont très-graves, surtout lorsqu'elles pénètrent profondément ; elles sont d'ailleurs d'autant plus redoutables, qu'elles se rapprochent davantage de la clavicule, parce que là se rencontrent non-seulement des troncs artériels plus volumineux, mais encore des troncs veineux dont l'ouverture peut donner lieu à l'entrée de l'air dans les veines, accident presque constamment et instantanément mortel, et dont le mécanisme a été précédemment étudié (1).

L'accolement à chaque tronc artériel d'une grosse veine qui le recouvre et l'enveloppe rend parfaitement compte de la possibilité des blessures simultanées de ces deux ordres de vaisseaux, auxquelles succèdent les anévrysmes artérioso-veineux.

La multiplicité des opérations dont la région sterno-mastoïdienne est le théâtre justifie pleinement les détails dans lesquels je suis entré. C'est là, en effet, qu'on pratique la ligature des carotides, du tronc brachio-céphalique, et de la portion de la sous-clavière située en dedans des scalènes ; il s'y développe souvent des tumeurs de toute sorte, dont l'extirpation, à cause des nombreux organes qu'il faut ménager, peut entraîner de grandes difficultés et de grands périls ; des collections purulentes qu'on ne peut ouvrir sans de grandes précautions s'y montrent fréquemment ; enfin, la section sous-cutanée du sterno-mastoïdien rétracté, une des plus brillantes conquêtes de la chirurgie moderne, ne peut y être exécutée que par un opérateur familiarisé avec les dispositions anatomiques.

Cette ténotomie du sterno-mastoïdien a été faite dans presque tous les points de son étendue. M. Bouvier, en 1836, la pratiqua dans son tiers supérieur ; l'opération ne put être achevée, les douleurs ayant été tellement vives, que la malade fut prise de convulsions. Si l'on veut jeter les yeux sur la figure 38, on verra qu'en effet, en cet endroit, le muscle est littéralement couvert de filets nerveux, et, de plus, que loin d'être plus étroit qu'à sa partie moyenne ou même inférieure, comme le veut M. Malgaigne, il est au moins aussi étalé et plus épais.

A sa partie moyenne la section est tout aussi impraticable : il est traversé en ce point par le nerf spinal qui l'anime, et dont la section entraînerait sa paralysie et rendrait l'opération inutile, si ce n'est même nuisible (2).

(1) Voyez *Système veineux*, p. 171.
(2) Voyez figures 38 et 39.

C'est donc sur son tiers inférieur qu'il faut agir. Blandin voulait qu'on pratiquât sa section à 1 centimètre, au plus, de la clavicule ; il y trouvait l'avantage d'opérer dans le lieu où il s'éloigne le plus des vaisseaux ; nous avons vu, en effet, que là il est séparé des veines par toute l'épaisseur de la clavicule, et des artères carotides et sous-clavières par un intervalle de 3 à 4 centimètres à droite, et de 4 à 5 à gauche. En cet endroit toutefois il est encore très-large, et l'on a à redouter la lésion des veines jugulaires, soit externe, soit antérieure, et même de la sous-clavière.

A 3 centimètres au-dessus de la clavicule, au contraire, le muscle est plus ramassé, il n'a plus que des rapports éloignés avec les artère et veine sous-clavières, la carotide en est encore assez distante et se trouve protégée d'ailleurs par les muscles sterno-hyoïdien et sterno-hyoïdien ; on n'a donc à craindre que la blessure de la jugulaire externe. Aussi est-ce dans ce lieu que, suivant le conseil de Boyer, je pratique cette section. M. J. Guérin a proposé de la faire quelques millimètres plus bas ; on ne saisit pas bien la raison de cette préférence.

Les procédés pour la ligature des carotides, ai-je dit, auraient besoin d'être revisés et mis d'accord avec l'anatomie normale de leur muscle satellite.

On peut voir, d'après la ligne ponctuée figurée planche 38, que l'artère carotide primitive, et les carotides externe et interne qui lui font suite, restent sous le bord interne du faisceau sternal du mastoïdien dans toute l'étendue de leur trajet ; d'autre part, j'ai dit que la direction générale des carotides était représentée très-exactement par une ligne qui, partant de l'intervalle qui sépare l'apophyse mastoïde de la branche du maxillaire, tomberait à droite sur l'extrémité interne de la clavicule, à gauche dans l'intervalle des deux faisceaux sternal et claviculaire. C'est donc tout le long de cette ligne, et en prenant pour guide le bord interne du faisceau sternal, qu'il faudra chercher l'artère. Une fois le bord du muscle mis à nu, on le repousse en dehors, et, pour plus de sûreté s'il s'agit de la carotide primitive, il faut s'assurer du tubercule carotidien, guide précieux et certain qu'on rencontre à 7 centimètres environ au-dessus de la clavicule.

Dans le tiers inférieur de la région, outre la peau, la couche sous-cutanée, l'aponévrose, et le muscle sterno-mastoïdien, le bistouri rencontre encore les muscles sterno-hyoïdien, sterno-thyroïdien et omo-hyoïdien, tandis que dans les deux tiers supérieurs, le bord interne du faisceau sternal écarté, on tombe immédiatement sur la gaîne des vaisseaux.

On comprendra que je ne veuille pas entrer dans des détails plus circonstanciés, et qui appartiennent à la médecine opératoire, mais ce que j'ai dit suffira, j'espère, pour faire sentir qu'à droite, par exemple, le procédé de M. Sédillot, qui veut qu'on aille chercher la carotide entre les deux faisceaux du sterno-mastoïdien, est impraticable, et qu'on tomberait infailliblement sur la veine jugulaire interne et même un peu en dehors d'elle ; tandis qu'à gauche, *anatomiquement*, mais non *chirurgicalement*, il serait à la rigueur possible. Je dis anatomiquement, car ce procédé ne saurait être pratiqué avec avantage sur le vivant, et me paraît devoir être relégué parmi les procédés d'amphithéâtre. M. Malgaigne, en effet, a fait observer avec raison qu'il ne serait pas possible d'aller, à 4 centimètres de profondeur et plus, à travers une boutonnière contractile, chercher la carotide recouverte par la veine jugulaire interne et le tronc veineux brachio-céphalique gauche.

Quant à la ligature des carotides externe et interne au niveau de leur origine, si elle a été regardée jusqu'à présent comme une opération très-difficile (1), cela tient, je le répète, à ce que leur position, par rapport au muscle sterno-mastoïdien, a été méconnue.

Il est dit partout, en effet, que ces artères sont situées en avant du muscle, et il en résulte que lorsqu'on a découvert son bord interne, se croyant trop en arrière, on se rejette en avant ; or, comme précisément elles sont situées au-dessous de lui, on peut être fort longtemps avant de reconnaître l'erreur résultant de ces fausses notions : avec celles que j'ai indiquées, je crois qu'il est impossible de se fourvoyer.

La ligature de la carotide externe, qui a été plus particulièrement l'objet des recherches de M. Guyon (2), sera facilitée encore par cette remarque de notre collègue, à savoir: que le nerf grand hypoglosse dans sa portion transversale croise le tronc carotidien externe de telle sorte qu'en se portant immédiatement au-dessous le chirurgien est certain de jeter le fil sur le milieu de l'artère, c'est-à-dire à égale distance de son point d'origine et de la première collatérale qui s'en détache, ou, en d'autres termes, dans le point le plus favorable à l'hémostase. M. Guyon a établi sur ces données anatomiques un nouveau procédé de ligature de la carotide externe que je ne pourrais apprécier sans sortir des limites assignées à un traité d'anatomie.

La ligature du tronc brachio-céphalique, tentée deux fois sans succès par Græffe et V. Mott, est cependant à la rigueur possible, puisque j'ai dit qu'en renversant fortement le cou, on pouvait apercevoir, dans la région sterno-mastoïdienne, son extrémité supérieure ; mais il faudrait, pour le découvrir sur le vivant, imiter ces deux opérateurs, pratiquer une incision en L, et couper le sterno-mastoïdien à ses attaches.

L'artère sous-clavière a été liée entre les scalènes par Dupuytren, et en dedans des scalènes par Colles. La direction de cette artère parallèle à la clavicule et complétement recouverte par le faisceau claviculaire du sterno-mastoïdien, indique assez qu'il n'est possible d'arriver sur elle en cet endroit qu'en détachant les insertions de ce muscle. Il y aurait à ménager le nerf diaphragmatique, l'artère mammaire interne et, à droite, le pneumogastrique qui la croise.

Les tumeurs qui se développent au milieu d'un si grand nombre d'organes ne peuvent manquer de faire naître de graves désordres ; effectivement, la pathologie démontre que les anévrysmes des carotides ou des sous-clavières peuvent, en comprimant le récurrent, déterminer la raucité de la voix, de même qu'une hypertrophie ganglionnaire peut, en comprimant le pneumogastrique, entraîner l'asphyxie, ainsi que j'ai eu l'occasion d'en observer plusieurs cas.

Quant aux abcès, rarement ils fusent dans la poitrine quand ils sont superficiels. Lorsqu'ils siègent dans les ganglions situés sous le sterno-mastoïdien, ils soulèvent ce muscle et viennent se faire jour sur les côtés, tantôt en avant, tantôt en arrière ; l'enveloppe fibreuse des ganglions s'hypertrophie, s'épaissit, et les enkyste. Si la suppuration est développée dans la partie profonde de la région et en dehors des ganglions, c'est alors seulement que le pus peut de proche en proche gagner l'orifice des médiastins par l'intermédiaire de la couche lamelleuse profonde et y pénétrer.

Dans certaines affections du crâne et de la face, on saigne la jugulaire externe dans le point où elle croise obliquement le sterno-mastoïdien. La compression de cette

(1) Ph. Bérard, article CAROTIDES du Dictionnaire en 25 volumes.
(2) Bulletin de la Société de chirurgie, t. IV, 2e série, p. 555, rapport de M. Dolbeau.

veine doit être faite à la partie externe et inférieure du muscle, et l'incision dirigée en bas et en dedans, afin de couper transversalement les fibres du peaucier, car si on la faisait en sens inverse, c'est-à-dire parallèlement, la sortie du sang se ferait difficilement. Lorsque l'incision est faite un peu en haut, il faut redouter la lésion des branches si nombreuses en ce point des filets du plexus cervical. Bosquillon prétend avoir vu deux cas de mort occasionnés chez des enfants par la blessure de ces filets nerveux, constatée à l'autopsie; il faut une foi robuste pour croire à cette cause de mort. Néanmoins, il est prudent de s'en éloigner autant que possible, et pour les éviter, l'incision doit être pratiquée à 4 centimètres au-dessus de la clavicule.

L'introduction de l'air par la piqûre peut-elle avoir lieu? Cela est à la rigueur possible; aussi doit-on suivre le conseil de Larrey, qui recommandait de ne lâcher la compression inférieure qu'après avoir fermé la plaie.

Bichat avait proposé d'introduire un stylet par la veine jugulaire externe, dans les cas d'asphyxie, pour aller stimuler l'oreillette droite; c'est là un moyen plus ingénieux que pratique, et que nul chirurgien n'a osé employer, que je sache. La découverte de l'introduction de l'air dans les veines, accident inconnu de Bichat et si bien étudié de nos jours, n'est pas de nature à les encourager dans cette tentative.

§ II. — RÉGION SUS-CLAVICULAIRE.

Cette région, par suite de la description de la région sterno-mastoïdienne telle que je l'ai conçue, se trouve réduite au creux sus-claviculaire, c'est-à-dire à l'intervalle circonscrit par le trapèze, le sterno-mastoïdien et la clavicule. C'est là une délimitation des plus naturelles, et qui est la conséquence du groupement si simple que j'ai adopté. Aussi n'ai-je éprouvé ni l'embarras de M. Velpeau faisant rentrer le sterno-mastoïdien, et une partie des organes qu'il recouvre, dans cette région avec laquelle ils n'ont bien évidemment que des rapports de voisinage, ni celui de M. Malgaigne, qui partage équitablement ce muscle par le milieu, et en attribue moitié à la région sous-hyoïdienne, et moitié à la sus-claviculaire.

Lorsqu'on a complétement séparé de l'aponévrose les insertions qui unissent les bords du sterno-mastoïdien et du trapèze, la région sus-claviculaire représente un triangle dont la base est à la clavicule, et le sommet à l'angle de réunion de ces deux muscles, c'est-à-dire à 5 centimètres au-dessous de l'occipital. Mais lorsqu'on se contente d'enlever la couche sous-cutanée sans toucher à l'aponévrose, on peut voir que l'intervalle qui les sépare est loin d'être aussi considérable qu'on le croirait, si l'on s'en rapportait aux planches et aux dessins qui en ont été donnés : cet intervalle est plutôt ovalaire que triangulaire; il présente une grosse extrémité dirigée en bas, un sommet dirigé en arrière et en haut, et se termine au niveau de la troisième vertèbre cervicale environ. Or, ceci n'est pas tout à fait sans importance; il ne faudrait pas, en effet, laisser croire aux élèves que, sur le vivant, ils manœuvreront aussi à l'aise dans ce prétendu triangle sus-claviculaire que pourraient le faire supposer la description et les planches; et d'ailleurs, cela n'aurait-il aucune importance pratique, qu'il faudrait bien encore décrire la nature telle qu'elle est et non telle que nous la faisons à l'aide du scalpel.

Anatomie des formes extérieures. — La région sus-claviculaire est en entier constituée par le creux sus-claviculaire, lequel est essentiellement variable, selon les individus, les sexes et les diverses positions. Chez les personnes grasses ou fournies d'un embonpoint raisonnable, il ne disparaît jamais complétement, mais s'efface un peu; tandis que chez les individus maigres, il se prononce quelquefois d'une manière très-disgracieuse. On voit alors la clavicule former inférieurement un relief transversal, sur lequel viennent tomber plus ou moins obliquement les deux saillies musculaires du trapèze en arrière, du sterno-mastoïdien en avant.

Dans les mouvements violents d'inspiration, tels que ceux nécessités par le chant, ainsi qu'on peut le voir au théâtre, ou déterminés par un obstacle à l'entrée de l'air dans la poitrine, le creux sus-claviculaire se déprime considérablement, et l'on peut voir alors dans l'expiration qui suit, le pouls veineux battre derrière la clavicule.

On peut d'ailleurs l'agrandir ou le diminuer à volonté, en abaissant ou élevant le bras et par son intermédiaire la clavicule, circonstance que le chirurgien doit mettre à profit lorsqu'il veut y pratiquer une opération.

Le creux sus-claviculaire correspond au sommet du poumon, qu'on y a vu faire hernie (1); et, comme c'est là que se développent en général les premiers tubercules, le médecin doit, avant toute chose, percuter et ausculter cette région.

Superposition des plans. — Au-dessous de la peau, qui ne présente rien à noter, on rencontre la couche lamelleuse du *fascia superficialis*, renfermant antérieurement quelques fibres du peaucier; puis vient l'aponévrose cervicale, qui se porte du bord externe du sterno-mastoïdien au bord antérieur du trapèze. Chez quelques sujets, elle est vraiment très-forte, tandis que chez d'autres elle représente à peine une lame celluleuse. C'est au-dessus d'elle que rampent les branches descendantes du plexus cervical, dites *sus-acromiales* et *sus-claviculaires*. Au-dessous on tombe sur un tissu cellulo-graisseux entremêlé de ganglions lymphatiques rougeâtres qui recouvrent le muscle omo-hyoïdien et son aponévrose.

C'est sous cette deuxième lame aponévrotique que sont situés les organes importants de la région, c'est-à-dire les veine et artère sous-clavières et les vaisseaux qui en naissent ou s'y rendent, les plexus brachial et cervical superficiel, ainsi que les muscles scalènes et angulaire de l'omoplate; tous sont plongés au milieu d'un tissu cellulaire abondant, et reposent sur le squelette de la région que constituent la première côte en bas, les apophyses transverses des vertèbres cervicales en haut. Mais ces divers éléments ne sont pas tous situés sur le même plan : tout à fait en bas, la veine apparaît d'abord, plus antérieure et parallèle au bord de la clavicule, qu'elle dépasse de la moitié de sa largeur; ses parois sont comprises dans un dédoublement de l'aponévrose omo-claviculaire; plus haut, en arrière, se voit l'artère sous-clavière; et enfin, sur un plan plus profond encore et plus supérieur, les racines du plexus brachial. Les scalènes et l'angulaire de l'omoplate sont relégués sur les côtés, les premiers en dedans et en avant, le deuxième en arrière et en dehors. Enfin, les apophyses transverses des vertèbres en haut, la clavicule et la première côte en bas, forment le squelette de la région, qui se trouve fermée du côté du thorax par le sous-clavier revêtu de son aponévrose.

Revenons maintenant sur plusieurs points importants. Les seuls muscles de la région, puisque je n'y fais rentrer ni le sterno-mastoïdien, ni le trapèze, sont donc l'omo-hyoïdien, l'angulaire de l'omoplate et les scalènes.

L'*omo-hyoïdien*, après avoir croisé le sterno-mastoïdien, entre dans le creux sus-claviculaire à 4 centimètres environ au-dessous de la clavicule, sous l'extrémité

(1) *Clinique des hôpitaux*, t. IV, p. 20.

externe de laquelle il vient s'engager pour s'insérer à l'omoplate. Il forme donc, avec la clavicule et le sterno-mastoïdien, un triangle dit *omo-claviculaire*, dans lequel on trouve la veine sous-clavière, l'artère du même nom, la scapulaire supérieure, la cervicale profonde, la scapulaire postérieure, enfin, et tout à fait en dehors, les trois derniers nerfs cervicaux et le premier dorsal, tous recouverts par l'aponévrose omo-claviculaire. Mais il importe de faire observer qu'il arrive assez souvent que ce triangle n'existe pas, ou du moins se trouve réduit à un intervalle linéaire, l'omo-hyoïdien se rapprochant quelquefois tellement de la clavicule, qu'il touche la veine sous-clavière, laquelle longe cet os.

On a donné le nom de triangle ou espace omo-trapézien à l'intervalle que ce muscle circonscrit en arrière et en haut avec le trapèze et le sterno-mastoïdien; ce dernier est sans importance.

Fig. 40.

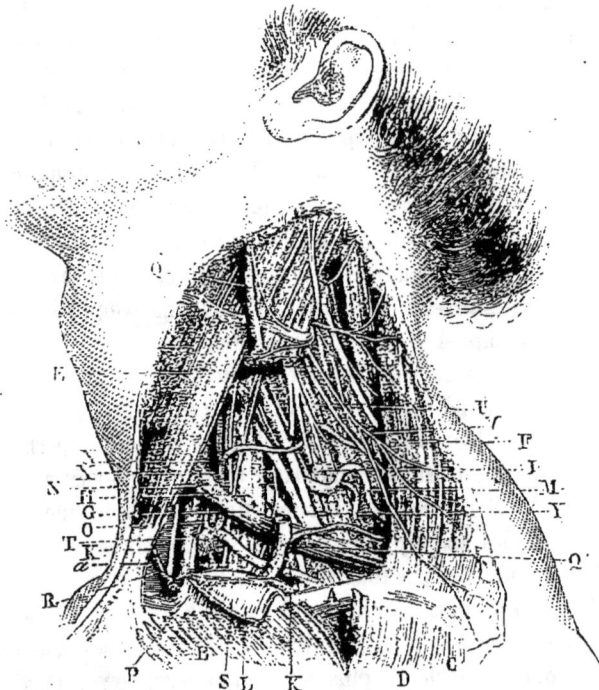

Région sus-claviculaire.

A. Clavicule. — B. Insertions du grand pectoral. — C. Insertions du deltoïde. — D. Artère sous-clavière apparaissant entre les deux faisceaux du deltoïde et du grand pectoral, au-dessous de la clavicule. — E. Faisceau sternal du muscle sterno-mastoïdien. Le faisceau claviculaire a été coupé et relevé pour mieux dégager les parties sous-jacentes. — F. Le muscle trapèze. — G. Le muscle omo-hyoïdien. — H. Le scalène antérieur. — I. Le scalène postérieur. — KK. Artère sous-clavière avant et après son entrée entre les scalènes. — L. Artère scapulaire supérieure. — M. Artère scapulaire postérieure. — N. Artère cervicale profonde. — O. Branche cervicale ascendante. — P. Artère intercostale. — QQ. Veine jugulaire externe. — R. Veine jugulaire antérieure. — S. Veine sous-clavière. — T. Veine jugulaire interne. — V. Nerfs sus-acromiaux. — U. Branches sus-claviculaires. — X. Branche descendante interne du plexus cervical. — Y. Plexus brachial. — Z. Nerf diaphragmatique.

Les *scalènes*, déjà mentionnés (1), forment le plan interne et profond de la région,

(1) Voyez *Région sterno-mastoïdienne*.

et l'angulaire de l'omoplate, par ses insertions aux tubercules postérieurs des apophyses transverses, le plan opposé.

C'est dans l'écartement triangulaire représenté par les attaches des scalènes à la première et à la deuxième côte, que se fait le passage de l'artère sous-clavière et des nerfs qui vont constituer le plexus brachial.

L'*artère sous-clavière*, à sa sortie des scalènes où nous l'avons laissée dans la région sterno-mastoïdienne, d'ascendante et horizontale qu'elle était, devient descendante, se porte obliquement en bas et en dehors, et, après un trajet dont la longueur varie beaucoup, selon la position donnée au bras et à la clavicule, croise cet os, au-dessous duquel elle passe à 6 centimètres environ de son extrémité interne, ou, si l'on préfère, à quelques millimètres en dehors du tiers interne de cet os chez les sujets bien conformés. Dans toute cette étendue, elle ne fournit aucune branche et se trouve très-rapprochée des téguments, circonstances qui expliquent pourquoi on choisit cette région de préférence pour y porter les ligatures. Lisfranc avait l'habitude de signaler dans ses cours un point de repère précieux, et qui permet de la trouver les yeux fermés, pour ainsi dire, une fois l'incision de la peau faite : c'est le tubercule que l'on rencontre sur la face supérieure de la première côte, et auquel s'insère le scalène antérieur; l'artère passant en effet en arrière du scalène en croisant la côte, une fois le tubercule reconnu, pour saisir le vaisseau, il ne s'agit plus que de porter la sonde cannelée un peu en arrière et en suivant du doigt le contour de l'os. S'il arrivait qu'après avoir suffisamment cherché, on ne la trouvât point, soupçonnant une anomalie que j'ai signalée précédemment (1), le chirurgien devrait diriger ses investigations en avant du scalène, où presque à coup sûr il rencontrerait ce vaisseau.

Le creux sus-claviculaire est encore traversé à sa partie inférieure et presque en tous sens par des artères d'un assez fort calibre, provenant toutes de la sous-clavière avant qu'elle se dégage des scalènes. Sur un plan antérieur et marchant parallèlement à la clavicule, c'est d'abord la scapulaire supérieure que nous rencontrons, à 4 ou 5 millimètres du bord supérieur de cet os, en avant du muscle omo-hyoïdien; puis la scapulaire postérieure, qui très-rarement naît en dehors des scalènes, se dirige en dehors et en arrière, passe au devant des cordons du plexus brachial, quelquefois les traverse, pour se porter sur le bord du trapèze et s'incliner en arrière; enfin la cervicale profonde, qui, sur un plan tout à fait postérieur, s'enfonce entre le col de la première côte et l'apophyse transverse de la sixième cervicale, pour se perdre dans les muscles de la région spinale antérieure et latérale.

La plus volumineuse de ces branches est l'artère scapulaire postérieure, puis la scapulaire supérieure, et enfin la cervicale profonde.

La *veine sous-clavière*, très-volumineuse et se gonflant pendant l'expiration sous l'influence du reflux veineux, est située en avant du scalène antérieur, sur un plan antérieur à l'artère, mais un peu inférieur, et assez bas pour ne point gêner dans sa recherche. A moitié cachée par la clavicule, sur le cadavre principalement, où on la trouve souvent vide et aplatie, elle répond inférieurement au sous-clavier, contre lequel elle est maintenue par l'aponévrose omo-claviculaire, qui s'y fixe.

Postérieurement, elle répond au scalène, et supérieurement à l'omo-hyoïdien et à l'aponévrose cervicale superficielle. Elle ne reçoit, dans le creux sus-claviculaire

(1) Voyez page 525.

proprement dit, aucune veine par sa face supérieure, ce qui facilite encore l'abord de l'artère; inférieurement, la veine intercostale supérieure vient s'y jeter.

Les *nerfs* de la région sont nombreux et volumineux. J'ai déjà mentionné les branches sus-claviculaires et sus-acromiales du plexus cervical; il me reste à parler des branches d'origine du plexus brachial et du plexus cervical superficiel.

Le *plexus brachial*, formé par l'entrecroisement des quatre dernières paires cervicales et de la première dorsale à leur sortie des apophyses transverses, se trouve placé en arrière du scalène antérieur et au devant du postérieur. L'artère, d'abord située au-dessous de ses branches les plus inférieures, au moment de son passage entre les scalènes, se place ensuite en avant, et comme les cordons nerveux ont à peu près le volume du tronc artériel, il n'est pas sans exemple que des chirurgiens distingués aient saisi un nerf au lieu de l'artère (1). On évitera la méprise en songeant que les nerfs, sur le vivant, sont plus durs, plus pleins, plus solides, plus arrondis que l'artère, qui est molle et facile à aplatir avec l'extrémité du doigt sur la première côte, dont elle ne se sépare pas, tandis que les nerfs restent toujours à une certaine distance. Sur le cadavre, l'erreur est plus difficile, impossible même, et dès que l'on a reconnu qu'on a affaire à un tronc nerveux, il faut se porter en avant et en bas et rechercher le tubercule signalé précédemment.

Le plexus brachial, par son origine même la plus élevée, appartient encore au creux sus-claviculaire, mais il n'en est plus de même du plexus cervical dit profond, lequel se trouve situé dans la région sterno-mastoïdienne. Quant aux rameaux de ce même plexus, dont l'entrelacement a été improprement désigné sous le nom de *plexus cervical superficiel*, ils occupent la partie antérieure et supérieure de la région sus-claviculaire, puisque c'est dans l'intervalle compris entre le trapèze et le sterno-mastoïdien qu'ils s'échappent pour se ramifier dans les téguments du cou, de la face, de la partie supérieure de la poitrine, de l'épaule, et inférieure de la tête.

Le *tissu cellulaire* peut être inférieurement divisé en trois couches : une superficielle comprise entre la peau et l'aponévrose cervicale superficielle, une moyenne entre cette dernière et celle du muscle omo-hyoïdien (aponévrose omo-claviculaire), une troisième enfin qui entoure les vaisseaux et nerfs. A la partie supérieure de la région, l'aponévrose omo-claviculaire faisant défaut, on ne trouve plus qu'une seule couche sous-aponévrotique, dans laquelle sont plongés des ganglions lymphatiques, et qui communique avec le tissu cellulaire des régions sterno-mastoïdienne, sus- et sous-hyoïdienne, d'une part, et d'autre part en suivant les vaisseaux, avec celui qui entoure l'apophyse mastoïde, et aussi avec celui qui se rencontre sous le trapèze.

Blandin avance que les ganglions lymphatiques du creux sus-claviculaire reçoivent des lymphatiques du sommet du poumon, et il explique ainsi leur engorgement assez fréquent dans les phthisies pulmonaires. C'est là une erreur. Appelé, dans un concours pour la place de chef des travaux anatomiques, à injecter les lymphatiques pulmonaires, je les ai toujours vus se rendre, en suivant les ramifications bronchiques, dans les ganglions de même nom, et jamais ailleurs, à l'état normal, du moins. Quant au gonflement des ganglions dans les affections tuberculeuses, gonflement qui est fréquent, en effet, je dirai qu'il s'explique naturellement par ce fait, que les vaisseaux lymphatiques qui partent du feuillet externe de la séreuse pulmonaire se rendent dans les ganglions sous-claviers; en sorte que, lorsque les

(1) J. Cooper, *Dictionnaire de chirurgie*, article ANÉVRYSME.

tubercules développés dans le poumon ont enflammé les deux feuillets de la plèvre et déterminé leur adhésion, l'irritation se transmet jusqu'aux ganglions du creux sus-claviculaire.

Déductions pathologiques et opératoires. — Les plaies de la région sus-claviculaire sont d'autant plus graves qu'elles se rapprochent de la clavicule, et les rapports de l'artère avec la veine sous-clavière expliquent la présence dans cette région des anévrysmes artérioso-veineux qui y ont été observés. A la partie supérieure, les blessures peuvent donner lieu à des phénomènes de paralysie dans le membre thoracique correspondant, à cause de la présence des racines du plexus brachial. Il en est de même des tumeurs qui s'y développent.

J'ai eu pendant longtemps dans mon service une jeune femme qui présentait, à la partie supérieure de la région sus-claviculaire, une tumeur oblongue, profonde, irrégulière, dont l'apparition avait été suivie d'une paralysie progressive des mouvements du bras, de l'avant-bras et de la main. Les antécédents m'ayant porté à diagnostiquer une exostose syphilitique des vertèbres cervicales comprimant les racines du plexus brachial à leur sortie des trous de conjugaison, j'administrai un traitement approprié, et la guérison qui suivit la médication antisyphilitique vint démontrer la justesse de ces prévisions.

La position de l'artère entre la première côte immobile, et la clavicule exécutant avec le bras et l'épaule des mouvements de circumduction, dont son articulation sterno-claviculaire est le centre, permet de comprendre comment, lorsque l'épaule est fortement portée en arrière, l'artère peut être comprimée entre ces deux os, au point de suspendre le pouls radial. On s'explique ainsi l'engourdissement du bras dans certaines positions exagérées, et celui qui survient dans le cas de tumeurs développées derrière la clavicule, d'exostose, par exemple, comme j'en ai vu un cas à l'hôpital de Lourcine.

On peut, à travers les téguments, la clavicule étant abaissée, sentir les battements de l'artère dans le creux sus-claviculaire, et la comprimer sur la première côte ; dans la désarticulation de l'épaule, on parvient ainsi à se rendre maître du cours du sang, et cela d'autant mieux que la veine échappe à la compression. Quelques chirurgiens, craignant que le doigt ne puisse suffire, ont proposé l'emploi du cachet recouvert de linge pour protéger la peau ; je crois qu'il est bien préférable d'employer les doigts d'un aide intelligent. J'ai eu à pratiquer deux fois la désarticulation de l'épaule, et cela dans des circonstances extrêmement difficiles, puisque dans ces deux cas il s'agissait de ces énormes tumeurs pulsatiles du moignon de l'épaule, dont la vascularité est si développée ; les malades étaient très-affaiblis, et je voulais éviter absolument la perte de sang. Mon collègue D. Després voulut bien, dans un de ces cas, se charger de la compression, et c'est à peine si le malade en perdit deux palettes (1). Dans le second cas, au contraire, la compression, exercée par un aide peu expérimenté, fut moins heureuse, mais comme je me méfiais de ses résultats, je liais les gros vaisseaux au fur et à mesure que je les coupais.

La proximité des vaisseaux et nerfs a fait supposer à beaucoup de chirurgiens que, dans les fractures de la clavicule, ils pourraient être lésés. C'est là une crainte mal fondée sans doute, car en consultant les archives de la science, on ne trouve aucune

---

(1) Voyez mon travail : *Sur les tumeurs vasculaires des os* (*Archives générales de médecine*, numéro de décembre 1864, janvier et février 1865).

observation où cet accident soit mentionné; et cependant les fractures de cet os sont loin d'être rares.

Les suppurations qui se développent dans la couche celluleuse profonde peuvent fuser dans l'aisselle et derrière l'omoplate, elles peuvent aussi remonter dans la région sterno-mastoïdienne et sous-hyoïdienne, mais c'est plus rare; elles trouvent dans le tissu lamelleux qui entoure les vaisseaux un aliment, et dans les vaisseaux et nerfs eux-mêmes un conducteur.

Pour arriver à la sous-clavière, qui repose, ainsi que je l'ai dit, sur le squelette de la région, il faut traverser la peau, le fascia superficialis, l'aponévrose cervicale, celle de l'omo-hyoïdien, et les trois couches de tissu cellulaire énumérées précédemment, et contenant des ganglions lymphatiques. La profondeur de la plaie sur les individus maigres n'est généralement pas grande, surtout lorsqu'on a soin de porter l'épaule en bas et en arrière, ce qui force la clavicule à s'appliquer contre la première côte; mais sur les sujets gras, surtout si l'on ne prend pas les précautions que j'ai indiquées, l'artère peut se trouver à 3 et même à 4 centimètres de profondeur. On ne rencontre d'ailleurs d'autres vaisseaux que la scapulaire supérieure, qu'il faut rejeter vers la clavicule, et l'opération peut réellement, sur le vivant, se pratiquer pour ainsi dire *à blanc*, ainsi que j'ai eu l'occasion de le faire; les veines sus- et sous-scapulaires qui se rendent dans la jugulaire externe peuvent être évitées, et l'on ne divise que quelques ramuscules de très-peu d'importance.

§ III. — DES APONÉVROSES DU COU.

Jusqu'ici les auteurs d'anatomie chirurgicale ont présenté la description des aponévroses du cou par région, ce qui est conforme au but et au plan de l'anatomie topographique. Mais comme il est résulté de cette étude, ainsi fractionnée, une obscurité que personne ne peut se dissimuler, j'ai pensé que pour faciliter l'intelligence de leur marche un peu compliquée, il serait utile de revenir exceptionnellement à la méthode descriptive, et cela pour deux raisons : la première, c'est que l'anatomie descriptive des aponévroses du cou est à peine ébauchée; la seconde, c'est qu'elle me permettra d'entrer dans des considérations physiologiques et chirurgicales qui n'auraient pu que difficilement trouver place ailleurs. Ceci admis, il était rationnel de ne commencer l'étude des aponévroses du cou qu'après celle de toutes les régions cervicales.

Avant d'entrer dans la description, j'ai besoin de rappeler ce principe général, déjà émis à propos de la formation des membranes fibreuses, à savoir : que tout organe, vaisseau, nerf, muscle ou conduit, par cela même qu'il se trouve plongé dans une atmosphère celluleuse, peut convertir les lames du tissu cellulaire qui l'avoisinent en une membrane plus ou moins dense, dont il se forme une véritable gaîne ou enveloppe. Quelle est la cause de cette transformation, est-ce le mouvement ou le déplacement auxquels sont soumis les muscles, les vaisseaux, les nerfs eux-mêmes par leur accolement à ces derniers? Cela est probable; et ce qui me paraît donner plus de poids encore à cette opinion, c'est que chez les fœtus et les tout jeunes enfants, ces lamelles n'existent point ou sont à peine appréciables, tandis qu'elles vont augmenter de densité avec l'âge et avec le développement de l'énergie musculaire. Quoi qu'il en soit de l'explication, le fait est positif, et faisant application de ce grand principe à la région du cou, je dirai, avec M. le professeur Velpeau, que tous les organes de cette région sont pourvus d'une gaîne membraneuse qui se rap-

proche beaucoup de la forme aponévrotique pour certains d'entre eux, mais qui
est très-variable et présente de grandes différences, suivant les sujets, les sexes et
les âges. J'ajouterai que toutes ces gaînes ou enveloppes se relient entre elles, qu'elles
s'unissent, qu'elles se confondent même, qu'il faut alors artificiellement les séparer,
ce qui explique les divergences dans les descriptions, et aussi la confusion qui plane
sur ce sujet. Que faire donc? Selon moi, ne pas s'absorber dans les détails, et n'admettre comme divisions que celles qui sont bien tranchées, et dont l'utilité ou les
conséquences pratiques peuvent être déterminées. C'est guidé par ces idées générales, que j'aborderai la description des aponévroses cervicales.

Le *fascia superficialis* ou couche sous-cutanée, que quelques auteurs ont nommé
aponévrose superficielle du cou, à tort, puisqu'il n'appartient nullement en propre à
la région, enveloppe en totalité les régions cervicales antérieure, latérale et postérieure, se continuant, d'une part, avec celle de la poitrine, et, d'autre part, avec
celle de la tête. C'est dans un dédoublement de ce fascia qu'est reçu le peaucier et
que rampent les rameaux du plexus cervical et les jugulaires antérieure et externe.

Au-dessous de lui se rencontre l'aponévrose cervicale superficielle proprement
dite, dont la disposition, très-importante à connaître, a été très-bien exposée par
M. Denonvilliers dans ses cours particuliers d'anatomie, alors qu'il était prosecteur
à la Faculté.

Pour la facilité de la description, je la supposerai partir de la ligne cervicale postérieure, où elle adhère intimement au ligament dit *cervical*. Elle recouvre d'abord
le trapèze, auquel elle fournit, en se dédoublant, un feuillet antérieur et un autre
postérieur, qui se réunissent sur le bord externe du muscle, là même où ce bord
forme la limite du creux sus-claviculaire; puis, traversant comme un pont cet
espace, l'aponévrose rencontre bientôt le sterno-mastoïdien, qu'elle enveloppe dans
un dédoublement analogue, pour se porter ensuite jusque sur la ligne médiane antérieure, où, se fusionnant avec celle du côté opposé, elle adhère aux parties profondes,
en formant là ce que quelques auteurs ont nommé improprement la ligne blanche
cervicale antérieure.

Supérieurement, elle s'insère en arrière à la ligne courbe occipitale supérieure et
à l'apophyse mastoïde, où elle se confond avec les insertions du trapèze et du sterno-
mastoïdien, dont elle réunit, sans aucune ligne de démarcation, les deux bords; latéralement elle fortifie cette expansion aponévrotique considérable qui du bord antérieur
du sterno-mastoïdien se porte sur l'aponévrose parotidienne, aponévrose que j'ai
nommée *aponévrose d'insertion parotidienne* ou *faciale* (1); antérieurement, elle se
fixe sur le corps du maxillaire inférieur en se confondant avec les aponévroses de la face.

Inférieurement, dans la région dorsale, elle se continue sans ligne de démarcation
avec les aponévroses du dos et de l'épaule, tandis qu'en avant elle prend insertion
sur le bord antérieur de la clavicule et du sternum.

De sa face profonde, dans le point où elle passe au devant des apophyses transverses cervicales, là précisément où elle quitte le bord antérieur du trapèze pour
traverser le creux sus-claviculaire, se détachent perpendiculairement à sa direction
horizontale deux lames qui, suivant les insertions des muscles scalènes antérieur et
postérieur, viennent se fixer solidement sur la bifurcation des apophyses transverses
qu'elles embrassent dans un dédoublement triangulaire. C'est dans l'écartement de

(1) Voyez figures 38 et 39.

ces deux lamelles que se logent les racines des plexus cervical et brachial, auxquelles elles fournissent un prolongement fibreux.

Si maintenant, pour prendre une vue d'ensemble de la disposition de cette membrane, on pratique, vers la partie moyenne du cou, une coupe perpendiculaire, voici ce qu'on observe. Elle divise la totalité du cou en deux loges d'inégale grandeur, une antérieure et l'autre postérieure, séparées par les deux lames verticales qui se fixent aux apophyses transverses. L'antérieure, plus vaste, répond aux régions sus- et sous-hyoïdiennes, sterno-mastoïdienne et sus-claviculaire ; la postérieure, à la région dite de la nuque, laquelle fait partie de la grande région rachidienne (fig. 41).

Fig. 41.

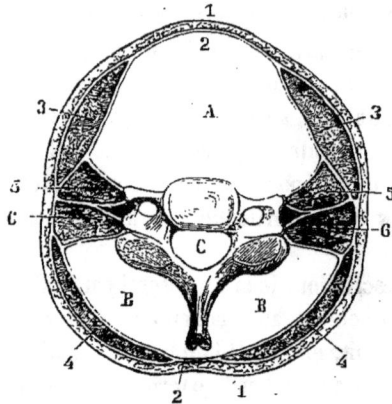

Coupe horizontale du cou au niveau de la sixième vertèbre cervicale pour démontrer la disposition de l'aponévrose cervicale superficielle, et les deux loges antérieure et postérieure qui en résultent.

1, 1. La peau et le fascia superficialis. — 2. Aponévrose cervicale superficielle se dédoublant au niveau des muscles. — 3, 3. Muscles sterno-mastoïdiens.— 4, 4. Trapèzes.— 5, 5. Scalènes antérieurs.—6, 6. Scalènes postérieurs, également enveloppés dans un dédoublement de cette même lame fibreuse qui va se porter aux tubercules des apophyses transverses. — A. Loge antérieure. — BB. Loge postérieure. — C. Corps de la sixième vertèbre cervicale.

Telle est l'aponévrose cervicale superficielle ramenée à son plus grand état de simplicité, et la description que je viens d'en donner est à peu près, sauf le prolongement sur la glande parotide, celle qu'en donnait M. Denonvilliers dès 1839. Dans les détails qui vont suivre, je suis forcé de différer d'opinion avec ce savant professeur.

1° La loge postérieure, qui répond à la région de la nuque, est d'une simplicité extrême dans sa structure. Autant de muscles, autant de loges aponévrotiques ; et comme ces muscles partent des apophyses épineuses pour se rendre aux apophyses transverses ou à l'occipital, les feuillets aponévrotiques qui forment les parois de ces loges secondaires ont tous à peu près la même direction. Il suffit donc de connaître la direction et la superposition des muscles (1) pour connaître celles des gaînes fibreuses qui les enveloppent. M. Boulard, prosecteur de la Faculté, a déposé dans les cabinets d'anatomie deux pièces qui démontrent cette disposition jusqu'à l'évidence : en les examinant, on voit nettement que la disposition des aponévroses, par

(1) J'ai fait voir cette disposition, figure 42.

rapport aux muscles, est exactement la même qu'aux membres inférieurs et supérieurs, où elle a été si bien démontrée par les préparations des professeurs Velpeau, Blandin et Gerdy.

2° La loge antérieure, qui comprend les régions sus- et sous-hyoïdienne, sterno-mastoïdienne et sus-claviculaire, est beaucoup plus compliquée.

A. La région sus-hyoïdienne est assez nettement séparée des autres pour que l'on doive la décrire à part. En effet, l'aponévrose cervicale, au moment où elle quitte le bord du sterno-mastoïdien pour entrer dans la région sus-hyoïdienne, rencontre la glande sous-maxillaire, à laquelle elle fournit une gaîne complète, tout en contribuant à la séparer en arrière de la parotide dont elle renforce, en s'y réunissant, le feuillet de séparation (1). Au-dessous de la glande sous-maxillaire, l'aponévrose adhère au endon du digastrique, qu'elle embrasse dans un dédoublement et qu'elle fixe à l'os thyoïde, lequel devient ainsi pour elle une ligne d'insertion dans toute son étendue.

Fig. 42.

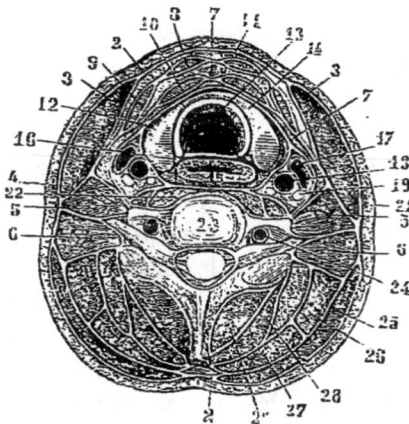

Coupe horisontale du cou au niveau de la sixième vertèbre cervicale, destinée à montrer tous les organes contenus entre les feuillets aponévrotiques et ces feuillets eux-mêmes.

1, 1. Peau et fascia superficialis. — 2, 2. Aponévrose cervicale superficielle. — 3, 3. Muscles sterno-mastoïdiens. — 4, 4. Veines jugulaires externes. — 5, 5. Muscles scalènes antérieurs. 6, 6. Muscles scalènes postérieurs. — 7. Aponévrose omo-claviculaire. — 8. Muscle sterno-hyoïdien. — 9. Muscle omo-hyoïdien. — 10. Muscle sterno-thyroïdien. — 11. Veines jugulaires antérieures et thyroïdennes. — 12. Pseudo-aponévrose cervico-péricardique se dédoublant en deux feuillets pour envelopper les vaisseaux et les nerfs auxquels elle forme une gaîne spéciale. — 13. Coupe de la trachée. — 14. Lobes de la glande thyroïde réunis en avant par l'isthme thyroïdien. — 15. Coupe de l'œsophage. — 16. Nerf récurrent. — 17. Veine jugulaire interne. — 18. Artère carotide. — 19. Nerf pneumogastrique. — 20. Nerf grand sympathique. — 21. Aponévrose prévertébrale. — 22. Grand droit et long du cou. — 23. Corps de la sixième vertèbre cervicale. — 24. Artère vertébrale. — 25. Muscle trapèze. — 26. Muscle angulaire de l'omoplate. — 27. Splénius. — 28. Les deux complexus. — 29. Faisceau des muscles couchés dans la gouttière vertébrale.

Il résulte de cette disposition que, comme l'aponévrose cervicale se trouve fixée en haut à la base du maxillaire, inférieurement à l'os hyoïde, sur les côtes, et superficiellement au tendon du digastrique et à la glande sous-maxillaire, la région sus-hyoïdienne se trouve circonscrite et forme une loge secondaire qui n'est ouverte que

(1) Voyez page 424.

derrière l'angle maxillaire et profondément, dans le point où y pénètrent les muscles stylo-hyoïdien et digastrique ; c'est par là qu'elle communique avec la partie supérieure de la région sterno-mastoïdienne.

Je dois faire observer qu'il arrive souvent que dans toute cette région sus-hyoïdienne, l'aponévrose soit réduite à une mince couche celluleuse qui peut à peine prendre le nom de membrane, tandis que, sur certains sujets, elle est réellement très-forte et très-résistante.

Reste maintenant à exposer la distribution des lames aponévrotiques dans la partie profonde ; elle est ici d'une assez grande simplicité. Le mylo-hyoïdien est enveloppé de deux feuillets qui semblent faire suite à celui de la glande sous-maxillaire ; ces feuillets s'insèrent à la ligne myloïdienne et à l'os hyoïde et forment un plan sous-jacent et à l'aponévrose cervicale superficielle ; ils se réunissent sur la ligne médiane. Quant aux autres muscles de la région, le génio-hyoïdien, et surtout l'hyoglosse et le génio-glosse, ils sont recouverts par une mince couche celluleuse qui les sépare et les accompagne jusque dans la langue, et dans laquelle je ne puis voir une aponévrose.

B. Dans es régions sous-hyoïdienne, sterno-mastoïdienne et sus-claviculaire, les feuillets aponévrotiques ont une importance bien autrement grande, et, comme ils sont communs à ces trois régions, il faut les étudier simultanément.

Au-dessous de l'aponévrose cervicale superficielle déjà étudiée, se rencontre une lame aponévrotique qui joue, selon moi, un grand rôle physiologique, rôle sur lequel P. H. Bérard a attiré l'attention des chirurgiens (1), mais que ce professeur a rapporté à un mécanisme autre que celui que je me propose d'invoquer.

Cette aponévrose, que je désignerai sous le nom d'*omo-claviculaire* qui rappellera ses insertions principales, n'occupe pas, à beaucoup près, toute l'étendue des régions sous-hyoïdienne, sterno-mastoïdienne et sus-claviculaire. Elle est triangulaire ; sa base est représentée par ses attaches au sternum et aux deux tiers internes de la clavicule ; son sommet est à l'os hyoïde, et ses côtés sont formés par les muscles omo-hyoïdiens.

Pour faciliter l'intelligence de sa disposition, supposons-la naissant de l'os hyoïde et des muscles omo-hyoïdiens. Elle rencontre d'abord en descendant les muscles sterno-hyoïdiens, auxquels elle fournit une gaîne complète ; arrivée au niveau du cartilage thyroïde, elle s'y fixe, se jette sur les muscles sterno-thyroïdiens, qu'elle s'adjoint et qu'elle applique aux sterno-hyoïdiens, et vient, enfermant ainsi dans ses dédoublements les omo-hyoïdiens en dehors, les sterno-hyoïdiens et thyroïdiens en dedans, gagner, avec ces deux derniers muscles, la face postérieure du sternum. Il est facile de voir que dans son trajet elle jette aussi sur les troncs brachio-céphaliques veineux droit et gauche des prolongements fibreux qui fixent ces vaisseaux à la ceinture osseuse supérieure de la poitrine, tandis que, plus en dehors, elle gagne les veines sous-clavières qu'elle enveloppe dans un dédoublement analogue et qu'elle fixe en avant à la clavicule, en arrière à la première côte, et en bas au sous-clavier, elle les accompagne ainsi jusqu'à leur entrée dans le creux axillaire.

Là elle s'amincit, devient celluleuse, ne conserve qu'un centimètre au plus de largeur, le muscle omo-hyoïdien sur lequel elle se perd étant en ce point très-rapproché de la clavicule.

(1) *Mémoire sur un point d'anatomie et de physiologie du système veineux (Archives de médecine*, t. XXIII, 1re série).

Outre les muscles déjà signalés, et auxquels 'elle forme une gaîne complète, on trouve encore dans son épaisseur, à sa partie moyenne, les plexus veineux thyroïdiens, les veines jugulaires antérieures, et un peu plus en dehors, elle reçoit, dans un autre dédoublement, les veines jugulaires interne et externe à leur embouchure dans la sous-clavière.

En résumé, son bord inférieur irrégulier s'insère à la face postérieure du sternum et de la clavicule, embrassant dans une expansion les troncs veineux brachio-céphaliques et les veines sous-clavières jusqu'au creux axillaire. Son bord supérieur, très-régulier, formé par les muscles omo-hyoïdiens, représente une concavité dirigée en haut et en dehors, concavité qui peut s'effacer lorsque ces petits muscles se contractent; enfin, son sommet est fixé à l'os hyoïde, dont je dois faire remarquer l'extrême mobilité.

Il résulte de cette description que cette aponévrose ne peut être, en aucune façon, comparée à celle des membres dont les fibres resplendissantes et entrecroisées forment une trame solide destinée à contenir des muscles vigoureux pendant leur contraction, mais qu'elle doit être considérée comme une membrane à feuillets multiples, séparés par des muscles, dans l'écartement desquels sont reçues des veines nombreuses, présentant là des caractères qu'on ne retrouve que dans quelques autres points de l'économie. Si, en effet, on incise ces vaisseaux, leurs parois, au lieu de s'affaisser, restent béantes comme celles des sinus de la dure-mère ou des veines du bassin, ce qui tient à leurs adhérences aux divers feuillets dont elle se compose et qui demeurent séparés lorsque la membrane est tendue.

Par quel mécanisme s'effectue cette tension? Quel peut être son but? Lorsqu'on examine les insertions et la direction du muscle omo-hyoïdien, on acquiert promptement la conviction que c'est à lui qu'est spécialement dévolue cette fonction. Dire, en effet, avec la plupart des auteurs, que ce faisceau si grêle est élévateur de l'épaule, n'est pas soutenable; et quant à cette opinion, plus plausible en apparence, qui en fait un abaisseur de l'os hyoïde, il suffit, pour la ruiner, de faire observer que si tel devait être son usage, on ne voit pas pourquoi la nature ne l'eût pas fait insérer directement à la clavicule ou au sternum, plutôt que sur le bord coracoïdien du scapulum, où il vient se rendre en décrivant une courbe qui change complétement sa direction et lui fait perdre toute action directe sur cet os hyoïde.

Déjà Sœmmering semble avoir entrevu son action lorsqu'il dit que ce muscle, qu'il regarde comme un abaisseur de l'hyoïde, peut, lorsque ses deux points d'insertion au squelette sont maintenus fixes, devenir tenseur de l'aponévrose cervicale; mais il ne considère cette action que comme accessoire et ne semble y attacher, d'ailleurs, aucune importance. Je pense, au contraire, que c'est là sa principale, je dirais volontiers son unique fonction, celle pour laquelle il existe. Lorsque ces deux muscles se contractent simultanément, en redressant leur courbure ils tendent toutes les lames aponévrotiques comprises entre eux, les clavicules et le sternum, et par suite, les parois des gros troncs veineux juxta-thoraciques auxquelles ils adhèrent se trouvent écartées et maintenues dans un état de dilatation qui dure autant que la contraction de cet appareil musculo-aponévrotique.

Il importe d'ajouter que cette fonction de maintenir écartées les parois veineuses au moyen de cet artifice d'adhérence aux lames fibreuses ne semble pas exclusivement confiée aux deux muscles omo-hyoïdiens, et que d'autres, tels que les sterno-mastoïdiens, hyoïdiens et thyroïdiens y concourent activement. Ces derniers, en effet, soulèvent lors de leurs contractions la partie moyenne de l'aponévrose, détachent les feuillets superficiels des profonds, et séparent ainsi les parois des veines jugulaires et du plexus thyroïdien qui eussent échappé aux tractions verticales des omo-hyoïdiens. Enfin, la mobilité de l'os hyoïde permet de supposer qu'il n'est pas étranger à cette tension.

On pourrait objecter peut-être que la structure de l'aponévrose omo-claviculaire n'est pas en rapport, comme résistance, avec des fonctions aussi importantes; ce serait une erreur. Si elle eût été constituée par des fibres aussi denses, aussi complétement inextensibles que celles des aponévroses engaînantes des muscles, au lieu de présenter cette texture lamelleuse qui, tout en offrant une certaine densité, n'exclut pas l'élasticité, elle eût trop résisté à l'action de ses muscles tenseurs, et de plus se serait opposée aux libres mouvements de la tête vers la poitrine, et en particulier à l'extension du cou.

L'aponévrose omo-claviculaire ainsi comprise est donc constituée par les feuillets profonds de l'aponévrose cervicale des auteurs, de Blandin, de M. Velpeau, de M. Froriep (1), de M. Malgaigne, de M. Denonvilliers et de M. Degrusse (2). Seulement, ces auteurs décrivent ces feuillets comme se continuant au delà du muscle omo-hyoïdien dans les régions claviculaires et mastoïdiennes, tandis qu'il m'a toujours paru qu'au delà du bord supérieur des omo-hyoïdiens, il n'existait le plus souvent rien autre chose qu'une lamelle très-mince, qui se perdait bientôt dans le tissu cellulaire ambiant, et ne pouvait mériter le nom d'aponévrose. Quelle que soit d'ailleurs l'opinion que l'on se forme relativement à cette continuation, cela ne change rien à la question physiologique sur laquelle j'insisterai bientôt.

Au-dessous de ces lames fibro-celluleuses dont l'ensemble constitue l'aponévrose omo-claviculaire, on rencontre la trachée et l'œsophage sur la ligne médiane, et, de chaque côté, les vaisseaux et nerfs. La plupart des auteurs ont décrit au devant de ces organes un feuillet aponévrotique qui, descendant du bord inférieur du cartilage thyroïde, envelopperait dans un dédoublement la glande de ce nom; inférieurement, suivant Godman et M. Velpeau, il se prolongerait en suivant la trachée et les vaisseaux jusque sur le péricarde, tandis que sur les côtés il s'insérerait à la base des tubercules des apophyses transverses.

Ce que j'ai vu dans mes dissections se rapproche beaucoup de cette description; seulement, je crois qu'il n'est guère possible de donner le nom d'aponévrose à ces tractus fibro-celluleux mal liés entre eux qui enveloppent tous ces organes, les réunissent en même temps qu'ils les séparent, et vont ainsi, se prolongeant de proche en proche, s'insérer jusque sur le diaphragme.

J'aimerais mieux dire que la trachée et l'œsophage sont pourvus d'une gaîne commune qui semble prendre naissance vers la partie inférieure du larynx et qui les accompagne jusque dans les médiastins. Cette gaîne, formée par un tissu cellulaire dense et assez résistant en avant et sur les côtés, mais lamelleux en arrière, se fond sur les côtés avec celle qui renferme les vaisseaux et nerfs, tandis qu'en avant elle contracte des adhérences avec la lame profonde de l'aponévrose omo-claviculaire; elle est commune d'ailleurs à la glande thyroïde et à la trachée, et c'est dans son épaisseur que se ramifient les plexus thyroïdiens avant de pénétrer entre les lames

(1) *Archives de médecine*, mai 1835.
(2) *Thèse sur l'aponévrologie du cou*, 1849, n° 130.

de l'aponévrose omo-claviculaire. On la détache difficilement de la trachée en avant, mais sur les côtés et en arrière, cette dissection devient plus facile et peut être opérée avec le manche du scalpel.

Quant à la gaîne des vaisseaux carotidiens, elle est constituée par les mêmes éléments; la veine jugulaire interne, les nerfs pneumogastrique et grand sympathique, la branche descendante de l'hypoglosse et la carotide y sont compris et ramassés en un seul faisceau. Quelquefois l'artère paraît renfermée dans une loge séparée, et sur le sujet qui m'a servi à faire représenter la région sterno-mastoïdienne profonde, les carotides primitives étaient complétemen isolées et paraissaient enveloppées comme d'une gaîne fibro-séreuse. Mais ce cadavre était celui d'une vieille femme, dont les artères, ossifiées en partie et décrivant des courbures très-prononcées, offraient beaucoup plus de prise à l'ondée sanguine, en sorte qu'à chaque impulsion du cœur, le vaisseau devait éprouver un déplacement en masse, qui n'était certainement pas étranger à la formation de cette sorte de séreuse accidentelle. Le plus ordinairement, les artères sont si intimement unies à la veine, aux nerfs pneumogastrique, grand sympathique et à la gaîne commune, qu'on a la plus grande peine à les isoler.

Cette gaîne des vaisseaux et nerfs est reliée à celle de la trachée et de l'œsophage par des tractus lamelliformes qui passent de l'une à l'autre, et l'on peut, avec une certaine habileté de scalpel, détacher au devant d'elles une sorte de membrane qui paraît les recouvrir et les envelopper. Cette pseudo-aponévrose peut être ainsi poursuivie latéralement jusqu'aux apophyses transverses, où elle semble se fixer, tandis que, inférieurement, on peut la conduire sur le péricarde, ainsi que paraissent l'avoir fait Godman et M. Velpeau. Blandin, qui niait cette disposition aponévrotique, avait *anatomiquement* raison, car on ne retrouve nullement ici le caractère réel des aponévroses, c'est-à-dire un feutrage régulier et une membrane isolée; mais, *au point de vue chirurgical*, il faut reconnaître cependant que cet arrangement existe et qu'il a une certaine importance, car il est d'observation que les collections purulentes développées au-dessous de cette couche ont plus de tendance à fuser du côté de la poitrine, en suivant les vaisseaux ou la trachée, qu'à se porter au dehors.

En résumé donc, la trachée, l'œsophage et les vaisseaux carotidiens, sont enveloppés dans des gaînes particulières, spéciales, réunies cependant par des tractus fibreux. Cette sorte de feutrage, qu'on peut à la rigueur disséquer en membrane, forme, au devant et autour de ces organes, une couche lamelliforme qui les accompagne dans la poitrine et se jette sur le péricarde, remonte sur les vaisseaux jusque dans la région parotidienne, et latéralement s'insère sur les apophyses transverses. C'est cette pseudo-aponévrose qu'on a désignée sous le nom de la lame cervicale profonde; s'il fallait lui assigner une dénomination, je l'appellerais *thyro* ou *cervico-péricardique*, en raison de ses insertions à la partie inférieure du cartilage thyroïde et au péricarde.

Si maintenant, pour embrasser d'un seul coup d'œil la disposition de ces divers plans aponévrotiques prévertébraux et en suivre la marche, on étudie attentivement la figure 42, voici ce que l'on observe : 1° sous la peau, le *fascia superficialis* ou couche sous-cutanée qui enveloppe le cou dans toute sa circonférence; 2° au-dessous de lui, l'*aponévrose cervicale superficielle*, disposée de la même manière superficiellement, mais s'insérant par un feuillet qui se détache verticalement de sa face profonde, aux apophyses transverses des vertèbres, divisant ainsi le cou en deux loges, l'une antérieure et l'autre postérieure : on peut remarquer aussi la manière dont elle enveloppe le sterno-mastoïdien ; 3° au-dessous de ce fascia, l'*aponévrose omo-clavi-culaire*, renfermant dans ses dédoublements les muscles omo-hyoïdien, sterno-hyoïdien et thyroïdien, et les diverses veines qui se trouvent à cette hauteur ; 4° enfin, au-dessous d'elle, la *gaîne fibro-celluleuse* de la trachée et de l'œsophage sur la ligne médiane, et celle des vaisseaux et nerfs sur les côtés, reliées entre elles par une pseudo-aponévrose qu'on peut désigner sous le nom de *thyro* ou *cervico-péricardique*; 5° enfin, tout à fait profondément, la colonne vertébrale recouverte par les muscles prévertébraux et leur aponévrose dite *prévertébrale*.

Il ne m'a pas été donné de voir ce diaphragme cervico-thoracique qui fermerait supérieurement la poitrine, et que, au dire de M. Degrusse (1), Deville avait l'habitude de décrire dans ses cours. Je ferai d'abord observer que ces deux anato-mistes ne sont nullement d'accord sur sa disposition, ce qui impliquerait déjà qu'elle est sujette à varier; puis il est certain qu'ils ont pris pour une aponévrose particu-lière les adhérences qui unissent la pseudo-aponévrose *cervico-péricardique* aux divers organes qui pénètrent en ce point dans le médiastin.

Déductions physiologiques et pathologiques. — On a beaucoup discuté sur le rôle physiologique des aponévroses du cou, et, depuis Béclard (2), tout le monde a répété qu'elles étaient destinées à empêcher la pression atmosphérique de s'exercer sur la trachée ; comme preuve, on a invoqué la dépression des creux sus-sternal et claviculaires, dans les inspirations difficiles (Blandin). M. Malgaigne s'est élevé contre ces idées, et il a fait observer avec beaucoup de raison qu'alors même que la trachée est mise à nu, la pression atmosphérique ne peut l'affaisser, les cerceaux cartilagineux qui la protégent étant assez résistants pour la maintenir dilatée et lutter contre la tendance au vide. Comment expliquer cependant ces faits bien constatés de gêne extrême de la respiration survenant après la destruction de ces aponévroses dans une grande étendue, soit par un abcès, alors que le pus trouve brusquement une issue, soit par une large blessure (3)? Ne pouvant s'en rendre compte, M. Mal-gaigne préfère les nier, et, pour lui, ces observations émanées d'hommes comme A. Burns, Béclard, Blandin, MM. Velpeau et Laugier, ne sont que des *contes en l'air* (4). « Non-seulement, dit-il, ces faits ne prouvent rien, mais il en est d'autres absolument contraires, ceux, par exemple, dans lesquels, pour découvrir le tronc brachio-céphalique, on a débridé largement l'aponévrose sans qu'il soit survenu aucun symptôme de suffocation. » Comme si jamais personne eût prétendu que ces phéno-mènes dussent toujours et constamment se produire. L'entrée de l'air dans les veines est un accident réel et heureusement fort rare des opérations pratiquées dans la région cervicale; quelqu'un serait-il fondé à dire qu'il n'existe pas parce qu'il n'a pas toujours lieu ? Je ne puis partager un pareil scepticisme, et sans m'exagérer autre-ment la fréquence et l'importance des phénomènes observés par Allan Burns, je crois néanmoins qu'il ne faut pas les mettre en doute; seulement ce que je ne puis admettre, c'est l'explication donnée par le chirurgien anglais, la trachée ne pouvant être comprimée par la pression atmosphérique. Je pense qu'une connaissance plus

(1) Travail cité, p. 48.
(2) Ses idées sur ce sujet sont exposées à l'article Cou du *Dictionnaire* en 25 volumes.
(3) Blandin, Velpeau, *Anatomie chirurgicale.* — Laugier, *Dictionnaire* en 25 volumes, articles Cou, PATHOLOGIE.
(4) Malgaigne, *Traité d'anatomie chirurgicale*, 1858, t. II, p. 125.

approfondie du rôle que jouent les aponévroses dans la circulation veineuse peut aujourd'hui donner une solution satisfaisante de ce problème.

Dans le remarquable article qu'il a consacré à l'étude de ce point de physiologie, voici comment Bérard explique ce rôle des lames fibreuses : « Les aponévroses qui fixent les veines ayant des adhérences *avec les os* de cette région (sternum, première côte, clavicule), tout cet appareil est tendu davantage dans le mouvement que la poitrine exécute pendant l'inspiration. Ce que j'avance ici n'est point théorique; j'ai plusieurs fois examiné, sur le cadavre, l'influence du mouvement d'ascension communiqué au sternum et à la première côte sur l'état de tension des grosses veines de cette région (1). »

Tout en admettant l'influence incontestable de l'ascension de la clavicule, du sternum et même de la première côte sur l'ampliation des troncs brachio-céphaliques veineux et des veines sous-clavières, je crois que Bérard n'a indiqué qu'un des artifices, et le moins efficace peut-être, de ceux qui maintiennent ces veines dilatées et les empêchent de s'affaisser sous l'influence de la pression atmosphérique. Je ne vois pas en effet comment, dans l'hypothèse de Bérard, on pourrait expliquer la résistance qu'opposent à la pression de l'atmosphère toutes ces autres veines qui, comme les jugulaires internes et les thyroïdiennes, n'ont aucune adhérence avec le système osseux? Pendant l'inspiration, leurs parois devraient s'aplatir, leur calibre s'effacer, et par suite le cours du sang s'y trouver momentanément interrompu. Bien loin de là leurs parois restent écartées, et le sang non-seulement n'y est point gêné dans son cours, mais afflue vers la cavité thoracique avec une vitesse accélérée.

Ainsi qu'ont dû le faire pressentir les considérations anatomiques dans lesquelles je suis entré précédemment, c'est à la disposition des veines par rapport aux feuillets de l'aponévrose omo-claviculaire, qu'il faut attribuer ces résultats. Non-seulement par les insertions qu'elle envoie sur les sous-clavières et les troncs brachio-céphaliques veineux, les parois de ces vaisseaux, fixées d'autre part au squelette d'une manière inamovible, sont tenues écartées, mais encore ces feuillets entre lesquels passent les jugulaires et les thyroïdiennes, en se séparant sous l'influence de la contraction des muscles du cou et principalement des omo-hyoïdiens, dilatent ces veines, les ouvrent et maintiennent leur calibre contre la pression de l'atmosphère.

Voyez ce qui se passe chez les individus dont la respiration est accélérée; tandis qu'à chaque inspiration la tendance au vide se manifeste par une dépression sensible de la peau des creux sus-claviculaires et sternal, le sternum et les clavicules s'élèvent et tous les muscles du cou se dessinent en relief sous les téguments. Sans doute cette contraction a pour résultat, en fixant les clavicules et le sternum, de donner un point d'appui aux muscles inspirateurs proprement dits; mais il est impossible de ne pas reconnaître qu'elle est en même temps destinée à s'opposer à ce que, pendant ces énergiques inspirations, les parois molles du cou ne se dépriment au point d'effacer le calibre des veines et d'intercepter le retour du sang dans la cavité thoracique. Aussi, dans les incisions qu'on pratique sur cette région, les parois veineuses restent-elles béantes et ne s'affaissent-elles point comme partout ailleurs immédiatement après leur section. On peut donc dire que, grâce à ces dispositions anatomiques, les veines intra-aponévrotiques du cou sont converties en véritables canaux veineux, analogues à ceux que l'on rencontre entre les feuillets de la dure-mère ou dans le foie.

(1) Ph. Bérard, *loc. cit.*, p. 176.

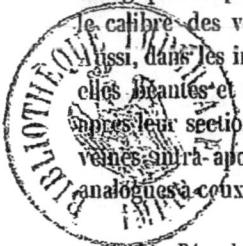

Quoi d'étonnant, dès lors, que la destruction de ces feuillets aponévrotiques, dans une grande étendue, puisse déterminer des symptômes de suffocation, comme dans les cas cités par Béclard, Blandin, MM. Velpeau et Laugier? Les parois veineuses, n'étant plus protégées contre la pression atmosphérique, s'affaissent; la circulation s'embarrasse, non-seulement dans les petites veines thyroïdiennes et jugulaires antérieures, mais aussi dans les jugulaires et les sous-clavières, d'où l'agitation et l'anxiété présentées par les malades.

Voici une autre conséquence de cette disposition.

On sait, depuis les travaux de Barry et le rapport fait sur son mémoire à l'Académie des sciences par Duméril et Cuvier, que, lors de l'inspiration et par suite de l'élargissement de la poitrine dans tous ses diamètres, il y a tendance à la formation d'un vide que viennent remplir brusquement deux fluides, l'un, l'air atmosphérique, qui se précipite par la trachée, l'autre, le sang veineux, qui accourt par les veines maintenues béantes au moyen du mécanisme qui vient d'être dit. Or il peut se faire que le canal veineux venant à être ouvert, au moment où le sang est ainsi appelé dans la poitrine, le fluide atmosphérique s'y précipite en même temps, d'où l'*introduction de l'air dans les veines*. Cette terrible complication des plaies, inconnue des anciens, et que les chirurgiens modernes ont beaucoup étudiée, paraît être, d'après les faits observés jusqu'ici, très-rapidement mortelle. Je dis *paraît être*, car quelques chirurgiens éminents, M. Velpeau, par exemple, ne sont pas éloignés de croire qu'on a beaucoup exagéré ses dangers.

Je ne puis, on le conçoit, présenter ici une dissertation sur l'entrée de l'air dans les veines pendant les opérations; je me bornerai donc à dire, comme conséquence des dispositions anatomiques signalées précédemment, que le chirurgien, quand il opère dans cette région, doit toujours maintenir le doigt appliqué sur la lèvre de la division la plus rapprochée de la poitrine, afin d'effacer les veines qui pourraient rester béantes, et qu'il importe surtout de chercher à mettre le malade dans une position telle, que les aponévroses soient tendues le moins possible. Il faut se souvenir d'ailleurs que cette tendance des veines à rester béantes et à aspirer les fluides qui se présentent à leur ouverture n'appartient pas uniquement à celles de la région inférieure du cou, mais s'étend encore à celles du creux axillaire, de la partie supérieure de l'épaule et des régions sus-hyoïdienne et parotidienne (1).

Les suppurations sont-elles régies par les dispositions aponévrotiques dans les régions antérieures du cou? C'est là une question qu'il est permis de poser de nouveau, lorsqu'on voit des chirurgiens du plus grand mérite se partager sur la solution qu'on doit lui donner.

M. Malgaigne a, selon moi, fait bonne justice des prétentions outrées des chirurgiens trop exclusivement anatomistes; mais il ne faudrait pas cependant tomber dans l'excès contraire. Tout le monde sait aujourd'hui que les aponévroses les plus résistantes ne sont pas toujours des barrières infranchissables pour le pus, et d'autre part, on n'ignore pas que les inflammations n'ont nullement besoin de membranes fibreuses pour se limiter. Il faut avouer cependant qu'une collection purulente, située au-dessous de l'aponévrose cervicale superficielle, par exemple, a plus de peine à parvenir à l'extérieur que lorsqu'elle est placée sous la peau; il faut bien admettre aussi que le pus suit généralement plutôt telle direction que telle autre, et qu'il passe, par exemple,

(1) Voyez *Système veineux en général*, p. 171.

avec une grande facilité de la région sterno-mastoïdienne profonde dans le creux sus-claviculaire, et réciproquement, ce qui ne peut s'expliquer que par la résistance que lui offrent les plans musculo-aponévrotiques, résistance qui force les liquides à suivre les traînées celluleuses.

C'est ainsi encore que, lorsque la suppuration s'est développée dans les régions profondes, entre l'aponévrose omo-claviculaire et les gaînes trachéales et carotidiennes, elle a une grande tendance à descendre du côté de la poitrine, en suivant la trachée, l'œsophage et les vaisseaux, d'autant plus qu'elle y est, pour ainsi dire, invitée par la pesanteur. Je dois faire observer cependant que la position horizontale du malade neutralise en grande partie cette dernière influence.

Je ne puis admettre que l'aponévrose cervicale superficielle seule puisse empêcher les tumeurs de se développer en dehors, mais je crois que les muscles reliés par les aponévroses opposent une résistance qui mérite d'être prise en considération.

Depuis Maunoir (de Genève), qui le premier les a décrites, les hydrocèles du cou jouent dans la pathologie chirurgicale un rôle important; toutefois leur siége n'a pu être encore suffisamment précisé, les uns les faisant naître dans la thyroïde, les autres dans les cellules assez spacieuses du tissu cellulaire du cou, dont elles constitueraient ainsi une sorte d'hydropisie. M. A. Richard (1) a démontré que les ganglions lymphatiques dégénérés pouvaient devenir le point de départ d'une variété de ces collections aqueuses. Ce qu'il y avait de remarquable sur la pièce qu'il a présentée à la Société de chirurgie, c'était l'aplatissement subi par ces tumeurs qui, bien qu'enkystées, avaient été refoulées dans les parties profondes du cou, et cet aplatissement prouve, pour le dire en passant, l'influence que peuvent exercer les plans musculo-aponévrotiques sur les collections liquides.

CHAPITRE III.

De la poitrine.

Doit-on entendre par ce mot *poitrine*, seulement la cavité dans laquelle sont renfermés les organes pulmonaires et le cœur? ou bien faut-il comprendre sous cette dénomination tout l'espace abrité par la cage osseuse du thorax depuis la première côte jusqu'à la douzième? Si l'on adoptait cette dernière manière d'envisager la poitrine, il y aurait, à mon sens, un grand embarras, car on serait forcé de rattacher à la description de cette partie du tronc les hypochondres, qui font bien évidemment partie de la cavité abdominale. Il faut donc restreindre le sens du mot *poitrine* à la cavité qui renferme les poumons, le cœur, les gros vaisseaux et l'œsophage; et comme le diaphragme forme inférieurement la cloison naturelle qui sépare l'abdomen du thorax, je prendrai à l'extérieur comme limite une ligne fictive qui, partant de l'appendice xiphoïde et suivant les insertions de ce muscle à la face interne des côtes, va aboutir à la douzième vertèbre dorsale. Tout instrument pénétrant à travers les espaces intercostaux, au-dessus de cette ligne, donne lieu à une plaie pénétrante de poitrine; considération qui justifie cette délimitation.

Supérieurement, la poitrine est limitée par une ligne circulaire qui, partant de

(1) Note lue à la Société de chirurgie, le 19 février 1851.

l'apophyse épineuse de la septième cervicale, suit le contour de la clavicule et de la première côte pour se terminer au bord supérieur du sternum.

Dans les trois quarts inférieurs de sa circonférence, le thorax est limité par la convexité des côtes, le sternum et la région dite dorsale du rachis; mais dans son quart supérieur, les attaches des membres supérieurs viennent interrompre la régularité de cette circonscription, et, pour la rétablir, on est obligé, à l'exemple de Blandin et de M. Velpeau, de faire abstraction du moignon de l'épaule et du creux de l'aisselle, dont la description sera bien plus naturellement rattachée à l'étude du membre supérieur.

Je n'imiterai donc point l'exemple de M. Malgaigne, qui regarde la paroi antérieure de l'aisselle, c'est-à-dire ce qu'il nomme le creux sous-claviculaire, comme appartenant aux parois thoraciques, cette description ayant le grave désavantage de scinder en deux parties une région aussi naturelle que la région axillaire; il faudrait, à ce compte, rattacher l'omoplate à la description des parois pectorales, ce qui n'est pas admissible.

Je décrirai successivement les *parois thoraciques* et la *cavité thoracique*, puis je présenterai des considérations générales sur la *poitrine*.

§ I. — PAROIS THORACIQUES.

Les parois thoraciques se divisent naturellement en parois antérieure, latérales, postérieure et inférieure : la paroi supérieure est remplacée par une ouverture qui établit entre la partie profonde du cou et la cavité pectorale une large communication.

La paroi antérieure sera décrite sous le nom de *région sternale*, les parois latérales sous celui de *régions costales*, et la paroi inférieure sous la dénomination de *région diaphragmatique*. Quant à la paroi postérieure, elle fait partie de la région rachidienne (1).

1° Région sternale, ou paroi antérieure de la poitrine.

Cette région est limitée latéralement par les bords du sternum, en haut par la fossette sus-sternale, en bas par l'appendice xiphoïde. M. Velpeau fait rentrer dans la région sternale les cartilages costaux et les parties molles qui les recouvrent. Il m'a semblé qu'il y avait avantage à les réserver pour la région costale, dont ils sont évidemment la partie antérieure.

Bombée chez les sujets rachitiques qui ont le sternum en carène comme les oiseaux, la région sternale est ordinairement aplatie, surtout chez les individus qui, comme les tonneliers et les cordonniers, appuient leurs instruments sur la partie inférieure du sternum. Chez les femmes, la saillie des mamelles convertit cette région en une dépression profonde.

On y trouve, en procédant de haut en bas, la fin de la fossette sus-sternale, bornée par le ligament interclaviculaire; de chaque côté la saillie de la tête des clavicules, qui marque l'articulation sterno-claviculaire; plus bas, un enfoncement qui répond à la première pièce du sternum; et, au-dessous de cette dépression, la saillie formée

(1) Voyez *Section dorsale du rachis*, p. 478.

par l'union de la première avec la seconde pièce de cet os, saillie quelquefois très-marquée chez certains sujets. Enfin, en promenant le doigt jusqu'à la partie inférieure de l'appendice xiphoïde, plus ou moins enfoncé suivant les sujets, on rencontre une série de saillies et d'enfoncements qui répondent aux articulations des diverses pièces sternales. Sur les côtés, chez les sujets maigres, on distingue facilement le trait d'union des cartilages costaux au sternum; chez ceux qui sont vigoureux et bien musclés, la saillie formée par les attaches du grand pectoral masque cette disposition.

Superposition et structure des plans. — On trouve ici successivement :

1° La peau, couverte de poils chez l'homme, et présentant ce phénomène remarquable signalé par Weber, qu'elle est à peine sensible sur la ligne médiane; elle est assez peu mobile au devant du squelette.

2° La couche sous-cutanée, rare et d'une texture lamelleuse, contenant peu de tissu graisseux, et unissant par des prolongements fibreux la peau aux couches sous-jacentes.

3° Les aponévroses du grand pectoral, du sterno-mastoïdien et du grand droit, qui se confondent avec le périoste sternal sur la ligne médiane, en se feutrant avec celles du côté opposé.

4° Sur les côtés et supérieurement, les attaches des grands pectoraux qui décrivent deux courbures à convexité dirigée vers le sternum, de telle sorte qu'au sommet de la courbe les deux muscles se rencontrent presque sur la ligne médiane, vers le milieu de la hauteur de la région.

Inférieurement, on trouve le faisceau sternal du muscle grand droit, qui envoie aux côtes plusieurs digitations. Il n'est point rare de trouver un petit muscle surnuméraire, croisant perpendiculairement les fibres du pectoral ; j'ai eu plusieurs fois l'occasion de voir ce faisceau signalé par M. Velpeau; enfin, le sterno-mastoïdien, par son faisceau sternal, appartient un peu à la région qui nous occupe.

5° Le sternum, recouvert de son périoste, se présente immédiatement au-dessous des muscles et de l'aponévrose. Cet os, que Blainville a nommé la colonne vertébrale antérieure, est composé, chez l'adulte, de trois petites pièces désignées sous les noms de *poignée*, *corps* et *pointe*, lesquelles ne se soudent jamais qu'à un âge très-avancé. Ainsi, la pointe ou appendice xiphoïde ne s'unit guère, d'une manière définitive, au corps de l'os, que vers l'âge de quarante-cinq à cinquante ans, de même que le corps ne se soude jamais avant l'âge de soixante ans, selon Béclard et Blandin, dont l'opinion se trouve confirmée par les recherches de M. Maisonneuve (1). D'après M. Cruveilhier, cette soudure n'aurait jamais lieu d'une manière complète, l'ossification se bornerait à envahir le pourtour de l'articulation, mais il resterait toujours entre les deux pièces osseuses une substance cartilagineuse intermédiaire, dont on retrouverait la trace en faisant une section verticale du sternum. Mes observations confirment de tout point celles de M. Cruveilhier.

Cette persistance de l'articulation explique la possibilité des luxations entre la poignée et le corps de l'os, même à un âge très-avancé, ainsi que l'a démontré M. le docteur Maisonneuve dans le travail auquel j'ai fait précédemment allusion.

Cette articulation n'est maintenue que par un périoste très-épais qui joue le rôle de ligament orbiculaire.

L'appendice xiphoïde reste longtemps cartilagineux, et n'a pas constamment, à

_____

(1) *Archives de médecine*, juillet 1842, p. 252.

beaucoup près, la même direction, tantôt faisant suite au sternum, tantôt saillant et renversé en avant, d'autres fois en arrière.

L'ossification du sternum ne se fait pas toujours d'une manière très-régulière; elle débute par des points osseux latéraux qui viennent se rejoindre, d'une part, des côtés vers la ligne médiane, et, d'autre part, de haut en bas. Mais quelquefois leur soudure avorte, ou, pour parler plus exactement, ils ne parviennent pas à se rejoindre, et l'on voit alors persister entre eux un intervalle qui tantôt ressemble à une perforation faite par une couronne de trépan, d'autres fois représente une fissure occupant le milieu de l'os, fissure remplie par un tissu fibreux et au fond de laquelle le médiastin se présente sans protection (1). C'est à travers ces perforations naturelles qu'on a vu quelquefois des abcès profonds se porter au dehors, selon M. Cruveilhier.

Il m'a été donné d'observer un cas très-curieux de fissure congénitale du sternum dans toute sa hauteur, sur un jeune homme nommé Groux, qui se montrait par curiosité. Les deux côtés du sternum étaient séparés par un intervalle de plusieurs centimètres, et il était permis d'y introduire facilement plusieurs doigts. On voyait distinctement les oreillettes, surtout la droite, se dessiner sous la peau à chaque battement du cœur, et lorsque le malade retenait sa respiration ou faisait un effort, elles s'exprimaient pour ainsi dire à travers la fissure.

Le sternum est un os spongieux, le plus spongieux peut-être de toute l'économie, et cette structure n'est certainement pas étrangère à la fréquence de ses maladies. Il est formé de deux lamelles assez minces de tissu compacte, entre lesquelles sont disposées des aréoles à parois très-souples, et contenant une bouillie rougeâtre qui a une grande analogie de couleur et de consistance avec la *boue splénique*.

Le sternum présente, sur ses parties latérales, des articulations pour les clavicules et les sept premières côtes dites, pour cette raison, *côtes sternales*.

Les articulations *chondro-sternales* sont solidement assujetties par des fibres rayonnantes; on dirait même qu'entre la première côte et le sternum il y a fusion; aussi est-il rare de rencontrer des luxations *costo-sternales*.

L'articulation *sterno-claviculaire* appartient à la région sternale; elle jouit d'une assez grande mobilité, et cependant les luxations y sont assez rares, ce qui tient bien plus à la solidité des moyens d'union qu'à la disposition des surfaces articulaires. Ces dernières ne s'emboîtent point réciproquement, la surface sternale étant beaucoup plus petite que la tête claviculaire qui est beaucoup plus volumineuse et la dépasse en tous sens. La fossette sternale est inclinée en haut et en dehors, concave dans le sens vertical, convexe dans son diamètre antéro-postérieur; la fossette qu'on observe à la partie correspondante de la tête claviculaire est au contraire légèrement concave d'arrière en avant et un peu convexe de haut en bas. Ces deux surfaces ne se touchent point directement, elles sont séparées par un ligament interarticulaire très-fort, très-puissant, qui constitue leur plus puissant moyen d'union, et qui partage en deux portions distinctes l'articulation sterno-claviculaire. Les autres moyens d'union sont le ligament antérieur, le postérieur, le ligament interclaviculaire, et surtout le costo-claviculaire, obliquement étendu en bas et en dedans de l'empreinte rugueuse qu'offre la partie inférieure de la clavicule, au cartilage de la première côte.

La tête de la clavicule en arrière est en rapport, du côté droit avec la veine sous-clavière et le tronc brachio-céphalique, à gauche avec la veine sous-clavière du même

(1) Meckel, Otto, Cullerier, tome LXXIV du *Journal général de médecine*, p. 305.

côté et l'espace qui sépare la carotide de l'artère sous-clavière. La trachée répond médiatement à l'intervalle qui sépare l'articulation du côté droit de celle du côté gauche, c'est-à-dire au ligament interclaviculaire.

6° Au-dessous du sternum, à la partie moyenne inférieure, on trouve le muscle triangulaire allant s'insérer aux cartilages costaux, de haut en bas et de dedans en dehors.

Puis, sur les limites latérales du sternum, l'artère mammaire interne, qui s'en éloigne d'autant plus qu'on la considère plus inférieurement.

7° Enfin, plus profondément, le tissu cellulaire du médiastin et les organes qui y sont plongés, et sur lesquels j'aurai occasion d'insister à propos de la cavité thoracique.

Les nerfs de la région sont fournis par les plexus cervical et brachial, et par les branches des intercostaux; les vaisseaux artériels proviennent de la mammaire interne, qui n'appartient pas en propre à la région.

Quant aux vaisseaux lymphatiques, ils se rendent aux ganglions du cou et de l'aisselle.

Déductions pathologiques et opératoires. — Le peu de mobilité de la peau en cette région doit rendre très-réservé sur les déperditions de substance qu'on doit lui faire subir; c'est là une des causes qui rendent difficile et longue la cicatrisation des plaies avec perte de substance (Velpeau).

La position saillante du sternum, sa situation immédiate sous la peau, devraient rendre ses fractures fréquentes; mais ces désavantages sont contre-balancés par sa mobilité, et surtout par l'élasticité dont il est redevable aux arcs cartilagineux avec lesquels il s'articule et entre lesquels il semble comme suspendu. Il ne tient, en effet, au reste du squelette que par l'intermédiaire des cartilages costaux et de la clavicule, et encore est-ce sur lui que cette dernière prend son point d'appui. Toutefois on a observé bon nombre déjà de ces fractures, et l'on trouve dans la thèse de M. Favelier (1) et dans le *Traité des fractures* de M. Malgaigne des détails intéressants sur ce sujet.

Ces fractures, en raison même de cette mobilité du sternum et aussi de son élasticité, peuvent, lorsqu'elles sont le résultat de causes directes, être accompagnées de contusions et de commotions plus ou moins violentes des organes thoraciques : aussi le danger ne vient-il point de la fracture elle-même, mais des accidents qui la compliquent. D'autre part, on a vu les fragments déplacés du côté de la cavité pectorale donner lieu à des accidents plus ou moins graves.

Billard, chirurgien en chef de la marine à Brest, aurait été forcé, dit-on, de praquer la gastrotomie pour relever l'appendice xiphoïde fracturé, et donnant lieu à des accidents du côté de l'estomac.

On possède actuellement plusieurs exemples de fractures du sternum par cause indirecte, ou, pour parler plus nettement, par action musculaire, cités par David, Chaussier, Sabatier, M. Martin Saint-Ange, M. Cruveilhier, M. Velpeau, M. Rollande (Favelier, Malgaigne, *loc. cit.*); elles se produisent par exagération de la courbure du sternum et par les tractions qu'exercent sur lui en sens inverse les muscles du cou et de l'abdomen dans les brusques renversements du tronc en arrière. M. Malgaigne pense qu'elles ont lieu au contraire dans la flexion forcée du tronc en avant. Mais il est des cas dans lesquels il paraît impossible de ne pas admettre le

(1) Thèse de Paris, 1842.

mécanisme précédemment indiqué : tel est le fait, rapporté par M. Cruveilhier, d'un homme qui, assis sur le bord d'un parapet et menacé de tomber à la renverse, se redresse brusquement et se fracture le sternum.

Le sternum, comme tous les os très-vasculaires, est fréquemment le siége de caries, de nécroses de nature syphilitique ou inflammatoire, faciles à reconnaître à cause de sa position superficielle ; ses rapports avec le médiastin rendent compte des fusées purulentes qu'on y a observées, alors que la maladie avait débuté par sa face profonde.

Ces nécroses, quelquefois très-étendues, peuvent ouvrir largement la cavité thoracique sans compromettre la vie, comme dans le cas cité par Harvey, où l'on pouvait distinguer, à travers la perte de substance, les battements du cœur, circonstance qui a dû et doit encourager les chirurgiens à pratiquer l'extraction de ces séquestres.

La trépanation du sternum a été proposée pour des cas bien divers. M. Drivon, cité par M. Velpeau, aurait eu la pensée de découvrir le tronc brachio-céphalique au moyen d'une perforation pratiquée à la partie supérieure du côté droit, opération qui n'a et ne sera probablement jamais appliquée que sur le cadavre. Dans les cas d'hydropéricarde, Skielderup et Laennec (1) ont donné le conseil de perforer le sternum à son tiers inférieur gauche, ce qui aurait déjà été pratiqué par quelques chirurgiens, au dire de Biolan (2), et Desault, croyant donner issue par cette voie à un liquide accumulé dans le péricarde, tomba sur un kyste du médiastin (3). D'autre part, Lamartinière (4) et J. L. Petit (5) ont donné le conseil, dans les cas d'abcès du médiastin, d'y appliquer une couronne de trépan dans le point le plus déclive, conseil qui paraît avoir été mis en pratique plusieurs fois avec succès par ce dernier.

Enfin, Percy (6) a proposé la même opération pour dégager les corps étrangers incrustés dans le sternum, alors qu'on avait échoué par l'emploi du levier.

La texture spongieuse de cet os, la facilité avec laquelle il se laisse entamer par la scie et même par le scalpel, facilitent singulièrement cette manœuvre opératoire. Dans toutes les opérations qu'on pratique dans cette région, il faut se souvenir de la position de la mammaire interne qui côtoie les bords du sternum. Un instrument, pénétrant dans les premiers espaces intercostaux sur les côtés de cet os, blesserait à peu près certainement cette artère, assez volumineuse en cet endroit; lors de l'extraction des séquestres, on est également exposé à la déchirer, et sa lésion pourrait donner lieu à une hémorrhagie sérieuse, comme dans le cas de Boyer, cité par Blandin.

La clavicule peut éprouver, dans son articulation avec le sternum, plusieurs sorte de déplacements, bien étudiés dans ces derniers temps. Ces luxations de l'extrémité interne de la clavicule peuvent se faire en haut, en arrière et en avant. La présence de la première côte rend impossible la luxation en bas.

Le mécanisme de la luxation en avant a été exposé par Boyer de la manière suivante. La clavicule, dit-il, rencontre la première côte dans le milieu de sa longueur,

(1) *Auscultation médiate*, t. II, p. 671.
(2) *Manuel anatomique*, p. 319.
(3) Blandin, p. 267.
(4) *Mémoires de l'Académie de chirurgie*, t. IV.
(5) *Maladies chirurgicales*, t. I, p. 143.
(6) *Manuel du chirurgien d'armée*, p. 122.

lorsque l'épaule est portée en arrière et en bas ; cet os représente donc alors un levier intermobile, et son extrémité interne, surmontant la résistance du ligament antérieur, s'échappe de la fossette sternale en haut et en avant. Morel-Lavallée, qui n'admet point cette explication, cherche à démontrer que, si les choses se passaient de la sorte, le bras de la puissance étant égal à celui de la résistance, on ne voit point pourquoi l'articulation sternale céderait plutôt que la clavicule ou la première côte. Or, cette réfutation théorique de l'opinion de Boyer n'est rien moins que concluante ; mais ce qui l'est davantage, c'est l'expérimentation qui démontre que le mécanisme de cette luxation est tout autre que ne l'a exposé ce grand chirurgien. En effet, dans la dépression du moignon de l'épaule en arrière et en bas, c'est le renflement de l'extrémité claviculaire interne, et non le milieu de l'os, qui appuie sur la première côte à son articulation sternale, de sorte que, le bras de la puissance étant représenté par toute la longueur de la clavicule, et celui de la résistance par ce qui reste de l'os entre ce renflement et l'extrémité articulaire, la tête s'échappe en haut et en avant d'autant plus facilement qu'à ce point correspondent les moyens d'union les plus faibles.

La luxation en haut est rare ; on n'en possède que deux cas : dans l'un, la luxation était incomplète, et, dans l'autre, complète (1).

La luxation en arrière, longtemps niée par la plupart des chirurgiens, est aujourd'hui sortie de son obscurité ; ou en possède plusieurs cas bien avérés depuis celui de Pellieux, qui a fait connaître le premier. Les caractères qu'elle offre pourraient pour ainsi dire être prévus, tant ils ressortent des conditions anatomiques. Lorsque la luxation a lieu à gauche, la tête claviculaire comprime la veine et l'artère sous-clavière correspondantes ; si à droite, c'est le tronc brachio-céphalique, et il en résulte des troubles du côté de la circulation. D'autres fois, c'est la trachée qui s'est trouvée aplatie, ce qui a donné lieu à des accidents de suffocation, dont la prompte cessation ne peut être attribuée qu'à la mobilité du conduit aérifère fuyant devant la pression de l'os. Enfin on a vu l'œsophage, quoique situé bien loin de l'extrémité claviculaire, être déprimé à ce point que, les aliments ne pouvant plus passer, il s'en était suivi un notable amaigrissement. On fut obligé, pour faire cesser les accidents, de découvrir la clavicule et de réséquer le tiers interne de cet os, fortement dévié en arrière et en bas. La malade qui fait le sujet de cette observation reprit, après l'opération, tout son embonpoint ; la cause première de la luxation était une déformation de la colonne vertébrale (2).

2° Région costale, ou parois latérales de la poitrine.

Cette région est limitée en avant par les bords du sternum ; en arrière par les muscles spinaux logés dans les gouttières vertébrales ; en haut par la circonférence de a première côte et la paroi interne du membre thoracique et de l'épaule ; en bas par une ligne oblique qui, de l'appendice xiphoïde, se porte à la douzième vertèbre dorsale et représente les attaches du diaphragme. J'ai dit déjà que tout instrument passant au-dessous de cette dernière ligne, à travers les espaces intercostaux, pénétrait

---

(1) Morel-Lavallée, *Essai sur la luxation de la clavicule,* mémoire présenté à l'Académie de médecine, 1843.

(2) A. Cooper, traduction de Richelot et de Chassaignac.

dans la cavité péritonéale, et c'est ce qui m'a engagé à rejeter dans les parois abdominales cette portion des parois costales.

La région costale présente à considérer deux portions distinctes : une supérieure, que protégent l'omoplate, la partie supérieure et interne du bras, et les muscles qui s'y rendent et forment les parois antérieure et postérieure du creux axillaire; et une inférieure, que rien ne défend et qui n'offre au devant de son squelette que la peau et quelques digitations musculaires.

Anatomie des formes. — En haut et en avant au-dessous de la clavicule, on remarque la dépression sous-claviculaire, puis la saillie formée par les faisceaux du grand pectoral, au devant duquel est placée la glande mammaire; en arrière et en haut, le scapulum, qui glisse sur la convexité des côtes au moyen d'un tissu cellulaire très-lâche; plus bas, la saillie formée par le grand dorsal qui, comme le grand pectoral, gagne obliquement la partie interne de l'humérus à laquelle il s'insère. C'est entre les reliefs que forment ces deux muscles, que se trouve le creux dit axillaire, dont la paroi interne est formée par la région qui nous occupe, et la paroi externe par le membre thoracique. Toute cette paroi costale supérieure, lorsque le bras est rapproché du tronc, se trouve donc protégée et recouverte par des couches osseuses et musculaires dont l'épaisseur varie suivant les sujets, mais qui ne lui appartiennent point toutes en propre.

Le paroi costale inférieure au contraire, fortement convexe, offre une série de saillies et d'enfoncements qui répondent aux côtes, aux espaces intercostaux, et aux digitations des muscles grand pectoral, grand dorsal, grand dentelé et grand oblique, lesquels prennent, en s'entrecroisant, insertion sur les arcs costaux. Dans les efforts, chez les individus bien musclés, on voit ces faisceaux se dessiner fortement sous la peau.

Superposition et structure des plans. — On trouve successivement :

1° La peau, qui ne présente ici rien de spécial; elle est unie assez lâchement aux tissus sous-jacents, ce qui lui permet une grande mobilité.

2° La couche sous-cutanée, qui communique avec celle de l'aisselle, du dos et de la région sternale, et se continue également avec celle des parois abdominales; elle est formée de tissu adipeux disposé en couches lamelleuses.

3° L'aponévrose, expansion de celle qui recouvre les divers muscles de cette région; elle se continue dans le creux axillaire avec l'aponévrose brachiale, et ne forme d'ailleurs qu'une couche de peu d'importance, tant elle est mince et celluleuse.

4° La couche musculaire présente ici des différences considérables selon les divers points de la région où on l'examine. Dans la partie supérieure, on rencontre en avant les faisceaux du grand pectoral qui s'insèrent par des digitations aux portions osseuses et cartilagineuses des sixième, cinquième, quatrième, troisième et deuxième côtes, sur lesquelles ce muscle est appliqué; toutefois il est séparé par les faisceaux du petit pectoral des troisième, quatrième et cinquième côtes, sur lesquelles ce petit muscle se fixe.

En arrière et disposé à peu de chose près de la même manière, on trouve le grand dorsal, dont quelques digitations insérées aux douzième, onzième, dixième et neuvième côtes, et entrecroisées avec celles correspondantes du grand oblique, se portent en avant et de bas en haut, avec le reste du corps du muscle, pour s'insérer à la partie interne de l'humérus.

Entre les deux insertions costales de ces muscles, se voient celles du grand dentelé, qui s'entrecroisent en bas et en avant avec celles du grand oblique. Ses digitations naissent selon une ligne courbe à concavité postérieure et sont dirigées obliquement, les inférieures de bas en haut, les supérieures de haut en bas, et toutes d'avant en arrière depuis la dixième côte jusqu'à la première, pour aller s'insérer sur le bord spinal de l'omoplate.

En bas et en avant, le grand droit de l'abdomen et le grand oblique couvrent de leurs digitations, le premier les cartilages des cinquième, sixième et septième côtes, le deuxième la portion osseuse des huit dernières côtes. Tous ces faisceaux digités ascendants s'entrecroisent avec ceux descendants du grand pectoral, du grand dentelé et du grand dorsal.

Enfin, tout à fait en haut et en arrière, au-dessous du scapulum et de ces diverses couches musculaires, on trouve une partie du trapèze et le rhomboïde. C'est entre le bord inférieur du rhomboïde, celui du trapèze et le bord postérieur du grand dorsal, que se trouve, en arrière de l'angle scapulaire inférieur, un espace triangulaire où les côtes ne sont séparées de la peau que par du tissu cellulaire. La couche cellulaire sous-cutanée communique donc là avec celle qui, au-dessous des attaches du grand dentelé au scapulum, facilite les glissements de l'épaule sur la convexité du thorax ; et comme ce tissu lamelleux et lâche se continue lui-même avec celui du creux sus-claviculaire, en arrière de la première digitation du grand dentelé, on comprend que des abcès de la région du cou puissent fuser jusque derrière l'angle du scapulum et apparaître dans cet espace en suivant ces traînées celluleuses.

La disposition de ces divers faisceaux musculaires, très-intéressante à étudier sous le rapport physiologique, l'est beaucoup moins au point de vue chirurgical. On pourrait croire qu'étant tous très-favorablement situés pour agir sur les côtes, ils doivent, lorsqu'elles sont brisées, exercer sur les fragments une puissante influence. Il n'en est rien ; on peut même dire que, excepté les cas rares où un grand nombre de ces arcs osseux sont simultanément fracturés et en plusieurs endroits, leur action est réellement peu sensible, par cette raison que les fragments restent maintenus par les intercostaux, qui les fixent aux côtes restées intactes. Je reviendrai d'ailleurs plus loin sur cette importante question.

5° Au-dessous de cette couche musculaire dont les diverses parties constituantes offrent tant de variétés et de différences dans leur direction et leur épaisseur, on rencontre la paroi thoracique proprement dite, beaucoup plus uniforme et régulière, constituée par la série des côtes entre lesquelles se trouvent situés les deux plans de muscles intercostaux.

Les muscles intercostaux externes, recouverts par une mince lamelle aponévrotique brillante et nacrée, commencent en arrière au niveau de l'insertion des côtes aux apophyses transverses, et leurs fibres, obliquement dirigées en bas et en avant, cessent brusquement au niveau des cartilages costaux, laissant à nu le plan des intercostaux internes.

Ces derniers sont dirigés en sens inverse, c'est-à-dire en bas et en arrière ; ils naissent près du sternum et se terminent vers l'angle des côtes, laissant ainsi les intercostaux externes remplir seuls en arrière l'espace intercostal. Les deux couches musculaires n'existent donc qu'au milieu de la région ; tout à fait en avant on ne trouve que les intercostaux internes, et en arrière, les externes. Les intercostaux internes sont revêtus, à leur face profonde, d'une mince aponévrose analogue à celle qui recouvre les externes, et ces deux plans musculaires ne sont séparés l'un de l'autre que par une légère couche de tissu cellulaire lamelleux. Je ne parle que pour mémoire des sur-costaux, des sous-costaux et du petit dentelé inférieur, dont l'action doit être fort bornée, et qui n'offrent aucun intérêt pratique.

Les *côtes* entre lesquelles sont situés ces petits muscles sont au nombre de douze ; toutes s'articulent avec la colonne vertébrale en arrière ; en avant, les dix premières seules se joignent au sternum par l'intermédiaire de cartilages qui souvent s'ossifient chez les vieillards ; les huitième, neuvième et dixième se réunissent en un seul cartilage qui se soude avec la partie la plus inférieure de l'os sternal, tandis que les sept premières ont un cartilage isolé. Quant aux deux dernières, on les désigne sous le nom de *flottantes*, en raison de leur mobilité. On donne encore aux sept premières côtes, directement articulées avec le sternum, le nom de *vraies côtes* ou *sternales ;* les cinq dernières portent le nom de *fausses côtes* ou *asternales*.

Les côtes sont aplaties et formées par deux lames de tissu compacte, entre lesquelles on rencontre du tissu spongieux ; elles sont flexibles et présentent deux courbures : une première dans le sens de leur aplatissement, à convexité dirigée en dehors ; une deuxième sur leur bord supérieur, dont la convexité est dirigée en bas. De plus, elles sont tordues sur leur axe.

La première côte, malgré la très-grande mobilité dont elle jouit à son articulation vertébrale, mobilité plus prononcée que celle des autres côtes, est cependant, de toutes, celle qui s'élève ou s'abaisse le moins. Viennent ensuite la seconde, puis la troisième, et ainsi de suite ; de sorte que les plus inférieures sont, de toutes, les moins fixes, circonstance qui tient à la flexibilité de leurs cartilages d'union au sternum, et non à la mobilité dont elles jouissent à leurs articulations vertébrales, qui sont au contraire d'autant plus serrées qu'elles sont plus inférieures.

Ainsi s'expliquent les différences plutôt apparentes que réelles, dans les résultats obtenus par Haller et Magendie, le premier disant que les côtes inférieures sont les plus mobiles, le second prétendant, au contraire, que l'avantage sous ce rapport appartient aux premières, chacun n'envisageant la question que par un de ses côtés.

Les espaces intercostaux n'ont pas tous la même largeur : le plus large est le troisième, puis vient le premier, puis le second. Le quatrième, le cinquième, le sixième et le septième diffèrent peu l'un de l'autre ; les derniers sont les plus étroits. Ils sont plus larges pendant l'inspiration ; et, tandis qu'en avant et en arrière ils conservent presque toujours les mêmes proportions, dans le milieu de leur longueur ils se resserrent tellement dans l'expiration, que, chez quelques sujets, les fausses côtes s'imbriquent, la supérieure plus courte entrant dans la concavité de l'inférieure. Cette circonstance peut rendre difficile la pénétration d'un instrument et empêcher l'introduction d'une grosse canule dans l'opération de l'empyème.

6° Au-dessous de la couche constituée par les côtes et les muscles intercostaux, on rencontre le tissu cellulaire sous-pleural, et la plèvre, qui devra plus tard nous occuper spécialement.

7° *Vaisseaux et nerfs de la région.* — Les *artères* de la région costale sont la mammaire interne, les intercostales et les artères thoraciques externes ; on y trouve de plus quelques branches peu importantes provenant d'autres divisions de l'artère axillaire. Quant à l'axillaire elle-même, quoiqu'elle appartienne un peu à la partie supérieure de la région, son étude se rattache trop directement au membre thoracique auquel elle se distribue, pour pouvoir en être distraite.

L'artère mammaire interne, branche de la sous-clavière, se détache à angle droit de ce tronc artériel, croise la clavicule près de son extrémité interne, pour venir se placer derrière le cartilage des premières côtes, à 5 millimètres environ en dehors du sternum : elle arrive ainsi jusqu'à la huitième côte, au niveau de laquelle elle se divise en deux branches. Elle est située dans le tissu sous-pleural, entre la plèvre et la paroi thoracique ; sa direction est verticale et à peu près parallèle au bord du sternum ; on ne trouve au devant d'elle que le plan des intercostaux internes, le tissu cellulaire et la peau, excepté en haut de la région, où les fibres du grand pectoral s'ajoutent à ces diverses couches ; elle est accompagnée d'une seule veine située en avant et en dedans. Chemin faisant, elle fournit des branches qui perforent les espaces intercostaux et viennent se jeter dans le grand pectoral, la mamelle et les téguments, tandis que d'autres rameaux, qui suivent le bord inférieur des côtes, vont s'anastomoser dans l'épaisseur des muscles intercostaux, avec l'extrémité des artères intercostales.

Les artères intercostales, au nombre de neuf, quelquefois dix, naissent directement de l'aorte thoracique, excepté l'intercostale supérieure, qui, lorsqu'elle existe, fournit aux trois premiers espaces. Celles qui naissent de l'aorte gagnent le bord inférieur de la côte correspondante et se divisent en deux branches, une postérieure ou dorso-spinale, qui s'enfonce dans la masse des muscles spinaux, l'autre antérieure, qui se place à la partie inférieure des côtes, dans le sillon qu'on y signale en ostéologie. Cette dernière, arrivée aux deux tiers antérieurs de la convexité costale, se sépare en deux rameaux, dont l'un, suivant la direction première, s'anastomose avec la branche correspondante de la mammaire interne, tandis que l'autre, traversant obliquement en bas et en avant l'espace intercostal, gagne le bord supérieur de la côte inférieure et s'épuise dans les digitations musculaires. D'abord immédiatement situées sous la plèvre, les intercostales, arrivées au tiers postérieur des côtes, perforent le plan des intercostaux internes, et se placent entre eux et les externes pour y rester désormais.

Les artères thoraciques externes, branches de l'axillaire, sont la mammaire externe, l'acromio-thoracique et des rameaux de la sous-scapulaire. Toutes ces artères, dirigées de haut en bas, viennent s'épuiser dans la mamelle, les muscles grand pectoral, grand dorsal et les téguments.

Les *veines* suivent le trajet des artères et n'offrent rien de particulier à noter, si ce n'est qu'il n'existe qu'une seule veine mammaire interne.

Les *nerfs* sont les intercostaux, qui accompagnent dans leur trajet et leur distribution les artères intercostales. A la partie supérieure, on trouve de plus des rameaux du plexus cervical et du plexus brachial, destinés aux muscles et aux téguments qui recouvrent les côtes en ce point. Je signalerai entre autres le nerf du grand dentelé, ou respiratoire inférieur externe de Charles Bell, dont on a assez souvent occasion d'observer la paralysie isolée. Ce nerf émane du plexus brachial, et plus spécialement des cinquième et sixième paires cervicales, quelquefois de la septième, et se porte perpendiculairement en bas, parallèlement au bord postérieur de l'aisselle, donnant un filet à chaque digitation du grand dentelé.

Les *vaisseaux lymphatiques* doivent être divisés en externes et internes : les premiers vont se rendre dans les ganglions de l'aisselle et du cou, et les seconds dans les ganglions thoraciques, situés derrière le sternum, les côtes et au devant de la colonne vertébrale. Parmi ces derniers, les uns accompagnent l'artère et la veine mammaires internes, les autres suivent le trajet des vaisseaux et nerfs intercostaux. C'est là un point d'anatomie d'une haute importance, et j'aurai occasion d'y insister lors des déductions pathologiques.

De la mamelle. — Je n'ai pas cru devoir imiter les auteurs d'anatomie chirurgicale qui font de la mamelle une région à part, sous le nom de *région mammaire.* Il m'a semblé que l'existence de cette glande surajoutée, pour ainsi dire, et développée dans l'épaisseur de la couche cellulo-graisseuse qui recouvre le grand pectoral, ne changeait que très-peu les rapports de la région costale, soit qu'elle atteigne son état de développement complet comme chez la femme adulte, soit qu'elle reste à l'état rudimentaire comme chez l'homme. Je n'envisagerai la glande mammaire que dans ses rapports avec la pratique soit médicale, soit chirurgicale.

Située au devant des faisceaux du grand pectoral, la mamelle offre de grandes variétés relatives à son volume et à sa consistance; mollasse et pendante chez les femmes qui ont eu plusieurs enfants et les ont allaités, elle est au contraire ferme et arrondie chez les jeunes filles. Généralement elle a la forme d'une demi-sphère reposant par sa base sur le devant de la paroi pectorale. Elle est très-mobile et peut être facilement déplacée en masse.

On y distingue le mamelon et le corps de la glande. Autour du mamelon se remarque l'auréole ou aréole, parsemée de petits grains glanduleux au nombre de quinze à vingt, qui acquièrent un volume considérable dès le début de la grossesse, et deviennent ainsi des premiers et des meilleurs signes de l'état de gestation. Rosée chez les jeunes filles, l'auréole prend une teinte brune chez les femmes qui ont eu des enfants.

Le mamelon, affaissé et même rentrant dans l'état ordinaire, s'érige sous l'influence de la plus légère titillation; il doit cette propriété à la présence de fibres élastiques.

Même à l'état normal, il présente de petites fissures ou gerçures du fond desquelles on voit sourdre le lait lorsqu'on presse la glande; ce sont ces mêmes fissures, mais ulcérées par la succion répétée, qui donnent naissance à ces atroces douleurs auxquelles sont sujettes les femmes qui nourrissent.

Au pourtour de l'auréole, la peau est très-fine et se laisse soulever chez les nouvelles accouchées par les sinuosités variqueuses des conduits galactophores qui regorgent de lait, et se dessinent tortueusement autour du mamelon.

La glande mammaire se compose de plusieurs lobules appréciables par le toucher à travers les téguments qui les recouvrent, et l'exploration de la glande à l'état normal doit être très-familière au chirurgien, si souvent appelé à se prononcer sur la nature des tumeurs qu'on y rencontre. Il lui importe donc de savoir que ces lobules ne présentent pas tous la même consistance, et surtout que, selon qu'on explore la glande dans tel ou tel sens, cette consistance semble varier. Je m'explique. Lorsqu'on saisit la mamelle transversalement et à pleine main, on apprécie parfaitement la résistance et la dureté qu'offrent les lobules, et il n'est point rare d'en rencontrer un qui surpasse les autres en densité, même à l'état normal. Or si l'on n'était prévenu de ce fait, on pourrait croire à l'existence d'une tumeur, et j'ai vu, non-seulement des malades, mais des médecins eux-mêmes commettre cette erreur. Pour l'éviter, il suffit d'explorer la glande dans un autre sens, c'est-à-dire qu'au lieu de la saisir transversalement, il faut l'appliquer sur la paroi pectorale et la palper dans cette position. Si l'on n'a affaire qu'à une simple différence de consistance entre les lobules, elle n'est plus appréciable, elle a disparu; dans le cas contraire, la tumeur persiste et l'on peut en saisir toutes les inégalités. Il m'est plusieurs fois arrivé de dissiper les craintes très-vives des malades en leur faisant explorer elles-mêmes leur sein de cette manière, et de les renvoyer tout étonnées de ne plus retrouver leur *engorgement*.

. *Superposition des plans et structure.* — La *peau* qui recouvre la mamelle est fine et quelquefois pourvue de poils rares et longs au pourtour du mamelon.

Elle est doublée par un *panicule graisseux jaunâtre* et abondant partout, excepté au niveau de l'auréole et du mamelon ; en cet endroit le derme adhère assez intimement aux parties sous-jacentes. Cette couche sous-cutanée enveloppe complétement la glande et se continue sans interruption avec la couche celluleuse interposée entre elle et le grand pectoral.

La *couche celluleuse sous-mammaire*, continuation de la lame profonde ou lamelleuse du fascia superficialis des régions voisines, est constituée par les vastes aréoles d'un tissu cellulaire lâche et facile à distendre par l'insufflation. C'est dans cette couche qu'on a décrit une *bourse séreuse sous-mammaire* ou *post-mammaire*, dont l'existence n'est pas admise par tous les anatomistes, ce qui prouve simplement, à mon avis, qu'elle n'est pas constante. J'ai pu, en effet, plusieurs fois la démontrer dans mes cours d'une manière irrécusable, tandis que d'autres fois cela m'a été impossible. M. Chassaignac (1) a donné un excellent procédé pour en prendre une bonne idée. Avec un couteau à amputation, on divise verticalement la mamelle et la paroi costale elle-même jusqu'au squelette ; alors la tranche externe, emportée par son poids du côté de l'aisselle, permet de constater, entre la face profonde de la glande et le grand pectoral, l'existence d'une véritable bourse celluleuse multiloculaire, divisée par des cloisons irrégulières.

M. Giraldès, qui n'admet pas cette bourse séreuse, dit avoir reconnu dans ce tissu cellulaire post-mammaire, des fibres jaunes dépendantes du *fascia superficialis*, lesquelles, s'attachant au bord inférieur de la clavicule, constituent un véritable ligament suspenseur de la mamelle (2). Il ne m'a pas été donné de voir ce ligament.

La *glande mammaire* est donc développée dans l'épaisseur de la couche sous-cutanée.

Cette glande est formée par une agglomération d'*acini* ou granulations vésiculaires de chacune desquelles part un petit canal excréteur. Ces granulations sont disposées par groupes, lesquels forment des lobules, et ceux-ci des lobes. Les lobes sont enveloppés dans un réseau fibreux blanchâtre, très-résistant, d'où partent des prolongements qui pénètrent entre chaque grain glanduleux.

Lorsqu'on fend la glande, on reconnaît en outre l'existence de traînées adipeuses qui suivent les prolongements fibreux et s'interposent entre les lobules et les granulations ; ce tissu adipeux est d'un jaune foncé, et la graisse qu'il contient y est presque à l'état liquide. C'est à la promptitude avec laquelle il disparaît ou s'accumule qu'il faut attribuer ces brusques variations de volume auxquelles les mamelles sont sujettes hors l'état de lactation, et qui ne peuvent porter en effet ni sur le tissu glandulaire, ni sur le tissu fibreux.

. Lorsque, sur une femme morte en couches, on dissèque la glande mammaire, on la trouve comme sillonnée de conduits moliniformes dont le diamètre égale quelquefois celui d'une plume de corbeau. Ces conduits résultent de la réunion de tous les

_____

(1) Séance de la Société de chirurgie, 1er juin 1853.
(2) *Considérations sur l'anatomie chirurgicale de la région mammaire* (*Mémoires de la Société de chirurgie*, t. II, p. 198).

canaux excréteurs qui viennent en serpentant gagner le pourtour de l'auréole ; ils sont enveloppés par le tissu contractile précédemment signalé, et s'ouvrent au nombre de dix à quinze dans le fond des fissures du mamelon.

La mamelle reçoit chez la femme des *artères* nombreuses, mais toutes de petit calibre ; elles proviennent de la mammaire interne, de la thoracique externe et des intercostales.

Les *veines* y sont très-développées, surtout à l'époque de la lactation, où on les voit se dessiner sous la peau.

Les *vaisseaux lymphatiques* doivent être divisés en superficiels et profonds ; presque tous prennent naissance autour du mamelon, dans les téguments qui recouvrent l'auréole. Les superficiels gagnent directement le creux axillaire en suivant la face profonde de la peau ou en rampant tortueusement dans la couche sous-cutanée, tandis que les profonds accompagnent les conduits galactophores, s'insinuent dans la profondeur de la glande, qu'ils traversent de part en part pour se porter dans le tissu cellulaire sous-mammaire. Le plus grand nombre de ces derniers se rend encore dans les ganglions axillaires ; mais quelques-uns, ainsi que l'a constaté M. Giraldès, se jettent directement dans les ganglions intra-thoraciques. Cette disposition explique l'engorgement de ces ganglions dans les maladies de la mamelle qui envahissent cette couche profonde.

Les *nerfs mammaires* proviennent des intercostaux et des plexus cervical et brachial.

Déductions pathologiques et opératoires. — Les suppurations de la couche sous-cutanée ont ici de la tendance à s'étaler en nappe à cause de la disposition lamelleuse du tissu cellulaire. Elles peuvent gagner du côté de l'aisselle, de là passer dans la couche qui se prolonge sous les muscles grand dorsal et grand pectoral, et ainsi de superficielles devenir profondes. Cette couche sous-cutanée n'est, en effet, séparée de la couche sous-musculaire que par une mince lamelle aponévrotique, en sorte qu'on peut les dire continues.

Lorsque la phlegmasie se développe primitivement sous ces muscles larges, le pus peut fuser au-dessous d'eux jusqu'à leurs attaches au squelette. J'ai vu, dit J. L. Petit, le grand dorsal disséqué pour ainsi dire jusqu'aux vertèbres et à la crête de l'os des îles (1). Plus loin il cite de nombreuses observations d'abcès semblables, développés sous le grand dentelé, le grand pectoral, le rhomboïde, et il ajoute : « Que d'abcès alors n'a-t-on pas à ouvrir, et quels abcès (2) ! » Il est un fait très-curieux, c'est que la présence de ces suppurations, qui ne sont séparées de la plèvre que par l'épaisseur des muscles intercostaux et des côtes, occasionne quelquefois une inflammation de cette membrane suivie d'épanchement ; j'ai observé plusieurs cas de ce genre. Quant à l'ouverture spontanée de ces abcès dans la cavité pleurale, elle n'est pas à redouter, quoi qu'on en ait dit ; bien plus, les collections nées dans le tissu sous-pleural au-dessous des côtes, mais en dehors de la plèvre, ont plus de tendance à se porter au dehors, ce qui s'explique par l'épaississement considérable qu'acquiert la plèvre dans tous ces cas. Il est probable que c'est la présence de cet épanchement concomitant, qui aura fait supposer que ces abcès profonds pouvaient s'ouvrir dans la cavité pleurale.

(1) *Maladies chirurgicales*, t. I, p. 125.
(2) *Loc. cit.*, p. 153.

Dans les suppurations qui partent des côtes, le pus, à cause de la résistance du périoste très-dense qui les recouvre, reste assez longtemps retenu en contact avec elles et suit forcément leur direction oblique, ce qui fournit un excellent signe pour le diagnostic au début de ces abcès ossifluents.

Les plaies qui n'intéressent que les parties molles situées au devant des côtes sont rarement le siége d'hémorrhagies graves, à cause du petit calibre des vaisseaux. Quelquefois elles sont accompagnées d'emphysème, ce qui pourrait faire croire à une lésion du poumon, alors cependant que cet organe est intact. J. L. Petit a parfaitement expliqué ce phénomène (1), dû à l'extrême mobilité des téguments sur la cage thoracique mobile elle-même. Selon lui, si l'instrument tranchant pénètre obliquement jusque dans un des points où se rencontre beaucoup de tissu cellulaire, comme au-dessous des pectoraux et du grand dorsal, l'air extérieur, aspiré pour ainsi dire dans le fond de la plaie par le retrait des côtes lors de l'inspiration, s'y trouve emprisonné par le défaut de parallélisme qui se produit pendant l'expiration, et s'infiltre dans le tissu cellulaire environnant. A chaque inspiration le même phénomène se renouvelle, et ainsi peut se former un emphysème quelquefois considérable. C'est encore à cette impossibilité de conserver au canal de la plaie, dans des parties aussi mobiles, des parois toujours parallèles, que sont dues ces infiltrations sanguines et purulentes qu'on ne peut guérir que par de larges incisions ou en rectifiant le trajet de la solution de continuité.

Si l'instrument a pénétré plus profondément et traversé l'espace intercostal, on peut observer, si c'est en avant, la lésion de la mammaire interne; si c'est en arrière ou sur les côtés, celle de l'intercostale.

Pour remédier à la blessure de la mammaire, on a proposé d'en faire la ligature, très-facile, en effet, dans les premiers espaces intercostaux; le troisième étant le plus large, devrait être choisi de préférence, si la lésion le permettait. On se rappelle que cette artère, immédiatement appliquée sur le feuillet pariétal de la plèvre, n'est accompagnée que d'une seule veine située en avant et en dedans, ce qui pourrait induire en erreur si l'on n'était prévenu de cette singularité. Serait-il possible de porter une ligature sur ce vaisseau au-dessus de la clavicule, à son origine à la sous-clavière? Sur le cadavre on peut *à la rigueur* exécuter cette opération, mais elle présente des difficultés telles, que je ne crois pas qu'on ose jamais la tenter sur l'homme vivant.

Quant à l'artère intercostale, il est possible sans doute qu'elle soit intéressée, mais cela est rare, à ce point qu'on a pu dire, avec vérité, que les procédés proposés pour arrêter l'écoulement sanguin provenant de sa lésion étaient plus nombreux que les observations authentiques de sa blessure. Sa position dans la gouttière costale la met à l'abri du danger dans ses deux tiers postérieurs, et ce qu'il y a de remarquable, c'est que c'est précisément cette circonstance anatomique qui rend très-difficile l'emploi des moyens hémostatiques ordinaires, parce qu'on ne peut ni la saisir, ni la tordre, ni y jeter une ligature. Dans le cas où l'on aurait à remédier à cet accident, le meilleur moyen pour arrêter l'hémorrhagie serait l'introduction dans l'espace intercostal d'une petite chemise de toile formant cul-de-sac du côté de la plèvre et qu'on bourrerait ensuite de charpie; il suffirait alors de l'attirer à soi assez fortement

(1) *Loc. cit.*, p. 162.

pour comprimer l'artère blessée de dedans en dehors. Dupuytren paraît avoir mis ce moyen en usage avec succès (1).

Les corps vulnérants, dans les plaies non pénétrantes de poitrine, peuvent, au lieu de traverser les espaces intercostaux, rencontrer les côtes, et alors, ou bien ils sont arrêtés par l'élasticité naturelle de ces arcs osseux, ou bien ils dévient de leur direction primitive. S'ils sont orbes comme les balles, ils peuvent suivre la convexité de l'os et glisser selon sa longueur, sans pénétrer dans le thorax, comme on en cite plusieurs exemples, ou bien, enfin, s'ils sont pointus, se fixer dans le tissu osseux. Dans un cas où la pointe du corps vulnérant brisé ne présentait aucune prise à l'extérieur, Gérard aurait, dit-on, introduit dans l'espace intercostal son doigt muni d'un dé d'acier et repoussé le corps étranger de dedans en dehors. Certes, c'est le cas de dire que le moyen est *bien trouvé*, mais il faut avouer qu'on n'en comprend guère le mode d'exécution. Comment le chirurgien a-t-il pu introduire son doigt muni d'un dé à coudre dans un intervalle aussi étroit que l'espace intercostal ! comment surtout a-t-il pu le retirer sans y laisser le dé ! En pareille occurrence, M. Velpeau pense qu'on pourrait trépaner la côte.

Les fractures de côtes ont de tout temps beaucoup occupé les chirurgiens. Boyer les dit rares, mais la statistique prouve qu'elles sont fréquentes. Sur 2358 fractures relevées sur les registres de l'Hôtel-Dieu, dit M. Malgaigne, on en comptait 263, soit environ un neuvième. Les conditions anatomiques dans lesquelles elles se trouvent placées rendent compte de la plupart des phénomènes qui se rattachent à l'histoire de leur solution de continuité. Les supérieures et les inférieures sont, de toutes, celles qui se brisent le moins fréquemment, mais pour des raisons différentes : les premières, parce qu'elles sont protégées soit par les masses musculaires, soit par le bras, soit par le scapulum ; les secondes, parce qu'elles sont *flottantes* et n'offrent que peu de prise aux causes vulnérantes. Quant aux côtes moyennes qui ne sont guère recouvertes que par les téguments et qui offrent une certaine fixité, elles sont au contraire très-souvent le siége de fractures.

Les côtes peuvent être rangées parmi les os longs, eu égard à leur longueur et à leur forme ; mais leur structure les fait rentrer évidemment dans la catégorie des os courts, car elles sont composées de deux lamelles de tissu compacte, séparées par un véritable tissu spongieux. On comprend donc que les solutions de continuité puissent porter sur chacune de ces lamelles isolément, et c'est en effet ce que l'anatomie pathologique a permis de démontrer, contrairement à l'opinion de J. L. Petit et de Boyer. Ainsi, on trouve aux côtes des *fractures incomplètes*, et l'on peut même dire qu'elles n'y sont point très-rares. Quant aux fractures complètes, elles ne sont jamais exactement transversales, mais au contraire toujours plus ou moins obliques, et chaque fragment est hérissé de dentelures dont on ne peut s'expliquer la présence constante que par la direction des canalicules vasculaires, parallèlement rangés suivant la longueur de l'os, et dont la rupture ne peut se faire, à cause de leur inégalité de résistance, qu'à des hauteurs différentes.

Relativement au déplacement de ces fragments, la question a été très-controversée, et aussi longtemps qu'ils ont voulu s'appuyer exclusivement sur le raisonnement, les chirurgiens n'ont pu parvenir à rencontrer la vérité. J. L. Petit, qui admettait que les côtes se fracturaient, ou par cause indirecte, c'est-à-dire par exagération de la

(1) Blandin, *Anatomie chirurgicale.*

courbure de l'os, ou par cause directe, c'est-à-dire par pression de dehors en dedans, professait que les fragments, obéissant à l'impulsion de la cause vulnérante, faisaient, dans le premier cas, une saillie angulaire en dehors, et, dans le deuxième cas, se portaient en dedans. Vacca Berlinghieri, Richerand et Giraud soutinrent, au contraire, que, quelle que fût la cause de la fracture, tout déplacement était impossible, d'une part, à cause de l'élasticité des côtes restées intactes, d'autre part, à cause de la contraction des muscles intercostaux attachés aux faces supérieure et inférieure des fragments, contraction dont le résultat inévitable devait être de ramener les fragments au contact.

En présence d'assertions aussi opposées, et qui semblaient cependant si rationnellement déduites des conditions anatomiques, l'examen des pièces pathologiques pouvait seul trancher la question. C'est ce que fit M. Malgaigne, qui a démontré que, si le plus, *habituellement* il n'y avait point de déplacement, cependant il n'était pas *impossible*. Il a prouvé qu'il pouvait avoir lieu selon l'épaisseur et même selon la longueur ; que dans aucun cas les deux fragments ne se portaient angulairement soit en dehors, soit en dedans, comme l'avait dit J. L. Petit ; que le fragment antérieur subissait seul une déviation, laquelle avait lieu tantôt en dehors, tantôt en dedans, rarement en haut ou en bas ; que très-rarement enfin il croisait le postérieur. Lorsque la fracture n'atteint qu'une seule côte et qu'elle est simple, c'est-à-dire qu'il n'y a que deux fragments, le déplacement est très-léger, ainsi qu'on le peut voir sur les pièces du musée Dupuytren ; mais si plusieurs côtes sont brisées, ou si la fracture est multiple sur une seule côte, les arcs costaux qui n'ont point souffert ne peuvent plus s'opposer aussi efficacement que dans le premier cas à la déviation des fragments, laquelle peut alors être considérable.

Il faut donc reconnaître que l'étude des conditions anatomiques normales et le raisonnement ont été impuissants à faire prévoir tous ces résultats, et qu'ici, comme en beaucoup d'autres occasions, la théorie a dû céder le pas à la pratique.

Par suite de la projection en dedans des fragments hérissés de dentelures, le poumon, qui est toujours exactement appliqué contre la paroi costale, se trouve quelquefois déchiré ; l'air, s'échappant alors des vésicules ouvertes, peut s'infiltrer dans le tissu cellulaire et déterminer un emphysème que l'on a vu s'étendre à toute la surface du corps, la paume des mains et la plante des pieds exceptées. Mais pour que cet accident, qui est loin d'ailleurs d'être constant, se produise, il faut des conditions particulières qui seront exposées plus loin avec détail à propos de l'emphysème qui accompagne les plaies de poitrine (1). Je me bornerai à dire ici que si les dentelures n'ont été que projetées en dedans et réduites immédiatement par l'élasticité de la paroi costale, et si, d'autre part, le poumon lésé joue librement dans la cavité pleurale, il y a de grandes probabilités pour que l'emphysème ne se produise pas. Mais si le poumon est accidentellement adhérent, ou si le fragment déplacé est assez saillant pour maintenir la plaie du poumon en rapport avec le foyer de la fracture, l'infiltration d'air dans le tissu cellulaire se produira alors presque infailliblement. Sa présence annonce donc de deux choses l'une, ou l'adhérence du poumon à la plèvre costale, ou la saillie considérable et permanente des dentelures fragmentaires.

Quant à la déchirure de l'artère intercostale, on n'en connaît qu'un seul cas attribué à Amesbury (2).

(1) Voyez *Région des plèvres et du poumon.*
(2) Malgaigne, *Traité des fractures.*

Les cartilages costaux, lorsqu'ils se fracturent, se consolident par une virole osseuse extérieure, et non par un cal direct ; lorsque les fragments se déplacent, c'est ordinairement l'antérieur qui déborde en avant le postérieur.

La luxation des côtes sur la colonne vertébrale, dont Buttet avait rapporté un cas très-douteux (1), a été, dans ces derniers temps, constatée plusieurs fois par l'autopsie (2) ; mais il faut avouer que ce sont là des exceptions, car la solidité des ligaments qui les unissent aux vertèbres est telle que leur fracture est bien plus probable. Il en est de même de la luxation des côtes sur les cartilages et de ces derniers sur le sternum.

Lorsque du pus, du sang ou de la sérosité s'accumulent dans la poitrine, on a proposé d'ouvrir une issue à ces liquides épanchés par une ouverture faite aux parois thoraciques. Cette opération, désignée sous le nom d'*empyème* ou *thoracocentèse*, peut être pratiquée tantôt par cautérisation (A. Paré), tantôt par incision, d'autres fois par ponction ; Reybard a proposé la térébration d'une côte afin d'y pouvoir placer une canule à demeure.

Quel espace intercostal faut-il choisir ? On les a presque tous proposés. Mais avant de décider auquel il faut donner la préférence, il importe de rappeler succinctement les préceptes auxquels, selon beaucoup de chirurgiens, on doit se conformer pour pratiquer cette opération, et qui sont : 1° choisir le point le plus favorable à l'écoulement du liquide ; 2° s'éloigner le plus possible des vaisseaux et nerfs importants ; 3° éviter de léser le diaphragme ou les viscères.

Relativement au lieu le plus favorable à l'écoulement du liquide, on a dit qu'il variait avec la position occupée par le malade ; or, comme il est ordinairement couché sur le côté de l'épanchement, la tête un peu élevée afin de respirer plus librement, le point réellement déclive serait alors la partie inférieure et un peu postérieure du thorax. C'est pourquoi l'on a conseillé de faire pénétrer le trocart entre la troisième et la quatrième côte en comptant de bas en haut, et au-dessus d'une ligne allant de l'appendice xiphoïde à la douzième vertèbre dorsale, ligne qui représente les insertions du diaphragme qu'on évite à peu près certainement ; voilà pour le côté gauche. Pour le droit, on a pensé qu'il serait prudent de ne pénétrer qu'entre la quatrième et la cinquième, à cause de la présence du foie, sans songer que l'épanchement pleural le repoussait toujours du côté de l'abdomen.

J'avoue ne pas attacher une grande importance à ces préceptes, non plus qu'aux raisons sur lesquelles ils sont basés. D'abord, je ne pense pas qu'il soit d'une bonne pratique de chercher à vider en une seule fois tout le liquide que contient la plèvre, cette brusque soustraction pouvant faire périr brusquement le malade par syncope, ainsi que j'ai eu l'occasion de l'observer sur un jeune garçon de dix ans.

Si donc il est inutile, dangereux même de soustraire tout le liquide en une seule fois, à quoi bon s'attacher à ponctionner le lieu le plus déclive, lequel se trouvant en arrière dans la région dorsale, est toujours fort incommode, soit pour pratiquer l'opération, soit pour laisser la canule ? On peut donc choisir l'espace intercostal le plus accessible, et, sous ce rapport, je partage complétement l'opinion de Sharp et de Benj. Bell qui indiquent comme tel le sixième. La remarque de M. Cruveilhier,

(1) *Mémoires de l'Académie de chirurgie*, in-4, t. IV : *Sur la luxation des côtes.*
(2) *Gazette médicale*, 1834, p. 187. — *Bulletins de la Société anatomique*, 1839, p. 104. — *Gazette des hôpitaux*, 1839, p. 390. — *Archives de médecine*, 1841, t. XI, p. 99.

que c'est entre les sixième et quatrième côtes que se font ordinairement les ouvertures spontanées des épanchements pleurétiques abandonnés à eux-mêmes, me paraît encore venir à l'appui de cette manière de voir.

Il n'est nullement nécessaire de porter l'instrument tout à fait en arrière, il suffit de le plonger à égale distance des lignes médianes antérieure et postérieure ; on pourrait, d'ailleurs, évacuer ainsi la presque totalité du liquide, si on le désirait, en inclinant légèrement le malade sur le côté, une fois la ponction faite.

Si l'on pratique la thoracocentèse par incision, il faut toujours se guider sur le bord supérieur de la côte inférieure pour éviter l'artère intercostale ; si c'est par ponction, il faut encore prendre les mêmes précautions, quoiqu'on ait, par cette dernière méthode, beaucoup moins de chances de la léser.

Ce n'est pas ici le lieu d'indiquer les précautions à prendre pour empêcher la pénétration de l'air dans la plèvre ; je dirai seulement plus loin dans quelles conditions physiologiques se trouve le poumon après cette ouverture faite aux parois thoraciques.

La mamelle, à cause des fluxions périodiques auxquelles elle est soumise à chaque époque menstruelle, et surtout en raison des fonctions dont elle est chargée après l'accouchement, est le siége fréquent d'affections de toutes sortes, particulièrement des inflammations et des productions accidentelles.

Les inflammations peuvent occuper les différentes couches et les divers éléments qu'on y rencontre, et, dans son *Traité des maladies du sein et de la région mammaire*, M. Velpeau les a divisées en : 1° inflammations superficielles ou sous-cutanées ; 2° inflammations profondes ou sous-mammaires ; 3° inflammations glandulaires ou parenchymateuses. Dans chacune de ces couches, elles peuvent débuter par l'un ou l'autre des éléments constitutifs, et il en résulte autant de maladies ayant des caractères différents.

Il en est de même des suppurations ou abcès qui en sont la conséquence, et qui siégent tantôt dans la couche cellulo-graisseuse sous-cutanée, tantôt dans la couche sous-mammaire, le plus souvent enfin dans la glande elle-même. Ces derniers ne s'observent guère que chez les femmes qui viennent d'accoucher, et spécialement chez celles qui nourrissent ; car, ainsi que le fait observer l'éminent professeur que je viens de citer, J. J. Rousseau commet une grossière erreur en avançant que les femmes qui n'allaitent point leurs enfants sont plus fréquemment atteintes d'abcès du sein que celles qui nourrissent (1). Il faut ajouter que parmi ces dernières, les plus exposées sont celles qui cessent brusquement l'allaitement, le sang continuant à affluer dans la glande, tandis que la sécrétion lactée ne trouve plus d'écoulement. Il résulte de ce simple exposé que les engorgements laiteux et les abcès qui leur succèdent sont, de tous, les plus nombreux.

L'inflammation de la couche sous-cutanée n'est pas très-rare ; mais il n'est pas commun, au dire de M. Velpeau, de lui voir prendre la forme érysipélateuse, c'est-à-dire diffuse (2). Ce phlegmon diffus de la mamelle peut devenir très-grave, et chez une de mes malades toute la peau du sein en avait été détruite, moins celle qui recouvre l'aréole et le mamelon ; ce qui s'explique par l'absence de tissu cellu-

---

(1) *Traité des maladies du sein et de la glande mammaire*, par A. Velpeau, in-8, avec figures. 1858, p. 93.

(2) Velpeau, *loc. cit.*, p. 50.

laire dans cette région. Plus tard les brides cicatricielles occasionnèrent chez cette malheureuse femme des accidents d'étranglement de la mamelle extrêmement pénibles.

Lorsque la suppuration, au contraire, se développe dans la région sous-mammaire elle envahit généralement d'emblée toute la couche celluleuse qui sépare la glande du grand pectoral; la mamelle, soulevée en masse par le pus, se trouve alors projetée en avant et comme décollée de la paroi pectorale.

L'inflammation de la troisième espèce, c'est-à-dire celle qui débute dans la mamelle et non dans les couches celluleuses qui l'environnent, peut elle-même avoir pour point de départ et pour siége, soit le tissu cellulaire interlobulaire, soit les granulations glandulaires, soit enfin la surface des conduits galactophores, c'est-à-dire la muqueuse qui les tapisse, ce qui constitue une véritable *galactorrhée.*

Dans les cas, de beaucoup les plus nombreux, où l'inflammation se développe dans le tissu glandulaire, elle n'attaque primitivement qu'un des lobules; mais rarement elle y reste concentrée : en général, elle se propage par continuité de tissu aux lobules voisins, en sorte, ainsi que le fait remarquer M. Velpeau, qu'on voit souvent naître une série d'abcès dont chacun parcourt successivement ses périodes, et qui peuvent ainsi prolonger pendant plusieurs mois la maladie. Les efforts du chirurgien doivent donc tendre à circonscrire l'inflammation dans le lobule où elle s'est installée d'abord, et il importe de savoir que cette inflammation, une fois déclarée, arrivera à peu près inévitablement à suppuration, quoi qu'on fasse ; c'est effectivement une chose digne de remarque que, dans cette variété de phlegmon, la thérapeutique reste impuissante à conjurer la formation du pus.

Ces abcès du sein deviennent facilement fistuleux et intarissables, par suite de la mollesse du sein chez certaines femmes, de l'affaissement qui en est la suite et les empêche de se vider. Je n'hésite pas, dans ces cas, à pratiquer tout de suite, dans le lieu le plus déclive, une contre-ouverture, et à y passer un séton que je maintiens jusqu'au complet resserrement du foyer.

Selon M. Nélaton, très-fréquemment les abcès mammaires superficiels ou profonds reconnaîtraient pour cause une inflammation des vaisseaux lymphatiques, une véritable lymphite ayant elle-même pour point de départ une fissure du mamelon (1). La disposition précédemment indiquée des vaisseaux lymphatiques traversant la mamelle de l'aréole à sa partie profonde, en suivant les canaux galactophores et les cloisons fibreuses interlobulaires, est invoquée par ce professeur à l'appui de son opinion, à laquelle je me rallierai d'autant plus volontiers que j'ai fait souvent la même observation. Néanmoins je dois faire une réserve relativement à l'action du froid; j'ai vu effectivement des femmes, chez lesquelles il n'existait ou n'avait existé aucune fissure, être atteintes d'angioleucite superficielle et profonde qu'on ne pouvait raisonnablement attribuer qu'à l'impression subite du froid humide sur la surface du sein pendant l'allaitement en plein air. On sait d'ailleurs qu'il n'est point rare de voir une cause semblable déterminer, chez de très-jeunes enfants dont la peau est très-impressionnable, un engorgement subit des ganglions sous-maxillaires.

Le mamelle est, de tous les organes peut-être, celui qui est le plus sujet aux productions accidentelles de toutes sortes; on y observe des hypertrophies, des engorgements simples, des kystes, des tumeurs de toute espèce, cancéreuses ou autres. On

(1) Nélaton, *Éléments de pathologie,* t. IV, p. 18.

y rencontre de plus une variété de tumeurs sur laquelle MM. Maisonneuve, Yvaren et moi avons les premiers appelé l'attention (1). Dans la deuxième édition de son *Traité des maladies du sein*, M. Velpeau (2) a publié une analyse de l'observation que j'avais recueillie en 1848 dans mon service de Lourcine, et dont j'ai donné déjà un résumé dans ma première édition. Cette affection survient sous l'influence de la diathèse syphilitique ; je l'appellerais volontiers la *tumeur syphilitique* du sein, analogue à cette tumeur de nom semblable qu'on rencontre au testicule, et dont j'ai également recueilli quelques observations pour l'ovaire.

Cette tumeur se présente dans l'origine avec tous les caractères d'une tumeur squirrheuse, et j'avoue, dans un cas, avoir été sur le point de pratiquer l'extirpation du sein lorsque la découverte d'une autre tumeur sinon semblable, au moins analogue, dans l'épaisseur du mollet, m'arrêta et me fit réfléchir. La disparition simultanée de ces deux tumeurs, sous l'influence d'un traitement approprié, acheva de m'ouvrir les yeux.

Les lymphatiques de la mamelle se portant dans les ganglions axillaires, il faut, lorsqu'on a affaire à une tumeur du sein et spécialement à une tumeur de nature maligne, ne pas manquer d'explorer ces ganglions avant de procéder à l'opération.

Si la maladie s'est avancée jusqu'au contact du grand pectoral et si elle a envahi la couche celluleuse sous-mammaire, il est très-probable que les ganglions thoraciques participent à la dégénérescence. J'ai eu l'occasion de montrer à ma clinique un cas très-remarquable de ce fait déjà signalé par Blandin à l'attention des praticiens ; toute la face interne du thorax était parsemée de ganglions remplis de matière cancéreuse, et les ganglions formaient le long des espaces intercostaux une chaîne non interrompue jusqu'au devant de la colonne vertébrale.

Chez les vieilles femmes, l'atrophie du tissu glandulaire et la dureté qu'acquiert le tissu fibreux et aréolaire, donnent à la mamelle une dureté dont il faut que le chirurgien soit prévenu pour se mettre en garde contre l'erreur.

3° Région diaphragmatique. — Paroi inférieure de la poitrine.

Le diaphragme représente une cloison musculo-aponévrotique occupant l'aire de la circonférence inférieure de la poitrine et séparant la cavité thoracique de la cavité abdominale.

Ce muscle est le plus important de l'économie après le cœur, suivant l'expression de Haller ; il se compose de deux parties : l'une horizontale et l'autre verticale ; il a la forme d'un éventail auquel on l'a effectivement comparé.

Sa partie centrale est occupée par une aponévrose en forme de trèfle, à laquelle on a donné le nom de *centre phrénique*, de laquelle partent les fibres musculaires qui vont en rayonnant s'insérer au pourtour du thorax. Les antérieures se fixent à la face interne et inférieure du sternum, laissant entre elles un intervalle triangulaire qui établit une communication entre les cavités thoracique et abdominale : les latérales, au bord supérieur des cartilages des six dernières côtes, par des digitations qui s'entrecroisent avec celles du muscle transverse de l'abdomen ; une partie de ces dernières se porte en arrière, sur les arcades dites cintrées du diaphragme, et par

(1) *Des métamorphoses de la syphilis*, par Yvaren, p. 432, obs. 117 et 118.
(2) Velpeau, *Traité des maladies du sein et de la glande mammaire*, p. 535.

l'intermédiaire de ses deux piliers ce muscle s'insère aux corps des seconde et troisième vertèbres lombaires.

Cette cloison musculaire est percée de plusieurs ouvertures pour le passage des organes qui se portent de la cavité abdominale à la poitrine et réciproquement. A droite, presque au centre de la partie aponévrotique, on trouve l'orifice quadrilatère de la veine cave inférieure complétement fibreux; à gauche, ceux de l'œsophage et de l'aorte formés par l'entrecroisement en 8 de chiffre des deux faisceaux qui constituent les piliers. L'orifice antérieur ou œsophagien, qui livre également passage aux nerfs pneumogastriques, est complétement musculaire, tandis que le postérieur ou aortique est circonscrit par des fibres aponévrotiques; la veine azygos et le canal thoracique s'y engagent avec l'aorte. Enfin, tout à fait en arrière et sur les côtés, on remarque les arcades fibreuses cintrées, au-dessous desquelles s'engagent les muscles psoas et carré des lombes.

La face supérieure du diaphragme est recouverte latéralement par la plèvre, qui en ce point prend le nom de *plèvre diaphragmatique;* la base des poumons repose sur elle. Sa partie centrale reçoit les insertions du péricarde qui la maintient, je ne dirai point fixe et immobile, mais ne lui permet pas un abaissement considérable. Cette face supérieure est naturellement bombée, disposition qu'elle doit plutôt au refoulement qu'exercent sur elle les viscères abdominaux, qu'à la pression atmosphérique; si, en effet, après avoir ouvert la poitrine, on découvre le muscle dans toute son étendue, la voussure n'en persiste pas moins.

Cette convexité augmente ou diminue selon l'étendue des mouvements respiratoires. Dans l'inspiration elle tend à s'effacer, surtout dans la portion qui répond aux plèvres, car j'ai dit que la portion moyenne se trouvait fixée par le péricarde; dans les fortes expirations elle peut s'exagérer au point de remonter jusqu'à la sixième côte, selon M. Jules Cloquet, et même selon M. Cruveilhier, jusqu'à la quatrième à droite et la cinquième à gauche (1). Il suit de là que la paroi supérieure du muscle s'applique nécessairement contre la face interne de la paroi costale jusqu'au niveau du sixième espace intercostal, et qu'un instrument pénétrant au-dessous de la sixième côte au moment de l'expiration, pourrait, sans blesser le poumon, ouvrir la cavité pleurale, traverser le diaphragme et s'introduire ensuite dans la cavité abdominale.

La face supérieure du diaphragme n'est pas seulement convexe, elle est encore obliquement dirigée en bas et en arrière. Ses insertions antérieures se font en effet, en avant, à la partie inférieure du sternum, en arrière, aux apophyses transverses de la douzième vertèbre dorsale, et latéralement, suivant une ligne étendue entre ces deux points. Cette ligne présente donc nécessairement une notable obliquité, puisque l'extrémité inférieure du sternum est située en ligne droite au niveau du corps de la huitième dorsale; il suit de là que le diamètre vertical de la poitrine est beaucoup plus étendu en arrière qu'en avant, et qu'un instrument qui traverserait le onzième espace intercostal en arrière, pénétrerait encore dans la poitrine.

La partie inférieure du diaphragme est recouverte par le péritoine, et répond à la cavité péritonéale. Elle est concave; du côté droit sa concavité se moule sur le foie, du côté gauche sur l'estomac en avant et la rate en arrière. Cette voussure est maintenue, ainsi que je l'ai déjà démontré, par la présence de ces viscères; mais alors même que le muscle est privé de leur soutien, si la cavité pleurale n'a pas été enta-

(1) Cruveilhier, *Anatomie descriptive,* t. II, p. 70.

mée, il se maintient dans cette position par l'effet de la pression atmosphérique. Tout le monde sait que lorsqu'on dissèque ce muscle par sa face abdominale, il suffit de la plus petite perforation de la plèvre, pour qu'à l'instant même il s'affaisse.

Jusque dans ces derniers temps on avait admis que quand le diaphragme se contractait, par l'effet de redressement de la courbe qu'il présente du côté de la poitrine, le diamètre vertical du thorax se trouvait agrandi, tandis que par suite de l'attraction des côtes inférieures et du sternum vers le centre phrénique, les diamètres antéro-postérieur et latéral se trouvaient rétrécis. Aussi lorsque, dans leurs recherches sur les mouvements respiratoires, MM. Beau et Maissiat annoncèrent que le diaphragme, lorsqu'il entrait en action, élevait les côtes et, par conséquent, agrandissait tous les diamètres de la cavité thoracique, on ne put se défendre d'abord d'un mouvement d'incrédulité. En réfléchissant cependant que toutes les fibres qui se portent au sternum et aux côtes partent du centre phrénique pour se diriger obliquement en bas, et que ce dernier est fixé par le péricarde, on ne peut s'empêcher de convenir qu'en effet, prenant un point d'appui supérieurement, elles n'aient une certaine tendance à élever les côtes; or toute côte qui s'élève agrandit les diamètres transversal et antéro-postérieur.

Mais cette concession faite, je me hâte d'ajouter que ce mouvement d'élévation doit être bien peu marqué, et que, portant plus particulièrement sur des côtes qui n'ont avec le sternum et la cavité thoracique que des rapports, je pourrais dire indirects, il ne doit avoir sur l'ampliation de la poitrine dans le sens latéral qu'un effet insensible.

Personne ne conteste que, lors de la contraction du diaphragme, l'anneau œsophagien ne soit resserré, puisqu'il est formé exclusivement de fibres musculaires entrecroisées dont la contraction peut même s'opposer au passage de la sonde œsophagienne; mais les opinions sont partagées relativement aux ouvertures aponévrotiques de la veine cave et de l'aorte. M. Malgaigne nie leur rétrécissement, mais, d'autre part, M. Cruveilhier l'affirme, et Haller dit avoir vu, sur un animal vivant, l'orifice de la veine cave se resserrer très-positivement durant l'inspiration.

On a attribué, non sans quelque apparence de vérité, la fréquence des anévrysmes de l'aorte au niveau de son passage à travers les fibres aponévrotiques des piliers du diaphragme, à la compression qu'elles exercent sur ce vaisseau. Nous verrons plus loin, à la région inguinale, qu'un orifice composé cependant exclusivement de fibres aponévrotiques, mais faisant suite directement à des fibres musculaires, peut parfois se resserrer activement.

Les artères de la région sont les diaphragmatiques, qui viennent directement de l'aorte, et quelques branches de la mammaire interne.

Le nerf phrénique ou diaphragmatique émane des troisième, quatrième et cinquième paires cervicales, ce qui explique la persistance des mouvements respiratoires, dans tous les cas où la lésion de la moelle épinière est située au-dessous de cette dernière paire nerveuse, et alors même que tous les nerfs intercostaux sont paralysés.

Les vaisseaux lymphatiques de la région, depuis longtemps décrits par O. Rudbeck, se jettent pour la plupart dans les ganglions prévertébraux; quelques-uns se joignent aux vaisseaux mammaires internes.

Déductions pathologiques et opératoires. — Le diaphragme peut être blessé, mais jamais il n'est seul atteint, toujours il existe en même temps une plaie pénétrante de poitrine, ou de l'abdomen, ou des deux cavités à la fois; on a prétendu que sa lésion était suivie d'un phénomène particulier, le *rire sardonique*, ce qui n'est rien moins que prouvé.

Je ne ferai que mentionner cette opinion qui attribue à la compression, ou à l'inflammation du nerf phrénique, les douleurs que quelquefois ressentent dans l'épaule les malades atteints d'hépatite, douleurs qui, suivant les auteurs, se propageraient dans la région scapulaire par l'intermédiaire du plexus cervical dont le diaphragmatique émane. Cette explication est en opposition formelle avec les recherches de Müller, qui a démontré que l'irritation d'une branche nerveuse ne se propage que dans les branches qui naissent *au-dessous* de l'endroit irrité, et jamais dans celles qui en émanent ou s'anastomosent avec elle *au-dessus* de ce point (1). Il y aurait beaucoup à dire sur cette question, mais ce n'est pas ici le lieu de la discuter; je veux seulement constater que je n'accepte pas la proposition du physiologiste de Berlin, formulée d'une manière aussi absolue, non plus que l'explication de la douleur bien réelle de l'épaule dans l'hépatite, telle qu'elle est donnée par les auteurs de médecine.

Le diaphragme peut, dans un effort, se déchirer dans sa portion droite ou gauche, mais c'est plus souvent à gauche qu'a été observée cette lésion; elle est très-grave et quelquefois instantanément mortelle. M. Malgaigne pense que lorsque ces ruptures ont lieu dans la portion aponévrotique, elles sont le résultat d'une contraction musculaire, tandis que celles qu'on observe dans les parties charnues sont occasionnées par une pression violente et instantanée, alors que le muscle est surpris dans l'inaction; mais c'est là une hypothèse qui ne s'appuie sur aucun fait direct. A la suite de ces ruptures, lorsque les individus survivent, on observe des éventrations qui permettent le passage des viscères abdominaux dans la cavité thoracique.

Les perforations spontanées du diaphragme, *post mortem*, ne sont point rares; elles paraissent dues, selon l'expression de P. H. Bérard, à une digestion des parois de l'estomac et du muscle lui-même par le suc gastrique, sécrété lors de l'introduction des aliments, et on les observe souvent chez les sujets qu'un accident fait périr brusquement pendant le travail de la digestion. Les expériences de Carswell sur les lapins confirment pleinement cette manière de voir (2).

Mais ce ne sont pas là les seules circonstances dans lesquelles on les a signalées, et j'ai fait dernièrement l'autopsie d'un jeune homme mort d'une infection purulente, chez lequel nous trouvâmes dans la plèvre gauche un épanchement considérable d'un liquide noirâtre, qui s'y était produit par une large perforation du diaphragme et de l'estomac. Il n'avait présenté pendant la vie aucun symptôme de ce côté, et les phénomènes observés à l'inspection cadavérique nous confirmèrent dans cette opinion que cette lésion s'était produite après la mort.

Le diaphragme livre quelquefois passage aux viscères abdominaux, ce qui constitue des hernies dites *diaphragmatiques*, qu'il ne faut pas confondre avec les éventrations qui succèdent aux ruptures de ce muscle. Ces hernies, dont la science possède aujourd'hui environ soixante et dix observations, tantôt sont pourvues d'un sac, tantôt en manquent totalement; cette dernière circonstance est de beaucoup la plus fréquente, puisqu'il existe à peine six cas bien avérés dans lesquels on a rencontré un prolongement péritonéal (3).

(1) Voyez Müller, *Manuel de physiologie*, liv. I, p. 589.
(2) P. H. Bérard, *Cours de physiologie professé à la Faculté*, 1843.
(3) Auzelly, thèse de Paris, 1846.

Elles peuvent se faire à travers les fibres charnues, ou bien s'engager dans l'espace triangulaire signalé en arrière du sternum entre les digitations musculaires qui s'insèrent à cet os. Une observation rapportée par A. Bérard (1) en fournit un remarquable exemple. Enfin, je signalerai un fait bien digne d'attention ; c'est que ces hernies ne paraissent que très-rarement avoir donné lieu, je ne dirai point à des phénomènes d'étranglement, mais à des accidents qui eussent pu, pendant la vie, faire soupçonner leur présence, ce qui est bien fait pour étonner lorsque l'on considère que les organes que l'on a le plus souvent rencontrés dans cette hernie, sont, le côlon, l'estomac, l'épiploon, et qu'ils avaient traversé les fibres charnues d'un muscle qui est presque toujours en action. Même bénignité d'ailleurs du côté des organes respiratoires, toujours plus ou moins refoulés.

§ II. — CAVITÉ THORACIQUE.

La cavité thoracique, constituée en avant par la région sternale, en arrière par la région rachidienne, latéralement par les régions costales, est fermée inférieurement par le diaphragme, et communique supérieurement avec la partie profonde du cou au moyen d'un espace que circonscrivent, en arrière, la colonne vertébrale, en avant et latéralement, le sternum et les deux premières côtes. Selon MM. Deville et Degrusse (2), cet espace serait fermé par un diaphragme aponévrotique qu'ils ont nommé *cervico-thoracique*; mais j'ai dit déjà que je n'avais jamais pu reconnaître là autre chose qu'une adhérence assez intime de tous les vaisseaux, nerfs et canaux qui se portent du cou dans la poitrine, adhérence qui est établie par l'intermédiaire des lamelles de cette pseudo-aponévrose que j'ai appelée *cervico-péricardique.*

La cavité thoracique est séparée par l'adossement des deux plèvres en trois portions distinctes : le médiastin et les cavités pleurales droite et gauche qu'il faut maintenant décrire successivement.

1° Du médiastin.

Après avoir tapissé la face interne des parois costales, les deux plèvres, arrivées derrière le sternum et sur les parties latérales du corps des vertèbres, se réfléchissent sur le pédicule des poumons qu'elles enveloppent complétement.

Derrière le sternum, les deux plèvres, qui s'étaient un moment adossées, s'écartent bientôt, et c'est l'intervalle qu'elles laissent entre elles, depuis la face postérieure de la région sternale jusqu'au pédicule du poumon, qui a été désigné par quelques auteurs sous le nom de *médiastin antérieur*; tandis qu'on a réservé le nom de *médiastin postérieur* à l'espace compris entre la réflexion de ces deux séreuses depuis les côtés du corps des vertèbres jusqu'à la partie postérieure de ce même pédicule pulmonaire. D'après cette manière de voir, il y aurait donc deux médiastins. Mais cette division, bonne peut-être en anatomie descriptive, n'est, en réalité, qu'une fiction et ne saurait convenir lorsqu'il s'agit d'anatomie appliquée aux phénomènes pathologiques. Il n'existe, en effet, qu'un seul et unique médiastin, constitué par l'espace qui sépare la plèvre droite de la plèvre gauche; dans cet écartement des plèvres on

---

(1) *Bulletins de la Société anatomique*, février 1826.
(2) Voyez *Aponévroses du cou*, page 563.

rencontre plusieurs organes importants que nous étudierons avec méthode, après avoir toutefois donné une idée générale de la forme et de la direction du médiastin.

Ainsi que Chaussier l'a remarqué, il représente à peu près un sablier dont l'évasement supérieur serait dirigé vers la région cervicale, l'évasement inférieur correspondant aux insertions du péricarde sur le centre diaphragmatique, et la partie moyenne un peu rétrécie aux pédicules pulmonaires. On l'a encore comparé à un X; mais il ne faut pas s'exagérer le plus ou moins d'exactitude de ces comparaisons, destinées à frapper l'esprit des débutants et à fixer leur attention. En réalité, la forme du médiastin est assez irrégulière, ainsi qu'on peut s'en assurer par la préparation suivante : Enlevez les côtes à partir des cartilages intercostaux mais en respectant le sternum et en ménageant surtout la réflexion des plèvres derrière cet os, ce qui est le point difficile de la préparation; puis liez le pédicule des poumons et enlevez-les. Vous verrez alors que les parois latérales du médiastin n'éprouvent nulle part un resserrement bien évident, et que si dans la partie supérieure de la cavité thoracique, elles offrent dans toute l'étendue du diamètre antéro-postérieur un écartement assez considérable, il est bien plus marqué encore en bas et en avant à cause de la présence du cœur; en bas et en arrière, là où l'on rencontre seulement l'œsophage et l'aorte, il est presque nul. Cette préparation permet en outre de voir, à travers la transparence des feuillets séreux, la disposition des nerfs phréniques et des artères diaphragmatiques supérieures qui rampent sous les plèvres du haut en bas de la région.

Le médiastin mesure tout l'intervalle qui sépare le sternum du corps des vertèbres et la circonférence supérieure de la poitrine de sa paroi inférieure ou diaphragmatique.

Sa direction est verticale et parallèle à celle de la colonne vertébrale et du sternum; toutefois, la direction oblique du cœur de droite à gauche semble lui imprimer une légère déviation en ce sens. Pour décrire d'une manière fructueuse les rapports des divers organes qu'il contient, je le diviserai, à l'exemple de Blandin, en deux portions, une supérieure et l'autre inférieure, correspondant à chacun des deux évasements précédemment signalés, sans oublier cependant que rien ne les sépare et qu'entre eux existe la plus facile communication.

Dans la portion médiastine supérieure, on rencontre d'avant en arrière : 1° immédiatement derrière le sternum, une couche très-mince d'un tissu cellulaire assez lâche interposé sur la ligne médiane entre les deux plèvres, mais qui n'empêche pas le bord tranchant du poumon de s'avancer notablement sous le sternum; 2° la partie supérieure du péricarde qui se continue avec le feuillet profond de l'aponévrose cervicale profonde des auteurs, que j'ai, pour cette raison, nommé cervico-péricardique; la veine sous-clavière gauche est située au devant de ce fascia; 3° la crosse de l'aorte recouverte à son origine par l'artère pulmonaire, laquelle plus loin est à son tour située au-dessous de la crosse aortique. Ces deux troncs représentent deux C s'embrassant par leur concavité. Toujours sur le même plan, on rencontre : à droite, le tronc brachio-céphalique et la veine cave supérieure; à gauche, la carotide primitive et la sous-clavière qui, en raison de l'inclinaison de l'aorte vers la colonne vertébrale, sont déjà un peu plus profondément situées. Puis, sur les côtés, les nerfs pneumogastriques et les récurrents, et plus en dehors encore les phréniques. 4° La trachée-artère, puis les bronches droite et gauche qui lui font suite, se portent en arrière et et vont former la racine du poumon; dans leur écartement se voient des ganglions lymphatiques nombreux ; 5° l'œsophage ; 6° la veine azygos et le canal thoracique ; 7° le rachis, au devant duquel rampent des rameaux du trisplanchnique plongés dans un tissu cellulaire quelquefois assez abondant.

Dans la portion inférieure du médiastin répondant à l'évasement inférieur, et située derrière la moitié inférieure du sternum, on rencontre : 1° un tissu cellulaire analogue et continu à celui de la partie supérieure ; 2° le péricarde sur lequel empiète, surtout à gauche, à cause de l'obliquité du cœur, la portion réfléchie des plèvres ; 3° le cœur qui se présente par sa pointe d'abord et de telle sorte que le ventricule droit et l'artère pulmonaire sont antérieurs ; au-dessous d'eux, le ventricule gauche ; entre les deux, l'artère coronaire antérieure ; 4° sur un plan un peu plus postérieur, l'origine de l'aorte, les oreillettes, la veine cave inférieure et les veines pulmonaires ; 5° la portion postérieure du péricarde ; 6° l'œsophage dévié un peu à droite et enlacé dans des rameaux que s'envoient les nerfs pneumogastriques ; à sa gauche l'aorte thoracique ; 7° la veine azygos, le canal thoracique et les nerfs splanchniques rampant au milieu d'un tissu cellulaire très-lâche ; 8° le corps des vertèbres.

Tous ces organes sont plongés, le cœur excepté, dans un tissu cellulaire très-lâche qui permet une assez grande mobilité, dont avaient en particulier besoin, pour accomplir leurs fonctions, l'œsophage, la trachée et même les gros vaisseaux constamment déplacés par l'impulsion que leur communique l'ondée sanguine.

Il n'y a donc, comme il est maintenant facile de le concevoir, qu'un seul médiastin dont toutes les portions sont liées et unies entre elles. Il communique supérieurement avec la partie inférieure et profonde de la région cervicale, tandis qu'inférieurement il est fermé par le centre phrénique sur lequel s'insère le feuillet fibreux du péricarde. Il résulte de là que ce feuillet fibreux, auquel j'ai donné le nom de pseudo-aponévrose *cervico-péricardique*, se continue par l'intermédiaire de l'enveloppe du cœur avec l'aponévrose centrale du diaphragme dont il concourt à fixer la convexité. C'est à cette disposition que le diaphragme doit, dans les profondes inspirations, de n'être pas déjeté et renversé dans la cavité abdominale, et j'avoue qu'il m'est impossible de comprendre l'action régulière de ce muscle sans cette fixité de sa partie centrale. En veut-on, d'ailleurs, une preuve physiologique? Qu'on examine le larynx d'une personne qui fait une violente inspiration, il s'abaisse très-sensiblement et se rapproche du sternum de plusieurs millimètres. D'où provient ce mouvement ? De la traction que le péricarde, abaissé par le redressement du diaphragme, exerce sur l'aponévrose cervico-péricardique qui enveloppe la trachée et la glande thyroïde, ainsi que je l'ai démontré précédemment (1).

D'ailleurs, sur le cadavre, *de visu*, on peut se convaincre du fait, puisqu'en abaissant la partie moyenne du diaphragme on attire très-visiblement le larynx et la trachée. C'est donc à ces connexions que cette aponévrose centrale du diaphragme doit d'être à peu près invariable, tandis que les parties latérales font alternativement et sans cesse de longues excursions en bas et en haut. Je tirerai bientôt parti de ces importantes considérations.

Si la communication entre le cou et la partie supérieure du médiastin est facile en raison de l'absence de toute cloison, il n'en est pas de même inférieurement. Là le diaphragme ferme toute issue, excepté en un point déjà signalé où le tissu cellulaire de l'abdomen se continue avec celui du médiastin derrière le sternum. C'est par là

(1) Voyez page 563, *Aponévroses du cou.*

qu'on a vu du pus contenu dans la poitrine passer dans le tissu cellulaire sous-péritonéal, fait rare et tout à fait exceptionnel.

Sur chacune des faces latérales du médiastin se trouve le pédicule du poumon formé d'avant en arrière par les veines pulmonaires, l'artère pulmonaire et la bronche correspondante. Ce pédicule, entouré de ganglions lymphatiques, se rapproche beaucoup plus de la colonne vertébrale que du sternum, et de la partie supérieure du médiastin que de l'inférieure; c'est le seul point par lequel le poumon, lorsqu'il est exempt d'adhérences, tient au reste de l'économie.

Quant aux anomalies assez nombreuses qu'offrent les vaisseaux artériels que renferme le médiastin, elles sont sans doute fort intéressantes à connaître, mais elles ne sont d'aucune utilité pratique en ce qu'on ne les reconnaît généralement qu'à l'examen cadavérique.

Déductions pathologiques et opératoires. — Le tissu cellulaire qui enveloppe tous les organes plongés dans le médiastin peut devenir le siége d'abcès spontanés ou migrateurs; mais, il faut le dire, les uns et les autres sont rares. Ils s'annoncent en général par de grands troubles dans la respiration, et, lorsqu'ils en occupent la partie postérieure, ils apportent une grande gêne dans la déglutition en comprimant l'œsophage. Ils paraissent avoir une certaine tendance à se porter en avant, derrière le sternum, et c'est pour leur faire jour que les chirurgiens du XVIIIe siècle, et particulièrement J. L. Petit et Lamartinière, avaient proposé la trépanation du sternum, opération tombée à juste titre en désuétude.

Il est peu de régions qui présentent une aussi grande quantité de ganglions lymphatiques, et j'ai dit qu'ils se groupaient autour de la racine des bronches qu'ils enveloppent de toutes parts. On en trouve aussi autour de l'œsophage, des gros vaisseaux et des nerfs pneumogastriques, diaphragmatiques et grands sympathiques. Il résulte de là que lorsque ces ganglions se tuméfient, soit primitivement, soit par suite de maladies des organes dont ils reçoivent les lymphatiques, ils déterminent des compressions redoutables et quelquefois mortelles. J'ai recueilli, dans le service de M. Velpeau, en 1842, l'observation d'un homme qui était entré dans les salles pour une fracture simple du radius; il était sur le point de sortir, après vingt-cinq jours de traitement pendant lesquels il n'avait présenté d'autres symptômes qu'une toux continuelle mais sans expectoration, avec raucité de la voix, lorsqu'il mourut brusquement dans le milieu de la nuit. Nous ne trouvâmes à l'autopsie, pour expliquer la mort, d'autre lésion qu'un état emphysémateux du poumon droit dont les vésicules et les bronches étaient remplies d'une écume jaunâtre. En disséquant avec soin le pneumogastrique du côté correspondant, je constatai qu'il passait au milieu d'une masse de ganglions dont les uns étaient en suppuration et les autres infiltrés seulement d'une matière blanchâtre non ramollie. Le nerf, dans l'étendue de deux centimètres environ, était hypertrophié au point de présenter le volume d'une plume à écrire; là, son névrilème était le siége d'une rougeur intense, d'une vascularisation très-prononcée et la substance nerveuse était ramollie. Nul doute que cette brusque asphyxie n'ait été déterminée par la désorganisation du pneumogastrique.

Non-seulement les nerfs peuvent être ainsi comprimés, mais encore les bronches et l'œsophage, qui ont été trouvés aplatis, rétrécis et leur calibre presque complétement effacé. MM. Marchal (de Galvi), Barthez et Rilliet, ont rassemblé des cas nombreux de ce genre, et ont désigné cette affection sous le nom de *phthisie ganglionnaire.*

Enfin Blandin, d'après Léveillé, a cité l'observation d'un malade chez lequel les ganglions suppurés s'étaient ouverts dans l'œsophage et la bronche gauche.

Les anévrysmes sont fréquents dans la région médiastine supérieure ; s'ils siégent sur la convexité de la crosse aortique ou sur les artères qui en partent, ils ont en général de la tendance à se porter vers l'ouverture cervico-thoracique et viennent proéminer à la partie inférieure de la région cervicale. Quelquefois ils remontent assez haut le long de la trachée pour simuler des anévrysmes de la carotide primitive, et, dans un cas de cette nature, Wardrop ayant opéré par la méthode de Brasdor, ne reconnut son erreur qu'à l'autopsie (1).

Les tumeurs de la crosse aortique, de l'origine du tronc brachio-céphalique, des artères sous-clavière et carotide gauche, s'annoncent toujours dès le début par des symptômes qu'expliquent parfaitement leurs rapports avec les gros nerfs, les bronches et les veines qui les avoisinent, et pour les détails desquels je renvoie aux traités de pathologie spéciale. Mais il est une variété de ces tumeurs qui donne naissance à des symptômes encore trop peu connus pour que je ne croie point nécessaire de les mettre en lumière, d'autant mieux qu'ils découlent immédiatement des rapports anatomiques ; ce sont les anévrysmes de l'aorte thoracique proprement dite ou descendante.

J'ai dit que cette artère, située à la partie la plus profonde du médiastin, est appliquée contre la paroi latérale gauche de la colonne vertébrale, et se met en rapport avec le nerf grand sympathique qui y est également accolé. Dès que la poche anévrysmale commence à se développer, elle tend à comprimer ce tronc nerveux, et son existence n'est révélée, vu la profondeur à laquelle elle est située, que par des troubles dans les organes qui reçoivent leurs filets de cette portion du sympathique ; or ces troubles sont de nature si singulière qu'il est réellement impossible, si l'on n'est prévenu, de les rattacher à la présence de cette affection. J'ai eu l'occasion de voir, il y a quelques années, avec MM. Bouillaud et Trousseau, un malade auquel je donnais des soins depuis plus de cinq ans, pour des douleurs atroces et persistantes dans les testicules et la région abdominale profonde, douleurs que, ne sachant à quoi rattacher, j'avais attribuées d'abord à une affection néphrétique. Tous les traitements mis en usage avaient été inutiles, et comme le malade éprouvait depuis quelques mois des souffrances et une anxiété qui allaient croissant chaque jour, ces deux professeurs furent appelés pour m'aider de leurs lumières. Après un examen approfondi et l'auscultation minutieuse du thorax, ils déclarèrent qu'il s'agissait d'un état nerveux inconnu se rattachant probablement à une affection de la moelle épinière. Un mois plus tard, nous revîmes le malade en commun une deuxième fois, et alors M. Trousseau se rappelant un fait analogue qu'il avait eu l'occasion d'observer quelques années auparavant, et précisément avec M. le professeur Bouillaud, émit cette opinion, que nous avions affaire à une tumeur anévrysmale de l'aorte descendante. Le malade fut ausculté et percuté de nouveau avec le plus grand soin, mais rien ne vint révéler la présence d'un anévrysme. Quelques semaines plus tard, il fut pris d'un accès de suffocation et succomba en quelques minutes. A l'autopsie, on trouva sur l'aorte descendante, au niveau de son passage à travers le diaphragme, une tumeur anévrysmale de la grosseur du poing qui s'était brusquement rompue. Le nerf grand sympathique droit était perdu dans les parois de la tumeur, les corps vertébraux

(1) Article CAROTIDE du *Dictionnaire* en 30 volumes.

étaient intacts, en sorte que tous les symptômes devaient être rapportés non à une lésion de la moelle, mais à une compression du grand splanchnique.

Les plaies du médiastin sont toujours excessivement graves, vu l'importance des organes qu'il renferme ; mais comme il est protégé par le sternum en avant, et la colonne vertébrale en arrière, elles sont beaucoup moins fréquentes que celles des cavités pleuro-pulmonaires. Si le corps vulnérant a pénétré dans la partie supérieure et en avant, les premiers organes blessés seront le tronc de l'artère pulmonaire, la crosse de l'aorte, la veine cave supérieure, les troncs brachio-céphalique veineux et artériel, les artères et veines sous-clavières gauches ; si l'instrument a pénétré dans la partie inférieure, c'est le cœur qui sera lésé et en premier lieu le ventricule droit et l'oreille droite.

Des observations nombreuses démontrent que les plaies des ventricules ne sont point nécessairement mortelles, et sont plus fréquentes que celles des oreillettes situées sur un plan postérieur. Quant aux organes plus profondément placés, comme l'œsophage et le canal thoracique, quoiqu'on ait signalé leurs blessures, elles sont beaucoup plus rares ; Blandin a rapporté un cas de division de la veine azygos par une balle près de sa courbure terminale (1).

2° Des plèvres et du poumon.

Les plèvres forment, ainsi qu'on le dit pour la facilité de la description, des sacs sans ouverture ; on leur distingue un feuillet viscéral et un feuillet pariétal, Ces deux feuillets, toujours exactement appliqués, sont, dans l'état normal, lisses et humectés de sérosité, ce qui permet le glissement facile du poumon dans les mouvements de dilatation et de resserrement, d'allongement et de raccourcissement qu'il exécute. C'est entre ces deux feuillets que se trouve la *cavité de la plèvre*, cavité qui, à proprement parler, n'existe que dans l'état pathologique, puisqu'à l'état normal le poumon glisse à frottement contre les parois thoraciques. Le feuillet viscéral est adhérent à la surface pulmonaire et il est très-difficile de l'en séparer ; il n'en est pas de même du feuillet pariétal qui, excepté sur le diaphragme, se décolle partout assez facilement.

Le poumon droit est composé de trois lobes ; le poumon gauche n'en présente que deux, le troisième semble remplacé par le cœur. Leur volume est à peu près égal, car ce qui manque au poumon gauche en largeur est compensé par une plus grande longueur, la voussure du diaphragme moindre à gauche qu'à droite lui permettant de descendre quelques travers de doigt plus bas. Néanmoins, tout compte fait, je pense que le poumon droit a une capacité réellement un peu supérieure à celle du poumon gauche.

Par leur surface externe, les poumons se moulent sur la concavité des côtes ; leur base repose sur la voussure du diaphragme, et ils descendent en arrière jusqu'au niveau de la douzième côte, dans la rainure costo-diaphragmatique. Par leurs bords antérieurs amincis ils s'avancent sous le sternum ; leur sommet se moule sur le cul-de-sac de la plèvre déjà signalé à la région sus-claviculaire et qui dépasse quelquefois cet os et la première côte de 3 à 4 centimètres.

C'est par leur face médiastine concave qu'ils reçoivent leurs nerfs, leurs vaisseaux

(1) Blandin, *Anatomie topographique*, p. 287.

artériels et veineux, et les canaux aérifères dont la division ultime en cul-de-sac constitue la partie essentielle de leur organisation. Ces éléments se ramassent en un faisceau court et un peu aplati d'avant en arrière pour former la *racine* ou le *pédicule* du poumon, dont j'ai déjà signalé la position sur les faces latérales du médiastin, plus près de la circonférence supérieure de la poitrine que du diaphragme, et de la colonne vertébrale que du sternum. C'est par ce seul et unique lien que, dans l'état normal et physiologique, le poumon tient au reste de l'économie ; sa périphérie, que recouvre la plèvre viscérale, est en effet isolée des parois thoraciques, diaphragmatiques et médiastines, par la cavité pleurale.

Le tissu pulmonaire, d'une couleur gris rosé, tacheté de noir, est mou, spongieux, crépitant sous la main qui le presse, opposant une assez grande résistance aux lacérations malgré sa flaccidité ; il est en outre doué d'une propriété toute spéciale, la *rétractilité*, peu étudiée jusqu'ici, et sans la connaissance de laquelle cependant il serait impossible de suivre les développements pathologiques dans lesquels je me propose d'entrer ; telle est la raison qui m'engage à en traiter avec quelques détails.

Sur un cadavre dont les poumons sont parfaitement sains et exempts d'adhérences, chose fort rare d'ailleurs, lorsqu'on ouvre avec précaution le thorax, au moment où l'on divise le feuillet pariétal de la plèvre, un léger sifflement annonçant la pénétration de l'air dans la cavité pleurale se fait entendre, et l'on peut les voir aussitôt s'affaisser et se rétracter sur leur pédicule. Si alors, après avoir introduit un tube dans la trachée-artère on essaye d'y pousser de l'air, on les voit se gonfler et reprendre leur forme normale ; mais l'insufflation n'a pas plutôt cessé que de nouveau ils se rétractent, expulsant avec vivacité l'air qu'on y a introduit.

Pourquoi donc le poumon qui, avant l'ouverture de la poitrine la remplissait exactement et était maintenu appliqué par toute sa périphérie aux parois costales, s'affaisse-t-il ainsi dès que l'air a pénétré dans la cavité pleurale ? On a dit, et beaucoup de personnes répètent encore, que le poumon est soustrait dans la cavité thoracique à la pression atmosphérique, de telle sorte qu'après l'ouverture de la poitrine la colonne d'air qui s'y précipite le déprime et le refoule contre les corps vertébraux. C'est là une explication qui repose sur une analyse bien évidemment incomplète des phénomènes respiratoires. On comprendrait à la rigueur que l'entrée de l'air dans la plèvre pendant l'inspiration, alors que les poumons sont sollicités vers les parois costales et diaphragmatique par la tendance au vide, de la même manière que les téguments sont aspirés dans une ventouse, fasse cesser brusquement l'expansion pulmonaire, et que le poumon revienne à la place qu'il occupait avant l'effort musculaire ; mais ce dont on ne se rend plus un compte satisfaisant dans cette hypothèse de la pression atmosphérique agissant seule, c'est que quand il est au repos, quand rien ne l'appelle à la périphérie du thorax, comme cela a lieu dans l'expiration ou après la mort, la communication de la cavité pleurale avec l'extérieur soit encore suivie de son affaissement. Si la pression de l'atmosphère, en effet, pèse de toute sa puissance sur la face externe d'un poumon dont la plèvre est ouverte, il est également incontestable que par l'intermédiaire de la trachée-artère et des canaux bronchiques, elle s'exerce au même degré sur toute sa surface interne, en sorte que ces deux pressions se faisant nécessairement équilibre, le poumon, *s'il était inerte*, ne devrait pas avoir plus de tendance à s'affaisser qu'à se dilater, et que, de même qu'une éponge, il devrait rester dans un état intermédiaire à la dilatation et à l'affaissement.

Mais c'est qu'il n'est pas inerte : il jouit au contraire d'une élasticité telle, qu'aussitôt après avoir été distendu, il tend à revenir brusquement sur lui-même, et c'est là ce qui constitue sa *rétractilité*. Peu importe pour le moment la question de savoir si cette propriété rétractile est ou non due à la présence des *fibres élastiques* signalées par les micrographes dans les parois des vésicules pulmonaires ; ce qu'il faut établir, et ce qui me paraît ressortir clairement des expériences qui précèdent, c'est que cette rétractilité existe et qu'elle est tellement inhérente au tissu pulmonaire qu'elle subsiste même après la mort.

Pendant la vie, cette tendance à la rétraction est plus marquée encore peut-être, et pour s'en assurer, il faut, ainsi que je ne manquais jamais de le faire dans mes cours publics lorsque je traitais ce sujet, ouvrir les deux côtés de la poitrine d'un chien, en ayant soin de maintenir béantes les lèvres de la plaie ; dès qu'on a entendu le sifflement caractéristique qui annonce la pénétration de l'air dans les cavités pleurales, on voit l'animal s'agiter, haleter, et bientôt après mourir asphyxié, les poumons fortement rétractés ne permettant plus au sang et à l'air de pénétrer leur tissu. Notons qu'ici comme sur le cadavre, la rétraction du poumon est la *cause* de la pénétration de l'air, non son *effet*, et que si le poumon n'était pas sollicité par une force propre qui l'attire vers son pédicule, la pression atmosphérique n'aurait sur lui aucune action et l'air aucune tendance à occuper la cavité pleurale.

Quelle que soit la voie par laquelle l'air s'introduit dans la cavité pleurale, qu'il vienne de l'extérieur par une plaie faite aux parois thoraciques, ou des bronches par une rupture ou déchirure des vésicules pulmonaires, le résultat est le même, c'est-à-dire que le poumon reste livré à sa rétractilité et que la plèvre se remplit d'air. L'expérience suivante démontre ce point important mieux que ne pourraient le faire tous les raisonnements.

Sur un cadavre mort d'une affection autre qu'une maladie des organes respiratoires, et dont les poumons me paraissaient à la percussion parfaitement sains, j'enlevai au niveau du troisième espace intercostal, dans l'étendue de 3 centimètres environ, la peau et les muscles intercostaux jusqu'à la plèvre pariétale exclusivement, en prenant les plus grandes précautions pour ne pas intéresser cette membrane, et par conséquent ne pas ouvrir la cavité pleurale. Grâce à la transparence du feuillet séreux, je pus voir que le poumon, d'un gris rosé, était exactement appliqué contre la paroi costale, et que, dans ce point au moins, il n'existait aucune adhérence.

Ceci bien constaté, je soulevai la peau qui recouvrait le quatrième espace intercostal en arrière, et, à la base de ce pli, je fis pénétrer dans la poitrine un ténotome aigu et recourbé en forme de canif, avec tout le soin nécessaire pour que l'air extérieur ne s'introduisît point dans la plèvre ; je pratiquai alors au poumon une plaie de l'étendue d'un demi-centimètre environ, autant qu'il me fut permis d'en juger par le mouvement que j'imprimai à l'instrument. Pendant ce temps, l'œil fixé sur le point où j'avais mis la plèvre à découvert, je constatais qu'il ne s'était pas opéré le plus léger changement dans les rapports du poumon avec la paroi costale ; je retirai alors mon ténotome avec les mêmes précautions que j'avais pris pour l'introduire.

J'avais donc ainsi fait au poumon une plaie qui mettait la cavité pleurale en rapport avec l'atmosphère par l'intermédiaire des culs-de-sac bronchiques, et si la théorie précédemment exposée de la rétractilité pulmonaire était vraie, en pratiquant la respiration artificielle, l'air devait pénétrer dans la plèvre, et le poumon s'affaisser. Or, c'est précisément ce qui eut lieu ; un aide fit, à l'aide d'un tube préalablement adapté à la trachée, l'insufflation pulmonaire, puis je pressai doucement sur la paroi thoracique, de manière à simuler le jeu de la respiration, et nous vîmes d'abord le poumon qui glissait à frottement contre la paroi costale descendant dans l'inspiration, remontant dans l'expiration, s'en détacher tout à coup et assez brusquement, sans qu'il fût dès lors possible, par la plus violente projection d'air dans la trachée, de le faire s'accoler de nouveau contre la plèvre pariétale.

La résonnance tympanique, étendue à tout le côté correspondant du thorax, nous démontra qu'il s'était effectué là un épanchement d'air considérable dans la cavité pleurale. Mais, pour le constater d'une manière plus positive encore, je fis verser de l'eau dans la perte de substance faite au troisième espace intercostal, de manière à immerger la plèvre pariétale, puis j'y fis une ponction, et nous vîmes bouillonner l'air qui sortait spontanément, en quantité notable, et sans qu'il fût même nécessaire de presser sur le ventre ou la poitrine. Puis l'ouverture de ce côté du thorax nous montra le poumon complétement libre d'adhérences, affaissé sur lui-même vers sa racine ; il existait à la partie postérieure du lobe moyen une petite plaie d'un demi-centimètre au plus d'étendue, n'ayant pénétré qu'à 1 ou 2 millimètres environ, et qui, par conséquent, n'avait intéressé que les derniers culs-de-sac bronchiques ; lorsqu'on faisait l'insufflation, on voyait l'air s'échapper des vésicules sous forme de petites bulles qui venaient crever à la surface.

Profitant de ce que les poumons de ce sujet étaient parfaitement sains, je répétai l'expérience sur le côté gauche du thorax, mais en la variant ; ainsi, au lieu de faire une plaie large, je me bornai à une simple piqûre et je la pratiquai sur la portion du poumon que je pouvais inspecter ; la respiration artificielle fut faite avec beaucoup de douceur, et nous vîmes alors la plaie passer et repasser sous nos yeux sans qu'il en sortît de bulles de gaz. Mais une fois ce résultat constaté, je fis, avec les mêmes précautions, une large incision au poumon, et le pneumothorax se produisit instantanément ; puis, comme pour le côté droit, il nous fut facile de nous assurer de la présence de l'air dans la plèvre et de la rétraction du poumon, qui se trouva également libre d'adhérences dans toute son étendue. N'oublions pas de dire qu'il ne se manifesta pas le moindre signe d'emphysème extérieur dans le point correspondant à la plaie faite aux parois thoraciques.

Depuis j'ai répété souvent ces expériences, et avec des résultats identiques, toutes les fois que le poumon était sans adhérences et son tissu sain et exempt d'infiltrations, soit tuberculeuse, soit liquide, soit gazeuse.

Lorsque le poumon, au lieu de jouer librement dans la cavité pleurale, est attaché aux parois costales par des adhérences, même très-minces, le pneumothorax ne se produit point ou se produit d'une manière incomplète. Sur un homme robuste et vigoureux qui avait succombé rapidement à la suite d'une chute sur la tête, je voulus rendre les élèves de l'hôpital Saint-Louis témoins de ces phénomènes. Avec l'aide de deux de mes internes, MM. Maugin et Capelle, je procédai donc ainsi qu'il vient d'être dit, et au moment où fut pratiquée la respiration artificielle, je constatai, non sans un certain désappointement, que le poumon que nous avions sous les yeux au lieu de se déplacer restait fixé à la paroi costale, complétement immobile. J'annonçai alors que de deux choses l'une : ou qu'il devait y avoir des adhérences, ou qu'il n'existait point de plaie au tissu pulmonaire. A l'ouverture du thorax nous trouvâmes la plèvre incomplétement remplie d'air, le poumon à peine affaissé et seulement détaché de la surface diaphragmatique, tandis qu'il était maintenu d'autre part contre les parois costales antérieures et latérales par des *adhérences assez courtes mais nombreuses*.

Du côté opposé, les résultats présentèrent quelques différences : ainsi le poumon insufflé se détacha de la paroi costale, mais pas assez pour que nous pussions le perdre de vue. À chaque nouvelle insufflation, on le voyait se gonfler et se rapprocher de la plèvre pariétale, sans jamais arriver toutefois jusqu'au contact. L'examen du thorax nous le montre attaché à la face interne de la paroi costale, au niveau de la quatrième côte, à 5 centimètres environ du sternum par une bride pseudo-membraneuse ayant plus d'un centimètre de longueur et qu'une faible traction suffit à rompre. Il semblerait qu'une fois rendu libre le poumon dût s'affaisser immédiatement ; il n'en fut rien, il resta distendu, son tissu semblait avoir perdu sa rétractilité. En l'incisant, nous constatâmes un peu d'emphysème interlobulaire et nous attribuâmes cette perte d'élasticité à l'infiltration d'air dans le tissu cellulaire sous-pleural, infiltration occasionnée peut-être par l'insufflation que nous avions, dans ce cas, poussée à dessein plus loin que dans les cas précédents. Peut-être aussi les adhérences, en gênant la locomotion du poumon, lui font-elles perdre en partie son élasticité.

Dans une autre circonstance où le pneumothorax ne s'était produit que d'une manière incomplète, je constatai que le poumon était cependant libre d'adhérences. Lorsqu'on le distendait par l'insufflation, de manière à lui faire remplir la place qu'il occupait normalement dans la cage thoracique, il revenait bien un peu sur lui-même, mais d'une manière incomplète et ne s'affaissait jamais au delà d'un certain degré ; il restait alors inerte comme une éponge. En l'incisant, je le trouvai infiltré de sang et de sérosité comme dans la pneumonie dite hypostatique, ce qui explique cette absence ou, pour parler plus exactement, cette diminution de la rétractilité.

De ces expériences découlent plusieurs conséquences importantes, qui trouveront leur place plus loin ; la seule chose que je veuille faire remarquer pour le moment, c'est que la cage thoracique restant intacte, si l'air s'introduit dans la cavité pleurale par les bronches, la rétractilité pulmonaire s'exerce exactement comme dans les cas où la communication s'effectue par les espaces intercostaux, et le pneumothorax se produit de la même manière.

Reste maintenant à déterminer sous quelle influence la périphérie du poumon est ainsi sollicitée vers les parois thoraciques lorsque la cavité pleurale est intacte ; quelle est la force qui lutte et triomphe de cette rétractilité pulmonaire. Or, c'est, en premier lieu, l'élasticité des côtes et des cartilages qui jouent le rôle d'agents passifs, et, en second lieu, les puissances musculaires qui tendent, en écartant les parois thoraciques, à faire le vide dans la cavité pleurale, vide que vient combler le poumon pressé par l'atmosphère pesant sur tous les culs-de-sac bronchiques.

Ainsi, d'une part, à la périphérie du poumon, tendance à la formation d'un vide, en vertu duquel cet organe est appelé vers les parois thoraciques ; d'autre part, attraction vers sa racine par le tissu rétractile qui lui est propre : telles sont les deux forces qui luttent sans cesse entre elles, et dont l'équilibre est indispensable au jeu régulier des fonctions respiratoires. Si, par la pénétration de l'air dans la cavité pleurale, le vide virtuel est supprimé, le poumon, livré à la toute-puissance du tissu rétractile, s'affaisse ; si c'est, au contraire, l'action de ce tissu qui vient à faire défaut, il ne revient plus sur lui-même que d'une manière insuffisante, et, dans les deux cas, les fonctions de l'appareil sont gravement compromises.

Quant à la force d'expansion dont quelques auteurs se sont plu à doter les poumons, il suffit de se pénétrer des détails qui précèdent pour voir qu'elle n'a aucun fondement ; j'aurai d'ailleurs l'occasion de revenir sur cette question.

Ces notions anatomo-physiologiques nettement posées, voyons l'application qu'on en peut faire à l'intelligence des phénomènes pathologiques.

Toute lésion qui a pour résultat de laisser pénétrer l'air dans la cavité pleurale, par cela même qu'elle porte atteinte aux conditions physiques indispensables à l'accomplissement des mouvements respiratoires, doit amener et détermine effectivement de graves perturbations ; telles sont les plaies de poitrine, avec ou sans blessure du poumon. Mais il est très-important de distinguer celles qui atteignent un poumon qui joue librement et sans entrave dans la cavité pleurale, de celles qui intéressent cet organe, alors qu'il est fixé par des adhérences aux parois costales. Or ces adhérences, qui constituent par le fait un état pathologique, pourraient presque, vu leur fréquence, être considérées comme une variété de l'état normal, et, pour mon compte, depuis plusieurs années que mon attention est attirée sur cette disposition, c'est à peine si j'ai rencontré un sujet sur deux dont les poumons fussent complétement libres dans la cavité pleurale. Lors d'un concours pour la place de chef des travaux anatomiques, en 1845, le jury ayant donné pour sujet de pièces, les lymphatiques du poumon, je me mis à la recherche de poumons sains, et je trouve dans mes notes que, sur soixante-quinze cadavres, trente-six fois seulement cet organe se présenta sans aucune adhérence. Il est donc intéressant de rechercher quelles sont les conséquences qu'entraîne cette fréquente fixité du poumon, dans les cas de plaie de poitrine (1).

Lorsqu'on ouvre le thorax d'un cadavre dont la plèvre viscérale est unie à la plèvre pariétale par des adhérences, alors même que ces dernières sont peu étendues et assez grêles en apparence, elles suffisent pour empêcher le poumon d'être emporté vers le médiastin par la force de son tissu rétractile, et l'on est obligé, si l'on veut observer ce phénomène, de séparer soigneusement et complétement la surface pulmonaire de la paroi thoracique. Souvent même, dans ces cas, on peut remarquer que le tissu du poumon ne revient qu'incomplétement sur lui-même ; qu'il a perdu en grande partie sa rétractilité, et cela en l'absence de toute infiltration solide, liquide ou gazeuse. Il ne serait donc pas exact d'avancer sans restriction, que la rétractilité persiste même après la mort ; il serait plus vrai de dire que si elle subsiste ordinairement, souvent aussi elle subit des altérations notables qui ne peuvent pas être purement cadavériques, altérations dont les pathologistes n'ont peut-être pas tenu un compte suffisant dans l'explication des phénomènes qui accompagnent les affections des voies respiratoires, ainsi que je le démontrerai plus loin.

On comprend que ces conditions physiques, faciles à constater sur le cadavre, doivent, pendant la vie, être rigoureusement les mêmes, et qu'un poumon ainsi retenu aux parois costales et ne pouvant se rétracter, n'en continuera pas moins à se dilater, quelle que soit l'étendue de la plaie faite à ces parois. Aussi les plaies de poitrine, dans ces conditions, sont-elles beaucoup moins graves que lorsqu'elles surviennent, le poumon étant exempt d'adhérence et jouant librement dans la cavité

_____

(1) On lira avec intérêt le mémoire que Roux, bien jeune alors, a publié dans la *Bibliothèque médicale*, année 1807, sous ce titre : *Sur les avantages de l'adhérence du poumon aux parois de la poitrine dans les plaies pénétrantes de cette cavité.* C'est le premier et le seul auteur, à ma connaissance, qui ait tenu compte de cette disposition ; il est à regretter qu'il n'ait pas saisi toutes les conséquences qui en découlent.

pleurale : dans le premier cas, les fonctions respiratoires continuent à se faire; dans le second, elles se trouvent brusquement anéanties, par suite de l'affaissement du tissu pulmonaire dans lequel ne peuvent plus pénétrer ni l'air ni le sang. Dans les expériences sur les animaux, sur les chiens, par exemple, la privation subite d'une moitié de l'appareil respiratoire détermine des suffocations qui n'entraînent que rarement une mort immédiate; mais il n'en est pas de même chez l'homme; cette brusque suppression d'une aussi notable partie d'une fonction si prochainement liée à la vie, entraîne des suffocations mortelles, ainsi qu'on le verra dans l'observation citée plus loin de Smith (1).

Mais ce n'est pas seulement relativement aux fonctions du poumon après l'ouverture de la cavité pleurale, que le rôle des adhérences est intéressant à étudier, il est encore un autre phénomène sur lequel elles ont une influence bien plus directe, et qui ne paraît pas avoir été soupçonné, que je sache, même par les auteurs modernes : je veux parler de l'emphysème consécutif aux lésions du poumon.

Voyons d'abord comment, suivant les *idées reçues*, se produit ce symptôme des plaies pénétrantes de poitrine qu'on observe également dans quelques fractures de côtes. Raisonnant comme si le poumon était toujours libre d'adhérences, les auteurs disent : Si la plèvre seule est intéressée sans que le poumon soit lésé, blessure qui, pour le dire par parenthèse, est très-rare puisqu'on en connaît à peine quelques exemples, et qu'on ne la conçoit guère possible qu'après l'opération de la thoracocentèse, l'air extérieur se précipite, remplit la cavité pleurale, et *comprime* le poumon qu'il affaisse. Dans l'expiration, cet air comprimé par le resserrement de la poitrine tend à en sortir et sort en effet librement si la plaie est large, tandis que si elle est tortueuse ou trop étroite, il s'infiltre dans le tissu cellulaire, donnant lieu à un emphysème généralement peu considérable, le fluide ne pouvant se renouveler d'une manière indéfinie.

Dans les cas, incomparablement plus fréquents, où le poumon est blessé en même temps que la plèvre, les phénomènes observés offrent, selon les mêmes chirurgiens, quelques différences. Comme précédemment, l'air extérieur tend à pénétrer dans la cavité pleurale et à *comprimer* le poumon, mais de plus, à chaque inspiration, il en arrive par les cellules pulmonaires divisées une nouvelle quantité. Alors, comme la source du fluide versé dans la plèvre est inépuisable, et que, comme dans le cas de plaie pénétrante simple, il tend, ou à sortir par la plaie extérieure, ou à s'infiltrer dans le tissu cellulaire, non-seulement l'emphysème peut devenir beaucoup plus considérable, mais encore le poumon, de plus en plus et progressivement comprimé par chaque nouvelle quantité d'air qu'il apporte lui-même, finit par s'aplatir complétement.

Il est bien entendu que tous ces phénomènes sont d'ailleurs d'autant plus prononcés que la plaie extérieure est plus petite et la plaie pulmonaire plus large, et, dans le cas où la lésion pulmonaire existe seule sans que la peau soit intéressée, comme dans quelques fractures de côtes, l'air versé par les cellules divisées dans la cavité pleurale ne trouvant aucune issue à l'extérieur, s'infiltre inévitablement dans le tissu cellulaire, et l'emphysème peut alors acquérir des proportions considérables, envahir, par exemple, la presque totalité du corps.

Telle est la théorie de l'emphysème donnée par les auteurs; après l'avoir exposée

(1) *Archives de médecine*, 1840, t. IX, p. 489.

M. Malgaigne ajoute qu'on *ne voit pas d'abord quelle objection lui adresser* (1).
Cependant elle mérite, selon lui, le grave reproche de considérer le poumon comme
une éponge inerte laissant échapper l'air dès qu'il est divisé, de sorte que, dans tous
les cas où il est blessé, il devrait y avoir emphysème. Or, il constate qu'il est bien
loin d'en être ainsi; ce qui est parfaitement exact. Se fondant sur les expériences
d'Hewson et de M. Jobert, il cherche alors à prouver que l'infiltration sanguine qui
survient nécessairement après la lésion d'un tissu aussi perméable que le poumon,
met souvent obstacle à la production de l'emphysème en obturant les cellules
pulmonaires divisées ; enfin , il termine en disant que l'histoire étiologique de
l'emphysème et les circonstances qui le produisent *ne sont point parfaitement
connues* (2).

Ces dernières lignes, extraites textuellement du traité de M. Malgaigne, montrent
le point où en est encore aujourd'hui la science sur cette question. En lisant les
pages consacrées à ce sujet dans les livres de chirurgie, il m'était toujours resté
quelque chose de très-confus dans l'esprit au sujet de la manière dont se produit
l'emphysème, et lorsque, en 1846, j'ouvris un cours d'anatomie médico-chirurgicale
à l'École pratique, après avoir longtemps insisté sur cette question, je fis part aux
élèves de mes doutes, et répétai en leur présence les expériences de Hewson sur
l'emphysème. Comme lui, je fus frappé de la difficulté que l'on a à obtenir chez les
animaux le pneumothorax et l'infiltration de l'air sous les parois costales, au moyen
de plaies pénétrantes par instruments piquants ; mais l'observation attentive des faits
me conduisit à en donner une explication bien différente de la sienne. Selon lui, et
M. Malgaigne paraît être de cet avis, la rareté de ce phénomène tiendrait à ce que
l'infiltration sanguine, s'emparant des lèvres de la plaie pulmonaire, mettrait obstacle
à la perméabilité des vésicules, et par conséquent à l'issue de l'air. Mais cette infiltration ne survenant que plusieurs heures après la lésion, et les cellules pulmonaires
restant perméables un temps bien suffisant pour donner naissance à l'emphysème,
je ne pouvais m'expliquer comment l'air ne s'en échappe pas au moins dans les premiers moments qui suivent la blessure, et j'en concluais qu'il devait y avoir une
autre raison dont Hewson, comme MM. Jobert et Malgaigne, ne s'étaient pas rendu
compte.

Cette raison la voici. Le poumon, on le sait, ne reste pas immobile dans la cavité
thoracique ; il monte et descend à frottement le long des parois costales, et cette
locomotion est prouvée par l'expérience suivante. On enfonce dans les espaces intercostaux d'un chien de longues aiguilles, de manière qu'elles pénètrent assez profondément dans le tissu pulmonaire, puis on les abandonne à elles-mêmes ; alors
on voit leur portion restée libre au dehors osciller de haut en bas d'une manière
très-sensible, s'élever à chaque inspiration et s'abaisser au contraire à chaque expiration. Évidemment ces mouvements leur sont communiqués par le poumon dont
elles indiquent exactement le déplacement incessant. Chez l'homme, cette locomotion du poumon paraît plus considérable encore ; lorsque dans l'inspiration, le diaphragme se contracte et attire à lui la base du poumon, il l'entraîne jusqu'au niveau
de l'extrémité inférieure du sternum, tandis que dans l'expiration, ce même bord
inférieur peut remonter jusqu'au niveau de la cinquième côte, d'après les expé-

(1) *Anatomie chirurgicale*, t. II, p. 213, 2e édition.
(2) *Loc. cit.*, p. 117.

riences de M. J. Cloquet, et même de la quatrième, selon M. Cruveilhier (1). Dans mes expérimentations sur le cadavre j'ai pu, de mon côté, constater *de visu* ce déplacement du poumon en pratiquant la respiration artificielle; il est vrai de dire qu'il n'était pas très-étendu, ce qui s'explique par l'impossibilité où nous nous trouvions de simuler la contraction du diaphragme plus spécialement chargé de cette locomotion du poumon, mais néanmoins il était assez marqué pour qu'il ne réstât aucun doute à cet égard. Ainsi, par suite de cet allongement et de ce raccourcissement, tel point de la surface pulmonaire correspond successivement à plusieurs points différents de la paroi costale.

Supposons maintenant le cas où le poumon a été intéressé par un instrument vulnérant, ou par un fragment de côte; nécessairement il a dû être atteint, soit pendant l'inspiration, soit pendant l'expiration, soit pendant le temps de repos qui précède ou suit chacun de ces mouvements, mais dans tous les cas la plaie pulmonaire ne correspond plus l'instant d'après à celle des parois thoraciques. Or, comme la communication de la cavité pleurale avec l'atmosphère par l'intermédiaire des cellules pulmonaires divisées n'a été qu'instantanée et n'a pu suffire à faire cesser le vide virtuel péripulmonaire, que la plèvre viscérale reste exactement appliquée contre la plèvre costale, et que le parallélisme entre les plaies faites à ses deux feuillets est détruit, l'air qui circule dans les vésicules n'a point de tendance à s'en échapper, d'autant mieux que le frottement les efface. C'est là au moins ce qu'il m'a été donné d'observer dans mes expériences sur le cadavre, et tout porte à croire qu'il doit en être de même pendant la vie, la présence des caillots sanguins ne pouvant qu'augmenter encore la difficulté de la sortie de l'air. Telle est sans doute la raison pour laquelle, comme Hewson, comme M. Jobert, je n'ai jamais pu obtenir sur les chiens que très-difficilement un épanchement d'air dans la plèvre, et rarement un emphysème extérieur toujours très-limité. Il importe d'ajouter que chez l'homme, comme chez les animaux d'ailleurs, bientôt le blessé auquel tout mouvement fait éprouver une douleur, condamne instinctivement le côté de la poitrine lésé à une immobilité absolue qui s'oppose à ce que la plaie pulmonaire vienne se mettre de nouveau en rapport avec la plaie pariétale, et par conséquent à ce qu'une nouvelle quantité d'air s'infiltre dans le tissu cellulaire extérieur, à supposer que quelques bulles s'y soient introduites au moment même de la blessure. L'absence presque constante du pneumothorax et la rareté de l'emphysème extérieur dans les blessures du poumon ne me paraissent pas susceptibles de recevoir une autre explication.

Mais voici une difficulté à laquelle ne paraissent même pas avoir songé les partisans de l'ancienne doctrine. Dès que le poumon est blessé, disent-ils, l'air qui s'en échappe s'infiltre dans le tissu cellulaire extérieur, et l'emphysème est produit. Mais pour que cet air arrive sous les téguments de la paroi costale en quantité assez notable pour être perçu, il faut de toute nécessité qu'il traverse la cavité pleurale, et comme cette dernière est supposée sans adhérence, on ne voit pas ce qui empêcherait ce fluide de s'y épancher d'abord; d'où cessation du vide virtuel péripulmonaire, rétraction du poumon et pneumothorax.

Telle est la conséquence forcée de toute communication un peu étendue de la cavité pleurale avec l'atmosphère; en vain s'efforcerait-on d'y échapper par des rai-

(1) Voyez *Région diaphragmatique*, p. 567.

sonnements plus ou moins spécieux, ou en torturant les faits, la loi physique est là, inévitable, inflexible. Seulement il faut observer que cette communication doit être assez large pour que la pénétration de l'air se fasse d'une manière continue, car sans cette condition, ainsi qu'on a pu le voir par les expériences sur les animaux et sur le cadavre, la plaie pulmonaire s'efface, la sortie de l'air n'a pas lieu, ou n'a lieu que d'une manière insuffisante, et son épanchement dans la plèvre reste insignifiant. Dans l'hypothèse que je combats, tout emphysème extérieur, suite d'une déchirure du poumon par un fragment de côte, par exemple, devrait donc s'accompagner d'un pneumothorax caractérisé par une résonnance tympanique de la poitrine, et accompagné d'imminence de suffocation, de cyanose, et quelquefois d'une mort rapide, comme dans le cas d'Hewson. Or, il est trop évident que ce n'est point ainsi que les choses se passent. L'emphysème extérieur, résultant de fractures de côtes, se rencontre assez fréquemment, quoi qu'en ait pu dire M. Malgaigne, et cependant c'est chose extrêmement rare que le pneumothorax traumatique, si rare, qu'il en existe à peine quelques exemples dans les annales de la science. Pour mon compte, je n'en ai rencontré que deux cas, et dans ces deux cas il était partiel. Parfois, il est vrai, à la suite de plaies pénétrantes de poitrine, ou de fractures de côtes multiples, on observe une suffocation plus ou moins considérable qui pourrait tout d'abord induire en erreur et faire croire à une rétraction du poumon et à un pneumothorax ; mais un examen attentif ne tarde pas à démontrer que la dyspnée est due, soit à la présence du sang dans les bronches ou la cavité des plèvres, soit à un emphysème extérieur qui gêne plus ou moins notablement le jeu de l'appareil respiratoire, soit même à l'excès de la douleur, mais en tout état de cause ne saurait être attribuée à un épanchement d'air dans la plèvre, que ni l'auscultation ni la percussion ne permettent de supposer.

Néanmoins si, à la suite de plaies pénétrantes ou de fractures de côtes avec lésion du poumon, l'emphysème n'est pas constant, cependant il se produit ; il importe donc de rechercher quelles sont les conditions qui favorisent son apparition, et pourquoi il n'est presque jamais accompagné de pneumothorax ; ce sont encore les adhérences qui vont nous donner la solution de ce problème.

Supposons que chez un individu dont le poumon est adhérent, un instrument pénètre dans la poitrine, y fasse une plaie large ou étroite, et intéresse ce viscère ainsi maintenu en rapport constant et à peu près invariable avec le point des parois pectorales par où a pénétré l'instrument. L'air continuera à pénétrer les cellules divisées pendant les premières heures qui suivront la blessure, et si la plaie extérieure est large, cet air est immédiatement rejeté au dehors ; mais si elle est étroite ou tortueuse, ou s'il n'en existe pas, comme dans le cas de déchirure par un fragment de côte, il s'infiltrera inévitablement dans les mailles du tissu cellulaire. On s'explique très-bien alors, et la possibilité d'un emphysème plus ou moins considérable par renouvellement incessant de l'air, et l'absence du pneumothorax, et l'impossibilité de la rétraction du poumon, les adhérences, même partielles, même légères, suffisant à produire tous ces résultats. J'ajouterai que dans les cas de fractures de côtes, la dilacération du poumon sera d'autant plus facile que son tissu ne peut ni fuir les dentelures, ni s'en dégager après la blessure.

On sait qu'en général l'emphysème extérieur reste assez limité et ne s'étend pas au delà des parois du thorax, la déchirure des vésicules pulmonaires étant rarement très-étendue, et ne demeurant perméable que pendant les premières heures qui suivent l'accident ; néanmoins on conçoit que si la blessure du poumon est large ou profonde, pénétrant, par exemple, jusqu'à des divisions bronchiques d'une certaine importance, ou si elle reste longtemps perméable, comme cela paraît avoir eu lieu dans l'observation de Littre, la source de l'air étant intarissable l'emphysème n'ait plus de limites.

Dans l'observation suivante, due à Méry, la gravité de l'emphysème doit être attribuée plus particulièrement aux adhérences qui unissaient le poumon à la plèvre costale. Un homme de soixante ans est renversé par un carosse qui lui fracture les quatrième et cinquième côtes ; une tumeur extérieure apparaît peu de temps après l'accident, formée par de l'air infiltré, qui s'étend de proche en proche, gagne toute la superficie du corps, sauf la plante des pieds, la paume des mains et le cuir chevelu, et le malade meurt le quatrième jour. A l'autopsie, on trouve une ouverture imperceptible sans ecchymose aux muscles intercostaux, et une petite portion de la membrane enveloppant le poumon déchirée ; d'une part, elle était unie aux poumons, et de l'autre attachée aux côtes rompues. On ne trouva pas une goutte de sang dans la poitrine, ce qui étonna fort. Il n'est pas non plus question d'air épanché dans la plèvre, et ce qui prouve qu'il n'y en avait pas, c'est que plus loin l'observateur dit que si l'on avait fermé la plaie faite aux parois intercostales, on aurait à coup sûr forcé l'air à pénétrer dans la capacité de la poitrine, c'est-à-dire la cavité de la plèvre (1).

Souvent les adhérences sont partielles et assez lâches pour permettre au poumon de jouer assez librement dans la poitrine, tout en s'opposant à ce qu'il se rétracte complétement ; d'autres fois elles n'attachent qu'un seul ou deux des lobes pulmonaires, l'autre ou les deux autres restant libres, et la cavité pleurale se trouve alors subdivisée en deux ou plusieurs cavités secondaires n'ayant quelquefois entre elles aucune communication. Dans tous ces cas, qui sont loin d'être rares, on comprend que les épanchements de liquide ou d'air, au lieu d'occuper la totalité de la plèvre, soient plus ou moins limités, et que la plus grande partie du poumon, échappant aux conséquences de la pénétration de l'air dans la poitrine, continue à fonctionner régulièrement. L'emphysème extérieur peut alors être compliqué d'un pneumothorax partiel, comme dans les deux observations suivantes :

On apporta dans mon service un homme de soixante ans environ, sur la poitrine duquel une voiture pesamment chargée avait passé et fracturé sept ou huit côtes. Un emphysème extérieur peu considérable s'en était suivi, et cependant le malade, dont la peau avait pris une couleur bleuâtre, dont le pouls était devenu petit et concentré, la respiration haletante et précipitée, semblait menacé d'une suffocation prochaine. En percutant et auscultant le thorax, je trouvai une résonnance tympanique et une absence presque complète de la respiration dans tout le côté gauche en avant ; mais sous l'aisselle et en arrière le murmure respiratoire s'entendait assez bien. Les accidents se dissipèrent progressivement quoique très-lentement, et trois mois après, cet homme était à peu près rétabli ; et si je dis à peu près, c'est que la résonnance était encore considérable en avant et la respiration à peine perceptible. Cette asphyxie imminente, cette résonnance limitée à la partie antérieure de la poitrine, cette absence de la respiration dans le même point, sa persistance sur les côtés et en arrière, tels sont les symptômes qui me paraissent démontrer, jusqu'à l'évi-

(1) *Académie royale des sciences*, année 1713, p. 115.

dence, que des adhérences retenaient le poumon aux parois costales, s'opposaient à son affaissement complet, et limitaient l'épanchement d'air.

Un homme de quarante-cinq ans, fort et vigoureux, est renversé par un omnibus. Apporté immédiatement à l'hôpital Saint-Louis, nous constatons une gêne extrême de la respiration, avec crachement de sang et affaissement général ; le pouls est petit et concentré, la face vultueuse, la peau froide et couverte de sueur. La clavicule gauche est fracturée comminutivement, et les fragments, déprimés du côté du thorax, ont enfoncé la première côte : sept côtes du même côté sont également fracturées, les deuxième, troisième et quatrième en plusieurs endroits. Point de plaie aux téguments. Un emphysème extérieur occupe la partie inférieure du cou, tout le côté gauche du thorax et s'étend en arrière dans l'aisselle et sous l'omoplate. La percussion ne révèle en avant aucune sonorité anormale ; en arrière on trouve une matité étendue à la presque totalité du thorax ; un seul point paraît offrir une résonnance plus grande qu'à l'état normal, c'est sur le côté et en bas au-dessous de l'aisselle. Néanmoins la respiration se fait entendre en ce point presque aussi clairement qu'en avant, elle est mêlée de quelques râles muqueux ; en arrière il y a absence à peu près complète du murmure respiratoire. Le côté droit du thorax n'offre rien de remarquable, la respiration y est partout à peu près normale ; le malade ne présente aucune autre lésion.

Je diagnostique une déchirure du poumon retenu aux parois costales par des adhérences, déchirure ayant déterminé l'emphysème extérieur ; un épanchement de sang occupant la partie postérieure de la cavité pleurale gauche ; enfin je mets en doute l'existence d'un pneumothorax partiel, sans oser cependant me prononcer trop affirmativement sur ce dernier point. Le malade succombe cinquante-six heures après l'accident.

Nous procédons à l'autopsie trente heures après la mort. La percussion permet de constater exactement les mêmes phénomènes observés pendant la vie. Je découvre le huitième espace intercostal, précisément au niveau du point où la sonorité est le plus manifeste, et, après avoir mis la plèvre pariétale à découvert, je fais remarquer à mon collègue M. Richard et aux élèves qui assistaient à l'autopsie, que le feuillet de la séreuse est légèrement bombé en dehors, mais que, malgré sa transparence, on ne peut apercevoir le poumon. Je fais alors verser de l'eau dans le fond de l'entonnoir que représente la plaie, puis je pratique une piqûre à la séreuse, et au même instant nous constatons la sortie d'une petite quantité d'air ; presque aussitôt le diaphragme vient s'appliquer contre la paroi costale et boucher l'ouverture. Nous ouvrons ensuite largement la cavité thoracique, et nous voyons le poumon baignant, par sa partie postérieure, dans du sang très-fluide dont la quantité fut évaluée à 500 ou 600 grammes environ. Quant au poumon, il était séparé de la plèvre diaphragmatique et repoussé vers la partie supérieure du thorax, dont il occupait les deux tiers de la hauteur environ ; là il était adhérent aux parois costales dans presque toute son étendue, mais surtout en avant et en dehors, par des adhérences que nous reconnûmes être fort anciennes, car elles étaient parfaitement organisées : quelques-unes contenaient des vaisseaux et étaient la plupart fort résistantes. Aussi ce ne fut pas sans quelque peine que nous pûmes les rompre pour détacher le poumon. Alors il fut facile de constater que le sommet de cet organe avait été blessé par un fragment de la première côte qui faisait une saillie de plusieurs millimètres dans la cavité pleurale. Les muscles intercostaux et le feuillet pariétal de la plèvre étaient *largement* déchirés; et c'était bien évidemment par là que l'air s'était infiltré dans le tissu cellulaire extérieur. Quant à la blessure du poumon, elle était déjà recouverte par une exsudation plastique, et ne laissa échapper aucune bulle d'air lors de l'insufflation faite par la trachée. Le tissu pulmonaire était tout autour, dans l'étendue de 6 à 8 centimètres, gorgé de sang et induré, pas au point cependant de ne pas surnager quand on le plongeait dans l'eau.

Le poumon du côté droit présentait des adhérences anciennes et organisées comme celles du côté gauche, mais siégeant à la base et non au sommet.

En outre de la première côte nous trouvâmes les sept côtes suivantes fracturées en plusieurs points, mais sans déplacement notable des fragments, et surtout sans déchirure de la plèvre pariétale.

En résumant cette observation, que j'ai dû rapporter avec quelques détails, en raison de son importance décisive pour la question que je débats, on voit que la blessure du sommet du poumon par un fragment de côté avait déterminé : 1° un emphysème extérieur considérable, 2° un épanchement de sang limité dans la cavité pleurale, et. 3° enfin, un pneumothorax peu étendu, sans affaissement du tissu pulmonaire, que retenaient aux parois costales des adhérences anciennes et nombreuses.

Un fait emprunté à Littre prouve que l'emphysème extérieur compliqué de pneumothorax partiel peut ne pas rester ainsi limité, mais envahir la totalité du corps et acquérir des proportions monstrueuses.

Un homme de trente ans reçoit un coup d'épée dans la poitrine; l'air s'infiltre dans le tissu cellulaire des parois thoraciques et envahit de proche en proche la totalité du corps, sauf la plante des pieds, la paume des mains et le cuir chevelu, exactement comme dans le cas de Méry. Au devant de la poitrine, les téguments soulevés présentaient 30 centimètres d'épaisseur, 24 sur le ventre, 16 au cou et 11 dans les autres parties du corps ; les globes oculaires étaient eux mêmes infiltrés d'air. Avant d'ouvrir la poitrine, on y fit un trou à la partie moyenne entre deux côtes, puis, en *pressant sur le ventre et les parois thoraciques*, on fit sortir par ce trou en forme de vapeur de l'air en *assez grande quantité*, qui était fort puant. A l'ouverture de la poitrine, du côté droit, on trouve deux palettes de sang purulent; la plaie pénétrait dans la capacité et aussi dans un des trois lobes; les deux lobes où le coup n'avait pas porté étaient *tendus* et un peu enflammés. Le lobe blessé était dur et noirâtre; la plaie de ce lobe était encore ouverte, elle avait de sept à huit lignes de largeur et une de profondeur. La plaie était aussi ouverte à l'endroit de la plèvre et des muscles intercostaux, mais elle était déjà fermée à la peau par une cicatrice de deux lignes (1).

Peut-être pourrait-on contester qu'ici il y eût seulement pneumothorax partiel; effectivement il n'est pas parlé d'adhérences, et il n'est pas dit que l'épanchement purulent fût circonscrit. Mais ce qui me paraît prouver clairement qu'une partie seulement de la cavité pleurale était envahie, c'est que les deux lobes, qui n'avaient pas été blessés, *étaient tendus*. Comment serait-il possible de concilier cette tension des deux tiers du poumon avec un pneumothorax, alors qu'on eût dû les trouver rétractés, s'ils avaient été sans adhérences? Remarquez d'ailleurs qu'on fût obligé, pour faire sortir l'air de la poitrine, de presser sur le ventre et le thorax, ce qui prouve qu'il n'en existait pas en très-grande quantité, car on a vu

(1) *Académie royale des sciences*, année 1713, p. 13.

que dans mes expériences sur le cadavre, l'air se précipitait spontanément par l'ouverture faite aux parois thoraciques, et sans qu'on fût obligé d'exercer aucune pression. Le pneumothorax était donc bien partiel, et ce qu'il y a de très-intéressant dans ce cas, c'est la perméabilité de la plaie pulmonaire cinq jours après l'accident, phénomène en contradiction avec ce que nous apprennent les expériences sur les animaux.

Remarquons encore que cette perméabilité n'était sans doute pas étrangère à l'énorme développement de l'emphysème extérieur, le poumon, grâce aux adhérences, pouvant continuer à fonctionner et à verser dans la plèvre, et de là dans le tissu cellulaire sous-cutané, une quantité d'air sans cesse renouvelée, et qui ne pouvait trouver d'issue nulle part ailleurs, la plaie aux téguments étant cicatrisée.

Dans l'opération de l'empyème, telle qu'on la pratiquait autrefois, c'est-à-dire sans prendre de précautions pour empêcher la pénétration de l'air dans la cavité pleurale, c'est encore à un pneumothorax partiel qu'on avait affaire; heureusement, car sans les adhérences salutaires qui empêchaient le poumon de s'affaisser, le malade eût été promptement asphyxié.

Delpech, en effet, a démontré que l'épanchement liquide est toujours limité par des adhérences formant ce qu'il appelle le *sac pseudo-pleural,* adhérences qui attachent le poumon aux parois thoraciques, et l'empêchent d'obéir à la rétractilité qui le sollicite d'une manière incessante.

Reste maintenant à examiner ce qui advient dans les cas où la cavité pleurale est envahie par l'air extérieur, le poumon étant libre d'adhérences, et si c'est l'emphysème extérieur qu'on doit redouter alors.

Si l'on s'en rapportait aux expériences sur les animaux, on pourrait croire que la pénétration de l'air dans une des deux plèvres sans blessure du poumon n'est pas un accident grave; sur des chiens, j'ai plusieurs fois ouvert l'un des côtés de la poitrine, [de manière à être bien certain que la rétractilité du poumon pût s'effectuer, et je n'ai pas vu que leur vie en fût compromise, immédiatement au moins : il semble que chez eux une moitié de l'appareil respiratoire suffise pour que l'hématose du sang continue. D'ailleurs, dès qu'on les abandonne à eux-mêmes, la mobilité des téguments est telle, que le parallélisme entre la plaie du thorax et celle des téguments se trouve détruit, ce qui empêche l'air extérieur de pénétrer de nouveau, et facilite la résorption de celui qui s'est épanché dans la plèvre. Quant à l'emphysème extérieur, lorsqu'il se produit, il reste très-limité : une seule fois je l'ai vu s'étendre à tout un côté du thorax.

Les observations de plaies de poitrine *dans les mêmes conditions* sont si rares chez l'homme, qu'on ne peut que présumer ce qui arriverait dans le cas où l'air, pénétrant en quantité suffisante, ferait cesser le vide virtuel péripulmonaire; mais nous pouvons du moins savoir ce qui se passe dans le cas où l'air venant, non plus de l'extérieur, mais du poumon déchiré, envahit une cavité pleurale sans adhérences.

Un jeune homme se précipite d'un second étage sur le pavé et se fracture le crâne. On le relève sans connaissance. Le même soir, difficulté de respirer, emphysème; mort à minuit. A l'autopsie, Hewson trouve un épanchement considérable dans le crâne, mais l'état du thorax appela surtout l'attention. L'abdomen ouvert en premier lieu, le diaphragme parut déprimé du côté droit, comme chez les cadavres auxquels on a ouvert la poitrine. En incisant la poitrine même, il en sortit de l'air, et les poumons parurent fort affaissés. La première côte était fracturée vers son milieu, et la plèvre costale un peu déchirée au niveau de la fracture, sans aucune lésion de la plèvre ou du poumon en cet endroit. Mais à la face concave du poumon, qui répond au diaphragme, on trouva plusieurs vésicules de l'épaisseur de l'ongle, et parmi ces vésicules une petite déchirure qui laissait échapper l'air qu'on insufflait dans le poumon (1).

Doit-on, comme paraît le penser Hewson, attribuer la mort plutôt à l'épanchement d'air dans le thorax qu'à la plaie de tête et à l'épanchement intracrânien ? C'est là une question difficile à décider.

Il n'en est pas de même dans l'observation suivante, due à Smith : Un homme est écrasé par une malle-poste, et meurt trois quarts d'heure après son entrée à l'hôpital, avec une dyspnée considérable, et présentant un emphysème limité au cou et à une partie du tronc. A l'autopsie, on trouve un épanchement d'air tellement considérable dans la plèvre droite, qu'on ne put voir d'abord le poumon, tant il était refoulé contre la colonne vertébrale. Il était déchiré en trois endroits. Il n'y avait aucune côte fracturée, et les *plèvres des deux côtés étaient intactes*. On trouva de plus un épanchement de sang considérable autour des artères sous-clavières et carotides.

Il est clair qu'ici la mort rapide et par suffocation était due à la pénétration de l'air dans la plèvre suivie de rétraction du poumon, d'où privation brusque de plus de la moitié de l'appareil respiratoire, le poumon droit étant un peu plus volumineux que le gauche. Quant à l'emphysème extérieur, il devait évidemment provenir d'une rupture de la trachée ou des bronches, puisque le sac pleural intact ne pouvait laisser sortir l'air qu'il renfermait. L'auteur rapporte avoir eu trois fois l'occasion de faire des autopsies dans des circonstances analogues (2) : une, entre autres, sur un chien qui avait été écrasé par une charrette, les poumons avaient été lacérés, mais aucune côte n'était fracturée.

Ces faits pathologiques, en concordance parfaite avec les résultats de mes expériences sur le cadavre, démontrent deux points importants : en premier lieu, que la vie chez l'homme est incompatible avec l'apparition brusque et instantanée d'un pneumothorax occupant toute l'étendue d'une cavité pleurale ; et en second lieu, que l'emphysème extérieur, comme dans l'observation d'Hewson, n'a pas le temps de se produire alors, si ce n'est assez limité. Voilà des conclusions qui s'accordent mal avec ce qu'a écrit M. Malgaigne, à savoir, que *l'emphysème intrapleural ne paraît nullement grave par lui-même* (3). Mais c'est que le savant professeur s'est appuyé sur ce que l'on observe sur les chiens, où nous avons vu effectivement que les choses se passent tout autrement que chez l'homme.

D'autre part, pour réfuter ma manière de voir relativement à la rareté de l'emphysème extérieur hors les cas d'adhérences, et pour appuyer la sienne, à savoir, que les grands emphysèmes traumatiques coïncident au contraire avec un épanchement d'air intrapleural, M. Malgaigne (4) semble m'opposer encore les trois faits de Cheston, de Hicks et de Dupuytren. Mais dans le fait de Cheston, où l'emphysème extérieur fut traité par les scarifications, on trouva à l'autopsie les dixième et onzième

(1) *Bulletin de thérapeutique*, 1842, t. XXII, p. 358.
(2) *Archives de médecine*, 1840, t. IX, p. 489.
(3) Malgaigne, *Du traitement des grands emphysèmes traumatiques* (*Bulletin de thérapeutique*, 1842, p. 360).
(4) *Anatomie chirurgicale*, 1858, t. II, p. 214.

côtes fracturées et le poumon blessé au niveau de la fracture, sans aucune *trace d'épanchement* ou *d'emphysème interne* (1).

Dans celui de Hicks (2), il est dit qu'il se manifesta un emphysème extérieur considérable à la suite de violents accès de toux, et qu'à l'autopsie on vit, en gonflant le poumon, que l'air s'extravasait *sous la plèvre*, pour se porter de là dans le médiastin, et non en *gagnant la plèvre*, comme l'a écrit M. Malgaigne; il n'y est d'ailleurs nullement question d'épanchement d'air intrapleural, et la cavité pleurale n'était même pas intéressée.

De même dans le fait de Dupuytren : un emphysème extérieur considérable s'était manifesté pendant la vie, et à l'autopsie on trouva, outre une grande quantité d'air dans les deux médiastins antérieur et postérieur, trois côtes fracturées et la face latérale correspondante du poumon blessée; mais il n'est nulle part fait mention d'épanchement d'air dans la plèvre, et le poumon, loin d'être affaissé, était infiltré d'air entre ses lobules (3). D'où je serais plutôt en droit de conclure qu'il y avait, aussi bien que dans le cas de Cheston, des adhérences s'opposant à la rétractilité pulmonaire; de même que je pourrais interpréter l'observation de Hicks en ma faveur, l'air qui s'était échappé du côté du médiastin, et qui n'avait pas eu à traverser la cavité pleurale, s'étant comporté comme dans le cas d'adhérences. Mais ces trois faits, à cause de l'insuffisance des détails, sont en réalité peu propres à éclairer la question, et ne prouvant ni pour ni contre, doivent être mis de côté.

En résumant cette discussion, je me crois donc en droit de conclure : 1° que dans les plaies pénétrantes de poitrine, avec ou sans lésion du poumon, de même que dans les déchirures de cet organe, sans plaie extérieure, la rétraction de ce viscère est un phénomène redoutable, mais rare, qui ne se produit que quand le poumon est libre d'adhérences, ces dernières s'opposant efficacement à son affaissement; 2° que l'emphysème extérieur est rare lorsqu'il n'existe point d'adhérences; 3° que dans ce dernier cas le pneumothorax est grandement à redouter; 4° enfin, que les adhérences favorisent la production de l'emphysème extérieur; alors le pneumothorax complet est impossible, aussi bien que la rétraction pulmonaire, mais on peut observer un pneumothorax partiel plus ou moins étendu.

D'après tout ce qui vient d'être dit concernant la manière dont se font la dilatation et le resserrement du poumon, on a quelque peine à comprendre comment, dans certains cas fort rares, il est vrai, mais parfaitement constatés, le poumon a pu faire hernie à travers les espaces intercostaux; aussi le mécanisme de cette lésion a-t-il beaucoup exercé l'esprit des chirurgiens.

Je ne m'arrêterai point à réfuter l'opinion de ceux qui, attribuant au poumon une force d'expansion propre, parce qu'il se meut dans le thorax, donnent ensuite, par un singulier abus de raisonnement, ce mouvement comme la preuve de cette force expansive.

Convaincus que la rétractilité du poumon doit inévitablement triompher dès qu'il est soustrait au vide virtuel qui s'exerce autour de lui, Richerand et P. H. Bérard pensent que la pneumocèle ne peut se produire que dans les cas où son tissu infiltré a perdu sa puissance rétractile; l'examen des pièces pathologiques a démontré que cette supposition n'était point fondée.

(1) *Bulletin de thérapeutique*, 1842, p. 358.
(2) *Gazette médicale*, 1837, p. 553.
(3) Dupuytren, *Clinique chirurgicale*, t. II, p. 210.

Vient ensuite l'opinion de M. Malgaigne, qui admet que la hernie pulmonaire n'est possible que dans l'expiration. Si, dit-il, après l'ouverture de la poitrine, le poumon resté intact vient à expulser brusquement l'air qu'il contient, la glotte étant fermée ou au moins très-resserrée, comme dans l'effort ou les cris, une portion de cet air refluant dans le poumon blessé, le pousse à travers les lèvres de la plaie. Dans les expériences que j'ai faites sur les chiens, j'ai bien vu, comme M. Malgaigne, le poumon rétracté sautiller lors de l'expiration au milieu de la cavité pleurale remplie d'air, mais il ne m'a pas été donné de le voir jamais, je ne dis point faire hernie, mais s'approcher de la plaie faite aux parois thoraciques.

M. Jules Cloquet, dont Morel-Lavallée ne me paraît point différer sensiblement (1), donne de la pneumocèle une raison bien plus satisfaisante. Ce professeur commence par corroborer de preuves nouvelles la théorie développée d'abord par Is. Bourdon, que tout effort violent et énergique s'accompagne d'une occlusion de la glotte ; les parois de la poitrine immobilisées offrent alors aux muscles un point d'appui plus solide, et le poumon, se trouvant comprimé de toutes parts dans la cavité qui le recèle, par la tendance qu'ont les parois thoraciques à se resserrer sous l'influence de la contraction musculaire, peut, si ces parois sont affaiblies ou détruites, se porter au dehors et s'y fixer d'une manière permanente. Morel-Lavallée veut que ce soit, non pendant l'effort, et alors que la glotte est fermée, que se produise la hernie, mais pendant l'expiration brusque. J'avoue, pour mon compte, ne pas bien saisir en quoi sa théorie diffère de celle de M. J. Cloquet, dont il combat l'opinion, puisque, pour lui, la condition essentielle pour que le poumon fasse hernie, c'est que les parois thoraciques se rétractent avec plus de rapidité que l'air contenu dans les vésicules n'en peut mettre à sortir des bronches. Or, cette condition se trouve aussi bien, sinon mieux, remplie dans les cas où la glotte est fermée ou resserrée que dans ceux où elle reste béante, comme dans l'expiration brusque.

En résumé donc, il faut, pour qu'une hernie du poumon se produise, que les parois du thorax compriment activement et brusquement le poumon gorgé d'air et ne pouvant s'en débarrasser assez promptement pour échapper à cette compression. On s'explique ainsi comment, dans les efforts d'une toux opiniâtre ou de l'accouchement, a pu se produire la pneumocèle ; comment aussi, la poitrine étant ouverte au moment même d'une brusque expiration ou d'un effort, le poumon, blessé ou non, a pu s'engager entre les lèvres de la plaie, et y rester retenu, malgré la rétractilité non contestée dont il est doué à un si éminent degré.

Le tissu pulmonaire est riche en vaisseaux sanguins, artériels et veineux, et ces vaisseaux sont d'autant plus volumineux qu'on s'approche du pédicule. Aussi les plaies superficielles, quoique larges, sont-elles rarement suivies d'hémorrhagies abondantes, tandis que les plaies profondes, quoique étroites, peuvent donner lieu à des épanchements sanguins considérables.

Une circonstance particulière à ces plaies doit être notée avec soin : c'est la facilité avec laquelle le sang s'infiltre dans le tissu qui avoisine la solution de continuité, ce dont il est d'ailleurs facile de se rendre compte lorsqu'on se rappelle la texture perméable et spongieuse du tissu pulmonaire.

(1) *Mémoires de la Société de chirurgie : Sur les hernies du poumon*, par Morel-Lavallée, t. I, p. 75.

Hewson (1) et M. Jobert (2), dans leurs expériences sur les animaux, ont observé que quelques heures après la blessure, le tissu pulmonaire prenait une teinte marbrée, devenait dur et imperméable, phénomène qui, non-seulement rendait l'emphysème plus difficile, ainsi qu'il a été dit précédemment, mais de plus opposait une barrière à l'écoulement du sang. Aussi l'hémorrhagie n'est-elle pas un phénomène constant des plaies du poumon; elle manque souvent dans les lésions superficielles ou par instruments piquants.

Lorsque la pénétration de l'air dans la plèvre détermine l'affaissement du poumon, la circulation s'y trouvant suspendue l'hémorrhagie s'arrête; c'est cette considération qui avait engagé M. Chassaignac à donner le conseil, non-seulement de ne point s'opposer à sa rétraction en fermant la plaie, mais encore de la favoriser en insufflant de l'air dans la cavité pleurale pour parvenir plus sûrement à ce but (3).

Si le poumon blessé, au lieu d'être libre dans la cavité pleurale, est retenu aux parois costales par des adhérences, sa rétraction ne pourra plus avoir lieu; il continuera à se dilater et à recevoir du sang, circonstances qui contribueront à produire l'emphysème et à entretenir l'hémorrhagie. Doit-on suivre, dans ce cas, le conseil donné par Larrey, de chercher à obtenir, par la fermeture de la plaie extérieure, un caillot obturateur? Cette pratique n'est pas sans danger, mais on ne peut se dissimuler qu'on n'a pas d'autres moyens à sa disposition dans les hémorrhagies graves.

Le poumon peut être regardé comme l'organe le plus vasculaire de l'économie, puisque, dans un très-court espace de temps, tout le sang que contient l'organisme doit nécessairement le traverser pour s'y vivifier. On s'explique ainsi la fréquence de ses inflammations, de ses hémorrhagies, soit interstitielles, dites *apoplexies pulmonaires*, soit à la surface des bronches dites *hémoptysies*, et les nombreux abcès dits *métastatiques*, qu'on y rencontre dans les infections purulentes du sang, ou *pyohémies*.

Outre ces vaisseaux sanguins si nombreux, il est pourvu d'un réseau lymphatique admirable, et qu'on injecte, par un point quelconque de la surface pleurale, dans toute son étendue et avec la plus grande facilité. Chaque lobule est pourvu d'un réseau qui lui est propre et qui se met en communication avec tous les autres par des troncs lymphatiques qui, après avoir parcouru quelquefois toute la hauteur d'un lobe pulmonaire, s'enfoncent brusquement pour gagner, en suivant les bronches, ces ganglions situés à la racine du poumon dont j'ai signalé la présence dans le médiastin (4).

Dans les affections cancéreuses du poumon, ces réseaux sont souvent remplis d'une matière blanchâtre qui les dilate, les rend très-évidents et les obstrue complétement. Sur une pièce que j'ai fait dessiner par M. Lakerbauer et que j'ai déposée au musée de la Faculté, on peut voir cette particularité de la manière la plus manifeste.

La matière purulente ou tuberculeuse paraît avoir beaucoup moins de facilité à s'insinuer dans ces réseaux lymphatiques du poumon; au moins est-il rare de les trouver injectés de pus, même dans les désorganisations tuberculeuses très-avancées et si communes de cet organe.

(1) Hewson, *Opération de la thoracocentèse*, dans *Observations et recherches des médecins de Londres*, traduit par Vanmorel, t. II, p. 97.
(2) Jobert, *Traité des plaies d'armes à feu*, p. 181.
(3) Chassaignac, thèse inaugurale, 1835, p. 82.
(4) Voyez page 571.

Les nerfs du poumon proviennent du pneumogastrique et du grand sympathique ; leurs rameaux ne pénètrent dans le tissu pulmonaire qu'après s'être anastomosés et avoir formé les plexus pulmonaires antérieurs et postérieurs, qui accompagnent les bronches jusqu'à leurs dernières ramifications.

§ III. — DE LA POITRINE EN GÉNÉRAL.

La poitrine, envisagée sous le point de vue de sa conformation extérieure, offre des considérations dont l'intérêt pratique ne saurait être révoqué en doute, et qui sont cependant trop souvent négligées par la plupart des médecins, même ceux qui s'occupent des affections des organes thoraciques d'une manière toute spéciale.

Sa forme, prise sur le squelette, est celle d'un cône dont la base regarde le bassin, le sommet se dirigeant vers la tête.

Lorsque, sur le cadavre, on a enlevé les membres supérieurs, y compris le moignon de l'épaule, cette disposition conique devient plus manifeste encore à cause de l'évasement plus considérable de la base déterminée par la saillie des viscères abdominaux. Mais si l'on envisage le thorax, les membres supérieurs étant laissés en place, son aspect change, le cône est renversé, la base se trouve transportée en haut, et la partie inférieure devient le sommet, disposition due à la présence des moignons scapulaires dont l'épaisseur s'ajoute au diamètre transversal de la poitrine. Il faut donc, lorsqu'on pratique la mensuration du thorax, tenir compte, sous peine d'erreur grave, des modifications qu'apportent nécessairement dans l'étendue apparente de la circonférence supérieure les changements de volume auxquels sont soumis les muscles qui meuvent le scapulum et les membres supérieurs.

Ce n'est pas chose commune que de rencontrer une poitrine normalement conformée. Chez les femmes adultes, cela est à peu près impossible, à cause de l'usage des corsets qui semblent avoir pour but de lutter contre la forme naturelle du thorax ; en cherchant à arrondir la taille et à la faire fine autant que possible, ils tendent en effet à rendre le diamètre transversal égal au diamètre antéro-postérieur et à resserrer s partie naturellement la plus évasée. Chez les hommes, les vêtements apportent de moindres modifications; mais, en revanche, les professions, les habitudes, et surtout les maladies, entraînent des déformations fréquentes et variées.

Voici, d'après les recherches multipliées que j'ai faites sur ce sujet, les conditions que doit remplir un thorax d'adulte bien conformé : 1° Il doit être un peu aplati d'avant en arrière, de telle sorte que le diamètre transversal ou bicostal prédomine toujours sur le diamètre antéro-postérieur ou sterno-vertébral; 2° présenter un développement plus considérable du côté droit que du côté gauche; 3° enfin, offrir à la mensuration, pratiquée d'une manière rationnelle, c'est-à-dire abstraction faite de ce qui appartient aux membres supérieurs, des diamètres inférieurs qui l'emportent toujours *notablement* sur les diamètres supérieurs. Ces données viennent de recevoir une éclatante confirmation des recherches d'un observateur distingué, M. le docteur Jules Guillet, ancien élève de l'École polytechnique, qui a démontré mathématiquement dans un travail spécial (1) que plus un thorax est aplati et conique, plus il est dilatable, et que, en général, l'aplatissement et la conicité sont proportionnés au

(1) *Sur quelques différences individuelles des organes respiratoires*, thèse de Paris, 1859, n° 35.

volume du thorax, et par conséquent des poumons. De plus, sur cinquante-trois sujets adultes ou vieux, pris au hasard à l'amphithéâtre des hôpitaux, il a vu : 1° que le volume des poumons est très-variable, et cela dans les limites étendues de un à trois environ ; 2° qu'il est, en général, beaucoup plus considérable chez l'homme que chez la femme.

La mensuration de la poitrine, pour être pratiquée convenablement, doit être faite avec le compas d'épaisseur dit de *Baudelocque*, dont les accoucheurs se servent pour mesurer l'écartement des épines iliaques et la distance qui sépare le sacrum du pubis. Mais il n'est indispensable que pour l'étude des diamètres de la circonférence supérieure, car, pour toute la portion du thorax située au-dessous des bords des muscles grand dorsal et grand pectoral, la mensuration circonférentielle donne des résultats satisfaisants.

Pour mesurer les diamètres du sommet de la poitrine, on porte d'abord les branches du compas dans le sommet des creux axillaires, là où les parois costales ne sont recouvertes que par une faible épaisseur de parties molles, puis sur la fourchette sternale et l'apophyse épineuse de la première vertèbre dorsale. On peut ainsi se faire une idée assez précise de la capacité du sommet de la poitrine.

Chez les enfants, les conditions ne sont pas les mêmes que chez les adultes : la poitrine est plus arrondie et comme cylindrique ; le diamètre antéro-postérieur est à peine prédominant sur le bicostal, et enfin les diamètres supérieurs se rapprochent davantage des diamètres inférieurs.

Chez les femmes, au dire de Meckel, les diamètres supérieurs seraient relativement plus larges que chez l'homme, ce qui est évidemment une erreur et tient à un mode vicieux de mensuration (1).

Cette configuration générale du thorax n'a rien d'ailleurs qui doive surprendre, elle ne fait que reproduire très-exactement celle des deux poumons dont la base, ainsi qu'on sait, repose sur le diaphragme, et dont le sommet répond aux creux sus-claviculaires ; il est donc naturel que les parois costales, flexibles et mobiles jusqu'à l'âge le plus avancé, se moulent en quelque sorte sur eux.

Le diamètre antéro-postérieur, encore rétréci par la saillie des corps vertébraux, est-très-étroit ; c'est qu'il répond au médiastin, c'est-à-dire à l'intervalle qui sépare les deux poumons, tandis que le diamètre transversal, beaucoup plus considérable, indique précisément le degré d'amplitude acquis par le tissu pulmonaire. De même la circonférence inférieure de la poitrine ne présente cette prépondérance sur la circonférence supérieure que parce qu'elle répond à la base des deux poumons, toujours si largement développée eu égard au sommet.

Cette supériorité des diamètres inférieurs du thorax proprement dit sur les supérieurs existe chez tous les sujets ; mais elle est d'autant plus marquée que les individus sont plus robustes, ainsi qu'il est facile de s'en assurer par la mensuration à l'aide du compas d'épaisseur. Il semble, au premier abord, difficile de concilier ces résultats avec cette proposition vulgaire également vraie, à savoir, que *le développement de la poitrine se révèle par la largeur des épaules*. Rien n'est plus simple cependant ; il suffit, en effet, de faire remarquer que l'amplitude de la respiration s'accompagnant toujours d'un développement proportionnel du système musculaire, et la partie supérieure des membres thoraciques y participant à l'égal des autres

(1) Meckel, *Manuel d'anatomie*, t. 1, p. 611.

régions, le diamètre biacromial doit présenter chez les sujets vigoureux et bien musclés un élargissement proportionnel d'autant plus notable, que la base du thorax, à peine recouverte d'une mince couche musculaire, ne subit jamais de grands changements.

La direction générale du thorax est oblique d'avant en arrière et de haut en bas.

Son diamètre vertical est mesuré en avant par la hauteur du sternum, en arrière par celle de la colonne dorsale, et il est invariable, mais sur la ligne médiane seulement, car à droite et à gauche il est sujet à de nombreuses oscillations en raison de l'abaissement du diaphragme.

Le diamètre transversal ou bicostal, qui s'étend du sommet de la convexité des côtes d'un côté à l'autre, est d'autant plus étendu qu'on l'examine plus inférieurement, et il varie suivant l'état de la respiration : si elle est *costale*, c'est-à-dire s'exécutant par le jeu des côtes, il s'agrandit dans l'inspiration et diminue dans l'expiration ; si elle est, au contraire, purement *diaphragmatique*, il reste à peu près invariable.

Le diamètre antéro-postérieur ou sterno-vertébral est, de tous, le moins étendu ; il est susceptible aussi de variations par suite de l'élévation du sternum.

En raison de leur grande flexibilité, les parois thoraciques peuvent être repoussées en dehors, ou attirées en dedans, d'où résultent des altérations de forme qui ont beaucoup occupé les pathologistes modernes. On sait que dans les épanchements récents, les espaces intercostaux soulevés par le liquide bombent et présentent même de la fluctuation ; mais les arcs osseux, maintenus par les muscles intercostaux, ne se déforment pas tout de suite, et ce n'est que plus tard, alors que la maladie passe à l'état chronique, que les fluides épanchés agissent sur les côtes elles-mêmes.

Lorsque l'épanchement disparaît, les côtes, ainsi que l'a démontré Delpech, s'affaissent, attirées, selon lui, par la rétraction du tissu inodulaire qui forme la base des pseudo-membranes pleuro-pulmonaires. Peut-être la rétractilité propre du poumon n'y est-elle pas étrangère ; néanmoins, et quelle que soit la valeur qu'on doive attribuer à cette explication, le fait est certain et doit être pris en considération par le médecin qui se livre à l'inspection des parois thoraciques.

CHAPITRE IV.

De l'abdomen.

L'*abdomen* ou *ventre* est cette vaste cavité qui recèle la plus grande partie des organes digestifs et génito-urinaires, et qui termine le tronc inférieurement.

L'abdomen doit être divisé en deux portions distinctes : l'*abdomen* proprement dit et le *bassin*, quoique les deux cavités pelvienne et abdominale n'en fassent qu'une. C'est pour cette raison que Blandin, décrivant l'abdomen et le bassin comme une seule cavité, donne pour limite inférieure à l'abdomen le plancher périnéal, qu'il regarde comme l'antagoniste de la paroi supérieure de cette cavité, c'est-à-dire du diaphragme. Mais cette manière de voir, très-rationnelle sans doute, a néanmoins le désavantage très-grand de réunir sous un même chef des considérations chirurgicales d'ordres très-différents. Je me rallie donc à l'opinion de MM. Velpeau et Malgaigne, qui envisagent séparément et successivement l'abdomen et le bassin.

Extérieurement, le bord des côtes et la saillie des os coxaux délimitent assez nettement l'abdomen, mais la cavité proprement dite s'étend bien au delà, le diaphragme, qui la sépare de la poitrine, s'inclinant suivant une ligne oblique allant de l'extrémité inférieure du sternum à la douzième apophyse épineuse dorsale. Une bonne portion de la cavité abdominale remonte donc sous les parois costales.

De même, inférieurement, les fosses iliaques font incontestablement partie de l'abdomen, quoique situées dans l'aire de ce qu'on est convenu d'appeler le grand bassin, et c'est le détroit supérieur qu'on regarde comme la limite artificielle des cavités pelvienne et abdominale. Il suit de là qu'un instrument pénétrant dans les derniers espaces intercostaux, ou traversant l'os iliaque, peut produire une plaie pénétrante de l'abdomen.

Ainsi envisagé, l'abdomen présente extérieurement de très-notables différences selon les individus, les sexes, les âges, l'état de santé ou de maladie. Ses parois, presque partout formées de parties molles et contractiles, se prêtent facilement à tous les changements qui surviennent dans la capacité de la cavité qu'elles circonscrivent. Elles se laissent distendre, dans certains cas d'accumulation de graisse ou de liquides, à un point qu'on pourrait à peine soupçonner, et qui dépasse de beaucoup le volume qu'acquiert normalement le ventre dans la grossesse ; dans d'autres cas elles se rétractent sur la colonne vertébrale, donnant ainsi à l'abdomen cette forme caractéristique connue sous le nom de *ventre en bateau*, qu'on observe chez les cholériques, par exemple, ou les individus épuisés par une longue maladie. Chez les femmes, le ventre est plus saillant et plus volumineux en général que chez l'homme, et chez elles l'évasement du bassin lui donne inférieurement une plus grande largeur.

Les enfants ont également le ventre plus saillant et plus bombé que les adultes, ce qui tient au peu de développement du thorax et du bassin, séparé alors par un intervalle beaucoup plus considérable qu'il ne le sera plus tard.

M. Malgaigne a appelé l'attention des praticiens sur une forme particulière de l'abdomen que présentent quelques sujets prédisposés aux hernies. Chez ces individus, pendant la toux ou l'effort, toute cette partie moyenne du ventre qui correspond aux muscles droits se bombe, projetée en avant par l'impulsion des viscères abdominaux, tandis que deux saillies semblables se manifestent vers les parties inférieures et latérales, immédiatement au-dessus de l'arcade de Fallope. C'est à cette disposition que ce professeur a donné le nom de *ventre à triple saillie*, qui lui paraît tenir à la faiblesse ou au relâchement des fibres musculaires.

L'abdomen se compose de parties contenantes et de parties contenues ; il faut donc envisager successivement les parois et la cavité. Dans un dernier paragraphe, je présenterai quelques considérations générales sur l'abdomen et j'étudierai son développement.

§ I. — PAROIS DE L'ABDOMEN.

Les parois abdominales se divisent en *supérieure*, *antéro-latérale* et *postérieure*. J'ai dit déjà qu'il n'y avait point de paroi inférieure, à moins que l'on ne considère comme telle, avec Blandin, le plancher périnéal. La paroi supérieure a été décrite sous le nom de région diaphragmatique (1) ; il en est de même de la région posté-

(1) Voyez page 566.

rieure, qui entre comme partie constituante dans la grande région rachidienne sous le nom de section lombaire (1). Reste donc à examiner la paroi antéro-latérale.

Cette paroi, comprise entre le bord inférieur des côtes et du sternum, le bord supérieur des os du bassin et les masses musculaires lombo-sacrées, est exclusivement constituée par des couches musculaires et aponévrotiques.

Considérée dans son ensemble, elle représente une sorte de sangle contractile, jouissant d'une certaine élasticité, et fixée au squelette, en haut, en bas et en arrière, par des insertions multiples, disposition qui seule, déjà, doit faire supposer qu'elle est destinée à exercer sur les viscères renfermés dans la cavité abdominale une pression continue. C'est, en effet, ce qu'achèvera de démontrer une étude plus approfondie, et l'on verra qu'une partie de ces viscères réagissant à son tour contre la pression à laquelle elle est constamment soumise, il existe entre les parois et les organes contenus une sorte d'antagonisme permanent indispensable à l'accomplissement des diverses fonctions dont l'abdomen est le siége.

La paroi abdominale antéro-latérale a la forme d'un losange ou mieux d'une croix de Malte, dont les angles latéraux se prolongeraient dans l'intervalle que laissent entre eux le bord des dernières côtes et les crêtes iliaques, tandis que les angles verticaux seraient reçus, le supérieur dans l'échancrure que laissent entre elles les côtes en s'écartant du sternum, l'inférieur dans celle que circonscrivent les épines iliaques antérieures.

Chez les sujets maigres et bien musclés, on reconnaît sur la ligne médiane : 1° en haut, une dépression dans le fond de laquelle on voit onduler les parties molles, à chaque battement du cœur : c'est le *scrobicule du cœur*, ou *creux de l'estomac*, ou *centre épigastrique ;* 2° à la partie moyenne, la *cicatrice ombilicale ;* 8° enfin, tout à fait inférieurement, une éminence recouverte de poils chez l'adulte et qui forme le *pénil* chez l'homme, le *mont de Vénus* chez la femme.

En dehors de la ligne médiane, on peut, surtout dans les efforts, constater la présence de deux saillies longitudinales et parallèles sous forme de bandes larges de trois ou quatre travers de doigt, interrompues par des dépressions transversales ; ces saillies sont dues aux muscles droits. En dehors d'elles, se remarquent deux larges dépressions qui correspondent aux muscles obliques et transverses, dépressions qui s'enfoncent dans l'intervalle des côtes et du bassin, et qui deviennent d'autant plus profondes qu'on se rapproche du rachis.

Dès la plus haute antiquité, on avait senti le besoin, pour la précision du langage scientifique et la facilité des descriptions, de subdiviser toute cette vaste paroi en neuf régions secondaires par quatre lignes fictives : deux verticales, montant perpendiculairement des épines pubiennes au bord des côtes ; deux horizontales, coupant les premières à angle droit et tirées, la supérieure au-dessous des fausses côtes, l'inférieure au niveau des épines iliaques antérieures. On obtient ainsi trois zones, et dans chaque zone trois compartiments ou régions secondaires. Dans la zone supérieure se trouvent, sur la ligne médiane, l'*épigastre*, et sur les côtés, les *hypochondres ;* dans la zone moyenne, l'*ombilic* et les *flancs ;* dans la zone inférieure, l'*hypogastre* et les *fosses iliaques*. Ces subdivisions artificielles, indispensables à la précision du langage pathologique, méritent pour cette raison d'être conservées, mais elles ne sauraient convenir en anatomie topographique, n'étant basées sur aucune appréciation de struc-

(1) Voyez page 477.

ture et purement fictives. Il faut donc chercher une division qui réponde à cette dernière condition, et la plus naturelle est celle qui établit deux régions secondaires : une *antérieure*, limitée par le bord externe des muscles droits, dont le relief est toujours facile à trouver même en l'absence de toute contraction; et une *latérale*, bornée en arrière par le bord antérieur du carré des lombes et la masse sacro-lombaire.

1° Région abdominale antérieure.

Limitée ainsi que je viens de le dire, en dehors par le bord externe du muscle droit, en bas par la symphyse pubienne, en haut par l'apophyse ensiforme du sternum et les côtes, cette région offre une dépression assez marquée dans la partie sus-ombilicale, tandis qu'au voisinage du pubis, le pénil chez l'homme et le mont Vénus chez la femme forment une élévation ombragée de poils nombreux et très-longs.

Superposition et structure des plans. — On rencontre successivement :

1° La *peau*, assez lâchement unie aux couches sous-jacentes dans toute l'étendue de la région, excepté au niveau de la cicatrice ombilicale, où il n'est point difficile de voir qu'elle adhère solidement par une sorte de cordon ligamenteux très-résistant.

2° La *couche sous-cutanée*, qui présente chez quelques sujets une grande épaisseur due à la quantité considérable de graisse qui s'y accumule, et qu'on peut dédoubler facilement en deux couches formant deux lamelles cellulo-graisseuses, deux fascias, l'un superficiel et l'autre profond. Les fibres celluleuses qui composent ces deux feuillets viennent en général, sur la ligne médiane, s'entrecroiser avec celles du côté opposé; quelques-unes se fixent solidement à la ligne blanche, ainsi que le démontrait Thompson dans ses dissections. D'où découle cette conséquence, que les phlegmons qui ont leur point de départ sur un des côtés de la ligne médiane éprouvent quelques difficultés et comme un temps d'arrêt avant que de passer au côté opposé, phénomène dont les chirurgiens sont assez souvent témoins, et que j'ai pour mon compte observé plusieurs fois et particulièrement sur un malade de mon service à l'hôpital Saint-Louis.

Lorsqu'on approche du pourtour de la cicatrice ombilicale, le tissu graisseux disparaît insensiblement, les lamelles s'amincissent, deviennent blanchâtres et se terminent en mourant sur le pourtour du ligament qui traverse la cicatrice ombilicale et unit la peau aux tissus sous-jacents.

Dans la partie inférieure de la région, non loin du pubis, lorsqu'on procède à la dissection avec quelque soin, on reconnaît dans l'épaisseur de cette couche sous-cutanée, des fibres plus blanches que les fibres celluleuses, plus élastiques qu'elles, et qui se dirigent obliquement en bas pour gagner le scrotum. Ces fibres sont une des origines des dartos; quelques-unes d'entre elles gagnent le dos du pénis, où elles vont renforcer le ligament suspenseur de la verge auquel elles donnent cette élasticité que tout le monde lui connaît.

3° Lorsqu'on a enlevé la couche sous-cutanée, on découvre une aponévrose blanche, resplendissante, dont les fibres s'entrecroisent à angles plus ou moins aigus sur la ligne médiane, pour constituer la *ligne blanche abdominale*. Cette aponévrose est formée par la réunion des feuillets fibreux qui font suite aux muscles obliques et au transverse de l'abdomen; leur disposition mérite une description toute spéciale.

Toutes les fibres du grand oblique qui se dirigent vers la région abdominale antérieure aboutissent à un feuillet fibreux très-résistant, qui ne devient très-apparent qu'à quelques millimètres en dehors du bord externe du muscle grand droit ; il en est de même des fibres des muscles petit oblique et transverse, avec cette différence cependant que l'aponévrose qui reçoit les fibres du petit oblique est manifestement formée de deux feuillets. On trouve donc, en dehors du muscle droit, quatre feuillets aponévrotiques superposés dans l'ordre suivant : celui du grand oblique, les deux du petit oblique et celui du transverse formant par leur réunion une lame aponévrotique forte et résistante. Parvenus au bord externe de ce muscle, ces feuillets se séparent : celui du grand oblique, réuni au superficiel du petit oblique, passe en avant du grand droit, tandis que le feuillet profond de ce dernier muscle, uni à celui du transverse, se porte en arrière, et grâce à cette disposition, le muscle droit se trouve enfermé dans une gaîne aponévrotique solide et résistante qui le maintient pendant ses contractions.

Toutefois cette gaîne est incomplète, les feuillets aponévrotiques qui la composent se comportant différemment dans le quart inférieur de la région. Effectivement le feuillet postérieur du petit oblique semble là faire défaut, c'est-à-dire s'amincit au point de ne plus constituer qu'une lame celluleuse ; puis les fibres aponévrotiques du transverse paraissent graduellement et insensiblement se porter de la partie postérieure à la partie antérieure, en sorte que dans son quart inférieur la gaîne du muscle droit est réellement interrompue en arrière. Les fibres de ce muscle reposeraient donc là sans intermédiaire sur la couche sous-péritonéale, si une autre lame fibreuse que nous verrons plus tard constituer le *fascia transversalis*, mais qui n'a aucun rapport avec les précédentes, ne venait les protéger (1).

En résumé donc, le muscle droit se trouve pourvu dans ses trois quarts supérieur d'une gaîne fibreuse présentant deux feuillets en avant et deux en arrière, tandis que dans son quart inférieur, s'il offre trois feuillets en avant, il en est dépourvu en arrière. On ne s'explique point cette disposition bizarre, et quoique ses conséquences nous échappent, il n'en faut pas moins la signaler, toute vérité étant bonne à connaître ; peut-être un jour trouvera-t-on sa raison d'être et ses applications pratiques.

Ces quatre feuillets aponévrotiques, réunis de nouveau en dedans des muscles droits, constituent alors une membrane solide, résistante, à peu près inextensible, dont les fibres fasciculées se portent obliquement vers la ligne médiane pour s'entrecroiser avec celles du côté opposé sous des angles plus ou moins aigus. Dans le point d'intersection de ces faisceaux se remarquent des ouvertures, irrégulièrement losangiques, plus ou moins larges, qui livrent passage à des vaisseaux artériels et veineux, à des nerfs, souvent aussi à des pelotons graisseux qui s'y engagent simultanément, et l'anneau ombilical peut être regardé comme une de ces ouvertures plus grande que les autres.

Quelques auteurs semblent considérer la ligne blanche abdominale comme uniquement constituée par cette série linéaire d'intersections fibreuses ; c'est là une interprétation trop restreinte. La ligne blanche, c'est tout l'intervalle qui existe entre les bords internes des muscles droits, intervalle rempli par les aponévroses réunies des trois muscles obliques et transverse. Ainsi envisagée, elle présente une largeur qui varie suivant les sujets, et qui est d'autant plus considérable que les muscles son

(1) Voyez *Région latérale de l'abdomen.*

eux-mêmes plus volumineux. Chez les enfants et chez les femmes, les fibres musculaires étant moins développées que chez l'homme, la ligne blanche est beaucoup plus
large.

Chez tous les sujets, dans sa portion sus-ombilicale, elle présente une largeur
qui varie de 2 à 3 centimètres, tandis qu'inférieurement, à 3 centimètres au dessous de l'ombilic, elle se rétrécit brusquement, au point de se trouver réduite à un
simple raphé aponévrotique séparant à peine les deux bords internes des muscles
droits.

Chez les femmes qui ont eu plusieurs enfants, elle offre une largeur quelquefois
très-considérable, même en l'absence de toute rupture des fibres aponévrotiques, et
uniquement par le fait d'une distension des tissus albuginés qui la composent et qui,
une fois distendus, ne sont plus susceptibles de revenir sur eux-mêmes.

4° Dans la gaîne aponévrotique, constituée ainsi qu'il vient d'être dit, on trouve la
couche musculaire de la région composée des muscles droits. Ces muscles, formés de
fibres longitudinales et parallèles, sont interrompus de distance en distance par des
intersections fibreuses très-adhérentes, mais en avant seulement, à la gaîne aponévrotique, circonstance qui s'opposerait à ce que les abcès, développés dans cette gaîne,
pussent aisément envahir sa totalité. Inférieurement ces muscles se terminent par deux
larges tendons; entre eux se voient les petits muscles pyramidaux, qui ne sont séparés
l'un de l'autre que par un intervalle peu apparent, à travers lequel il faut passer pour
arriver à la vessie dans la cystotomie sus-pubienne.

5° En arrière des muscles droits et de leur gaîne on arrive sur le tissu cellulaire
sous-péritonéal, dont l'abondance varie suivant les sujets; c'est dans cette couche que
M. Velpeau place ce qu'il appelle le *fascia propria*, dont l'existence me paraît une
création du scalpel.

Cette couche celluleuse offre des différences notables, suivant qu'on l'examine aux
parties supérieure et moyenne de la région ou à la partie inférieure. Ainsi tout à fait
en bas, là où les feuillets aponévrotiques se portent au-devant des muscles droits,
on rencontre souvent mais non toujours, entre elle et les fibres musculaires, chez
les sujets maigres ou robustes, la portion médiane d'un fascia dit *transversalis* que
nous retrouverons dans la région abdominale latérale. Au-dessous de ce fascia lorsqu'il
existe, la couche cellulaire est très-lâche et très-abondante, et après l'avoir traversée
on arrive sur la paroi antérieure de la vessie sans rencontrer le péritoine; mais il faut
pour cela que la poche urinaire soit distendue par du liquide et que son sommet,
remontant au-dessus de la symphyse pubienne, ait refoulé la séreuse abdominale. Ce
tissu cellulaire se continue avec celui que l'on rencontre entre la vessie et le pubis, et
qu'on a nommé prévésical; il est très-lâche, facile à décoller avec le doigt, et sa perméabilité permet aux liquides qui s'y épanchent, pus, sang ou urine, d'envahir de proche
en proche toute la région.

Dans les parties supérieure et moyenne, cette couche sous-péritonéale est, au contraire, peu abondante et assez serrée, et le feuillet séreux se trouve plus intimement
lié à la face profonde des aponévroses abdominales; en certains points même, sous
les muscles droits par exemple, il serait tout à fait impossible de l'isoler tant l'adhérence est intime.

6° Enfin, au-dessous de la couche celluleuse sous-péritonéale, on rencontre le péritoine et la cavité péritonéale.

Les *vaisseaux* et *nerfs* de la région ne présentent aucune importance au point de vue chirurgical, et ne sont pas assez considérables pour inspirer des craintes sérieuses lorsqu'ils sont divisés.

Les *artères* sont fournies par la terminaison de la mammaire interne qui s'anastomose de haut en bas avec l'épigastrique, et latéralement avec les branches terminales des artères lombaires et intercostales, ce qui établit entre la sous-clavière, la fémorale et l'iliaque externe, des communications qui peuvent se développer lorsque le cours du sang est interrompu dans l'aorte.

Les *veines* présentent la même disposition.

Les *lymphatiques* se rendent dans les ganglions axillaires et inguinaux, et quelques-uns dans les ganglions qui entourent l'artère iliaque.

Les *nerfs* sont fournis par les dernières branches dorsales et les premières lombaires; ils se portent transversalement et pénètrent la gaîne des muscles droits en arrière, pour aborder les fibres musculaires par leur partie profonde. Au sortir des muscles, ils se distribuent à la peau.

Anneau ombilical. — L'entrecroisement des aponévroses abdominales sur la ligne médiane ne se fait point fibre à fibre, mais bien au moyen de faisceaux aplatis et rubanés, qui se nattent avec ceux du côté opposé, laissant dans le point où se fait l'entrelacement de petits intervalles losangiques ou irrégulièrement quadrilatères, dans lesquels s'engagent des vaisseaux, des nerfs, et quelquefois du tissu graisseux. Si l'intervalle est plus considérable, les bandelettes sont plus larges, et celles qui circonscrivent l'anneau ombilical, qu'on pourrait à la rigueur considérer comme une de ces ouvertures très-élargie, sont très-prononcées.

L'étude de cette ouverture naturelle a été jusqu'ici très-négligée; de très-nombreuses dissections, entreprises dans le but d'élucider ce point d'anatomie, m'ont permis de rectifier quelques-unes des idées ayant généralement cours, et qui m'ont paru entachées d'erreur.

J'étudierai successivement le contour fibreux de cet orifice, les parties qui le traversent, la manière dont se comportent, par rapport à lui, les téguments et le péritoine, et enfin son mode de formation et son développement.

1° *Contour fibreux de l'orifice ombilical.* — Sa description doit passer en première ligne, car c'est pour ainsi dire le squelette de la région. Examiné par sa face antérieure, alors qu'on a détaché la peau et le *fascia superficialis*, qui y adhèrent d'une manière intime surtout inférieurement, l'anneau ombilical offre l'apparence d'un orifice qui, de prime abord, peut passer pour arrondi, mais qui, en réalité, est irrégulièrement quadrilatère lorsqu'on l'examine plus attentivement. C'est qu'en effet les bords en sont constitués par l'entrecroisement d'assez gros rubans fibreux aplatis, à fibres très-serrées, dont la fusion quoique intime n'est jamais poussée toutefois au point d'effacer complétement ses angles. Lorsqu'on s'applique à disséquer avec patience et précaution chacun de ces faisceaux, on arrive à démontrer qu'ils ne sont qu'une dépendance des aponévroses abdominales et que chacune des fibres albuginées qui les composent reçoit, par ses deux extrémités, l'insertion de fibres musculaires. C'est à Thompson qu'est due cette démonstration, qu'il a étendue d'ailleurs à toutes les fibres des aponévroses de l'abdomen, et sur les pièces qu'il avait déposées en 1838 au musée de la Faculté, cette vérité anatomique éclatait dans tout son jour.

Si, d'autre part, après avoir enlevé le péritoine et le plan fibreux très-manifeste qui le double, on étudie l'anneau par sa partie profonde, on observe qu'il est manifestement formé par deux faisceaux de fibres curvilignes, demi-circulaires, qui, après avoir parcouru, le supérieur, la moitié supérieure de l'ouverture ombilicale, l'inférieur, la moitié correspondante, s'entrecroisent aux deux extrémités du diamètre transversal pour se perdre insensiblement sur la face postérieure des aponévroses abdominales. Ces deux faisceaux font au pourtour de l'anneau, en arrière, un certain relief, et semblent comme surajoutés aux fibres de la ligne blanche proprement dite; ils me paraissent d'ailleurs la transformation d'un tissu de nature toute particulière, à fibres disposées circulairement autour du cordon ombilical à son entrée dans l'abdomen, et dont il sera question à propos du développement.

Le contour fibreux de l'anneau ombilical se trouve donc constitué par deux sortes de fibres : les unes superficielles faisant suite aux aponévroses qui forment la ligne blanche et ayant la même disposition qu'elles; les autres profondes, curvilignes, qui en paraissent indépendantes. C'est faute d'avoir reconnu cette disposition que Thompson a pu avancer que, puisque chacun des faisceaux qui circonscrivent les ouvertures abdominales faisait suite à des fibres musculaires, lors de la contraction de ces dernières tous les anneaux étaient susceptibles de se rétrécir et par conséquent d'exercer sur les viscères herniés un véritable étranglement. Or, en ce qui concerne l'orifice ombilical, c'est là une erreur manifeste, d'abord parce qu'il n'est point constitué, ainsi que nous venons de le voir, seulement par des fibres aponévrotiques donnant insertion à des fibres musculaires, et en second lieu parce que les faisceaux mêmes qui reçoivent ces fibres sont tellement fusionnés au pourtour de l'anneau que toute action indépendante est réellement anéantie, et que tous les efforts des plans charnus viennent s'épuiser sur son contour sans pouvoir en changer la forme.

2° *Des parties qui traversent l'anneau ombilical.* — Chez l'adulte, l'ombilic est représenté par une cicatrice froncée et déprimée, au fond de laquelle vient se rendre un cordon fibreux qui traverse l'anneau. Dans ce cordon il est, jusqu'à un certain âge, possible de retrouver, à l'aide d'une dissection minutieuse, les éléments qui pendant la vie intra-utérine établissaient entre le fœtus et la mère des rapports vasculaires; ces éléments sont les deux artères ombilicales, la veine de ce nom, et enfin l'ouraque que je ne rappelle que pour mémoire, puisque ces fonctions n'appartiennent qu'aux premiers mois de la vie embryonnaire. Lorsque, après sa naissance, ces organes, devenus inutiles à la vie nouvelle qui s'établit, sont divisés au niveau du point où la peau se réfléchit sur le cordon, par les progrès d'un *travail*, dit à tort ainsi que nous le verrons, *ulcératif*, ils se soudent entre eux et avec le derme au moyen d'une cicatrice qui, de jour en jour, devient plus fibreuse, plus résistante, et qui, comme tous les tissus inodulaires, a une certaine tendance à se rétracter et à attirer à elle les parties environnantes.

Mais ce ne sont pas seulement les artères ombilicales, la veine et le derme qui contractent ainsi adhérence, le pourtour de l'anneau ombilical lui-même y participe dans la moitié inférieure de sa circonférence, la moitié supérieure restant sinon tout à fait libre, du moins assez faiblement unie à la veine, ainsi que l'ont constaté Blandin et M. Velpeau. Des recherches attentives et multipliées m'ont démontré que non-seulement ces adhérences de la veine à la partie supérieure de l'anneau étaient très-faibles dans les premières années de l'existence, mais qu'elles semblaient même diminuer par les progrès de l'âge, en sorte que chez les adultes lorsque après avoir détaché le péritoine et le plan fibreux qui le double, on glisse un stylet le long de la paroi supérieure de la veine ombilicale, on le fait pénétrer sans résistance jusque sous la peau, immédiatement au-dessus de la cicatrice ombilicale. Dans son passage, le stylet déplace presque toujours un petit peloton adipeux qui occupe entre la circonférence supérieure de l'anneau et la veine, l'espace dépourvu d'adhérence, et cette boule adipeuse, qui est tout à fait sous-cutanée, se continue avec un tissu graisseux abondant qu'on rencontre autour de la veine ombilicale, dans la *gouttière ombilicale*. Quant à la demi-circonférence inférieure de l'anneau, elle est au contraire solidement fermée par les adhérences que contractent avec elles les artères ombilicales et aussi les vestiges celluleux de la veine.

En résumé, donc, la moitié et pour parler plus exactement, les trois quarts inférieurs de l'ouverture ombilicale sont occupés par un noyau fibreux, résultant de la fusion des artères, de la veine ombilicale et de l'ouraque, noyau qui adhère solidement aux bords de l'orifice et l'obture; tandis que le quart supérieur n'offre qu'un peu de tissu graisseux n'ayant avec la veine et le contour fibreux qu'une faible union, et reste perméable pendant toute l'existence.

Quelle peut être la cause de cette disposition?

Les éléments qui traversent l'anneau ombilical, aussitôt après leur conversion en tissu fibreux, peuvent être considérés comme un ligament, dont les parties constituantes divergent dès qu'elles sont arrivées au-dessous du péritoine; trois d'entre elles se portent du côté du bassin, l'ouraque au sommet de la vessie, les artères ombilicales plus profondément encore. Seule la veine ombilicale se dirige vers les régions supérieures, et cette disposition permet de prévoir que si des tractions viennent à s'exercer sur le ligament ombilical, la force et la résistance dont sont doués les artères ombilicales et l'ouraque réunis, l'emporteront nécessairement sur la faiblesse et l'isolement de la veine. Or c'est précisément ce qui arrive lorsque par suite des progrès de l'âge, le bassin, les parois abdominales et généralement toutes les parties sous-diaphragmatiques, acquièrent un développement rapide eu égard surtout à celui des parties sus-diaphragmatiques; les artères ombilicales et l'ouraque devenus fibreux, peu extensibles, et ne participant plus d'ailleurs à l'accroissement général, restent proportionnellement trop courts, et exercent sur leurs deux points extrêmes d'insertion une traction continue d'où résultent, du côté du bassin la formation de trois replis dont l'histoire appartient à la région péritonéale, et du côté de l'ombilic une dépression de plus en plus prononcée de la cicatrice cutanée qui se trouve entraînée en bas et en arrière du côté de la vessie. La veine, au contraire, n'étant que faiblement sollicitée vers le foie, dont le développement reste longtemps stationnaire après la naissance, et d'autre part adhérant intimement au cordon ligamenteux des artères et de l'ouraque, se laisse entraîner en bas, en sorte que, détachée et maintenue à distance du bord supérieur de l'anneau, elle ne peut contracter avec lui qu'une union très-précaire. Quant aux artères ombilicales et à l'ouraque, on comprend qu'appliqués d'une manière continue contre le bord inférieur de l'orifice, ils s'y soudent d'autant plus intimement que leur tissu présente avec celui des aponévroses une certaine affinité.

Telles sont les causes de la faiblesse des adhérences qui unissent les débris de la veine à la partie supérieure de l'anneau et de l'union intime des artères avec sa circonférence inférieure. J'indiquerai bientôt les conséquences de cette curieuse disposition.

3° *De la manière dont se comportent les téguments, le péritoine et le feuillet fibreux qui le double, par rapport à la cicatrice ombilicale.* — La peau, par sa face

profonde, adhère intimement au noyau fibreux cicatriciel, et les fibres du derme se
confondent si complétement avec lui, qu'il est impossible de démêler ce qui leur
appartient respectivement. Ces adhérences sont si solides que les tractions les plus
énergiques ne parviennent que difficilement à les rompre, et on les voit souvent persister dans les hernies même volumineuses et très-anciennes; chez les personnes
chargées d'embonpoint, malgré l'accumulation de la graisse, on remarque que la
cicatrice cutanée, invinciblement attachées aux parties fibreuses, reste toujours
enfoncée, opposant une résistance insurmontable à la distension incessante qu'exerce
sur elle l'abondance du tissu adipeux.

Quant au *fascia superficialis* peu développé au pourtour de la cicatrice ombilicale,
ainsi que je l'ai dit précédemment, il vient mourir insensiblement sur ses bords en
se confondant avec le noyau fibreux cicatriciel.

Lorsqu'on examine la paroi abdominale par sa face postérieure, on peut, avant
d'en avoir détaché le péritoine, suivre jusqu'au voisinage de l'anneau la marche des
artères et de la veine ombilicale, grâce au relief qu'elles font sous cette membrane
mince et transparente. Toutefois, ces vaisseaux ne présentent point, par rapport à la
séreuse, des dispositions identiques : ainsi au voisinage de l'anneau les artères et
l'ouraque sont collés à la paroi même par le feuillet péritonéal et ne font qu'un relief
peu sensible, tandis que la veine le soulève, le détache de la face postérieure de l'abdomen, et s'enveloppe dans un repli triangulaire connu sous le nom de *faux de la
veine ombilicale*, obliquement dirigé en haut et à droite pour gagner la face inférieure du foie. D'où il résulte que le péritoine supérieurement à l'anneau ombilical
se trouve maintenu à distance de la ligne blanche, tandis qu'inférieurement il reste
appliqué contre la paroi abdominale, dont cependant il n'est pas difficile de le détacher à l'aide du manche du scalpel. Vis à vis la cicatrice ombilicale même, il présente relativement à son plus ou moins d'adhérence quelques variétés, mais jamais,
excepté chez les jeunes sujets, on ne le trouve aussi intimement uni à l'anneau que
le disent les auteurs; ordinairement il est facile de l'isoler, et même préalablement à
toute dissection, on peut voir qu'il glisse sur les parties fibreuses sous-jacentes, ce
qui est dû à l'interposition d'une couche de tissu cellulaire très-mince.

Telle est la disposition du péritoine; il me reste à parler maintenant d'une lamelle
fibreuse qui le double, mais dans la partie seulement qui avoisine l'anneau, lamelle
qui n'est pas sans analogie avec celle qu'A. Cooper a décrite sous le nom de *fascia
transversalis* à la région inguinale, et sur laquelle l'attention d'aucun auteur, à ma
connaissance du moins, ne s'est arrêtée. Elle m'a paru remplir, par rapport au trajet
ombilical, le même rôle que le *fascia transversalis* par rapport au canal ou trajet
inguinal, et je propose, pour cette raison, de lui donner le nom de *fascia transversalis umbilicalis*, ou plus simplement de *fascia umbilicalis* (fig. 43).

Ce fascia présente, suivant les sujets, des différences assez tranchées. Pour en
avoir une idée aussi complète que possible, il faut choisir un cadavre présentant
tous les attributs de la force et de l'énergie musculaires : on observe alors que le
péritoine qui enveloppe la veine ombilicale est, depuis l'anneau jusqu'à trois ou
quatre centimètres au-dessus de cette ouverture, doublé par une lamelle blanchâtre
à fibres dirigées transversalement, et coupant à angle droit la direction de la veine.
Ces fibres peuvent être suivies jusque sur les bords des muscles droits, où elles se
confondent manifestement avec le feuillet postérieur de leur gaîne aponévrotique.

Inférieurement, ce fascia ne descend point au-dessous de la cicatrice ombilicale, quelquefois cependant, on le voit se prolonger sur le cordon fibreux des artères et s'y terminer d'une manière insensible.

Supérieurement, tantôt il finit nettement à 3 ou 4 centimètres au-dessus de l'anneau, d'autres fois il se comporte comme inférieurement, c'est-à-dire qu'il est impossible de lui assigner des limites précises.

Fig. 43 (1).

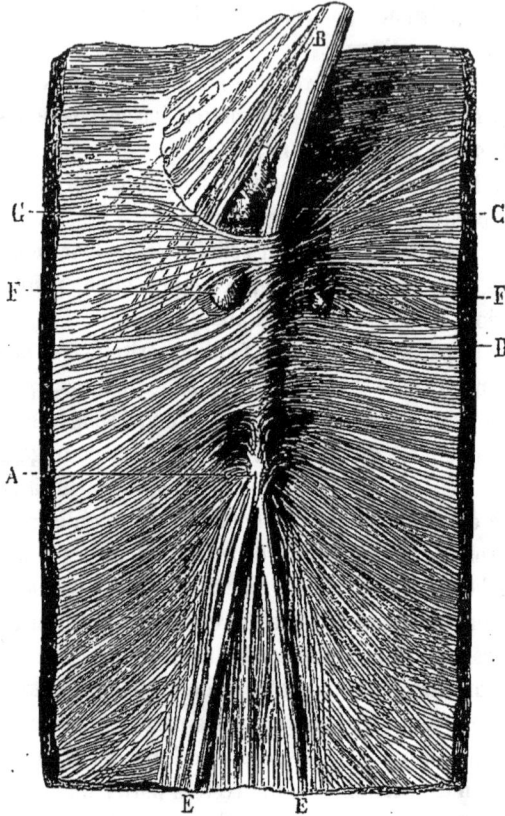

A. L'ouraque et les artères ombilicales soudées à la cicatrice ombilicale. — B. La veine ombilicale. — C. C. Ouverture par laquelle la veine ombilicale pénètre dans la gouttière, ou canal ombilical. — D. Fascia umbilicalis dont les fibres ferment en arrière la gouttière ombilicale. — E, F, Hernies graisseuses s'échappant à travers les éraillures du fascia umbilicalis.

Ce *fascia umbilicalis*, si marqué chez certains sujets, l'est si peu chez d'autres, que c'est à peine si l'on aperçoit alors quelques rares fibres aponévrotiques doublant la séreuse pariétale; ainsi s'explique comment sa présence a pu échapper à l'observation d'investigateurs tels que Blandin et Thompson, que MM. Velpeau et Malgaigne.

Chez les femmes qui ont eu plusieurs grossesses, il est en général peu apparent, ce qu'il faut attribuer à la distension exagérée qu'ont éprouvée les parois abdominales.

Destiné à protéger l'entrée de la veine ombilicale dans l'anneau, il renforce par

(1) Cette figure représente la face postérieure ou péritonéale de la région ombilicale, sur un homme adulte, vigoureux et bien musclé.

sa présence la partie supérieure de cet orifice, que j'ai dit être dépourvue d'adhérences solides et obstruée seulement par un petit peloton adipeux. Souvent, de chaque côté du relief que forme la veine, se voient des éraillures plus ou moins larges, à travers lesquelles la transparence du feuillet séreux permet d'apercevoir la graisse jaunâtre qu'on rencontre toujours en abondance au-dessous de lui. C'est à travers ces éraillures que les intestins, dans un grand nombre de hernies ombilicales, se glissent dans la *gouttière ombilicale*, dont la description formera le complément de tout ce qui vient d'être dit.

4° *De la gouttière ombilicale ou trajet ombilical.* — Sous ce nom je désigne l'espace compris entre la face postérieure de la ligne blanche abdominale, le bord interne des muscles droits, et le *fascia umbilicalis*, espace dans lequel s'insinue, à 4 ou 5 centimètres environ au-dessus de la cicatrice ombilicale, la veine de ce nom accompagnée d'une grande quantité de tissu cellulaire chargé de graisse. Pour bien voir cette gouttière, voici la préparation très-simple qu'il suffit de faire : après avoir détaché la paroi abdominale et l'avoir appliquée sur une table de manière qu'elle présente sa face péritonéale, on incise sur la ligne médiane et à gauche de la veine ombilicale le péritoine et le *fascia umbilicalis*, à partir de 5 ou 6 centimètres au-dessus de la cicatrice ombilicale jusqu'à cet orifice. La gouttière ombilicale ainsi ouverte, on enlève avec le manche du scalpel, en raclant, le tissu graisseux qui la remplit, et l'on découvre alors les fibres nacrées et s'entrecroisant à angle très-aigu de la ligne blanche abdominale (fig. 44).

Pour être bien comprise, la description de la gouttière ombilicale, telle que je la conçois, doit être faite avec méthode. J'étudierai donc successivement sa paroi antérieure, sa paroi postérieure, ses limites supérieure et inférieure, et enfin les parties qui y sont contenues.

Sa *paroi antérieure* est formée par la face postérieure de la ligne blanche abdominale qui offre, entre les reliefs que font les bords internes des muscles droits, de 2 à 3 centimètres de largeur. Elle est constituée par des faisceaux de fibres blanchâtres, nattés, laissant entre eux de petits espaces losangiques dans lesquels s'engagent des vaisseaux et nerfs, quelquefois de la graisse, et qui sont d'autant plus nombreux et plus larges qu'on se rapproche davantage de l'ombilic.

La *paroi postérieure* est formée par la face antérieure du *fascia umbilicalis* déjà décrit et doublé du péritoine ; elle est souvent très-affaiblie par les éraillures dont il a déjà été question, et se trouve alors réduite dans ces points au feuillet séreux.

Lorsqu'on poursuit sur les côtés avec le manche du scalpel, la dissection de cette paroi postérieure (1), on voit qu'elle vient se confondre avec la gaîne des muscles droits, sur laquelle s'insèrent effectivement les fibres albuginées du *fascia umbilicalis*, à quelques millimètres en dehors du bord interne de ces muscles.

C'est donc par la fusion des parois antérieure et postérieure que, sur les côtés, la gouttière ombilicale se trouve fermée ; en d'autres termes, cette gouttière résulte de l'enfoncement que laissent entre eux les muscles droits, enfoncement limité en avant par la face postérieure de la ligne blanche abdominale, en arrière par le *fascia umbilicalis*.

Chez les femmes qui ont eu beaucoup d'enfants, et chez lesquelles la lamelle fibro-séreuse s'est affaiblie par la distension au point de disparaître presque complé-

_____
(1) Figure 44, F, F, F, F.

tement, la gouttière ombilicale est à peu près effacée, et la ligne blanche abdominale, tiraillée et élargie, se trouve presque de niveau avec les muscles droits dont le relief en arrière a beaucoup diminué. Mais chez les individus dont les parois abdominales n'ont jamais subi aucune distension, alors même que le *fascia umbilicalis* est peu marqué, la gouttière ombilicale n'en existe pas moins entre les saillies musculaires, et cette paroi postérieure est alors uniquement constituée par le péritoine doublé de quelques fibres nacrées transversales dont la disposition rappelle celles du *fascia umbilicalis*.

Fig. 44 (1).

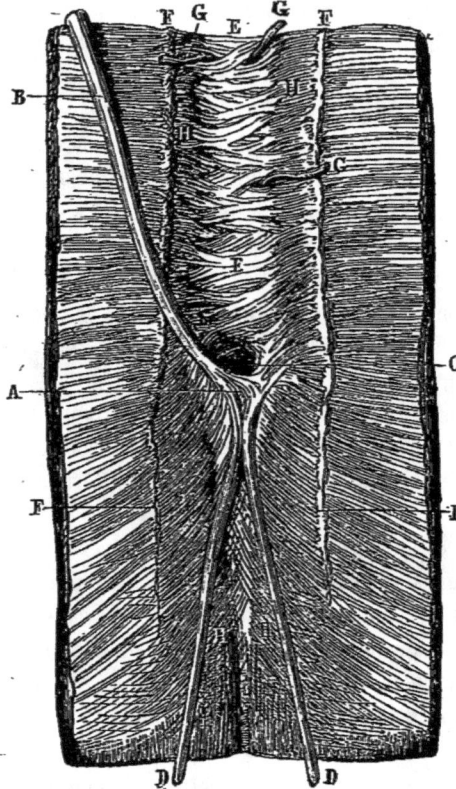

A. Cicatrice ombilicale ou fusion de l'ouraque, des artères et de la veine ombilicales. — B. La veine ombilicale. — C. Terminaison de la gouttière ombilicale au fond de laquelle se voit l'espace circonscrit par la demi-circonférence supérieure de l'anneau et de la cicatrice. — D,D. Artères ombilicales. — E,E. La gouttière ombilicale; la graisse a été enlevée, la veine isolée, et les fibres aponévrotiques qui ferment le fond de la gouttière disséquées. — F,F,F,F. Débris de l'insertion du fascia umbilicalis. — G,G,G. Vaisseaux pénétrant à travers les faisceaux fibreux. — H,H. Les faisceaux fibreux qui forment la paroi antérieure de la gouttière.

Supérieurement, la gouttière ombilicale commence au point où s'y introduit la veine ombilicale, point variable suivant les sujets, toujours difficile à préciser, et que j'ai trouvé être de 3 à 6 centimètres au-dessus de l'anneau ombilical; c'est ordi-

(1) Cette figure représente la gouttière ou canal ombilical ouvert. Le péritoine et le *fascia umbilicalis* ont été enlevés jusqu'au point où ils se confondent en F, F, F; F, avec les parois abdominales.

nairement là que commencent à paraître les fibres les plus supérieures du *fascia umbilicalis*.

Inférieurement, la gouttière aboutit à cette partie supérieure de l'anneau ombilical, que j'ai dit être dépourvue d'adhérences solides et fermée par un peloton adipeux recouvert seulement par la peau.

Il suit de là que la gouttière ombilicale représente véritablement un canal et mieux un trajet, qui reçoit, à quelques centimètres au-dessus de l'anneau, la veine ombilicale, et aboutit à la cicatrice cutanée. Il n'est séparé de la peau que par un paquet graisseux continu avec le tissu adipeux qui entoure la veine, de telle sorte qu'un stylet qui suit, ainsi que je l'ai dit précédemment, les vestiges celluleux de ce vaisseau, arrive sans difficulté jusque sous les téguments.

Quant aux parties renfermées dans la gouttière, elles sont en elles-mêmes de peu d'importance : c'est d'abord la veine ombilicale chez l'enfant, et, plus tard, chez l'adulte le cordon fibro-celluleux qui lui fait suite, puis autour de ce cordon un tissu celluleux dont les mailles se chargent d'une graisse jaunâtre très-abondante chez quelques sujets.

Telle est la gouttière de la veine ombilicale à laquelle le nom de *trajet ombilical* conviendrait d'autant mieux, qu'il rappellerait des analogies faciles à saisir avec le *trajet inguinal*. Comme lui, en effet, le trajet ombilical traverse obliquement les parois abdominales, du péritoine à la surface cutanée, sans présenter plus que lui d'orifices, soit supérieur, soit inférieur, dans le sens propre qu'on attache généralement à ce mot; comme lui, pendant la vie intra-utérine, il livre passage à des vaisseaux qui se portent au dehors de la cavité abdominale, et ce n'est que plus tard, alors que les organes qui traversaient l'anneau ombilical se sont oblitérés, qu'il se présente dans des conditions physiologiques autres que celles qui persistent pendant toute la vie pour le trajet inguinal; comme lui, enfin, il est pourvu d'une paroi postérieure fibro-péritonéale dont il semblera moins étonnant de voir l'histoire passée complétement sous silence, si l'on veut bien se rappeler que jusqu'à A. Cooper le *fascia transversalis*, quoique constant, quoique bien plus manifeste et appartenant à une région bien autrement importante et explorée que l'ombilic, n'avait cependant pas assez frappé l'attention des observateurs pour devenir l'objet d'une description spéciale.

Il n'existe pour les artères ombilicales et l'ouraque aucune disposition analogue à celle que je viens de signaler pour la veine. Non-seulement, en effet, ces organes sont collés à la paroi abdominale par le péritoine ici réduit à son feuillet séreux, mais encore il n'y a plus de gouttière entre les muscles droits, puisque, ainsi que je l'ai dit précédemment, les muscles, à 2 centimètres au-dessous de l'anneau, se rapprochent de telle sorte que leurs bords internes se touchent, et que la ligne blanche se trouve réduite à un raphé fibreux.

Ces dispositions anatomiques ont une influence décisive sur la manifestation des phénomènes pathologiques, et nous verrons bientôt que la partie supérieure de l'anneau, celle qui correspond à la gouttière ombilicale, est le siége à peu près exclusif de la hernie des adultes.

Du mode de formation de la cicatrice et de l'anneau ombilical; développement du trajet ombilical. — Pendant les premières semaines de la vie intra-utérine, l'ombilic livre passage : 1° au pédicule de la vésicule ombilicale sur lequel rampent les vaisseaux omphalo-mésentériques; 2° à une portion du tube digestif qui s'infléchit normalement hors de l'abdomen ; 3° à l'ouraque ; 4° aux artères ombilicales et à la veine du même nom. Mais bientôt disparaissent le pédicule de la vésicule et les vaisseaux qu'elle soutenait, tandis que, d'autre part, l'intestin rentre dans l'abdomen. Il ne reste plus, dès lors, que l'ouraque et les vaisseaux ombilicaux plongés dans ce tissu particulier qui a reçu le nom de gélatine de Wharton. A la naissance, quelquefois on trouve logée au milieu des éléments du cordon une anse intestinale qui n'est pas encore rentrée. Mais c'est là un fait anormal, que néanmoins le chirurgien doit connaître, parce qu'il expose au danger de comprendre dans la ligature cette portion d'intestin herniée, ainsi que cela a été vu trois fois par Sabatier, et sept à huit fois par Dupuytren (1).

Dès que le fœtus, vivant d'une vie nouvelle, n'a plus besoin de recevoir le sang placentaire, les vaisseaux ombilicaux sont séparés au niveau de la paroi postérieure de l'ouverture ombilicale, ils s'oblitèrent, et l'anneau par lequel ils s'échappaient se ferme définitivement. La manière dont s'accomplit ce travail est un des points les plus intéressants de l'histoire de la région ombilicale.

Voyons d'abord ce que dit à ce sujet P. H. Bérard, dans son savant article OMBILIC du *Dictionnaire* en 30 volumes. «La cicatrice qui résulte de la séparation du cordon repose, pour ainsi dire, sur le péritoine, dont elle n'est séparée que par du tissu celluleux, car il n'y a là *ni muscles ni tissu aponévrotique*, l'anneau fibreux se trouvant un peu plus en dehors que cette cicatrice ; la veine et les artères ombilicales, qui ont été divisées par le même travail ulcératif qui a causé la chute du cordon, aboutissent à la cicatrice par leurs extrémités oblitérées. Plus tard la cicatrice et le tissu celluleux qui les supportent, obéissant à la loi des tissus inodulaires, se condenseront de plus en plus, formeront un nœud résistant qui s'attachera à la face externe du péritoine. L'anneau aponévrotique, lui-même, deviendra plus dense, plus élastique, plus épais ; en même temps les vaisseaux oblitérés adhéreront davantage à la cicatrice, et leurs extrémités seront séparées par un moindre intervalle. Il faut environ deux mois, et quelquefois davantage, pour que ce travail soit avancé ; avant ce terme, la cicatrice est encore souple et dilatable. »

D'après mes recherches ce n'est point ainsi que les choses se passent. D'abord l'anneau n'acquiert que beaucoup plus tard une certaine résistance, et sur les enfants que j'ai examinés dans ce but, jusqu'au quatrième mois j'ai trouvé la cicatrice quoique fermée, encore molle, extensible, non complétement fibreuse et cédant facilement sous la pression d'un stylet ou d'une sonde. Le point le plus faible est sans contredit celui qui répond à la demi-circonférence supérieure de l'anneau ; là les adhérences sont celluleuses alors que déjà les artères ombilicales et l'ouraque ne font qu'un tout avec le derme et la demi-circonférence inférieure du contour fibreux. Sur ce dernier point la plupart des auteurs sont d'accord, mais ce qu'ils ne disent point, c'est que cette disposition non-seulement persiste toute la vie, mais qu'elle va même en s'exagérant, c'est-à-dire que, par suite de l'attraction qu'exerce sur la cicatrice le cordon fibreux des artères ombilicales et de l'ouraque réunis, elle se détache du bord supérieur de l'anneau et que du tissu adipeux remplit l'intervalle laissé libre. Quant au péritoine, ce n'est qu'exceptionnellement et dans les premiers jours qui suivent la chute du cordon, que j'y ai rencontré ces adhérences à la cicatrice dont parle Bérard ; d'ailleurs elles ne persistent point, la séreuse redevient promptement libre, et ce n'est

(1) Thèse de M. Barret, 1833, n° 162.

que plus tard qu'on peut y signaler la présence de ces fibres aponévrotiques qui doivent former le *fascia umbilicalis*.

Mais ces phénomènes ne sont point les seuls qu'on observe, et ils ne rendent compte ni du mode de resserrement de l'anneau ombilical, ni de la manière dont se fait la séparation des éléments qui constituent le cordon dans un point toujours le même.

Relativement au mode de resserrement de l'anneau, on a invoqué la contraction musculaire agissant sur chacun des faisceaux fibreux qui contribuent à le former. Déjà j'ai démontré qu'au point d'entrecroisement ils se soudent de telle sorte que l'action musculaire ne peut leur être transmise, et il est facile sur l'enfant comme chez l'adulte de se convaincre *de visu* en exerçant des tractions sur chacun d'eux, soit isolément, soit simultanément, que l'ouverture ne subit aucun rétrécissement; le contraire même semble se produire : c'est du moins ce que l'on observe dans le cas de grossesse ou d'ascite, où les tractions, loin de resserrer l'ombilic, tendent constamment à l'élargir. L'opinion de Bérard, qui fait intervenir la rétraction dont jouissent les tissus inodulaires, n'est pas davantage admissible, puisque, pour produire cet effet et attirer à elle comme vers un centre le contour de l'anneau fibreux, la cicatrice ombilicale devrait adhérer à tout son pourtour, et nous avons vu que la demi-circonférence supérieure était à peu près libre.

Fig. 45.

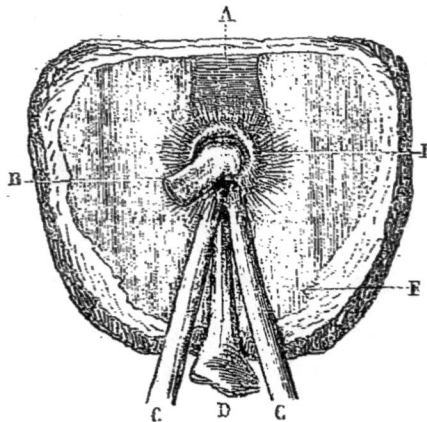

Cette figure représente la face postérieure de l'anneau ombilical, chez un enfant, quarante-huit heures après la naissance.

A. La ligne blanche. — B. La veine ombilicale. — C,C. Les artères ombilicales. — D. L'ouraque. — E. L'anneau élastique ou sphincter ombilical. — F. Le péritoine décollé.

Même impuissance lorsqu'il s'agit d'expliquer pourquoi la séparation des divers éléments du cordon s'effectue constamment au même point, quelle que soit la hauteur à laquelle on applique la ligature, car lorsque les auteurs disent que cette division a lieu par suite d'un travail ulcératif, ils se contentent de constater un fait sans en donner la raison. Il faudrait faire voir, en effet, en vertu de quoi se produit ce travail d'ulcération; pourquoi cette inflammation ulcéreuse atteint toujours le même point du cordon; pourquoi elle reste ainsi limitée sans se propager, si ce n'est dans des cas tout à fait exceptionnels, soit au péritoine, soit aux tuniques des vaisseaux, pourquoi enfin elle n'est jamais suivie d'hémorrhagie, ce qu'on devrait observer quelquefois, si cette inflammation ulcérative était spontanée.

L'explication de ces phénomènes ressortira, je pense, de l'exposé qui va suivre.

Lorsqu'on dissèque l'ouverture ombilicale sur des nouveau-nés qui ont succombé dans les huit jours qui suivent la naissance, on peut voir que le contour de l'anneau à sa face péritonéale est surmonté d'une sorte de bourrelet rougeâtre dont l'épaisseur varie, et dont le relief est toujours facile à sentir en promenant le doigt sur le pourtour de l'orifice. Si l'on enlève avec précaution le péritoine, on met alors en évidence le tissu qui le compose, et l'on voit nettement, même à l'œil nu, qu'il est formé de fibres pâles ayant l'apparence des fibres musculaires de la vie organique, de l'intestin par exemple, ou bien encore de la tunique moyenne des artères, ou du dartos. Ces fibres ne sont point circulaires et ne parcourent pas toute la circonférence de l'anneau; le plus souvent elles sont disposées assez irrégulièrement, quelquefois je les ai trouvées rassemblées en deux faisceaux, l'un supérieur, l'autre inférieur, circonscrivant chacun une moitié de l'ouverture et s'entrecroisant sur une ligne qui couperait transversalement l'ombilic. Bien distincts alors des fibres albuginées qui constituent l'ouverture ombilicale proprement dite, et auxquelles ils ne sont qu'accolés, ces faisceaux se terminent en mourant à quelques millimètres en dehors du contour fibreux, et semblent prendre insertion par leurs extrémités sur la face postérieure des aponévroses abdominales. L'examen au microscope, à un grossissement de 500, démontre que ce tissu est composé de fibres élastiques, aplaties, sinueuses, lisses, non striées en travers, ayant beaucoup d'analogie enfin avec celles de la tunique moyenne des artères (1).

Fig. 46.

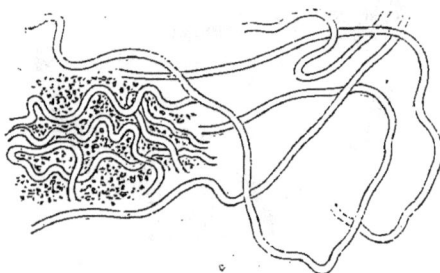

Fibres élastiques du sphincter ombilical vues à un grossissement de 500 diamètres.
(Examen fait par le docteur Follin.)

Dans l'ouverture circonscrite par ces fibres passent l'ouraque, la veine et les artères ombilicales, et l'on peut voir chez les enfants morts quarante ou cinquante heures après la naissance, que sur ces vaisseaux, dans le point qui correspond à cette espèce de sphincter, existe déjà une rainure circulaire, quelquefois même un commencement de division indiquant nettement le rôle qu'il est appelé à jouer. Sur les enfants chez lesquels la section du cordon est sur le point de s'achever, ces fibres enserrent

_____

(1) Voy. mon mémoire sur le *trajet ombilical*, publié dans les *Archives*, numéros de décembre 1856 et janvier 1857.

la veine, mais surtout les artères et l'ouraque dans une sorte de collet contractile, et les éléments du cordon commencent de leur côté à contracter adhérence avec l'infundibulum de la peau attiré dans l'ouverture ombilicale. Un stylet introduit dans la veine et poussé du côté de la cicatrice, éprouve un temps d'arrêt au niveau de l'étranglement, mais en pressant un peu on parvient presque toujours, si la chute du cordon ne remonte pas au delà de quarante-huit heures, à surmonter cet obstacle et à faire sortir le stylet à l'extérieur par l'ouverture ombilicale.

Sur des enfants plus âgés ces faisceaux élastiques deviennent de moins en moins saillants, ils perdent la plupart de leurs caractères distinctifs, leurs fibres deviennent blanchâtres, adhèrent de plus en plus aux fibres tendineuses avec lesquelles elles finissent par se confondre, constituant ainsi une sorte d'anneau profond qui double et renforce celui que forment les aponévroses abdominales entrecroisées. Ce sont leurs vestiges qui constituent chez l'adulte, à la face postérieure de l'anneau ombilical, ces fibres semi-annulaires appliquées et comme surajoutées aux faisceaux de la ligne blanche dont elles se distinguent cependant par une direction bien différente. N'est-ce point là ce qui a fait dire à quelques auteurs se contentant d'un examen superficiel, que l'ouverture ombilicale était constituée par des fibres circulaires, ou semi-circulaires, et nullement par les faisceaux entrecroisés des aponévroses abdominales ?

Chacun sans doute aura tiré déjà la conclusion des faits qui précèdent. Ces fibres élastiques, ou pour parler plus clairement contractiles, qui circonscrivent l'ouverture ombilicale, constituent un véritable *sphincter ombilical* se resserrant insensiblement sur les vaisseaux dès qu'ils ne sont plus traversés par le courant sanguin, et par suite de cette striction, s'opère progressivement leur section comme par le fait d'une ligature. Ainsi s'expliquent : 1° la division des éléments du cordon dans un point toujours le même, c'est-à-dire au niveau du bord postérieur de l'anneau ; 2° l'inflammation circonscrite qui l'accompagne ; et 3° enfin, l'absence d'hémorrhagie. De plus, c'est au resserrement actif de ce sphincter que l'ouverture ombilicale doit, dans les premiers mois de l'existence, de résister efficacement à la pression des viscères, à laquelle ne sauraient s'opposer ni la cicatrice cutanée encore trop molle, ni les faisceaux fibreux des aponévroses qui restent toujours écartés à peu près au même degré. Sans cet appareil on s'expliquerait difficilement comment tous les enfants ne seraient point affectés de hernies, et c'est là sans doute ce qui avait fait dire à A. Cooper que dans l'enfance l'anneau ombilical était si peu fermé, que s'il était situé à la partie inférieure de l'abdomen personne ne serait exempt de hernie ombilicale.

A la fin de la première année, tous les éléments qui s'unissent pour former la cicatrice ombilicale, c'est-à-dire la peau qui adhère aux artères et à la veine, et les faisceaux élastiques convertis alors en tissu fibreux, constituent un bouchon solide et résistant qui ferme *à peu près complétement* l'espace laissé libre par les fibres aponévrotiques. A cette époque, on commence à découvrir au-dessous du péritoine les fibres de cette lamelle que j'ai désignée sous le nom de *fascia umbilicalis*, laquelle se développera plus tard bien davantage sous l'influence du frottement et de la pression des viscères.

Chez l'homme adulte ou parvenu à un âge plus avancé, l'anneau ombilical ne subit plus de modification importante ; il n'en est pas de même chez la femme, surtout en ce qui concerne la gouttière ombilicale. Chez elle, par suite du développement

qu'acquièrent les parois abdominales pendant la grossesse, et de la distension exagérée à laquelle sont soumises toutes les parties qui les constituent, les fibres qui
composent l'anneau se laissent distendre, et l'ouverture ombilicale elle-même s'agrandit. Le point qui cède le premier est précisément celui auquel la cicatrice adhère
le moins solidement, c'est-à-dire la demi-circonférence supérieure, et cela d'autant
mieux que de leur côté les artères ombilicales et l'ouraque, distendus par l'ampliation
de l'utérus, exercent sur la cicatrice des tractions qui se traduisent par une dépression de l'ombilic oblique en ce sens, sur laquelle les accoucheurs ont appelé l'attention
comme constituant un des premiers signes de la grossesse. Cette attraction vers le
bassin de la cicatrice contribue à agrandir l'espace laissé libre dans la moitié supérieure de l'anneau, en tiraillant sur les adhérences déjà si faibles de la veine en ce
point.

D'autre part, la distension en travers éprouvée par la ligne blanche au-dessus de
l'ombilic exerçant également son action sur le *fascia umbilicalis* qui adhère aux
aponévroses, ce dernier s'amincit quelquefois au point de disparaître, et la gouttière
ombilicale s'efface alors complétement.

Telles sont les causes des différences que présente la région ombilicale chez les
femmes qui ont eu des enfants. Ces variations dans la constitution de la gouttière se
retrouvent chez tous les individus dont l'abdomen a subi, à une époque quelconque
de la vie, une distension par accumulation de graisse ou de sérosité : ainsi s'explique
la fréquence des hernies par cette ouverture laissée sans défense.

En résumant toutes les phases du développement de l'ouverture et de la gouttière
ombilicales, on voit : 1° que pendant la vie intra-utérine, l'anneau représente un
large orifice livrant passage au pédicule de la veine ombilicale, aux vaisseaux de même
nom, à l'ouraque et aussi, dans les premiers temps de l'existence, à une notable portion du tube digestif ; 2° qu'immédiatement après la naissance, les fibres contractiles
dont il est pourvu se resserrent activement sur les vaisseaux qui le traversent, déterminent leur séparation et contribuent à obturer l'orifice de concert avec le tissu
cicatriciel ; 3° qu'à partir du quatrième mois la cicatrice est solide, et a contracté des
adhérences de plus en plus intimes avec les trois quarts inférieurs du contour de
l'orifice fibreux et que c'est seulement alors que se constitue la gouttière ou *trajet
ombilical*, qui ne se complète que plus tard.

A ces trois phases correspondent les trois variétés de hernies observées à l'ombilic : à la première l'omphalocèle congénitale, à la deuxième l'exomphale des nouveau-nés, à la troisième enfin celle dite des adultes.

Déductions pathologiques et opératoires. — On a prétendu que dans la plupart
des hernies ombilicales le sac manquait ; c'est là une erreur dont les recherches modernes ont fait justice. Ce qui a pu faire croire à cette absence du sac, c'est la minceur
du péritoine et sa prompte et complète adhérence aux autres enveloppes de la hernie
qu'expliquent à merveille les dispositions anatomiques. Dans le voisinage du trajet
inguinal et de l'anneau crural, le péritoine est toujours souple et glisse facilement sur
la couche sous-séreuse, en sorte que dans leur déplacement les intestins l'entraînent,
sans que la partie qui correspond directement à l'ouverture herniaire ait besoin de
se dilater beaucoup ; le sac herniaire se forme donc par déplacement de la séreuse,
bien plus que par distension. Dans la région ombilicale les choses se passent tout
autrement ; le péritoine adhère plus ou moins aux bords de la gouttière ombilicale,
toute locomotion, tout glissement lui est difficile, et la formation du sac n'est plus

guère possible que par distension : d'où son extrême ténuité, et la difficulté qu'ont eue à le reconnaître ceux qui n'étaient point prévenus.

Dans la hernie congénitale l'intestin se place au centre même des artères et de la veine, aussi prend-elle généralement une forme trilobée ; le péritoine et les enveloppes transparentes du cordon recouvrent seuls le viscère hernié.

La hernie des nouveau-nés se produisant alors que la cicatrice est en voie de formation, et que les vaisseaux sont déjà plus ou moins adhérents l'un à l'autre, n'est qu'exceptionnellement trilobée. L'intestin sort presque toujours par la partie supérieure de l'anneau que nous savons être le point le moins résistant, et laisse au-dessous de lui la cicatrice cutanée qu'il déplisse quelquefois. Il n'est recouvert que par la peau, le tissu cellulaire sous-cutané, en ce point réduit à une couche très-mince, et enfin le péritoine. Les artères et la veine restent confinées à la partie inférieure de la tumeur, sans remonter jamais jusqu'au sommet comme dans le cas précédent.

L'exomphale des adultes présente plusieurs variétés : ou bien elle n'est autre qu'une hernie de la deuxième espèce ayant persisté depuis la naissance, ou bien elle s'est effectuée postérieurement, à une époque quelconque de l'existence. Dans le premier cas, elle présente tous les caractères de l'exomphale des nouveau-nés ; il n'en est pas de même dans le deuxième cas sur lequel on a beaucoup discuté.

Richter (1) et Scarpa (2) prétendent que les intestins s'échappent toujours par un point quelconque du pourtour de l'anneau, se fondant sur ce que la cicatrice est selon eux la partie la plus résistante de l'abdomen. Au point de vue anatomique cette opinion est évidemment mal fondée, puisque nous avons vu que la partie de l'anneau qui répond à la veine ombilicale est occupée, même dans l'âge le plus avancé, par une petite pelote de tissu adipeux qu'un stylet introduit dans le trajet ombilical déplace presque toujours facilement. N'avons-nous pas vu, d'ailleurs, A. Cooper (3) déclarer de son côté que l'ouverture ombilicale est si mal défendue, que si elle n'était point située dans un lieu où ne s'exerce presque aucun effort, de toutes les hernies l'exomphale serait la plus fréquente ?

Au point de vue pathologique, la manière de voir de ces deux illustres observateurs me paraît reposer sur des faits mal interprétés. Ainsi, M. Cruveilhier et D. Després, qui ont disséqué un certain nombre de ces hernies, disent avoir constaté qu'elles se font bien positivement par l'anneau, et, pour mon compte, dans les trois seuls cas qu'il m'a été donné d'examiner avec soin, j'ai nettement vu que l'intestin s'était échappé par l'orifice inférieur du trajet ombilical, c'est-à-dire par la partie supérieure de l'anneau. Ce n'est point que je veuille absolument nier que certaines hernies puissent se faire par les trous qu'on rencontre autour de l'ombilic, mais c'est certainement là un fait exceptionnel. Ce qui a dû induire en erreur, c'est que le nœud cicatriciel refoulé en bas et déprimé en demi-cercle, constitue alors avec la partie supérieure de l'ouverture ombilicale un anneau complet qui semble situé au-dessus de celui qui livre passage à la veine et aux artères et qui ressemble à s'y méprendre à une de ces perforations naturelles en dehors de l'ombilic élargi par le passage de l'intestin.

Si donc j'en croyais mes dissections pathologiques, encore trop peu nombreuses,

(1) Richter, *Traité des hernies*, traduct. de Rougemont, p. 233.
(2) Scarpa, *Traité des hernies*, traduct. de Cayol, p. 316.
(3) A. Cooper, *OEuvres complètes*, traduct. de Chassaignac et Richelot, p. 333.

je me hâte de le dire, mais qui concordent parfaitement avec les données anatomiques que j'ai précédemment exposées, je dirais que dans la hernie ombilicale non
congénitale l'intestin sort également par la partie supérieure de l'anneau, ou pour
parler plus clairement, s'engage dans la gouttière ombilicale et se porte au dehors
de la cavité abdominale par ce que j'ai appelé son ouverture inférieure. Il y aurait
donc similitude aussi complète que possible dans la marche de la hernie ombilicale
et des autres hernies, de l'inguinale particulièrement, puisque, comme elles, elle
suivrait non une voie tracée au hasard, ainsi qu'on l'a dit jusqu'à ce jour, mais un
trajet normal et dont j'ai fait ressortir l'analogie avec celui qui livre passage ou cordon
spermatique.

Dans cette hernie ombilicale des adultes l'intestin est recouvert par la peau, la
couche sous-cutanée très-fine et très-lamelleuse et enfin le péritoine; mais tous ces
éléments sont souvent tellement adhérents qu'ils se confondent en une seule et unique
couche que le bistouri incise en un seul temps, en sorte que l'on tombe presque
immédiatement sur les viscères contenus dans le sac.

On a beaucoup discuté sur les rapports du collet de cette hernie avec les vaisseaux;
cette question me paraît vraiment oiseuse, les artères ombilicales et la veine étant
oblitérées quelques semaines après la naissance on peut sans crainte débrider sur
toute la circonférence. Toutefois, comme on a cité quelques cas dans lesquels la veine
ombilicale était restée perméable, on a cru devoir donner le conseil de débrider
obliquement à gauche à cause de sa direction oblique à droite. Mais Richter a fait
observer que si la hernie, ce qui est possible, laissait la veine à droite, en débridant
à gauche on la couperait infailliblement; aussi a-t-il proposé de débrider à droite si
la hernie se fait à droite, à gauche, si, au contraire, elle a lieu à gauche; resterait
toujours la difficulté de diagnostiquer à l'avance la position de la veine. Tout cela,
je le répète, me paraît d'une importance bien secondaire, et pour trancher la question
je dirais volontiers qu'il faut toujours débrider directement en haut et parallèlement
à la veine, l'incision en ce sens exposant moins à affaiblir la paroi abdominale et à
favoriser la reproduction de la hernie.

La plus grande fréquence de la hernie ombilicale chez la femme que chez
l'homme s'explique par ce que j'ai dit précédemment de l'agrandissement de l'ouverture ombilicale, suite de la distension des parois abdominales pendant la grossesse; c'est pour la même raison qu'on les observe plus fréquemment aussi chez
les individus dont l'abdomen a été distendu par la sérosité ou la graisse. Dans
ce dernier cas le retrait du tissu adipeux vient encore augmenter les chances de
hernie.

L'exomphale des nouveau-nés peut se guérir radicalement, il n'en est pas de
même de celle des adultes, ce qui tient à la différence des dispositions anatomiques.
Chez les nouveau-nés la cicatrice ombilicale ne se complète qu'assez longtemps après
la naissance, et l'on a vu précédemment qu'à quatre mois elle était encore assez peu
résistante. Si donc on peut parvenir à maintenir pendant un certain temps l'intestin
réduit, le tissu de cicatrice et surtout le tissu contractile se condense et oppose une
barrière solide et définitive à toute nouvelle tentative de hernie. Or, comme ce résultat
s'obtient par la position et par les bandages, je crois devoir repousser toutes les opérations sanglantes de cure radicale de l'exomphale, comme dangereuses, et par-dessus
tout comme moins efficaces que la simple contention.

Chez les adultes, le tissu contractile et cicatriciel ayant accompli son évolution, étant devenu fibreux et par conséquent privé d'élasticité, tout espoir de guérison radicale doit être abandonné.

On a quelquefois observé des fistules à l'ombilic, et dans quelques cas. le liquide qui suintait à travers la cicatrice provenait de la sérosité accumulée dans la cavité du péritoine. P. H. Bérard (1) a rassemblé plusieurs faits de ce genre, et j'en ai observé un dans le service de M. Velpeau, à la Charité, en 1838; selon toute probabilité, il existait alors une fissure au péritoine.

Dans d'autres circonstances, c'est de l'urine qu'on a vu sortir par la cicatrice ombilicale, et Littre en a rassemblé plusieurs observations dans un mémoire inséré parmi ceux de l'Académie des sciences (2). La persistance de la perméabilité de l'ouraque explique suffisamment ces faits sans qu'il soit nécessaire d'y insister (3).

« J'ai eu dans mon service, dit P. H. Bérard (4), à l'hôpital Saint-Antoine, une femme qui portait depuis dix-huit mois une fistule à l'ombilic ; une pression exercée sur l'hypochondre droit augmentait l'écoulement du pus. » De mon côté j'observe en ce moment une dame à laquelle je donne des soins depuis sept ans et qui offre exactement les mêmes phénomènes. Un stylet fin introduit par l'ouverture fistuleuse remonte du côté du foie à plus de 5 centimètres, et la pression exercée sur une tumeur située à la région épigastrique donne lieu à un écoulement de pus séreux et mal lié, qui ne se présente d'ailleurs spontanément à l'ouverture qu'à d'assez longs intervalles. Par quelles voies le pus se fraye-t-il un passage jusqu'à l'extérieur ? Selon P. H. Bérard, il est ainsi « guidé vers l'ombilic par la terminaison du ligament suspenseur du foie *au voisinage* de cette ouverture ». Il est étonnant que le savant professeur, si précis d'ordinaire, se soit contenté d'indications aussi vagues, et que le fait qu'il a si bien observé ne l'ait pas conduit à préciser les circonstances anatomiques qui favorisent cette migration du pus. Pour moi, il est clairement démontré que les liquides suivent la gouttière ombilicale jusqu'à l'orifice du canal sous la peau, orifice persistant, ainsi que je l'ai dit, pendant toute la vie.

2° Région latérale de l'abdomen.

Limitée en avant par le bord externe du muscle droit, en arrière par le bord antérieur du grand dorsal, de la masse sacro-lombaire et du carré des lombes, en haut par le bord des côtes, inférieurement par la crête iliaque et l'arcade crurale, cette région acquiert un haut intérêt chirurgical de la présence du *trajet* ou *canal* inguinal.

Dans presque toute l'étendue de cette région, les couches musculaires et aponévrotiques se présentent régulièrement et dans le même ordre, mais dans la partie qui avoisine l'arcade crurale, elles subissent des modifications si profondes, qu'il devient indispensable de subdiviser et de constituer deux régions secondaires, subdivision commandée d'ailleurs par l'importance du trajet inguinal.

Je décrirai donc successivement une région *latérale supérieure de l'abdomen*, et une région *latérale inférieure* ou *ilio-inguinale*, séparées fictivement par une ligne horizontale, allant de l'épine iliaque au bord externe du muscle droit.

(1) *Loc. cit.*
(2) *Mémoires de l'Académie des sciences*, année 1701.
(3) Voyez *Développement de l'abdomen.*
(4) *Loc. cit.*, p. 66.

A. *Région latérale supérieure de l'abdomen.* — *Superposition et structure des plans.* — 1° La *peau* dans toute cette région est fine et lisse surtout en avant et en bas ; elle est partout assez lâchement unie à la couche sous-cutanée dont on la détache facilement.

2° La *couche sous-cutanée* est ici plus prononcée que partout ailleurs, et l'on peut y démontrer deux couches bien distinctes : une première lamelleuse, contenant une grande quantité de petits pelotons adipeux jaunâtres ; une deuxième plus lamelleuse encore, se chargeant rarement de graisse, et qu'il ne faut pas confondre avec l'aponévrose du grand oblique dont il sera question plus loin.

La première de ces couches a été désignée sous le nom de *lame superficielle du fascia superficialis ;* elle se continue sans interruption avec le tissu sous-cutané de la poitrine, de la hanche, de la cuisse, de la région abdominale antérieure, et accompagne jusque dans le fond du scrotum le cordon testiculaire. C'est dans son épaisseur que l'on rencontre l'artère tégumenteuse abdominale, dont la direction oblique en haut et en dedans est parallèle à celle de l'artère épigastrique.

La deuxième couche, ou *lame profonde du fascia superficialis,* se comporte partout comme la première, excepté en arrière et en bas où elle se fixe sur l'os des iles et l'arcade crurale ; j'y reviendrai.

3° Lorsqu'on a enlevé ces deux lames cellulo-graisseuses, on n'arrive pas encore sur les fibres musculaires ; on rencontre une membrane cellulo-fibreuse qui les recouvre immédiatement et se prolonge sur l'aponévrose resplendissante qui leur fait suite. Cette lame, décrite par Camper (1), par Scarpa, qui la regarde comme un prolongement du *fascia lata,* et par A. Cooper qui la confond avec le *fascia superficialis,* a été parfaitement indiquée par M. J. Cloquet (2) ; nous la retrouverons dans la région ilio-inguinale où il ne faudra pas la confondre avec l'aponévrose d'insertion du grand oblique ; pour les distinguer je lui donnerai le nom d'*aponévrose d'enveloppe.*

4° Au-dessous d'elle on voit en haut et en dehors le corps charnu du grand oblique, dont les fibres musculaires, toutes dirigées en bas et en dedans vers la ligne médiane, sont d'autant plus obliques qu'elles sont plus inférieures. L'aponévrose d'insertion de ce muscle joue dans la partie inférieure de la région un rôle considérable ainsi qu'il sera dit plus loin. En arrière, sur les confins de la région lombaire, le muscle grand oblique est recouvert par le grand dorsal qui le croise, et souvent il reste au-dessous de leur entrecroisement un intervalle triangulaire, au fond duquel se voient les fibres du petit oblique. C'est là que J. L. Petit a vu des hernies se développer, hernies fort rares et qui n'ont été signalées depuis que par Pelletan et M. J. Cloquet.

5° Dès que l'on a enlevé les fibres du grand oblique, apparaissent celles du petit oblique dont la direction, relativement à celles du muscle qui précède, n'est pas partout la même. Ainsi, dans la partie supérieure de la région, les fibres du petit oblique sont dirigées en sens inverse de celles du grand oblique, c'est-à-dire en haut et en dedans, tandis que dans la partie inférieure elles sont à peu près parallèles. Presque toutes viennent converger vers la partie moyenne de la crête iliaque, à l'interstice de laquelle elles se fixent.

(1) *Icones herniarum,* p. 11.
(2) J. Cloquet, *Recherches anatomiques sur les hernies de l'abdomen,* thèses de Paris, 1817.

Cette couche musculaire est séparée de la précédente par une couche celluleuse très-peu apparente, et par quelques vaisseaux et nerfs.

6° Au-dessous du petit oblique on rencontre le transverse, ainsi nommé parce que toutes ses fibres sont dirigées tranversalement de la région lombaire à la gaîne des muscles droits. Tout à fait inférieurement, cependant, les rares fibres qui le constituent affectent une direction légèrement oblique en bas et en dedans, et qui se rapproche beaucoup de celle des précédents. En arrière ses fibres naissent de la face interne des six dernières côtes, de la lèvre interne de la crête iliaque et, enfin, entre ces deux insertions osseuses, d'une aponévrose trifoliée qui s'attache au sommet des apophyses épineuses par un feuillet superficiel, au sommet des apophyses transverses par un feuillet moyen, et enfin à la base de ces mêmes apophyses par un feuillet profond. Antérieurement ce muscle se comporte par rapport aux muscles droits, ainsi qu'il a été dit précédemment (1).

Cette dernière couche musculeuse est également séparée de la précédente par un tissu cellulaire mou, dans lequel rampent des vaisseaux et des nerfs.

Il résulte de cette disposition feutrée des trois muscles, que la paroi latérale de l'abdomen se trouve très-efficacement protégée dans ses parties supérieure et moyenne, là où les fibres musculaires, très-fortes et très-épaisses, sont disposées en treillage de manière à se soutenir mutuellement; mais nous verrons qu'il n'en est pas de même dans la partie inférieure de la région, celle qui correspond à la fosse iliaque et avoisine le pli de l'aine.

7° Au-dessous du transverse se voit une couche de tissu cellulaire, assez dense chez quelques sujets pour former comme une lame cellulo-fibreuse à laquelle on a donné improprement le nom de *fascia propria*. A la partie inférieure de la région, au voisinage du pli de l'aine, cette lame revêt complétement le caractère aponévrotique; aussi a-t-elle été décrite par A. Cooper, Hesselbach et M. J. Cloquet, comme une aponévrose à part, qu'ils ont nommée *fascia transversalis*. Le *fascia transversalis* n'est donc autre chose que la partie inférieure et épaissie de cette couche fibro-celluleuse ou *fascia propria*, intermédiaire au transverse et au péritoine, et qui règne dans toute la paroi latérale de l'abdomen. Je ne fais que mentionner ici ce plan fibreux dont les connexions seront étudiées dans la région inguinale.

8° Enfin, au-dessous de cette couche celluleuse ou *fascia propria* on trouve le péritoine ; ces deux membranes sont assez lâchement unies pour qu'on puisse facilement les séparer avec le manche du scalpel ou même les décoller avec le doigt, ainsi qu'on a coutume de le faire dans les diverses opérations qui se pratiquent dans cette région.

Vaisseaux et nerfs. — Les artères sont nombreuses mais en général d'un petit calibre, d'autant plus d'ailleurs qu'on s'éloigne de la partie postérieure de la région. Ces artères sont les dernières intercostales et les lombaires : quelques vaisseaux sont fournis par la mammaire interne, l'ilio-lombaire, la circonflexe iliaque et l'épigastrique.

Les artères lombaires, assez volumineuses en arrière, sont situées d'abord entre le péritoine et le transverse, puis entre ce dernier muscle qu'elles perforent vers son tiers postérieur et le petit oblique ; ce sont les seules qui méritent d'être mentionnées d'une manière spéciale.

(1) Voyez page 599.

Les *veines* suivent la direction des artères.

Quant aux *nerfs*, ils sont fournis par les branches antérieures des derniers inter-costaux et quelques branches abdominales du plexus lombaire.

Enfin les *lymphatiques*, divisés en superficiels et profonds, se rendent dans les ganglions axillaires, inguinaux, iliaques, lombaires et intercostaux.

B. *Région latérale inférieure de l'abdomen ou ilio-inguinale.* — Cette petite région, qui constitue la paroi antérieure de la fosse iliaque, est limitée en bas par la concavité de l'arcade de Fallope, en dedans par le bord externe du muscle droit, supérieurement par une ligne fictive allant horizontalement de l'épine iliaque à la rencontre de ce muscle. La présence du trajet ou canal inguinal qui la parcourt obliquement, lui donne une importance qu'elle mérite à tous égards; on ne saurait donc entrer dans trop de détails à son sujet.

Superposition et structure des plans. — Nous retrouvons ici exactement les mêmes couches que dans la région précédente, mais ainsi que je l'ai dit déjà, elles y subissent des modifications profondes.

1° La *peau* acquiert au voisinage du pli de l'aine une finesse excessive et une sensibilité exquise. Elle est soulevée, chez les sujets gras, par le tissu adipeux sous-jacent, et il en résulte un relief oblique selon la direction de l'arcade crurale, au-dessous duquel se voit une dépression profonde; au fond de ce sillon souvent on la trouve excoriée. Lorsque ce repli cutané est très-prononcé, il devient un véritable obstacle à la détermination des espèces des hernies, en ce qu'il empêche de recon-naître nettement l'arcade crurale, et de préciser si c'est au-dessus ou au-dessous d'elle que s'est échappé l'intestin, si en un mot la hernie est crurale ou inguinale. Il faut alors, sans s'inquiéter du ligament, rechercher ses deux attaches au squelette, c'est-à-dire l'épine iliaque antérieure et l'épine pubienne, et une fois ces deux points de repère trouvés, tirer une ligne allant de l'un à l'autre. Si la tumeur est au-dessus de la ligne, la hernie est inguinale, si au-dessous elle est crurale.

La peau est ici plus lâchement unie encore à la couche sous-jacente que dans la région précédente; cependant, au niveau de l'arcade, surtout dans ses deux tiers externes, on voit se détacher de sa face profonde des prolongements fibreux qui la fixent à ce repli ligamenteux. Ce sont ces adhérences qui, en s'opposant à l'accu-mulation de la graisse en cet endroit, donnent lieu à la formation du sillon précé-demment signalé.

2° La *couche sous-cutanée* présente également deux lames bien distinctes, l'une superficielle qui se continue avec celle des régions environnantes, et particulièrement avec le tissu sous-cutané du scrotum et de la partie antérieure de la cuisse; l'autre profonde qui, au niveau de l'arcade crurale, se replie sur elle-même, pour se fixer solidement à cette arcade dans ses deux tiers externes. Sur certains sujets elle paraît se confondre intimement avec cette bandelette qu'elle accompagne dans toutes ses insertions. Cette disposition, parfaitement indiquée par M. Manec et depuis par M. Estevenet, dans sa thèse inaugurale (1), facilite l'interprétation de plusieurs phé-nomènes pathologiques, tels que la marche des infiltrations purulentes et urineuses, et la direction des hernies.

3° Au-dessous de cette lame profonde du *fascia superficialis*, on retrouve le pro-longement de cette lame celluleuse qui recouvre les fibres musculaires du grand

(1) Thèse de Paris, 1842.

oblique, et que j'ai signalée dans la région précédente. Au niveau de l'endroit où le cordon s'échappe et sort de la paroi abdominale, elle se jette sur lui et l'accompagne jusque dans le fond des bourses, fermant ainsi complétement ce que l'on a appelé l'orifice inférieur du trajet inguinal, orifice qui n'est réellement libre que quand elle a été enlevée.

4° Immédiatement au-dessous de cette lamelle plutôt celluleuse qu'aponévrotique, apparaissent les fibres resplendissantes et nacrées de l'aponévrose d'insertion du grand oblique. Mais avant d'entreprendre de décrire ses insertions, il est indispensable de faire connaître l'arcade crurale sur laquelle viennent se rendre une grande portion de ses fibres, et qui joue un rôle considérable dans la constitution et la structure de la région ilio-inguinale, du trajet de ce nom, et de l'entonnoir crural. Je vais donc entrer, relativement à cette arcade et à l'aponévrose du grand oblique, dans des détails d'autant plus circonstanciés que j'ai acquis la conviction, par l'expérience d'un enseignement quotidien de six années, que là réside la principale difficulté de la description. Une fois ces attaches bien précisées, on finira peut-être par s'entendre sur toutes ces bandelettes et ligaments auxquels les auteurs donnent chacun des noms différents quoique faisant évidemment partie du même système de fibres.

De l'arcade crurale. — Cette bandelette fibreuse, encore désignée sous le nom de *ligament de Fallope* ou *de Poupart*, est regardée par quelques anatomistes comme une dépendance de l'aponévrose du grand oblique, comme son tendon réfléchi, ce qui est à mes yeux une grave erreur. Effectivement, en la disséquant avec attention, on peut s'assurer que la plupart de ses fibres se fixent au squelette par leurs deux extrémités, ce qui est bien le caractère des ligaments proprement dits. On doit donc lui conserver la dénomination d'*arcade crurale*, et la considérer comme un ligament analogue au ligament sacro-sciatique, et destiné à marquer la limite entre le ventre et le membre abdominal.

Pour en prendre une bonne idée il faut, sur un sujet bien musclé, sacrifier toutes les parties molles qui l'avoisinent et ne s'attacher à préparer que ses connexions avec les os et les autres parties fibreuses; puis, le squelette à la main, suivre et préciser ses diverses insertions.

A la partie antérieure de l'os des iles, entre l'épine iliaque et la symphyse pubienne, existe une vaste échancrure dont la concavité est dirigée en avant et un peu en haut. Cette échancrure présente, en procédant de dehors en dedans, plusieurs saillies: une première, à quelques centimètres au-dessous de l'épine iliaque supérieure, qui a reçu le nom d'épine *iliaque inférieure;* une deuxième, à l'union de l'arcade du pubis avec l'ilium, dite éminence ou crête *ilio-pectinée;* une troisième enfin, plus rapprochée de la symphyse, qu'on a désignée sous le nom d'*épine pubienne.*

A l'état frais, des fibres nacrées et resplendissantes se portent de l'épine iliaque supérieure à ces diverses éminences: ce sont ces fibres qui ont reçu le nom d'*arcade crurale* dont il faut actuellement préciser les insertions.

Une partie des fibres qui partent de l'épine iliaque antéro-supérieure et de la partie du squelette qui avoisine cette éminence se rendent à l'épine du pubis et s'y fixent; celles-là ont reçu de Thompson le nom de bandelette *ilio-pubienne.* Je les désignerai sous celui d'*arcade crurale superficielle.* Elles sont faciles à constater, leurs insertions sont précises, il est donc inutile d'y insister davantage.

Mais il en est un certain nombre qui se détachent inférieurement des premières et se jettent, les unes sur la gaîne fibreuse du muscle psoas-iliaque qu'elles accompagnent jusque vers la crête ilio-pectinée où elles se fixent, les autres sur l'arcade du pubis, au-dessous et en dehors de l'épine pubienne, dans l'étendue de 15 à 20 millimètres; elles sont plus difficiles à décrire et méritent une mention particulière. Thompson, pour les distinguer de la bandelette *ilio-pubienne* ou *arcade crurale superficielle,* leur donnait le nom de bandelette *ilio-pectinéo-pubienne.* Je les appellerai simplement *arcade crurale profonde.*

Celles qui se jettent sur la gaîne du psoas et la crête pectinéale sont nombreuses, blanches et assez résistantes, et forment une espèce de cloison qui sépare nettement le tissu cellulaire de la fosse iliaque de celui qu'on trouve à la partie antérieure de la cuisse; c'est à cette bandelette que Thompson avait donné le nom spécial d'*ilio-pectinéale.*

Quant à celles qui se portent plus en dedans sur l'arcade pubienne, elles forment en s'infléchissant à leur insertion osseuse, et en s'entrecroisant avec d'autres fibres nacrées venues en sens inverse des parois du bassin, une sorte de ligament aplati, triangulaire, à sommet très-aigu dirigé en dedans, à base concave dirigée en dehors. C'est à ce faisceau qu'on a donné le nom de *ligament de Gimbernat,* faisceau qui ne peut et ne doit pas être considéré comme un ligament isolé, puisqu'il est bien évidemment constitué, dans sa partie fondamentale au moins, par les fibres réfléchies de l'arcade crurale. Cette dernière circonstance explique l'impossibilité absolue où se trouvent les fibres qui le composent de subir le moindre changement, le plus léger raccourcissement, puisqu'elles sont par leurs deux extrémités insérées à des points fixes et immobiles.

Toute cette portion profonde de l'arcade est très-forte, très-résistante : les fibres qui la composent tranchent par leur couleur resplendissante sur celles qui les environnent, et elles ferment solidement l'espace triangulaire que laisse entre elles et l'arcade pubienne la partie la plus superficielle du ligament de Fallope, celle qui s'insère à l'épine du pubis.

Dans toute sa longueur, l'arcade crurale contracte supérieurement, c'est-à-dire du côté de l'abdomen, des adhérences multipliées avec les divers plans fibreux des parois abdominales et du bassin, de même qu'inférieurement, par sa face crurale, elle reçoit les insertions de l'aponévrose crurale.

De cette quadruple insertion de l'arcade crurale, à l'épine iliaque antéro-supérieure, à l'épine pubienne, à la face antérieure de la gaîne du psoas et par son intermédiaire à la crête pectinéale, et enfin à l'arcade pubienne par le ligament de Gimbernat, il résulte que l'échancrure précédemment signalée sur le squelette entre les épines iliaque et pubienne se trouve partagée en deux portions inégales, une externe et une interne.

La portion externe, plus considérable, représente une ouverture ovalaire circonscrite par deux arcs, l'un supérieur fibreux constitué par cette portion de l'arcade unie à la gaîne du psoas, et qui se porte de l'épine iliaque à la crête ilio-pectinée, l'autre inférieur formé par la courbe correspondante de l'os iliaque. Elle livre passage aux muscles psoas et iliaque réunis, et au nerf crural; c'est la continuation de la *gaîne fibreuse du muscle iliaque* (1).

(1) Voyez plus loin *Région postérieure de la cavité abdominale.*

La portion interne, moins spacieuse, triangulaire, est constituée en haut et en dedans par cette partie de l'arcade qui s'infléchit et forme le ligament de Gimbernat, en bas par l'arcade pubienne, en dehors par la face interne de la gaîne fibreuse du psoas-iliaque; c'est par elle que s'engagent l'artère et la veine fémorale, ainsi que les lymphatiques qui reviennent du membre inférieur, autrement dit, c'est l'entrée de l'*entonnoir fémorali-vasculaire* de Thompson, ou *canal crural* des auteurs.

Telle est l'arcade crurale, envisagée isolément et indépendamment des nombreux plans aponévrotiques qui viennent y chercher insertion. Passons à la description de l'aponévrose du grand oblique.

Fig. 47.

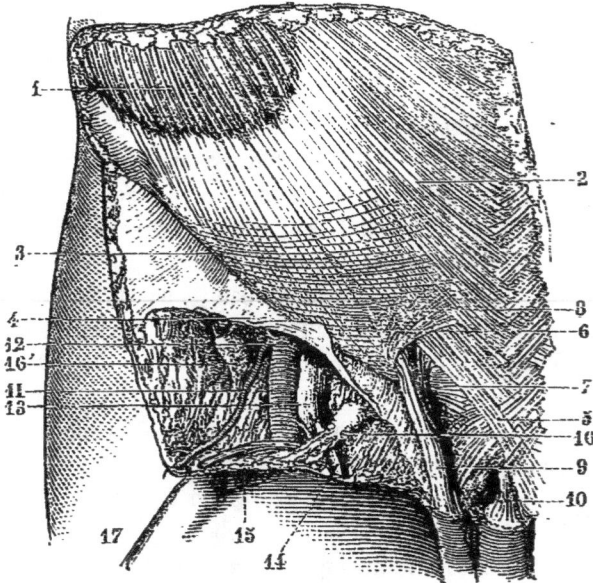

Région ilio-inguinale superficielle. Orifice externe du trajet inguinal. Artères, veines et vaisseaux lymphatiques du pli de l'aine.

1. Fibres du grand oblique. — 2. Aponévrose d'insertion du grand oblique. — Arcade crurale ou de Fallope. — 4. Lame profonde du *fascia superficialis*. Cette lame a été renversée de haut en bas sur la cuisse de manière à laisser voir son insertion à l'arcade crurale. — On voit également son prolongement dans le scrotum accompagnant le cordon spermatique. — 5. Pilier supérieur de l'orifice externe du trajet inguinal, s'entrecroisant avec celui du côté opposé au devant de la symphyse. Il continue ainsi qu'on peut le voir, l'entrecroisement, sur la ligne médiane, des faisceaux du grand oblique plus supérieurement situés. — 6. Pilier inférieur de l'orifice externe. — 7. Paroi postérieure du trajet inguinal formée par le pilier postérieur ou ligament de Colles. — 8. Fibres arciformes, ou en sautoir, ou intercolonnaires. — 9. Le cordon spermatique dont les éléments sont réunis par la tunique fibreuse propre. — 10 Ligament suspenseur de la verge. — 11. Artère fémorale. — 12. Artère tégumentaire abdominale attirée en bas. — 13. Veine fémorale. — 14. Veine saphène. — 15. Veine tégumenteuse. — 16, 16'. Ganglions lymphatiques.

De l'aponévrose d'insertion du grand oblique. — Les fibres charnues de ce muscle, dirigées obliquement en bas et en dedans, se terminent inférieurement par des fibres aponévrotiques rubanées, aplaties, resplendissantes et parallèles, qui, d'abord uniformément serrées, ne tardent pas en se rapprochant de l'arcade crurale à se grouper en bandelettes, laissant entre elles des intervalles plus ou moins considérables. Donc;

cette aponévrose ne ressemble point à celles qui enveloppent les muscles et qu'on a désignées pour cette raison sous le nom d'engaînantes, elle joue le rôle d'un véritable tendon et doit être considérée comme telle.

Déjà, j'ai signalé les attaches de la lame profonde du *fascia superficialis* au bord supérieur de l'arcade crurale; c'est également sur lui que viennent se rendre les fibres les plus inférieures du grand oblique. Là, elles se confondent si intimement avec les parties constituantes de ce ligament, que quelques anatomistes l'ont regardé bien à tort comme le *tendon réfléchi* de ce muscle. Plus ces fibres se rapprochent de la ligne médiane, plus elles tendent à se ramasser en faisceaux, et au niveau de l'épine pubienne, elles forment plusieurs rubans aplatis très-résistants et parfaitement distincts.

L'un d'eux, plus externe, passe au devant de cette éminence sans y adhérer autrement que par quelques-unes de ses fibres profondes, et se porte jusqu'au devant de la symphyse pubienne pour s'y entrecroiser avec le faisceau semblable du côté opposé; c'est à lui qu'a été donné le nom de *pilier inférieur de l'anneau inguinal*.

Plus en dedans et plus haut, on en trouve un deuxième, non moins fort, non moins resplendissant, qui, comme le précédent, descend au devant de la symphyse pour s'entrecroiser également avec son congénère: c'est le *pilier supérieur* qui s'insère sur l'épine et la crête du pubis du côté opposé.

Enfin, encore un peu plus en dedans et en haut, ou peut voir un troisième faisceau, moins distinct, moins resplendissant, qui, après avoir croisé sur la ligne médiane celui du côté opposé à quelques millimètres au-dessus de la symphyse, s'engage au-dessous du deuxième faisceau, c'est-à-dire au-dessous du pilier supérieur, pour aller s'insérer à la partie postérieure du pubis immédiatement derrière l'épine de cet os. En cet endroit, ce ruban confond ses fibres avec la *portion gimbernatique* de l'arcade crurale, pour me servir d'une expression de Thompson, et, par conséquent, contribue à renforcer ce ligament de Gimbernat. Les auteurs modernes ont donné à ce troisième faisceau le nom de *ligament de Colles*, du nom de l'auteur qu'on croyait l'avoir le premier décrit, quoiqu'il ait été parfaitement indiqué par Winslow; il forme véritablement le *pilier postérieur* de l'anneau inguinal.

Quant aux fibres situées au-dessus de ce troisième faisceau ou pilier postérieur, elles s'entrecroisent sur la ligne médiane après avoir passé au devant du muscle droit, et constituent, ainsi que je l'ai dit précédemment, la ligne blanche abdominale. Quelques-unes d'entre elles, parmi les plus inférieures, semblent affecter au delà de l'entrecroisement sur la ligne médiane, une marche indépendante; elles s'isolent des précédentes, s'infléchissent, se portent à la rencontre des trois bandelettes qui constituent les piliers postérieur, supérieur et inférieur, les croisent obliquement et se portent, en dernière analyse, les unes sur l'arcade crurale, les autres jusqu'à l'épine iliaque, décrivant ainsi des courbes dont la convexité est ordinairement dirigée en haut et en dehors, rarement en bas. Elles semblent destinées à relier entre elles les diverses colonnes fibreuses signalées précédemment, à s'opposer à leur écartement, et ont été désignées pour cette raison sous le nom de *fibres intercolonnaires;* Winslow les appelle *fibres collatérales* et M. Velpeau *fibres en sautoir.*

Telle est la disposition de l'aponévrose d'insertion du grand oblique à sa partie inférieure, c'est-à-dire dans la région inguinale; il est maintenant facile de voir que toutes ces bandelettes dont la description isolée, telle qu'elle est donnée par la plupart des auteurs, aurait pu faire croire à autant de ligaments particuliers, ne sont en définitive qu'une dépendance de cette aponévrose. On verra bientôt combien cette étude simplifiera celle du trajet inguinal et de l'entonnoir fémorali-vasculaire ou canal crural.

Du ventrier. — Sur des sujets bien musclés on rencontre parfois, mais non toujours, des fibres d'apparence jaunâtre qui partent de la ligne médiane, un peu au-dessus de la symphyse pubienne, et de là se portent obliquement en bas et en dehors sur l'aponévrose du grêle interne de la cuisse, en passant au-dessous du cordon spermatique, en avant de l'arcade crurale. Ces fibres, qui jouissent d'une sorte d'élasticité particulière analogue à celle du tissu dartoïque, décrivent une très-légère courbe à concavité externe et recouvrent, lorsqu'elles existent, la moitié interne de l'orifice superficiel du trajet inguinal. Thompson, pour cette raison, leur donne le nom très-significatif de *couvercle fibreux de l'anneau inguinal externe* (1); M. Velpeau, qui les a décrites comme ayant une existence indépendante, les regarde comme l'analogue du *ventrier* des animaux. Quant à moi, pour ne pas encourir le reproche d'être incomplet, j'ai cru devoir donner place à ces détails en les abrégeant, mais je déclare qu'on me paraît avoir attaché une beaucoup trop grande importance à ces fibres du *prétendu ventrier*, et j'ai la plus intime conviction que leur rôle, dans les phénomènes pathologiques dont cette région est si souvent le théâtre, est tout à fait insignifiant, et qu'elles ne méritent pas tout le bruit qu'on a fait à leur propos.

Je reprends maintenant la description des plans situés au-dessous de l'aponévrose du grand oblique.

5° Lorsqu'on a enlevé cette lame fibreuse, on tombe sur une couche de fibres musculaires, d'autant plus pâles, décolorées et espacées, qu'on se rapproche de l'arcade crurale. Ces fibres appartiennent au petit oblique et au transverse qu'il est ici réellement impossible de séparer nettement l'un de l'autre; effectivement ces muscles qui, à la partie supérieure et moyenne de la région abdomino-latérale, ont leurs fibres dirigées en sens inverse, affectent ici une direction presque parallèle, et de plus la couche de tissu cellulaire qui existait entre eux a disparu pour faire place à une sorte de tissu cellulo-fibreux, au milieu duquel ils sont plongés. Chez certains sujets, ce tissu cellulo-fibreux forme comme une lamelle aponévrotique qui les continue inférieurement et va s'insérer sur l'arcade crurale. Thompson admettait que cette même lamelle aponévrotique, au lieu de se fixer simplement sur l'arcade, passait au-dessous d'elle au niveau de l'ouverture de l'entonnoir fémorali-vasculaire, et allait former à la partie antérieure de la cuisse, la paroi antérieure du canal crural. Avec quelque adresse de scalpel on peut retrouver, en effet, cette disposition à laquelle je n'attache aucune importance, et que j'ai mentionnée uniquement à titre de renseignement.

Chez les sujets vigoureux on voit manifestement quelques-unes des fibres du petit oblique et du transverse se porter sur le cordon et l'accompagner dans le scrotum; c'est ce qui constitue la tunique érythroïde ou le crémaster. Quant aux autres, celles qui n'entrent point dans la composition du crémaster, elles se fixent sur le bord externe du tendon du muscle droit, quelques-unes même passent au devant et se continuent avec le *ligament de Colles*, ou *pilier postérieur*.

6° *Du fascia transversalis fibreux ou vrai fascia transversalis.* — Lorsqu'en grattant avec le manche arrondi du scalpel, plutôt encore qu'en se servant du tran-

(1) Thompson, 2e livraison, p. 13.

chant, on a enlevé la couche fibro-musculaire que je viens de décrire, on rencontre un plan fibreux, résistant, d'une couleur blanchâtre, qui est formé par deux ordres de fibres, les unes transversales, les autres verticales et parallèles au bord externe du muscle droit dont elles se rapprochent. Ces fibres, qui à la partie supérieure de la région forment un plan assez mince, sans limites précises puisqu'elles semblent n'être constituées d'abord que par le tissu cellulaire sous-péritonéal épaissi, deviennent de plus en plus serrées et apparentes à mesure qu'elles s'approchent de l'arcade crurale, et là il devient possible de leur assigner des limites et des insertions précises.

Fig. 48.

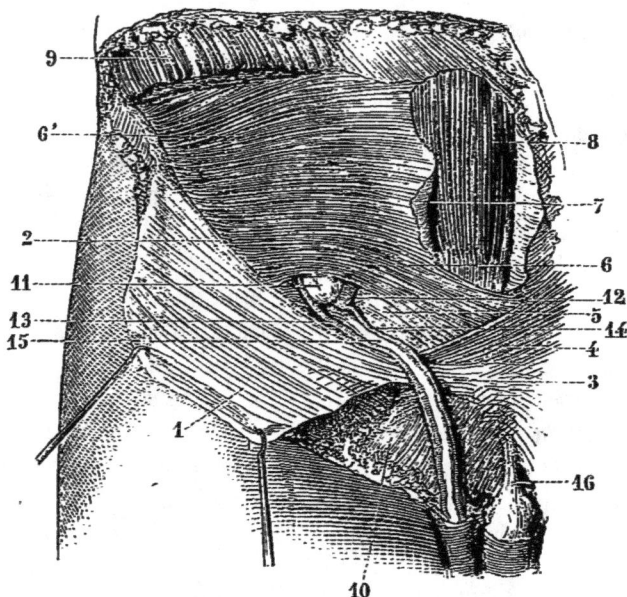

Région ilio-inguinale profonde. Paroi postérieure du trajet inguinal.

1, 1. Aponévrose d'insertion du grand oblique. — 2. Portion réfléchie de l'aponévrose du grand oblique se fixant sur l'arcade crurale. — 3. Pilier inférieur de l'orifice externe. — 4. Pilier postérieur ou ligament de Colles. — 5. *Fascia transversalis* formant la paroi profonde du trajet inguinal. Une légère bosselure indique le point qui correspond à la fossette inguinale interne en dedans de l'artère épigastrique. — 6. Fibres du muscle transverse de l'abdomen. — 7. Son aponévrose incisée au moment où elle passe en avant du grand droit. — 8. Le muscle grand droit dans sa gaîne fibreuse ouverte. — 9. Le muscle grand oblique. — 10. Paroi antérieure de l'entonnoir crural, masquée par les ganglions plongés dans le tissu adipeux. — 11. Une anse d'intestin grêle recouverte de péritoine et engagée dans l'orifice profond du trajet inguinal. — 12. L'artère épigastrique, en dedans de la hernie. — 13. L'artère spermatique. — 14. L'artère déférentielle. On la voit naître de l'épigastrique. — 15. Le cordon spermatique. — 16. Le ligament suspenseur de la verge.

Les fibres transversales, qui sont les plus nombreuses, s'attachent en dehors sur aponévrose du muscle iliaque, avec la gaîne duquel elles se confondent, tandis qu'en dedans elles viennent se rendre sur le bord externe du tendon du muscle droit, auquel elles s'unissent d'une manière intime. Inférieurement elles adhèrent à l'arcade crurale, et, pour préciser davantage, à cette partie que j'ai appelée arcade crurale profonde, de telle sorte que la plupart des auteurs ont pensé que là était leur terminaison. Mais Thompson prétend qu'on peut même assez facilement, au moins dans le tiers interne, *rompre ces adhérences* et démontrer que cette lame fibreuse

comme le fascia celluleux des petit oblique et transverse, passe en partie au-dessous
de l'arcade crurale pour se porter à la cuisse au-devant des vaisseaux fémoraux. A
mon avis ces adhérences, même au tiers interne, me paraissent toujours assez
intimes pour que l'on puisse *pratiquement* affirmer que ce fascia s'insère sur l'arcade crurale, avec laquelle il fait corps. Encore une fois je ne nie point qu'on ne
puisse démontrer cette continuité, en disséquant, à la manière de Thompson, mais
c'est là un abus manifeste du scalpel contre lequel on a eu mille fois raison de
s'élever.

Les fibres verticales sont plus rares que les premières ; ce sont elles qui, dirigées
parallèlement au muscle droit, viennent se continuer avec la portion gimbernatique
de l'arcade crurale qu'elles contribuent à renforcer.

Ce fascia, indiqué pour la première fois, en 1806, par A. Cooper et par Hesselbach,
sous le nom de *fascia transversalis*, sous lequel l'a aussi désigné M. J. Cloquet (1),
a été, de la part de ce dernier, l'objet d'une description toute spéciale.

Avant de quitter ce sujet je dois faire observer que tous les auteurs n'ont point
compris ce plan fibreux de la même manière, les uns prétendant qu'il n'a qu'une
apparence celluleuse, les autres, au contraire, soutenant qu'il est constitué par une
lame aponévrotique très-résistante. Il est démontré pour moi que cette confusion ne
résulte pas seulement de la manière dont on a envisagé les faits, mais aussi des
variétés anatomiques, car, chez quelques sujets, le *fascia transversalis*, tel que je viens
de le décrire, n'existe pas : il est alors remplacé par une lamelle cellulo-aponévrotique, qui n'est autre que le tissu sous-péritonéal, condensé par la pression des viscères contre la paroi abdominale inférieure. Il faut dire cependant que la disposition
qu'on rencontre le plus fréquemment est celle que j'ai signalée en premier lieu.

On observe quelquefois, entre cette lame fibreuse et le péritoine, une couche assez
dense, qu'on a décrit comme étant le véritable *fasciá transversalis*, rapportant à
l'aponévrose du muscle transverse les fibres que je viens de décrire. Déjà M. J. Cloquet avait cherché à mettre en garde contre cette méprise, mais Thompson, qui a
plus particulièrement insisté sur ce point, propose de donner le nom de *vrai fascia
transversalis* au plan fibreux qu'on rencontre d'abord au-dessous du transverse,
réservant le nom de *fasciá transversalis* à la lame profonde qui le double.

Afin d'éviter toute équivoque, je donne le nom de *fascia transversalis fibreux*
au plan aponévrotique dont je viens de tracer la disposition, réservant le nom de
fascia transversalis celluleux à celui que je vais maintenant étudier.

Il résulte de cette description que l'arcade crurale, se continuant superficiellement
avec les fibres tendineuses du grand oblique, profondément avec le *fascia transversalis*, et aussi un peu en dedans avec le *pilier postérieur* ou *ligament de Colles*,
représente une gouttière à concavité supérieure, dans laquelle viennent s'insérer les
fibres musculaires les plus inférieures du petit oblique et du transverse. C'est cette
gouttière, sur laquelle j'attire l'attention du lecteur, qui forme, ainsi que je le dirai
bientôt, la paroi inférieure du *trajet inguinal*.

7° *Fascia transversalis celluleux*. — Au-dessous du *fascia transversalis* fibreux
on trouve souvent, *mais non toujours*, une lamelle celluleuse plus ou moins épaisse
contenant une graisse jaunâtre, au milieu de laquelle rampent l'artère et la veine
épigastriques. Cette couche cellulo-aponévrotique, dont les limites sont très-difficiles

(1) Thèse inaugurale, 1817.

à préciser, descend des régions supérieures de l'abdomen sous forme d'une couche adipeuse qui devient de plus en plus dense, à mesure que l'on approche de l'arcade de Fallope. En ce point elle contracte quelques adhérences avec la face abdominale de ce ligament, surtout au niveau de la *portion gimbernatique* de cette arcade, et de là descend dans le bassin pour se continuer avec le *fascia iliaca* où nous la retrouverons plus tard. En dedans elle passe derrière les muscles droits et se continue avec celle du côté opposé (1); en dehors elle se perd dans le tissu cellulaire de la fosse iliaque. Nous verrons à propos du canal crural (2) qu'elle contribue à former, en croisant l'ouverture abdominale de l'entonnoir, le *septum crurale* de M. J. Cloquet.

Lorsqu'il existe une hernie, cette couche cellulo-aponévrotique devient très-forte et très-résistante, mais, je le répète, à l'état normal elle n'existe pas toujours d'une manière bien évidente; c'est à elle que je réserve le nom de *fascia transversalis celluleux*, pour la distinguer du *fascia transversalis fibreux*.

8° Enfin, au-dessous de cette couche, on rencontre la séreuse péritonéale doublée de son tissu cellulaire propre, qui, ici, présente une certaine résistance. Chez quelques sujets, ceux qui portent des hernies, ce tissu sous-péritonéal se convertit en stries filamenteuses jouissant d'une certaine élasticité, dont le rôle dans l'étranglement par le collet du sac n'a peut-être pas été suffisamment apprécié.

En résumé, on trouve dans la région ilio-inguinale, en procédant de dehors en dedans, les couches suivantes :

1° La peau ;

2° Les deux lames du *fascia superficialis;*

3° L'aponévrose d'enveloppe du grand oblique ;

4° Son aponévrose d'insertion ;

5° Les fibres du petit oblique et du transverse et leur prolongement cellulo-fibreux ;

6° Le *fascia transversalis* fibreux ;

7° Le *fascia transversalis* celluleux ;

8° Le péritoine doublé de son tissu celluleux ;

Vaisseaux et nerfs. — Les *artères* principales de la région sont l'*artère épigastrique* et la *circonflexe iliaque;* il faut encore noter la *tégumenteuse abdominale*, et quelques rameaux provenant des branches artérielles environnantes.

L'*artère épigastrique*, née de l'iliaque externe, tantôt au niveau de l'arcade crurale, tantôt un peu au-dessus, quelquefois au-dessous, se dirige immédiatement en avant et en dedans et croise l'arcade crurale à 7 centimètres et demi environ de la symphyse pubienne chez l'homme, et à 8 centimètres chez la femme ; ou, si l'on aime mieux, à égale distance à peu près de l'épine iliaque et de la symphyse des pubis. Elle décrit, dans la première partie de son trajet, une légère courbe à concavité supérieure, puis, après avoir croisé l'arcade, elle se dirige obliquement en haut et en dedans, selon une ligne qui viendrait aboutir à l'ombilic, et bientôt gagne le bord externe du muscle droit. Dans la région ilio-inguinale elle rampe entre les deux *fascia transversalis*, fibreux et celluleux. Ses rapports avec les ouvertures du canal inguinal seront étudiés plus tard.

Deux veines l'accompagnent ordinairement, quelquefois cependant on n'en trouve qu'une seule.

_____

(1) *Ligament sus-pubien* de Breschet, art. AINE, *Dictionnaire* en 30 volumes, p. 38.

(2) Voyez *Région crurale antérieure*.

L'artère épigastrique fournit toujours, au niveau de l'arcade crurale, trois rameaux : un interne se dirigeant parallèlement à l'arcade, et s'anastomosant derrière la symphyse avec celui du côté opposé, un externe destiné au cordon spermatique et désigné sous le nom d'artère *funiculaire*, et enfin un inférieur ou descendant qui croise la branche du pubis et s'anastomose avec l'obturatrice. Ce rameau représente la direction que suit cette dernière quand elle naît de l'épigastrique, ou, pour parler plus physiologiquement, quand ces deux artères naissent d'un tronc commun. Je me contente d'indiquer ici ces variétés d'origine sur lesquelles j'insisterai lors de la description de l'entonnoir fémorali-vasculaire qu'elles intéressent particulièrement.

Lauth et M. Velpeau ont signalé, chacun de leur côté, un cas dans lequel il y avait deux artères épigastriques, l'une passant en dehors, l'autre en dedans de a fossette inguinale externe. C'est là un cas très-rare, et ce qu'il importe de savoir, c'est que, malgré la fréquence de ses anomalies de naissance ou de communauté d'origine, l'épigastrique conserve toujours avec les fossettes inguinales les mêmes rapports.

L'*artère circonflexe iliaque*, également née de l'iliaque externe, remonte obliquement en dehors et presque parallèlement à l'arcade crurale, perfore le *fascia transversalis* fibreux, traverse les muscles petit oblique et transverse, et parvient près de la crête iliaque, dont sa branche la plus volumineuse suit le contour, tandis que les autres se perdent dans les parois musculaires de la région iliaque.

L'*artère tégumenteuse abdominale* ou *épigastrique superficielle*, née de la crurale, remonte obliquement en haut et en dedans, presque parallèlement à l'épigastrique et s'épuise dans la couche sous-cutanée.

Les *veines* suivent les artères et ne présentent rien de spécial.

Les *nerfs*, branches du plexus lombaire, sont de peu d'importance ; je dois mentionner cependant le génito-crural qui sort avec le cordon par l'orifice inguinal superficiel.

Les *vaisseaux lymphatiques* vont se rendre, les superficiels dans les ganglions situés au-dessous de l'arcade crurale, les profonds dans les ganglions iliaques.

Des fossettes inguinales et vésico-pubienne. — Si après avoir divisé la paroi abdominale au-dessus de l'ombilic on la renverse pour étudier sa face profonde ou péritonéale, on remarque, au niveau des régions hypogastrique et ilio-inguinale, des dépressions et saillies dont la connaissance importe beaucoup au chirurgien.

Sur la ligne médiane, depuis l'ombilic jusqu'à la symphyse, le péritoine est soulevé par un cordon blanchâtre ; c'est l'ouraque, qui se fixe au sommet de la vessie. En dehors de ce cordon et de chaque côté descendent deux autres ligaments qui s'écartent d'autant plus qu'on se rapproche du bassin et vont gagner les parois latérales de la vessie ; ce sont les vestiges des artères ombilicales. Ces ligaments circonscrivent un espace triangulaire dont le sommet est à l'ombilic et la base en arrière des pubis ; l'ouraque représente une perpendiculaire abaissée du sommet à la base du triangle.

Plus en dehors on peut voir, grâce à la transparence du péritoine, l'artère et les veines épigastriques former aussi un léger relief parallèle à celui des artères ombilicales.

Pour avoir une idée bien nette de ces diverses saillies il est nécessaire d'exercer de légères tractions sur la paroi abdominale. On distingue alors trois petites dépressions ou fossettes : une première située en dehors de l'artère épigastrique, c'est la fossette dite *inguinale externe* ; une deuxième en dedans de cette même artère, entre elle et le ligament ombilical, c'est la fossette *inguinale interne ;* une troisième enfin en dedans de ce cordon, à laquelle on a donné le nom de *vésico-pubienne.*

La *fossette inguinale externe* est, en général, assez prononcée ; elle répond à l'orifice profond du trajet inguinal. Le péritoine, ainsi que l'a indiqué M. J. Cloquet, s'y enfonce en forme d'entonnoir, et sa dépression est maintenue par les adhérences du *fascia transversalis* aux éléments du cordon. Immédiatement en dedans d'elle se trouve l'artère épigastrique.

La *fossette inguinale interne,* moins prononcée, répond à la partie moyenne du trajet inguinal ; l'artère épigastrique est située à son côté externe ; son existence n'est pas constante, l'artère épigastrique se trouvant quelquefois tellement rapprochée de l'artère ombilicale qu'il ne reste plus d'espace entre elles.

La *fossette vésico-pubienne,* située plus en dedans, correspond à l'orifice cutané ou externe du trajet inguinal, ordinairement même un peu plus en dedans ; elle est quelquefois très-profonde.

Le doigt introduit dans ces deux dernières fossettes reconnaît distinctement à la partie inférieure l'arcade crurale, et en le poussant davantage on voit son extrémité saillir au-dessus de l'épine pubienne à l'orifice superficiel du canal, et simuler une hernie commençante.

Ainsi que l'a noté M. J. Cloquet, ces diverses saillies et dépressions sont sujettes à de nombreuses variations, et on ne les trouvera pas toujours telles que je viens de les indiquer. Le savant professeur n'admet même que deux fossettes, une en dedans du ligament ombilical et l'autre en dehors ; la vérité est que quelquefois la saillie de l'épigastrique est si peu prononcée, ou que cette dernière, ainsi que déjà je l'ai dit, est tellement rapprochée de l'ombilicale, qu'il n'y a réellement pas de fossette moyenne. Cependant la description que j'ai donnée me paraît encore celle qui s'applique le mieux à la généralité des cas. Nous verrons bientôt l'importance de ces données appliquées à la pathologie des hernies.

Du trajet ou canal inguinal. — La région ilio-inguinale est parcourue à sa partie inférieure par le canal déférent chez l'homme, par le ligament rond chez la femme, et c'est au trajet oblique qu'ils suivent dans l'épaisseur des parois abdominales qu'on a donné le nom de *canal inguinal.* Mais est-ce bien là un véritable *canal ?* Je n'hésite pas à répondre négativement ; le cordon s'insinue entre les parois musculo-aponévrotiques de l'abdomen, de la même manière que les vaisseaux et nerfs le font dans toutes les autres régions du corps. C'est donc pour mieux faire comprendre le mode suivant lequel s'effectue ce passage des vaisseaux spermatiques à travers la région ilio-inguinale, qu'on a coutume de décrire à ce prétendu canal des parois et deux orifices qui, en réalité, n'existent que dans les cas pathologiques et alors que les intestins ont créé là un véritable *canal herniaire.* Les élèves sont donc bien prévenus qu'ils ne rencontreront à l'état normal rien qui ressemble à un canal à parois distinctes, et c'est là la raison qui m'a engagé à me servir du mot *trajet inguinal* qui ne laisse point d'équivoque.

Obliquement dirigé en bas, en dedans et en avant, le trajet inguinal présente à considérer deux orifices, l'un superficiel, l'autre profond, et un trajet intermédiaire.

L'*orifice superficiel,* aussi nommé *anneau cutané,* ou *externe,* ou *inférieur,* sera actuellement d'autant plus facile à décrire que déjà nous connaissons les divers plans et bandelettes fibreuses qui le circonscrivent. Il représente une ouverture de forme ovalaire, oblique en bas et en dedans, et constituée par l'écartement des deux rubans tendineux auxquels on a donné le nom de *piliers supérieur* et *inférieur*. Le pilier inférieur est concave en haut, le supérieur est presque rectiligne; au-dessous de l'orifice ils se rejoignent et croisent leurs insertions symphysiennes.

Leur écartement est prévenu par la présence des fibres intercolumnaires ou collatérales, lesquelles, chez quelques sujets, sont très-prononcées et font perdre à cette ouverture l'aspect ovalaire que j'ai signalé comme le plus ordinaire, pour lui donner une forme losangique qui rappelle celle des ouvertures de la ligne blanche abdominale.

C'est par cet orifice que l'on voit s'échapper les éléments du cordon, mais il est indispensable d'ajouter qu'il n'existe pas, à proprement parler, d'ouverture, car l'aponévrose d'enveloppe du muscle grand oblique, qu'il ne faut pas confondre avec son aponévrose d'insertion, accompagne les vaisseaux spermatiques jusqu'au fond du scrotum, en sorte que ce n'est qu'après avoir enlevé cette lamelle qu'on arrive sur le cordon lui-même.

La grandeur de cet orifice varie suivant les sujets; on l'a beaucoup exagérée en la portant à un pouce, terme moyen elle n'a guère plus de 2 1/2 à 3 centimètres, dans son plus grand diamètre: il faut en effet tenir compte du rétrécissement considérable que détermine, chez beaucoup de sujets, la présence des fibres collatérales ou intercolumnaires.

Si l'on soulève le cordon, et qu'on le renverse sur la paroi abdominale, on peut voir qu'il repose sur un plan fibreux et nacré, situé derrière le pilier supérieur, plan fibreux qui s'insère sur la partie supérieure du pubis, en arrière de l'épine et sur la portion gimbernatique de l'arcade crurale. C'est le *ligament de Colles*, beaucoup mieux nommé *pilier postérieur*.

Cette bandelette, dépendance de l'aponévrose du grand oblique (1), me paraît avoir pour usage, tout en renforçant la paroi abdominale au niveau de l'orifice superficiel, de soutenir et protéger le cordon spermatique qui réellement repose sur elle.

L'*orifice profond*, aussi nommé *anneau abdominal*, *interne* ou *supérieur*, est situé sur le milieu d'une ligne directe, menée de l'épine iliaque à l'épine pubienne, un peu plus près cependant de l'épine iliaque, et à deux travers de doigt au-dessus de l'arcade crurale. Il est donc plus haut que l'orifice superficiel; pour l'étudier, il faut renverser la paroi abdominale de manière qu'elle présente sa face péritonéale (fig. 49).

J'ai dit déjà qu'il correspondait à la fossette inguinale externe: il se trouve, par conséquent, situé en dehors de l'épigastrique. Pour le mettre à découvert, on décolle doucement le péritoine jusqu'au niveau de l'arcade crurale, dans tout l'étendue de la région ilio-inguinale; on aperçoit alors, dans le lieu précédemment indiqué, une ouverture elliptique dirigée en bas et en avant, déprimée en infundibulum par le cordon qui s'y engage et soulève un repli fibreux en forme de croissant.

Ce repli falciforme, dont la concavité est dirigée en dehors, circonscrit la moitié postérieure et interne de l'orifice. Il est solidement fixé en haut et en bas par deux cornes ou ailerons qui se perdent insensiblement sur la paroi postérieure de l'abdomen, et lorsqu'on l'examine avec soin, on peut voir qu'il est formé par les fibres condensées des deux *fascia transversalis* repliés et doublés sur eux-mêmes, entraînés qu'ils ont été par le testicule lors de sa migration à travers les parois abdominales.

Fig. 49 (1).

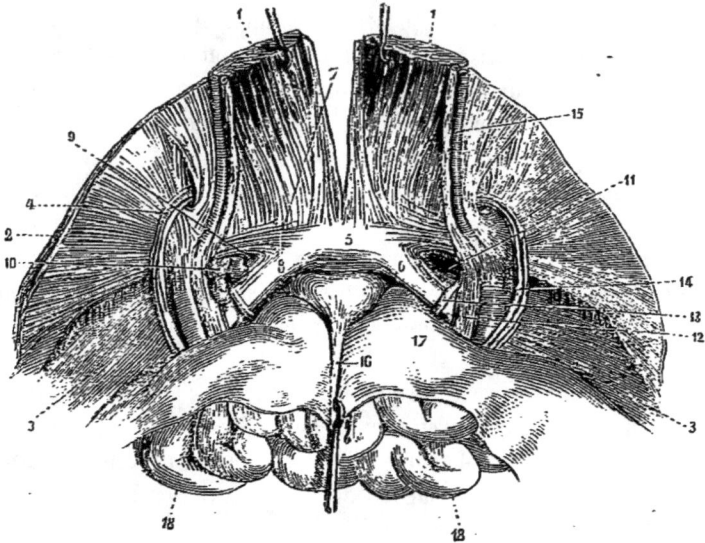

1, 1. Muscles droits. — 2. Muscle transverse de l'abdomen. — 3. Muscle psoas-iliaque s'engageant sous la partie externe de l'arcade. — 4. Le cordon pénétrant dans l'anneau inguinal profond. — 5 et 6. La symphyse pubienne et la branche du pubis. — 7. Portion réfléchie de l'arcade crurale ou ligament de Gimbernat. — 8. Ligament sus-pubien contribuant à former le ligament de Gimbernat. — 9. L'entrée ou orifice de l'entonnoir fémorali-vasculaire. — 10. Ganglions lymphatiques obturant cet orifice. — 11. L'entrée de l'entonnoir dégagée des ganglions. — 12. Veine fémorale. — 13. Veine obturatrice. — 14. Artère fémorale. — 15. Vaisseaux épigastriques. — 16. L'ouraque s'insérant au sommet de la vessie. — 17. Le péritoine décollé et renversé. — 18, 18. Circonvolutions de l'intestin grêle.

Quant à la moitié antérieure et externe de l'ouverture, elle ne présente, en général, aucune apparence de repli semblable, elle est plane et formée par la portion du *fascia transversalis* qui se trouve en dehors et en avant des éléments du cordon. C'est donc céder à un désir d'analogie mal fondé, que de décrire à l'orifice profond ou abdominal du trajet inguinal deux piliers, un externe et l'autre interne, comme à l'orifice superficiel.

Le *trajet inguinal* proprement dit, intermédiaire à ces deux orifices, est oblique en bas, en avant et en dedans. Sa longueur varie suivant les sexes et les sujets ; elle dépend aussi du mode de mensuration : ainsi, prise de l'angle supérieur de l'orifice superficiel à l'orifice profond, elle est de 3 centimètres à 3 centimètres 1/2, tandis que, prise du bord inférieur du même orifice, elle est d'un peu moins de 6 centimètres. Cette mensuration résulte d'une moyenne prise sur vingt sujets, hommes, adultes ; elle s'accorde d'ailleurs avec celle qui a été donnée par M. J. Cloquet, et

(1) Cette figure représente l'orifice profond du *trajet inguinal* et l'entrée de l'*entonnoir fémorali-vasculaire*. Le péritoine a été décollé de la face profonde des parois abdominales et on le voit rejeté sur les intestins.

comme cet habile anatomiste, j'ai trouvé de 4 à 5 millimètres en plus chez la femme que chez l'homme.

Pour la facilité de la description on est convenu de reconnaître à ce trajet une paroi antérieure, une postérieure et une inférieure ; quelques anatomistes lui décrivent même une paroi supérieure.

La paroi antérieure est formée par l'aponévrose d'insertion du grand oblique ; la paroi postérieure se trouve constituée par le *fascia transversalis*, que Thompson nommait *vraie paroi postérieure du canal inguinal*.

Ces deux plans aponévrotiques, en se réunissant inférieurement à l'arcade crurale, forment une gouttière légèrement oblique (1), à laquelle on a donné le nom de *paroi inférieure du canal inguinal*. J'ai suffisamment insisté d'ailleurs sur ces divers plans aponévrotiques, pour n'y point revenir.

Entre la paroi antérieure et la postérieure sont situés les muscles petit oblique et transverse, dont les fibres les plus inférieures, insérées dans la gouttière crurale, sont obliquement traversées par les éléments du cordon.

Quant à la paroi supérieure, il n'est raisonnablement pas possible d'en imaginer une ; les parois antérieure et postérieure et les fibres musculaires des petit oblique et transverse se rejoignant insensiblement au-dessus du cordon.

Du cordon spermatique et du ligament rond. — Chez l'homme le trajet inguinal livre passage à plusieurs éléments, dont la réunion constitue le *cordon spermatique*. Ces éléments sont : 1° le canal déférent ; 2° les artères spermatique, funiculaire et déférentielle ; 3° des veines nombreuses ; 4° des nerfs de plusieurs ordres ; 5° enfin des vaisseaux lymphatiques.

Le *canal déférent*, qui présente le volume d'un stylet de trousse, est dur et résistant au toucher, ce qui le distingue de tous les autres éléments du cordon ; il est situé plus en dedans et en arrière.

L'*artère spermatique* se détache de l'aorte au-dessous de la rénale ; l'artère funiculaire vient de l'épigastrique ; enfin l'artère déférentielle est fournie par une vésicale ou l'ombilicale. Cette dernière s'accole au canal déférent, qu'elle ne quitte pas.

Les *veines* sont nombreuses et émanent du plexus *pampiniforme*.

Les *nerfs* viennent de deux sources : les uns sont fournis par le grand sympathique et forment une sorte de plexus dit spermatique, les autres par le plexus lombaire. Je mentionnerai surtout la branche génito-crurale.

Enfin les *vaisseaux lymphatiques* se rendent dans les ganglions iliaques et lombaires.

Tous ces éléments sont épars dans la cavité abdominale et le bassin ; ils se réunissent, au moment de pénétrer dans le trajet inguinal, en un cordon arrondi du volume d'une plume à écrire, et sont plongés au milieu d'un tissu cellulaire abondant, lâche et filamenteux. Une fois introduits dans le canal, ils ne forment plus qu'un tout désigné sous le nom de *cordon spermatique*.

Ce cordon, au lieu de perforer les différentes couches de tissus qu'il rencontre, s'en enveloppe et s'en forme des gaînes superposées. C'est ainsi que lorsqu'on fend la paroi antérieure du canal et qu'on met à nu le cordon au moment où il s'engage dans l'anneau profond ou abdominal, on constate de la manière la plus manifeste que le *fascia transversalis*, celui-là même qui forme la paroi postérieure du canal, se

(1) Voyez page 625.

jette et se prolonge sur le cordon dont il forme la gaîne fibreuse propre. Il en est de même des fibres musculaires du petit oblique et du tranverse qu'on voit, chez les sujets vigoureux, accompagner les vaisseaux spermatiques jusqu'au fond des bourses sous le nom de tunique érythroïde ou de crémaster. De même encore, à sa sortie du canal, il entraîne avec lui l'aponévrose d'enveloppe du muscle grand oblique. Il suit de là que le cordon, dans son trajet à travers la paroi abdominale, acquiert successivement trois couches nouvelles qui consomment son unité et accroissent son volume : 1° la couche qui provient du *fascia transversalis ;* 2° celle que lui fournissent les muscles petit oblique et transverse ; 3° enfin, celle qui émane de l'aponévrose d'enveloppe du grand oblique. Je rappellerai ces diverses particularités et les compléterai en décrivant la région scrotale ou des bourses.

Chez la femme, le trajet inguinal ne donne passage qu'au ligament rond, sorte d'appendice fibreux qui, du fond de l'utérus, se porte à travers la paroi abdominale dans les parties génitales externes, et principalement dans les grandes lèvres où il vient s'épanouir en une sorte de pinceau. Une petite artériole et quelques veines l'accompagnent.

Développement du trajet inguinal. — Ce trajet présente des différences notables suivant l'âge et le sexe. Chez le fœtus avant le septième mois, il n'existe pour ainsi dire pas, les deux orifices sont situés en face l'un de l'autre, et le trajet rectiligne intermédiaire est occupé par ce prolongement cellulo-fibreux qu'on a nommé *gubernaculum testis.*

A partir du septième mois, le testicule commence à s'engager dans l'anneau et y entraîne le péritoine, dont il se forme une enveloppe qui deviendra plus tard la tunique vaginale. Pendant un certain temps la cavité péritonéale communique avec cette enveloppe du testicule, au moyen d'un canal séreux qui occupe, conjointement avec le cordon, le trajet inguinal ; mais bientôt la portion intra-inguinale du canal s'oblitère et la tunique vaginale se trouve isolée du péritoine. Si, comme cela arrive quelquefois, l'oblitération n'a point lieu, l'enveloppe séreuse du testicule continue à communiquer avec la cavité péritonéale par l'intermédiaire d'un canal allongé qui règne dans toute la longueur du trajet inguinal.

A cette époque de la vie où la vaginale communique normalement avec le péritoine, le trajet inguinal reste rectiligne, et ce n'est que plus tard, par suite du développement du bassin et de l'écartement des os iliaques, qu'il prend cette obliquité qu'il conservera désormais.

Chez les fœtus femelles le péritoine se prolonge quelquefois aussi dans le trajet inguinal, et c'est à ce prolongement séreux qu'on a donné le nom de canal de Nuck. Chez les femmes, les orifices, aussi bien le superficiel que le profond, présentent une bien moindre ouverture que chez l'homme : ainsi le profond est réduit à une fente elliptique très-étroite et très-allongée, et le superficiel présente, dans le sens latéral surtout, un resserrement beaucoup plus considérable. Le trajet intermédiaire est plus étroit et un peu plus long de 4 à 5 millimètres que chez l'homme, ce qui tient d'une part à l'amplitude du bassin chez la femme, et de l'autre à l'étroitesse des anneaux qui fait gagner au canal tout ce qu'eux-mêmes ont perdu en largeur. On comprend la portée de ces faits relativement à la fréquence des hernies inguinales dans l'un et l'autre sexe.

Déductions pathologiques et opératoires. — Les suppurations nées dans la région latérale de l'abdomen proprement dite, aussi bien que dans la région ilio-inguinale, sont rares ; elles peuvent être comme partout ailleurs circonscrites ou diffuses, selon qu'elles atteignent la couche sous-cutanée superficielle ou la couche profonde. Lors-qu'elles s'emparent de cette dernière, elles s'étalent avec une facilité et une rapidité désespérantes en raison de sa perméabilité. C'est encore ce qu'on observe dans les cas d'infiltrations urineuses qui envahissent en quelques jours toute l'étendue de la région et se portent quelquefois jusque dans l'aisselle.

Rarement la suppuration s'empare de la couche celluleuse sous-péritonéale qui présente à un haut degré la disposition lamelleuse qu'on observe dans les couches sous-cutanées. J'ai vu cependent, en 1854, avec M. le professeur Nélaton, une dame à laquelle il avait pratiqué l'entérotomie pour un étranglement interne, être prise tout à coup d'accidents que nous jugeâmes se rapporter à une sorte de phlegmon diffus développé dans cette couche sous-péritonéale. L'incision par laquelle on avait été chercher l'anse intestinale avait été faite dans la région ilio-inguinale droite, et quelques jours après, un empâtement profond et diffus s'était manifesté dans la région lombaire. Nous pratiquâmes une incision au niveau du bord postérieur du grand oblique, et après avoir traversé toute l'épaisseur de la couche musculaire, en évitant de léser les artères lombaires, nous trouvâmes sous l'aponévrose du transverse une couche de pus, dont l'évacuation amena le rétablissement rapide de la malade.

Les opérations qu'on pratique dans la région latérale de l'abdomen proprement dite sont peu nombreuses ; la plus usitée est la ponction de l'abdomen pour les cas d'ascite ou de kystes de l'ovaire. Le seul accident qu'on ait à redouter, c'est la bles-sure de l'artère épigastrique, dont la direction est assez bien représentée par une ligne allant du milieu de l'arcade crurale vers l'ombilic. On pourrait donc faire la ponction dans toute l'étendue de la paroi abdominale en dehors de cette ligne, en ayant soin cependant de ne point trop se porter en arrière dans le flanc, à cause des artères lombaires, et de tenir compte de la légère déviation en dehors que subit l'artère dans la distension du ventre. Toutefois, pour plus de précision, on a donné le précepte d'enfoncer le trocart sur le milieu d'une ligne allant de l'épine iliaque antérieure à l'ombilic.

Si la région latérale de l'abdomen, dans ses parties supérieure et moyenne, ne présente pas un grand intérêt chirurgical, il n'en est pas de même de la région ilio-inguinale, qui est au contraire le théâtre d'opérations nombreuses et de phénomènes pathologiques importants.

Par les détails dans lesquels je suis entré, on a pu voir que la partie la plus affai-blie des parois abdominales était sans contredit celle qui avoisine l'arcade crurale. Là, en effet, les fibres musculaires des petit oblique et transverse sont rares, pâles, sans résistance, parallèlement rangées au lieu d'être feutrées et entrecroisées comme dans la région supérieure, et, pour soutenir l'effort des viscères abdominaux qui s'exerce principalement en ce point, il ne reste plus que deux lames aponévrotiques encore affaiblies par les deux larges ouvertures du trajet inguinal. Ajoutez à cela la pré-sence des dépressions inguinales externe et interne en face des orifices profond et superficiel du trajet inguinal, dépressions qu'on pourrait regarder à la rigueur comme un premier degré de hernies, et vous aurez la raison de la fréquence des déplace-ments viscéraux en ce point des parois abdominales.

On a donné le nom de *hernie inguinale externe*, ou *oblique*, ou *indirecte*, à celle qui s'engage par la fossette inguinale externe, et traverse l'anneau profond du trajet inguinal ; et celui de *hernie inguinale interne* ou *directe*, à celle qui s'introduit dans le canal par une des deux fossettes inguinale interne ou vésico-pubienne, et vient sortir directement par l'anneau superficiel sans parcourir l'obliquité du trajet.

La hernie inguinale externe ou indirecte, après avoir franchi l'orifice profond, peut rester dans cette position pendant un temps plus ou moins long; à ce degré, elle n'est guère qu'une exagération de l'état normal. Plus tard, lorsqu'elle a parcouru toute la longueur du canal, elle constitue ce que l'on a appelé la *hernie intrapariétale* ou *interstitielle*, ou *inguinale incomplète;* quand elle apparaît à l'extérieur sous forme de tumeur arrondie, on la désigne sous le nom de *bubonocèle;* et enfin lorsqu'elle descend jusqu'au fond de bourses, on lui donne le nom d'*oschéocèle*.

Quant à la hernie inguinale interne, ou directe, elle ne s'arrête point dans le canal, elle le traverse directement et se présente d'emblée à l'orifice superficiel; plus tard elle se porte dans les bourses.

Il semblerait résulter de là que la hernie inguinale externe parcourant un trajet oblique, l'interne au contraire se portant en droite ligne au dehors, la direction seule devrait suffire pour les différencier. Mais cette indication, bonne dans les hernies récentes, n'est plus d'aucune utilité dans les hernies anciennes, l'obliquité de la hernie externe tendant à s'effacer de plus en plus sous l'influence de causes faciles à saisir. Effectivement, dès que l'intestin a traversé le trajet inguinal et a paru à l'extérieur, les tractions auxquelles il est soumis le ramènent à la direction rectiligne, et par conséquent rectifient de plus en plus la ligne brisée qu'il a parcourue pour se porter au fond des bourses; l'anneau profond, sur le côté interne duquel l'intestin fait effort, est constamment sollicité à se rapprocher de la ligne médiane, et se trouve insensiblement ramené presque en face de l'anneau superficiel qui, de son côté, s'élargit par son angle supérieur et externe. Ainsi se trouve détruite dans les hernies anciennes l'obliquité du trajet primitif.

On a donné, il est vrai, un autre moyen anatomique de reconnaître la hernie inguinale interne de l'externe. On a dit : Lorsque l'intestin s'engage par l'orifice profond, il laisse en dedans et en bas le cordon en totalité, mais surtout et nécessairement le canal déférent, qui reste appliqué contre le repli falciforme par la concavité de sa courbure, et ne peut être déplacé, puisqu'il vient des parois latérales du bas-fond de la vessie. Au contraire, lorsque les viscères se frayent un passage par la fossette inguinale interne et sortent par l'orifice superficiel, ils se trouvent tout naturellement placés en dedans du cordon : si donc le cordon est situé au côté interne du sac herniaire, la hernie est inguinale externe ; si en dehors, inguinale interne. Malheureusement ce moyen de diagnostic, bon dans le plus grand nombre des cas, lorsque la hernie est récente par exemple, peut aussi faire défaut lorsque la hernie est très-ancienne. Effectivement les éléments du cordon s'éparpillent au pourtour du sac herniaire, et il devient alors très-difficile de préciser quelle était primitivement leur véritable position.

Quoi qu'il en soit, ces deux moyens anatomiques de diagnostic différentiel, l'obliquité de la hernie et la position du cordon, ne doivent jamais être négligés, et peuvent rendre de grands services, surtout lorsqu'il s'agit de pratiquer l'opération du débridement.

La direction du canal et celle des fibres que entourent les orifices doivent être prises en sérieuse considération quand il faut réduire un intestin hernié. Si la hernie est oblique, c'est-à-dire inguinale externe, au lieu de chercher à repousser directement d'avant en arrière l'intestin dans l'abdomen, il faudra le chasser doucement en haut, en arrière, et obliquement en dehors, de manière, en un mot, qu'il suive par une marche rétrograde le trajet qu'il a parcouru pour se porter à l'extérieur. Si la hernie est directe, la compression sera dirigée directement d'avant en arrière.

Si la hernie était oblique et que l'on s'obstinât à repousser l'intestin directement d'avant en arrière, on courrait le risque, en faisant porter tout l'effort de la réduction sur la paroi postérieure du canal, c'est-à-dire sur le *fascia transversalis*, de décoller cette lame fibreuse, et de loger l'intestin, qu'on croirait réduit, dans l'épaisseur des parois abdominales; on aurait fait ainsi, d'une hernie complète, une hernie intrapariétale (1). Ce qu'il y aurait de plus grave alors, c'est que les accidents d'étranglement continueraient, et que le chirurgien, trompé par cette réduction apparente, pourrait rester dans l'inaction. Dans un cas que j'ai eu l'occasion d'observer pendant mon internat, on ne reconnut la méprise qu'à l'autopsie; une portion considérable d'intestin avait été refoulée entre le *fascia transversalis* décollé et la paroi abdominale, et l'étranglement, qui siégeait au niveau de l'orifice profond, avait naturellement persisté dans toute son intensité.

Y a-t-il une position à donner au malade pour relâcher les fibres qui entourent les ouvertures du canal? On a beaucoup agité cette question, qui aujourd'hui encore appelle de nouvelles expériences pour être complétement résolue. D'abord je pense, contre la grande autorité de A. Cooper et avec M. Malgaigne, que l'orifice profond du canal, constitué par un fascia purement fibreux, et qui n'a que des relations fort éloignées avec les muscles ou les plans aponévrotiques superficiels, échappe complétement à tous nos moyens d'action. Quant à l'orifice superficiel, voici ce que j'ai constaté. Lorsqu'on introduit le doigt dans l'orifice inguinal superficiel d'un cadavre, la cuisse étant fléchie, et qu'on la laisse retomber brusquement dans l'extension, on sent que le doigt est manifestement serré par le contour fibreux, et sur un hernieux la même expérience conduit à un résultat identique. D'autre part, lorsqu'on dissèque le trajet inguinal l'abdomen étant distendu par les gaz, on voit que manifestement l'anneau est resserré. En est-il de même sur le vivant? Je n'ai pu m'en rendre compte d'une manière positive, mais la chose est probable. L'écartement des cuisses ne paraît pas sensiblement rétrécir l'orifice, à moins toutefois que les fibres collaté-térales inférieures, celles qui croisent les deux piliers au-dessus du cordon, ne soient très-développées, auquel cas on les voit remonter et recouvrir la moitié interne de l'anneau : c'est ce que paraît déjà avoir remarqué A. Cooper, qui, au dire de Thompson (2), donne le précepte de ne point se placer entre les jambes du malade pour réduire la hernie.

De ces expériences, il résulte que l'anneau superficiel est le plus ouvert possible lorsque les cuisses sont fléchies sur le bassin et rapprochées de la ligne médiane, tandis qu'il paraît au contraire se rétrécir lorsque les cuisses sont étendues ou écartées, et l'abdomen distendu.

J'adopte donc complétement, malgré les expériences contraires de M. Malgaigne (3), les idées de Thompson, conformes à ce que j'ai observé moi-même; et c'est dans cette position, c'est-à-dire les cuisses fléchies sur le bassin et rapprochées de la ligne médiane, qu'il faut placer les malades auxquels on veut réduire une hernie. Seule-

---

(1) Velpeau, art. HERNIE INGUINALE du *Dictionnaire* en 30 volumes, p. 502.
(2) Thompson, *Ouvrage complet sur l'anatomie du bas-ventre et sur les hernies*, 2e livraison, p. 13.
(3) *Anatomie chirurgicale*, t. II, p. 147.

ment on doit avoir soin de ne point chercher à faire rentrer tous les viscères herniés à la fois, car ils viendraient s'étaler sur les bords relâchés de l'anneau, mais faire en sorte au contraire que chaque portion d'intestin se présente à son tour et successivement à l'orifice.

Par les mêmes raisons on comprend que si, dans la flexion des cuisses sur le bassin, un effort violent se produit, l'anneau se trouvant ouvert et ses bords relâchés, la production des hernies soit plus facile que dans toute autre position : c'est en effet ce que démontre l'expérience clinique, en parfait accord avec la théorie.

Les hernies inguinales peuvent-elles être étranglées par les anneaux aponévrotiques? Cette question qui semblerait, au premier abord, pouvoir être résolue par l'anatomie normale, ne me paraît cependant susceptible de solution qu'à l'aide des faits pathologiques; ce n'est donc pas ici le lieu de la discuter. Effectivement, quand bien même on démontrerait aussi clairement que possible le resserrement des anneaux, aurait-on prouvé qu'ils peuvent étrangler les hernies? Non, sans doute. Il ne faut donc pas demander à une science plus qu'elle ne peut donner; je suis, quant à moi, convaincu que dans les hernies inguinales l'étranglement est le résultat de causes diverses, et que la contraction des fibres musculaires des petit oblique et transverse, en agissant sur l'orifice inguinal superficiel, y concourt puissamment; mais ce n'est point dans les faits anatomiques que j'ai puisé cette conviction, ils sont insuffisants à la démonstration de cette vérité.

Exclusivement préoccupés de leur sujet, les chirurgiens anatomistes, qui les premiers ont fait marcher de front l'histoire de l'anatomie et de la pathologie des hernies, paraissent avoir attaché une grande importance à la question de savoir combien de couches le bistouri doit traverser avant d'arriver sur le viscère déplacé. Mais, si l'on considère, d'une part, que dans l'opération de la hernie étranglée il est impossible de procéder couche par couche à la division des tissus comme dans une simple dissection; d'autre part, que la présence d'un intestin hernié au milieu des diverses couches de la région les modifie toujours d'une manière sensible, on s'aperçoit qu'ici, comme en bien d'autres circonstances, les idées spéculatives ont pris la place de la pratique. Il importe donc de se mettre en garde contre les exagérations.

Ceci posé, je dirai que toute hernie inguinale descendue dans les bourses a, pour enveloppes premières, la peau, les deux lames du *fascia superficialis* et la gaîne fibreuse que l'aponévrose engaînante du grand oblique envoie sur le cordon; et pour enveloppes profondes, le crémaster, les gaînes fournies par les *fascia transversalis* fibreux et celluleux, celle du *fascia propria* ou tissu cellulaire sous-péritonéal, et enfin le péritoine ou sac herniaire. Lorsque la hernie est encore contenue dans le canal, elle est pourvue des mêmes enveloppes, plus l'aponévrose d'insertion du grand oblique avec ses fibres en sautoir ou collatérales. De plus, il faut se rappeler que quelquefois la hernie entraîne au fond des bourses ces mêmes fibres en sautoir, en éraillant et décomposant l'anneau superficiel, ainsi que l'a constaté M. J. Cloquet, ainsi que je l'ai vu moi-même dans plusieurs dissections.

Mais, je le répète, je n'attache qu'une médiocre importance à ces données théoriques.

Les rapports du collet du sac avec les vaisseaux offrent un plus grand intérêt. Dans la hernie inguinale externe, celle qui se fait par la fossette inguinale correspondante, l'artère épigastrique est toujours située à la partie interne, tandis que dans la hernie inguinale interne elle est placée en dehors. Il suffit de se rappeler ce que j'ai dit précédemment des fossettes inguinales, de leur mode de formation et du développement des hernies, pour bien fixer ses idées à ce sujet. Il serait donc très-utile, sinon indispensable, lorsqu'on opère une hernie inguinale, de savoir si elle est externe ou interne, afin d'éviter l'épigastrique lors du débridement. Mais, si dans la plupart des cas le diagnostic est possible, il en est d'autres où l'on est obligé de rester dans le doute ; c'est alors sur la partie supérieure de l'anneau constricteur que l'on doit faire porter l'incision. De cette manière, en agissant parallèlement à l'artère épigastrique, on n'a point à redouter sa lésion ; les expériences de Scarpa prouvent qu'on peut ainsi faire des incisions de plus de 3 centimètres sans l'atteindre.

Dans la hernie inguinale externe il peut y avoir un, deux, ou plusieurs sacs le long du trajet inguinal (1). Or, ce que je viens de dire pour le débridement ne s'applique qu'à celui qui correspond à l'anneau profond : pour les autres, il est assez indifférent de porter l'instrument n'importe dans quelle direction, excepté toutefois en bas et en dedans, à cause de la présence du cordon et de l'artère spermatique.

Lorsque les anneaux ont été dilatés par une hernie, peuvent-ils revenir sur eux-mêmes ? La solution de cette question est de la plus haute importance relativement à la cure radicale des hernies par les bandages ou les diverses méthodes opératoires.

Posons d'abord ce fait constant, c'est que chez les enfants on obtient plus facilement la cure radicale à l'aide de bandages que chez les adultes, et plus aisément chez ces derniers que chez les vieillards. En recherchant quelle peut être la cause de ces différences, on ne tarde pas à reconnaître que les conditions du côté des viscères et du sac herniaire sont identiquement les mêmes à tous les âges, tandis que la disposition des anneaux et du trajet inguinal est loin d'être semblable dans l'adolescence, l'âge adulte et la vieillesse. Nous avons vu, en effet, que dans les premières années de l'existence le trajet inguinal était presque rectiligne, et que ce n'était que par l'élargissement du bassin qu'il prenait peu à peu cette disposition oblique que nous lui avons trouvée chez l'adulte dont l'accroissement est terminé. Cette obliquité toujours croissante, seule, suffirait déjà à faire comprendre la difficulté de jour en jour plus grande que doit opposer à l'issue des viscères un canal dont la rectitude leur offrait autrefois un trajet facile. Mais à cette cause il faut en ajouter une autre, c'est l'énergie de plus en plus considérable de l'action musculaire, qui, s'exerçant d'une manière continue sur les fibres tendineuses dont l'écartement constitue l'anneau superficiel, resserre cet anneau de la même manière qu'en tirant sur les deux extrémités d'une boutonnière on en rapproche les bords. L'anneau profond lui-même n'échappe point à cette coarctation, le *fascia transversalis* fibreux qui le constitue, subissant aussi, quoique d'une manière moins directe, l'influence des tractions lentes qui lui sont imprimées par les muscles droit et transverse sur lesquels il s'insère ou avec lesquels il se continue. Ainsi, l'obliquité toujours croissante du trajet inguinal d'une part, et d'autre part la contractilité de plus en plus énergique des fibres musculaires, telles sont les deux causes qui rendent possible, chez les enfants, la cure radicale des hernies.

Si, chez les vieillards, on obtient si rarement cette guérison, cela tient à ce que

(1) J. Cloquet, Thèse de concours pour la place de chef des travaux anatomiques. Paris, 1819. — *Recherches sur les causes et l'anatomie des hernies abdominales.* — Demeaux, *Mémoire sur l'évolution du sac herniaire* (Annales de chirurgie française et étrangère, 1812, t. V, p. 342).

les anneaux restent dilatés, et que le trajet inguinal, une fois son obliquité détruite, ne tend plus à la reprendre.

Appliquant ces données à l'opération de la cure dite *radicale* des hernies, je dirai que, parmi les méthodes proposées, aucune ne remplissant les conditions au moyen desquelles la nature assure la guérison définitive de la maladie, aucune ne peut être regardée comme atteignant le but. De toutes, la plus défectueuse est celle qui s'adresse seulement au sac herniaire dans le but de l'oblitérer : n'est-il pas évident que, quand bien même les parois du sac seraient agglutinées, tant que les anneaux ne se sont point resserrés, une nouvelle hernie pourra se produire, sinon dans le sac primitif, du moins sur ses côtés ? C'est en effet ce que l'on observe, et l'on trouvera, dans la thèse de M. J. Cloquet déjà citée et dans le travail de M. Demeaux, des faits qui témoignent de l'impuissance de l'oblitération du sac herniaire pour la cure radicale des hernies.

Quant aux procédés qui ont pour but non d'oblitérer le sac herniaire, mais de refouler dans le canal un bouchon qu'on s'efforce d'y maintenir et de faire adhérer à ses parois, quoique plus rationnels en apparence, ils n'en sont guère moins défectueux ; je n'en veux pour preuve que ces reproductions fréquentes de la hernie après l'opération de l'étranglement. J'ai opéré deux fois d'une hernie crurale étranglée, du même côté, une malade chez laquelle la première fois j'avais pelotonné dans l'entonnoir crural non-seulement les débris du sac, mais encore l'épiploon. Eh bien, malgré une suppuration longue, dont le résultat avait dû être et avait été, ainsi que je m'en suis assuré à la deuxième opération, la production d'une notable quantité de ce tissu inodulaire ou de cicatrice qui résiste si bien aux efforts et qui se rétracte avec une énergie souvent si désastreuse, la hernie reparut deux années après et s'étrangla de nouveau. Le procédé de Gerdy lui-même, que je regarde comme le plus propre à prévenir la récidive, n'agit que sur l'anneau superficiel et sur la moitié inférieure du canal inguinal, en sorte qu'il laisse libres l'anneau profond et la moitié supérieure du canal, et convertit seulement la hernie complète en une hernie interstitielle ou intrapariétale.

Sans donc repousser définitivement toute tentative de cure radicale des hernies, je regarde les opérations qui ont été instituées jusqu'ici comme ne remplissant qu'incomplétement le but que se sont proposé leurs auteurs. A mes yeux, le bandage est encore un des meilleurs moyens de cure radicale, et il la détermine non-seulement en expulsant les viscères du sac herniaire d'une manière constante et en favorisant son agglutination, mais encore et surtout en permettant chez les enfants, et quelquefois chez les adultes, le rétablissement de l'obliquité du trajet inguinal et le resserrement des anneaux. L'impossibilité d'obtenir ce résultat chez les vieillards, en raison de l'affaiblissement de l'énergie musculaire, les condamne a garder cette infirmité sans espoir de guérison.

Lorsque la hernie se fait par la fossette vésico-pubienne, elle vient encore apparaître sous le pilier supérieur à l'orifice superficiel de l'anneau. M. Velpeau, qui a consacré à cette variété de hernie un long article dans les *Annales de la chirurgie française* (1), la désigne sous le nom de *hernie inguinale oblique interne*, parce qu'en effet elle est obligée, pour arriver à l'extérieur, de suivre un trajet oblique en dehors et en avant, par opposition à la *hernie inguinale oblique externe* qui, par-

(1) Voyez *Annales de la chirurgie française et étrangère*, t. I, p. 257.

courant le canal inguinal, suit un trajet inverse, oblique en avant et en dedans. M. Velpeau a rassemblé plusieurs faits de cette variété nouvelle de hernie dus à A. Cooper, Wilmer, M. Goyrand (d'Aix); et, en outre des observations réunies par ce professeur et de celles qui lui sont propres, on trouve dans le même volume du même recueil un autre fait de hernie inguinale interne oblique, disséqué par M. Demeaux, aide d'anatomie de la Faculté (1). De mon côté, j'ai vu sur le cadavre d'un vieillard une hernie graisseuse du tissu cellulaire sous-péritonéal, qui, après avoir franchi la fossette vésico-pubienne, était venue poindre à l'orifice superficiel du canal inguinal, et constituait positivement une hernie inguinale interne oblique. Je pense avec M. Velpeau que cette variété de hernie est peut-être beaucoup plus fréquente qu'on ne l'avait cru jusqu'ici. Ses rapports avec l'épigastrique sont les mêmes que ceux de la hernie inguinale interne ou directe, c'est-à-dire que l'artère reste en dehors du collet du sac, seulement elle en est bien plus éloignée.

Enfin on a constaté que les intestins pouvaient s'échapper par des *éraillements* de la paroi ilio-inguinale; mais ce serait sortir de mon sujet que d'insister sur ces faits que je dois me borner à signaler.

Plusieurs opérations se pratiquent dans la région ilio-inguinale : les plus usitées sont l'ouverture des abcès de la fosse iliaque, la ligature de l'épigastrique et celle des artères iliaques interne et externe.

Les abcès de la fosse iliaque ne ressemblent point à ceux des autres régions, qu'on ouvre en général dans le point culminant et là où la fluctuation est le plus manifeste. Ici c'est une véritable opération dont les temps sont réglés; on peut les ouvrir par ponction ou par incision, mais cette dernière méthode est préférable. L'incision doit être faite parallèlement à l'arcade crurale, à un travers de doigt au-dessus d'elle et dans toute la longueur de son tiers externe. On traverse ainsi successivement et méthodiquement, comme pour faire une ligature, la peau et les deux couches sous-cutanées, l'aponévrose du grand oblique, la couche commune des muscles petit oblique et tranverse, et l'on arrive sur le *fascia transversalis*, à travers la transparence duquel on peut quelquefois apercevoir la couche purulente, ainsi que je m'en suis assuré. Après avoir fait une ponction à ce fascia avec la pointe du bistouri, on introduit la sonde cannelée, sur laquelle on le divise dans toute la longueur de l'incision cutanée, de manière que le pus trouve un facile écoulement.

La ligature de l'artère épigastrique est une opération qu'on a rarement l'occasion de faire; cependant, comme ce vaisseau peut être blessé dans une plaie pénétrante, ou dans l'opération du débridement, il faut savoir où le trouver. Il n'entre point dans mon sujet de décrire l'opération; je rappellerai seulement que cette artère est située dans l'épaisseur du *fascia transversalis* celluleux, et qu'il faut, pour la mettre à découvert, traverser toute la paroi abdominale. Elle croise l'arcade crurale vers sa partie moyenne, ou, si l'on aime mieux, elle pénètre dans la paroi abdominale vers le milieu d'une ligne allant de l'épine iliaque à la symphyse pubienne. Si l'on veut la saisir avant qu'elle ait fourni aucune branche importante, c'est au procédé de Bogro qu'il faut avoir recours, procédé qui consiste à faire, entre l'arcade crurale et le trajet oblique du cordon, une incision parallèle à cette arcade et croisant le trajet de l'artère par son milieu.

Ce même procédé peut servir à arriver sur l'iliaque externe, en suivant l'épigas-

(1) *Loc. cit.*, p. 473.

trique jusqu'à sa naissance ; mais on y parvient plus rapidement et tout aussi sûrement par le procédé de A. Cooper, qui consiste à faire une incision en demi–lune
suivant la courbure de l'arcade crurale et de l'os iliaque, à un travers de doigt en
avant et au-dessous de l'épine de cet os.

§. II. — DE LA CAVITÉ ABDOMINALE.

La cavité de l'abdomen diffère des autres cavités que nous avons jusqu'ici étudiées,
au triple point de vue de la constitution de ses parois, du plus ou moins de symétrie
des organes qu'elle renferme et de leur degré de fixité.

Nous avons vu les parois osseuses du crâne et du rachis résister de la manière la
plus efficace à toutes les causes de compression qui pouvaient atteindre les organes
contenus dans la cavité encéphalo–rachidienne, et les arcs osseux, mais flexibles, du
thorax, former une ceinture destinée à protéger les viscères renfermés dans la poitrine, tout en leur permettant une très-grande mobilité en rapport avec leurs fonctions ; ici le squelette n'existe plus qu'à la partie postérieure et un peu sur le côté,
et encore n'est-il point disposé pour la protection des viscères abdominaux, mais
bien pour la transmission du poids du tronc aux membres inférieurs. Les parois de
la cavité abdominale sont donc, dans leur plus grande étendue, formées par des
muscles, et cette ceinture contractile, qui prend ses insertions fixes sur le squelette,
joue un grand rôle dans les phénomènes tant physiologiques que pathologiques.

Eu égard à la symétrie et à la fixité des viscères qu'ils renferment, le crâne, le
thorax et l'abdomen ne diffèrent pas moins. Dans le crâne, les organes sont parfaitement symétriques, en sorte qu'il suffit de décrire un des côtés pour faire connaître
l'autre. Au thorax, la disposition n'est déjà plus aussi régulière ; sur la ligne médiane,
dans le médiastin, on trouve des organes impairs, et le cœur remplace, à gauche,
un des lobes pulmonaires. Mais dans la cavité abdominale la symétrie a presque complétement disparu, à ce point qu'on ne trouve que les deux reins qui la rappellent.
De même pour la fixité qui va décroissant du crâne à l'abdomen, les viscères de cette
dernière cavité étant presque tout sujets, à quelques exceptions près, à des variations considérables dans leur volume et leur position. De ces considérations il résulte
que la description de la cavité abdominale ne peut être présentée avec la même précision que celle des autres cavités, et qu'en assignant à tel ou tel organe des rapports
soit avec ceux qui l'environnent, soit avec les parois, on est obligé de tenir compte
de toutes les causes qui les font varier incessamment.

Les organes contenus dans la cavité abdominale sont, les uns enveloppés presque
complétement par la grande séreuse de l'abdomen, le péritoine, les autres simplement recouverts par cette membrane qui passe au devant d'eux et n'a avec eux, le
plus ordinairement, d'autres rapports que ceux de voisinage. Les premiers, grâce à
cette disposition, sont extrêmement mobiles, flottants pour ainsi dire et sans atmosphère celluleuse ; les autres sont plongés dans un tissu cellulaire abondant, et ne
sont sujets à déplacement que dans les cas pathologiques. Ceux-là sont situés sur un
plan antérieur ; ceux-ci occupent en arrière la couche la plus profonde de la cavité.
Ces diverses considérations m'ont engagé à diviser tous les viscères abdominaux en
deux catégories: 1° viscères contenus dans ce qu'on est convenu d'appeler la cavité
du péritoine ; 2° viscères situés au-dessous et en dehors de cette membrane. Comme

la cavité thoracique, dans laquelle on trouve les cavités pleurales et le médiastin, la cavité abdominale comprend donc deux régions distinctes : une *région antérieure* ou *intra-péritonéale*, et une *région postérieure* ou *extrapéritonéale*. Cette division, outre qu'elle est commandée par la nature même des choses, c'est-à-dire par la réalité anatomique, a cet autre avantage qu'elle répond à une nécessité pratique; les plaies qui atteignent les organes situés dans chacune de ces deux régions diffèrent essentiellement sous le double rapport du pronostic et du traitement.

1° Région antérieure de la cavité abdominale, ou région intra-péritonéale.

J'ai dit précédemment que dès la plus haute antiquité on avait senti le besoin de diviser artificiellement les parois abdominales en trois zones désignées sous les noms d'*épigastrique*, *ombilicale* et *hypogastrique*, et chacune de ces zones en trois régions secondaires (1). Cette division, qui n'est pas acceptable lorsqu'il s'agit de décrire la constitution des parois elles-mêmes, devient au contraire indispensable lorsqu'on veut préciser les rapports des viscères avec tel ou tel point de l'abdomen; sans elle il serait impossible de s'entendre. Elle va donc nous servir à faire ce que j'ai nommé jusqu'ici l'anatomie par superposition des plans. J'exposerai ensuite, au point de vue exclusivement médico-chirurgical, l'histoire du péritoine, celle du tube digestif, de l'appareil biliaire et de la rate, en un mot de tous les organes enveloppés par la séreuse abdominale.

Superposition des plans. — *Zone épigastrique.* — La zone épigastrique se divise en *épigastre* proprement dit et en *hypochondres droit* et *gauche*.

À l'épigastre, au-dessous des parois précédemment décrites (2), on rencontre une portion du lobe droit et le lobe gauche du foie séparés et maintenus par le ligament suspenseur, au milieu duquel se trouvent quelques filaments celluleux, derniers vestiges de la veine ombilicale ; au-dessous du foie, la portion sous-diaphragmatique de l'œsophage, l'extrémité pylorique de l'estomac et la portion du duodénum qui y fait suite; entre le foie et l'estomac, l'épiploon gastro-hépatique, qui se porte du sillon transverse du foie à la courbure supérieure de l'estomac et renferme l'artère et les veines pyloriques, des vaisseaux lymphatiques et des nerfs.

Plus bas et plus profondément se voient l'*hiatus de Winslow*, par où l'on pénètre dans l'arrière-cavité du grand épiploon, hiatus borné par les vaisseaux hépathiques et les conduits biliaires; les deux dernières portions du duodénum; et enfin le pancréas, embrassé dans la courbure de cette portion intestinale. Ce dernier organe appartient à la région abdominale profonde, car le péritoine ne fait que le tapisser, ainsi, d'ailleurs, que la portion correspondante du duodénum, qui se trouve ainsi fixée d'une manière inamovible à la colonne vertébrale.

Là encore on rencontre, toujours en dehors du péritoine et sur le côté gauche des corps vertébraux, l'aorte, de laquelle se détachent les artères diaphragmatiques inférieures, le trépied cœliaque, c'est-à-dire les artères coronaire stomachique, hépatique et splénique, puis la mésentérique inférieure, les premières lombaires et les capsulaires; sur le côté droit des vertèbres, la veine cave inférieure; plus profondément encore, les piliers du diaphragme.

(1) Voyez page 597.
(2) Voyez *Région abdominale antérieure.*

Ces organes, le trépied cœliaque surtout, sont plongés au milieu d'un tissu cellulaire dans lequel on trouve de nombreux ganglions lymphatiques, et surtout les ganglions nerveux d'où émanent ces filets, dont l'entrelacement véritablement inextricable constitue les plexus solaires et tous les plexus secondaires qui accompagnent les diverses branches artérielles.

L'*hypochondre droit* est presque entièrement occupé par le lobe droit du foie qui, à l'état normal, ne doit pas dépasser les fausses côtes ; chez les enfants et les femmes il déborde un peu leur bord inférieur, ce qui tient, chez les premiers, à son volume relativement plus considérable et au peu de développement du thorax, chez les secondes, à l'usage du corset. Son bord antérieur, relevé en haut et en avant, est débordé par le fond de la vésicule biliaire, qui répond aux cartilages des neuvième et dixième côtes. Au-dessous du foie se voient la portion gauche du côlon transverse et tous les vaisseaux et nerfs qui viennent se rendre dans la scissure transverse ; tout à fait en arrière la capsule surrénale et le bord supérieur du rein, qui laisse souvent son empreinte sur la face postérieure du foie.

L'*hypochondre gauche* renferme le grand cul-de-sac de l'estomac, en avant duquel, chez beaucoup de sujets, on rencontre une bonne portion du lobe gauche du foie ; en bas, et plus profondément placée, la rate, reliée à la courbure stomacale par l'épiploon gastro-splénique et les *vasa breviora*, en avant d'elle l'extrémité gauche du côlon transverse, en arrière la capsule surrénale et le sommet du rein gauche.

Zone ombilicale. — Divisée en *ombilic* et *flancs droit* et *gauche*, elle correspond à cette portion des parois abdominales comprise entre le bord inférieur des côtes et supérieur des os iliaques.

À l'*ombilic*, au-dessous du péritoine pariétal, on rencontre le grand épiploon recouvrant tous les organes contenus dans la région ; en haut, le côlon transverse ; en bas, les circonvolutions les plus supérieures de l'intestin grêle et le pédicule qui l'attache à la colonne vertébrale, c'est-à-dire le mésentère, obliquement situé de gauche à droite, du côté latéral gauche de la deuxième vertèbre lombaire à la fosse iliaque droite. Au-dessous du péritoine, dans la région extra-péritonéale, se voient à gauche la terminaison de l'aorte abdominale qui vient de fournir les rénales, les spermatiques et la mésentérique inférieure, à gauche la veine cave inférieure.

Le *flanc droit* est occupé d'arrière en avant par quelques anses d'intestin grêle, le côlon ascendant, et plus profondément par le rein et l'uretère.

Le *flanc gauche* a les mêmes rapports ; le côlon ascendant est remplacé par le côlon descendant, généralement plus mobile.

Zone hypogastrique. — Elle présente à considérer l'*hypogastre* sur la ligne médiane, et les *fosses iliaques* sur les côtés.

Les parois de l'*hypogastre* présentent, avec les viscères abdominaux, des rapports très-variables. Ainsi, quand la vessie est vide, le péritoine qui tapisse leur partie postérieure est en contact avec la convexité des circonvolutions de l'intestin grêle, recouvertes par le grand épiploon ; lorsqu'elle est remplie de liquide, au contraire, en s'élevant du bassin dans l'abdomen, elle soulève le péritoine, chasse la masse du petit intestin et s'applique contre le bord supérieur des muscles grands droits, dont la sépare seulement le *fascia transversalis*. Chez la femme, l'utérus vient encore compliquer ces rapports, selon qu'il est ou non dans l'état de gestation, ou renferme des corps fibreux.

En arrière de la vessie ou des intestins, on rencontre le corps des vertèbres lombaires et le promontoire.

La *fosse iliaque droite* est occupée par des anses de l'intestin grêle, qui recouvrent elles-mêmes le cæcum et son appendice vermiculaire; ces derniers tantôt sont simplement appliqués contre le muscle iliaque par le péritoine qui passe au devant d'eux, d'autres fois sont flottants à l'aide d'un mésocæcum. En dedans du cæcum et suivant la courbure du détroit supérieur, se trouvent l'artère et la veine iliaques interne et externe, et enfin, sur un plan plus profond, les muscles psoas iliaques réunis, et le nerf crural compris dans leur gaîne.

Dans la *fosse iliaque gauche* les rapports sont les mêmes, seulement le cæcum est remplacé par l'S iliaque du côlon descendant, qui remplit, en se contournant, presque tout l'espace qui existe entre les parois abdominales et les muscles psoas iliaques.

De nombreux ganglions lymphatiques dits ganglions iliaques, plongés dans un tissu cellulaire abondant et lamelleux, suivent la direction des vaisseaux iliaques au devant desquels ils sont placés, et forment comme une chaîne non interrompue.

Du péritoine. — Décrire la marche du péritoine et de ses nombreux replis est une tâche qui incombe à l'anatomie descriptive; je me bornerai donc à signaler les points de son histoire anatomique qui se rattachent à la pathologie tant interne qu'externe. Cette membrane tapisse toute l'étendue des parois supérieure et antérolatérales de l'abdomen, et de là descend dans le petit bassin; la paroi postérieure en est presque totalement dépourvue, ou plutôt elle en est séparée par une couche abondante de tissu cellulaire qui renferme des organes nombreux et importants. Quant aux viscères, ainsi que je l'ai déjà dit, les uns en sont presque complétement enveloppés, comme la plus grande partie du tube digestif, le foie et la rate; les autres en sont simplement recouverts, par une ou plusieurs de leurs faces.

Il n'est pas plus possible pour le péritoine que pour les autres séreuses de démontrer l'existence d'une membrane partout continue (1), la *surface séreuse seule*, c'est-à-dire le feuillet épithélial, peut être suivie sans interruption et dans toute l'étendue de ce que l'on a nommé la cavité du péritoine. Mais cette cavité elle-même existe-t-elle? Non, si l'on entend par cavité un espace rempli par un gaz ou un liquide en permanence, car on n'en rencontre pas plus dans le péritoine que dans la plèvre, et à l'état normal les parois de ces surfaces séreuses sont exactement appliquées l'une contre l'autre. Néanmoins on peut dire qu'il y a réellement cavité, en ce sens qu'elle se révèle dès qu'un peu de liquide est versé à la surface séreuse; elle existe donc virtuellement, et au point de vue pratique c'est un fait important à préciser. On comprend maintenant qu'il n'est pas tout à fait exact de dire que les intestins, le foie et la rate, soient renfermés dans la cavité du péritoine : en réalité, ils sont placés au-dessous de cette membrane et en dehors d'elle. Mais cette distinction, ou pour mieux dire cette subtilité anatomique, étant admise pour satisfaire les esprits exigeants, je me hâte d'ajouter qu'il me paraît indispensable de conserver le langage ordinaire, et de dire par exemple que l'intestin grêle est plongé dans la cavité péritonéale.

Le péritoine n'ayant que son feuillet épithélial qui soit partout continu et partout identique, et ses autres parties constituantes variant avec les divers organes sur lesquels on l'examine, on comprend qu'il doive présenter, relativement à ses

(1) Voyez *Systèmes séreux ou des cavités closes.*

propriétés et à sa structure, de notables différences. D'abord il est loin d'offrir partout la même épaisseur : là où il est soumis à une pression constante, comme à la partie inférieure et antérieure des parois abdominales, il est épais et résistant, tandis que sur les viscères, l'intestin, le foie par exemple, il est réduit à une lame mince et sans cohésion.

Il en est de même de la couleur ; transparent dans les épiploons, il est blanchâtre et opaque derrière les muscles de l'abdomen. Partout où il tapisse les parois, il est doublé d'un tissu cellulaire lâche, dont les lames prêtent et se laissent facilement distendre ; sur les viscères, au contraire, il est uni aux parties sous-jacentes d'une manière tellement intime, qu'il est impossible de l'enlever autrement que par petits lambeaux de la finesse d'une pelure d'oignon, dont la longueur ne dépasse guère 2 ou 3 millimètres.

Enfin il jouit d'une élasticité présentant, suivant les individus et l'endroit où on l'examine, de notables différences que l'on ne sait à quoi rattacher. Ainsi, tantôt après s'être laissé distendre, il revient rapidement sur lui-même, tantôt il refuse de se laisser allonger ; ou bien lorsqu'on surmonte, sans le déchirer, sa résistance, il reste distendu.

J'ai dit que, sur les viscères exceptés, il était doublé partout d'un tissu cellulaire lamelleux, facile à décoller ; il est cependant quelques endroits où, même sur les parois abdominales, il présente avec les parties sous-jacentes des adhérences plus intimes. J'ai signalé au voisinage de l'ombilic, entre le péritoine et le pourtour de la cicatrice ombilicale, des adhérences assez solides pour que, dans les hernies ombilicales, l'intestin éprouvât de grandes difficultés à l'entraîner et à s'en former un sac. Aussi ce dernier est-il tellement aminci, qu'on a cru pendant longtemps qu'il n'existait pas.

Mais c'est là l'exception, le péritoine pariétal est généralement doublé d'une couche de tissu cellulaire lâche, ce qui permet de le décoller facilement. Cette couche celluleuse peut, dans certains points, par suite des frottements ou des tiraillements auxquels elle est soumise, se convertir en une sorte de membrane fibro-celluleuse qui soutient la lame séreuse et lui donne une grande force de cohésion. On a désigné cette lame sous le nom impropre de *fascia propria*. La présence de cette couche celluleuse condensée n'empêche pas la séreuse péritonéale de glisser sans difficultés sur les tissus sous-jacents.

Il est intéressant pour le chirurgien d'étudier comment s'effectue ce glissement, cette locomotion du péritoine, qui constitue un des points les plus importants de son histoire chirurgicale. Si l'on saisit, ainsi que l'a expérimenté M. J. Cloquet, une portion du péritoine pariétal, celui de la fosse iliaque par exemple, et qu'on le soumette à des tractions modérées et réparties sur une assez large surface pour ne pas le déchirer, voici ce qu'on observe : les lamelles du tissu cellulaire sous-péritonéal se distendent insensiblement, les aréoles s'allongent et s'aplatissent, et le feuillet séreux se déplace sans que l'élasticité de son tissu propre paraisse être pour rien dans ce mouvement. Si au lieu d'expérimenter sur le péritoine pariétal, on saisit à pleines mains le paquet de l'intestin grêle, et qu'on exerce des tractions modérées sur son pédicule mésentérique, on voit ce dernier s'allonger insensiblement, et cet allongement se produire par le glissement, sur les côtés de la colonne vertébrale, de ses deux feuillets qui semblent marcher à la rencontre l'un de l'autre, puis finissent par s'adosser. On peut se convaincre, en disséquant la portion du péritoine qu'on a ainsi déplacée, que les aréoles cellulaires n'ont été que distendues et n'ont point subi de déchirure.

Cette migration du péritoine si facile à effectuer, même d'une manière immédiate, explique à merveille le mode d'évolution du sac, l'allongement quelquefois prodigieux du mésentère dans les hernies, et la formation instantanée d'un sac parfaitement constitué, comme dans les cas de hernies qui se produisent brusquement et arrivent d'emblée à un développement considérable. De même, c'est grâce à la laxité de ce tissu cellulaire sous-séreux que les chirurgiens doivent de pouvoir, sans pénétrer dans la cavité du péritoine, décoller cette membrane au loin et aller au-dessous d'elle chercher des artères profondément situées, l'iliaque interne par exemple et même l'aorte.

J'ai dit précédemment que le péritoine recouvrait *presque complétement*, mais non complétement, certains viscères, et que ceux mêmes qui en paraissaient le mieux enveloppés, comme l'intestin grêle, avaient encore un point de leur circonférence qui en était dépourvu, celui qui répondait à l'endroit où se rejoignent les deux feuillets du mésentère. Mais il en est d'autres sur lesquels le péritoine ne fait que passer; la deuxième portion du duodénum et le pancréas sont dans ce cas, en sorte que ces organes sont presque étrangers au péritoine. Entre ces degrés extrêmes il est des intermédiaires : et par exemple, le côlon descendant, et l'S iliaque qui lui fait suite, le cæcum et le côlon ascendant, ne sont souvent tapissés par la séreuse que dans les deux tiers antérieurs de leur circonférence, le tiers postérieur restant appliqué contre la paroi abdominale postérieure dont il n'est séparé que par un tissu cellulaire ordinairement très-abondant. Cette disposition a été mise à profit par les chirurgiens pour pénétrer, dans les cas d'imperforation du rectum dans la cavité intestinale, sans intéresser le péritoine, et il est facile de comprendre qu'après avoir incisé les parois abdominales dans toute leur épaisseur, non compris le péritoine qu'on repousse et décolle, on puisse arriver en suivant la couche celluleuse sous-péritonéale jusque sur la portion d'intestin dépourvue de séreuse.

Quelquefois il arrive que le cæcum et son appendice vermiculaire sont simplement appliqués par le péritoine contre le tissu cellulaire de la fosse iliaque ; dans ce cas, si l'intestin se déplace et présente à l'anneau sa face celluleuse, la hernie est dépourvue de sac, circonstance qui peut beaucoup embarrasser le chirurgien (1). Il faut donc toujours se méfier lorsqu'on opère une hernie étranglée du côté droit, surtout si c'est une hernie crurale.

La *structure* du péritoine est celle de toutes les séreuses, c'est dire qu'elle varie selon les organes sur lesquels on l'étudie. On a vu, à l'article du système séreux en général (2), que là où les séreuses pouvaient être considérées comme formant de véritables membranes, et non point de simples surfaces, on leur distinguait trois feuillets : un superficiel, dit épithélial; un profond, constitué par le tissu cellulaire sous-séreux, et un intermédiaire, fibreux, véritable derme ou charpente de la membrane.

Le feuillet épithélial est le seul qu'on trouve dans toute l'étendue de la séreuse péritonéale; il constitue une véritable couche anhiste, une sorte de vernis étendu d'une manière uniforme sur tous les organes qui font partie du système de la cavité

(1) Voyez page 656.
(2) Voyez page 33.

close du péritoine. Le feuillet fibreux n'existe que dans le péritoine pariétal et quelques-uns de ces replis désignés sous le nom de *mésos* : il est invasculaire à l'état normal. Quant au feuillet profond, qu'on nomme plus justement *couche sous-séreuse*, il est plus sujet encore à variations ; on ne le rencontre d'une manière bien distincte que dans quelques portions du péritoine pariétal et des mésos, et encore ne présente-t-il nulle part cette uniformité qui caractérise d'autres membranes, les muqueuses par exemple. Ainsi, il est dans quelques endroits, le mésentère par exemple, parcouru par de nombreux vaisseaux capillaires que la transparence des deux feuillets superficiels permet de distinguer parfaitement, surtout chez les sujets qui ont succombé à une péritonite, tandis que dans d'autres points, derrière les parois abdominales antérieures, il en est presque complétement dénué.

Sur les viscères, là où la séreuse se trouve réduite au feuillet épithélial, particulièrement sur l'intestin où il est appliqué sans autre intermédiaire, on peut voir par transparence la disposition arborescente du riche réseau capillaire artérioso-veineux qui appartient en propre au tube digestif et forme un de ses caractères distinctifs. Sur les parois abdominales, au contraire, outre le feuillet épithélial, on rencontre le feuillet fibreux intermédiaire et la couche sous-séreuse ; mais cette dernière, qui n'est autre que du tissu cellulaire dont les aréoles ont été aplaties et tassées par les frottements et les pressions, il n'est pas plus vasculaire que ne l'est ce tissu en général : c'est dire qu'elle l'est très-peu.

Ces différences dans la structure du péritoine selon les points où on l'examine, que personne n'a fait ressortir, et qui ne sont pas moins prononcées que celles relatives à ses propriétés physiques, me paraissent éclairer certains points encore fort obscurs de sa pathologie, je veux parler surtout des variations et des inégalités qu'il présente dans sa susceptibilité inflammatoire. Il n'est pas de chirurgien qui n'ait eu l'occasion de constater combien est vraie cette proposition aujourd'hui passée à l'état d'axiome, à savoir : que parmi les plaies de l'abdomen, celles qui ouvrent la cavité péritonéale sont infiniment plus dangereuses que celles qui n'y pénètrent point, alors même que dans ce dernier cas la blessure n'est pas bornée aux parois musculaires et a intéressé des organes importants, mais situés au dehors du péritoine. Aussi a-t-on établi en principe, sans en donner de raisons satisfaisantes, que dans les opérations qu'on pratique sur le ventre il faut soigneusement éviter d'entamer la séreuse, et se borner à la décoller. Pourquoi donc cette innocuité dans un cas, cette gravité dans l'autre ?

Avant de chercher l'explication de cet étrange phénomène, voyons d'abord les faits. Lorsqu'on pratique la ligature de l'artère iliaque, on est obligé de séparer le péritoine pariétal du tissu cellulaire sous-jacent dans une étendue considérable et de mettre la face externe de cette membrane en rapport avec l'air ; cependant la péritonite est rare à la suite de cette opération, tandis qu'elle est fréquente dans les cas où la cavité péritonéale a été ouverte, si petite que soit l'ouverture. Même innocuité de la part des inflammations qui restent confinées dans la couche sous-péritonéale ; tant qu'elles ne dépassent point le feuillet pariétal, et que le pus n'a de rapport qu'avec la face externe de cette membrane, les accidents demeurent ceux de tous les phlegmons, ainsi qu'on l'observe si souvent dans les abcès des ligaments larges et de la fosse iliaque. Mais dès que les liquides produits par l'inflammation font irruption dans la cavité du péritoine, et se mettent en contact avec sa surface interne, les accidents de péritonite apparaissent et deviennent en général rapidement mortels.

D'où vient donc cette différence dans le mode d'action des mêmes irritants, selon qu'ils sont en rapport avec les faces externe ou interne de la même membrane? Serait-ce que dans le premier cas leur action est limitée, tandis que dans le second elle peut facilement s'étendre à une partie plus ou moins considérable de la surface séreuse? Mais il est des circonstances où l'inflammation de la couche sous-péritonéale est répandue sur une si grande surface que cette raison ne peut plus être invoquée, ou au moins n'est plus suffisante : par exemple, dans ces vastes phlegmons des ligaments larges, dans ces abcès par congestion qui ont envahi toute la région extra-péritonéale postérieure. Comment se rendre compte d'ailleurs de l'absence complète d'accidents dans un cas, de leur intensité dans l'autre.

Qu'on me permette une hypothèse. On a vu précédemment que des trois feuillets qui entrent dans la structure du péritoine, un seul régnait dans toute l'étendue de la cavité séreuse : c'est le feuillet épithélial. Faisant un instant abstraction de ce feuillet, je suppose qu'il ait disparu ; la cavité restera, mais ses parois vont se trouver singulièrement modifiées. Du côté des viscères, sur lesquels la couche épithéliale est appliquée sans intermédiaire, elles seront représentées par une immense surface offrant partout un réseau capillaire d'artères et de veines aussi riche, aussi serré, aussi fourni que nulle part ailleurs dans l'économie, et, de plus, pourvu de nerfs provenant du grand sympathique, doués comme tous les rameaux qui en émanent d'une sensibilité un peu obtuse à l'état normal, mais s'exaltant à un degré inouï sous l'influence de l'état pathologique. Du côté des parois abdominales, au contraire, au-dessous de la couche épithéliale, on rencontre le feuillet intermédiaire, véritable derme de la séreuse, formé de fibres de tissu cellulaire condensé, presque dépourvu de vaisseaux et de nerfs, et doublé lui-même partout d'une couche celluleuse généralement peu vasculaire, sous laquelle, plus profondément encore, on trouve ici des aponévroses, là des muscles, tous tissus réfractaires aux inflammations. N'est-il pas évident que dans une cavité ainsi constituée, la susceptibilité inflammatoire sera fort inégalement répartie, et que si un irritant vient à y pénétrer, il trouvera dans la paroi formée par les viscères des éléments d'activité bien autrement nombreux et préparés que dans celle qui lui est opposée. Or c'est là précisément ce qui arrive dans le cas où l'air, le pus, l'urine, la bile, ou tout autre liquide irritant s'introduit dans la cavité péritonéale. Le feuillet épithélial est incapable, vu sa minceur et son peu de consistance, de protéger longtemps les parties sous-jacentes, et d'ailleurs il disparaît au bout de quelques heures, ainsi que par des expériences directes je l'ai démontré dans un autre travail (1). La cavité séreuse se trouve donc bientôt, en réalité, dans les conditions que j'ai supposées précédemment, et l'on comprend que l'inflammation trouve, dans les conditions anatomiques de la surface viscérale, des éléments de propagation dont l'étendue et la richesse expliquent sa marche rapide et son intensité, éléments qu'elle ne rencontre, ni dans les deux feuillets sous-jacents à la couche d'épithélium pariétale, ni dans les aponévroses, ni dans les muscles.

Telle est la raison de cette innocuité des inflammations limitées au feuillet pariétal du péritoine, même lorsqu'elles sont très-étendues; et l'on peut dire que, tant que la surface des viscères n'est pas en jeu, le danger n'est pas immédiat et peut être conjuré. Mais dès que la cause irritante s'est mise en contact avec elle, le péril est imminent, quelques heures suffisent pour le rendre irrémédiable.

(1) *Recherches sur les tumeurs blanches* (*Mémoires de l'Académie*, t. XVII).

On pourrait objecter, il est vrai, qu'il n'est pas de chirurgien qui n'ait eu l'occasion de voir de larges plaies pénétrantes de l'abdomen, qu'on avait jugé d'abord devoir être promptement mortelles, se terminer heureusement, et que tous les jours on a sous les yeux des exemples de pénétration de l'air dans la cavité péritonéale n'ayant déterminé aucun accident, les opérations de hernie étranglée par exemple. Serait-ce que, dans ces cas, l'action irritante de l'air sur la surface viscérale ne se serait pas prolongée pendant un temps suffisant pour donner lieu à la destruction de l'épithélium et à l'inflammation consécutive du réseau viscéral sous-jacent, ou que l'irritabilité inflammatoire de la séreuse abdominale est très-variable suivant les individus et la prédisposition du moment? Je ne sais; toujours est-il que les chirurgiens prudents, lorsqu'ils sont forcés d'ouvrir la cavité péritonéale, donnent le conseil, empirique, il est vrai, mais consacré par l'expérience, de ne point trop prolonger les manœuvres, et de faire en sorte que si l'air ou d'autres irritants doivent nécessairement s'y introduire, au moins ils n'y prolongent point leur séjour.

J'ai, quant à moi, la conviction que c'est dans la constitution anatomique très-inégale des diverses parois de cette grande surface séreuse péritonéale qu'il faut chercher les causes de ces différences jusqu'ici inexpliquées, qu'on observe dans les phénomènes qui compliquent les affections de l'abdomen, et ce que j'ai dit suffira pour montrer qu'il est indispensable de réviser la théorie des plaies pénétrantes de la cavité du péritoine. Peut-être alors serait-on conduit, par l'observation réfléchie des faits pathologiques, à une pratique plus en rapport avec ce que nous enseignent l'anatomie et le physiologie.

J'ai déjà dit que si dans l'état normal on ne pouvait admettre qu'il y eût une *cavité* péritonéale, dans le sens qu'on attache ordinairement à ce mot, il ne fallait pas cependant repousser cette expression, qui ne consacre pas une erreur, comme le croit M. Malgaigne, puisque cette cavité existe virtuellement. Effectivement, quoiqu'il n'y ait, à l'état normal, aucun vide entre les circonvolutions intestinales et les parois abdominales, il n'en est pas moins vrai que dès qu'un liquide arrive à la surface du péritoine, il trouve un espace prêt à le recevoir, et que la cavité se trouve ainsi constituée. C'est ce qui arrive dans les cas où, soit les vaisseaux, soit les conduits ou réservoirs qui forment ces parois, se trouvent intéressés; on voit alors le sang, les matières alimentaires, la bile ou l'urine, s'épancher avec d'autant plus de facilité que la surface péritonéale est lisse, glissante et très-étendue. Il est toutefois une circonstance qui modère cet écoulement, quelquefois même s'oppose jusqu'à un certain point à ce qu'il se fasse d'une manière continue et en grande quantité : c'est la compression qui résulte de l'antagonisme déjà signalé entre la ceinture contractile de l'abdomen, qui tend d'une manière incessante à se resserrer sur les viscères abdominaux, et la réaction élastique des intestins distendus par des gaz. Mais il faut pour cela que le liquide ait de la tendance à se coaguler comme le sang, ou qu'il ne remplisse pas complétement à beaucoup près le conduit qu'il parcourt, et qu'il y soit mélangé avec des gaz, comme les matières qui circulent dans l'intestin. S'il ne réunit aucune de ces deux conditions, s'il est fluide comme l'urine et remplissant toujours et sans mélange de gaz la cavité dans laquelle il est enfermé, comme ce dernier liquide et la bile, la pression réciproque des viscères et de la ceinture abdominale non-seulement n'empêchera pas l'épanchement d'avoir lieu, mais aura même pour résultat à peu près inévitable de l'accélérer, à moins que la plaie ne soit très-petite et faite par un instrument piquant.

Petit le fils (1), auquel on doit d'avoir mis en lumière quelques-unes de ces particularités, a été trop loin en affirmant que le sang se rassemblait toujours en un foyer, soit au voisinage du vaisseau blessé, soit dans un lieu plus ou moins éloigné et ordinairement déclive, et surtout en disant qu'il en était de même pour le chyme et le pus. Imbu de cette théorie, j'ai été plusieurs fois fort désappointé de trouver des épanchements considérables et diffus de sang et même de chyme à la suite de plaies pénétrantes. Et d'abord j'avais pris ces faits pour des exceptions. Mais une étude plus approfondie et une pratique plus étendue sur un théâtre malheureusement trop fécond en accidents de ce genre, alors que je remplissais les fonctions de chirurgien en chef de l'ambulance établie aux Tuileries, en juin 1848, me démontrèrent que la limitation des épanchements sanguins était un fait exceptionnel, si le vaisseau, soit artériel, soit veineux, dépassait un certain calibre, celui de la radiale par exemple, et que pour les matières alimentaires cet épanchement avait presque toujours lieu, excepté dans les cas où elles étaient en petite quantité et très-gazeuses. Je crois donc que Petit a beaucoup trop généralisé un fait exceptionnel, et les expériences de Travers, sur les animaux, confirmatives des idées de Petit, ne sont rigoureusement concluantes que pour les animaux.

Mais si cet antagonisme est insuffisant pour s'opposer à l'écoulement des liquides dans la cavité séreuse, il constitue du moins un merveilleux appareil de compression lorsqu'il s'agit d'expulser des collections purulentes placées sous le péritoine. Il faut pour cela que l'abcès soit récent et ses parois encore molles et souples; car s'il est ancien, s'il a contracté des adhérences avec les parties environnantes ou si ses parois sont épaissies, cette tendance expulsive cesse d'avoir une influence décisive, et la cicatrisation du foyer, malgré ces heureuses conditions, peut se faire longtemps attendre.

Du tube digestif et de ses annexes. — La portion abdominale du tube digestif se compose de la partie cardiaque de l'œsophage, de l'estomac, de l'intestin grêle et des gros intestins moins le rectum.

La *portion cardiaque* ou *abdominale de l'œsophage*, si toutefois, dit M. Cruveilhier, on doit admettre une portion abdominale, est ordinairement très-courte, et lorsqu'elle acquiert 3 ou 4 centimètres de longueur, cela suppose un abaissement de l'estomac. Enveloppée par le péritoine, elle ne présente rien d'intéressant à noter.

L'*estomac*, dont la forme a été assez heureusement comparée à celle d'une cornemuse, remplit presque entièrement l'hypochondre gauche et s'avance dans la région épigastrique jusqu'aux limites de l'hypochondre droit. Fixé par les insertions de l'œsophage et du duodénum et par les replis du péritoine, il est moins sujet au déplacement que la plupart des autres viscères abdominaux, et lorsqu'on le rencontre dans les hernies, c'est qu'il y a été attiré par le grand épiploon inséré à sa grande courbure. Obliquement dirigé en bas et à gauche, l'estomac, quoique abrité sous les fausses côtes, est, comme le foie, sujet à déformation par l'usage des corsets trop serrés, ainsi que l'ont constaté Sœmmerring et M. Cruveilhier.

Il subit de considérables variations dans son volume, ce dont on peut s'assurer en percutant l'hypochondre et le flanc avant et après le repas. Mais ces changements, comme on peut le voir en l'insufflant sur le cadavre, ne portent en aucune façon

---

(1) Petit fils, *Essai sur les épanchements en général* (*Mémoires de l'Académie de chirurgie*, t. I, p. 237).

sur la petite courbure que maintiennent à ses deux extrémités l'œsophage et le duodénum; aussi paraît-il exécuter, en se gonflant, une sorte de torsion sur ses deux
insertions cardiaque et pylorique. C'est à la faveur du dédoublement des lames épiploïques entre lesquelles il est situé, que l'estomac doit de pouvoir ainsi s'amplifier
et revenir ensuite facilement sur lui-même.

L'extrémité pylorique, dont il serait si important de fixer les rapports d'une manière positive, à cause de l'intérêt qui se rattache à son exploration, est malheureusement sujette à beaucoup de variations. Cependant on peut dire que, règle générale,
elle ne quitte point la région épigastrique, et qu'elle occupe ordinairement ses limites
extrêmes du côté de l'hypochondre droit.

Comme à toutes les autres portions abdominales du tube digestif, les deux dernières portions du duodénum exceptées, on décrit à l'estomac quatre tuniques : une
séreuse, une musculeuse, une fibreuse et une muqueuse. Ses vaisseaux, fournis par
les artères coronaire stomachique, hépatique et splénique, forment au niveau de ses
deux courbures un cercle artériel complet, duquel partent des rameaux qui couvrent
ses faces antérieure et postérieure en se dirigeant perpendiculairement d'un bord à
l'autre. D'où il résulte que, dans l'opération de la gastrotomie, il faut, pour éviter
l'hémorrhagie, diriger l'incision parallèlement aux fibres circulaires, et avoir soin de
se tenir à égale distance des deux courbures stomacales.

Les veines de l'estomac se rendent dans la veine porte. Ses lymphatiques s'abouchent dans les nombreux ganglions situés au niveau de ses deux courbures, et de là
dans ceux qu'on remarque autour du tronc cœliaque. Enfin, ses nerfs viennent du
pneumogastrique et du grand sympathique.

De l'intestin. — L'intestin proprement dit est séparé de l'estomac par la valvule
pylorique. On le divise en *intestin grêle* et *gros intestin;* une autre valvule dite
iléo-cœcale établit leur démarcation. Quant à la division de l'intestin grêle lui-même
en *duodénum, jéjunum* et *iléon*, elle est purement fictive et ne repose que sur des
données plus ou moins spécieuses. Néanmoins il faut la conserver comme facilitant
l'étude du tube digestif.

La valvule pylorique qui sépare l'estomac du duodénum est représentée par un
repli muqueux épais formé par la membrane muqueuse, que soulève ce plan de
fibres charnues circulaires auquel on a donné le nom de sphincter du pylore. Sur le
cadavre l'orifice pylorique est fermé, et lorsqu'on y introduit le doigt, on éprouve la
sensation d'un resserrement circulaire ; sur le vivant, il est également contracté et ne
s'ouvre que par intervalles, pour laisser échapper les matières chymeuses, alors qu'elles
ont éprouvé ce commencement d'élaboration digestive que leur a fait subir l'estomac. On a dit que le pylore se refusait à livrer passage aux aliments non élaborés et
aux corps étrangers ; c'est une erreur : après s'être opposé quelque temps à leur sortie,
il les laisse passer dans le duodénum. Il en est de même des liquides intestinaux
qu'on avait prétendu ne pas pouvoir refluer dans l'estomac; les vomissements de
matières fécales dans les hernies étranglées, et la présence si fréquente de la bile dans
la cavité stomacale, prouvent sans réplique que le pylore peut se laisser traverser par
un courant dirigé en sens inverse. Il n'est donc pas besoin d'instituer des expériences sur les animaux pour démontrer un fait que personne ne conteste aujourd'hui.

Le *duodénum* est la partie la plus fixe non-seulement de l'intestin, mais encore
du tube digestif tout entier, ce qui tient à l'insertion des conduits biliaire et pan-

créatique, qui n'auraient pu le suivre s'il s'était déplacé comme l'intestin grêle; aussi
ne l'a-t-on jamais rencontré dans les hernies. Ses courbures et ses rapports ne nous
offrent aucun intérêt pratique; il est tellement appliqué sur le corps des vertèbres par
les feuillets postérieurs du grand épiploon, qu'il est réellement sinon impossible, du
moins très-difficile de l'explorer à travers les parois abdominales.

Le *jéjunum*, qui fait immédiatement suite au duodénum, ne peut réellement être
séparé de l'iléon, et nous voyons Winslow, en désespoir de cause, se rattacher à une
limite de pure convention, et proposer d'appeler jéjunum les deux cinquièmes supérieurs, et iléon les trois cinquièmes inférieurs de l'intestin grêle. Cette portion du
canal alimentaire est d'une mobilité extrême, et c'est là un des traits saillants de son
histoire; il obéit à la moindre pression, et ses circonvolutions, qui flottent et ondulent
à la manière d'un liquide, se portent avec facilité d'un point de l'abdomen à l'autre.
Aussi dès qu'il existe une solution de continuité aux parois abdominales ou même à
celles du bassin, le voit-on s'y présenter immédiatement et faire hernie. Sa longueur,
y compris celle du duodénum, varie entre 14 et 27 pieds, et cette étendue considérable est supportée par un pédicule relativement très-court qui s'étend du côté
gauche de la deuxième vertèbre lombaire à la fosse iliaque droite. Comme la totalité
du canal, malgré les inflexions nombreuses qu'il décrit, est obligée de suivre la direction de ce pédicule mésentérique, on peut dire que l'intestin grêle est dirigé de gauche
à droite et de haut en bas. J'ai dit précédemment ce qu'il fallait penser de cette partie
du mésentère; je n'y reviendrai pas.

Il est difficile d'assigner des rapports exacts à l'intestin grêle qui se porte partout
où il y a un vide à remplir, et qui voyage sans cesse de la cavité abdominale dans
celle du bassin, sous l'influence des contractions du diaphragme et des muscles de la
ceinture abdominale. Ce que l'on peut dire de plus positif, c'est qu'il occupe rarement la région épigastrique, et qu'en général il répond plutôt aux régions ombilicale
ou hypogastrique qu'aux flancs et aux fosses iliaques. Dans la position verticale, il
tend à pénétrer dans le bassin, et l'on a attribué aux pressions qu'il exerce sur
l'utérus les déplacements si fréquents de cet organe.

Les circonvolutions intestinales répondent toujours aux parois abdominales par le
point de leur circonférence qui est opposé à l'insertion mésentérique, et c'est toujours
cette portion qui se présente d'abord dans les plaies et les hernies. Mais entre elle
et les parois abdominales, s'interpose ordinairement le grand épiploon jeté comme
un voile sur la totalité de l'intestin grêle.

La *structure*, si intéressante à étudier au point de vue physiologique, ne sera
l'objet que de quelques remarques pratiques. Comme l'estomac, l'intestin offre à
étudier quatre tuniques disposées dans l'ordre suivant: une séreuse, une musculeuse, une fibreuse et une muqueuse.

La *tunique séreuse* est ici représentée, ainsi que je l'ai dit déjà, par un simple
feuillet épithélial, remarquable par une densité plus grande que partout ailleurs. Elle
forme à l'intestin grêle une gaîne complète, excepté au niveau de l'insertion mésentérique où une portion de sa circonférence en est dépourvue. C'est à la faveur de
cette disposition que le tube digestif doit de pouvoir augmenter rapidement de volume
sans rompre sa tunique séreuse à peu près inextensible, et l'insufflation prouve que
c'est bien par une sorte de dédoublement des deux lames du mésentère que s'effectue
l'ampliation du canal intestinal. Les vaisseaux et les nerfs abordent les parois intestinales par cette portion de la circonférence de l'intestin dépourvue de séreuse.

A travers la transparence du feuillet séreux on peut voir la *couche musculaire*, située immédiatement au-dessous. Pour la préparer, il suffit d'enlever cette couche épithéliale, ce qui n'est pas très-facile, vu sa ténuité et son adhérence intime aux fibres charnues. Il me semble impossible d'admettre ici, avec M. Cruveilhier, une couche de tissu cellulaire sous-péritonéal. La tunique musculeuse est constituée par deux ordres de fibres, les unes superficielles, longitudinales, les autres profondes, circulaires ; ces dernières sont les plus nombreuses et les plus prononcées. Ce sont elles qui donnent lieu à ces mouvements vermiculaires de va-et-vient qu'on observe chez les animaux auxquels on ouvre l'abdomen, mouvements auxquels on a donné le nom de *péristaltiques* et *antipéristaltiques*, parce qu'ils s'exercent alternativement de haut en bas et de bas en haut. Chez l'homme, ces contractions sont bien moins prononcées que chez les animaux, ce qui tient sans doute à la faiblesse relative des fibres musculaires. J'ai eu l'occasion de m'en assurer dans un cas bien singulier ; c'était sur un individu qui, à la suite d'un coup de feu tiré à bout portant, avait eu la presque totalité de la paroi abdominale antérieure enlevée. L'intestin grêle, qui, par un hasard incompréhensible, n'avait pas été blessé, sortait presque en totalité par cette horrible plaie. Je me contentai de le recouvrir d'une couche d'ouate imbibée d'huile laudanisée tiède, et pendant tout le temps que durèrent ces diverses manœuvres je fus frappé de la faiblesse et de la lenteur des contractions, ce qui m'étonna d'autant plus que le blessé était en pleine digestion lorsque l'accident lui arriva.

Cette faiblesse de la contractilité intestinale chez l'homme, comparée à celle qu'on observe sur les animaux carnivores, les chiens par exemple, me semble de nature à mettre en garde contre les expériences de Travers, desquelles il semblerait résulter qu'on peut blesser l'intestin, soit en long, soit en travers, le lier même et le réduire ensuite dans le ventre, sans que l'animal éprouve autre chose que quelques vomissements. Chez ces animaux la contraction des fibres musculaires est telle, qu'elle ferme la plaie et s'oppose à l'écoulement des liquides intestinaux, en sorte que l'inflammation du péritoine se limite et reste modérée, ne s'étendant que rarement à toute la cavité séreuse. Or ce n'est pas ainsi que se passent les choses chez l'homme, et tous les chirurgiens savent combien sont rapidement mortelles les blessures des intestins, soit en long, soit en travers, lorsqu'on ne peut parvenir par la suture à empêcher l'épanchement des matières dans le péritoine. Quant à l'obstruction complète de l'intestin par une ligature, il suffit de réfléchir à ce qui se passe dans le volvulus, pour comprendre que dans l'espèce humaine la mort en serait le résultat inévitable. C'est ici le cas de dire, plus que jamais, qu'il n'est pas possible de conclure des animaux à l'homme.

Il est toutefois une disposition anatomique qui, lorsque les plaies sont très-étroites et faites par des instruments très-pointus, peut, jusqu'à un certain point, s'opposer à l'écoulement des liquides intestinaux : c'est la facilité avec laquelle la membrane muqueuse fait hernie entre les lèvres de la plaie. Mais il n'y faut pas trop compter ; car, pour peu que la blessure ne soit pas exactement obstruée, les mouvements péristaltiques de l'intestin feront refluer quelques gouttes des matières ordinairement très-âcres que contient le tube intestinal, et cela suffit pour qu'une péritonite intense se déclare. Il n'y a donc guère que les piqûres faites avec des instruments extrêmement acérés, comme des aiguilles, qui jouissent de cette heureuse prérogative. Aussi, dans l'opération de la hernie étranglée, lorsqu'on ne peut réduire l'intestin gonflé outre mesure par le gaz, a-t-on donné le conseil que j'ai suivi quelquefois, et dont je me suis bien trouvé, de le piquer avec une épingle pour le détuméfier. Cette ouverture, suffisante pour donner issue aux gaz sans laisser échapper les liquides, permet de le réduire plus facilement, et l'on évite ainsi de lui faire subir des pressions qui ne sont pas sans influence sur le développement de la péritonite.

La *tunique fibreuse*, sur laquelle s'insèrent les fibres charnues, vient ensuite et ne présente rien à noter.

La *tunique muqueuse* est de toutes la plus importante ; on l'a encore désignée sous le nom de *papillaire* ou *villeuse*, en raison des saillies innombrables qui hérissent sa surface interne et la font ressembler à un velours bien couvert. Sa surface extern · adhère par un tissu cellulaire assez lâche à la membrane fibreuse, ce qui lui permet de glisser facilement sur elle, et de se déplacer en masse, ainsi que cela arrive dans les cas de plaies intestinales ou d'anus contre nature. On voit, en effet, dans ce dernier cas, la muqueuse tout entière se porter au dehors, s'exprimer, pour ainsi dire, à travers l'ouverture de l'anus anormal, et former une sorte de bourrelet pouvant acquérir une longueur considérable. C'est là peut-être un des plus grands obstacles à la cure radicale de cette dégoûtante infirmité : car si le chirurgien veut l'exciser, il expose le malade à des hémorrhagies d'autant plus épuisantes, qu'il est déjà très-affaibli par une nutrition insuffisante ; s'il veut au contraire simplement le repousser et le réduire dans la cavité intestinale, il peut survenir des accidents redoutables d'étranglement. C'est encore dans cette couche celluleuse que s'accumulent les liquides dans cette variété d'œdème sous-muqueux où l'on observe un boursouflement de cette membrane villeuse tel, que le calibre de l'intestin peut en être complétement obstrué.

La muqueuse présente dans sa structure intime tous les caractères que j'ai assignés aux muqueuses en général. Sa surface interne est soulevée par de nombreux replis auxquels on a donné le nom de *valvules conniventes*, évidemment destinées à augmenter la surface absorbante sans rien changer aux dimensions de l'intestin. Elles commencent dans le duodénum, à 4 ou 5 centimètres au-dessous du pylore, et diminuent graduellement à mesure qu'on approche du gros intestin. Aussi, dans les plaies du ventre avec lésion des intestins, est-il possible de reconnaître approximativement quelle est la portion d'intestin blessée, d'après le plus ou moins grand nombre de valvules conniventes que présente sa surface interne.

Je n'ai rien à dire des villosités, des glandules duodénales, et des follicules solitaires ou agminés, si ce n'est que ces derniers, désignés sous le nom de *plaques de Peyer*, et qu'on trouve surtout au voisinage de la valvule iléo-cæcale, sont le siége d'altérations anatomiques caractéristiques dans la fièvre typhoïde.

Les *artères* de l'intestin grêle viennent toutes de la mésentérique supérieure.

Les *veines* se réunissent pour former la grande mésaraïque et font partie du système de la veine porte.

Les *lymphatiques* se jettent dans les ganglions mésentériques.

Les *nerfs*, enfin, sont fournis par le grand sympathique et émanent du plexus solaire.

Il n'est point très-rare de rencontrer sur l'intestin grêle, et particulièrement sur l'iléon, des diverticules qui varient de longueur, les uns pourvus d'une cavité qui se continue avec celle de l'intestin, et les autres représentant des cordons pleins et solides. Ces appendices semblent réellement être une bifurcation de l'intestin, comme dans le cas publié par M. Bouvier (1). On en a vu former autour d'une anse intestinale une sorte de ligature et interrompre le cours des matières. Moscati, M. Rayer (2), M. Parise (3) et le docteur Ulmer (4), ont fait connaître des faits de ce genre qui nécessitent l'opération de la gastrotomie.

La portion du *gros intestin* comprise dans l'abdomen se compose du cæcum, du côlon ascendant, du côlon transverse, du côlon descendant et de l'S iliaque du côlon. Cette portion du tube digestif décrit un cercle presque complet de la fosse iliaque gauche à la fosse iliaque droite, dans lequel se trouve inscrite la masse des circonvolutions de l'intestin grêle.

Presque partout le gros intestin est situé sur un plan plus profond que le petit, et comme, d'ailleurs, le péritoine le fixe plus solidement contre les parois abdominales, il est bien moins sujet à déplacement et on le rencontre bien moins fréquemment dans les hernies.

Enfin son calibre est beaucoup moins considérable, et il présente à sa surface des bosselures qui ne permettent pas de le confondre avec la partie supérieure du tube digestif.

Telles sont les particularités anatomiques qui, extérieurement, autorisent cette division de l'intestin en gros et petit; mais elle est en outre commandée par la présence de la valvule désignée sous le nom d'iléo-cæcale ou de Bauhin, qui forme entre ces deux portions du tube digestif une véritable barrière dite *des apothicaires*, parce que l'on avait cru pendant longtemps qu'elle opposait aux lavements un obstacle insurmontable. Elle est, en effet, disposée de telle manière, qu'elle permet très-facilement le passage des matières de l'iléon dans le cæcum, mais qu'elle s'oppose, en se redressant, à leur reflux du cæcum dans l'intestin grêle. Toutefois les expériences de de Haen et de Hales sur les chiens démontrent que, sur ces animaux du moins, les liquides injectés par l'anus peuvent franchir cette barrière et sortir même par la gueule. De son côté, Paletta affirme avoir vaincu sur le cadavre, et même sur le vivant, la résistance de cette valvule en pratiquant des injections. J'ai maintes fois, dans mes cours d'anatomie, essayé de faire passer des liquides du gros intestin dans l'intestin grêle, et si j'ai pu quelquefois y réussir, plus souvent cela m'a été impossible; il n'en est pas de même des gaz, qu'on fait refluer assez facilement. Je suis donc disposé à partager l'opinion de M. Cruveilhier, qui pense qu'elle met obstacle d'une manière absolue au passage des matières fécales. Les deux valves de ce repli sont assez résistantes pour que, chez quelques sujets, on produise plutôt la déchirure des parois intestinales que celle de la valvule en poussant le liquide avec vigueur. Aussi je doute que les chirurgiens se décident à renouveler les expériences de Paletta sur le vivant, malgré l'espèce de sanction que semble leur donner M. Malgaigne, en rappelant un cas de volvulus guéri par le docteur Benati au moyen de ces injections forcées (5).

La valvule iléo-cæcale ne ressemble nullement au repli pylorique; elle ne renferme point de fibres musculaires et ne peut en aucune manière jouer le rôle d'un sphincter.

Le *cæcum*, partie la plus volumineuse du gros intestin, forme une véritable poche, un renflement dans lequel on a voulu voir une sorte de deuxième estomac où s'ac-

(1) *Bulletins de l'Académie de médecine*, 15 avril 1851.
(2) *Archives de médecine*, t. V, p. 68.
(3) *Bulletins de l'Académie*, t. XVI, p. 376.
(4) *De laparotomia in volvulo necessaria*. Marburg, 1843.
(5) Malgaigne, *Anatomie chirurgicale*, t. II, p. 207.

complirait une seconde digestion. Je me garderai bien de discuter cette théorie, qui ne me paraît qu'ingénieuse, et je me bornerai à dire que les résidus des matières alimentaires y séjournent longtemps, circonstance qui n'est certainement pas sans influence sur la fréquence des inflammations de cette portion de l'intestin et du tissu cellulaire qui l'entoure. Il est effectivement plongé au milieu d'une couche aréolaire à mailles extensibles, qui seule le sépare de l'aponévrose du muscle psoas iliaque. Le plus souvent il n'est recouvert de péritoine que par sa face antérieure, très-rarement il en est enveloppé à la manière de l'intestin grêle, et par conséquent compris dans un repli séreux désigné alors sous le nom de mésocæcum. Cette disposition explique comment il se fait que le pus puisse le décoller de la fosse iliaque et le rejeter en dedans, ainsi qu'on l'observe dans les abcès si fréquents consécutifs à son inflammation ; et comment il arrive qu'il puisse s'engager dans le trajet inguinal ou l'infundibulum crural, sans être recouvert de péritoine, d'où les hernies sans sac, cas extrêmement embarrassants pour le chirurgien. J'ai opéré à la Pitié, alors que je remplaçais M. le professeur Laugier, un homme de cinquante-cinq ans qui présentait cette disposition. Il s'agissait d'une hernie crurale droite : je fis soulever la peau par un aide, j'incisai le pli dans toute son épaisseur du sommet à la base, et, lorsque je laissai tomber les téguments, j'aperçus quelques bulles de gaz qui sortaient du fond de la plaie. Cela me parut si singulier, que je ne pus d'abord y croire ; ayant alors agrandi mon incision, je vis distinctement sourdre un pus liquide mélangé de gaz qu'à l'odeur je jugeai être du liquide intestinal. Je disséquai en redoublant de précautions, et en quelques coups de bistouri je découvris un cordon cylindrique que je reconnus pour l'appendice vermiforme. Cette fois, plus de doute, il s'agissait d'une hernie du cæcum sans sac ; après une dissection pénible, je parvins enfin à isoler complètement l'intestin, puis je procédai au débridement. La réduction se fit avec facilité, je conservai seulement au dehors l'extrémité de l'appendice qui avait été ouverte dans l'étendue de quelques millimètres, et, pour plus de précaution, je la maintins par un fil. Quelques jours après le malade sortait guéri, sans avoir éprouvé le plus léger accident.

Le cæcum, outre son appendice vermiforme, présente encore à la surface d'autres appendices graisseux quelquefois assez volumineux.

Le *côlon ascendant* est une des parties les plus fixes du canal intestinal : il répond en avant au flanc droit et se trouve séparé des parois abdominales par quelques circonvolutions de l'intestin grêle ; en arrière, il repose sur le carré des lombes et le rein droit, dont l'isole une couche de tissu cellulaire analogue à celle qu'on trouve en arrière du cæcum.

Le *côlon transverse* lui fait suite et occupe les limites des régions épigastrique et ombilicale, ainsi qu'il a été dit précédemment. Il est extrêmement mobile, décrit souvent plusieurs sinuosités et se trouve maintenu par le repli du péritoine, dit mésocôlon transverse. Il répond en haut au bord inférieur du foie, qui présente souvent une sorte de dépression pour le recevoir, et à la vésicule du fiel, qui laisse sur lui une empreinte jaunâtre cadavérique. Ce rapport explique comment des calculs biliaires ont pu ainsi passer directement dans le tube intestinal par ulcération progressive des deux parois contiguës du réservoir biliaire et de l'arc du côlon. Il est appliqué contre la paroi abdominale dans la région épigastrique, où la percussion permet de le reconnaître. Dans l'hypochondre gauche il est recouvert par l'estomac, qui, dans l'état de vacuité, le laisse complètement libre.

Le *côlon descendant* a la plus grande analogie avec le côlon ascendant : situé profondément à sa partie supérieure, il devient de plus en plus superficiel. Le péritoine recouvre seulement sa face antérieure dans le plus grand nombre des cas et l'applique contre le carré des lombes dont il dépasse le bord antérieur. En ce point il est habituellement dépourvu de séreuse et n'est séparé de l'aponévrose profonde du transverse que par un tissu cellulaire assez abondant ; aussi a-t-on utilisé cette disposition pour pénétrer dans sa cavité et établir en ce point un anus contre nature dans les cas d'imperforation du rectum. Quelquefois cependant on l'a vu presque complétement entouré de péritoine et pourvu d'un mésocôlon, disposition qu'on rencontre bien moins fréquemment dans le côlon ascendant. Si donc, malgré cette circonstance défavorable et qu'il n'est pas possible de prévoir, on a choisi de préférence le côlon descendant pour y établir l'anus contre nature, c'est qu'il est plus rapproché de l'extrémité terminale de l'intestin, et que les matières, pour sortir par l'ouverture artificielle, n'ont qu'à descendre, tandis qu'il faudrait qu'elles remontent si l'on voulait l'établir sur le côlon ascendant.

Quant à l'*S iliaque du côlon*, qui fait suite au côlon descendant, il est situé dans la fosse iliaque gauche, et ses limites inférieures sont quelque peu arbitraires. On est convenu de le faire se terminer là où le gros intestin cesse de se contourner sur lui-même pour s'accoler à la face antérieure du sacrum et se plonger dans le bassin. Sa direction générale est oblique en dedans et en bas, et les flexuosités qu'il présente sont quelquefois considérables. C'est la portion la plus mobile du gros intestin, et presque toujours on la rencontre sur le cadavre remplie de matières fécales qui l'entraînent dans la cavité pelvienne : aussi a-t-elle été à juste titre considérée comme le réservoir principal, mais non unique, des fèces avant leur expulsion. Dans cet état, ses rapports avec les parois de la région ilio-inguinale sont immédiats, et c'est par là qu'on pénètre lorsqu'on veut pratiquer un anus contre nature par la méthode dite de Littre.

La *structure* du gros intestin diffère de celle de l'intestin grêle : 1° en ce que la séreuse abdominale ne fait souvent que tapisser sa face antérieure ; le côlon transverse et l'S iliaque font seuls exception ; 2° en ce que les fibres musculeuses longitudinales, au lieu d'être disséminées et de former une couche uniforme, sont disposées en trois bandelettes dans l'intervalle desquelles les autres tuniques intestinales font hernie, ce qui constitue des bosselures caractéristiques ; 3° enfin en ce que la muqueuse ne présente plus de valvules conniventes, mais de simples enfoncements correspondants aux bosselures, point d'éminences papillaires, et une quantité considérable de gros follicules muqueux.

Les *artères* du gros intestin sont fournies par la mésentérique supérieure jusqu'au milieu de l'arc du côlon, et par la mésentérique inférieure pour tout ce qui est situé au delà.

Les *veines* suivent la même direction que les artères.

Les *vaisseaux lymphatiques* se jettent dans des ganglions qui longent le bord adhérent de l'intestin.

Enfin les *nerfs* sont fournis exclusivement par le système du grand sympathique.

La portion du tube digestif comprise dans l'abdomen se trouve donc presque partout présenter deux surfaces, une externe ou péritonéale ou séreuse, et une interne ou muqueuse, entre lesquelles on trouve des fibres musculaires et une membrane fibreuse. Or, il s'en faut beaucoup que ces diverses parties constituantes possèdent la même susceptibilité pathologique, et à ce point de vue on peut dire qu'elles diffèrent autant l'une de l'autre que par leurs propriétés physiologiques. En effet, autant la surface séreuse est prompte à s'enflammer sous l'influence du plus léger irritant et à subir toutes les conséquences de l'inflammation, c'est-à-dire l'adhésion, la purulence, etc., autant la surface muqueuse supporte patiemment la présence et le contact des excitants et même des corps étrangers. Aussi dans les plaies pénétrantes de l'abdomen, dans les hernies étranglées, voit-on les parois séreuses du tube digestif contracter en quelques heures des adhérences intimes soit entre elles, soit avec les parois abdominales correspondantes, tandis que les surfaces muqueuses peuvent rester en contact un temps indéfini sans avoir la moindre tendance à se réunir. Il y a plus, c'est que si la surface séreuse vient à être mise accidentellement en contact avec la surface muqueuse, l'adhérence ne se fait point davantage. C'est à M. le professeur Jobert (de Lamballe) qu'on doit d'avoir mis en lumière ces précieuses propriétés, dont il a su tirer un si brillant parti dans le traitement des plaies du canal intestinal. Au lieu de réunir les solutions de continuité sans précaution et d'affronter simplement leurs bords de manière qu'ils se correspondent ou à peu près, comme on le faisait avant lui, M. Jobert, fondé sur cette rapidité d'adhérence des surfaces séreuses, renverse en dedans les bords de l'intestin divisé, de manière que leurs surfaces péritohéales se correspondent, et les maintient affrontés par la suture ; en un laps de temps généralement assez bref, l'adhésion est assez solide pour que le cours des matières se rétablisse. Des succès nombreux et répétés ont sanctionné cette pratique, à laquelle le nouveau mode de suture inventé par M. Gély (de Nantes) est venu prêter son appui.

De l'appareil biliaire. — Le foie est la plus grosse glande de l'économie ; il occupe tout l'hypochondre droit, qu'il remplit complètement, s'avance dans la région épigastrique et jusque dans l'hypochondre gauche.

On est étonné de voir un organe aussi volumineux, qui n'offre pas moins de 25 à 30 centimètres de développement dans son diamètre transversal et qui pèse habituellement de 1500 à 2000 grammes, n'être suspendu que par des replis péritonéaux minces et transparents, qui sembleraient devoir se déchirer à la moindre secousse. Ces replis, au nombre de deux, sont : le *ligament falciforme* ou *ligament suspenseur du foie*, qui établit une ligne de démarcation entre le lobe droit et le lobe gauche, et le *ligament coronaire*, qui occupe toute la longueur de son bord supérieur, ou, si on l'aime mieux, postérieur. Ce dernier se termine à droite et à gauche par deux replis triangulaires auxquels on a donné les noms de *ligament triangulaire droit* et *ligament triangulaire gauche*. Le foie est en outre maintenu par les adhérences de la veine cave inférieure, qui occupe une échancrure profonde creusée sur son bord postérieur, et par les intestins et l'estomac, qui lui forment comme une sorte de coussinet mou et élastique sur lequel il repose par sa face inférieure. Aussi ces différents moyens de suspension sont-ils quelquefois insuffisants pour prévenir le déplacement de cet organe, et chez les femmes surtout, on le trouve souvent descendu ; on l'a vu chez elles refoulé jusque dans la fosse iliaque, ce qui était dû sans doute à la pression exercée par des corsets trop serrés, pression qui, à la longue, l'expulse de la place qu'il occupe normalement.

Aucun organe peut-être ne présente une plus grande malléabilité, à ce point qu'il se laisse déprimer par tout ce qui l'environne : c'est ainsi qu'il conserve l'empreinte des côtes, des reins et même du côlon transverse.

Son tissu est friable et fragile, le doigt peut s'y enfoncer sans effort ; aussi dans les chutes d'un lieu élevé, ou bien lorsqu'un corps pesant passe sur l'abdomen, est-il sujet à se déchirer. Il n'est pas de chirurgien qui n'ait eu l'occasion de faire cette remarque, et c'est là certainement une des causes les plus fréquentes des épanchements de sang dans la cavité péritonéale.

Je ne décrirai point les diverses particularités qu'on rencontre à la surface du foie, toutes choses que je suppose parfaitement connues, et qui n'ont que des rapports indirects avec le but de ce livre ; mais ce que je ne puis passer sous silence, ce sont les rapports de cet organe et leurs conséquences pratiques. Le foie, ai-je dit, remplit entièrement l'hypochondre droit, et une partie de l'épigastre et de l'hypochondre gauche. Supérieurement, le diaphragme, auquel il est suspendu par son ligament coronaire, se moule sur sa face convexe, et ces deux organes, pendant les mouvements respiratoires, ne se quittent jamais, en sorte que le foie, s'abaissant et s'élevant avec le diaphragme, est toujours en locomotion. Il résulte de là que ses rapports avec les parties qui l'avoisinent subissent des variations, légères, il est vrai, à l'état physiologique, mais qu'il importe cependant de bien préciser. Habituellement le bord tranchant ou inférieur du foie ne dépasse pas les fausses côtes dans la position horizontale et dans les inspirations modérées ; mais dans la position verticale, entraîné par son poids, il les déborde légèrement, et ce déplacement devient plus sensible encore lors des inspirations ou expirations prolongées. Le bord supérieur du foie n'est séparé de la face inférieure du poumon droit que par l'épaisseur du diaphragme, et ce rapport explique comment des abcès du foie ont pu se faire jour dans la cavité pleurale et même dans les bronches pour être ensuite évacués par la bouche. D'autre part, l'extrême mobilité du plan musculaire auquel il est suspendu permet de comprendre comment, dans les épanchements pleurétiques considérables, il peut se trouver refoulé jusque dans la zone ombilicale.

Quoique protégé en avant par les sept ou huit dernières côtes, le foie n'en est pas moins exposé à être blessé par les instruments qui pénètrent à travers les espaces intercostaux, et il faut se rappeler, ainsi que je l'ai dit ailleurs (1), qu'on a vu son bord supérieur remonter jusqu'au niveau du cinquième et même du quatrième espace intercostal, en sorte qu'un coup d'épée pénétrant au-dessous du mamelon, pourrait, à un moment donné, intéresser cet organe. L'élasticité des côtes qui recouvrent la face antérieure du foie est telle, que l'action des corps contondants en est à peine amortie, et dans le creux épigastrique le lobe gauche, entièrement privé de ce moyen de protection, est plus exposé encore à être déchiré, parfois même broyé.

En arrière le foie répond à la région rachidienne dorso-lombaire ; il est séparé de la masse musculaire par cette portion de la cavité pleurale dans laquelle descend le bord tranchant du poumon, et qui se prolonge inférieurement jusqu'au niveau de la douzième côte.

La face inférieure ou plane du foie repose sur la masse intestinale : c'est par elle que pénètrent et sortent tous les vaisseaux et nerfs. On y observe des particularités nombreuses, mais la vésicule biliaire seule m'arrêtera un instant quand il sera question des voies biliaires.

La *structure* du foie a beaucoup occupé, et à juste titre, les anatomistes et les physiologistes ; j'aurai peu de choses à en dire. Outre sa tunique péritonéale, le foie

(1) Voyez page 562.

possède une membrane fibreuse, la *capsule de Glisson*, qui pénètre entre chaque granulation qu'elle enveloppe et isole complétement. Au-dessous de cette membrane on rencontre les granulations serrées qui composent le tissu propre de l'organe et lui donnent l'aspect granitique. Lorsqu'on incise le foie, on remarque qu'il ne présente point une teinte uniforme, et que son tissu généralement jaunâtre est parsemé de points d'un rouge brun foncé ; c'est fondé sur cette différence de coloration que Ferrein avait admis deux sortes de granulations, les unes d'un rouge brun, les autres jaunâtres. Les recherches modernes ont prouvé que cette distinction était mal fondée, et qu'il n'y avait qu'un seul ordre de granulations. A chaque granulation aboutissent une veine, une artère, et l'origine d'un conduit hépatique ; entre ces granulations on ne signale point de tissu cellulaire. Serait-ce la raison pour laquelle les abcès idiopathiques de foie sont si rares ? Toujours est-il que le pus qui s'y développe spontanément, et en dehors de toute cause générale diathésique, est d'un brun plus ou moins foncé, quelquefois même de couleur chocolat, comme si les éléments propres du foie avaient concouru à sa formation ; tandis que celui qu'on y trouve, dans le cas de diathèse purulente par exemple, présente la teinte blanche qu'on lui reconnaît partout ailleurs, ce qui tendrait à prouver qu'il ne s'y forme point de toutes pièces, mais que, puisé ailleurs, il vient se déposer là en nature et molécule à molécule.

La distribution des vaisseaux sanguins dans le tissu du foie est telle qu'il faut que les instruments pénètrent encore assez profondément pour en intéresser d'un calibre considérable. C'est d'ailleurs un organe très-vasculaire ; car outre l'artère hépatique, qui paraît destinée à la nutrition de sa propre substance, il reçoit encore tout le système de la veine porte qui s'y distribue à la manière des artères. Ces deux vaisseaux pénètrent dans la substance du foie par le sillon transverse, qui livre également passage aux conduits hépatiques, à des vaisseaux lymphatiques nombreux et aux nerfs. Quant aux veines hépatiques, dont le volume est considérable, parties de tous les points du foie elles convergent vers le sillon de la veine cave inférieure, dans laquelle elles se jettent au niveau du bord postérieur. Elles offrent ceci de particulier, que lorsqu'on les divise, elles restent béantes, leurs parois adhérant au tissu propre du foie ; aussi peut-on les considérer plutôt comme des canaux veineux creusés dans la substance de cette glande, que comme des veines proprement dites. Cette dernière circonstance n'est pas sans importance, puisque, dans le cas où une de ces ramifications viendrait à être blessée, l'impossibilité où se trouveraient les parois de se resserrer favoriserait la continuation de l'hémorrhagie. D'autre part, elles sont dépourvues de valvules, et l'on comprend que, quand la circulation veineuse est embarrassée, elles laissent le foie exposé à toutes les conséquences qui peuvent résulter du reflux du sang dans leurs extrémités radiculaires. Ce sont ces dispositions qui ont fait naître ces théories surannées de Bertrandi et de Pouteau, pour expliquer la coïncidence, qui ne leur avait point échappé, des abcès du foie avec les plaies de tête. Aujourd'hui que la découverte de la phlébite et de l'infection purulente est venue jeter sur cette question une lumière inattendue, il serait oiseux de s'attacher à produire ces opinions pour les réfuter.

Les *voies biliaires* se composent du *canal hépatique*, du *conduit* et de la *vésicule cystique* et du *canal cholédoque*. Le canal hépatique, après un trajet assez court, semble se diviser en deux canaux, l'un qui se porte en haut et en avant, et s'abouche avec la vésicule biliaire ; l'autre qui se dirige en bas et en dedans et se jette dans la deuxième portion du duodénum : ou bien encore, si on l'aime mieux, on peut dire que le canal cholédoque résulte de la jonction des deux conduits cystique et hépatique. Ces conduits sont destinés à charrier le produit de la sécrétion hépatique, la bile, qui peut, d'une part, passer directement dans le duodénum par le canal cholédoque, et, d'autre part, refluer par le conduit cystique dans la vésicule biliaire, pour repasser, quand besoin en est, dans le canal cholédoque, et se déverser dans l'intestin. La vésicule et le conduit cystique peuvent donc être considérés comme un diverticulum des voies biliaires, dans lequel la bile est tenue en réserve. Comment se fait cette ascension de la bile, du conduit hépatique dans la vésicule ? C'est là une question sur laquelle on a beaucoup discuté. On trouve dans le conduit cystique un repli valvulaire en spirale, qui, très-probablement, sert à favoriser l'ascension du liquide; mais ce n'est certainement point, comme l'a prétendu Amussat, par un mécanisme analogue à celui de la vis d'Archimède, *car ce repli reste immobile.* Jusqu'à ce jour aucune explication satisfaisante de ce phénomène n'a pu être donnée.

La vésicule est la seule portion de l'appareil biliaire sur laquelle les chirurgiens aient proposé d'agir : il importe donc de préciser ses rapports. Cette vésicule occupe, à la face inférieure et sur le côté droit du foie, en dehors du ligament suspenseur, une dépression oblique en bas et en arrière, dans laquelle elle se trouve maintenue par le péritoine ; il est rare que ce dernier lui forme un repli analogue aux mésos.

Sa forme est celle d'une poire, dont la grosse extrémité ou fond est dirigée en avant et en haut, et l'extrémité pointue ou col en arrière et en bas. Son fond dépasse le niveau du bord tranchant du foie et vient se mettre en rapport avec le bord externe du muscle droit, immédiatement au-dessous du rebord cartilagineux de la neuvième côte et du bord antérieur de la dixième. C'est là que l'on peut, dans les tumeurs formées par la rétention de la bile, ou par les calculs, sentir à travers les parois abdominales ce fond de la vésicule, et c'est là que J. L. Petit a donné le conseil de l'ouvrir, pour donner issue soit aux liquides, soit aux corps solides qu'elle pourrait contenir. Les cas où cette opération peut devenir urgente doivent être beaucoup plus rares que l'on ne pourrait le croire, en lisant ce que cet homme illustre a écrit à ce sujet, car, malgré l'autorité de son nom, je ne sache pas que beaucoup de chirurgiens aient eu l'occasion de suivre ses conseils. Il est bien clair, d'ailleurs, que s'il devenait indispensable de pratiquer cette ouverture, ici, comme pour les abcès du foie ou les kystes hydatiques si fréquents de cet organe, il faudrait s'assurer d'abord de l'adhérence des deux parois viscérale et pariétale du péritoine, soit par l'incision en deux temps, soit par l'application du caustique de Vienne, soit enfin par l'acupuncture.

La *rate*, située profondément dans l'hypochondre gauche, est un organe spongieux très-vasculaire, dont les fonctions nous sont totalement inconnues, mais paraissent cependant se lier intimement à celles de la digestion et de l'élaboration du sucre dans le foie. Elle est susceptible de se déplacer, et surtout elle est sujette à des variations considérables dans son volume, paraissant se rattacher à des différences individuelles ou à des maladies. La percussion de la rate a acquis, dans ces derniers temps, une grande importance entre les mains de M. Piorry, qui a démontré que dans les fièvres intermittentes, sous l'influence du sulfate de quinine, et aussi, dit-il, de son succédané, le sel marin, la rate diminue rapidement de volume, ce que ne produirait point la saignée.

Pour pouvoir percuter la rate, il faut connaître parfaitement ses rapports ; or, par sa face externe, elle répond aux neuvième, dixième et onzième côtes, dont elle est séparée par le diaphragme ; par sa face interne, elle répond à la grosse tubérosité de l'estomac, à laquelle elle est comme suspendue par l'épiploon gastro-splénique et les vaisseaux courts ; lorsque l'estomac est rempli, elle descend un peu avec lui et se porte en avant.

La rate est très-friable, et comme son tissu est très-vasculaire, ses ruptures donnent lieu à des épanchements sanguins quelquefois considérables et nullement limités.

J'ai eu, dans mon service à l'hôpital Saint-Antoine, un homme qui avait succombé à la suite d'une chute du haut d'un mur de vingt-cinq pieds environ. Il était tombé sur le côté gauche, et au niveau de la rate, dans l'hypochondre, existait une ecchymose qui annonçait que là avait porté tout l'effort de la chute. A l'autopsie, nous trouvâmes la rate complétement déchirée en travers, un énorme épanchement sanguin remplissait la cavité péritonéale et avait fusé jusque dans le petit bassin ; cette épouvantable lésion s'était produite sans qu'une seule des côtes qui protègent cet organe eût été fracturée.

2° Région postérieure de la cavité abdominale sous-péritonéale ou extra-péritonéale.

Cette région, qui constitue la couche la plus profonde de l'abdomen, comprend les viscères, conduits, vaisseaux, nerfs et muscles qui reposent sur la face antérieure des parois abdominales postérieures. Tous ces organes, placés au-dessous et en arrière de la cavité péritonéale, et qu'on ne peut étudier qu'après avoir préalablement décollé la séreuse qui passe au devant d'eux et rejeté ou enlevé le tube digestif et ses annexes, le foie et la rate, sont néanmoins contenus dans la cavité de l'abdomen au même titre que l'œsophage et la trachée dans la cavité thoracique. Ils se distinguent des viscères enveloppés par le péritoine et étudiés dans le chapitre qui précède par leur degré plus grand de fixité, d'où leur immobilité presque absolue et la possibilité de préciser beaucoup mieux leurs rapports.

Envisagée dans son ensemble, cette région présente la forme d'un Y renversé (⅄) dont les deux branches répondent aux fosses iliaques, et entre lesquelles se trouve le détroit supérieur qui fait communiquer les deux cavités pelvienne et abdominale. Elle est beaucoup moins étendue que la région antérieure, ce qui tient à l'obliquité du diaphragme, dont les insertions descendent en arrière jusqu'au niveau du corps de la troisième vertèbre lombaire par l'intermédiaire de ses piliers, et de la première lombaire par l'arcade du psoas et le ligament cintré. Sa longueur est donc mesurée sur les côtés par l'intervalle qui sépare ces deux derniers ligaments de l'arcade crurale, et sur la ligne médiane par la hauteur de la colonne lombaire. Latéralement, elle vient se terminer en mourant dans les flancs et les fosses iliaques.

Pour la facilité de l'étude, je diviserai cette couche abdominale profonde en deux régions secondaires ou *étages* : un supérieur, qui ne présente qu'une médiocre importance, et un inférieur, à la description duquel se rattachent plusieurs opérations chirurgicales d'un haut intérêt ; ce dernier correspond à ce qu'on appelle la *fosse iliaque interne*. Cette subdivision, purement fictive d'ailleurs, a l'avantage de permettre une précision plus grande dans les rapports des divers organes que nous étudierons successivement.

Fig. 50.

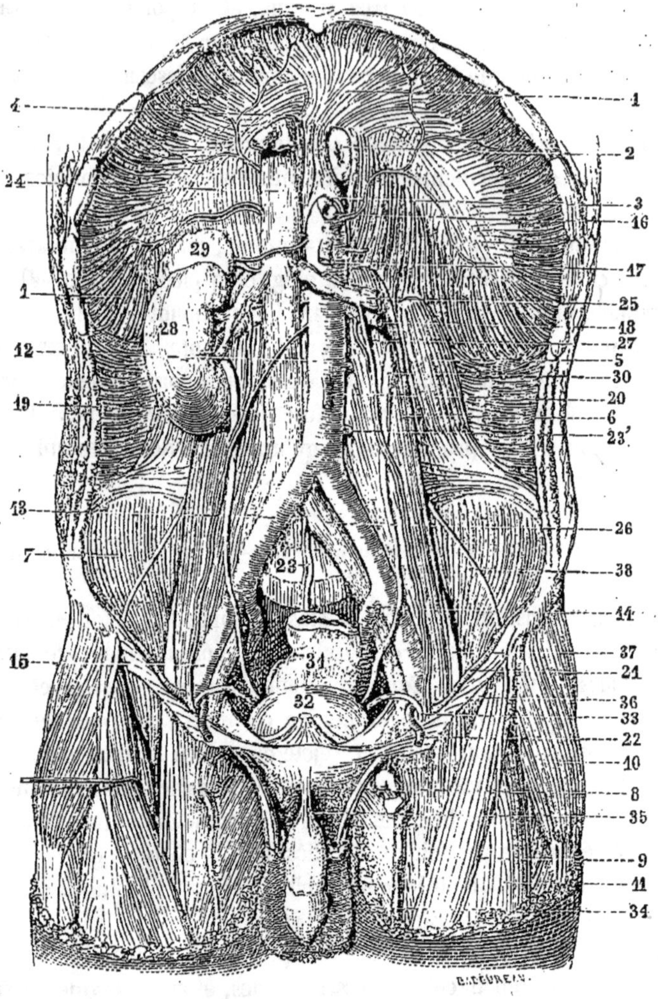

Région postérieure de la cavité abdominale sous-péritonéale ou extra-péritonéale (1).

1, 1. Diaphragme,
2. Ouverture œsophagienne du diaphragme.
3. Ouverture aortique du diaphragme.
4. Ouverture de la veine cave inférieure dans le même muscle.
5. Muscle carré des lombes. On voit l'arcade fibreuse du diaphragme sous laquelle il s'engage.
6. Muscle psoas. On voit l'arcade fibreuse sous laquelle il s'engage comme le précédent.
7, 7. Muscle iliaque s'unissant au psoas, à la cuisse, au-dessous de l'arcade crurale.
8. Muscle transverse de l'abdomen.
9. Muscle couturier.
10. Muscle du fascia lata,

11. Muscle droit antérieur.
12. Artère aorte,
13. Artère iliaque primitive.
14. Artère hypogastrique ou iliaque interne.
15. Artère iliaque externe.
16. Origine du tronc cœliaque.
17. Origine de l'artère mésentérique supérieure.
18. Artère rénale.
19. Artère spermatique.
20. Origine de l'artère mésentérique inférieure.
21. Artère circonflexe iliaque.
22. Artère épigastrique.
23. Artère et veine sacrées moyennes.
23', 23". Artères lombaires.
24. Veine cave inférieure.

25. Veine rénale.
26. Veine iliaque.
27. Veine spermatique.
28. Le rein.
29. La capsule surrénale.
30. L'uretère.
31. Le rectum.
32. La vessie.
33. Le cordon spermatique.
34. La veine saphène se rendant dans l'infundibulum crural.
35. Le ligament suspenseur de la verge.
36. L'arcade crurale.
37. Le nerf crural.
38. Le nerf génito-crural.
39. Angle sacro-vertébral ou promontoire,

(1) Pour faire la préparation de cette région, il faut enlever les intestins, et décoller le feuillet profond du péritoine qui n'est uni avec les organes sous-jacents que par un tissu cellulaire assez lâche.

A. — *Étage supérieur du plan abdominal profond*. — Il offre sur la ligne médiane la saillie arrondie et volumineuse du corps des vertèbres lombaires, et de chaque côté une gouttière longitudinale dans laquelle sont logés les origines du psoas, le carré des lombes et les reins. Il est séparé de la poitrine par les attaches du diaphragme ; en bas, il se continue avec la fosse iliaque sans ligne de démarcation aucune.

Intermédiaire aux parois abdominales postérieures et aux viscères contenus dans la cavité péritonéale, il répond à la zone ombilicale de l'abdomen, et très-peu à la zone épigastrique.

Sur la ligne médiane on rencontre immédiatement au-dessous du péritoine, et à la partie supérieure de la région, le pancréas, dont la tête dépasse la ligne médiane à droite et se loge entre les trois portions du duodénum, tandis que la queue, inclinée à gauche, se plonge profondément dans l'hypochondre. Au-dessous du pancréas, se voient à gauche de la colonne vertébrale, l'aorte ; à droite, la veine cave inférieure ; entre ces deux organes le canal thoracique ; et sur les côtés les deux nerfs grands sympathiques. Le plexus solaire, les ganglions solaires et semi-lunaires occupent au-dessus du pancréas, en avant de l'aorte et des piliers du diaphragme, l'intervalle qui existe entre l'origine de la mésentérique supérieure et celle du tronc cœliaque.

A la partie moyenne et inférieure de la région, l'aorte et la veine cave conservent les mêmes rapports entre elles et avec le canal thoracique. En haut, la veine est croisée par les deux dernières portions du duodénum qui sont situées pour ainsi dire en dehors du péritoine, tandis que l'artère est immédiatement recouverte jusqu'à l'angle vertébral par le feuillet séreux qui du mésentère se porte dans le flanc gauche.

L'artère, la veine et le canal thoracique, ainsi que les nerfs grands sympathiques, sont immédiatement appliqués sur la colonne vertébrale. N'oublions pas de mentionner les veines et artères lombaires qui glissent au-dessous de ces organes et, après avoir traversé le feuillet profond de l'aponévrose du transverse, s'insinuent d'arrière en avant dans la couche musculaire de l'abdomen.

Sur les côtés de la colonne on rencontre sur un premier plan, à droite et à gauche, les reins entourés d'un tissu graisseux abondant et desquels partent les uretères, comme eux superficiellement situés et immédiatement sous le péritoine.

Puis, au-dessous du rein et des uretères, les origines du muscle psoas, et plus profondément la paroi abdominale postérieure, représentée sur un premier plan par l'aponévrose profonde du transverse qui recouvre le carré des lombes.

Mais cet exposé rapide ne saurait suffire, il faut entrer dans quelques détails. Les reins sont couchés sur les côtés des deux dernières vertèbres dorsales et de la première lombaire ; ils répondent au dernier espace intercostal et débordent presque toujours la dernière côte de deux ou trois travers de doigt. Toutefois le rein gauche descend toujours moins bas que le droit.

Situés plus en dehors que le psoas, avec lequel ils sont en rapport par leur bord interne, les reins reposent par leur face postérieure sur le diaphragme qui les sépare en haut des deux dernières côtes et sur le carré des lombes dont ils dépassent souvent le bord externe ; ils répondent ainsi au côté externe de la masse sacro-lombaire. Toutefois il ne faudrait par compter sur ce rapport d'une manière absolue, car, contrairement à l'opinion de M. Cruveilhier (1), la fixité des reins n'est pas telle

(1) *Anatomie descriptive*, t. II, p. 691.

qu'on n'ait observé assez souvent leur déplacement ; tantôt on les a rencontrés dans la fosse iliaque, d'autres fois ils étaient remontés du côté de la poitrine, ou couchés en travers sur la colonne vertébrale, quelquefois même descendus dans le petit bassin. Je trouve dans mes notes plusieurs de ces anomalies recueillies à diverses époques, et j'y lis que les vaisseaux qui pénètrent la scissure du rein et forment son pédicule sont tellement allongés, que cet organe flotte et peut se porter dans tous les points de la cavité abdominale. J'ai entendu dire à M. Rayer qu'il avait eu plusieurs fois l'occasion de rectifier des erreurs de diagnostic auxquelles avait donné lieu ce déplacement.

Les rapports de la face antérieure des reins avec les organes du plan abdominal antérieur ont été signalés, ils diffèrent à droite et à gauche. Je n'y reviendrai pas.

Les reins sont plongés au milieu d'une couche de tissu cellulaire graisseux très-abondant, qui leur sert comme d'enveloppe, et qu'on a désigné sous le nom de *capsule adipeuse ;* ils sont surmontés d'un organe dont la signification est aujourd'hui encore complétement inconnue, malgré les intéressants travaux de quelques physiologistes modernes : c'est la capsule surrénale.

Le tissu du rein est ferme et dur ; sa fragilité est telle que, comme celui du foie ou de la rate, il peut se déchirer dans les contusions violentes qui portent sur les parois abdominales. Il est d'une couleur rouge lie de vin assez analogue à celle des muscles de la vie de relation, et on l'énuclée assez facilement de l'enveloppe fibreuse qui est immédiatement appliquée sur lui, et qu'il ne faut pas confondre avec la capsule adipeuse dont il vient d'être question.

Le rein reçoit par son bord interne concave une grosse artère, la rénale, qui se détache à angle droit de l'aorte, et qu'on a vue quelquefois double et même triple (1), et émet une veine volumineuse qui se rend directement dans la veine cave inférieure.

Le conduit excréteur du rein, c'est l'uretère, qui se dirige de haut en bas et un peu de dehors en dedans, longeant les côtés de la colonne vertébrale, mais immédiatement appliqué sous le péritoine. Arrivé au détroit supérieur, il plonge dans le bassin en croisant les vaisseaux iliaques au niveau de la symphyse sacro-iliaque, et gagne le bas-fond de la vessie, où nous le retrouverons plus tard. Son volume, qui est ordinairement celui d'une plume de corbeau, acquiert, dans les cas où il existe un obstacle au cours des urines, une grosseur qui peut égaler celle de l'intestin grêle, ainsi que l'ont signalé plusieurs observateurs et que j'ai eu moi-même l'occasion de le voir sur un homme qui portait un énorme calcul remplissant complétement la vessie.

La position du rein, appliqué et maintenu contre la paroi abdominale postérieure, expose cet organe à être blessé par un instrument pénétrant dans la région lombaire sans que la cavité péritonéale soit intéressée, circonstance qui a dû conduire les chirurgiens à pratiquer la néphrotomie. Mais cette opération, qui ne présente pas d'ailleurs de difficultés sérieuses d'exécution, ne paraît pas, dit M. Velpeau, appelée à rendre de grands services, en raison de l'obscurité qui règne encore dans le diagnostic des calculs rénaux à la cure desquels on a proposé de l'appliquer. On comprend cependant qu'il soit possible de frayer par cette voie une issue plus facile aux suppurations nées soit dans le rein lui-même, soit dans le tissu cellulaire qui l'en-

(1) Velpeau, *Anatomie chirurgicale,* t. II, p. 104.

veloppe. Pour pratiquer cette opération, il faudrait faire, le long du bord externe du grand dorsal, une incision longitudinale qui traverserait successivement la peau, le tissu adipeux sous-cutané, les fibres ou les aponévroses des petit oblique et transverse, et qui permettrait enfin de pénétrer, en évitant d'intéresser les artères lombaires assez volumineuses· en ce point, dans la couche sous-péritonéale et dans l'atmosphère cellulo-graisseuse du rein. J'ai déjà dit comment, dans un cas de suppuration de la couche sous-péritonéale, M. le professeur Nélaton et moi étions parvenus à donner issue au pus par une incision faite en cette région, incision qui aurait très-bien pu nous conduire, si besoin en eût été, jusque sur l'organe sécréteur de l'urine.

Le *pancréas*, qu'on a désigné sous le nom de glande salivaire abdominale, est situé au devant de la colonne vertébrale, dont il est séparé par l'aorte et la veine cave inférieure. Il répond à la région épigastrique, et sur les sujets maigres il est possible de l'explorer par la palpation ; comme son tissu est d'une texture serrée, qu'il présente une certaine dureté et qu'il est d'ailleurs placé dans la direction de la petite courbure de l'estomac, on conçoit que sa présence ait pu induire en erreur et faire croire à une tumeur de mauvaise nature développée dans les parois de cet organe. Son bord supérieur est longé par l'artère splénique, qui lui fournit des branches nombreuses. Son histoire physiologique et pathologique est encore fort obscure malgré des travaux récents.

La *couche musculaire* de la région est représentée par les piliers du diaphragme, situés sur la ligne médiane, le psoas, et enfin le muscle carré des lombes, qui appartient plutôt cependant à la région lombo-rachidienne.

Les *piliers du diaphragme*, situés sur le corps des vertèbres lombaires, ont déjà été étudiés dans la région diaphragmatique, je me borne à les mentionner.

Le *psoas*, étendu sur les côtés des vertèbres, depuis la douzième dorsale jusqu'à la région antéro-interne de la cuisse, ne fait, comme on le voit, que traverser le plan abdominal profond. Ses fibres, qui s'insèrent aux corps des vertèbres lombaires, aux ligaments intervertébraux et aux apophyses transverses, sont dirigées obliquement en dehors pour venir dans la fosse iliaque, où nous le retrouverons, s'adjoindre à celles du muscle iliaque. Il entre dans la région en passant sous l'arcade aponévrotique dite de son nom, et de laquelle se détache une lame fibreuse qui le recouvre et forme la partie antérieure d'une gaîne enveloppant complétement ce muscle et l'iliaque, et que je décris plus loin sous le nom de *gaîne fibreuse du muscle psoas-iliaque*. En arrière, le psoas repose sur les apophyses transverses des vertèbres lombaires et recouvre un peu le bord interne du carré des lombes.

Le *carré des lombes*, étendu de la dernière côte aux apophyses transverses des vertèbres lombaires et à la crête de l'os des iles, forme le plan le plus profond de la région extra-péritonéale, ou, pour mieux dire, il fait partie des parois abdominales postérieures. En effet, il est séparé de la cavité abdominale par le feuillet profond de l'aponévrose du transverse ; le feuillet moyen de cette même lame fibreuse le recouvre en arrière.

Les *vaisseaux* sont ici nombreux et d'un gros calibre.

Les *artères* émanent toutes de l'aorte qui entre dans l'abdomen par l'orifice dit aortique du diaphragme, au niveau de la deuxième lombaire. Aussitôt entrée dans la région, cette artère se dirige en ligne droite du côté gauche de la colonne vertébrale, à sa partie antérieure, pour se diviser au niveau du cartilage qui unit la quatrième avec la cinquième lombaire en deux branches terminales, l'iliaque primitive droite et l'iliaque primitive gauche. Rarement cette division a lieu plus bas ; souvent, au contraire, elle se fait plus haut. Dans son parcours elle fournit successivement, de haut en bas, les diaphragmatiques inférieures, le tronc cœliaque, la mésentérique supérieure, les capsulaires moyennes, les rénales, les ovariques ou spermatiques, la mésentérique inférieure, et enfin la sacrée moyenne que quelques-uns ont regardée comme sa continuation. De plus, de ses parties postérieures et latérales se détachent, au niveau de chaque vertèbre, les artères lombaires analogues des intercostales, ordinairement au nombre de quatre. En avant, elle est recouverte tout à fait en haut et au-dessus du tronc cœliaque par le ganglion et les plexus solaires ; au-dessous de ce tronc et de l'origine de la mésentérique supérieure par le pancréas et la troisième portion du duodénum ; plus bas, entre la naissance des deux mésentériques, elle n'est plus séparée du péritoine que par le plexus aortique, et comme en ce point la colonne lombaire forme une saillie à convexité antérieure, ses battements deviennent sensibles à la main qui déprime fortement les parois abdominales contre les corps vertébraux. Aussi a-t-on choisi cet endroit, qui répond immédiatement au-dessous de l'ombilic, comme celui où elle est le plus accessible, soit pour y exercer une compression qu'on peut rendre assez énergique pour suspendre momentanément le cours du sang dans toute la partie inférieure du tronc, soit pour y jeter une ligature, opération que, selon moi, réprouve la saine physiologie. En effet, l'anastomose par inosculation entre les extrémités des deux mésentériques, entre les artères lombaires et les circonflexes iliaques, entre la mammaire interne et l'épigastrique, ne saurait en aucun cas rétablir assez promptement la circulation dans la moitié inférieure du corps pour empêcher la gangrène de survenir, à supposer que le malade échappât aux dangers de cette opération téméraire, exécutée, sans succès d'ailleurs, par A. Cooper et J. H. James. Quoi qu'il en soit de ces prévisions, si jamais quelqu'un voulait marcher sur les traces de ces hardis chirurgiens, il devrait faire en sorte, s'il voulait se ménager même la probabilité d'une réussite, de ne porter la ligature qu'au-dessous des artères rénales qu'aucune anastomose ne peut suppléer. Dans le cas contraire, le sang ne pouvant plus se dépouiller de l'urée, la mort surviendrait infailliblement et très-promptement. Il est possible d'ailleurs, ainsi que l'a prouvé M. Fano (1), d'arriver sur cette artère sans ouvrir le péritoine, ce qui ne me paraît pas constituer un grand avantage, vu les dégâts considérables auxquels donne lieu ce décollement de la séreuse.

L'aorte est côtoyée à droite par la veine cave inférieure, disposition qui rend compte de la possibilité d'une communication permanente entre ces deux vaisseaux et de l'établissement d'un anévrysme artério-veineux dont j'ai eu l'occasion d'observer un cas. Entre la veine et l'artère on trouve le canal thoracique, et enfin, au-dessous et en arrière de ces deux vaisseaux, le grand sympathique qui se rapproche de l'aorte surtout vers sa partie inférieure.

Des ganglions lymphatiques nombreux, dits aortiques, entourent l'aorte dans toute sa longueur.

Tels sont les rapports immédiats de l'aorte abdominale, qui n'est séparée des vertèbres que par un tissu cellulaire peu abondant. Elle contracte de plus, avec les viscères contenus dans la cavité péritonéale, des rapports sur lesquels j'ai déjà attiré l'attention.

(1) *Nouvelle méthode pour pratiquer la ligature de l'aorte abdominale sans ouvrir le péritoine.* — Note lue à la Société de chirurgie, le 17 mai 1854.

Cette artère est souvent le siége de tumeurs anévrysmales qui siégent surtout à sa partie supérieure, et peuvent donner lieu à des troubles nerveux analogues à ceux que j'ai signalés pour l'aorte thoracique (1) en raison du voisinage du cordon du grand sympathique; d'autre part, ses rapports avec l'estomac expliquent les vomissements et les troubles de digestion éprouvés par les malades qui en sont atteints. Il est un autre fait bien digne de remarque, c'est qu'assez souvent ces anévrysmes ont plus de tendance à se porter à l'extérieur du côté de la région rachidienne, où pourtant ils trouvent une grande résistance de la part des vertèbres, que du côté de la cavité du péritoine. On a vu de ces anévrysmes user insensiblement, par un mécanisme curieux, le corps des vertèbres et apparaître à la région lombaire, où ils simulent, à s'y méprendre, des abcès par congestion. J'ai entendu notre excellent maître, le professeur Marjolin, rapporter un fait de ce genre dont il avait été témoin : la tumeur, prise pour un phlegmon, fut largement incisée avec le bistouri, et le malade succomba en quelques minutes.

La *veine cave inférieure*, d'abord située sur le côté droit de la colonne vertébrale, devient de plus en plus antérieure à mesure qu'elle s'approche de l'ouverture aponé-vrotique du diaphragme par laquelle elle s'engage. Elle est recouverte de bas en haut par le mésentère, l'artère rénale, le duodénum qui la croise, et la tête du pancréas. Plus haut, elle est en rapport immédiat avec les canaux excréteurs de la bile et le bord postérieur du foie creusé d'un sillon pour la recevoir. Dans sa partie inférieure elle est accolée à l'aorte, mais supérieurement elle s'en éloigne, et le petit lobe de Spigel s'interpose entre ces deux vaisseaux. Elle repose en arrière sur le pilier du diaphragme et sur la colonne vertébrale; enfin elle est, comme l'aorte, entourée de ganglions lymphatiques.

Ces rapports avec le pancréas, le foie et les glandes mésentériques, permettent de comprendre comment, dans les maladies de ces organes, ses parois molles et dépressibles peuvent être comprimées, d'où ces hydropisies par obstacle à la circulation veineuse dont la cause a été si bien démontrée par M. Bouillaud (2).

J'ai vu, pendant mon internat à l'hôpital de la Charité, sur une pièce recueillie dans un service de médecine, un vaste abcès développé dans les ganglions mésentériques communiquer largement avec la veine cave au niveau de la première lombaire. La malade, depuis longtemps souffrante, était morte subitement en faisant effort pour s'asseoir sur son lit. La même année mon collègue, M. Lambron, présenta à la Société anatomique une autre pièce sur laquelle on constatait qu'une arête de poisson, après avoir perforé les parois de la veine, avait déterminé une phlébite mortelle. Enfin, M. Erhard a communiqué à la Société de médecine des hôpitaux l'observation d'un malade qui mourut subitement, et chez lequel on trouva un kyste hydatique du foie très-volumineux qui s'était également ouvert dans la veine cave (3). Les rapports de ce vaisseau avec les ganglions mésentériques, le tube digestif et le foie, rendent un compte satisfaisant de ces divers faits pathologiques.

Les veines rénales et lombaires se jettent dans la veine cave, et ne donnent lieu à aucune considération de quelque importance, soit médicale, soit chirurgicale.

Tous les nerfs de la région proviennent du grand sympathique et du plexus lombaire.

(1) Voyez page 574.
(2) *Archives de médecine*, 1823, t. II, p. 183.
(3) *Union médicale*, 1855, p. 447.

Le *grand sympathique* offre ici son plus grand développement ; les ganglions solaires et semi-lunaire, d'où émane le plexus solaire, ont été regardés par Bichat
comme le centre du système nerveux sympathique, comme un cerveau abdominal,
et j'ai déjà dit qu'ils étaient situés au devant de l'aorte, autour du tronc cœliaque.
On trouve de plus, sur toutes les artères qui émanent de l'aorte et se rendent dans
les viscères ou même dans des muscles, des rameaux nombreux qui forment, en
s'entrecroisant, des plexus inextricables : ainsi on en rencontre sur les artères diaphragmatiques inférieures, mésentériques, rénales, au devant de l'aorte elle-même,
auxquels on a donné le nom de plexus diaphragmatiques, mésentériques, rénaux et
lombo-aortiques, et enfin on en voit encore sur les côtés de la colonne. Je signale
de nouveau les troncs du grand sympathique lui-même qui vont se porter dans
le bassin.

Le *plexus lombaire*, formé par l'entrelacement des branches antérieures des cinq
paires lombaires, est, à son origine, placé entre les faisceaux vertébraux et transversaires du psoas ; il émerge bientôt des fibres musculaires pour se porter, dans les
parois abdominales, à la région antérieure de la fesse, et dans les téguments de la
cuisse et du scrotum. Les branches qu'il fournit sont nombreuses, les unes sont dites
collatérales et les autres terminales. Les branches collatérales, au nombre de quatre,
grande et petite abdominale, inguinale externe et inguinale interne, se portent transversalement en dehors, puis un peu obliquement en bas pour gagner la paroi abdominale antérieure. Au sortir des fibres du psoas, elles se placent dans la couche
sous-péritonéale. Quant aux branches terminales constituées par les nerfs obturateur, crural et le cordon lombo-sacré, elles seront étudiées à propos du bassin. La
situation de ces différents cordons nerveux au milieu des fibres du psoas rend compte
des vives douleurs qu'éprouvent les malades affectés de psoïtis.

Les *vaisseaux lymphatiques* viennent se jeter dans des ganglions situés au devant
de la colonne vertébrale et entourent l'aorte et la veine cave ; ils sont nombreux, et
les vaisseaux efférents qu'ils émettent aboutissent, les uns au réservoir de Pecquet,
origine du canal thoracique, situé sur le devant de la deuxième vertèbre lombaire,
les autres directement au canal thoracique. Il n'est point rare de trouver ces ganglions tuméfiés et engorgés par les affections inflammatoires ou autres qui se développent dans les organes situés au-dessous d'eux, et dans certains cas, chez les
individus maigres, par exemple, il est possible, même sans grande difficulté, de les
explorer en déprimant les parois abdominales.

Tous les éléments que nous venons d'étudier sont plongés dans une couche de
tissu cellulaire, dit sous-péritonéal, plus ou moins abondant selon les sujets, et dont
l'histoire sera mieux placée dans le chapitre consacré à l'abdomen envisagé d'une
manière générale.

B. — *Étage inférieur du plan abdominal profond, ou fosse iliaque.* — J'ai déjà
dit que ce n'était que pour faciliter l'étude de cette importante région que je l'avais
séparée de la précédente ; ses limites, les supérieures surtout, sont donc purement
artificielles. Circonscrite latéralement et en haut par la circonférence de l'os coxal,
je la fais inférieurement se terminer à l'arcade de Fallope, tandis qu'en dedans elle
est limitée par le bord interne du psoas sur lequel sont couchés les vaisseaux iliaques,
ou, si l'on aime mieux, par la circonférence du détroit supérieur.

Elle représente une large fosse à concavité dirigée en avant et en dedans, dont l'excavation est en partie comblée par la masse musculaire des psoas et iliaque réunis.

Recouverte par cette portion des parois abdominales antérieures déjà décrite sous le nom de région ilio-inguinale, elle en est séparée par la présence du cæcum à droite, de l'S iliaque du côlon à gauche, et par un tissu cellulaire lâche et abondant situé au-dessous du feuillet réfléchi de la grande séreuse péritonéale. Si l'on étudie l'aspect qu'elle présente alors qu'on vient de décoller cette membrane et que l'intestin est écarté, on peut voir qu'il existe sur ses limites internes une saillie due à la présence du psoas, tandis qu'en dehors l'excavation iliaque proprement dite est formée par l'incurvation des fibres du muscle iliaque qui tapisse l'os de même nom. Entre ces deux muscles existe une rainure ou gouttière dans le fond de laquelle est caché le nerf crural.

Les vaisseaux iliaques forment comme une corde tendue appliquée sur le bord interne de la saillie du psoas.

A la partie inférieure de la région, dans le point où ces vaisseaux s'engagent sous l'arcade crurale, on observe une dépression à laquelle M. Velpeau a donné le nom de fossette crurale, et qui correspond à l'ouverture supérieure du canal ou entonnoir fémoral.

En dehors de cette fossette et des vaisseaux, entre la crête pectinéale et l'épine iliaque, on remarque une saillie qui soulève l'arcade dans ses trois cinquièmes externes. Cette saillie est produite par les fibres réunies des muscles psoas et iliaque au moment où ils s'engagent au-dessous du ligament de Fallope.

Fixons maintenant l'attention sur les dispositions et les rapports de chacun des éléments sur lesquels nous venons de jeter un coup d'œil général.

1° *Couche musculaire.* — Elle est représentée par le psoas et l'iliaque. Ces deux muscles, qui n'en font réellement qu'un, puisqu'ils confondent leurs insertions inférieures et concourent ainsi au même but physiologique, occupent la partie profonde de la région ou fosse iliaque qu'à eux seuls ils constituent presque complétement. Le psoas, obliquement dirigé de dedans en dehors des côtés de la colonne lombaire vers l'intervalle qui sépare l'épine iliaque inférieure de la crête pectinéale, rencontre dans les fosses iliaques le muscle de même nom, dont les fibres en éventail et dirigées obliquement en bas et en dedans convergent vers le même espace pour se réunir au tendon du psoas et se porter avec lui au petit trochanter. Leurs fibres réunies forment ainsi une couche épaisse qui repose sur la face interne concave de l'os des îles qu'elles remplissent, et sont recouvertes antérieurement par une couche aponévrotique sur laquelle il importe de s'arrêter un moment.

2° *Aponévroses.* — *Fascia iliaca.* J'ai dit précédemment, en parlant de origines du psoas à la douzième vertèbre dorsale, qu'à son entrée dans la cavité abdominale, ce muscle s'engageait sous une arcade fibreuse, dépendance du diaphragme, de laquelle semblait se détacher une lame fibro-celluleuse ordinairement assez mince et assez peu résistante, qui s'appliquait sur lui et l'accompagnait dans son trajet. Cette lame, qui n'est autre que l'aponévrose engaînante dont chaque muscle est pourvu, se fixe latéralement en dedans, aux points de la colonne où s'attachent les fibres du psoas, c'est-à-dire sur les parties latérales du corps des vertèbres, et en dehors s'unit à cette lame profonde du transverse qui recouvre le carré des lombes. Parvenue à la fosse iliaque, elle s'étend sur le muscle de ce nom, et se fixe comme lui à toute la lèvre interne de l'os des îles, tandis que d'autre part, en dedans, elle se recourbe sur le bord interne du psoas dégagé de la colonne vertébrale et s'attache solidement sur le pourtour du détroit supérieur. Elle enveloppe donc ainsi les deux muscles dans une gaîne commune d'autant plus forte et plus résistante, qu'elle se rapproche de l'arcade crurale. En effet, celluleuse à sa partie supérieure, elle devient tout à fait fibreuse dans la fosse iliaque, et au voisinage du détroit supérieur et du ligament de Fallope prend un aspect nacré et resplendissant qui lui donne l'apparence d'une véritable aponévrose; c'est pour cette raison que M. Jules Cloquet lui a imposé le nom de *fascia iliaca*.

La manière dont elle se comporte par rapport aux vaisseaux mérite d'être spécialement notée. Lorsque l'artère et la veine iliaque entrent dans la fosse de ce nom, on peut remarquer qu'ils sont pourvus d'une sorte de gaîne fibreuse assez résistante, qu'il faut ouvrir pour arriver jusqu'à eux. Or, selon Bogros, cette gaîne leur serait fournie par un dédoublement de cette aponévrose, qui les maintiendrait ainsi appliqués contre le bord interne du psoas. J'accepte volontiers cette interprétation, mais on pourrait aussi bien dire que cette gaîne appartient en propre aux vaisseaux, seulement qu'elle s'accole à la face antérieure de l'aponévrose iliaque, ce qui d'ailleurs, au point de vue pratique, importe fort peu.

La description des insertions du *fascia iliaca* à l'arcade crurale et aux autres plans aponévrotiques qui convergent vers cette partie de l'abdomen est un des points les plus litigieux de l'histoire de cette membrane. Arrivée à la partie inférieure de la fosse iliaque, là où les fibres des deux muscles se ramassent en un faisceau plus arrondi pour s'engager sous l'arcade crurale, cette aponévrose, toujours appliquée sur les fibres musculaires, rencontre à angle aigu les plans fibreux de cette région, c'est-à-dire le *fascia transversalis* et l'aponévrose du grand oblique, soudés à l'arcade crurale (1). Là elle contracte avec eux des adhérences intimes, mais sans s'y arrêter définitivement, car nous la retrouverons à la partie antérieure de la cuisse d'une part, et d'autre part dans le bassin, où elle va se continuer avec la lame fibreuse qui tapisse cette cavité. C'est de l'intersection de ces divers plans fibreux que résulte la formation des deux ouvertures déjà étudiées à propos de l'arcade crurale, qui font communiquer la cavité abdominale avec la région crurale antérieure, c'est-à-dire en dehors, celle qui livre passage au tendon du psoas iliaque et au nerf crural, et, en dedans, celle par laquelle s'engagent l'artère, la veine et les vaisseaux lymphatiques du membre inférieur. La première de ces ouvertures est destinée à cette gaîne musculaire improprement désignée par M. Velpeau sous le nom de *canal iliaque*, et la seconde est l'orifice de l'*entonnoir crural* ou *fémorali-vasculaire* de Thompson, vulgairement *canal crural*.

De la gaîne fibreuse du muscle psoas-iliaque ou du canal iliaque. — On vient de voir que si le *fascia iliaca* adhérait à l'arcade crurale d'une manière même assez intime, il ne s'y arrêtait point cependant; il poursuit en effet sa marche, accompagnant le muscle psoas iliaque jusqu'à ses insertions au petit trochanter, continuant ainsi à lui fournir une gaîne de plus en plus solide, résistante et distincte; puis, arrivé à cette éminence osseuse, il s'y fixe avec lui. A son passage sous l'arcade crurale, en suivant la ligne de ses insertions internes sur le détroit supérieur, on voit ce fascia s'attacher solidement à la crête pectinéale; cette insertion contribue à former la ligne de démarcation qui sépare la gaîne iliaque de l'entonnoir crural. Parvenu à la région crurale, au lieu de former simplement, comme il avait fait jusqu'alors, une sorte de cintre aponévrotique recouvrant la face antérieure du muscle, il l'entoure

(1) Voyez *Région ilio-inguinale*, p. 620.

d'une gaîne complète constituant ainsi une sorte d'entonnoir membraneux qui va s'effilant jusqu'à l'éminence trochantérienne, tandis que sa partie évasée est dirigée du côté de l'abdomen. La partie postérieure ou profonde de cette gaîne infundibuliforme est intimement unie au périoste qui recouvre l'arcade osseuse ilio-pubienne, et plus bas à la capsule fibreuse articulaire, qu'il n'est point rare de voir communiquer avec elle. Sa partie antérieure contracte adhérence avec l'aponévrose crurale ou *fascia lata* de la cuisse.

Si, le scalpel à la main, on s'est bien pénétré des détails dans lesquels je suis entré, on comprendra facilement que la totalité du muscle psoas-iliaque, depuis ses insertions supérieures sur les côtés du corps de la douzième vertèbre dorsale, jusqu'au petit trochanter, se trouve enfermée dans une gaîne, dont la plus grande partie, celle qui correspond à la région abdominale profonde, est constituée en avant et sur les côtés par un plan aponévrotique, en arrière par le squelette, recouvert de son périoste, tandis que la partie inférieure ou crurale est exclusivement formée par une aponévrose. La portion abdominale ou supérieure de cette gaîne est, en arrière, très-incomplète du côté des vertèbres, de même qu'en avant elle est très-affaiblie ; aussi, chez certains sujets, où elle est réduite à une lame celluleuse très-mince, pourrait-on, à la rigueur, la regarder comme ouverte en ce point. Dans la fosse iliaque, au contraire, elle est solidement fermée de tous côtés par l'union intime des lames aponévrotiques et des os. C'est sans doute cette considération qui a conduit M. Velpeau à lui donner le nom de *canal iliaque*, dénomination inexacte, car même en la supposant ouverte supérieurement, cette gaîne ne serait point un canal, puisque inférieurement elle ne présente aucun orifice, et se termine en cul-de-sac au petit trochanter. En réalité donc, on doit considérer la gaîne moitié formée par le périoste et moitié par des feuillets aponévrotiques dans laquelle est enfermé le muscle psoas-iliaque, comme l'analogie des gaînes que, partout ailleurs, possèdent les autres muscles ; seulement elle emprunte à des circonstances toutes particulières des dispositions toutes spéciales et surtout une grande importance.

Cette gaîne renferme, outre les fibres charnues du muscle psoas-iliaque, fibres plus fines et plus serrées que celles des autres muscles de la vie de relation, un tissu cellulaire abondant, lamelleux, souvent chargé de graisse, et enfin les branches du plexus lombaire, et en particulier le nerf crural dont il sera parlé plus loin avec détail. Étendue de la dernière vertèbre dorsale au petit trochanter, elle traverse le plan profond de la cavité abdominale dans sa plus grande étendue, obliquement en bas et en dehors, et établit pour ainsi dire une communauté de relation plutôt encore qu'une communication entre le médiastin postérieur, la région extra-péritonéale et la partie antérieure de la cuisse.

De l'orifice de l'entonnoir crural. — Située en dedans de l'éminence ilio-pectinée et accolée à la face interne de la gaîne fibreuse du muscle psoas-iliaque, cette ouverture, de forme triangulaire, n'occupe guère que le tiers interne de l'espace circonscrit par l'arc fibreux que représente le ligament de Fallope, et l'arc osseux concave en sens inverse, formé par la réunion du pubis et de l'iléum. Cet orifice, dont il a déjà été question lors de la description de l'arcade crurale (1), et qui sera plus amplement étudié à la région crurale, est circonscrit en avant par l'arcade crurale, en dedans par la portion gimbernatique de cette même arcade, ou *ligament de Gim-*

<hr>

(1) Voyez page 620.

bernat, et la branche du pubis, en dehors par les fibres du *fascia iliaca*, qui s'insèrent sur la crête pectinéale. C'est par là que s'engagent les vaisseaux iliaques qui, au moment où ils passent sous l'arcade, prennent le nom de fémoraux ; on y trouve de plus les ganglions et vaisseaux lymphatiques qui reviennent du membre inférieur.

3° *Des vaisseaux et nerfs.* — Les artères de la fosse iliaque sont : l'*iliaque primitive*, l'*iliaque externe* et les branches qui en naissent.

L'*iliaque primitive* se sépare de l'aorte au niveau du cartilage d'union de la quatrième à la cinquième lombaire ; elle se porte obliquement en bas et en dehors jusqu'à la rencontre du bord interne du psoas auquel elle s'accole, et gagne ainsi la symphyse sacro-iliaque vis-à-vis laquelle elle se divise en deux branches, l'iliaque externe et l'iliaque interne ou hypogastrique. Quelquefois il arrive que l'aorte se divise beaucoup plus haut, rarement plus bas ; dans ces cas, l'iliaque primitive conserve néanmoins la même longueur, car elle se sépare elle-même plus tôt en deux troncs secondaires. Celle du côté droit se bifurque en général un peu plus tôt que celle du côté gauche, elle aurait donc un peu moins de longueur. Elle ne fournit aucune branche durant tout son trajet, si ce n'est quelques rameaux insignifiants aux psoas ; toutefois on l'a vue anormalement donner l'iléo-lombaire.

L'*iliaque externe* continue exactement la direction de l'iliaque primitive, et vient, en dedans de l'éminence iléo-pectinée, s'engager sous l'arcade crurale, où elle se divise plus tard en fémorale profonde et fémorale superficielle. Mais cette division peut avoir lieu beaucoup plus haut, dans la fosse iliaque même, ainsi que M. Velpeau (1) et la plupart des anatomistes ont pu l'observer.

La direction générale des iliaques primitive et externe est assez bien représentée par une ligne oblique, étendue de l'ombilic au milieu de l'arcade crurale, en se rapprochant toutefois un peu de l'épine pubienne. Elles sont en rapport en arrière avec le psoas dont les sépare le *fascia iliaca ;* les veines iliaques passent en arrière et un peu en dedans. L'iliaque primitive est croisée en avant par l'artère spermatique. et l'iliaque externe par l'uretère ; toutes deux sont en ce sens recouvertes par le péritoine et plongées au milieu d'un tissu cellulaire graisseux abondant, qui leur fournit une gaîne propre, renforcée par quelques fibres détachées du *fascia iliaca* (2). Elles sont accompagnées dans leur trajet par une petite branche du plexus lombaire que l'on a quelquefois beaucoup de peine à en séparer.

Arrivée à 12 ou 15 millimètres de l'arcade crurale, l'iliaque externe est abandonnée par le péritoine dont le feuillet pariétal, en se réfléchissant de la paroi abdominale postérieure sur le muscle psoas iliaque, laisse un vide rempli par du tissu cellulaire au milieu duquel on peut facilement la suivre. Elle a donc ainsi, près de l'arcade de Faloppe, une portion non revêtue de péritoine. C'est là seulement qu'elle fournit deux branches collatérales assez volumineuses : une externe, la circonflexe iliaque ; l'autre antérieure, l'épigastrique. Je ne parle ni de quelques branches insignifiantes qui se perdent dans le psoas, ni de l'artère obturatrice qu'elle ne donne qu'accidentellement.

La *circonflexe iliaque* s'accole à l'arcade crurale, puis suit le contour de l'os des iles, et après avoir fourni des branches aux muscles de la paroi abdominale et à l'iliaque, vient, par son rameau circonflexe, s'anastomoser avec les extrémités des

(1) *Anatomie chirurgicale*, t. II, p. 117.
(2) Voyez page 622.

dernières lombaires. C'est en partie par cette voie que dans la ligature de l'iliaque externe le sang revient dans la fémorale.

Quant à l'épigastrique, elle a été déjà décrite (1), et pour tout ce qui concerne ses anomalies, je renvoie à la région crurale.

Cette étude établit que les artères iliaques primitive et externe, mais surtout cette dernière, présentent des conditions favorables à la réussite de la ligature, puisqu'elles ne fournissent dans leur trajet aucune collatérale volumineuse. Il est d'ailleurs facile de les atteindre sans ouvrir la cavité du péritoine, en sorte qu'on se rend très-bien compte des succès nombreux qui ont couronné cette opération, regardée d'abord comme une des plus graves de la chirurgie.

On a proposé plusieurs voies pour arriver sur l'artère iliaque externe. Bogros, utilisant cette donnée, à savoir, que son extrémité inférieure est dépourvue de péritoine, a proposé d'aller la chercher en cet endroit, et son procédé n'est autre que celui déjà mentionné pour découvrir l'artère épigastrique. Il suffit, en effet, une fois cette dernière trouvée, de la suivre jusqu'à son origine ; on évite ainsi de décoller le péritoine dans une trop grande étendue, décollement qu'on a reproché au procédé de A. Cooper. Mais le procédé de Bogros, qui a pour lui d'être d'une exécution facile, a l'inconvénient de ne prendre l'artère qu'à sa terminaison, et par conséquent de n'être applicable qu'aux cas où l'on veut remédier à des accidents dont la fémorale, à son origine, est l'objet, et non aux lésions qui ont pour siége l'iliaque elle-même. Le procédé de A. Cooper, au contraire, permet de saisir l'artère dans toute sa longueur, aussi est-il généralement préféré.

J'ai déjà dit, à la région ilio-inguinale, quelles étaient les couches qu'il fallait traverser pour arriver sur le péritoine, et le sens dans lequel il fallait que l'incision fût faite (2) ; je n'ai donc pas à y revenir. J'ajouterai seulement qu'on peut, après avoir décollé le péritoine, et en se guidant sur le bord interne du psoas, remonter jusqu'à la bifurcation de l'iliaque primitive, et en prolongeant un peu l'angle supérieur de l'incision, parvenir à jeter une ligature soit sur l'iliaque interne, soit sur le tronc même de l'iliaque primitive. Mais il ne faut pas se dissimuler que c'est là, même sur le cadavre, une opération laborieuse, et qui, sur le vivant, est rendue bien plus difficile encore par la tendance qu'ont les intestins à faire irruption à travers les lèvres de l'incision, et aussi par la profondeur de la plaie où le sang s'accumule et masque les organes sur lesquels on doit agir.

Quant au procédé d'Abernethy, qui consiste à faire une incision parallèle à l'artère, il expose bien plus que le précédent à l'ouverture du péritoine, et il a été généralement repoussé. Pour mon compte je me suis convaincu que même avec la modification proposée par M. Malgaigne, il est encore moins sûr et moins avantageux que ceux de Bogros ou d'A. Cooper (3).

Les *veines iliaques*, très-volumineuses, sont situées en arrière et un peu en dedans des artères ; elles viennent se réunir à angle aigu sur le côté droit de l'aorte pour former la veine cave : celle du côté gauche croise donc nécessairement les deux artères iliaques primitives, et quelques auteurs ont pensé que cette disposition constituait un obstacle au cours du sang veineux dans le membre abdominal correspondant, d'où la fréquence plus grande des varices de ce côté. Les veines iliaques sont souvent

(1) Voyez page 627.
(2) Voyez page 640.
(3) Malgaigne, *Anatomie chirurgicale*, 1838, t. II, p. 245.

atteintes d'inflammation aiguë spontanée; faudrait-il voir dans la compression à laquelle elles sont soumises la raison de cette fréquence de la phlébite ?

Elles sont si intimement unies aux artères, et par un tissu si dense et si serré, que j'ai vu souvent les élèves qui s'exercent aux manœuvres opératoires les perforer d'outre en outre avec l'aiguille de Deschamps ou d'A. Cooper, en voulant passer le fil au-dessous du vaisseau artériel.

Les *nerfs* qu'on rencontre dans la fosse iliaque sont tous fournis par le plexus lombaire et ne font que traverser la région. On y trouve la branche *inguino-cutanée* ou *inguinale externe*, qui se dirige obliquement en dehors pour gagner l'épine iliaque antérieure et supérieure ; et la branche *génito-crurale* ou *inguinale interne*, qui accompagne l'artère iliaque et se divise vers l'arcade de Fallope en deux rameaux secondaires, l'un crural, qui gagne l'entonnoir crural et s'y introduit, l'autre scrotal ou labial chez la femme, lequel s'engage dans le canal inguinal.

Le *nerf obturateur* n'appartient à la région qu'à sa sortie du plexus lombaire, alors qu'il traverse les fibres du psoas. Avant de se plonger dans l'excavation pelvienne, il croise l'iliaque primitive en arrière de laquelle il passe.

Le *nerf crural*, situé à sa naissance entre les faisceaux vertébraux et transversaires du psoas, s'en dégage pour venir se placer dans l'interstice qui sépare ce muscle de l'iliaque. Toujours recouvert par les fibres musculaires, il sort de l'abdomen et n'abandonne la gaîne fibreuse du psoas qu'à quelques centimètres au-dessous de l'arcade crurale. Il est donc complétement séparé des vaisseaux.

Les *vaisseaux et ganglions lymphatiques* sont nombreux et forment une chaîne non interrompue qui suit la direction des artères et veines iliaques: on les désigne sous le nom de *ganglions iliaques*. C'est à eux qu'aboutissent tous les vaisseaux lymphatiques qui reviennent du membre inférieur et des organes génitaux; de plus ils reçoivent une partie de ceux qu'on rencontre dans les parois abdominales et pelviennes: d'où il suit que dans les maladies soit aiguës, soit chroniques de ces différentes régions, il ne faut jamais manquer de les explorer, surtout quand déjà les ganglions inguinaux sont engorgés. Leur tuméfaction est quelquefois assez considérable pour soulever la paroi abdominale de la région ilio-inguinale.

4° *Tissu cellulaire.* — Le tissu cellulaire de la région profonde de l'abdomen forme deux couches bien distinctes: l'une, superficielle, diffuse, située immédiatement au-dessous du péritoine entre cette membrane et le *fascia iliaca;* l'autre, profonde, qui a son siége dans la gaîne même du muscle psoas-iliaque.

La première, ou couche sous-péritonéale, se continue avec le tissu qui double les replis péritonéaux aussi bien ceux de l'abdomen, c'est-à-dire le mésentère et les mésocôlons, que ceux du bassin, les ligaments larges et le mésorectum par exemple ; inférieurement elle pénètre avec les vaisseaux fémoraux dans la région crurale antérieure par l'entonnoir crural, et avec le cordon spermatique jusque dans le fond du scrotum par le trajet inguinal. L'atmosphère cellulo-adipeuse du rein est également formée par cette couche celluleuse, condensée autour de l'organe sécréteur de l'urine; et enfin c'est elle encore qui enveloppe le cæcum. Il suit de là qu'une collection purulente, née dans un point quelconque du plan abdominal postérieur, pourra se porter indifféremment dans ces différentes directions, mais que c'est dans la fosse iliaque ou le bassin qu'elle tend à fuser de préférence en vertu de la compression des viscères et de la déclivité. Plus rarement on voit le pus se porter dans le scrotum ou à la cuisse; mais dans ce dernier cas, qu'on veuille bien le remarquer, c'est

par la gaîne des vaisseaux fémoraux qu'il y est conduit, et non par celle du psoas.

La deuxième couche celluleuse ou sous-aponévrotique occupe toute l'étendue de la gaîne ostéo-fibreuse du psoas iliaque; elle se continue donc par-dessous l'arcade fibreuse du diaphragme avec le tissu cellulaire sous-pleural, tandis que, inférieurement, elle occupe le tiers supérieur et interne de la cuisse par l'intermédiaire de l'entonnoir iliaque qui la conduit jusqu'au petit trochanter. Aussi les abcès nés dans la gaîne du psoas ont-ils plus de tendance à fuser à la cuisse en suivant la gaîne du psoas iliaque, qu'à se porter soit en arrière dans la région rachidienne, soit dans la cavité pelvienne, soit même dans la couche sous-péritonéale. Cette propension à gagner le membre inférieur est d'ailleurs d'autant plus marquée, que le pus a pris naissance dans un lieu plus rapproché de la fosse iliaque, ce qui s'explique par cette considération que le *fascia iliaca* est d'autant plus résistant, qu'on l'examine plus inférieurement, et qu'il oppose à l'irruption du pus une résistance plus efficace.

Il importe toutefois de noter que si telle est la marche ordinaire des collections purulentes qui ont pris origine sous le *fascia iliaca*, il est cependant des exceptions, et qu'on a vu le pus, détruisant les parois de la gaîne du psoas, envahir la couche sous-péritonéale, et fuser alors dans une ou plusieurs des directions précédemment indiquées. Mais ce sont là des faits rares, et lorsqu'il s'agit d'abcès qui se forment lentement, comme ceux qui proviennent de la carie des os, presque toujours le pus suit, une fois introduit dans la gaîne, la direction indiquée précédemment. C'est ce que l'on observe particulièrement dans l'affection connue sous le nom de mal de Pott, ou carie vertébrale; lorsque la lésion osseuse siége sur les parties latérales du corps des vertèbres lombaires ou sur leurs apophyses transverses, le pus décolle les insertions du psoas, et, une fois introduit entre les fibres musculaires, suit la gaîne fibreuse jusqu'au petit trochanter. On voit alors apparaître à la région antérieure de la cuisse une tumeur oblique en bas et en dedans, qui contourne le fémur en passant au-dessous de la gaîne des vaisseaux fémoraux, et présente, en un mot, la direction de la portion crurale de l'entonnoir iliaque. Cette tumeur grossit lorsque le malade fait effort ou se place dans la position verticale; elle disparaît au contraire, ou au moins diminue, quand il est couché et qu'on la comprime, ce qui s'explique par la facilité avec laquelle le pus reflue d'un bout à l'autre de la poche fibreuse qui le contient.

Dans l'inflammation des fibres musculaires du psoas iliaque ou psoïtis, maladie qui, pour le dire en passant, peut passer pour fréquente, eu égard à la rareté des autres myosites, la suppuration reste également confinée dans la gaîne fibreuse qui semble s'épaissir sous l'influence du travail inflammatoire. Chez les individus qui succombent à cette affection, lorsqu'après avoir ouvert la cavité abdominale, enlevé les intestins et décollé le péritoine, on examine la région abdominale postérieure, on est surpris de la trouver en apparence intacte. C'est qu'en effet la couche celluleuse qui recouvre le *fascia iliaca* a conservé tous ses caractères comme à l'état normal, et ne laisserait jamais soupçonner la gravité des désordres que l'on découvre alors seulement qu'on a ouvert la gaîne fibreuse. Si la maladie a duré quelque temps, les fibres charnues ont complétement disparu, et l'on trouve à leur place une bouillie sanieuse, couleur chocolat, dans laquelle nagent des débris fibrineux; enfin la gaîne est disséquée comme pour une préparation anatomique, depuis ses insertions au diaphragme jusqu'au trochanter : les cordons nerveux et quelques filaments aponévrotiques ont seuls échappé à la destruction générale et traversent la poche purulente d'une paroi à l'autre.

§ III. — CONSIDÉRATIONS GÉNÉRALES SUR L'ABDOMEN ET DÉVELOPPEMENT.

J'ai résumé sous ce titre diverses considérations et remarques qui n'ont pu trouver place dans les chapitres qui précèdent.

La cavité abdominale, dit Blandin (1), est ovalaire, et la partie évasée de l'ovale qu'elle représente est supérieure ; son axe, dirigé de haut en bas, d'arrière en avant et un peu de gauche à droite, serait assez bien représenté par une ligne tirée du centre du diaphragme vers l'épine pubienne du côté droit. De là, selon le même auteur, la fréquence des hernies du côté droit, et la raison pour laquelle le sang épanché dans l'abdomen se dirigerait également de ce côté.

Je ne puis adopter cette manière de voir. La cavité abominale, en effet, est trop irrégulière et trop sujette à variations pour qu'on puisse lui assigner une forme et dire qu'elle est ovalaire; d'autre part, il est impossible de trouver un axe fixe à une cavité dont la forme et la capacité changent à chaque inspiration ou par le fait d'une réplétion plus ou moins considérable des divers organes qui y sont renfermés. Ce que l'on peut dire de plus positif, c'est que sa paroi supérieure ou diaphragmatique est oblique en bas et en arrière, un peu inclinée à droite, et qu'elle paraît se continuer, sans changement bien prononcé de direction, avec la paroi postérieure. Cette dernière, de son côté, est légèrement inclinée en bas et en avant, vers l'ouverture du détroit supérieur et la paroi postérieure de la zone hypogastrique, en sorte que lors des contractions simultanées de la paroi abdominale antérieure et du diaphragme, les viscères flottants et mobiles, comme les intestins, tendent à suivre la double inclinaison des deux parois supérieure et postérieure, et par conséquent à se porter dans la cavité pelvienne et les fosses iliaques. Telle est la raison qui fait que, dans les contractions énergiques des parois de l'abdomen, les circonvolutions de l'intestin grêle sont poussées dans le petit bassin et contre les parois musculaires de la région ilio-inguinale ; telle est encore la cause pour laquelles les collections liquides, sanguines ou purulentes intrapéritonéales, se portent de préférence, quoi qu'on en ait dit, dans le cul-de-sac qui existe entre la vessie et le rectum, qui fait enfin que la région iléo-inguinale est le siége de prédilection des hernies.

Les parois abdominales antérieure et supérieure sont complétement dépourvues de squelette, et l'on ne trouve ce dernier qu'en arrière, où il est représenté par la colonne lombaire, et sur les côtés, où il est constitué par la portion évasée de l'os coxal et les dernières côtes. Il résulte de cette disposition que rien ne s'oppose à la flexion du tronc en avant et sur les côtés, ni à l'extension quelquefois considérable que peuvent acquérir dans ce sens les parois exclusivement formées de parties molles. C'est ce que l'on observe particulièrement dans la grossesse, et hors l'état physiologique chez les individus atteints d'hydropisie ascite. On voit, dans ces cas, la distension des parois portée à un degré tel, que toutes les parties fibreuses qui entrent dans leur composition et ne jouissent d'aucune élasticité, se laissent distendre et même déchirer, d'où résulte une prédisposition malheureuse aux hernies et même aux éventrations. Quant aux couches musculaires, elles ne subissent qu'un amincissement momentané, et reprennent leur élasticité et épaisseur normales dès que la cause qui avait déterminé la distension a cessé d'agir.

La cavité abdominale est mal défendue contre les violences extérieures ; non-seulement, en effet, les instruments tranchants ou piquants traversent facilement ses parois antérieures et latérales, mais les corps contondants eux-mêmes peuvent produire dans les viscères de très-graves désordres, tout en respectant les téguments. Il n'est pas rare de trouver, en faisant l'autopsie d'individus sur le ventre desquels a passé une lourde voiture ou qui sont tombés d'un lieu élevé, le foie, la rate et même les reins contus ou déchirés, sans que rien à l'extérieur annonce cette lésion. Aussi, malgré cette immunité apparente des téguments, faut-il, dans ces cas, être très-réservé, si l'on est appelé à porter un pronostic.

En étudiant la cavité péritonéale, on a pu remarquer que toutes les viscères étaient fixés à la paroi postérieure, le foie excepté, qui adhère à la supérieure ; quant à la paroi antérieure, entièrement libre d'insertion, elle glisse librement au devant d'eux. Or, il résulte de cette disposition que, dans les épanchements qui siégent dans la cavité séreuse, une couche de liquide plus ou moins considérable sépare toujours les intestins de la paroi antérieure, ce qui permet, dans l'opération de la paracentèse, d'y plonger le trocart avec sécurité. Toutefois, comme il peut arriver que des adhérences anormales se soient établies, il ne faut jamais oublier de percuter avec soin le point sur lequel on a résolu de porter l'instrument, et pour peu qu'on n'obtienne pas une matité absolue, suspendre l'opération ou chercher un endroit qui présente nettement cette dernière condition.

Les parois de l'abdomen se confondent tellement avec celles des régions qui l'environnent, qu'on peut dire avec vérité qu'il n'existe réellement entre elles aucune ligne de démarcation. Aussi voit-on les inflammations diffuses, les infiltrations sanguines ou urinaires qui prennent naissance dans la couche sous-cutanée des bourses, du thorax ou de la hanche, passer avec rapidité de ces régions dans celle de l'abdomen, et s'y étendre rapidement. Nous avons vu qu'il en était de même des suppurations développées dans les couches celluleuses intra-abdominales, qui peuvent fuser dans la poitrine ou la région crurale antérieure, quoique la délimitation soit bien mieux établie, et que la communication ne puisse se faire que par des ouvertures bien circonscrites.

Développement. — Le développement de l'abdomen, intimement lié à celui du tube digestif, n'intéresse le médecin et le chirurgien qu'indirectement. L'intestin apparaît, dès les premières semaines qui suivent la conception, sous forme d'une gouttière qui procède du feuillet muqueux de la vésicule blastodermique. Bientôt cette gouttière se convertit en un canal complet, qui ne communique plus avec la vésicule ombilicale, dont il faisait d'abord partie, que par un orifice qui va lui-même bientôt s'oblitérer, orifice auquel de Baer a donné le nom d'*ombilic intestinal*. Selon Oken, cette jonction du pédicule de la vésicule ombilicale avec le tube digestif se ferait au niveau du cæcum et de son appendice vermiforme; mais d'après les embryologistes modernes, cette insertion aurait lieu sur l'intestin grêle, dans un point plus ou moins éloigné du cæcum.

Dès que le pédicule de la vésicule ombilicale est oblitéré, ce qui a lieu très-rapidement chez l'homme, l'embryon ne conserve plus de rapports avec elles que par les vaisseaux omphalo-mésentériques, qui ne tardent pas eux-mêmes à faire place à ceux qui constituent la circulation allantoïdienne.

En même temps que l'intestin se sépare de la vésicule ombilicale, les parois abdominales se rapprochent latéralement et de haut en bas en convergeant vers le futur ombilic, et dès le troisième mois de la vie intra-utérine, le tube digestif se trouve presque complétement renfermé dans la cavité, sauf quelques circonvolutions de l'intestin grêle qui, souvent encore à la naissance, sont contenues dans la base du cordon.

En même temps se développent le péritoine et ses différents replis ; mais le grand épiploon ne recouvre que plus tard la masse de l'intestin grêle , circonstance qui explique pourquoi dans les hernies ombilicales congénitales, on ne le rencontre point au devant de l'intestin.

Ce mode de développement des parois abdominales explique comment dans certains cas, fort rares il est vrai, la paroi abdominale antérieure, par suite d'un arrêt de développement, a pu manquer en totalité ou en partie.

L'estomac, qui d'abord n'était représenté que par un renflement de ce tube intestinal rectiligne et adossé à la colonne vertébrale, conserve pendant quelque temps encore cette direction, et ce n'est que plus tard que ses courbures se prononcent, et que son extrémité pylorique se porte à droite sous le foie pour se continuer avec le duodénum.

Le foie, qui se développerait, suivant Rolando, par un petit diverticulum ou exsertion du tube digestif, opinion adoptée d'ailleurs par de Baer, Müller et Valentin, acquiert très-rapidement un volume énorme, au point d'occuper, à un certain moment, la presque totalité de la cavité abdominale. Ce développement considérable s'explique par l'activité circulatoire dont il est le siége dès les premiers moments de son apparition.

Chez le fœtus à terme, l'ombilic, entouré d'un bourrelet circulaire assez épais qu'on peut apprécier par la palpation, se resserre par un mécanisme que j'ai indiqué précédemment (1), et sur lequel je n'ai pas besoin de revenir.

L'abdomen de l'enfant est proéminent et hémisphérique , ce qui tient à ce que le bassin presque vertical est, à proprement parler, dépourvu de cavité, et ne contient alors qu'une portion des organes qui doivent y prendre place plus tard. A cette époque, en effet, l'utérus et les ovaires chez la femme, le testicule chez l'homme, la vessie et la plus grande partie du rectum, font encore partie des viscères enfermés dans l'abdomen. Toutefois ce volume du ventre n'est point seulement le résultat de cette direction du bassin , il est dû encore au peu de développement des parois thoraciques. Mais bientôt , par suite des changements qui s'opèrent dans le mode de nutrition et d'hématose du nouvel être , la poitrine acquiert une amplitude qui ira désormais s'accroissant chaque jour ; par suite , le diaphragme se voûte et les hypochondres se creusent, en sorte que les viscères abdominaux, et principalement le foie, s'abritent de plus en plus sous la base du thorax, ce qui diminue d'autant la saillie de la paroi antérieure de l'abdomen. Même phénomène s'observe du côté du bassin , qui devient de plus en plus horizontal, et confond alors sa cavité avec celle du ventre.

L'abdomen présente de nombreuses variétés relatives au sexe et aux individus : chez la femme, il est plus évasé inférieurement, ce qui tient d'une part à ce que le bassin offre chez elle un développement plus considérable en rapport avec sa destination, d'autre part à la funeste habitude de comprimer le tronc avec les corsets, précisément au niveau de la jonction des deux cavités thoracique et abdominale. A l'époque de la grossesse, le ventre acquiert normalement chez elle une ampliation dont il garde le plus ordinairement des traces indélébiles.

Chez les individus des deux sexes, l'abdomen devient généralement volumineux à partir de quarante-cinq ans; c'est l'âge auquel *on prend du ventre*, pour me servir de l'expression consacrée. Cette augmentation porte sur toutes les parties consti-

(1) Voyez *Région ombilicale*, p. 609.

tuantes de l'abdomen, et n'est pas due seulement à l'accumulation de la graisse dans le tissu cellulaire sous-péritonéal et les replis épiploïques, ainsi qu'on le croit généralement. Chez les individus obèses, l'estomac et les intestins ont acquis un développement considérable, et j'ai vu chez quelques-uns le calibre du tube digestif comparé à celui de sujets du même âge et de même stature, présenter une augmentation qui variait du tiers au double. Le foie se développe en proportion, et enfin la couche sous-cutanée abdominale se charge d'une couche de graisse qui peut acquérir jusqu'à 2 ou 3 centimètres d'épaisseur. Il n'est pas sans intérêt pour le chirurgien, qui doit pratiquer une opération sur de pareils sujets, de connaître toutes ces particularités qui rendent les manœuvres d'une difficulté à laquelle on est loin de s'attendre lorsqu'on n'est pas prévenu. Cette accumulation de graisse dans la paroi abdominale rend la palpation abdominale très-difficile, et met quelquefois le médecin dans l'impossibilité de porter un diagnostic précis, et plus d'une fois j'ai vu, dans de pareilles circonstances, les hommes les plus habitués renoncer à porter un jugement définitif.

CHAPITRE V.

Du bassin.

Le *bassin*, qui termine inférieurement le tronc et transmet le poids des parties supérieures aux membres abdominaux, est constitué par une ceinture osseuse non interrompue, formée d'os très-solidement assemblés et recouverts extérieurement de parties molles. Cette ceinture circonscrit une cavité régulière, ouverte du côté de l'abdomen, et fermée inférieurement par un plancher mobile, dit *périnée;* elle renferme la majeure partie des organes génito-urinaires et l'extrémité inférieure du tube digestif.

Enclavé comme un coin entre les membres inférieurs avec l'origine desquels il se confond, le bassin est très-difficile à délimiter extérieurement : ainsi, latéralement il est recouvert par les parties molles de la hanche et de la fesse, qui appartiennent bien évidemment au membre abdominal, tandis qu'en avant la région crurale antérieure le cache complétement; d'autre part, sa face postérieure répond à la région sacro-coccygienne déjà décrite (1). Je n'aurai donc à m'occuper, pour compléter l'histoire des parois du bassin, que des parties molles qui recouvrent sa face antérieure sur la ligne médiane et de celles qui ferment sa cavité inférieurement.

A en juger par la marche différente qu'a suivie chacun des auteurs qui ont abordé l'histoire du bassin, son étude au point de vue de l'anatomie des régions n'est chose ni simple ni facile. Blandin, qui réunit les cavités pelvienne et abdominale, décrit le périnée comme la paroi inférieure de cette grande cavité, et fait simultanément, l'histoire des viscères qu'elle renferme. M. Velpeau considère le bassin séparément et lui reconnaît une région antérieure, comprenant le pénil, le pénis et le scrotum; une inférieure ou ano-périnéale; une postérieure ou sacro-coccygienne, et deux latérales, la hanche et la fesse; il termine enfin par l'étude de la cavité pelvienne et des organes qu'elle renferme.

M. Malgaigne déclare que cette division ne lui paraît logique ni en physiologie, ni en pathologie, ni même au point de vue anatomique, et adopte la marche suivante. Il décrit le scrotum d'abord, parce qu'il lui paraît parfaitement isolé, et surtout parce qu'il est ensuite possible de suivre sans interruption l'histoire des autres régions et

(1) Voyez *Région rachidienne.*

organes du bassin qu'il regarde comme trop intimement liés, pour pouvoir être séparés. C'est ainsi qu'il passe successivement en revue la région pelvienne, l'urèthre, le périnée, la vessie, et termine enfin par la description de l'appareil de la défécation, l'anus et le rectum. La méthode de M. Malgaigne me paraissant, sauf quelques modifications, se prêter mieux à la description, je l'adopte sans me croire obligé d'apporter à mon tour une nouvelle classification. Il faut convenir, d'ailleurs, que la manière de voir de ce professeur ne s'éloigne pas autant qu'on pourrait le croire de celle suivie par M. Velpeau et Blandin.

Le bassin renferme dans sa cavité les deux appareils de la défécation et génito-urinaire, et c'est par sa paroi inférieure, c'est-à-dire par le périnée, que s'échappent leurs conduits excréteurs. Ces deux appareils sont, dans tout leur trajet intra et extra-pelvien, complétement isolés, et n'ont que des rapports de voisinage ; l'appareil génito-urinaire est situé à la partie antérieure de la cavité pelvienne et du plancher périnéal, celui de la défécation en occupe la partie la plus reculée. Il serait donc déjà de toute nécessité, au point de vue anatomique, d'en présenter isolément la description, si, d'ailleurs, de graves considérations pratiques n'obligeaient à cette séparation. Les maladies qui affectent ces deux séries d'organes, et les opérations qu'elles réclament, exigent, en effet, des connaissances approfondies et détaillées qui ne peuvent s'acquérir que par un examen intelligent. C'est donc plus que jamais ici le cas de ne point s'astreindre servilement à cette méthode unique de l'anatomie par couches, à laquelle certains chirurgiens sembleraient vouloir réduire l'anatomie médico-chirurgicale.

Jusqu'à présent, lorsqu'il s'est agi des cavités splanchniques, j'ai examiné successivement les parois et les parties contenues ; mais, pour le bassin, après avoir décrit les parties molles à travers lesquelles passent les conduits excréteurs de chaque appareil, j'étudierai l'appareil lui-même, puis ses rapports. C'est ainsi que je présenterai successivement l'histoire du scrotum, des régions pubio-pénienne et périnéale antérieure, après quoi j'envisagerai l'urèthre et la vessie ; puis, comme l'appareil génito-urinaire diffère dans l'un et l'autre sexe, je l'examinerai comparativement chez la femme ; viendra ensuite l'étude de la région anale, de l'anus et du rectum ; enfin, je terminerai par des considérations générales sur le bassin, et principalement sur son squelette.

§ I. — DU SCROTUM.

Le *scrotum*, vulgairement les *bourses*, constitue une région parfaitement distincte dont les limites n'ont pas besoin d'être posées. Sa forme est celle d'un sac que divise extérieurement en deux moitiés à peu près égales un raphé médian très-prononcé qui se continue avec celui du périnée. La moitié gauche descend plus bas que la droite, ce qui permet aux testicules qui s'y trouvent logés d'éviter la compression qu'aurait pu leur faire subir le brusque rapprochement des cuisses, s'ils eussent été sur la même ligne. M. Malgaigne dit s'être assuré sur soixante-cinq individus affectés de hernie, que vingt et un, c'est-à-dire environ un tiers, avaient le côté droit plus bas que le gauche, ce qui n'infirme nullement la règle, puisqu'il s'agit de cas pathologiques et qu'on ne peut pas savoir jusqu'à quel point la présence de l'intestin dans les bourses n'avait pas modifié l'état normal. Ce qu'il y a de certain, c'est que chez les sujets dont le scrotum n'a subi aucune influence maladive, le côté gauche descend un peu plus bas que le droit: les statues antiques, admirables modèles de fidélité anatomique, s'accordent toutes à reproduire cette particularité. Blandin pense que cette disposition est due à la compression que l'S iliaque du côlon exerce sur les veines spermatiques, d'où résulte une dilatation permanente de ces vaisseaux, et par suite une tendance du testicule correspondant à s'abaisser. Quoi qu'il en soit de l'explication, il est un fait certain et qui paraît avoir avec celui-là une corrélation intime, c'est la plus grande fréquence du varicocèle à gauche.

La forme du scrotum varie suivant les âges et les individus, souvent même selon le moment auquel on l'examine. Chez le fœtus et les enfants dont les testicules ne sont pas encore descendus, il présente une forme arrondie et paraît collé au devant du pubis; chez l'adulte il est allongé et resserré à sa partie supérieure qu'on appelle le collet. Le matin, lorsque le froid agit sur lui, on le voit se rider et remonter en se fronçant vers l'anneau inguinal, tandis que le soir, ou lorsqu'il subit l'influence de la chaleur, il devient flasque et pendant. Ce dernier état, qui est particulier aux sujets faibles et délicats, constitue une véritable prédisposition aux varices du cordon.

Il n'est point rare de trouver des individus chez lesquels le scrotum ne renferme qu'un seul testicule; mais alors, en recherchant avec soin, on trouve ordinairement l'autre dans le trajet inguinal, plus rarement il reste inclus dans la cavité abdominale: dans ces cas, celui qui est descendu acquiert un volume un peu plus considérable.

Jamais la dissection n'a prouvé l'existence de trois testicules, opinion fondée sur une erreur de diagnostic. Toutes les fois qu'on a rencontré dans le scrotum trois tumeurs d'égal volume ou à peu près, et qu'on en a fait la dissection, on a constaté que l'une d'elles était pathologique et ordinairement constituée par un kyste séreux.

J'ai vu moi-même quelques cas de ce genre sur le vivant, et il m'a toujours été facile de sortir d'embarras, soit en explorant successivement la transparence des trois tumeurs, soit, lorsqu'elle manquait, en comprimant alternativement chacune d'elles. Celle qui n'est point le testicule ne donne jamais naissance à cette atroce douleur contusive que fait naître la pression de la glande séminale.

Superposition et structure des plans. — La constitution du scrotum, sous le nom d'*enveloppes des bourses*, a beaucoup occupé les chirurgiens anatomistes, à cause de la fréquence des opérations qui se pratiquent dans cette région; et c'est surtout relativement aux hernies qu'on attachait une grande importance à cette étude, afin de savoir combien de couches recouvrent l'intestin invaginé dans le scrotum, combien il en faut traverser pour arriver jusque sur le sac herniaire. Aujourd'hui qu'une pratique de quinze années dans les grands hôpitaux a modifié complétement les idées théoriques que j'avais puisées dans les livres et la fréquentation des amphithéâtres de dissection, je ne crains pas de dire qu'on s'est beaucoup exagéré l'importance de cette étude, et que la théorie a été bien au delà de la réalité. Je pense que s'il est indispensable à celui qui opère une hernie de connaître toutes les particularités anatomiques qui se rattachent à la région sur laquelle il agit, il faut qu'il soit bien prévenu cependant qu'il ne trouvera jamais exactement sous son bistouri, sur le vivant, le même nombre de couches que lui a indiqué le scalpel sur le cadavre.

La *peau* est extrêmement extensible, ce qui permet au scrotum de s'allonger d'une manière très-notable; mais cette extensibilité est loin de suffire au développement considérable qu'il acquiert dans quelques cas pathologiques. On voit alors les téguments voisins se laisser entraîner et participer à la formation de la tumeur scrotale. Dans ces cas l'amincissement et la flaccidité des couches enveloppantes deviennent tels qu'après l'opération, si l'on n'a pas eu soin d'en exciser une certaine quantité, les bords de la solution de continuité se renversent en dedans et se roulent sur eux-mêmes, ce qui constitue un sérieux obstacle à la cicatrisation.

Des poils longs, fins, soyeux et espacés s'implantent sur la peau du scrotum, et les follicules pilo-sébacés qu'elle contient dans son épaisseur font saillie à sa surface et peuvent se distinguer facilement, grâce à sa minceur et à sa transparence.

La *couche sous-cutanée*, ou *fascia superficialis*, se présente ici sous l'apparence d'une lame qui se continue sans interruption avec celle de l'abdomen, de la verge et du périnée. Elle est chargée de graisse sur les limites de la région scrotale, mais elle perd complétement son tissu adipeux en arrivant dans le fond des bourses; là elle s'amincit à un tel point, que quelques anatomistes ont nié, mais à tort, son existence. Elle est intimement unie à la peau et se confond avec la couche sous-jacente.

Le *dartos*, qui vient immédiatement au-dessous, ou plutôt qui est entremêlé avec cette couche sous-cutanée, est constitué par une série de filaments blanchâtres assez espacés et réunis entre eux par des fibres obliques, quelquefois transversales, qui lui donnent l'aspect d'un réseau à larges mailles. Néanmoins il ne peut réellement être considéré comme formant un plan isolé, et chez les sujets affaiblis c'est à peine si l'on rencontre quelques fibres éparses et difficiles à démontrer. Suivant Thompson, dont j'ai eu souvent la bonne fortune d'examiner les préparations fraîches, il s'insère au pubis dans toute l'étendue de la symphyse et de la branche de cet os, et les fibres les plus rapprochées de la ligne médiane contribuent évidemment à former le ligament suspenseur de la verge; il se fixe encore à la partie la plus interne de l'arcade de Fallope, et surtout au pourtour de l'anneau inguinal, mélangeant là ses fibres avec celles du fascia sous-cutané profond. Thompson poursuivait ses insertions beaucoup plus loin, et le faisait se continuer avec les fibres musculaires des obliques de l'abdomen et du grand droit, ce qui est une exagération évidente. De tous ces points les fibres descendent dans le scrotum; celles de droite s'adossent à celles de gauche, et constituent la cloison des dartos qui continue inférieurement la séparation formée supérieurement par le ligament suspenseur de la verge; en bas et en arrière elles se perdent dans la couche sous-cutanée du périnée. Les fibres des dartos, que Winslow regarde comme un muscle, et M. Cruveilhier comme un tissu d'une nature toute spéciale, ne sont autres que des fibres musculaires lisses mélangées de fibres de tissu cellulaire élastique contractile, ainsi qu'il résulte des recherches les plus modernes. Quand elles se contractent, elles froncent les téguments du scrotum, et c'est surtout sous l'influence du froid que leur action est manifeste; il faut bien distinguer la contraction lente et vermiculaire qui leur appartient de celle qui est due aux fibres du crémaster, laquelle est brusque et saccadée.

La *tunique fibro-celluleuse* qu'on rencontre au-dessous de la couche sous-cutanée et du dartos n'est autre que l'aponévrose d'enveloppe du grand oblique qui, après avoir recouvert les fibres de ce muscle, se jette sur le cordon à sa sortie du trajet inguinal, et l'accompagne dans le scrotum; elle est peu évidente et sans importance.

Le *crémaster*, ou *tunique érythroïde*, vient ensuite, et pas plus que les dartos, ne peut être considéré comme formant une couche spéciale uniforme, une enveloppe enfin. Il est en effet constitué par des fibres rougeâtres éparses et rares, qui, très-prononcées chez quelques sujets, sont à peine reconnaissables chez d'autres. Ces fibres forment des anses à concavité dirigée supérieurement et dont les deux extrémités semblent sortir de l'anneau inguinal: de ces anses les unes sont très-courtes et descendent à peine à quelques centimètres au-dessous de l'épine pubienne; les autres, plus longues, atteignent le fond des bourses et comprennent le testicule dans leur concavité. Entre ces deux extrêmes on observe tous les intermédiaires. Les plus longues sont généralement les plus décolorées, et souvent on a de la peine à les distinguer des tissus au milieu desquels elles sont disséminées : cependant le contact de l'air, lorsque la préparation est faite depuis quelque temps, leur donne une petite teinte rose pâle qui les fait ressembler à la tunique charnue de l'intestin. Ces anses sont toutes placées antérieurement au cordon ; il est très-rare d'en trouver en arrière. J'ai maintes fois constaté ce fait avancé par M. J. Cloquet (1), à savoir : que toutes ces anses se rassemblent près de l'anneau inguinal superficiel en deux faisceaux dont l'externe est plus volumineux que l'interne.

Pour bien comprendre la disposition du crémaster comme aussi celle des dartos et des autres lames qui enveloppent le cordon, il faut se reporter à leur mode de formation. Lorsque le testicule sort de l'abdomen pour accomplir à travers le trajet inguinal sa migration dans le scrotum, il rencontre toutes les couches qui entrent dans la composition de la région inférieure de l'abdomen ou ilio-inguinale, et particulièrement les fibres les plus inférieures des muscles petit oblique et transverse. Mais ne pouvant, à cause de son volume, passer simplement entre elles en les écartant, il les pousse devant lui, s'en coiffe pour ainsi dire, et les entraîne ainsi jusqu'au fond des bourses. Il en est de même des fibres du dartos qu'il rencontre plus tard à l'orifice de l'anneau inguinal, et en général de toutes les autres couches soit fibreuses, soit fibro-celluleuses. On comprend dès lors comment il se fait que quelques-unes des anses, soit musculaires, soit dartoïques, qui sont placées précisément au devant du testicule de manière à ne pouvoir échapper à sa pression, sont entraînées avec lui jusqu'au fond des bourses, tandis que d'autres s'arrêtent en chemin. On se rend ainsi compte de la nature évidemment musculaire du crémaster, puisqu'il n'est qu'une émanation des muscles petit oblique et transverse, et enfin on s'explique d'une manière très-satisfante pourquoi le testicule suit toutes les oscillations de la paroi abdominale, remontant et descendant lentement ou brusquement, selon que les muscles abdominaux se laissent simplement refouler par le mouvement respiratoire ou se contractent instantanément sous l'influence de la toux. A elle seule cette dernière considération suffirait pour réfuter l'opinion de MM. Velpeau et Cruveilhier, qui veulent voir dans le crémaster un muscle indépendant. Le crémaster doit donc être regardé comme un muscle suspenseur affecté spécialement au testicule, tandis que le dartos est plus particulièrement destiné aux téguments du scrotum.

La *tunique fibreuse propre du cordon*, sur laquelle sont couchées les fibres du crémaster, est immédiatement appliquée sur les éléments du cordon. Elle est d'une structure fibreuse très-évidente, et les fibres qui la composent s'entrelacent en tout sens, de manière à lui donner une assez notable résistance. Elle se continue à travers le trajet inguinal avec le *fascia transversalis* d'A. Cooper (2), dont elle n'est à proprement parler, qu'un diverticulum poussé comme le crémaster jusqu'au fond des bourses par le testicule. Elle est séparée des couches précédentes par un tissu cellulaire lâche, lamelleux et sans graisse, aussi est-il assez facile de l'isoler par sa face externe ; par sa face profonde elle est en rapport avec les éléments constituants du cordon, auxquels elle est unie par un tissu celluleux analogue à celui qui la revêt extérieurement.

En récapitulant les couches successives qu'on rencontre des téguments au testi-

(1) Thèse inaugurale.
(2) Voyez page 624.

cule et au cordon, on trouve donc: 1° la peau ; 2° le *fascia superficialis* et le dartos dont, au point de vue chirurgical, je ne fais qu'une couche ; 3° la tunique fibro-cellu-leuse et le crémaster, que je réunis également en une seule enveloppe ; 4° enfin la tunique fibreuse propre du cordon. Ces différentes couches sont réunies entre elles par un tissu cellulaire très-lâche, en sorte que chacune d'elles glisse facilement sur les autres, et toutes ensemble sur le testicule et le cordon. Elles sont pourvues de vaisseaux qui ne s'y divisent point en capillaires, en sorte qu'elles sont par le fait très-peu vasculaires et ne jouissent que d'une vitalité peu énergique. C'est la raison qui fait que dans les inflammations érysipélateuses, ou dans les infiltrations de liquides irri-tants, elles se gangrènent très-rapidement. Leur sensibilité est également fort obtuse, ainsi qu'on peut s'en assurer en froissant entre les doigts un repli du scrotum.

Telles sont les enveloppes propres au cordon et au testicule ; mais ce dernier est de plus recouvert par la tunique vaginale et l'albuginée.

La *tunique vaginale* enveloppe le testicule de la même manière que le péritoine l'intestin grêle, et le seul point de ce viscère qui en soit dépourvu, c'est son bord supérieur, celui par lequel il émet ses canaux efférents et reçoit ses vaisseaux et nerfs. Elle tapisse en partie seulement l'épididyme, et remonte plus haut sur elle et le canal déférent à la partie externe qu'à la partie interne. Il résulte de cette disposition que lors de l'accumulation d'un liquide dans la cavité vaginale, le bord supérieur du tes-ticule est repoussé en arrière, et que dans l'hydrocèle, par exemple, on le trouve presque toujours dans cette position ; seulement il peut occuper tantôt la partie supé-rieure, tantôt la partie moyenne, tantôt et plus ordinairement la partie inférieure de la tumeur, selon que le feuillet réfléchi de la séreuse s'avance à l'état normal plus ou moins haut sur son bord supérieur. Nous verrons plus loin, à propos, du déve-loppement, le mode suivant lequel la tunique vaginale s'isole du péritoine, dont elle n'est primitivement qu'un diverticulum.

La *tunique albuginée* est la dernière membrane que l'on rencontre avant d'arriver sur la substance même de la glande séminifère, et son étude rentre dans celle de cet organe.

Le *testicule*, de forme ovalaire, a son grand diamètre dirigé en bas et en arrière ; il est suspendu au milieu du scrotum par les divers éléments qui constituent le cordon. Sa consistance importe beaucoup au chirurgien, qui a fréquemment l'occa-sion de l'explorer; il est mou, et cette mollesse est quelquefois portée au point de simuler, à s'y méprendre, la fluctuation. J'ai donné des soins à un étudiant auquel un de ses amis avait ponctionné le testicule, croyant évacuer du liquide accumulé dans la tunique vaginale; il n'y avait pas une goutte de sérosité, et c'était la souplesse de la substance testiculaire qui avait induit en erreur. Cette blessure heureusement n'eut aucun résultat fâcheux, soit immédiat, soit consécutif, mais elle prouve com-bien il importe de se mettre en garde contre cette trompeuse sensation.

Le volume des testicules n'est pas le même des deux côtés, le gauche est toujours un peu plus gros que le droit.

La tunique fibreuse qui l'enveloppe est d'une épaisseur et d'une densité qui ne peu-vent être comparées qu'à celles de la sclérotique. Comme tous les tissus albuginés, elle est peu extensible ; aussi dans l'inflammation de la substance propre du testicule, lorsque le gonflement se fait très-rapidement, Vidal (de Cassis) a-t-il donné le conseil d'en pratiquer le débridement pour éviter la gangrène des conduits séminières, et surtout les atroces douleurs qui en sont la conséquence. Jamais encore je n'ai ren-contré de cas de cette nature, et je regarde cette opération comme trop grave et trop incertaine pour la tenter sans y être impérieusement forcé. L'albuginée présente, au niveau du bord supérieur du testicule et antérieurement, un épaississement considérable et canaliculé qui donne passage aux canaux séminifères efférents, en nombre qui varie de sept à vingt; on a donné à cet épaississement le nom de *corps d'Highmore.*

La *structure intime* du testicule ne m'arrêtera pas longtemps. L'origine des canaux spermatiques est encore un sujet de contestation: suivant Müller, ils naissent par des *culs-de-sac* ou *cæcums*, selon Henle par des anses, et bientôt ils s'anastomosent, se pelotonnent, puis se groupent en lobules de forme pyramidale d'où émergent ces canalicules séminifères qui s'engagent dans le corps d'Highmore. Ces lobules sont séparés par des cloisons vasculaires formées de veines et d'artères qui pénètrent également dans le testicule par son bord supérieur.

A peine sortis de la tunique albuginée, les vaisseaux efférents se réunissent en un seul conduit qui décrit de nombreuses sinuosités et constitue ce corps vermiforme couché sur le bord supérieur du testicule, auquel on a donné pour cette raison le nom d'*épididyme.* L'épididyme présente antérieurement un renflement désigné sous le nom de *tête,* et qui correspond au corps d'Highmore, tandis que sa queue occupe l'extrémité la plus reculée du bord supérieur. Un tissu cellulaire assez dense réunit en une seule masse dure et compacte les flexuosités du conduit spermatique épididymaire.

C'est au-dessous de l'épididyme, à son union avec le testicule et antérieurement, que se rencontre à peu près constamment un petit corps frangé, pédiculé, flottant, qui contient entre deux lames séreuses un peu de graisse. Ce corps, qui n'est autre qu'un repli séreux analogue aux franges synoviales articulaires, a acquis une certaine importance depuis que Morgagni l'a signalé comme pouvant devenir le siège d'une affection qu'il croyait être un kyste hydatique. Il a été depuis mieux étudié par Huschke et M. Gosselin, sous le nom d'*appendice testiculaire;* j'aurai occasion d'y revenir.

De la queue de l'épididyme émerge le canal dit déférent qui, flexueux d'abord, se porte d'arrière en avant le long du bord supérieur du testicule, pour remonter ensuite en ligne droite vers l'anneau inguinal dans lequel il s'engage. Il est en rapport dans ce trajet ascendant avec les artères et veines spermatiques situées au devant de lui, mais dont il est séparé par un tissu filamenteux qui lui forme une sorte de gaîne indépendante. Très-régulièrement cylindrique, ses parois épaisses lui donnent une dureté qui permet de le reconnaître et de le séparer, en général, assez facilement des autres éléments du cordon, même lorsqu'on l'explore à travers les téguments; c'est là une circonstance importante à connaître pour le chirurgien qui veut pratiquer l'opération du varicocèle. Quelquefois, cependant, on peut être assez embarrassé; ainsi, pratiquant l'enroulement par la méthode de Vidal, en présence et avec l'aide de M. Denonvilliers, qui avait bien voulu se charger de maintenir le cordon que l'un et l'autre nous avions positivement reconnu, je trouvai au milieu du paquet veineux un autre corps filiforme, dur et arrondi, qui me laissa un moment dans l'indécision. C'était, selon toute probabilité, une veine à parois indurées et épaissies. Enfin, il n'est pas fort rare de rencontrer des cas dans lesquels le cordon déférent, au lieu d'être en arrière, se trouve reporté en avant par suite d'une inversion du testicule, fait signalé d'abord par M. Maisonneuve dans sa thèse inaugurale soutenue en 1836. J'ai vu de ces inversions sur le cadavre, jamais je n'en ai rencontré encore pendant la vie; mais tout porte à croire que l'existence de cette anomalie pourrait mettre dans l'embarras un chirurgien non prévenu de sa possibilité.

Outre l'artère et les veines dites spermatiques, le canal déférent est accompagné par l'artère funiculaire, branche de l'épigastrique, et la déférentielle, fournie par l'hypogastrique ; c'est sur cette dernière que rampent les nerfs testiculaires qui émanent du grand sympathique.

Les veines spermatiques, qui communiquent fréquemment entre elles, sont en général d'un volume assez considérable et forment un plexus auquel on a donné le nom de *pampiniforme*. M. Charles Périer (1), qui a fait de ce point d'anatomie l'objet de ses recherches spéciales, a constaté que les veines des deux plexus droit et gauche s'anastomosent non-seulement entre elles, en avant et en arrière des muscles droits, mais offrent encore des communications importantes avec toutes les veines environnantes, la dorsale de la verge, les veines sous-cutanées du scrotum, et, par l'intermédiaire de ces dernières, avec celles du périnée et les honteuses externes. A leur entrée dans l'abdomen, les plus externes s'abouchent avec la veine épigastrique ; les autres vont se rendre, celles du côté gauche dans la veine rénale correspondante, et celles du côté droit directement dans la veine cave, disposition qui, suivant quelques chirurgiens, expliquerait la plus grande fréquence du varicocèle à gauche, la colonne de sang en retour ayant de ce côté plus de peine à entrer dans le torrent circulatoire. On les croyait généralement dépourvues de valvules ; mais M. Prunaire (thèse de Strasbourg, 1851) déclare en avoir constamment trouvé, et en plus grand nombre à gauche qu'à droite. C'est là, évidemment, une exagération relevée avec raison par M. Périer. La vérité est qu'on en rencontre souvent ; seulement elles sont ordinairement incomplètes, et par conséquent insuffisantes pour s'opposer efficacement au reflux du sang. Telle est sans doute la raison qui avait fait dire à Landouzy qu'elles n'existaient pas.

Enfin on trouve encore dans le tissu cellulaire qui réunit les vaisseaux sanguins des lymphatiques de petit calibre, mais nombreux, qui viennent se rendre dans les ganglions lombaires.

Tels sont les éléments qui, avec le canal déférent, constituent le *cordon* proprement dit ; ils sont tous réunis par la tunique fibreuse, émanation du *fascia transversalis*, en un faisceau cylindrique, mais ils sont loin cependant de former un tout homogène, puisqu'il suffit de la présence de l'intestin dans le scrotum pour les éparpiller et leur faire perdre leurs rapports primitifs.

Il me reste à mentionner en quelques mots les vaisseaux et nerfs spéciaux qui appartiennent aux diverses couches du scrotum.

Les artères sont les honteuses externes superficielle et profonde, branches de la fémorale, et l'artère de la cloison, qui émane de la honteuse interne ; elles sont toutes d'un petit volume.

Les veines rampent au-dessous de la peau dans la couche sous-cutanée et dartoïque. Elles peuvent comme les spermatiques présenter un développement considérable et devenir variqueuses, et c'est à leur dilatation qu'on avait réservé plus particulièrement autrefois le nom de *varicocèle*, désignant sous le nom de *cirsocèle* les varices du cordon. Cette dernière dénomination est aujourd'hui tombée dans l'oubli, et celle de varicocèle s'applique à toutes les varices des bourses.

Les nerfs sont fournis par le génito-crural, l'ilio-scrotal et le honteux interne.

Enfin les vaisseaux lymphatiques, qui forment un réseau des plus riches, se rendent dans les ganglions inguinaux.

Les vaisseaux et nerfs qui appartiennent au cordon et au testicule sont donc bien distincts de ceux qui sont destinés au scrotum. Les premiers appartiennent à la cavité abdominale, dont le testicule faisait partie pendant la vie intra-utérine; les seconds sont des émanations de ceux qui se répandent dant les téguments des régions voisines, c'est-à-dire de l'abdomen, du périnée et de la cuisse. Ils ne s'anastomosent que très-rarement entre eux, et l'on peut dire en réalité qu'ils n'ont de commun que le voisinage. Ces diverses remarques vont trouver dans l'histoire du développement une nouvelle confirmation.

Développement. — Le testicule, comme l'ovaire, naît d'un blastème particulier accolé à la face interne du corps de Wolff, tandis que le spermiducte ou canal déférent et l'épididyme se développent à la partie externe et en dehors de ce même organe, et n'ont par conséquent dans l'origine aucun rapport avec la glande séminale; ce n'est que plus tard que le canal excréteur et la glande se réunissent. Ainsi s'expliquent ces cas dans lesquels on a rencontré le canal déférent terminé en cul-de-sac et isolé des vestiges du testicule, l'évolution naturelle des voies spermatiques ayant été arrêtée par une de ces causes qui ont échappé jusqu'ici à nos investigations. Une fois la réunion du canal et de la glande séminale effectuée, le testicule recouvert de son épididyme, qui n'est autre que l'extrémité repliée et flexueuse du canal déférent, occupe sur les côtés de la colonne lombaire, au-dessous du rein, une position qu'il ne conservera pas longtemps. Vers la fin du troisième mois, en effet, il se déplace insensiblement pour gagner l'anneau inguinal profond, dans lequel il s'engage à la fin du septième mois; pendant le huitième il parcourt le trajet inguinal, et dans le courant du neuvième il entre dans le scrotum.

On a beaucoup discuté sur la cause de cette migration de la glande séminifère, et l'examen des diverses hypothèses qui ont été mises en avant démontre qu'aucune ne peut être considérée comme complétement satisfaisante. La plus plausible en apparence est celle qui attribue sa descente à la traction qu'exercerait sur lui un ligament particulier, désigné sous le nom de *gubernaculum testis*. Ce faisceau ligamenteux, étendu de la partie inférieure du testicule au voisinage de l'anneau inguinal superficiel, et, pour préciser davantage, inséré au pubis et aux piliers de l'anneau, soulève le péritoine et fait un relief assez prononcé. Selon Curling, il contient, outre du tissu cellulaire quelques fibres musculaires dont la présence n'a pas été confirmée par les recherches des anatomistes modernes, qui n'y ont trouvé que du tissu cellulaire contractile. Quoi qu'il en soit de sa structure sur laquelle il plane encore beaucoup de doute, on admet qu'en se contractant, il amène doucement et insensiblement le testicule jusque dans le canal inguinal. et l'on explique ainsi d'une manière assez plausible sa migration de la région lombaire en ce point. Mais c'est ici que commence la difficulté. Comment comprendre en effet que le gubernaculum, qui s'insère sur le pubis, au voisinage de l'épine de cet os, puisse continuer à attirer le testicule *jusqu'au fond du scrotum*, se retourner comme un doigt de gant, et devenir enfin le crémaster par une inversion complète de ses fibres? Quelques physiologistes, il est vrai, qui avaient bien compris ces difficultés, ont fait insérer ce *gouvernail du testicule* dans le fond même du scrotum; mais c'est là un fait qui n'est rien moins que démontré, et qui d'ailleurs n'aiderait nullement à comprendre comment le testicule se porte ainsi du trajet inguinal dans les bourses. La vérité est que cette dernière étape de l'évolution testiculaire n'est nullement expliquée par l'hypothèse du *gubernaculum testis* contractile ou non.

D'autres anatomistes ont pensé que le testicule ne changeait point de place, mais que fixé par un faisceau ligamenteux, il se trouvait, par le fait seul du développement général, insensiblement rapproché des parois abdominales. Les mêmes objections s'adressent à cette explication plus hypothétique et moins bien fondée encore que la première. Il en est de même de celle qui accorde une influence exclusive à la pression que peuvent exercer sur lui les viscères abdominaux.

Néanmoins, et quelle que soit l'impossibilité où nous sommes d'expliquer le fait, nous devons le noter soigneusement, car il jettera un grand jour sur plusieurs phéno-mènes pathologiques qui intéressent autant le médecin légiste que le chirurgien.

Dans son déplacement la glande séminale entraîne ses vaisseaux, ses nerfs et la portion de séreuse abdominale qui la recouvre ; c'est sur cette dernière particularité que je veux actuellement fixer l'attention. Dès que le testicule a pénétré dans le trajet inguinal, le péritoine qui le suit forme derrière lui une dépression qui s'allonge de plus en plus jusqu'à ce qu'enfin il ait atteint le fond des bourses. Le trajet ingui-nal et le scrotum sont donc parcourus à ce moment par un prolongement péritonéa de forme caniculée, qui s'évase inférieurement pour entourer la glande séminale ; bientôt ce canal ou conduit *vagino-péritonéal*, qui fait communiquer le fond de ce diverticulum avec le péritoine, s'oblitère, et alors la tunique vaginale est définitive-ment constituée. Pendant quelque temps il reste encore, tant du côté du testicule que de l'abdomen, une sorte de prolongement caudal perméable ; mais ce dernier ne tarde pas lui-même à disparaître, et l'on voit, d'une part, la tunique vaginale ne pas dépasser le bord supérieur de l'épididyme, tandis que le péritoine présente à peine au niveau de l'anneau abdominal une simple dépression étudiée déjà sous le nom de *fossette inguinale externe* (1).

A quelle époque se ferme le canal péritonéal ? Il résulte des recherches de Camper, citées par M. Malgaigne (2), que sur 46 fœtus mâles nouveau-nés et présentant par conséquent 92 canaux, 29, c'est-à-dire près du tiers, étaient oblitérés. La communi-cation s'efface ordinairement vers le sixième mois qui suit la naissance ; chez quelques individus cependant on l'a vue persister toute la vie, et j'ai longtemps conservé, pour la montrer dans mes cours, une pièce prise sur un sujet de quarante ans, sur laquelle on voyait un canal étroit pouvant admettre un stylet de trousse, et s'éten-dant de la tunique vaginale au péritoine. Il existait du liquide dans la tunique vagi-nale, et l'on pouvait facilement le faire refluer dans la séreuse abdominale.

Tel est le mode de développement du testicule. Quant à celui du scrotum, il n'a aucun rapport avec lui et se trouve intimement lié à l'évolution des organes génito-urinaires externes. Je renvoie donc, pour tout ce qui le concerne, à l'histoire du déve-loppement de ces organes, envisagé d'une manière générale. Je me bornerai à dire ici qu'il est primitivement séparé en deux moitiés distinctes par une fente longitudi-nale régnant sur la ligne médiane dans toute son étendue, et au fond de laquelle s'ouvre l'orifice commun aux voies génitales et urinaires et désigné sous le nom d'*uro-génital*. Cette dernière disposition rend compte de la présence de ce raphé médian si prononcé, précédemment signalé, et de la cloison qui existe entre les deux scro-tums, car en réalité il y en a bien deux primitivement ; de plus, elle explique com-ment, par suite d'un arrêt de développement, les deux moitiés ont pu rester ainsi séparées par une rainure profonde, chacune d'elles contenant un testicule. C'est cette

---

(1) Voyez page 634.
(2) *Anatomie chirurgicale*, t. II, p. 264.

déviation qui, à un degré plus prononcé, constitue l'*hermaphrodisme*, dont il est parlé plus loin à l'article auquel j'ai déjà précédemment renvoyé.

Déductions pathologiques et opératoires. — Le scrotum est pendant entre les cuisses, exposé à des frottements incessants tant de la part des vêtements que des membres inférieurs. Aussi est-il fréquent de le voir envahi par une variété d'érythème des plus tenaces, qui ne guérit que par l'isolement à l'aide d'un suspensoir.

Il est également le siége de cette variété d'affection cancéreuse de la peau désignée sous le nom de *cancer des ramoneurs*, dans laquelle l'examen microscopique constate les mêmes éléments que dans le cancer des lèvres, c'est-à-dire des cellules épithéliales. Aussi est-il rangé parmi les *cancroïdes* par les micrographes, qui le considèrent comme bien distinct du cancer proprement dit. Je n'ai vu qu'un seul malade atteint de cette affection : c'était un jardinier, homme adulte et vigoureux, qui fut opéré par A. Bérard à l'hôpital Necker en 1841 ; ce malheureux succomba quelques mois plus tard à une généralisation de l'affection primitive.

Les couches sous-cutanées du scrotum, qui forment les enveloppes du testicule et du cordon, sont, en raison de leur disposition lamelleuse et du peu de cohésion du tissu cellulaire qui les unit, très-rapidement envahies par les liquides purulents, sanguins ou autres ; et comme, d'autre part, elles sont peu vasculaires et ne jouissent que d'une vitalité très-restreinte, ces infiltrations en entraînent fréquemment la gangrène. Lorsque le liquide est irritant, le sphacèle est rapide et inévitable : telle est la raison qui a fait abandonner les injections vineuses pour les injections iodées, les chirurgiens ayant observé qu'il suffisait de quelques gouttes de vin introduites entre les tuniques du scrotum pour en déterminer la gangrène, tandis que la teinture d'iode jouit du privilége de s'absorber sans déterminer de mortification, à moins qu'elle ne soit infiltrée en trop grande quantité.

La continuité des différentes couches du scrotum avec celles des régions voisines rend parfaitement compte de la propagation des infiltrations du périnée et de l'abdomen aux bourses, et réciproquement ; j'ai rarement vu la cloison des dartos empêcher longtemps les liquides de passer d'un côté à l'autre.

Ainsi que je l'ai dit précédemment, on a beaucoup exagéré l'importance du dénombrement exact des différentes couches qui doivent se trouver normalement au devant de l'intestin hernié dans le scrotum, et, si cette étude a pu parfois être utile, ce n'est certainement pas au point de vue de la kélotomie. Effectivement, quand on pratique l'opération de la hernie inguinale étranglée, si quelquefois il faut prolonger l'incision jusque sur le scrotum, c'est cependant au niveau du trajet inguinal qu'elle porte plus particulièrement, puisque c'est là qu'on doit chercher l'étranglement et qu'on doit débrider ; d'autre part, toutes les enveloppes du scrotum sont alors tellement dénaturées, qu'il est impossible de juger par l'état normal de ce que l'on trouvera à l'état pathologique. Ces déductions pathologiques inspirées par la contemplation du cadavre ne méritent donc point d'être prises en considération sérieuse.

Il semblerait que la tunique vaginale, qui, à la naissance, constitue un véritable diverticulum du péritoine, et communique avec lui par un canal lisse et déclive, devrait presque toujours contenir chez les nouveau-nés une anse intestinale ; qu'en un mot, la *hernie dite congénitale* devrait être très-fréquente : il n'en est rien. Les recherches de M. Malgaigne, appuyées sur celles de Camper précédemment relatées, prouvent : 1° que le canal de communication entre le péritoine et la vaginale étant oblitéré dans un bon tiers des sujets, la hernie, si elle apparaît, est dans ces cas une hernie ordinaire; 2° que la sortie des intestins par l'anneau inguinal est une chose fort rare chez les nouveau-nés, et que ce n'est que plus tard, alors que l'oblitération est complète, que se produisent les hernies infantiles.

Est-ce à dire qu'il n'y ait pas de hernie congénitale? Non sans doute; seulement on avait beaucoup exagéré leur fréquence, par cela seul qu'en raison des dispositions anatomiques, on les prévoyait possibles. Nouvelle preuve qu'en pathologie prévoir n'est pas savoir. Quant aux hernies non congénitales, mais se faisant *accidentellement* dans la tunique vaginale, hernies dont M. Velpeau a rassemblé plusieurs exemples, on en concevra la possibilité, si l'on veut bien se rappeler que quelquefois la communication entre le péritoine et cette membrane persiste toute la vie. Il ne faut pas confondre cette variété de hernies avec celle qu'A. Cooper a désignée sous le nom de *hernie enkystée de la tunique vaginale;* cette dernière s'en distingue en ce que l'intestin s'introduit dans le canal vagino-péritonéal alors que déjà il est séparé de la tunique vaginale, laquelle conserve cependant une grande ampleur. On voit alors l'intestin coiffé du péritoine s'enfoncer dans la vaginale, mais en déprimant simplement ses parois et sans pénétrer dans sa cavité.

La persistance de la communication entre les deux cavités du péritoine et de la vaginale explique encore le mode de formation de ces hydrocèles, qui ont également pris le nom de *congénitales,* quoiqu'elles puissent parfaitement dater d'une époque bien postérieure à la naissance.

Le testicule et le cordon spermatique flottent, pour ainsi dire, au milieu de leurs enveloppes comme au milieu d'un liquide, et cette disposition a été mise à profit par les chirurgiens dans l'opération de la castration; il suffit, une fois les téguments incisés, de presser sur le testicule, qui glisse et s'engage entre les lèvres de la plaie, où il est facile de le saisir et de l'énucléer. Mais cette même laxité du tissu cellulaire peut quelquefois devenir funeste, lorsque après la section du cordon on veut faire la ligature des vaisseaux. En effet, soit que l'on ait exercé sur le canal déférent, qui jouit d'une certaine élasticité, des tractions qui mettent en jeu cette propriété, soit, comme le croient quelques chirurgiens, que les fibres du dartos et du crémaster se contractent vivement après leur division, le canal déférent disparaît dans sa gaîne cellulo-fibreuse, entraînant avec lui les vaisseaux, et l'on éprouve quelquefois de grandes difficultés à ressaisir les artères et les veines. C'est là sans doute ce qui a fait rejeter la ligature partielle par beaucoup de chirurgiens, et lui a fait préférer la ligature en masse, c'est-à-dire celle qu'on applique sur la totalité du cordon avant de détacher complétement la tumeur. Mais cette dernière, outre les inconvénients sérieux qu'elle présente et qui tiennent au long temps que la ligature met à tomber et aux très-vives douleurs auxquelles elle donne lieu, ne met pas complétement à l'abri de l'hémorrhagie, laquelle peut se produire par un mécanisme qui mérite d'être signalé. Quelque fortement qu'on serre le fil, les artères, qui ne sont jamais saisies que très-médiatement, peuvent, à la faveur de la facilité avec laquelle tous les tissus du scrotum glissent les uns sur les autres, échapper et fuir la striction, et, dès qu'elles ont été séparées du testicule, se rétracter dans le trajet inguinal, où elles continuent à verser du sang entre les tuniques qui les enveloppent. J'ai entendu le professeur Marjolin, à la suite d'une leçon sur la castration faite par Blandin, dire qu'il avait vu périr un malade de cette manière. A l'autopsie, on avait trouvé le sang infiltré entre les divers plans fibreux de l'abdomen, et principalement entre le péritoine et le *fascia transversalis;* l'artère spermatique avait échappé à la striction, et la ligature

étant restée appliquée sur l'extrémité inférieure de la gaîne fibreuse, avait empêché
l'hémorrhagie d'apparaître à l'extérieur. A ce propos, M. J. Cloquet rappela que dans
une circonstance analogue, Lemonnier (de Rouen) perdit également son malade; mais
les conditions anatomiques n'étaient plus les mêmes. On trouva le sang épanché dans
la cavité péritonéale, et, en poursuivant la dissection, on reconnut que le trajet inguinal
était parcouru par le canal vagino-péritonéal non oblitéré. Les deux cavités du péritoine et de la tunique vaginale communiquaient donc largement, et l'artère spermatique rétractée avait ainsi sans obstacle versé le sang dans ce prolongement péritonéal
converti en cul-de-sac par la ligature, d'où il avait reflué jusque dans l'abdomen.

Il n'est pas très-rare de rencontrer sur le trajet du cordon des tumeurs transparentes, de véritables hydrocèles, qui peuvent acquérir un volume considérable. Pour
expliquer leur présence, on a eu recours à plusieurs hypothèses. D'abord on a prétendu que le liquide pouvait s'être accumulé dans les cellules distendues du tissu
cellulaire si lâche qui entoure les éléments du cordon, et l'on a invoqué comme preuve
ce que l'on observe à la région cervicale antérieure, où les kystes purement séreux
ne sont point très-rares, et où cependant il n'existe aucun débris de membrane séreuse, aucun vestige d'organe glandulaire dont on puisse, comme au scrotum, invoquer la présence pour expliquer la formation de ces collections séreuses. Tout ce que
l'on peut dire de cette supposition, c'est qu'elle n'est point absolument improbable,
mais les faits ne sont point en sa faveur.

Brugonne, Scarpa, cités par Meckel, ont parfois rencontré dans leurs dissections
des vestiges parfaitement reconnaissables du conduit vagino-péritonéal, constituant
comme de petites poches séreuses isolées. M. Gosselin a fait la même observation, et
j'ai de mon côté rencontré plusieurs fois ces débris du conduit, par l'intermédiaire
duquel la vaginale communiquait avec le péritoine, faciles à reconnaître chez des
enfants et même des adultes. Il est facile de comprendre que sous l'influence d'une
irritation produite par le froissement du scrotum ou toute autre cause, du liquide
puisse s'accumuler dans ces débris du canal, et constituer une des variétés des kystes
du cordon spermatique. Tous ceux d'ailleurs qui ont opéré de ces hydrocèles du
cordon savent que le liquide s'écoule par une seule ponction, qu'aucune bride ne
divise la cavité qui les recèle, ce qui ne devrait pas avoir constamment lieu, s'il s'était
épanché dans le tissu cellulaire du cordon.

Mais l'opinion qui paraît réunir en sa faveur le plus de probabilités est celle qui
place le siége de ces kystes dans les vestiges du corps de Wolff, dans l'organe dit de
Rosenmüller, ou bien encore dans les *vasa efferentia*. M. Giraldès a démontré que,
en avant du paquet veineux qui se rend au testicule, dans l'espace compris entre
l'épididyme et le point où la tunique vaginale se réfléchit pour former le sac séreux,
il existe une série de petites granulations formées tantôt par des vésicules de formes
variées, tantôt par des tubes variqueux, quelquefois par des vésicules et des tubes
réunis et placés dans le tissu cellulaire sous-séreux qui leur fournit de nombreux
capillaires. Il a donné à cet amas de granulations le nom de *corps innominé*, et dit
l'avoir trouvé non-seulement chez les enfants et les adultes, mais aussi chez les vieillards. Il a vu des kystes de la grosseur d'un pois produits par la dilatation des tubes
et des vésicules de ce corps innominé, et il n'hésite pas à les regarder comme l'origine de la plupart des *hydrocèles du cordon spermatique* (1).

(1) Giraldès, *Note sur un organe glanduleux situé dans le cordon spermatique et pouvant
donner naissance à des kystes (Bulletins de la Société de chirurgie*, t. VIII, p. 487).

Dans la discussion qui suivit la lecture de la note de M. Giraldès, M. Follin émit la pensée que le corps innominé, découvert par M. Giraldès, était formé par des granulations dispersées et isolées du corps de Rosenmüller, dont lui-même avait décrit avec soin la position chez la femme, dans le ligament de l'ovaire, et qu'il avait même indiqué chez l'homme; d'ailleurs il admit, avec M. Verneuil et la majorité des membres de la Société de chirurgie, qu'un grand nombre des kystes du cordon spermatique avaient leur origine dans ces débris du corps de Rosenmüller, c'est-à-dire dans les granulations décrites par M. Giraldès.

Toutefois il importe de ne pas oublier, ainsi que d'autre part l'a rappelé M. Gosselin, qu'il est encore une autre origine possible de ces kystes du cordon, à savoir, les *vasa efferentia* des testicules, et enfin ce que l'on a appelé l'hydatide de Morgagni.

Si la tunique fibreuse ou albuginée des testicules résiste aux causes qui sollicitent sa brusque extension, il ne faudrait pas croire cependant que ses fibres, comme celles de la sclérotique, avec laquelle elle a tant de rapport, ne puissent à la longue se laisser distendre, écarter ou amincir : c'est ce qu'on observe notamment dans la maladie qu'on a désignée sous le nom de *testicule syphilitique*, dans laquelle cet organe acquiert le volume du poing et quelquefois même le dépasse. Dans cette affection, la lymphe plastique se dépose entre les cônes vasculeux, et sa sécrétion se fait quelquefois si rapidement et en si grande abondance, que les canaux séminifères se trouvent littéralement étouffés, en raison même de la résistance qu'offre à l'extension la tunique albuginée. Aussi lorsque, par suite d'un traitement bien dirigé, l'induration plastique disparaît, le testicule reste atrophié, ce que les malades attribuent bien à tort à l'action du médicament employé contre la maladie. Avis aux jeunes praticiens, qui doivent, avant toute médication, prévenir leurs clients de cette terminaison possible.

La région scrotale est, on peut dire, la région de prédilection des kystes séreux. Déjà j'ai signalé les hydrocèles de la tunique vaginale, celles dites enkystées ou du cordon ; on y trouve encore les hydrocèles par accumulation de liquide dans d'anciens sacs herniaires oblitérés à leur collet, de grands et de petits kystes à la surface du testicule ou de l'épididyme, et enfin des kystes intratesticulaires. Ce n'est point ici le lieu de faire l'histoire de ces différentes variétés d'hydrocèles, je me bornerai à faire observer avec M. Gosselin, qui a dirigé son attention sur ce sujet (1), que, parmi ces kystes, les uns, ceux qui prennent naissance à la surface du testicule, ou dans la frange synoviale nommée *appendice testiculaire* par Huschke, dépassent rarement le volume d'un pois, et contiennent un liquide séreux parfaitement transparent, tandis que les autres, ceux qui siègent sur l'épididyme, peuvent acquérir un développement assez considérable pour simuler une hydrocèle vaginale. Ces derniers contiennent quelquefois un liquide louche ou lactescent, dans lequel se voient des cadavres de spermatozoaires, ce qui porterait à croire qu'ils se sont primitivement développés dans les voies séminales.

Quant aux kystes intratesticulaires, affection désignée par A. Cooper sous le nom de *maladie enkystée du testicule*, ils sont très-rares, et occupent le parenchyme même de l'organe ; ils pourraient bien avoir aussi pour origine la dilatation exagérée d'un cul-de-sac séminal.

(1) L. Gosselin, *Recherches sur les kystes de l'épididyme, du testicule et de l'appendice testiculaire (Archives de médecine*, 1848, t. XVI, p. 24 et 163).

Lorsqu'on a attentivement étudié le long trajet que parcourt le testicule pour arriver dans les bourses, et les obstacles qu'il est obligé de surmonter, on n'est plus étonné de la fréquence des déviations qu'on observe dans son évolution. Les recherches de M. Follin (1), celles de M. Lecomte (2), de M. Godard (3), et enfin les discussions qui ont eu lieu dans le sein de la Société de chirurgie (4), prouvent que la glande séminale peut rester incluse dans l'abdomen ou le bassin, s'arrêter dans un point quelconque du trajet inguinal, ou se porter extérieurement sous les téguments ailleurs que dans le scrotum; enfin, on paraît l'avoir trouvée dans l'entonnoir crural.

L'inclusion abdominale porte tantôt sur les deux testicules, tantôt et plus souvent, sur un seul ; dans le premier cas, l'individu est dit *anorchide*, ou mieux *cryptorchide;* dans le second, *monorchide*. La position du testicule dans l'abdomen varie; quelquefois on l'a trouvé au-dessous du rein, mais le plus habituellement il séjourne derrière la paroi abdominale, au niveau de l'orifice inguinal profond.

L'inclusion pelvienne est beaucoup plus rare ; déjà signalée par Hunter, elle a été constatée de nouveau par Curling, Vidal (de Cassis), MM. H. Larrey et Ricord.

L'ectopie testiculaire inguinale est, sans contredit, de toutes la plus fréquente ; celle-là intéresse d'autant plus le chirurgien, qu'il est souvent appelé à y remédier, et que la présence du testicule dans le trajet inguinal peut donner lieu à de graves erreurs de diagnostic, lorsqu'on n'est pas sur ses gardes. On l'a trouvé dans tous les points du canal inguinal ; le plus fréquemment il s'arrête à l'anneau externe, retenu par les bandelettes aponévrotiques qui circonscrivent cette ouverture.

Une fois sorti du canal, il est rare que le testicule, qui n'éprouve plus d'obstacles, ne descende pas dans le scrotum ; on l'a vu, cependant, tantôt rester sous les téguments, appliqué pour ainsi dire sur l'orifice du canal, d'autres fois se porter ailleurs que dans les bourses. Ainsi, M. Chassaignac a rapporté à la Société de chirurgie l'observation d'un jeune homme de dix-huit à dix-neuf ans qui portait un bandage herniaire, et avait le testicule droit dans la région crurale : on le faisait avec facilité rentrer dans l'abdomen, où il se réduisait comme une hernie, en passant par le trajet inguinal ; mais, dès que le malade toussait, il ressortait brusquement et constamment venait reprendre sa position vicieuse à la partie antérieure et interne de la cuisse (5).

Quant au déplacement dans le canal crural, le plus rare de tous, il a été observé par Guincourt d'abord dans un cas de hernie crurale, puis par Vidal et par Eckardt dans un cas singulier (6).

On a beaucoup discuté la question de savoir si les testicules ainsi arrêtés dans leur évolution étaient encore ou non aptes à la sécrétion spermatique. Hunter avait déjà avancé, sans preuves, que les glandes séminales incluses étaient atrophiées et impropres à la fécondation, mais M. Follin a voulu démontrer cette assertion par des faits : « Ces testicules, dit-il, sont pour la plupart atrophiés et éprouvent une

(1) *Études sur les anomalies de position et les atrophies du testicule* (*Archives générales de médecine*, juillet 1851).

(2) *Ectopies congénitales du testicule, et maladies de ces organes engagés dans l'aine.* Thèse de Paris, 1853.

(3) *Recherches sur les monorchides et les cryptorchides*, lu à la Société de biologie, le 8 mars 1856, par M. Ernest Godard.

(4) *Bulletins de la Société de chirurgie de Paris*, années 1852-1853, p. 95 et 218.

(5) *Ibid.*, t. I, p. 912.

(6) Voyez le travail précédemment cité de M. Follin.

grave altération dans leur texture ; les canalicules séminifères se résorbent, et les cloisons fibreuses, qui seules persistent, donnent à la substance testiculaire l'apparence du tissu fibreux. Dans d'autres cas, ajoute-t-il, j'ai trouvé les testicules envahis par une infiltration graisseuse (1). » Toutefois cette opinion ne doit pas être acceptée d'une manière absolue, et je dois dire que M. Follin ne l'a pas donnée comme telle ; Gerdy, M. Michon et M. Debout ont en effet prouvé que les individus monorchides et même cryptorchides, dans l'espèce animale et dans l'espèce humaine, étaient loin d'être impropres à la fécondation. Cette question, il est à peine besoin de le faire remarquer, est pour le médecin d'une importance capitale ; car il peut être appelé à décider, soit devant les tribunaux, soit dans sa pratique personnelle, si tel individu, dont un seul ou les deux testicules sont absents du scrotum, est ou n'est pas condamné à la stérilité.

Le testicule déplacé est sujet aux maladies qui lui sont propres, comme lorsqu'il est renfermé dans le scrotum. Il n'est pas rare de voir cet organe, retenu dans le trajet inguinal, être atteint d'épididymite blennorrhagique, et chez un individu dont le scrotum ne renfermait point de testicule, j'ai opéré à l'hôpital Bon-Secours une hydrocèle de la tunique vaginale *intra-inguinale* sans communication avec le péritoine ; la guérison ne fut entravée par aucun accident sérieux et se fit rapidement. Les deux glandes séminales étaient à l'anneau externe, elles avaient été prises pour des hernies et traitées par l'application d'un bandage double, dont la pression n'était certainement pas étrangère au développement de la maladie.

Quand le testicule s'est ainsi arrêté dans le trajet inguinal, la tunique vaginale conserve souvent avec le péritoine une communication directe, et la hernie, dans la cavité séreuse testiculaire, ou *hernie congénitale*, en est la conséquence. Toutefois, si j'en juge d'après les faits assez nombreux qui se sont présentés à mon observation pendant que j'étais chargé au Bureau central du service des bandages, c'est là un fait beaucoup plus rare qu'on ne paraît le croire. Chez les sujets dont le testicule est ainsi déplacé, il n'est pas commun en effet de trouver des hernies, et par l'exemple que j'ai précédemment cité, on a pu voir que le canal vagino-péritonéal ne persiste pas toujours.

Enfin, MM. Gosselin et Follin ont signalé, chacun de leur côté, l'absence du testicule, alors que le canal déférent, conservant sa position normale, suivait son trajet habituel dans le scrotum, où il se terminait brusquement en cul-de-sac. De son côté, Blandin dit n'avoir, dans un cas, rencontré qu'un seul testicule, la plus scrupuleuse dissection n'ayant pu lui faire discerner, ni dans le scrotum du côté opposé, ni dans l'abdomen, aucune trace soit du cordon, soit du canal déférent, soit même de la vésicule séminale (2). Mais ce sont là des faits exceptionnels : dans l'immense majorité des cas on retrouve les vestiges de la glande séminale, plus ou moins reconnaissables.

§ II. RÉGION PUBIO-PÉNIENNE.

Bornée en haut par le bord supérieur de la symphyse pubienne, latéralement par l'épine pubienne et les cordons spermatiques, en bas par le scrotum et l'arcade du

(1) *Bulletins de la Société de chirurgie*, t. III, p. 97.
(2) *Anatomie topographique*, p. 442.

pubis, la région pubio-pénienne comprend ce qu'on appelle le *pénil* ou *mont de Vénus*, et le *pénis* ou la *verge.*

1° *Du pénil, ou mont de Vénus.* — Décrite par Blandin, sous le nom de pubienne, cette petite région est sans importance.

Elle forme, au devant de la symphyse du pubis, sur laquelle elle repose, une saillie notable, ombragée de poiles roides, longs et nombreux, à laquelle on a spécialement donné le nom de *mont de Vénus.* Cette saillie est beaucoup plus prononcée chez la femme que chez l'homme.

La *peau* ne présente rien de remarquable ; chez l'enfant, elle est complétement dépourvue de poils, et ces derniers ne commencent à paraître que vers la quinzième année. Elle est très-mobile et assez lâchement unie aux tissus sous-jacents.

La *couche sous-cutanée* est remarquable par son épaisseur et la grande quantité de graisse qu'elle renferme ; elle forme comme un coussinet graisseux destiné à protéger les téguments.

La *couche musculaire* est remplacée par des expansions tendineuses provenant des muscles abdominaux et cruraux qui viennent chercher des attaches sur la symphyse pubienne. Ainsi on y rencontre : la terminaison des fibres aponévrotiques des pyramidaux et grands droits ; les deux bandelettes fibreuses du muscle grand oblique de l'abdomen, qui viennent s'entrecroiser en sautoir au devant de la symphyse pubienne, à laquelle elles forment un véritable ligament antérieur ; en dehors, enfin, l'extrémité supérieure du muscle droit interne de la cuisse et du premier adducteur. Un tissu cellulaire lâche unit cette couche fibreuse au tissu cellulo-adipeux sous-cutané ; par sa face profonde elle se confond avec le périoste qui recouvre l'extrémité articulaire des deux pubis.

La symphyse pubienne représente le squelette de la région. Cette articulation, qui chez l'homme présente une très-grande solidité, est pourvue extérieurement de quatre ligaments : un antérieur, un postérieur, un supérieur et un inférieur. Le ligament inférieur, très-puissant, est triangulaire et maintient solidement l'articulation, que contribue encore à consolider d'une manière très-efficace un ligament interosseux, formé de fibres insérées aux deux surfaces articulaires.

Chez la femme, la symphyse pubienne, dans les quinze derniers jours de la grossesse, subit des modifications importantes, en rapport avec les fonctions de la parturition. Les ligaments se ramollissent, surtout le ligament interarticulaire, il se fait une sécrétion abondante de synovie dans l'articulation, et les deux pubis, si intimement unis et d'une manière si serrée à l'état normal, jouent l'un sur l'autre dans le sens vertical, au point qu'on voit quelquefois l'un d'eux s'élever, dans les mouvements du bassin, de plus d'un centimètre au-dessus de l'autre. Chez les nouvelles accouchées cette mobilité est telle, que la marche chez quelques-unes reste vacillante et incertaine jusqu'à ce que l'articulation ait reconquis sa fixité habituelle.

Les surfaces articulaires, obliquement taillées en arrière et en dedans, forment un angle aigu ouvert en avant, en sorte qu'il est facile d'y faire pénétrer un bistouri dans la symphyséotomie ; à la partie postérieure, au contraire, les deux pubis, en se réunissant, forment une crête ou arête saillante dont la proéminence dans la cavité pelvienne peut être, dans certains cas, assez considérable pour rétrécir notablement le diamètre sacro-pubien. On ne rencontre dans cette région ni vaisseaux ni nerfs qui méritent une mention spéciale.

2° *De la verge, ou région pénienne proprement dite.* — Le *pénis*, organe de la copulation, renferme, supporte et dirige le canal destiné tout à la fois à l'excrétion de l'urine et du sperme. Cependant la verge paraît affectée plus spécialement aux fonctions génitales qu'aux fonctions urinaires, car si, après son ablation plus ou moins complète, l'émission de l'urine se fait encore sans grande difficulté, il n'en est pas de même de la copulation, qui est complétement anéantie, et de l'éjaculation, qui devient à peu près impossible, ce qui compromet la fécondation et la rend très-problématique.

La verge prend naissance sous la symphyse du pubis, et sa racine semble émerger de la région périnéale; elle se termine antérieurement par une extrémité libre et renflée, qu'on a désignée sous le nom de *gland*. La partie intermédiaire à la racine et au gland se nomme le *corps de la verge*.

Selon qu'il est ou non dans l'état d'érection, le pénis offre dans sa forme, sa longueur et sa direction, de notables différences.

Hors de l'état d'érection, il est flasque et pendant, retombant sur le scrotum, et rétracté contre la symphyse pubienne, à laquelle il demeure attaché par son ligament dit suspenseur; sa direction est donc verticale et sa forme arrondie et cylindrique. Dès qu'il entre en érection, au contraire, il s'allonge, se redresse, devient rigide, prend une direction horizontale et une forme triangulaire. Sur le cadavre on peut par l'insufflation, et mieux encore par l'injection d'une substance solidifiante, simuler cet état d'éréthisme. La promptitude avec laquelle la verge passe d'un état à l'autre peut quelquefois devenir un obstacle sérieux à la cicatrisation des plaies; cette ampliation rapide et instantanée déchire le tissu de cicatrice qui commençait à s'établir, et chez un individu que j'avais opéré du phimosis, et qui était tourmenté par des érections continuelles, je dus renoncer à l'emploi des serres-fines, comme à tout autre moyen de réunion.

La racine et le corps de la verge sont constitués par la réunion des corps caverneux et spongieux; on aura une idée de la manière dont ces organes s'adossent, si, rapprochant l'index et le médius l'un de l'autre, on applique le pouce au-dessous d'eux et dans leur intervalle; ce dernier figure le corps spongieux appliqué à la partie inférieure des corps caverneux que représentent le médius et l'index. Divergents à leur sortie du périnée, ces trois corps sont étroitement unis antérieurement, et forment, on peut dire, la charpente du pénis.

Antérieurement, la verge est terminée à son extrémité libre par une portion renflée, le *gland*, que recouvre en totalité ou en partie un repli cutané qui a reçu le nom de *prépuce*. De forme conique, obliquement taillé à sa base en bas et en arrière, de la face dorsale de la verge à sa partie inférieure, le gland est lisse et arrondi, et recouvert d'une membrane muqueuse fine et polie qui lui adhère intimement. D'une couleur rosée chez les individus qui l'ont habituellement couvert, il est au contraire blanc, et la membrane qui le tapisse prend le caractère de la peau, chez ceux dont le prépuce trop court le laisse exposé au contact de l'air et des vêtements. A son sommet se voit le *méat urinaire*, ouverture longitudinale bordée par deux lèvres dont l'écartement permet d'explorer la fosse naviculaire du canal. Cette ouverture, toujours plus rapprochée de sa face inférieure, se continue en bas avec une rainure dans laquelle vient s'insérer un repli cutané : c'est le *frein de la verge*. Ce repli, qui quelquefois se prolonge jusqu'au bord inférieur du méat, peut, lorsqu'il est trop court, gêner l'érection, en forçant la verge à se courber inférieurement. Dans ce cas, on a vu le coït devenir très-douloureux, impossible même; pour faire cesser

cet état, il suffit d'exciser une portion de ce repli avec des ciseaux courbes. A sa base
le gland présente, surtout à la face dorsale, un relief saillant, et en arrière existe un
sillon qui le sépare du corps de la verge; c'est dans ce sillon, dit *couronne du gland*,
que se réfléchit et s'insère la muqueuse préputiale; on y remarque l'orifice de glandules nombreuses dites *glandes de Tyson*, sortes de dépressions utriculaires ou en
grappes sécrétant la matière sébacée, qui s'y amasse en quantité quelquefois considérable chez les personnes peu soigneuses. Enfin, sur quelques sujets, on y voit à la
loupe, et même à l'œil nu, de petites élévations qui ressemblent assez bien à des
papilles, élévations déjà signalées par Littre, Morgagni, E. Home, et qui, selon
M. Sappey, constitueraient de simples végétations, engendrées par la malpropreté (1).
M. Jarjavay (2), adoptant l'opinion de Morgagni, les regarde comme des papilles,
seulement elles ne seraient point constantes, puisque sur trente-sept sujets vingt-six
fois elles étaient absentes.

Le *prépuce* mérite une mention toute spéciale. Il est constitué par la peau du
pénis, qui, arrivée à l'extrémité de l'organe, se replie sur elle-même et s'insère sur
la couronne du gland; il représente donc un repli cutané dont le feuillet interne,
soustrait au contact de l'air, est devenu muqueux. Sa structure est de la plus grande
simplicité : entre les deux feuillets, l'un muqueux, l'autre cutané, qui le constituent,
existe un tissu cellulaire, lâche et lamelleux, continuation de la couche sous-cutanée
de la verge et ne se chargeant jamais de graisse. Ce tissu est parcouru par des vaisseaux sanguins et des nerfs sans importance, mais on y trouve un magnifique réseau
lymphatique dont les vaisseaux efférents vont s'unir à ceux du gland et de l'urèthre;
j'y reviendrai plus tard.

Le bord libre du prépuce offre des variétés nombreuses : tantôt il est très-rétréci,
et ne présente qu'une ouverture de quelques millimètres complétement insuffisante
à la libre sortie du gland, ce qui constitue le phimosis congénital; tantôt, au contraire, il est tellement élargi, que la seule élasticité de la peau suffit pour le ramener
et le maintenir en arrière de la couronne; entre ces deux variétés extrêmes, on rencontre tous les intermédiaires.

Fixé à toute la circonférence du gland par son repli muqueux, et par conséquent
oblique comme lui en bas et en arrière, de la face dorsale à la partie inférieure de la
verge, le prépuce présente une hauteur beaucoup plus considérable supérieurement
qu'inférieurement.

De cette fixité de la muqueuse, qui ne peut céder que d'une manière insensible aux
tractions qu'on exerce sur elle, tandis que la peau, au contraire, se laisse attirer, on
pourrait dire indéfiniment, résulte cette conséquence importante, à savoir, que, dans
l'opération du phimosis, qui consiste, ainsi qu'on sait, à retrancher une portion du
prépuce dont l'orifice trop étroit empêche de découvrir le gland, il faut, ou bien fixer
la peau et la muqueuse à la même hauteur, ou bien, à l'exemple de M. Ricord et
de Vidal, déterminer à l'avance par une ligne tracée à l'encre, les points par où doit
passer l'instrument tranchant. Faute de ces précautions, on est exposé à exciser la
peau beaucoup plus loin en arrière que la muqueuse, en sorte que, l'opération terminée, la presque totalité du gland se trouve dépouillée de son tégument cutané.

(1) C. Sappey, *Recherches sur la conformation extérieure et la structure de l'urèthre de
l'homme.* Paris, 1854, p. 65.
(2) *Recherches anatomiques sur l'urèthre de l'homme.* Paris, p. 79.

Pour éviter cet inconvénient, j'emploie, depuis plusieurs années, un procédé déjà ancien, aussi simple dans son exécution qu'avantageux dans ses résultats. Avant d'exercer aucune traction sur le prépuce, je glisse entre lui et le gland, sur le dos de la verge, un des mors d'une pince à dissection dont l'autre extrémité est appliquée sur la peau. Les téguments cutanés étant ainsi fixés à la muqueuse, je les soulève simultanément, et d'un seul coup de ciseau j'excise le V de substance compris entre mes pinces; cela fait, je réunis les deux membranes, peau et muqueuse, dont les rapports n'ont pas varié, et sans faire une perte de substance considérable, j'obtiens ainsi une ouverture bien suffisante pour permettre de découvrir facilement le gland. On peut d'ailleurs rendre cette ouverture aussi grande que l'on veut, selon qu'on enlève un V de tégument plus ou moins allongé.

Superposition des plans et structure de la verge. — La *peau* qui recouvre la verge est fine, transparente, d'une couleur généralement foncée au niveau de l'extrémité antérieure, et glissant avec la plus grande facilité sur les tissus sous-jacents. En arrière, elle est couverte de poils; en avant, elle est glabre, et forme, en se repliant sur elle-même, le prépuce déjà étudié. Inférieurement, elle se continue avec la peau du scrotum, laquelle, dans l'érection, se déplace, glisse en avant, et vient envelopper la racine du pénis.

La *couche sous-cutanée* est formée par un tissu cellulaire lamelleux, à larges mailles, toujours dépourvu de graisse. Sa couleur blanchâtre contraste avec celle des veines qui le parcourent, et qui sont toujours remplies d'un sang bleuâtre et abondant. M. Cruveilhier le croit traversé par des fibres analogues à celles du dartos, et leur attribue l'élasticité dont est doué ce tissu. Je n'ai jamais pu voir ces prétendues fibres dartoïques, dont il n'est nul besoin, d'ailleurs, pour rendre compte de la rétractilité dont jouissent les téguments de la verge, rétractilité purement passive et sans aucune analogie avec celle du dartos scrotal.

C'est dans cette couche celluleuse qu'on rencontre le *ligament suspenseur* de la verge, constitué par l'adossement des dartos, et, comme eux, composé de fibres élastiques jaunâtres, qui s'insèrent supérieurement au devant de la symphyse pubienne. M. Cruveilhier dit avoir vu un ligament suspenseur qui s'insérait sur la ligne blanche abdominale, jusqu'au milieu de l'espace qui sépare l'ombilic du pubis. Inférieurement, ces fibres viennent se rendre sur la cloison fibreuse des corps caverneux, et se confondent latéralement avec la gaîne fibreuse du pénis.

Au-dessous de la couche sous-cutanée on rencontre la *gaîne fibreuse propre* de la verge, indiquée d'abord par M. Velpeau. J'en ai tracé la description dans un mémoire sur les infiltrations urineuses (1), et depuis elle a été étudiée par M. Gardon Buck, de New-York (2). Cette lame fibreuse, qui constitue à la verge un véritable étui assez dense et assez résistant, principalement sur la racine du pénis, se continue en arrière, sans ligne de démarcation aucune, avec l'aponévrose inférieure du périnée, et se porte avec elle au devant de l'anus; c'est pour cette raison que M. Velpeau a donné à cette dernière le nom d'*ano-pénienne*. En avant elle se perd insensiblement sur l'extrémité antérieure de la verge, en se confondant avec la tunique fibreuse des corps caverneux et spongieux. M. Gardon Buck, qui dit l'avoir suivie nettement

---

(1) A. Richet, *Annales de la chirurgie*, 1842, t. VI, p. 310.
(2) *Revue clinique*, décembre 1849. Extrait des *Transactions of the American medical Association*.

jusqu'à la couronne du gland, me semble être tombé sur des cas exceptionnels ; je l'ai toujours vue se fusionner un peu avant avec les lames fibreuses sous-jacentes. Sur le dos de la verge, en arrière et près du ligament suspenseur, elle s'affaiblit au point de se résoudre en un tissu celluleux qu'on ne peut plus distinguer de la couche cellulo-graisseuse du pénil ou mont de Vénus. C'est par là que j'ai vu les infiltrations urineuses s'échappant de la loge périnéale inférieure, faire irruption dans la couche sous-cutanée du pénil, du scrotum et de la région abdominale inférieure ; je reviendrai plus loin sur cette particularité. A la partie inférieure de la verge, cette gaîne fibreuse, dense et résistante, enveloppe le bulbe et fournit aux muscles bulbo-caverneux une gaîne qui les isole des ischio-caverneux, puis, se continuant sur le corps spongieux, vient à l'extrémité antérieure du pénis se confondre avec lui comme elle s'était confondue à la face dorsale avec le corps caverneux. Loin de séparer le corps spongieux du corps caverneux en s'insinuant entre eux, comme le veut M. Gardon Buck, elle m'a paru, en passant de l'un à l'autre, les réunir solidement ; il y a d'ailleurs impossibilité absolue à ce que les choses se passent ainsi, vu l'union intime, je dirais même la fusion de la portion spongieuse avec la gouttière des corps caverneux dans laquelle elle est reçue.

Lorsqu'on a enlevé la gaîne fibreuse propre du pénis, on rencontre les *corps caverneux* et *spongieux*.

Les *corps caverneux*, qui constituent le dos de la verge ou sa face supérieure, sont adossés l'un à l'autre comme les deux canons d'un fusil double ; ils naissent en arrière par deux racines effilées qui s'insèrent à la lèvre interne des branches ascendantes de l'ischion et descendantes du pubis, et se terminent en avant par une extrémité conique et arrondie qui s'enfonce assez profondément dans la base du gland. De cette extrémité partent des prolongements fibreux médian et latéraux qui s'enfoncent dans la substance même du gland et relient intimement ces deux organes. Ces prolongements, signalés d'abord par Mayer, ont été bien étudiés par M. Jarjavay (1). Recouverts par une tunique ou gaîne cylindrique d'une grande épaisseur et d'une élasticité remarquable, due, ainsi que le fait observer M. Cruveilhier, non à la nature des fibres qui la constituent, mais à leur arrangement spécial, ils sont séparés par une cloison épaisse, mais incomplète en avant. Il n'y aurait donc, à proprement parler, qu'un seul corps caverneux, puisque les deux moitiés latérales communiquent facilement entre elles. Chaque racine des corps caverneux est embrassée par le muscle ischio-caverneux obliquement dirigé, comme la racine elle-même, des branches de l'ischion vers la ligne médiane et de bas en haut.

La structure des corps caverneux est essentiellement spongieuse et érectile ; toutes les cellules communiquent entre elles et avec les veines qui en émanent, en sorte qu'on remplit très-facilement ces dernières en injectant un des corps caverneux, et réciproquement. Au centre de chaque corps caverneux se voit l'artère caverneuse.

Le *corps spongieux*, situé à la partie inférieure du corps caverneux, constitue une gaîne spongio-vasculaire qui entoure toute la portion antérieure de l'urèthre, désignée, pour cette raison, sous le nom de *portion spongieuse*. Cette gaîne, renflée à ses deux extrémités, en arrière pour former le bulbe, en avant pour constituer le gland, est amincie dans sa partie intermédiaire. Les deux renflements n'occupent pas, relativement à l'urèthre, la même position ; le bulbe est situé inférieurement au

(1) *Ouvrage cité*, p. 73 et planches.

canal, tandis que le gland est placé au-dessus de lui : d'où il suit, ainsi que le fait remarquer M. Sappey, que l'axe du canal ne répond pas à celui de la portion spongieuse. Une coupe médiane antéro-postérieure de la verge insufflée ou injectée avec un corps solidifiant montre parfaitement cette disposition.

Les rapports du bulbe, appartenant plus spécialement au périnée, seront décrits dans cette région, mais je ne puis séparer le reste de son histoire de celle de la verge. L'extrémité antérieure du bulbe, à sa sortie de la région périnéale, vient se placer dans une gouttière située au-dessous et dans l'intervalle des corps caverneux, et la portion spongieuse qui lui fait suite conserve les mêmes rapports, excepté en avant, où elle se redresse pour embrasser complétement leur extrémité conique par son renflement antérieur qui forme le gland. Dans toute son étendue le corps spongieux contracte avec le corps caverneux des adhérences intimes, à ce point que ces deux organes semblent réellement n'en faire qu'un.

La structure du bulbe, du corps spongieux et du gland, parfaitement étudiée par M. Jarjavay dans ses *Recherches sur l'urèthre de l'homme*, mérite de nous arrêter un instant. Selon Moreschi et Kobelt, dont les travaux ont été confirmés par ceux de M. Jarjavay, le bulbe est complétement spongieux, c'est-à-dire formé d'aréoles contenant du sang veineux et tapissées par la membrane interne des veines, comme celles des corps caverneux. La portion du corps spongieux qui lui fait immédiatement suite est également formée d'aréoles semblables ; ces aréoles sont soutenues et traversées par des fibres ou trabécules qui s'insèrent sur la membrane d'enveloppe des corps caverneux, trabécules que Kölliker et M. Rouget (1) ont démontré être sinon musculaires, du moins contractiles, et par conséquent propres à favoriser le phénomène de l'érection. Mais en s'approchant du gland, le corps spongieux perd de plus en plus cette apparence aréolaire pour prendre un aspect vasculaire, de telle sorte qu'à son entrée dans le renflement glandulaire il est constitué par deux faisceaux de vaisseaux veineux marchant parallèlement et situés de chaque côté du frein, ainsi qu'on peut le voir sur les belles planches de M. Jarjavay. Arrivés sur les côtés du méat, ces deux faisceaux, auxquels cet anatomiste a imposé le nom de *faisceaux du cylindroïde spongio-vasculaire*, se recourbent en dehors et en haut, et par un trajet rétrograde viennent gagner la couronne du gland ; il donne aux premiers le nom de *faisceaux directs*, et aux seconds celui de *faisceaux réfléchis* (2). Ces deux faisceaux forment, pour ainsi dire, l'écorce du gland, dont le centre est constitué par du tissu spongieux proprement dit.

La membrane qui enveloppe le bulbe, le cylindroïde spongio-vasculaire et le gland, est de nature fibreuse et élastique, mais extrêmement mince, peu résistante et susceptible de se déchirer avec la plus grande facilité. Ainsi s'expliquent les fausses routes, si fréquentes dans cette partie du canal de l'urèthre.

En résumé, le corps dit spongieux de l'urèthre n'est donc réellement spongieux que dans le bulbe et la partie qui avoisine le bulbe ; dans sa partie antérieure et dans le gland, il est tout à la fois spongieux et vasculaire, formant, suivant l'expression de Kobelt, un *rete mirabile venosum*. C'est au milieu de ce tissu que chemine d'arrière en avant l'urèthre, sur lequel nous reviendrons dans un paragraphe spécial.

La partie inférieure du bulbe et de la portion spongieuse est recouverte d'une

(1) Thèse de Paris, 1855.
(2) Travail cité, p. 72.

couche musculaire, comme la racine des corps caverneux. Ce muscle a reçu le nom de *bulbo-caverneux*, tiré de ces deux insertions ; il est oblique en avant et en haut, et se termine antérieurement par une languette qui contourne les corps caverneux et arrive jusque sur le dos de la verge, en avant et sur les côtés du ligament suspenseur. C'est à cette dernière bandelette qu'on a donné le nom de *muscle de Houston*, qui, en effet, le premier l'a décrite. Kobelt lui attribue un rôle tout spécial : il pense qu'en se contractant, elle comprime les veines dorsales et retient le sang dans les corps spongieux et caverneux, d'où l'érection. M. Sappey (1), qui nie la disposition décrite par Houston et invoquée avec certaines modifications par Kobelt, s'élève contre cette théorie de l'érection. Quant à moi, sans m'expliquer sur le point de physiologie, je puis affirmer avoir trouvé très-manifestement, deux fois au moins, le faisceau musculaire signalé par Houston, et j'ai déposé dans le musée de la Faculté, en 1840, en même temps qu'une série de pièces sur les organes génitaux de l'homme, un exemple irrécusable de cette variété, peu commune il est vrai, du muscle bulbo-caverneux.

Les *artères* de la verge sont fournies : celles des téguments, par des ramuscules émanés des honteuses externes, branches de la fémorale ; celles des parties profondes, par des rameaux de la honteuse interne. Ces dernières seules méritent d'être mentionnées.

Parvenue au niveau de la partie moyenne de la branche ischio-pubienne, l'*artère honteuse interne* croise obliquement cette arcade osseuse, et se divise bientôt en trois branches : une inférieure, qui va se porter au bulbe ; c'est l'*artère transverse du périnée* ou *bulbeuse*, et deux supérieures terminales, qui sont l'*artère dorsale de la verge* et l'*artère caverneuse*.

L'*artère bulbeuse*, à son entrée dans le bulbe, fournit plusieurs rameaux dont les antérieurs, qui doivent seuls pour le moment nous occuper, se dirigent d'arrière en avant dans l'épaisseur du tissu spongieux, et communiquent avec des rameaux de la dorsale de la verge ; ils deviennent de plus en plus petits, et enfin s'épuisent dans la région spongieuse antérieure.

L'*artère caverneuse* pénètre dans les corps caverneux par la partie supérieure et interne de sa racine, et la plupart de ses ramifications versent leur sang dans les aréoles du tissu spongieux. La terminaison de quelques-unes de ses branches en rameaux contournés en hélice, et désignés pour cette raison par Müller, sous le nom d'*artères hélicines*, n'a pas été confirmée par les recherches de M. Sappey.

Enfin, l'*artère dorsale* de la verge, après avoir cheminé au-dessus des corps caverneux, et avoir fourni latéralement des rameaux anastomotiques avec la bulbeuse, s'épuise dans le gland.

Les *veines* de la verge sont nombreuses et importantes à étudier. Celles de la partie antérieure viennent pour la plupart se rendre dans la veine dorsale de la verge par une série de branches en arcades qui, en arrière du gland, forment un riche et magnifique plexus, dont les pièces que j'ai déposées au musée peuvent donner une bonne idée. C'est de ce plexus qu'émane la veine dorsale, qui parcourt la face supérieure du corps caverneux d'arrière en avant, passe entre les deux lames du ligament suspenseur, puis s'engage au-dessous de la symphyse pubienne, pour se jeter enfin dans les plexus prostatiques ; elle offre plusieurs variétés qui importent peu, tantôt se

(1) *Mémoire cité*, p. 57.

divisant en deux ou un plus grand nombre de branches, le plus souvent restant unique. Outre les veines du gland et de la portion spongieuse antérieure, elle reçoit encore de nombreuses veines des corps caverneux, ce que j'avais démontré d'une manière positive dans le même concours où M. Sappey crut, par erreur, être le seul à avoir soutenu cette opinion. Quant aux veines de la partie postérieure de la verge, elles se rendent en partie dans la veine honteuse interne, en partie dans les plexus uréthraux, prostatiques et vésicaux.

Les *vaisseaux lymphatiques* de la verge sont nombreux et aujourd'hui bien étudiés. Tous, aussi bien ceux de l'urèthre que ceux du gland, du prépuce et des téguments, viennent converger en un seul ou en deux troncs situés, comme la veine dorsale, sur la face supérieure des corps caverneux. Quand il n'y a qu'un seul tronc, parvenu au niveau du ligament suspenseur, tantôt il se divise en deux branches, dont l'une se porte à droite et l'autre à gauche pour aboutir aux ganglions inguinaux, super- ficiels et supérieurs ; plus rarement il se porte, sans se diviser, soit à droite, soit à gauche. Lorsqu'il existe deux troncs latéraux, ils se distribuent comme dans le pre- mier cas. Tels sont les faits importants qu'on peut constater sur les belles pièces déposées au musée Orfila par MM. Sappey et Jarjavay à l'occasion du concours pour une place de chef des travaux anatomiques, en 1854, Ainsi que l'a fait remarquer M. Sappey, ce n'est point seulement aux ganglions les plus supérieurs de l'aine que vont aboutir les lymphathiques du pénis, on en voit également se rendre dans ceux qui sont situés autour de l'embouchure de la saphène interne.

Les *nerfs* de la verge émanent presque tous du honteux interne ; ils sont, comme les artères et les veines, situés dans la couche sous-cutanée, passent comme elles sous l'arcade pubienne, pour se loger avec elles dans la rainure supérieure des corps ca- verneux ; quelques filets sont fournis aux téguments par la branche ilio-scrotale.

Maintenant, pour avoir une idée bien nette des rapports qu'affectent entre eux les divers éléments qui entrent dans la composition du pénis, il faut en pratiquer des coupes à diverses hauteurs.

Sur une coupe faite sur le corps même de la verge et vers son milieu, on voit : 1° au centre de la coupe, les corps caverneux et l'urèthre plongé au milieu de son tissu spongieux. Les corps caverneux, séparés par une cloison, figurent un huit de chiffre ainsi placé horizontalement ∞ ; au centre de chacune des circonférences dont l'assemblage forme le huit, un point indique la présence de l'artère caverneuse, que la rétraction du tissu érectile qui l'entoure laisse en saillie, et qui est ainsi facile à saisir et à lier. Au-dessous de la cloison médiane qui sépare les corps caverneux se voit l'urèthre, dont l'orifice resserré et froncé présente des plis rayonnés, convergents vers le centre du canal ; autour de lui, le tissu spongieux et deux points qui marquent la présence des artères bulbeuses.

2° En dehors de l'enveloppe fibreuse des corps caverneux, dont l'épaisseur con- traste avec la minceur de celle qui recouvre le corps spongio-vasculaire, on remarque dans la rainure supérieure de ces corps l'orifice des artères et veine dorsales ; sur les côtés, en recherchant avec soin, on trouve les rameaux supérieurs du nerf honteux interne.

3° Enfin, au pourtour du noyau central constitué par les corps spongio-vasculaire et caverneux réunis, qui forment, à proprement parler, la charpente de la verge, on peut compter trois couches superposées de dedans en dehors, et qui sont la gaîne fibreuse propre de la verge, la couche sous-cutanée, et enfin la peau ;

Le *développement du pénis* sera étudié en même temps que celui des organes génitaux en général.

Déductions pathologiques et opératoires. — Telle est la mobilité des téguments qui recouvrent le scrotum et le devant de la symphyse pubienne, qu'il suffit, pour les déplacer et les attirer sur la racine du pénis, de légères tractions exercées sur cet organe. Dès qu'on cesse l'extension, tous les tissus reprennent rapidement leur position, en vertu de l'élasticité toute spéciale dont ils sont doués. De là résulte que si, dans l'amputation de la verge, alors qu'on est obligé de la tendre pour en faciliter la section, on coupe à la même hauteur tous les tissus qui la composent, la section porte non sur ses propres téguments, mais sur ceux du scrotum et du mont de Vénus, entraînés au-devant des corps caverneux et spongieux. Aussi, l'opération achevée, ces derniers restent-ils complétement à découvert. On a bien proposé, pour éviter cet inconvénient, d'agir ici comme dans l'amputation des membres, c'est-à-dire de diviser circulairement, d'abord la peau, qu'on laisse se rétracter, puis les autres tissus à son niveau ; mais, outre qu'en agissant ainsi on prolonge beaucoup l'opération, on tombe dans un autre inconvénient, celui d'avoir une trop grande quantité de téguments pour recouvrir le moignon de la verge, qui s'enfonce et se cache sous eux. Le précepte posé par Blandin me semble lever, aussi complétement que possible, ces difficultés. Partant de ce principe que, hors de l'état d'érection, la verge non distendue a suffisamment de peau pour la recouvrir, rien de plus, rien de moins ; qu'alors les corps caverneux sont aussi rétractés que possible, et que les téguments et les parties profondes, si l'on pouvait les maintenir en cette situation, conserveraient après l'amputation les mêmes rapports qu'avant, ce chirurgien propose le procédé suivant. Préalablement à l'opération, un aide retient sur le scrotum et le mont de Vénus la peau et les tissus sous-jacents ; alors le chirurgien, saisissant le pénis et l'attirant à lui, tranche d'un seul coup de couteau tous les tissus à la même hauteur. L'opération terminée, on peut constater qu'il ne reste ni trop ni trop peu de téguments pour recouvrir le moignon central.

Par ce procédé, l'amputation du pénis est une opération d'une simplicité sans égale ; toutefois, à en croire quelques chirurgiens, la rétraction de l'urèthre dans la profondeur du moignon pourrait donner lieu à de graves difficultés sur le moment, et par la suite à des accidents sérieux. M. Barthélemy, qui a publié un travail à ce sujet (1), rapporte à l'appui de son opinion un fait, unique jusqu'ici, qu'il ne paraît pas avoir vu lui-même, et dont l'observation rectifiée fut publiée plus tard par M. Rennes (de Bergerac), présent à l'opération (2). On y voit que la verge ayant été amputée *assez près* du pubis, l'orifice de l'urèthre se déroba absolument, et qu'après des recherches multipliées, il fallut renoncer à y introduire une sonde. Bientôt les envies d'uriner se manifestèrent, et le malade ne pouvant y satisfaire, on fut obligé de pratiquer d'abord la ponction de la vessie par le rectum, puis la ponction hypogastrique, et enfin une boutonnière au périnée. Neuf mois après, l'opéré étant mort des suites de la variole, on constata que l'urèthre rétracté n'arrivait pas jusqu'à l'extrémité du moignon, et se terminait au niveau de l'ouverture artificielle. M. Malgaigne se demande quelle peut avoir été la cause de cette rétraction de l'urèthre, et si elle doit être redoutée dans tous les cas : «La clef de l'énigme, dit-il, n'est *peut-être* pas très-difficile à trouver.

(1) *Journal hebdomadaire de médecine*, octobre 1833.
(2) Voyez *Gazette médicale*, 1834, p. 37.

Quand on ampute la verge dans un point où l'urèthre est accolé au corps caverneux, la rétraction étant à peu près égale dans tous les points de la plaie, l'urèthre reste visible à la superficie, et personne, que je sache, n'a trouvé même de difficulté notable à y porter une sonde. Mais si l'amputation se fait près du pubis, là où l'urèthre n'est plus en contact supérieurement qu'avec le tissu fibro-celluleux qui revêt la symphyse, on comprend que le canal, plus rétractile que les parties ambiantes, s'enfonce profondément dans les chairs. » Comme M. Malgaigne, je pense qu'il n'est point difficile de retrouver l'orifice de l'urèthre à la surface du moignon, quand on ampute dans le corps même de la verge. J'ajouterai qu'ayant eu deux fois l'occasion de pratiquer l'amputation du pénis à la réunion des deux tiers antérieurs avec le postérieur environ, j'ai pu sans peine, l'opération terminée, y introduire une sonde ; dans le deuxième cas même, la muqueuse uréthrale était tellement lâche, que l'idée me vint de la réunir immédiatement à la peau, comme on le fait après l'opération du phimosis pour la muqueuse du gland. J'appliquai donc des serres-fines non sans difficulté ; mais dans la journée le malade ayant eu besoin d'uriner, et pour satisfaire ce besoin, ayant attiré la peau en arrière, ainsi qu'il en avait, disait-il, contracté l'habitude, déchira la cicatrice commençante, en sorte que la réunion avorta complétement ; peut-être cet essai devrait-il être renouvelé. Ainsi, dans l'amputation du *corps de la verge*, il me paraît aujourd'hui démontré qu'on n'a nullement à redouter la rétraction de l'urèthre, et que l'introduction d'une sonde avant l'opération, recommandée, au dire de M. Rennes, par M. Belmas, chef des travaux anatomiques à la Faculté de Strasbourg avant M. Barthélemy, n'est qu'une complication inutile.

Quant à l'amputation pratiquée plus près du pubis, sur la racine même du pénis, un seul fait, surtout rapporté d'après des notes nécessairement incomplètes, et longtemps après l'opération, n'est point suffisant pour établir définitivement cette possibilité, et l'explication du savant professeur de médecine opératoire me paraît très-contestable. Effectivement, dans un cas d'*extirpation* de la verge pratiquée par Dupuytren et dont Blandin avait été témoin (1), cette rétraction n'eut point lieu. Peut-être, dans le cas dont ont parlé MM. Barthélemy et Rennes, n'y avait-il pas eu rétraction de l'urèthre, mais simplement contraction du bulbo-caverneux, qui, en se resserrant, aurait simplement refoulé l'orifice uréthral en arrière, ce qui est bien différent ; effectivement on ne rechercha l'orifice du canal qu'après avoir lié toutes les artères, et par conséquent après avoir sollicité par des pincements la contraction des nombreuses fibres arciformes qui enveloppent le bulbe. Le mieux serait donc d'attendre de nouveaux faits avant de se prononcer définitivement sur ce dernier point.

Après l'amputation, six artères donnent du sang, mais quatre seulement ont besoin d'être liées, ce sont les artères caverneuses et dorsales de la verge ; quant aux artères bulbeuses, il suffit de les tordre, et d'ailleurs elles sont trop petites pour donner lieu à une hémorrhagie sérieuse.

Le cancer de la verge, qui est assez fréquent, débute souvent par la peau, comme le cancer des téguments du scrotum, dit *des ramoneurs*, avec lequel il n'est pas sans analogie ; comme lui, il est alors de la nature de ceux auxquels les micrographes ont donné le nom d'*épithélial* ou de *cancroïde*. On comprend dès lors qu'il n'envahisse les tissus profonds que consécutivement, et qu'il soit longtemps arrêté par la gaîne fibreuse des corps caverneux, dont l'épaisseur, ainsi que je l'ai dit, est considérable. Telle est

(1) *Cours de médecine opératoire fait à la Faculté*, 1845.

sans doute la raison pour laquelle Lisfranc, sans s'en rendre suffisamment compte, donnait le conseil, qui doit être suivi, de mettre d'abord à nu la tunique fibreuse par une incision pratiquée selon la longueur de l'organe, et de ne procéder à l'amputation qu'après s'être assuré que la dégénérescence a envahi cette membrane.

L'ouverture que présente le prépuce est quelquefois tellement étroite, qu'il devient impossible de rejeter ce repli en arrière du gland : c'est là ce qui constitue le *phimosis congénital*, qui se distingue du *phimosis accidentel* en ce que ce dernier est le résultat d'un rétrécissement morbide de l'orifice préputial. Cette affection, gênante plus encore que sérieuse, peut cependant donner lieu à quelques accidents auxquels le chirurgien est appelé à remédier. Non-seulement les individus atteints de cette infirmité, lorsqu'ils n'ont pas le soin de faire des injections pour emporter, par un lavage répété soir et matin, la matière âcre que sécrètent les follicules placés à la racine du gland, sont exposés à cette inflammation de la muqueuse préputiale désignée sous le nom de *balano-posthite ;* mais encore, ce qui est plus sérieux, ils courent le risque de se trouver condamnés à la stérilité, le sperme ne pouvant sortir qu'en bavant, par suite du défaut de parallélisme entre les deux orifices de l'urèthre et du prépuce. Dans un cas singulier, chez un homme entré dans le service de M. Velpeau, où j'étais alors interne, nous trouvâmes amassés, entre la couronne du gland et le prépuce, trente-deux calculs formés d'acide urique dont la grosseur variait d'un pois à un grain de millet. Chez cet individu, l'orifice préputial était situé à la face dorsale du gland, tandis que celui de l'urèthre occupait sa place habituelle à la face inférieure de la verge, en sorte que l'urine, avant de sortir, gonflait le prépuce comme une poche, et y séjournait sans que le malade prît la peine de l'expulser.

Lorsque le prépuce, trop étroit pour permettre de découvrir facilement le gland, l'est cependant assez pour le laisser sortir en lui faisant violence, il arrive qu'on ne peut plus le ramener en avant : c'est là ce qui constitue le *paraphimosis*, conséquence naturelle du phimosis. Dans ce cas, les accidents auxquels donnent lieu la striction circulaire exercée sur le gland par l'anneau du prépuce sont rapides et graves, et il faut promptement y remédier, tandis que le phimosis ne nécessite jamais l'intervention immédiate du chirurgien.

L'érection, phénomène tout physiologique, peut parfois devenir pathologique ; c'est alors ce que l'on a nommé le *satyriasis*. Mais à côté de cette affection, sur laquelle on trouve dans les auteurs des documents assez complets, il est une autre variété d'érection qui n'a pas encore été étudiée que je sache, et qui est due à la phlébite des veines de la verge. J'ai publié dans les *Archives de médecine* (1) l'observation d'un vieillard de soixante-quinze ans, chez lequel, sans cause appréciable, il survint un gonflement indolent et progressif des corps caverneux qui finit par déterminer, après quelques jours, une sorte d'érection très-singulière, en ce sens que la portion spongieuse y était étrangère ; le gland, en effet, restait flasque et comme flétri au devant des corps caverneux turgides, roidis et horizontalement dirigés. Une incision, pratiquée sur l'un des corps caverneux, ne donna d'abord issue qu'à un sang cailleboté et infect ; puis, les jours suivants, nous pûmes retirer par cette ouverture la totalité du tissu érectile mortifié qui se détacha sans difficulté. Cet homme ayant succombé à une infection purulente, je trouvai, à l'autopsie, les veines caverneuses oblitérées par des caillots qui se prolongeaient jusque dans les plexus vésicaux et

(1) Voyez *Archives générales de médecine*, 1841, t. II, p. 319.

prostatiques ; ces derniers étaient remplis de pus. Chez un autre malade qui présenta aussi les phénomènes de l'érection, mais complets, c'est-à-dire portant à la fois sur les corps caverneux et spongieux, et également en dehors de toute excitation appréciable vénérienne ou cantharidienne, je trouvai des caillots oblitérant non-seulement les veines caverneuses, mais la veine dorsale ; il y avait aussi dans les plexus prostatiques, uréthraux et vésicaux, du pus bien formé. M. le professeur Nélaton, auquel je fis part de ces faits à l'époque où je venais de les recueillir, m'a dit, de son côté, avoir vu deux fois, et sur deux étudiants en médecine, la phlébite isolée de la veine dorsale ; les symptômes différaient un peu de ceux que je viens de noter, Ainsi, la veine dorsale du pénis formait une corde dure et tortueuse qu'on pouvait suivre jusqu'au moment où elle s'enfonçait sous le pubis ; la verge était dans une demi-érection et le prépuce présentait un œdème considérable. Depuis, j'ai eu l'occasion de voir, chez un jeune ouvrier imprimeur atteint d'une blennorrhagie intense, cette phlébite de la veine dorsale s'annonçant par les mêmes symptômes, avec cette différence toutefois que le tissu spongieux du corps de la verge présentait simultanément des nodosités dans toute sa longueur, et semblait être le siége d'une vive inflammation. Peut-être faudrait-il rapprocher ces cas de ceux dans lesquels le corps spongio-vasculaire et le tissu cellulaire sous-muqueux de l'urèthre, vivement enflammés, s'indurent, se dessinent comme une corde, deviennent inextensibles et maintiennent la verge dans une demi-érection et courbée en bas, tous phénomènes qu'on observe plus particulièrement dans certaines blennorrhagies, auxquelles on a donné pour cette raison le nom de *chaudepisse cordée*. Quoi qu'il en soit, l'histoire de la phlébite des veines de la verge, dont je viens d'esquisser les symptômes les plus saillants, est encore à faire.

La cicatrisation des plaies du pénis exige de grandes précautions, et doit être dirigée avec beaucoup de soin ; car, lorsqu'elle se fait vicieusement, elle a des conséquences graves. J'ai vu et je vois encore souvent un jeune homme dont la verge a été blessée par un éclat de bois dans la catastrophe du chemin de fer de Versailles, en 1842 ; la cicatrice, étendue de 2 centimètres, comprend toute l'épaisseur du corps caverneux droit. Lorsqu'il entre en érection, non-seulement il éprouve de vives douleurs, mais encore sa verge courbée en demi-cercle se dirige de côté, vers le pli de l'aine correspondant : cette position rend le coït très-difficile et gêne notablement l'éjaculation; l'émission des urines se fait au contraire librement, la verge à l'état de flaccidité n'étant nullement déviée.

Telle est, dans certains cas, la rigidité du pénis à l'état d'érection, qu'on l'a vu se rompre plutôt que ployer. M. Huguier a communiqué à la Société de chirurgie une curieuse observation de rupture du bulbe de l'urèthre et d'une partie des corps caverneux survenue chez un individu qui, surexité par l'absorption des cantharides, avait attiré brusquement sa femme sur lui. Le malade ayant succombé aux suites de cette lésion, on trouva l'urèthre complétement divisé au niveau du bulbe, qui lui-même avait disparu ; une distance de 2 centimètres au moins séparait les deux bouts du canal. A ce sujet, je citai alors l'observation d'une rupture incomplète des corps caverneux survenue dans les mêmes conditions chez un homme de quarante-deux ans, qui guérit, mais dont la verge, pendant l'érection, restait courbée sur la face uréthrale, comme dans la chaudepisse cordée. De son côté, M. Deguise rapporta avoir donné des soins à un homme qui, pendant le coït, se rompit les corps caverneux : au niveau de la déchirure, la verge resta brisée comme un fléau, et ce qu'il y avait de remarquable, c'est que l'érection, qui pouvait encore se faire, s'effectuait en deux temps, la partie postérieure de l'organe se gonflant d'abord, et en second lieu l'extrémité (1).

§ III. — RÉGION PÉRINÉALE ANTÉRIEURE.

Les chirurgiens ne sont pas d'accord sur ce que l'on doit entendre par *périnée;* Les uns, avec Blandin, comprennent sous cette dénomination toutes les parties molles qui ferment le détroit inférieur du bassin ; les autres, avec MM. Velpeau et Malgaigne, réservent ce nom aux parties situées en avant d'une ligne allant d'une tubérosité sciatique à l'autre. J'ai déjà dit sur quelles considérations d'anatomie, de physiologie et de pathologie je me fondais pour séparer le plancher périnéal en deux régions, je n'y reviendrai pas ; mais je dois ajouter que les mots ayant sur les choses une influence incontestable, il me paraît de toute nécessité, avant d'entrer dans l'étude du périnée, de préciser ce que je comprends sous cette dénomination. Je réserve le nom de *péri-née* à la totalité du plancher pelvien, et divisant l'espace losangique qu'il représente en deux portions à peu près égales par une ligne allant d'une tubérosité ischiatique à l'autre, en passant au-devant de l'anus, je désigne sous le nom de *région périnéale antérieure* les parties situées en avant de cette ligne, et sous celui de *région périnéale postérieure* celles qui sont placées en arrière.

Cette division du plancher pelvien en deux régions est la même au fond que celle adoptée par MM. Velpeau et Malgaigne, seulement l'appellation est différente; ces auteurs désignent sous le nom de *région anale* la région postérieure, et réservent à l'antérieure le nom de *périnée*, ce qui jette, à mon avis, une grande confusion dans l'esprit des élèves auxquels d'autres maîtres ont appris que par *périnée* on entendait toutes les parties molles qui ferment le détroit inférieur. Pour prouver la nécessité de réformer ce langage, je ne citerai qu'un fait, il sera concluant. Dans un concours pour le professorat le sujet de la question écrite était ainsi posé : *Du périnée et des tailles périnéales.* Je ne sais si les candidats durent hésiter longtemps à circonscrire leur sujet ; mais ce que je puis affirmer, c'est que les uns décrivirent la région anale en même temps que la région périnéale antérieure, tandis que d'autres se bornèrent à cette dernière : en sorte que nous, élèves, qui assistions à cette brillante lutte, nous sortîmes de l'amphithéâtre moins fixés que jamais sur ce qu'il fallait entendre par ce mot *périnée.* La dénomination que je propose aurait pour résultat de faire cesser toute ambiguïté.

Cette division du périnée en deux régions secondaires par une ligne fictive peut, au premier abord, et en se bornant à l'examen des formes extérieures, être considérée comme arbitraire et de pure convention; mais en pénétrant par la dissection dans la profondeur des tissus, on s'assure qu'elle indique une délimitation très-nette, très-réelle, très-anatomique, si je puis ainsi dire, délimitation que nous verrons se reproduire pour toutes les couches du périnée, la couche sous-cutanée exceptée.

Ceci posé, je passe à l'étude de la *région périnéale antérieure.*

Cette région, circonscrite en arrière par une ligne allant d'une tubérosité ischiatique à l'autre et passant au-devant de l'anus, sur les côtés par les arcades pubiennes qui se rejoignent à la symphyse, représente un triangle isocèle à base postérieure et à sommet dirigé en avant. Ce triangle est divisé lui-même en deux autres secondaires par

(1) *Bulletins de la Société de chirurgie,* t. III, p. 514.

Pl.1

RÉGIONS PÉRINÉALES ANTÉRIEURE ET POSTÉRIEURE.

Fig. 1.

Fig. 2.

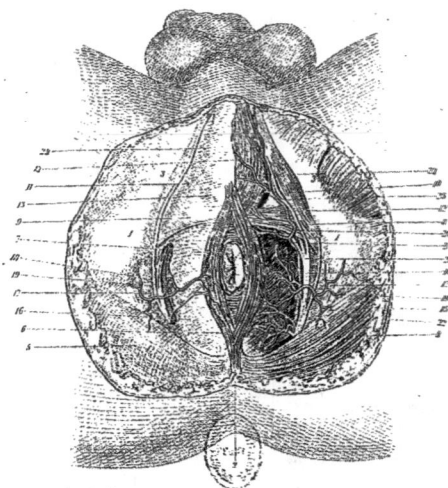

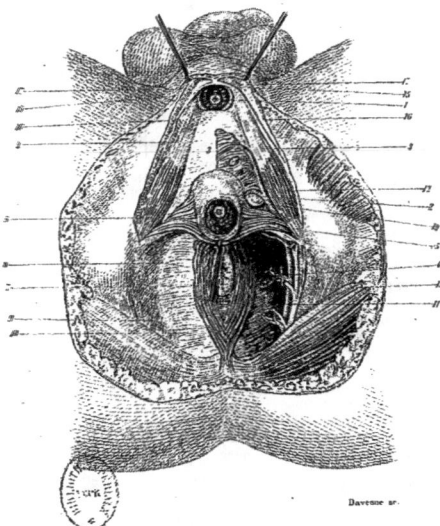

Lévr.lit del

Davenne sc.

RÉGIONS PÉRINÉALES ANTÉRIEURE ET POSTÉRIEURE.

Fig. 1. — *Plan superficiel des régions périnéales antérieure et postérieure* (1).

1, 1. Saillies ischiatiques.
2. Coccyx.
3, 3. Branches du pubis convergeant pour fermer en avant la région périnéale antérieure.
4. Le muscle grand fessier.
5. Le même, recouvert de son aponévrose.
6. Sphincter anal cutané ou externe.
7. L'anus.
8. Le muscle transverse : le transverse superficiel est séparé du profond par un nerf émanant du honteux interne.
9. Saillie du transverse recouvert par l'aponévrose superficielle du périnée, dans le point où cette membrane se réfléchit derrière lui pour entrer dans l'espace pelvi-rectal inférieur ou fosse ischio-rectale.
10. Le muscle ischio-caverneux.
11. Le même, recouvert par l'aponévrose superficielle.
12. Le muscle bulbo-caverneux.
13. Le même, recouvert par l'aponévrose.
14. Point où l'aponévrose a été incisée sur la ligne médiane
15. Le releveur anal tapissant la face interne de l'espace pelvi-rectal inférieur.
16. Le même, recouvert par l'aponévrose.
17, 17. La face externe de l'espace pelvi-rectal inférieur. L'aponévrose qui recouvre le muscle

(1) Du côté droit (celui qui est à la gauche du lecteur), les plans aponévrotiques superficiels ont été conservés ; du côté gauche, au contraire, ils ont été enlevés pour découvrir les muscles, artères et nerfs formant le plan périnéal superficiel.

obturateur interne n'a pas été enlevée, je l'ai simplement incisée des deux côtés pour laisser voir les vaisseaux et le nerf honteux internes, qui marchent dans son dédoublement à 4 centimètres de hauteur, sur ce sujet, au-dessus de la saillie de l'ischion.
18, 18. Artère honteuse interne.
19, 19. Artères hémorrhoïdales inférieures.
20. Artère superficielle du périnée.
21. Tronc du nerf honteux interne.
22. Nerfs hémorrhoïdaux.
23. Nerf bulbo-uréthral ou musculo-bulbaire.
24, 24. Nerf superficiel du périnée.
25. Triangle ischio-bulbaire. C'est dans l'intervalle que laissent entre eux les muscles bulbo-caverneux, ischio-caverneux et transverse du périnée que marche l'artère périnéale superficielle, et plus profondément, comme on peut le voir sur la figure 2, l'artère bulbeuse ; c'est par là qu'on pénètre dans l'opération de la taille latéralisée.

Fig. 2. — *Dans la région périnale antérieure, l'urèthre, coupé en avant, a été renversé en arrière sur l'anus, afin de laisser voir l'aponévrose moyenne tendue entre les deux branches pubiennes et fermant en haut la loge périnéale inférieure. — Dans la région périnéale postérieure, l'espace pelvi-rectal inférieur a été complétement débarrassé du tissu adipeux et des vaisseaux et nerfs superficiels qui le remplissent exactement et entourent le rectum.*

1. Coupe transversale de l'urèthre. On voit au centre du corps spongieux l'orifice du canal.

2. L'urèthre renversé et attiré en arrière pour laisser voir l'aponévrose moyenne.
3. Aponévrose périnéale moyenne. Du côté droit, elle est intacte ; du côté gauche, les fibres aponévrotiques qui constituent sa lame inférieure ont été enlevées et laissent voir les fibres transversalement dirigées du muscle de Guthrie, compris entre ces deux feuillets.
4, 4. Muscles ischio-caverneux.
5, 5. Muscles transverses renversés avec la portion bulbeuse de l'urèthre.
6. L'anus.
7. Le sphincter anal.
8. Espace pelvi-rectal inférieur.
9. Paroi externe ou pelvienne de l'espace pelvi-rectal.
10. Paroi interne ou rectale du même espace. L'aponévrose a été conservée intacte sur l'une et l'autre paroi, et l'on n'aperçoit de ce côté, ni les fibres de l'obturateur interne, ni les vaisseaux et nerfs honteux, ni le releveur de l'anus. Du côté opposé on peut voir les vaisseaux et nerfs, et les fibres du releveur transversalement dirigées en cet endroit.
11. Tronc de l'artère honteuse interne.
12. Artère bulbeuse ou transverse du périnée.
13. Nerf honteux interne.
14. Glande de Cowper située au-dessus du muscle de Guthrie.
15, 15. Aponévrose ano-scrotale.
16, 16. Aponévrose inférieure du périnée.
17, 17. Espace compris entre les deux lames de cette aponévrose et qui conduit dans le scrotum.

le raphé médian dit périnéal, qui, de la racine des bourses, c'est-à-dire du sommet, vient tomber perpendiculairement sur la base au-devant de l'anus.

La région périnéale antérieure, chez l'homme comme chez la femme, livre passage aux organes génito-urinaires ; lorsque les cuisses sont rapprochées, elle se réduit à un sillon et disparaît presque complétement, ou du moins semble disparaître, car ses limites osseuses ne permettent pas de variations dans ses dimensions. Il faut, pour l'étudier, mettre le sujet sur le dos, le siége rapproché du bord de la table, puis les membres inférieurs étant écartés, faire fléchir les jambes sur les cuisses, et les cuisses sur le bassin. Dans cette position, la région périnéale antérieure offre sur la ligne médiane une saillie antéro-postérieure due à la présence du pénis, dont la racine s'enfonce et disparaît dans les parties molles du plancher pelvien.

Superposition et structure des plans. — En procédant à la dissection, on trouve successivement, de la peau à la cavité pelvienne :

1° La *peau,* pourvue de poils dont le bulbe soulève le derme et fait un léger relief. A la partie antérieure elle participe de la mobilité des téguments du scrotum, avec lesquels elle se continue, mais elle devient de plus en plus adhérente à mesure que l'on se rapproche de l'anus.

2° *Couche sous-cutanée.* — Elle est représentée par plusieurs lamelles dont l'isolement a été la source de discussions qui me paraissent tout à fait oiseuses. Je ne saurais admettre en aucune manière les cinq couches que Thomson, et d'après lui M. Velpeau, ont décrites ; ici, comme à la partie inférieure de l'abdomen, le *fascia superficialis* général peut être à la rigueur séparé en deux couches, et c'est déjà bien assez ; Blandin n'en admet qu'une seule. La couche cellulo-graisseuse superficielle reçoit en arrière les insertions du sphincter anal superficiel, et se prolonge en avant dans le scrotum et sur la verge, mais sans se confondre avec les dartos, au-dessus desquels elle est située. Sur les côtés et en arrière, elle se continue avec la couche semblable des régions fessière et périnéale postérieure. En avant, elle présente une texture lamelleuse, tandis qu'en arrière et latéralement elle prend la forme aréolaire, contient des pelotons graisseux, et se trouve traversée par des filaments résistants qui établissent entre elle, la peau et les tissus sous-jacents, des adhérences intimes.

Au-dessous de ce premier feuillet, on en rencontre un deuxième qui m'a paru se rapporter plus particulièrement à la description de ce que M. Velpeau désigne sous le nom d'aponévrose *ano-scrotale ;* il reçoit en arrière une partie des insertions du sphincter de l'anus, et sur les côtés de l'intestin se plonge dans les fosses ischio-rectales. En avant, il est représenté par une couche lamelleuse composée de filaments blanchâtres, souvent infiltrée de sérosité rougeâtre et de graisse, puis se prolonge dans le scrotum, où il s'entrecroise avec les fibres des dartos. On peut le poursuivre sur le pénis et jusque dans la région prépubienne, où il se confond avec la couche sous-cutanée abdominale. Latéralement, sur la racine du membre pelvien, ses filaments se fixent aux aponévroses d'enveloppe.

3° *Aponévrose inférieure.* — C'est une lamelle mince et celluleuse qui, chez quelques sujets, n'a réellement d'aponévrose que le nom. On se ferait une très-fausse idée de sa résistance, si on ne la considérait qu'isolée par le scalpel, ce qui, d'ailleurs, n'est pas chose aussi simple qu'on pourrait le croire en lisant les descriptions qui en ont été faites ; son union intime à la couche sous-cutanée, qui la double et la soutient, lui donne une grande force. Déjà j'ai dit (1) qu'en avant elle

(1) Voyez p. 698.

se continuait avec la gaîne fibreuse propre de la verge, qui paraît n'être que son expansion : latéralement elle s'insère sur l'arcade pubienne, et en arrière, au lieu de se prolonger dans la région périnéale postérieure, elle se recourbe brusquement sur le bord postérieur des muscles transverses. De descendante qu'elle était, elle devient donc ascendante, et, après un trajet de quelques millimètres, se confond avec le bord postérieur de l'aponévrose moyenne. Elle constitue ainsi dans ce point une véritable limite cellulo-fibreuse entre les portions antérieure et postérieure du périnée, limite fortifiée par la présence du muscle transverse dont il va bientôt être question.

Sa face inférieure, ai-je dit, est intimement unie à la couche sous-cutanée dont elle est séparée par l'artère périnéale inférieure et le nerf qui l'accompagne. De sa face supérieure émanent plusieurs cloisons fibreuses qui méritent d'arrêter un instant l'attention. Sur la ligne médiane elle est intimement unie au bulbe de l'urèthre, et de chaque côté de cette adhérence antéro-postérieure par une lamelle qui, après avoir contourné cet organe que recouvre le muscle bulbo-caverneux, vient s'insérer sur la face inférieure de l'aponévrose moyenne. Tout à fait en dehors une autre lame contourne de la même manière la racine du corps caverneux et le muscle ischio-caverneux, et, comme la précédente, tombe sur cette même aponévrose moyenne. En arrière, un semblable feuillet tapisse la face antérieure du muscle transverse, en sorte que le bulbe et son muscle constricteur, la racine du corps caverneux et le muscle qui l'entoure, et enfin le muscle transverse lui-même, se trouvent séparés et isolés par des prolongements de cette lame fibro-celluleuse.

4° L'aponévrose superficielle enlevée, on rencontre, en arrière, des fibres musculaires transversales se rendant, de la lèvre interne de l'ischion, sur un raphé médian commun aux fibres du sphincter de l'anus et du bulbo-caverneux. Ce sont ces fibres auxquelles on a donné le nom de *muscle transverse du périnée*, qui complètent entre les deux régions périnéales la ligne de démarcation déjà établie par la réflexion de l'aponévrose inférieure. Elles règnent dans une hauteur de 15 à 20 millimètres environ.

Sur la ligne médiane se voit l'extrémité postérieure de la région spongieuse de l'urèthre qui se prolonge dans la région périnéale antérieure sous forme d'un cylindre allant toujours grossissant, jusqu'à ce que, arrivée à 20 millimètres environ au-devant de l'anus, elle s'infléchisse, pour se porter directement en haut du côté de la cavité pelvienne. Cette extrémité renflée du corps spongieux a reçu le nom de *bulbe uréthral*. Le bulbe, dont la structure essentiellement veineuse a déjà été étudiée à la région pénienne, présente, suivant les âges, de grandes variations dans son volume : chez les enfants, il est toujours beaucoup moins volumineux que chez l'adulte, et c'est chez le vieillard qu'il acquiert son summum de développement. Chez ce dernier, il n'est séparé de la partie antérieure de l'anus que par un intervalle de 12 à 15 milimètres, circonstance qui l'expose bien davantage à être blessé dans la taille bilatérale que chez les enfants ou les adultes. Après un court trajet dans cette direction ascendante, le bulbe se termine abruptement par un cul-de-sac, et c'est là qu'il se trouve comme enclavé dans l'épaisseur de l'aponévrose moyenne dont il déborde souvent la face supérieure. Il est complètement recouvert par le muscle bulbo-caverneux assez mince pour laisser voir par transparence sa couleur bleuâtre. La direction du bulbe par rapport au triangle de la région périnéale antérieure représente celle d'une perpendiculaire abaissée du sommet à la base.

Sur les côtés de ce triangle se voient les racines des corps caverneux accolés aux branches de l'ischion et du pubis; elles sont recouvertes en ce point par les fibres des muscles ischio-caverneux.

Le muscle transverse, le bulbe, et les racines des corps caverneux, sont donc disposés de manière à représenter deux triangles ayant un côté commun constitué par le bulbe, un côté externe par la racine caverneuse, et une base par le muscle transverse; le sommet résulte de la rencontre des corps caverneux et spongieux. Ces deux triangles, qu'on peut désigner sous le nom d'*ischio-bulbaires*, reproduisent donc assez exactement, pour les parties profondes, la division indiquée pour les parties superficielles, puisque la ligne bi-ischiatique est représentée par la direction des transverses, situés toutefois un peu plus antérieurement, le bulbe par le raphé périnéal, et les racines des corps caverneux par les branches de l'ischion et du pubis. Dans l'opération de la taille latéralisée, c'est par la partie postérieure de ce triangle qu'on pénètre; on comprend donc toute l'importance pratique qui s'attache à cette étude des lignes qui lui correspondent extérieurement. Chez les sujets peu vigoureux, l'aire de ce triangle est uniquement occupée par du tissu cellulaire qui traverse l'artère bulbeuse ou transverse, et quand il est enlevé, on découvre une membrane d'un blanc bleuâtre qui oppose une grande résistance : chez les individus bien musclés, on rencontre toujours de plus un certain nombre de fibres musculaires obliques en avant, qui de l'ischion se portent au bulbe; on leur a donné le nom de muscle *ischio-bulbaire*.

5° L'*aponévrose moyenne*, aussi nommée *ligament périnéal* par Carcassonne, *ligament triangulaire de l'urèthre* par Abraham Colles, *aponévrose ano-pubienne* par M. Velpeau, n'est pas plus une lame aponévrotique qu'un ligament. C'est une couche aplatie et résistante, dans l'épaisseur de laquelle on trouve des fibres musculaires et aponévrotiques, des artères et des veines; et si elle est généralement aussi mal comprise par les élèves, cela tient, j'en suis convaincu, à la fausse dénomination qu'on lui a imposée.

Envisagée dans son ensemble, elle représente un plan musculo-fibreux tendu au-dessous de la symphyse entre les deux branches du pubis, et de forme triangulaire, comme l'espace qu'elle remplit. Son sommet, dirigé en avant, répond au ligament sous-pubien; sa base s'avance jusqu'au voisinage du rectum; latéralement elle s'insère à la lèvre interne de l'arcade pubienne; à son centre elle est perforée pour le passage de l'urèthre, qu'elle protége et soutient : d'où le nom de *ligament triangulaire suspenseur de l'urèthre* que lui avait imposé Colles.

Par sa face inférieure, elle est en rapport avec les racines des corps caverneux en dehors, le cul-de-sac du bulbe sur la ligne médiane; et j'ai dit déjà que ce dernier, de même que les racines caverneuses, semblait comme enclavé dans son épaisseur et paraissait en faire réellement partie.

Par sa face supérieure, elle est en rapport avec le muscle de Wilson, la portion musculeuse de l'urèthre, et les fibres du releveur de l'anus.

M. Denonvilliers (1), lui, décrit deux feuillets : l'un, inférieur, qui, parvenu au-devant du rectum, se recourbe pour se continuer avec l'aponévrose superficielle; l'autre, supérieur, qui latéralement s'unit au premier, mais dont la partie moyenne se prolonge sur la face antérieure du rectum. Entre ces deux feuillets, dont la nature fibreuse ne saurait être contestée, on rencontre un plan musculaire étoilé, ayant pour

(1) Thèse inaugurale, 1837; n° 285; p. 20.

centre l'urèthre, et dont les fibres se portent de là, en divergeant, vers les branches et la symphyse du pubis ; ce plan musculaire parfaitement décrit par Guthrie, a reçu pour cette raison le nom de *muscle de Guthrie*. On y trouve de plus l'artère honteuse interne, l'artère du bulbe, des veines nombreuses qui émanent de ce dernier organe et des corps caverneux, et enfin les glandes dites de Méry ou de Cowper que j'ai quelquefois rencontrées au-dessus du feuillet supérieur.

Lorsqu'on incise cette lame fibro-musculeuse perpendiculairement à sa direction, on peut se convaincre qu'elle offre une épaisseur considérable, ce qui permet de comprendre que le bulbe y soit enclavé, et qu'elle enferme de plus une certaine étendue de la portion musculeuse de l'urèthre. Sur la tranche de la coupe on peut aussi remarquer un certain nombre d'orifices béants, ce sont les ouvertures de véritables sinus veineux creusés dans l'épaisseur de cette prétendue aponévrose, dont la structure, ainsi qu'on vient de le voir, est assez compliquée.

Loge fibreuse périnéo-pénienne, ou loge périnéale inférieure. — Résumant maintenant la description de l'aponévrose inférieure, des transverses du périnée, du bulbe, de la racine des corps caverneux et de l'aponévrose moyenne, on voit : 1° que l'aponévrose moyenne, étendue de la symphyse du pubis et des branches de cet os au-devant du rectum, se recourbe inférieurement derrière le transverse pour se continuer avec l'aponévrose superficielle ; 2° que cette dernière, après un trajet vertical de 15 à 20 millimètres derrière le transverse, se réfléchit au-dessous de leur bord inférieur, pour se porter horizontalement en avant sur le pénis qu'elle enveloppe complétement, se fixant latéralement sur la lèvre externe du pubis, et en avant à la base du gland où elle se termine. De là résulte que toutes les parties molles qui concourent à former la verge et les muscles qui y sont annexés, c'est-à-dire le corps spongieux, le bulbe, le corps caverneux, l'urèthre, les muscles transverses du périnée, bulbo et ischio-caverneux, sont compris dans une gaîne fibreuse ayant, qu'on me passe la comparaison, la forme d'un pistolet de poche dont la concavité de la crosse, dirigée en haut et en avant, embrasserait la symphyse pubienne, tandis que la convexité, tournée en bas et en arrière, regarderait le rectum et le sol.

Cette gaîne fibreuse, adhérente aux lèvres de l'arcade et de la symphyse pubienne, occupe donc les deux régions pénienne et périnéale antérieure. Elle est partout close, excepté au niveau du ligament suspenseur de la verge où, chez les sujets peu musclés, on voit le feuillet fibro-celluleux qui la constitue s'amincir et se fondre avec le tissu cellulaire sous-cutané (1) ; de plus, elle est divisée à l'intérieur au niveau de la région périnéale, c'est-à-dire de la racine de la verge, en autant de gaînes secondaires qu'il y a d'organes. C'est ainsi qu'on trouve pour le bulbe, chaque racine des corps caverneux et le muscle transverse, des loges parfaitement isolées.

On a donné à cette grande gaîne fibreuse, à laquelle concourent d'ailleurs un peu comme parois les branches du pubis, le nom de *loge périnéale inférieure :* elle serait bien mieux désignée sous celui de *loge fibreuse périnéo-pénienne*, ou plus simplement *loge fibreuse du pénis*, puisqu'elle est affectée exclusivement à cet organe.

6° Au-dessus de l'aponévrose moyenne, entre elle et l'aponévrose supérieure qui limite le périnée du côté de la cavité pelvienne, se trouvent contenues diverses parties dont l'étude va maintenant nous occuper : c'est ce qu'on a appelé l'*étage supérieur du périnée* ou la *loge périnéale supérieure*. Commençons d'abord par

(1) Voyez *Région pénienne*, p. 698.

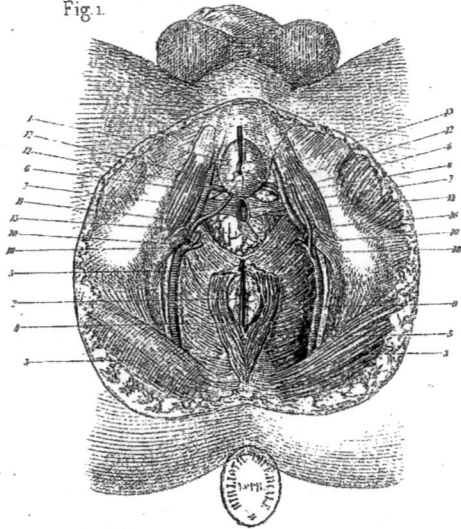

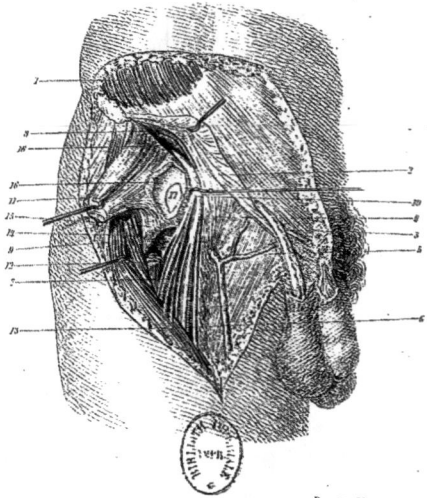

Pl. II

RÉGIONS. PÉRINÉALES ANTÉRIEURE
ET POSTÉRIEURE PROFONDES.

RÉGION ILIO - INGUINALE PROFONDE.

Fig. 1.

Fig. 2.

Léveillé del.

Dumont sc.

RÉGIONS PÉRINÉALES ANTÉRIEURE ET POSTÉRIEURE PROFONDES.

Fig. 1. — *Le bulbe, disséqué, est attiré légèrement en avant. L'anus est un peu porté en arrière, afin d'éclairer la région membraneuse de l'urèthre et la prostate mises à découvert. Un cathéter cannelé a été introduit dans le canal, et j'ai ouvert la région membraneuse et incisé la prostate dans son rayon oblique gauche, comme pour la taille latéralisée.*

1. Le bulbe uréthral, porté en avant.
2. L'anus, légèrement attiré en arrière.
3, 3. Muscles grands fessiers.
4. Le sphincter anal.

5, 5. Le releveur de l'anus, dont les faisceaux les plus antérieurs ont été enlevés pour laisser voir la prostate.
6, 6. Les muscles ischio-caverneux.
7, 7. Le muscle de Wilson ou transverso-uréthral.
8. La glande de Cowper.
9. Tronc de l'artère honteuse interne.
10, 10. Artère périnéale superficielle.
11. Artère bulbeuse anormale naissant de l'artère périnéale superficielle. Si pareille disposition eût existé du côté gauche, cette artère importante eût été à coup sûr ouverte dans la taille latéralisée; par la taille prérectale, au contraire, on l'eût évitée.
12, 12. Artère bulbeuse.
13. Continuation de l'artère honteuse interne.
14. Incision pénétrant dans la région membraneuse du canal.
15. La prostate, à la surface de laquelle se voit un réseau d'artères et de veines très-serré.
16. Incision de la prostate selon son rayon oblique.
17. Partie antérieure de l'aponévrose moyenne.
18, 18. Attaches des muscles transverses du périnée.

RÉGION ILIO-INGUINALE PROFONDE.

Fig. 2. — *La gaine du canal iliaque a été ouverte. J'ai détaché le muscle psoas de son insertion au petit trochanter; je l'ai relevé en dehors et en haut, afin de faire voir la bourse séreuse à l'aide de laquelle son tendon glisse au devant de l'articulation coxo-fémorale. L'arcade crurale est également soulevée fortement à l'aide d'une érigne dans la portion qui correspond au canal iliaque, afin de montrer la communication avec la fosse iliaque interne.*

1. Muscle grand oblique.
2. L'arcade crurale à laquelle adhère encore le feuillet profond du fascia superficialis.
3. Le cordon spermatique.
4. L'infundibulum crural et la gaine des vaisseaux fémoraux.
5. La saphène interne au moment où elle pénètre dans l'infundibulum.
6. L'artère fémorale superficielle.
7. La fémorale profonde.
8. La circonflexe iliaque contournant l'arcade crurale au devant du psoas.
9. L'artère circonflexe antérieure.
10. Le nerf crural.
11. Le muscle psoas iliaque détaché du petit trochanter et relevé en dehors et en haut.
12. Le tendon du psoas à son attache au petit trochanter.
13. Muscle couturier.
14. Muscle droit antérieur.
15. Le col du fémur.
16. La bourse séreuse du psoas ouverte. On aperçoit son prolongement au devant de l'arcade pubienne.
17. Ouverture normale faisant communiquer cette bourse séreuse avec l'articulation coxo-fémorale.
18. Ouverture par laquelle l'œil plonge dans la fosse iliaque interne.

décrire les parties contenues, il sera plus facile ensuite de comprendre le mode de distribution des aponévroses, qui est un peu compliqué.

A. Les parties contenues sont : l'extrémité antérieure du releveur de l'anus, le muscle de Wilson, la prostate et les portions prostatique et musculeuse de l'urèthre,

Le *releveur de* l'anus, dont la portion la plus considérable appartient à la région périnéale postérieure, est constitué, ainsi qu'on le sait, par des fibres insérées à tout le pourtour du bassin, et venant de là se rendre sur l'extrémité inférieure du rectum, la prostate et la vessie. En disséquant la face inférieure de ce muscle recouvert au niveau du rectum par une abondante couche du tissu graisseux, on observe que, dans la région périnéale antérieure, les fibres qui le composent se partagent en deux ordres de faisceaux : les uns, plus rapprochés de la ligne médiane, après avoir longé la prostate, vont s'insérer sur le côté de la symphyse pubienne ; les autres, situés plus en dehors, se portent transversalement pour se fixer sur l'aponévrose de l'obturateur interne et la portion avoisinante du corps du pubis. Ces derniers, sur lesquels je ne vois pas que les auteurs aient insisté d'une manière suffisante, sont constants et me paraissent avoir une certaine importance au point de vue physiologique et pathologique. Envisagés dans leur ensemble, c'est-à-dire à droite et à gauche simultanément, ces faisceaux représentent, abstraction faite de leur partie anale, de véritables muscles transverses fixés d'une part au contour du trou obturateur, et de l'autre à la face antéro-latérale du rectum. Ils rappellent, à l'étage supérieur, la disposition des transverses à l'étage inférieur. On pourrait donc leur donner, en les considérant isolément du releveur, le nom de *muscles transverses supérieurs du périnée.* Il ne faut pas confondre ces muscles transverses supérieurs avec les faisceaux contenus dans l'épaisseur de l'aponévrose moyenne, connus sous le nom de *muscle de Guthrie,* et que quelques auteurs désignent sous celui de *muscle transverse profond.* Quelle que soit l'opinion qu'on se fasse à ce sujet, cette portion transversale du releveur établit supérieurement entre les régions périnéales antérieure et postérieure une séparation que nous verrons bientôt être complétée par un plan fibreux.

Le *muscle de Wilson* ou *pubio-uréthral,* que M. Cruveilhier confond, bien à tort, avec les fibres du releveur, dont il est séparé par l'aponévrose latérale de la prostate, se présente sous des formes si variées suivant les sujets, qu'il est réellement difficile d'en donner une idée bien nette ; je ne pense pas toutefois, comme M. Sappey, qu'il faille renoncer à le décrire (1). Entre l'aponévrose moyenne et les faisceaux longitudinaux du releveur, en avant de la portion transversale de ce même muscle, on trouve des fibres musculaires qui, nées de la face postérieure de la symphyse et du corps du pubis, convergent vers la portion musculeuse de l'urèthre sur laquelle elles s'insèrent ; ce sont ces fibres, faciles à isoler sur certains sujets, qui constituent le muscle pubio-uréthral ou de Wilson. Sa forme générale est celle d'un triangle dont la base, dirigée en avant vers le corps du pubis, aurait son sommet tourné vers l'urèthre. Il est un peu obliquement dirigé en bas et en arrière, et chez les sujets très-musclés, on voit, ainsi que l'a constaté M. Denonvilliers, quelques fibres se porter sur la prostate et jusque sur le rectum. Winslow donnait à ces faisceaux le nom de muscles prostatiques supérieur et inférieur ; on les a désignés depuis sous celui de *pubio-prostatique* et *pubio-rectal,* réservant le non de *pubio-uréthral* aux fibres qui du pubis se portent directement à l'urèthre.

En résumé donc, le muscle dit de *Wilson*, et mieux *pubio-uréthral*, se compose principalement de fibres ayant des attaches fixes au squelette et des attaches mobiles à l'urèthre, quelquefois à la prostate et même au rectum. Quelle peut être l'action d'un pareil muscle? Évidemment, lorsqu'il se contracte, il rapproche ses insertions mobiles de ses insertions fixes; en d'autres termes, il attire l'urèthre contre le pubis, de la même manière que le bulbo-caverneux comprime le corps spongio-vasculaire et la portion du canal qui le traverse contre les corps caverneux. Aussi pourrait-on considérer le muscle pubio-uréthral comme remplissant, par rapport aux portions prostatique et musculeuse, le même rôle que le bulbo-caverneux vis-à-vis de la portion spongieuse. Comme ce dernier, il accélère le cours du sperme et de l'urine, et de plus il ferme les portions du canal auxquelles il s'attache, et doit, pour cette raison, être considéré, non comme un sphincter, ainsi qu'on l'a dit bien à tort, puisqu'il n'entoure pas circulairement le canal, mais comme un constricteur de l'urèthre, analogue par exemple aux constricteurs du pharynx. C'est à lui qu'est confiée l'expulsion des dernières gouttes d'urine séjournant dans le canal, et c'est lui encore qui, de concert avec les fibres circulaires qui appartiennent en propre au canal, s'oppose par ses contractions spasmodiques au cathétérisme, et arrête la sonde dans cette affection connue des chirurgiens sous le nom de *spasme uréthral* ou *rétrécissement spasmodique*. Ces diverses considérations justifient les détails, un peu minutieux peut-être, dans lesquels je suis entré à son sujet.

Le centre de l'étage périnéal supérieur est occupé en avant et en bas par la portion musculeuse de l'urèthre, qu'on a quelque peine à isoler d'une manière bien nette, à cause des insertions multipliées qu'elle donne aux fibres des muscles de Guthrie et de Wilson, et aussi des fibres propres qui l'environnent et lui forment un véritable sphincter. Enfin, en arrière et en haut, on trouve la prostate, dont l'histoire ne peut être séparée de celle de l'urèthre qui la traverse, et sera étudiée dans un chapitre spécial.

B. Toutes les parties que nous venons de décrire sont contenues entre des plans aponévrotiques dont la disposition est assez compliquée, et qui sont, inférieurement l'aponévrose moyenne, supérieurement l'aponévrose périnéale supérieure ou pelvienne, en arrière une couche fibro-celluleuse, désignée sous le nom de *prostato-péritonéale*. Cet étage supérieur est subdivisé lui-même en deux loges secondaires par un plan fibreux allant du pubis au rectum, et nommé pour cette raison *aponévrose pubio-rectale* ou encore *latérale de la prostate*. Examinons successivement chacun de ces plans fibreux, sauf l'aponévrose moyenne déjà étudiée.

L'*aponévrose supérieure* (*fascia pelvia* de M. J. Cloquet, *aponévrose recto-vésicale* de M. Cruveilhier) n'appartient point en propre à la région périnéale antérieure, puisqu'elle représente un plan fibreux en entonnoir qui ferme le bassin, une sorte d'infundibulum au centre duquel se trouvent placés la vessie en avant, le rectum en arrière : je la décrirai donc immédiatement dans sa totalité.

Sa préparation est de la plus grande facilité, et doit être faite par sa partie supérieure, c'est-à-dire par le bassin. Il suffit, pour la mettre en évidence, d'enlever le péritoine qui revêt le plancher pelvien et avec lui le tissu cellulaire qui le double; on découvre alors un plan fibreux, blanchâtre, très-résistant, considéré bien à tort, dit M. Denonvilliers, comme constituant l'aponévrose supérieure du releveur de l'anus (1).

(1) Denonvilliers, thèse citée, p. 17.

Ce professeur a démontré que ce plancher fibreux était formé, non par un seul plan, mais par la réunion de quatre aponévroses appartenant aux quatre muscles qui concourent à former le bassin, et qui sont : l'obturateur interne, le pyramidal, l'ischiococcygien et le releveur anal. Il faut donc, pour connaître l'aponévrose supérieure, étudier successivement les diverses lames qui la constituent, et ici je ne puis mieux faire que de laisser parler M. Denonvilliers :

« L'aponévrose de l'obturateur interne s'insère : 1° sur les côtés de la symphyse
» pubienne ; 2° sur la circonférence du détroit supérieur du bassin ; 3° sur la portion
» de l'os iliaque qui limite en avant la grande échancrure sciatique et sur l'épine
» sciatique ; 4° sur le bord inférieur du grand ligament sciatique et sur la branche
» descendante du pubis et ascendante de l'ischion. Le muscle pyramidal est tapissé
» par une lame cellulo-fibreuse insérée en arrière sur le sacrum, le long des trous
» sacrés antérieurs, en avant sur l'aponévrose de l'obturateur interne ci-dessus dé-
» crite, en bas sur le bord supérieur du petit ligament sacro-sciatique ; en haut cette
» aponévrose présente une échancrure qui laisse passer les vaisseaux et les nerfs
» fessiers ; elle est en outre percée vers le milieu pour le passage des vaisseaux et
» nerf sciatiques. L'ischio-coccygien est lui-même recouvert d'un feuillet très-
» mince, de forme triangulaire, fixé par sa base sur le côté du sacrum et du coccyx,
» par son sommet sur l'épine sciatique, par ses deux bords sur les bords correspon-
» dants du petit ligament sacro-sciatique. Reste le releveur de l'anus. On sait que
» son bord supérieur se dirige obliquement, de haut en bas et d'avant en arrière, de
» la partie supérieure du corps du pubis sur l'épine sciatique ; eh bien, son aponé-
» vrose interne ou supérieure s'insère suivant cette ligne sur l'aponévrose de l'obtu-
» rateur interne, puis elle se fixe au bord inférieur du petit ligament sacro-sciatique :
» partie de ces points d'attache, elle va se confondre avec celle du côté opposé dans
» l'intervalle qui s'étend de la pointe du coccyx au rectum. »

Ainsi constituée par la réunion de ces huit plans fibreux, quatre de chaque côté, l'aponévrose pelvienne ou supérieure du périnée, vue par le bassin, paraît cependant formée par une lame fibreuse unique, infundibuliforme, dont le pourtour est fixé à la circonférence du bassin, et dont la partie centrale embrasse en avant le col de la vessie et en arrière le rectum.

Telle est sa disposition générale ; étudions-la maintenant d'une manière toute spéciale dans la partie antérieure du périnée. De ses attaches à la partie supérieure du trou sous-pubien et à l'arcade du pubis, elle descend sur les faisceaux antérieurs du releveur et la face supérieure de la prostate qu'elle recouvre, embrasse le col de la vessie, et en avant de cet organe vient se fixer à la partie postérieure de la symphyse pubienne par deux faisceaux ligamenteux, connus sous le nom de *ligaments anté-rieurs de la vessie*. Ces deux faisceaux, tendus entre la symphyse et le réservoir urinaire, recouvrent une couche de tissu cellulaire rougeâtre qu'on rencontre au devant de la prostate, et sont fort résistants ; entre eux existe une membrane celluleuse déprimée en godet et percée de trous pour le passage de quelques veines du pénis qui vont gagner les plexus vésicaux. Ces faisceaux, qui avaient été jusqu'ici regardés comme une dépendance de l'aponévrose supérieure du périnée, quoique décrits sous le nom de ligaments antérieurs de la vessie, sont considérés par M. Sappey comme les tendons des fibres longitudinales antérieures de cet organe, ce que j'admets comme parfaitement exact (1) ; l'aponévrose supérieure viendrait seulement s'insérer

(1) *Op. cit.*, p. 24.

sur les côtés de ces tendons. Quoi qu'il en soit de cette manière d'envisager ces trousseaux ligamenteux , il n'en reste pas moins ceci de bien constaté, c'est que la région périnéale antérieure est parfaitement limitée du côté de la cavité pelvienne par l'aponévrose supérieure.

En arrière, l'étage supérieur est fermé par une lame cellulo-fibreuse , interposée entre le rectum et la face postérieure de la prostate, à laquelle M. Denonvilliers, qui le premier l'a décrite, a donné le nom d'*aponévrose prostato-péritonéale* (1). Selon lui, elle représente un plan fibreux triangulaire à sommet tronqué, tendu de haut en bas et d'arrière en avant entre l'aponévrose supérieure et l'aponévrose moyenne. Sa base, tournée en haut, se porte au-dessous du bas-fond de la vessie jusqu'à la face inférieure du péritoine, auquel elle adhère au niveau du cul-de-sac recto-vésical, qu'elle contribue à former en attirant et maintenant la séreuse en bas ; de là elle descend en arrière de la prostate, à laquelle elle s'unit intimement par sa face antérieure , tandis que par son sommet elle se confond au-dessous d'elle avec la lame supérieure de l'aponévrose moyenne , fermant ainsi complétement en arrière l'étage supérieur. Latéralement elle se perd dans le tissu cellulaire au milieu duquel se ramifient les plexus vésicaux , et en arrière recouvre le rectum qui glisse sur elle sans adhérence.

Quelle est la structure de cette couche fibro-celluleuse ? représente-t-elle réellement une aponévrose ? Je n'hésite pas à répondre négativement , et des dissections nombreuses et variées m'ont convaincu que si, par une habile dissection et mieux encore par la dessiccation, on parvient à isoler une couche membraniforme ayant l'apparence d'un plan continu, il n'existe cependant point là de lame aponévrotique , à proprement parler , et dans le sens qu'on attache à cette expression. Est-ce à dire que je nie l'importance de la description faite par M. Denonvilliers? En aucune façon; seulement, là où il croit démontrer une aponévrose , je ne puis voir qu'une couche fibro-celluleuse très-dense, et je pense qu'il est indispensable d'en prévenir les élèves qui, le scalpel à la main, cherchent à vérifier les dispositions indiquées par leurs maîtres. Il existe donc en arrière de la prostate, entre cette glande et le rectum , un tissu cellulo-fibreux, très-dense, à mailles serrées, qu'on peut à la rigueur disséquer en couche membraniforme , et qui s'étend de la face inférieure de l'aponévrose pelvienne et du cul-de-sac péritonéal recto-vésical à la face supérieure de l'aponévrose moyenne. Cette couche forme, entre l'étage supérieur de la région périnéale antérieure et la partie la plus élevée de la région périnéale postérieure ou anale des auteurs , une barrière , une séparation plus résistante peut-être qu'une lame aponévrotique véritable et unique. Lorsqu'on envisage ainsi les choses , on comprend que M. Denonvilliers n'ait pu assigner latéralement aucune limite à son aponévrose prostato-péritonéale, et qu'il ait été obligé de reconnaître qu'elle se confond insensiblement avec le tissu cellulaire qui enveloppe les plexus vésicaux.

C'est en arrière des vésicules séminales et du bas-fond de la vessie que cette couche prostato-péritonéale acquiert sa plus grande résistance , et là , ainsi que l'a parfaitement démontré M. Denonvilliers, on y rencontre des fibres rougeâtres mêlées aux fibres celluleuses, lesquelles, chez les sujets vigoureux et lorsqu'on fait la dissection peu de temps après la mort , ressemblent de tout point aux fibres musculaires du dartos. Ces fibres, qui enveloppent les vésicules et accompagnent les conduits

(1) Voyez thèse citée, p. 33.

excréteurs du sperme, viennent se perdre sur le bord postérieur et supérieur de la prostate ; elles sont élastiques, ainsi qu'il résulte des recherches de M. Rouget (1), et vraisemblablement constituent un appareil contractile destiné à favoriser l'entrée du sperme dans l'urèthre.

Inférieurement, entre la face postérieure de la prostate et le rectum, cette couche prostato-péritonéale est réduite à une simple couche celluleuse; aussi, en ce point, la région périnéale antérieure est-elle moins isolée que partout ailleurs. Je reviendrai sur ce fait important, dans le chapitre consacré aux déductions pathologiques.

L'*étage supérieur du périnée*, ou *loge périnéale supérieure* des auteurs, représente un prisme triangulaire dont le sommet tronqué est dirigé en avant et regarde la symphyse, tandis que sa base est tournée du côté du rectum.

Sa *paroi inférieure* est formée par la face supérieure de l'aponévrose moyenne ; elle est parallèle à la paroi supérieure, mais bien moins étendue qu'elle, ce qui tient en partie à la distance moindre qui sépare inférieurement les arcades pubiennes.

Sa *paroi supérieure*, représentée par la partie antérieure de l'aponévrose pelvienne ou supérieure du périnée, présente une surface plus considérable tant à cause de l'évasement des parois du bassin sur lesquelles elle s'insère, qu'en raison de son prolongement plus considérable en arrière du côté du rectum, prolongement déterminé par la projection en arrière de la prostate et du bas-fond de la vessie.

Sa *paroi postérieure*, constituée par la couche cellulo-fibreuse prostato-péritonéale, est étendue de l'extrémité postérieure de l'aponévrose moyenne, avec le feuillet supérieur de laquelle elle se confond à la face inférieure de l'aponévrose supérieure et du cul-de-sac péritonéal recto-vésical ; elle est donc oblique en haut et en arrière.

Les *parois latérales*, enfin, sont formées par les contours osseux du bassin dans l'intervalle qui sépare les insertions des aponévroses supérieure et moyenne, et par les parois du muscle obturateur interne recouvert de son aponévrose.

Ainsi constituée, cette loge, dans laquelle on trouve la prostate, les portions prostatique et membraneuse de l'urèthre, la portion antérieure du releveur et le muscle de Wilson, contient de plus des veines nombreuses, entrelacées et anastomosées, qui rampent autour de la prostate, et constituent des plexus connus sous le nom de prostatiques, et un peu de tissu cellulaire rougeâtre.

Mais elle ne forme pas une cavité unique; elle est divisée en deux loges secondaires par une lame fibreuse, à laquelle M. Denonvilliers a donné le nom d'*aponévrose latérale de la prostate* ou *pubio-rectale*, de ces deux insertions principales ; c'est un plan fibreux irrégulièrement quadrilatère, tendu de haut en bas entre les aponévroses supérieure et moyenne d'une part, et d'avant en arrière entre le pubis et le rectum. Elle présente à étudier quatre bords : le supérieur s'insère à l'aponévrose pelvienne dant tout l'intervalle qui sépare le pubis du rectum ; l'inférieur se fixe sur l'aponévrose moyenne dans toute l'étendue de cette couche musculo-fibreuse ; quant à son bord intérieur, il prend insertion au corps du pubis, tandis que son bord postérieur va se perdre sur les faces latérales du rectum, en s'entrecroisant avec les fibres musculaires de cet intestin. Elle n'est point tendue verticalement de la paroi supérieure à l'inférieure, elle est au contraire fortement incurvée, et dans la concavité qu'elle forme et qui est dirigée en dehors, se trouvent reçues les fibres du releveur anal qui se trouve ainsi isolé de la prostate, de l'urèthre et du muscle de Wilson.

(1) Thèse de Paris, 1855.

C'est là sans doute ce qui a fait considérer antérieurement à cette aponévrose deux portions : une supérieure, verticale ; l'autre inférieure, horizontale. Cette dernière, au moment où elle s'approche de l'aponévrose moyenne, se recourbe, prend la direction de cette lame fibreuse et recouvre le muscle dit de Wilson, ainsi compris entre ces deux feuillets aponévrotiques. A cette description, qui peut embarasser les élèves, je préfère celle que j'ai donnée précédemment, et qui consiste à considérer cette lame fibreuse comme incurvée en dehors et en avant.

La face externe de cette aponévrose pubio-rectale est donc en rapport avec le releveur anal qui lui adhère assez faiblement, tandis que sa face interne est appliquée sur le muscle de Wilson d'abord ; puis sur la face latérale de la prostate, et tout à fait postérieurement sur les côtés du rectum.

En résumé, et considérée dans son ensemble, cette aponévrose pubio-rectale représente une lame fibreuse curviligne en avant, verticale en arrière, reliant l'aponévrose supérieure à la moyenne et étendue du pubis au rectum ; elle sépare l'étage supérieur du périnée en trois loges : deux externes, paires et symétriques, qui renferment les fibres du releveur de l'anus, je les désignerai sous le nom de *loges du releveur;* une médiane, impaire et symétrique, destinée à la prostate et à la portion musculeuse de l'urèthre, et que, pour la distinguer de l'autre, je nommerai *uréthro-prostatique.*

La *loge du releveur* ne nous intéresse que très-peu ; elle renferme des fibres musculaires et un peu de tissu cellulaire.

La *loge uréthro-prostatique,* au contraire, est un des points les plus controversés de l'anatomie du périnée. La prostate en occupe à elle seule la partie postéro-supérieure, et les plans fibreux sont partout si exactement appliqués sur cette glande, qu'on dirait qu'ils lui constituent une enveloppe spéciale : en arrière, on trouve la couche fibro-celluleuse prostato-péritonéale ; en bas, l'aponévrose moyenne ; latéralement, les aponévroses pubio-rectales ; supérieurement, l'aponévrose supérieure ; il n'y a que sa face antérieure qui en soit dépourvue. En avant de la prostate et inférieurement, on trouve la portion musculeuse de l'urèthre au centre, et en dehors le muscle de Wilson, dont les fibres sont traversées par des veines nombreuses ; ces dernières sont accompagnées par des prolongements fibreux qui semblent émaner de la face interne de l'aponévrose pubio-rectale ; et assujettissent leurs parois, en sorte que lorsqu'on les incise, elles restent béantes, et représentent de véritables sinus ou canaux veineux. Cette dernière particularité donne à tous les tissus situés entre l'urèthre, la face antérieure de la prostate, la face postérieure de la symphyse et les aponévroses supérieure et inférieure, une apparence spongieuse érectile. C'est là, sans aucun doute, ce qui rend la dissection de cette portion du périnée si difficile. Ces canaux veineux, entrelacés avec les fibres musculaires et entremêlés d'un tissu cellulaire rougeâtre, font suite aux veines bulbeuses, caverneuses et dorsales de la verge, et se rendent dans les plexus qu'on trouve sur les faces antérieure et latérales de la prostate, plexus qu'il est si difficile de séparer du tissu propre de la glande.

7° Au-dessus de l'aponévrose périnéale supérieure on rencontre un tissu cellulaire lâche, très-abondant, qui communique et se continue avec celui des fosses iliaques et de la région hypogastrique, en sorte que les abcès qui se déclarent dans l'une ou l'autre de ces régions fussent facilement en décollant le péritoine, jusqu'à la face supérieure de l'aponévrose périnéale supérieure.

Le col et le bas-fond de la vessie occupent la partie la plus élevée de la région périnéale antérieure ; ils sont plongés dans cette couche celluleuse, et séparés de la cavité pelvi-péritonéale seulement par le péritoine, qui se réfléchit des parois du bassin sur le réservoir urinaire.

8° *Vaisseaux et nerfs*. — Les *artères* de la région périnéale antérieure viennent de deux sources : les unes, celles de l'étage supérieur, sont fournies par les vésicales, tandis que celles de l'étage inférieur émanent de la honteuse interne.

Les premières n'intéressent pas directement le chirurgien ; elles sont de petit calibre et peu nombreuses, et alors même qu'on les divise dans les opérations de taille, donnent rarement lieu à des hémorrhagies inquiétantes.

Il n'en est pas de même des secondes, qui méritent une étude toute spéciale. La honteuse interne, qui les fournit toutes, est, ainsi qu'on sait, une des deux branches terminales de l'hypogastrique. Après être sortie du bassin au-dessus de l'épine ischiatique qu'elle contourne, elle y rentre, et, selon la plupart des auteurs, s'applique à la face interne de la tubérosité de l'ischion. M. Sappey fait remarquer avec raison qu'elle se place beaucoup plus haut vers la partie moyenne de la branche ischio-pubienne, en décrivant une légère courbure dont la concavité regarde en haut, et qu'au lieu d'être appliquée contre la face interne de l'ischion, elle se loge dans un dédoublement du muscle obturateur interne dont toute l'épaisseur la sépare ainsi de l'os. Sur six sujets injectés pour la préparation des pièces qui ont servi à faire mes planches, j'ai mesuré des deux côtés la distance qui séparait la honteuse interne de la partie inférieure de la tubérosité ischiatique, et j'ai trouvé quatre fois 3 centimètres, six fois 3 centimètres 1/2, et deux fois seulement 4 centimètres.

En dehors, l'artère honteuse est en rapport avec le releveur de l'anus, dont elle longe le bord supérieur.

Parvenue aux limites de la région périnéale antérieure, elle s'abaisse, s'engage entre les deux feuillets de l'aponévrose moyenne, qui lui fournit une sorte de canal fibreux et la maintient contre l'arcade pubienne ; en s'approchant de la partie antérieure, elle devient de moins en moins profonde, et se place enfin au-dessous de la racine du corps caverneux, qu'elle longe jusqu'à ce qu'elle se termine en artères dorsale de la verge et caverneuse.

· Le tronc de la honteuse interne se trouve donc ainsi fixé par les plans musculo-aponévrotiques sur le côté externe du triangle périnéal antérieur, de telle sorte que, quelles que soient l'attitude du malade et les tractions que le chirurgien exerce sur le périnée pendant l'opération de la taille, elle conserve toujours sa position excentrique.

Elle fournit, chemin faisant, plusieurs branches dont les plus importantes sont les hémorrhoïdales inférieures, la périnéale inférieure et la transverse du périnée.

Les *hémorrhoïdales inférieures*, en nombre variable de deux ou trois, suivent un trajet descendant et rétrograde du côté de l'anus, et appartiennent par conséquent à la région périnéale postérieure.

L'*artère périnéale inférieure* ou *superficielle du périnée* se détache du tronc de la honteuse à 10 ou 12 millimètres en arrière du transverse du périnée. Elle contourne le bord de ce muscle, quelquefois passé au travers de ses fibres, se porte tout de suite dans la couche sous-cutanée, au-dessous de l'aponévrose superficielle ou inférieure, pour se réfléchir d'arrière en avant et de bas en haut, et gagner la racine des bourses, où nous l'avons vue s'anastomoser avec la terminaison de la honteuse externe. Elle longe pendant tout son trajet périnéal le côté externe du triangle ischio-bulbaire; et fournit plusieurs ramuscules transversaux dont aucun n'a d'importance réelle.

L'*artère transverse du périnée*, encore nommée *bulbeuse* parce qu'elle est destinée au bulbe uréthral, se détache du tronc de la honteuse au niveau de l'origine du transverse. Elle est très-volumineuse, et son tronc égal quelquefois celui de la honteuse, dont elle semble une bifurcation ; sa direction est transversale, ainsi que son nom l'indique, cependant elle se porte en même temps un peu obliquement en bas et en avant pour gagner le bulbe, dans lequel elle pénètre à 12 ou 15 centimètres en avant de sa base. Dans l'aire du triangle ischio-bulbaire elle se divise ordinairement en trois rameaux, dont l'un, postérieur, est destiné à l'anus, et les deux autres au bulbe.

Rarement le tronc et les branches de la honteuse interne offrent des anomalies. Toutefois on a dit que le tronc de la honteuse pouvait s'écarter de la branche ischio-pubienne, et se rapprocher du bulbe ; c'est même à cette anomalie *supposée*, car personne, que je sache, n'a vérifié le fait, qu'on a eu recours pour expliquer sa blessure dans l'opération de la taille latéralisée, ainsi que cela paraît être arrivé à Physick et à Roux. J'ai observé un exemple de cette déviation de la honteuse interne, sur un cadavre injecté qui servait à mes démonstrations d'anatomie chirurgicale. Je venais de pratiquer en présence des élèves la taille latéralisée pour leur montrer les diverses parties successivement traversées par l'instrument, et je disséquais avec soin le canal de la plaie, lorsqu'à mon grand étonnement je trouvai la honteuse interne coupée obliquement, quoique je fusse exactement resté dans les limites prescrites. Or voici quelle était sa disposition : immédiatement après son entrée dans la région périnéale antérieure, elle se détachait de l'arcade ischio-pubienne et venait se placer au-dessous de l'aponévrose moyenne, à laquelle elle restait accolée dans l'aire du triangle ischio-bulbaire, se rapprochant beaucoup du cul-de-sac du bulbe et suivant presque la direction du muscle transverse. L'artère bulbeuse, très-courte, était fournie plus tard que de coutume, et antérieurement les artères caverneuse et dorsale de la verge naissaient et se comportaient comme à l'état normal.

M. Belmas a vu l'artère bulbeuse se détacher de la honteuse au-dessous du petit ligament sacro-sciatique, pour se porter de là au bulbe, en se dirigeant en avant et en dehors.

Sur une de mes planches on peut voir deux artères bulbeuses : l'une, fournie par la honteuse interne, a sa direction et son trajet normal; l'autre, provenant de la périnéale superficielle, perforait le muscle transverse, se plaçant ensuite dans l'aire du triangle ischio-bulbaire. Celle-ci, aussi volumineuse au moins que la première, eût été infailliblement lésée dans l'opération de la taille latéralisée. Du côté opposé, la disposition de la bulbeuse était normale.

Deschamps, Robert, M. Velpeau (1), ont vu l'hémorrhoïdale inférieure naître si près du transverse, qu'elle eût été infailliblement intéressée dans la taille latéralisée ; ce qui d'ailleurs ne constituerait pas un danger sérieux.

Enfin, on a vu le tronc de la honteuse fourni par l'obturatrice, les vésicales ou l'ischiatique. Dans tous ces cas indiqués par Winslow, Tiedemann, Meckel, A. Burns, Monro, M. Velpeau, l'artère qui la remplaçait rampait sur les côtés de la prostate : M. Denonvilliers a déposé à la Faculté une pièce sur laquelle l'artère transverse ou

_____

(1) *Anatomie chirurgicale*, t. II, p. 228.

bulbeuse naît de l'obturatrice; elle contourne le pubis pour venir prendre dans le périnée sa place ordinaire. Sur un malade taillé par Schaw, et qui périt d'hémorrhagie, on trouva, coupée en travers, une branche surnuméraire venant du tronc hypogastrique et passant sur le côté de la prostate pour gagner le dos de la verge. La honteuse interne et l'artère transverse étaient intactes (1).

Les *veines* sont très-nombreuses; la plupart représentent de véritables canaux veineux dont la présence complique beaucoup la dissection par la quantité de sang qu'ils retiennent : aussi une bonne précaution à prendre avant d'étudier le périnée, c'est de tenir plusieurs heures le cadavre renversé de manière que le siége soit élevé au-dessus du bassin. De cette manière, les veines se dégorgent dans les gros troncs. On peut encore, avec avantage, pousser par le corps caverneux plusieurs injections d'eau tiède, en ayant soin d'ouvrir les veines iliaques ou la veine cave inférieure pour laisser écouler le sang que l'eau entraîne.

Les veines occupent surtout le sommet du triangle formé par la région périnéale antérieure, et sont rassemblées autour de l'urèthre et de la prostate; elles ne suivent donc en aucune façon la direction des artères. La plus grande partie de celles qui émergent du bulbe, après avoir traversé l'épaisseur de l'aponévrose moyenne, s'anastomosent en avant de la région musculeuse de l'urèthre avec celles qui reviennent des corps caverneux, du gland et de la partie antérieure de la verge. Autour de la prostate, toutes ces veines réunies forment les plexus prostatiques dont les plexus vésicaux ne sont que la continuation.

Quelques-unes seulement des veines qui émergent du bulbe suivent le trajet de la honteuse interne, et vont se jeter dans les veines hypogastriques; d'autres, en petit nombre, se portent directement en arrière pour s'anastomoser avec les hémorrhoïdales.

La richesse de ces réseaux varie selon les individus, mais surtout selon les âges : chez les enfants, elles sont en général petites et peu nombreuses, tandis que chez le vieillard elles acquièrent un développement énorme; elles encadrent littéralement la portion musculeuse de l'urèthre, la prostate, le col vésical et le bas-fond de la vessie, dans un lacis dont les mailles sont tellement serrées, que c'est à peine si l'on peut, sur les sujets bien injectés, distinguer le tissu propre de ces organes. Sur les pièces que j'ai déposées au musée de la Faculté, on peut vérifier toutes ces particularités, et l'on doit à Lenoir (2) d'avoir fait ressortir les conséquences pratiques de cette disposition. Il a fait remarquer que si la taille et en général toutes les opérations pratiquées sur le périnée des enfants étaient si rarement suivies de phlébite, cela tenait au peu de développement du système veineux, tandis que la disposition inverse chez les vieillards était, sans contredit, une des causes les plus fréquentes d'insuccès.

Les *vaisseaux lymphatiques*, divisés en superficiels et profonds, se rendent, les premiers aux ganglions de l'aine, les seconds aux ganglions pelviens. Ceux de la prostate, étudiés pour la première fois par M. Sappey, forment autour de cette glande un plexus périphérique d'où partent quatre troncs principaux qui vont se jeter, les deux latéraux dans un ganglion situé sur les parties latérales et inférieures de l'excavation pubienne, les deux supérieurs dans un autre ganglion placé au-dessus du trou sous-pubien (3).

(1) *Dictionnaire* en 30 volumes, t. XXIII, p. 501.
(2) Thèse de Paris, 1833, p. 8, 9 et 10.
(3) Travail cité, p. 84.

Les *nerfs* sont presque exclusivement fournis par le honteux interne, branche du plexus sciatique. Le tronc de ce nerf, accolé à l'artère du même nom, suit exactement sa direction et se ramifie aux mêmes parties. Il se divise au niveau de la branche ascendante de l'ischion en deux rameaux, l'un, superficiel et cutané, qui suit la direction de l'artère superficielle et fournit aux téguments du scrotum et aux muscles du pénis ; l'autre, supérieur, qui accompagne dans son trajet et sa distribution l'artère dorsale de la verge.

Quelques branches cutanées sans importance sont fournies par le petit nerf sciatique.

Telle est la structure de cette région si compliquée ; ici aucun détail n'est à négliger, tous ont leur importance dans la pratique chirurgicale. Mais on n'en aurait encore qu'une idée incomplète, si, après l'avoir ainsi disséquée et décomposée couche par couche, on ne la reconstituait pour jeter un coup d'œil général sur son ensemble, étudier ses dimensions en hauteur, largeur et longueur, et enfin ses rapports avec les régions voisines.

La région périnéale antérieure, séparée de la postérieure par la ligne biischiatique, représente une cloison musculo-aponévrotique occupant tout l'espace compris dans l'écartement des branches du pubis et de l'ischion, depuis la symphyse jusqu'à la partie antérieure de la tubérosité ischiatique. Sa forme est triangulaire, son sommet dirigé en avant et sa base en arrière ; elle ferme la partie antérieure du détroit pelvien, et sert de soutien aux conduits des organes génito-urinaires qui la traversent, aussi bien chez la femme que chez l'homme.

Elle présente une face cutanée et une face péritonéale : la face cutanée, qui, lorsque les cuisses sont rapprochées, ressemble plutôt à un sillon qu'à un plan, se présente au contraire, lorsqu'elles sont écartées, sous l'apparence d'une surface bombée sur la ligne médiane. La face péritonéale est concave, un peu inclinée d'avant en arrière et c'est sur elle que repose la vessie, et de plus l'utérus chez la femme.

L'épaisseur du périnée, c'est-à-dire la distance qui sépare la face cutanée de la face péritonéale au niveau du cul-de-sac recto-vésical, autrement dit son diamètre vertical, varie beaucoup suivant les sujets. Sur soixante-quinze cadavres où cette épaisseur a été notée par Dupuytren (1), M. Velpeau (2) et Blandin (3), elle a varié de 35 à 100 millimètres, variation considérable qui donne pour moyenne 67 millimètres. C'est là, on le comprend, un résultat bien peu satisfaisant par son peu de précision, puisqu'il est impossible de prévoir, lorsqu'on va pratiquer une opération sur le périnée, si l'on a affaire à un sujet se rapprochant de l'un ou l'autre des deux chiffres extrêmes. Tel est d'ailleurs l'inconvénient de toutes ces statistiques, qui sembleraient tout d'abord en théorie appelées à résoudre de grandes difficultés, et dont l'importance s'évanouit alors qu'on est en présence du fait individuel.

La distance qui sépare la surface muqueuse vésicale de la peau est à peu de chose près la même que celle qui existe entre cette dernière membrane et le fond du cul-de-sac péritonéal dont il sera parlé plus loin ; elle est d'ailleurs sujette à d'aussi grandes différences.

Mais voici qui est plus important. Si, sur un bon nombre de sujets, on recherche

(1) Thèse de concours, 1812.
(2) *Anatomie chirurgicale*, t. II, p. 273.
(3) *Anatomie topographique*, p. 383.

quelles sont les causes de ces variations, on ne tarde pas à reconnaître, ainsi que je m'en suis maintes fois assuré, qu'elle doivent être rapportées presque en totalité au plus ou moins de développement de la couche sous-cutanée. Il faut donc s'attendre, règle générale, à trouver le périnée beaucoup plus épais chez les individus pourvus d'embonpoint que chez ceux qui sont amaigris. Chez les premiers, en effet, le plancher pelvien semble bomber, tandis que chez les seconds il rentre et paraît comme excavé. Sur les vieillards, cette épaisseur est également beaucoup plus considérable que chez les adultes, ce qui tient au volume qu'acquiert la prostate, volume qui augmente beaucoup son diamètre vertical. Pour la même raison, chez les enfants, la distance de la peau au col vésical est, toute proportion gardée, bien moins considérable que chez les adultes, et chez ces derniers que chez les vieillards. Or, comme on peut, par le toucher rectal, apprécier le développement de cette glande prostatique, il est permis, préalablement à l'opération, de se rendre compte, jusqu'à un certain point, de la profondeur des tissus qu'on aura à traverser. Enfin, il faut encore noter, comme cause d'accroissement du diamètre vertical du plancher périnéal antérieur, le développement du système veineux chez les vieillards et chez certains sujets adultes, développement qui se traduit aux yeux de l'observateur par une verge d'un volume exceptionnel.

Les dimensions transversales de la cloison périnéale antérieure ont été également étudiées par Dupuytren et M. Velpeau ; d'une tubérosité ischiatique à l'autre, ils ont trouvé, comme chiffres extrêmes, 55 et 110 millimètres.

Quant au diamètre antéro-postérieur, il prête considérablement lors du passage du calcul après la taille latéralisée : ce n'est donc pas lui qui constitue un sérieux obstacle à la sortie de la pierre, et son étude est sinon inutile, du moins peu importante.

La région périnéale antérieure peut être considérée comme constituée par trois couches ou plans superposés :

1° Un plan inférieur qui comprend toute l'épaisseur de la couche sous-cutanée, de la peau à l'aponévrose superficielle ;

2° Un plan moyen, représenté par la loge périnéale inférieure ;

3° Un plan supérieur, par la loge de ce nom.

De ces trois plans, l'inférieur seul se continue et communique sans obstacle avec les régions circonvoisines, c'est-à-dire avec le scrotum en avant, la région anale en arrière et la racine des cuisses de chaque côté. Toutefois la perméabilité bien différente de cette couche sous-cutanée en arrière, et latéralement, où elle est très-serrée et aréolaire, et en avant, où elle est très-lâche et lamelleuse, fait que, dans ce dernier sens, la transsudation des liquides épanchés n'éprouve aucune difficulté, tandis que du côté de l'anus et des membres pelviens elle trouve au contraire une grande résistance.

Cette couche aréolaire cellulo-graisseuse s'enfonce, en arrière du point où se réfléchit l'aponévrose superficielle, dans les excavations remplies de tissu adipeux qu'on trouve de chaque côté du rectum, et qui seront étudiées plus tard dans la région périnéale postérieure, sous le nom d'*espace pelvi-rectal inférieur*.

Le plan moyen nous est déjà connu sous le nom de loge périnéale inférieure, je n'y reviendrai point. Seulement, je rappellerai qu'il ne communique librement qu'avec la région pénienne, et qu'en arrière la réflexion de l'aponévrose superficielle sur le transverse et sa continuation avec le bord postérieur du feuillet inférieur de l'aponévrose moyenne le limitent et le séparent de la région anale. C'est en se moulant sur cette courbure de l'aponévrose, soutenue par les fibres du transverse, que la couche cellulo-graisseuse périnéale antérieure superficielle opère sa jonction avec celle de l'espace pelvi-rectal inférieur.

Enfin, le plan supérieur, constitué par la loge périnéale supérieure ou étage supérieur, se trouve plus complétement isolé encore que le plan moyen ; nous avons vu précédemment comment la couche cellulo-fibreuse prostato-péritonéale le sépare en arrière du rectum et de la région périnéale postérieure.

En résumé donc, depuis la peau jusqu'à l'aponévrose supérieure, il existe dans toute la hauteur du périnée, sur ses limites postérieures, une suite non interrompue d'adhérences ou de plans et couches fibreuses qui établissent entre les régions périnéales antérieure et postérieure une ligne de démarcation bien tranchée. En les récapitulant une dernière fois rapidement, nous trouvons : pour le plan inférieur ou couche sous-cutanée, des adhérences cellulo-fibreuses fortifiées par les insertions des fibres du sphincter de l'anus ; pour le plan moyen, l'union des aponévroses superficielle et moyenne soutenue par les fibres du transverse ; et enfin, pour l'étage supérieur, la portion transversale du releveur de l'anus et la couche fibro-celluleuse prostato-péritonéale. Telles sont les raisons qui, en dehors de toutes celles puisées dans la pathologie et la médecine opératoire, motivent la distinction du plancher périnéal en deux régions distinctes.

Supposons maintenant qu'au centre d'un des triangles formés par le raphé périnéal, la ligne biischiatique et la branche ischio-pubienne, on enfonce perpendiculairement un instrument qui traverse toute l'épaisseur du périnée ; quelles seront les parties intéressées, et dans quel ordre le seront-elles ? C'est là une question dont la solution importe beaucoup à celui qui doit pratiquer la taille latéralisée, ou faire la ponction de la vessie par le périnée.

Après avoir perforé la peau et les deux couches sous-cutanées, laissant en dehors l'artère superficielle du périnée, l'instrument traverse la partie postérieure du triangle ischio-bulbaire et passe en arrière de l'artère transverse ou bulbeuse ; puis il franchit l'aponévrose moyenne, pénètre entre les fibres du releveur anal ou celles du muscle de Wilson, selon qu'on l'incline un peu plus en dehors ou en dedans, et enfin arrive sur le lobe latéral de la prostate, qu'il traverse avant d'entrer dans la vessie. On comprend toutefois qu'il puisse, pour peu qu'on l'incline, pénétrer dans le réservoir urinaire, en laissant la prostate en dedans, sans ouvrir cependant la cavité pelvienne, et par conséquent sans intéresser le péritoine.

Dans l'opération de la taille latéralisée, le bistouri, suivant une ligne oblique menée du raphé périnéal à 3 ou 4 centimètres au-devant de l'anus, sur le milieu de l'espace qui sépare l'anus de la tubérosité ischiatique, divise les couches sous-cutanées, et pénètre dans la partie postérieure du triangle ischio-bulbaire. Puis, laissant le bulbe en dedans, l'instrument traverse l'aponévrose moyenne, et pénètre dans la loge périnéale supérieure pour chercher la portion membraneuse de l'urèthre qui, une fois ouverte, doit conduire le chirurgien dans la vessie. En étudiant le canal urinaire et la prostate, je dirai comment on divise cette glande pour livrer une voie suffisante au calcul.

Les rapports de la région périnéale antérieure avec la postérieure méritent d'être étudiés au point de vue du voisinage du rectum et de l'urèthre. Sur une coupe médiane antéro-postérieure du plancher périnéal, qui divise l'urèthre et le rectum sur la ligne médiane, on peut voir que ces deux conduits, qui supérieurement sont très-rapprochés et ne sont séparés que par l'épaisseur de la prostate, s'infléchissent à partir de ce point, l'un en avant, l'autre en arrière, en sorte qu'il existe entre eux un triangle à sommet tronqué et à côtés formés par des lignes courbes dont il est très-important d'étudier la composition. Le sommet de ce triangle est formé par la prostate, séparée seulement par l'aponévrose supérieure du bas-fond de la vessie : le côté antérieur, arrondi, est représenté par la courbe à convexité postérieure que décrivent les portions musculeuse et bulbo-spongieuse de l'urèthre; le côté postérieur est formé par la face antérieure du rectum infléchi en arrière. Le cul-de-sac ovoïde de cette portion terminale de l'intestin fait ordinairement une légère saillie au-dessus du sphincter, à peu près au niveau du bulbe, en sorte qu'entre ces deux renfle-ments des deux conduits il n'existe souvent qu'un espace assez restreint. Enfin, la base du triangle est curviligne et constituée par le raphé périnéal cutané, qui de l'anus se porte à la racine de la verge et des bourses.

Cet intervalle a été désigné sous le nom de *triangle recto-uréthral*. — On y trouve, en procédant de la base au sommet : 1° la peau; 2° la couche sous-cutanée avec ses deux feuillets et les fibres musculaires du sphincter cutané ou superficiel qui s'y perdent; cette couche est traversée par les vaisseaux hémorrhoïdaux inférieurs; 3° l'entrecroisement musculaire du bulbo-caverneux avec le transverse et le sphincter profond, au-dessus duquel on rencontre le cul-de-sac du bulbe qui se prolonge quel-quefois beaucoup en arrière; 4° enfin la prostate, au-dessus et en arrière de laquelle se voit la face antérieure du rectum, et en avant la portion musculeuse de l'urèthre.

C'est dans cet espace triangulaire que manœuvre le chirurgien qui pratique la taille *bilatérale*, ou la taille *prérectale*, récemment préconisée par M. le professeur Nélaton, et qui n'en est qu'un dérivé. Par ce dernier procédé, à mon avis, bien su-périeur à la taille latéralisée, on peut retirer d'énormes calculs qui n'auraient jamais pu trouver passage par l'ouverture trop restreinte que donne cette dernière méthode, et l'on n'est exposé ni à la blessure du bulbe ni à celle du rectum; enfin, on n'a à craindre aucune hémorrhagie sérieuse, puisqu'on ne court le risque de blesser que les artères hémorrhoïdales inférieures, toujours peu considérables, et quelques bran-ches récurrentes de la bulbeuse, également d'un très-petit volume. D'après les indi-cations de ce professeur, qui n'a pas encore publié le travail qu'il prépare à ce sujet, voici comment j'ai six fois déjà pratiqué (1) cette opération dont j'avais d'avance marqué tous les temps par des répétitions sur le cadavre. La description rapide du procédé que j'ai suivi précisera les différentes couches que traverse un instrument tranchant pour parvenir de la base au sommet du triangle recto-uréthral.

Après avoir préalablement débarrassé le rectum des matières fécales par une injec-tion d'eau tiède, et placé dans l'urèthre le cathéter cannelé ordinaire, j'introduisis dans cet intestin le doigt indicateur de la main gauche, afin de l'attirer en arrière et de l'éloigner de l'instrument; puis, avec un bistouri droit je pratiquai, à 1 centimètre environ de l'anus, une incision rectiligne, suivant la ligne bi-ischiatique, incision à laquelle je donnai 5 centimètres de longueur. Après avoir traversé ainsi successive-ment la peau, la couche graisseuse sous-cutanée et les fibres du sphincter superficiel, j'arrivai sur l'entrecroisement musculaire du bulbo-caverneux, du transverse et du sphincter profond, que je divisai dans toute son étendue : ceci constitua comme un premier temps de l'opération.

Le pouce fut alors introduit dans la profondeur de la plaie, et je saisis entre lui et

(1) La première de ces opérations remonte au mois de janvier 1855.

l'indicateur, laissé toujours dans l'intérieur du rectum, la paroi antérieure de l'intestin, ainsi maintenue d'un manière certaine, et attirée en arrière pour l'éloigner de l'instrument. J'arrivai de la sorte jusqu'au sommet de la prostate, sans même avoir découvert le bulbe, que le doigt d'un aide repoussait en avant contre le cathéter : ce fut là le second temps.

Dans un troisième temps, avec le doigt indicateur gauche retiré du rectum, qui désormais n'était plus exposé, je reconnus au-dessous du bec de la prostate la cannelure du cathéter dans la portion musculeuse de l'urèthre, j'ouvris le canal, et le reste de l'opération s'acheva comme dans la taille bilatérale.

Cette opération, qui n'est en réalité qu'une dissection de la paroi antérieure du rectum, est d'une facilité d'exécution et d'une sûreté vraiment surprenantes, et comme l'incision de toutes les parties molles extérieures au canal se fait sur les limites extrêmes de la région périnéale antérieure, et par conséquent porte sur l'endroit le plus large de cette cloison, la voie frayée au calcul est aussi étendue que possible, et permet son extraction sans difficulté et surtout sans lacération du canal de la plaie, alors même qu'il est très-volumineux.

Chez le premier malade que j'ai opéré par ce procédé, j'avais hésité à faire la taille périnéale, tant la pierre m'avait paru dépasser les limites habituelles : elle offrait, en effet, 8 centimètres dans son plus grand diamètre, 5 1/2 dans son plus petit, et pesait 190 grammes; cependant je pus l'extraire sans beaucoup de peine, et le malade guérit parfaitement. Jamais je n'aurais pu y parvenir par la taille latéralisée, et j'aurais certainement éprouvé bien des difficultés par la taille bilatérale ordinaire. Je me bornerai ici à cet exposé sommaire, qui suffira pour montrer que ce procédé est appelé à rendre de grands services, et je laisserai à son auteur le soin de développer ses autres avantages.

Déductions pathologiques. — Les principales déductions opératoires ayant été exposées dans le courant de la description, il ne me reste à indiquer que celles qui se rapportent à la pathologie.

La région périnéale antérieure est assez fréquemment le siége de collections purulentes et d'infiltrations de pus, de sang ou d'urine, quelquefois même de matières fécales, dont la marche et le développement subissent ici plus que partout ailleurs peut-être l'influence de la structure anatomique.

Les collections purulentes peuvent s'établir primitivement et d'emblée dans chacun des trois plans périnéaux. Les plus fréquentes sont celles que l'on observe dans le plan inférieur ou couche sous-cutanée; celles-ci diffèrent selon qu'elles se développent en avant ou en arrière. Dans le premier cas, elles s'étendent en nappe et fusent dans le scrotum, en raison de la disposition lamelleuse précédemment signalée; tandis que dans le second, la structure aréolaire arrête longtemps leurs progrès et les empêche de s'étaler. Aussi rarement voit-on les phlegmons sous-cutanés s'étendre d'une région périnéale à l'autre.

Les collections qui ont pour point de départ le tissu cellulaire du triangle ischio-bulbaire y restent longtemps emprisonnées, et font sur les côtés du raphé périnéal une saillie considérable, refoulant au-dessous d'elle la couche sous-cutanée; il n'est point rare de les voir se propager du côté du pénis, en suivant la racine de cet organe et l'aponévrose inférieure qui s'y prolonge. Le plus souvent, cependant, elles se portent vers la surface cutanée périnéale, très-rarement en arrière du côté de l'espace pelvi-rectal inférieur.

Quant aux abcès idiopathiques qui se développent dans la loge supérieure, ils ont pour origine presque constante une inflammation de la prostate, et leur marche n'offre avec celle des précédents aucune analogie. L'aponévrose moyenne leur oppose, en effet, un obstacle insurmontable, de même que la symphyse et le corps du pubis, en sorte qu'ils ne peuvent se porter ni en bas ni en avant ; il ne leur reste donc plus d'issue possible que du côté de l'aponévrose supérieure, ou de la couche prostato-péritonéale, ou bien encore du côté des voies urinaires. Supérieurement, l'aponévrose périnéale supérieure, très-dense, leur oppose une longue résistance ; toutefois on les a vus se frayer une route de ce côté, et envahir le tissu cellulaire sous-péritonéal du bassin. J'ai observé plusieurs cas de ce genre, et j'en ai cité quelques-uns dans un travail sur ce sujet (1). En arrière, ils trouvent dans la couche cellulo-fibreuse prostato-péritonéale un obstacle infranchissable en haut, du côté des vésicules séminales, mais insuffisant en bas, où j'ai dit qu'elle était réduite à quelques adhérences celluleuses ; aussi voit-on fréquemment le pus glisser au devant du rectum, en suivant le plan incliné de l'aponévrose moyenne, envahir les fosses ischio-rectales et apparaître sur les côtés de l'anus, quelquefois même s'ouvrir dans la cavité de l'intestin. Enfin, quand ils éprouvent, soit en haut, soit en arrière, une trop grande résistance, ils s'ouvrent dans les voies urinaires, le plus souvent dans le canal, rarement dans la vessie ; c'est même là, on peut dire, leur terminaison habituelle, car ils n'ont de ce côté aucun plan résistant qui leur fasse obstacle.

Les abcès urineux n'ont avec les phlegmons périnéaux aucune analogie dans leur marche : l'urine, en effet, provoque, dans le tissu cellulaire sous-uréthral, lorsqu'elle s'insinue lentement, une induration qui change complétement les conditions de propagation. Mais il n'en est pas de même lorsqu'elle trouve, par une large ouverture, un écoulement rapide ; alors l'induration protectrice n'a point le temps de se faire, et les dispositions anatomiques prennent sur la marche de l'infiltration une influence décisive. Si l'ouverture des voies urinaires a lieu dans un point situé au-dessous de l'aponévrose moyenne, le liquide tombe dans la gaîne ou loge périnéo-pénienne, la remplit, la distend, et l'on voit alors la région périnéale antérieure se soulever, et la verge, devenue rouge et luisante, acquérir un volume double ou triple de l'état normal. Bientôt, le liquide continuant à affluer, la gaîne, dont les parois, ainsi que je l'ai dit, ne présentent point partout la même résistance, cède dans son point le plus faible, c'est-à-dire à la face dorsale de la verge, sur les côtés du ligament suspenseur, et l'urine s'engage dans la couche sous-cutanée, où plus rien ne s'oppose à sa marche envahissante. On la voit alors s'infiltrer rapidement dans le scrotum, au devant du pubis, puis dans la partie inférieure de l'abdomen, en suivant le plan incliné que lui présentent les adhérences de la lame sous-cutanée profonde à l'arcade crurale, et, dans quelques cas, s'avancer jusque sous les aisselles. Pendant ce temps, la région périnéale postérieure, protégée par la réflexion de l'aponévrose inférieure au devant de l'anus, et aussi, il faut bien le dire, par la densité en ce point de la couche sous-cutanée, ne reçoit pas une goutte de liquide, ainsi que l'ont parfaitement démontré Blandin et M. Velpeau.

Si la solution de continuité des voies urinaires a lieu au-dessus de l'aponévros moyenne, la marche de l'infiltration est bien différente et se rapproche beaucoup de

(1) *Annales de la chirurgie*, 1842, t. VI, p. 310-415 : *Mémoire sur les infiltrations urineuses.*

celle que suivent les collections purulentes ; c'est-à-dire que l'urine, ne pouvant s'échapper ni en avant ni en bas, ou bien se porte dans le tissu cellulaire du bassin, après avoir vaincu la résistance de l'aponévrose pelvienne, ou bien et de préférence dans les fosses ischio-rectales, en s'infiltrant dans les mailles de la couche prostato-péritonéale, beaucoup plus perméable que l'aponévrose supérieure. Aussi remarque-t-on que, dans ces cas, c'est presque toujours autour de l'anus que le liquide urineux vient se faire jour.

Le *développement* du périnée ne peut être séparé de celui des organes génito-urinaires, avec lequel il sera étudié d'une manière générale.

§. IV. — DE L'URÈTHRE.

Les régions pénienne et périnéale antérieure, qui viennent d'être décrites, sont traversées par le canal excréteur des voies génito-urinaires, c'est-à-dire par l'urèthre, dont l'étude est d'une importance capitale en raison des opérations journalières qu'on est appelé à y pratiquer.

Étendu de l'extrémité du pénis au col de la vessie, l'urèthre correspond succes-sivement : 1° au gland et aux corps caverneux et spongieux, 2° à des fibres muscu-laires, 3° à la prostate. Aussi est-on convenu de lui distinguer trois portions : une *antérieure* ou *spongieuse*, qui s'étend du gland au cul-de-sac du bulbe ; une *membra-neuse*, et mieux *musculeuse*, qui va du cul-de-sac du bulbe au sommet de la prostate ; et une *prostatique*, qui occupe toute la longueur de cette glande jusqu'au col vésical. Cette distinction, fondée sur la structure et les rapports du canal, mérite d'être con-servée ; mais j'en invoquerai une autre, basée sur les rapports, la direction et la fixité du canal, et qui me semble plus en harmonie avec le but que se propose l'ana-tomie chirurgicale. Elle consiste à diviser l'urèthre en deux portions correspondant à chacune des régions pénienne et périnéale, et désignées pour cette raison sous le nom de *portions pénienne* et *périnéale*.

J'étudierai successivement la direction, les dimensions de l'urèthre, sa structure et ses rapports.

1° *Direction de l'urèthre.* — C'est là peut-être un des points les plus contro-versés de son histoire. Incertain au milieu des contradictions des auteurs qui ont écrit sur ce sujet, j'ai dû, pour me faire une opinion, instituer une série de recherches dont les résultats diffèrent souvent de ceux qu'ils ont obtenus. Aussi, en exposant ma manière de voir, aurai-je toujours soin de dire comment j'ai procédé, afin que le lecteur puisse juger en connaissance de cause. Effectivement il est dé-montré pour moi, comme il doit l'être pour tous ceux qui ont étudié la question, que les dissidences qui règnent dans la science sur ce sujet tiennent surtout au mode d'investigation auquel on a eu recours, et l'on ne peut s'expliquer que de cette ma-nière comment, tandis que Blandin, MM. Velpeau et Malgaigne soutiennent que l'urèthre présente deux énormes courbures, un observateur aussi distingué qu'Amus-sat prétend qu'il est rectiligne ou à peu près.

Selon moi, la vérité n'est ni dans l'une ni dans l'autre de ces opinions extrêmes, et ce qui a contribué à induire ces anatomistes en erreur, c'est : 1° qu'avant de procéder à la dissection du canal, sans laquelle on ne peut étudier convenablement sa direction, ils n'ont pas songé à s'assurer de la fixité des organes contenus dans la cavité pelvienne ; 2° qu'ils ont été trompés par l'inclinaison du bassin, par celle surtout de la symphyse pubienne, presque horizontalement dirigée chez la plupart des sujets, et non verticalement, comme on paraît le croire. Il en résulte que tout le monde, après eux, s'est complu à répéter que l'embouchure vésicale de l'urèthre remontait en arrière, au niveau de la moitié postérieure de cette symphyse, erreur manifeste que je m'efforcerai de faire ressortir. C'est donc à me mettre en garde contre ces deux causes d'appréciation erronée que j'ai dû surtout m'attacher, et c'est par l'exposition du mode de préparation au moyen duquel je crois y être parvenu que je vais commencer l'histoire de la direction du canal.

Sur un cadavre d'adulte, dont les organes génito-urinaires sont présumés sains, le sujet étant couché sur le dos, j'enfonce un peu obliquement de bas en haut et d'avant en arrière, immédiatement au-dessous de la symphyse pubienne et jusqu'à la rencontre du sacrum, une première tige métallique pointue que j'y fixe solidement : c'est ordinairement le corps de la quatrième vertèbre sacrée dans lequel l'instrument pénètre ; une autre tige semblable, passant au-dessus de la symphyse, est également fichée dans les corps vertébraux au-dessous de l'angle sacro-vertébral. Tous les organes traversés, et en particulier la vessie et le rectum, se trouvant ainsi maintenus et fixés dans leur position respective, je procède à la dissection. Pour cela, je divise d'abord les téguments au niveau de la symphyse des pubis, puis la symphyse elle-même ; je luxe l'os iliaque dans son articulation sacro-coxale ; puis je détache les parties molles de la face interne de cet os, que j'enlève complétement, et avec lui le membre pelvien correspondant. J'ai ainsi une large ouverture qui me permet de procéder à l'examen des organes contenus dans la cavité pelvienne, sans qu'ils puissent dévier de leur position normale. On achève la préparation en fendant le pénis sur la ligne médiane et en ouvrant les portions musculeuse et prostatique du canal.

Le cadavre ainsi placé dans la position horizontale et la verge pendante sur le scrotum, l'urèthre, eu égard à sa direction, peut être considéré comme formé de deux portions, une antérieure, ascendante, rectiligne, étendue du méat urinaire au ligament suspenseur de la verge ; une postérieure, curviligne, à concavité embrassant la symphyse, commençant au niveau du ligament suspenseur vers le milieu de la hauteur du corps du pubis et se terminant au col de la vessie. La partie antérieure répond au gland et au corps de la verge ; la postérieure, à la racine de cet organe et à la région périnéale antérieure qu'elle traverse dans toute son étendue. A leur point de réunion au devant du pubis, elles forment un angle aigu ouvert en arrière et en bas, dont le sommet est maintenu fixe par l'insertion du ligament suspenseur sur le corps caverneux.

La portion antérieure est essentiellement mobile et peut subir toutes sortes de variations dans sa direction ; ainsi, on peut, en relevant la verge de manière qu'elle fasse avec l'abdomen un angle de 45 degrés environ, la ramener dans la direction de la postérieure, tandis que cette dernière conserve presque invariablement sa courbure première, quelque variées que soient les positions qu'on fait prendre au pénis, quelque puissantes que soient les tractions qu'on exerce sur lui.

Dans cette situation nouvelle, l'urèthre présente bien encore, relativement à sa direction, deux portions bien distinctes, l'une antérieure, l'autre postérieure ; mais leurs proportions respectives ne sont plus les mêmes, la première s'étant accrue aux dépens de la deuxième, de toute la partie du canal qui s'étend de l'insertion du ligament suspenseur au-dessous de la symphyse pubienne. La portion antérieure correspond au pénis en totalité, et doit être, pour cette raison, appelée *pénienne*, tandis que la postérieure, qui traverse les couches périnéales, doit être nommée *périnéale*. Or, comme cette position de la verge ainsi relevée sur l'abdomen est, on peut dire, sa position vraie, ou si l'on veut active, celle qu'elle prend dans l'érection, celle qu'on lui donne quand on veut uriner, celle enfin dans laquelle la met le chirurgien lorsqu'il veut introduire des instruments dans la vessie, il importe au médecin de connaître quelle est alors la direction du canal, et non celle qu'il prend quand cet organe est pendant entre les cuisses. Contrairement aux auteurs qui m'ont précédé, je m'attacherai donc uniquement à l'étude de l'urèthre ainsi disposé.

Lorsqu'on jette les yeux sur une coupe du bassin, faite dans les conditions que j'ai indiquées précédemment, et le pénis étant relevé à 45 degrés, on voit que l'urèthre est presque rectiligne jusqu'au voisinage de la symphyse des pubis, mais qu'à partir de cet endroit, il change de direction, de descendant qu'il était devient ascendant, décrivant une légère courbure dont la concavité est dirigée en haut et en avant et la convexité en arrière et en bas du côté de l'anus. Il s'agit donc de déterminer quelle est la direction réelle de chacune des portions pénienne et périnéale prise isolément ; puis celle qui résulte de leur réunion, c'est-à-dire la direction de l'urèthre lui-même.

A. *Direction des portions pénienne et périnéale considérées isolément.* — La *portion pénienne*, étendue du gland au-dessous de la symphyse pubienne, est descendante et rectiligne ; cependant on peut voir qu'elle offre inférieurement, au moment où elle parvient au-dessous de la symphyse, une légère courbure à concavité supérieure. Mais cette courbure s'efface facilement, soit en attirant la verge obliquement en haut, soit en y introduisant une tige droite, en sorte que tout en tenant compte de cette légère inflexion, il importe de se rappeler qu'on la fait disparaître avec la plus grande facilité. D'ailleurs, cette portion du canal est unie à des parois tellement flexibles, que l'on peut y faire pénétrer avec facilité des instruments à courbure plus ou moins brusque, ce qui suppose une grande malléabilité. Nous verrons bientôt, en étudiant la direction générale de l'urèthre, qu'à la faveur de cette mobilité qui permet de l'incliner à gauche ou à droite, de l'élever ou de l'abaisser, et qui ne reconnaît d'autres limites que celles que lui impose le ligament suspenseur, la portion pénienne de l'urèthre peut être ramenée en ligne presque directe avec la portion périnéale.

La *portion périnéale*, qui correspond au cul-de-sac du bulbe, aux couches musculaires désignées sous le nom de muscles de Guthrie et de Wilson, et à la prostate, s'étend de la partie inférieure de la symphyse au col vésical ; elle est aussi légèrement courbe, mais en sens inverse de la précédente, et sa courbure régulière porte non uniquement sur une de ses extrémités, comme celle de la portion pénienne, mais se trouve répartie uniformément sur sa totalité.

Si la portion pénienne est essentiellement mobile, il n'en est pas de même de la portion périnéale, qui reste, je dirais presque invariable dans sa position, s'il ne fallait tenir compte d'un léger déplacement possible de la prostate, qui imprime à sa courbure une diminution ou augmentation insensibles, selon qu'elle s'élève ou s'abaisse. J'ai fait de nombreuses expériences dans le but de déterminer quelles pouvaient être ces variations de position de la prostate, suivant que la vessie ou le rectum sont ou non à l'état de vacuité, et j'ai acquis la conviction qu'on s'en est beaucoup exagéré la portée. Voici les résultats auxquels je suis arrivé. Si l'on remplit le rectum avec du coton, de manière à distendre modérément sa paroi, comme à l'état normal, la prostate n'éprouve presque aucun déplacement ; si on le bourre outre mesure, en même temps qu'elle se relève, cette glande est légèrement refoulée contre le pubis, ce qui augmente un peu la courbure de la portion musculo-prostatique du canal. Mais il est indispensable de faire remarquer qu'à l'état normal le rectum est rarement aussi distendu, et que, dans ces cas mêmes, la déviation de la prostate se réduit à peu de chose, parce que l'ampliation de l'intestin se fait plutôt latéralement que directement en avant.

L'influence de la vessie, pour être un peu plus prononcée, ne modifie cependant encore que bien légèrement la direction du canal; et si, lorsque l'on pousse une injection dans la vessie, la prostate et avec elle la portion du canal qui la traverse subissent en effet un abaissement ainsi que l'a noté M. Sappey, qui me paraît y attacher une trop grande importance (1), ce déplacement se réduit à si peu de chose, il est tellement limité par les ligaments pubio-prostatiques ou antérieurs de la vessie et les autres plans fibreux, qu'il ne peut influer en aucune façon sur le cathétérisme. On peut donc dire que la courbe décrite par la portion périnéale ne subit que des variations insignifiantes, par conséquent que cette portion elle-même peut être considérée comme fixe, surtout comparée à la portion pénienne.

La courbure décrite par la portion périnéale est, somme toute, peu prononcée, et peut être redressée, sans beaucoup de difficultés, par un instrument rectiligne introduit dans l'urèthre. Mais, ainsi que je l'ai dit déjà, les tractions sur la verge ne la modifient pas d'une manière sensible. Il n'en est pas de même de celles qu'on exerce avec le doigt introduit dans le rectum: lorsqu'on porte cet intestin vers le coccyx, on voit le col vésical et la prostate se déplacer en arrière, s'abaisser, et la courbure périnéale se redresser légèrement; au contraire, lorsqu'on presse en avant, on refoule le col vésical par l'intermédiaire de la prostate et l'on augmente l'inflexion du canal. L'action qu'on exerce ainsi sur l'urèthre est tellement directe, que l'on ne comprend pas que, dans les cas où le cathétérisme est difficile, on ne suive pas plus souvent le conseil de diriger la sonde avec le doigt porté dans le rectum.

De combien s'élève l'embouchure vésicale de l'urèthre au-dessus de sa portion la plus déclive? en d'autres termes, à quelle hauteur se trouvent respectivement les deux extrémités de la portion périnéale? Blandin, MM. Velpeau et Malgaigne placent l'embouchure vésicale de l'urèthre au niveau de la moitié postérieure de la symphyse pubienne, et comme ils donnent 24 à 26 lignes de hauteur à cette articulation, et que l'urèthre descend à 4 lignes et demie environ au-dessous de la symphyse, il en résulte qu'ils font remonter l'orifice vésical à 15 ou 16 lignes, c'est-à-dire 33 à 35 millimètres au-dessus du point le plus déclive, ce qui explique la *courbure énorme* qu'ils accordent à l'urèthre, pour me servir de l'expression même de M. Malgaigne (2).

M. Sappey place l'embouchure du canal un peu plus bas, à l'union du quart inférieur avec les trois quarts supérieurs, et comme la symphyse a 5 centimètres et demi de hauteur chez l'homme, et que le canal descend au-dessous d'elle d'un centimètre, il fixe à 24 millimètres seulement l'élévation du col vésical au-dessus du point le plus déclive du canal, ce qui se rapproche déjà beaucoup plus de la vérité.

Voici ce que j'ai observé: 1° La tige métallique que j'enfonce au-dessous de la symphyse, et que je fixe dans le corps de la quatrième vertèbre sacrée, passe *toujours* au-dessus de l'embouchure vésicale de l'urèthre. 2° Lorsqu'on a pratiqué la coupe que j'ai indiquée précédemment, après avoir ainsi préalablement fixé les viscères pelviens, on voit, en tirant une ligne étendue du coccyx à la partie inférieure de la symphyse pubienne, que cet orifice se trouve quelquefois au-dessous, rarement au-dessus d'elle, et que, dans la grande majorité des cas, il est situé sur le même niveau, résultat qui, se trouvant en désaccord complet avec celui annoncé par les auteurs que je viens de citer, m'a forcé à une sévérité et à des précautions d'autant plus grandes qu'il était inattendu.

L'extrémité supérieure de la courbe périnéale de l'urèthre est donc bien loin de correspondre à la moitié postérieure de la symphyse, ni même à l'union de son quart inférieur avec le supérieur, puisqu'elle se trouve sur le prolongement de la ligne coccy-pubienne, c'est-à-dire à peu près au niveau du bord inférieur de cette articulation, plutôt un peu plus bas qu'un peu plus haut. Néanmoins, dans des recherches que j'ai faites avec l'aide de M. le docteur Bastien, prosecteur de l'amphithéâtre des hôpitaux, je me suis convaincu que la position du col vésical est sujette à quelques variations par rapport à la symphyse : ainsi, sur un homme déjà âgé et dont la prostate était évidemment hypertrophiée, nous avons constaté que l'embouchure du canal était située plusieurs millimètres au-dessus de la ligne coccy-pubienne. On comprend que, par suite de cette élévation du col vésical, la courbure sous-symphysienne se trouve naturellement augmentée, et qu'il faille tenir compte de ces variations dues, je le crois, au volume de la prostate plutôt qu'à une disposition individuelle.

Pour en terminer avec l'orifice vésical du canal, je dirai qu'il est distant de 15 à 25 millimètres de la face postérieure de la symphyse.

L'extrémité inférieure de la courbe périnéale, c'est-à-dire la partie la plus déclive du canal, celle qui répond à la partie inférieure de la symphyse, en est séparée par un intervalle que, d'après des recherches nouvelles, je porterai à 15 ou 20 millimètres environ, et se trouve par conséquent située à 15 et quelquefois même 20 millimètres plus bas que l'orifice vésical, puisque ce dernier est situé au niveau même du bord symphysaire inférieur.

D'où il résulte que, bien réellement, la portion périnéale de l'urèthre, à partir du point où elle s'unit à la portion pénienne, remonte en s'incurvant légèrement en avant, mais que cette inflexion ascendante est bien loin d'être aussi considérable qu'on le croit généralement, puisque l'urèthre remonte au maximum à 20 millimètres au-dessus de son point le plus déclive, et non point à 24, comme l'a écrit M. Sappey, et bien moins encore à 35, comme le pense M. Malgaigne.

Amussat, qui a longuement étudié cette question (1), et qui veut démontrer que l'urèthre, dans toute son étendue, est rectiligne, donne à la portion périnéale une direction qui fait suite à la portion pénienne, c'est-à-dire qu'il la déclare descendante et oblique d'avant en arrière et de haut en bas. Mais c'est là une exagération en sens contraire de celle dans laquelle sont tombés les anatomistes que j'ai cités précédemment, et pour les réfuter il suffit de les opposer l'un à l'autre. Évidemment, Amussat a fait ses dissections avant d'avoir préalablement fixé les organes, et l'on ne peut s'expliquer son erreur que de cette manière.

B. *Direction générale de l'urèthre.* — Les deux portions du canal que nous venons d'étudier séparément ayant une direction différente, la première ou pénienne,

_____

(1) Voyez ses deux Mémoires, *Archives générales de médecine*, année 1824, t. IV, p. 31 et 547.

descendante, rectiligne dans ses deux tiers antérieurs, un peu infléchie dans son tiers postérieur, la deuxième ou périnéale, ascendante et légèrement curviligne dans toute sa longueur, forment nécessairement à l'endroit où elles se réunissent, au-dessous de la symphyse pubienne, un coude, une courbure à convexité dirigée en haut et en arrière et embrassant la symphyse. L'urèthre est donc rectiligne dans ses deux tiers antérieurs, curviligne dans son tiers postérieur, lorsque la verge est sim-plement relevée sur l'abdomen, de manière à former un angle de 45 degrés.

Mais j'ai dit précédemment que, si l'on exerçait des tractions sur le pénis ainsi disposé, on ramenait très-facilement à la ligne droite toute la portion pénienne du canal jusqu'au-dessous de la symphyse. Ce n'est donc plus alors une courbure que forment à leur réunion les deux portions pénienne et périnéale, mais un angle ar-rondi, constitué par l'intersection de deux lignes, l'une droite, obliquement dirigée en bas et en arrière, l'autre courbe et très-légèrement oblique en sens inverse, c'est-à-dire en haut et en arrière. C'est ce que l'on peut voir très-nettement sur une coupe médiane antéro-postérieure du bassin et des organes génito-urinaires, faite avec les précautions que j'ai indiquées : la portion pénienne du canal étant ainsi maintenue dans la rectitude par de légères tractions, on peut constater que ces deux lignes constituent, par leur rencontre, un angle obtus dont le sinus, largement ou-vert, est tourné en haut et en arrière. Or cet angle n'a rien de fixe, et l'on peut, à volonté, en faire varier l'ouverture suivant qu'on abaisse ou qu'on élève le pénis, de telle sorte que la verge étant ramenée contre la paroi abdominale, l'angle devient droit et même aigu, tandis que si on l'abaisse, il devient au contraire de plus en plus obtus, et il arrive même un moment où il s'efface si complétement, que la direction des deux portions pénienne et périnéale se confond *presque en une ligne droite*.

Toutefois ce dernier résultat ne peut jamais être complétement obtenu par de simples tractions, car le ligament suspenseur s'oppose à l'abaissement exagéré de la portion du pénis sur laquelle il s'insère, et plus on attire la verge en bas, plus le canal se rapproche de la direction qu'il a lorsqu'elle pend naturellement entre les cuisses, c'est-à-dire qu'il offre une première portion ascendante et rectiligne, étendue du méat aux attaches du ligament suspenseur, et une deuxième curviligne, de ce dernier point au col vésical. Il faut, si l'on veut redresser complétement le canal et mettre les deux portions périnéale et pénienne sur une ligne presque droite, ou bien couper le ligament suspenseur, qui est bien réellement l'obstacle au redressement, ou bien introduire dans la portion pénienne et jusqu'au-dessous de la symphyse une tige droite qui efface la courbure déterminée par ce ligament, dont la tension prouve alors qu'on a fait un peu violence à la direction normale de la verge.

Il ne reste plus dès lors à franchir pour arriver dans la vessie que la très-légère incurvation de la portion périnéale qui n'est pas un obstacle sérieux à la pénétration de l'instrument rectiligne, mais que les tractions sur le pénis sont toujours insuffi-santes à effacer.

Mes recherches me conduisent donc à repousser, et l'opinion de ceux qui, avec MM. Velpeau et Malgaigne, attribuent à l'urèthre une *énorme courbure* sous-sym-physienne, et celle d'Amussat qui le considère comme tout à fait droit. L'urèthre est curviligne dans sa portion sous-symphysienne, cela est incontestable ; mais s'il l'était autant que le disent les deux savants professeurs dont je combats la manière de voir, c'est-à-dire si, relevé et fixé en avant par le ligament suspenseur vers le milieu de la symphyse pubienne, il descendait à 12 millimètres au-dessous de son bord inférieur pour remonter ensuite en arrière d'elle jusqu'au niveau de sa moitié postérieure, il décrirait une courbure telle, que jamais instrument droit ne pourrait s'y engager. Or, tout le monde sait que le cathétérisme rectiligne est possible et même facile, et que l'urèthre prend facilement et sans beaucoup d'efforts cette direction ; il suffit d'ailleurs, pour s'en convaincre, de réfléchir qu'avec les sondes ordinaires, lorsque l'instrument est dans la vessie, il n'en reste plus dans le canal que la portion droite, la courbure étant tout entière dans la vessie. Mais de son côté Amussat, qui voulait prouver la possibilité d'introduire dans l'urèthre des cathéters droits, a été beaucoup trop loin, en concluant de cette possibilité à la rectitude du canal, car il faut évidemment effacer sa légère courbure naturelle sous-symphysienne, pour pénétrer avec ces instruments dans le réservoir urinaire.

Pour avoir une idée parfaitement exacte de la direction générale du canal, il ne faut pas seulement l'examiner, le cadavre étant mis dans la position horizontale, il faut encore l'étudier, le sujet étant suspendu par les bras et placé verticalement. Plus de doute alors : il devient manifeste que l'ouverture vésicale ne remonte pas au-dessus de la ligne coccy-pubienne, et qu'elle ne saurait, en aucun cas, se placer au niveau de la moitié postérieure de la symphyse. Mais je n'insisterai pas davantage sur ce que l'on peut constater alors, le chirurgien ayant bien rarement l'occasion d'explorer le canal dans ces conditions.

Chez les sujets de dix à douze ans, j'ai trouvé l'urèthre dans les mêmes conditions que celui des adultes, eu égard à la direction ; seulement, le ligament suspenseur relève davantage encore la portion pénienne, qu'il ramène presque au niveau du bord supérieur de la symphyse.

Chez les vieillards, c'est l'inverse : les tractions sur la verge ont fait céder le ligament suspenseur, la portion pénienne a descendu, en sorte que la moitié antérieure de la courbe sous-symphysienne est bien moins forte que chez l'adulte ; mais, de son côté, la prostate, généralement plus volumineuse, a imprimé à la portion périnéale de l'urèthre une inflexion un peu plus prononcée, en repoussant l'orifice vésical contre la symphyse, circonstance qui influe beaucoup sur le cathétérisme.

D'après ce qui vient d'être dit, il est facile de comprendre qu'on puisse pénétrer dans la vessie avec des sondes de courbure bien différentes, puisque la portion pénienne du canal se prête à toutes les inflexions qu'on veut lui donner ; néanmoins on ne peut se dissimuler que les plus faciles à introduire sont celles qui, rectilignes dans leur longueur, ne commencent à s'infléchir que dans leur tiers postérieur, et suivent une courbe qui se rapproche de celle que décrit normalement le canal, c'est-à-dire très-peu prononcée. Chez les vieillards, on est souvent obligé de relever le bec de la sonde, de manière à suivre la courbure à petit rayon qu'imprime à la portion périnéale l'hypertrophie prostatique ; chez les enfants, au contraire, les sondes trop recourbées ont de la peine à pénétrer.

Quant au cathétérisme avec les instruments tout à fait droits, comme étaient primitivement les instruments lithotriteurs, la pince à trois branches par exemple, ou presque droits, c'est-à-dire rectilignes jusqu'à 3 centimètres de leur extrémité, il est aussi simple que facile. Après avoir fait parcourir au litholabe toute la portion pénienne du canal jusqu'au-dessous de la symphyse pubienne, ce qui se fait avec la plus grande facilité, on abaisse l'instrument, et avec le pénis, de manière à mettre, ainsi que je l'ai dit précédemment, cette partie du canal dans la projection de la portion périnéale ; dans le mouvement d'arc de cercle que décrit l'instrument, on voit le ligament suspenseur se tendre, et bientôt on sent le bec de la sonde s'engager dans la portion périnéale et franchir le col vésical sans difficulté. Dans cette position l'urèthre est complétement redressé ; l'effort que produit l'instrument sur les courbures du canal est si peu de chose, que le malade n'accuse aucune douleur, mais seulement un peu de gêne, et les manœuvres pour rechercher et broyer le calcul se font d'ailleurs sans obstacle de la part du canal.

Pour résumer toute cette discussion, je dirai : 1° que quand on relève la verge de manière qu'elle forme avec l'abdomen un angle de 45 degrés, et qu'on exerce sur elle quelques tractions, ainsi que l'on a l'habitude de le faire quand on pratique le cathétérisme, l'urèthre est rectiligne depuis le méat jusqu'au-dessous de la symphyse, c'est-à-dire dans ses trois quarts antérieurs, tandis qu'à partir de ce point, c'est-à-dire dans son quart postérieur, il se relève de 15 à 20 millimètres environ, et décrit, avant de s'ouvrir dans la vessie, une légère courbure à concavité antéro-supérieure ; 2° que quand, après avoir introduit une tige droite non flexible jusque dans la portion sous-symphysienne, on abaisse le pénis de manière qu'il forme avec le plan abdominal un angle de plus en plus obtus, on place la portion pénienne du canal dans la même direction que la portion périnéale, qu'ainsi on redresse jusqu'à un certain point l'urèthre, et l'on rend le cathétérisme rectiligne non-seulement possible, mais facile.

Lorsque dans ma première édition j'écrivais ce qui précède sur la direction de l'urèthre, je ne m'appuyais que sur mes propres préparations, c'est-à-dire sur des coupes faites par le procédé que j'ai précédemment indiqué. Aujourd'hui les belles planches, publiées par M. E. Legendre, prosecteur de l'amphithéâtre des hôpitaux (1), sur l'anatomie du périnée, viennent pleinement confirmer ma manière de voir. Qu'on veuille bien jeter les yeux sur les figures 1 et 2 de la planche XIII, représentant des coupes médianes antéro-postérieures du périnée sur deux sujets préalablement congelés, l'un de vingt-cinq et l'autre de quarante ans, et l'on restera convaincu de l'exactitude de ce que j'ai avancé.

Sur ces deux cadavres la coupe a été faite la verge pendante sur le scrotum ; on peut vérifier que depuis l'extrémité du gland jusqu'à la racine du corps caverneux en E, la direction du canal est rectiligne ; et si par la pensée on redresse la verge comme lorsqu'on veut y introduire une sonde ou une bougie, on voit nettement que l'urèthre ne présente plus dans sa totalité que deux directions principales : une première rectiligne, étendue du méat au cul-de-sac du bulbe au-dessous de la symphyse, une deuxième légèrement courbée en avant et en haut, correspondant aux portions musculeuse et prostatique.

L'examen de la figure de la planche VI du mémoire de M. Jarjavay, représentant une coupe antéro-postérieure du bassin sur le cadavre d'un homme de quarante-cinq ans également congelé, conduit aux mêmes conséquences.

Il faut donc que le moyen dont je me suis servi pour arriver à des résultats qui concordent si bien avec ceux obtenus par la congélation ne soit pas aussi défectueux que le prétend M. Malgaigne (2) ; il me paraît, au contraire, mériter d'autant

(1) E. Q. Legendre, *Anatomie chirurgicale homolographique*, où description et figures des principales régions du corps humain représentées de grandeur naturelle d'après des sections pratiquées sur des cadavres congelés. Paris, 1858.
(2) Malgaigne, *Anatomie chirurgicale*, t. II (1858), p. 427.

mieux d'être conservé, qu'il n'est pas toujours possible d'avoir à sa disposition tout ce qui est nécessaire pour congeler les cadavres, ce qui constitue bien évidemment le procédé par excellence pour obtenir dans les coupes une exactitude aussi grande que possible ; néanmoins, sur ce dernier point même, je crois devoir faire quelques réserves au sujet desquelles je m'expliquerai plus loin.

Indépendamment des inflexions qu'il présente dans son trajet d'arrière en avant, l'urèthre, selon M. Jarjavay (1), présenterait des déviations latérales. Ainsi, en partant du col de la vessie, il serait très-légèrement oblique à gauche, et, en remontant au-dessous et en avant de la symphyse, il se porterait obliquement de gauche à droite. Ces déviations doivent être bien peu prononcées, pour qu'aucun observateur ne les ait signalées ; pour mon compte, je les ai cherchées sans les trouver, je ne puis donc que les regarder comme exceptionnelles. Elles ne paraissent pas d'ailleurs, lorsqu'elles existent, devoir apporter d'obstacles au cathétérisme, ainsi qu'en convient lui-même M. Jarjavay.

2° *Dimensions de l'urèthre.* — *Longueur.* — Pour mesurer le canal de manière à éviter toute cause d'erreur, il faut prendre certaines précautions indispensables. On peut, après y avoir introduit une sonde par la vessie ouverte par l'hypogastre, noter les points correspondants au méat et au col vésical, puis mesurer l'intervalle compris entre les deux points ; ou bien encore, et ce mode de mensuration me paraît plus exact, attacher une ficelle à la sonde, entraîner cette dernière dans le canal, et après avoir massé la verge et le périnée de manière à rétablir les parties molles dans leur état normal, mesurer la portion de ficelle contenue dans l'urèthre. Comme M. Velpeau, comme M. Malgaigne, comme M. Sappey, j'ai vu que la longueur de l'urèthre chez l'homme adulte variait entre 14 et 16 centimètres, et jamais je n'en ai trouvé de plus longs, en employant cette méthode ; les chiffres de M. Jarjavay me paraissent exagérés, et il faut évidemment qu'il soit tombé sur des urèthres pathologiques pour accorder dans le tiers des cas 18 centimètres et plus au canal. Mais si l'on tiraille la verge sur la sonde, si l'on détache le canal des parties qu'il traverse, pour le porter sur une échelle métrique, alors il peut acquérir 22, 24 et jusqu'à 32 centimètres de longueur : c'est ainsi qu'on s'explique comment Whately, cité par Ducamp (2), a trouvé sur quarante-huit sujets, que l'urèthre variait de 7 pouces 3 lignes (19 centimètres) à 9 pouces 6 lignes (25 centimètres), en moyenne 8 lignes ou 20 centimètres. Les sujets de haute taille présentèrent quelques lignes de plus que ceux de taille moyenne et de petite taille. Ducamp et Amussat se rangent à l'avis de Whately ; M. Rougier (3) et Meckel accordent à l'urèthre jusqu'à 10 pouces (26 centimètres), et enfin Sabatier, J. Cloquet et Lisfranc portent même sa longueur jusqu'à 11 pouces (30 centimètres). « *Undecim tamen pollicibus* longam in nigrita nuper in Pietatis » nosocomio ob variolam denato conspeximus (4). » Aujourd'hui il ne saurait y avoir de doute : 14 à 16 centimètres, telle est la longueur normale de l'urèthre non distendu, et si j'ai mentionné les opinions diverses qui ont eu cours dans la science, antérieurement aux travaux de MM. Velpeau et Malgaigne, c'est pour faire voir combien des procédés vicieux d'examen peuvent fausser la réalité.

Si l'on soumet la verge à une tension même modérée, on augmente notablement

(1) Mémoire cité, p. 195.
(2) *Traité de rétention d'urine.* Paris, 1822, p. 4.
(3) Thèse de Paris, 1820, n° 245.
(4) Lisfranc, *Competitio ad agregationem,* anno 1824, p. 1.

la longueur du canal : ainsi, en la relevant sur la sonde, uniquement pour lui donner l'inclinaison de 45 degrés, habituelle au cathétérisme, tout de suite on produit un allongement de 1 ou 2 centimètres, et en tiraillant beaucoup, M. Malgaigne déclare avoir obtenu jusqu'à 22 ou 24 centimètres, mais c'était le maximum. Dans un tableau annexé à l'atlas d'anatomie chirurgicale de M. Velpeau et emprunté à M. Caillard, on voit que l'urèthre allongé sur la sonde, comme pour le cathétérisme, s'accroît de 6 pouces et quelques lignes, 16 à 17 centimètres, à 8 et 9 pouces et quelques lignes, c'est-à-dire à 22 et 25 centimètres, ce qui revient à ce que j'ai obtenu de mon côté.

Suivant M. Malgaigne, l'urèthre, pendant l'érection, pourrait acquérir une longueur à peu près égale à celle qu'on lui donne en l'allongeant sur la sonde, c'est-à-dire 18 à 22 centimètres.

Il résulte de ces faits que, lorsqu'on veut introduire une sonde dans la vessie, on peut la faire pénétrer de 22 et même 25 centimètres avant d'arriver dans la poche urinaire, si l'on a tiraillé la verge ; tandis que si l'on s'est borné à la laisser couler dans le canal, qu'on me passe l'expression, règle générale, à 16 centimètres elle aura franchi le col de la vessie. Mais il ne faut pas se dissimuler qu'il est bien difficile de ne point exercer de tractions sur la verge, et nous venons de voir combien peu il faut l'étendre pour allonger sensiblement le canal. Il en est de même lorsqu'on veut constater l'état d'un rétrécissement avec le porte-empreinte de Ducamp : on peut trouver que la sonde, avant d'avoir atteint le point coarcté, s'enfonce à plus de 16 centimètres, c'est-à-dire à une profondeur plus grande que celle que nous avons assignée au canal lui-même, ce qui tient évidemment à ce que l'on a allongé le pénis. Il faut donc se tenir en garde contre cette cause d'erreur que n'ont pas toujours su éviter les chirurgiens qui ont écrit sur les rétrécissements.

Toutes les portions de l'urèthre ne sont pas également extensibles, et l'élongation porte plus spécialement sur la portion pénienne ou présymphysienne. Mes recherches sur ce sujet ne me laissent aucun doute, et je ne puis partager l'opinion de M. Malgaigne, qui pense que la *portion sous-pubienne* du canal est susceptible d'un allongement considérable; cela dépend, d'ailleurs, du point où l'on fait finir cette *portion sous-pubienne* en arrière. Il m'a toujours paru que toute la portion du canal comprise entre l'aponévrose moyenne et le col vésical n'était susceptible que d'une élongation insensible.

La portion de l'urèthre à laquelle j'ai jusqu'ici donné le nom de périnéale comprend les portions prostatique et musculeuse ou membraneuse, plus une très-petite partie de la portion spongieuse. Sa longueur, à peu près invariable, est de 3 à 4 centimètres, ce qui laisse 12 centimètres pour la portion pénienne, laquelle représenterait ainsi les trois quarts de la longueur du canal. D'où il résulte que, puisque l'allongement signalé précédemment, quand on pratique le cathétérisme, porte presque exclusivement sur la portion pénienne, et qu'il est possible de se rendre compte du moment où la sonde quitte cette partie du canal pour entrer dans la région périnéale, soit par la résistance qu'on éprouve en ce point, soit en portant le doigt sous la symphyse, le chirurgien sait, d'une manière certaine, qu'il ne lui reste plus alors que 4 centimètres environ à parcourir pour arriver dans la vessie.

La longueur du canal ne varie pas beaucoup suivant les âges : ainsi, chez les adultes, on la trouve à peu près la même que chez les vieillards ; chez les enfants de deux à douze ans, j'ai trouvé, comme limites extrêmes, de 9 à 13 centimètres. D'après les relevés de Whately, la taille paraîtrait avoir de l'influence sur cette longueur totale de l'urèthre ; mes recherches sont en désaccord avec les résultats obtenus par cet anatomiste, et je lis dans mes notes que c'est précisément sur un sujet de petite taille que j'ai trouvé l'urèthre le plus long, un peu plus de 16 centimètres. Enfin, M. Malgaigne, et après lui M. Sappey, disent avoir remarqué que la longueur du pénis n'influe point sur celle de l'urèthre, et qu'avec des verges très-petites, ils ont trouvé des urèthres très-longs, ce qui paraît inexplicable théoriquement, et ce qui est d'ailleurs en opposition formelle avec mes observations. Il est évident que ces deux anatomistes, dont l'exactitude ne saurait être mise en doute, ont voulu dire qu'exceptionnellement un canal de longueur ordinaire pouvait se rencontrer avec un pénis relativement peu développé. Je ne puis expliquer que de cette manière le désaccord qui règne sur ce point entre leurs investigations et les miennes.

Largeur ou calibre de l'urèthre. — Lorsqu'on introduit dans le canal une sonde de gros calibre chez un adulte n'ayant jamais eu d'affection des voies urinaires, on trouve en certains points une résistance qui annonce qu'il n'y a pas partout la même amplitude ; c'est également ce que l'on constate lorsqu'on coule de la cire fondue dans l'urèthre d'un cadavre, ou bien encore quand on fend simplement l'urèthre d'avant en arrière dans toute sa longueur. Il devient donc important : 1° de fixer les points où le canal subit des variations dans son calibre ; 2° quel est son état habituel d'ampliation et de resserrement, alors qu'il est ou n'est pas traversé par le jet d'urine, jusqu'à quel degré, en un mot, on peut, sans rupture, porter sa dilatation.

Afin d'éclaircir ces différents points, on a mis en usage plusieurs moyens plus ou moins ingénieux ; aucun, malheureusement, n'est complétement exempt d'inconvénients. On a imaginé d'injecter le canal avec une substance solidifiante, afin d'examiner ensuite le moule ; mais on a reproché, non sans raison, à ce mode de préparation de dilater outre mesure les parois de l'urèthre et de donner ainsi des résultats exagérés. Toutefois, en prenant les précautions que je vais indiquer, on peut éviter une partie des inconvénients. On plonge la préparation dans un bain d'eau à 30 degrés centigrades (1), et l'on *coule* plutôt qu'on n'*injecte* dans le canal un mélange de cire jaune, de suif et de térébenthine, qui a la propriété, tout en restant flexible, de se durcir très-rapidement. Dès que la vessie commence à se remplir, on refroidit le bain, et la composition qui remplit le canal se solidifie presque instantanément, en sorte que le canal n'est pas plus distendu que quand le jet d'urine le traverse.

Amussat a imaginé de disséquer l'urèthre, de le débarrasser de tous les tissus qui l'enveloppent et de l'insuffler ; à peine est-il besoin de faire remarquer que c'est là un mode de préparation aussi défectueux que possible.

Celui auquel je me suis adressé le plus souvent, et que je recommande parce qu'il n'exige pas, comme le coulage du moule en cire, les appareils et l'habitude nécessaires aux préparations anatomiques, c'est de détacher l'urèthre du périnée, y compris le réservoir urinaire, de le fendre d'arrière en avant, de l'étendre, sans exercer de tractions, sur une planche de liége, et de mesurer ensuite l'intervalle qui existe d'un des bords de la coupe à l'autre dans toute son étendue.

En examinant le moule en cire coulé dans l'urèthre par le procédé que j'ai indiqué, on observe des dilatations au nombre de trois, alternant avec des resserrements dans l'ordre suivant. Presque immédiatement en arrière du méat urinaire, se voit un renflement fusiforme, long de 6 à 8 millimètres, auquel succède un resserrement

_____

(1) Et non à 3 degrés, ainsi que me le fait dire M. Malgaigne (t. II, p. 439).

qui se poursuit insensiblement jusqu'au-dessous de la symphyse. A partir de ce point apparaît un nouveau renflement plus considérable que le premier, qui se termine assez brusquement au niveau du point où cesse le bulbe, et où commence la portion membraneuse. En arrière se voit un cylindre ordinairement assez irrégulier et d'un diamètre plus petit que partout ailleurs, auquel succède un dernier renflement qui, pour le volume, tient le milieu entre les deux autres, et se termine au col vésical par un léger rétrécissement. Le premier renflement répond à ce que l'on a nommé la fosse naviculaire, le second au cul-de-sac du bulbe, et le troisième à la portion prostatique. Entre la fosse naviculaire et le cul-de-sac du bulbe, le premier resserrement, très-allongé, répond à la portion spongieuse ; le second, étendu du cul-de-sac du bulbe à la prostate, plus étroit que le premier, à la portion membraneuse ; le troisième enfin, très-peu sensible, au col de la vessie.

Les résultats auxquels on arrive en mesurant la largeur du canal, après l'avoir fendu d'avant en arrière, sont en parfait accord avec ceux que je viens d'exposer ; mais le procédé de la mensuration a, sur le premier, cet immense avantage de permettre d'établir, au moins approximativement, la capacité relative et le degré d'extension auquel peut parvenir chacun des différents points alternativement dilatés et resserrés de l'urèthre. Après avoir ouvert le canal par sa partie supérieure, on étale la muqueuse avec le doigt promené d'avant en arrière, et l'on procède à la mensuration d'un bord de la coupe à l'autre, sans exercer la plus légère extension ; puis, pour rechercher à quel degré de dilatation peuvent parvenir les parois du canal, on les étend transversalement et assez fortement, de manière cependant à ne point les rompre, et après les avoir fixées avec des épingles, on procède de nouveau à leur mensuration.

Les tableaux suivants résument les résultats ainsi obtenus sur des sujets morts dans mon service d'affections étrangères aux voies urinaires, et qui n'en avaient jamais eu, d'après les renseignements pris pendant la vie.

Sujet âgé de trente-cinq ans.

Mensuration faite	Sans extension.	Avec extension.
A l'orifice du méat urinaire...................	15 mill.	Presque inextensible.
Au centre du gland.......................	22	30 mill.
A la portion moyenne du corps spongieux........	13	30
Au cul-de-sac du bulbe.....................	21	40
Au collet du bulbe........................	12	25
Au milieu de la portion musculeuse.............	13	35
Au commencement de la région prostatique.......	25	40
Au centre de la prostate....................	35	45
Au col vésical...........................	30	45

Sujet âgé de trente ans.

Mensuration faite	Sans extension.	Avec extension.
Au méat...............................	14 mill.	18 mill.
Au centre du gland........................	18	32
Au milieu de la portion spongieuse.............	15	38
Au cul-de-sac du bulbe.....................	18	40
Au collet du bulbe........................	11	20
A la portion membraneuse...................	12	35
Au commencement de la prostate..............	15	38
Au centre de la prostate....................	20	42
Au col vésical...........................	26	43

Sujet âgé de seize ans.

Mensuration faite	Sans extension.	Avec extension.
Au méat urinaire	15 mill.	18 mill.
Au centre du gland	16	25
Au milieu de la portion spongieuse	12	22
Au cul-de-sac du bulbe	18	28
Au collet du bulbe	9	18
Au centre de la portion membraneuse	9	28
Au commencement de la portion protastique	12	26
Au centre de la portion prostatique	20	32
Au col vésical	30	45

Ces chiffres permettent d'établir d'une manière assez positive quelles sont les portions de l'urèthre les plus étroites, quelles sont les plus larges, quelles sont les plus dilatables, et même jusqu'à quel point on peut les dilater sans courir le risque de les déchirer. On peut voir, d'ailleurs, en les comparant, qu'ils ne diffèrent pas sensiblement les uns des autres, ce qui autorise à penser que ce mode d'exploration est beaucoup plus sûr qu'on ne pouvait le présumer d'abord, et que les résultats auxquels je suis arrivé sont l'expression de la réalité.

Le méat urinaire est un des points les plus étroits du canal, et surtout le moins extensible, en sorte qu'on peut affirmer qu'une sonde qui a franchi cet orifice sera admise dans toutes les autres portions de l'urèthre si le canal est sain. On voit bien, il est vrai, en consultant les tableaux, que d'autres points mesurés avant extension, le collet du bulbe, par exemple, et la portion membraneuse, sont notés plus étroits, mais il faut remarquer qu'ils prêtent bien davantage lorsqu'on cherche à les dilater ; ils ne sauraient donc constituer un obstacle sérieux.

En arrière du méat et correspondant au renflement fusiforme précédemment signalé sur le moule de cire, se trouve la dilatation ovalaire, désignée sous le nom de *fosse naviculaire*, qu'Amussat, dans son excellent travail, se refuse à admettre (1). Cette dilatation est pour ainsi dire creusée dans le gland, elle est susceptible d'une grande extension, et souvent, après la lithotritie, les fragments de calculs s'y arrêtent.

A partir de la fosse naviculaire, on voit l'urèthre se rétrécir, et au centre de la portion spongieuse il est plus étroit que le méat lui-même ; mais quelle différence dans l'extensibilité ! M. Sappey place le point le plus rétréci de la portion spongieuse au niveau du ligament suspenseur, ce qui s'accorde avec mes observations ; peut-être l'élasticité dont ce ligament est doué n'est-elle pas étrangère à ce resserrement.

A la partie postérieure de la portion spongieuse, le canal s'élargit tout à coup et présente au niveau du bulbe une dilatation considérable qui porte surtout sur sa paroi inférieure ; c'est le *cul-de-sac du bulbe, le golfe de l'urèthre de Lecat*. Là les parois de l'urèthre, naturellement dilatées, se laissent facilement distendre, et leur degré d'extension n'est surpassé que par celui de la portion prostatique.

En arrière de ce *cul-de-sac du bulbe* le canal se rétrécit tout à coup, et en promenant le doigt sur la surface muqueuse d'avant en arrière, on peut constater que ce rétrécissement est dû à une sorte de bride circulaire qui sera plus tard l'objet d'une étude approfondie. On lui a donné le nom de *collet du bulbe*. C'est, après le méat, un

(1) Travail cité, p. 547.

des points les plus étroits, et s'il prête plus que lui, il faut dire cependant qu'on atteint vite les limites de son extension.

Au collet du bulbe succède un long resserrement de 12 millimètres environ de longueur, qui comprend toute l'étendue de la région membraneuse. Mais là les parois uréthrales se laissent facilement distendre, elles paraissent même sur le cadavre dépourvues d'élasticité, car elles reviennent peu sur elles-mêmes après avoir été distendues ; je reviendrai bientôt sur cette particularité.

Enfin, en arrière du rétrécissement formé par la portion membraneuse, on trouve la portion prostatique naturellement très-dilatée, mais susceptible d'une distension dont les limites peuvent être reculées encore au delà du chiffre que l'on trouve indiqué dans les tableaux. Seulement on court alors le risque de fissurer la muqueuse. Il en est de même du col vésical, qui prête assez pour que, sans l'inciser, on puisse y faire passer des sphéroïdes d'un diamètre considérable. A l'état normal, le doigt introduit par la vessie peut s'y engager et parcourir toute la portion prostatique ; il se trouve arrêté en avant par le resserrement de la portion membraneuse.

En résumé, le calibre de l'urèthre n'offre aucune uniformité ; naturellement rétréci et d'une manière permanente et passive, si je puis ainsi dire, en trois points, le méat urinaire, le milieu de la portion spongieuse et le collet du bulbe, il présente de plus dans la portion musculeuse un resserrement de 12 millimètres produit par la contraction musculaire, et par conséquent actif et passager, ainsi que je le démontrerai bientôt. D'autre part, on y observe trois dilatations successives, la fossette naviculaire, le cul-de-sac du bulbe et la portion prostatique, la première plus petite que la seconde, et celle-ci que la troisième, gradation décroissante qui n'est certainement pas sans influence sur la projection du jet d'urine passant ainsi successivement d'un lieu plus large dans un plus étroit, condition physique très-favorable à l'accélération du cours des liquides. On verra plus loin l'importance de ces notions anatomiques sur l'étude des faits pathologiques et la pratique du cathétérisme.

Maintenant que nous connaissons quels sont les points de l'urèthre qui sont rétrécis, quels sont ceux qui sont dilatés, et l'ordre dans lequel ils se succèdent, il faut étudier le canal alors qu'il n'est traversé par aucun liquide ; rechercher ensuite son état de dilatation normale ; et enfin quel est le plus haut degré d'ampliation dont il est susceptible.

Par des coupes faites successivement du méat urinaire à la prostate, sur un cadavre dont les muscles sont encore rigides et qui n'a pas commencé à subir la putréfaction, il est facile de constater que les parois uréthrales sont partout appliquées l'une contre l'autre, quand toutefois on n'a fait d'injection ni dans les veines ni dans les artères. Autour de l'orifice central on voit la muqueuse froncée circulairement et déprimée au centre, excepté au niveau du gland, du bulbe et dans la portion prostatique où les parois du canal, soutenues par la résistance des tissus sous-jacents, s'opposent à son plissement. M. Jarjavay, qui a de son côté étudié ce sujet, ne paraît pas avoir constaté ce froncement circulaire de la muqueuse, au moins ses figures n'en fournissent aucun exemple. Sur le vivant, ce froncement de la muqueuse s'accompagne quelquefois d'une légère rétraction, et l'on paraît dans ces cas avoir éprouvé des difficultés à retrouver l'orifice de l'urèthre après les amputations de la verge. J'ai traité ailleurs cette question, et je n'ai rien à y ajouter (1).

(1) Voy. *Région pub.o-pénienne*, p. 705.

C'est dans la région membraneuse que s'observe ce phénomène du froncement de la muqueuse à son plus haut degré, et il est produit par une disposition anatomique qui a trop d'importance et qui se rattache trop directement à la pratique pour que je ne m'y arrête pas un instant. Il n'est point rare, lorsqu'on veut passer la sonde dans l'urèthre d'un cadavre, de trouver au-dessous et un peu en arrière de la symphyse, une résistance inattendue et qu'on a quelquefois de la peine à surmonter. Une fois vaincue, la sonde passe avec la plus grande facilité, et, chose singulière, on peut la retirer et la repasser de nouveau sans retrouver trace de cette résistance qui avait semblé d'abord infranchissable. On a généralement attribué cet obstacle, soit à la présence de l'aponévrose moyenne, soit à la bride circulaire formée par le collet du bulbe. Seul M. Malgaigne dit n'avoir pu se rendre compte de ce phénomène passager qu'en admettant une constriction de ce qu'Amusat nomme le *sphincter uréthral*, constriction qui persisterait après la mort et fermerait la portion musculeuse (1). Mais le savant professeur, dont l'esprit d'ordinaire se contente peu d'hypothèses, ne va pas plus loin et n'a pas songé à s'assurer du fait. Comme tous ceux qui ont professé la médecine opératoire, j'avais éprouvé cette difficulté à sonder certains cadavres, et j'en avais été assez frappé pour vouloir en connaître la cause. Sur un sujet dont la sonde était restée ainsi arrêtée au devant de l'obstacle et que j'y fixai en cette position, je procédai à la dissection, et je constatai que c'était la portion musculeuse de l'urèthre resserrée par une contraction énergique, que je ne puis mieux comparer qu'à la rigidité cadavérique, qui s'opposait ainsi au passage de la sonde. Saisissant alors une sonde cannelée, j'essayai d'en engager la pointe dans la portion membraneuse, ce que je fis sans trop d'effort, et à peine étais-je arrivé dans la portion prostatique, que déjà l'urine coulait goutte à goutte le long de la cannelure de l'instrument. Depuis, j'ai plusieurs fois renouvelé ces recherches et toujours avec les mêmes résultats, et j'ai remarqué qu'une fois vaincue, cette coarctation n'avait plus de tendance à se reproduire; que les parois uréthrales de cette portion du canal, ainsi que je l'ai établi précédemment, une fois dilatées, perdaient toute élasticité et ne revenaient plus sur elles-mêmes, circonstance qui rapproche encore ce phénomène de la rigidité musculaire cadavérique.

Le resserrement que présente l'urèthre sur e cadavre dans sa portion membraneuse ne ressemble donc en rien à celui qu'on trouve au méat urinaire ou au collet du bulbe; il est dû à la contraction des fibres musculaires propres à l'urèthre et probablement aussi du muscle de Wilson, ce qui permet déjà de présumer que, sur le vivant, les parois du canal qui sont également partout appliquées à elles-mêmes, alors qu'il n'est dilaté ni par un liquide, ni par un corps solide, le sont bien davantage encore dans cette même région musculeuse. C'est en effet ce que démontre l'expérience du cathétérisme chez les individus qui n'ont point de rétrécissement, car arrivée en ce point, la bougie est pour ainsi dire comme pincée, et si l'exploration du canal a été faite avec le *porte-empreinte* de Ducamp, la cire en rapporte comme l'indice d'un rétrécissement.

Il est encore un autre moyen de s'assurer de la résistance de ce *sphincter uréthral*, c'est d'introduire le doigt par la vessie dans le col vésical; après avoir traversé la région prostatique, qui se laisse dilater sans beaucoup de peine, on est tout à coup arrêté par le resserrement énergique des fibres musculaires de la région membra-

---

(1) *Anatomie chirurgicale*, 1838, t. II, p. 295.

neuse. Mais pour bien constater ce fait, il faut choisir un cadavre sur lequel la rigidité musculaire a persisté, et l'on sait qu'elle ne dure guère au delà de vingt-quatre heures, par les temps chauds surtout.

On peut donc dire que si les parois de l'urèthre à l'état de repos, qu'on me passe l'expression, sont partout simplement appliquées sur elles-mêmes, dans la région musculeuse elles sont plus qu'*appliquées*, c'est-à-dire qu'elles sont énergiquement resserrées par la contraction des fibres musculaires propres et du muscle de Wilson.

Déterminer le calibre de l'urèthre distendu par le jet normal d'urine semble à M. Malgaigne d'une grande importance pour le chirurgien, puisqu'il s'agit, dit-il, de lui rendre, quand il est rétréci, son diamètre naturel. Sans partager cette opinion, exprimée surtout d'une manière aussi absolue, je pense cependant qu'il n'est pas inutile de chercher la solution de cette question, et qu'on peut en trouver les éléments dans les tableaux que j'ai dressés plus haut; mais il faut nécessairement se contenter d'une évaluation approximative. L'urine, en passant, presse sur les parois du canal et les dilate, mais modérément, et, selon toute probabilité, pas beaucoup au delà de ce que nous a donné la mensuration faite sans extension. En prenant donc cette dernière pour base d'une évaluation qui n'est certainement pas très-éloignée de la réalité, on trouve que les points les plus rétrécis de l'urèthre ne descendent pas au-dessous de 11 à 12 millimètres de circonférence; le diamètre normal du canal serait ainsi de 4 millimètres environ dans les points les plus étroits. Si l'on prenait ce chiffre pour base, il faudrait donc, pour rendre au canal d'un individu affecté de rétrécissement son diamètre normal, pouvoir passer sans difficulté une bougie ou sonde ayant au minimum 4 millimètres de diamètre. Or, il n'est pas possible de se contenter d'une aussi faible dilatation, et la pratique a démontré que pour maintenir un canal dans cet état, il faut introduire des bougies beaucoup plus fortes, sous peine de voir le rétrécissement se reproduire rapidement. Il devient donc très-intéressant de rechercher jusqu'à quel point l'urèthre peut subir, sans se rompre, la dilatation.

Ici encore les chiffres obtenus par la mensuration vont nous aider à résoudre le problème. Il faut d'abord distinguer entre la dilatation brusque et la dilatation progressive; effectivement on obtient par la seconde, surtout sur le vivant, une extension considérable, que les données cadavériques ne peuvent que faire soupçonner.

En consultant les tableaux, je vois que le point qui résiste le plus, c'est le méat urinaire. Chez le premier sujet, il n'a pas cédé au delà de 15 millimètres, en sorte qu'une sonde de 5 millimètres aurait eu quelque peine à franchir cet orifice. Chez quelques sujets il est encore plus étroit; aussi est-on souvent obligé, pour introduire des sondes plus volumineuses, lorsqu'on veut pratiquer la lithotritie par exemple, de débrider le méat. Alors on peut faire pénétrer des algalies d'un volume considérable, car s'il est d'autres points de l'urèthre aussi étroits naturellement que le méat, il n'en est aucun qui ne puisse subir une extension plus considérable. Le collet du bulbe qui prête le moins donne encore au minimum 20 millimètres, ce qui permettrait l'introduction d'une sonde de 7 millimètres de diamètre sans crainte de déchirure, et d'*emblée*, calibre déjà fort respectable.

Par la dilatation graduée, c'est-à-dire en préparant les malades ainsi qu'on est dans l'habitude de le faire avant de pratiquer la lithotritie, on peut obtenir une dilatation beaucoup plus considérable, ce qui tient sans doute à ce que les tissus doués de vitalité se modifient insensiblement par une pression douce et continue. On peut alors faire pénétrer dans la vessie, sans accidents, sans déchirure, des instruments ayant

8 millimètres de diamètre, ce qui suppose 24 millimètres de largeur aux parties les plus rétrécies du canal. Mayor a même été beaucoup plus loin, car il a donné jusqu'à 9 millimètres à sa plus grosse sonde, ce qui suppose une dilatation de 27 millimètres; mais je ne pense pas qu'il soit prudent de porter aussi loin la distension, même graduellement, et à plus forte raison d'emblée, ainsi que l'a proposé le chirurgien de Lausanne. J'ai vu périr dans mon service deux malades que Béniqué avait traités par sa méthode de la dilatation graduée et brusquée, et chez tous les deux nous trouvâmes à l'autopsie des fissures au niveau du collet du bulbe, et du pus dans les veines des corps spongieux; la plus grosse sonde introduite n'avait cependant pas plus de 7 millimètres. On peut objecter, il est vrai, que les malades avaient des rétrécissements; mais l'objection perdra une grande partie de sa valeur, quand on saura que non-seulement la fissure portait sur le rétrécissement qui siégeait à l'union du bulbe et de la portion spongieuse, mais aussi sur le collet du bulbe qui en était exempt.

En résumé, si chez les adultes le diamètre du point le plus étroit du canal, normalement distendu par le jet d'urine, est de 4 millimètres environ, on peut cependant le porter, par une *dilatation lente et progressive*, jusqu'à 7 millimètres, sans crainte de déchirure, et par conséquent donner aux sondes ce même diamètre. On peut même arriver jusqu'à 8 millimètres, mais il serait dangereux d'aller au delà, surtout d'emblée.

Chez les enfants, les diamètres des différentes portions du canal sont d'autant moins étendus qu'ils sont plus jeunes; tandis que chez les vieillards qui n'ont pas eu d'affections des voies urinaires, ils sont un peu plus considérables que chez l'adulte. La portion prostatique du canal fait exception, eu égard à sa dilatabilité, qui sera étudiée à part.

3° *Structure et rapports de l'urèthre.* — L'urèthre, eu égard à son organisation, a été divisé en trois portions: une première, dite spongieuse, qui répond à la portion pénienne et à la partie antérieure de la portion périnéale; une deuxième, désignée sous le nom de membraneuse et mieux musculeuse, qui occupe la partie inférieure de la loge périnéale supérieure; une troisième enfin, dite prostatique, à cause de ses rapports avec cette glande. Après l'examen de chacune de ses parties considérée isolément, j'étudierai les éléments qui leur sont communs, c'est-à-dire la muqueuse et les vaisseaux et nerfs.

Portion spongieuse. — Les quatre cinquièmes antérieurs de l'urèthre sont plongés dans une sorte de gaîne érectile, renflée à ses deux extrémités, cylindrique et allongée dans sa partie moyenne. Le canal est situé à la partie inférieure du renflement antérieur ou gland, tandis que dans le reste de son étendue il occupe la partie supérieure du corps spongieux et du renflement postérieur ou bulbe. Il résulte de cette situation que sa direction n'est point précisément la même que celle du pénis, et que l'axe de cet organe et celui du canal représentent deux lignes qui se coupent à angle très-aigu. Déjà j'ai décrit les rapports du corps spongio-vasculaire en faisant l'histoire de la verge, je n'y reviendrai pas; j'indiquerai seulement la manière dont il se comporte relativement à l'urèthre. Partout la muqueuse du canal est en rapport avec la membrane fibreuse qui recouvre le tissu érectile veineux dont se compose essentiellement le corps spongieux, et cette membrane est si mince, qu'elle n'oppose aux sondes ou bougies qui ont déchiré la muqueuse qu'une très-faible résistance. Au niveau du cul-de-sac du bulbe, la portion de cette membrane qui recouvre extérieurement ce renflement, se replie pour se continuer avec celle que tapisse la muqueuse, et il en résulte une sorte de bride fibreuse, signalée déjà sous le nom de collet du bulbe, laquelle joue un grand rôle dans l'histoire du cathétérisme, ainsi que nous le verrons plus tard.

Portion membraneuse ou musculeuse. — Étendue du collet du bulbe au sommet de la prostate, cette portion de l'urèthre n'a que 12 à 14 millimètres de longueur; elle diffère complétement de la précédente par son organisation; elle est entourée de fibres musculaires dont les unes lui sont propres et dont les autres appartiennent au muscle de Wilson qui vient s'y fixer. Inférieurement, elle répond au muscle de Guthrie et à des plexus veineux assez considérables. Ses rapports avec les plans musculaires lui ont fait donner le nom de musculeuse, qui lui convient bien mieux que celui de membraneuse. Nous connaissons déjà la disposition des couches contractiles qui appartiennent aux muscles dits de Guthrie et de Wilson (1) : reste donc à examiner les fibres propres du canal. Elles forment deux plans : l'un superficiel, composé de fibres longitudinales; l'autre profond, de fibres circulaires, tous les deux séparés de la muqueuse par un plexus veineux à mailles fines et serrées. Cette couche charnue forme véritablement une enveloppe ou tunique analogue à celle qu'on observe sur les artères, et ses fibres, en contraction permanente, ferment activement le canal; aussi le nom de *sphincter uréthral*, qui leur a été donné par Amussat, doit-il être conservé. Leur fonction est de s'opposer efficacement à l'issue des urines que le sphincter du col vésical, trop faible, serait souvent impuissant à retenir seul. C'est à l'ensemble de ces fibres propres du canal et du muscle de Wilson que M. Jarjavay propose de donner le nom de *muscle orbiculaire de l'urèthre*, qui, selon lui, s'étendrait ainsi depuis le col de la vessie jusqu'à l'immersion de la portion musculeuse dans le corps spongio-vasculaire (2). Je ne puis adopter cette manière de voir, le muscle de Wilson me paraissant tout à fait indépendant des fibres propres du canal.

Portion prostatique. — La portion de l'urèthre qui traverse la prostate mérite de fixer toute l'attention du chirurgien. Quoique la prostate n'appartienne pas exclusivement à l'urèthre, puisqu'elle entoure le col de la vessie et donne passage aux canaux éjaculateurs, son histoire, néanmoins, ne peut être séparée de celle du canal excréteur de l'urine.

La forme de cette glande est celle d'une châtaigne ou d'un cône aplati obliquement dirigé en bas et en avant, dont la base embrasse le col vésical et le sommet répond à la région membraneuse de l'urèthre.

Rudimentaire chez l'enfant, elle ne commence à se développer que vers l'époque de la puberté, et chez les vieillards elle atteint, mais presque toujours pathologiquement, un volume considérable. Voici quelles sont ses dimensions de vingt-cinq à cinquante ans :

Longueur de la face supérieure...............	16 à 18 millim.
— de la face inférieure................	25 à 32
Hauteur au niveau de la base............	25 à 30
Largeur..................................	38 à 42

Ces deux derniers diamètres vont en diminuant progressivement à mesure qu'on s'approche de l'extrémité antérieure de la prostate, qui se termine en pointe.

(1) Voyez pages 712 et 713.
(2) Travail cité, p. 131.

Elle est située à 12 ou 15 millimètres environ derrière la symphyse pubienne et sur le niveau de la ligne coccy-pubienne, qu'elle déborde inférieurement par son sommet.

Par suite de sa situation très-oblique en bas et en avant, elle offre à considérer une face inférieure et postérieure, une supérieure et antérieure, deux latérales, une base et un sommet.

Sa face inférieure, qui est en même temps postérieure, est en rapport avec la face antérieure du rectum sur lequel elle repose, et dont elle est séparée par la couche cellulo-fibreuse prostato-péritonéale. La partie la plus reculée de cette face, c'est-à-dire celle qui avoisine son bord supérieur, répond à cette portion du rectum coudée en avant; mais son extrémité antérieure, par suite de la direction oblique en avant de la glande, s'en écarte d'autant plus que l'intestin, à partir de ce point, se porte lui-même en arrière et en bas. L'union de cette portion de la face inférieure de la prostate et de l'angle rectal forme donc le sommet du triangle recto-uréthral sur lequel déjà j'ai appelé l'attention (1).

En avant et supérieurement, la prostate répond à un tissu cellulaire assez lâche dont elle est séparée par un plexus veineux; elle est donc médiatement recouverte par cette portion de l'aponévrose périnéale supérieure qui, de la vessie, se porte au pubis, et par les ligaments antérieurs de la vessie ou pubio-prostatique que M. Sappey regarde avec raison comme les tendons des fibres musculaires longitudinales antérieures de la vessie. Latéralement, la prostate est séparée des fibres du releveur de l'anus par l'aponévrose latérale de la prostate ; entre elle et cette lame fibreuse , on retrouve le plexus veineux prostatique qui entoure presque complétement la glande.

Le sommet de la prostate, dirigé en avant, embrasse le commencement de la portion musculaire du canal; il est distant de l'aponévrose moyenne de 10 millimètres environ.

Enfin, la base de la glande, obliquement taillée en bas et en arrière aux dépens de sa face supérieure, entoure le col vésical en se prolongeant sur la face postérieure de la vessie ou, pour parler plus exactement, en s'avançant sur son bas-fond.

La prostate est traversée un peu obliquement de sa base à son sommet et de sa face supérieure à sa face inférieure par l'urèthre, tandis que les canaux éjaculateurs la perforent obliquement en bas et en avant, pour s'aboucher sous un angle très-aigu avec le canal de l'urine. Les rapports de l'urèthre avec la prostate sont encore aujourd'hui l'objet d'appréciations bien différentes de la part des auteurs, qui ont cependant dirigé, d'une manière toute spéciale, leur attention sur ce point d'anatomie. Ainsi, tandis que MM. Velpeau et Denonvilliers annoncent que la prostate entoure presque toujours complétement l'urèthre à la manière d'un anneau, Amussat, M. Jarjavay, déclarent qu'elle ne forme au canal qu'une gouttière ouverte en avant et supérieurement, et qu'ils n'ont jamais rencontré aucune portion de la glande au-dessus du canal. M. Sappey, appuyé sur de nombreuses dissections, se range à la première opinion, et de mon côté, ayant eu des occasions fréquentes de disséquer les voies séminales, notamment dans un concours pour le prosectorat, où cette question m'était échue en partage, j'ai toujours vu qu'une languette du tissu prostatique, quelquefois, il est vrai, très-mince, passait au devant de l'urèthre. Il est rare que cette portion soit considérable ; règle générale, l'urèthre laisse au-dessous de lui

(1) Voyez articl *Périnée*, p. 724.

une partie de la glande, qui est à la portion sus-jacente, suivant les chiffres de
M. Sappey, comme 1 est à 4 ou 5. C'est là sans doute ce qui a induit en erreur
ceux qui ont cru, avec Amussat, que la prostate ne formait qu'une gouttière à
l'urèthre ; ils ont pris pour du tissu musculaire la petite portion de cette glande qui
passe en avant, d'autant mieux que son aspect rougeâtre lui donne l'apparence de
la fibre charnue. Quant à cette disposition suivant laquelle l'urèthre laisserait au
devant de lui la portion la plus considérable de la prostate, elle est rare, mais elle
existe : ainsi j'en ai déposé jadis un exemple dans le musée de la Faculté, et tout
récemment encore (1857) j'en ai rencontré un autre cas sur un cadavre d'un adulte
mort dans mon service ; la pièce a été présentée par un de mes internes à la Société
anatomique. C'est donc à tort que M. Sappey élève des doutes sur cette disposition,
uniquement parce qu'il ne l'a pas rencontrée, un anatomiste, si laborieux qu'il soit,
ne pouvant tout voir. Dans des cas exceptionnels les conduits prostatiques dont
jamais on ne rencontre l'orifice sur la face supérieure de l'urèthre, s'y ouvraient
pour la plupart, et les conduits éjaculateurs traversaient comme de coutume la portion inférieure de la glande, dont le rapport avec la supérieure était comme 2 est à 3.

La structure de la prostate intéresse autant le chirurgien que l'anatomiste. Son
tissu, d'une couleur rougeâtre, comme charnu, est friable cependant, et n'est pas
sans analogie avec celui du rein. Il est constitué par des culs-de-sac agglomérés,
de chacun desquels partent de petits conduits, qui se réunissent de manière à former
10 à 12 canaux qui vont s'ouvrir sur la paroi inférieure de l'urèthre, en arrière et
de chaque côté du *verumontanum*. Il n'est point rare de rencontrer dans ces culs-
de-sac glandulaires de petits corps arrondis, noirâtres, semblables à des grains de
mil, véritables calculs prostatiques, qui provoquent souvent, par leur séjour, des
accidents graves du côté des voies urinaires.

Ce tissu glandulaire est entouré de toutes parts, souvent même traversé par des
fibres musculaires provenant des plans vésicaux, à ce point que quelques anatomistes
ont pu croire que la prostate n'était qu'un muscle semé de glandules. Ces faisceaux
charnus se rencontrent plus spécialement sur les côtés de la prostate, d'où on les
voit se prolonger sur la portion musculeuse de l'urèthre ; à la face supérieure ils
forment une languette charnue, décrite avec soin par Amussat, qui, n'ayant pu y
reconnaître les gradulations gandulaires, a nié, ainsi que je l'ai dit précédemment,
que la prostate fît le tour du canal.

En dehors de ces plans musculaires, on rencontre les mailles du plexus veineux
prostatique soutenues par des lamelles cellulaires, émanant des plans fibreux qui
entourent la prostate, et principalement des aponévroses dites latérales, en sorte
qu'on éprouve les plus grandes difficultés à isoler le tissu propre de la glande de tous
ces éléments divers. C'est certainement là une des causes principales des dissidences
qui ont si longtemps régné entre les anatomistes sur la nature et la délimitation de
la prostate.

La prostate peut donc être considérée comme un organe glanduleux plongé dans
une triple enveloppe musculaire, vasculaire et fibreuse. L'enveloppe musculaire,
constituée par les fibres charnues de la vessie, est intermédiaire au tissu glandulaire
et aux plexus prostatiques ; l'enveloppe vasculaire est comprise entre les plans charnus et fibreux ; enfin, l'enveloppe fibreuse, déjà minutieusement décrite (1), est tout

(1) Voyez article *Périnée*, p. 717 et suiv.

à fait extérieure, et c'est elle qui sépare tout l'appareil prostatique des organes environnants, et principalement du tissu cellulaire sous-péritonéal et ischio-rectal, circonstance anatomique sur laquelle je vais bientôt attirer l'attention.

La *portion prostatique de l'urèthre* dont il va être maintenant question ne pouvait être étudiée avec fruit qu'après l'exposé qui précède, puisqu'elle fait, pour ainsi dire, partie de la prostate, qu'elle traverse obliquement de haut en bas, de sa base à son sommet et de sa face supérieure à l'inférieure. Ses parois muqueuses soutenues par le tissu de la glande auquel elles sont intimement unies, ne sont pas, comme dans le reste de l'urèthre, exactement appliquées, en sorte qu'au centre de la portion prostatique, au niveau du verumontanum, il existe comme une cavité, ainsi qu'on peut s'en assurer par une coupe perpendiculaire de la prostate en ce point. Ce n'est pas que cette cavité soit libre, mais elle existe virtuellement, qu'on me passe l'expression, prête à recevoir du sperme, du liquide prostatique, ou de l'urine. Elle se trouve fermée du côté de la vessie par le sphincter vésical, et du côté de la région musculeuse par le sphincter uréthral ; la crête uréthrale y fait une saillie prononcée.

J'ai souvent rencontré cette cavité très-dilatée chez les vieillards dont la prostate était énormément hypertrophiée ; elle était remplie d'un liquide trouble et sentant fortement l'urine, quoique cependant elle fût séparée nettement de la vessie, avec laquelle elle ne communiquait que quand le sphincter vésical s'ouvrait pour l'émission de l'urine. Sur un malade de mon service, âgé de soixante-dix-huit ans, et chez lequel, durant la vie, on n'avait jamais pu obtenir par le cathétérisme que quelques cuillerées d'urine, quoique la vessie fût énormément distendue, je trouvai à l'autopsie, la portion prostatique de l'urèthre énormément dilatée en forme de poche au devant du sphincter vésical, et constituant véritablement un appendice au réservoir urinaire. Cette poche communiquait avec la vessie par l'intermédiaire d'un orifice assez étroit, situé à sa partie supérieure, et que nous reconnûmes être le col vésical ; lorsqu'on introduisait la sonde, on tombait dans cette poche, sans pouvoir parvenir dans le véritable réservoir urinaire. Je m'expliquai alors à merveille comment, pendant la vie, nous n'avions jamais pu faire cesser la distension de la vessie, quoique nous parussions pénétrer dans sa cavité. Sur ce sujet, la prostate, énormément hypertrophiée, mais non détruite, formait les parois de cette poche qui pouvait être considérées comme l'exagération de ce que l'on observe à l'état normal : en un mot, ce n'était point, comme on l'a vu quelquefois, la prostate détruite par la suppuration qui formait cette dilatation anormale, mais bien la portion prostatique de l'urèthre qui avait été énormément distendue.

Chez les sujets qui ont eu des blennorrhagies fréquentes, et surtout de longue durée, il n'est point rare de voir la première goutte d'urine entraîner des filaments blanchâtres, ayant l'apparence de fausses membranes ; je pense que ces flocons ne sont autre chose que du liquide prostatique et du sperme amassés dans cette cavité centrale de la portion prostatique, dans l'intervalle de deux mictions.

La médecine opératoire a le plus grand intérêt à connaître quelles sont les dimensions normales de la portion prostatique de l'urèthre et du col vésical, et jusqu'à quel point peut être portée leur dilatation. En effet, dans les tailles dites uréthrales, c'est-à-dire dans celles qui consistent, après avoir ouvert la portion musculeuse, à inciser la portion prostatique et le col pour pénétrer dans la vessie, il importe avant tout de savoir jusqu'à quel point on peut les distendre sans les déchirer, afin de donner à l'incision une longueur suffisante pour faire la voie au calcul. Le diamètre de l'orifice uréthral dilaté a été diversement apprécié, ce qui tient évidemment à la différence de dilatabilité que présentent les divers sujets. D'après Deschamps (1), ce diamètre peut atteindre 7 lignes ou 16 millimètres, ce qui donne une circonférence de 48 millimètres. Mes recherches confirment celles de Deschamps, car j'ai trouvé 45 centimètres de circonférence, en distendant fortement le col vésical, ainsi qu'on peut le voir dans les tableaux que j'ai dressés (2). Senn lui donne en moyenne 27 millimètres, et M. Sappey 24, ce qui est évidemment bien inférieur à ce que l'on peut obtenir. Ce dernier, il est vrai, dit qu'on peut, sans *beaucoup de difficultés*, faire traverser au col vésical des corps ayant 12 millimètres de diamètre ou 36 millimètres de circonférence, résultat qui se rapproche déjà beaucoup plus de ceux que Deschamps et moi-même avons obtenus. Ainsi 15 millimètres de diamètre, voilà le degré de dilatation extrême que peut acquérir le col vésical sans se déchirer. Cette ouverture, on le comprend, ne pourrait en aucune manière suffire au passage d'un calcul de ce diamètre, puisqu'il faut ajouter le volume des tenettes, en sorte que c'est à peine si l'on pourrait extraire de la vessie, sans inciser le col, un calcul du diamètre de 10 à 12 millimètres, c'est-à-dire de 30 à 36 millimètres de circonférence. D'ailleurs, ainsi qu'il ressort des expériences de Deschamps, la pointe de la prostate est bien moins dilatable que le col, en sorte qu'il serait réellement impossible de faire passer, sans désorganiser l'extrémité et le corps de cette glande, un calcul ayant seulement ces dimensions. Ces simples réflexions suffisent pour faire rejeter les procédés d'extraction de la pierre par dilatation simple.

Pour remédier à cette insuffisance de l'ouverture que donne la dilatation simple de la portion prostatique et du col vésical, il faut donc recourir à l'incision de ces deux parties dans une certaine étendue : et comme on a pensé qu'il y avait un immense avantage à ne point dépasser les limites du tissu glandulaire de la prostate, on a naturellement attaché une grande importance à préciser la distance qui existe entre la circonférence du col vésical et les limites extrêmes de la glande, afin d'y maintenir les incisions. Sans doute, il serait très-avantageux de ne point sortir du cercle prostatique, car on aurait ainsi beaucoup plus de chances d'éviter les hémorrhagies et la phlébite, suites fréquentes de la lésion des plexus qui enveloppent la prostate, et les infiltrations urineuses provenant de la pénétration de l'incision dans la couche celluleuse sous-péritonéale ; mais il s'agit de savoir si cela est possible, et si l'on peut, en restant dans les limites du tissu prostatique glandulaire, donner aux incisions une étendue suffisante pour livrer passage aux calculs de dimension moyenne. Je vais chercher à démontrer qu'on s'est fait complétement illusion.

Voici, d'après M. Senn (3), qui a traité ces questions plutôt en anatomiste qu'en chirurgien, quelle est l'étendue des divers rayons de la prostate, prise de l'urèthre à la circonférence de la glande :

De l'urèthre à la partie moyenne et inférieure.	7 à 8 lignes, ou	15 à 18 millim.
Directement en dehors....................	9 lignes, ou	20
A la partie inférieure et externe..........	10 à 11 lignes, ou	22 à 25

D'où il suit qu'en incisant la prostate suivant ces différents rayons, et en donnant

(1) Deschamps, *Traité de la taille*, t. III.
(2) Voyez p. 739.
(3) F. L. Senn, *Thèses de Paris*, n° 108, 1825.

à chaque incision les limites extrêmes que je viens d'indiquer, on aura une fente dont chaque côté ayant la longueur de l'incision elle-même constituera une ouverture ayant en circonférence le double de cette longueur. En ajoutant cette nouvelle quantité à la quantité constante du col vésical dilaté, que j'ai dit pouvoir atteindre 45 millimètres de circonférence, on aura, au maximum et avec dilatation extrême, pour l'incision du rayon inférieur, une ouverture totale de 81 millimètres; pour le rayon transverse, de 85 millimètres; et enfin, pour le rayon oblique, de 95 millimètres, pouvant livrer passage, la première à un sphéroïde de 97 millimètres, la seconde de 28, et la troisième de 34 millimètres.

En incisant la prostate dans deux de ces rayons à la fois, c'est-à-dire en même temps à droite et à gauche du col, on arrive, on le comprend tout de suite, non à doubler l'étendue de l'ouverture primitive, puisque le diamètre du col ne varie pas, mais à l'augmenter du double de l'étendue qu'on a donnée à la nouvelle incision. En combinant l'incision oblique à gauche avec la transversale à droite, ce qui, selon M. Senn, donne l'ouverture la plus favorable possible, et en prenant toujours pour limites extrêmes de la dilatation du col, le chiffre de 45 millimètres, bien supérieur à celui admis par cet auteur, on arriverait à trouver une ouverture ayant 135 millimètres de diamètre, pouvant livrer passage à un corps sphéroïdal ayant 45 millimètres de diamètre, ce qui serait bien suffisant dans l'immense majorité des cas.

Mais pour arriver à ce résultat, j'ai pris les chiffres extrêmes de M. Senn, j'ai supposé la dilatation du col portée à son maximum, j'ai négligé le volume des tenettes, la difficulté de saisir toujours le calcul par son plus petit diamètre, et enfin je n'ai tenu compte que de l'incision de la portion de la prostate qui enveloppe le col vésical, c'est-à-dire sa partie la plus large : toutes particularités qu'il faut bien cependant faire entrer en ligne de compte.

Et d'abord, M. Senn a singulièrement exagéré l'étendue des rayons prostatiques. M. Sappey, qui a consciencieusement soumis à révision toutes les données de cet anatomiste, présente les chiffres suivants comme résultats de ses recherches multipliées :

Rayon inférieur.. 17 millim.
— transverse.. 15
— oblique en bas et en dedans.................... 22

Ces chiffres sont bien inférieurs à ceux de M. Senn, et en les comparant on voit le diamètre transverse descendre de 20 millimètres à 15, l'oblique de 25 à 22, et l'inférieur ou médian de 18 à 17 ; d'où il résulte, qu'en admettant les appréciations de M. Sappey, et mes recherches personnelles me les font considérer comme très-exactes, ce n'est déjà plus 135 millimètres d'ouverture maximum qu'on pourrait obtenir sans sortir des limites de la prostate, mais tout au plus 119 pouvant livrer passage à un sphéroïde de 40 millimètres de diamètre, ce qui serait sans doute encore un fort beau résultat.

Relativement au chiffre que j'ai adopté comme représentant la dilatation extrême que peut atteindre le col, je n'ai rien à en retrancher ; je ferai seulement remarquer que, d'après les partisans eux-mêmes de la doctrine qui pose en principe que, dans la taille uréthrale, l'incision ne doit pas dépasser les limites de la prostate, il serait beaucoup moins considérable. Mais on comprend que l'épaisseur des tenettes qui vient s'ajouter au diamètre du calcul, que l'irrégularité, les aspérités que ce dernier présente, seront autant de circonstances qui diminueront encore cet espace ; en sorte qu'en tenant compte de toutes les difficultés, et tout en calculant avec les chiffres extrêmes, c'est à peine si, théoriquement, on arrive à trouver un libre passage pour un calcul présentant de 30 à 35 millimètres de diamètre.

Ce serait là toutefois un résultat assez satisfaisant, s'il était vrai qu'on pût l'obtenir sans franchir le cercle prostatique ; mais c'est qu'il est loin d'en être ainsi. Il est une circonstance sur laquelle Deschamps a beaucoup insisté, et qui ne paraît pas avoir suffisamment frappé l'attention des chirurgiens de nos jours : *c'est qu'on n'agit pas seulement sur la portion de la glande qui avoisine le col, mais en même temps sur celle qui entoure l'urèthre*. Or, comme cette dernière a des diamètres d'autant moins étendus qu'on se rapproche davantage de la portion musculeuse, et qu'il est impossible qu'une incision faite à la base de la prostate n'ait pas la même profondeur dans toute la longueur de la glande, si peu qu'on divise le col, on dépasse nécessairement les limites de la prostate à sa pointe. Que sera-ce donc, s'il faut inciser la base dans les trois quarts de son étendue ? On franchira nécessairement la triple enveloppe du tissu glandulaire dans la moitié au moins de sa hauteur, c'est-à-dire qu'on divisera la couche musculeuse, le plexus veineux, et enfin la gaîne fibreuse, et qu'on sera exposé à tous ces accidents qu'on redoute tant. Je pose en fait qu'il est impossible de pratiquer une opération de taille uréthrale, sans sortir plus ou moins des limites de la prostate, d'autant mieux que l'urèthre, au niveau du sommet de cette glande, est bien loin d'offrir une dilatation aussi grande qu'au niveau du col vésical : dès qu'on ouvre le lithotome, la portion antérieure de la prostate est divisée, et cela longtemps avant que la lame ait atteint le col. J'avais l'habitude, dans mes cours de médecine opératoire, de faire disséquer, par les élèves qui avaient fait l'opération de la taille, le périnée sur lequel ils l'avaient pratiquée. J'ai eu ainsi maintes fois l'occasion de vérifier l'étendue des incisions de la portion prostatique de l'urèthre : or, je puis affirmer que toutes les fois que le col vésical est intéressé au delà de 8 à 10 millimètres, la portion de prostate qui environne l'urèthre est divisée dans toute son épaisseur.

On pourrait dire, il est vrai, que ce qu'il importe de ménager par-dessus tout, c'est la base de la prostate, et qu'on y parvient par les incisions bilatérales de Dupuytren et de M. Senn, et mieux encore quadrilatérales de Vidal (de Cassis) ; mais c'est là une fin de non-recevoir inadmissible, car les risques que l'on veut éviter, on les court aussi bien en dépassant les limites de la prostate dans ses deux tiers inférieurs que dans son tiers supérieur.

Ainsi, dans toutes les tailles uréthrales, quel que soit le procédé employé, dès qu'on veut pratiquer une incision sur le col, on dépasse toujours et nécessairement, peu ou beaucoup, les limites de la prostate. Là question de savoir s'il y a grand avantage à ne pas donner aux incisions qui divisent sa base une trop grande étendue devient donc facile à résoudre, et sur ce point je partage l'opinion de M. Malgaigne, c'est-à-dire que comme lui, je pense qu'il vaut mieux, si le calcul est volumineux, lui ouvrir une large voie avec l'instrument tranchant que de s'exposer à déchirer le col, l'urèthre, la prostate et tous les tissus qui l'avoisinent, en voulant le faire passer au moyen de tractions violentes par une incision trop étroite. Mais ce que je ne puis admettre avec le savant professeur, c'est qu'il vaille mieux, pour rendre la taille moins périlleuse, et si le volume du calcul l'exige, diviser largement la prostate d'un seul côté au delà de ses limites, en entamant le corps de la vessie et le tissu cellulaire qui l'avoisine (1). Je crois qu'il vaut beaucoup mieux inciser la prostate dans ses deux diamètres obliques, comme le faisait Dupuytren, et prolonger ensuite un peu l'une de ces incisions au delà de la base de la prostate, si cela devient nécessaire ; enfin, je m'inquiéterais peu du danger redouté par M. Malgaigne, de séparer complétement la moitié antérieure de la prostate de sa moitié postérieure. En agissant de la sorte, on aurait plus de chance d'éviter la lésion des artères qui entourent le col vésical et celle des grosses veines qui les accompagnent, que par une seule et profonde incision. A l'appui de ma manière de voir, j'invoquerai encore la dilatation énorme que peut acquérir le col vésical dès que la prostate a été divisée dans toute son épaisseur, dilatation dont il est facile de s'assurer sur les sujets auxquels on a pratiqué la taille bilatérale. Lorsque la double incision est parvenue jusqu'aux dernières limites de la glande, le col, n'ayant plus d'obstacle à son déplissement, peut acquérir des dimensions considérables et qui dépassent beaucoup ce que l'on obtient dans les cas où l'on ne veut pas franchir le cercle prostatique. Je crois enfin, avec Deschamps, que sur le vivant, les tissus prêtent bien davantage que sur le cadavre.

Je dirai donc, pour résumer toute ma pensée :

1° Qu'il est impossible de pratiquer la taille uréthrale sans sortir peu ou beaucoup des limites de la prostate ;

2° Qu'il vaut mieux, mais seulement quand le volume du calcul l'exige, diviser franchement toute l'épaisseur du tissu prostatique et dans toute sa hauteur, que de s'exposer à déchirer et contondre les tissus par des tractions intempestives ;

3° Que dans tous les cas, aussi bien quand le volume du calcul ne nécessite pas de sortir du cercle prostatique que quand il l'exige, l'incision bilatérale de la prostate vaut mieux que l'incision unilatérale.

Muqueuse de l'urèthre. — Le canal excréteur du sperme et de l'urine est tapissé dans toute son étendue par une membrane muqueuse fine, transparente, dont la couleur varie suivant les points où on l'examine. Au niveau du gland, elle est toujours rosée sur le vivant, et violacée sur le cadavre ; elle est généralement blanche dans cette partie de la portion spongieuse qui correspond au corps de la verge ; mais dans le cul-de-sac du bulbe elle conserve toujours une couleur foncée. Enfin, elle est très-colorée dans la région membraneuse, et toujours plus ou moins blanche dans la portion prostatique et au niveau du col vésical. Ces différences de coloration tiennent bien évidemment à la plus ou moins grande quantité de sang que retiennent les tissus avec lesquels elle est en rapport ; et ce qui le prouve c'est que lorsqu'on a poussé dans les veines une injection d'eau tiède qui a entraîné tout le sang contenu dans le tissu érectile et les plexus veineux qui la doublent, elle devient partout également blanche. Le même phénomène s'observe sur le vivant, et dans l'inflammation blennorrhagique, par exemple, lorsqu'on écarte les lèvres du méat urinaire, si loin que l'œil peut plonger dans la fosse naviculaire, on constate qu'elle a acquis une coloration d'un rouge violacé intense, en rapport avec la quantité de sang qui remplit le tissu spongieux et ses vaisseaux propres.

Les adhérences de cette membrane aux parties sous-jacentes se font à l'aide d'un tissu cellulaire fin et serré, ce qui n'empêche pas toutefois qu'elle ne puisse être soulevée et former des plis longitudinaux, des rides, ainsi qu'on peut le constater par des coupes transversales du canal. Mais ces plis s'effacent très-facilement lors du passage de l'urine ou du sperme.

(1) *Anatomie chirurgicale*, 1838, t. II, p. 319.

La muqueuse uréthrale est très-peu résistante, il suffit de quelques tractions pour la déchirer. Ainsi s'explique la facilité avec laquelle se font les fausses routes, surtout lorsqu'on se sert de bougies rigides et pointues.

En explorant l'urèthre d'arrière en avant, on y rencontre des sillons, des rides, des replis et des orifices grands et petits ; j'appellerai plus particulièrement l'attention sur les replis et les orifices à cause de leur importance au point de vue des manœuvres opératoires et de la pathologie.

Les replis sont généralement situés sur la paroi supérieure du canal, quoique cependant on en rencontre quelquefois sur la paroi inférieure, ainsi que l'a indiqué Amussat. Ces replis en forme de valvules ressemblent en effet aux valvules qu'on rencontre sur les parois veineuses ; ils offrent un bord libre semi-lunaire dirigé en avant. Lorsqu'on les soulève, on découvre une cavité dont la profondeur varie, cavité se terminant en cul-de-sac et se prolongeant jusque dans le tissu cellulaire sous-uréthral ; ce sont les *lacunes de Morgagni*. On les rencontre habituellement en nombre variable dans le fond du sillon que présente le canal à sa face supérieure.

Parmi ces replis il en est un plus considérable que les autres, que M. A. Guérin a décrit comme une véritable valvule de l'urèthre (1). Selon lui, cette valvule existerait constamment et siégerait à 2 centimètres environ du méat, sur la paroi supérieure. M. Jarjavay, au contraire, ne la croit pas constante, et, sur soixante et dix urèthres examinés dans ce but, en a trouvé onze qui en étaient dépourvus. Il a vu également sa distance très-variable par rapport au méat : ainsi tantôt elle est située à 8, 10 et 12 millimètres, mais il n'est pas rare de la rencontrer à 18, 20 et 26 millimètres ; une fois même elle était à 5 centimètres. Selon le même observateur cette valvule existerait indépendamment des glandules tubuleuses dont au contraire les autres lacunes de Morgagni sont pourvues ; effectivement on ne rencontre souvent au-dessous d'elle ni orifices glandulaires, ni produit de sécrétion (2).

Il n'est point rare de rencontrer entre cette valvule principale et le méat d'autres petits replis situés à 1, 2 et 3 millimètres seulement en arrière. De même, d'autres lacunes peuvent se rencontrer dans d'autres segments du canal que la portion spongieuse. Ainsi on en trouve jusque dans la portion musculeuse ; mais elles sont en général bien moins accusées, et quoique généralement leur ouverture soit dirigée en avant, il en est quelques-unes qui regardent en arrière.

Le docteur Godard a montré à la Société anatomique une valvule siégant sur l'extrémité antérieure de la prostate, dont le bord libre était tourné en arrière, de telle sorte que l'urine en passant devait la soulever (3).

La muqueuse du canal est semée d'orifices grands et petits, irrégulièrement dispersés dans ses divers segments ; ces orifices ne sont autres que les ouvertures de glandules découvertes par Morgagni.

Dans la partie spongieuse elles siégent à la paroi supérieure, et plus particulièrement le long du sillon longitudinal supérieur. Un grand nombre s'ouvrent dans le fond des lacunes de Morgagni, c'est-à-dire dans les replis valvulaires précédemment signalés ; mais beaucoup ont leur orifice directement situé sur la surface uréthrale ; leur conduit excréteur rampe obliquement sous la muqueuse d'arrière en avant

---

(1) *Des rétrécissements du canal de l'urèthre*, par Alph. Guérin (*Mémoires de la Société de chirurgie*, t. IV, p. 122).

(2) Jarjavay, *Recherches sur l'urèthre*, p. 25.

(3) *Bulletins de la Société anatomique*, p. 137.

C'est dans ces glandules, qui se rapportent par leur structure au groupe des glandes tubuleuses, qu'est sécrété le muco-pus dans la blennorrhagie.

Dans la portion musculeuse on trouve le groupe des glandes dites de Litre, dont M. Jarjavay a trouvé les tubes glandulaires très-dilatés dans un cas de rétrécissement avec dilatation considérable des parois du canal (1).

On voit également quelques autres glandules muqueuses au niveau de la prostate.

A 2 centimètres environ en avant du collet du bulbe et sur la paroi inférieure, se voit une petite saillie sur les côtés de laquelle s'ouvrent les conduits des glandes dites de Méry ou de Cowper. Quelquefois les canaux excréteurs, après avoir rampé sous la muqueuse, s'ouvrent beaucoup plus antérieurement, ainsi que l'a constaté M. Gubler (2). En pressant sur le corps de la glande, on en exprime le contenu, et l'on peut ainsi découvrir le point où ils s'abouchent dans l'urèthre, ce qui serait assez difficile sans cet artifice.

Dans la portion prostatique, sur la partie inférieure et sur la ligne médiane, on rencontre le *verumontanum* ou crête uréthrale, qui se prolonge quelquefois jusque dans la portion membraneuse ; plus en arrière se voit l'ouverture de l'*utricule prostatique*, sorte de cul-de-sac sous-muqueux analogue aux lacunes de Morgagni, dans lequel la pointe des bougies et même le bec de la sonde peut s'engager. Enfin sur les côtés de cet orifice apparaît l'embouchure des conduits éjaculateurs, et plus en dehors l'ouverture des conduits prostatiques.

En arrière du *verumontanum* on observe une saillie formée par les fibres du sphincter vésical qui soulèvent la muqueuse du col. Ce relief est quelquefois assez prononcé pour arrêter le bec de la sonde, surtout quand la partie moyenne de la prostate, ce que l'on a nommé le lobe médian ou pathologique de cette glande, a pris un grand développement.

Le réseau vasculaire de la membrane muqueuse uréthrale est surtout veineux, comme d'ailleurs celui de toutes les muqueuses ; dans la région musculeuse, cette membrane repose même sur un plexus veineux qui lui appartient en propre.

Les vaisseaux lymphatiques, grêles et disséminés dans la région bulbeuse, forment, à mesure qu'ils s'avancent vers le méat urinaire, un très-beau réseau. Les préparations de M. Sappey, en opposition avec les recherches de Panizza, démontrent que tous ces vaisseaux viennent aboutir dans un plexus situé à la partie antérieure de l'urèthre, au niveau du frein de la verge, et de là se rendent avec les lymphatiques du gland dans le tronc unique et médian, ou les deux troncs latéraux, que nous avons vus constituer l'aboutissant de tous les réseaux lymphatiques du pénis. Ainsi s'explique comment les blennorrhagies ou les chancres intra-uréthraux donnent lieu au gonflement des ganglions inguinaux, exactement comme la balano-posthite et les chancres extérieurs.

Quant à la sensibilité de la muqueuse uréthrale, on sait combien elle est développée et s'exagère sous l'influence de l'irritation la plus légère. Elle est sous la dépendance du nerf honteux interne et des rameaux sympathiques des plexus prostatiques dont les ramifications ne peuvent cependant être suivies jusque dans cette membrane.

Le développement de l'urèthre sera présenté en même temps que celui des organes génito-urinaires en général.

Déductions pathologiques et opératoires. — La plupart ont été présentées en

(1) Ouvrage cité, p. 46.
(2) *Thèse inaugurale*, 1849, n° 172.

même temps que le fait anatomique auquel elles étaient trop intimement liées pour en être distraites ; mais j'ai réservé pour ce chapitre spécial les considérations sur une des opérations les plus fréquentes, les plus urgentes et en même temps les plus délicates de la pratique chirurgicale, je veux parler du cathétérisme.

On pourrait dire du cathétérisme ce qu'un accoucheur célèbre disait des accouchements : *Rien n'est plus facile quand c'est facile ; rien n'est plus difficile quand c'est difficile.* On n'attend pas de moi une description en règle du cathétérisme, ce serait empiéter sur le domaine de la médecine opératoire ; je veux me borner à signaler les obstacles qu'on est exposé à rencontrer lorsqu'on passe une sonde dans l'urèthre d'un cadavre, et en les comparant à ceux qu'on observe sur le vivant, chercher à en tirer quelques conséquences pratiques. Ainsi que l'ont constaté Blandin et Amussat, la sonde ou bougie peut être arrêtée en trois endroits : dans la portion spongieuse, au niveau du collet du bulbe, c'est-à-dire à l'entrée de la portion membraneuse, et enfin au col de la vessie.

Le temps d'arrêt de la région spongieuse est dû à la présence de la grande lacune de Morgagni, que nous avons vue occuper la paroi supérieure de l'urèthre ; mais il est rare qu'une sonde métallique s'y engage, son bec mousse et volumineux déplissant le canal et aplatissant les parois de cette sorte d'appareil valvulaire. Au contraire, avec des sondes petites et flexibles, mais surtout avec des bougies pointues, il est difficile de l'éviter quand elle est très-développée. Je ne vois guère que cette grande lacune qui puisse ainsi faire obstacle, car les autres sont trop petites ; néanmoins, de crainte de s'y engager, il faut suivre non la paroi supérieure, ainsi qu'on l'a conseillé par suite de l'erreur dans laquelle on était relativement à leur position, mais la paroi inférieure, sur laquelle on n'en rencontre qu'accidentellement. Lorsque, malgré ces précautions, on a ainsi pénétré dans une lacune, il suffit, pour se dégager, de retirer la bougie et de diriger sa pointe dans le sens opposé.

Règle générale, la sonde arrive facilement jusqu'au-dessous de la symphyse, mais là, très-souvent, on est arrêté, quel que soit le genre de sonde qu'on ait employé, qu'elle soit droite ou coudée, à grande ou à petite et brusque courbure. C'est que c'est là, en effet, que l'urèthre change brusquement de direction, que finit sa portion pénienne c'est-à-dire rectiligne, et que commence sa portion périnéale ou courbe, la première s'abouchant avec l'autre sous un angle très-obtus. Il faut donc, ayant bien présent à la mémoire ce qui a été dit précédemment sur la direction du canal, procéder avec ménagement, et savoir que souvent les plus habiles, là, sont obligés de tâtonner. L'obstacle peut provenir, ou bien de ce que la sonde étant trop courbée et son bec trop relevé, elle arc-boute, ainsi que l'a prouvé Blandin, contre la portion de l'apovévrose moyenne placée au-dessus du collet du bulbe ; il suffit alors de coucher la verge sur l'abdomen, ce qui abaisse le bec de la sonde, pour que son extrémité se présente directement à la portion membraneuse. D'autres fois, c'est le contraire, surtout si l'on agit avec une sonde droite : l'extrémité de l'instrument, suivant la direction de la portion pénienne, s'enfonce dans le cul-de-sac du bulbe, le déprime en bas, en sorte que l'orifice de la portion membraneuse reste en haut et en avant. En même temps, la bride fibreuse qui forme le collet du bulbe, bride sur laquelle j'ai longuement insisté précédemment, se prononce et se tend davantage, en sorte que l'extrémité de la sonde se plaçant au-dessous d'elle, si l'on continue l'effort sans changer de direction, on perfore inévitablement les parois du canal en ce point. Il suffit, pour surmonter cet obstacle, d'abaisser le pavillon de la sonde, afin de relever son bec et de le mettre dans la projection de la portion périnéale; on pénètre alors dans la région musculeuse après avoir éprouvé une sorte de soubresaut.

Convient-il, pour franchir cet obstacle, d'allonger la verge sur la sonde, afin de tendre, comme le voulait Blandin, la paroi inférieure du canal? Sans chercher à réfuter ce qu'il peut y avoir de problématique dans cette tension de la paroi inférieure qui ne me paraît possible et efficace que pour la région pénienne, je dirai cependant que cette manœuvre réussit souvent, de même que celle qui consiste à abandonner la verge à elle-même, ainsi que le voulait J. L. Petit. Le mieux, à mon avis, est de maintenir le pénis, ni tendu, ni relâché, mais dans la position qui redresse la portion pénienne de l'urèthre, c'est-à-dire en lui faisant faire avec l'abdomen un angle de 45 degrés.

Mais l'aponévrose moyenne, le cul-de-sac du bulbe et la bride qui forme son collet, ne sont pas les seuls obstacles que rencontre la sonde dans la courbure sous-pubienne; il en est un autre encore, plus rare à la vérité, mais dont il faut néanmoins tenir compte, c'est la rigidité musculaire cadavérique des fibres de la portion musculeuse sur laquelle j'ai déjà appelé l'attention. Lorsqu'on s'est assuré que c'est bien là la cause du temps d'arrêt que l'on éprouve, et non une autre, il faut introduire le doigt dans le rectum pour diriger le bec de la sonde, pendant qu'on presse doucement, mais d'une manière continue, dans la direction connue de la portion membraneuse; il est rare qu'avec un peu de patience on ne finisse pas par pénétrer.

Cet obstacle franchi, on n'est plus exposé à en rencontrer qu'un seul au niveau du col vésical, et encore est-il de peu d'importance; il est formé par le soulèvement de la muqueuse au niveau du sphincter de la vessie, soulèvement qui élève cette membrane au-dessus du léger cul-de-sac que forme en arrière du *verumontanum* l'utricule prostatique. La dépression qui en résulte, et dans laquelle le bec de la sonde peut arc-bouter, est quelquefois augmentée par le développement exagéré que prend la portion moyenne de la prostate; mais il suffit d'être prévenu de cette difficulté, et pour la surmonter, on abaisse le pavillon de l'instrument, ce qui fait remonter son bec, le décroche, qu'on me passe l'expression, et permet, en poussant la sonde en droite ligne, de pénétrer dans la vessie.

Il résulte des considérations dans lesquelles je viens d'entrer, que, dans le cathétérisme cadavérique, les obstacles naturels et prévus se rencontrent, les uns sur la paroi supérieure du canal, tels sont les replis muqueux des lacunes de Morgagni et la saillie de l'aponévrose moyenne; les autres sur sa paroi inférieure, ce sont le cul-de-sac et la bride du collet du bulbe, et enfin, le soulèvement du col vésical et la dépression prostatique. On ne saurait donc les éviter tous, en suivant le précepte donné par Amussat, de suivre la paroi supérieure du canal, quoiqu'il faille reconnaître que, de cette manière, on élude le plus fréquent et le plus sérieux de tous, je veux parler du cul-de-sac et de la bride fibreuse du collet du bulbe.

Telle est sans doute la raison pour laquelle la plupart des fausses routes siègent en avant de cet obstacle, c'est-à-dire sur la paroi inférieure du canal, au devant du cul-de-sac du bulbe. C'est donc à l'éviter que le chirurgien doit surtout s'attacher, et c'est par une pratique réitérée du cathétérisme sur le cadavre qu'il y parviendra.

Les difficultés qu'on rencontre sur le vivant, chez les individus dont le canal est exempt de rétrécissement, sont presque toutes de même nature et se retrouvent dans les mêmes points; seulement, il m'a toujours paru qu'il était plus facile que sur le cadavre, de ne point *accrocher*, qu'on me passe l'expression, la bride du collet du bulbe, ou, si l'on aime mieux, de ne point tomber dans le cul-de-sac du bulbe. A quoi peut-on attribuer ce résultat? Selon moi, à ce que la contraction du bulbo-caverneux et la réplétion sanguine effacent pendant la vie la dépression bulbaire, tandis que sur le cadavre les parois du canal restent molles et flasques et permettent plus facilement à l'instrument de s'égarer.

Mais il est un obstacle qu'on ne rencontre pas sur le cadavre, à moins qu'on ne veuille lui assimiler cette rigidité *post mortem* déjà signalée : c'est la contraction brusque et instantanée des fibres musculaires propres de l'urèthre et de celles qui l'entourent, phénomène qui a beaucoup occupé les chirurgiens et auquel on a donné le nom de *spasme uréthral.*

Chez les individus jeunes, vigoureux et impressionnables, lorsqu'on essaye d'introduire une sonde ou une bougie d'un certain volume dans la vessie, souvent on observe, alors qu'on a dépassé les limites de la région spongieuse, que l'instrument est serré, pincé, comme on dit, et l'on a quelquefois de la peine à le dégager. Si on l'abandonne alors à lui-même, on le voit sortir du canal lentement, insensiblement, et souvent même ce mouvement d'expulsion ne s'arrête que quand il en a été complétement chassé. Si, convaincu par les renseignements puisés dans l'interrogation du malade qu'il n'y a pas de rétrécissement, le chirurgien cependant cherche à passer outre, il acquiert bientôt la conviction qu'un obstacle invincible s'oppose à la pénétration de l'instrument, et qu'en insistant il courrait risque de perforer les parois du canal et de faire ce que l'on appelle une fausse route. Quelques heures, souvent même quelques instants après, une nouvelle tentative vient démontrer qu'effectivement il n'y avait point de rétrécissement proprement dit, puisqu'une sonde de gros calibre passe alors sans difficulté.

On a rencontré cet obstacle tantôt au niveau du bulbe, tantôt dans la portion musculeuse, quelquefois enfin au col vésical. Au niveau du bulbe, il est dû à la contraction du bulbo-caverneux ; dans la portion musculeuse, à celles des fibres propres de l'urèthre et du muscle de Wilson ; et enfin au niveau du col vésical, au sphincter qui l'entoure. Toutefois c'est le sphincter uréthral qui paraît être l'agent principal de ce resserrement passager, et ce qui semble corroborer cette opinion, c'est qu'après la mort, on voit ces mêmes fibres, soumises à la rigidité cadavérique, produire un phénomène analogue.

Le *spasme uréthral* doit donc être considéré comme le résultat de la contraction instantanée des fibres charnues du canal, ayant pour cause la plus ordinaire la présence des corps étrangers qu'on y introduit. Toutefois les auteurs ne sont pas tous d'accord sur ce fait, et quelques-uns, parmi lesquels il faut citer surtout Amussat et Bégin, pensent que cette difficulté au cathétérisme pouvant se rencontrer dans la portion spongieuse, là où l'on ne trouve point de fibres musculaires, force est bien d'invoquer une autre cause. Je dirai d'abord qu'on ne connaît pas d'exemple irrécusable de *spasme uréthral* siégeant dans la région spongieuse. M. Malgaigne, sans rejeter absolument cette possibilité, déclare n'en avoir point rencontré, et de mon côté, j'ai souvent interrogé sur ce point mes collègues, leur réponse a toujours été négative. Examinons cependant les raisons sur lesquelles se fonde cette opinion. Bégin dit que lorsqu'on introduit la sonde porte-empreinte de Ducamp dans la portion spongieuse, sans aller au delà, souvent la cire qui la termine revient allongée comme une plume de corbeau, portant les marques d'une striction évidente. Ceci, à mon avis, n'est rien moins que décisif, et démontre simplement que la cire, lorsqu'elle est ramollie par la chaleur, peut se mouler sur toutes les anfractuosités du canal. De son côté, Amussat, qui d'abord avait soutenu que le spasme uréthral ne reconnaissait d'autre cause que la contraction musculaire, revenant sur cette première opinion, dit qu'il a parfois rencontré des individus dont le canal irrité ne pouvait admettre, à certains moments, dans la portion spongieuse, la plus petite bougie, tandis que d'autres fois de plus volumineuses passaient sans difficulté ; c'est là pour lui un exemple de *rétrécissement spasmodique*, dont il attribue la cause première à la phlogose de la muqueuse. Ici l'erreur est palpable, et je m'étonne que ces faits aient pu jeter quelques doutes dans l'esprit de M. Malgaigne. Le phénomène dont parle Amussat n'est pas rare, et tient, en effet, à une congestion de la muqueuse uréthrale qui *rétrécit* momentanément le canal. Mais, comme toutes les congestions, celle-ci se dissipe sous l'influence de la compression exercée par le passage d'une première bougie, en sorte que la deuxième peut être introduite plus facilement, et la troisième plus aisément encore que la seconde ; or il y a loin de là au *rétrécissement spasmodique*, et ce serait tout confondre que de rapprocher ces deux phénomènes. Sans doute l'irritation de la muqueuse peut à son tour devenir la cause prédisposante du spasme uréthral, et donner naissance à un rétrécissement spasmodique, au même titre que la dysenterie au ténesme rectal ; elle peut même l'aggraver et en précipiter le retour. Mais elle ne saurait le faire naître là où les éléments de toute contraction manquent, car je ne pense pas que personne puisse soutenir que ces quelques fibres contractiles que les micrographes ont trouvées dans la structure de la muqueuse uréthrale puissent déterminer ces puissantes coarctations qui s'opposent d'une manière absolue au cathétérisme.

Ce qui a contribué à induire en erreur, c'est, sans aucun doute, la difficulté de donner une explication rationnelle de cette expulsion spontanée des bougies, non-seulement de la portion contractile de l'urèthre, mais encore de sa portion spongieuse. M. Malgaigne l'attribue à une *rétraction* des parois de l'urèthre, sans la croire cependant assez puissante pour donner lieu au spasme uréthral. Il me paraît plus rationnel d'admettre que ce phénomène, comme celui de l'éjaculation spermatique, est sous l'influence de l'action collective des muscles périnéo-péniens, et qu'il est produit par la propulsion dans le tissu spongieux sous-uréthral d'une ondée de sang qui chasse devant elle le corps étranger.

Ainsi, le spasme de l'urèthre et le rétrécissement spasmodique sont produits par la contraction brusque et instantanée des fibres charnues qui entourent le canal, contraction habituellement provoquée par la présence de corps étrangers. Il importe donc, quand on a affaire à un obstacle de cette nature, de ne point insister, et surtout de ne point vouloir le franchir à tout prix, ce qui exposerait infailliblement à faire une fausse route. L'expérience a d'ailleurs appris que cet état spasmodique n'est que passager, et que quelques heures, quelquefois même quelques minutes, suffisent pour le faire cesser : il faut donc savoir attendre, et alors on voit des sondes volumineuses passer librement là où n'avait pu pénétrer une bougie filiforme.

§ V. — DE LA VESSIE.

La vessie, située sur la ligne médiane, au-dessus de l'aponévrose pelvienne, dans la cavité du petit bassin, a une direction oblique en bas et en arrière, de son sommet à sa base.

Elle est très-mobile, et, n'étant fixée au plancher périnéal que par son corps et son

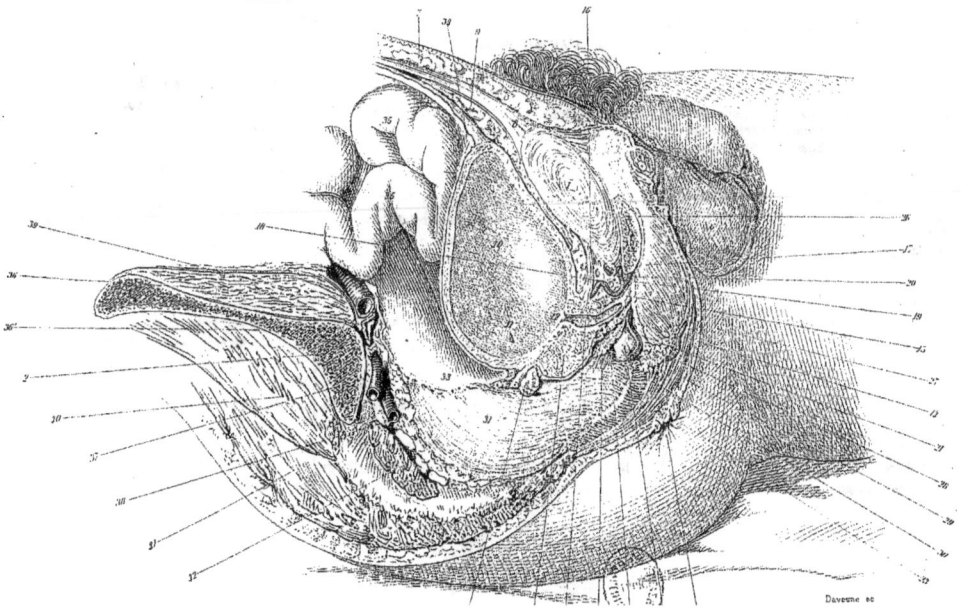

Daveune sc

PLANCHE III

COUPE ANTÉRO-POSTÉRIEURE DU BASSIN, DES ORGANES GÉNITO-URINAIRES DE L'HOMME
ET DE L'APPAREIL DE LA DÉFÉCATION.

La coupe est très-oblique, de la ligne médiane en avant, vers le côté droit en arrière; effectivement j'ai fait en sorte que l'instrument porte en avant sur le milieu de la symphyse pubienne, et qu'en arrière il divise l'os coxal à 3 centimètres environ en dehors de la symphyse sacro-iliaque. — Avant de pratiquer cette coupe, les artères avaient été injectées, et les organes fixés à l'aide de tiges métalliques aiguës enfoncées au-dessus et au-dessous de la symphyse pubienne dans le sacrum.

1. Symphyse pubienne.
2. Coupe de l'os coxal.
3. Saillie de la pointe du coccyx recouverte des parties molles.
4. L'orifice anal.
5. La verge.
6. Le scrotum.
7. Parois abdominales.
8. Coupe du muscle droit de l'abdomen.
9. Tissu cellulaire prévésical.
10. La vessie, incisée pour faire voir sa cavité.

11. L'embouchure de l'uretère.
12. L'embouchure de l'urèthre, ou col vésical.
13. Région prostatique de l'urèthre.
14, 14. La prostate.
15. Région membraneuse de l'urèthre.
16. Ligaments antérieurs de la vessie.
17. Coupe des plexus veineux préprostatiques.
18. Terminaison de l'artère honteuse interne.
19. Artère caverneuse.
20. Artère dorsale de la verge.
21. Artère bulbeuse.
22. Glande de Cooper.
23. Coupe de la partie antérieure du releveur anal.
24. Coupe du muscle de Wilson.
25. Coupes des fibres musculaires qui entourent la portion membraneuse de l'urèthre ou sphincter uréthral.
26. Coupe de la racine du corps caverneux.
27. Le bulbe uréthral recouvert du muscle bulbocaverneux.

28. Coupe du transverse du périnée.
29. Sphincter anal externe ou superficiel.
30. Sphincter anal profond.
31. Ampoule du rectum.
32. Coupe de la vésicule séminale et du conduit éjaculateur.
33. Cul-de-sac postérieur ou recto-vésical du péritoine.
34. Repli du péritoine au moment où il se porte des parois abdominales sur le sommet de la vessie.
35. Circonvolutions de l'intestin grêle descendant dans le petit bassin.
36, 36'. Artère iliaque externe. Veine iliaque externe.
37. Artère ischiatique.
38. Artère honteuse interne.
39. Muscle iliaque interne.
40. Muscle moyen fessier.
41. Muscle grand fessier.
42. Muscle pyramidal.

bas-fond, peut s'incliner facilement à droite et à gauche. Toutefois elle ne peut se porter directement en arrière, maintenue qu'elle est par le péritoine qui la rattache à la paroi abdominale, et surtout par l'ouraque qui la fixe à l'ombilic, quoique d'une manière assez lâche. Cette mobilité fait qu'on la rencontre quelquefois dans les hernies, soit crurales, soit inguinales, et, selon Portal, plus fréquemment à droite qu'à gauche. M. Cruveilhier pense, d'après un fait qu'il a eu l'occasion d'observer, que les cystocèles, par l'un ou l'autre anneau, sont toujours précédées d'une hernie de l'ouraque et du péritoine qui entraînent après eux la vessie (1). Je crois que le savant professeur d'anatomie pathologique s'est trop hâté de généraliser d'après un seul fait; je n'ai eu l'occasion de disséquer qu'une seule cystocèle, qui s'était faite par l'anneau crural gauche : c'était la paroi antéro-latérale de la vessie qui s'était engagée, il n'y avait point de sac péritonéal, et l'ouraque, incliné du même côté, n'entrait point dans la composition de la hernie.

Lorsque la vessie ne contient point d'urine, elle est ramassée sur elle-même, son sommet incliné en avant et caché derrière le pubis, et lorsqu'on examine la cavité pelvienne, c'est à peine si on la voit former au-dessus du plancher périnéal une légère saillie recouverte par le péritoine. Dans cet état, elle présente au toucher les caractères d'un corps solide et globuleux, appliqué sur l'aponévrose périnéale postérieure et complétement caché derrière la symphyse pubienne. Dans l'état de plénitude, au contraire, elle sort du petit bassin, déborde le détroit supérieur, pénètre dans la cavité abdominale, et peut même s'élever beaucoup au-dessus de l'ombilic. On l'a vue donner lieu alors à des erreurs de diagnostic d'autant plus difficiles à éviter, que les malades continuaient à uriner sans que la tumeur formée par la vessie diminuât sensiblement. J'ai vu, avec MM. les docteurs Lailler et Gubler, médecins des hôpitaux, un individu de province chez lequel on avait diagnostiqué un kyste, et qui présentait en effet, dans la région abdominale antérieure, une tumeur volumineuse, fluctuante, datant déjà de plusieurs mois; jamais le malade n'avait discontinué d'uriner. Après examen attentif, soupçonnant, d'après les symptômes présentés par le malade, et surtout d'après l'examen direct, une rétention d'urine, je pratiquai le cathétérisme, qui se fit sans beaucoup de difficultés, et après avoir évacué plusieurs litres d'urine, nous constatâmes que le prétendu kyste avait disparu. Le malade put, dès le lendemain, retourner dans son pays; il n'avait qu'une hypertrophie prostatique contre laquelle je conseillai l'emploi journalier de sondes métalliques de gros calibre.

On ne saurait se faire une idée du degré de dilatation que peut acquérir la vessie dans la rétention d'urine, c'est vraiment incroyable. On y trouve souvent 4, 6, 8, 10 litres d'urine, et quelquefois bien davantage; ainsi on la vue occuper toute la cavité adbominale, refouler les intestins et le diaphragme, au point d'occasionner une grande gêne dans la respiration, et déterminer l'œdème des membres inférieurs par compression des veines iliaques, comme dans le cas observé par Murray (2).

Les rapports de la vessie doivent être étudiés avec le plus grand soin, à cause des nombreuses opérations qu'on pratique sur cet organe; ils varient suivant son état de vacuité ou de plénitude. Il faut successivement examiner sa face antérieure, sa face postérieure, ses faces latérales, sa base ou bas-fond et son sommet. Quant à son col, partie très-importante, il a déjà été étudié au chapitre de l'urèthre, à propos de la portion prostatique du canal; je n'y reviendrai pas.

(1) *Anatomie descriptive*, t. II, p. 711.
(2) Boyer, *Traité des maladies chirurgicales*.

La *face antérieure*, dans l'état de vacuité, répond à la partie postérieure de la symphyse pubienne dont elle est séparée par un tissu cellulaire lâche, lamelleux, parcouru par quelques veines de petit calibre. Cette face est inclinée en bas et en arrière du sommet de l'organe à son col ; ce dernier est, en effet, distant de 15 à 20 millimètres environ du bord inférieur de la symphyse, tandis que le sommet en touche presque la face postérieure. Quand la vessie est pleine d'urine, cette face intérieure se relève, devient de moins en moins oblique, dépasse le bord supérieur de la symphyse, et s'applique contre la face postérieure de la région hypogastrique, repoussant devant elle le péritoine, qui, dans aucun cas d'ailleurs, ne la tapisse. Elle vient donc se mettre en rapport immédiat avec le fascia transversalis, qui remplace, dans le tiers inférieur de la paroi abdominale, l'aponévrose du transverse (1). Ces rapports de la face antérieure ont de nombreuses conséquences pratiques. On comprend qu'on puisse explorer par la percussion ou la palpation la vessie distendue qu'on puisse la ponctionner au-dessus du pubis, et enfin pénétrer dans sa cavité pour en extraire les calculs par la méthode de taille dite hypogastrique. On a aussi proposé de la ponctionner en perforant la symphyse ; il serait plus facile de l'atteindre en portant l'instrument au-dessous de cette articulation, et en le dirigeant un peu obliquement en haut.

La *face postérieure* est tapissée, dans toute son étendue, par le péritoine, et répond au cul-de-sac inférieur de cette séreuse, désigné sous le nom de recto-vésical. D'autant plus inclinée en bas et en arrière, que la vessie contient moins de liquide, cette face est en rapport avec les circonvolutions de l'intestin grêle qui viennent toujours s'insinuer entre elle et le rectum ; le rapport avec cet intestin, signalé par quelques anatomistes, n'est donc que très-rarement immédiat, et c'est pour avoir examiné le bassin après en avoir retiré le paquet de l'intestin grêle qui y est habituellement situé, qu'on a commis cette erreur.

Les *régions latérales* ne sont recouvertes par le péritoine que supérieurement ; en bas, elles reposent sur l'aponévrose pelvienne dont elles sont séparées par cette couche de tissu cellulaire dite sous-péritonéale, assez abondante, et qui se continue avec celle des parois du bassin et des fosses iliaques. Elles sont côtoyées par les artères ombilicales et les ligaments qui les remplacent chez l'adulte, et aussi par les canaux déférents qui croisent obliquement leur partie la plus reculée. C'est la partie inférieure de la face latérale que l'on attaque dans la taille dite latérale par les procédés de Foubert et de Thomas, et c'est par là aussi que pénètre le trocart dans la ponction de la vessie par le périnée.

La *base de la vessie*, encore désignée sous les noms de *face inférieure* ou de *basfond*, est toute cette partie comprise entre les faces latérales, le col et la face postérieure. Elle est triangulaire, et répond en avant à la base de la prostate, qui se prolonge sous elle, ainsi que je l'ai dit précédemment, et la soulève, contribuant à former ce qu'on appelle le *trigone vésical*. Plus en arrière, on trouve les vésicules séminales et les canaux déférents qui lui adhèrent intimement, et constituent un triangle dont le sommet est dirigé vers la prostate et la base tournée en arrière et en haut. Les deux côtés de ce triangle occupent les limites latérales du bas-fond de la vessie. Dans son aire, les parois vésicales se mettent en contact, sans autre intermédiaire que la couche cellulo-fibreuse dite prostato-péritonéale (2), avec la face antérieure du rectum. C'est ce rapport, presque immédiat, qui avait suggéré à L. J. Sanson

(1) Voyez *Région abdominale antérieure*, p. 600.
(2) Voyez page 716.

l'idée de sa taille recto-vésicale supérieure bientôt abandonnée par son auteur.

Toute cette face inférieure de la vessie est dépourvue de péritoine ; il importe d'ajouter cependant que, dans l'état de vacuité complète, cette séreuse descend très-bas sur le bas-fond vésical, tapisse la face postérieure des vésicules séminales et descend jusque sur le col, c'est-à-dire sur le point où elles s'abouchent aux canaux déférents, tandis que dans l'état de réplétion elle s'en éloigne de plus en plus. Il faut d'ailleurs savoir que la couche celluleuse qui unit le péritoine au rectum est assez lâche, en sorte qu'on pourrait, si besoin était, décoller facilement cette membrane en ce point ; il n'en est pas de même du côté de la vessie, où elle constitue cette couche dense prostato-péritonéale que nous avons vue fixer le repli séreux recto-vésical à la face postérieure de la prostate.

Quant aux rapports du sommet, ils sont impossibles à préciser, car c'est la portion de la vessie qui subit la première le changement qu'entraîne la présence d'une plus ou moins grande quantité d'urine dans sa cavité. J'ai dit déjà qu'il donnait attache à l'ouraque, débris du pédicule ou canal allantoïdien, lequel se convertit chez l'adulte en ligament. On a vu ce canal persister et livrer passage à l'urine, et j'ai cité à la région ombilicale plusieurs cas de fistules urinaires dues à cette perméabilité.

La *cavité* du réservoir urinaire ne présente d'important à considérer que la portion qui répond à son bas-fond. C'est là qu'on trouve le *trigone vésical*, sorte de triangle équilatéral, dont les trois angles sont occupés par trois ouvertures : une antérieure, formée par l'orifice de l'urèthre ; les deux autres postérieures, par l'embouchure des uretères.

L'orifice de l'urèthre situé un peu au-dessus du plan du trigone vésical offre, vu du côté de la vessie, l'apparence d'une ouverture à bords mousses et arrondis, entourée d'un bourrelet muqueux au-dessous duquel on rencontre des fibres musculaires. Sa forme varie suivant l'âge et les sujets : circulaire ou infundibuliforme chez les enfants et chez les adultes, il est transversal chez les individus qui ont passé quarante-cinq ans, et semble alors formé par deux lèvres, l'une inférieure, l'autre supérieure ; quelquefois la lèvre inférieure se soulève sur la ligne médiane, et l'on y remarque une saillie désignée sous le nom de *luette vésicale* par Lieutaud, que Deschamps croit formée uniquement par un repli de la muqueuse, mais qui certainement renferme aussi quelques fibres musculaires. On ne trouve pas cette luette *uréthro-vésicale* chez tous les sujets : sur soixante et dix cadavres, Morgagni ne l'a observée que trois fois (2), ce qui semblerait prouver qu'elle constitue un état pathologique. Toujours est-il, suivant Deschamps (3), qu'elle peut quelquefois se développer au point de gêner le cathétérisme, et il rapporte que sur le cadavre du maître d'hôtel du cardinal de la Rochefoucauld, elle avait acquis un tel volume, que lors de l'opération de la taille pratiquée sur cet individu, elle s'était opposée à l'introduction des tenettes. Cette luette exagérée n'était probablement autre chose que ce que nous appelons aujourd'hui les valvules prostatiques ou du col vésical, ou bien encore ce qu'Everard Home a désigné sous le nom de saillie du lobe moyen ou lobe pathologique de la prostate.

Avant de s'ouvrir dans la vessie, les uretères rampent très-obliquement en avant et en bas entre les trois tuniques de cet organe, et leur embouchure, cachée à la vue, est recouverte par une sorte de valvule ou repli muqueux qui s'oppose complétement

(1) Morgagni, *Adversaria anatomica omnia*, 1725.
(2) Deschamps, *Traité historique et dogmatique de l'opération de la taille*, 1796 et 1797.

au reflux de l'urine. Ainsi que l'a fait observer Roux (1), J.-L. Petit a donc commis une erreur en disant que, dans la rétention d'urine, lorsque la vessie est énormément distendue, l'urine peut refluer dans les uretères, et qu'il est même possible de savoir pendant la vie, le moment précis où ce reflux s'opère par le soulagement qu'en éprouvent les malades. Si le fait de la dilatation des uretères qu'il en donne comme preuve est exact, l'explication est fautive ; plus il y a d'urine accumulée dans la vessie, plus difficile devient l'introduction de celle que l'uretère y amène, et il arrive enfin un moment où la compression est telle qu'il n'en pénètre plus une seule goutte dans le réservoir urinaire. C'est alors que les uretères se dilatent non par reflux de l'urine contenue dans la vessie, mais par accumulation de celle que les reins continuent de sécréter sans interruption : telle est la seule explication rationnelle.

La longueur et l'obliquité du trajet que parcourt l'uretère entre les tuniques vésicales expliquent, suivant M. Malgaigne, pourquoi les calculs rénaux éprouvent quelques difficultés à pénétrer dans la vessie ; souvent, dit-il, ils s'y arrêtent, s'y développent et font saillie dans cette localité, sans y être contenus, constituant alors une variété de calculs dits *enchatonnés*. Plus tard, il peut se faire qu'ils se dégagent de la membrane muqueuse et deviennent libres, circonstance qui doit rendre très-réservé sur la question de savoir si, dans une première opération, on aurait laissé un calcul ou un fragment de calcul.

L'espace circonscrit entre ces trois ouvertures, ou *trigone vésical*, est complétement dépourvu de rides et parfaitement lisse ; il est légèrement incliné du col au bas-fond proprement dit, en sorte que la sonde courbe ne peut que difficilement l'explorer, puisqu'une fois arrivée dans la vessie, sa courbure se dirige en haut. Aussi, pour pratiquer le cathétérisme dit explorateur, a-t-on adopté les sondes droites, mais terminées à leur extrémité par une brusque et petite courbure, analogue à celle des instruments lithotriteurs, ce qui permet d'en promener sans difficulté le bec dans tous les sens, et particulièrement de lui faire parcourir sans difficulté le bas-fond de la vessie en lui faisant décrire un arc de cercle en bas.

En arrière du *trigone vésical* se trouve le *bas-fond* de la vessie proprement dit, qui constitue la portion la plus déclive de l'organe. Sa profondeur, qui varie suivant les sujets, est en raison de l'énergie musculaire de la vessie ; ainsi, très-peu sensible chez les enfants, il se prononce de plus en plus à mesure qu'on avance en âge, et chez les vieillards, il forme un cul-de-sac profond que la contraction musculaire ne peut plus vider, et dans lequel s'accumule l'urine. Son séjour forcé dans cette dépression d'où elle ne peut jamais être expulsée complétement, irrite la muqueuse avec laquelle elle est en contact, et détermine une subinflammation de cette membrane à laquelle on a donné le nom de catarrhe vésical. C'est dans le bas-fond de la vessie qu'on rencontre ordinairement les calculs, et suivant la remarque d'Amussat, ils en prennent la forme, c'est-à-dire qu'ils sont ovalaires et aplatis sur deux faces, dont l'une répond au bas-fond de la vessie et l'autre regarde son sommet. Cette circonstance doit guider le chirurgien dans l'introduction des tenettes, dans celle du litholabe et dans la manière de saisir le calcul.

Le reste de la surface interne de la vessie ne présente rien de particulier ; elle est sillonnée de rides nombreuses qui disparaissent par la tension. Mais chez les individus qui, pendant leur vie, étaient sujets à des difficultés dans l'émission de l'urine,

_____

(1) Article RÉTENTION D'URINE, *Dictionnaire* en 30 volumes.

on y rencontre de véritables brides analogues aux colonnes charnues du cœur, entre lesquelles se trouvent des dépressions en cul-de-sac dans lesquelles s'enfonce la muqueuse ; on a donné à ces vessies le nom de *vessies à colonnes*. J'ai vu de ces culs-de-sac aussi spacieux que la cavité primitive, et j'ai longtemps conservé une vessie à laquelle on aurait pu donner le nom de *biloculaire* ; les colonnes étaient formées par les fibres charnues de la tunique musculeuse, considérablement hypertrophiée et épaissie. La prostate, énormément hypertrophiée, avait dévié le canal et déterminé une rétention qui durait depuis fort longtemps.

La *structure* de la vessie est des plus simples ; on y trouve une tunique muqueuse et une musculeuse ; de plus, le péritoine qui tapisse son sommet, sa face postérieure et une partie de ses faces latérales, est généralement considéré comme faisant partie de son organisation.

Je n'ai rien à dire de la membrane péritonéale, si ce n'est qu'elle est assez lâchement unie à la musculeuse.

La membrane musculeuse est formée de fibres longitudinales, obliques et circulaires, qui semblent partir de son sommet, c'est-à-dire de l'ouraque, et se dirigent presque toutes vers le col vésical. On les trouve rares et espacées chez les sujets dont le cours de l'urine était libre ; elles s'hypertrophient, au contraire, et se rapprochent quand il existe un obstacle et qu'elles sont obligées de lutter contre lui. En faisant l'histoire de la prostate, j'ai déjà indiqué la direction et la terminaison des fibres longitudinales, je n'y reviendrai pas ; quant aux fibres circulaires et obliques, elles se réunissent au niveau de l'embouchure de l'urèthre en un faisceau blanchâtre décrit depuis Fallope sous le nom de sphincter vésical. Cet anneau musculeux, loin de devenir plus prononcé dans les cas de rétrécissement de l'urèthre ou d'hypertrophie prostatique, alors que la tunique muqueuse devient plus épaisse et les fibres charnues plus prononcées, semble s'atrophier, ce qui s'explique par l'inaction dans laquelle il tombe. Je crois d'ailleurs qu'Amussat, MM. Sappey, Jarjavay et Dolbeau ont beaucoup exagéré l'importance de ce sphincter qui, chez quelques sujets, est réellement réduit à un faisceau offrant à peine 1 ou 2 millimètres d'épaisseur. M. Jarjavay le considère même comme indépendant des fibres musculaires de la vessie, et pour lui il est constitué par les fibres les plus élevées de ce qu'il appelle l'orbiculaire de l'urèthre, étendu depuis la réunion des racines des corps caverneux jusqu'au réservoir urinaire (1). M. Dolbeau va plus loin encore ; il admet, comme pour le rectum, un sphincter externe formé par les fibres uréthrales décrites par M. Jarjavay, et un sphincter interne à fibres indépendantes réunies autour du col vésical. Le sphincter externe, suivant M. Sappey, serait formé de fibres striées et appartiendrait aux muscles de la vie de relation, c'est-à-dire volontaires, tandis que le sphincter interne composé de fibres lisses n'obéirait pas à la volonté. J'ai examiné avec soin les préparations de M. Dolbeau, et je dois avouer qu'il m'est resté quelques doutes comme à MM. Broca et Giraldès (2). Toujours est-il que sur le cadavre, en introduisant le doigt, de la vessie dans la portion prostatique, et en explorant le col à travers la muqueuse, on peut à peine sentir un léger relief au pourtour vésical. Je partage donc l'avis de M. Cruveilhier, qui dit que le vague et l'incohérence des descriptions de ce sphincter prouvent assez qu'il n'existe aucune disposition anatomique bien évidente au col de la vessie. Je terminerai en disant qu'il cède d'ailleurs assez facilement à la distension aussi bien sur le vivant que sur

(1) *Op. cit.*, p. 173.
(2) *Bulletin de la Société de chirurgie*, t. III, p. 320.

le cadavre, et j'ai donné précédemment la mesure de l'extension à laquelle il pouvait parvenir sans se déchirer (1).

Je n'ai que peu de chose à dire de la tunique muqueuse dont la coloration varie suivant les sujets. On y a signalé quelques follicules, très-rares à l'état normal, qui prennent au contraire un certain développement dans le catarrhe vésical ; mais on n'y voit point de papilles.

Les *artères* de la vessie viennent de l'hypogastrique et rampent entre ses parois.

Des *veines* nombreuses forment autour du col un pléxus très-remarquable qui se prolonge sur le bas-fond et va se jeter dans la veine hypogastrique.

Quant aux *nerfs*, ils sont fournis par le plexus hypogastrique composé de nerfs ganglionnaires et rachidiens, ce qui fait que la vessie échappe en partie à l'empire de la volonté et s'y trouve en partie soumise.

Les *vaisseaux lymphatiques* se rendent dans les ganglions hypogastriques.

§ VI. — Région périnéale antérieure chez la femme.

Comme dans le sexe masculin, la partie antérieure du plancher pelvien est traversée par les conduits des organes génito-urinaires, avec cette différence cependant, que chez la femme, au lieu d'être réunis en un seul canal, ils restent séparés et distincts dans toute leur étendue.

Adoptant la même marche, j'aurai donc à présenter successivement : 1° l'histoire de la région pinéale antérieure ; 2° celle du canal et du réservoir urinaires; 3° enfin celle du vagin, de l'utérus et de ses annexes.

1° Région périnéale antérieure.

Quelques auteurs donnent le nom de *périnée*, chez la femme, à cette portion très-restreinte du plancher pelvien qui s'étend de la partie postérieure de la vulve à l'anus. C'est là bien évidemment une division mal fondée, et, sous le nom de *région périnéale antérieure*, on doit entendre, comme dans le sexe masculin, tout l'espace compris entre la symphyse, les arcades ischio-pubiennes et la ligne biischiatique. Cette région a donc, comme chez l'homme, la forme d'un triangle dont le sommet est dirigé en avant vers la symphyse, et la base tournée en arrière, du côté de la région anale ou périnéale postérieure.

Anatomie des formes extérieures—Cette région, lorsque les cuisses sont rapprochées, ne présente en réalité qu'une fente ou gouttière antéro-postérieure, bordée de chaque côté par deux bourrelets épais désignés sous le nom de *grandes lèvres*. Lorsque le sujet est couché sur le dos, les membres abdominaux relevés, fléchis sur le ventre et en même temps fortement écartés, elle offre au contraire une surface assez étendue, limitée antérieurement par la région du mont de Vénus, ou prépubienne déjà décrite, latéralement par la racine des membres inférieurs, en arrière par la région périnéale postérieure (2).

De chaque côté de l'orifice vulvaire et décrivant un arc de cercle concentrique, se remarquent les deux replis cutanés désignés sous le nom de grandes lèvres, réunis en avant au sommet du triangle par une commissure sans nom, tandis qu'en arrière, la postérieure, située à 12 ou 15 millim. en avant de l'anus, a reçu celui de *fourchette*.

Suivant les sujets, les grandes lèvres sont plus ou moins épaisses, plus ou moins

(1) Voyez page 739 et suiv.
(2) Voyez page 695.

saillantes; elles sont constituées par une sorte d'enroulement de la peau recouvert de poils longs et espacés, et le plus ordinairement se touchent sur la ligne médiane. On est souvent obligé de les écarter pour apercevoir la vulve, dont elles forment le contour le plus extérieur. On voit alors que leur face interne est doublée d'une surface muqueuse dont la couleur rosée tranche souvent d'une manière frappante avec la coloration noirâtre de leur face cutanée. Elles doivent être considérées comme l'analogue du scrotum.

En dedans d'elles se voient deux autres replis plus petits, dont les deux faces, tapissées par la muqueuse, ont reçu le nom de *petites lèvres* ou *nymphes*. A la partie antérieure de la région, les petites lèvres se dédoublent pour envelopper le *clitoris*, auquel elles forment une sorte de prépuce.

En arrière, elles s'effacent et se confondent insensiblement avec la face muqueuse des grandes lèvres. Chez certaines femmes, les petites lèvres sont développées au point de dépasser les grandes lèvres, et de constituer une véritable difformité, à laquelle le chirurgien est quelquefois obligé de remédier par l'excision; leur développement, régulièrement exagéré dans la race *hottentote* ou *boschimane*, constitue ce qu'on a appelé le *tablier*.

Au-dessous du clitoris, véritable organe érectile de la femme, analogue aux corps caverneux et plus ou moins saillant suivant les individus, on rencontre le *vestibule*, espace triangulaire limité en avant et latéralement par les ailerons des nymphes, et en arrière par l'orifice de l'urèthre. C'est dans cet espace qu'on pénètre dans la taille dite *vestibulaire*.

En arrière du vestibule, sur la ligne médiane, on remarque un enfoncement surmonté de petites franges muqueuses, quelquefois seulement marqué par quelques plis radiés, c'est l'orifice de l'urèthre; plus en arrière encore on aperçoit un tubercule saillant formé par l'extrémité antérieure de la colonne vaginale supérieure, dont il sera plus amplement question à propos du cathétérisme de l'urèthre.

Puis vient l'ouverture du vagin, très-large chez les femmes qui ont eu des enfants ou ont abusé du coït, rétrécie au contraire chez les vierges par ce repli muqueux désigné sous le nom d'*hymen*, dont la forme est très-sujette à variations, ainsi qu'on le verra plus loin.

Enfin, en arrière de l'orifice vaginal, on rencontre un intervalle triangulaire limité par la commissure postérieure des grandes lèvres, c'est la *fosse naviculaire*. Cet espace, chez les femmes qui ont eu des enfants, est beaucoup moins étendu que chez les vierges; on y remarque chez les premières une déchirure ordinairement dirigée à gauche et déterminée par le passage de la tête de l'enfant.

Superposition des plans. — La *peau* offre partout une grande finesse, aussi bien sur les grandes lèvres qu'en arrière de la fourchette; elle est souple, molle, extensible et renferme des follicules pilo-sébacés nombreux, qui font saillie sous l'épiderme, et qu'on aperçoit par transparence comme sur le scrotum de l'homme.

La *couche sous-cutanée* peut être divisée en plusieurs feuillets; j'en distinguerai deux : un superficiel, formé de mailles lâches et extensibles, d'une couleur blanchâtre, et qui se continue sans interruption avec celui du mont de Vénus en avant, des cuisses latéralement, de la région périnéale postérieure en arrière; et un profond qui mérite une attention particulière. Celui-ci est beaucoup plus lamelleux et offre le caractère d'une lame aponévrotique; il répond à ce que l'on connaît partout ailleurs sous le nom de lame profonde du fascia superficialis. Ce feuillet, qu'on poursuit sans interruption des grandes lèvres dans les régions du mont de Vénus et périnéale postérieure, s'insère latéralement sur les branches de l'ischion. D'où il suit que si les infiltrations sanguines, séreuses ou purulentes, qui se font dans l'épaisseur de la première couche, peuvent se propager sans difficulté à toutes les régions environnantes, il n'en est pas tout à fait de même de celles qui ont lieu dans la deuxième couche ; celles-là fusent bien encore en avant dans le mont de Vénus et en arrière sur les côtés de l'anus, mais en dehors l'insertion à la branche ischio-pubienne les arrête et les empêche de se porter du côté des cuisses.

C'est dans la couche profonde du fascia superficialis que se rencontrent les fibres élastiques du dartos, dont M. Broca a donné une description très-exacte sous le nom, impropre selon moi, de *sac dartoïque*. Effectivement, on ne peut pas plus considérer ces fibres disséminées et rares, qui constituent le dartos chez la femme, comme formant un véritable sac, qu'on ne peut regarder les fibres éparses du crémaster chez l'homme comme une enveloppe continue. La plupart des fibres dartoïques prennent naissance dans la couche sous-cutanée abdominale, au pourtour de l'anneau inguinal externe et sur les côtés du ligament suspenseur, pour descendre jusque dans le fond de la grande lèvre, où elles s'adossent au niveau de la fourchette avec celles du côté opposé. De là les unes se continuent avec la couche sous-cutanée périnéale et les autres remontent pour s'insérer au pubis.

M. Sappey qui regarde le dartos de l'homme comme un muscle, se refuse à considérer celui de la femme ou son analogue comme tel, et déclare nettement qu'il est constitué par des fibres élastiques (1).

Au-dessous des fibres du dartos se voit l'aponévrose superficielle, continuation de l'aponévrose d'enveloppe du grand oblique de l'abdomen, et qui, comme chez l'homme, semble descendre du pourtour de l'anneau inguinal externe pour se porter jusque dans le fond des grandes lèvres. Comme chez l'homme encore, cette lamelle cellulo-fibreuse représente une sorte de bourse, allongée dont l'ouverture serait à l'orifice du canal inguinal et le fond dans les grandes lèvres (2). Les fibres du dartos se trouvent ainsi placées à l'extérieur de cette lamelle membraneuse qui semble les relier entre elles, et c'est cette disposition qui en aura sans doute imposé à M. Broca, et lui aura fait croire à un sac dartoïque.

La cavité de cette bourse cellulo-fibreuse est occupée par le ligament rond et un tissu cellulaire graisseux abondant en communication directe avec celui qui remplit le canal inguinal.

On a voulu faire jouer un grand rôle à ce prétendu sac dartoïque, et le considérer, par exemple, comme le siége de l'hydrocèle chez la femme (3). Mais il suffira, pour réfuter cette manière de voir, de faire observer : 1° que le dartos, qui n'est pas un sac, bien moins encore une membrane continue, est constitué par des fibres élastiques, et ne peut en aucune façon sécréter un liquide séreux ; 2° qu'on ne trouve dans la cavité que recouvrent ses fibres que de la graisse, et l'extrémité pénicillée du ligament rond ; 3° que les débris du corps de Rosenmüller, ou le corps innominé décrit par M. Giraldès chez l'homme, dans le voisinage de l'épididyme, et qui sont regardés comme l'origine des hydrocèles enkystées du cordon, n'existent pas ici ; 4° qu'enfin aucune observation pathologique probante n'a encore été apportée à l'appui de cette opinion, qui n'a même

(1) Sappey, *Traité d'anatomie descriptive*, t. III, p. 685.
(2) Voy. p. 619, *Région ilio-inguinale chez l'homme.*
(3) Brochon, *Essai sur l'hydrocèle dartoïque chez la femme*. Thèse de Paris, 1859, n° 172.

pas pour elle l'analogie, puisqu'il n'existe point d'hydrocèle du dartos chez l'homme.

Nous verrons d'ailleurs plus loin, que l'hydrocèle, chez la femme, reconnaît pour cause tantôt une hydropisie d'un ancien sac herniaire, c'était le cas de la malade de Robert, cité dans la thèse de M. Brochon, tantôt un kyste de la glande vulvo-vaginale (Huguier), tantôt enfin des collections séreuses dans les débris du canal de Nuck ou d'anciennes collections sanguines transformées.

Des follicules mucipares nombreux, sur lesquels M. Huguier a plus particulièrement appelé l'attention des chirurgiens (1), siégent dans l'épaisseur de la couche sous-cutanée; quelques-uns sont isolés, la plupart sont agminés, c'est-à-dire réunis par groupes, et doivent être divisés avec cet auteur en vestibulaires, uréthraux et uréthro-latéraux. Les follicules vestibulaires, décrits avec détail par Robert, au nombre de huit à dix, sont groupés à la racine du clitoris et sécrètent une matière sébacée blanchâtre et fortement odorante, analogue à celle que l'on rencontre autour de la couronne du gland. Les follicules uréthraux, plus nombreux, sont situés sur le tubercule antérieur du vagin et disposés au-dessus de l'orifice du canal urinaire ; ils s'enfoncent beaucoup plus avant que les précédents dans la couche sous-cutanée par leur cul-de-sac quelquefois ramifié. Enfin les follicules uréthro-latéraux, semblables aux premiers, sont situés plus en dehors et plus superficiellement. On rencontre encore quelques cryptes muqueux isolés, décrit par Morgagni, sur les côtés de l'entrée du vagin ; il ne faut pas les confondre avec la glande vulvo-vaginale, qui appartient à une couche beaucoup plus profonde.

On doit à Robert et à M. Huguier d'avoir attiré l'attention des chirurgiens sur l'inflammation de ces petits organes glanduleux, et j'ai vu vérifier souvent l'exactitude de leurs remarques pendant les trois années que j'ai passées à l'hôpital de Lourcine. Lorsque ces follicules s'enflamment, ils sécrètent une matière purulente, âcre et corrosive, qui donne lieu par son contact à une irritation violente de toute la surface muqueuse vulvaire, irritation qui se traduit souvent par un prurit des plus désagréables et très-difficile à faire disparaître. La cautérisation, les lotions astringentes, échouent souvent contre cette maladie, qui cède parfois très-rapidement à un pansement assez simple, consistant à isoler les surfaces muqueuses au moyen de petits tampons de coton ou de charpie saupoudrés d'alun.

N'omettons pas de signaler dans l'épaisseur des petites lèvres et à leurs surfaces interne et externe la présence de très-nombreuses glandes sébacées, d'une structure assez compliquée, qui ont fait l'objet d'un intéressant travail de MM. Martin et Léger (2). Ces glandes sont très-nombreuses; on en trouve de 120 à 150 par centimètre carré, ainsi que j'ai pu le vérifier sur les préparations que m'a fait voir M. Martin à Saint-Lazare. Elles sont formées de plusieurs lobes qui se divisent en lobules, et ces derniers en *acini* très-serrés et ramifiés.

Aponévrose inférieure. — Au-dessous de la couche sous-cutanée on rencontre une lame celluleuse peu résistante, analogue à celle que l'on voit chez l'homme, et à laquelle on a donné pour cette raison le nom d'*aponévrose inférieure* ou *superficielle*. D'après Blandin, elle se comporterait exactement comme chez l'homme, c'est-à-dire

(1) P.-C. Huguier, *Mémoire sur les appareils sécréteurs des organes génitaux externes chez la femme, etc.*, lu à l'Académie de médecine le 31 mars 1846 ; et *Annales des sciences naturelles*, t. XIII, avril 1850.

(2) *Recherches sur les appareils sécréteurs des organes génitaux externes de la femme*, dans *Archives générales de médecine*, janvier et février 1862.

qu'en arrière elle se recourberait sur le muscle transverse pour se continuer avec l'aponévrose moyenne, tandis que latéralement elle s'insérerait sur les branches de l'ischion (1).

En avant, elle se perd sur le clitoris comme chez l'homme sur le pénis, et au niveau de la fente vulvaire elle se confond insensiblement avec le tissu cellulaire des grandes lèvres. Si cette lame aponévrotique était aussi dense que chez l'homme, et surtout doublée par une couche sous-cutanée aussi feutrée, on comprendrait qu'elle pût s'opposer à ce que les épanchements situés au-dessus d'elle fusent du côté de l'anus. Mais elle est la plupart du temps si peu marquée, qu'elle est incapable de résister à l'irruption des liquides. Aussi les voit-on passer avec assez de facilité de la région antérieure du périnée dans la région postérieure, et réciproquement; les fistules ano-vulvaires sous-cutanées sont effectivement très-communes, ainsi qu'ont pu s'en assurer tous les chirurgiens de Lourcine.

Lorsqu'on a enlevé l'aponévrose inférieure ou superficielle, on découvre en avant les racines du clitoris, analogues à celles des corps caverneux, et recouvertes comme chez l'homme d'un muscle qui a reçu le nom d'ischio-clitoridien ou ischio-caverneux.

Sur la ligne médiane on voit de chaque côté de la fente vulvaire un faisceau charnu, exceptionnellement très-manifeste et très-prononcé, qui représente chez la femme le bulbo-caverneux : c'est le constricteur du vagin.

En arrière, au devant de l'anus, ces deux faisceaux se réunissent au transverse du périnée et au sphincter anal, formant ainsi un entrecroisement en tout semblable, moins la force des faisceaux charnus, à celui que nous avons signalé dans le sexe masculin ; en avant, les fibres charnues se terminent sur les côtés du clitoris, quelques-unes se portent jusqu'au ligament suspenseur de cet organe.

Enfin, le transverse du périnée occupe, comme chez l'homme, les limites des deux régions périnéales antérieure et postérieure, et forme entre elles une barrière bien autrement puissante et efficace que le repli celluleux de l'aponévrose superficielle qui se rencontre sur son bord postérieur.

C'est dans cette couche, c'est-à-dire entre l'aponévrose inférieure et l'aponévrose moyenne dont il va être bientôt question, que l'on rencontre la *glande vulvo-vaginale*, découverte par Gaspard Bartholin sur la femme, et avant lui sur la vache par Duverney, puis décrite par Garengeot, Cowper, Lamettrie, et sur laquelle M. Huguier a publié, dans ces derniers temps, un travail très-complet (2). Pour le volume et la forme, on ne peut mieux la comparer qu'à une amande d'abricot; elle est située sur les limites de la vulve et du vagin, sur les parties latérales de ce dernier, à un centimètre environ au-dessus de la face supérieure de l'hymen ou des caroncules, dans cet espace triangulaire que forment par leur réunion le vagin en avant et le rectum en arrière. En introduisant le doigt indicateur dans le vagin et en plaçant le pouce sur le bord inférieur de la grande lèvre, on peut très-bien apprécier son volume à travers les téguments sur la plupart des femmes : là on sent, en pressant légèrement, une résistance analogue à celle que donnerait un ganglion lymphatique non hypertrophié et roulant sous le doigt. Sa couleur est celle de la glande lacrymale, avec laquelle elle a beaucoup de rapport. De son extrémité antérieure part un conduit dont la longueur, d'après M. Huguier, ne dépasserait pas, à l'état normal, 9 à 13 millimètres, mais

(1) Blandin, *Anatomie topographique*, p. 421.
(2) *Annales des sciences naturelles*, t. XIII, avril 1850.

qui pourrait acquérir par suite de maladies jusqu'à 27 millimètres. Ce conduit se dirige obliquement en haut et en dedans, et vient s'ouvrir à la face interne de la grande lèvre, un peu au-dessus de la circonférence inférieure de l'orifice du vagin. Cette glande sécrète un mucus qui paraît destiné à lubrifier la vulve au moment du coït ; aussi l'abus de cette fonction chez les filles publiques développe-t-il cet organe outre mesure, et engendre-t-il des maladies auxquelles ne sont que rarement sujettes les autres femmes. L'oblitération du conduit donne assez souvent naissance à des kystes, et consécutivement à des fistules qu'on ne guérit que par l'incision et la cautérisation promenée jusqu'au fond du foyer.

L'*aponévrose moyenne*, beaucoup moins forte et résistante que chez l'homme, se réfléchit derrière le transverse pour se continuer avec l'aponévrose inférieure. Elle est ici traversée non-seulement par l'urèthre, mais encore par le vagin, sur les parois latérales duquel elle s'insère en se confondant avec la gaîne fibreuse qui enveloppe le bulbe vaginal. On pourrait, à la rigueur, lui décrire, comme chez l'homme, deux lames entre lesquelles on rencontre des veines, mais je n'ai jamais pu y découvrir de fibres musculaires analogues au muscle de Guthrie.

Enfin, au-dessus de l'aponévrose moyenne, on rencontre sur les côtés et en arrière les fibres du releveur de l'anus, et en avant deux petits faisceaux charnus qui représentent jusqu'à un certain point le muscle de Wilson. Les fibres de ces deux petits muscles s'insèrent les unes sur l'urèthre même, les autres se portent jusqu'au bulbe du vagin.

L'*aponévrose pelvienne* ou *supérieure*, beaucoup plus faible que chez l'homme, présente en outre une large ouverture pour le passage du vagin, et au devant de la vessie se réduit à une simple lame celluleuse. Au pourtour du bassin, sa disposition et ses attaches sont les mêmes que dans le sexe masculin.

Les *artères* de cette région sont fournies exactement de la même manière que chez l'homme par la honteuse interne, seulement les branches clitoridienne et caverneuse qui représentent la terminaison de cette artère sont peu prononcées, tandis que la branche vulvaire ou périnéale inférieure est relativement beaucoup plus développée. On y trouve encore des artérioles provenant des hémorrhoïdales.

Quant aux *veines* elles suivent le trajet des artères ; celles qui émanent des racines du clitoris et du bulbe du vagin sont nombreuses, et se portent dans le plexus qui entoure le col vésical.

Les *lymphatiques* superficiels se rendent, comme chez l'homme, aux ganglions de l'aine.

Le *nerf honteux interne* a la même distribution.

De cette description, il résulte que la partie antérieure du plancher périnéal chez la femme présente avec celui de l'homme de nombreuses analogies, et que tous les éléments qu'on rencontre chez ce dernier, aponévroses, muscles, vaisseaux et nerfs, y sont représentés ; seulement ils y sont beaucoup moins prononcés, et comme amoindris, qu'on me passe l'expression.

On peut également y reconnaître trois couches ou plans superposés : 1° un plan inférieur, compris entre la peau et l'aponévrose superficielle ; 2° un plan moyen, constitué par l'intervalle qui existe entre l'aponévrose superficielle et moyenne ; 3° enfin, un plan supérieur entre les aponévroses moyenne et supérieure. Le plan inférieur, qui renferme les deux couches celluleuses sous-cutanées et les branches vasculaires superficielles qui proviennent des hémorrhoïdales et de l'artère périnéale inférieure, communique facilement en avant avec le mont de Vénus, en arrière avec le rectum.

Le plan moyen, dans lequel on trouve les muscles transverse, ischio-clitoridien, constricteur du vagin, la glande vulvo-vaginale, les artères bulbeuse et transverse, des veines nombreuses appartenant au bulbe vaginal et à l'urèthre, et des ramifications du nerf honteux interne, ne communique directement ni avec la région périnéale postérieure, ni avec le mont de Vénus, mais les limites ne sont cependant pas aussi bien établies que chez l'homme ; les abcès qui s'y manifestent ont de la tendance à se porter du côté de la peau, quelquefois ils se frayent une issue du côté du rectum ou par le vagin. Le tronc de l'artère honteuse interne, appliqué contre les parois de l'ischion par l'aponévrose de l'obturateur interne, peut à peine être considéré comme faisant partie de cette région; cependant, c'est plus particulièrement à ce plan moyen qu'il répond. Quant au plan supérieur, il est réellement de très-peu d'importance, et ne contient que des fibres musculaires appartenant au muscle de Wilson et au releveur anal.

Après avoir signalé les analogies de la région périnéale de la femme et de celle de l'homme, il faut indiquer les différences, elles sont sensibles. L'absence de la prostate, que rien ne représente dans le périnée de la femme, réduit tellement sa hauteur sur la ligne médiane, que les aponévroses supérieure et moyenne ne sont séparées que par les plexus veineux vésicaux et les fibres du releveur anal. Mais ce n'est pas seulement cette couche supérieure qui a une moindre épaisseur, c'est encore la couche moyenne et aussi l'inférieure. D'autre part, la présence de la vulve et du vagin fait que l'espace triangulaire que présente cette portion du plancher pelvien se trouve séparé en deux portions latérales dans presque toute son étendue, en sorte qu'il reste à peine entre les branches ischio-pubiennes et les parois vaginales un espace suffisant pour loger les éléments peu développés que nous y avons rencontrés. En avant entre l'urèthre et la symphyse, en arrière entre le rectum et le canal vulvo-utérin, il en est de même. La région périnéale antérieure n'existe donc pas sur la ligne médiane à proprement parler, elle est remplacée par l'ouverture vulvaire, et c'est là, sans doute, la raison qui explique pourquoi son étude a été pour ainsi dire abandonnée. Nous allons voir cependant qu'il eût été difficile de faire l'histoire de l'urèthre et de la vessie, du vagin et de l'utérus, sans une connaissance préalable des parties molles qui soutiennent ces organes, et livrent passage à leurs conduits.

2° De l'urèthre et de la vessie chez la femme.

A. *De l'urèthre.* — Ainsi que l'a fait remarquer Amussat, l'urèthre de la femme, c'est l'urèthre de l'homme moins la portion pénienne, ou pour parler plus exactement, moins la portion spongieuse. Sa longueur est de 27 à 34 millimètres, et sa largeur, beaucoup plus considérable que celle de l'homme, ne peut être évaluée d'une manière positive; ce que l'on peut dire de certain, c'est qu'il est susceptible d'une grande dilatation, et qu'on a pu y introduire des pinces et même des tenettes à l'aide desquelles on a extrait des calculs sans être obligé de l'inciser. Ce procédé, je ne dirai point de *taille uréthrale*, mais d'extraction de la pierre, imaginé par Tolet, a été peut-être trop négligé.

Son calibre n'est pas le même partout : ainsi, rétréci au niveau du méat urinaire, il s'élargit ensuite graduellement jusqu'à 8 ou 10 millimètres du col vésical, où il se rétrécit beaucoup.

Son orifice, situé, ainsi qu'il a été dit, au-dessous du vestibule, en avant et au-dessus de l'entrée du vagin, présente, à sa partie inférieure, un tubercule saillant, signalé par Blandin et M. Velpeau qui le croient dû à un relief que forme extérieure-

ment la colonne antérieure du vagin tandis que M. Larcher (1) l'attribue à un renflement de la membrane externe du canal urinaire lui-même. Ce tubercule a une certaine importance, car lorsqu'il s'agit de sonder sans regarder, ainsi qu'on est quelquefois obligé de le faire, il suffit, une fois reconnu avec le doigt indicateur de la main
gauche, de glisser la sonde sur la pulpe de ce doigt, d'en porter le bec en haut et en
avant pour pénétrer sans difficulté dans la vessie. Le meilleur moyen de reconnaître
ce tubercule sans être exposé à s'égarer, c'est de ramener le doigt de bas en haut de
la fourchette à l'orifice vaginal, car lorsqu'on veut le chercher de haut en bas, il arrive fréquemment qu'on le manque.

La direction de l'urèthre chez la femme est celle des portions musculeuse et prostatique chez l'homme ; il décrit une petite courbe à concavité supérieure, mais assez
sujette à varier à cause du peu de fixité qu'offre le col vésical. Ce dernier, en effet,
n'est point maintenu par la prostate, ni par les plans fibreux qui, chez l'homme, enveloppent cette glande, et d'autre part, les ligaments antérieurs de la vessie sont
beaucoup moins résistants. Aussi quand la vessie se remplit, ou que l'utérus gonflé
par le produit de la conception acquiert un volume qui le force à sortir du petit
bassin, la portion de l'urèthre qui avoisine le col se fléchit de plus en plus et la
courbure naturelle du canal augmente sensiblement. D'autres fois, il se redresse,
comme dans la rétroversion utérine. Enfin, dans quelques cas fort rares, la courbure
peut se faire en sens inverse ; c'est là ce que l'on observe quand la vessie, par exemple, fait hernie à travers la paroi supérieure du vagin, autrement dit, dans la cystocèle vaginale. On peut alors constater, avec la sonde introduite dans la vessie, tandis
que le doigt est porté dans le vagin, qu'il a subi une déviation considérable et qu'il
décrit une courbure très-prononcée en bas et en arrière. On comprend que ces déviations puissent entraîner de grandes difficultés dans le cathétérisme, et peut-être
est-ce là la cause qui a empêché Roux de sonder la malade dont il est question dans
la thèse de M. Larcher (2) ; je ne puis croire, en effet, à la possibilité d'un rétrécissement spasmodique aussi complet et aussi durable dans un canal presque complétement dépourvu de fibres musculaires.

La *structure* de l'urèthre de la femme est des plus simples. Il présente une membrane muqueuse sur laquelle on ne trouve point de lacunes analogues à celles de
Morgagni, mais seulement quelques *cryptes muqueux*, et une membrane fibreuse que
M. Malgaigne dote de propriétés contractiles. J'ai eu bien souvent l'occasion d'introduire le crayon d'azotate d'argent dans le canal, soit pour cautériser le col vésical,
soit pour détruire ces fongosités saignantes qu'on rencontre si fréquemment à son
orifice chez les malades qui ont de fréquentes inflammations de la vulve, et jamais
je n'ai constaté cette contractilité. Le fait de M. Costallat, rapporté dans la thèse de
M. Larcher, me paraît d'ailleurs insuffisant pour établir cette opinion, et je crois
prudent, avant de l'adopter d'une manière définitive, d'attendre de nouvelles observations. Il est bien vrai que chez quelques femmes on rencontre, à quelques millimètres en avant du col vésical, des fibres musculaires qui se rendent sur les parois
du canal à la manière du muscle de Wilson, et l'on pourrait expliquer par leur contraction le spasme que quelques auteurs paraissent y avoir rencontré ; mais je ne
puis admettre dans la membrane fibreuse de l'urèthre une contractilité que rien ne
démontre, ni l'examen anatomique, ni les études cliniques.

(1) *Considérations sur l'urèthre et son cathétérisme chez la femme.* Thèse de Paris, n° 339, 1834.
(2) *Ibid.*, p. 14 et 15.

L'urèthre paraît creusé dans la paroi supérieure du vagin, qui lui fournit comme une sorte de gaîne érectile à laquelle Blandin donne le nom de *bulbe uréthral*. Évidemment ce tissu spongieux appartient en propre au vagin. La tunique fibreuse qui enveloppe l'urèthre peut être suivie jusqu'au méat, et là, suivant M. Larcher, elle se renflerait pour former le tubercule sous-uréthral dont il a déjà été précédemment question.

Plus on s'avance du côté de la vessie, plus l'urèthre tend à se séparer du vagin, et au niveau du col vésical il existe entre ces deux conduits un intervalle rempli de tissu cellulaire et de veines souvent flexueuses et variqueuses.

En haut et en avant, le canal est en rapport, avec le tissu cellulaire qu'on rencontre au-dessous de la muqueuse vestibulaire, tissu qui contient des veines en grand nombre et qui sépare l'urèthre du ligament sous-pubien. Ce tissu prête assez pour que, selon Lisfranc, on puisse éloigner le canal du bord inférieur de la smphyse, et se créer un espace suffisant pour pénétrer jusqu'au col vésical par le procédé de la taille dite vestibulaire. Plus profondément l'urèthre répond aux fibres que j'ai dit être l'analogue du muscle de Wilson.

Latéralement, l'urèthre est côtoyé par les fibres du muscle constricteur du vagin, et plus profondément par celles du releveur anal.

B. *De la vessie*. — La vessie de la femme, plus arrondie que celle de l'homme, présente ordinairement une capacité plus considérable, ce qui tient, dit M. Cruveilhier, à ce qu'elle est plus esclave que nous des bienséances sociales. Comme elle est dépourvue de bas-fond, et que son col forme sa partie la plus déclive, contrairement à ce que l'on observe dans le sexe masculin, elle prend la forme d'une gourde dont le col se continuerait avec l'urèthre.

Ses rapports doivent être étudiés au col et au corps. Le col est en rapport en avant avec un tissu cellulaire lâche et assez abondant qui le sépare du ligament sous-pubien et du bord inférieur de la symphyse. On y trouve souvent de très-grosses veines flexueuses et dilatées sans être variqueuses. Placés beaucoup plus bas que chez l'homme, le col vésical et la portion de la face antérieure de la vessie qui lui fait suite débordent inférieurement la symphyse, en sorte qu'un instrument plongé au-dessous de la jonction des pubis pénétrerait dans le réservoir urinaire.

C'est la connaissance exacte de ces rapports qui a fait naître l'idée de la taille dite vestibulaire, imaginée par Lisfranc, et qui consiste à faire au-dessus du méat urinaire et au-dessous du clitoris une incision semi-lunaire par laquelle on pénètre dans le tissu cellulaire prévésical et dans la poche urinaire sans toucher à l'urèthre. Mais c'est là, je me hâte de le dire, une mauvaise opération en ce sens qu'on ouvre une voie au calcul dans l'endroit où les pubis sont précisément le plus resserrés ; de telle sorte que s'il est volumineux, il est impossible de l'extraire, à cause de l'étroitesse du détroit inférieur en ce point. Il est vrai qu'on évite par ce procédé d'intéresser l'urèthre, mais c'est là un avantage problématique ; et si la lithotritie, si facile chez la femme, n'avait fait abandonner toutes les méthodes de taille, je dirais que je préfère à tous les autres procédés celui de L. Collot, qui consiste à fendre le canal de bas en haut vers l'arcade pubienne, ce qui ajoute à toute l'étendue qu'on peut obtenir par la taille vestibulaire la dilatation dont les parois de l'urèthre sont susceptibles, et l'on a vu qu'elle était considérable.

Le col vésical est retenu à la symphyse par les ligaments antérieurs de la vessie, dans lesquels M. Larcher a trouvé des fibres musculaires, comme M. Sappey chez l'homme ; ce qui prouve bien que ces prétendus ligaments pubio-vésicaux ne sont autres que les tendons des fibres longitudinales antérieures de la vessie. Ils sont obliques et peu résistants, aussi permettent-ils le déplacement facile du col vésical, que rien d'ailleurs ne retient en arrière.

Latéralement, le col est en rapport avec l'aponévrose supérieure, les fibres du releveur anal, le plexus vésical veineux et du tissu cellulaire.

En arrière, il repose sur le vagin, dont il est séparé par un tissu cellulaire dense que traversent des veines petites, mais nombreuses.

Les rapports de la vessie sont beaucoup moins importants. Sa paroi antérieure est cachée derrière la symphyse, et au devant d'elle on trouve un tissu cellulaire assez lâche, comme chez l'homme. Sa face postérieure est presque complétement tapissée par le péritoine ainsi que ses faces latérales, ce qui tient à ce que le corps de cet organe est beaucoup plus élevé au-dessus de l'aponévrose supérieure du périnée que dans le sexe masculin. Toutefois une assez bonne portion de la face postérieure, celle qui avoisine le col et qui répond au trigone vésical, est en rapport immédiat avec le vagin et la face antérieure de l'utérus, disposition qui explique la possibilité des fistules vésico-utérines et vésico-vaginales.

Déductions pathologiques et opératoires. — La plupart ont été exposées dans le courant de la description, il ne me reste à examiner que les conditions anatomiques qui rendent le cathétérisme généralement si facile chez la femme. L'absence de portion spongieuse et de prostate fait que l'urèthre peut être parcouru avec une tige droite et sans rencontrer le moindre obstacle ; c'est ainsi qu'on peut explorer la vessie avec une sonde cannelée, un stylet droit ou tout autre instrument mousse, sans avoir recours à la sonde dite de femme qu'on met généralement dans les trousses. La flexibilité des parois permet également de le cathétériser avec les sondes à grande courbure dont on se sert habituellement chez l'homme. Toutefois il est des cas dans lesquels on éprouve des difficultés sérieuses, mais il importe de savoir qu'elles tiennent alors non à la disposition même des parois de l'urèthre comme chez l'homme, mais à la déviation que le canal ou le col vésical, très-mobiles et sans fixité, peuvent subir de la part des organes environnants. C'est ainsi que les déviations de l'utérus, ses déplacements, et ceux du vagin et de la vessie, peuvent, ainsi que je l'ai dit précédemment, imprimer à l'urèthre une direction tout autre que celle qu'il possède normalement. Il faut alors que le chirurgien, dès qu'il rencontre une difficulté, explore le vagin et la paroi abdominale antérieure pour s'assurer de la nature de l'obstacle. Il n'est pas jusqu'au rectum lui-même, gonflé outre mesure par les matières fécales, ainsi que cela arrive si fréquemment chez la femme, qui ne puisse devenir une cause de rétention d'urine et de difficulté au cathétérisme. On avait apporté dans mon service une femme dont l'abdomen avait pris un énorme développement, et qui se plaignait de ne pouvoir uriner depuis plusieurs jours. Plusieurs médecins, en ville, avaient inutilement essayé de la sonder, et l'interne de garde avait, en mon absence, renouvelé à plusieurs reprises et infructueusement ces tentatives. J'essayai à mon tour, et ne fus pas plus heureux. Introduisant alors le doigt dans le vagin pour explorer la vessie, j'y rencontrai une tumeur qui repoussait la paroi postérieure du vagin, l'appliquait contre l'antérieure, et occasionnait ainsi une déviation très-notable du canal et du col vésical. Cette tumeur était formée par l'accumulation des matières fécales dans le rectum, et dès que je me fus rendu compte de la nature de l'obstacle, il me fut possible, en débarrassant l'intestin de pénétrer avec facilité dans la vessie.

3° Du vagin et de l'utérus.

A. *Du vagin.* — Étendu de la vulve à l'utérus, le vagin fait communiquer la partie profonde des organes génitaux avec l'extérieur. Il donne issue aux mucosités qui s'échappent de l'utérus et au sang menstruel ; c'est par lui que s'opèrent la copulation et la fécondation, et lorsque le produit de la conception est arrivé au dernier terme de son développement, c'est encore lui qui lui livre passage.

Sa direction est presque parallèle à celle du sacrum et du coccyx, et par conséquent suit l'axe du petit bassin ; c'est-à-dire que ce canal est dirigé de bas en haut et d'avant en arrière, et qu'il décrit une courbe à concavité antérieure et supérieure, tournée du côté de l'urèthre et de la vessie. Il importe donc, dans l'application du spéculum, de présenter cet instrument d'abord d'avant en arrière, comme si l'on voulait le diriger vers la concavité du sacrum, puis une fois l'orifice vulvaire franchi, d'abaisser son manche en le portant en arrière, de manière que son extrémité antérieure, décrivant un arc de cercle, se porte en haut et en avant comme pour remonter en arrière de la symphyse pubienne.

La direction du vagin n'est pas à beaucoup près la même chez toutes les femmes, et je m'étonne que personne n'ait attiré l'attention sur ce sujet très-important, car il en résulte des difficultés telles dans l'introduction du spéculum et la recherche du col, que j'ai vu des élèves et même des médecins y renoncer après des tentatives multipliées et très-douloureuses. Un séjour de trois années à l'hôpital de Lourcine, où j'ai rencontré plusieurs cas de ce genre, m'a permis de constater que cette déviation n'était pas très-rare, portait sur la partie antérieure du conduit vulvo-utérin, et avait pour cause un abaissement considérable et une inclinaison très-prononcée de la symphyse pubienne. Dans ces cas, la vulve, au lieu d'être dirigée verticalement, ainsi qu'on l'observe lorsque la femme est couchée sur le dos, les jambes fléchies sur les cuisses et ces dernières relevées sur l'abdomen, est oblique en bas et en arrière, et l'entrée du vagin est située tout à fait en arrière et profondément cachée par la saillie que forme le bord inférieur de la symphyse abaissée. Si alors on présente le spéculum comme j'ai dit qu'il fallait le faire chez la plupart des femmes, c'est-à-dire en dirigeant son extrémité arrondie de haut en bas et d'avant en arrière du côté du sacrum, on heurte la paroi postérieure de l'anneau vulvaire qui s'oppose à l'introduction. Que si, au contraire, convaincu de l'impossibilité de pénétrer de cette manière, on se décide, après avoir touché la malade, à porter le spéculum dans la direction qu'affecte le vagin, c'est-à-dire en haut et en avant, l'obliquité de l'instrument devient telle en raison de l'abaissement forcé que lui fait subir la symphyse, qu'il est impossible, dans la position qu'on a donnée à la femme, d'arriver à saisir le col utérin, et encore moins à l'explorer. Il faut alors, pour remédier à cette direction vicieuse du vagin, élever le siége sur une véritable pyramide de coussins un peu résistants, afin qu'il ne s'y enfonce pas, et de manière à donner au bassin une obliquité en bas et en arrière qui corrige jusqu'à un certain point l'inclinaison de la symphyse ; on parvient alors, non toutefois sans difficulté, à saisir le col. On peut encore arriver au même résultat en faisant fléchir fortement les jambes sur les cuisses, puis les cuisses sur le bassin, ce qui imprime à ce dernier un mouvement de bascule qui relève suffisamment la symphyse pour qu'on puisse faire l'exploration du col.

La paroi inférieure ou rectale du vagin est plus longue et décrit une incurvation beaucoup plus prononcée que la supérieure ou vésicale ; aussi antérieurement sa courbure est tellement prononcée, surtout chez les femmes qui n'ont pas encore eu d'enfants, qu'elle fait pour ainsi dire face à la direction du vagin, et que dans l'accouchement, lorsque la tête du fœtus descend et se présente à l'orifice vulvaire, elle constitue un sérieux obstacle. C'est elle qui, conjointement avec le périnée, supporte les derniers efforts; on la voit se tendre outre mesure, et souvent, malgré les efforts persévérants de l'accoucheur, qui doit soutenir le périnée, subir en même temps que l'anneau vulvaire et le plancher périnéal une déchirure plus ou moins profonde. Cet accident, toutefois, a rarement de suites sérieuses : le plus ordinairement la cicatrisation s'en opère sans que le chirurgien soit obligé d'intervenir ; mais le vagin ne se reconstitue jamais complétement, eu égard à sa direction. Sa courbure inférieure, chez les femmes qui ont eu des enfants, reste toujours moins prononcée que chez les vierges ou les femmes qui n'ont jamais accouché, circonstance qu'on doit prendre en considération lorsqu'on veut explorer ce conduit ou les parties profondes de la génération.

La longueur du vagin est impossible à préciser d'une manière absolue à cause de la mobilité de l'utérus et de la facilité avec laquelle se laisse déprimer le plancher périnéal. Selon M. Dubois, on peut évaluer cette longueur à 10 ou 12 centimètres, tandis que M. Velpeau, revenant sur ce qu'il avait dit autrefois, ne la porte qu'à 6 ou 7 centimètres dans ses *leçons orales* (1). Il résulte de mes recherches que le vagin n'atteint qu'exceptionnellement la longueur de 12 centimètres, et qu'il ne présente en général que 8 à 10 centimètres en mesurant de l'orifice vulvaire au col. M. Legendre indique de 5 centim. 2 millim. à 9 1/2 centim. (2). On remarquera que la paroi antérieure, ainsi qu'il vient d'être dit, est plus courte que la postérieure de deux cinquièmes environ, d'après les recherches de madame Boivin ; d'où cette conséquence, que quand on pratique le toucher, on arrive bien plus aisément sur la lèvre antérieure que sur la postérieure, et que souvent, pour atteindre cette dernière, on est obligé de placer dans la rainure interfessière les doigts qui restent en dehors de la vulve, en même temps qu'on déprime fortement le périnée pour raccourcir d'autant la longueur de la paroi postérieure. Malgré ces précautions, il n'est point rare de trouver des femmes chez lesquelles il est très-difficile d'atteindre le fond du cul-de-sac du vagin en arrière, ce qui tient à la fois à ce que l'utérus étant réellement plus élevé que de coutume, le conduit vulvo-utérin est plus allongé, et à ce que les parties molles qui bordent la vulve, ayant une épaisseur considérable, éloignent d'autant le bord radial de la main de l'orifice vaginal. Il faut, dans ces circonstances, forcer l'utérus à s'abaisser, soit en le déprimant ou le faisant déprimer par un aide qui applique la main sur l'hypogastre, soit en faisant lever la malade et la touchant debout ; le poids des viscères dans cette dernière position suffit ordinairement à repousser la matrice vers le périnée assez pour qu'on puisse en atteindre le col, alors que cela était impossible dans le décubitus. En même temps, pour diminuer l'obstacle qui provient de l'épaisseur du périnée, on écarte les grandes lèvres et les fesses, et, le coude appuyé sur le genou, on déprime lentement, graduellement, mais avec force, les parties molles ; il est rare qu'on n'arrive pas ainsi à explorer toute la longueur du conduit vulvo-utérin et à parcourir même la face postérieure de l'utérus.

En opposition avec ces cas où le vagin présente une augmentation de longueur, on en rencontre où le col utérin n'est pas à plus de 4 ou 5 centimètres de

(1) Cazeaux, *Traité d'accouchements*, p. 31.
(2) *Anatomie chirurgicale homalographique*, pl. 17, 18, 19, Paris, 1858.

l'orifice vulvaire. On pourrait croire, il est vrai, à un abaissement anormal de l'utérus et expliquer de cette manière la brièveté du conduit vulvo-utérin ; mais si l'on veut bien remarquer que l'on rencontre cette disposition chez des femmes qui n'éprouvent aucun symptôme morbide du côté des organes intrapelviens, dont toutes les fonctions génito-urinaires s'accomplissent régulièrement, et chez lesquelles l'utérus, fixé par ses insertions vaginales, ne peut être repoussé dans le bassin par le doigt qui le soulève, ce que l'on parvient toujours à faire dans l'abaissement, on sera bien forcé de conclure que dans quelques cas le vagin peut avoir une longueur moindre que celle que nous lui avons assignée comme étant la plus ordinaire.

Les parois du vagin sont très-extensibles, et comme l'utérus est de son côté très-mobile, il y a là une double cause d'allongement qui fait que sa longueur sur le même individu est sujette à de nombreuses variations. C'est ce que l'on observe notamment sur les femmes qu'avant de passer au spéculum on a touchées pour reconnaître la position du col. A en croire l'exploration par le doigt, il semblerait qu'on va trouver l'utérus à quelques centimètres de l'orifice vulvaire, tandis que c'est à peine si on le rencontre après avoir introduit la totalité du spéculum. C'est qu'alors les parois vaginales se sont allongées, ce qui a permis à l'utérus, très-mobile, de fuir devant l'instrument. Toutefois cette extensibilité a des bornes, et M. le professeur P. Dubois (1) a fait remarquer qu'elle ne pouvait être portée au delà du détroit supérieur, ce qui est déjà considérable. Selon Chomel et Cazeaux, les négresses jouiraient du privilége d'avoir le vagin tout à la fois plus spacieux et plus long que les femmes de la race caucasique (2).

La différence de longueur des deux parois du vagin a dicté deux sages préceptes pour le traitement des polypes utérins. Lorsque l'on veut porter une ligature sur le pédicule du polype, c'est en arrière d'abord qu'on porte le milieu de l'anse et en avant qu'on en ramène les extrémités, afin d'avoir à manœuvrer dans le lieu le moins profond, lorsqu'il s'agit de l'entourer et l'étreindre, ce qui est le temps le plus difficile de l'opération. Enfin le serre-nœud, laissé à demeure, doit, à cause de la moindre longueur de la paroi antérieure, être laissé en avant, d'autant mieux que la courbure naturelle de la paroi postérieure, augmentée encore par la présence du polype, ne permettrait pas de le placer en arrière. Peut-être vaudrait-il mieux cependant le faire passer sur les parois latérales plus rectilignes encore que la paroi antérieure, et pas beaucoup plus longues.

Le calibre du vagin n'est guère plus facile à apprécier que sa longueur, en raison même de cette possibilité d'extension dont il a déjà été question. Pour en donner une idée, il suffira de rappeler que dans l'accouchement il s'élargit au point de livrer passage à la tête de l'enfant sans se déchirer, excepté, toutefois, à son orifice vulvaire, qui est en effet le seul point qui ne soit pas susceptible d'une extension illimitée, qu'on me passe l'expression.

La capacité du vagin n'est pas la même dans tous les points de son étendue. Son entrée est, chez les vierges, rétrécie par la présence de la membrane hymen dont il sera bientôt question ; chez les femmes qui ont subi les approches de l'homme, mais qui n'ont pas eu d'enfants, cet orifice est habituellement resserré par la contraction

---

(1) *Traité des accouchements*, Ire livraison, p. 192.
(2) P. Cazeaux, *Traité d'accouchements*, p. 38.

du constricteur du vagin, lequel, cependant, n'oppose en général qu'une faible résistance, soit à l'introduction du doigt, soit à celle du pénis; enfin, chez celles qui ont eu des enfants, par suite de la rupture plus ou moins complète de ce que je nommerai l'*anneau vulvaire*, il est susceptible d'une distension qui toutefois ne peut jamais être portée aussi loin que celle des parois situées plus profondément.

L'*anneau vulvaire*, sur la structure duquel je reviendrai, est en réalité, chez les vierges, le principal, le véritable obstacle à l'introduction du pénis dans le vagin, et non pas seulement la membrane hymen, ainsi qu'on le croit généralement. Cette dernière est effectivement très-peu résistante en général; d'ailleurs chez bon nombre de femmes elle n'existe pas, ou est réduite à l'état rudimentaire, et cependant l'introduction, je ne dirai point d'un spéculum, mais même du doigt auriculaire, est difficile et extrêmement douloureuse. Sur une jeune fille de vingt ans, chez laquelle l'hymen imperforé s'opposait à l'écoulement des règles, je dus pratiquer l'incision cruciale de cette membrane, puis l'incision des quatre lambeaux à leur base, afin d'éviter plus sûrement leur adhésion, ce qui avait eu lieu déjà après une simple incision; l'opération terminée, lorsque je voulus m'assurer qu'il n'existait pas profondément d'autres obstacles, je constatai qu'un cercle contractile placé à l'entrée même du vagin opposait une résistance énergique à l'introduction du doigt indicateur, résistance que je ne pus vaincre sans d'assez vives souffrances. J'introduisis une mèche dans le vagin, et lorsque la cicatrisation fut complète, je pus m'assurer de nouveau de la résistance de cet anneau vulvaire. Il n'est point rare d'ailleurs de faire la même observation chez les personnes qui n'ont que rarement des rapports sexuels; chez elles, l'entrée du vagin reste toujours plus ou moins resserrée, et elles redoutent les rapprochements plutôt qu'elles ne les recherchent.

Chez les femmes déflorées et même chez celles qui ont eu des enfants, c'est encore lui qui s'oppose à l'introduction du spéculum rond et plein, ou des corps étrangers volumineux, des pessaires par exemple. C'est ce qui fait que beaucoup de chirurgiens préfèrent le spéculum bivalve au spéculum plein, parce qu'il a sur lui l'avantage de se présenter à l'orifice vaginal par une extrémité étroite et de n'exiger d'écartement qu'au delà de l'orifice vulvaire.

Dans l'accouchement, quelquefois cet anneau oppose à la sortie de la tête une résistance, dans quelques cas insurmontable. M. Charrier m'a communiqué un cas dans lequel il fut obligé de l'inciser des deux côtés; il constituait le dernier obstacle à l'accomplissement du travail qui se termina immédiatement après cette petite opération. MM. P. Dubois et Pajot ne manquent jamais de signaler dans leurs cours cette cause de dystocie.

L'anneau vulvaire jouit d'une grande élasticité plutôt encore que d'une véritable contractilité, d'ailleurs très-variable suivant les individus. Chez quelques femmes, l'inflammation de la muqueuse du vagin et de la vulve semble surexciter sa tendance au resserrement. J'ai donné des soins à une dame à laquelle Chomel avait appliqué un pessaire d'ivoire. La présence de ce corps étranger qui n'était resté que peu de temps en place avait déterminé un tel *resserrement* de l'anneau vulvaire, que l'exploration par le toucher occasionnait des spasmes suivis de syncopes. Il me fut néanmoins possible de constater que l'entrée seule du vagin était ainsi coarctée. L'application d'une pommade belladonée, l'usage des immersions froides fréquemment répétées, firent cesser cet état, et quelques jours après je pus appliquer le spéculum bivalve sans occasionner beaucoup de souffrances.

La vaginite, et plus particulièrement la vaginite granuleuse, déterminent quelquefois chez les filles publiques cette contracture de l'anneau vulvaire, laquelle s'accompagne fréquemment de fissures et d'ulcérations très-douloureuses, non spécifiques, qu'on ne guérit que par d'énergiques cautérisations. Pendant mon séjour à l'hôpital de Lourcine j'ai vu plusieurs cas de ce genre, et mes collègues, MM. Cullerier et Gosselin, m'ont dit avoir eu de leur côté l'occasion de faire la même observation.

En présence de tous ces faits, il est donc difficile de comprendre comment on a pu mettre en doute cette résistance de l'anneau vulvaire à l'introduction, soit du pénis, soit d'autres corps plus ou moins volumineux dans le conduit vaginal, et quiconque a quelquefois appliqué des pessaires doit savoir qu'aussitôt l'orifice vulvaire franchi, on n'éprouve plus d'autre obstacle, et qu'on peut alors retourner l'instrument avec la plus grande facilité et le placer dans la position qu'on désire lui donner.

Il n'est pas rare de rencontrer des femmes chez lesquelles cet anneau a perdu tout ressort, soit par l'abus du coït, et plus communément parce qu'il a été rompu pendant l'accouchement. On voit alors les parois vaginales antérieure et postérieure se présenter à l'orifice vulvaire et proéminer sous forme de tumeurs plissées et ridées dès que la malade tousse ou fait un effort. C'est là une circonstance qui prédispose à la chute du vagin, au rectocèle ou au cystocèle, et même au prolapsus utérin.

Les parois du vagin n'offrent que peu de résistance et se laissent distendre par les corps étrangers au point de repousser la vessie contre le pubis, ce qui peut déterminer la rétention d'urine, ou de comprimer le rectum contre la paroi sacrée et de s'opposer à l'évacuation des fèces, accidents que l'on observe quelquefois dans les cas où l'on est obligé, pour arrêter les hémorrhagies utérines, d'appliquer le tampon. Il importe donc que le chirurgien soit bien prévenu de cette extensibilité, afin de ne point accumuler outre mesure la charpie dans le cul-de-sac du vagin.

Entre ses deux extrémités, qui restent circulaires, le vagin est aplati d'avant en arrière, de telle sorte que la paroi antérieure est en contact permanent avec la postérieure ; c'est là ce qui fait que quand on introduit le spéculum à deux valves, si l'on n'a pas soin de les placer de manière que l'une soutienne la paroi antérieure et l'autre repousse la paroi postérieure, la muqueuse vient faire hernie entre les lèvres de l'instrument et en obstrue complétement le champ. Telle est la raison pour laquelle les médecins peu habitués adoptent de préférence le spéculum plein, qui n'a pas cet inconvénient, avec lequel on saisit en effet plus facilement le col, mais dont l'introduction est toujours infiniment plus douloureuse pour les malades.

Un peu avant son insertion au col, le conduit vulvo-utérin présente une capacité relativement plus considérable que partout ailleurs ; il s'élargit et forme autour de l'utérus ce que l'on a appelé le *cul-de-sac du vagin*, dont les rapports devront être étudiés avec soin en raison des conséquences pratiques qui s'y rattachent.

En résumé donc, le vagin distendu représente un canal infundibuliforme dont une des extrémités, l'antérieure, est rétrécie et constituée par l'anneau vulvaire, et dont l'autre, postérieure, évasée et dilatée, est formée par le cul-de-sac dit du vagin qui entoure le col utérin.

Les *rapports* du vagin doivent être étudiés en avant, en arrière et sur les côtés ; on doit aussi lui distinguer une portion *périnéale* et une portion *sus-périnéale*.

Les rapports de la *portion périnéale* du vagin *en avant* sont assez simples. L'urèthre paraît comme creusé dans sa paroi antérieure, surtout au niveau du méat urinaire, car plus on s'avance vers le col de la vessie, plus ces deux canaux paraissent s'isoler.

La *portion sus-périnéale* répond dans le même sens au col et à la paroi postérieure de la poche urinaire. Le tissu cellulaire qui les unit est assez serré pour que dans les prolapsus utérins, qui entraînent nécessairement le vagin, la vessie soit obligée de suivre le déplacement. Cependant, ainsi que je le dirai en parlant des rapports du bas-fond vésical avec l'utérus, il est toujours possible d'en opérer, avec le bistouri et le doigt, la séparation.

En arrière, la *portion périnéale* du vagin est séparée du rectum par l'intervalle triangulaire recto-vaginal, déjà étudié à propos du périnée. Ce triangle présente de 35 à 38 millimètres de hauteur, va se rétrécissant jusqu'à ce que les deux conduits se touchent, et se trouve inférieurement occupé par les fibres du constricteur du vagin, du sphincter anal et du transverse, et plus haut par du tissu cellulaire.

Quant à la *portion sus-périnéale*, elle est d'abord adossée sans intermédiaire au rectum, avec la paroi duquel elle forme la cloison dite recto-vaginale : mais tout à fait en haut elle en est séparée par le cul-de-sac que forme entre ces deux organes la séreuse péritonéale, cul-de-sac dit recto-vaginal, en sorte qu'en ce point la cavité du vagin est tapissée par un feuillet du péritoine et correspond sans intermédiaire à la grande cavité péritonéale.

Il était très-intéressant, au point de vue chirurgical, de rechercher jusqu'où descend sur le vagin le feuillet séreux, et s'il existe à ce sujet des variétés individuelles. Afin de déterminer ce point important, j'ai eu recours à l'expérience que voici : sur un cadavre horizontalement placé j'enfonce dans le cul-de-sac vaginal, immédiatement au-dessous du col, une grosse épingle qui traverse les deux feuillets du péritoine, le rectum, et se fixe dans le sacrum ; j'ouvre alors l'abdomen, et je constate, sans que les rapports aient pu changer, le point où s'arrête le cul-de-sac séreux. Sur six femmes examinées de cette manière, je l'ai trouvé deux fois ne dépassant pas 15 millimètres, trois fois descendant à 25 millimètres et une seule fois au delà de 30 millimètres. Selon M. Legendre, qui a aussi fixé son attention sur ce point d'anatomie, le péritoine tapisserait dans l'étendue de quelques millimètres seulement la paroi vaginale, et ses planches 17, 18 et 19 montrent, en effet, le cul-de-sac ne descendant que très-peu entre le vagin et le rectum. Je suis porté à penser qu'il y a eu une cause d'erreur dans les recherches de cet anatomiste consciencieux, soit que la glace ait rétracté les tissus et modifié les rapports, soit que l'instrument n'ayant pas porté exactement sur la ligne médiane, la coupe soit restée en dehors de la plus grande profondeur du cul-de-sac séreux. Toujours est-il, et c'est là ce qui doit surtout préoccuper le chirurgien, qu'un instrument enfoncé au-dessous du col dans la paroi vaginale postérieure pénètre *à coup sûr* dans le péritoine, ce que démontrent mes expériences, et ce qui ne devrait pas avoir lieu si les dessins de M. Legendre représentaient rigoureusement l'état normal. Ce rapport explique encore comment il se fait que les collections purulentes ou sanguines du péritoine peuvent se faire jour en ce point; comment, par le toucher, on peut y constater leur existence ; comment enfin l'application intempestive, sur ce point, d'un caustique qu'on destinait à l'utérus, a pu déterminer une inflammation de cette grande séreuse, et donner lieu à une péritonite rapidement mortelle.

Les parois latérales du vagin répondent, dans leur portion périnéale, inférieurement, aux fibres du constricteur, aux racines du clitoris, aux muscles ischio-caverneux, à l'aponévrose moyenne, et plus haut, aux fibres du releveur de l'anus ; et dans leur portion sus-périnéale à un tissu cellulaire parcouru par de nombreuses artères et veines, faisant suite à la couche celluleuse sous-péritonéale du bassin et des ligaments larges.

Cette étude démontre qu'on ne peut porter le bistouri sans danger, ni sur la paroi antérieure, ni sur la paroi postérieure du vagin, et que dans les cas de rétrécissement ou d'oblitération de ce conduit, alors qu'on est obligé de débrider, ce n'est que latéralement qu'on peut tenter cette opération. Encore vaut-il mieux, à cause de la proximité du rectum, de la vessie et du péritoine, et aussi des vaisseaux artériels et veineux signalés précédemment, cheminer par déchirement, après avoir toutefois pratiqué une première incision peu profonde qui divise la muqueuse et la tunique fibreuse du vagin inclusivement.

La *structure* du vagin est simple ; j'aurai à examiner sa membrane muqueuse et la charpente fibro-vasculaire qui constitue, à proprement parler, ses parois.

La *membrane muqueuse vaginale*, continuation de celle de la vulve, se continue elle-même avec celle de l'utérus, mais en changeant notablement de caractère : l'épithélium pavimenteux qui la recouvre cesse en effet brusquement au niveau du col utérin. On y remarque des plicatures dirigées les unes transversalement, les autres longitudinalement. Les longitudinales occupent en avant et en arrière la ligne médiane, et se terminent en avant par un tubercule assez saillant, surtout chez les femmes qui ont eu des enfants ; on les nomme *colonnes du vagin*. Les latérales se rendent transversalement sur les premières, et, par leur ensemble, constituent ce que l'on a nommé la *lyre du vagin*. Elles sont toutes d'autant plus prononcées qu'on se rapproche de l'orifice vulvaire. Ces plis s'effacent par la distension pendant l'accouchement, et je ne crois pas fondée l'opinion de M. Cruveilhier, qui pensent qu'elles ne peuvent servir à l'ampliation du vagin.

C'est ici le lieu de parler d'un autre repli muqueux qui a beaucoup occupé les médecins légistes, et qui obture ou au moins rétrécit toujours plus ou moins l'entrée du conduit vulvo-utérin chez les vierges. Je veux parler de la *membrane hymen*. Sa forme est variable, cependant elle a généralement l'aspect d'un croissant à concavité dirigée en haut, occupant la partie postérieure de l'orifice vaginal, et dont la hauteur diffère beaucoup suivant les objets. Entre son bord concave et le contour supérieur de l'orifice vulvaire existe une ouverture plus ou moins considérable, mais ordinairement suffisante pour permettre sans difficultés l'écoulement du flux menstruel et des mucosités utéro-vaginales. Quelquefois ce repli forme un disque complet percé à son centre d'une très-petite ouverture que le chirurgien est obligé d'agrandir à cause des accidents résultant de la dysménorrhée ; rarement la membrane est complète et obture tout à fait le vagin.

D'autres fois on ne trouve pas vestiges d'hymen, même dans des cas où il est bien avéré qu'il n'a pu y avoir destruction de cette membrane ; enfin il est des cas où elle est remplacée par une simple bride allant d'un des bords de l'orifice vulvaire à l'autre. J'ai vu récemment sur une jeune fille un exemple de cette variété. Généralement un premier coït rompt cette membrane ; aussi a-t-on regardé son absence comme preuve de non-virginité, opinion trop absolue qui se trouve réfutée par ce que j'ai dit précédemment ; de même, des faits bien observés ont prouvé que sa persistance n'indiquait pas d'une manière incontestable l'absence de tout rapprochement sexuel. On a effectivement cité des exemples de femmes chez lesquelles elle existait encore au moment de l'accouchement, ce qui, au dire du professeur Moreau, auquel j'ai entendu, dans son cours, rapporter un fait de ce genre, n'avait pas peu contribué à induire les médecins en erreur sur la nature des accidents éprouvés par la malade. Quoiqu'il en soit, généralement, après le coït elle est détruite, et ses débris constituent ce que l'on a appelé les caroncules myrtiformes, dont j'ai signalé précédemment la présence sur ce contour inférieur de l'orifice vaginal, au nombre de deux à quatre, rarement cinq.

L'épithélium qui recouvre le derme de la muqueuse est très-épais et intimement adhérent, le derme au contraire est assez mince. On y trouve des follicules nombreux qui peuvent, comme partout ailleurs, devenir le siège de kystes muqueux dont les exemples se multiplient depuis que l'attention des chirurgiens a été appelée sur ce sujet. D'après M. Cruveilhier, les papilles y sont extrêmement développées, surtout à l'entrée, et constitueraient par leur saillie les rides et rugosités déjà signalées.

Au-dessous de la muqueuse on rencontre un tissu spongio-vasculaire contenu entre deux lames de tissu fibro-celluleux ayant une grande analogie avec le corps spongieux de l'urèthre chez l'homme. La lame externe est plus dense que l'interne, laquelle est souvent assez difficile à démontrer, à cause de son adhérence au derme de la muqueuse. Cette couche fibro-vasculaire augmente d'épaisseur en se rapprochant de l'orifice vulvaire, et là elle se renfle pour former à l'urèthre une sorte de gaîne demi-circulaire, ainsi qu'il a été dit à l'occasion de ce canal. Dans toute l'étendue de la paroi postérieure et dans la portion la plus élevée de la paroi antérieure, elle s'amincit notablement, et, à l'insertion du vagin sur le col, elle est réduite à une simple membrane fibreuse.

Indépendamment de la gaîne que fournit à l'urèthre la couche fibro-vasculaire, on distingue encore de chaque côté de l'orifice du vagin un autre renflement qui paraît s'en isoler, quoiqu'il communique avec lui par des anastomoses nombreuses. C'est le *bulbe du vagin*, qu'on a comparé au bulbe uréthral de l'homme, sorte de corps spongieux qui remplit l'intervalle qui existe entre les racines du clitoris, le méat urinaire et le vagin, et se prolonge sur les côtés de l'orifice vulvaire pour se terminer inférieurement par un renflement de la grosseur d'une amande. Comme chez l'homme, le *bulbe du vagin* communique avec les racines du clitoris par des anastomoses nombreuses.

En dehors de cette couche fibro-vasculaire, M. Cruveilhier admet encore une autre couche assez épaisse analogue au tissu du dartos, à laquelle il attribue des propriétés contractiles vermiculaires. D'autres auteurs, parmi lesquels il faut citer M. Sappey, décrivent une véritable couche musculaire à laquelle ils attribuent même une certaine épaisseur. Il est certain qu'on rencontre autour du vagin, surtout dans sa portion périnéale, des fibres contractiles qui ont avec celles qui entourent les vésicules séminales chez l'homme une grande analogie, couche fibroïde dont il est impossible de tracer la délimitation. Elle se perd dans les tissus environnants, ce qui fait qu'il est difficile d'assigner aux parois vaginales des limites bien précises.

J'ai dit qu'à l'entrée du vagin il existait une sorte de bourrelet annulaire offrant une résistance considérable à la distension brusque, et doué d'une sorte d'élasticité qui le faisait revenir sur lui-même après avoir été violenté : c'est l'*anneau vulvaire*. Si, le scalpel à la main, on recherche quelle est sa structure, on remarque qu'il est constitué par un épaississement de la couche contractile unie à la membrane fibro-vasculaire et au bulbe, et renforcée par les fibres du *constrictor cunni*. On y trouve donc réunis les éléments d'une véritable contraction active, c'est-à-dire un muscle, et ceux de la résistance passive, je veux parler de cette sorte de tissu fibro-élastique mélangé de vaisseaux, sur la nature duquel on n'est pas encore fixé.

Le mode d'insertion du cul-de-sac vaginal sur le col utérin sera l'objet d'une étude approfondie dans le paragraphe suivant.

B. *De l'utérus.* — L'utérus, organe de la gestation, est situé sur la ligne médiane, entre la vessie et le rectum, dans la cavité du petit bassin, où il est, on peut dire, à peu près flottant et *comme en équilibre.* Il n'est en effet retenu aux parois pelviennes que par des replis péritonéaux qui lui permettent une grande mobilité, et il repose sur le plancher périnéal, à la façon d'une pyramide sur son sommet. Cette seule considération, que je développerai longuement plus tard, et qui ne peut manquer de frapper tous ceux qui examineront attentivement la situation de cet organe, fait prévoir qu'il est appelé par la nature à subir de grandes variations de volume, et, comme conséquence naturelle et forcée, qu'il est exposé à de nombreux déplacements, lesquels constituent un des points les plus importants de son histoire pathologique.

Le *volume* et la *forme* de l'utérus sont extrêmement variables, et dépendent non-seulement de l'âge, mais encore du moment où on l'examine.

Chez les jeunes filles, avant la puberté, il est peu développé, et le col est presque aussi volumineux que le corps; mais à l'époque où commence la menstruation, ce dernier acquiert une prépondérance qu'il ne perdra plus désormais, même chez les très-vieilles femmes, alors que l'organe entier s'atrophie et se réduit parfois au volume d'une châtaigne.

Chez les femmes pubères et menstruées, l'utérus a la forme d'une poire, ou mieux d'une petite gourde aplatie sur ses deux faces, mais surtout sur l'antérieure. Il présente, un peu au-dessous du milieu de son grand diamètre ou diamètre vertical, un resserrement notable (*isthmus uteri*), qui sépare l'organe en deux portions, le *corps* et le *col*, distinction importante au point de vue anatomique, mais bien plus encore au point de vue pathologique. Sa grosse extrémité est dirigée en haut et son sommet en bas, faisant saillie dans le cul-de-sac vaginal.

Lorsqu'on cherche dans les auteurs qui ont écrit sur l'utérus des notions précises sur son volume à l'état normal, on ne tarde pas à reconnaître que la plupart d'entre eux ne donnent à ce sujet que de vagues indications, et que ceux qui en parlent d'une manière qui, au premier abord, peut paraître positive, n'émettent cependant que des assertions sans preuves. Or, on comprend difficilement un pareil oubli quand on songe qu'il n'est pas de jour où, dans la pratique, le médecin ne soit appelé à déterminer si le volume de l'utérus s'est ou non modifié, et surtout si l'on réfléchit que c'est sur ces modifications présumées que se base en grande partie la thérapeutique des maladies utérines.

Peut-être faudrait-il chercher les causes de l'abandon dans lequel a été laissé ce point d'anatomie, dans l'impossibilité d'arriver pendant la vie à un diagnostic certain par les seuls procédés d'exploration alors connus, c'est-à-dire le toucher vaginal et la palpation abdominale; mais aujourd'hui qu'à l'aide du cathétérisme utérin on peut arriver, ainsi que j'espère le démontrer, à des résultats d'une exactitude presque mathématique, il importe plus que jamais de faire cesser l'incertitude dans laquelle nous ont laissés les descriptions antérieures. Beaucoup de chirurgiens, il est vrai, paraissent repousser comme dangereuse, souvent même sans l'avoir expérimentée, l'intervention de l'hystéromètre dans le diagnostic des maladies utérines ; mais c'est là une prévention qui ne peut se justifier, et personne, que je sache, n'a songé à proscrire le cathétérisme vésical explorateur, parce que l'introduction d'une sonde dans l'urèthre a quelquefois donné naissance à des accidents graves, parfois même à la mort. D'ailleurs il est démontré pour moi que l'exploration de la cavité utérine faite avec des sondes flexibles de gutta-percha, par exemple, donne des résultats tout aussi certains qu'avec l'hystéromètre métallique, et n'expose à aucun des inconvénients qu'on a reprochés à ce dernier.

Enfin, s'il fallait absolument prouver combien il importe de déterminer anatomiquement le volume exact de l'utérus, je rappellerai que dans la mémorable discussion qui eut lieu à l'Académie de médecine, en 1849, sur les maladies de cet organe, M. Velpeau put soutenir victorieusement, en apparence du moins, contre Lisfranc et toute son école, dont les idées régnaient alors exclusivement dans la science, qu'il n'existait point d'*engorgement chronique* de la matrice, que l'on avait été dupe d'une fausse sensation, et que ce que l'on avait pris pour un engorgement n'était autre qu'une déviation du corps sur le col, en un mot une *flexion*. Sans discuter ici la question de savoir si l'engorgement de l'utérus existe ou n'existe pas, je ferai observer que si Lisfranc, au lieu de se borner à des allégations aussi vagues que celles sur lesquelles il se basait, et qui ne pouvaient être autres à cause de l'imperfection des moyens de diagnostic qu'on possédait alors, eût donné des observations appuyées sur la mensuration de l'utérus à l'aide de l'hystéromètre, il eût fort embarrassé son éloquent contradicteur.

Ces considérations étaient nécessaires pour faire comprendre toute l'importance qui s'attache à la détermination du volume normal de l'utérus, et justifier les détails dans lesquels je vais entrer.

Voici maintenant quinze ans que je m'occupe sans relâche de ce sujet, et lorsque, en 1857, parut la première édition de ce traité, j'avais déjà rassemblé soixante-huit autopsies de femmes ayant succombé, dans mon service ou dans ceux de mes collègues, à des maladies autres que des affections utérines. Sur ce nombre, j'en avais trouvé quarante qui ne présentaient point de déviation sensible de la matrice, dont le col n'était le siége d'aucune ulcération ou érosion, dont l'utérus, enfin, pouvait être regardé comme parfaitement normal. Depuis j'ai continué ces recherches, et les nouvelles observations que je vais ajouter à la série de celles dans lesquelles l'utérus était parfaitement sain ne devant modifier en rien les résultats obtenus à cette époque, j'ai pensé qu'il ne serait pas sans intérêt, pour conserver à mes premiers travaux leur cachet primitif, de les reproduire d'abord purement et simplement, puis de les faire suivre de mes dernières recherches, et enfin de les comparer à ceux qui ont surgi depuis, et voir en quoi ils en diffèrent, en quoi ils s'en rapprochent.

Afin qu'on puisse embrasser d'un seul coup d'œil l'ensemble des résultats auxquels j'étais arrivé dès 1857, j'ai résumé en un tableau général les différentes particularités qui se rattachent à l'âge, à la parturition et à la mensuration des divers diamètres de l'utérus ; mais il importe auparavant de dire comment j'ai procédé à cette mensuration.

L'utérus étant intact et en place, j'ai commencé par mesurer sa cavité à l'aide du cathétérisme ; puis, l'ayant extrait de la cavité pelvienne, je l'ai fendu d'avant en arrière sur la ligne médiane, suivant son diamètre vertical, pour le mesurer de nouveau du col au fond de la cavité d'abord, puis du col à son bord postérieur, en y comprenant l'épaisseur des parois. Les résultats obtenus à l'aide de la sonde utérine ont toujours été sensiblement les mêmes que ceux recueillis, l'utérus étant extrait et divisé ainsi qu'il a été dit, ce qui prouve que le cathétérisme indique d'une manière aussi précise que possible le diamètre vertical de la cavité utérine. Quant à la différence qui existe entre ce dernier diamètre et celui de l'utérus, parois comprises, il indique, on le comprend, l'épaisseur des parois ; et l'on verra bientôt le parti que l'on peut tirer de cette notion.

Enfin le diamètre transverse de la cavité utérine a été pris entre les deux orifices tubaires, et le transverse extérieur dans la plus grande largeur du bord supérieur.

Tableau résumant les diamètres de l'utérus à l'état physiologique sur 40 femmes de 18 à 50 ans.

Nombre de femmes.	Age.	Diamètre vertical de la cavité utérine.	Diamètre vertical de l'utérus, parois comprises.	Diamètre transverse de la cavité utérine ou intertubaire.	Diamètre transverse extérieur.
		FEMMES AYANT EU UN OU PLUSIEURS ENFANTS.			
30	De 20 à 50 ans.	50 à 72 millim. en moyenne, 61 millim.	55 à 82 millim. en moyenne, 68 millim.	25 à 38 millim. en moyenne, 31 millim.	45 à 50 millim. en moyenne, 47 1/2 millim.
		FEMMES AYANT EU DES RAPPORTS SEXUELS, MAIS PAS D'ENFANTS.			
9	De 18 à 45 ans.	45 à 65 millim. en moyenne, 55 millim.	55 à 72 millim. en moyenne, 63 millim.	20 à 35 millim. en moyenne, 27 millim.	40 à 50 millim. en moyenne, 45 millim.
		FEMME VIERGE.			
1	20 ans.	45 millim.	55 millim.	15 millim.	30 millim.

Avant de chercher à déduire de ce tableau les conséquences qui en découlent, il importe de faire remarquer que les chiffres extrêmes de 82 et de 72 millimètres pour le diamètre vertical, de 38 et 35 millimètres pour le transverse ou intertubaire, et de 50 millimètres pour le transverse extérieur, ont tous, sans exception, été obtenus sur des femmes qui, d'après les renseignements pris pendant la vie et les signes fournis par les ovaires et la muqueuse utérine, avaient leurs règles au moment de la mort ou venaient de les avoir. Les chiffres les plus inférieurs se sont au contraire toujours rencontrés chez les femmes qui, à en juger du moins par les signes négatifs, étaient loin de leur époque, en sorte que l'on peut dire que le volume de l'utérus à l'état physiologique est variable sur les mêmes sujets, qu'il atteint son maximum au moment des périodes menstruelles, et son minimum dans l'intervalle qui les sépare. Ces résultats sont d'ailleurs d'accord avec ce que l'on observe pendant la vie lorsqu'on explore la matrice à l'aide du cathétérisme ; ainsi, souvent il m'est arrivé, sur des malades soumises à mon observation immédiatement après les règles et douze ou quinze jours après, de constater une différence de 5 à 10 millimètres dans le diamètre vertical de la cavité, phénomène qui se représente lorsqu'on fait l exploration avant les règles, l'utérus commençant à se fluxionner quatre ou cinq jours avant leur apparition.

De ces considérations découle cette conséquence, qu'il est difficile, pour ne pas dire impossible, de fixer d'une manière absolue le volume normal de l'utérus, et que les moyennes exprimées dans ce tableau offrent ici plus particulièrement encore que partout ailleurs l'inconvénient propre aux moyennes en général, à savoir, de ne s'appliquer *rigoureusement* à aucun cas particulier. Or, on ne saurait nier que pour la circonstance actuelle ce ne soit là un grand désavantage. Néanmoins c'est encore, il faut bien en convenir, le meilleur moyen d'arriver à la vérité, dont on se rapprochera déjà beaucoup, je crois, en disant :

1° Chez les femmes qui ont eu des enfants, le diamètre vertical de la cavité utérine à l'état physiologique, pris du col au fond de cette cavité, offre 60 millimètres.

Ce même diamètre, parois comprises, est de 68 millimètres.

Le diamètre transverse de la cavité, entre les orifices tubaires, est de 30 millimètres.

Enfin le diamètre transverse extérieur, entre les insertions des trompes, est de 47 1/2 millimètres.

2° Chez les femmes qui ont eu des rapports sexuels, mais point d'enfants, le diamètre vertical de la cavité est de 55 millimètres.

Celui de l'utérus, parois comprises, de 63 millimètres.

Le transverse ou intertubaire, de 27 millimètres.

Enfin le transverse extérieur, de 45 millimètres.

3° Chez les vierges, le diamètre vertical de la cavité, d'après le seul fait qu'il m'a été donné de recueillir, serait de 45 millimètres ;

Celui de l'utérus, de 55 millimètres ;

Le transverse ou intertubaire, de 15 millimètres ;

Enfin le transverse extérieur, de 30 millimètres.

Je dis que ces chiffres se rapprochent déjà beaucoup de la vérité, mais je pense que l'on en sera bien plus près encore si, prenant en considération les variations que la proximité de l'époque menstruelle fait subir à l'utérus, on ajoute : *Dans les cinq ou six jours qui précèdent ou suivent l'apparition des règles, les diamètres utérins dépasseront généralement les moyennes précédemment indiquées, tandis que dans la période intermédiaire ils s'abaisseront un peu au-dessous.*

J'ai dit précédemment que la différence entre les deux chiffres exprimant, l'un la longueur de la cavité utérine, et l'autre celle de l'utérus, parois comprises, donnait l'épaisseur même de ces parois. Or, on peut voir sur le tableau, en comparant les moyennes, que ce chiffre serait de 8 millimètres ; mais en consultant mes observations et non plus leur résumé, je trouve que cette moyenne de 8 millimètres n'est pas l'expression fidèle de la réalité, puisque dans 26 cas sur 40 cette épaisseur des parois dépassait 10 millimètres, et que dans quelques cas elle allait jusqu'à 13 et même 15 millimètres. Cette épaisseur normale des parois utérines, qui varie de 5 millimètres, chiffre commun, à 15 millimètres, chiffre maximum, se trouve donc être en réalité de 10 millimètres environ au fond de la cavité, car aux cornes utérines elle est un peu plus considérable, ainsi qu'il résulte de la comparaison des diamètres transverses. Il est donc possible, sur le vivant, à l'aide du cathétérisme, d'apprécier non-seulement d'une manière assez rigoureuse le diamètre vertical de la cavité utérine, mais encore assez exactement, quoique d'une façon moins certaine, celui de l'utérus tout entier, du col à la surface péritonéale, puisqu'il suffira d'ajouter à l'étendue connue du diamètre obtenu à l'aide de la sonde une quantité de 10 millimètres. Mais ce n'est pas tout, et nous allons voir cette même donnée conduire à des résultats plus importants.

En comparant dans chaque observation l'étendue des diamètres verticaux et transverses ou intertubaires, je vois que ces derniers suivent les premiers d'une manière assez régulière dans leur progression, et que si, par exemple, les verticaux augmentent, les transverses s'accroissent, et réciproquement. Seulement je n'ai pu jusqu'à présent saisir la *proportion rigoureuse* suivant laquelle se fait cet accroissement, en sorte qu'ici encore j'en suis réduit à des données approximatives, mais suffisantes néanmoins pour arriver à un résultat satisfaisant. Effectivement, en rapprochant les moyennes des diamètres verticaux de la cavité utérine obtenus chez les femmes ayant eu des rapports sexuels ou des enfants, et les opposant aux moyennes des diamètres transverses intra-utérins, on voit que les premiers sont aux seconds comme 2 est à 1, de telle sorte que le diamètre vertical, par exemple, étant de 61 millimètres, le transverse est de 31 millimètres ; d'où il suivrait, la proportion restant toujours la même, que si le diamètre vertical descendait à 50, le transversal serait de 25, de même que le premier, remontant à 70, le second atteindrait 36. Or c'est là, à peu de chose près, ce que l'observation démontre. Quant au diamètre transverse extérieur, il se maintient toujours à 16 ou 18 millimètres au-dessus du transverse intra-utérin.

On voit, d'après ce qui précède, que la connaissance du diamètre vertical de la cavité utérine conduit non-seulement à celle du diamètre vertical de l'organe tout entier, mais encore des diamètres transverses intra-utérin et extérieur. Or, comme il est toujours facile, pendant la vie, d'obtenir par le simple cathétérisme l'étendue de ce diamètre, et qu'il suffit, pour apprécier le volume d'un organe, d'en connaître les dimensions principales, on comprend qu'il devienne possible de trouver celui de l'utérus au moyen de cette petite opération. Je vais plus loin, et je dis que l'on peut, connaissant le diamètre vertical intra-utérin, et par conséquent tous les autres précédemment indiqués, reconstituer pour ainsi dire l'organe et en tracer un dessin dont l'exactitude laisse très-peu à désirer : c'est ce que j'ai souvent l'habitude de faire à l'amphithéâtre devant les élèves de mon service.

Pour mieux fixer les idées, je prends un exemple. Je suppose qu'à l'aide de la sonde j'aie constaté que le diamètre vertical de la cavité utérine soit de 55 millimètres ; je trace sur le papier une première ligne verticale de 55 millimètres (1) ; puis, comme je sais que le diamètre intertubaire de cette même cavité est au premier comme 1 est à 2, je trace à l'extrémité de cette verticale une deuxième ligne transversale à laquelle je donne 27 1/2 millimètres (2). L'étendue de cette ligne transversale donne la largeur de la cavité entre les deux orifices tubaires, de même que la verticale en représente la longueur. Maintenant, pour obtenir l'épaisseur des parois utérines, il suffit de prolonger la ligne A A' jusqu'en B, c'est-à-dire de 10 millimètres, qui représentent en moyenne cette épaisseur, et enfin de couper la ligne A'B par une autre transversale EF, à laquelle on donne la longueur correspondante du diamètre transverse extérieur, c'est-à-dire 44 à 45 millimètres. Cela fait, il de-

(1) Voyez figure 51, AA'.
(2) Voyez figure 51, GD.

vient facile, avec un peu d'habitude, de tracer d'abord, en passant par les points extrêmes AA', CD, la forme de la cavité extérieure, puis ensuite de dessiner le contour extérieur de l'utérus en passant par les points AB, EF, ou bien encore en se tenant à 10 millimètres environ du trait qui représente la cavité utérine.

Fig. 51 (1).

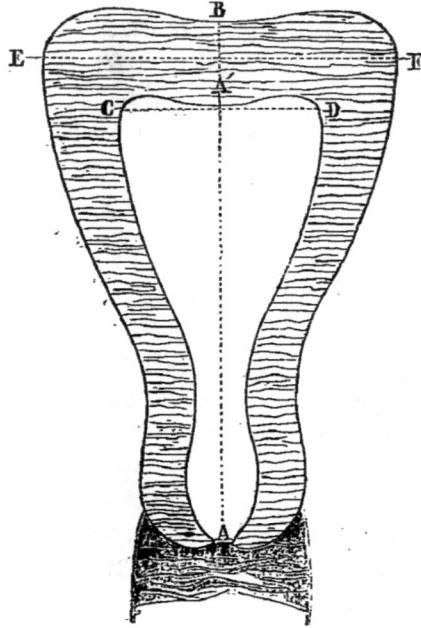

AA'. Diamètre vertical de la cavité utérine, 55 millimètres.

AB. Diamètre vertical de l'utérus, parois comprises, 65 millimètres.

Diamètre transverse intra-utérin inter-tubaire, 27 1/2 millimètres.

EF. Diamètre transverse extérieur, 45 millimètres.

En résumé donc, le diamètre vertical de la cavité utérine étant donné, je dis qu'il devient possible de connaître, à très-peu de chose près, le volume de l'utérus, et même d'en tracer approximativement la figure; mais je me hâte d'ajouter que ce moyen d'investigation, à l'infaillibilité duquel je n'ai pas la prétention de croire, sans donner des résultats mathématiques, conduit cependant à une appréciation plus juste et plus certaine qu'aucun des autres moyens de diagnostic que nous possédons déjà, à savoir : la percussion, la palpation et le toucher vaginal.

Tels étaient les résultats auxquels j'avais été conduit par mes recherches premières, et déjà j'ai dit que ceux obtenus d'observations recueillies depuis n'ont fait que les confirmer. C'est ce dont on pourra se convaincre en jetant les yeux sur le tableau qui suit :

(1) Cette figure représente une coupe verticale de l'utérus divisant les cavités du corps et du col suivant le diamètre transversal.

Tableau résumant les diamètres de l'utérus à l'état physiologique sur 12 femmes de 22 à 65 ans.

Nombre de femmes.	Age.	Diamètre vertical de la cavité utérine.	Diamètre vertical de l'utérus parois comprises.	Diamètre transverse de la cavité utérine ou intertubaire.	Diamètre transverse extérieur.
		FEMMES AYANT EU UN OU PLUSIEURS ENFANTS.			
6	De 22 à 65 ans.	50 à 68 millim. en moyenne, 59 millim.	55 à 75 millim. en moyenne, 65 millim.	22 à 36 millim. en moyenne, 29 millim.	44 à 50 millim. en moyenne, 47 millim.
		FEMMES AYANT EU DES RAPPORTS SEXUELS, MAIS PAS D'ENFANTS.			
6	De 25 à 60 ans.	50 à 60 millim. en moyenne. 55 millim.	58 à 70 millim. en moyenne, 64 millim.	20 à 30 millim. en moyenne, 25 millim.	40 à 50 millim. en moyenne, 45 millim.

Ces douze femmes étaient mortes dans mon service d'affections étrangères aux organes génitaux urinaires, et l'utérus ne présentait chez elles aucune déviation sensible, condition que je regarde comme indispensable à la solution de la question du volume normal de cet organe; de plus, ce qui n'avait pas eu lieu dans mes recherches antérieures, aucune d'elles n'était au moment de la mort à l'époque de la menstruation. Cette dernière circonstance explique les légères variantes que présentent les chiffres de ce tableau avec ceux du précédent. Effectivement, à l'exception du diamètre vertical intra-utérin chez les femmes n'ayant pas eu d'enfants, lequel reste exactement le même, les autres offrent une très-légère diminution.

Appuyé sur ce chiffre imposant de cinquante-deux observations cadavériques, patiemment recueillies pendant dix ans sur des sujets ayant succombé dans mon service à des maladies autres que des affections des organes génitaux urinaires, et dont l'utérus était dans des conditions normales, je suis donc aujourd'hui fondé à dire, plus encore qu'en 1857, que le problème que je m'étais proposé de résoudre, à savoir, la détermination pendant la vie du volume normal de la matrice et de ses principaux diamètres, a reçu une solution satisfaisante. Je me crois d'ailleurs d'autant plus autorisé à tenir ce langage, que deux observateurs assurément fort compétents, Aran et M. F. Guyon, qui depuis se sont livrés aux mêmes recherches, sont arrivés à des conclusions qui ne diffèrent pas sensiblement des miennes. Je dois dire cependant que M. Malgaigne, s'appuyant précisément et uniquement sur leurs travaux, a cru pouvoir, tout en adoptant la plupart des conséquences de mon travail, en rejeter quelques autres. J'ai dû dès lors rechercher la cause de cette dissidence, et j'espère démontrer que si les chiffres donnés par mes collègues ne sont pas toujours identiques avec les miens, nos résultats concordent en définitive, et que dans quelques-unes de ses appréciations au moins le savant professeur de médecine opératoire est tombé dans une erreur manifeste.

Voyons d'abord ce que dit Aran : « Le diamètre longitudinal des deux cavités réunies varie entre 50 et 65 millimètres, dont plus de la moitié chez la femme déflorée, *à fortiori* chez la femme unipare ou multipare, appartient à la cavité du corps. Si maintenant comme l'a proposé M. Richet et *comme j'ai pu le vérifier plusieurs fois moi-même*, on veut avoir le diamètre transversal de cette même cavité, il suffit de prendre la moitié de ce diamètre longitudinal, le diamètre vertical interne étant au transversal interne comme 2 est à 1 ; autrement dit, étant donné un diamètre longitudinal ou vertical interne de 60 millimètres par exemple, le diamètre transversal interne est de 30 millimètres (1). « Je noterai que les observations de mon savant collègue ont été faites sur 33 utérus, chiffre déjà fort respectable. Ainsi, en ce qui concerne les diamètres et la mensuration de la cavité utérine, Aran adopte complètement et sans restriction mes conclusions ; on ne s'explique donc pas comment M. Malgaigne a pu écrire : « M. Richet, s'en tenant à ses moyennes, en avait déduit que le diamètre transversal de la cavité était à peu près la moitié du diamètre vertical ; ce rapport est *absolument infirmé* par les recherches de M. Aran et de M. Guyon (2). » On verra plus loin que cette assertion n'est pas plus fondée en ce qui regarde M. Guyon.

Relativement à l'évaluation non plus de la cavité, mais du volume total de l'utérus, Aran arrive à des conclusions un peu différentes des miennes, et peut-être est-ce là ce qui a induit en erreur M. Malgaigne « Mais M. Richet, dit M. Aran, a voulu aller plus loin, et il a pensé que l'on pourrait avoir par cette méthode (le cathétérisme utérin) le volume total de l'utérus, en ajoutant au diamètre transversal interne de 16 à 18 millimètres, formant l'épaisseur ordinaire des parois du corps de l'utérus. Sur ce point je ne suis plus d'accord avec lui, et M. Richet me semble ne pas tenir un compte suffisant de cette épaisseur variable des parois. Cette épaisseur n'est pas toujours, comme il le suppose, de 8 à 9 millimètres, elle varie, suivant les âges et les conditions d'uniparité ou de multiparité, entre 6, 13 et 15 millimètres, de sorte que, suivant les circonstances, ce n'est pas seulement de 16 à 18 millimètres, mais de 12 à 30 qu'il faut ajouter au diamètre transversal interne pour avoir le diamètre transversal externe du fond de l'organe (3). »

Je répondrai à F. A. Aran par les chiffres puisés dans son travail ; seulement je ferai observer qu'il est à regretter qu'il ait cru devoir ne donner que des moyennes, sans même indiquer sur combien d'observations porte chaque série de faits.

Tableau donnant, d'après Aran, les diamètres de l'utérus chez 33 femmes de 17 à 80 ans.

	Moyenne du diamètre vertical de l'utérus, parois comprises.	Moyenne du diamètre vertical de la cavité utérine.	Moyenne du diamètre transversal extérieur.
Vierges de 17 à 27 ans............	50	45	30
Nullipares de 22 à 27 ans.........	64	47	39
Nullipares de 45 à 55 ans..	77	65	48
Unipares ou multipares de 21 à 30 ans.	75	66	44
Idem. idem. de 31 à 40 ans.	71	65	41
Idem. idem. de 50 à 60 ans.	65	55	40
Idem. idem. de 76 à 80 ans.	55 à 58	50 à 60	45 à 50

En jetant les yeux sur la colonne indiquant la moyenne du diamètre vertical de

(1) F. A. Aran, *Leçons cliniques sur les maladies de l'utérus*, Paris, 1858, p. 18.
(2) Malgaigne, *Anatomie chirurgicale*, t. II, p. 525.
(3) Travail cité, p. 19.

la cavité utérine, on voit qu'il est de 45 pour les vierges, de 47 et 65 pour les deux séries de nullipares, de 66, 65, 55 et 50 à 60 pour les quatre dernières séries de multipares. Or, nous venons de voir que Aran admet comme démontré que le diamètre transverse de la cavité utérine, qu'il ne donne pas d'ailleurs dans ses tableaux, est la moitié du diamètre vertical interne. Si donc on prend la moitié de ce diamètre vertical représentant le diamètre transverse interne, et qu'on le compare au diamètre transverse externe, la différence exprimera rigoureusement l'épaisseur des parois utérines au fond de l'utérus. Voici le résultat de cette petite opération arithmétique :

	Moyenne du diamètre vertical intra-utérin.	Diamètre transverse intra-utérin.	Diamètre transverse extérieur.	Différence entre les diamètres transverses, interne et externe, exprimant l'épaisseur des parois utérines.
Chez les vierges....	45	22 1/2	30	7 1/2, soit 8
Nullipares, 1re série.	47	23 1/2	39	15 1/2, soit 16
— 2e série.	65	32 1/2	48	15 1/2, soit 16
Multipares, 1re série.	66	33	44	11
— 2e série.	65	32 1/2	41	8 1/2, soit 9
— 3e série.	55	27 1/2	40	12 1/2, soit 13
— 4e série.	50 à 60	27	45 à 50	20 = 20

Ainsi l'épaisseur des deux parois utérines au niveau du fond de l'utérus, d'après les chiffres mêmes de F. A. Aran, varierait de 8 à 20 millimètres, la moyenne se rapprochant sensiblement de 16 millimètres ; or mes chiffres m'ont conduit à une évaluation de 16 à 18 millimètres, la différence est donc vraiment insignifiante, et, en tout état de cause, ne justifie point la divergence d'opinion d'Aran, disant que je n'ai pas tenu un compte suffisant de l'épaisseur des parois de l'utérus, et que ce n'est pas de 16 à 18 millimètres, mais de 12 à 30 qu'il faut ajouter au diamètre transversal interne pour avoir le diamètre transversal externe. Ce chiffre 30, en s'en rapportant même uniquement à ses tableaux, est en effet sensiblement trop élevé et ne répond qu'à des cas exceptionnels. Ce qui me paraît avoir causé l'erreur de mon collègue, c'est que la mensuration d'épaisseur des parois utérines a toujours été faite, ainsi qu'il a soin de le dire lui-même, dans l'endroit le plus épais de l'organe, tandis qu'il aurait dû la prendre au fond même de l'utérus pour juger la question. Telle est sans aucun doute la raison des variantes, d'ailleurs assez minimes, que présentent nos résultats sur ce point. Je me crois donc en droit de maintenir, contre l'opinion d'Aran lui-même, et en m'appuyant sur ses propres observations, mon évaluation relative à la mesure du volume total de l'utérus, telle que je l'ai présentée dans ma première édition.

De son côté, un de mes anciens internes, aujourd'hui agrégé de la Faculté, M. F. Guyon, qui avait assisté à mes premières recherches, et qui depuis les a continuées et en a consigné le résultat dans son excellente thèse inaugurale (1), est arrivé à des résultats qui confirment également les miens, ainsi qu'on le verra par les chiffres suivants, extraits de son travail. Il importe de remarquer que M. Guyon a laissé complètement de côté l'étude du diamètre extérieur de l'utérus pour ne s'occuper que de ceux des cavités du col et du corps.

Sur trois vierges, le diamètre vertical de la cavité a mesuré 47, 50 et 55 milli-

(1) J. C. F. Guyon, *Étude sur les cavités de l'utérus à l'état de vacuité.* Paris, 1858, n° 48.

mètres : les deux premiers utérus ont été observés en dehors des règles, omission de renseignements pour le troisième.

Sur 11 femmes n'ayant point eu d'enfants, la moyenne du diamètre fut de 54 millimètres. Le chiffre maximum de 60 fut trouvé sur deux femmes que la mort avait surprises au moment de la menstruation.

Le diamètre transverse de la cavité a donné 20, 23 et 24 millimètres chez les vierges ; et, chez les 11 femmes nullipares, la moyenne, en ne tenant compte que des chiffres extrêmes, fut de 24 millimètres.

Sur 12 femmes multipares le diamètre vertical de la cavité a varié de 55 à 72 millimètres, ce qui donnerait en moyenne 63 ; mais M. Guyon fait observer que le chiffre 72 coïncidait avec une rétroflexion, et il l'écarte avec raison ; dès lors le chiffre de la moyenne s'abaisse à 62. De plus, cet observateur fait remarquer que sur deux mensurations faites au moment des règles, il a trouvé 64 et 70, en sorte que pour rester dans la réalité il faudrait, selon lui, fixer de 55 à 60 millimètres le diamètre vertical de la cavité utérine chez les multipares hors de l'époque des règles.

Pour le diamètre transverse, c'est de 30 à 33 millimètres que s'étendent les chiffres, la moyenne de 31 1/2 se rapprochant cependant sensiblement de 30, si l'on consulte non plus la moyenne, mais les observations.

Ainsi, en résumé :

	Diamètre vertical de la cavité utérine.	Diamètre transverse intra-utérin ou interbulaire.
3 utérus de vierges......	47 à 55 millim.; en moyenne, 51 millim.	20 à 24 ; en moyenne, 22.
11 utérus de femme ayant eu des rapports sexuels, mais point d'enfants....	en moyenne, 54 millimètres.......	en moyenne, 24 millim.
11 utérus de femmes multipares..............	en moyenne, de 55 à 60 millim.....	en moyenne, de 30 à 31 m.

D'une manière générale, ce qui ressort de la comparaison des chiffres de M. Guyon avec les miens et avec ceux de F. A. Aran, c'est leur concordance, à quelques millimètres près : ce qui démontre péremptoirement que les résultats obtenus par nous sont bien l'expression rigoureuse de la réalité.

Mais il est un point sur lequel je dois attirer l'attention, parce que sur celui-là peut-être les observations de M. Guyon sont un peu en désaccord avec les miennes ; il s'agit de la corrélation que j'ai cru remarquer dans l'accroissement des deux diamètres intra-utérins verticaux et transverses. Selon lui, cette corrélation chez les vierges et les nullipares, à en juger du moins par quelques-uns de ces faits, ne serait pas constante (1) ; au contraire, chez les multipares le rapport de 1 à 2 que j'ai indiqué se trouverait vérifié (2).

En ce qui concerne les vierges, je dois faire remarquer que n'ayant pu recueillir qu'un seul fait, j'ai dû laisser cette catégorie en dehors de la question, d'autant mieux que ce fait unique était loin de venir à l'appui de ma manière de voir. Effectivement, le rapport du diamètre transverse au vertical y est de 1 à 3 : dans les trois faits de M. Guyon il se rapproche au contraire sensiblement de 1 à 2, et de son côté Aran ne signale sous ce rapport aucune différence entre les utérus de vierges et de nullipares.

_____

(1) *Ouvr. cit.*, p. 50.
(2) Page 58.

Je n'ai donc eu et n'ai pu avoir en vue, pour ce qui regarde la corrélation des deux diamètres, que les utérus de femmes ayant eu des enfants ou des rapprochements sexuels. Or, relativement aux premières, les onze faits de la troisième catégorie de M. Guyon ne font que confirmer purement et simplement les miens et ceux de Aran ; et quant aux onze faits de la deuxième catégorie, tout en reconnaissant que le rapport du diamètre transverse au vertical n'est pas précisément de 1 à 2, puisqu'il est de 24 à 54, je ferai remarquer que cette différence, d'ailleurs assez minime, et qui ne porte en définitive que sur quelques-uns de ces onze faits, ainsi que le déclare M. Guyon, n'est pas suffisante pour infirmer la règle que j'ai essayé de formuler, en m'appuyant sur un nombre considérable d'observations.

Fondé sur ce qui précède et aussi sur les études cliniques faites d'abord à l'hôpital de Lourcine pendant trois années sur une grande échelle, puis dans d'autres hôpitaux, et notamment à l'hôpital Saint-Louis, je crois pouvoir déduire les conclusions suivantes :

1° Toutes les fois que le diamètre vertical de la cavité utérine, aux approches de la période menstruelle, dépasse notablement 70 millimètres, et 65 dans l'intervalle des règles, il existe un état anatomique anormal de l'utérus ; constamment j'ai vu cet état s'accompagner de symptômes morbides plus ou moins graves.

2° Pour apprécier le volume de l'utérus, le cathétérisme utérin seul peut donner des renseignements positifs ; la percussion, la palpation abdominale, le toucher vaginal ou rectal, ne fournissent que des données très-approximatives.

3° Mais si le cathétérisme est un précieux moyen de diagnostic, il faut savoir cependant qu'il peut exposer à des dangers et qu'on ne saurait en user sans ménagement et surtout sans nécessité ; c'est dire qu'il faut le réserver pour l'état pathologique. Dans ce cas, les indications fournies par la mensuration de l'utérus sont tout aussi précises que dans l'état normal, ainsi qu'il résulte des autopsies aujourd'hui très-nombreuses que j'ai eu l'occasion de faire ; mais insister davantage ici sur ces diverses particularités, qui doivent faire l'objet d'un travail spécial, serait s'exposer à sortir des limites que je me suis imposées.

Néanmoins je ne quitterai pas ce sujet sans faire observer que le diamètre vertical de la cavité utérine, qui chez les femmes ayant eu des enfants est de 50 millimètres au minimum et de 72 au maximum, descend, chez celles qui ont eu des rapports sexuels, mais point d'enfants, à 45 millimètres au minimum et 65 au maximum, tandis qu'enfin, chez les vierges, à en juger par le fait unique qu'il m'a été donné d'observer, il s'abaisse encore de 10 millimètres. D'où il semblerait résulter que par le fait de la parturition et du coït, la cavité utérine augmente de capacité, puisque chez les vierges elle est moindre que chez les femmes qui ont eu des rapports sexuels, et un peu moindre encore chez ces dernières que chez celles qui ont eu des enfants. On serait donc fondé à dire que, toutes choses égales d'ailleurs, l'abondance de la menstruation devant être en raison de la capacité de la matrice, cette fonction doit être en général moindre chez les vierges que chez les femmes mariées, et, parmi ces dernières, plus considérable chez celles qui ont eu des enfants. D'où il résulte enfin cette conséquence : c'est qu'on a raison de conseiller le mariage aux jeunes filles dont la menstruation s'établit difficilement, comme devant déterminer le développement de cette importante fonction.

La *direction de l'utérus* a été l'objet de recherches nombreuses dont l'historique n'est pas inutile à rappeler, ne fût-ce que pour démontrer une fois de plus combien sont pauvres et insuffisantes la plupart des notions fournies par les livres d'anatomie dite descriptive.

Il y a quelques années à peine, tous les anatomistes et chirurgiens semblaient fixés sur la direction de l'utérus, et dans les traités classiques il était dit que l'axe de cet organe se rapproche et même se confond avec celui du détroit supérieur. Cependant M. Velpeau ayant, dans la discussion à laquelle j'ai déjà fait allusion, déclaré qu'il avait très-souvent trouvé le corps de l'utérus porté en avant et infléchi accidentellement sur le col, il vint à l'idée de quelques-uns de ses élèves que l'on n'avait pas bien examiné, et que peut-être la direction de l'utérus indiquée comme normale n'était qu'une exception. C'est alors que M. Piachaud (1) et M. Boullard (2), exagérant outre mesure l'opinion du maître, déclarèrent carrément que l'utérus, au lieu d'être à l'état normal légèrement curviligne et de se diriger selon l'axe du bassin, était fortement infléchi en avant, embrassant dans la concavité de son inflexion le bas-fond et la face postérieure de la vessie, de telle sorte enfin que le corps était presque toujours incliné en avant sur le col, à la manière d'une cornue. Adressée à la Société de chirurgie, la thèse de M. Boullard fut l'objet d'un rapport circonstancié de la part de M. Verneuil, qui soutint l'opinion nouvelle, et apporta de nouveaux arguments à l'appui de ceux invoqués dans les travaux précédemment mentionnés. Prise à l'improviste, la Société de chirurgie ne voulut se prononcer qu'en connaissance de cause, et ajournant toute discussion, décida qu'une commission serait nommée pour faire des recherches sur ce sujet, en même temps que chacun de ses membres serait invité à examiner la question de son côté. Mais la commission, n'ayant pas encore jugé à propos de présenter le résultat de ses investigations, j'ai cherché à résoudre la question avec les faits que j'ai recueillis et qui présentent par leur nombre une certaine importance.

A peine est-il préalablement besoin de faire ressortir l'importance de cette discussion.

Suivant les auteurs classiques, qui sont d'ailleurs très-brefs, l'utérus, ai-je dit, serait dirigé selon l'axe du détroit supérieur, et le col ferait ainsi directement suite au corps de l'organe, c'est-à-dire, pour éviter toute équivoque, que les cavités du corps et du col suivraient à peu près la même direction. Puis, l'utérus étant très-mobile et maintenu seulement par des replis péritonéaux, on admettait qu'il pouvait quelquefois se déplacer en totalité, tantôt en avant, tantôt en arrière, d'autres fois latéralement, d'où les noms d'*antéversion*, de *rétroversion*, de *latéroversion*, donnés à ces états regardés comme pathologiques.

Dans ces dernières années, l'attention des chirurgiens s'étant plus particulièrement encore fixée sur ce sujet, on s'aperçut que ces déplacements de l'utérus en masse n'étaient point les seuls dont cet organe fût susceptible, et que le corps et le col ne jouissant pas d'une égale mobilité, le col étant mieux fixé que le corps, ce dernier pouvait se fléchir seul tantôt en avant, tantôt en arrière, plus rarement sur les côtés. M. Velpeau, auquel on doit surtout d'avoir fait connaître ces états anormaux, les désigna sous les noms caractéristiques d'*antéflexion*, de *rétroflexion* et de *latéroflexion*. De toutes ces déviations, l'antéflexion fut regardée comme la plus commune, et les observations s'en multiplièrent bientôt au point qu'on ne tarda pas à la con-

(1) Thèse de Paris, n° 76, 1852.
(2) Thèse de Paris, n° 87, 1853.

sidérer comme une des maladies les plus fréquentes de la matrice, et on lui décrivit un cortége de symptômes des plus compliqués et surtout des plus variés. Telle était la disposition des esprits lorsque surgit l'opinion que l'utérus était *naturellement* en antéflexion; d'où cette conséquence que ce que l'on avait regardé jusqu'alors comme une maladie pouvait bien n'être en réalité que l'état normal. Voyons donc ce qu'il y a de fondé dans cette manière de voir.

La première chose qui frappera toute personne non prévenue, c'est l'unanimité des auteurs qui ont écrit sur l'utérus, et qui tous s'accordent à lui donner la même direction. Il est vrai qu'ils se bornent à une simple assertion; mais lorsqu'il s'agit d'un fait aussi facile à constater et qui n'exige aucune préparation, n'est-ce pas quelque chose d'imposant déjà qu'un pareil consensus, et ne semble-il pas impossible que tous se soient accordés à donner comme normale une direction vicieuse? Cette seule considération est déjà une forte présomption que là se trouve la vérité, et que MM. Piachaud, Boullard et Verneuil ont été induits en erreur par quelque circonstance dont il faut chercher à se rendre compte.

Sur 107 observation rapportées par M. Boullard, nombre imposant, assurément, 27 ont trait à des femmes adultes n'ayant pas eu d'enfants et dont l'âge n'a pas été noté, et toutes les autres, c'est-à-dire 80, concernent des fœtus avant terme, à terme, ou de très-jeunes enfants. Sur ce nombre total il y a 98 cas d'antéflexion et 2 cas seulement de rétroflexion; dans les 7 autres cas, l'antéflexion était peu marquée. D'où M. Boullard conclut que chez le fœtus, la petite fille et la femme qui n'a pas eu d'enfants, le corps et le col de l'utérus n'ont pas la même direction, et qu'*il n'est pas tout à fait exact de dire que l'axe de l'utérus soit celui du détroit supérieur* (1).

En ce qui regarde le fœtus, les enfants à terme et les très-jeunes enfants, je ferai d'abord remarquer que si MM. Boullard et Piachaud ont plus souvent rencontré l'antéflexion, d'autre part un ancien interne des hôpitaux, qui s'est occupé spécialement de ce sujet, M. Lala, dit formellement que *presque tous les enfants nouveaunés qu'il a ouverts ont présenté l'utérus en rétroflexion* (2). Pour mon compte, j'ai trouvé l'utérus des très-jeunes enfants dans des positions si variables, que je suis disposé à croire que jusqu'à dix ou douze ans, on ne peut assigner à cet organe aucune position déterminée, parce qu'il obéit à toutes les impulsions. Effectivement, à cet âge, l'utérus représente un organe fusiforme, allongé, sans consistance, dont le col, beaucoup plus développé relativement que le corps, est séparé de lui par une sorte de rétrécissement très-marqué qu'on ne trouve plus, à beaucoup près, aussi prononcé, chez la femme adulte, et qui diminue singulièrement la résistance de son tissu en ce point. Si à cela on ajoute qu'à cette époque de l'existence, cet organe, situé non dans le bassin, mais dans la partie inférieure de la cavité abdominale, n'est pas encore définitivement fixé par les replis péritonéaux qui doivent plus tard l'attacher aux parois pelviennes, on comprendra que, soumis aux pressions de l'intestin grêle, toujours si développé chez les enfants, son corps puisse être déplacé et fléchi sur le col, tantôt et le plus souvent en avant, tantôt en arrière, quelquefois même sur le côté, sans qu'on puisse dire qu'aucune de ces positions constitue l'état normal. Ce qui prouve bien qu'il en est ainsi, c'est que chez le fœtus ou les enfants dont le corps

---

(1) Page 12.
(2) Lala, *Essai sur les déplacements de l'utérus*, thèse inaug., n° 253, 1857, p. 20.

de l'utérus est ainsi fléchi sur le col, si l'on soulève le bassin en l'élevant au-dessus de l'abdomen, après avoir écarté le paquet intestinal, la matrice, livrée à elle-même, et par le fait seul de la pesanteur, se redresse et se place en ligne directe avec le col. Que si l'on objectait que les circonvolutions de l'intestin grêle sont trop molles pour exercer une compression efficace sur un organe d'un tissu aussi rigide que l'utérus, je répondrais que l'observation attentive démontre que très-souvent les anses d'intestins s'impriment et laissent un sillon quelquefois assez marqué sur l'utérus, ce qui témoigne de l'énergie de la compression qu'elles peuvent exercer.

D'où je conclus que si effectivement, chez le fœtus ou l'enfant, on trouve souvent, très-souvent même, l'utérus antéfléchi, et quelquefois rétro ou latérofléchi, cela tient à des conditions anatomiques particulières à cet âge, conditions qu'on retrouve quelquefois, mais jamais au même degré, chez la femme adulte. D'ailleurs, comme c'est chez cette dernière seulement que le médecin est appelé à examiner la direction de la matrice, et non chez le fœtus ou l'enfant en bas âge, les faits précédents n'ont dans le débat qu'une valeur tout à fait accessoire.

Restent donc, des 107 observations de M. Boullard, les 27 cas appartenant à des cadavres de femmes adultes, les seules qu'il faille faire entrer en ligne de compte. Malheureusement l'auteur n'a pas jugé à propos d'entrer dans des détails qui n'eussent certainement pas été inutiles pour établir un fait qui heurtait de front toutes les idées reçues; ainsi on ne sait pas au juste combien il y avait d'antéversions sur ces 27 cas, quel était le degré d'inclinaison du corps sur le col, et enfin s'il existait ou non un état pathologique des parois utérines. Si toutefois on s'en rapporte à la proposition qui résume sa pensée, à savoir, que le corps et le col de l'utérus n'ont pas la même direction, et qu'*il n'est pas tout à fait exact de dire que l'axe de l'utérus soit celui du détroit supérieur* (1), on doit croire que la déviation à la règle générale posée par les classiques n'était pas aussi sensible que pourrait d'abord le faire supposer la lecture de la thèse. Comment croire, en effet, que si, dans tous les cas, le corps de la matrice eût été constamment trouvé, ainsi qu'il est dit plus loin, fléchi en avant et horizontalement dirigé, M. Boullard se fût contenté d'écrire cette proposition : *Il n'est pas tout à fait exact de dire que l'axe de l'utérus soit celui du détroit supérieur*. Il y a là, entre les résultats annoncés et la formule qui les résume, un désaccord flagrant que je me borne à signaler.

Voici ce que, de mon côté, j'ai observé sur 90 femmes examinées depuis plusieurs années dans le but de rechercher la fréquence des déviations utérines, et avec l'aide de mes internes, MM. Guyon, Millard, Dewalz, Joseph, Maugin et Capelle. J'en ai trouvé 52 chez lesquelles le corps de l'utérus ne présentait aucune déviation prononcée, flexion ou version, soit en avant, soit en arrrière, soit sur les côtés. Chez la plupart d'entre elles la face antérieure de l'organe, corps et col compris, était plus ou moins uniformément incurvée en avant, ne se confondant pas avec l'axe du détroit supérieur, mais s'en *rapprochant*, ainsi que le disent quelques auteurs, Cazeaux par exemple (2), ou mieux encore suivant la courbe que décrit le canal pelvien. Les cavités du col et du corps ne faisaient qu'une et se continuaient par une courbure uniforme, à concavité antérieure. Quelques-unes, mais en bien plus petit nombre, avaient l'utérus presque rectiligne, la cavité du corps faisant immédiatement suite, et

(1) Page 12.
(2) *Traité théorique et pratique de l'art des accouchements*, p. 43.

en ligne droite à celle du col. Celles-là offraient en général une mobilité extrême de la totalité de l'organe, qui se portait aisément en avant ou en arrière, selon qu'on inclinait le bassin, ou qu'on distendait la vessie ou le rectum. Il ne faudrait pas croire cependant que l'état de plénitude ou de vacuité de ces deux réservoirs influe beaucoup sur la direction de l'utérus; il n'est guère que ceux dont les ligaments sont tout à fait relâchés qui se laissent ainsi déplacer, au moins d'une manière notable (1).

Sur les 38 autres la matrice fut trouvée :

En antéversion........................	6 fois.
En rétroversion........................	4
En latéroversion.......................	3
En antéflexion....................	17
En rétroflexion........................	5
En latéroflexion.	3

Ainsi l'antéflexion domine parmi les déviations, et elle est dans la proportion de près d'un cinquième sur tous les cas que j'ai pu rassembler.

Il importe ici de faire remarquer que je ne considère comme déviation que ces versions ou flexions de l'utérus qui sont permanentes et ne se réduisent ni par le fait seul de l'inclinaison variable du bassin, ni par le simple déplacement des anses intestinales. Chez la plupart de ces femmes, mais non chez toutes, le tissu de l'utérus dévié était plus ou moins gorgé de sang, il existait des ulcérations plus ou moins étendues à l'orifice et même dans la cavité du col, enfin les diamètres de l'organe étaient en général considérablement agrandis. D'où résulte pour moi cette conviction, que les déviations entraînent un état maladif ou au moins en sont fréquemment accompagnées et sont loin de constituer un état normal. Enfin, ce qui vient encore corroborer cette opinion, c'est que souvent nous avons rencontré des adhérences péritonéales qui retenaient la matrice dans sa position vicieuse et s'opposaient à toute réduction, même forcée.

Chez toutes les femmes atteintes d'antéflexion, le corps de la matrice était coudé sur le col à angle plus ou moins droit, souvent même aigu, en sorte que les axes des deux cavités, au lieu de se continuer par une courbe insensible, se coupaient au niveau du col et du corps sous un angle plus ou moins aigu ouvert en avant; la face postérieure était devenue supérieure, et l'antérieure inférieure. Chez deux d'entre elles, qui ne présentaient aucune adhérence péritonéale, la réduction de la déviation était cependant difficile : le corps redressé revenait sur lui-même comme un ressort, et au niveau du coude je trouvai un véritable tissu fibreux manifestement plus dur que le reste des parois utérines. Cette dernière circonstance prouve sans réplique que la déviation était ancienne et maladive, et non le fait de la pression temporaire des intestins. Dans tous les autres cas, la réduction était possible, à l'aide de la sonde utérine, et chez quelques-unes même assez facile.

Chez les 52 femmes, au contraire, dont l'utérus légèrement incurvé suivait la

---

(1) M. Sappey, qui ne cite qu'un *fragment* de ma phrase (*Traité d'anatomie descriptive*, t. III, p. 658), me reproche d'avoir méconnu *absolument* l'influence de la réplétion de la vessie sur la direction de l'utérus ; on peut voir par ce qui précède si ce reproche est fondé. Qu'il me permette à mon tour de lui faire observer qu'il exagère singulièrement cette influence de la vessie sur l'utérus, influence qui d'ailleurs n'est jamais que passagère et sans importance pratique réelle. Comment admettre avec lui, par exemple, que quand la vessie est dans l'état de vacuité, l'utérus soit porté dans une telle antéflexion que si l'on applique alors le spéculum le col puisse devenir presque insaisissable ! (p. 657.)

direction du canal pelvien ou était presque rectiligne, j'ai dit déjà que je n'avais trouvé aucune altération sérieuse dans le tissu de l'organe, et qu'il pouvait être considéré comme parfaitement normal. Parmi elles 15 n'avaient point eu d'enfants (1), tandis que parmi les 38 qui offraient des déviations, toutes, trois exceptées, en avaient eu, et ces dernières étaient atteintes, l'une de latéroflexion et les deux autres d'antéflexion. Ces résultats, on le voit, concordent bien peu avec ceux des anatomistes dont je combats l'opinion, puisque c'est précisément chez les femmes qui ont eu des enfants que j'ai trouvé le plus grand nombre d'antéflexions, ce qui est tout l'opposé du résultat annoncé par M. Boullard.

Voici maintenant les résultats de F. A. Aran. Ses recherches ont porté sur 37 sujets, et il a trouvé l'utérus :

En antéflexion ou *antécourbure*...................... 17 fois.
En antéversion................................... 5
En rétroflexion............................ 2
En rétroversion..................... 1
Enfin presque droit, dans l'axe du grand bassin ou se portant indifféremment en avant ou en arrière, vu la laxité de ses moyens d'union................................ 12

Ces chiffres, sans venir précisément à l'appui de l'opinion exclusive de M. Boullard, sembleraient témoigner néanmoins de la prédominance de l'antéflexion sur toutes les autres positions. Mais il faut remarquer que Aran a bien soin d'indiquer, qu'en employant le mot d'*antécourbure* comme synonyme d'*antéflexion*, il a voulu par là indiquer que cette courbure du corps sur le col n'était pas toujours à angle aigu, et que, dans quelques cas, l'inflexion avait lieu *suivant une courbe très-adoucie* (2). Puis plus loin il ajoute que cette même inflexion, observée surtout chez les vierges et les jeunes filles, se redresse progressivement par l'effet de l'âge et des rapports sexuels, pour *devenir ensuite une simple antécourbure* (3). Ainsi, de l'aveu même d'Aran, un certain nombre de ces cas rangés parmi les antéflexions n'étaient que de simples antécourbures, ou, pour parler plus nettement, n'étaient que des utérus régulièrement incurvés en avant, c'est-à-dire des utérus à l'état normal. D'où il suit que le nombre des antéflexions, tel qu'il est présenté dans le tableau précédent, devrait être notablement réduit, ce qui rapprocherait les résultats d'Aran de ceux que j'ai obtenus.

Quant aux chiffres donnés par M. Lala (4), ils s'éloignent bien plus encore de ceux de M. Boullard. Effectivement, sur 13 filles pubères, mais impares, il a trouvé l'utérus :

Vertical... 3 fois.
Légèrement incliné en avant........................ 6
Un peu incliné en arrière........................... 4

Sur 42 multipares l'utérus était :

Droit ou à peu près droit.......................... 11 fois.
En antéversion................................. 8
En rétroversion................................. 23

Mais je crains que M. Lala ne soit tombé sur des séries exceptionnelles, ou qu'il ait considéré de simples inclinaisons facilement réductibles de l'utérus en avant ou

(1) Page 775 et 788.
(2) *Loc. cit.*, p. 26
(3) Page 28.
(4) Travail cité, p. 20.

en arrière comme des déplacements pathologiques. C'est ainsi seulement qu'on peut se rendre compte de ces 8 antéversions et 23 rétroversions, c'est-à-dire 31 déplacements sur un total de 42 observations.

Résumant toute ma pensée sur ce sujet, et tenant compte des recherches faites par les observateurs que j'ai eu l'occasion de citer dans le cours de cette discussion, je dirai :

1° Que chez le fœtus, le nouveau-né et l'enfant jusqu'à l'âge de dix à douze ans, l'utérus n'a point et ne peut avoir de direction ni de position fixe et déterminée : allongé, mou, flexible, situé non dans le bassin, mais dans l'abdomen, dépourvu pour ainsi dire de ligaments, il obéit sans résistance à toutes les impulsions ; aussi la pression de l'intestin grêle suffit-elle pour le pousser et le maintenir fléchi tantôt en avant, tantôt en arrière. Toutefois la flexion du corps sur le col n'est généralement que passagère, elle disparaît dès que la cause qui l'a produite n'existe plus ; le développement du bassin d'une part, celui de l'organe de l'autre, et enfin les grossesses, ont une grande influence sur son redressement. Néanmoins on conçoit qu'à la longue cette pression continue des intestins ne soit pas sans influence sur la direction que prendra définitivement l'organe arrivé à un complet développement.

2° Chez les femmes adultes qui n'ont point eu d'enfants et chez les multipares, l'utérus, quoique assez mal fixé par ses ligaments très-incomplets, sujet d'ailleurs à de fréquents déplacements en avant, en arrière et sur les côtés, affecte cependant le plus souvent une direction que l'on doit regarder comme normale, et cette direction est la suivante : *il est plus ou moins régulièrement incurvé en avant, et son axe semble suivre la direction du canal pelvien.* Or, comme le bassin décrit une courbe à concavité antérieure, l'axe de la cavité utérine est dirigé dans le même sens, ce dont il faut être bien pénétré lorsqu'on veut pratiquer le cathétérisme de la matrice.

3° Les déplacements sont fréquents, surtout l'antéflexion et l'antéversion, ce qui tient bien évidemment à la pression des anses de l'intestin grêle, pression qui s'exerce même chez les femmes adultes, et tend à exagérer d'une manière incessante la courbure normale de l'organe en avant.

4° Enfin, lorsque la déviation de l'utérus, version ou flexion, est complète, presque toujours elle est accompagnée d'altération dans le tissu utérin, ce qui doit faire supposer des symptômes plus ou moins graves pendant la vie.

Les conséquences à tirer de ces faits anatomiques sont nombreuses ; je n'insisterai que sur une seule. Depuis longtemps on a signalé la fâcheuse influence des corsets sur la déformation et le déplacement des viscères abdominaux, et du foie en particulier, mais celle qu'ils exercent sur la direction des organes pelviens est plus fâcheuse encore peut-être. Il est certain qu'en refoulant les circonvolutions intestinales, de la cavité abdominale dans celle du petit bassin, ils augmentent d'une manière notable la pression que ces dernières exercent déjà naturellement sur l'utérus, et doivent ainsi aggraver la tendance aux déviations. Telle est la raison qui a engagé les chirurgiens à employer contre ces affections les ceintures dites hypogastriques, dont la plaque métallique est destinée, en soulevant la paroi inférieure de l'abdomen, à supporter en partie cette pression de l'intestin grêle. On peut, il est vrai, adresser à cette interprétation du mode d'action de cet appareil de sérieuses objections ; mais ce qui est hors de toute contestation, c'est d'abord qu'il soulage notablement ; et puis, que l'abandon du corset, quand on peut l'obtenir, est un des moyens les plus efficaces pour remédier aux douleurs parfois intolérables auxquelles donnent lieu quelques-unes de ces déviations utérines.

La *mobilité* de l'utérus est très-variable et dépend de la laxité de ses moyens d'attache, c'est-à-dire de ses ligaments ; aussi est-elle en général bien plus prononcée chez les femmes qui ont eu plusieurs enfants que chez les impares, et chez ces dernières que chez les vierges : elle a lieu aussi bien d'avant en arrière que transversalement et de haut en bas. Les chirurgiens profitent de cette disposition pour abaisser cet organe jusqu'au niveau de l'orifice vulvaire et rendre ainsi plus faciles les opérations qu'on se propose de pratiquer sur le col ou sur les parties qui l'avoisinent. Cette mobilité, remarquable surtout dans le corps de l'utérus, est bien moins prononcée dans le col, qu'on doit regarder comme la partie la plus fixe de l'organe ; elle lui permet de fuir les compressions, mais aussi elle est cause de tous les déplacements auxquels il est soumis, et en particulier de l'abaissement si fréquent chez les femmes qui ont eu des enfants.

L'utérus présente à considérer deux faces : une antérieure, l'autre postérieure ; deux bords latéraux, un bord supérieur, et une portion vaginale. On lui décrit également un *corps* et un *col*, distinction motivée, ainsi que nous le verrons plus loin, sur des différences tranchées de rapports, de structure et de fonctions.

La face antérieure est un peu aplatie et concave dans le sens longitudinal, formant un arc de cercle à rayons très-étendus qui embrasse dans sa concavité le bas-fond et la face postérieure de la vessie.

La face postérieure, convexe dans les deux sens transversal et longitudinal, offre souvent sur la ligne médiane une sorte d'arête vive et saillante qui la parcourt du bord postérieur à l'insertion du vagin.

Les deux bords latéraux donnent insertion aux ligaments larges dans toute leur étendue, et échappent par conséquent à l'examen avant la dissection.

Le bord supérieur, au contraire, compris entre les insertions des trompes, est libre dans toute son étendue, lisse, arrondi, épais, et correspond au fond de la cavité utérine.

Quant à la portion vaginale de l'utérus, elle est formée par une partie du col dont il sera parlé plus tard avec détail.

Le *corps* de l'utérus est toute cette portion située au-dessus du rétrécissement circulaire, auquel on a donné le nom d'*isthme de l'utérus*, et qu'on remarque chez le fœtus à peu près vers le milieu de la longueur de l'organe, et chez la femme vierge à l'union du tiers inférieur avec le tiers moyen. Chez les femmes qui ont eu des enfants ou qui ont subi fréquemment les approches de l'homme, cette limite extérieure entre le corps et le col disparaît presque complétement, et les deux faces antérieure et postérieure du corps et du col se continuent sans ligne de démarcation sensible. Nous verrons qu'à l'intérieur il est loin d'en être ainsi, et que toujours les deux cavités restent séparées par un rétrécissement circulaire plus ou moins prononcé. Cet effacement de la limite extérieure entre le corps et le col est le résultat d'une modification profonde survenue dans le tissu même de l'organe, d'un changement véritable dans sa structure, par suite duquel on voit les fibres du corps et du col prendre un aspect rougeâtre et charnu, de blanches et comme fibreuses qu'elles étaient naguère, en même temps qu'une circulation plus active s'y est évidemment développée. Par suite de cet accroissement de nutrition et de vitalité, il s'établit entre les parois du corps et du col une sorte de fusion qui fait disparaître ce resserrement annulaire qu'on retrouve toujours d'autant plus marqué que la matrice a moins participé à la vie commune. J'ai souvent observé que l'inflammation du tissu utérin produisait les mêmes résultats.

Le *col* mérite une description plus minutieuse : 1° en raison de sa position, qui en fait la partie de l'organe la plus facile à explorer par le toucher, et la seule qu'on puisse examiner *de visu* ; 2° à cause des opérations qu'on y pratique.

L'aspect du col varie selon qu'on l'examine chez les femmes qui ont eu des enfants ou chez celles qui n'ont jamais conçu. Chez les femmes qui n'ont pas eu d'enfants, le col présente de 25 à 35 millimètres de longueur ; il est un peu renflé à sa partie moyenne, et se termine par une extrémité dont la forme varie beaucoup, mais qui est ordinairement conique. Sur cette extrémité, qui regarde en bas et un peu en arrière, on remarque une ouverture tantôt circulaire, d'autres fois transversale, à laquelle on distingue deux lèvres dites antérieure et postérieure. On a donné à cette extrémité le nom de *museau de tanche* (os tincæ).

C'est à peu près à l'union du tiers supérieur de la longueur du col avec les deux tiers inférieurs que viennent se fixer les parois du vagin, qui divisent ainsi cette portion de l'utérus en deux parties, l'une dite sus-vaginale, et 'autre sous-vaginale. Toutefois il importe d'être prévenu que cette insertion du vagin sur le col ne se fait point linéairement, mais occupe au contraire une assez large surface, circonstance heureuse qui permet, ainsi que l'a fait observer Lisfanc, de pouvoir, lorsqu'on agit sur le col, remonter bien au delà du point où s'attache la muqueuse, sans s'exposer à pénétrer dans la cavité péritonéale.

La portion sous-vaginale du col, la plus importante à connaître pour le chirurgien et l'accoucheur, ne présente pas la même longueur en avant et en arrière. En avant elle est toujours beaucoup moins étendue, et la paroi vaginale descend quelquefois jusqu'à 10 millimètres de la partie saillante de la lèvre antérieure, tandis qu'en arrière elle remonte souvent à 25 et 30 millimètres, laissant ainsi la plus grande partie du col saillir dans le cul-de-sac vaginal.

Les lèvres du col, parfaitement lisses et arrondies, ne présentent au toucher aucune inégalité, et, lorsqu'elles sont saines, doivent offrir à la vue une surface d'un rose tendre uniforme. Les bords de l'orifice doivent être également lisses et sans aucune fissure.

Chez les femmes qui ont eu des enfants, la portion sous-vaginale du col a diminué de longueur, ce qui est dû, selon Cazeaux (1), au tiraillement exercé sur les insertions vaginales par l'élévation forcée de l'utérus pendant la grossesse. La muqueuse du vagin est en effet peu à peu détachée du col, auquel elle est d'ailleurs assez lâchement unie, et il arrive un moment où les lèvres du museau de tanche se mettent pour ainsi dire de niveau avec la surface du cul-de-sac vaginal, et n'y font plus aucune saillie. Ce n'est pas seulement par le fait de la grossesse que s'opère ce phénomène, il a lieu aussi dans tous les cas où l'utérus acquiert un volume plus considérable qu'à l'état normal, et surtout lorsque son tissu se gorge de sang, ainsi qu'on l'observe dans les cas où il s'enflamme spontanément, ou par le fait de corps fibreux renfermés dans son épaisseur ; mais ce n'est plus alors par le mécanisme indiqué précédemment que se produit cette diminution de longueur de la portion sous-vaginale, elle est due à une tout autre cause. Le tissu utérin gorgé de sang se gonfle au-dessus des insertions vaginales, le tissu cellulaire qui unit ces dernières au col s'infiltre lui-même de sang et de lymphe plastique ; de telle sorte que la muqueuse du vagin, insensiblement et progressivement repoussée de haut en bas, se trouve refoulée jusqu'aux

---

(1) *Traité des accouchements*, p. 46.

limites inférieures du museau de tanche. Lorsqu'on examine un utérus ainsi turges-cent, on le trouve globuleux et arrondi, il semble que le col ait été pour ainsi dire *absorbé* par le corps; on comprend toutefois que plus tard, par suite du dégorgement, les choses puissent rentrer dans l'état normal. C'est en effet ce que démontre l'ob-servation; on voit alors la portion sous-vaginale faire de nouveau saillie dans le vagin, de telle sorte que le col paraît avoir été *restitué*, qu'on me passe l'expression.

Chez certaines femmes qui ont eu plusieurs enfants, cet effacement de la portion sous-vaginale du col reste un fait irrévocablement acquis, et l'on ne trouve plus au fond du vagin qu'un orifice, mais point de lèvres saillantes au pourtour, ce qui pourrait induire en erreur et rendre le diagnostic incertain si l'on n'était prévenu.

Mais ce n'est pas seulement par la diminution de longueur que la portion sous-vaginale du col diffère chez les femmes qui ont eu des enfants, elle présente de plus des déformations qu'il importe de bien connaître. En général, le col est plus volumi-neux, plus aplati que chez les femmes qui n'ont pas conçu; les lèvres sont mieux séparées; l'orifice, au lieu d'être arrondi, est toujours transversal, et il est rare que sur son contour on n'observe point une ou plusieurs fentes ou déchirures plus ou moins profondes qui siégent de préférence à gauche. Ces fentes sont faciles à recon-naître au toucher, mais peuvent en imposer pour des fissures ulcérées; il est indis-pensable, pour les différencier, d'appliquer le spéculum.

Chez les femmes qui ont eu beaucoup d'enfants ces caractères sont des plus mar-qués, et de plus il est facile d'introduire l'extrémité du doigt explorateur dans la cavité du col; ils sont au contraire d'autant moins prononcés, que les accouche-ments ont été moins nombreux, et qu'il s'est écoulé un temps plus long depuis la dernière parturition.

On comprend, d'après ce qui vient d'être dit, qu'il soit difficile de fixer d'une manière même approximative le volume normal de la portion sous-vaginale du col et les diamètres du museau de tanche. M. Ricord, qui a fait prendre sur quarante-six femmes de dix à quarante ans s deux diamètres du col utérin, est arrivé aux résultats sui-vants: chez les jeunes filles et chez les femmes qui n'ont point eu d'enfants, le dia-mètre transverse prédomine à peine sur l'antéro-postérieur, en d'autres termes le col est arrondi; chez celles qui ont eu un ou plusieurs enfants, il y a légère aug-mentation de 2 à 3 millimètres en faveur du diamètre transverse, autrement dit le col est un peu aplati d'avant en arrière. Quant au volume absolu du col utérin, il varie, dit M. Malgaigne, comme celui du pénis et du gland chez l'homme; on peut l'évaluer en moyenne à 38 millimètres pour le diamètre transverse et à 35 millimètres pour l'antéro-postérieur. Lorsqu'il dépasse de beaucoup cette moyenne, on doit le con-sidérer comme anormal et hypertrophié, ce qui ne veut pas dire cependant qu'il soit malade et doive être regardé comme pouvant donner lieu à des symptômes morbides.

Les *rapports* de l'utérus constituent un des points les plus importants de son his-toire. Placé entre le rectum et la vessie, sur la ligne médiane, mais cependant un peu incliné à droite, cet organe est dirigé, avons-nous dit, non selon l'axe du détroit supérieur, ainsi que le veulent les auteurs, mais selon la courbe du canal pelvien. Son fond ou bord supérieur est tourné en haut et en avant lorsque la femme est de-bout, la vessie peu distendue et que les anses d'intestin grêle ne le dépriment pas outre mesure. Lorsque, au contraire, la vessie est remplie ou que la femme est horizontalement placée, le corps de la matrice se porte en arrière et s'appuie sur le rectum. Dans ces diverses situations le col varie à peine de position et reste dirigé en arrière et en bas, de telle sorte que le museau de tanche appuie sur la paroi postérieure du vagin, la lèvre antérieure dirigée en avant, la postérieure en arrière occupant le cul-de-sac vaginal. Ainsi, que la femme soit debout ou couchée, lorsqu'on pratique le toucher et qu'on enfonce le doigt directement dans le vagin, c'est d'abord la lèvre antérieure qu'on rencontre, et, pour découvrir l'orifice du col, il est nécessaire de se reporter en arrière. Il en est de même lorsqu'on introduit le spéculum, c'est encore la lèvre antérieure qui vient s'offrir d'abord à l'instrument, et il est souvent très-difficile de saisir le col; d'où le précepte de ne jamais appliquer le spéculum avant d'avoir pratiqué le toucher, afin de s'assurer de la position de l'utérus, et au besoin de le redresser en passant le doigt en arrière de la lèvre postérieure, qu'on repousse en avant.

Dans l'état normal, le fond de l'utérus ne dépasse jamais le niveau du détroit supérieur, souvent même il l'atteint à peine, aussi est-il difficile par la palpation abdominale d'atteindre cet organe lorsqu'il est sain. Cependant chez les femmes maigres ou chez celles dont les parois abdominales ont été assouplies par des grossesses antérieures, on peut, en s'aidant du toucher vaginal et en soulevant l'utérus, sentir le fond de la matrice, qu'on rencontre alors presque immédiatement derrière le pubis. Mais il faut bien convenir que par ce procédé d'exploration on n'arrive qu'à un diagnostic très-approximatif, quand on y arrive, et que le cathétérisme utérin est bien préférable pour la certitude des résultats qu'il donne. D'ailleurs il faut une très-grande habitude de la palpation et du toucher pour apprécier, même très-approximativement, par ces seuls moyens le volume de l'utérus, et chez les personnes qui ont de l'embonpoint ils sont tout à fait impraticables.

Les rapports de la face antérieure de l'utérus varient suivant qu'on les étudie à la partie supérieure ou inférieure. Dans sa moitié supérieure, cette face antérieure recouverte par le péritoine est lisse, et se trouve en rapport tantôt avec les anses d'intestin grêle qui s'interposent entre elle et la vessie, tantôt avec la paroi postérieure de ce réservoir, dont elle est séparée seulement par le cul-de-sac vésico-utérin. La moitié inférieure est au contraire dépourvue de péritoine, et contracte avec la vessie et le vagin des connexions qui ont acquis, dans ces dernières années, un haut intérêt en raison des opérations dont cette région est le siége dans les fistules vésico-vaginales. C'est à M. le professeur Jobert (de Lamballe) qu'on doit d'avoir déterminé avec exactitude ce point important d'anatomie. Nous avons déjà vu précédemment que les parois vaginales s'insèrent plus bas en avant qu'en arrière sur le col utérin, et ne laissent libre de ce côté tout au plus que la moitié inférieure de cette portion de l'organe gestateur chez les femmes qui n'ont point eu d'enfants; chez celles qui ont conçu, la muqueuse vaginale descend toujours beaucoup plus bas et quelquefois se met de niveau avec la lèvre antérieure. De là résulte que toute la portion de la face antérieure de l'utérus qui est comprise entre la réflexion de la muqueuse vaginale sur le col et celle du péritoine sur cette face antérieure, est en rapport avec la face postérieure de la vessie, rapport qu'il importe maintenant de préciser d'une manière toute spéciale. Cet espace a 3 centimètres environ de longueur (1), et dans toute cette étendue l'union de la vessie avec la paroi supérieure du vagin et la portion correspondante du col et du corps de l'utérus se fait à l'aide d'un tissu cellulaire facile à décoller et même à diviser avec le doigt ou le manche du scalpel. En ce

_____

(1) Jobert, *Traité de chirurgie plastique*, t. II, p. 274.

point, il n'existe que peu ou point de vaisseaux, sur la ligne médiane au moins, car sur les côtés on rencontre, à quelques centimètres en dehors du col, les artères utérines, et un peu plus bas les artères vaginales. Cet espace présente d'ailleurs de notables différences relativement à son étendue, selon que la vessie est ou non dans l'état de vacuité : lorsqu'elle est distendue par l'urine, les rapports avec la partie inférieure du corps de l'utérus sont ceux que nous venons d'indiquer ; dans l'état opposé, la vessie, revenant sur elle-même, attire le péritoine, et alors la partie moyenne du col utérin conserve seul des rapports immédiats avec le bas-fond de la vessie. Dans cet état on voit le péritoine présenter dans le bas-fond du sillon vésico-utérin des plis transversaux destinés à suffire à l'ampliation du réservoir urinaire ; il est en ce point, mobile et lâchement uni aux parties sous-jacentes, et l'on peut s'assurer qu'il se laisse facilement décoller et repousser, ce qui contraste avec ce que l'on observe sur la moitié supérieure de l'utérus. C'est fondé sur l'étude de ce mode de connexion du vagin et de l'utérus avec le bas-fond et la paroi postérieure de la vessie, que M. Jobert a institué sa belle opération de cystoplastie par locomotion, dans les cas de fistules vésico-vaginales larges et profondes, réputées avant lui incurables. Ayant observé que la principale raison qui faisait échouer la réunion était le tiraillement exercé par les lèvres de la plaie sur la suture, cet habile chirurgien imagina de diviser le cul-de-sac du vagin à son union au col, et, après avoir pénétré dans l'espace précédemment décrit, de disséquer et isoler le bas-fond de la vessie de manière à faire cesser le tiraillement exercé sur la lèvre postérieure de la fistule. Treize cas de guérison, publiés dans le *Traité de chirurgie plastique*, plaident éloquemment en faveur de cette méthode.

A peine est-il besoin de faire remarquer que ces rapports de la vessie avec l'utérus rendent compte de la possibilité des fistules vésico-utérines, beaucoup plus rares, à la vérité, que les fistules vésico-vaginales, et des fistules *urétéro-utérines*, plus rares encore, et dont j'ai eu l'occasion d'observer un très-beau cas.

Les rapports de la face postérieure sont moins importants ; recouverte dans ses deux tiers supérieurs par le péritoine et en bas par les parois vaginales, qui remontent un peu plus haut qu'en avant sur le col, elle est en rapport avec la face antérieure du rectum, par lequel on peut l'explorer avec le doigt. Souvent, surtout dans la position verticale, des anses d'intestin grêle viennent s'interposer entre ces deux organes.

Enfin les bords latéraux sont en rapport avec le tissu cellulaire abondant qui remplit l'intervalle que laissent entre eux les deux feuillets des ligaments larges. C'est par là que pénètrent dans le tissu utérin les artères et les nerfs, et que sortent les veines nombreuses qui en émergent.

La *cavité dont est creusé l'utérus* est loin de répondre par sa capacité au volume que présente extérieurement l'organe. Elle n'est point unique, ainsi qu'on le dit généralement, mais véritablement composée de deux portions distinctes, l'une appartenant au corps de l'utérus et l'autre au col. Entre elles existe un resserrement annulaire très-manifeste, auquel on a donné le nom d'*orifice interne* ou *profond*, et sur lequel je dois attirer l'attention, parce que jusqu'ici on me semble n'en avoir pas suffisamment tenu compte. M. Bennett (1) est le premier auteur, à ma connais-

---

(1) *Traité pratique de l'inflammation de l'utérus*, traduit de l'anglais par F. A. Aran. Paris, 1850, p. 5.

sauce, qui ait apprécié convenablement ce fait, sur lequel j'ai beaucoup insisté dans ma première édition, et qui depuis a été l'objet d'études suivies de la part de M. Guyon.

Lorsque sur le cadavre on veut pratiquer le cathétérisme, il est quelquefois difficile de pénétrer au delà de 3 à 4 centimètres, alors même qu'on a détaché l'utérus et qu'on le tient à la main; puis en pressant un peu dans la direction du corps, on pénètre tout à coup et brusquement, en éprouvant la sensation d'une résistance vaincue; et si alors après l'avoir retirée de nouveau on essaye d'introduire la sonde, on n'éprouve plus aucune difficulté. Cette particularité laisserait soupçonner que cet obstacle au cathétérisme est le résultat d'une sorte de rigidité musculaire cadavérique, laquelle une fois surmontée, n'a plus, ainsi qu'on le sait, de tendance à se reproduire. Sur le vivant, c'est toujours en ce point que s'arrête la sonde, et souvent il m'est arrivé, après avoir franchi assez facilement cet orifice, d'être arrêté au retour par des contractions énergiques que la présence d'un caustique déposé dans la cavité utérine avait provoquées. Enfin personne n'ignore que si, chez les femmes enceintes, il est quelquefois possible d'introduire la phalange unguéale dans la cavité du col, on est toujours arrêté par le resserrement actif de l'orifice interne. Telles sont les données physiologiques qui m'avaient porté à supposer qu'il existait là un anneau musculaire distinct, un sphincter, destiné à séparer les deux cavités; l'examen direct n'a pas confirmé ces vues théoriques. Sans doute, là comme partout ailleurs dans les parois utérines, j'ai trouvé des fibres musculaires, mais sans cette apparence annulaire qui caractérise les sphincters. J'avais donc été forcément conduit à admettre que cette contraction incontestable qui existe à l'orifice de communication des deux cavités du col et du corps était produite, non par une disposition musculaire spéciale à cet orifice, mais par ces plans de fibres circulaires démontrés par la dissection dans toute l'étendue de l'utérus.

Cette opinion n'a pas été partagée par tous les anatomistes : M. Guyon, par exemple, se fondant sur une communication à lui faite par MM. Hélie et Chenantais, professeurs à l'école de Nantes, pense, sans avoir pu cependant vérifier leurs dissections, « qu'à l'orifice interne du col les fibres sont circulaires, *la plupart formant des anneaux complets*, d'autres ne formant que des portions d'anneaux et s'entrecroisant à angles aigus avec d'autres fibres semblables qui complètent les anneaux » (1). Sur l'utérus d'une femme morte deux mois et demi après l'accouchement, chez laquelle, par conséquent, les fibres utérines avaient encore nettement l'aspect musculaire, j'ai voulu de nouveau rechercher ce sphincter utérin; il ne m'a pas été davantage donné de le découvrir. J'ai bien rencontré au voisinage de l'isthme utérin des fibres musculaires entrecroisées sous des angles divers et affectant, dans une partie de leur trajet, une direction semi-circulaire, mais je n'ai jamais pu les suivre à toute la circonférence de l'orifice interne; elles remontaient ou descendaient sur le corps et sur le col, après s'être entrecroisées avec d'autres fibres se comportant de la même manière. Je persiste donc à penser que l'orifice de communication des deux cavités n'est point pourvu d'un muscle orbiculaire spécial, et que son occlusion incontestable est due à l'action des faisceaux utérins proprement dits, lesquels, arrivés à l'isthme, se recourbent et s'entrecroisent pour entourer de leurs fibres semi-circulaires cette portion rétrécie de l'organe gestateur. De plus, j'admets avec M. Guyon,

_____

(1) F. Guyon, thèse citée, p. 40 et *Recherches sur la disposition des fibres musculaires de l'utérus développé par la grossesse*, par Th. Hélie, avec atlas de dix planches, par M. Chenantais. Paris, 1864.

que l'emboîtement réciproque des plicatures de l'*arbre de vie* contribue à rendre cette occlusion plus parfaite.

Il ne faudrait pas croire d'ailleurs que cet orifice soit limité à un rétrécissement annulaire séparant nettement les cavités du corps et du col; loin de là, c'est un *défilé*, qu'on me passe l'expression, ayant une certaine longueur, sans qu'on puisse dire au juste où il commence et où il se termine. Pour déterminer ses dimensions M. Guyon a eu recours à des injections solidifiantes poussées dans les cavités utérines, et il a vu sa hauteur varier entre $0^m,005$ et $0^m,011$. Cette étendue du rétrécissement séparant le corps du col est certainement un des meilleurs arguments à faire valoir contre l'existence d'un muscle orbiculaire spécial dont les fibres, si elles eussent réellement existé sur une aussi grande surface, n'auraient pas manqué de frapper l'attention des anatomistes éminents qui se sont occupés de la structure de l'utérus.

L'occlusion de l'orifice interne est loin d'exister chez toutes les femmes au même degré. Chez les vierges, et, en général, chez les femmes qui n'ont point eu d'enfants, elle est complète à l'état physiologique: chez les multipares, au contraire, il n'est point rare, même en dehors de tout état pathologique, de pénétrer sans beaucoup de résistance dans la cavité du corps avec la sonde utérine ordinaire. Néanmoins, lorsqu'on rencontre un relâchement de l'orifice interne tel, que l'hystéromètre franchit l'isthme utérin sans être arrêté, on doit redouter un état maladif, car c'est le propre des états pathologiques de faire perdre tout ressort à l'orifice interne. C'est ce que j'ai observé particulièrement à l'hôpital de Lourcine, chez les filles publiques, dont la matrice, fatiguée par un coït répété, offre constamment des dimensions supérieures à l'état physiologique, et chez les femmes atteintes de cette variété d'ulcération à laquelle j'ai donné le nom d'*ulcération variqueuse suite de couches* (1).

La *cavité du corps* est triangulaire, et à chaque angle se trouve un orifice : à l'angle inférieur, celui que nous venons d'étudier, qui la fait communiquer avec la cavité du col et que M. Cruveilhier dit être *largement ouvert* (2), quoique dans l'état physiologique, même sur le cadavre, on éprouve beaucoup de difficulté à y faire pénétrer même une bougie ordinaire; aux deux angles supérieurs, l'*ostium uterinum* des trompes, sur lequel il faut arrêter un instant l'attention. A peine visible à l'œil nu et pouvant admettre tout au plus une soie de sanglier, cet orifice est pourvu de plis qui se continuent avec ceux qu'on rencontre dans la trompe et dans la cavité utérine du fœtus. G. Richard (3) a beaucoup insisté sur ces plis, auxquels il fait jouer un rôle, selon moi très-problématique, dans la marche ascendante du sperme et descendante de l'ovaire, tout en réfutant l'opinion trop exclusive de de Graaf et de Wharton, qui voulaient voir là une valvule. La seule chose que je veuille faire remarquer, parce qu'elle se rattache à la pratique des injections utérines, c'est que, grâce à ces plicatures, l'*ostium uterinum* des trompes est rendu à peu près imperméable aux liquides, même sur le cadavre, et à plus forte raison sur le vivant, où la contraction des fibres utérines sur la portion de la trompe qui les traverse, celles des fibres propres de la trompe et la présence constante de mucosités épaisses viennent encore augmenter les difficultés de la pénétration. En examinant la position des orifices

(1) Voyez *Bulletins de la Société de chirurgie*, t. V, p. 324.
(2) *Anatomie descriptive*, t. II, p. 774.
(3) Thèse inaugurale, 1851, p. 24.

des trompes, et après avoir tenté d'y pénétrer, ce qui n'est pas toujours facile, alors même qu'on a sous les yeux la portion de l'utérus dans laquelle ils s'ouvrent, on ne s'explique pas comment N. Smith a pu sérieusement proposer leur cathétérisme sur le vivant. De même on a peine à comprendre comment ces énormes amas de sang qui constituent l'hématocèle périutérine pourraient avoir pour origine, comme le pense M. Bernutz, le reflux du sang menstruel dans la cavité péritonéale par le canal des trompes.

La *cavité du col* est fusiforme, renflée à sa partie moyenne, resserrée à ses deux extrémités ; sa capacité est bien moindre que celle du corps.

Il me paraît tout à fait inexact de dire, avec Cazeaux, que l'utérus étant dans l'état de vacuité, la cavité utérine n'existe pas plus que la cavité pleurale, par exemple. Sans doute, elle n'a pas une grande capacité, et ses parois sont en contact tant qu'il n'y a pas de liquide versé à sa surface, mais elle est sous ce rapport exactement dans les mêmes conditions que la vessie, et personne ne soutiendra, je pense, que la cavité vésicale n'existe que quand il y a accumulation d'urine. D'ailleurs cette capacité, évaluée par Vidal (1) à 45 centigrammes, serait, d'après M. Guyon, un peu plus considérable, puisqu'il l'estime de 3 à 5 centimètres cubes chez les vierges (2), et de 5 à 8 chez les multipares (3). Mais M. Guyon, en pratiquant ces injections solidifiables, a évidemment distendu les parois utérines, et d'autre part son évaluation s'applique aux deux cavités du col et du corps. Somme toute, on voit combien les cavités utérines ont peu de capacité, et combien il faut être prudent lorsqu'on veut y injecter des liquides ; j'y reviendrai plus loin.

La surface de la cavité utérine, dans le corps de l'organe, ne présente de rugosités ou de dépressions qu'à l'état maladif ; il n'en est pas de même dans le col, où elle est parcourue par de nombreuses saillies transversales venant obliquement se rendre sur une saillie médiane, ce qui donne aux deux parois antérieure et postérieure l'aspect d'une feuille de fougère. On a donné à cette disposition le nom d'*arbre de vie*. C'est entre ces saillies que s'ouvrent des follicules mucipares que Naboth avait pris pour des ovules, et auxquels est resté le nom impropre d'*œufs de Naboth*. Ces follicules, dont le goulot s'oblitère parfois, peuvent acquérir alors un volume considérable, et constituer de véritables productions anormales auxquelles M. Huguier a donné le nom de polypes *utéro-folliculaires.*

On trouve la surface interne de l'utérus rosée ou d'un blanc grisâtre dans le corps et le col, chez les femmes qui succombent à une époque éloignée de la période menstruelle ; chez celles, au contraire, qui avaient leurs règles au moment de la mort, les deux cavités offrent une notable différence. Dans le corps, la muqueuse est, je ne dirai pas injectée ou vascularisée, mais plutôt imbibée de sang ; elle présente çà et là des taches comme ecchymotiques, d'une couleur lie de vin, et l'on y remarque des rugosités, des inégalités, comme si une pseudo-membrane voulait s'en détacher. Lorsqu'on incise les parois utérines et qu'on regarde la surface de la coupe, on voit que la muqueuse, qui tranche par sa couleur foncée sur le reste du tissu utérin, est pénétrée de sang, ramollie, et a acquis une épaisseur considérable, pouvant exceptionnellement aller jusqu'à 8 ou 10 millimètres. La surface muqueuse du col, au contraire, reste toujours rosée ; et dès qu'on a projeté sur elle un filet d'eau de manière à enlever le sang provenant de la cavité utérine, elle reprend sa couleur nor-

(1) *Annales de la chirurgie*, t. I, p. 206.
(2) Page 52.
(3) Page 58.

male et ne manifeste sa participation à la congestion dont l'utérus est le siége que par une vascularisation un peu plus considérable que de coutume.

Il n'est point rare de rencontrer chez les vieilles femmes les deux cavités complétement séparées par l'oblitération de l'orifice interne. Mayer (de Bonn), Breschet et M. Velpeau avaient déjà signalé cette particularité, sur laquelle insiste M. Guyon. Sur 20 utérus appartenant à des femmes de 55 à 70 ans, il en a trouvé 13 qui présentaient une oblitération absolue, et des 7 autres, 5 offraient un rétrécissement notable, 2 seulement avaient conservé une libre communication entre les deux cavités. Si je m'en rapporte à ce que j'ai vu moi-même, cette oblitération de l'orifice interne serait beaucoup moins fréquente : je ne l'ai rencontrée que deux fois, mais je n'ai pas noté exactement le nombre d'utérus de vieilles femmes que j'ai examinés. Dans ces deux cas, la cavité du corps était convertie en un véritable kyste rempli d'un liquide muqueux et parfaitement transparent, avec agrandissement considérable du corps utérin et amincissement des parois; j'avais considéré cette transformation comme un véritable état pathologique. Si des recherches ultérieures confirment la fréquence de cette occlusion telle qu'elle résulte des travaux de Mayer et de M. Guyon, il faudra voir là non un état anormal, mais un fait physiologique.

Quant à l'oblitération de l'orifice externe, elle est beaucoup plus rare. Au contraire, son atrésie est chose commune, et cela non-seulement après la ménopause, mais encore pendant la menstruation. Cette atrésie succède, ainsi que j'ai eu l'occasion de l'observer plusieurs fois, à la cicatrisation des ulcérations du col. Chez une jeune dame de vingt-cinq ans que j'avais cautérisée plusieurs années auparavant avec l'azotate d'argent pour une ulcération granuleuse, ce resserrement de l'orifice externe avait déterminé des accidents graves de rétention du flux menstruel. Une petite opération suffit à rétablir le cours normal des règles. Après avoir introduit un stylet cannelé très-fin dans l'orifice, je glissai dessus un ténotome à lame fine et allongée, et je pratiquai à droite, puis à gauche, un léger débridement. Je cautérisai ensuite les angles de l'incision, et pendant plusieurs mois je fus obligé de faire le cathétérisme de la cavité du col plusieurs fois par semaine. Depuis, l'ouverture s'est maintenue, et les douleurs atroces qui précédaient chaque époque menstruelle ont complétement cessé. Je ne puis partager l'opinion de MM. Simpson et Bennett qui pensent que cette atrésie peut être cause de stérilité. Effectivement, quelque rétréci qu'on suppose cet orifice, il ne l'est jamais autant que l'*ostium uterinum* des trompes à l'état normal, lequel cependant livre parfaitement passage au liquide fécondant.

La *structure de l'utérus* a été de la part des modernes l'objet de recherches nombreuses; on y admet une membrane séreuse, un tissu propre, une membrane muqueuse, des vaisseaux et des nerfs.

Le péritoine forme l'enveloppe séreuse. J'ai dit déjà comment il se comportait sur la face antérieure de l'organe (1) qu'il tapisse dans sa moitié ou ses trois quarts supérieurs, selon que la vessie est ou non distendue. De là il passe sur le fond de la matrice, et, après avoir recouvert en totalité sa face postérieure moins le col, descend sur la partie supérieure du vagin pour se porter sur le rectum, constituant ainsi le repli ou cul-de-sac recto-vaginal. Le chirurgien qui opère dans le cul-de-sac du vagin n'est donc séparé en arrière de la cavité du péritoine que par l'épaisseur des parois

(1) Voyez page 729.

du canal vulvo-utérin, circonstance qui explique comment des péritonites ont pu suivre l'application mal dirigée de caustiques destinés au col utérin et ayant porté sur la paroi postérieure du vagin.

Arrivé au niveau des parois latérales de l'utérus, le péritoine qui a tapissé la face antérieure s'adosse au feuillet qui recouvre la face postérieure; de la réunion de ces deux lames résultent les ligaments larges dont il sera question plus loin. Ce qu'il importe de constater ici, c'est que, par suite de cette disposition, les bords latéraux de la matrice sont dépourvus de membrane séreuse, qu'ils correspondent à l'interstice que laissent entre eux les deux feuillets du péritoine, et sont en rapport avec le tissu cellulaire à larges mailles du ligament large; enfin que c'est par là que pénètrent dans l'organe les vaisseaux et nerfs destinés à sa nutrition.

Le tissu propre de l'utérus présente des différences notables suivant le moment où on l'examine. Chez les femmes qui succombent à une époque éloignée de la période menstruelle, et chez lesquelles on ne trouve ni ulcération, ni déviation trop prononcée, le tissu propre offre une densité qui le rapproche beaucoup du tissu fibreux; son aspect est blanchâtre et crie sous le scalpel, et c'est à peine si l'on aperçoit çà et là les orifices de quelques vaisseaux qui, par la pression, laissent suinter un sang noirâtre et épais. Un examen plus attentif permet de reconnaître qu'il est formé par des fibres dont l'entrelacement est tel, qu'il faut réellement renoncer à y trouver une direction constante. Quant à la nature de ces fibres, il n'est pas possible de la mettre en doute : elles sont évidemment *musculaires*, ou, si l'on aime mieux, *contractiles*, même à cet état, ainsi que le démontre péremptoirement le resserrement qu'elles exercent sur les corps étrangers qu'on introduit dans la cavité utérine, dans le cathétérisme par exemple.

Chez les femmes qui succombent à une époque plus ou moins rapprochée de la période menstruelle, le tissu utérin a perdu sa densité et son aspect blanchâtre; il est comme ramolli, et à la surface d'une coupe qui divise toute son épaisseur, on observe que les fibres sont devenues rougeâtres, aspect qu'elles doivent sans doute à la présence d'une plus grande quantité de sang contenu dans les capillaires de l'organe, mais probablement aussi à un commencement de *mise en activité*, qu'on me passe l'expression. On sait, en effet, que chez un certain nombre de femmes l'apparition des règles est accompagnée de coliques assez vives qui ne sont pas sans analogie avec celles qui précèdent l'accouchement, et qui ne peuvent s'expliquer que par des contractions sourdes de l'utérus, contractions provoquées par la présence du sang dans la cavité et souvent suivies de l'expulsion de caillots. Mais c'est surtout chez les femmes dont l'utérus renfermait un produit de conception ou une tumeur fibreuse que l'on peut observer cette transformation du tissu propre; chez elles on peut nettement distinguer des bandelettes de fibres rougeâtres, dont le caractère musculaire est aussi tranché que possible, mais dont la direction constante ne me paraît rien moins que démontrée, malgré les travaux de madame Boivin (1) et ceux de Deville (2).

Il existe toujours sur l'utérus à l'état normal, en dehors de l'état de menstruation, une assez notable différence entre le tissu propre du corps et celui du col, relativement à la densité, à l'aspect et à la vascularisation. Le tissu du col est plus mou, plus spongieux, plus vasculaire, et d'un blanc moins mat que celui du corps, ce qui tient

---

(1) *Traité pratique des maladies de l'utérus*, t. I, p. 11.
(2) P. Cazeaux, *Traité d'accouchements*, p. 113.

à deux causes : la première à ce que c'est la partie la plus déclive de l'organe, et que le retour du sang y éprouve naturellement plus de difficultés, de telle sorte que, relativement au corps, le col peut toujours être regardé comme congestionné ; la seconde, c'est que, par suite de ses relations étroites avec le vagin dont il reçoit les insertions vers le milieu de sa hauteur, le col participe jusqu'à un certain point à l'état vasculaire des parois de ce conduit dont un grand nombre de vaisseaux le pénètrent. C'est à ces deux causes réunies qu'il faut attribuer la plus grande fréquence des congestions du col et des ulcérations si nombreuses dont cette portion de l'organe gestateur est le siége. Pendant la période menstruelle le corps de l'utérus se congestionne à son tour, ce qui augmente encore la vascularisation du col, vascularisation à laquelle, ainsi que je l'ai dit déjà, sa muqueuse ne participe que dans de bien moindres proportions.

La muqueuse utérine a été l'objet de nombreux travaux dans ces dernières années ; son existence, après avoir été longtemps un objet de doute, a fini cependant par être démontrée d'une manière irréfragable par les dissections de M. Coste, et plus récemment par les recherches de M. Charles Robin (1). Ce qui avait induit en erreur, c'est que l'on voulait absolument trouver à la surface interne de la matrice une muqueuse semblable aux autres muqueuses, à celle du vagin en particulier, oubliant que les différences fonctionnelles devaient nécessairement entraîner dans l'organisation des modifications profondes. Il faut dire toutefois que plusieurs auteurs d'anatomie, parmi lesquels je citerai M. Cruveilhier, admettaient l'existence de cette membrane, mais plutôt, il est vrai, par analogie que par suite d'une démonstration directe.

Son épaisseur varie suivant les points où on l'examine : dans le corps de l'utérus, suivant MM. Coste et Ch. Robin, elle a ordinairement 3 à 4 millimètres d'épaisseur et pourrait atteindre dans quelques cas jusqu'à 6 millimètres, ce que conteste M. Sappey, qui ne lui accorde qu'un millimètre à l'état normal et deux ou trois quand elle s'hypertrophie pendant la période menstruelle; dans le col, au contraire, elle s'amincit considérablement et vient se continuer en mourant avec celle qui tapisse les lèvres. Il est difficile de tracer entre elle et le tissu utérin une ligne de démarcation bien nette ; en effet, elle semble se confondre avec la couche musculaire. Le tissu sous-muqueux faisant complétement défaut, elle est fixe et adhérente, et ne peut subir aucune locomotion : aussi c'est en vain qu'avec des pinces à dissection on chercherait à en enlever des lambeaux. Ce manque de toute cohésion entre les divers éléments qui la composent fait qu'elle se rompt à la manière des couches fibrineuses. Sous le triple rapport de son épaisseur plus considérable, de l'absence de tout tissu cellulaire sous-muqueux et du défaut de cohésion et d'homogénéité de ses éléments propres, la muqueuse utérine se distingue donc de toutes les autres muqueuses.

Sa couleur, ainsi que je l'ai dit précédemment en parlant de celle de la surface interne de la matrice, varie beaucoup, suivant qu'on l'examine ou non à l'époque de la menstruation.

A l'œil nu, et mieux à l'aide d'une forte loupe, on peut voir que sa surface interne est criblée de petites ouvertures assez régulièrement disposées, et qui sont assez serrées pour qu'on ait pu en compter environ une quinzaine par millimètre carré ; ce sont les orifices des follicules glanduliformes.

Ces derniers, dans le corps, forment l'élément important de la muqueuse. Ils re-

_____

(1) Ch. Robin, *Mémoire sur la muqueuse utérine* (*Archives de médecine*, 1848).

présentent de petites glandules d'un dixième de millimètre de diamètre, situées perpendiculairement à la surface utérine, parallèlement rangées, ayant leur extrémité renflée appuyée sur la couche musculaire et leur orifice ouvert à la surface muqueuse. Leur conduit est légèrement flexueux, comme si, à certaines époques, il était obligé de s'allonger ; ce sont elles qui fournissent ce liquide visqueux et abondant qui suinte à la surface de l'utérus lorsqu'on le presse.

Dans le col elles sont beaucoup moins nombreuses, et semblent subir une sorte de transformation ; elles augmentent de volume et constituent de véritables glandules muqueuses dont j'ai déjà signalé l'existence sous le nom d'*œufs de Naboth*. M. Sappey les considère comme des glandes en grappe.

C'est à la sécrétion exagérée de ces glandules utérines, décrites pour la première fois avec beaucoup d'exactitude par M. Coste, que l'on doit attribuer ces flux muqueux désignés sous le nom de *flueurs blanches*, et qui, portés à un plus haut degré, constituent la maladie désignée sous le nom de *catarrhe utérin*.

Du tissu fibro-plastique, du tissu cellulaire et des vaisseaux capillaires, tels seraient, suivant M. Ch. Robin, avec les glandules, les éléments qui contribueraient à la composition de la muqueuse.

Les vaisseaux et nerfs de l'utérus méritent une attention toute spéciale.

Les *artères* sont : les utéro-ovariennes, qui viennent directement de l'aorte, et les utérines, émanant de l'hypogastrique.

L'artère utéro-ovarienne s'introduit dans l'épaisseur des ligaments larges et gagne l'angle supérieur de l'utérus ; elle descend ensuite le long de ses bords latéraux pour s'anastomoser avec les dernières ramifications de l'artère utérine.

Cette dernière, des parois latérales du vagin, remonte au contraire sur les côtés du col et jusque vers le milieu du corps de l'organe.

Ces vaisseaux sont flexueux, et décrivent des spirales aussi bien alors que la matrice est à l'état de vacuité que lorsqu'elle est distendue par le produit de la conception : dans le premier cas, ils sont relativement assez grêles, tandis que dans le second ils acquièrent un volume considérable. Leurs ramifications plongent dans le tissu utérin, par les bords latéraux de l'organe, c'est-à-dire dans l'intervalle que laissent les deux lames de péritoine qui constituent les ligaments larges, et l'on peut les suivre jusqu'à la surface de la muqueuse ; là elles s'anastomosent en un réseau très-riche, très-serré, dont les mailles, constituées par des branches relativement assez volumineuses si on les compare aux autres capillaires, enveloppent les glandules de toutes parts. C'est ce réseau, composé d'ailleurs d'artères et de veines, qui est le siége de cette exhalation sanguine périodique désignée sous le nom de *menstrues*.

Les *veines* sont nombreuses, et leur volume relativement plus considérable que celui des artères. Hors de l'état de gestation et de menstruation, elles sont peu apparentes, et sur une coupe des parois utérines elles se reconnaissent à la saillie que forment leurs parois qui débordent la surface et au sang noirâtre qui s'en écoule à la moindre pression. Pendant les règles, elles deviennent beaucoup plus apparentes ; enfin, pendant la grossesse, et surtout dans les derniers mois, elles acquièrent un volume considérable, et prennent alors le nom de *sinus utérins*. A cette époque, en effet, elles ne sont pas sans analogie avec les *sinus crâniens*, en ce sens que leurs parois accolées au tissu musculaire, ne s'affaissent point lorsqu'on les divise, et qu'elles restent largement béantes. En cet état on ne saurait mieux les comparer qu'aux veines sus-hépatiques dans l'intérieur du foie. Lorsque l'utérus, délivré du produit de la conception, revient sur lui-même, elles reprennent à peu près leurs proportions primitives, mais avec une tendance marquée, chez beaucoup de femmes, à se laisser dilater à chaque époque menstruelle. Cette dernière condition anatomique explique pourquoi un certain nombre de malades, même longtemps après leur dernière couche, accusent des pesanteurs gravatives et même de véritables douleurs à l'approche des règles.

Nous verrons plus loin, à propos des ligaments larges, l'influence que cette dilatation temporaire des veines intra-utérines peut avoir sur les gros troncs veineux qui partent de l'utérus et se rendent dans les plexus qui environnent cet organe.

Les *lymphatiques*, comme les artères et les veines, subissent l'influence des modifications physiologiques de l'utérus. Peu développés et difficiles à injecter dans l'état ordinaire, ils deviennent très-apparents et faciles à démontrer, soit pendant la grossesse, soit immédiatement après l'accouchement. Il n'est pas très-rare, chez les femmes qui succombent à une métrite puerpérale, de les rencontrer remplis de pus et offrant le volume d'une plume d'oie, selon l'expression de Cruikshanks. Les lymphatiques du corps de l'utérus suivent la direction de l'artère utéro-ovarienne et viennent se rendre dans les ganglions lombaires moyens et supérieurs, de même que ceux du col se portent le long de l'artère utérine, dans les ganglions pelviens et iliaques. Dans l'utérus, on n'a jamais pu les suivre au delà de la couche musculaire ; on en est réduit à supposer leur existence dans la muqueuse.

Les *nerfs* de la matrice ont donné lieu à des travaux importants et à des discussions animées qui sont loin encore d'être terminées. Tandis que William Hunter (1), Robert Lee dans ses quatre Mémoires, et M. Ludovic Hirschfeld (2), pensent que les nerfs, comme les vaisseaux, subissent pendant la grossesse l'influence du travail hypertrophique qui s'accomplit dans tout l'organe, et deviennent beaucoup plus volumineux qu'à l'état normal, la plupart des auteurs qui ont dirigé sur ce point des investigations spéciales, M. Snow Beck (3) par exemple, MM. Rendu (4) et Boullard (5), affirment qu'il n'en est rien, et que c'est se créer une difficulté de plus que de choisir un utérus gravide pour y faire des recherches de névrologie.

D'autre part, M. Jobert, de Lamballe (6), après de nombreuses recherches, nie que le col reçoive des filets nerveux, tandis que la plupart des autres investigateurs disent avoir pu en suivre quelques-uns, non toutefois sans beaucoup de difficultés, jusqu'au museau de tanche.

C'est le scalpel à la main que j'ai voulu juger ces deux questions, et des recherches comparatives suivies avec persévérance m'ont démontré que les nerfs utérins participaient d'une manière évidente à l'hypertrophie générale des éléments qui entrent dans la structure de l'utérus, de même qu'on voit dans les parties depuis longtemps congestionnées ou enflammées les filaments nerveux acquérir un volume notablement supérieur à celui qu'ils avaient jadis. Mais je dois avouer que leur dissection n'est pas pour cela plus facile, les filaments de tissu cellulaire et les vaisseaux pouvant en imposer facilement, surtout lorsqu'on a préalablement fait macérer la pièce.

---

(1) William Hunter, *Anatomical description of the human gravid uterus.* Londres, 1794.
(2) *Notes sur les nerfs de l'utérus* (Revue médico-chirurgicale, 1852, p. 224).
(3) *Transactions philosophiques*, année 1846.
(4) Thèse inaugurale. Paris, 1842.
(5) Thèse inaugurale. Paris, 1853.
(6) *Recherches sur la structure de l'utérus* (Comptes rendus de l'Académie des sciences, 1844).

Quant à la question des nerfs du col, souvent j'ai pu en conduire quelques-uns jusque vers le milieu de sa hauteur, et je suis porté à croire qu'ils doivent quelquefois arriver dans les lèvres elles-mêmes, mais je n'ai jamais pu les y suivre. Ce qui me le fait supposer, c'est qu'il n'est pas rare de rencontrer des femmes chez lesquelles la surface du museau de tanche est très-sensible au simple toucher, quelquefois même présente une sensibilité exagérée dans un point unique, une véritable névralgie. Il faut bien admettre chez elles la présence de filets nerveux sensitifs ; mais d'un autre côté leur existence est au moins problématique chez un grand nombre de sujets, car ni des maladies de longue durée et essentiellement douloureuses, comme le cancer, ni des cautérisations avec les caustiques les plus énergiques, le fer rouge par exemple, ne paraissent éveiller la plus légère sensibilité.

Les nerfs de l'utérus émanent tous du plexus hypogastrique ; quoi qu'on en ait pu dire, il n'en est aucun qui provienne directement du plexus sacré. L'utérus échappe donc complétement à l'influence *directe* de la moelle épinière, circonstance qu'il importe de se rappeler lorsqu'on veut se rendre compte du mode d'action des anesthésiques en obstétrique (1).

Des moyens d'attache de l'utérus. — L'utérus, ai-je dit, de forme pyramidale, semble reposer par son sommet, c'est-à-dire par son col, sur le plancher pelvien, et il est de la plus haute importance de déterminer par quel moyen il se trouve ainsi maintenu en équilibre dans cette position. Les ligaments qui l'assujettissent sont au nombre de six, trois de chaque côté : les ligaments dits antérieurs ou vésico-utérins, les ligaments latéraux ou ligaments larges, et enfin les ligaments postérieurs, plus connus sous le nom d'utéro-sacrés ou recto-utérins. Ces ligaments sont formés par des replis du péritoine, auquel s'adjoignent des fibres musculaires ou contractiles sur la nature et la disposition desquelles j'attirerai plus tard l'attention.

Les *ligaments antérieurs* ou *vésico-utérins* ne sont constitués que par un simple repli séreux qui se détache des parties latérales du bas-fond vésical pour se porter sur les côtés du col ; chez beaucoup de femmes ils sont à peine marqués et leur importance comme ligament est tout à fait nulle.

Les *ligaments latéraux*, ou *ligaments larges*, jouent au contraire un rôle très-important dans l'histoire physiologique et pathologique de la matrice. Verticalement placés dans la cavité pelvienne, ils s'étendent des bords latéraux de l'utérus aux parois du bassin. De forme quadrilatère, ils offrent à considérer quatre bords ou côtés : un supérieur, libre et flottant dans le bassin ; un inférieur, évasé, dirigé du côté du périnée ; et deux latéraux, fixés, l'interne sur les côtés de l'utérus, l'externe sur les parois pelviennes. Envisagés dans leur ensemble, les deux ligaments larges réunis par l'utérus représentent une cloison verticale qui sépare le petit bassin en deux cavités secondaires : l'une, antérieure, dans laquelle se voit la vessie ; l'autre, postérieure, dont le rectum occupe la partie médiane.

Le bord supérieur ou libre du ligament large est subdivisé en trois replis ou ailerons, dont le plus élevé et médian renferme la trompe, l'antérieur le ligament rond, et le postérieur l'ovaire.

L'aileron médian est plus long que les autres ; il décrit une légère courbe à concavité supérieure continuant celle du bord supérieur de l'utérus, en sorte qu'il est difficile de déterminer où cesse le tissu utérin, où commence, à proprement parler,

(1) Voyez *Système nerveux*, p. 226 et suiv.

la trompe. En le froissant entre les doigts on sent à sa partie supérieure un corps dur qui fait éprouver une sensation de résistance, analogue à celle que donne le canal déférent au milieu du tissu cellulaire du cordon : c'est le conduit tubaire sur lequel il faut s'arrêter un instant. Son orifice utérin est si petit, que c'est à peine si l'on peut y introduire une soie de sanglier, ainsi qu'il a été dit précédemment ; mais il va s'élargissant de plus en plus jusqu'à l'extrémité du repli séreux qui l'enveloppe, et là il se termine par un orifice évasé, flottant, désigné sous le nom de *pavillon frangé* ou *pavillon de la trompe*, lequel se rattache à l'ovaire par une sorte de petit ligament légèrement recourbé en gouttière. Il n'est pas rare de voir plusieurs pavillons, et Gustave Richard, qui a le premier attiré l'attention sur cette particularité dans sa thèse inaugurale, l'a observée cinq fois sur vingt femmes examinées au hasard. Chez celles qui ont eu des péritonites, souvent on trouve le pavillon fixé dans une position vicieuse par des adhérences, circonstance fâcheuse, et qui, lorsqu'elle se rencontre des deux côtés, peut entraîner la stérilité en compromettant la descente de l'ovule dans l'utérus, ou sa fécondation.

Faisons remarquer, en terminant ce qui a rapport à la trompe, qu'elle fait communiquer la cavité utérine avec la surface interne du péritoine, particularité qui explique, d'une part, comment de la sérosité contenue dans la cavité péritonéale a pu ainsi trouver, dans des cas rares, écoulement au dehors ; comment, d'autre part, des liquides et même des gaz pourraient, au dire de quelques médecins, remonter de la matrice dans le péritoine. Mais dans ce dernier cas surtout, la pénétration doit rencontrer de très-grands obstacles, et j'avoue, pour mon compte, ne pas m'expliquer d'une manière satisfaisante, par le passage du liquide dans la cavité péritonéale, ces accidents observés à la suite d'injections dans le vagin ou même dans la cavité utérine. Effectivement je comprends difficilement comment le liquide irritant ne rencontre pas, dans la contraction des deux plans de fibres musculaires longitudinales et circulaires qui entourent la trompe dans toute sa longueur, un obstacle insurmontable à son passage. Je le comprends d'autant moins que j'ai été deux fois témoin d'accidents de ce genre et dans des circonstances qui ne permettent pas de soupçonner l'introduction du liquide dans le péritoine.

Dans le premier cas, il s'agissait d'une jeune fille de douze ans atteinte de blennorrhagie par suite de tentative de viol, et chez laquelle M. Monod, dont j'étais alors l'interne, me chargea de faire des injections dans le vagin. La membrane de l'hymen n'avait pas été rompue complètement. J'introduisis à peine le bout d'une petite seringue de verre, et je poussai avec une certaine précaution et sans éprouver de résistance une solution très-faible de sulfate de zinc dans le vagin ; presque aussitôt la jeune fille poussa des cris aigus, se roulant, se tordant sur elle-même, disant que je lui avais introduit dans le *ventre* quelque chose qui la brûlait comme un fer rouge. Une péritonite assez intense se déclara, et pendant plusieurs jours elle fut en danger, mais finalement elle guérit.

Dans le deuxième cas, c'était une jeune dame qui s'était fait elle-même une injection aluminée ; lorsque j'arrivai, je la trouvai en proie à d'atroces douleurs dans le bas-ventre, que je ne pus calmer que par un bain presque glacé ; la nuit se passa dans les douleurs, et ce ne fut que le lendemain que le calme se rétablit. La rapidité et l'intensité des accidents, en tout semblables à ceux qui ont été signalés comme résultant du passage d'un liquide irritant dans le péritoine, m'avaient d'abord porté à admettre cette dernière hypothèse, que j'abandonnai bientôt en présence de cette difficulté d'expliquer raisonnablement comment un liquide simplement poussé dans le vagin pourrait, après avoir franchi le col et la cavité utérine, pénétrer dans la trompe, parcourir toute sa longueur, et arriver enfin dans le péritoine. Quelle a donc pu être la cause de ces accidents si effrayants? Je l'ignore; mais à coup sûr l'hypothèse d'une péritonite déterminée par le contact direct du liquide injecté est ici inadmissible.

M. Guyon, qui a tenté sur le cadavre des injections forcées dans le vagin, en liant même les parois de ce conduit sur l'extrémité de la seringue, n'a jamais vu le liquide coloré dont il se servait aller au delà de la cavité du col et du corps. Il serait donc puéril de supposer que des injections vaginales sur le vivant, qu'on pousse toujours avec de certains ménagements, pourraient traverser ainsi le canal utérin, toute la longueur de la trompe et arriver dans le péritoine, quand sur le cadavre, alors qu'on injecte le liquide avec force et qu'on l'empêche de rétrograder, on ne parvient pas à en faire passer une gouttelette dans le conduit tubaire.

En ce qui concerne les injections intra-utérines, la question me paraît indécise. Effectivement, les expériences cadavériques prouvent que le tube étant introduit au delà de l'orifice interne dans la cavité même du corps, si le liquide est projeté avec violence il pénètre dans les trompes et de là dans le péritoine. Il est vrai de dire que pour faire sur le vivant une injection intra-utérine, on n'a pas besoin de porter le tube jusque dans la cavité du corps, qu'on choisit une sonde d'un diamètre assez petit pour ne point obstruer l'orifice externe, et par conséquent gêner le retour du liquide, et qu'enfin connaissant la capacité des cavités, on n'en poussera que de 2 à 3 grammes à chaque fois et avec beaucoup de douceur. Néanmoins, comme à la rigueur il pourrait arriver qu'on eût affaire à des sujets dont la contractilité utérine fût affaiblie et n'opposât pas plus d'obstacle au passage des liquides par les trompes que ne le font les tissus ramollis ou dépourvus de contractilité du cadavre, et qu'après tout, l'efficacité des injections intra-utérines n'est rien moins que démontrée, je suis d'avis qu'il vaut mieux s'abstenir, et recourir à des moyens plus certains dans leur action, et qui n'offrent point cet inconvénient. L'un de ces moyens est la cautérisation intra-utérine faite avec un caustique solide, l'azotate d'argent par exemple, qu'on porte dans l'utérus à l'aide d'une sonde porte-caustique spéciale, ainsi que j'ai l'habitude de le faire depuis plus de dix années, sans avoir jamais eu à constater un seul accident sérieux.

L'aileron antérieur du ligament large renferme le ligament rond, sorte de cordon fibreux entouré à sa naissance de quelques fibres musculaires appartenant à l'utérus, et à sa terminaison de fibres musculaires provenant, suivant M. Rouget, du transverse de l'abdomen. Ces dernières, suivant M. Sappey, lui seraient propres, et je suis très-disposé à adopter cette opinion. Il décrit une courbe à concavité antérieure et interne, s'engage dans le trajet inguinal, et, après l'avoir parcouru, vient en dernier lieu se jeter dans les grandes lèvres, ainsi qu'il a été dit précédemment. Quelques-unes de ses fibres propres pénicillées se fixent sur l'épine pubienne.

L'aileron postérieur contient l'ovaire et son ligament. Je regrette de ne pouvoir entrer dans quelques détails sur la structure de l'ovaire, sur les changements qu'il éprouve à l'époque menstruelle, changements qui se rattachent à la théorie de l'ovulation spontanée. J'aurais été ainsi conduit à exposer les travaux récents sur ce sujet, et particulièrement ceux de M. Sappey (1). Mais cela m'entraînerait trop loin de mon

(1) *Traité d'anatomie descriptive*, t. III, p. 625.

sujet. Il me suffira de dire que les vésicules ovariennes hypertrophiées deviennent souvent le siège et l'origine d'une affection contre laquelle, depuis quelques années, sont dirigés tous les efforts de la chirurgie : je veux parler des kystes de l'ovaire.

La situation des ovaires, profondément situés dans le petit bassin, à la partie postérieure des ligaments larges, ne les soustrait cependant pas complétement à l'exploration par l'abdomen combinée avec le toucher vaginal, ainsi que l'a prouvé, dans une excellente thèse, un des élèves distingués de l'école de Paris, M. le docteur Dugast, aujourd'hui professeur à l'École de médecine de Dijon (1).

C'est dans l'épaisseur du ligament large et dans le voisinage de la trompe que l'on rencontre un organe désigné sous le nom de *corps de Rosenmüller*. Cet organe, composé de sept ou huit tubes plissés sur eux-mêmes et placés entre les deux feuillets péritonéaux, est parfaitement visible par transparence et sans préparation, surtout chez les jeunes filles amaigries ; beaucoup de raisons portent à croire qu'il est le vestige des corps de Wolff, ainsi que M. Follin a cherché à le démontrer dans sa thèse inaugurale (2). Ces petits tubes deviennent quelquefois le siège de petits kystes séreux, en grappe ou isolés, ainsi que l'a prouvé M. Verneuil, qui a résumé leur histoire dans un mémoire inséré parmi ceux de la Société de chirurgie (3), et j'ai eu, pour mon compte, plusieurs fois déjà l'occasion d'en observer dont la grosseur variait d'un grain de mil à celui d'une cerise.

Le bord inférieur du ligament large, qu'on pourrait mieux nommer sa base, puisqu'en ce point les deux feuillets péritonéaux qui le composent se séparent et s'étalent pour constituer la couche la plus supérieure du plancher pelvien, répond à un tissu cellulaire abondant qui le sépare de l'aponévrose pelvienne supérieure. Les rapports de ce tissu cellulaire, sa continuation avec les couches celluleuses qui l'avoisinent, et la manière dont il est traversé par les vaisseaux et nerfs qui vont se rendre à l'utérus et à la partie supérieure du vagin, constituent un des points les plus importants de l'histoire de ces ligaments : j'y reviendrai.

Le bord latéral externe du ligament large répond au fascia iliáca, et quant au bord latéral interne, il s'insère sur les côtés de l'utérus.

Tel est le ligament large : entre les deux replis péritonéaux qui le constituent on rencontre des fibres musculaires, des artères, des veines, des lymphatiques et des nerfs plongés au milieu d'un tissu cellulo-graisseux entrecoupé de tractus fibroïdes souvent très-résistants.

Les *fibres musculaires* découvertes par M. Rouget (4) forment deux plans, l'un antérieur, l'autre postérieur, l'un et l'autre accolés et intimement liés aux feuillets séreux antérieur et postérieur. Leurs fibres forment un lacis dans lequel cependant il est permis de distinguer que la direction transversale prédomine. On retrouve ces fibres dans les ailerons des ligaments larges et aussi dans les ligaments utéro-sacrés. Elles appartiennent à l'ordre des fibres lisses ou involontaires, et semblent une émanation des plans musculaires superficiels de l'utérus avec lesquels elles se continuent manifestement ; à l'état normal elles ne sont visibles qu'à l'aide de verres grossissants, pendant l'état de grossesse et après l'accouchement elles deviennent apparentes à

---

(1) *De l'exploration des ovaires*, thèse de Paris, 1839.
(2) Follin, *Recherches sur les corps de Wolff*. Thèse pour le doctorat, 1850.
(3) *Mémoires de la Société de chirurgie*, t. IV, p. 58.
(4) *Journal de la physiologie de l'homme et des animaux*, de Brown-Séquard, t. Ier, p. 479 et 735.

l'œil nu. Elles ont évidement pour fonctions de ramener par leur contractilité l'utérus
dévié dans sa position normale ; cette action, toutefois, doit être bien peu efficace si
l'on en juge par les fréquences des déviations utérines.

Les *artères* sont des branches des artères utérine et utéro-ovarienne ; elles ne
méritent qu'une simple mention. L'artère utérine, qui vient de l'hypogastrique, se
dirige transversalement et aborde l'organe près de son col, se dirigeant de bas en
haut ; l'artère utéro-ovarienne, émanée de l'aorte, se dirige au contraire de haut en
bas. Les branches terminales de ces deux vaisseaux s'anastomosent sur les côtés et
dans l'épaisseur de l'utérus. A l'union du col avec le corps, les artères utérines du côté
droit forment par leur anastomose avec celles du côté gauche un cercle artériel signalé
par M. Huguier, et dont on doit tenir compte lorsqu'on veut agir sur le col utérin.

Les *veines* présentent une disposition sur laquelle personne n'avait attiré l'attention d'une manière spéciale avant que j'en eusse tracé une esquisse rapide dans ma
première édition, et cela dans le but de faire comprendre l'importance des faits pathologiques qui s'y rattachent. Depuis, un de mes internes, M. le docteur Devalz,
ayant eu l'occasion, dans un concours pour la place de prosecteur, d'étudier ce point
d'anatomie d'une façon toute particulière, en a fait le sujet de sa thèse inaugurale :
j'aurai à citer plusieurs fois son excellent travail (1).

Les veines qui parcourent le ligament large proviennent de la partie supérieure
du vagin, du col et du corps de l'utérus, du ligament rond, de la trompe et de
l'ovaire ; elles s'anastomosent fréquemment entre elles, et forment dans l'épaisseur du
ligament large un plexus à mailles allongées qu'on ne saurait mieux comparer qu'au
plexus dit *pampiniforme* chez l'homme. Toutefois ce dernier est loin d'acquérir,
si ce n'est exceptionnellement, le volume que prend chez la femme cet entrelacement
veineux auquel on peut donner le nom de *plexus utéro-ovarien*.

Les dispositions qu'affectent les veines sont en général si capricieuses, qu'il est
difficile d'en donner une description qui s'adapte, je ne dirai pas à la plupart des cas,
mais même à un petit nombre de cas particuliers ; celle donnée par M. Devalz
n'échappe pas à cette difficulté. Selon lui, le plexus qu'il désigne sous le nom de
sous-ovarien serait toujours constitué à son origine par deux veines provenant toutes
deux du corps de l'utérus : l'une antérieure, recevant les veines du ligament rond
et de la trompe ; l'autre postérieure, à laquelle aboutissent les vaisseaux émanant de
cet enroulement veineux couché sur l'ovaire, auquel on a donné le nom de *bulbe
ovarien*. C'est là en effet une disposition qu'on trouve fréquemment, mais qui est
loin d'être constante : ainsi il n'est pas rare de voir des veines provenant du rectum et des parois du bassin s'anastomoser avec les branches du plexus utéro-ovarien,
anastomoses qu'on pourrait considérer comme une de ses origines. Tous ces vaisseaux, dont le volume à l'état normal ne dépasse pas celui de la veine faciale, après
s'être envoyé réciproquement des branches de communication, viennent aboutir en
définitive à un tronc unique qui suit la direction de l'artère utéro-ovarienne : c'est là
veine *utéro-ovarienne*, laquelle se jette à gauche dans la veine rénale gauche, à
droite dans la veine cave inférieure. M. Devalz a vu souvent la veine utéro-ovarienne
droite se partager en deux troncs, dont l'un aboutissait à la veine rénale droite, et
l'autre à la veine cave ; j'ai pu effectivement observer cette disposition sur une pièce
déposée au musée de l'amphithéâtre des hôpitaux : mais je ne saurais dire si c'est là

(1) Devalz, thèse pour le doctorat. Paris, 1858.

un cas fréquent, ne l'ayant jamais rencontré dans mes dissections. Il n'est point rare de voir les deux veines utéro-ovariennes communiquer entre elles par des anastomoses médianes ; une pièce déposée par M. Cavasse dans le même musée en offre un exemple.

Ainsi, en résumé, le plexus utéro-ovarien, qui tire son origine principale de l'utérus, de l'ovaire et de ses annexes, reçoit en outre des branches qui le font communiquer avec les veines du bassin, et aboutit par les troncs utéro-ovariens dans la veine rénale à gauche, dans la veine cave inférieure à droite ; il est situé dans l'épaisseur du ligament large, et toutes ses ramifications communiquent facilement entre elles. Une particularité remarquable, c'est qu'elles ne présentent que de rares valvules, ou du moins des valvules insuffisantes pour s'opposer au reflux du sang dans leur intérieur ; c'est ce dont il est facile de s'assurer, soit en faisant des injections par les veines ovariennes, soit plus simplement en y faisant refluer par pression le sang de la veine cave inférieure. On voit alors les mailles du plexus utéro-ovarien se gonfler, et, dans quelques cas, d'une manière assez notable pour que les lames du ligament large se soulèvent et s'écartent visiblement.

Chez les jeunes filles non menstruées, j'ai trouvé ce plexus généralement peu développé ; au contraire, chez celles qui ont eu déjà depuis plusieurs années leurs règles, chez celles surtout qui ont eu plusieurs enfants, il a pris un notable accroissement, qui varie d'ailleurs selon les sujets. Cette particularité trouve son explication naturelle dans la congestion périodique dont l'utérus est le siége à chaque époque menstruelle, congestion qui fait affluer dans tout le système veineux utérin et péri-utérin, à un moment déterminé, une quantité de sang considérable ; il en est de même des grossesses multiples. Diverses autres causes peuvent d'ailleurs favoriser encore le développement du plexus utéro-ovarien, la constipation par exemple, et c'est là sans doute la raison pour laquelle je l'ai trouvé du côté gauche toujours plus volumineux que du côté droit, la veine utéro-ovarienne gauche passant au-dessous de l'S iliaque du côlon, lequel chez les femmes est presque toujours rempli de matières fécales et gêne la circulation en retour. Les veines qui forment ce plexus utéro-ovarien sont plongées au milieu du tissu cellulaire du ligament large, et leurs parois mal soutenues n'opposent qu'une faible résistance à la pression qu'exerce sur elles presque sans intermédiaire la colonne sanguine de la veine cave inférieure : telle est sans doute la raison pour laquelle je les ai trouvées souvent dilatées et variqueuses, quelquefois même formant sur les côtés de l'utérus un véritable *varicocèle*, ayant avec la tumeur de semblable dénomination qu'on observe chez l'homme la plus grande analogie.

L'observation nécroscopique suivante, dont je ne transcris que les détails indispensables pour être bien comprise, donnera, mieux que ne pourrait le faire une longue description, les caractères que présentent les tumeurs variqueuses des plexus utéro-ovariens, lorsqu'elles ont acquis un grand développement. Sur une femme de quarante-six ans, qui succomba à un cancer de l'estomac et qui avait eu huit enfants, je trouvai, après avoir ouvert l'abdomen dans le but d'examiner l'utérus, de chaque côté de cet organe, une tumeur régulière, bosselée, molle, fluctuante, occupant l'épaisseur des ligaments larges. Celle du côté gauche, beaucoup plus volumineuse que la droite, déprimait le bord supérieur de l'utérus. Le doigt, introduit dans le vagin, permettait d'apprécier, sur les côtés de l'utérus, sa mollesse, qui donnait plutôt la sensation de fongosités molles et pâteuses que d'une véritable fluctuation ; par le rectum on arrivait au même résultat. Je voulus alors enlever le péritoine qui la recouvrait, pour m'assurer de sa nature et l'étudier avec plus de soin, mais je ne pus y parvenir sans déchirer une ou plusieurs des bosselures qu'elle présentait, et par lesquelles il s'écoula immédiatement une grande quantité d'un sang noirâtre qui inonda le tissu cellulaire du ligament large. Malgré cela, je poursuivis la dissection, et ayant mis à découvert les veines ovariennes jusqu'à leur embouchure dans la veine rénale gauche, et du côté droit dans la veine cave inférieure, je constatai, après avoir lié la veine cave au-dessous de l'embouchure des veines ovariennes pour forcer le sang à s'y introduire, qu'en exerçant des pressions sur le thorax, sur le foie, ou directement sur la veine cave, on faisait facilement gonfler les deux tumeurs des ligaments larges par reflux du sang dans les veines variqueuses. À ce moment, le doigt introduit dans le vagin appréciait distinctement cet accroissement de volume. La suite de la dissection me démontra que les deux tumeurs étaient exclusivement formées par les ramifications du plexus utéro-ovarien énormément dilatées, et çà et là dans le tissu cellulaire des ligaments larges, je trouvai comme des noyaux apoplectiques isolés des parois veineuses, et dont la formation, en raison de la décoloration du sang contenu dans le foyer, paraissait remonter à une époque déjà fort éloignée. Il est probable qu'autrefois il s'était formé là des épanchements sanguins par suite de la rupture de quelques-unes de ces nombreuses bosselures veineuses. J'ai maintenant la conviction qu'un très-grand nombre de ces tumeurs, récemment décrites sous le nom d'*hématocèle péri-utérine* ou *rétro-utérine*, qui se renouvellent à peu près périodiquement à chaque époque menstruelle, ne sont pas autre chose que des dilatations variqueuses de ce plexus utéro-ovarien. Par suite de l'afflux sanguin dont à ce moment tous les organes génitaux de la femme sont le siége, le système veineux qui occupe les ligaments larges est distendu outre mesure, et les bosselures qui résultent de cette réplétion sont appréciables par le toucher vaginal. Je donne des soins depuis plusieurs années à une dame qui a consulté autrefois Amussat et M. Velpeau, chez laquelle on peut nettement constater, quelque temps avant l'apparition des règles, mais surtout immédiatement après leur cessation, la présence d'une tumeur molle et fluctuante sur le côté gauche du cul-de-sac vaginal, tumeur qui disparaît insensiblement dans l'espace de quelques jours sous la seule influence du repos horizontal et des applications réfrigérantes. C'est, pour le dire en passant, ce dernier moyen qui m'a le mieux réussi contre cette affection.

On comprend que si la fluxion sanguine est par trop considérable, si surtout les malades sont obligées à un exercice forcé, une ou plusieurs des bosselures variqueuses puissent se rompre et donner lieu à des épanchements sanguins dans le tissu cellulaire du ligament large ; c'est là probablement ce qui s'est passé chez une infirmière de mon service sujette depuis plusieurs années à ces congestions péri-utérines, et chez laquelle, à la suite d'un exercice violent (elle avait frotté le parquet), il se fit un brusque épanchement de sang dans le ligament large du côté gauche, qui prit issue longtemps après par une ouverture spontanée dans le vagin.

Si j'ai autant insisté sur ces faits anatomiques et pathologiques, c'est qu'ils sont encore fort obscurs et fort peu connus, ainsi que l'a prouvé la discussion qui a eu lieu à la Société de chirurgie sur l'étiologie des tumeurs sanguines ou *hématocèle péri-utérines*. Néanmoins, depuis que j'ai attiré l'attention sur ce sujet, plusieurs exemples de *varicocèle ovarien* ont été constatés sur le cadavre, et sans nul doute les observations ne tarderont pas à se multiplier. Ainsi, je trouve dans le travail déjà cité de M. Devalz (1), que sur douze femmes qu'il a examinées à l'amphithéâtre de Clamart, il en a trouvé trois atteintes de dilatation du plexus utéro-ovarien. M. Huguier, sur une jeune fille morte dans son service à l'hôpital Beaujon, trouva ces plexus tellement volumineux qu'il fit injecter et dessiner la pièce. Enfin, M. le docteur Parmentier en a déposé au musée de Clamart un beau cas, qui a servi de type à la description de M. Devalz. C'est donc là, on le voit, une question sur laquelle la lumière commence à se faire, mais qui réclame surtout des observations cliniques.

Les *lymphatiques* qu'on rencontre dans le ligament large viennent de l'utérus et de ses annexes ; j'ai déjà dit qu'ils allaient se rendre dans les ganglions lombaires et iliaques.

Quant aux *nerfs*, il faut les diviser en supérieurs et inférieurs. Les inférieurs sont des branches du plexus hypogastrique, ils se portent à l'utérus ; les supérieurs sont des rameaux du plexus ovarien, qui eux-mêmes émanent des plexus rénaux et lombo-aortiques. On comprend que dans les déviations compliquées de l'utérus, ces nerfs irrités doivent être soumis à des tiraillements, d'où résultent des douleurs sourdes, des malaises continuels dont les malades ne peuvent rendre un compte satisfaisant, douleurs et malaises qui les énervent, leur enlèvent avec la possibilité de l'exercice libre et facile du corps l'appétit et le sommeil, et finissent par altérer gravement leur santé. Il est bien entendu que je ne parle ici que des déviations compliquées, car il n'est point rare de voir les déviations simples et qui se réduisent avec facilité n'être accompagnées d'aucun symptôme.

L'étude du tissu cellulaire compris dans l'épaisseur du ligament large, et au milieu duquel sont plongés tous ces vaisseaux et nerfs, offre, ai-je dit, un grand intérêt. Il est à larges mailles contenant généralement peu de graisse, facilement perméables et très-extensibles, quoique entrecoupées par des tractus fibreux assez résistants. Réduit à une couche très-mince à la partie supérieure du ligament, au voisinage du bord libre, il devient d'autant plus abondant qu'on se rapproche de la base, c'est-à-dire de l'endroit où les deux feuillets séreux s'écartent et s'étalent pour se continuer avec la portion du péritoine qui forme le plan supérieur du plancher pelvien. Là il se met en communication directe, ou plutôt il se continue sans intermédiaire avec celui qu'on rencontre sur les côtés du vagin et du rectum, et qui remplit l'intervalle considérable qui existe entre la face inférieure du péritoine et l'aponévrose supérieure du périnée. La continuité de ces deux couches celluleuses pourrait les faire considérer comme n'en formant qu'une seule, ce qui serait plus exact au point de vue des phénomènes pathologiques, et alors il faudrait regarder la couche cellulo-graisseuse du ligament large comme se prolongeant jusqu'à l'aponévrose supérieure du périnée, et par conséquent descendant sur les côtés du vagin et aussi du rectum, jusqu'au niveau du point où ces deux conduits se dégagent de cette lame fibreuse.

Cette couche celluleuse communique encore avec celle de la fosse iliaque interne par l'intermédiaire de la couche sous-péritonéale des parois pelviennes, ce qui explique comment les abcès développés dans le ligament large peuvent remonter jusque dans cette région, et réciproquement.

En arrière et en avant, le tissu cellulaire du ligament large se continue avec les couches celluleuses périrectales et périvésicales, d'où la possibilité de l'ouverture

(1) Page 19.

des foyers purulents dans le rectum et dans la vessie. Enfin, tout à fait en arrière, par l'échancrure sciatique, il a, avec le tissu cellulaire profond de la fesse, des rapports qui expliquent comment les épanchements de pus et de sang ont pu quelquefois se porter de ce côté.

Il peut paraître de prime abord assez singulier que le pus formé dans l'épaisseur des ligaments larges ne se dirige pas plus souvent du côté du vagin, dont les rapports avec la couche celluleuse sont si étendus et si intimes, et qu'il prenne de préférence la direction du rectum. La raison en est d'abord dans la position de cet intestin, qui, dans le décubitus horizontal, se trouve dans le point le plus déclive, là où le pus a le plus de tendance à s'accumuler, ensuite et surtout dans la structure des parois vaginales, lesquelles, formées de tissus fibreux et spongio-vasculaires très-denses, opposent une longue résistance à l'action ulcérative du pus.

J'ai dit précédemment que cette couche celluleuse était entrecoupée de tractus que j'ai appelés fibroïdes, parce qu'ils ne m'ont pas paru avoir complétement les caractères du tissu fibreux, puisque résistants comme la fibre albuginée, ils jouissent cependant d'une certaine élasticité. Ces tractus, tous groupés sur le trajet des artères et veines utérines, ont une direction à peu près unique, c'est-à-dire qu'ils se dirigent de dehors en dedans, des parois pelviennes aux bords latéraux de l'utérus, selon la direction transversale du ligament large lui-même, paraissant former ainsi, par leur intrication avec les vaisseaux et nerfs, une sorte de cloisonnement fibreux vertical dans l'épaisseur même du ligament. Mais il y a loin de là à une disposition aponévrotique, et pour mon compte, je n'ai jamais rien vu, sur les pièces fraîches, qui ressemble à ces lames fibreuses, qu'on peut obtenir par une dissection adroite, aidée de la dessiccation, et qui se remarquent sur quelques-unes des préparations sèches déposées au musée Orfila. Ces tractus fibroïdes élastiques semblent destinés à soutenir les vaisseaux, surtout les veines et les nerfs qui abordent l'utérus, et leur feutrage n'est jamais assez serré pour empêcher la couche de tissu cellulaire située derrière eux, de communiquer même assez librement avec celle qu'on observe en avant. Il faut ajouter qu'ils donnent incontestablement aux ligaments larges une plus grande résistance ; aussi semblent-ils s'hypertrophier, qu'on me passe l'expression, sous l'influence des tiraillements, et c'est chez les femmes atteintes de déviations prononcées que je les ai trouvés toujours à leur plus grand état de développement.

Dans la grossesse, les ligaments larges se déplissent et reçoivent entre leurs lames écartées les parois utérines ; on peut même dire que le but principal de leur existence est de faciliter l'ampliation de l'utérus gravide.

Les *ligaments postérieurs* de la matrice, ou ligaments *utéro-sacrés* ou *recto-utérins*, sont étendus de la partie inférieure du corps de l'utérus à la partie moyenne du sacrum. Ils forment deux replis semi-lunaires à concavité dirigée en dedans, et interceptent entre eux une ouverture ovalaire, qui apparaît surtout lorsqu'on exerce des tractions sur l'utérus ; le fond de cette cavité est formé par la dépression séreuse recto-vaginale. Comme les précédents, ils sont constitués par un repli du péritoine doublé de fibres musculaires lisses, au milieu duquel on trouve un tissu fibroïde rougeâtre, parcouru par de nombreux capillaires, et qui, moins encore peut-être que celui des ligaments larges, ressemble à du tissu fibreux proprement dit. Il est manifestement élastique et offre une résistance qui fait de ces replis utéro-sacrés de véritables ligaments.

Suivant M. Malgaigne, c'est à eux que l'utérus devrait d'être maintenu à la hauteur qu'il occupe dans le bassin, et ils constitueraient le *seul obstacle* à son abaissement. Je crois que l'éminent professeur s'est un peu exagéré leur importance. Dans les expériences qui suivent, et qui ont pour but de déterminer le rôle des ligaments utérins, on verra par les résultats que j'ai obtenus qu'ils partagent avec les ligaments larges et le péritoine qui ferme la cavité pelvienne la fonction de suspendre et de fixer non-seulement l'utérus, mais encore le vagin.

L'utérus, de forme pyramidale, semble, ainsi que je l'ai dit précédemment, reposer sur son sommet, représenté par son col, de telle sorte que le corps de l'organe, c'est-à-dire sa partie la plus volumineuse et la plus pesante, celle qui proémine de toute sa hauteur au-dessus du plancher périnéal, semble toujours disposée à basculer en avant ou en arrière, et même sur les côtés, si elle n'était maintenue par les ligaments larges. Pour bien juger de l'influence de ces derniers sur les déviations de cet organe, j'ai donc eu recours à leur section complète, les ligaments antérieurs et postérieurs restant intacts, et j'ai constaté alors que plus rien effectivement n'empêchait le corps de se fléchir en tous sens sur le col, tandis que ce dernier au contraire restait toujours maintenu d'une manière qu'on peut appeler relativement fixe, et que c'était sur lui que pivotait réellement le corps. Ainsi, relativement aux déviations du corps sur le col, c'est-à-dire aux *flexions*, l'intervention des ligaments larges est toute-puissante, et celle des ligaments antérieurs et postérieurs à peu près nulle.

Cette même préparation, c'est-à-dire la section des seuls ligaments larges, permet encore de constater qu'on peut facilement amener l'utérus en *antéversion*, les ligaments antérieurs n'y mettant point obstacle, tandis qu'il est très-difficile, souvent même impossible, de mettre l'utérus en *rétroversion* complète tant que les ligaments utéro-sacrés subsistent. Mais, dès que ces derniers sont coupés, on parvient aisément à l'obtenir et à la maintenir.

Quant aux latéroversions, si la section des ligaments larges est indispensable pour les produire, celle des ligaments antérieurs et postérieurs n'a sur elles aucune influence.

Si maintenant, sur un cadavre dont les ligaments sont intacts, on accroche l'utérus par le vagin, avec les pinces-érignes de Museux par exemple, et qu'on essaye de l'attirer vers la vulve, on voit d'abord le plancher pelvien s'abaisser en masse, et bientôt après les ligaments utéro-sacrés se tendre et résister énergiquement. C'est là bien évidemment le premier obstacle qui se présente à la descente de l'utérus. Puis, si l'on continue les tractions d'une manière soutenue, on voit bientôt les ligaments larges résister à leur tour, et enfin, mais en dernier lieu, toute la portion du péritoine qui, des parois pelviennes, descend sur le plancher du bassin dont il constitue la face supérieure. Si l'on cesse les tractions en lâchant brusquement les pinces, on voit l'utérus reprendre rapidement sa position première, en vertu d'une sorte d'élasticité, et l'on peut ainsi, renouvelant plusieurs fois l'expérience, constater que cette élasticité ne s'épuise qu'après des tiraillements exagérés et multipliés.

Lorsque le plancher périnéal est ainsi dans un état de tension complète, si l'on coupe les ligaments utéro-sacrés, on obtient tout de suite un degré d'abaissement considérable, et on l'augmente encore par la section des ligaments larges ; mais on peut constater cependant qu'on n'a pas encore détruit toute résistance, bien s'en faut, et que la matrice ne peut être entraînée au delà de certaines limites qui varient selon les sujets. Ce résultat doit être attribué à ce que le péritoine, qui du pourtour du canal pelvien descend sur la vessie, l'utérus et le rectum, fixe ces organes à la manière des viscères abdominaux, du foie par exemple, et les maintient solidement, malgré sa fragilité apparente.

Ce n'est donc point seulement dans l'insuffisance de ses moyens de suspension qu'il faut chercher la cause des prolapsus et autres déviations si fréquentes de la matrice, puisque en outre de véritables ligaments fibro-élastiques propres, elle est fixée par de nombreux replis séreux, mais bien dans les variations de volume qui résultent des fluxions périodiques auxquelles elle est soumise pendant toute la durée de la menstruation, dans l'énorme développement qu'elle acquiert pendant la grossesse, et enfin, mais surtout, selon moi, dans le défaut d'équilibre qui résulte de sa forme pyramidale et de la situation de son corps relativement à son col.

En résumé, les *ligaments larges* s'opposent efficacement surtout à la *déviation latérale* de l'utérus, soit flexion, soit version, et il est tout à fait impossible de comprendre un déplacement en ce sens, sans un relâchement considérable du ligament opposé au déplacement, ce qui est rare ; aussi les *latéro-versions* sont-elles peu fréquentes. De plus, ils luttent avantageusement, quoique moins efficacement cependant, contre les déviations antérieure et postérieure, contre la dernière surtout, ainsi qu'on peut s'en assurer par la difficulté plus grande qu'on éprouve à maintenir l'utérus ainsi fléchi en arrière. C'est une raison à ajouter à celle de l'inclinaison naturelle de la matrice en avant pour expliquer la plus grande fréquence des antéflexions et antéversions comparées aux rétroflexions et rétroversions.

Les *ligaments antérieurs* sont évidemment insuffisants et ne peuvent s'opposer à aucune des déviations signalées précédemment ; d'ailleurs, chez beaucoup de femmes, ils n'existent qu'à l'état rudimentaire, et chez celles qui les présentent à leur plus grand état de développement, ils constituent de simples replis séreux de quelques millimètres à peine de hauteur, s'effaçant et disparaissant avec la plus grande facilité par de légères tractions transversales.

Les *ligaments utéro-sacrés* paraissent avoir pour mission de suspendre le col utérin, et par conséquent de maintenir la matrice à la hauteur qu'elle occupe dans le bassin ; ils constituent le premier et le principal obstacle à son abaissement vers la vulve. Mais ce n'est point là leur seul rôle ; ils sont encore évidemment appelés à empêcher la matrice d'être refoulée en avant contre la vessie, et il suffit, pour se convaincre de cette destination, de réfléchir à la compression que cet organe aurait subie contre le pubis, soit lors de la distension de l'utérus, soit lorsque le rectum est rempli de matières fécales, ainsi que cela arrive si fréquemment chez les femmes, presque toutes tourmentées par une constipation opiniâtre et perpétuelle.

Enfin les ligaments larges et utéro-sacrés, qu'on peut considérer comme les véritables moyens de suspension de l'utérus, ne sont cependant pas seuls chargés de cette importante mission, à laquelle concourt toute la portion de péritoine qui tapisse la partie supérieure du plancher pelvien.

Quant au vagin, que quelques auteurs ont voulu regarder comme un des moyens de suspension de l'utérus, il résulte de ce qui vient d'être dit que c'est lui au contraire qui, par ses insertions sur le col, est soutenu et maintenu par cet organe ; ce qui suffit à juger les procédés opératoires qui, pour remédier au prolapsus utérin, se proposent de rétrécir ce conduit.

J'en dirai autant de l'aponévrose périnéale supérieure et du releveur de l'anus, qui ne peuvent, en aucune façon, y concourir, puisqu'ils viennent embrasser le vagin à plusieurs centimètres au-dessous du point où le col descend dans le cul-de-sac vaginal.

Il était intéressant de rechercher quels étaient, dans le cas de prolapsus de l'utérus ou d'abaissement artificiel de cet organe, les changements qui se produisent, soit du côté de la vessie, du vagin ou du rectum, soit du côté des ligaments et replis péritonéaux ; c'est ce que viennent de tenter récemment MM. Legendre et Bastien, prosecteurs de l'amphithéâtre des hôpitaux (1). Voulant se mettre, autant que possible, dans les conditions où se trouvent les femmes atteintes de chutes de l'utérus, ou dans celles que réclame l'abaissement artificiel du col, lorsqu'on veut en pratiquer l'ablation, ils ont placé le sujet debout, après avoir fixé solidement sur le museau de tanche une pince de Museux. Attachant alors un poids de 5 kilogrammes aux anneaux de cette pince, ils constatèrent qu'après vingt-quatre heures l'utérus n'était que peu descendu ; 10 kilogrammes ne firent que l'abaisser un peu plus, il en fallut 15 pour le faire sortir de la vulve. Plusieurs expériences ont prouvé, effectivement, que cette traction était nécessaire pour amener sa descente complète.

Voici maintenant ce qui fut constaté. La paroi antérieure du vagin a été trouvée constamment effacée, il n'y avait plus de cul-de-sac antérieur, mais le postérieur persistait. Toujours on trouva une cystocèle plus ou moins complète avec tous ses caractères ; du côté du rectum, au contraire, il n'existait que des modifications insignifiantes. Enfin, le tissu utérin lui-même avait subi un allongement manifeste, que les expérimentateurs évaluèrent à 2 ou 3 centimètres. Malheureusement ils négligèrent de s'en assurer par le procédé qui seul aurait pu démontrer ce fait d'une manière incontestable, à savoir, le cathétérisme utérin pratiqué avant et après l'expérience.

Du côté du péritoine on observa que, par suite de l'enfoncement de la vessie, le cul-de-sac antérieur se déprimait de 4 à 5 centimètres environ ; le rectum, au contraire, n'avait éprouvé aucun changement, mais le cul-de-sac recto-vaginal s'était enfoncé de 6 centimètres. Quant aux ligaments proprement dits de l'utérus, ils étaient disposés sur trois étages : en arrière, les ligaments utéro-sacrés avec les nerfs du plexus hypogastrique très-tiraillés ; au milieu et sur un second plan, les trois ailerons du ligament large également très-tiraillés ; enfin, sur le troisième, le ligament rond à peine distendu.

Dans les expériences que j'avais instituées en 1856, j'avais bien observé quelques-uns des phénomènes signalés par MM. Bastien et Legendre, mais je n'avais point remarqué qu'ils fussent aussi accusés, et j'avais pensé, en écoutant leur intéressante communication, qu'autre chose était l'abaissement brusque et instantané, autre chose l'abaissement lent et progressif. Je voulus donc renouveler mes expériences premières sur l'abaissement instantané, et je vis en effet que : 1° si la vessie s'abaissait, elle ne disparaissait point complétement pour laisser à sa place un enfoncement ; 2° que les culs-de-sac antérieur et postérieur du péritoine ne descendaient que de 2 ou 3 centimètres ; 3° qu'enfin le tissu de l'utérus ne subissait aucun allongement sensible, ainsi que le prouve le cathétérisme utérin pratiqué avant et après l'expérimentation.

D'où je conclus que les résultats obtenus par les deux habiles prosecteurs de Clamart n'étant point applicables à l'abaissement tel que le pratiquent les chirurgiens qui veulent amputer le col, les conclusions qu'ils ont cru pouvoir en tirer au point de vue de la médecine opératoire pèchent par leur base. Ils ont effectivement

(1) Note lue à la Société de chirurgie, séance du 27 avril 1859,

avancé que, par suite de l'allongement que subit le tissu utérin d'une part, et son dépouillement du péritoine de l'autre, on pouvait retrancher de l'utérus une longueur de *quatre centimètres* sans intéresser la cavité péritonéale (1) ; or, si c'est là, ce que je n'ai point vérifié, un résultat qu'on puisse obtenir dans les cas où l'on amène le col à la vulve lentement et progressivement après trente-six heures ou plus de tiraillements, il n'y faudrait point compter quand on l'abaisse instantanément. J'ai dit, en effet, que dans ce cas l'utérus ne s'allonge point sensiblement, et, comme sa longueur normale est de 6 centimètres, si l'on en retranchait 4 il n'en resterait plus que 2, et à coup sûr on aurait pénétré dans le péritoine.

En ce qui touche l'analogie entre les phénomènes auxquels donnent lieu le prolapsus utérin et l'abaissement lent et graduel du col, je ferai simplement une réserve. MM. Legendre et Bastien ont mis sous les yeux de la Société le moule et le dessin d'une pièce d'anatomie pathologique sur laquelle on observait un allongement du col avec renversement du vagin et cystocèle complète, et ils ont cru voir là une ressemblance presque parfaite avec ce qu'ils avaient produit sur le cadavre par les tiraillements exercés sur le col. Mais je ferai remarquer, comme j'ai cru devoir le faire au moment même de la présentation, que, loin d'y avoir similitude, il y avait des différences considérables, puisque, à part le renversement du vagin et la cystocèle, qui existaient dans l'un et l'autre cas, l'utérus et les replis péritonéaux offraient des dispositions inverses. Ainsi, dans la pièce pathologique, le corps de l'utérus était resté en position normale et les culs-de-sac péritonéaux n'avaient pas varié dans leurs rapports, tandis que dans l'abaissement artificiel le corps de l'utérus avait suivi le col et les replis du péritoine étaient notablement tiraillés.

En y réfléchissant, on s'explique parfaitement d'ailleurs qu'il doive en être ainsi. Dans ce que l'on nomme le prolapsus utérin, l'utérus, ainsi que l'a démontré M. Huguier, s'hypertrophie, et c'est son col allongé qui le plus ordinairement sort par l'ouverture vulvaire ; quant au corps de l'utérus, il reste en position normale, et dès lors les replis péritonéaux, qui n'ont éprouvé que peu de tiraillements, gardent avec lui leurs rapports ordinaires. Dans l'abaissement artificiel, au contraire, il faut que le corps suive le col et descende, et c'est pourquoi les ligaments et les culs-de-sac péritonéaux déplacés perdent leurs rapports normaux. Tout au plus pourrait-on invoquer l'analogie avec le véritable prolapsus sans hypertrophie, si réellement il en existe, et encore devra-t-on se mettre en garde contre tout rapprochement forcé.

Un point important à noter, c'est que dans l'abaissement qu'on produit instantanément, les mailles du tissu cellulaire sous-péritonéal, tiraillées outre mesure, n'ont point le temps de s'allonger et se rompent, ainsi que je m'en suis assuré directement. C'est surtout dans le tissu qui double la portion de péritoine qui descend du bassin sur les côtés de l'utérus, que j'ai noté cette éraillure des aréoles celluleuses, qui doit s'accompagner sur le vivant d'épanchement sanguin dû à la déchirure des capillaires artérioso-veineux. Ces lésions expliquent les accidents graves quelquefois observés dans le petit bassin à la suite de cette opération, et la réprobation dont elle a été frappée par un certain nombre de nos collègues au sein de la Société de chirurgie. Je ne pense pas cependant qu'il faille, portant les choses à l'extrême, proscrire l'abaissement de l'utérus comme préliminaire des opérations qu'on doit

_____

(1) Voyez l'*Union médicale* : *Comptes rendus de la Société de chirurgie*, 1859, t. II, p. 275.

Pl. IV.

COUPE ANTÉRO-POSTÉRIEURE DU BASSIN CHEZ LA FEMME.

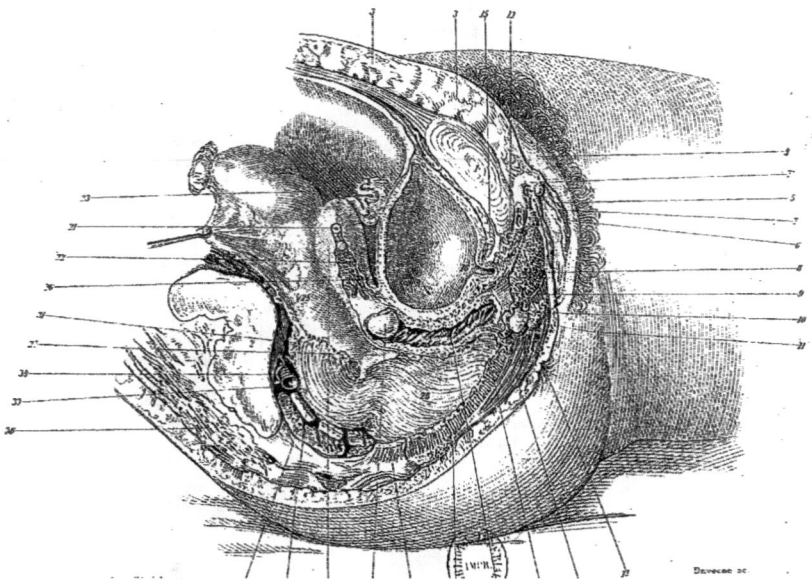

PLANCHE IV

COUPE ANTÉRO-POSTÉRIEURE DU BASSIN DES ORGANES GÉNITAUX DE LA FEMME
ET DE L'APPAREIL DE LA DÉFÉCATION.

Les parties molles du petit bassin et les organes qu'il renferme ont été préalablement fixés par deux tiges métalliques très-aiguës enfoncées l'une au-dessus, l'autre au-dessous de la symphyse pubienne, et fixées dans les vertèbres sacrées. La coupe est un peu oblique, de la ligne médiane en avant, sur le côté droit en arrière, ainsi qu'on peut s'en rendre compte en examinant la figure. Effectivement j'ai fait en sorte que l'instrument, après avoir divisé la symphyse pubienne en avant, se porte en dehors de la symphyse sacro-iliaque droite.

1. La symphyse pubienne.
2. La surface articulaire sacro-iliaque du sacrum.
3, 3. Coupe de la peau et de la couche cellulo-graisseuse sous-cutanée.
4. La grande lèvre gauche.
5. La petite lèvre du même côté.
6. Orifice vulvaire.

7, 7'. Racine du clitoris. — Clitoris.
8. Le bulbe du vagin injecté par les veines.
9. Coupe du muscle constricteur du vagin.
10. Coupe du muscle transverse.
11. Glande vulvo-vaginale.
12. L'ouverture anale.
13. Le sphincter de l'anus.
14. Orifices des veines du plexus prévésical.
15. Tissu cellulaire prévésical.
16. Embouchure vésicale de l'urèthre.
17. La cavité vésicale. On voit l'orifice de l'uretère gauche.
18. Le vagin ou conduit vulvo-vaginal.
19. Le col de l'utérus.
20. Le corps de l'utérus.
21. Coupe de la trompe droite.
22. Coupe du ligament large. Plexus veineux contenu dans l'épaisseur de ce repli.

23. La trompe et le ligament large du côté gauche.
24. Le rectum et son cul-de-sac ovoïde. Les fibres longitudinales de cet intestin ont été mises à découvert.
25. Le même, recouvert dans sa partie supérieure par le péritoine.
26. Cul-de-sac vésico-utérin du péritoine.
27. Cul-de-sac recto-vaginal du péritoine.
28. Coupe du muscle releveur de l'anus.
29. Pointe du coccyx.
30. Muscle pyramidal.
31. Tissu cellulaire rétro-rectal contenu dans l'espace pelvi-rectal supérieur.
32. Coupe du grand ligament sacro-sciatique.
33. Artère hypogastrique.
34. Veine hypogastrique.
35. Plexus sacré.
36. Masse sacro-lombaire.

pratiquer sur l'utérus; ce qu'il faut repousser, c'est l'abus, c'est-à-dire les tractions portées au point d'amener le col hors de la vulve : dans des limites raisonnables, cette pratique offre des avantages incontestables, et, pour mon compte, j'y ai eu plusieurs fois recours sans observer à la suite d'accidents sérieux.

Le *développement* de l'utérus rentre dans le chapitre consacré au développement des organes génito-urinaires.

§ VII. — RÉGION PÉRINÉALE POSTÉRIEURE.

La région périnéale postérieure comprend toutes les parties molles du plancher pelvien situées en arrière de la ligne bi-ischiatique. Elle livre passage, dans les deux sexes, à l'extrémité inférieure du tube digestif, et ne diffère, chez la femme, que par les rapports du rectum à sa partie antérieure, circonstance qui ne saurait justifier une description isolée. J'étudierai successivement : 1° la région périnéale postérieure ou anale proprement dite; 2° le rectum et l'anus.

1° Région périnéale postérieure ou anale.

La région anale est circonscrite en avant par la ligne bi-ischiatique, latéralement par les tubérosités de même nom, le bord inférieur des grands fessiers et au-dessus d'eux les ligaments sacro-sciatiques, en arrière enfin par le coccyx et les bords latéraux inférieurs du sacrum.

Anatomie des formes extérieures. — De forme triangulaire, à base dirigée en avant, elle est généralement plus ou moins déprimée à son centre, où se remarque l'orifice inférieur du tube digestif, l'anus, qui a imposé son nom à la région. Chez les sujets livrés à la sodomie, ce dernier est situé au fond d'un entonnoir souvent très-profond, ce qui lui a valu le nom d'*anus infundibuliforme*, disposition que l'on considère comme caractérisant ce vice infâme. Il importe cependant de savoir que chez quelques individus que le soupçon de pédérastie ne saurait atteindre, on trouve l'anus profondément enfoncé du côté du bassin, ce qui tient le plus souvent à une maigreur extrême, quelquefois aussi à une sorte d'attraction du rectum vers la cavité pelvienne. Par suite de cette disposition, que j'ai déjà rencontrée plusieurs fois, les parois de la région anale se touchent, retiennent les humidités rectales, s'irritent et s'excorient, d'où des démangeaisons vraiment insupportables, que l'on ne parvient à faire cesser que par l'isolement des surfaces à l'aide de boulettes de charpie saupoudrées d'amidon ou plus simplement de farine.

L'ouverture anale est entourée de plicatures de la peau qui semblent toutes converger vers elle comme vers un centre, et qu'on a désignées pour cette raison sous le nom de *plis rayonnés;* c'est dans le fond de ces plis que s'ouvrent les orifices de petits follicules glanduleux analogues à ceux que M. Ch. Robin a décrits dans l'aisselle, et d'où suinte une humeur âcre et odorante qui y entretient une humidité constante. La circonférence ou marge de l'anus est souvent entourée, surtout chez les sujets qui ont dépassé quarante ans, de petites bosselures d'apparence bleuâtre, tantôt pendantes et mollasses, d'autres fois dures et résistantes, qui ne sont autres que des varices des veines hémorrhoïdales. Enfin on y remarque de plus, chez l'homme, des poils nombreux, tandis que chez la femme il n'en existe qu'exceptionnellement.

La région anale comprend toute l'épaisseur des parties molles qui ferment le détroit inférieur depuis la peau jusqu'au péritoine, et comme la partie antérieure du périnée, elle est très-mobile de haut en bas; lors de la défécation ou des efforts, la dépression qu'elle présente à son centre disparaît, l'anus s'abaisse, les plis rayonnés s'effacent, et enfin les bosselures variqueuses de la marge se prononcent notablement. Dans cet état, l'exploration de la partie inférieure de l'intestin devient plus facile: telle est la raison pour laquelle le chirurgien doit engager les malades qu'il veut examiner à faire effort, à pousser comme s'ils voulaient aller à la garderobe.

Superposition et structure des plans. — On trouve ici successivement, en procédant de dehors en dedans :

1° La peau, beaucoup plus fine au pourtour de l'anus, où elle se rapproche des muqueuses, qu'en dehors, où elle est dense et épaisse, surtout au voisinage des ischions. Cette membrane se replie et pénètre dans l'orifice anal pour se continuer avec la muqueuse, à quelques millimètres au-dessus de l'ouverture; une ligne festonnée indique le lieu où se fait la jonction.

2° Puis vient la couche graisseuse sous-cutanée, au milieu de laquelle se trouvent les fibres du sphincter anal externe, qui représentent une ellipse allongée dont l'extrémité antérieure s'entrecroise avec les fibres du transverse du périnée, et la postérieure se fixe en arrière, au sommet du coccyx. Au pourtour de l'anus, la peau est assez difficile à isoler, parce qu'un certain nombre de fibres musculaires s'y fixent directement; cette circonstance explique le froncement permanent dont elle est le siége.

3° Au-dessous de la couche superficielle on en rencontre une deuxième moins lamelleuse, encore plus serrée, et qui se continue sans ligne de démarcation aucune avec la première. Dans son épaisseur se voient les fibres les plus élevées du sphincter externe, qui s'entrelacent avec celles du releveur de l'anus, de telle sorte qu'il est difficile de marquer la limite qui sépare les deux muscles. Ces deux couches, superficielle et profonde, se continuent en dehors avec celles des régions ischiatique et fessière, en avant avec la couche périnéale sous-cutanée, en arrière, enfin, avec celle qui recouvre le coccyx et le sacrum. De plus, elles se moulent sur le pourtour de l'anus et de l'extrémité inférieure du rectum, et remontent le long de cet intestin pour combler le vide qui existe entre lui et les parois de l'excavation pelvienne. Je reviendrai sur cette disposition en étudiant cet espace, auquel on a donné le nom de *fosse* ou *creux ischio-rectal*, et qui serait mieux désigné sous le nom d'*espace pelvi-rectal inférieur*.

4° Après avoir enlevé complétement la couche graisseuse sous-cutanée, et nettoyé la fosse pelvi-rectale, on trouve le muscle releveur de l'anus, dont les fibres sont renfermées entre deux feuillets aponévrotiques : l'inférieur n'est en réalité qu'une simple couche celluleuse, tandis que le supérieur se présente au contraire sous l'apparence d'une lame resplendissante, qui n'est autre que la continuation de l'aponévrose supérieure du périnée.

5° Au-dessus de l'aponévrose supérieure du releveur, entre elle et le péritoine, se voit une couche celluleuse à mailles lâches et allongées, dans lesquelles on rencontre çà et là des pelotons de graisse, et qui est traversée par quelques vaisseaux qui se portent au rectum. Cette couche, dont l'épaisseur est beaucoup plus considérable en arrière qu'en avant, a des connexions importantes avec les régions environnantes, connexions qui seront l'objet d'une étude spéciale dans l'article consacré à la description de l'*espace ischio-rectal* ou *pelvi-rectal supérieur*.

6° *Vaisseaux et nerfs.* — Les artères sont nombreuses, mais de petit volume, excepté toutefois la honteuse interne, qui n'appartient point en propre à la région, et reste confinée sur ses limites externes. On y rencontre l'artère hémorrhoïdale inférieure, branche de la honteuse interne, l'hémorrhoïdale moyenne qui vient de l'hypogastrique, et enfin l'hémorrhoïdale supérieure, terminaison de la mésentérique inférieure. On y remarque de plus quelques ramifications de la sacrée moyenne et des sacrées latérales. Toutes ces branches marchent transversalement des parois du bassin vers le rectum, dans l'épaisseur des tuniques duquel elles forment un beau réseau anastomotique. La ligne médiane postérieure en est dépourvue, circonstance qui permet, dans l'extirpation du rectum, de porter profondément et sans crainte le bistouri de ce côté.

Les veines sont nombreuses et affectent, autour de l'anus, une disposition plexiforme sur laquelle je fixerai plus loin l'attention. Ces dernières vont se rendre dans la veine mésaraïque et constituent ainsi une des origines de la veine porte. Les autres se jettent dans la veine hypogastrique.

Les vaisseaux lymphatiques profonds se rendent aux ganglions lombaires et iliaques, les superficiels dans le pli de l'aine.

Les nerfs viennent des plexus sacré et hypogastrique.

Espace pelvi-rectal inférieur ou fosse ischio-rectale. — Pour bien faire comprendre sa disposition, il importe de revenir sur plusieurs particularités qui n'ont pu être mentionnées dans l'anatomie des plans. Le rectum, appliqué d'abord à la face antérieure du sacrum, s'en éloigne peu à peu pour décrire une courbure à convexité antérieure; arrivé au niveau du plancher périnéal, là où l'abandonne le péritoine, il plonge dans les parties molles qui constituent la région anale, en se tenant à égale distance des parois latérales du bassin. Il reste donc entre lui et ces parois pelviennes un espace considérable, dont l'étendue varie avec l'état de réplétion ou de vacuité de l'intestin. Cet espace est obliquement coupé en deux parties ou étages, l'un supérieur, l'autre inférieur, par le releveur de l'anus, qui des parois du bassin se porte obliquement, en bas et en dedans, sur l'extrémité inférieure du rectum, formant ainsi une sorte d'infundibulum ou d'entonnoir dont le rectum occupe le centre.

L'étage inférieur, celui qui est au-dessous du releveur anal, a été décrit pour la première fois par M. Velpeau sous le nom de *fosse ischio-rectale.* Quant à l'étage supérieur, il n'a pas été, que je sache, signalé autrement que d'une manière confuse et sans méthode, sous le nom de *couche sous-péritonéale.*

Après avoir indiqué la disposition du releveur de l'anus et de ses deux aponévroses dans la région qui nous occupe, je décrirai l'*espace pelvi-rectal supérieur,* puis le *pelvi-rectal inférieur.*

Du releveur de l'anus et de ses deux aponévroses. — La portion du releveur de l'anus qui répond à la région périnéale postérieure ou anale est formée de fibres musculeuses qui s'insèrent d'une part, en dehors, aux parois pelviennes par l'intermédiaire de l'aponévrose de l'obturateur interne, et d'autre part à l'extrémité inférieure du rectum et au coccyx, en s'entrecroisant avec celles du sphincter externe. Ces fibres sont obliquement dirigées en bas et en dedans de leurs insertions fixes à leurs insertions mobiles, ce qui détermine leur mode d'action, qui est, en rapprochant les dernières des premières, de relever l'extrémité inférieure du rectum. Elles forment par leur réunion un plan charnu assez épais et offrant par lui-même une grande résistance encore augmentée par la présence de deux aponévroses qui tapissent ses faces supérieure et inférieure.

L'aponévrose qui recouvre la face supérieure du releveur est assez dense, resplendissante, et présente toutes les apparences des lames fibreuses qui enveloppent les muscles des membres. Elle s'insère, au pourtour du bassin, à l'aponévrose obturatrice, et accompagne les fibres du muscle releveur jusqu'à leur insertion sur le rectum; là elle se perd insensiblement sur les parois de l'intestin en se confondant en avant et en arrière sur la ligne médiane avec celle du côté opposé. Toutefois, en arrière, entre le rectum et le sacrum, sur la ligne médiane, elle perd son aspect aponévrotique et devient réellement celluleuse.

L'aponévrose qui tapisse la face inférieure du muscle se détache comme la supérieure de l'aponévrose de l'obturateur, immédiatement au-dessous de l'origine des fibres charnues, mais elle n'a réellement point l'aspect d'une aponévrose : elle est mince, blanchâtre, peu résistante, et ressemble plutôt à une couche celluleuse lissée en membrane qu'à une lame fibreuse proprement dite. Elle accompagne les fibres du releveur jusqu'à leur insertion inférieure.

De l'espace pelvi-rectal supérieur. — Cet espace, compris entre l'aponévrose supérieure du releveur, le péritoine, le rectum et les parois du bassin, a une étendue variable selon les sujets, et surtout suivant que le releveur est ou non relâché; il est aussi étendu que possible lorsque le muscle est au repos. Dans cet état, en effet, le releveur est appliqué dans sa moitié supérieure contre les parois ischiatiques, l'extrémité inférieure du rectum très-abaissée, et le sommet de l'infundibulum est aussi distant que possible du péritoine; tandis que lors des contractions du muscle, l'entonnoir rectal s'efface et se rapproche du point où se réfléchit le péritoine. A sa partie antérieure, l'*espace pelvi-rectal* est beaucoup moins étendu que sur les côtés, et surtout en arrière, ce qui tient à deux causes : la première, à ce que le péritoine, qui s'est beaucoup abaissé au devant du rectum pour former le cul-de-sac recto-vésical, se relève insensiblement pour gagner le sacrum; la seconde, à ce que le plan formé par le releveur s'incline en sens inverse du premier, c'est-à-dire de la prostate au coccyx. C'est donc à peine si ces deux plans sont en avant séparés par un intervalle de quelques millimètres, tandis qu'ils sont distants en arrière de plusieurs centimètres. Un tissu cellulaire abondant, à mailles larges et assez lâches, remplit tout cet espace et paraît destiné à favoriser les mouvements et l'ampliation du rectum : rarement il se charge de graisse. En avant et latéralement, ce tissu communique avec celui qui remplit les fosses iliaques et la région profonde de l'abdomen par l'intermédiaire de la couche celluleuse sous-péritonéale des parois pelviennes, et chez la femme il se continue avec celui du ligament large; en arrière, il fait suite à celui qu'on trouve dans le mésorectum et la concavité du sacrum, et communique avec la région fessière par l'échancrure sciatique. Il est traversé par les branches viscérales de l'artère et de la veine hypogastriques; le plexus sacré et les ganglions sacrés du grand sympathique appliqués contre le sacrum s'en trouvent recouverts.

Chez l'homme, l'*espace pelvi-rectal supérieur* est séparé de la prostate, des vésicules séminales et du bas-fond de la vessie par la lame cellulo-fibreuse dite *prostato-péritonéale* (1). Chez la femme on peut dire qu'il n'existe pas antérieurement, puisque le rectum est appliqué sans intermédiaire sur la face postérieure du vagin.

(1) Voyez page 716.

De l'espace pelvi-rectal inférieur. — *Excavation ou fosse ischio-rectale* (Velpeau). — Cet espace est également variable quant à sa forme et à ses dimensions, selon que le releveur est ou non contracté. A l'état de relâchement, ce muscle étant d'abord appliqué contre l'aponévrose de l'obturateur interne, et se portant ensuite obliquement en dedans en décrivant une courbe à concavité supérieure, la fosse ischio-rectale a la forme d'un cône aplati transversalement, dont le grand diamètre est dirigé dans le sens antéro-postérieur et prédomine beaucoup sur le transverse ou ischio-rectal. Son sommet est dirigé en haut vers le point où se rencontrent les aponévroses des muscles obturateur et releveur, et sa base est tournée inférieurement du côté de la surface cutanée. Lors des contractions du releveur, par suite de l'élévation du rectum, sa forme devient irrégulière et change complétement. Pour la facilité de la description, il faut lui reconnaître deux parois : une interne et l'autre externe ; deux angles : l'un antérieur, l'autre postérieur, résultant de la réunion en avant et en arrière des deux parois interne et externe légèrement curvilignes ; et, enfin, un sommet et une base.

La paroi interne nous est déjà connue ; elle est formée par la face inférieure du releveur doublé de sa lame cellulo-fibreuse ; elle est essentiellement mobile, et c'est elle qui sépare l'espace pelvi-rectal inférieur du supérieur et des parois du rectum.

La paroi externe, au contraire, formée par la face interne de l'ischion, que tapisse le muscle obturateur interne, revêtu lui-même de son aponévrose, est fixe, immobile et très-résistante. On se rappelle que l'artère et le nerf honteux internes cheminent dans l'épaisseur de l'aponévrose obturatrice.

L'angle antérieur est formé tout à fait en haut et en avant par la réunion des deux parois externe et interne, mais en bas il est constitué par la face postérieure du transverse doublé de l'aponévrose inférieure du périnée, et se prolonge même au-dessus de ce muscle en forme dè cul-de-sac.

Il en est de même de l'angle postérieur, qui se prolonge au-dessus du bord inférieur du grand fessier ; d'où il résulte que vers le milieu de sa hauteur l'excavation ischio-rectale a un diamètre antéro-postérieur plus étendu qu'à sa base.

La base, en effet, formée par les téguments doublés de leur couche graisseuse, est comprise, d'avant en arrière, entre les bords des muscles transverse et grand fessier, et latéralement entre la base de l'ischion et les parois du rectum.

Quant au sommet, il résulte de la réunion à angle aigu des deux parois interne et externe.

Tout cet espace, dont l'étendue ne peut être indiquée en chiffres à cause de sa variabilité, est tapissé par des lames cellulo-fibreuses dont j'ai indiqué suffisamment la disposition en faisant l'histoire des parois musculaires, et, de plus, il est rempli par une masse de tissu cellulo-graisseux qui fait suite sans aucune interruption à la couche sous-cutanée ou, pour parler plus clairement, qui n'en est que le prolongement ; mais, ainsi qu'il a été dit précédemment, il n'a pas d'autre communication directe. Ainsi l'angle antérieur est fermé par le rapprochement des parois interne et externe, et surtout par la présence du transverse du périnée encore protégé par la réflexion de l'aponévrose périnéale inférieure et sa continuation avec l'aponévrose moyenne ; tandis qu'en haut, en arrière et en dedans, la paroi interne empêche toute communication avec l'espace pelvi-rectal supérieur. Toutefois, sur la ligne médiane, en arrière, les fibres du releveur et les aponévroses qui l'enveloppent laissent une lacune par laquelle le pus contenu dans l'étage supérieur peut fuser dans l'inférieur.

C'est par là que j'ai vu le pus d'un abcès par congestion provenant des vertèbres sacrées se frayer un passage jusque sur les côtés de l'anus, après avoir envahi l'espace pelvi-rectal inférieur.

Inférieurement, le creux ischio-rectal est complétement ouvert et communique librement avec le tissu cellulaire qui entoure la marge de l'anus ; aussi, dès qu'une inflammation suivie de suppuration s'y manifeste, elle s'annonce tout d'abord par une rougeur assez vive au pourtour de cette ouverture, et bientôt après par une tuméfaction qui soulève la peau et la couche sous-cutanée, et donne à cette région une forme bombée qui contraste avec celle qu'elle offre habituellement. Il n'est pas rare de voir la phlegmasie bornée à l'une des deux excavations ischio-rectales ; effectivement, quoique séparées seulement sur la ligne médiane, en arrière et en avant du rectum, par des tractus filamenteux et les attaches antérieures et postérieures du sphincter externe, elles restent souvent et assez longtemps isolées dans leurs manifestations pathologiques.

Lorsque, par suite de suppuration prolongée, tout le tissu cellulaire contenu dans l'excavation a été détruit, il se passe un phénomène très-curieux, et qui mérite d'autant mieux de fixer l'attention, qu'il n'a pas toujours été bien compris : je veux parler de la difficulté, je dirais presque de l'impossibilité où se trouvent les parois du foyer de se mettre en contact.

J'ai dit précédemment que la paroi interne de la fosse ischio-rectale, formée par le releveur, était très-mobile, tandis que la paroi externe, constituée par les parois osseuses du bassin, était complétement fixe. Mais cette mobilité de la paroi interne, qui peut librement s'exercer de haut en bas, est au contraire à peu près nulle de dedans en dehors, ou, si l'on aime mieux, latéralement, à cause de la fixité du rectum que retiennent en ce sens ses adhérences aux fibres musculaires et aux aponévroses du côté opposé. Il suit de là qu'après la fonte du tissu cellulaire contenu dans l'espace pelvi-rectal inférieur, les deux parois restant fixes sans qu'aucune des deux puisse se rapprocher de l'autre, la guérison, qui partout ailleurs s'opère par l'agglutination des parois du foyer purulent, ne peut ici avoir lieu par ce mécanisme : pour qu'elle s'effectue, il faut, ou bien que le tissu cellulaire se reproduise et comble le vide, ou bien que le chirurgien intervienne pour forcer les parois à se rapprocher. C'est alors que, pour obtenir ce résultat, on est obligé de fendre la paroi interne du foyer de sa partie supérieure à sa partie inférieure, pour appliquer chacun des lambeaux contre la paroi externe, au moyen de mèches compressives introduites dans l'anus.

Si les deux excavations ischio-rectales inférieures ont été ainsi vidées par la suppuration, le rectum reste isolé au milieu du détroit inférieur du bassin, à peu près comme un battant de cloche, pour me servir d'une expression pittoresque que j'ai entendu employer à Lisfranc dans ses leçons cliniques, et l'on est quelquefois obligé d'en venir à l'extirpation de son extrémité inférieure, ainsi que Faget l'a pratiquée avec succès.

Tous les médecins savent combien les abcès à la marge de l'anus, soit qu'ils proviennent de suppuration idiopathique du tissu cellulaire de l'espace pelvi-rectal inférieur, soit qu'ils résultent d'altérations des parois intestinales, sont fréquemment suivis de fistules que tous les efforts de la nature sont impuissants à guérir. N'est-il pas évident que c'est à cette disposition anatomique qu'est dû ce résultat fâcheux, et n'en ressort-il pas cette indication naturelle d'essayer dans le traitement de ces affections, avec plus de persévérance et de méthode qu'on ne l'a fait jusqu'à présent, la compression de dedans en dehors et de haut en bas exercée à l'aide du tamponnement du rectum et précédée d'une injection irritante dans le trajet fistuleux.

2º Du rectum et de l'anus.

Le *rectum*, qui serait mieux nommé *curvum*, ainsi que le faisait remarquer Lisfranc, est la dernière portion du tube intestinal : il commence au niveau de l'articulation sacro-vertébrale et se termine à l'anus.

A son entrée dans le bassin, il se dirige un peu obliquement de gauche à droite, puis de droite à gauche, décrivant ainsi plusieurs inflexions latérales jusqu'à 5 ou 6 centimètres de sa terminaison. Dans ce trajet il offre deux courbures dans le sens antéro-postérieur ; une première à concavité antérieure, peu prononcée, étendue depuis son origine jusqu'au point où, quittant le péritoine, il pénètre dans l'espace pelvi-rectal supérieur, une deuxième, beaucoup plus marquée, à concavité dirigée en arrière et regardant le coccyx, commençant au point où finit la première, se terminant à l'anus et ayant son point culminant, ou, si l'on aime mieux, son sommet au niveau de la prostate chez l'homme, et du cul-de-sac vaginal chez la femme.

On pourrait donc lui considérer deux portions seulement, répondant à chacune de ces courbures, dont l'une est sus- et l'autre sous-péritonéale. Mais au point de vue opératoire, il me paraît préférable d'adopter la division de Sanson, aujourd'hui généralement admise, dans laquelle on lui reconnaît trois portions : la première, inférieure, comprise entre l'anus et la prostate ; la deuxième, entre cet organe et le péritoine ; la troisième, enfin, entre le cul-de-sac de la séreuse et l'angle sacro-vertébral.

J'examinerai successivement les rapports de ces trois portions.

La première partie, qu'on pourrait appeler *ano-prostatique*, a une direction oblique en haut et en avant, et une longueur qui varie de 3 à 4 centimètres. Son extrémité inférieure est embrassée par les deux sphincters de l'anus et, plus haut, par l'infundibulum que forme le releveur. Elle est en rapport sur les côtés avec l'espace pelvi-rectal inférieur ou fosse ischio-rectale, et en arrière avec du tissu cellulaire qui la sépare de la pointe du coccyx. Mais ces rapports importants sont en avant ; là en effet elle est séparée du canal de l'urèthre par un espace triangulaire à base dirigée du côté des téguments et à sommet tourné du côté de la prostate, espace auquel on a donné, ainsi que je l'ai dit précédemment (1), le nom de *triangle recto-uréthral*, très-important à connaître, puisque c'est dans son aire que manœuvre le chirurgien dans l'opération de la taille bilatérale et prérectale. Au sommet du triangle, l'urèthre et le rectum ne sont séparés que par l'épaisseur de la prostate ; mais, par suite de l'obliquité en bas et en arrière de l'intestin et de la direction en bas et en avant du canal de l'urine, ces deux conduits vont s'éloignant de plus en plus à mesure qu'on se rapproche des téguments, de sorte qu'inférieurement ils sont séparés par un espace de plusieurs centimètres. Au-dessous du bec ou sommet de la prostate, la paroi antérieure du rectum est séparée de la portion musculeuse de l'urèthre par les fibres musculaires qui embrassent cette partie du canal, par un tissu cellulo-fibreux parcouru par de nombreuses veines, et enfin par les fibres les plus supérieures du transverse du périnée ; plus bas enfin elle est séparée du bulbe par l'entrecroisement musculaire qui résulte de l'intrication des fibres du transverse, du

(1) Voyez *Région périnéale antérieure*, p. 725.

bulbo-caverneux et du sphincter de l'anus. Aucun vaisseau important ne se rencontre au devant de cette paroi antérieure, aussi peut-on sans danger arriver avec le bistouri jusqu'à la prostate en se serrant à l'intestin, dans le procédé de taille que j'ai décrit d'après M. Nélaton sous le nom de prérectale. Dans la taille recto-vésicale inférieure, c'est-à-dire par le procédé de Vacca Berlinghieri, cette portion du rectum est intéressée dans toute sa hauteur, et ce n'est qu'après l'avoir divisée sur la ligne médiane qu'on arrive sur les portions musculeuse et prostatique de l'urèthre.

La deuxième portion du rectum, à laquelle conviendrait le nom de *prostato-péritonéale*, qui marque ses limites, est oblique en haut et en arrière, de la prostate à la partie moyenne du sacrum, et longue environ de 8 centimètres, elle occupe la partie antérieure de l'espace que j'ai nommé pelvi-rectal supérieur, et se trouve plongée latéralement et en arrière au milieu d'un tissu cellulaire lamelleux à larges mailles, lâche et rarement chargé de graisse. En arrière et sur les côtés, elle ne répond à aucun organe important. Mais il n'en est pas de même en avant, où elle se met en rapport d'abord avec la face postérieure de la prostate, plus haut avec l'appareil séminal formé par la réunion des conduits éjaculateurs et des vésicules séminales, et enfin avec la face postérieure de la vessie. Elle est séparée de ces divers organes par l'aponévrose prostato-péritonéale et par une couche de tissu cellulaire assez dense au niveau du bas-fond vésical, couche au milieu de laquelle sont plongées les vésicules séminales. Les rapports des vésicules et de la face postérieure de la vessie avec cette face antérieure du rectum méritent d'arrêter un instant l'attention.

Au-dessus du bord supérieur de la prostate, les vésicules, d'abord intermédiaires au rectum et à la vessie, s'écartent bientôt, à mesure qu'elles remontent, pour se déjeter tout à fait sur les parties latérales de la poche urinaire, formant ainsi un triangle à sommet inférieur et à base dirigée en haut et en arrière, dans l'aire duquel le réservoir de l'urine et celui des matières fécales se mettent en rapport presque immédiat. C'est par là que L. J. Sanson pénétrait dans son procédé de taille recto-vésicale dit supérieur, procédé qui mérite à peine d'être mentionné. Le doigt introduit dans le rectum parvient aisément jusqu'à cette hauteur, et il est ainsi permis d'explorer de bas en haut la face postérieure de la prostate, les vésicules séminales, le bas-fond de la vessie, et enfin la face postérieure de la vessie elle-même. On peut encore, à l'aide de ce moyen, guider la marche des sondes dans les portions musculeuse et prostatique de l'urèthre, ce qui est quelquefois très-précieux dans certaines affections de la prostate, reconnaître certaines maladies de l'appareil éjaculateur ou des vésicules spermatiques, et enfin apprécier le volume des calculs vésicaux.

On sait que dans le procédé de taille décrit par Celse, il est dit que l'on doit introduire deux doigts dans l'anus pour accrocher le calcul et le pousser vers la partie antérieure du périnée, de manière à le fixer et à faciliter ainsi l'exécution du manuel opératoire.

La troisième portion du rectum, ou portion *sus-péritonéale*, est de beaucoup la plus longue : elle a de 14 à 15 centimètres ; elle est enveloppée par le péritoine, qui tantôt l'applique contre la paroi antérieure du sacrum, d'autres fois lui forme un repli analogue à celui du mésentère, quoique beaucoup moins long, et que l'on a nommé *mésorectum*. Lorsque le rectum est pourvu de ce repli, il est flottant dans la cavité pelvienne. Les rapports de cette portion sont, en avant, avec la vessie, dont elle est presque toujours séparée par les circonvolutions intestinales qui plongen habituellement jusqu'au fond du cul-de-sac recto-vésical ; en arrière, avec le tissu cellulaire qui occupe le mésorectum et se continue avec celui de l'espace-pelvi-rectal supérieur.

Chez la femme, les rapports du rectum sont, en arrière et sur les côtés, les mêmes que chez l'homme ; mais en avant ils diffèrent essentiellement et sont d'ailleurs bien moins compliqués. On ne peut lui reconnaître que deux portions, une inférieure et une supérieure.

La portion inférieure, étendue de l'anus au cul-de-sac péritonéal, est beaucoup moins oblique que chez l'homme, très-peu curviligne, et monte presque directe-ment à la rencontre de l'utérus. Elle n'est séparée du vagin que par une couche de tissu cellulaire, épaisse inférieurement de 1 à 2 centimètres seulement, et qui va s'amincissant encore de plus en plus jusqu'à ce que les deux parois rectale et vagi-nale se touchent et n'en forment plus qu'une, désignée sous le nom de cloison recto-vaginale. Cet adossement se fait à 4 centimètres au-dessus de l'anus, et l'écartement triangulaire à base inférieure et à sommet supérieur qui en résulte représente assez bien le triangle recto-uréthral chez l'homme. Mais dans le point même où les deux parois rectale et vaginale semblent comme fusionnées, il existe entre elles un tissu cellulaire assez lâche qui assure leur indépendance, en sorte que dans les chutes du rectum le vagin n'est pas entraîné, de même que dans le prolapsus du vagin le rec-tum reste en place. Quelquefois il arrive que les parois du rectum se renversent dans la cavité du vagin, ce qui constitue le *rectocèle vaginal*, affection décrite par M. Malgaigne (1). Cette indépendance des deux parois adossées du vagin et du rectum permet d'isoler ces deux organes, plutôt, il est vrai, par décollement que par incision, lorsque l'on veut pratiquer l'extirpation de l'extrémité inférieure du rectum.

La deuxième portion du rectum s'étend du cul-de-sac du péritoine à l'angle sacro-vertébral ; elle est un peu moins longue chez la femme, ce qui tient à ce que le cul-de-sac recto-vaginal est moins profond que la dépression recto-vésicale. Cette face antérieure du rectum est en rapport en bas avec le cinquième supérieur du vagin et le cul-de-sac vaginal dont elle est séparée par le prolongement recto-vaginal du péri-toine, dans lequel viennent souvent descendre les anses de l'intestin grêle, quelque-fois même de l'S iliaque du côlon. Ces mêmes organes la séparent de l'utérus, qui, dans les déviations en arrière, rétroversion ou rétroflexion, comprime parfois l'in-testin au point de gêner le cours des fèces. Enfin, de chaque côté, on remarque les ligaments utéro-sacrés qui brident latéralement le rectum, et semblent, quand on ne porte pas dans l'examen une attention suffisante, se perdre sur les parois mêmes de l'intestin, ce qui leur avait fait donner par quelques anatomistes le nom de liga-ments recto-utérins.

Les *dimensions* du rectum varient selon le sexe et les individus. La portion sus-péritonéale offre une capacité qui ne dépasse pas celle de l'S iliaque, qui souvent même est moindre ; elle n'offre d'ailleurs aucune bosselure. La portion sous-périto-néale, au contraire, présente immédiatement au-dessus des sphincters un renfle-ment considérable auquel on a donné le nom de *cul-de-sac ovoïde* du rectum, et qui s'étend jusqu'au point où la deuxième portion se continue avec la troisième. Cette dilatation ampullaire est susceptible d'acquérir chez les individus habituelle-

(1) *Mémoire sur le rectocèle vaginal*, lu à l'Académie de médecine, septembre 1837.

ment constipés un développement énorme, d'où résulte un déplacement du rectum, un changement dans ses rapports ordinaires, qui pourraient induire en erreur. Aussi importe-t-il, lorsqu'on veut pratiquer une opération dans le voisinage de la région anale, la taille par exemple, de débarrasser, à l'aide d'un lavement laxatif, le rectum des matières qu'il peut contenir, et pour plus de sûreté, d'explorer encore à l'aide du doigt sa cavité immédiatement avant l'opération. Faute de cette précaution, il m'est souvent arrivé de voir les élèves, dans les manœuvres opératoires, ouvrir l'intestin refoulé par les matières fécales dans la partie antérieure du périnée.

Chez les femmes, le cul-de-sac du rectum n'est point aussi régulièrement ovoïde que chez l'homme ; il se développe surtout en arrière, du côté de la concavité du sacrum et du coccyx. Cependant il est fréquent, lorsqu'on pratique le toucher vaginal, de rencontrer la paroi postérieure du conduit vulvo-utérin fortement soulevée par les matières fécales accumulées, ce qui, pour le dire par avance, suffit à démontrer combien est erronée la théorie de O'Beirne, dont il sera parlé tout à l'heure.

Dans la *structure* du rectum entrent quatre tuniques, une séreuse, une musculeuse, une fibreuse et une muqueuse.

La tunique séreuse n'enveloppe que la partie supérieure du rectum, et encore incomplétement, puisqu'elle laisse en arrière, dans l'espace qui correspond au mésorectum, une portion de la tunique musculeuse en contact immédiat avec la couche celluleuse-sous-péritonéale. En avant elle descend sur la face antérieure beaucoup plus bas que sur les côtés et en arrière, et forme, en passant du rectum sur la vessie chez l'homme, et sur le vagin chez la femme, une dépression profonde à laquelle on a donné le nom de cul-de-sac *recto-vésical* et *recto-vaginal*. Il est important de préciser à quelle distance de la surface cutanée se trouve le fond de cette dépression, car elle forme une limite que le chirurgien ne doit jamais dépasser dans les opérations qu'il pratique dans cette région.

Suivant M. Velpeau, de l'ouverture anale à la portion la plus élevée du basfond vésical sur lequel se replie la membrane séreuse du rectum, il y a de deux à trois pouces (1). Lisfranc et Sanson ont trouvé une distance beaucoup plus considérable et qu'ils s'accordent à fixer en moyenne à quatre pouces ou 11 centimètres environ (2), résultat adopté par M. Malgaigne (3). M. Legendre (4), sur trois sujets congelés, n'a trouvé que 6, 7 et 8 centimètres. Il résulte de mes recherches faites après avoir pris soin de fixer les organes intra-pelviens, que le chiffre de MM. Velpeau et Legendre est évidemment beaucoup trop faible, et que celui indiqué par Lisfranc est l'expression de la réalité. Comment expliquer cependant qu'un procédé aussi parfait en apparence que la congélation puisse induire en erreur ? Serait-ce que, par l'effet du passage des liquides à l'état solide, il s'opère une dilatation ? ou que la réfrigération détermine un resserrement des fibres musculaires ou albuginées ? Cela est possible ; mais ce qui n'est pas douteux, c'est qu'on puisse enlever sur le cadavre jusqu'à 10 centimètres et plus du rectum, sans ouvrir le péritoine, et que quand on a fixé la vessie, le rectum et le cul-de-sac péritonéal de la manière indiquée précédemment, on trouve de 10 à 11 centimètres de distance

---

(1) *Anatomie chirurgicale*, t. II, p. 269.
(2) Lisfranc, *Mémoire sur l'excision de la partie inférieure du rectum* (*Gazette médicale*, 1830, p. 338).
(3) *Anatomie chirurgicale*, t. II (1838), p. 339.
(4) *Ouvrage cité*, p. 11.

entre la partie la plus déclive de la séreuse et les téguments. On peut donc sur le vivant remonter en avant du rectum jusqu'à 10 centimètres sans intéresser le péritoine, et M. Legendre lui-même, à la page qui suit celle où il fixe les limites de la séreuse à 8 centimètres au maximum, dit que MM. Denonvilliers, Demarquay et Richard ont pu enlever jusqu'à 10 *centimètres de l'extrémité inférieure du rectum sans intéresser le péritoine*. Cette dissection est rendue très-difficile par les adhérences de cet organe à la face postérieure des vésicules séminales et de la vessie. Sur les côtés, au contraire, et surtout en arrière, on peut remonter beaucoup plus haut sans rencontrer la séreuse, et l'on n'éprouve aucune difficulté à isoler l'intestin plongé au milieu d'une couche celluleuse très-lâche. Telle est la raison qui m'a fait adopter le procédé de M. Denonvilliers pour l'extirpation du cancer rectal, lequel consiste à faire une incision en arrière jusqu'au coccyx, et à la prolonger même sur le côté de cet appendice, pour se donner du jour, et pouvoir manœuvrer dans l'espace pelvi-rectal; quand l'intestin est ainsi disséqué en arrière et sur les côtés, on peut, en le renversant, le séparer facilement et sûrement de ses adhérences antérieures.

Chez les enfants, le péritoine descend beaucoup plus bas que chez les adultes, puisqu'il vient se mettre en rapport avec le bord de la prostate.

Chez les femmes, au contraire, le cul-de-sac séreux est un peu plus éloigné peut-être de l'anus. De la surface cutanée au fond de la dépression péritonéale, Lisfranc (1) a trouvé six pouces ou 16 centimètres, ce qui est évidemment exagéré ; M. Legendre lui assigne à peu près les mêmes limites que chez l'homme. Mes recherches m'ont conduit au même résultat, c'est-à-dire que la longueur du vagin étant de 10 à 11, rarement 12 centimètres, et le péritoine descendant de 1 à 2 centimètres sur la paroi postérieure de ce conduit, le fond du cul-de-sac recto-vaginal reste à 9, 10 et 11 centimètres des téguments suivant les sujets. Il importe d'ajouter que ces rapports du péritoine sont assez fixes, et que par des tractions exercées sur le rectum, à peine parvient-on à le faire descendre de quelques millimètres, ainsi qu'on peut s'en assurer, l'abdomen étant ouvert. C'est là un grand sujet de sécurité pour l'opérateur. Nous avons vu précédemment qu'il n'en était pas de même quand les tractions s'exerçaient sur l'utérus, et qu'alors le péritoine s'abaissait de 5 centimètres environ, quand le col arrivait à l'orifice vulvaire.

La tunique musculaire, composée de fibres longitudinales et circulaires, est d'autant plus épaisse qu'on se rapproche de l'ouverture anale. Les fibres longitudinales, au lieu de se ramasser comme sur le gros intestin en trois bandelettes isolées, sont uniformément disséminées sur toute la circonférence. Au-dessous d'elles on rencontre les fibres circulaires qui, à 4 centimètres au-dessus de l'anus, se groupent en un faisceau très-apparent, constituant un véritable muscle annulaire auquel on a donné le nom de sphincter interne. Cette tunique musculeuse est épaisse, résistante et séparée de la muqueuse par une couche de tissu cellulaire condensé qu'on peut regarder comme l'analogue de la tunique fibreuse décrite dans le reste du tube intestinal.

La muqueuse du rectum est beaucoup plus épaisse que celle du gros intestin ; elle est assez lâchement unie à la précédente pour qu'elle puisse glisser sur elle et se déplacer en totalité, ainsi que cela arrive si fréquemment chez les enfants ; c'est là ce qui constitue le *prolapsus de la muqueuse*, qu'il ne faut pas confondre avec la *chute du rectum*. Cette dernière en diffère en ce qu'elle est une véritable invagination de la

(1) *Loc. cit.*, p. 338.

portion supérieure de l'intestin dans l'inférieure, à laquelle prennent part toutes les tuniques intestinales. Dans le tissu cellulaire qui unit les deux membranes muqueuse et musculeuse, on rencontre de nombreux vaisseaux artériels et veineux qui donnent à cette portion du tube intestinal un aspect comme érectile.

La surface libre de la muqueuse est parcourue par des replis les uns longitudinaux, les autres transverses. Les plis longitudinaux, désignés improprement sous le nom de *colonnes du rectum*, viennent se terminer à quelques millimètres au-dessus de l'orifice anal, là où finit le cul-de-sac ovoïde ; ils sont destinés à favoriser l'ampliation de l'intestin dans la défécation.

Les replis transversaux sont de deux sortes. Les uns, très-petits, situés inférieurement à un centimètre de l'anus, offrent tout à fait l'apparence des valvules sigmoïdes de l'aorte ; comme elles ils se détachent de la muqueuse, et forment une sorte de poche ouverte en haut, dans laquelle les matières fécales, en passant, peuvent s'engager et s'arrêter. Si ces matières sont dures ou irritantes, elles déterminent une inflammation qui devient le point de départ d'un abcès, et consécutivement d'une fistule ; un grand nombre de ces dernières ne reconnaissent pas d'autre cause.

Les autres replis transversaux sont beaucoup plus considérables et situés à 9 ou 10 centimètres au-dessus de l'orifice anal, c'est-à-dire dans le lieu même où la deuxième portion du rectum, terminant sa courbe, s'unit à la troisième, et où le péritoine l'embrasse. Ils sont en nombre variable ; on en rencontre tantôt deux, tantôt un plus grand nombre, rarement il n'en existe qu'un ; c'est là ce que l'on a appelé la *valvule de Houston*. Il est impossible de reconnaître dans ces replis une véritable valvule, ils sont beaucoup trop incomplets, mais ils suffisent à rétrécir les diamètres du rectum en ce point, d'autant mieux qu'au-dessous d'eux on rencontre toujours un épaississement notable des fibres circulaires, trop pompeusement décoré du titre de *sphincter supérieur*. La vérité est qu'il n'existe en ce point ni valvule ni sphincter, mais simplement un resserrement assez notable de toutes les tuniques du rectum, resserrement qui marque la limite supérieure du cul-de-sac ovoïde et correspond au point où les deux courbures du rectum se réunissent ; peut-être ne faudrait-il voir là que le résultat de l'inflexion forcée et permanente que subit en ce point l'intestin. M. Nélaton a fait observer qu'un très-grand nombre de rétrécissements du rectum siégeaient au niveau de cet étranglement naturel.

La muqueuse du rectum est riche en vaisseaux artériels et veineux qui forment à sa surface un lacis à mailles très-serrées. Dans les injections heureuses la muqueuse en paraît exclusivement formée, disposition qui explique les flux de sang auxquels sont sujets certains individus, et qu'on a désignés sous le nom de *flux hémorrhoïdaires*.

Des follicules en grand nombre sont disséminés dans l'épaisseur de cette membrane *tanquam stellæ firmamenti*, suivant l'expression de Peyer, et chez les individus qui ont succombé avec une dysenterie chronique, on les trouve saillants à la surface de la muqueuse et souvent ulcérés à leur sommet. Ces ulcérations, en s'agrandissant, finissent par envahir de proche en proche toute la surface du rectum qui n'offre bientôt plus qu'une vaste plaie.

L'hypertrophie de ces follicules, assez fréquente chez les enfants souvent affectés de diarrhée, peut devenir l'origine des polypes du rectum qui se présentent le plus souvent isolés, mais quelquefois aussi en nombre considérable, ainsi que j'ai eu l'occasion d'en observer un cas dont on trouvera la relation dans la thèse de M. le docteur Chargelaigue (1). Le malade, âgé de vingt et un ans, était sujet à des hémorrhagies épuisantes qui se renouvelaient chaque fois qu'il allait à la selle, et l'avaient réduit à un état d'anémie très-inquiétant. Une première opération par arrachement n'avait fait que diminuer le flux sanguin ; je fus obligé, après l'avoir anesthésié, de lui pratiquer la dilatation anale, pour introduire dans le rectum un spéculum de bois d'un large diamètre, qui me permit de saisir l'un après l'autre tous les polypes qui se présentaient successivement dans le champ de l'instrument, puis d'en cautériser le pédicule avec le fer rouge. Cette opération longue et laborieuse, faite en présence de M. le professeur J. Cloquet, eut un plein succès, et quelques semaines après, ce jeune homme avait repris la force et la vigueur de son âge. M. Ch. Robin, qui voulut bien examiner ces polypes au nombre de 80 à 100 environ, et dont la grosseur variait du volume d'un pois à celui d'une grosse cerise, les trouva formés, ainsi que je l'avais annoncé d'ailleurs, par une hypertrophie des glandules du rectum.

Le rectum se termine inférieurement par l'*anus*.

La disposition de cet orifice a été en partie étudiée précédemment, et je n'ai que fort peu de chose à ajouter à ce que j'ai dit des muscles qui l'entourent. Ces muscles sont les sphincters externe et interne et le releveur de l'anus, les deux premiers regardés par tout le monde comme des constricteurs, et le dernier, par les uns, comme constricteur, et, par les autres, comme dilatateur. En étudiant avec attention la manière dont se comportent au voisinage de l'anus ces divers muscles, on voit que les fibres du releveur, parvenues au niveau du bord supérieur du sphincter externe, s'insinuent entre ce muscle et le sphincter interne, et que si quelques-unes de ces fibres se terminent manifestement au pourtour de l'anus, un plus grand nombre se portent au sommet du coccyx. De là paraîtrait résulter une action dilatatrice, puisqu'en se contractant, ces fibres sembleraient devoir écarter et attirer au dehors celles des sphincters à peu près à la manière des doigts qu'on introduit dans une bourse froncée pour l'ouvrir. Mais, d'autre part, si l'on veut bien remarquer que lorsqu'on veut fermer énergiquement l'anus, on l'élève en même temps, ce qui ne peut se faire que par la contraction simultanée des sphincters et du releveur, on acquerra la conviction que ce dernier ne peut jouer dans la dilatation qu'un rôle très-peu actif, si même il ne remplit pas l'office de constricteur. Je pense donc que le releveur n'est dilatateur que dans certaines circonstances, quand, par exemple, la dilatation de l'orifice a déjà commencé et que le bol fécal est engagé dans l'anus ; mais alors même son action doit être très-restreinte, car dès qu'il se contracte un peu énergiquement, il remonte l'extrémité inférieure du rectum et tend à la resserrer.

M. Cruveilhier ajoute encore au nombre des muscles qui agissent sur l'orifice anal le transverse du périnée et l'ischio-coccygien qui n'ont bien évidemment qu'une action à distance.

Les nerfs qui animent l'orifice anal sont fournis par les deux systèmes cérébro-spinal et ganglionnaire, et viennent des plexus hypogastrique et sacré ; ils sont en nombre considérable. Le releveur de l'anus et le sphincter externe reçoivent chacun un nerf émanant du plexus sacré et qui tiennent ces muscles sous la dépendance de la volonté.

Les artères et les veines forment au pourtour de l'anus un riche réseau anastomotique. Les veines surtout méritent une attention spéciale ; elles sont en général bosse-

(1) Thèse de Paris, 1859, p. 38.

lées, volumineuses, et vont se rendre dans la veine mésaraïque, origine de la veine porte. Le sang qu'elles contiennent se rend donc directement dans le foie, circonstance qui rend compte de la fréquence des abcès qu'on trouve dans cet organe chez les individus qui succombent à la suite des opérations pratiquées dans cette région. Elles sont, comme tout le reste du système de la veine porte, dépourvues de valvules, ce qui explique leur fréquente dilatation variqueuse dite hémorrhoïdaire, encore augmentée par la gêne que fait éprouver à la circulation en retour l'accumulation des matières fécales dans le cul-de-sac ovoïde du rectum chez les individus habituellement constipés.

Les vaisseaux lymphatiques se rendent dans les ganglions inguinaux : aussi dans les affections si fréquentes de l'anus, chancres, fissures, rhagades, etc., observe-t-on l'engorgement des ganglions de l'aine, et le chirurgien doit-il toujours explorer la région anale quand il rencontre une adénite inguinale.

Déductions pathologiques et opératoires. — Nous avons vu le rectum présenter immédiatement au-dessus des sphincters une dilatation considérable regardée naguère encore par tous les physiologistes comme le réservoir des matières fécales, ou tout au moins l'endroit dans lequel elles s'accumulent une dernière fois immédiatement avant leur expulsion. Cette manière de voir, qui semblait parfaitement établie et à l'abri de toute objection, a cependant été attaquée par M. O'Beirne, qui prétend démontrer que jamais les fèces ne s'accumulent dans le cul-de-sac ovoïde; que le rectum, dans toute son étendue, est toujours vide et contracté, et que le véritable réservoir des matières stercorales est l'S iliaque du côlon (1).

Je ne m'arrêterai point à réfuter l'une après l'autre les raisons sur lesquelles se fonde M. O'Beirne pour légitimer son opinion, puisqu'il suffira pour ruiner sa théorie, de montrer qu'elle repose sur ce fait matériellement faux, à savoir, qu'on ne trouve jamais de matières fécales dans le cul-de-sac ovoïde qu'il appelle la *poche du rectum*, et qu'il déclare être toujours vide. Effectivement tous les chirurgiens savent par expérience que dans les deux sexes, lorsqu'on pratiqué le toucher rectal, *très-souvent*, sinon *presque toujours*, on rencontre des matières fécales dans la dilatation ampullaire, *à moins que le malade n'ait été depuis quelques heures à la garderobe.* M. Malgaigne, il est vrai, nie qu'il en soit ainsi, et déclare avoir souvent pratiqué le toucher vaginal un jour, deux jours même, après la dernière selle, et n'avoir point trouvé le rectum rempli (2). J'ai voulu préciser par des observations recueillies au lit des malades ce que j'avais avancé dans ma première édition comme un fait d'une constatation si facile et si journalière, qu'il ne m'avait pas paru nécessaire, pour l'établir, de recourir à des statistiques; j'ai pris au hasard dans mes salles vingt malades ayant été à la garderobe depuis moins de dix heures, et chez toutes, sans exception, j'ai reconnu par le toucher vaginal que le rectum contenait des matières fécales accumulées en quantité variable, mais très-facile à apprécier. Chez quatre d'entre elles qui avaient eu la dernière défécation quelques heures seulement avant la visite, le cul-de-sac ovoïde était déjà suffisamment rempli pour qu'il ne fût pas permis de douter de la présence des fèces. Je maintiens donc que chez les femmes, habituellement soumises, ainsi qu'on le sait, à une constipation opiniâtre à cause du peu d'exer-

(1) O'Beirne, *Inductions relatives aux maladies de l'estomac, des intestins, etc.*, extrait dans le *Journal hebdomadaire*, 1833, t. XIII, p. 126.
(2) *Anatomie chirurgicale*, t. II, p. 501, 2ᵉ édition.

cice qu'elles prennent, lorsqu'on pratique le toucher rectal ou vaginal, on peut con-stater que le cul-de-sac ovoïde contient presque *toujours* plus ou moins de matières, que souvent même il en est tellement rempli, qu'il refoule en avant la paroi vaginale postérieure, au point de gêner parfois l'exploration à l'aide du spéculum. J'ai rapporté ailleurs l'histoire d'une malade du service de M. Bricheteau, chez laquelle cette accumulation de matières était tellement considérable, que le rectum dilaté comprimait le col de la vessie et avait causé une rétention d'urine, au sujet de laquelle avait été réclamée mon intervention. Chez les hommes, les mêmes phénomènes s'ob-servent et les chirurgiens qui, soit pour explorer la prostate, soit pour s'assurer de l'existence d'une fissure ou d'une fistule, pratiquent le toucher rectal, savent que le doigt rencontre à peu près constamment des matières accumulées dans le cul-de-sac ovoïde en quantité variable.

Lorsque, dit M. O'Beirne, on introduit, dans l'*intervalle des selles*, une sonde dans le rectum, sans la faire pénétrer au delà de cet intestin, on n'obtient ni matières fécales, ni gaz, ce qui prouve bien qu'il n'en contient point. Il s'agit de s'entendre sur ce que M. O'Beirne appelle l'*intervalle des selles :* sans doute on est exposé à ne trouver que peu ou point de matières, si l'on explore le rectum deux ou trois heures seulement après la défécation chez un individu qui ne va à la garderobe qu'une fois par vingt-quatre heures, car ce n'est qu'insensiblement et à la longue qu'il se rem-plit ; mais si l'on répète l'expérience quelque temps avant que le malade aille à la selle, ou seulement dix ou douze heures après la dernière défécation, on rencontre *toujours*, ainsi qu'il vient d'être dit, une quantité plus ou moins considérable de fèces dans le cul-de-sac ovoïde. Il est donc démontré pour moi que le rectum est bien réellement le dernier temps d'arrêt des matières fécales, leur réservoir ultime, et que la théorie de M. O'Beirne repose sur une erreur d'observation.

Comment expliquer cependant qu'elle ait trouvé créance et appui auprès d'esprits sérieux et logiques ! C'est d'abord qu'elle a été présentée avec un incontestable ta-lent, puis qu'elle s'appuie sur d'autres faits dont quelques-uns sont d'une rigoureuse exactitude, tel est, par exemple, celui de l'accumulation préalable des matières dans l'S iliaque, que personne n'a jamais niée, et qu'enfin elle donnait une explication satisfaisante de quelques phénomènes observés après l'ablation du rectum ou l'incision des sphincters, particulièrement de la possibilité qu'ont les malades de retenir leurs matières et de n'aller à la garderobe qu'à des intervalles éloignés.

On comprendrait mieux sans doute que les malades pussent perdre une portion plus ou moins considérable de l'extrémité rectale inférieure sans être atteints d'in-continence, si le réservoir des matières eût été l'S iliaque du côlon, au lieu d'être le rectum. Mais je crois qu'on a beaucoup exagéré cette possibilité qu'ont les malades, après la perte des deux sphincters, de n'aller à la garderobe que volontairement et à de longs intervalles. J'ai suivi pendant plus de six mois un de ces individus opéré par un de mes collègues, et j'ai vu qu'il ne pouvait en aucune façon retenir ses ma-tières, pour peu qu'elles fussent molles. Il en est de même d'un ancien cocher, au-jourd'hui garçon de place au parvis Notre-Dame, auquel j'ai enlevé près de 10 cen-timètres du rectum pour un cancroïde annulaire de cet intestin, et que je viens d'examiner de nouveau, plus de quatre ans après son opération. Malgré ce long temps écoulé, il ne peut conserver ses matières que lorsqu'elles sont solides, et encore rarement reste-t-il plus de trois ou quatre heures avant de se présenter à la garde-robe : une chose digne de remarque, c'est qu'il ne peut résister au delà de quelques minutes à ce besoin qui naît pour ainsi dire instantanément. Par le toucher rectal, j'ai trouvé au fond d'un infundibulum profond un resserrement annulaire dont la contractilité laisse beaucoup à désirer, et ne peut être en aucune façon comparée à celle de l'anus; au delà je n'ai rencontré aucune dilatation de l'intestin et point de matières fécales, le malade ayant voulu, de crainte d'accident, disait-il, aller à la selle avant l'examen. Ce que j'ai observé après l'ablation de l'extrémité inférieure du rectum me paraît donc plutôt infirmer qu'appuyer la théorie de M. O'Beirne, puisque si elle était exacte, les malades ne devraient sentir le besoin de la défécation qu'à des intervalles aussi éloignés qu'avant l'opération.

Ces faits prouvent encore que l'anneau musculaire auquel on a donné le nom de sphincter supérieur, insuffisant à arrêter les matières, les laisse échapper dès que, poussées par les contractions péristaltiques de l'S iliaque, elles s'accumulent au-dessus de lui en quantité tant soit peu considérable.

Si j'ai autant insisté sur la réfutation de l'ingénieuse théorie de M. O'Beirne, c'est qu'il importait de prémunir les élèves contre les déductions, applicables à la médecine opératoire et à la pathologie, qu'on a cherché à en tirer.

La direction du rectum doit être très-familière aux médecins, qui ne pourraient, sans la connaître, y introduire une mèche, une canule, ou même le doigt pour l'explorer. Il faut se rappeler qu'oblique d'abord en avant et en haut, il se recourbe et se dirige en haut et en arrière; c'est donc suivant cette double obliquité qu'il faut diriger l'instrument ou le doigt. Tous les chirurgiens ont eu l'occasion de constater des malheurs résultant de l'ignorance de ces préceptes, et plusieurs fois déjà, comme M. Velpeau, comme Marjolin, j'ai vu des infirmiers maladroits et brutaux, dirigeant la canule du lavement du côté du coccyx, perforer les parois du rectum et injecter le liquide dans le tissu cellulaire. Dans un cas pour lequel mon collègue M. Moutard-Martin m'avait fait appeler, le malade a succombé aux suites de la gangrène qu'avait déterminée le passage d'une énorme quantité de liquide fortement purgatif dans le tissu cellulaire de l'espace pelvi-rectal inférieur.

La région périnéale postérieure est le siége de fréquentes suppurations dont les unes prennent naissance dans la région même, et les autres dans les régions environnantes. Toutes celles qui siégent au-dessous du releveur, dans l'espace *pelvi-rectal* inférieur, sont parfaitement limitées en avant, en arrière et en haut, et ne tendent à fuser que du côté de la peau. J'ai, dans le courant de la description anatomique, suffisamment insisté sur ces dispositions; mais je dois revenir sur la marche des collections purulentes qui envahissent l'espace *pelvi-rectal* supérieur.

Quelle que soit leur origine, qu'elles soient nées spontanément dans le tissu cellulaire abondant qu'on y trouve, ou qu'elles proviennent des ligaments larges, des fosses iliaques ou de la partie supérieure de l'abdomen, elles se comportent à peu près de la même manière; c'est-à-dire qu'après avoir envahi la totalité ou une partie seulement du tissu cellulaire répandu autour du rectum et avoir dénudé l'aponévrose supérieure du releveur, elles sont, pendant quelque temps, arrêtées par les obstacles qu'elles rencontrent de toutes parts. Si elles restent confinées sur les côtés du rectum, il est rare qu'elles puissent détruire la couche musculo-aponévrotique du releveur, très-résistante en ce point; alors, ou bien elles s'ouvrent un passage dans le rectum, ce qui est le cas le plus fréquent, ou bien dans le vagin et la vessie, ou bien encore, ce qui est plus rare, dans la cavité péritonéale. Mais jamais elles ne fusent dans les fosses ischio-rectales, tant est grande la résistance du plan qui en cet endroit sépare l'espace pelvi-rectal supérieur de l'inférieur. Au contraire, si les liquides se portent tout à fait en arrière dans la concavité du sacrum et du coccyx, ainsi qu'on l'observe dans ces abcès par congestion qui cheminent en avant de la colonne vertébrale, comme là le plan musculo-aponévrotique du releveur est moins résistant, le pus le détruit, le perfore, envahi l'espace pelvi-rectal inférieur, et bientôt vient apparaître sur les côtés de l'anus. Plus rarement, suivant le nerf sciatique, il se porte par l'échancrure sciatique au dehors du bassin.

La région périnéale postérieure, quoique très-riche en vaisseaux, n'est cependant parcourue que par des artères dont le calibre ne peut inquiéter sérieusement l'opérateur : ce sont les artères hémorrhoïdales supérieure, moyenne et inférieure qu'on rencontre sur les portions latérales du rectum. En avant se trouvent les artères périnéales inférieure et transverse du périnée qui n'appartiennent pas en propre à la région ; quant à la partie postérieure, elle en est complétement dépourvue. Aussi est-ce de ce côté qu'il faut de préférence diriger les incisions. Il est encore une autre raison pour ne point porter le bistouri en avant du rectum : c'est la présence de l'urèthre et de la vessie chez l'homme, du vagin chez la femme, et dans les deux sexes du cul-de-sac du péritoine, dont l'ouverture déterminerait à peu près inévitablement dès accidents promptement mortels. C'est donc une règle dont on ne doit se départir qu'avec beaucoup de circonspection et de prudence, de ne jamais débrider sur la partie antérieure, soit dans l'ouverture des abcès, soit dans les opérations de fistules à l'anus, soit dans les rétrécissements du rectum. J'ai vu dans le service de Breschet, à l'Hôtel-Dieu, un malade auquel il avait pratiqué une incision sur la partie antérieure d'un rétrécissement annulaire du rectum succomber en quelques heures à une péritonite des plus violentes : à l'autopsie, il fut constaté que le cul-de-sac du péritoine avait été très-légèrement intéressé, mais d'une manière suffisante cependant pour que par cette ouverture étroite des matières stercorales liquides aient pu suinter dans la cavité péritonéale vivement enflammée par leur présence.

§ VIII. — DE LA CAVITÉ PELVIENNE.

Il n'est pas possible de se rendre un compte exact de la forme du bassin encore enveloppé de parties molles. Ces parties latérales sont, en effet, recouvertes par les épaisses couches musculaires qui forment la région fessière, tandis que sa partie inférieure se perd de chaque côté dans la racine de la cuisse.

Réduit à son squelette, ou tout au moins débarrassé des parties molles extérieures, il a la forme d'un cône évasé supérieurement, dont le sommet est dirigé du côté des membres pelviens.

Le bassin résulte de l'assemblage de quatre os : le sacrum, le coccyx et les deux os coxaux, solidement unis entre eux par des arthrodies véritables, et non des symphyses, ainsi que l'a démontré Lenoir ; de là résulte une ceinture osseuse très-résistante, dont la forme a été comparée, par Vésale, à un plat de barbier. Pour les détails qui concernent la description du squelette du bassin, de ses différents diamètres et de ses articulations, je renvoie aux ouvrages d'accouchements qui, tous, traitent ce sujet *ex professo*. Je me bornerai à examiner la surface intérieure du petit bassin ou excavation pelvienne, et à présenter quelques considérations générales qui n'ont pu trouver place ailleurs.

On comprend généralement sous ce titre d'*excavation pelvienne*, tout l'espace compris entre les deux détroits supérieur et inférieur. Quant à la partie située au-dessus du détroit supérieur, entre les fosses iliaques internes, elle fait réellement partie de la cavité abdominale et a été décrite comme telle; on l'a désignée encore sous le nom de cavité du grand bassin. Je n'ai à m'occuper que de la cavité du petit bassin ou excavation pelvienne proprement dite. Cette excavation, qui communique librement avec l'abdomen, dont elle peut être considérée comme une arrière-cavité, est partout ailleurs complétement fermée : latéralement, par des parois en partie osseuses, en partie musculo-aponévrotiques ; inférieurement, par un plancher exclusivement musculo-aponévrotique, le périnée, qu'on doit regarder comme l'antagoniste de la cloison diaphragmatique.

La forme de l'ouverture qui fait communiquer les deux cavités de l'abdomen et du bassin, c'est-à-dire du détroit supérieur, est celle d'un cœur de carte à jouer, ou mieux encore, comme le disait Chaussier, celle d'un trigone curviligne dont les angles auraient été arrondis, et dont la base serait en arrière et le sommet en avant. Ses bords sont mousses et arrondis, surtout latéralement, là où les muscles psoas iliaques forment comme un coussinet sur lequel repose l'utérus gravide, lorsqu'il s'est élevé dans la cavité abdominale. En arrière, sur la ligne médiane, se remarque une saillie considérable formée par la réunion à angle obtus de la colonne lombaire et du sacrum : c'est l'angle sacro-vertébral, ou promontoir, qu'on peut, chez les individus maigres, sentir à travers la paroi abdominale antérieure fortement déprimée.

L'excavation pelvienne, dans laquelle conduit ce large orifice, est divisée en deux portions ou étages très-inégaux par le péritoine, qui ne descend pas, ainsi que je l'ai dit déjà, jusqu'au contact de l'aponévrose supérieure du releveur de l'anus. La partie supérieure ou sus-péritonéale constitue, à proprement parler, ce qu'on appelle l'excavation du petit bassin : elle est beaucoup plus considérable que la partie inférieure ou sous-péritonéale. Cette disposition de la cavité pelvienne rappelle celle de la cavité abdominale, dans laquelle nous avons également trouvé deux régions : l'une sus et l'autre sous-péritonéale. Aussi les plaies du bassin peuvent-elles être ou non compliquées de pénétration dans la cavité péritonéale, et doivent-elles être divisées en plaies pénétrantes et non pénétrantes. L'excavation pelvienne proprement dite renferme des viscères qui n'y sont jamais que temporairement, et d'autres qui s'y trouvent au contraire fixés d'une manière permanente par des replis du péritoine.

Les viscères qui ne séjournent jamais que temporairement dans la cavité du petit bassin sont les anses flottantes de l'intestin grêle et l'S iliaque du côlon, qui, dans la station et souvent même dans le décubitus, viennent s'interposer entre la vessie et le rectum descendant jusque dans le fond du cul-de-sac recto-vésical; il n'est pas rare d'y trouver même le gros intestin. Lorsqu'une inflammation vient à s'emparer de ces viscères, il ne tarde pas à se former des adhérences qui les fixent irrévocablement dans le petit bassin. Une chose digne de remarque, c'est que souvent dans les autopsies, on trouve de ces adhérences qui, à en juger par leur organisation, remontaient à une époque fort éloignée, et n'avaient cependant occasionné, dans les fonctions digestives, aucune gêne appréciable.

Quant aux viscères qui font partie intégrante de l'excavation, ils nous sont déjà connus : ce sont la vessie et le rectum chez l'homme, auquel il faut ajouter l'utérus et ses annexes chez la femme. J'ai suffisamment insisté sur tout ce qui se rattache à ces organes et aux replis du péritoine qui les fixent aux parois pelviennes pour n'avoir point besoin d'y revenir. Je me bornerai à cette seule remarque générale, à savoir, qu'il n'est aucun de ces viscères qui n'ait une portion considérable de sa surface hors de la cavité séreuse du pelvis, disposition qui permet au chirurgien d'agir sur eux sans pénétrer dans la cavité péritonéale.

La portion sous-péritonéale de la cavité pelvienne est fort irrégulière; considérable en certains endroits, c'est à peine si elle existe dans d'autres. Ainsi, en avant et sur les côtés, elle est réduite à une simple lame celluleuse établissant une communication entre le plancher pelvien et les fosses iliaques, tandis qu'en arrière, surtout au niveau de la région périnéale postérieure, elle offre une grande épaisseur.

Du côté du sacrum, elle répond à la couche celluleuse qui remplit le mésorectum, et dans laquelle on trouve, de chaque côté de la ligne médiane : les artères et veines hypogastriques et toutes les branches qui en partent ou s'y rendent; les artères e les veines utéro-ovariennes chez la femme ; les uretères, les nerfs du plexus sacré et le tronc lombo-sacré, les ganglions sacrés du grand sympathique et le plexus hypogastrique, et enfin l'origine du muscle pyramidal.

Les artères hypogastriques, qui se détachent de l'iliaque primitive entre le promontoire et l'articulation sacro-iliaque, descendent dans l'excavation du petit bassin jusqu'à l'échancrure sciatique, en décrivant une légère courbure à concavité antérieure comme celle du sacrum. Après un trajet de 2 à 4 centimètres, elles se divisent en neuf branches chez l'homme, onze chez la femme, n'ayant ainsi qu'une longueur à peine suffisante pour qu'on puisse avec sécurité y porter un fil. Celle du côté droit est toujours un peu plus longue que celle du côté gauche, ce qui tient à ce qu'elle est obligée d'accomplir un plus long trajet pour se rendre à sa destination. Elles sont en rapport, en avant avec les uretères qui les croisent obliquement, ainsi que l'artère spermatique; en arrière, avec les veines hypogastriques et le nerf lombo-sacré, et sont entourées par de nombreux vaisseaux lymphatiques. Le nerf obturateur, qui croise cette artère à angle droit, forme, dit M. Velpeau, une corde facile à sentir et à distinguer, et qui dirigerait au besoin pour placer un fil entre elle et la fessière (1). Les hypogastriques sont plongées au milieu d'un tissu cellulaire assez lâche, mais qui, autour d'elles, se condense, en sorte qu'on éprouve une certaine difficulté à les séparer de la veine. Ces artères ont déjà été liées plusieurs fois avec succès pour des blessures ou anévrysmes de la fessière, par Stevens, P. Withe et V. Mott. Le point de repère, pour les trouver sûrement, est la saillie que forment à leur jonction le sacrum et l'os des iles, sur la marge du bassin ; elles sont situées un peu au-dessous de cette crête, et l'on y arrive par l'incision préconisée pour lier l'iliaque externe, et en décollant le péritoine.

Les branches qui en naissent se divisent en antérieures ou viscérales, et postérieures ou pariétales. Les antérieures sont l'ombilicale, les vésicales, l'hémorrhoïdale moyenne, l'utérine et la vaginale; les postérieures sont l'iléo-lombaire, la sacrée latérale, l'obturatrice, la fessière, l'ischiatique et la honteuse interne. Les premières, pour arriver aux organes auxquels elles sont destinées, se détachent des parois et traversent la portion sous-péritonéale du bassin, de la circonférence au centre ; les secondes restent appliquées contre les parois, même l'obturatrice, malgré le long trajet qu'elle est obligée d'accomplir pour gagner la partie supérieure du trou obtu-

(1) *Anatomie chirurgicale*, t. II, p. 501, 2e édition.

rateur, dans lequel elle s'engage par un véritable canal que lui forme l'aponévrose obturatrice.

Les uretères, situés au devant des artères, descendent dans le petit bassin et contournent les côtés du cul-de-sac recto-vésical pour aborder le bas-fond de la vessie.

Les nerfs appartiennent, les uns au système cérébro-spinal, et sont l'obturateur, le lombo-sacré et le plexus sacré ; ils sont placés sur la face antérieure du muscle pyramidal ; les autres viennent du grand sympathique et forment le plexus hypogastrique, destiné à l'utérus, au rectum et à la vessie, qui se trouvent ainsi en partie soustraits à l'empire de la volonté.

Enfin, le muscle pyramidal, qui s'insère sur la face antérieure du sacrum et qui forme le plan sur lequel reposent tous les vaisseaux et nerfs, se trouve emboîté lui même dans une sorte d'étui ostéo-fibreux ; il ferme la grande échancrure sciatique.

L'artère fessière et la veine de même nom sortent du bassin au-dessus de lui, entre son bord supérieur et l'échancrure osseuse, tandis que c'est au-dessous, entre son bord inférieur et le petit ligament sacro-sciatique, que s'engagent les artères ischiatiques et honteuse interne, et les grand et petit nerfs sciatiques. Verdier et Camper ont rapporté des observations de hernies intestinales qui s'étaient faites par cette échancrure.

Du côté du périnée, la couche sous-péritonéale présente une grande inégalité d'épaisseur, selon qu'on l'envisage à la partie antérieure, moyenne ou postérieure du plancher pelvien.

En avant, la couche de tissu cellulaire qui existe entre le péritoine et l'aponévrose supérieure est assez épaisse, et constitue l'espace prévésical, par lequel, dans la taille sus-pubienne, on arrive sur la face antérieure de la vessie.

A la partie moyenne, c'est-à-dire au niveau du cul-de-sac recto-vésical chez l'homme, elle offre encore une certaine hauteur ; on y trouve les vésicules séminales et le bas-fond de la vessie séparés de la face antérieure du rectum par la couche cellulo-fibreuse prostato-péritonéale de M. Denonvilliers.

Enfin, en arrière du rectum, elle est constituée par cet intervalle que j'ai décrit sous le nom d'espace pelvi-rectal supérieur (1), et sur lequel je n'ai pas à revenir.

L'excavation pelvienne est, dans toute sa circonférence, enveloppée par des parois tellement épaisses et résistantes, que les organes qu'elle renferme y sont parfaitement à l'abri des violences extérieures ; aussi sont-ils rarement atteints par les instruments piquants, tranchants ou contondants, excepté cependant par ceux qui sont mus avec une grande force et une vitesse accélérée, comme les projectiles lancés par la déflagration de la poudre. En arrière, c'est le sacrum, os spongieux d'une épaisseur considérable, recouvert par la partie inférieure de la masse sacro-lombaire ; sur les côtés, les os iliaques, épais à leur circonférence, amincis à leur centre, mais protégés par la triple couche des muscles fessiers ; en avant, enfin, les pubis et la symphyse pubienne.

Dans deux points, la ceinture osseuse du bassin est interrompue : en arrière par l'échancrure sciatique, en avant par le trou obturateur ; on comprend donc, à la rigueur, qu'un instrument piquant, poussé avec une grande force, puisse par là pénétrer jusque dans la cavité pelvienne. Encore l'un et l'autre sont-ils revêtus d'une

(1) Voyez page 827.

épaisse couche musculaire extérieure, sans compter celle qui leur appartient en propre et fait partie des parois pelviennes.

Le plancher périnéal, uniquement formé de parties molles, offrirait une bien moins grande résistance ; mais, dans la station, lorsque les cuisses sont rapprochées, il se réduit à une simple gouttière cachée par la racine des deux membres inférieurs et la saillie des fesses, en sorte qu'à moins de circonstances toutes spéciales, comme une chute sur le périnée, d'un lieu élevé et les cuisses écartées, il y a peu de probabilité pour que les organes pelviens soient atteints de ce côté.

Il importe toutefois de tenir compte d'une disposition qui n'est pas sans importance : je veux parler de l'obliquité du bassin. On sait, depuis les recherches si consciencieuses de M. Nægele, que l'angle d'inclinaison du détroit supérieur avec l'horizon est de 55 à 60 degrés, et qu'une ligne menée parallèlement à l'horizon et rasant le bord supérieur de la symphyse pubienne tombe sur le coccyx à l'endroit où la seconde fausse vertèbre de cet os s'unit à la troisième ; or, on comprend qu'un instrument pénétrant horizontalement par la paroi abdominale antérieure, immédiatement au-dessus de la symphyse pubienne, puisse intéresser les organes intra-pelviens, et particulièrement ceux qui, comme le rectum, les artères et veines hypogastriques et les nerfs du plexus sacré, sont situés sur la paroi postérieure, dans la concavité du sacrum.

Les plaies pénétrantes du bassin par coup de feu présentent presque toujours une complication très-grave qu'elles empruntent à la nature des parois que les projectiles sont obligés de traverser, à savoir, la présence d'esquilles qui se trouvent poussées dans l'excavation pelvienne. J'ai eu deux fois l'occasion de constater cet accident : dans un cas, le fragment osseux s'était arrêté dans le nerf crural et avait donné lieu à d'atroces douleurs (1) ; dans l'autre, il avait été projeté dans la vessie, d'où il fut extrait deux mois après, par l'urèthre, avec une grande habileté, par Leroy (d'Étiolles), à l'aide d'instruments lithotriteurs.

§ IX. — DÉVELOPPEMENT DES ORGANES GÉNITO-URINAIRES, DE L'APPAREIL DÉFÉCATEUR ET DU BASSIN.

Développement des organes génito-urinaires. — Les organes génito-urinaires externes n'ont, dans le principe, aucun rapport avec les organes génito-urinaires internes ; ils se développent isolément, ne se fusionnent que tardivement, et de leur indépendance primitive résultent des malformations dont on ne saurait se rendre compte d'une manière satisfaisante sans la connaissance approfondie des détails dans lesquels je crois devoir entrer.

Développement de l'appareil génital externe et urinaire. — C'est vers la cinquième semaine environ, d'après Tiedemann, que commencent à apparaître les premiers linéaments des organes génitaux externes, alors déjà que les corps de Wolff ou d'Oken ont effectué en partie leur évolution. Nous avons vu l'orifice buccal, qui s'est développé aux dépens du feuillet animal ou externe du blastoderme, servir de centre commun, de point de ralliement, aux cavités voisines qui toutes viennent s'y ouvrir ; il en est de même ici : une fente commune aux organes génito-urinaires et à l'appareil défécateur va constituer un véritable *cloaque*, auquel viendront plus tard aboutir les organes génito-urinaires et le rectum.

(1) Voyez page 223.

Voici comment se forme le *cloaque*. Sous le feuillet externe du blastoderme on voit s'accumuler la matière plastique. Bientôt il se fait par corrosion de dehors en dedans une fente linéaire longitudinale qui se creuse de plus en plus, et se porte à la rencontre du cul-de-sac, que forme d'autre part de dedans en dehors, vers l'extrémité caudale, le feuillet intestinal.

Plus tard, suivant M. Coste, de chaque côté de cette fente antéro-postérieure on voit s'élever deux éminences arrondies, origine des corps caverneux, et au-dessous d'elles deux saillies plus petites qui constitueront le scrotum chez l'homme, les grandes lèvres chez la femme (fig. 52).

Fig. 52 (1).

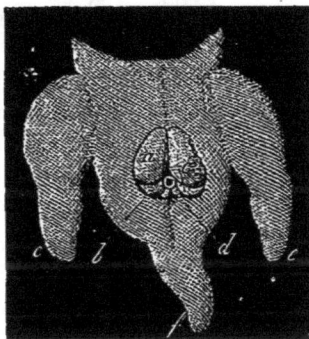

a. Origine des futurs corps caverneux ou clitoridiens.
b. Le scrotum, ou les grandes lèvres.
c. Orifice uro-génital qui termine inférieurement la fente qui sépare les deux corps caverneux.
d. Orifice anal.
e, e. Membres inférieurs.
f. Appendice caudal.

Bientôt les deux éminences supérieures s'allongent, semblent remonter du côté de l'ombilic et se réunissent d'abord par leur partie supérieure, de manière à laisser inférieurement une gouttière longitudinale qui fait suite à la fente du cloaque. Puis cette gouttière disparaît insensiblement dans le sexe masculin, pour former la verge et la portion d'urèthre qui lui correspond ; mais chez les femelles elle persiste et constitue la séparation des deux petites lèvres au-dessous des corps caverneux clitoridiens (fig. 53).

Fig. 53 (2).

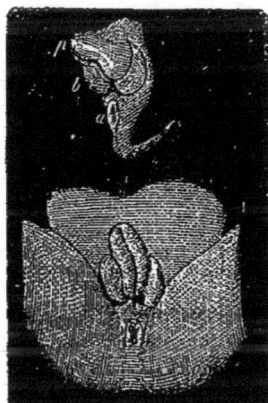

p. Les corps caverneux, origine du pénis ou du clitoris.
b. Les scrotums encore non réunis, et au fond l'orifice, ou fente uro-génitale.
a. Orifice anal.

Lorsque chez l'homme cette réunion ne s'effectue que dans une partie de son

(1) Cette figure représente le développement des organes génitaux externes sur un embryon humain de trente-cinq à quarante jours, d'après M. Coste.
(2) Cette figure représente le développement des organes génito-urinaires externes sur un embryon plus âgé, vu de profil et de face.

étendue, il en résulte le vice de conformation connu sous le non d'*hypospadias*.

Quant aux deux éminences inférieures, et que j'ai dit devoir constituer le scrotum, elles n'offrent d'abord, quel que soit le sexe futur, aucune différence, et ce n'est que plus tard, en se réunissant, qu'elles donnent naissance au scrotum chez l'homme, tandis que chez la femme, isolées par la fente longitudinale médiane, elles forment les grandes lèvres.

En même temps que s'accomplissent ces phénomènes, la fissure médiane qui conduit au cloaque subit de son côté des changements importants. Un resserrement se produit qui la divise en deux portions : l'une, postérieure, qui s'arrondit et constitue l'ouverture anale ; l'autre, antérieure, toujours allongée dans le sens antéro-postérieur, conduisant dans une cavité où s'ouvriront bientôt les canaux excréteurs des organes génitaux et urinaires internes, et que pour cette raison on a désignée sous le nom d'orifice *uro-génital*.

Chez l'homme, en même temps que les deux éminences scrotales se réunissent, la fissure médiane située au-dessous d'elles disparaît par réunion de ses deux bords latéraux, d'où résulte ce raphé médian si saillant qu'on retrouve plus tard à la région périnéale. Chez la femme cette disposition persiste et les deux conduits urinaire et vaginal continuent à s'unir, dans le cloaque uro-génital, qui prend le nom de *vulve*.

On voit donc qu'à une certaine époque de l'existence embryonnaire, les organes génitaux externes de l'homme ont avec ceux de la femme la plus grande analogie, et que, si par suite d'un de ces temps d'arrêt dans le développement dont il nous est impossible de pénétrer la cause, les deux scrotums et les deux lèvres de la fente uro-génitale cessent de se rapprocher, il pourra rester, au-dessous d'une verge plus ou moins atrophiée et ressemblant à un clitoris, un cul-de-sac plus ou moins profond, dont l'ouverture, bordée de chaque côté par les scrotums divisés, simulera plus ou moins parfaitement l'ouverture vulvo-vaginale de la femme : telle est l'origine de ce vice de conformation qu'on a désigné sous le nom d'*hermaphrodisme*. Quant à l'hermaphrodisme véritable, c'est-à-dire cet état qui serait caractérisé par la présence des deux sexes sur l e même individu, il n'existe pas. Effectivement, nous verrons plus loin, en pénétrant plus profondément dans l'étude du développement, que cette non-réunion des organes génitaux externes n'influe en rien sur l'évolution des organes génitaux internes, qui restent toujours mâles ou femelles. Ce que l'on appelle l'hermaphrodisme n'est donc autre chose en réalité qu'un développement incomplet des organes génito-urinaires externes mâles, ce qui permet de rapporter au sexe masculin tous les individus qui présentent ce vice de conformation ; ni l'occlusion du vagin, ni l'hypertrophie du clitoris, alors même que ces deux vices de conformation se rencontreraient simultanément, ne pourraient en effet simuler l'hermaphrodisme.

Quant à la non-réunion de la partie supérieure des deux corps caverneux, vice de conformation qui constitue l'*épispadias*, comme il ne résulte pas, uniquement du moins, d'un trouble dans l'évolution des organes génitaux externes, mais aussi d'un arrêt de développement des lames ventrales et de la vessie, il n'en sera fait mention qu'à l'occasion de ce dernier organe.

Développement de l'appareil génital et urinaire interne. —L'histoire du développement de cet appareil comprend deux périodes bien distinctes : une première, transitoire, qui correspond à l'évolution des corps de Wolff; une deuxième, définitive et permanente, qui comprend celle de tous les autres organes : reins, vessie, testicules, ovaires et matrice.

Les corps de Wolff ou d'Oken ne nous intéressent que par leurs rapports avec le développement des organes permanents. Je serai donc très-bref à leur sujet. Ils apparaissent de très-bonne heure sur les côtés de la colonne vertébrale et s'étendent de la poitrine au bassin. Sur un embryon de trente-cinq jours ils sont complétement développés. De leur face externe partent deux conduits excréteurs qui viennent aboutir dans le renflement allantoïdien qui formera la vessie ; ces conduits paraissent destinés à verser dans ce réservoir les produits de sécrétion de ces corps tubuleux. Pour ces diverses raisons, Jacobson et Rathke les avaient désignés sous les noms de *reins temporaires* où *faux reins* (fig. 54).

Fig. 54 (1).

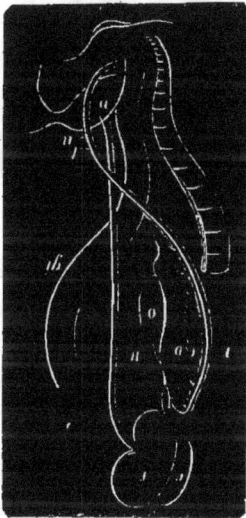

c. v. Corps de Wolff.
o. Ovaire ou testicule.
r. Rein.
c. Capsule surrénale.
u. Uretère.
t. Spermiducte ou oviducte, trompe ou canal déférent.
v. Vessie.
g. i. Gros intestin ou rectum.

Sur cette même face externe du corps de Wolff apparaît bientôt un autre conduit qui contourne supérieurement ce corps et se termine par un orifice évasé, tandis qu'inférieurement il vient s'adosser avec celui du côté opposé pour s'ouvrir avec lui dans la vessie. Ce conduit formera plus tard le canal déférent ou la trompe, selon le sexe ; on lui a donné le nom de *spermiducte* ou *oviducte*.

Sur la face interne de ce même corps de Wolff se remarque un renflement qui grossit de jour en jour, et doit constituer le testicule ou l'ovaire. Du bord supérieur de ce corps renflé part un filament qui l'unit au pavillon évasé du spermiducte ou oviducte, tandis que de son bord inférieur émane un autre filament qui de là se porte à l'épine pubienne où il s'insère : c'est l'origine du *gubernaculum testis* ou du *ligament rond* (fig. 55).

Plus tard, si le sujet appartient au sexe masculin, l'extrémité évasée du spermiducte se soude avec le filament inséré au bord supérieur du testicule, et le canal déférentiel se trouve ainsi complété depuis l'organe sécréteur du sperme jusqu'aux voies

(1) Cette figure représente le développement des organes génito-urinaires internes sur un embryon humain de trente-cinq à cinquante jours. (Voy. Longet, *Physiologie*, t. II, p. 214.)

urinaires. Si au contraire l'individu appartient au sexe féminin, l'oviducte continue à rester isolé de l'ovaire, et le pavillon de la trompe se constitue définitivement.

Fig. 55 (1).

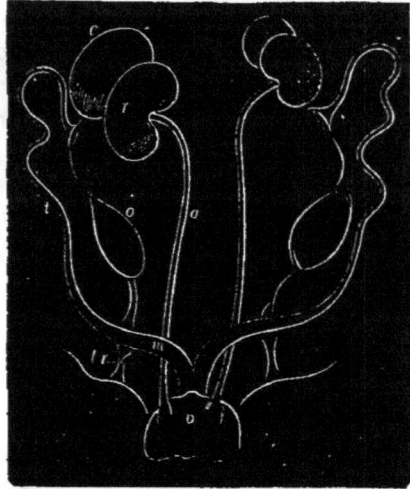

r. Reins.
c. Capsule surrénale.
o. Ovaire ou testicule.
u. Uretères.
t. Trompes.
m. Matrice.
lr. Ligament rond, ou *gubernaculum testis.*
v. Vessie.

Inférieurement le spermiducte et l'oviducte se comportent également d'une manière différente. Les deux spermiductes s'adossent, mais sans jamais se confondre, et viennent, après avoir traversé un petit renflement qui sera plus tard la prostate, s'ouvrir séparément à la partie inférieure des voies urinaires: les oviductes, après s'être réunis, se fusionnent, dans une partie de leur étendue, en une cavité unique, par suite d'un travail de corrosion qui détruit la cloison qui les séparait, et cette cavité deviendra l'utérus.

Cette dernière partie de l'évolution des oviductes rend parfaitement compte d'un vice de conformation d'ailleurs assez rare, la duplicité de l'utérus. On a trouvé tantôt deux utérus parfaitement distincts et réunis seulement par le col, comme on peut le voir sur le dessin qui existe au musée Orfila ; tantôt un seul organe gestateur, mais séparé, soit dans une partie, soit dans la totalité de son étendue, en deux moitiés égales, à chacune desquelles correspond un oviducte ; tantôt simplement divisé par une cloison antéro-postérieure en deux cavités secondaires.

Chaussier (2), sur une femme morte à la Maternité après avoir eu dix enfants, n'a trouvé qu'un seul ovaire, une seule trompe, et l'utérus paraissait également réduit à une seule moitié. On comprend d'ailleurs que tous les degrés intermédiaires puissent se présenter, selon que la cause qui entrave le développement frappe à une époque plus ou moins avancée de l'évolution.

En même temps que disparaissent les corps de Wolff, dont on retrouve toujours quelques traces dans l'épaisseur du ligament large, au voisinage de l'ovaire (3) ou du testicule (4), et que se développent les organes génitaux internes, on voit apparaître

(1) Cette figure représente le développement des organes génito-urinaires internes sur un embryon plus âgé, d'après M. Coste.
(2) *Bulletin de la Faculté de médecine,* 1818.
(3) Voyez page 815.
(4) Voyez page 691.

l'appareil sécréteur de l'urine, c'est-à-dire les reins, la capsule surrénale, l'uretère et la vessie.

Le développement des reins et de l'uretère ne nous importe guère, n'ayant aucune conséquence pratique et étant d'ailleurs beaucoup moins bien étudié que celui de la vessie. Il me suffira de dire que l'évolution des reins se fait en sens inverse de celle des corps de Wolff qu'ils paraissent appelés à suppléer, et que l'uretère vient aboutir à la partie postérieure de la poche allantoïdienne, c'est-à-dire de la vessie, immédiatement au-dessus des spermiductes.

Vers l'extrémité caudale de l'embryon, le feuillet interne de la vésicule blastodermique forme, en se repliant, un cul-de-sac analogue à celui qu'on observe du côté de l'extrémité céphalique, et auquel Wolff a donné le nom de *fovea inferior*, et de Baer celui d'*aditus posterior ad intestinum*. C'est de ce prolongement que naît le rectum, de la face antérieure duquel se détache bientôt après un bourgeon qui s'allonge rapidement pour former la vésicule allantoïdienne. Plus tard, et alors que déjà l'allantoïde a acquis un développement considérable, son pédicule se renfle et progressivement s'arrondit en une poche allongée qui, d'une part, inférieurement, communique avec la cavité du rectum, et, de l'autre, se continue avec la cavité allantoïdienne par un pédicule creux qui sort par l'ombilic : c'est à ce pédicule qu'on a donné le nom d'*ouraque*. Dans cette poche, qui n'est autre chose que la vessie future, viennent s'aboucher trois ordres de canaux, les conduits excréteurs des corps de Wolff, les spermiductes, et enfin les uretères. Mais l'éperon situé en arrière, entre la vessie et le rectum, en s'allongeant vers l'anus, finit par séparer l'un de l'autre ces deux organes, tandis qu'en avant, entre les points d'abouchement des uretères et des spermiductes, il s'établit un resserrement qui marque le col vésical. Alors toute communication, soit avec le rectum, soit avec l'ouraque, ayant définitivement cessé, et la vessie ne recevant plus qu'un seul des trois ordres de canaux qui s'y rendaient primitivement, c'est-à-dire les uretères, le réservoir de l'urine se trouve définitivement constitué. Effectivement, les conduits excréteurs des corps de Wolff se sont atrophiés, et les spermiductes s'abouchent en dehors de la vessie, en avant des sphincters, dans la portion de l'urèthre qui a été désignée sous le nom de prostatique.

Longtemps avant que ces changements soient définitivement accomplis, les organes génitaux externes se sont rapprochés des internes, et par corrosion du fond du cul-de-sac vestibulaire commun, c'est-à-dire du cloaque qui représente les portions bulbeuse et membraneuse de l'urèthre, la communication s'est établie entre eux.

Telle est la manière suivant laquelle se développent les organes génito-urinaires dans le sexe masculin. Dans le féminin, les choses ne sont pas aussi bien établies, au moins en ce qui concerne le vagin, sur la constitution duquel les observations directes et positives paraissent faire défaut. Toujours est-il que si, à une certaine époque, les oviductes s'abouchent dans la poche urinaire comme chez l'embryon mâle, ce n'est que temporairement, car bientôt tout rapport direct cesse entre la vessie et l'utérus, et il est même probable que le vagin, comme la matrice, est constitué par l'adossement des extrémités inférieures des oviductes.

Je dis que cela est probable, parce que dans quelques cas de séparation de l'utérus on a constaté que le vagin était lui-même divisé en deux conduits par une cloison plus ou moins complète. Tel est le fait si curieux dont on trouve le dessin et la description dans le musée de la Faculté : le vagin était complétement cloisonné jusqu'à la vulve ; la cloison se voyait en écartant les grandes lèvres, et se prolongeait d'autre part jusque dans le cul-de-sac vaginal, où elle séparait les deux cols (1). Comment expliquer cette bifidité simultanée du vagin et de l'utérus, si ce n'est par une communauté de formation aux dépens des deux oviductes adossés ?

A chacune des phases par lesquelles passent le développement de la poche urinaire correspond un vice de conformation. Ainsi la vessie peut conserver avec le rectum la communication qui était établie primitivement entre l'allantoïde et l'extrémité inférieure du tube digestif : c'est ce qui constitue la fistule recto-vésicale congénitale ; d'autre part, l'ouraque, au lieu de s'oblitérer, peut rester canaliculé, continuer à recevoir les liquides contenus dans la vessie, et les conduire au dehors par l'ombilic, d'où les fistules urinaires, ombilicales, congénitales, observées par J. L. Petit (2), par Dupuytren (3), M. Velpeau (4), et d'autres auteurs encore.

Quant à l'exstrophie de la vessie et à l'épispadias, qui ne paraissent être que des degrés différents d'une même malformation, ils sont caractérisés non-seulement par un arrêt dans le développement des organes génitaux internes et externes, mais aussi dans celui des branches ischio-pubiennes et des lames ventrales. Dans l'exstrophie complète, on trouve les branches ischio-pubiennes écartées, les corps caverneux divisés supérieurement, et au fond de la gouttière qu'ils forment l'urèthre ouvert par sa face supérieure ; sur la ligne abdominale médiane antérieure, de l'ombilic à l'urèthre, existe une large fissure résultant de la non-réunion des lames ventrales entre lesquelles fait saillie sous forme d'une tumeur rougeâtre la poche urinaire dépourvue de paroi antérieure. Cette tumeur est constituée par la face muqueuse de la paroi vésicale postérieure, sur laquelle se remarquent deux petits mamelons, du sommet desquels s'écoule l'urine d'une manière incessante, et qui ne sont autres que l'embouchure des uretères. Dans l'épispadias qui représente le degré le moins avancé de ce vice de conformation, on trouve, comme dans l'exstrophie complète de la vessie, les corps caverneux et les branches ischio-pubiennes non réunis, l'urèthre ouvert par sa partie supérieure dans le fond de la gouttière caverneuse, mais la paroi antérieure de l'abdomen et celle de la vessie existent, seulement cette dernière fait entre l'écartement des deux pubis une hernie plus ou moins prononcée. Entre ces deux degrés extrêmes, on rencontre tous les intermédiaires. Jusqu'ici l'extroversion de la vessie est restée au-dessus des ressources de l'art, et tous les malheureux sur lesquels j'ai vu tenter une opération ont rapidement succombé ; mais il n'en est pas de même de l'épispadias, contre lequel M. le professeur Nélaton a institué une opération des plus ingénieuses, et qui, deux fois appliquée, a donné deux beaux succès, les premiers obtenus jusqu'à ce jour. L'histoire de ces deux guérisons a été consignée par M. le docteur Adolphe Richard dans la *Gazette hebdomadaire*, et je renvoie pour les détails opératoires au mémoire qu'il a publié sur ce sujet (5).

Rien n'empêche, on le comprend, que la fistule ombilicale congénitale, l'exstrophie vésicale et l'épispadias ne puissent se montrer dans le sexe féminin ; M. Adolphe Richard dit même avoir eu deux fois l'occasion d'observer ce dernier vice de conformation chez la femme. Mais il n'en est pas de même de la fistule recto-vésicale, qui

(1) Voyez au musée Orfila deux tableaux n° 382, p. j., 1824, dessinés par Jacob.
(2) *Traité des maladies chirurgicales*, t. II.
(3) *Répertoire d'anatomie et de physiologie*, t. IV.
(4) *Archives générales de médecine*, 1826.
(5) *Description des procédés autoplastiques employés par M. le professeur Nélaton pour la restauration de l'épispadias, etc.*, par le docteur Adolphe Richard. Paris, 1854.

doit se produire plus difficilement, à cause de la présence en arrière de la vessie, des oviductes et des organes en lesquels ils se trouvent ultérieurement transformés, c'est-à-dire, le vagin et l'utérus. Aussi je ne sache pas que jamais on l'ait observée, tandis qu'on a rapporté plusieurs cas de fistules congénitales recto-vulvaires, et l'on trouvera dans la *Gazette médicale* (1) une observation de ce genre due à M. le docteur H. Blot, qui présente ceci de remarquable, c'est que, malgré l'imperforation de l'anus, le sphincter anal existait, particularité dont je ferai ressortir plus loin toute l'importance. Quant à l'hypospadias, on peut dire qu'il est l'état normal chez la femme, puisque les nymphes ou petites lèvres qui représentent les portions spongieuse et bulbeuse de l'urèthre chez l'homme, restent séparées par la persistance de la fente vulvaire.

Les arrêts de développement qui frappent sur les organes génitaux profonds de l'homme ont été étudiés en même temps que l'évolution des testicules, et exposés au chapitre de la région scrotale (2) ; je n'y reviendrai pas. Il ne me reste plus, pour compléter ce qui a rapport aux vices de conformation des organes génitaux de la femme, qu'à mentionner ces cas dans lesquels les organes profonds que nous avons vus se développer d'une manière indépendante n'arrivent pas à se fusionner avec les organes superficiels. Le cloaque vulvaire et l'extrémité antérieure des oviductes, privés de toute communication, peuvent être alors séparés par un espace plus ou moins considérable, selon que la cause qui a arrêté l'évolution a frappé à une époque plus ou moins rapprochée de l'état embryonnaire. Tantôt entre le cul-de-sac vulvaire et celui du vagin il n'existe qu'une cloison très-mince qu'il ne faut pas confondre avec l'imperforation de l'hymen (3), et qui siége plus profondément que ce voile membraneux ; d'autres fois l'intervalle qui sépare les deux culs-de-sac est beaucoup plus étendu ; d'autres fois, enfin, on a dit que l'utérus lui-même pouvait manquer, mais les observations positives pour établir ce dernier fait paraissent faire défaut. Dans un cas très-remarquable chez une jeune fille de dix-huit ans bien développée physiquement, ayant toutes les apparences extérieures d'une bonne santé, mais non réglée, et tourmentée par des crises hystériques continuelles et très-pénibles, je pratiquai la division de l'hymen, qui ne présentait à son centre qu'un pertuis imperceptible. Plus tard, les règles n'apparaissant pas, je la soumis à un nouvel examen, et en pratiquant le toucher, je trouvai, à une profondeur de 3 centimètres environ, que le vagin, si l'on peut appeler de ce nom une espèce de cul-de-sac que je rencontrai en arrière des débris de l'hymen, se terminait brusquement en infundibulum, sans trace aucune d'ouverture de communication avec les organes profonds, ainsi que je m'en assurai à l'aide du spéculum. J'explorai alors par le rectum, et ayant reconnu que l'utérus existait, je me décidai à pratiquer au fond de ce cul-de-sac vulvo-vaginal une incision transversale divisant seulement la muqueuse, ce qui me permit de cheminer progressivement avec l'extrémité du doigt, et par décollement, entre le rectum et la vessie. Au bout de quelques jours de tentatives fréquemment renouvelées, j'arrivai enfin sur une bosselure fluctuante, dans laquelle je fis avec un trocart une ponction exploratrice qui donna issue à une quantité considérable de mucus épais et filant. J'agrandis l'ouverture avec la pointe du bistouri, de manière à y introduire le doigt, et je constatai alors la présence du col utérin proémi-

(1) *Comptes rendus de la Société de biologie* (*Gazette médicale*, 1851).
(2) Voyez page 694.
(3) Voyez page 780.

nent au milieu d'un espace parfaitement lisse, qui n'était autre que le cul-de-sac du vagin. L'ouverture fut maintenue et même agrandie à l'aide d'une éponge préparée, et lorsque je pus introduire le spéculum, je reconnus, après avoir saisi le col, qu'il était imperforé, quoique les deux lèvres du museau de tanche fussent parfaitement conformées. J'essayai d'y introduire la sonde utérine, mais inutilement; alors, ne sachant pas si cette atrésie du col s'étendait ou non à la cavité de l'organe, je résolus d'attendre que l'utérus se gonflât par l'abord du sang menstruel, ce qui devait me rendre l'opération plus facile. Mais j'attendis en vain, et dix-huit mois après l'opération, cette jeune fille, infirmière dans mon service, ne présentait aucun symptôme de menstruation, quoique la communication entre le col utérin et l'extérieur se soit parfaitement maintenue.

Voilà donc un vice de conformation portant sur trois points différents des organes génitaux, et caractérisé par une imperforation de l'hymen, une absence d'une portion du vagin et une atrésie du col utérin. Il est probable que dans ce cas le travail de fusion entre le cloaque vulvaire et l'extrémité antérieure des oviductes s'est trouvé suspendu, et que par suite l'hymen d'une part, l'utérus de l'autre, n'ont pas accompli entièrement leur évolution.

Il n'est pas très-rare de voir chez les petites filles les grandes lèvres soudées, ou du moins réunies par leur bord convexe, et M. Bouchacourt, dans un mémoire adressé à la Société de chirurgie, a décrit ce vice de conformation sous le nom d'*atrésie vulvaire* (1). Il suffit, selon lui, pour détruire cette adhésion, d'exercer une traction avec les pinces sur chacune des grandes lèvres, ou bien encore d'y passer une simple sonde cannelée. Je pense que notre collègue a confondu de simples adhérences suite de vulvite, et analogues à celles qui s'établissent entre le gland et le prépuce, avec l'atrésie vulvaire congénitale véritable, maladie rare, et dont aucun des membres de la Société interpellés par M. Guersant, rapporteur du mémoire de M. Bouchacourt, n'a pu fournir d'exemple. On comprend que si les grandes lèvres étaient en réalité réunies, comme après l'opération de l'infibulation, par exemple, ce n'est pas par la *méthode du décollement* qu'on triompherait de ces adhérences; il faudrait pratiquer là une véritable opération sanglante, dont la réussite pourrait être traversée par quelques récidives.

Développement de l'appareil défécateur. — Déjà nous avons vu comment se formait l'anus, reste à expliquer la manière dont le rectum s'abouche avec lui. Comme tout le reste du tube intestinal, le rectum provient du feuillet interne de la vésicule blastodermique, et une fois constitué, éprouve peu de changements. De sa face antérieure se détache l'allantoïde qui doit plus tard se convertir en poche urinaire, et j'ai dit précédemment comment la communication qui existait entre ces deux cavités cessait à une époque encore peu avancée. Inférieurement il se termine par un cul-de-sac qui s'allonge progressivement pour venir à la rencontre de l'infundibulum anal, lequel de son côté se creuse et remonte vers la cavité pelvienne jusqu'à ce que l'abouchement direct ait lieu. Mais, comme pour la rencontre des oviductes avec le cul-de-sac vulvaire, on comprend qu'il puisse se faire que l'évolution du rectum ou de l'anus soit frappée d'un temps d'arrêt à une époque plus ou moins rapprochée de l'état embryonnaire, d'où résulte un vice de conformation plus ou moins prononcé. Tantôt, en effet, le rectum manque complétement; d'autres fois il n'est séparé du

(1) Séance du 26 décembre 1855 (*Gazette des hôpitaux* du 8 janvier 1855).

cul-de-sac anal que par un diaphragme plus ou moins épais, parfois même percé à son centre; entre ces deux extrêmes on a rencontré tous les intermédiaires.

La chirurgie étant souvent appelée à remédier à ces imperforations de l'anus qui ne sont pas fort rares, on a dû s'inquiéter de ce que devenait alors le sphincter anal, afin de savoir si l'opéré pourrait ou non retenir ses matières. Pour comprendre l'importance qui s'attache à la solution de cette question, il faut se rappeler que si le sphincter n'existait pas, le malade serait soumis à tous les inconvénients d'une fistule stercorale très-mal placée, de telle sorte qu'il serait réellement préférable de pratiquer l'anus artificiel dans la région abdominale, non-seulement parce que l'opération serait moins grave, mais encore parce qu'il serait plus facile d'adapter un appareil convenable pour la réception des fèces. Or, l'anatomie et la pratique ont résolu affirmativement la question; et si, d'un côté, Blandin dit avoir constaté l'absence du sphincter, d'autre part nous avons vu M. Blot reconnaître positivement sa présence : enfin, M. Roux (de Brignoles) a prouvé par des observations que les opérés pouvaient retenir leurs matières. On est donc fondé à tenter cette opération, et, pour ménager les fibres du sphincter, on donnera à l'incision la direction antéro-postérieure.

Quant à l'opération qui consiste à aller chercher l'S iliaque du côlon par la méthode de Littre, elle doit être conservée comme dernière ressource, et pour le cas où l'on redoute l'absence du rectum, ou au moins son développement très-incomplet. Ce cas n'est pas rare malheureusement, et l'on a tout lieu de le redouter lorsqu'il existe à peine quelque trace de l'infundibulum anal; il est en effet probable que la cause, quelle qu'elle soit, qui a arrêté l'évolution de l'anus, a frappé également sur l'extrémité du rectum, et qu'un intervalle considérable sépare la peau du cul-de-sac intestinal. Deux fois j'ai vu Blandin pratiquer cette opération dans des circonstances analogues, et deux fois je l'ai vu échouer devant cette complication, et les petits malades succomber.

Développement du bassin. — Je n'ai que peu de chose à dire concernant le développement du bassin en général. A la naissance, il est, comme les membres abdominaux, très-peu développé, ainsi d'ailleurs que le plancher périnéal, et il est tellement oblique en avant, que le détroit supérieur tend réellement à devenir presque vertical. La plupart des organes qui doivent plus tard être contenus dans la cavité pelvienne, sont alors dans l'abdomen : c'est ainsi que la vessie et l'utérus se trouvent, pour ainsi dire, faire partie des viscères abdominaux. Ce n'est que plus tard, alors que les parois pelviennes, en se développant, s'élèvent et donnent au bassin cette position horizontale qu'il gardera désormais, que ces deux organes peuvent être considérés comme situés dans l'excavation pelvienne.

L'étroitesse du détroit inférieur entraîne naturellement celle du périnée, et c'est là une difficulté de l'opération de la taille périnéale chez les très-jeunes enfants; heureusement le bulbe uréthral est rudimentaire et fort éloigné de l'anus, mais cet avantage est bien compensé par l'absence de prostate, par l'élévation du col vésical, et surtout par l'abaissement du péritoine qui descend beaucoup plus bas dans le cul-de-sac recto-vésical. Aussi doit-on toujours à cet âge préférer la taille sus-pubienne que la position de la vessie dans l'abdomen rend bien plus facile encore que chez l'adulte.

Quant aux changements que subissent les organes génito-urinaires et le rectum par les progrès de l'âge, ils ont été indiqués dans le courant de la description, et ce serait exposer à des répétitions que d'y revenir.

CHAPITRE VI.

Des membres supérieurs.

Attachés au tronc presque uniquement par des muscles, et ne tenant au reste du squelette que par la clavicule et l'articulation sterno-claviculaire, les membres supérieurs jouissent d'une extrême mobilité, en rapport avec leurs fonctions de toucher et de préhension. Cette disposition explique la possibilité de séparation complète du membre supérieur par arrachement, dont la science possède plusieurs exemples, parmi lesquels il faut citer celui de Samuel Wood, inséré dans les *Transactions philosophiques* pour l'année 1738, et celui que M. Musset a rapporté dans le *Journal des progrès* : dans l'un et l'autre cas, le bras et l'omoplate avaient été complétement arrachés.

Mais les membres supérieurs, outre leurs fonctions de toucher et de préhension, sont encore destinés à maintenir le corps en équilibre pendant la marche, lui servant pour ainsi dire de balancier. Aussi la privation d'un de ces membres a-t-elle pour résultat de gêner sensiblement la locomotion : témoin ce coureur qui, ayant perdu l'avant-bras gauche et voulant reprendre son métier, faisait des efforts incessants pour combattre la tendance qu'avait le tronc à s'incliner à droite lorsqu'il courait. Dupuytren lui conseilla, au dire de M. Malgaigne (1), de porter un avant-bras artificiel pour rétablir l'équilibre.

Le volume des membres supérieurs est bien moindre que celui du membre inférieur; d'autre part, leur situation n'est pas toujours déclive, et ce n'est guère que durant la marche qu'ils prennent la position pendant le long du tronc. Aussi sont-ils à peine exposés aux engorgements veineux et lymphatiques si fréquents aux membres inférieurs, et l'on a remarqué qu'en général les inflammations y étaient moins graves, ce qui tient évidemment à ces diverses causes réunies.

Le membre supérieur se divise naturellement en six sections principales, l'*épaule*, le *bras*, le *coude*, l'*avant-bras*, le *poignet* et la *main*, qu'il faut étudier successivement. Il importe de rappeler que les anatomistes, pour procéder à cette étude, placent l'avant-bras et la main dans une position tant soit peu forcée, c'est-à-dire de telle sorte que le bras étant pendant sur les côtés du tronc, la paume de la main soit dirigée en avant. Je me conformerai à cet usage, quoique la situation la plus naturelle du membre thoracique abandonné à lui-même soit la pronation, et non la supination.

§ 1. — DE L'ÉPAULE.

Il est peu de régions sur la délimitation desquelles il y ait autant de divergence que sur celle de l'épaule ; cela tient à ce que l'aisselle fait aussi bien partie de la poitrine que du membre supérieur, et à ce que la clavicule est commune aux trois sections du cou, du thorax et du bras. Heureusement ces dissidences n'entraînent au fond aucun inconvénient sérieux. Pour moi, le *creux axillaire* est le centre autour duquel se groupent naturellement toutes les autres régions secondaires qui constituent l'épaule ; j'examinerai donc successivement la paroi antérieure du creux axillaire ou

(1) *Gazette médicale*, 1832, p. 504.

région clavi-pectorale, la paroi postérieure ou *région scapulaire*, la paroi externe ou *région scapulo-humérale*, enfin le *creux axillaire* lui-même. Quant à la paroi interne, elle fait partie de la région costale, avec laquelle elle a été décrite.

1° Région clavi-pectorale, ou paroi antérieure du creux axillaire.

Cette région comprend : 1° toutes les parties molles qui entourent la clavicule et cet os lui-même, moins son articulation sterno-claviculaire, décrite dans la région sternale (1); 2° de plus, cette couche de parties molles située immédiatement au-dessous d'elle, qui se détache de la paroi pectorale pour se porter à la partie supérieure et antérieure du bras. Faire de la clavicule une région à part sous le nom de *claviculaire*, comme Blandin et M. Malgaigne, me paraît une exagération que ne justifie point l'importance qui s'attache à l'étude de cet os; et d'autre part, rattacher, avec ce dernier auteur, la paroi antérieure de l'aisselle à la description des parois pectorales, c'est scinder l'étude d'organes importants, tels que les vaisseaux et nerfs axillaires, dont les rapports avec le membre thoracique, auquel ils se distribuent, sont bien plus immédiats qu'avec le thorax, dont ils s'éloignent.

Les limites de cette région sont naturelles et faciles à préciser : en haut, le bord supérieur de la clavicule qui la sépare du cou; en bas, le bord inférieur du grand pectoral; en dehors, le bord antérieur du deltoïde, facile à trouver sur le cadavre et sur le vivant; en dedans, la région sternale.

Anatomie des formes extérieures. — La clavicule fait à la partie supérieure de la région une saillie d'autant plus considérable que les sujets sont plus dépourvus d'embonpoint. Au-dessous d'elle se voit un enfoncement connu sous le nom de creux sous-claviculaire, et qui répond à la partie supérieure du creux axillaire; les tumeurs développées dans l'aisselle, pour peu qu'elles acquièrent le volume d'une noix ou d'une petite pomme, effacent cette dépression, ce qui constitue un symptôme important, et d'autre part on y sent battre l'artère axillaire en déprimant fortement les parties molles. On pourrait donc, en cas de besoin, comprimer là l'artère axillaire sur la deuxième côte, et nous verrons que c'est effectivement par là qu'on a proposé d'aller la chercher. Dans une variété des luxations de l'humérus en avant, la tête de l'os déplacé soulève cette paroi antérieure de l'aisselle, et non-seulement efface le creux sous-claviculaire, mais encore fait bomber les parties molles de cette région.

Superposition et structure des plans. — On y rencontre successivement la peau, la couche sous-cutanée, l'aponévrose, le grand pectoral, le petit pectoral et son aponévrose, enfin le creux axillaire.

La *peau* ne présente rien de particulier à noter.

La *couche sous-cutanée*, partout lamelleuse, est peu chargée de graisse au niveau de la clavicule, mais offre très-souvent une épaisse couche de tissu adipeux au niveau de la dépression sous-claviculaire. Des filets nerveux, branches des plexus cervical et brachial, la traversent, les premiers de haut en bas en croisant perpendiculairement la direction de la clavicule, les deuxièmes plus ou moins obliquement en dedans; enfin, sur les sujets qui ont le peaucier très-développé, les fibres inférieures de ce muscle descendent jusque dans cette région. Entre la clavicule et la couche sous-cutanée, au-dessous de ce muscle, on trouve tout de suite le périoste, qui présente

(1) Voyez page 550.

une résistance telle que cet os peut se fracturer sans que le tissu fibreux se déchire, circonstance heureuse pour une consolidation régulière.

Au-dessous de la clavicule le fascia superficialis est doublé d'une lame fibro-celluleuse qui recourbe les fibres du grand pectoral, et à laquelle on a donné le nom d'*aponévrose*. Cette membrane ne mérite réellement ce nom qu'en haut et en dehors, dans les points où les fibres musculaires du grand pectoral et du deltoïde laissent entre elles et la clavicule un espace triangulaire de quelques centimètres d'étendue, espace que traversent l'artère acromio-thoracique et la veine céphalique, et auquel répondent les vaisseaux axillaires. Là elle s'unit à une lame fibreuse plus profonde, en sorte que l'on pourrait dire avec plus de vérité que c'est à cette dernière, et non à elle, qu'il faut rapporter l'aspect fibreux. Cette lamelle fibro-celluleuse s'insère supérieurement au bord antérieur de la clavicule, recouvre les fibres du grand pectoral, qu'elle accompagne jusqu'à son insertion à l'humérus, et en bas se recourbe sur son bord inférieur pour se continuer avec l'aponévrose axillaire.

Couche musculaire. — Au-dessous de l'aponévrose apparaissent les fibres du grand pectoral, qui, de leurs insertions au tiers interne et inférieur de la clavicule, au sternum, et aux deuxième, troisième, quatrième cinquième et sixième côtes, convergent vers le bord supérieur de la coulisse bicipitale, à la lèvre antérieure de laquelle elles s'insèrent. La couche charnue que forme ce muscle est assez épaisse, et comme les fibres en sont dirigées horizontalement, il faut, pour pénétrer entre elles, faire une incision presque parallèle au bord inférieur de la clavicule.

Lorsqu'on a enlevé ce muscle, on rencontre le petit pectoral, qui descend moins bas et remonte moins haut que le grand, et dont les fibres sont dirigées obliquement de bas en haut, des troisième, quatrième et cinquième côtes au bord antérieur de l'apophyse coracoïde. Ces deux couches musculaires sont séparées par un peu de tissu cellulaire dans lequel rampent les vaisseaux et les nerfs thoraciques.

Entre le bord supérieur de ce muscle et la clavicule, se voit un espace triangulaire dont le sommet est dirigé en dehors et la base en dedans : c'est le triangle *clavi-pectoral*, à travers lequel on pénètre lorsqu'on veut rechercher l'artère axillaire immédiatement au-dessous de la clavicule.

Aponévrose clavi-coraco-axillaire. — L'aire de ce triangle est occupée par une aponévrose très-forte, très-résistante, sorte de ligament dont il importe de préciser le trajet et les attaches. Née du bord inférieur de la clavicule et du sommet de l'apophyse coracoïde, cette lame fibreuse descend et atteint le bord du petit pectoral, qu'elle semble envelopper dans un dédoublement; puis, poursuivant son trajet, elle s'accole à la face postérieure du grand pectoral, et enfin, au niveau du bord inférieur de ce muscle, se fixe solidement aux téguments à la base du creux axillaire. En dedans elle se perd sur la paroi costale, où elle se résout insensiblement en tissu cellulaire ; en dehors elle s'insère sur le bord du muscle coraco-brachial. C'est à elle que Gerdy donnait le nom de *ligament suspenseur de l'aisselle*, dénomination qui exprime effectivement une partie de ses attributions, celle de maintenir les téguments du creux axillaire ; de plus, elle ferme solidement le creux de l'aisselle antérieurement, et à cause de ses insertions principales je la désignerai sous le nom de *clavi-coraco-axillaire:* dans l'aire du triangle clavi-pectoral, cette aponévrose est traversée par les vaisseaux et nerfs thoraciques (voy. fig. 56), et c'est là qu'elle s'accole à la lame fibro-celluleuse superficielle qui tapisse la face antérieure du grand pectoral. Par sa face postérieure, elle est en rapport avec les vaisseaux et nerfs axillaires plongés au milieu du tissu cellulaire de l'aisselle, et elle adhère si intimement à la veine axillaire, qu'elle semble se fusionner avec ses parois de la même manière que nous avons vu au cou l'aponévrose omo-claviculaire entrer dans la structure des parois des veines jugulaires.

Lorsqu'on a enlevé cette aponévrose clavi-coraco-axillaire, on découvre le creux axillaire, qui sera l'objet d'une description spéciale.

Le *squelette* de la région est uniquement constitué par la clavicule ; cet os a environ 16 centimètres de longueur et il est contourné en *S* italique.

La clavicule est très-mobile, et c'est par son intermédiaire que le membre supérieur s'articule avec le tronc ; c'est elle qui le tient à distance du thorax, et c'est sur elle, comme sur un pivot, qu'il exécute tous ses mouvements d'abaissement, d'élévation, de projection en avant et en arrière, et enfin de circumduction. Le centre de tous ces mouvements est à l'articulation sterno-claviculaire. Ses courbures et sa longueur sont beaucoup plus marquées chez l'homme adulte que chez la femme et l'enfant ; elle n'est recouverte en avant que par la peau, en sorte qu'on peut facilement explorer son bord antérieur. Mais il n'en est pas de même de ses faces supérieure et inférieure, et à plus forte raison de son bord postérieur, dont l'examen est rendu difficile, surtout dans l'état pathologique, par les contractions involontaires des muscles qui viennent y chercher des insertions. C'est aussi là le plus grand obstacle à ce que l'on puisse agir *directement* sur elle à l'aide des bandages ; aussi ses fractures sont-elles, en général, rebelles à toute espèce de traitement. Sa face supérieure donne attache au trapèze en dehors, au sterno-mastoïdien en dedans ; sa face inférieure est occupée en dehors par le deltoïde, en dedans par le grand pectoral, et plus profondément par les attaches du muscle sous-clavier, qui se dirige obliquement de la partie externe de la clavicule au cartilage de la première côte. On y trouve encore les insertions des ligaments costo- et coraco-claviculaires, dont il sera parlé plus loin. Enfin le bord postérieur de l'os est en rapport avec les vaisseaux sous-claviers, qui sous elle changent de nom, et prennent celui d'axillaires, et avec le plexus brachial ; j'ai dit précédemment que l'artère scapulaire supérieure longeait ce bord postérieur (1). L'extrémité interne de la cavicule est unie au sternum et à la première côte ; l'externe est en rapport avec les apophyses acromion et coracoïde, avec lesquelles elle est articulée solidement. On voit par là que l'extirpation de la clavicule, tentée et exécutée avec un succès complet par Blandin (2), est une opération qui exige une connaissance approfondie de l'anatomie des différentes régions auxquelles cet os sert comme de limite.

La clavicule présente deux courbures : une interne, à convexité antérieure, occupant les deux tiers de la longueur de l'os ; l'autre, externe, à concavité antérieure, régnant seulement dans le tiers externe. On a remarqué, d'autre part, qu'elle était cylindrique dans ses deux tiers internes, aplatie dans son tiers externe, et c'est à ces deux circonstances qu'on a cru pouvoir rapporter la plus grande fréquence des fractions de cet os à l'union du tiers externe avec les deux tiers internes.

Son extrémité interne, arrondie, a reçu le nom de tête, et s'articule avec le sternum (3) ; son extrémité externe, très-aplatie, offre à sa face inférieure, dans l'étendue

---

(1) Voyez *Région sus-claviculaire*.
(2) *Cours de médecine opératoire fait à la Faculté en* 1847.
(3) Voyez page 550.

de 4 à 5 centimètres, des rugosités destinées à l'insertion des ligaments qui l'unissent aux deux apophyses de l'omoplate : ce sont ces deux dernières articulations qu'il faut actuellement étudier.

L'articulation avec l'acromion se fait par une surface plane située à l'extrémité de l'os et regardant en bas et en dehors ; la facette correspondante de l'acromion regarde en sens inverse. Weitbrecht a décrit à cette articulation un cartilage interarticulaire qui n'est pas constant ; mais elle possède un ligament ou capsule articulaire dont les fibres supérieures sont renforcées par des faisceaux émanés de l'aponévrose du trapèze, qui lui donnent dans ce sens une épaisseur assez notable ; une petite synoviale tapisse les surfaces articulaires.

L'union de la clavicule avec l'apophyse coracoïde est une véritable articulation, quoique souvent la face inférieure du premier de ces os ne présente point de cartilage articulaire ; la surface coracoïdienne, au contraire, en est fréquemment pourvue ainsi que d'une synoviale. Deux ligaments très-forts maintiennent ces deux surfaces osseuses en contact : l'un, dit *postérieur* ou *conoïde* ou *rayonné*, est triangulaire et dirigé verticalement de la base de l'apophyse coracoïde au bord postérieur de la clavicule ; l'autre, *antérieur* ou *trapézoïde* (Boyer), est étendu de la même apophyse à la crête osseuse qui règne sur la face inférieure de la clavicule. L'extrémité claviculaire externe se trouve ainsi solidement assujettie par ces divers moyens d'union qui lui permettent à peine quelques glissements, soit d'avant en arrière sur l'apophyse coracoïde, soit de bas en haut sur l'acromion, et cependant nous verrons qu'elle est exposée à des luxations qui ne sont même pas très-rares.

Les *vaisseaux* et *nerfs* de la région clavi-pectorale proprement dite sont peu importants, car l'artère axillaire, qui est accolée à sa partie profonde, ne lui appartient point.

Les *artères* sont représentées par l'acromiale et la thoracique supérieure, qui naissent si souvent par un tronc commun de l'axillaire, que M. Cruveilhier les désigne sous le nom collectif d'acromio-thoracique. Cette artère, accompagnée de deux veines satellites, émerge du creux axillaire par la partie supérieure du triangle clavi-pectoral, et son épanouissement en une sorte de bouquet entre les lames fibreuses de l'aponévrose est un obstacle sérieux à la ligature du tronc de l'axillaire en ce point. Il est rare, en effet, qu'on ne puisse éviter de blesser une de ces branches ou les veines qui l'accompagnent, et la gêne qui résulte de l'écoulement du sang au fond de cette plaie profonde ne compense pas l'avantage d'arriver sûrement sur l'axillaire en suivant sa direction. Les rameaux qu'elle fournit se portent, les uns supérieurement, du côté de l'articulation acromio-claviculaire, et s'anastomosent avec les ramifications de la scapulaire supérieure ; les autres inférieurement, entre les grand et petit pectoral, dans lesquels ils s'épuisent.

Outre les *veines acromio-thoraciques*, on rencontre encore ici la céphalique, gros tronc veineux qui se loge dans l'interstice qui sépare le grand pectoral du deltoïde, et se jette dans l'axillaire après avoir traversé l'aponévrose clavi-coraco-axillaire.

Un gros *lymphatique* accompagne cette veine et se jette dans les ganglions profonds de l'aisselle (Blandin) ; les superficiels croisent la clavicule et vont se rendre dans les ganglions sus-claviculaires.

Les *nerfs* proviennent : les superficiels ou cutanés, du plexus cervical superficiel, par les branches sus-acromiales et sus-claviculaires, qui descendent perpendiculairement dans la couche sous-cutanée ; les profonds ou thoraciques accompagnent l'artère acromio-thoracique et se jettent dans le grand et le petit pectoral.

Déductions pathologiques et opératoires. — Les plus importantes se rapportent au creux axillaire, et seront examinées à propos de cette région. La couche cellu-leuse sous-cutanée, abondante en tissu adipeux, peut devenir le siége d'inflammations diffuses qui s'étendent facilement dans les régions du bras, de l'épaule, du cou et de la poitrine, et réciproquement, en raison des communications faciles qui sont établies entre elles. Au contraire, celles qui se forment dans la couche sous-pectorale sont limitées par les insertions de ce muscle et la lame fibreuse clavi-coraco-axillaire en arrière; elles soulèvent le grand pectoral et fusent vers son bord inférieur ou ses attaches au thorax, et ne se propagent que plus tard du côté de l'aisselle, tant est grande la résistance de cette lame aponévrotique.

Fig. 56 (1).

ABC. Le cou.
D. Le sternum.
E. Le mamelon.
FG. La poitrine.
HH'. Le bras.
I. L'épaule.
KK, *bb*. La saillie claviculaire.
a, bb. Coupe des téguments.
  1. Le peaucier.
  2. Coupe de la portion cla-
     viculaire du grand pec-
     toral.
  3. La même, renversée.
  4. Portion sternale.
  4' Sous-clavier et son apo-
     névrose.
  5. Bord antérieur du del-
     toïde.
  6. Petit pectoral.
  7,8. Apophyse coracoïde,
     base et sommet.
  9. Muscle premier inter-
     costal.
 10. Nerfs du plexus brachial.
 11. L'artère axillaire.
 12. La veine axillaire.
 13. La céphalique.
 14. Artère acromio - thora-
     cique.
 15. Ses branches.
 16 et 17. Nerfs des grand
     et petit pectoral, ou
     thoraciques.

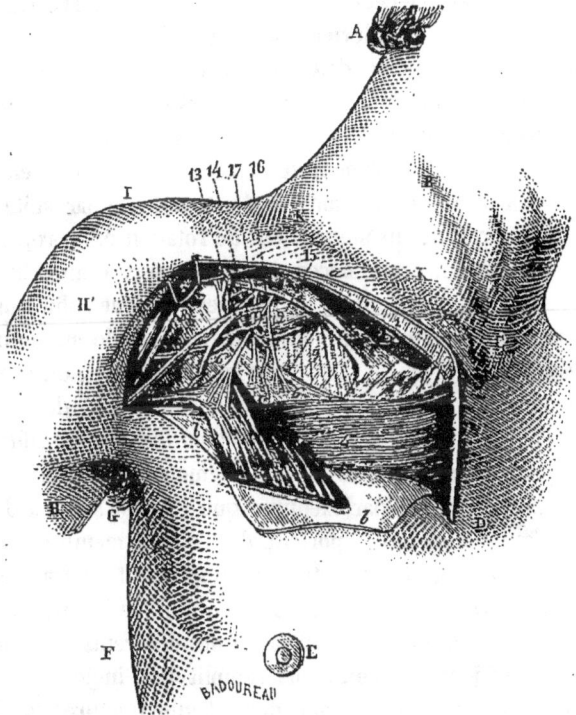

Les incisions doivent être dirigées parallèlement au grand pectoral, surtout si elles pénètrent profondément : or, on sait que les fibres de ce muscle se portent, les supé-rieures obliquement en bas et en dehors, les inférieures en haut et en dehors. Il est vrai qu'en leur donnant cette direction, on peut couper quelques filets nerveux sous-cutanés, mais mieux vaut encore courir ce risque, et même celui de rencon-trer des rameaux de l'artère thoracique que d'intéresser en travers les fibres du grand pectoral.

Les fractures de la clavicule viennent dans l'ordre de fréquence immédiatement

(1) Région clavi-pectorale, côté droit (figure extraite de l'*Atlas des connaissances médico-chirurgicales*, pl. XXVII, t. III, p. 202).

après celles des côtes. La structure de la clavicule, formée de tissu compacte, vitreux et cassant, ses courbures qu'exagèrent les chocs indirects, sa position superficielle, l'absence d'appui dans ses deux tiers internes, sont autant de circonstances qui expliquent cette fréquence et en rendent compte. Ces fractures ont été divisées en fractures des deux tiers internes ou en dedans des ligaments coracoïdiens, et fractures du tiers externe ou comprises entre l'insertion de ces ligaments et l'extrémité acromiale. Cette division, basée sur l'anatomie aussi bien que sur les faits cliniques, mérite d'être conservée. Effectivement, si les premières sont accompagnées d'un déplacement toujours considérable, les secondes y sont à peine sujettes, ce qui s'explique par l'absence de moyens d'union entre les fragments dans le premier cas, et la persistance des ligaments acromiaux et coracoïdiens dans le second.

J'ai dit que le membre thoracique était relié au reste du squelette uniquement par a clavicule, et que cet os seul le maintenait à une certaine distance du tronc ; de là résulte que quand ce levier osseux, sur lequel pivote le membre, vient à manquer, non-seulement l'épaule doit tendre à se rapprocher du thorax, mais encore s'abaisser et se porter en avant. Or, c'est précisément ce que l'on observe, et le déplacement est dû presque complétement au fragment externe, qui : 1° tend à croiser l'autre, par suite du rapprochement de l'épaule ; 2° se porte en bas par son extrémité externe, et se relève par son extrémité interne par suite de l'abaissement du bras ; 3° enfin exécute un mouvement de rotation par projection de l'épaule en ce sens, mouvement qui porte nécessairement son extrémité interne en arrière. A tous ces signes il faut ajouter que le fragment interne subit aussi un léger déplacement en haut, sollicité en ce sens non-seulement par le sterno-mastoïdien, mais encore par l'élasticité du ligament sterno-claviculaire et celle du ligament interclaviculaire, qui lui transmettent de légers mouvements de la part du membre du côté opposé (Guérin, de Vannes). On comprend combien il doit être difficile, avec la presque impossibilité d'agir directement sur les fragments, de maîtriser toutes ces causes de déplacement : d'obtenir, par exemple, que l'épaule reste à distance du thorax, alors que tous les muscles qui se portent du tronc au membre tendent à l'attirer de ce côté, ou de neutraliser les agitations qu'impriment au fragment interne les mouvements respiratoires et celles que lui communique le bras du côté opposé. Telle est sans doute la raison du peu d'efficacité des différents et si nombreux bandages inventés jusqu'à ce jour ; chacun d'eux remplit une indication, aucun ne satisfait à toutes. Aussi, comme il est rare que dans chaque fracture de clavicule il n'y ait pas un des déplacements signalés précédemment qui prédomine sur l'autre, c'est au bandage qui combat le mieux cette tendance qu'il faut s'adresser, ce que je fais depuis longtemps déjà.

Malgré ces causes multiples de déviation, il est rare que les fragments ne se consolident pas, et même très-promptement ; de toutes les fractures, c'est certainement celle dont le cal est le plus vite solide : vingt jours suffisent pour que le malade puisse se servir impunément de son membre.

Le voisinage des gros nerfs du plexus brachial, et surtout de la veine et de l'artère sous-clavières, avait fait redouter, théoriquement, des accidents graves du côté de ces organes ; jusqu'ici la clinique est restée muette.

Chose remarquable, c'est que le raccourcissement du levier claviculaire, sa consolidation plus ou moins vicieuse, voire même l'établissement d'une fausse articulation, ne paraissent pas gêner sensiblement les mouvements du membre ; au dire de

M. Malgaigne, il n'en serait pas de même dans les cas très-rares où les deux clavicules ont été fracturées (1).

Les luxations de l'extrémité acromiale de la clavicule sont assez fréquentes, au moins la variété dite sus-acromiale ; les autres, c'est-à-dire la sous-acromiale et la sous-coracoïdienne, sont si rares au contraire, qu'on en compte à peine quelques exemples. La puissance des ligaments coraco-claviculaires et du ligament orbiculaire acromio-claviculaire est telle, que l'on comprend difficilement comment une violence qui parvient à les rompre n'a pas fracturé d'abord la clavicule. Outre la disposition des surfaces articulaires, taillées ainsi qu'il a été dit, celle de l'acromion obliquement en bas et en dedans, et par conséquent regardant en haut, et celle de la clavicule en sens inverse, laquelle obliquité favorise singulièrement le glissement de ce dernier os sur l'omoplate, il faut encore admettre un certain affaiblissement congénital des ligaments, pour se rendre un compte satisfaisant de ce déplacement. Ce qui semblerait venir à l'appui de cette manière de voir, c'est que chez un certain nombre d'individus on peut faire exécuter, à l'extrémité externe de la clavicule, des mouvements de va-et-vient impossibles chez la plupart des autres, mouvements qui annoncent un certain relâchement de ces moyens d'union. Il ne faut point confondre ce déplacement incomplet de la clavicule en haut, que quelques individus apportent en naissant et qu'on peut à la rigueur considérer comme normal, avec la luxation traumatique sus-acromiale incomplète ; il suffira, pour éviter la méprise, de comparer les deux épaules : dans le premier cas, la difformité existe des deux côtés, elle ne porte que sur un seul dans le second.

On s'est demandé si dans la luxation sus-acromiale incomplète les ligaments coraco-claviculaires étaient déchirés. M. Bouisson, dans des expériences sur le cadavre, paraît être arrivé à produire cette luxation en divisant seulement la capsule orbiculaire acromio-claviculaire par sa partie supérieure, et en laissant intacts les ligaments coracoïdiens (2). Mais M. Malgaigne fait observer que dans la seule autopsie qu'on ait de cette luxation, on a trouvé la capsule seulement distendue et décollée de l'acromion, et les ligaments coracoïdiens déchirés en totalité, résultat qui ne s'accorde point avec les expériences du savant professeur de Montpellier (3). D'où il semble résulter que si la rupture des robustes ligaments qui unissent la clavicule avec le coracoïde est nécessaire pour que la luxation incomplète se produise, on ne voit plus que la capsule pour retenir encore les os en rapport, obstacle bien faible pour empêcher la luxation de se compléter. Aussi l'expérience démontre-t-elle que la luxation incomplète est infiniment moins fréquente que la luxation complète, laquelle au contraire est assez commune et très-anciennement connue. Tout le monde sait que c'est de ce déplacement, et non de celui de la tête humérale, ainsi qu'on l'a dit par erreur, dont Galien fut atteint dans son gymnase, et avant lui elle avait été décrite par Hippocrate.

Quant à la luxation sous-acromiale, son histoire ne remonte pas au delà de J. L. Petit, et l'on en connaît aujourd'hui à peine quatre observations. Il en est de même de la luxation sous-coracoïdienne, dont six cas seulement ont été publiés, les cinq premiers appartenant tous à M. Godemer, médecin à Ambrières (4), et observés

---

(1) Malgaigne, *Traité des fractures et des luxations.*
(2) *Annales de la chirurgie*, t. IX, p. 321.
(3) *Traité des fractures et des luxations*, t. II, p. 432.
(4) *Revue médico-chirurgicale*, t. II, p. 155.

dans l'espace de cinq années, circonstances qui pourraient faire supposer qu'il s'est glissé là quelque erreur de diagnostic.

2° Région scapulaire, ou paroi postérieure du creux axillaire.

Cette région, de forme triangulaire comme l'omoplate qui lui sert de squelette, est limitée par les bords de cet os. Elle comprend toutes les parties molles logées dans les fosses sus-épineuse, sous-épineuse et scapulaire.

Anatomie des formes extérieures. — Appliquée sur la face postérieure du thorax, qu'elle recouvre et protége, cette paroi de l'aisselle est très-mobile, se déplace en tous sens, en avant, en arrière, en haut, en bas, et exécute même avec le bras des mouvements de circumduction. Son union au thorax se fait par l'intermédiaire du grand dentelé, séparé lui-même de la fosse sous-scapulaire par un tissu cellulaire lamelleux et abondant, qui peut devenir le siége de phlegmons très-étendus et très-graves.

La face postérieure de la région scapulaire, la seule que puisse explorer le chirurgien, est partagée en deux parties inégales par la saillie de l'épine de l'omoplate, un peu obliquement dirigée en bas et en arrière vers les apophyses épineuses. Cette saillie se termine en avant par un relief considérable qui va s'élargissant, et recouvre la partie supérieure du bras à la manière d'une voûte : c'est l'acromion ; en arrière, elle se perd sur le bord postérieur du scapulum. Au-dessus de l'épine du scapulum se voit un méplat constitué par la fosse sus-épineuse, et au-dessous un autre enfoncement formé par la fosse sous épineuse. Tout à fait en bas se voit l'angle inférieur de l'omoplate, que les mouvements du bras en arrière détachent des parois thoraciques, et qu'on peut saisir et ébranler pour s'assurer, dans les cas douteux, s'il y a ou non fracture du scapulum. De cet angle partent en divergeant les deux bords antérieur et postérieur : le premier, arrondi, est caché par les saillies musculaires qui forment le bord postérieur du creux axillaire ; le deuxième, au contraire, est généralement saillant et détaché des côtes, surtout chez les individus amaigris par une longue maladie, ce qui donne aux épaules la forme d'ailes, regardée longtemps comme un signe caractéristique de la phthisie pulmonaire. Chez les individus bien musclés, toutes ces arêtes osseuses disparaissent, et même, au lieu du relief de l'épine du scapulum, on voit un enfoncement dû à la saillie que forment au-dessus et au-dessous de cette crête osseuse les muscles trapèze et deltoïde qui s'y insèrent.

Il faut étudier successivement les parties molles contenues dans les fosses sus-épineuse, sous-épineuse et sous-scapulaire, puis le squelette.

1° *Fosse sus-épineuse.* — On y trouve successivement la peau, une couche sous-cutanée assez dense, celluleuse, sans importance, qui recouvre l'aponévrose du trapèze, et enfin ce muscle lui-même, inséré à toute la longueur de l'épine par des fibres aponévrotiques très-résistantes.

Au-dessous du trapèze se voit une couche de tissu cellulo-graisseux très-abondante en avant, qui remplit l'espace que laissent entre eux l'acromion, la base de l'apophyse coracoïde et la partie antérieure du muscle sus-épineux.

Puis apparaît l'aponévrose, qui recouvre le muscle sus-épineux, et enfin ce muscle lui-même, qu'on reconnaît être contenu dans une sorte de loge ostéo-fibreuse fermée partout, excepté en avant. L'aponévrose sus-épineuse, qui s'insère à la lèvre supérieure de l'épine et sur le bord supérieur du scapulum, accompagne le tendon du muscle jusqu'à ses insertions au grand trochanter de l'humérus, là où elle se confond avec l'enveloppe fibro-celluleuse qui recouvre la tête de l'os. Le muscle sus-épineux est très-adhérent au squelette dans ses deux tiers postérieurs. En avant, il glisse dans une sorte de gouttière, et il est entouré de tous côtés par du tissu cellulaire graisseux qui livre passage aux vaisseaux et au nerf sus-scapulaires.

2° *Fosse sous-épineuse.* — Au-dessous de la peau, la couche sous-cutanée se présente moins dense, moins serrée que dans la fosse sus-épineuse. Puis apparaît à la partie antérieure le deltoïde, qui n'appartient à la région que par ceux de ses faisceaux qui s'insèrent à l'épine de l'omoplate. Cette insertion se fait par des fibres aponévrotiques qui semblent faire suite à celles du trapèze, en sorte qu'entre ces deux muscles il n'existe réellement qu'une intersection fibreuse attachée par sa face profonde à l'épine du scapulum. C'est ce qui a fait dire à M. Cruveilhier que le trapèze et le deltoïde n'étaient en réalité qu'un seul muscle, opinion confirmée par ce que l'on observe dans la série animale. L'aponévrose qui recouvre le deltoïde se continue sur le muscle sous-épineux, qui n'est recouvert par les faisceaux deltoïdiens qu'en avant et en haut.

Au-dessous du deltoïde on rencontre une lame fibreuse analogue à celle de la fosse sus-épineuse, et, comme elle, convertissant en une loge ostéo-fibreuse toute la fosse sous-épineuse. Cette aponévrose, très-résistante, s'insère à la lèvre inférieure de l'épine, au bord postérieur du scapulum, à son bord antérieur et à une ligne oblique qui sépare de la fosse une surface quadrilatère destinée aux fibres du grand rond. La loge renferme les muscles sous-épineux et petit rond, qui n'en forment réellement qu'un seul, et elle est ouverte seulement en avant et en haut pour le passage des tendons réunis de ces deux faisceaux musculaires qui se portent sur le grand trochanter huméral ; là elle communique avec la capsule cellulo-fibreuse articulaire. L'aponévrose sous-épineuse est très-forte, très-résistante, et les épanchements qui se font au-dessous d'elle mettent un certain temps avant de vaincre sa résistance et d'apparaître à l'extérieur.

Les muscles sous-épineux et petit rond ne présentent rien de notable ; ils s'insèrent aux deux tiers postérieurs des parois osseuses, et en avant et en haut sont séparés de l'os, comme le muscle sus-épineux, par une couche de tissu cellulaire assez abondante dans laquelle rampent les artères et les nerfs qui les abordent.

La surface quadrilatère qui termine inférieurement l'omoplate donne attache au grand rond. Ce muscle est recouvert lui-même par le bord supérieur du grand dorsal, qui glisse au devant de lui à l'aide d'un tissu cellulaire lamelleux, converti quelquefois en bourse séreuse par les frottements réitérés.

3° *Fosse sous-scapulaire.* — Elle est exactement et uniquement occupée par le muscle de même nom qui seul répond au sus-épineux, sous-épineux, grand et petit rond. Quelquefois des intersections fibreuses le séparent en deux ou trois faisceaux répondant à chacun de ces muscles ; il est recouvert par une aponévrose qui, comme celles des fosses sus- et sous-épineuses, s'insère à tout le pourtour de l'omoplate.

4° *Du squelette.* — Il est exclusivement formé par l'omoplate, os très-mobile dont les articulations avec la clavicule ont été déjà étudiées, et qui présente de plus une cavité de réception pour l'humérus, cavité dont l'examen aura lieu à propos de la région du moignon de l'épaule. L'omoplate occupe le centre des régions sous-scapulaire, sus- et sous-épineuses ; recouvert partout de muscles épais qui lui sont propres et d'autres qui, des régions voisines, viennent s'y rendre, il se trouve ainsi parfaitement protégé et peu exposé aux fractures. Ces dernières, en effet, ne s'observent pas fréquemment, et la même cause qui les rend rares fait aussi qu'elles sont difficiles à reconnaître. J'ai dit déjà que pour s'en assurer, il fallait saisir l'os par son angle inférieur, plus facile à détacher des côtes qu'aucune des autres parties. D'ailleurs le déplacement des fragments n'est jamais porté bien loin, à cause des insertions musculaires sur une grande étendue des fragments. L'omoplate est si mince dans quelques points de la fosse sous-épineuse, qu'il est réduit à une lame papyracée et qui fléchit sous le doigt. Son bord antérieur ou axillaire, qui se termine en haut par la cavité glénoïde, en est la partie la plus épaisse et la plus résistante, puis viennent l'épine, l'angle inférieur, et enfin les bords supérieur et postérieur généralement très-amincis.

Vaisseaux et nerfs. — Les *artères* sont les scapulaires postérieure et supérieure, branches de la sous-clavière dont déjà le trajet a été indiqué dans la région sus-claviculaire (1) ; la scapulaire inférieure, et enfin la circonflexe postérieure, branches de l'axillaire.

La scapulaire postérieure, une fois dégagée de l'intervalle qui sépare le trapèze de l'angulaire, se place sous le rhomboïde, et, suivant le bord spinal de l'omoplate, vient s'anastomoser sur l'angle inférieur de cet os avec les branches terminales des deux autres scapulaires. Cette anastomose est remarquable par la communication qu'elle établit entre la sous-clavière et l'axillaire.

La scapulaire supérieure, que nous avons vue longer le bord postérieur de la clavicule, pénètre dans la fosse sus-épineuse en passant au-dessus du ligament coracoïdien, très-rarement au-dessous, s'enfonce dans le tissu cellulaire qui entoure la partie antérieure du muscle sus-épineux, contourne la base de l'acromion, et enfin aborde la fosse sous-épineuse par sa partie supérieure et antérieure, où ses rameaux s'épuisent dans les muscles qui y sont renfermés.

La scapulaire inférieure ou commune descend de l'axillaire, en suivant le tendon du sous-scapulaire, et se distribue à ce muscle, au grand dorsal et au grand rond. Cette artère est la plus volumineuse de toutes celles qui se distribuent à la région scapulaire.

La circonflexe postérieure se borne à donner quelques rameaux au sus-scapulaire et au grand rond.

Les *veines* n'offrent rien de remarquable et accompagnent les artères.

Il en est de même des *lymphatiques*, qui aboutissent partie aux ganglions axillaires, partie aux ganglions profonds.

Les *nerfs* sont le sus-scapulaire et quelques branches du plexus brachial se rendant dans le sous-scapulaire. Le sus-scapulaire accompagne l'artère de même nom dans sa distribution ; il passe sous le ligament coracoïdien dans le trou de ce nom, qui la plupart du temps est destiné à lui seul, l'artère, ainsi qu'il a été dit, passant au-dessus.

Déductions pathologiques et opératoires. — Il est rare qu'on pratique des opérations dans cette région, et je ne sache pas que jamais on ait essayé de lier les artères qui s'y distribuent. Quant aux autres considérations pathologiques, elles ont trouvé place dans le courant de la description, je n'y reviendrai pas. Je me bornerai seulement à ajouter qu'il n'est pas rare de voir l'omoplate, ou plutôt son périoste, devenir,

(1) Voyez page 532.

dans la région sous-épineuse, le siége de dégénérescences particulières autrefois englobées sous la dénomination de cancéreuses, et que l'analyse microscopique a prouvé être composées d'éléments autres que ceux qu'on trouve dans les tumeurs auxquelles on réserve aujourd'hui le nom exclusif de *cancer.* J'ai eu deux fois, pour mon compte, l'occasion d'enlever de ces productions, dont l'une était formée par du tissu fibreux, et l'autre par des cellules cartilagineuses (1), et j'ai vu dans le service de Philippe Boyer un individu qui portait une tumeur située également dans la fosse sous-épineuse, et que l'autopsie démontra être purement osseuse. Dans ces cas, la facilité avec laquelle on détache l'omoplate du thorax permet de pratiquer la résection de cet os, soit au-dessous de l'épine, ainsi que je l'ai fait deux fois, soit même au-dessus de cette éminence.

3° Région scapulo-humérale, ou paroi externe du creux axillaire.

Presque partout, excepté en arrière, les limites du deltoïde sont celles de cette région. En avant, le bord antérieur de ce muscle la sépare de la région clavi-pectorale ; en arrière, elle s'étend jusqu'au niveau du bord antérieur de l'omoplate ; en haut, elle est circonscrite par l'acromion et l'extrémité externe de la clavicule ; inférieurement, elle se termine aux attaches du deltoïde à l'humérus, empiétant un peu sur la région du bras.

Anatomie des formes extérieures. — Sa forme est arrondie, grâce à la présence du muscle deltoïde qui recouvre l'articulation scapulo-humérale ; elle constitue plus spécialement ce que l'on nomme le moignon de l'épaule, à la composition duquel concourent aussi les régions sus-claviculaire, clavi-pectorale et scapulaire. La saillie de l'acromion couronne la région scapulo-humérale, et au-dessous d'elle on peut sentir la forme arrondie de la tête de l'humérus qui, chez tous les sujets, la déborde d'un demi-centimètre en soulevant la couche de parties molles. Chez quelques individus le relief de la tête humérale en avant est tellement prononcé, qu'on pourrait, si l'on n'était prévenu, croire à un déplacement. Dans les luxations, la tête ayant abandonné la cavité glénoïde, il se forme au-dessus du bec acromial une dépression considérable et caractéristique de cette lésion.

En avant, le bord antérieur du deltoïde est marqué par un sillon qui s'étend du tiers externe de la clavicule à la partie moyenne de l'humérus, sillon qui renferme la veine céphalique ; en arrière, le deltoïde se continue dans la fosse sous-épineuse sans ligne de démarcation bien sensible ; à la partie inférieure de la région, un léger enfoncement marque l'attache du muscle à l'humérus.

Superposition et structure des plans. — Les couches que l'on rencontre avant d'arriver au squelette sont très-simples. La *peau* n'offre rien de remarquable, non plus que la couche sous-cutanée, qui est aréolaire, et présente chez les individus pourvus d'embonpoint une épaisseur assez considérable pour faire disparaître les saillies osseuses et les dépressions musculaires. Au niveau de l'acromion, on rencontre souvent une bourse séreuse peu étendue, due au glissement incessant des téguments sur cette éminence osseuse.

L'*aponévrose* d'enveloppe est représentée par une membrane fibro-celluleuse étroitement appliquée sur les fibres du deltoïde, entre les faisceaux duquel elle envoie des prolongements qui les cloisonnent, et semblent en former comme autant de

_____

(1) *Bulletin de la Société de chirurgie,* t. V, p. 428.

muscles particuliers. Elle se continue sans ligne de démarcation bien tranchée avec les aponévroses des régions environnantes.

Le *muscle deltoïde*, qui vient immédiatement au-dessous, à lui seul forme la couche musculaire superficielle de la région ; il est épais, surtout à sa partie moyenne, et protège la partie supérieure de l'humérus contre les violences directes. De forme triangulaire, il embrasse par son extrémité supérieure élargie le sommet de l'acromion, contourne cet os en arrière pour s'insérer à l'épine du scapulum, en avant pour se porter sur le bord inférieur de la clavicule, et se termine en pointe à l'empreinte dite deltoïdienne de l'humérus, située un peu au-dessus de la partie moyenne de l'os.

Couche sous-deltoïdienne. — Au-dessous du deltoïde on trouve : en arrière, les muscles sous-épineux et petit rond, qui appartiennent surtout à la région scapulaire par leurs corps charnus, mais dont les tendons à leurs insertions humérales font partie de celle qui nous occupe ; un peu plus bas, les tendons enroulés du grand dorsal et du grand rond réunis, que nous retrouverons comme partie constituante du bord postérieur du creux axillaire. A la partie supérieure, se voit le tendon du sus-épineux, séparé de la voûte acromio-coracoïdienne par une vaste bourse séreuse ; plus bas et en dehors une couche abondante de tissu cellulaire qui isole le deltoïde de la face externe de la capsule, et dans laquelle rampent les vaisseaux et nerfs circonflexes. Quelques auteurs, M. Cruveilhier, par exemple, décrivent comme une aponévrose se continuant avec celle du sus-épineux, cette couche cellulo-fibreuse sous-deltoïdienne, en sorte que, selon lui, le muscle serait enfermé dans une gaîne aponévrotique. Je ne puis voir là une membrane fibreuse : cette couche celluleuse à larges mailles, quelquefois convertie par les mouvements de rotation de l'humérus en une sorte de bourse séreuse, n'en a nullement les caractères. Elle recouvre la capsule articulaire, la tête et la partie supérieure de l'humérus, s'étend au-dessous du deltoïde jusqu'à son insertion à cet os, et se continue en arrière avec celle qui entoure le muscle sous-scapulaire.

La couche sous-deltoïdienne est plus variée et aussi plus compliquée du côté de la région clavi-pectorale. Tout à fait en haut, dans l'enfoncement qui existe au-dessous du bord antérieur de la clavicule, le muscle recouvre la face supérieure de l'apophyse coracoïde un peu inclinée en avant, un espace triangulaire dit *acromio-coracoïdien* qu'on remarque entre ces deux os, et le ligament fibreux qui les unit. A cet espace correspond extérieurement un enfoncement au fond duquel on trouve, en déprimant les parties molles qui la recouvrent, l'apophyse coracoïde. Plus bas, le deltoïde est en rapport avec la courte portion du biceps et le coraco-brachial, qui s'insèrent par un tendon commun au sommet de la coracoïde ; tout à fait inférieurement, enfin, se voit le tendon du grand pectoral qui limite le bord antérieur du creux axillaire. C'est au-dessous de ces deux muscles, grand pectoral et deltoïde, que se trouve le tendon du sous-scapulaire couché sur la face antérieure de l'humérus, et la couche bicipitale dans laquelle glisse la longue portion du biceps.

Telle est la couche interposée entre le deltoïde et l'articulation scapulo-humérale. N'oublions pas de dire qu'entre l'extrémité supérieure de l'humérus et la voûte acromio-coracoïdienne, existent deux bourses séreuses, l'une située entre l'acromion et le tendon du sus-épineux, très-vaste et parfaitement isolée, l'autre entre l'apophyse coracoïde et le tendon du sous-scapulaire, sur laquelle je reviendrai plus tard. La première, plus importante par son étendue, s'avance jusque sur les parties externes de la tête et se prolonge en arrière dans la fosse sus-épineuse ; rarement elle communique avec la deuxième. Cette bourse séreuse, remplie de liquide purulent, peut s'ouvrir sous le deltoïde, et donner naissance à un abcès qui envahit toute la couche sous-deltoïdienne sans entrer dans l'articulation. J'ai vu une de ces collections, qui soulevait ainsi le deltoïde, se faire jour spontanément à la partie moyenne de ce muscle : je l'agrandis, croyant avoir affaire à une collection articulaire ; mais quel ne fut pas mon étonnement lorsqu'en portant le doigt dans le foyer, je ne trouvai aucune communication, soit avec les os, soit avec l'article. Le malade guérit à l'aide de quelques injections iodées et sans conserver de gêne dans les mouvements du bras.

Vaisseaux et nerfs. — Les *artères* sont de peu d'importance, chirurgicalement parlant ; elles sont fournies par l'axillaire, et proviennent de l'acromio-thoracique et des deux circonflexes.

L'*acromio-thoracique* envoie quelques rameaux à la partie antérieure du deltoïde et jusqu'au niveau de la voûte acromio-coracoïdienne.

La *circonflexe postérieure*, qui se détache de l'axillaire un peu au-dessus de la tête humérale, se porte en arrière, passe entre le grand et le petit rond, en avant de la longue portion du triceps brachial, contourne le col chirurgical de l'humérus, puis s'accole à la face profonde du deltoïde, dans lequel elle s'épuise. Dans son trajet elle décrit les trois quarts d'un cercle ; elle s'anastomose avec la circonflexe antérieure et fournit des rameaux articulaires.

La *circonflexe antérieure*, beaucoup plus grêle que la postérieure, est quelquefois fournie par elle. Elle passe au-dessous du coraco-brachial, croise la coulisse bicipitale au niveau du col de l'humérus, envoie un rameau dans cette gouttière, lequel se distribue à l'articulation, puis enfin se termine dans le deltoïde, qu'elle aborde comme la précédente par sa face profonde.

Les *veines* suivent la direction des artères, excepté toutefois la veine céphalique, ainsi qu'il a été dit.

Les *lymphatiques* se rendent dans les ganglions sus-claviculaires et axillaires.

Les *nerfs* sont presque tous fournis par le circonflexe. Le tronc de ce dernier accompagne dans son trajet l'artère circonflexe postérieure, et, comme elle, après avoir contourné le col chirurgical, s'épuise dans le deltoïde, qu'il aborde par sa face profonde.

Du squelette. — Il est constitué, du côté de l'omoplate, par ce que l'on appelle son angle externe ou glénoïdien, c'est-à-dire par les apophyses coracoïde et acromion et le col de l'omoplate, du côté de l'humérus par le quart supérieur de cet os.

L'*apophyse acromion*, qui forme le sommet de l'épaule, ainsi que l'indique son nom, se présente sous la forme d'un prolongement aplati, un peu convexe supérieurement, légèrement concave sur sa face inférieure. Sa surface est inclinée en arrière, de telle sorte que son bord postérieur descend et se prolonge sur la face postérieure du moignon de l'épaule, disposition sur laquelle j'attirerai bientôt spécialement l'attention lorsque je décrirai la voûte acromio-coracoïdienne. Le périoste qui l'enveloppe est très-épais, ce qu'il doit à l'addition des fibres émanées du ligament capsulaire de l'articulation acromio-claviculaire et de l'aponévrose du trapèze ; il en résulte que les fractures de cette éminence sont le plus souvent sans déplacement, à cause de la conservation des tissus fibreux qui retiennent ses fragments. Enfin on y a signalé une particularité très-rare : c'est l'existence d'une fausse articulation congénitale entre la portion culminante de cette apophyse et sa base, disposition qui pourrait faire croire à une ancienne fracture non consolidée (1).

L'*apophyse coracoïde*, née de la partie supérieure du col de l'omoplate par une racine épaisse et arrondie, s'infléchit en avant et en bas, décrivant une courbure qui semble continuer celle du bord postérieur de la cavité glénoïde. Elle est située sur un plan inférieur à celui de l'acromion de toute l'épaisseur de la clavicule, en sorte que, grâce à cette disposition, elle reste enfoncée à la partie antérieure du moignon scapulaire, et ne peut être explorée qu'avec une certaine difficulté. La portion qui fait suite à la base se rétrécit brusquement pour s'élargir de nouveau à son sommet, lequel se trouve ainsi être supporté par une espèce de col ou de pédicule. C'est là que siègent les fractures de cet os, dans les cas très-rares d'ailleurs où l'on a eu l'occasion d'y observer des solutions de continuité.

Un ligament composé de fibres blanches très-résistantes, constituant par leur réunion un faisceau aplati, se porte du sommet de l'acromion sur celui de l'apophyse coracoïde, et complète la voûte dite *acromio-coracoïdienne* : c'est le ligament *acromio-coracoïdien*.

Le *col de l'omoplate* est la portion la plus épaisse du scapulum. Allongé dans le sens vertical, il est aplati sur ses faces antérieure et postérieure, et présente deux renflements aux deux extrémités de son grand diamètre, l'un qui semble formé par un épaississement du bord axillaire, et l'autre constitué par les racines de l'apophyse coracoïde. Sur sa face postérieure existe une rainure qui le sépare de l'épine de l'omoplate, et détache un peu les bords de l'espèce de plateau creux qui le surmonte : ce qui lui a fait donner le nom de *col*, dénomination vicieuse, en ce sens qu'elle ferait supposer que cette portion de l'os qui soutient la cavité glénoïde est rétrécie, et par conséquent plus affaiblie que le reste de l'os. Or, bien loin de là, elle en est la partie la plus résistante, et ses fractures sont encore à démontrer. Enfin le col de l'omoplate est couronné par une surface ovalaire légèrement concave, qui s'articule avec l'humérus, et qui sera décrite plus tard.

L'*humérus* est surmonté d'un renflement considérable que divise en deux parties une ligne oblique : on a donné au renflement le nom d'*extrémité supérieure* de l'humérus, réservant celui de *tête* à la portion exclusivement articulaire. Le *col chirurgical*, qu'il ne faut pas confondre avec le *col anatomique*, est cette portion de la diaphyse qui soutient l'extrémité supérieure, et qui, relativement à elle, paraît un peu rétrécie, quoique en réalité elle présente des diamètres supérieurs à ceux du reste de l'os. On lui assigne pour limites inférieures les insertions des grand rond et grand dorsal, et pour limites supérieures celles du sous-scapulaire et du petit rond. Quant au *col anatomique*, il est à peine marqué par une rainure circulaire oblique en bas et en dedans ; il sépare la tête des tubérosités humérales et du reste de l'os. Enfin les deux tubérosités sont séparées par une rainure plus ou moins profonde suivant les sujets : c'est la coulisse bicipitale, qui s'étend du sommet de l'humérus à l'union du tiers supérieur avec le tiers moyen de la diaphyse. Ainsi constitué, il semble difficile que cet os puisse se fracturer dans son extrémité supérieure, surtout lorsqu'on réfléchit au peu de prise qu'il offre aux violences extérieures, tant à cause des muscles épais qui l'entourent qu'en raison de la mobilité extrême de l'omoplate, avec laquelle il s'articule. La clinique démontre cependant qu'il peut se briser, non-

(1) Cruveilhier, *Anatomie descriptive*, t. I, p. 245.

seulement au niveau de son col chirurgical, mais encore que la tête articulaire peut être séparée du reste de l'os suivant une ligne qui suit assez régulièrement le col anatomique.

La structure de cette extrémité supérieure de l'humérus a beaucoup de rapport avec celle du col du fémur, c'est-à-dire que cette portion de la diaphyse qui soutient la tête est formée surtout du tissu compacte ; tandis que le renflement épiphysaire, que recouvre seulement une écorce mince de cette même substance, est constitué, au contraire, presque exclusivement par du tissu spongieux. D'où cette conséquence que, dans les fractures, la diaphyse, dure et résistante, peut s'enfoncer et *pénétrer* dans l'épiphyse.

Toute l'extrémité supérieure de l'humérus est très-vasculaire ; des vaisseaux nombreux lui arrivent par les trous qu'on observe sur les tubérosités et dans le fond du sillon qui sépare ces éminences de la tête proprement dite.

Articulation scapulo-humérale. — Cette articulation, dont l'étude présente un grand intérêt, à cause des phénomènes pathologiques dont elle est si fréquemment le théâtre, offre des particularités qu'on ne retrouve dans nulle autre jointure. J'étudierai successivement les surfaces articulaires, les moyens d'union, la synoviale, et enfin la voûte acromio-coracoïdienne.

Surfaces articulaires. — La cavité glénoïde est représentée par une surface très-légèrement concave, ovalaire, dont le sommet est dirigé en haut et un peu en avant et la base en bas. Son grand diamètre est vertical et varie de 3 centimètres 1/2 à 4 centimètres ; son diamètre transversal est de 2 centimètres 1/2 environ. A l'état frais, elle est entourée d'un bourrelet fibreux connu sous le nom de *bourrelet glénoïdien*, qui semble formé par la bifurcation de la longue portion du biceps. Mais, ainsi que le fait remarquer M. Cruveilhier, ce n'est là qu'une apparence, ce bourrelet ayant des fibres qui lui appartiennent en propre et se portent d'un des points de la circonférence glénoïdienne à une autre ; le tendon du biceps, inséré à la partie supérieure de la cavité, ne fait donc que le renforcer. Il en est de même du tendon de la longue portion du triceps, qui lui envoie aussi quelques-unes de ces fibres les plus antérieures. Inférieurement il est uni au cartilage diarthrodial, qui dégénère en ce point en fibro-cartilage ; supérieurement il en est nettement séparé.

La surface articulaire de l'humérus ne répond guère à celle que nous venons d'étudier. D'abord, ainsi que l'a fait observer M. Cruveilhier, il ne faut pas considérer seulement comme surface articulaire celle qui est encroûtée de cartilage, mais encore un espace de 5 à 6 millimètres au-dessous de la tête, espace en dehors duquel se fixe la synoviale, et qui se trouve ainsi faire partie de l'articulation. La tête humérale est ovalaire, et son plus grand diamètre est vertical, comme celui de la cavité glénoïde ; il est de 6 centimètres environ, le transversal n'en a que 5 1/2. Or, comme le diamètre vertical de la cavité glénoïde varie de 3 centimètres 1/2 à 4 centimètres, et que le transversal est de 2 centimètres 1/2 seulement, il en résulte que la surface articulaire de l'humérus dépasse de beaucoup celle de l'omoplate. En tenant compte de la profondeur de la cavité, du degré d'épaisseur de la tête et de l'étendue de sa circonférence, on estime que c'est à peine si *un tiers* de la surface articulaire humérale est en contact avec celle du scapulum.

La tête de l'humérus paraît aplatie ; c'est qu'en effet son épaisseur, prise au centre, n'est que de 23 millimètres, ce qui ne représente pas tout à fait l'arrondissement d'une demi-sphère. D'où il résulte que sa partie la plus large se trouve être l'endroit où elle s'unit au reste de l'os; en d'autres termes, que le col anatomique est loin d'en être le point le plus resserré. Aussi regarde-t-on généralement comme impossible que ce col s'étrangle dans une boutonnière de la capsule déchirée, et le seul exemple de ce genre mentionné par Monteggia (1) mériterait d'être confirmé par d'autres, pour qu'on puisse y attacher certaine valeur.

La surface cartilagineuse humérale regarde en haut, en dedans et un peu en avant. Sur le vivant, la contraction musculaire fait que le sommet de la tête dépasse le bord supérieur de la cavité glénoïde, en sorte qu'il ne reste entre elle et la voûte acromio-coracoïdienne qu'un espace tout juste suffisant pour loger le tendon du muscle sus-épineux et les deux bourses séreuses sous-acromiale et sous-coracoïdienne; c'est alors sa partie inférieure qui repose dans la cavité du scapulum. Mais sur le cadavre, alors que la rigidité cadavérique a cessé, l'humérus n'est plus maintenu à cette hauteur, il descend un peu, et il reste entre l'acromion et la tête un espace assez considérable pour qu'on puisse y introduire le doigt. Quelquefois on observe ce phénomène sur le vivant : c'est dans le cas de paralysie du deltoïde, ou bien quand le malade est plongé dans la résolution musculaire complète par les inhalations de chloroforme. Sur soi-même d'ailleurs on peut constater facilement que la tête monte et descend suivant que l'on relâche ou que l'on contracte le deltoïde, l'omoplate restant parfaitement immobile. Ainsi la surface cartilagineuse de l'humérus peut, par le seul fait de la contraction musculaire, s'éloigner ou se rapprocher de la voûte acromiale en glissant sur la surface glénoïdienne, à laquelle elle présente ainsi successivement ses diverses portions. C'est là une particularité insolite, et qui tient, ainsi que nous allons le voir, à la grande laxité des moyens d'union.

Moyens d'union. — Ils se réduisent à une capsule fibreuse, à un ligament dit *accessoire de la capsule*, ou *faisceau coracoïdien*, et au tendon de la longue portion du biceps.

La capsule s'insère d'une part au pourtour de la cavité glénoïde, en dehors du bourrelet glénoïdien, et d'autre part sur le col anatomique de l'humérus. Mais cette dernière insertion, qui se fait en haut sur la ligne même qui sépare la surface cartilagineuse des tubérosités, a lieu inférieurement et en avant, à 6 millimètres au moins de cette même surface; là elle se continue avec le périoste. Elle est très-lâche, à ce point qu'elle pourrait revêtir une tête deux fois plus volumineuse; aussi, lorsqu'on exerce une traction sur l'humérus, la voit-on s'allonger et permettre entre les surfaces articulaires un écartement considérable et pouvant aller à 3 centimètres. Elle est formée de fibres entrecroisées et, abstraction faite des expansions tendineuses qui l'enveloppent, paraît avoir une plus grande épaisseur en bas qu'en haut. Mais comme les tendons élargis des sus- et sous-épineux, du petit rond et du sous-scapulaire, viennent dans les deux tiers de sa circonférence supérieure s'identifier avec elle, par le fait elle offre là une plus grande résistance que dans son tiers inférieur.

Deux interruptions remarquables dans sa continuité doivent être mentionnées : l'une constante, au niveau du tendon du sous-scapulaire; une autre, qui fait souvent défaut, au-dessous du sous-épineux. C'est par là que les tendons de ces muscles s'introduisent dans la cavité articulaire dont ils forment paroi, car ils sont tapissés par la synoviale. L'ouverture qui livre passage au sous-scapulaire est située sur le bord supérieur du tendon, au voisinage de l'apophyse coracoïde; la synoviale articulaire

---

(1) Monteggia, *Institut chirurg*. Milan, 1830, édit. in-12, t. IV, p. 334.

y envoie un prolongement que deux fois j'ai trouvé en communication avec la bourse séreuse sous-coracoïdienne. Celle du sous-épineux, lorsqu'elle existe, n'offre aucune particularité intéressante.

Le *ligament accessoire* de la capsule, ou *faisceau coracoïdien*, est un trousseau fibreux obliquement étendu en bas et en dehors, du bord antérieur de l'apophyse coracoïde à la partie supérieure de la capsule. Chez quelques sujets, il est très-marqué; chez d'autres, il se confond avec le tissu cellulaire. Son usage est évidemment de soutenir la capsule qu'il maintient suspendue à la coracoïde. M. Malgaigne décrit encore un autre ligament partant de l'acromion; se rendant au trochiter et séparant les tendons des sus- et sous-épineux; il ne m'a pas été donné de le voir.

Le *tendon de la longue portion du biceps* peut et doit être considéré comme un ligament articulaire interosseux. Né de la partie supérieure de la cavité glénoïde, il s'applique sur la tête de l'humérus, qu'il contourne, puis s'engage obliquement à travers la capsule pour pénétrer dans la coulisse bicipitale. Il constitue donc une sorte d'arc tendineux dont la cavité se moule sur la convexité de la tête humérale, et il est hors de doute qu'une disposition aussi compliquée n'a pas uniquement pour but une insertion à l'usage exclusif du muscle biceps. Évidemment ce tendon contribue à assurer les rapports des deux surfaces articulaires, et doit s'opposer à ce que, dans les chutes sur le coude, par exemple, la tête humérale ne vienne heurter trop brusquement la voûte acromio-coracoïdienne. Dans toute la partie qui se réfléchit sur la tête humérale, le tendon est libre dans l'articulation et détaché complétement de la capsule; inférieurement, au point où il s'engage dans la coulisse bicipitale, la synoviale l'accompagne, descend avec lui jusqu'au niveau du bord supérieur du tendon du grand pectoral, et là se termine brusquement en cul-de-sac.

Synoviale articulaire. — Cette séreuse, qui tapisse toutes les surfaces articulaires osseuses, la capsule et les tendons qui pénètrent par ces ouvertures, offre en outre plusieurs prolongements extra-articulaires : un premier, déjà signalé au niveau du tendon du sous-scapulaire, près de l'apophyse coracoïde ; un deuxième au-dessous du sous-épineux ; un troisième, enfin, dans la coulisse bicipitale. Le premier et le dernier seuls sont constants. On conçoit la possibilité, pour les épanchements articulaires, de fuser par l'un ou l'autre de ces prolongements, et le plus favorablement situé sous ce rapport est évidemment celui de la gaîne bicipitale, à cause de sa position déclive. C'est là, en effet, qu'on a le plus souvent observé ce phénomène, que j'ai vu plus d'une fois mettre dans l'embarras les chirurgiens les plus expérimentés. Cette synoviale est très-vasculaire; elle est dans plusieurs points, notamment en bas, au niveau de la réflexion de la capsule sur le col anatomique, pourvue d'un tissu cellulaire graisseux assez abondant, qui la sépare des faisceaux fibreux.

De la voûte acromio-coracoïdienne. — Au-dessus de la tête humérale et de la cavité glénoïde, on remarque une sorte d'arcade ostéo-fibreuse, concave, qui paraît se mouler sur la partie supérieure de l'humérus: c'est la voûte *acromio-coracoïdienne*, complétée par le ligament qui unit ces deux apophyses, et qu'on doit considérer comme une annexe de l'articulation scapulo-humérale. Considérée dans son ensemble, cette voûte, dont M. Malgaigne a le premier fait ressortir toute l'importance (1), représente un arc de cercle dont le sommet de la courbe serait à l'extré-

---

(1) *Journal du progrès*, t. III, 1830. — *Mémoire sur les luxations de l'articulation scapulo-humérale.*

mité la plus avancée de l'apophyse acromiale. La corde qui sous-tend cet arc a de
7 centimètres 1/2 à 8 centimètres de longueur du bord postérieur de l'acromion au
bord antérieur de la coracoïde ; en général, cette ligne coupe la surface articulaire
glénoïdienne à l'union du quart supérieur avec les trois quarts inférieurs, particularité
sur laquelle je me borne pour le moment à attirer l'attention. Elle proémine de
4 centimètres en avant de la cavité glénoïde, au niveau du sommet de l'acromion ; à
partir de ce point, elle devient de moins en moins saillante en avant et en arrière, et
n'a plus que 2 centimètres 1/2 au niveau de son bord coracoïdien. Elle est d'ailleurs inclinée en bas et en arrière, de telle sorte que son bord postérieur ou acromial
descend beaucoup plus bas que l'antérieur. De là résulte qu'elle laisse presque complétement à découvert le plan antérieur de la cavité glénoïde, tandis qu'elle couvre
et défend le plan postérieur. Cette disposition fait pressentir que la tête de l'humérus,
ne rencontrant aucun obstacle en avant, se déplacera beaucoup plus facilement en
ce sens qu'en arrière, et c'est ce que confirme l'expérience clinique. Quant aux
déplacements directs en haut, on comprend qu'ils ne soient guère possibles qu'à la
condition d'une fracture de l'acromion ; jusqu'à présent, sauf une seule exception
que je ferai connaître plus tard, ils n'ont pas été observés.

La partie inférieure de la voûte, au niveau de l'acromion, est excavée pour recevoir la tête humérale, et il existe entre ces deux surfaces osseuses une articulation
véritable, révélée par la présence de la bourse synoviale déjà mentionnée entre la
face supérieure du tendon du sus-épineux et la face inférieure de l'acromion. Du
côté de l'apophyse coracoïde, les rapports sont un peu moins immédiats peut-être,
et cependant il existe encore entre elle et la face supérieure du tendon du sous-
scapulaire une bourse séreuse, souvent indépendante de la première, et dont l'étendue est beaucoup moindre.

Les *rapports* de l'articulation scapulo-humérale, qui ne sont autres que ceux de la
capsule articulaire recouverte des tendons des sus- et des sous-épineux, petit rond et
sous-scapulaire avec lesquels elle se trouve identifiée, doivent être récapitulés brièvement à cause de leur importance. Supérieurement elle répond à la voûte acromio-
coracoïdienne, dont elle est séparée par le tendon du sus-épineux et les bourses
séreuse sous-acromiale et sous-coracoïdienne ; en dehors de la voûte, elle est recouverte par les fibres du deltoïde, dont la sépare une couche de tissu cellulaire très-
lâche qu'on a voulu décorer du nom d'aponévrose, et par les vaisseaux et nerfs circonflexes. En bas elle est en rapport immédiat avec le tissu cellulaire qui remplit le
creux de l'aisselle, dans tout l'intervalle qui existe entre les tendons du sous-scapulaire en avant et ceux de la longue portion du triceps et du petit rond en arrière ;
c'est par là qu'on peut sentir la tête humérale en portant la main dans le creux axillaire. Les vaisseaux et nerfs axillaires, ainsi que le coraco-brachial et la courte portion du biceps, sont placés plus en avant, près du bord antérieur de l'aisselle. Antérieurement, la capsule est recouverte par le sous-scapulaire ; en arrière, par les
tendons des sus- et sous-épineux et petit rond, séparés eux-mêmes de la peau par
le deltoïde.

Déductions pathologiques et opératoires. — La couche de parties molles qui
recouvre l'articulation scapulo-humérale n'est pas tellement épaisse, que l'enveloppe
capsulo-synoviale, soulevée par du liquide accumulé dans la cavité articulaire, ne
puisse à son tour repousser le deltoïde et effacer la dépression légère qu'on remarque
normalement en arrière de l'acromion et un peu au-dessous. Dans ces cas le moignon

de l'épaule prend une forme arrondie, surtout si on le compare à celui du côté opposé, et l'on peut, en appliquant une des mains en avant, vers la région clavi-pectorale, et l'autre en arrière, percevoir une sourde et profonde fluctuation. Si l'on voulait donner issue au liquide, c'est à deux travers de doigt au-dessous de l'acro-mion, un peu en avant de cette apophyse, qu'il faudrait enfoncer l'instrument; là, en effet, on n'est séparé de l'articulation que par le deltoïde, et l'on n'a point de vaisseaux importants dont on puisse redouter l'ouverture. C'est là aussi que doivent être ouvertes les collections sous-deltoïdiennes, qui sont d'ailleurs assez rares et dont j'ai précédemment cité un cas curieux.

Les fractures de l'acromion sont rares, et, grâce à l'épaisseur du périoste, dont l'intégrité a été constatée à l'autopsie par M. Nélaton, elles sont généralement sans déplacement : aussi arrive-t-il souvent qu'on les méconnaît, et que les blessés non prévenus, ou se croyant atteints simplement de contusion, continuent à se servir de leur membre, ce qui perpétue la douleur et l'engorgement du moignon scapulaire.

Il en est de même des fractures de l'apophyse coracoïde, mais pour une autre raison. Ce prolongement osseux est en effet situé si profondément, qu'il faut une force énorme pour le fracturer, et dans les très-rares observations qu'on en possède, elles étaient accompagnées d'énormes contusions.

Les fractures de l'extrémité supérieure de l'humérus sont au contraire assez fré-quentes, et on les a vues siéger dans tous les points qui séparent la tête de l'os du bord supérieur des muscles grand dorsal et grand pectoral. Dans les fractures du col chirurgical, beaucoup plus communes que celles du col anatomique, le déplacement du fragment inférieur peut se faire tantôt et plus fréquemment en dedans, attiré qu'il est vers le thorax par les insertions des muscles grand rond, grand dorsal et grand pectoral, tantôt, mais plus rarement, en avant et en dehors, porté en ce sens par le deltoïde. C'est dans ce dernier cas qu'on l'a vu perforer les fibres charnues et se placer sous les téguments, d'où il devient très-difficile de le dégager. Rarement il se porte directement en avant ou en arrière, car rien ne le sollicite de ce côté, la conti-nuité d'action de la cause fracturante pouvant seule le jeter ainsi hors de ses voies ordinaires. Outre ce déplacement suivant l'épaisseur, et qui est variable, on en signale deux autres constants : c'est d'abord celui selon la longueur, c'est-à-dire le chevauchement produit par l'action des muscles biceps et coraco-brachial, puis celui par rotation déterminé par le poids du membre. Quant au fragment supérieur, il est entraîné en haut et en dehors par une sorte de rotation sur lui-même déterminée par les muscles qui s'insèrent aux tubérosités humérales et sont sans contre-poids. On comprend d'ailleurs que je ne puisse ici indiquer que ce que l'on observe habi-tuellement, ce qui est logiquement le résultat des dispositions anatomiques, et que je ne veuille nullement entrer dans les exceptions, qui sont d'ailleurs beaucoup plus rares qu'on s'est plu à le dire.

Les luxations scapulo-humérales ou de l'extrémité supérieure de l'humérus sont de toutes les luxations les plus fréquentes, ce que l'inspection des surfaces articu-laires et des moyens d'union aurait pu faire soupçonner à priori. Si l'omoplate, au lieu d'être mobile comme elle l'est, était fixée au tronc, comme l'os coxal par exemple, il est probable qu'elles seraient beaucoup plus fréquentes encore ; mais la facilité avec laquelle elle se déplace et fuit devant les violences extérieures diminue beaucoup les chances de déplacement résultant de l'étroitesse relative, du peu de profondeur de la cavité glénoïde et de la laxité des moyens d'union articulaire.

Il n'est pas de lésions sur la classification desquelles se soit autant exercée la sagacité des chirurgiens modernes ; mais il n'entre pas dans mon plan de reproduire ces classifications. Je me bornerai à exposer aussi brièvement que possible les points où l'on a trouvé l'os luxé à l'autopsie, et les causes anatomiques qui font que tel déplacement est beaucoup plus fréquent que tel autre.

J'ai dit précédemment que la voûte acromio-coracoïdienne rendait à peu près impossibles les luxations directes en haut ; effectivement on n'en connaît qu'une seule observation, publiée par M. Malgaigne (1), observation exceptionnelle, qui paraît plutôt propre à confirmer qu'à infirmer cette proposition. La tête humérale, s'échappant par la partie supérieure et externe de la capsule, est venue se placer *par-dessus le ligament acromio-coracoïdien, au côté interne de l'acromion*. La luxation datait de deux mois et demi lorsque ce professeur essaya, mais inutilement, de la réduire.

On a vu que la corde, qui sous-tend l'arc ostéo-fibreux représenté par la voûte acromio-coracoïdienne coupait la face articulaire de l'omoplate à l'union de son quart supérieur avec les trois quarts inférieurs, et que cette voûte elle-même était inclinée en bas et en arrière, de telle sorte que si le plan postérieur de l'articulation était protégé par le bord de l'acromion descendant en arrière sur le bord de la cavité glénoïde, le plan antérieur était complétement situé au-dessous de la base de la coracoïde. De la résultent plusieurs conséquences que je vais essayer de faire ressortir : en premier lieu, la tête éprouvera beaucoup plus de difficulté à s'échapper par le plan postérieur que par l'antérieur, aussi les luxations dans le premier sens ou *postérieures* sont-elles assez rares pour qu'on en compte les observations, tandis que les *antérieures* sont innombrables. En second lieu, les deux piliers de la voûte étant situés plus bas que le niveau supérieur de la cavité glénoïde, et dans toute luxation la tête venant se placer au-dessous d'eux, il doit nécessairement s'ensuivre un allongement du membre, d'autant mieux d'ailleurs que la convexité de la tête humérale dépasse toujours d'une certaine quantité le bord supérieur de la surface articulaire du scapulum. Tout cela est très-rationnel, et pour les luxations en arrière personne ne le conteste ; mais il n'en est pas de même de quelques cas de luxations en avant, où l'on n'a trouvé aucun allongement, quelquefois même, paraît-il, du raccourcissement. Or, voici comment on peut, selon moi, expliquer le fait de non-allongement : 1° Chez quelques sujets, le pilier antérieur ou coracoïdien est beaucoup plus relevé que chez d'autres, en sorte que la corde qui sous-tend l'arc ostéo-fibreux, et qui représente la direction que suit la tête luxée, se trouve être, à peu de chose près, de niveau avec le bord supérieur de la cavité ; 2° la base de l'apophyse coracoïde est creusée en gouttière concave en bas, et il arrive que, quand son bec n'est pas très-recourbé, la convexité de la tête humérale peut s'y adapter, de telle sorte que, dans ces deux cas, la tête humérale déplacée reste à peu près au même niveau que lorsqu'elle était sous la voûte, ce qui rend l'allongement insensible. Tels étaient probablement les cas dans lesquels M. Nélaton, par des procédés de mensuration auxquels personne ne reprochera, à coup sûr, l'inexactitude, n'a point trouvé que le bras fût allongé. Quant à ceux dans lesquels on dit avoir vu du raccourcissement, il faut nécessairement qu'il y ait eu quelques circonstances anatomiques insolites, et dont on n'a pu se rendre compte sur le vivant.

(1) *Revue médico-chirurgicale*, 1849, t. V, p. 30.

Les luxations en arrière, dont M. Malgaigne a pu rassembler 35 à 40 cas seulement, ont été divisées en deux variétés : dans la première, la plus fréquente, la tête se place sous le pilier postérieur ou acromial de la voûte : elle est dite *sous-acromiale*, dans la deuxième, elle s'enfonce sous l'épine : c'est la luxation *sous-épineuse*.

Quant aux luxations en avant, elles sont de toutes les luxations articulaires, les plus fréquentes, et de beaucoup. Et d'abord il faut poser en principe que la capsule, malgré sa laxité, ne permet pas à la tête de sortir de la cavité glénoïde sans se déchirer.

Dans une première variété, l'extrémité supérieure de l'humérus, se portant sous l'apophyse coracoïde, y reste engagée, de telle sorte que le col anatomique a été vu retenu par le bord glénoïdien et la surface articulaire humérale proéminant d'une manière sensible en avant du bec coracoïdien (1). C'est la luxation *sous-coracoïdienne complète;* à un degré moins avancé, elle est désignée sous le nom d'*incomplète.* La première est très-fréquente.

Une deuxième variété, plus commune peut-être encore, est celle dans laquelle la tête s'avance au delà de la coracoïde, en dedans d'elle, recouverte par le sous-scapulaire, ayant à son côté externe le caraco-brachial et le biceps, sa face articulaire tournée et appuyée contre le col de l'omoplate, et le bec coracoïdien répondant à la gouttière bicipitale. C'est la luxation *intra-coracoïdienne* de M. Malgaigne, *sous-scapulaire* de M. Velpeau. Dans cette variété on comprendrait peut-être qu'il n'y eût pas d'allongement sensible, la convexité de la tête se moulant sur la face inférieure concave de l'apophyse coracoïde.

Une troisième variété, qui me paraît une conséquence ou de la deuxième ou de la première, c'est-à-dire une *luxation consécutive*, est celle dans laquelle la tête, toujours placée en dedans de l'apophyse coracoïde, se rapproche de la clavicule, remonte au-dessus du sous-scapulaire, et n'est plus recouverte que par le deltoïde et le grand pectoral, à l'interstice desquels elle répond : c'est la variété *sous-claviculaire*, assez rare d'ailleurs. Telles sont les luxations dans lesquelles la tête de l'os s'échappe par ce que Desault appelait le plan antérieur de l'articulation.

Enfin, il est une dernière variété, c'est la luxation directe en bas ou *sous-glénoïdienne*, excessivement rare, et dont on ne possède que quelques exemples authentiques. La tête, échappée par la partie inférieure de la capsule, a été vue par A. Cooper placée sur la côte inférieure de l'omoplate (bord axillaire), entre cette portion de l'os et les côtes; *l'axe de sa nouvelle position était à un pouce et demi au-dessous de l'axe de la cavité glénoïde.*

On l'avait réputée impossible, par cette raison que la longue portion du triceps, qui s'insère à la partie inférieure de la cavité glénoïde, devait, par suite de la descente de la tête, se tendre et la repousser en avant; en cette occasion, comme en bien d'autres, la clinique a donné un démenti à la théorie pure.

L'amputation dans l'articulation scapulo-humérale et la résection des surfaces articulaires sont les seules opérations réglées qui se pratiquent dans cette région. Un assez bon nombre de procédés ont été imaginés pour désarticuler l'humérus, parmi lesquels il faut citer seulement ceux qui, à juste titre, se partagent la faveur des chirurgiens, et qui sont : le procédé à un seul lambeau externe, celui à deux lambeaux latéraux, et enfin la modification apportée par Larrey à la méthode ovalaire.

_____

(1) Malgaigne, *Traité des fractures et des luxations*, t. II, p. 468.

Le procédé à un seul lambeau externe ou deltoïdien consiste à détacher toute la partie de ce muscle qui recouvre la face externe de l'articulation; on en forme ainsi un large lambeau, dont la base est à l'acromion et le sommet à un ou deux travers de doigt au-dessus de son insertion humérale. Parmi les reproches faits à ce procédé, deux seuls méritent d'être examinés, à savoir, la lésion du tronc du nerf circonflexe, qui, selon M. Malgaigne, paralyserait le lambeau, et la difficulté d'ouvrir facilement l'articulation.

La paralysie du deltoïde, conséquence de la section du circonflexe, serait une chose très-fâcheuse, assurément, ce muscle étant le seul élévateur du bras en dehors. Mais d'abord l'anatomie démontre que le tronc même du nerf est situé trop en arrière et en bas pour pouvoir être intéressé, puisque après avoir contourné le col huméral, il s'épanouit tout de suite en rameaux ascendants et descendants : tout au plus le couteau, qui, à ce niveau, commence déjà à obliquer pour tailler le lambeau en pointe, couperait-il quelques-uns de ses rameaux. Or, c'est là très-probablement la raison pour laquelle cette paralysie tant redoutée n'a jamais été, que je sache, obser- vée; on a bien dit que le lambeau était *indolent et frappé d'un sentiment de froid presque habituel*, mais cela prouve simplement que la peau avait été privée de ses nerfs cutanés, et non que la contraction musculaire fût anéantie. Je vais plus loin, et je dis qu'alors même que le muscle serait privé momentanément et partiellement de sa motilité par la section d'un plus ou moins grand nombre des rameaux du cir- conflexe, il est probable qu'il la retrouverait plus tard, l'expérience ayant démontré que les nerfs se cicatrisaient *même à distance* (1), et que le fluide nerveux traverse alors fort bien la cicatrice.

Relativement à la difficulté d'attaquer l'articulation, elle ne me paraît pas non plus suffisante pour faire rejeter ce procédé; tout le monde sait, en effet, que ce qui empêche de séparer l'humérus rapidement, c'est la résistance qu'offrent à l'action du couteau les tendons des muscles qui s'insèrent aux tubérosités, et aussi celui du biceps. Or, avec un peu d'habitude, et en faisant rouler la tête de l'humérus de ma- nière que chaque tendon vienne ainsi successivement se présenter de lui-même au tranchant, rien n'est plus facile que de détacher l'os du bras de tousses moyens d'union avec le scapulum. Il n'est même pas besoin d'une ouverture à beaucoup près aussi large, et je n'en veux pour preuve que la possibilité de réséquer, et même sans trop de difficultés, l'extrémité articulaire humérale par la simple incision longitudi- nale du procédé de Baudens. Ainsi donc, le procédé à lambeau externe ou deltoïdien ne mérite pas les reproches qu'on lui a faits, et doit être conservé.

Je lui préfère cependant la méthode ovalaire modifiée par Larrey. Cette dernière, ainsi qu'on sait, consiste : 1° en une incision verticale de 3 centimètres de longueur, descendant de l'acromion et divisant les téguments jusqu'à l'os; 2° en une deuxième incision oblique partant de l'extrémité de la première, passant au devant des bords antérieur et postérieur de l'aisselle, et rejoignant la première au point de départ. On découvre ainsi complétement l'articulation, qu'on peut attaquer successivement par ses côtés postérieur, externe et antérieur; on n'intéresse que les extrémités des artères circonflexes antérieure et postérieure et du nerf circonflexe; et enfin les lambeaux sont merveilleusement adaptés pour recouvrir l'articulation. La seule chose qu'on puisse lui reprocher peut-être, c'est d'être d'une exécution un peu plus lente, ce qui est, à mes yeux, de peu d'importance.

(1) Voyez page 223 et suiv.

Par le procédé à deux lambeaux postérieur et antérieur, imaginé par Lisfranc, tout paraît, au contraire, avoir été calculé pour la rapidité. Voici les dispositions anatomiques sur lesquelles il est fondé. La voûte ostéo-fibreuse acromio-coracoïdienne est interrompue à sa partie antérieure et supérieure, entre les deux apophyses, par un espace triangulaire large de 3 centimètres environ, borné en arrière par la clavicule et en avant par le ligament qui se porte du sommet de l'acromion à celui de la coracoïde. En ce point l'articulation peut être facilement mise à découvert par sa partie supérieure, et c'est effectivement par là qu'il est le plus avantageux de l'attaquer. Pour arriver à ce but, lorsqu'on opère sur le bras gauche, par exemple, Lisfranc donne le précepte, après avoir marqué du doigt indicateur gauche le triangle acromio-coracoïdien, de plonger de bas en haut le couteau sur le bord postérieur de l'aisselle, au devant des tendons des muscles grand rond et grand dorsal, et après lui avoir fait contourner la tête humérale, qu'il rase, d'en faire ressortir la pointe au devant de la clavicule, à l'extrémité postérieure du triangle sus-indiqué. La lame dirigée en avant, on descend le couteau de manière à tailler un lambeau postérieur d'environ 8 centimètres. La moitié postérieure de la capsule articulaire, les tendons sus- et sous-épineux et le ligament acromio-claviculaire se trouvent tranchés dans ce premier temps, et il ne reste plus qu'à détacher l'humérus du tendon du sous-scapulaire et à tailler le lambeau antérieur, qui doit avoir une longueur égale au postérieur. Si l'on opère sur le bras droit, on plonge le couteau sous le bord antérieur de l'aisselle, en arrière du grand pectoral, pour le faire également sortir en arrière du ligament acromio-coracoïdien. Le reste de l'opération s'achève comme pour le bras gauche. Ce procédé est d'une exécution rapide et brillante, mais difficile et peu sûre, et il est loin de donner d'aussi beaux résultats que les deux premiers. Sans donc le repousser d'une manière absolue, je lui préfère et de beaucoup celui de Larrey.

La résection de l'humérus et même de la cavité glénoïdienne s'exécute par les mêmes procédés, en se bornant toutefois au premier temps de l'opération; une fois les surfaces articulaires découvertes, on les sépare de leur moyen d'union, puis on en pratique la résection. On peut cependant s'en tenir à l'incision verticale proposée par Baudens, ou bien encore à celle de M. Malgaigne, qui consiste à diviser les parties molles qui recouvrent la tête humérale depuis le sommet du triangle acromio-coracoïdien jusqu'au col chirurgical. Mais à travers cette boutonnière contractile, on éprouve plus de difficultés que par les procédés à lambeaux, soit à désarticuler, soit à amener la tête au dehors pour la réséquer; enfin il est un autre inconvénient, c'est celui d'avoir une plaie étroite par laquelle le pus ne peut s'écouler facilement et séjourne au fond de la plaie. Pour toutes ces raisons, je préfère à ce procédé celui de Dupuytren ou de Lisfranc.

4° Région de l'aisselle, ou creux axillaire.

L'aisselle, constituée par la jonction du membre supérieur avec le thorax, représente une cavité dont le sommet est dirigé en haut et en dedans. Sa forme est extrêmement variable et dépend beaucoup de la position qu'occupe le bras relativement aux parois thoraciques; on l'a comparée à une pyramide creuse quadrangulaire ayant son sommet dirigé en haut et en dedans, et sa base limitée par les saillies très-prononcées des muscles qui du thorax se portent à l'humérus; elle présente donc quatre parois, un sommet, une base.

Les parois nous sont déjà connues; j'y reviendrai cependant à cause de leur importance, mais succinctement, et seulement après avoir fait connaître les diverses couches qui séparent la base du sommet; j'étudierai ensuite les vaisseaux et les nerfs.

Superposition et structure des plans de la base au sommet de l'aisselle. — On rencontre successivement :

La peau,

La couche sous-cutanée,

L'aponévrose,

Enfin un tissu cellulaire abondant qui remplit le creux axillaire et au milieu duquel sont plongés les vaisseaux et les nerfs.

1° La *peau*, fine et pourvue de poils longs et nombreux, s'enfonce profondément dans la cavité de l'aisselle dont elle touche presque le sommet. Elle est le siége d'une sécrétion âcre et odorante due à la présence de petites glandes particulières situées dans la couche sous-cutanée, mais immédiatement appliquées contre le derme. M. Ch. Robin, à qui est due la découverte de ces glandules, les déclare trois fois plus grosses que les glandes sudoripares avec lesquelles il ne faut pas les confondre; leur canal n'est point spiroïde, ce qui est probablement dû à son peu de longueur (1).

Cette sécrétion est tellement abondante chez certains sujets et elle est tellement irritante, qu'elle fait naître en été, sur les bords axillaires, une sorte d'eczéma chronique qui les tourmente beaucoup; c'est là une des causes pour lesquelles les bandages qui maintiennent le bras fixé aux parois thoraciques sont si dificilement supportés. Pour diminuer les démangeaisons insupportables auxquelles donne lieu ce suintement incessant, il faut avoir soin d'interposer entre le bras et le thorax, et remontant jusque dans le fond de l'aisselle, un linge fin enduit de cérat.

2° Au-dessous de la peau on trouve le *fascia superficialis* présentant des aréoles celluleuses remplies d'une graisse rougeâtre toujours assez abondante, même chez les sujets maigres. Ces aréoles, quoique communiquant les unes avec les autres, sont cependant séparées par des cloisons fibreuses assez complètes pour que, quand des abcès s'y développent, ils restent circonscrits et prennent la forme acuminée, ce qui leur a fait donner par M. Velpeau le nom d'abcès *tubériformes*. Je n'ai jamais rencontré dans cette couche celluleuse les ganglions lymphatiques superficiels signalés par Blandin.

3° L'*aponévrose* n'est qu'une lame cellulo-fibreuse assez mince qui se continue en avant et en arrière avec celle qui recouvre le grand pectoral et le grand dorsal, en dehors avec l'aponévrose brachiale, et en dedans avec la lame celluleuse qui recouvre le grand dentelé. A la partie antérieure, immédiatement derrière le bord axillaire, elle est traversée perpendiculairement par les fibres de l'aponévrose coraco-claviaxillaire, qui vont se perdre jusque dans le derme de la peau, et que pour cette raison Gerdy avait nommées *ligament suspenseur* de la peau de l'aisselle.

4° L'aponévrose enlevée, on arrive sur une couche de tissu cellulaire à larges mailles et mélangé à une notable quantité de graisse. Ce tissu cellulaire se continue en arrière avec celui qui sépare le sous-scapulaire du grand dentelé; en avant, avec celui qui revêt la face profonde du grand pectoral; en haut enfin il communique avec celui de la région sous-claviculaire par l'intermédiaire de la traînée celluleuse qui accompagne les vaisseaux axillaires : il remplit donc tout l'espace qui sépare la base

---

(1) Ch. Robin, communication verbale. Voyez page 9, chapitre des *Téguments*.

du sommet de l'aisselle. En dehors, il est en rapport avec la face interne du bras, mais sans avoir de relations directes avec les couches celluleuses brachiales profondes, de même qu'en dedans il répond simplement aux espaces intercostaux et aux insertions du muscle grand dentelé. Cette masse celluleuse jouit d'une certaine élasticité, et paraît destinée à combler l'intervalle variable que, dans les mouvements qu'il exécute, le bras laisse entre lui et le thorax ; elle est traversée par des vaisseaux et des nerfs qui feront l'objet d'une étude spéciale.

Lorsqu'on a ainsi vidé la cavité axillaire de tout le tissu cellulaire qu'elle renferme, on a un espace quadrilatère dont la paroi interne est formée par la paroi thoracique, l'externe par la face interne du bras, l'antérieure par la région clavipectorale, la postérieure par la région scapulaire.

La paroi interne est bombée, on y remarque les digitations du muscle grand dentelé, recouvertes par une mince lamelle fibro-celluleuse, et tout à fait en avant, les espaces intercostaux.

La paroi externe est assez compliquée, quoique assez étroite : elle est formée par la partie profonde de la région scapulo-humérale. On y trouve, antérieurement, les muscles coraco-brachial et biceps qui se dirigent parallèlement à l'axe du bras et vont se fixer au sommet de la coracoïde, plus en arrière la longue portion du biceps dans la coulisse bicipitale, et de chaque côté de la coulisse les tendons des grand pectoral en avant, grand rond et grand dorsal en arrière. Plus haut se voit la face interne de la capsule scapulo-humérale qui, entre le bord inférieur du sous-scapulaire, la longue portion du triceps et le bord supérieur du grand rond d'une part, et d'autre part le faisceau des muscles biceps et coraco-brachial, répond sans intermédiaire aucun au tissu cellulaire de l'aisselle et au paquet vasculo-nerveux, qui, ainsi que nous le verrons, longe le bord interne et postérieur du coraco-brachial. Enfin, au-dessus de l'articulation scapulo-humérale, recouverte en haut par le tendon du sous-scapulaire, apparaît la base de l'apophyse coracoïde qui constitue pour quelques auteurs le sommet de l'aisselle.

La paroi antérieure est moitié musculaire et moitié aponévrotique; elle est constituée par la face profonde de l'aponévrose clavi-coraco-axillaire qui embrasse, ainsi que je l'ai dit précédemment, le muscle petit pectoral dans son dédoublement. Cette aponévrose enlevée, on trouve les fibres du grand pectoral dont le bord inférieur arrondi forme le bord antérieur de l'aisselle.

La paroi postérieure n'est autre que la face profonde de la région scapulaire tapissée par le muscle sous-scapulaire dans toute son étendue. Les insertions du grand dentelé au bord spinal de l'omoplate ferment complétement l'aisselle de ce côté.

Le sommet de l'aisselle résulte de la convergence de toutes ces parois au-dessous de l'apophyse coracoïde; là existe, entre le bord supérieur de la première côte, la face inférieure de la clavicule et du muscle sous-clavier, et la face antérieure de l'apophyse coracoïde, un espace triangulaire dans lequel s'engagent en dehors et en arrière les nerfs et en avant les vaisseaux. C'est par là que le creux axillaire communique avec le creux sus-claviculaire, ainsi qu'il a été dit précédemment (1).

Vaisseaux et nerfs. — Ils forment par leur réunion un gros faisceau que j'appellerai *vasculo-nerveux*, dont il faut étudier la direction et les rapports. Depuis l'intervalle qui sépare la première côte de la clavicule, jusqu'au niveau du bord inférieur

(1) Voyez *Région sus-claviculaire.*

du grand pectoral, c'est-à-dire du sommet à la base, il traverse en diagonale le creux axillaire. Appliqué d'abord sur la paroi interne ou costale, il est dans le reste de son trajet accolé à la paroi antérieure ou clavi-pectorale, se rapprochant de plus en plus de la paroi externe qu'il finit par atteindre. Pour plus de précision, on a scindé l'étude de ses rapports, et on les examine successivement au-dessus, au niveau et au-dessous du petit pectoral.

Entre le petit pectoral et la clavicule, la veine axillaire, large et gonflée par le sang, apparaît d'abord recouvrant l'artère, qui est située un peu plus en arrière et en haut (1). Sur un plan plus postérieur encore se trouvent les troncs nerveux qui vont former le plexus brachial. Tous ces organes sont recouverts par l'aponévrose clavi-coraco-axillaire, les fibres du grand pectoral, la couche sous-cutanée et la peau. Les vaisseaux et nerfs acromio-thoraciques, qui se détachent du faisceau vasculo-nerveux à ce niveau et perforent l'aponévrose, constituent dans le triangle clavi-pectoral une sorte de plexus qui rend très-pénible la recherche de l'artère axillaire au-dessous de la clavicule.

En arrière du petit pectoral, les rapports changent un peu : la veine devient interne, et l'artère se rejette un peu en arrière entre les deux racines du nerf médian ; les autres cordons nerveux restent toujours en arrière. Le faisceau est immédiatement accolé à la face postérieure du muscle.

Enfin, entre le bord inférieur du petit pectoral et celui du grand pectoral, la veine devient inférieure et se rapproche de la peau de l'aisselle ; l'artère, placée au-dessus et en dehors, a en avant d'elle le nerf médian, et se trouve située entre les nerfs musculo-cutané et radial qui sont en dehors et les nerfs cutanés interne et cubital placés en dedans.

Le faisceau vasculo-nerveux, en s'approchant de la base de l'aisselle, se porte tout entier contre la paroi externe, longe le bord interne du biceps, et n'est séparé de l'articulation scapulo-humérale que par du tissu cellulaire. Aussi, en portant la main dans le creux axillaire, sent-on l'artère battre contre cette paroi externe, et peut-on, à la rigueur, la comprimer contre la tête de l'os. Ce rapport explique comment, dans les luxations, alors que la tête s'échappe par la partie inférieure de la capsule, dans l'intervalle que laissent entre eux le sous-scapulaire, la longue portion du triceps et le grand rond en arrière, le biceps et le coraco-brachial en avant, les nerfs du bras, puis l'artère et la veine, peuvent être comprimés et donner lieu à des phénomènes qui seront exposés plus loin.

Outre l'*acromio-thoracique*, l'axillaire fournit encore la *thoracique inférieure*, qui se détache au niveau du bord inférieur du petit pectoral, s'applique contre la paroi costale et se distribue à la mamelle ; la *scapulaire inférieure*, qui naît à peu près au même point et longe le bord inférieur du sous-scapulaire ; et enfin les *circonflexes postérieure* et *antérieure*, qui proviennent de sa partie inférieure et contournent le col chirurgical pour se porter au deltoïde.

Les *veines* accompagnent les artères. L'axillaire est unique, et ses parois, à son passage au-dessous de la clavicule, se trouvent maintenues béantes par les lames aponévrotiques du sous-clavier et de la région clavi-pectorale, de même que les veines des régions du cou ; aussi les mêmes phénomènes peuvent-ils être la conséquence de sa blessure, et Roux a perdu par l'introduction de l'air dans ce vaisseau un malade auquel il désarticulait l'épaule.

(1) Voyez figure 56.

Les *nerfs* sont représentés, non-seulement par les gros cordons nerveux qui forment le plexus brachial, mais encore par d'autres, moins volumineux, destinés aux muscles de l'épaule, et qui sont : les nerfs du grand dentelé et celui du grand dorsal, appliqués contre la paroi postérieure de l'aisselle; les nerfs thoraciques, qui suivent la distribution de l'artère acromio-thoracique, et se portent au grand et au petit pectoral; et enfin des nerfs cutanés qui émanent des deuxième et troisième nerfs intercostaux et traversent le creux axillaire pour se porter à la peau de la partie interne du bras jusqu'au coude. Aussi n'est-il point rare de voir les affections du sein retentir douloureusement jusque dans le bras.

Tous les *vaisseaux lymphatiques* du membre supérieur aboutissent aux ganglions de l'aisselle, qui sont très-nombreux. Ces derniers reçoivent en outre les lymphatiques des lombes, du dos et de la partie postérieure du cou, ceux des parties latérales du tronc, ceux de l'épigastre et de la partie antérieure du thorax, et enfin ceux des mamelles. Ils se groupent autour des vaisseaux et forment un chapelet qui remonte dans le sommet du creux axillaire, et se continue avec celui qu'on remarque autour des vaisseaux du cou. En plongeant les doigts dans le creux de l'aisselle de manière à en saisir le bord antérieur, on peut apprécier leurs changements de volume et déterminer s'ils sont ou non engorgés. On n'en trouve point le long de la paroi postérieure, mais il n'est pas rare d'en rencontrer quelques-uns très-petits sur la paroi interne ou costale, et j'ai vu souvent ces derniers s'enflammer et donner lieu à des phlegmons limités à cette partie du creux axillaire.

Déductions pathologiques et opératoires. — Indépendamment des suppurations dans la couche sous-cutanée dont il a été parlé précédemment, le tissu cellulaire du creux axillaire proprement dit, c'est-à-dire sous-, ou, si l'on aime mieux, sus-aponévrotique, est assez fréquemment le siége d'inflammations, soit primitives, soit développées consécutivement à un engorgement des ganglions axillaires. Telle est son abondance, que ces phlegmons deviennent quelquefois très-graves, à cause de leur étendue et de la facilité avec laquelle ils se propagent aux régions qui les avoisinent. C'est ainsi qu'on les voit fuser tantôt en arrière, du côté de la fosse sous-scapulaire, jusqu'aux insertions du grand dentelé au bord spinal, tantôt dans la région sus-claviculaire, mais plus fréquemment, en avant du côté de la poitrine, où ils soulèvent le grand pectoral jusqu'à ses attaches au sternum. C'est dans ces cas qu'on les a vus, non point s'ouvrir dans la poitrine, ainsi qu'on l'a répété sans preuve depuis J. L. Petit, mais faire naître par voisinage des épanchements pleurétiques concomitants qui aggravent encore la position des malades. J'ai vu, dans les salles du professeur Roux, un malade qui fut donné pour sujet de leçon dans un concours public et qui était atteint d'un phlegmon axillaire : un épanchement considérable s'était fait dans la plèvre en moins de vingt-quatre heures, la suffocation était grande, et l'état général assez alarmant; toutefois le malade guérit rapidement.

Il n'est pas rare de voir des fistules rebelles succéder à l'ouverture des abcès de l'aisselle, et l'on en a accusé l'extrême difficulté qu'auraient à se rapprocher les parois du foyer, maintenues à distance par les parois axillaires, après la fonte du tissu cellulaire. C'est là sans doute la cause première de cette complication, qu'on n'observe effectivement que dans les régions où de semblables dispositions se représentent, à l'aine par exemple, ou à la région anale; mais il s'en faut que ce soit là la seule raison de la persistance de ces fistules qu'il serait en effet facile de faire disparaître par la simple application du bras contre la poitrine. Je crois que le principal obstacle à la guérison

est alors la formation d'une membrane pyogénique parfaitement organisée, et la conséquence de cette manière de voir, c'est qu'il faut détruire ou modifier par des moyens
appropriés cette muqueuse accidentelle. C'est pour cela que les injections iodées ou les
cautérisations directes du foyer avec l'azotate d'argent réussissent mieux que les conseils
dérisoires donnés aux malades par quelques chirurgiens, de prendre de l'embonpoint
et de refaire du tissu cellulaire adipeux pour combler l'excavation laissée par l'abcès.

On a beaucoup agité la question de savoir s'il fallait n'ouvrir les abcès que quand
le pus était complétement collecté, ou bien s'il ne serait pas préférable de pratiquer
une incision dès que la fluctuation commence; pour moi, je n'hésite pas à dire que
les raisons qui ont fait prévaloir l'ouverture prématurée sont mal fondées, et qu'on
doit, pour ces abcès comme pour tous les autres, attendre le ramollissement complet du foyer. Effectivement il me paraît impossible que le pus puisse jamais se
frayer une route dans le thorax, à travers les espaces intercostaux, et tout au plus
pourrait-on craindre l'épanchement pleurétique de voisinage qu'un traitement antiphlogistique bien dirigé maîtrisera toujours. Quant à l'obstacle que, suivant quelques
auteurs, la résistance de l'aponévrose mettrait à leur développement du côté de l'aisselle, il n'est pas de nature à faire naître des craintes sérieuses et à autoriser une
dérogation aux lois générales formulées pour l'ouverture des foyers purulents. L'incision doit toujours être pratiquée avec prudence, non par ponction, mais par incision
de dehors en dedans; enfin, il faudrait faire en sorte de se rapprocher toujours beaucoup plus de la paroi postérieure de l'aisselle que de l'antérieure, les vaisseaux, ainsi
qu'on l'a pu voir dans la partie anatomique, suivant la face profonde du grand pectoral.

La position qu'occupent l'artère et les nerfs relativement à la tête de l'humérus
rend compte des accidents qu'on a quelquefois observés à la suite des luxations.
A. Bérard a vu, dans une luxation sous-coracoïdienne, l'artère froissée au point que
l'oblitération et, par suite, la gangrène s'ensuivirent (1).

On a plusieurs fois constaté la production d'anévrysmes par la même cause, et j'ai pu en
rassembler 15 cas dans l'article ANÉVRYSME du *Nouveau Dictionnaire de médecine* (2).

D'un autre côté, il n'est pas très-rare d'observer des paralysies plus ou moins
étendues. J'ai eu pendant très-longtemps, dans mon service à l'hôpital Saint-Antoine,
un homme chez lequel, avant la réduction d'une luxation sous-coracoïdienne complète, nous constatâmes un engourdissement tel dans toutes les parties animées par le
nerf médian, qu'on pouvait enfoncer une épingle dans la paume de la main et les
doigts, sans que le malade qui regardait faire accusât la moindre sensibilité. Les
battements de l'artère étaient pour ainsi dire sous-cutanés. Après la réduction, qui
fut très-facile, le malade conserva longtemps dans le membre une anesthésie dont il
n'était pas encore complétement guéri après trois mois de traitement par la galvanisation à l'aide de l'appareil de Breton. Dans un cas observé par M. S. Empis, à l'Hôtel-
Dieu (3), la paralysie ne fut remarquée qu'après les tentatives de réduction, ce qui
laisse planer quelques doutes sur sa véritable cause, tandis que chez mon malade elle
était tellement prononcée lors de son entrée, que ce fut lui-même qui attira mon
attention sur un phénomène qui l'inquiétait beaucoup.

Dans la plupart des luxations qui se font par le plan antérieur de la cavité glénoïde, la tête de l'humérus est facilement appréciable par le creux axillaire, particu-

---

(1) Nélaton, *Pathologie chirurgicale*, t. II, p. 368.
(2) *Nouveau Dictionnaire de médecine et de chirurgie pratique*, t. II, p. 420).
(3) S. Empis, *Thèse inaugurale*. Paris, 1850.

lièrement dans les luxations sous-coracoïdiennes et intra-coracoïdiennes, les plus communes de toutes ; on peut, en déprimant les téguments, l'atteindre, et presque la saisir dans l'intervalle signalé précédemment entre le muscle sous-scapulaire, la longue portion du triceps et le grand rond d'une part, le biceps et le coraco-brachial de l'autre. C'est cette position, pour ainsi dire sous-cutanée, de l'extrémité articulaire de l'humérus, qui m'a suggéré l'idée, dans les cas où la tête luxée est séparée du corps de l'os par une fracture, de l'accrocher avec les doigts recourbés et de la *refouler* directement dans la cavité glénoïde. Avant la découverte des anesthésiques, cette opération eût été impossible, mais elle est rendue, je ne dirai pas facile, mais possible par la résolution complète dans laquelle le chloroforme plonge le système musculaire. Dans le travail que j'ai présenté à la Société de chirurgie (1), j'ai cherché à démontrer qu'une fois cet obstacle des muscles levé, la force dont on disposait était suffisante pour opérer le *refoulement* de la tête dans la cavité par le chemin qu'elle avait suivi pour en sortir.

On a proposé de lier l'artère axillaire sur trois points différents de son trajet : 1º dans le triangle clavi-pectoral ; 2º immédiatement au-dessous du petit pectoral ; 3º dans l'aisselle même.

Dans le triangle clavi-pectoral, l'incision se pratique parallèlement à la clavicule, à 15 ou 20 centimètres au-dessous d'elle ; on lui donne 10 centimètres d'étendue à partir du bord antérieur du deltoïde. On traverse successivement la peau, les fibres du peaucier qui descendent parfois jusque-là, le grand pectoral, et l'on arrive sur l'aponévrose clavi-coraco-axillaire. Les artères, veines et nerfs acromio-thoraciques se présentent alors, formant un plexus qui gêne singulièrement la recherche de l'artère. La veine axillaire est en bas et en avant, recouvrant l'artère située plus haut en dehors et en arrière ; les nerfs sont sur un plan plus postérieur. C'est une opération extrêmement laborieuse à cause de la profondeur à laquelle on agit, du grand nombre de vaisseaux qu'on intéresse et dont l'ouverture gêne beaucoup à cette profondeur, et enfin de la difficulté d'éviter la veine axillaire gonflée par le sang, surtout pendant l'expiration. On rapporte que Dupuytren mit plus de quarante minutes avant de parvenir à placer un fil sur l'artère.

La ligature faite immédiatement au-dessous du petit pectoral par le procédé de Desault, modifié par Delpech, présente également de grandes difficultés, sans aucun avantage sur la ligature de l'aisselle.

Pour pratiquer cette dernière, il faut se rappeler que le faisceau vasculo-nerveux longe la paroi antérieure de l'aisselle, mais qu'inférieurement il s'en écarte un peu pour rejoindre la paroi externe ; là il est accolé au bord postérieur du coraco-brachial. Une incision de 6 à 7 centimètres est pratiquée à 15 ou 18 millimètres du bord antérieur de l'aisselle. On découvre successivement la peau, la couche sous-cutanée, l'aponévrose, qu'on incise sur la sonde cannelée, puis le bord interne du coraco-brachial. On trouve immédiatement en dedans de lui le nerf médian, au-dessous et en dedans duquel passe l'artère (2).

5º Développement de l'épaule.

L'apparition de la clavicule répond à son importance, c'est-à-dire qu'elle est très-

(1) A. Richet, *De la possibilité de réduire les luxations de l'extrémité supérieure de l'humérus et du fémur compliquées de fractures* (Mémoires de la Société de chirurgie, t. III, p. 460).
(2) Procédés de Lisfranc et de M. Manec.

hâtive ; dès la fin du premier mois, elle a des dimensions qui surpassent de beaucoup celles du fémur et de l'humérus, et chez le fœtus à terme, c'est à peine si ce
dernier os est plus long d'un quart que la clavicule. Elle ne présente qu'un noyau
osseux primitif, et, à la naissance, elle est en grande partie ossifiée. Un point osseux
complémentaire se développe cependant, vers l'âge de quinze à dix-huit ans, vers
l'extrémité sternale, sous forme d'une mince lamelle. Cette précoce ossification de
la clavicule atteste l'importance des fonctions qu'elle remplit eu égard au membre
supérieur ; elle explique aussi la consolidation rapide des fractures de cet os sur laquelle j'ai précédemment appelé l'attention.

L'omoplate se développe par six points d'ossification, savoir : un pour le corps de
l'os, un pour l'apophyse coracoïde, deux pour l'acromion, un pour le bord postérieur
et un pour l'angle inférieur. Enfin, quelques auteurs en admettent un septième pour
la cavité glénoïde.

A la naissance ou dans le cours de la première année, apparaît le point osseux de
la coracoïde, tandis que ce n'est guère que de quinze à seize ans qu'apparaissent ceux
de l'acromion. Lisfranc s'était fondé sur cette particularité pour enlever cette apophyse avec le couteau dans la désarticulation de l'humérus par son procédé à deux
lambeaux, chez les enfants au-dessous de quinze ans. Sans doute on facilite ainsi
l'opération, mais il en résulte une difformité plus grande, en ce sens que le sommet
de l'épaule se trouve raccourci ; toutefois, il faut l'avouer, c'est là un point de peu
d'importance .

Tous les points osseux de l'omoplate se sont réunis à l'âge de dix-huit ans ; le plus
tardif est celui du bord spinal, lequel n'est pas sans analogie avec l'apophyse mar-
ginale qui couronne l'os coxal.

L'extrémité supérieure de l'humérus se développe par deux points d'ossification.
A la naissance, elle est encore cartilagineuse, et ce n'est guère qu'au commencement
de la deuxième année qu'apparaît le premier germe osseux. Celui qui appartient au
trochiter se développe après la deuxième année. Quelques auteurs admettent un
troisième point pour le trochin.

Ces deux points se soudent entre eux vers la neuvième année et au corps de l'os
après la dix-huitième.

Ainsi, le développement de l'épaule en général est beaucoup plus précoce et rapide
que celui de la hanche. Chez les enfants qui viennent de naître déjà, le membre
supérieur, prenant sur l'épaule son point d'appui, peut exécuter tous les mouvements
qui lui sont dévolus, tandis que ce n'est qu'après la première année que la hanche
peut fournir au membre inférieur une base assez solide pour supporter le poids du
corps. On a pensé que la cause de cette évolution rapide de l'épaule résidait dans le
voisinage du cou et des gros vaisseaux ; c'est là une erreur, et il suffit, pour la réfuter,
de faire remarquer avec M. Cruveilhier, que le sternum et les vertèbres cervicales,
beaucoup plus rapprochées des organes centraux de la circulation, sont cependant
moins précoces dans leur ossification.

§ II. — DU BRAS.

En anatomie chirurgicale, les limites du bras ne sont pas celles que dans le langage habituel on lui assigne. Pour nous, le bras commence au niveau d'une ligne
circulaire passant au-dessous des tendons des muscles grand dorsal et grand pectoral,

et inférieurement il se termine à 2 centimètres environ au-dessus des saillies épicondylienne et épitrochléenne qui le séparent de la région du coude.

Anatomie des formes extérieures. — Arrondi chez les femmes et les enfants à cause de la grande quantité de tissu adipeux logé dans la couche sous-cutanée et les interstices musculaires, il présente chez les hommes adultes la forme d'un cylindre aplati sur ses faces externe et interne. Cette apparence est due à la disposition des muscles, tous groupés sur les faces antérieure et postérieure du membre ; aux deux extrémités du diamètre transversal on ne trouve que leurs bords séparés par les deux cloisons aponévrotiques intermusculaires.

La face antérieure du bras offre une saillie prononcée, surtout vers la partie moyenne et lorsque l'avant-bras se fléchit, saillie due à la présence du muscle biceps soulevé lui-même par le brachial antérieur. La face interne est occupée par une gouttière dite *bicipitale interne*, qui règne dans toute la longueur du bras, depuis le creux axillaire jusqu'au pli du coude, là où elle s'incline un peu en avant pour devenir antérieure. A la face externe existe une gouttière analogue dite *bicipitale externe*, mais beaucoup moins prononcée et se bifurquant en haut à l'insertion deltoïdienne, pour se continuer en avant et en arrière avec les rainures ou gouttières deltoïdiennes, antérieure et postérieure. C'est au point de convergence de ces trois rainures que l'on applique les cautères ; là, en effet, on rencontre une notable quantité de tissu adipeux, et l'on ne court aucun risque d'intéresser des organes importants. Enfin la face postérieure du bras est bombée comme l'antérieure, surtout à sa partie moyenne, mais moins qu'elle ; inférieurement elle s'aplatit, disposition due à ce que le triceps, qui détermine cette saillie postérieure, se résout en un tendon aplati au voisinage de son insertion olécrânienne.

L'extrémité inférieure de la gouttière bicipitale externe est occupée par une saillie musculaire que nous retrouverons à la région du coude, et qui est formée par le long supinateur.

Superposition et structure des plans. — La *peau* du bras est lisse, glabre et remarquable par sa finesse dans toute sa moitié interne, aussi supporte-t-elle difficilement le contact des corps durs, et se voit-on souvent dans l'obligation de renoncer aux bandages qui, comme celui de Desault, prennent, à l'aide d'un coussin, un point d'appui sur la face interne du membre. Celle qui recouvre la partie externe et postérieure est au contraire épaisse, rugueuse et couverte de poils.

La *couche sous-cutanée* acquiert une grande épaisseur chez les personnes pourvues d'embonpoint, mais même chez les individus réputés maigres on y trouve encore du tissu adipeux. Elle peut être divisée en deux couches secondaires : une superficielle, aréolaire, et une profonde lamelleuse ; elle communique ou plutôt se continue avec celle des régions environnantes, en sorte que les phlegmons diffus qui s'y développent, et qui n'y sont point rares, se propagent aisément dans toutes les directions. C'est dans l'épaisseur de la couche profonde que rampent les veines superficielles et les vaisseaux lymphatiques que nous étudierons plus tard d'une manière spéciale.

L'*aponévrose brachiale*, celluleuse antérieurement, manifestement fibreuse sur les parties latérales et postérieures, offre une disposition peu compliquée. Elle enveloppe tous les muscles du bras dans une gaîne cylindrique commune, qui se continue du côté de l'épaule avec l'aponévrose axillaire et avec celle qui recouvre les muscles grand dorsal, deltoïde et grand pectoral, du côté du coude avec la lame fibreuse qui va former l'aponévrose antibrachiale. De sa face profonde partent des cloisons qui séparent cette gaîne générale en plusieurs gaînes secondaires : les deux principales se détachent en dehors et en dedans aux deux extrémités du diamètre transversal, et viennent s'insérer sur le squelette, divisant ainsi toutes les parties molles sous-aponévrotiques du bras en deux régions, l'une antérieure, l'autre postérieure. Ces cloisons, désignées sous le nom d'*intermusculaires*, sont très-prononcées à la partie inférieure du membre, là où elles se fixent aux crêtes osseuses qui surmontent l'épicondyle et l'épitrochlée, mais supérieurement elles dégénèrent en simples cloisons celluleuses. L'externe se fixe, en haut, à l'insertion deltoïdienne, et, suivant le bord externe du deltoïde, vient tomber sur la lèvre externe de la coulisse bicipitale et le tendon du grand pectoral. L'interne adhère au bord interne de l'humérus dans toute son étendue, et se confond en haut avec le tendon du grand rond, laissant en avant d'elle le coraco-brachial. Ces deux cloisons n'ont pas pour but unique de séparer les muscles, elles leur fournissent encore de nombreux points d'insertion. La cloison intermusculaire externe est perforée par le nerf radial et l'humérale profonde, l'interne par le nerf cubital.

Il faut étudier successivement les deux régions sous-aponévrotiques antérieure et postérieure du bras, appelées aussi gaîne antérieure et gaîne postérieure. La gaîne antérieure comprend tous les muscles du bras, moins le triceps et le deltoïde ; la postérieure renferme le triceps. Quant au deltoïde, j'ai déjà dit à la région scapulo-humérale qu'il était maintenu dans une enveloppe spéciale ; il s'insinue comme un coin entre les deux régions antérieure et postérieure du bras, formant à lui seul une région externe et supérieure dont la plus grande partie a dû être attribuée à l'épaule.

Région antérieure, ou gaîne antérieure. — Au-dessous du feuillet mince et celluleux de l'aponévrose brachiale en avant, le premier muscle qu'on rencontre est le biceps, dont la portion charnue la plus épaisse répond à la partie moyenne du bras, et qui supérieurement se divise en deux faisceaux se fixant à l'omoplate. Inférieurement, il glisse au-devant de l'humérus pour s'insérer au radius, en sorte qu'il ne contracte avec l'os du bras d'autres rapports que ceux que nous lui connaissons dans la coulisse bicipitale, où il est retenu par une lame aponévrotique.

Immédiatement au-dessous de lui, mais dans la moitié inférieure de la région seulement, se voit le brachial antérieur, étendu de l'insertion deltoïdienne qu'il embrasse en V à l'apophyse coronoïde du cubitus. Ce muscle recouvre complétement la face antérieure de l'humérus, entre les deux cloisons musculaires interne et externe qui lui fournissent, ainsi que les surfaces de l'os, de nombreux points d'insertion. Il est séparé du biceps par une lame celluleuse qui ne mérite point le nom d'aponévrose.

En arrière et en dedans du biceps, tout à fait en haut, se voit le coraco-brachial. En bas et en dehors apparaissent les parties supérieures du long supinateur et du premier radial externe, qui n'appartiennent que bien peu à la région qui nous occupe.

Le bord interne du biceps est côtoyé par le faisceau vasculo-nerveux, composé, dans la partie supérieure, de l'artère humérale, des veines de même nom, des nerfs médian, cubital et cutanés interne et externe. Mais bientôt le nerf cubital se portant en arrière et les cutanés s'écartant, l'un en dehors et l'autre en dedans, pour se rendre à leur destination, il ne reste plus que le nerf médian qui accompagne l'artère et les veines humérales jusqu'au pli du coude. Nerf, artère et veines sont plongés au milieu d'un tissu cellulaire qui se condense autour d'eux, pour leur constituer une gaîne spéciale et distincte seulement vers la partie moyenne du bras. Au tiers supérieur le faisceau répond au bord interne des coraco-brachial et biceps en avant, à la longue portion du triceps en arrière, et en dedans à la face interne de l'humérus, sur laquelle on peut comprimer l'artère, ainsi que nous le verrons plus loin; dans les deux tiers inférieurs il repose sur la face antérieure du brachial antérieur, mais en longeant toujours le côté interne du biceps. Je reviendrai sur les rapports de l'artère avec les veines et les nerfs.

M. Velpeau pense que le coraco-brachial, le biceps, les vaisseaux et même le muscle brachial antérieur, sont revêtus par un prolongement de l'aponévrose d'enveloppe qui leur fournirait une gaîne spéciale. Si cela est admissible pour les vaisseaux et à la rigueur pour le biceps, il faut convenir que cette enveloppe fibreuse est impossible à démontrer sur le coraco-brachial et le brachial antérieur recouverts seulement d'une couche celluleuse.

Région postérieure, ou gaîne postérieure. — Elle ne comprend comme muscle que le triceps. Ce dernier, divisé comme celui de la cuisse en trois portions, deux dites vaste externe et vaste interne, et une troisième ou longue, recouvre toute la face postérieure de l'humérus, à laquelle il prend de nombreux points d'insertion, ainsi qu'aux cloisons intermusculaires qui le séparent du brachial antérieur. Inférieurement, toutes ses fibres se portent sur un tendon aplati que nous retrouverons dans la région postérieure du coude. J'attire l'attention sur les nombreuses insertions du triceps et du brachial antérieur aux faces postérieure et antérieure de l'humérus, insertions qui expliquent comment dans les fractures de la moitié inférieure, malgré le peu de surface que se présentent réciproquement les fragments, le chevauchement, c'est-à-dire le déplacement selon la longueur, est cependant très-peu prononcé.

Le nerf radial, qui, aussitôt après sa naissance, se porte en arrière entre la longue portion du triceps et le vaste interne, pour s'engager dans la gouttière radiale avec l'artère humérale profonde, se trouve, comme ce vaisseau, faire partie de la région postérieure à la partie moyenne du bras. Inférieurement, il traverse la cloison musculaire externe pour se porter de nouveau dans la gaîne antérieure, entre le long supinateur et le brachial antérieur.

Le nerf cubital, d'abord placé dans la gaîne antérieure, perfore également l'aponévrose intermusculaire interne, pour se placer dans la gaîne postérieure, qu'il n'abandonne plus.

Vaisseaux et nerfs. — Il importe de revenir d'une manière toute spéciale, sur la disposition des vaisseaux et des nerfs du bras.

Artère humérale. — Continuation de l'axillaire, elle répond, ainsi que les deux veines qui l'accompagnent et le nerf médian, à la dépression ou gouttière bicipitale interne. Sa direction générale est exactement représentée par une ligne menée de l'union du tiers antérieur avec les deux tiers postérieurs de l'aisselle, au milieu du pli du coude. Elle suit le bord interne du biceps, et chez les sujets vigoureux on est obligé de relever ce muscle pour la découvrir. Les rapports qu'elle contracte avec les veines et les nerfs, les branches qu'elle fournit, méritent surtout d'attirer l'attention. Deux veines l'accompagnent, et quelquefois même on en rencontre un plus grand nombre; ces veines s'envoient fréquemment par-dessus et par-dessous l'artère des branches transversales anastomotiques qui ne laissent pas que de rendre sa recherche assez pénible. Le médian contracte avec elle des rapports immédiats : il est d'abord situé en dehors ; à la partie moyenne du bras, il la croise en passant au-devant d'elle ; inférieurement, il se place à son côté interne. Le nerf et la veine se croisent donc à la manière d'un X dont les branches seraient très-allongées.

Quant aux nerfs radial, cubital, cutanés interne et externe, ils n'ont de rapports avec l'artère qu'à sa naissance, et j'ai dit déjà qu'aucun d'eux n'était contenu dans la même gaîne ; bientôt j'indiquerai avec plus de précision encore leur trajet ultérieur.

Les branches fournies par l'humérale sont nombreuses, mais, eu égard à leur volume, de peu d'importance. Outre des rameaux musculaires sans nom qu'elle envoie dans tous les muscles qui l'avoisinent, on décrit comme constantes les collatérales interne et externe, et les branches superficielles du vaste interne et du brachial antérieur.

La *collatérale externe*, la plus volumineuse de toutes, naît de l'humérale au niveau du bord inférieur du grand rond ; elle se porte immédiatement en arrière, pénètre dans l'épaisseur du triceps, croise la face postérieure de l'humérus, se joint au radial qu'elle accompagne dans sa gouttière, et arrive un peu au-dessous de l'insertion deltoïdienne sur le bord externe de l'os. Là elle se divise en deux branches, dont l'une perfore la cloison inter-musculaire externe et descend jusqu'à l'épicondyle, où elle s'anastomose avec les récurrentes radiales, et l'autre reste en arrière de la cloison et se distribue à la partie postérieure de l'articulation, s'anastomosant avec la récurrente cubitale postérieure.

La *collatérale interne*, beaucoup moins importante, se détache de la partie inférieure de l'humérale, et s'anastomose avec la récurrente cubitale antérieure.

Je n'ai rien de particulier à dire des branches du vaste interne et du brachial, sinon qu'elles contribuent à compléter le cercle artériel qui entoure le coude, et qui, après la ligature de l'humérale, rétablit si rapidement la circulation dans l'avant-bras et la partie inférieure du membre.

Nulle artère n'est aussi sujette que l'humérale à des variétés d'origine et de terminaison ; ainsi que le fait remarquer M. Velpeau, il n'est pas d'élève qui n'en ait rencontré dans ses dissections. Quelquefois double dès son origine, le plus ordinairement ce n'est que dans un point plus ou moins éloigné qu'elle se bifurque ; c'est alors une véritable division prématurée en cubitale et radiale, seulement l'une des deux branches suit toujours la direction normale de l'humérale et se distribue comme elle. Quant à l'autre, on a remarqué que tantôt elle restait accolée au tronc principal, d'autres fois s'en écartait plus ou moins et pouvait même devenir sous-cutanée. Je connais une personne chez laquelle la cubitale, située immédiatement sous la peau, se dessine tortueusement sous les téguments, depuis la partie supérieure du bras jusqu'au poignet ; je lui ai donné le conseil de ne jamais se laisser saigner sans avertir le médecin de cette particularité. Blandin a signalé une autre anomalie : c'est la présence d'un vaisseau parallèle à la brachiale, s'abouchant avec elle en haut et en bas. Theile a retrouvé cette disposition. Enfin, M. Velpeau et Thierry, qui ont signalé de leur côté cette anomalie, ont observé entre les deux vaisseaux un croisement en 8 de chiffre.

Les *veines* du bras sont divisées en superficielles et profondes. Les superficielles rampent dans la partie profonde de la couche sous-cutanée ; on en distingue deux d'une manière spéciale, qui sont : la *basilique*, qui suit la direction de l'artère, et se jette tantôt dans l'axillaire, tantôt dans une des brachiales profondes ; et la *cépha-*

lique, qui suit le bord externe du biceps, puis se place dans les interstices qui séparent le deltoïde du grand pectoral pour s'aboucher dans l'axillaire, ainsi qu'il a été dit à la région clavi-pectorale. Les veines profondes n'offrent rien de remarquable que les anastomoses fréquentes dont il a été parlé précédemment.

Les *lymphatiques* du bras doivent être également divisés en superficiels et profonds. Les superficiels sont nombreux, et se rassemblent dans la gouttière bicipitale interne en un faisceau qui suit la veine basilique. On trouve cependant quelques troncs lymphatiques au devant du biceps. Un autre, signalé par Cruikshank et Mascagni, suit la veine céphalique, et M. le docteur Aubry (de Rennes) dit avoir trouvé sur son trajet trois ganglions au niveau du sillon deltoïdien (1). Mais ce doit être là une exception, puisque ni les anatomistes qui ont découvert ce vaisseau, ni M. Sappey, ni d'autres, n'ont signalé ces ganglions; on comprend la valeur de ce fait pour la pathologie.

Les lymphatiques profonds accompagnent l'artère brachiale ; ils sont peu nombreux, et sur leur trajet on trouve deux ou trois ganglions espacés, allongés et rougeâtres. Ils reçoivent les troncs radiaux, cubitaux et interosseux profonds de l'avant-bras, et de plus les vaisseaux efférents des ganglions sus-épitrochléens.

Outre le nerf médian dont les rapports nous sont connus, et qui ne fournit point de branches au bras, il faut signaler encore les nerfs *cutanés externe* et *interne*, le *radial* et le *cubital*.

Le *cutané externe*, qui, aussitôt après sa naissance à la partie externe du plexus brachial, croise le faisceau vasculo-nerveux, traverse le coraco-brachial, lui laisse un rameau ainsi qu'un biceps, et reçoit un rameau anastomotique du radial, perfore ensuite l'aponévrose, devient sous-cutané, puis se place au côté externe du biceps et croise la céphalique dans le tiers inférieur du bras (voy. fig. 57).

Le *cutané interne*, né de la partie interne du plexus brachial, s'accole à la basilique avec laquelle il perfore l'aponévrose d'enveloppe, la suit parallèlement, se place au devant d'elle, puis se divise en deux branches vers la partie moyenne du bras.

Le *radial*, le plus volumineux des nerfs qui émanent du plexus brachial, après avoir traversé le triceps, dans lequel il laisse de nombreux rameaux, fournit une branche cutanée pour le coude (*petit rameau cutané radial*), se loge dans la gouttière radiale, contourne l'humérus, devient postérieur, puis externe; au sortir de cette gouttière, perfore la cloison intermusculaire externe, et enfin vient se placer dans la rainure bicipitale externe, entre le long supinateur et le premier radial externe, auxquels il envoie des filets, ainsi qu'au brachial antérieur.

Le *cubital* reste d'abord à son origine accolé au médian, mais au-dessous du grand rond il s'incline en arrière, perfore l'aponévrose intermusculaire interne, s'y accole, chemine dans l'épaisseur du triceps, et arrive ainsi dans la gouttière qui sépare l'épitrochlée de l'olécrâne. Il ne fournit pas de branches au bras.

Squelette. — Le corps de l'humérus, prismatique dans sa partie moyenne, s'aplatit inférieurement en se courbant un peu en avant. Comme tous les os longs, il est constitué à l'extérieur par une couche épaisse de tissu compacte qui lui donne une grande résistance encore augmentée par la présence d'arêtes assez saillantes qui forment comme autant de piliers. Sa face interne est remarquable par la présence d'une large surface plane, située en arrière de la coulisse bicipitale, et qui s'étend depuis

(1) Sappey, *Traité d'anatomie*, p. 678.

les rugosités qui donnent attache au grand rond, jusqu'au trou nourricier de l'os, situé à l'union du tiers inférieur, avec le tiers moyen. C'est sur cette face, qui correspond à l'artère humérale, que l'on comprime ce vaisseau dans les amputations du membre thoracique, et c'est là qu'on applique le tourniquet pour arrêter les hémorrhagies. Il faut donc se rappeler la direction de cette surface qui, dans le rapprochement du bras vers le thorax, l'épitrochlée étant tournée en dedans, regarde obliquement en avant et en dedans.

Suivant M. Velpeau, le périoste qui enveloppe l'humérus, étant très-épais, en rendrait la nécrose invaginée plus fréquente que partout ailleurs, ce qui aurait besoin, je crois, d'une démonstration plus péremptoire. Ce qui est certain, c'est que la disposition des muscles est telle, les insertions y sont tellement multipliées, surtout dans la moitié inférieure, que dans les fausses articulations, qu'on y observe d'ailleurs assez fréquemment, les mouvements du membre sont encore possibles sans trop de difficulté.

La gouttière dans laquelle glissent le radial et l'artère collatérale externe ou humérale profonde ne présente pas la même profondeur chez tous les sujets : tantôt elle est tellement superficielle, qu'à peine on reconnaît son empreinte sur le squelette; d'autres fois elle est tellement profonde, que sur un os frais, dont les tissus fibreux périostiques et autres n'ont pas été enlevés, le nerf y est complétement caché et parfaitement abrité. On comprend alors qu'il puisse, dans l'amputation du bras à ce niveau, échapper à l'action du couteau promené circulairement, et être exposé ensuite à être déchiré par la scie. C'est pour éviter cette lésion, qui pourrait déterminer des accidents graves, qu'on a donné le conseil de soulever le nerf hors de sa gouttière, et de s'assurer de sa section complète avant de pratiquer celle de l'os.

Fig. 57 (1).

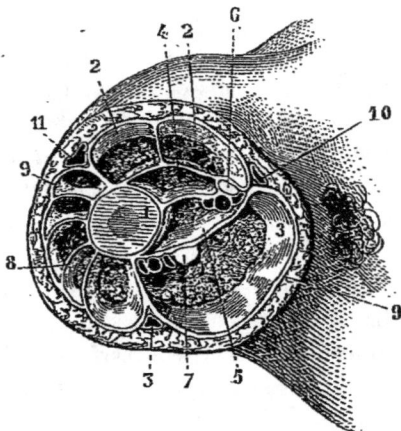

Section du bras droit faite à 2 centimètres au-dessus de l'insertion deltoïdienne.

1. Corps de l'humérus.
2. Loge du biceps.
3. Loge du triceps.
4. Loge du coraco-brachial.
5. Extrémité supérieure de la loge du brachial antérieur.
6. Vaisseaux huméraux, artère, veines et nerf médian.
7. Vaisseaux collatéraux externes, artère et veines, nerf radial.
8. Loge du deltoïde, entrecoupée par les cloisons aponévrotiques interfasciculaires.
9. Aponévrose brachiale.
10. Veine basilique.
11. Veine céphalique.

La détermination des rapports que les diverses éminences osseuses de l'humérus présentent entre elles et avec celles du scapulum, du cubitus et du radius, offre un grand intérêt au chirurgien, puisque c'est le seul moyen qui permette de juger de la position de la tête de l'os dans les luxations, et de l'exactitude de la réduction dans

(1) Cette figure, tirée de l'ouvrage de Bourgery, est destinée à montrer la position respective des aponévroses, des muscles, des vaisseaux et du squelette, sur une coupe du bras faite à 2 centimètres au-dessus de l'insertion du deltoïde.

les fractures. Blandin a fait observer que le membre supérieur étant pendant le long du tronc et la paume de la main tournée en avant, trois saillies en dehors et trois en dedans se correspondaient exactement : en dehors, l'acromion, l'épicondyle et l'apophyse styloïde du radius ; en dedans, la tête humérale, l'épitrochlée et l'apophyse styloïde du cubitus. A ces données, M. Malgaigne a ajouté celles-ci qui ont l'avantage de s'appliquer à l'humérus seul : en dehors, le trochiter, l'insertion deltoïdienne et l'épicondyle sont sur une même ligne verticale ; en dedans, une ligne semblable, élevée de l'épitrochlée, coupe la tête humérale par la moitié. Toutefois je dois dire que cette dernière donnée est susceptible de mettre dans l'erreur, par cette raison que l'on n'est jamais certain de bien tirer sa verticale ; pour la première, si l'insertion deltoïdienne vient à faire défaut, on tombe dans le même inconvénient. Néanmoins, à l'aide de ces diverses données, combinées suivant les circonstances avec la position reconnue de l'acromion et de l'apophyse coracoïde, on arrive, dans la plupart des cas, à juger assez exactement de la manière dont la tête humérale est placée dans les luxations, et à savoir si, dans les cas de fracture, les deux fragments se correspondent bien par leurs surfaces respectives.

Déductions pathologiques et opératoires. — La position qu'occupent les vaisseaux et la plupart des gros cordons nerveux à la face interne du membre rend leur blessure assez rare ; le nerf radial seul, à cause de sa situation à la partie externe et inférieure du membre, et aussi à cause de son voisinage de l'os, est assez fréquemment lésé. J'ai observé deux fois la paralysie incomplète des parties auxquelles il se distribue, à la suite de contusions violentes déterminées, dans un cas par une morsure de cheval, dans un autre par une chute sur l'angle d'un meuble. Le nerf avait été contus au sortir de la gouttière, dans le point où il est appliqué directement sur l'os. Sa paralysie spontanée n'est point rare non plus, et elle est plus fréquente que celle des autres nerfs du bras, ce qu'il faut évidemment attribuer à la manière dont il s'engage dans la gouttière ostéo-fibreuse signalée précédemment et qui n'est pas sans analogie avec celle que présente le nerf facial : comme lui, dès qu'il se gonfle, il se trouve étreint passivement dans le canal inextensible qu'il parcourt.

Les phlegmons du bras siégent tantôt au-dessus, tantôt au-dessous de l'enveloppe aponévrotique ; dans l'un et l'autre cas, ils ont une grande tendance à s'étendre et à devenir diffus, ce qu'il faut attribuer à la laxité du tissu cellulaire sus- et sous-aponévrotique. Dans la gaîne ou région antérieure du bras, la couche celluleuse, assez abondante, surtout autour des vaisseaux, devient quelquefois le siége de phlegmons qui envahissent rapidement la gouttière bicipitale interne de sa partie inférieure au creux axillaire. C'est là également que s'observent les angioleucites profondes et les phlébites, qui ne sont pas rares au bras. Dans la gouttière bicipitale externe, où l'on ne rencontre point de vaisseaux et à peine de tissu cellulaire, ces inflammations sont bien moins fréquentes ; enfin, dans la région postérieure, elles sont excessivement rares, ce qui tient à ce que l'on ne trouve aucun interstice musculaire, le triceps occupant seul cette région.

Les fractures du corps de l'humérus, bien distinctes de celles des extrémités, ont lieu tantôt immédiatement au-dessus de l'insertion du deltoïde, tantôt au-dessous, et aussi dans l'intervalle qui sépare ce muscle de l'extrémité inférieure. Selon Boyer, le déplacement serait régi par les forces musculaires et se ferait presque toujours dans le même sens ; selon M. Malgaigne, au contraire, les muscles ne joueraient qu'un rôle secondaire, l'obliquité des surfaces fracturées, et surtout l'impulsion qu'imprime aux fragments la cause fracturante, en seraient les raisons déterminantes. Pour prouver son dire, l'auteur du *Traité des fractures et des luxations* fait remarquer que sur les pièces pathologiques du musée Dupuytren il est impossible de reconnaître la fixité du déplacement annoncé par Boyer. A mon tour, je ferai observer que l'anatomie pathologique est impuissante à rétorquer l'opinion de Boyer, car rien ne prouve que la déviation observée sur les pièces ne résulte pas d'un traitement vicieux exagérant en sens inverse le déplacement qu'il est appelé à combattre. Sans donc admettre d'une manière absolue la doctrine de l'illustre chirurgien de la Charité, je pense que si la direction et la continuité d'action de la cause fracturante, unies à l'obliquité des fragments, ont dans les fractures du bras une grande influence, néanmoins, celle des muscles est plus grande encore, parce qu'elle est persistante et incessante. C'est donc contre elle que le chirurgien devra s'étudier à lutter ; c'est elle qu'il devra chercher à neutraliser. Dans les fractures qui siégent immédiatement au-dessus de l'empreinte deltoïdienne, entre les insertions de ce muscle et celles des grands dorsal et pectoral, le fragment supérieur a *de la tendance* à se porter en dedans à cause des insertions favorablement disposées des muscles grand dorsal et grand pectoral ; le fragment inférieur, au contraire, est attiré en haut et un peu en dehors par le deltoïde, et, de plus, il remonte et chevauche sur le supérieur, attiré par la longue portion du triceps et le biceps.

Dans les fractures au-dessous de l'empreinte deltoïdienne, c'est le contraire qui a *de la tendance* à se produire. Le fragment supérieur, sollicité par les grands dorsal et pectoral en dedans, deltoïde en dehors, cède en général à l'action prépondérante de ce dernier et fait une légère saillie en dehors, tandis que le fragment inférieur se porte un peu en dedans et chevauche sur le supérieur. Toutefois M. Velpeau pense que dans ce dernier cas comme dans toutes les fractures qui siégent dans la moitié inférieure du corps de l'humérus, les fragments n'ont que très-peu de tendance au déplacement, à cause des insertions antagonistes et très-rapprochées du brachial antérieur et du triceps aux faces antérieure et postérieure de l'humérus.

De tous les muscles du bras, un seul, le biceps, n'a avec l'humérus aucune connexion, car je ne regarde pas comme tel le passage de sa longue portion dans la coulisse bicipitale. Il en résulte que dans l'amputation du membre, c'est lui qui se rétracte le plus, les autres restant attachés à l'os dans une étendue variable. C'est donc principalement sur lui qu'il faut régler l'opération. Pour cette raison, on a recommandé, lorsqu'on exécute la méthode circulaire, de commencer par relever la peau en manchette, puis de couper d'un seul coup jusqu'à l'os, et circulairement, toutes les couches musculaires. Le biceps se rétracte dans sa gaîne et sans obstacle ; alors à son niveau, et même en le refoulant un peu, on pratique une deuxième incision également circulaire, et l'on ménage ainsi à l'os un cône au centre duquel il se trouve naturellement placé.

La ligature de l'artère brachiale peut se pratiquer dans toute sa longueur. Les détails dans lesquels je suis entré, concernant ses rapports à diverses hauteurs, me dispensent d'y revenir. Je me bornerai à dire que pour l'atteindre, quel que soit le point où on la veut chercher, il faut diriger l'incision sur le bord interne du biceps et selon la ligne qui indique sa direction générale ; on aura à traverser la peau, la couche sous-cutanée où l'on rencontre la veine basilique et le nerf cutané interne, puis l'aponévrose. Sans quitter le bord interne du biceps, il faut alors inciser la gaîne du faisceau vasculo-nerveux, dans laquelle on rencontre le nerf médian d'abord, puis les veines et l'artère dans les positions respectives qui ont été indiquées. Il importe de se rappeler que, si l'on quitte le bord interne du biceps, on s'expose à tomber sur le nerf cubital et même le radial, à prendre ces cordons nerveux pour le médian, et à se porter beaucoup trop en arrière. Le biceps est donc le point de repère indispensable, et j'ai dit que chez beaucoup d'individus il était tellement développé, qu'il recouvrait l'artère et qu'il fallait le soulever et le déjeter en dehors.

§ III. — Région du coude ou huméro-cubitale.

Les limites du coude sont purement artificielles ; avec Blandin et la plupart des anatomistes, je le fais commencer à un travers de doigt au-dessus des saillies épicondylienne et épitrochléenne, et terminer à deux travers de doigt au-dessous.

Le coude résulte de la jonction du bras avec l'avant-bras. Ainsi que l'indique son nom, il présente un angle ou coude saillant en arrière, ouvert en avant, d'autant plus prononcé que l'avant-bras se fléchit davantage. De là résulte que son aspect extérieur change totalement, selon qu'on l'examine, le membre étant dans l'extension ou la flexion. Il est aplati d'avant en arrière et présente à étudier une face antérieure ou pli du coude, une postérieure ou olécrânienne, et son squelette, qui comprend les articulations huméro-cubitale et radio-cubitale.

1° Région antérieure, ou pli du coude.

Les limites de cette région sont, en haut et en bas, celle du coude ; latéralement elle est séparée de la région olécrânienne par les bords externe et interne, ou, si l'on aime mieux, par les éminences épicondylienne et épitrochléenne.

Anatomie des formes extérieures. — Suivant la remarque de Gerdy, le pli du coude a la forme d'un fer de lance, forme qu'il doit à la disposition de trois saillies musculaires, dont la médiane et supérieure, constituée par le biceps, est reçue entre les deux autres qui s'écartent supérieurement pour la recevoir. La saillie médiane est séparée de deux latérales par les gouttières bicipitales interne et externe, qui se réunissent inférieurement pour se continuer sur la face antérieure de l'avant-bras. La saillie externe est due à la présence des muscles long supinateur, premier et second radial externe ; la saillie interne, au faisceau des muscles dits épitrochléens.

Les veines, chez les hommes adultes, soulèvent la peau et se dessinent en relief suivant une disposition qui sera indiquée plus tard ; chez les femmes et les enfants, en général, c'est à peine si leur trajet est indiqué par une ligne bleuâtre. Chez les personnes, hommes ou femmes, qui sont pourvues d'un grand embonpoint, non-seulement les saillies musculaires sont effacées par l'accumulation de la graisse dans la couche sous-cutanée et les interstices musculaires, mais les veines elles-mêmes ont disparu, et c'est à peine si, avec une grande habitude, on arrive, en promenant le doigt sur leur trajet présumé, à percevoir une fluctuation obscure, seul indice de leur présence. On comprend combien une semblable disposition rend la phlébotomie difficile et incertaine.

Un, le plus souvent deux, et quelquefois trois plis transversaux parcourent la région de l'épitrochlée à l'épicondyle, juste au niveau de ces deux éminences. Ils ne correspondent point à l'interligne articulaire, mais sont situés beaucoup au-dessus, même dans l'extension complète; dans la flexion, ils remontent et se rapprochent davantage encore des limites inférieures du bras.

Le diamètre transversal, autrement dit la largeur du pli du coude, varie selon les sexes et les individus et tient au développement des saillies musculaires externe et interne; aussi est-il beaucoup plus considérable chez les hommes que chez les femmes, et chez les sujets vigoureux que chez ceux dont le système musculaire est peu développé.

Superposition et structure des plans. — La *peau* du coude est extrêmement fine, surtout à la partie moyenne et en dedans; en dehors elle s'épaissit un peu et se couvre de poils.

La *couche sous-cutanée* peut être dédoublée en deux lames : l'une superficielle, aréolaire, dans laquelle se dépose le tissu graisseux; une autre lamelleuse, profonde, dans laquelle rampent les vaisseaux et nerfs sous-cutanés. Ainsi que le fait remarquer M. Velpeau, ces couches présentent une plus grande épaisseur au niveau des gouttières bicipitales; en dehors elles s'enfoncent entre les muscles rond pronateur et long supinateur, en accompagnant la veine médiane profonde; là elles se continuent avec le tissu cellulaire intermusculaire profond.

L'*aponévrose* d'enveloppe est la continuation de celle du bras d'une part, et de l'avant-bras d'autre part. La première se porte en dehors et en dedans sur les saillies musculaires de l'épicondyle et de l'épitrochlée, où elle entrecroise ses fibres avec celles de la seconde sous des angles assez aigus. Elle est fortifiée en dedans par une expansion considérable du tendon du biceps. En dehors elle offre une ouverture losangique pour le passage de la veine anastomotique qui fait communiquer le réseau veineux superficiel avec les veines profondes, et c'est par là que la couche celluleuse sous-cutanée se continue avec la profonde.

Au-dessous de l'aponévrose apparaissent les *couches musculaires* formant trois masses, l'une externe, l'autre interne, et la troisième médiane, correspondant aux trois saillies extérieures précédemment étudiées.

La masse musculaire externe est constituée superficiellement par le long supinateur, et au-dessous de lui par les deux radiaux externes qui recouvrent la partie inférieure et externe de l'humérus, et le ligament latéral externe de l'articulation, auxquels ils s'insèrent. Au-dessous de l'interligne articulaire, le court supinateur, enroulé sur la tête du radius, constitue une dernière couche.

La masse musculaire interne est formée du faisceau commun des cinq muscles qui s'insèrent à l'épitrochlée, et qui sont, en procédant de la ligne médiane au bord interne du coude, le rond pronateur, le grand palmaire, le petit palmaire, le fléchisseur superficiel des doigts, et enfin le cubital antérieur. La partie profonde de ce faisceau repose sur le squelette de l'articulation et le ligament latéral interne.

Enfin la masse musculaire médiane est composée du tendon du biceps et de son expansion aponévrotique, et du brachial antérieur qui s'étale sur la partie inférieure de l'humérus, recouvrant l'articulation, une partie de la tête du radius et toute l'apophyse coronoïde du cubitus, à la base de laquelle il se fixe.

Inférieurement, les deux masses musculaires interne et externe se touchent, et leurs bords recouvrent complètement la partie inférieure de la masse musculaire moyenne qui s'enfonce profondément entre elles, dans la partie supérieure de l'avant-bras. Supérieurement, elles s'écartent, laissant entre elles et les bords du biceps et du brachial antérieur deux espaces ou interstices que remplit du tissu cellulaire, et dans lequel cheminent des vaisseaux et des nerfs. Ces deux interstices, dont l'interne est beaucoup plus profond que l'externe, et qui ne sont autres que la continuation des gouttières bicipitales externe et interne qui ont été signalées à la région du bras, ont la forme d'un V dont la base, dirigée en haut, embrasse la saillie musculaire moyenne, et dont le sommet, formé par la réunion du rond pronateur et du long supinateur, se continue inférieurement avec l'intervalle qui sépare le grand palmaire du long supinateur. La branche externe de ce V livre passage au nerf radial et à la branche anastomotique de l'humérale profonde avec la récurrente radiale antérieure ; la branche interne, à l'artère humérale proprement dite, aux veines de ce nom et au nerf médian.

Le tissu cellulaire qui remplit ces interstices musculaires est fort abondant, surtout au niveau du point où le biceps et le brachial antérieur s'enfoncent au-dessous des bords réunis des deux saillies musculaires interne et externe ; là effectivement se trouve une dépression profonde qui conduit les vaisseaux et nerfs du bras au-dessous de l'interligne articulaire, dans la couche celluleuse qui sépare les muscles superficiels de l'avant-bras des muscles profonds.

Vaisseaux et nerfs. — Les *artères* du pli du coude sont l'humérale, qui se divise dans cette région en deux branches terminales : la radiale et la cubitale ; puis les rameaux fournis par ces deux dernières artères immédiatement après leur origine, et qui sont la récurrente radiale et les deux récurrentes cubitales antérieure et postérieure.

L'*artère humérale*, toujours placée au côté interne du tendon du biceps, s'engage au-dessous de son expansion aponévrotique, puis au niveau de l'interligne articulaire ou un peu plus bas, rarement plus haut, se divise en artère radiale et cubitale. Sa direction est représentée par une ligne qui du bord interne du biceps tomberait précisément au milieu du pli du coude. Elle est accompagnée de deux veines qui quelquefois l'enlacent de leurs anastomoses, et à son côté interne se voit le nerf médian, qui s'en écarte inférieurement de quelques millimètres. Elle repose sur le plan musculaire du brachial antérieur, dont elle est séparée par une mince lamelle cellulo-fibreuse. En avant elle est en rapport avec l'aponévrose brachiale et l'expansion bicipitale qui la séparent de la couche sous-cutanée ; la veine basilique suit à peu près sa direction et se trouve placée au-devant d'elle. Plus l'artère s'avance dans le pli du coude, plus elle s'éloigne des couches sous-cutanées, et dans le point où elle se bifurque, elle est profondément cachée dans la dépression qui sépare les trois masses musculaires.

La *récurrente radiale antérieure*, issue de la radiale et quelquefois de l'humérale, remonte immédiatement après sa naissance le long du muscle petit supinateur, vient se placer dans l'intervalle qui sépare le long supinateur du brachial antérieur, et là s'anastomose avec la collatérale externe ou humérale profonde.

La *récurrente cubitale antérieure*, née de la cubitale, accompagne l'artère humérale, remonte le long du faisceau musculaire épitrochléen, et vient s'anastomoser au-devant de l'épitrochlée avec la collatérale interne.

Quant à la *récurrente cubitale postérieure* plus volumineuse que l'antérieure, et comme elle née de la cubitale, elle passe au-dessous des muscles épitrochléens et se porte à la région olécrânienne, où nous la retrouverons.

Les *veines* se divisent en superficielles et profondes. Les premières méritent une description toute spéciale, à cause de l'opération de la saignée. Leur disposition est assez variable ; mais la plus fréquente, celle que l'on considère comme normale, est celle qu'on trouvera représentée dans la figure 58.

Fig. 58.

Région du pli du coude (1).

A. Veine radiale.

B. Médiane commune.

C. Veines cubitales postérieures.

D. Veines cubitales antérieures.

E. Veine communicante qui unit le réseau profond avec le réseau superficiel.

F. Veine médiane céphalique.

G. Veine médiane basilique.

H. Veine superficielle basilique.

I. Veine basilique.

K. Veine céphalique.

L. Nerf cutané externe ou musculo-cutané.

M. Nerf cutané interne.

N. Tendon du biceps.

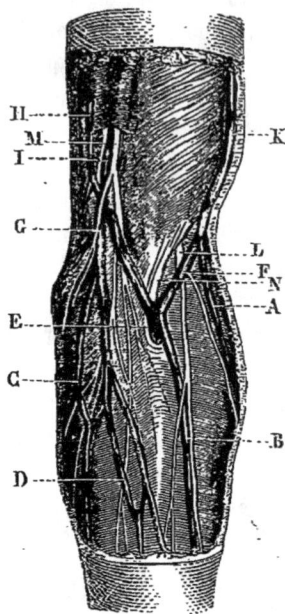

Les veines qui, par leurs anastomoses, viennent constituer celles du pli du coude, suivent les bords et le milieu de la face antérieure de l'avant-bras ; les premières sont désignées sous le nom de *radiale* et *cubitale*, et les secondes sous celui de *médiane*. Souvent on trouve plusieurs radiales ou cubitales, quelquefois même, mais plus rarement, plusieurs médianes. Les radiales et les cubitales se réunissent généralement en un seul tronc quand elles parviennent au pli du coude, et forment les deux jambages extérieurs de l'M majuscule que dans leur ensemble figurent les veines du pli du bras. La médiane, parvenue à 2 centimètres au-dessous de l'interligne articulaire, se bifurque ; une branche se dirige en dehors, gagne à angle aigu le tronc commun des radiales, avec lequel elle s'anastomose : c'est la *médiane céphalique* ; une autre se porte en dedans, rejoint le tronc commun des cubitales et se comporte de la même manière : c'est la *médiane basilique*. De la réunion de la médiane céphalique avec la radiale résulte la *céphalique* proprement dite, dont nous connaissons le trajet et la disposition au bras et dans la région clavi-pectorale : de même que la *basilique*, qui suit la gouttière bicipitale interne, se trouve constituée par la jonction de la médiane basilique avec la ou les cubitales. Dans le point où elle se bifurque, la médiane présente en outre cette particularité importante, qu'elle reçoit une grosse branche émergeant des veines profondes, perforant l'aponévrose d'enveloppe et établissant ainsi une large communication entre les réseaux superficiels et profonds. Cette anastomose est constante, et explique comment les deux médianes basilique et céphalique offrent chacune un volume plus considérable que le tronc de la médiane commune qui leur donne naissance.

(1) Cette figure est extraite de l'atlas du *Journal des connaissances médico-chirurgicales*. — La peau et le tissu cellulaire ont seuls été enlevés pour laisser voir les veines et nerfs sous-cutanés dans leurs rapports mutuels. L'aponévrose brachiale recouvre encore les muscles.

Telle est la disposition qu'on s'accorde à décrire comme normale; mais il faut ajouter qu'il existe de très-nombreuses variétés inutiles à signaler, car elles ne présentent rien de fixe et ne pourraient en aucune matière servir de guide au praticien.

Toutes ces veines, sauf la médiane basilique, sont séparées de la peau par la couche aréolaire sous-cutanée, en sorte que, pour arriver sur elles, il faut traverser non-seulement la peau, mais une couche graisseuse. Ainsi s'explique comment, chez les individus pourvus d'embonpoint, souvent des vésicules graisseuses viennent s'interposer entre les lèvres de la plaie. Quant à la basilique il est rare qu'elle présente cette disposition; presque toujours elle est immédiatement sous-cutanée.

Les rapports de ces différentes veines avec les artères et les nerfs méritent surtout de fixer l'attention. Une seule a des rapports immédiats avec l'humérale : c'est la médiane basilique et sa continuation, la basilique. Elle suit effectivement la direction de l'artère, dont elle n'est séparée que par l'expansion aponévrotique du biceps. Supérieurement, dans le point qui correspond à la naissance de la basilique proprement dite, les deux vaisseaux sont, pour ainsi dire, superposés chez un grand nombre de sujets, en sorte que l'on perçoit les battements artériels en appliquant le doigt sur le trajet de la veine; inférieurement, l'artère devenant plus profonde et la veine plus superficielle, il existe entre elles un assez notable intervalle. Toutefois la veine et l'artère ne se correspondent pas toujours exactement : souvent elles se croisent à angle plus ou moins aigu, quelquefois même la veine suit un trajet parallèle à l'artère, mais à 5 ou 6 millimètres en dehors ou en dedans. Ce sont là autant de circonstances heureuses qui permettent de l'ouvrir sans trop de danger, quand les autres veines ne sont pas apparentes ou sont insuffisantes.

Aucune des autres veines du pli du coude ne présente de rapports avec l'artère humérale, et si la médiane céphalique suit à peu près le trajet de la récurrente radiale antérieure, elle en est séparée par une telle épaisseur des tissus, qu'il n'y a rien à redouter de ce côté.

C'est encore la veine médiane basilique qui contracte les rapports les plus intimes avec les nerfs. Les filets du cutané interne la croisent; quelques-uns passent au-devant d'elle, mais les plus volumineux s'insinuent au-dessous. La médiane céphalique est quelquefois accompagnée des filets du musculo-cutané externe, comme on le voit sur la figure; mais c'est rare, et le dessin a justement représenté une exception. Suivant la remarque de Lisfranc, les nerfs cutanés sont d'autant plus multipliés, qu'on se rapproche de l'épitrochlée; c'est donc de préférence en dehors, c'est-à-dire sur les veines médiane céphalique et radiale qu'il faut, quand on le peut, pratiquer la phlébotomie.

En résumé, les veines cubitales qu'enlacent de nombreux filets nerveux, et dont le calibre est trop peu considérable pour donner une suffisante quantité de sang, ne doivent être qu'exceptionnellement choisies pour être saignées. Il en est de même des veines médiane commune et radiale, en raison de leur situation au-dessous des anastomoses avec le réseau profond. Restent donc les veines médianes céphalique et basilique, car je ne mentionne ni la céphalique, ni la basilique proprement dites, qui s'enfoncent trop profondément l'une et l'autre dans les gouttières bicipitales, pour qu'on puisse les ouvrir avec avantage.

La médiane céphalique, lorsqu'elle est apparente, est sans contredit celle qu'il faut préférer. Elle est en général volumineuse, et alors même qu'elle paraît de petit calibre, elle fournit néanmoins beaucoup de sang, à cause de sa communication directe avec le réseau profond ; on n'a point à redouter d'ailleurs de blesser l'artère, et j'ai dit que, si les filets du nerf cutané externe passaient quelquefois au-dessous d'elle, ce n'était point là une disposition constante.

Mais la médiane céphalique manque souvent ; c'est donc à la médiane basilique qu'il faut s'adresser. On se rappellera alors ses rapports avec l'artère humérale, dont il ne faut pas manquer d'explorer les battements, afin de s'assurer s'il n'est pas un point où ces deux vaisseaux s'éloignent, et il est rare qu'il n'en soit pas ainsi : dans le cas contraire, on pratique l'ouverture de la veine le plus près possible de sa jonction avec la médiane commune, parce que là l'artère s'enfonce dans la dépression du coude. Or, comme par le fait de la ligature appliquée au-dessus du pli du bras, la veine se gonfle en même temps que les battements artériels diminuent de force ; comme, d'autre part, les parois de la veine en ce point sont presque accolées à la peau, et qu'enfin il est toujours possible de déplacer les téguments et avec eux la veine, et de les éloigner un tant soit peu de la direction de l'artère, on conçoit à peine, lorsqu'on a pris toutes ces précautions et satisfait à tous ces préceptes, qu'on puisse blesser ce vaisseau. Il n'en serait pas de même, à coup sûr, si la veine n'était que fort peu apparente et qu'on fût obligé de la tâter, qu'on me passe l'expression ; comme on ne sait pas alors à quelle profondeur il faut enfoncer la lancette pour avoir du sang, et qu'on est exposé à intéresser les deux vaisseaux en même temps, mieux vaut s'abstenir.

Les veines profondes du bras ne présentent aucune particularité digne d'être signalée ; elles accompagnent les artères et s'anastomosent avec les veines superficielles, ainsi qu'il a été dit.

Les *vaisseaux lymphatiques*, comme les veines, sont divisés en superficiels et profonds. Les superficiels sont de beaucoup les plus nombreux ; ils proviennent de la main et de l'avant-bras et décrivent des flexuosités très-marquées en arrivant au pli du coude, dont ils couvrent toute la surface. Toutefois ils sont beaucoup plus nombreux dans le voisinage de l'épitrochlée, et à 2 ou 3 centimètres environ au-dessus de cette éminence, les plus internes rencontrent un, quelquefois deux et même trois ganglions dits sus-épitrochléens, dans lesquels ils se jettent. Nous avons vu précédemment que les vaisseaux efférents de ces corps ganglionnaires suivaient le trajet de la basilique, perforaient l'aponévrose brachiale, et allaient se joindre aux troncs profonds qui accompagnent l'artère. Ces ganglions se gonflent souvent à la suite des blessures ou excoriations des trois derniers doigts et de la partie interne de la main et de l'avant-bras. Comme les nerfs et les veines, les troncs lymphatiques sont situés dans la couche sous-cutanée profonde ; ils passent au-dessous des veines, on ne court donc pas grand risque de les blesser dans la saignée ; j'ai cependant vu une fistulette lymphatique résulter de cette opération. Les lymphatiques profonds accompagnent les artères ; les troncs qui suivent la radiale, la cubitale et l'interosseuse se réunissent et suivent le trajet de la brachiale.

Les *nerfs* sont le médian, le radial et les cutanés interne et externe. Le trajet et la disposition des deux derniers ont déjà été indiqués lors de la description des veines.

Le *médian*, situé à la partie inférieure du bras, en dedans de l'artère, s'en éloigne de plus en plus en descendant dans la région du pli du coude ; il s'enfonce au-dessous de l'expansion aponévrotique du biceps, et enfin gagne l'arcade fibreuse, que lui présente le rond pronateur pour se placer à l'avant-bras, entre les fléchisseurs superficiel et profond. Il ne fournit qu'un rameau dans la région, c'est celui du rond pronateur.

Le *radial*, situé dans l'interstice musculaire qui sépare le brachial antérieur du long supinateur, s'engage bientôt au-dessous de la masse musculaire externe, et au niveau de l'articulation du coude se divise en deux rameaux, l'un superficiel et l'autre profond, que nous retrouverons à l'avant-bras. Au pli du coude, il fournit des rameaux aux deux radiaux externes.

2° Région postérieure ou olécrânienne.

Anatomie des formes extérieures. — L'aspect de cette région varie beaucoup suivant qu'on l'examine le membre étant dans l'extension ou la flexion. Dans l'extension, la saillie de l'olécrâne est un peu dissimulée. Au-dessus d'elle se trouve une rainure ou gouttière transversale qui répond au tendon aplati du triceps; inférieurement, elle se continue avec le bord postérieur du cubitus, qu'on peut facilement suivre sous la peau de l'avant-bras.

De chaque côté de cette apophyse se voient deux dépressions qui correspondent à la face postérieure de l'articulation, et qui disparaissent dans les cas où du liquide s'y accumule. L'olécrâne se trouve alors entouré, et comme caché de chaque côté par un bourrelet fluctuant analogue à celui qui, dans les épanchements du genou, cerne la rotule. La dépression ou fossette interne, comprise entre le bord olécrânien interne et la face postérieure de l'épitrochlée, est étroite et profonde ; en déprimant la peau, on y sent rouler un cordon du volume d'une plume de corbeau. C'est le nerf cubital qu'il suffit de froisser légèrement contre le plan résistant que lui offre l'humérus en ce point, pour engourdir la partie interne de l'avant-bras, le petit doigt et la face interne de l'annulaire. La fossette externe, beaucoup plus large et étendue, est limitée en dehors par l'épicondyle et la masse musculaire externe du pli du coude. On y reconnaît de haut en bas la face postérieure de la petite tête de l'humérus, puis l'interligne articulaire, et enfin la tête du radius, que dans les mouvements de pronation et supination on peut sentir tourner sous le doigt.

Dans cet état d'extension, l'olécrâne est placé à peu près de niveau et sur une même ligne horizontale que les saillies épicondylienne et épitrochléenne, un peu plus éloignée toutefois de la première que de la seconde; mais, à mesure que l'avant-bras se fléchit, l'olécrâne s'abaisse, et dans la flexion extrême se place transversalement au-dessous de l'humérus. Dans cette situation le coude devient très-pointu, et la saillie olécrânienne, qui est descendue au-dessous de l'épitrochlée et de l'épicondyle de 3 à 4 centimètres, se trouve alors à égale distance de l'une et de l'autre, par suite du mouvement de rotation en dedans que le cubitus, dans la flexion, exécute sur la trochlée humérale. Nous verrons plus loin l'importance de ces données pour le diagnostic des luxations et des fractures.

Superposition et structure des plans. — La *peau*, épaissie par le frottement des vêtements sur la saillie anguleuse du coude, est rude au toucher et écailleuse, surtout au niveau de l'olécrâne; elle est extrêmement mobile sur le squelette, dont elle n'est séparée que par une mince couche de tissus dans lesquels il se développe rarement de la graisse, et dans la flexion elle offre des rides multiples.

La *couche sous-cutanée* est presque partout lamelleuse, et c'est à peine si çà et là, dans les points qui ne correspondent pas au squelette, on y rencontre quelques pelotons graisseux. Au niveau de l'olécrâne se voit une large bourse séreuse dite *rétro-olécrânienne*. A. Bérard en a signalé une autre au niveau de l'épitrochlée; mais cette dernière n'est point constante.

L'aponévrose confond ses fibres avec les lamelles profondes du tissu cellulaire, d'une part, et le périoste, de l'autre. Au niveau du tendon du triceps, elle est assez distincte ; ses adhérences avec le tissu fibreux qui recouvre les diverses saillies osseuses et le bord postérieur du cubitus lui donnent une grande fixité.

Les *couches sous-aponévrotiques* sont très-simples. Au-dessus de l'olécrâne, c'est le triceps dont le tendon embrasse non-seulement le sommet, mais les côtés de cette apophyse, et dont les fibres charnues descendent jusqu'au niveau de l'interligne articulaire ; sous ce muscle, on trouve un tissu cellulaire graisseux, assez abondant, qui le sépare du cul-de-sac de la synoviale et de la face postérieure de l'humérus. Plus bas que l'olécrâne, et en dehors de cette éminence, se voient l'anconé et la partie supérieure du cubital postérieur couché dans la gouttière osseuse qui existe entre le bord externe du cubitus, l'épicondyle et la partie supérieure du radius ; au-dessous de cette couche musculaire, qui paraît une continuation du vaste externe du triceps, on trouve l'interligne articulaire huméro-radial. Enfin, en dedans on remarque la face postérieure du tendon commun des muscles épitrochléens, et spécialement du cubital antérieur, dont l'aponévrose d'origine, tendue entre l'olécrâne et l'épitrochlée, forme une sorte de pont au-dessous duquel s'engage, dans la gouttière qui sépare les deux saillies osseuses, le nerf cubital.

Vaisseaux et nerfs. — Les *artères* sont : la *récurrente cubitale postérieure*, qui parvient dans la région en passant par-dessous le faisceau des muscles épitrochléens, et s'anastomose dans la gouttière du nerf cubital avec les ramifications de la collatérale interne ; la *récurrente radiale postérieure*, branche de l'interosseuse, qui remonte entre l'anconé et le cubital postérieur, pour s'anastomoser avec la collatérale externe et la récurrente radiale antérieure. Ainsi se trouve complété le cercle anastomotique qui, autour de l'articulation huméro-cubitale par l'intermédiaire des collatérales interne et externe, et des récurrentes cubitale et radiale, établit entre l'humérus et les artères de l'avant-bras une communication des plus remarquables. C'est par ces anastomoses, analogues à celles que l'on observe autour de l'articulation du genou, qu'après la ligature ou l'oblitération de l'humérale, se rétablit la circulation dans la partie inférieure du membre.

Les *veines* et les *lymphatiques* sont sans importance.

Le seul *nerf* à noter, c'est le cubital, qui, au bras, est logé dans la gaîne du triceps, et accolé à l'aponévrose intermusculaire interne ; au niveau du coude, il s'engage dans la gouttière épitrochléo-olécrânienne, puis au-dessous du muscle cubital antérieur, où nous le retrouverons à l'avant-bras. Derrière l'articulation, au niveau de l'interligne, il n'est recouvert que par les téguments et l'aponévrose ; en avant il est en rapport immédiat avec la face postérieure de l'humérus : en sorte que, dans la résection du coude, il faut beaucoup de précaution pour le préserver de toute lésion. Il fournit à l'articulation du coude quelques rameaux qui se détachent dans la gouttière même.

3° Squelette et articulation du coude.

Le squelette du coude est constitué par l'extrémité inférieure de l'humérus et les extrémités supérieures du cubitus et du radius.

A son extrémité inférieure, l'humérus s'aplatit d'avant en arrière et s'élargit transversalement en même temps qu'il se recourbe en avant. Ses bords latéraux se prononcent de plus en plus à mesure qu'ils se rapprochent de l'extrémité articulaire, et tandis que l'externe gagne en ligne directe l'épicondyle, l'interne s'infléchit de manière à former une concavité dirigée en haut et en dedans. De là résulte que l'épitrochlée fait une saillie beaucoup plus considérable que l'épicondyle, et que les lacs appliqués sur la partie inférieure du bras pour exercer la contre-extension y trouvent un excellent point d'appui ; en dehors, au contraire, ils ont toujours de la tendance à glisser ; mais aussi, comme les téguments seuls recouvrent la proéminence interne et le bord huméral qui lui fait suite, il faut avoir bien soin de garnir les bandages quels qu'ils soient qu'on y applique, alors même qu'ils ne doivent exercer aucune pression.

La saillie épicondylienne est située un peu plus bas que l'épitrochlée, et n'est séparée du condyle que par un intervalle de quelques millimètres ; le sommet de l'épitrochlée, au contraire, est distant du bord trochléen de 2 centimètres 1/2, et dans cet espace on a vu se loger le cubitus luxé (Malgaigne). C'est entre ces deux éminences que se trouve comprise l'extrémité articulaire fortement recourbée en avant. Au-dessus de la surface articulaire proprement dite se voient en avant et en arrière deux fossettes qui ne sont séparées l'une de l'autre que par une mince lame osseuse. La fossette antérieure, bien moins prononcée que la postérieure, est destinée à loger l'apophyse coronoïde dans la flexion extrême ; la postérieure dite olécrânienne, très-profonde, loge l'olécrâne dans l'extension. La partie moyenne de l'extrémité inférieure de l'humérus se trouve très-affaiblie par la présence de ces deux fossettes, aussi n'est-il point rare de voir des fractures détacher isolément, soit la moitié externe, soit la moitié interne de cette extrémité. Sur la face postérieure de l'humérus, entre la fossette olécrânienne et l'épicondyle, se voient de nombreux trous par lesquels pénètrent les vaisseaux qui alimentent l'extrémité articulaire ; des pertuis semblables, mais plus petits, existent au fond de la fossette olécrânienne. Enfin, on en trouve encore quelques-uns sur le rebord interne de la trochlée et dans la fossette antérieure.

La direction de l'extrémité articulaire n'est point la même que celle des deux saillies interne et externe. Par rapport à l'axe de l'humérus, elle est oblique en bas et en dedans, de telle sorte qu'une ligne qui suivrait la surface articulaire couperait au-dessous de l'épicondyle celle qui passe par l'extrémité inférieure de l'épicondyle et de l'épitrochlée, et formerait avec elle un angle aigu, dont le sinus dirigé en dedans aurait pour ouverture tout l'intervalle qui sépare l'épitrochlée du bord interne de la trochlée, c'est-à-dire un bon centimètre. Il suit de là que le condyle huméral se trouve réellement à un centimètre au-dessous du bord interne de la trochlée, que l'interligne articulaire est oblique en haut et en dehors, et que par suite l'avant-bras, dans son articulation avec le bras, forme un angle très-obtus, ouvert en dehors, dont le sommet se trouve à l'épitrochlée. D'où il suit encore que l'axe de l'avant-bras ne faisant point suite à celui du bras, en appliquant sur le poignet les lacs contre-extensifs pour réduire les luxations de l'épaule, on n'agit pas en ligne droite, et qu'on perd une partie minime, il est vrai, mais enfin une partie de la force qu'on déploie. La pronation déjà recommandée par Hippocrate, et regardée par M. Malgaigne comme corrigeant presque entièrement ce désavantage en ramenant le membre à la condition d'une tige à peu près droite, ne fait évidemment, à mon sens, que masquer cette disposition, qui dépend, non de la manière dont le radius s'articule avec l'humérus, mais de celle dont le cubitus s'unit avec la poulie trochléenne, à laquelle la pronation ne change rien.

Mesurée en arrière, l'extrémité inférieure de l'humérus, y compris les saillies épitrochléenne et épicondylienne, offre une largeur totale de 6 centimètres et demi sur laquelle la surface articulaire n'en prend que 2 et demi ; en avant, au contraire, cette dernière se développe sur 4 centimètres et demi. Sur ces 4 centimètres et demi, 2 appartiennent au condyle et 2 et demi à la trochlée, qui se trouve avoir ainsi une égale largeur en avant et en arrière. D'où il suit que l'articulation présente une étendue bien plus considérable en avant qu'en arrière.

L'extrémité supérieure du cubitus est renflée et constitue la partie la plus volumineuse de l'os. Elle est couronnée par la saillie olécrânienne élargie et un peu aplatie à son sommet, rétrécie à son union avec le corps de l'os ; c'est dans ce dernier point, qu'on pourrait appeler son collet, que siégent habituellement les fractures de cette apophyse. Antérieurement se voit l'apophyse coronoïde, qui surmonte la face antérieure de l'os.

C'est entre ces deux éminences qu'on remarque la surface articulaire divisée en deux facettes antérieure et postérieure par une sorte de raphé osseux qui indique le point de réunion de l'olécrâne et de la coronoïde. A l'état frais, une ligne de tissu fibro-cartilagineux sépare nettement les vrais cartilages qui recouvrent les surfaces articulaires des deux apophyses. De la réunion de ces deux facettes résulte la cavité dite *grande cavité sigmoïde*, qui embrasse la trochlée de l'humérus ; elle présente sur sa partie moyenne, dans toute sa longueur, une arête saillante en rapport avec la gorge trochléenne. Enfin, au côté externe de l'apophyse coronoïde, existe une autre facette articulaire concave, dite *petite cavité sigmoïde*, qui reçoit la tête du radius.

Par rapport à l'axe du cubitus, la direction de la grande cavité sigmoïde n'est point exactement transversale ; elle est taillée un peu obliquement en bas, et en dehors, disposition qui, jointe à l'obliquité de la trochlée humérale, contribue à rejeter le cubitus en dehors de l'axe de l'humérus dans l'extension, mais aussi à le ramener en dedans dans la flexion, de telle sorte que la main se trouve ainsi naturellement portée vers la bouche. De plus, on peut observer que la moitié située en dehors de l'arête qui la coupe verticalement est plus inclinée en dehors et en arrière que la moitié interne, ce qui rend plus difficile la luxation du cubitus en dedans.

L'extrémité supérieure du radius, également inclinée en dehors relativement à la diaphyse, est surmontée d'une sorte de plateau osseux auquel on a donné le nom de tête du radius, laquelle est supportée par un collet un peu rétréci. Au-dessus de ce collet se voit un anneau aplati, plus large en dedans, dans le point où il est habituellement en contact avec la petite cavité sigmoïde, qu'en dehors, où il correspond au ligament annulaire. Enfin la tête du radius est creusée d'une cavité ou cupule très-régulière, mais peu profonde, qui reçoit le condyle huméral.

De la réunion de ces trois surfaces osseuses de l'humérus, du cubitus et du radius résultent deux articulations : l'*huméro-cubitale* et la *radio-cubitale*.

L'*articulation huméro-cubitale*, qui comprend d'une part la surface articulaire de l'humérus et de l'autre celle du radius et du cubitus, est un ginglyme angulaire parfait ; nous connaissons les surfaces articulaires, reste à indiquer les moyens d'union. Ce sont deux ligaments latéraux et deux ligaments antérieur et postérieur.

Le *ligament latéral externe*, très-fort et très-puissant, est composé de fibres qui descendent de l'épicondyle et se portent sur le ligament annulaire du radius ; quelques auteurs admettent que là elles se bifurquent et se portent, le faisceau antérieur sur la face antérieure de l'apophyse coronoïde, et le faisceau postérieur sur le cubitus, au voisinage de cette même éminence. Mais, en réalité, les fibres postérieures, très-fortes, seules se portent jusqu'au cubitus ; les antérieures, beaucoup plus faibles, se fixent sur le ligament annulaire. Par sa face externe, le ligament latéral externe se confond avec les fibres aponévrotiques du court supinateur et du premier radial externe.

Le *ligament latéral interne*, inséré supérieurement à l'épitrochlée, se divise inférieurement en trois faisceaux : le faisceau antérieur se porte obliquement en avant et en bas à la partie antérieure de la coronoïde, le moyen à sa face interne, et le postérieur au bord interne de l'olécrâne. M. Bardinet, directeur de l'École de médecine secondaire de Limoges, a dernièrement attiré l'attention sur ce dernier faisceau, qu'il a décrit comme un ligament isolé, et auquel il fait jouer un grand rôle dans la fracture de l'olécrâne (1). J'y reviendrai plus loin. Je me borne à constater ici qu'il change de direction selon que l'avant-bras est ou non fléchi : dans la flexion, ses fibres sont dirigées obliquement en bas, dans l'extension obliquement en haut. Appelons encore l'attention sur une autre bandelette fibreuse transversale, mentionnée par A. Cooper, qui se porte du bord interne de l'olécrâne à l'apophyse coronoïde, et qui n'est pas non plus sans importance pour l'intelligence du déplacement dans les fractures.

Le *ligament antérieur* est formé de fibres verticales qui se portent du bord supérieur de la fossette coronoïdienne au sommet de cette apophyse, et de fibres transversales assez peu marquées.

Le *ligament postérieur* est de peu d'importance : il se compose de quelques fibres insignifiantes. Ces divers ligaments, les latéraux surtout, maintiennent les surfaces articulaires tellement serrées, que le moindre mouvement de latéralité est impossible ; aussi, lorsqu'on veut désarticuler, faut-il en couper un au moins, avant de pouvoir luxer le cubitus sur l'humérus.

La *synoviale* qui tapisse les surfaces articulaires, est assez lâche en avant et en arrière, mais surtout dans ce dernier sens. En avant, elle remonte jusqu'au-dessus de la fossette coronoïdienne, et une assez notable quantité d'une graisse blanche s'accumule en ce point entre elle et les attaches du ligament antérieur ; en arrière, elle se porte sous le triceps, et présente une disposition analogue. Il est évident que dans les mouvements de flexion et d'extension, qui portent alternativement hors de leurs cavités respectives les apophyses olécrâne et coronoïde, ces boules graisseuses sont destinées à combler les vides des cavités correspondantes.

Les mouvements dont jouit cette articulation sont bornés à l'extension et à la flexion, et les deux os de l'avant-bras se meuvent alors sur la partie articulaire de l'humérus comme un seul os. La flexion n'est bornée que par la rencontre de l'apophyse coronoïde et de l'humérus, mais il n'en est pas tout à fait de même de l'extension : ce sont surtout les ligaments latéraux qui la limitent, quoique l'olécrâne y contribue également ; d'où il résulte que, dans l'extension forcée, si les ligaments latéraux viennent à se rompre, la luxation en arrière peut s'effectuer, ce qui est impossible dans la flexion.

L'*articulation radio-cubitale* n'a d'autres moyens d'union qu'un *ligament* dit *annulaire* du radius, constitué par une bandelette fibreuse représentant les trois quarts d'un anneau que complète en dedans la petite cavité sigmoïde. Il reçoit antérieurement l'insertion d'une partie seulement des fibres du ligament latéral externe,

_____

(1) *Bulletins de la Société de chirurgie*, t. VI, p. 151.

tandis qu'en arrière il est considérablement fortifié par une bandelette de ce même ligament qui se porte avec lui au bord externe du cubitus; aussi la partie antérieure est-elle la plus faible : d'où la fréquence des luxations en avant. Ce ligament annulaire descend jusque sur le collet du radius et offre là un rétrécissement notable qui l'embrasse étroitement et seul retient cet os. Il est à remarquer qu'aucun ligament ne rattache directement le radius à l'humérus, disposition qui favorise singulièrement la mobilité du radius tant sur le condyle huméral que sur le cubitus. La synoviale qui lubrifie cette petite articulation n'est qu'une dépendance de celle qui tapisse la jointure huméro-cubitale, elle déborde inférieurement le collet du radius, et descend un peu au-dessous de lui entre le court supinateur et l'os.

Déductions pathologiques et opératoires. — Les plaies de la région du coude sont en général graves, parce qu'elles peuvent se compliquer de lésions de l'artère, des nerfs ou de l'articulation.

La blessure de l'artère humérale au pli du bras, dans l'opération de la saignée, est un accident, sinon fréquent, car chaque jour une connaissance plus exacte des rapports anatomiques tend à diminuer le nombre de ces cas malheureux, du moins qui n'est point très-rare. Les rapports de la basilique avec ce vaisseau expliquent comment la lancette, maniée par une main téméraire, peut, après avoir traversé la veine et l'expansion aponévrotique du biceps, intéresser la paroi antérieure de l'artère. Le sang artériel peut alors, ou bien simplement s'échapper dans le tissu cellulaire environnant, ce qui constitue l'*anévrysme faux consécutif;* ou bien s'introduire plus tard dans la veine blessée, et donner lieu à un anévrysme *artérioso-veineux;* ou bien encore entrer directement dans le canal veineux sans former de tumeur intermédiaire, ce que l'on désigne sous le nom de *varice anévrysmale.* Il est facile de comprendre que tout instrument autre qu'une lancette pourra produire les mêmes résultats, et que la communication artérielle pourra s'établir tantôt avec les veines profondes qui entourent l'artère, d'autres fois avec les superficielles.

En général, ce n'est point immédiatement après la phlébotomie que l'on reconnaît la blessure de l'artère, à moins qu'elle ne soit considérable; dans ce dernier cas, on voit sourdre impétueusement par la plaie un jet de sang rutilant et saccadé qui se mélange au courant veineux, et il importe de mettre le plus promptement possible un terme à l'écoulement du sang. Un grand nombre de moyens ont été proposés pour arriver à ce but; mais je n'en mentionnerai qu'un seul, parce qu'il est puisé dans les dispositions anatomiques, qu'il est à la portée de tous et n'exige aucun bandage spécial : je veux parler de la flexion forcée de l'avant-bras sur le bras. C'est là un moyen hémostatique naturel très-précieux; seulement il faut savoir que cette flexion qui, pour être efficace, doit être portée très-loin, devient promptement insupportable, ainsi qu'on peut l'expérimenter sur soi-même, surtout lorsqu'on veut placer dans le pli du bras, pour augmenter la compression, un petit rouleau de charpie ou de linge très-fin. Aussi les malades indociles, ainsi que j'ai eu l'occasion de le voir, enlèvent-ils promptement l'appareil, à cause de la gêne qu'il détermine. On ne se rend pas bien compte de la manière dont le cours du sang se trouve ainsi suspendu dans les artères radiale et cubitale : serait-ce parce que l'humérale subit ainsi une inflexion considérable au niveau du pli articulaire ? ou bien serait-elle simplement comprimée par les masses musculaires du bras et de l'avant-bras ? ou bien enfin faut-il invoquer l'action combinée de ces causes ?

La blessure des petits filets nerveux qui accompagnent les veines n'est en général après la saignée, suivie d'aucun accident sérieux, et la cicatrisation s'en effectue rapidement. La lésion des gros troncs nerveux de la région, assez fréquente à cause de leur situation superficielle dans les cas de [plaies par instrument tranchant, entraîne au contraire une paralysie plus ou moins complète, mais qui, en général, ne persiste pas au delà du temps nécessaire à la réunion des deux bouts du nerf.

On conçoit difficilement que la partie antérieure de l'articulation, protégée par des masses musculaires épaisses, puisse être ouverte de ce côté ; mais il n'en est pas de même en arrière. Là, quand l'avant-bras est dans la demi-flexion et l'olécrâne descendu au-dessous de l'extrémité articulaire de l'humérus, toute la portion de la synoviale qui remonte au-dessus de la fossette olécrânienne est accessible aux instruments piquants ou tranchants, qui n'ont à traverser, pour entrer dans l'article, que les téguments et l'aponévrose tendineuse par laquelle se termine le triceps. Les incisions pratiquées dans cette région pour ouvrir les abcès ne doivent donc pas dépasser les limites de l'aponévrose d'enveloppe, principalement sur les côtés de l'olécrâne, au niveau des fossettes olécrâniennes, qui ne sont plus même protégées par le tendon du triceps.

Les fractures du squelette de la région huméro-cubitale sont fréquentes et portent sur l'humérus ou le cubitus isolément, rarement sur le radius, quelquefois enfin sur l'humérus et le cubitus simultanément.

Les fractures de l'extrémité inférieure de l'humérus sont communes, ce qui tient à l'élargissement subit que prend cet os près de l'articulation, à l'amincissement qu'il présente, et aussi à la torsion en avant de la surface articulaire. Tantôt la solution de continuité porte transversalement au-dessus des éminences épicondylienne et épitrochléenne ; tantôt l'épitrochlée seule est séparée ; bien plus rarement l'épicondyle. Quelquefois le trait de la fracture divise verticalement la surface articulaire jusqu'au fond des fossettes coronoïdienne et olécrânienne, et, se continuant transversalement en dehors ou en dedans, et quelquefois dans les deux sens à la fois, fait de l'épicondyle et du condyle d'une part, de l'épitrochlée et de la trochlée de l'autre, un ou deux fragments. Enfin on a observé des fractures isolées du condyle et de la trochlée.

Dans toutes ces fractures, l'action musculaire joue un grand rôle : ainsi, dans celle qui divise transversalement l'humérus au-dessus de l'épicondyle et de l'épitrochlée, et que l'on a nommée *fracture sus-condylienne*, le fragment inférieur qui reste attaché à l'olécrâne est attiré en arrière par le triceps et forme avec l'extrémité inférieure du fragment supérieur un angle saillant en avant. Or, comme par suite de ce déplacement l'olécrâne fait en arrière une saillie considérable, qu'on en observe une autre en avant qui soulève les muscles brachial antérieur et biceps, et que le diamètre transversal du coude se trouve considérablement agrandi, on a, dans quelques cas, confondu cette fracture avec la luxation de l'avant-bras en arrière. Pour éviter l'erreur, il faut se rappeler que dans la luxation, le déplacement portant sur le cubitus, on trouve toujours l'olécrâne plus ou moins éloigné de l'épicondyle et de l'épitrochlée, tandis que dans la fracture, l'épicondyle et l'épitrochlée se déplaçant simultanément, les rapports restent les mêmes. A quoi il faut ajouter que la saillie antérieure dans la fracture est toujours et nécessairement plus étroite et moins arrondie que celle qui résulte du déplacement de l'extrémité articulaire ; et qu'enfin, dans le premier cas, le pli du bras est situé au-dessous de cette saillie, tandis que dans la luxation il est au-dessus (Malgaigne).

Les fractures de l'épitrochlée sont assez communes, ce qu'explique la saillie considérable de cette éminence. Suivant B. Granger (1), qui le premier les a décrites d'une manière spéciale, elles seraient accompagnées de symptômes graves, dus au voisinage du nerf cubital : ainsi ce chirurgien aurait observé une paralysie de la motilité et de la sensibilité dans toutes les parties auxquelles se distribue ce cordon nerveux, et une éruption vésiculaire sur le trajet du nerf. J'ai eu l'occasion, assez singulière, de voir deux de ces fractures dans la même semaine, alors que je faisais, en remplacement du professeur Roux, le service de l'Hôtel-Dieu; je n'ai rien observé de semblable. Mais, comme l'auteur anglais, j'ai constaté la traction en avant de cette apophyse par les muscles épitrochléens, moins prononcée toutefois qu'il ne paraît l'avoir vue. Le déplacement est sensiblement le même quand la fracture comprend, en même temps que l'épitrochlée, la partie osseuse qui supporte cette éminence, c'est-à-dire la trochlée.

La fracture de l'épicondyle seul est très-rare ; mais souvent on a eu l'occasion de constater celle du condyle et de l'épicondyle. Dans ces cas les muscles supinateurs attirent l'extrémité supérieure du fragment en avant, tandis que son extrémité articulaire bascule en arrière, entraînant avec elle le radius. A cause de cette saillie postérieure, on peut confondre cette fracture avec la luxation du radius en arrière.

Le fracture isolée de la trochlée, constatée par A. Cooper et M. Gueneau de Mussy, est fort rare, ce qui tient à sa situation profonde. On a vu alors le fragment détaché de l'extrémité inférieure de l'humérus et retenu par l'olécrâne se porter en arrière, attiré par le triceps.

Après avoir lu ce que dit Boyer des fractures de l'olécrâne, on reste convaincu que le déplacement le plus fréquent sans contredit, celui qu'il indique comme normal, est l'ascension du fragment supérieur emporté par le triceps. Si l'on consulte la clinique, on voit au contraire que c'est le plus rare. Déjà A. Cooper avait indiqué en partie les raisons qui s'opposent à ce que le triceps enlève ainsi l'apophyse fracturée; mais c'est à M. Bardinet, de Limoges, qu'on doit d'avoir précisé, dans un mémoire présenté à la Société de chirurgie, les causes anatomiques qui retiennent l'olécrâne au cubitus. Il a démontré que très-rarement la violence déchirait ce petit faisceau fibreux postérieur qu'il décrit comme un ligament à part, mais que j'ai démontré n'être que la portion la plus reculée du ligament latéral interne, et qu'alors l'apophyse ne pouvait être séparée du fragment inférieur. Dans la discussion qui eut lieu à ce sujet, je déclarai que de mon côté, dans quatre cas de fracture de l'olécrâne, c'est à peine si j'avais trouvé un écartement de quelques lignes entre les fragments. Pour que l'olécrâne puisse être ainsi emporté par le triceps, il faut donc que non-seulement l'aponévrose au moyen de laquelle ce muscle embrasse la partie supérieure du cubitus soit rompue, mais encore la bandelette fibreuse que j'ai dit avoir été signalée par A. Cooper, et celle qu'a plus récemment indiquée M. Bardinet.

Relativement à la fracture de l'extrémité supérieure du radius, qui n'a pas été observée, au moins isolément, M. Malgaigne pense que la consolidation ne pourrait avoir lieu, la portion articulaire ne recevant de vaisseaux que par son collet.

Les luxations du coude sont, après celles de l'articulation scapulo-humérale, les plus fréquentes. Elles se divisent naturellement en celles qui portent sur l'articulation huméro-cubitale, et en celles qu'on observe dans l'articulation radio-cubitale.

Le cubitus et le radius, considérés comme un seul os se mouvant sur l'extrémité

(1) *Medical and surgical Edinb. Journal*, 1818.

articulaire de l'humérus, peuvent se luxer dans les quatre positions géométriques indiquées par les auteurs, c'est-à-dire en arrière, en avant, en dehors et en dedans ; mais il faut de plus admettre des degrés intermédiaires, c'est-à-dire des luxations incomplètes qui permettent de démontrer que les os de l'avant-bras peuvent occuper presque toutes les positions possibles autour de l'os du bras. Seulement quelques-unes de ces luxations sont incomparablement moins fréquentes que d'autres, et nous verrons que leur rareté tient toujours à des obstacles résultant de la disposition des surfaces articulaires ou des ligaments.

La luxation en arrière, qui est la plus fréquente de toutes, peut être complète ou incomplète. En examinant la manière dont la cavité sigmoïde du cubitus embrasse la trochlée, on peut voir que c'est dans l'extension que la partie antérieure du cro-chet, c'est-à-dire l'apophyse coronoïde, est le plus favorablement disposée pour aban-donner la surface articulaire de l'humérus : aussi connaît-on un certain nombre de luxations qui se sont produites dans cette position, entre autres celle de cet élève en pharmacie dont Weber a publié l'histoire, et qui, pour montrer sa force, donnait à l'un de ses camarades son bras à fléchir. Celui-ci, pour y parvenir, lui ayant asséné un vigoureux coup de poing sur la partie antérieure de l'avant-bras en même temps qu'il essayait de le mettre dans la flexion, détermina une luxation en arrière (1). Dans la flexion, la position de la coronoïde est telle, qu'il est réellement impossible, quoi qu'en ait dit J. L. Petit, que la luxation puisse s'effectuer. Enfin, dans la demi-flexion, qui paraît être la position dans laquelle le plus grand nombre des blessés se sont trouvés lors de l'accident, il semble bien difficile, au premier abord, que les os de l'avant-bras puissent quitter l'humérus, si préalablement un des ligaments laté-raux n'a été plus ou moins déchiré. Aussi M. Malgaigne admet-il que l'avant-bras exécute alors un mouvement de torsion en dedans, par suite duquel l'apophyse coro-noïde est obliquement portée d'abord au-dessous, puis en arrière de la trochlée. Je suis très-disposé à admettre pour un certain nombre de cas cette explication, mais j'en ai vu d'autres où il était impossible de constater cette torsion et où la luxation semblait avoir eu lieu par impulsion directe en arrière de l'avant-bras demi-fléchi, le bras étant propulsé en avant par le poids du corps. Y avait-il eu consécutivement déchirure d'une plus ou moins grande portion des ligaments latéraux ? Cela est pro-bable, au moins autant qu'il est permis d'en juger par la facilité de la réduction et par la laxité des surfaces articulaires une fois réduites. Dans la luxation complète, l'apophyse coronoïde se place dans la fossette olécrânienne, et l'olécrâne remonte de près de 4 centimètres au-dessus de l'épicondyle et de l'épitrochlée ; dans la luxation incomplète, l'apophyse coronoïde reste au-dessous de la trochlée, ce que Boyer avait déclaré impossible, et l'avant-bras se trouve légèrement allongé de toute la longueur de cette apophyse.

La luxation en avant sans fracture, très-rare, puisqu'il en existe cinq cas à peine dans la science, se comprend difficilement, lorsqu'on examine le squelette de l'arti-culation huméro-cubitale. C'est qu'en effet le crochet que forme l'olécrâne en arrière semble ne pouvoir quitter l'humérus, si ce n'est dans le cas de fracture, et c'est ce qui avait fait dire à Desault que, sans cette condition, cette luxation était impossible. Toutefois, en examinant la position des os de l'avant-bras dans la flexion forcée, on voit que l'olécrâne se trouve ramené au-dessous de la trochlée, de telle sorte qu'une violence qui chasserait vivement l'avant-bras en avant pourrait, à la rigueur, faire

_____

(1) *Journal de chirurgie*, 1845, p. 247.

passer le cubitus et le radius en avant de l'humérus. Or, tel est le mécanisme qui paraît avoir présidé à la luxation dans le cas où il a été possible d'obtenir des renseignements assez précis. Le déplacement peut être incomplet ou complet ; dans le premier cas, l'olécrâne reste au-dessous de la trochlée et un peu en avant; dans le second, cette apophyse se place en avant de l'humérus et remonte un peu au-dessus du niveau de son extrémité inférieure.

Il semblerait, d'après ce qui vient d'être dit, que la luxation en avant après fracture de l'olécrâne doive s'effectuer facilement et par suite être fréquente : or, il n'en est rien. Avant le fait que j'ai publié dans les *Archives de médecine*, en 1839 (1), on n'en connaissait pas un seul exemple, et depuis cette époque M. Velpeau en a observé un autre. Chose très-singulière, depuis j'en ai rencontré deux nouveaux cas : l'un en 1855, sur un jeune homme qu'on apporta dans mon service, atteint d'une luxation de la cuisse gauche : en l'examinant, je reconnus qu'il portait de plus une luxation de l'avant-bras avec fracture de l'olécrâne, et je procédai à la réduction de ces deux luxations, après avoir chloroformisé le malade ; l'autre en 1862, à l'hôpital Saint-Louis, où je le fis voir à M. Malgaigne. J'ai fait prendre un dessin du bras, dans ces deux cas, par M. Léveillé, avant et après la réduction, et ces observations seront publiées dans un travail spécial sur ce sujet.

Dans la luxation en dehors, le déplacement des os de l'avant-bras présente trois degrés : dans le premier, le radius se porte au-dessous de l'épicondyle, et l'apophyse coronoïde se place dans la rainure qui sépare le condyle de la trochlée (J. L. Petit) ; dans un deuxième degré, le radius est toujours en dehors de l'épicondyle, mais le cubitus est porté en arrière de cette éminence et la face postérieure de l'olécrâne tournée en dehors (luxation en arrière et en dehors de M. Malgaigne) ; enfin dans un troisième degré, qui offre lui-même plusieurs nuances, le radius est placé tout à fait en avant de l'épicondyle et le cubitus en arrière, l'avant-bras ayant sa face antérieure tournée en dedans et la postérieure en dehors (luxation complète en dehors). On comprend, en examinant les surfaces osseuses, toutes ces variétés de déplacement, car aucune saillie de la trochlée ne s'oppose à ce que les os se portent dans l'une ou l'autre de ces positions, du moment que les ligaments ont cédé.

Il n'en est pas de même des luxations en dedans, qui restent toujours incomplètes et présentent deux degrés : dans le premier, le cubitus se place en dedans de la trochlée, la cavité sigmoïde embrassant l'épitrochlée et le radius restant en rapport avec la trochlée (J. L. Petit) ; dans le deuxième, le cubitus se porte en arrière de l'épitrochlée et le radius reste dans la fossette olécrânienne (luxation en arrière et en dehors de M. Malgaigne). Quant à la luxation complète, elle n'a pas été observée. Il semble que dans le premier cas la violence s'épuise après avoir surmonté la résistance que le bord interne de la trochlée oppose au déplacement du cubitus, ou bien encore que le radius ne puisse franchir ce bord interne qui s'engage comme un coin entre sa tête et le cubitus, remonté au-dessus de l'épitrochée ; mais on ne voit pas bien ce qui pourrait empêcher la luxation en arrière et en dehors de se compléter. Toutefois il paraît difficile, autant du moins qu'on en peut juger à priori, que les os puissent se placer à cheval sur l'épitrochlée, comme nous les avons vus sur l'épicondyle dans les luxations complètes en dehors, par cette raison que le crochet cubital doit éprouver bien autrement de peine pour contourner la saillie épitrochléenne que la tête du radius pour se porter en avant de l'épicondyle.

(1) *Archives de médecine*, 1839, t. VI, p. 471.

Enfin, on a encore observé des luxations isolées du cubitus seul en arrière, de ce même os en arrière et en dehors du radius (Malgaigne), puis des luxations doubles du cubitus en arrière et du radius en avant, tous cas extrêmement rares sur lesquels je n'ai rien de particulier à dire.

Relativement aux luxations de l'articulation radio-cubitale, c'est-à-dire de l'extrémité supérieure du radius, je ferai simplement observer que si le besoin de classer tous les points connus a fait admettre des luxations en avant, en arrière et en dehors, et parmi ces dernières des variétés directes ou obliques, cependant les luxations en avant sont infiniment plus fréquentes que toutes les autres, et que l'on a rassemblé à grand'peine quelques cas de luxations en dehors. Or, la fréquence des déplacements en avant s'explique par la faiblesse relative du ligament annulaire en ce point, tandis qu'en arrière le gros faisceau du ligament latéral externe qui le renforce les rend beaucoup plus rares. Quant à la luxation directe en dehors, on comprend que la présence du cubitus au côté interne du radius, c'est-à-dire celui par lequel il peut le plus facilement être chassé en ce sens, la rend tout à fait exceptionnelle. D'ailleurs, dans toutes ces variétés, la luxation peut être complète ou incomplète, et dans toutes la réduction offre souvent des difficultés insurmontables qui tiennent à l'impossibilité où se trouve la tête du radius de retrouver le chemin par lequel elle s'est échappée de son ligament annulaire, flottant et fuyant devant les pressions qu'on exerce.

L'artère humérale a été quelquefois liée au pli du coude, mais c'est là une opération peu usitée. L'incision doit être dirigée selon la ligne qui représente la direction de l'artère, c'est-à-dire oblique en bas et en dehors, et juste au milieu de l'espace qui sépare l'épicondyle de l'épitrochlée, parallèlement, par conséquent, à la veine basilique. On écarte cette veine située immédiatement sous la peau, on traverse la couche sous-cutanée, et arrivé sur l'expansion aponévrotique du biceps, on en fait l'incision sur une sonde cannelée. L'artère est immédiatement au-dessous, entre le tendon du biceps, qui est en dehors, et le nerf médian, qui est en dedans, accompagnée de deux veines qu'on en sépare assez facilement. Comme c'est la présence des grosses veines sous-cutanées qui complique cette opération, et qu'un peu plus haut on n'a pas cet inconvénient, on préfère, en général, pratiquer la ligature à la moitié inférieure du bras, à moins d'y être forcé par la nécessité, comme dans les cas d'anévrysme artério-veineux ou de varice anévrysmale.

L'amputation dans l'articulation huméro-cubitale est également une opération à peu près abandonnée, à cause du peu d'épaisseur des parties molles qu'on rencontre en arrière, de la longueur et de l'inégalité des surfaces articulaires de l'humérus. Le procédé qui paraît satisfaire le mieux à toutes les exigences de la médecine opératoire, et qui corrige jusqu'à un certain point les deux inconvénients signalés plus haut, est celui qui consiste à tailler un petit lambeau antérieur et achever l'opération par une sorte de méthode circulaire. Seulement il faut se rappeler que l'interligne articulaire n'est nullement parallèle à la direction d'une ligne qui unirait l'épicondyle à l'épitrochlée, mais au contraire oblique en bas et en dedans, de telle sorte que, situé en dehors à un bon travers de doigt au-dessous de la saillie épicondylienne, il est éloigné de plus de deux travers de doigt de l'éminence épitrochléenne. Il faudra donc donner au lambeau cette direction oblique, faute de quoi on verrait après l'opération l'extrémité inférieure de la trochlée saillir et déborder les parties molles. C'est là un des plus grands défauts de la méthode à lambeau antérieur de Dupuytren, et telle est la raison qui m'avait fait adopter dans mes cours d'opérations le procédé mixte sans nom d'auteur, dont il vient d'être question, et que j'ai trouvé tout institué lors de mon entrée à l'École pratique en qualité de prosecteur.

Le peu d'épaisseur qu'offrent les parties molles de la région olécrânienne la désignait naturellement comme le point par lequel on devait aborder l'articulation du coude dans les cas où l'on veut y pratiquer une ponction, ou bien en reséquer les parties constituantes. S'il s'agit d'une ponction, il faut enfoncer obliquement le trocart dans l'une des deux fossettes qu'on remarque en dehors et en dedans de l'olécrâne, car c'est là que le liquide vient soulever le cul-de-sac synovial sous le tendon du triceps. Pour découvrir et reséquer les surfaces articulaires, on fait aux deux extrémités du diamètre transversal du coude une incision longitudinale qui pénètre jusqu'au squelette et dépasse en haut et en bas de 3 à 4 centimètres l'interligne articulaire; une autre incision transversale, passant immédiatement au-dessous de l'olécrâne, réunit les deux longitudinales en forme d'H. On forme ainsi deux lambeaux quadrilatères, un supérieur et l'autre inférieur, qui permettent de découvrir facilement la face postérieure de l'article; il faut avoir soin de respecter le nerf cubital couché dans la rainure épitrochléo-olécrânienne, et se rappeler qu'il est impossible d'entrer dans l'articulation, tant elle est serrée, avant d'avoir incisé un au moins des ligaments latéraux. On resèque d'abord l'humérus, puis on passe au radius et au cubitus; il importe de ménager les insertions du biceps et du brachial antérieur, quand cela est possible, ce qui est rare, à cause de l'extension fréquente de la maladie à la portion osseuse sur laquelle ces muscles prennent insertion.

Développement. — Les os qui forment le squelette du coude ne s'ossifient qu'après la naissance. Pour l'extrémité inférieure de l'humérus, le premier point osseux qui se développe correspond au condyle de l'humérus; il apparaît à deux ans et demi. A sept ans, un second noyau forme l'épitrochlée; à douze ans, on commence à voir celui qui forme le bord inférieur de la trochlée, et ce n'est qu'à seize ans qu'apparaît le quatrième et dernier pour l'épicondyle. C'est à cette époque et même un peu plus tard que l'extrémité inférieure de l'humérus, ainsi constituée, se soude définitivement au corps de l'os.

Pour le cubitus, l'ossification de l'apophyse coronoïde est plus précoce que celle de l'olécrâne, qui n'apparaît que vers l'âge de huit ans; enfin l'extrémité supérieure du radius ne s'ossifie qu'après la onzième année.

De là résulte que, jusqu'à la quinzième année, ce que l'on a appelé le *décollement de l'épiphyse* peut avoir lieu pour l'humérus; seulement il faut se rappeler que ce décollement n'est jamais simple, mais toujours accompagné d'un arrachement plus ou moins étendu de la substance osseuse, ce qui constitue en définitive une véritable fracture. L'union intime de la diaphyse avec l'épiphyse explique comment on a pu, chez des enfants de moins de quinze ans, tenter avec succès la réduction de luxations du coude datant déjà de six semaines, ainsi que je l'ai fait à la clinique de la Charité dans le service de Gerdy.

§ IV. — DE L'AVANT-BRAS.

Dans le langage ordinaire, on comprend sous le nom d'*avant-bras* tout l'intervalle compris entre le bras et la main; mais, en anatomie des régions, cette portion du membre supérieur est beaucoup moins étendue. On s'accorde à lui donner pour limite supérieure la ligne de démarcation assignée inférieurement à la région du coude ou huméro-cubitale, tandis qu'en bas on le fait se terminer au premier pli cutané qu'on rencontre sur sa face antérieure en approchant du poignet.

Anatomie des formes extérieures. — L'avant-bras, considéré dans son ensemble, représente un cône aplati sur deux faces dont la direction varie suivant que le membre est dans la pronation ou la supination. Dans la supination complète il offre une face antérieure et une postérieure ; dans la pronation extrême, qui, comme la supination, d'ailleurs, est une position forcée, la moitié inférieure de la face postérieure devient antérieure, et réciproquement. Dans la position intermédiaire, c'est-à-dire dans la demi-pronation, qui est réellement la position naturelle du membre, la face dite antérieure regarde en dedans, et quand le membre est pendant le long du corps, s'applique contre la cuisse ; la face dite postérieure regarde au contraire en dehors. La première devrait donc en bonne logique s'appeler interne, et la deuxième externe ; mais cette réserve une fois faite, et pour ne point rompre avec les habitudes prises, je conserverai le langage ordinaire et continuerai à considérer à l'avant-bras une face antérieure et une face postérieure.

La forme de l'avant-bras n'est pas tout à fait la même dans les deux sexes : chez les femmes et les enfants, de même que chez les individus du sexe masculin qui sont pourvus d'un embonpoint considérable, il présente toujours la forme d'un cône ; mais, au lieu d'être aplati sur ces deux faces, il acquiert une certaine rondeur et devient presque cylindrique, au moins dans sa partie supérieure. Chez les adultes vigoureux, au contraire, le développement des muscles épicondyliens et épitrochléens, en même temps qu'il agrandit le diamètre transversal, fait ressortir davantage l'aplatissement antéro-postérieur ; d'où il résulte que les bandages roulés, déjà fort difficiles à appliquer sur l'avant-bras cylindro-conique des femmes et des enfants, deviennent presque impossibles à maintenir chez les hommes adultes et bien musclés.

La face antérieure de l'avant-bras offre des saillies et des dépressions qui se prononcent surtout dans la contraction musculaire. A la partie supérieure, les deux masses musculaires insérées à l'épicondyle et à l'épitrochlée, déjà signalées à la région du coude, descendent sur les deux bords externe et interne en s'amoindrissant et s'effilant insensiblement jusqu'aux deux tiers inférieurs. Supérieurement, elles débordent le squelette de 2 à 3 centimètres, quelquefois plus, suivant les sujets ; en bas, elles se rejettent sur la face antérieure et laissent à découvert le radius et le cubitus, qui deviennent sous-cutanés ; sur la ligne médiane enfin, elles sont séparées par une rainure, continuation de celle que nous avons vue au coude résulter de la réunion des gouttières bicipitales interne et externe. Cette rainure suit en dehors les bords du long supinateur et du rond pronateur, en dedans celui du grand palmaire, et aboutit à la partie interne de l'apophyse styloïde du radius ; elle est facile à reconnaître *de visu* chez les individus maigres, et chez les sujets qui ont de l'embonpoint elle est sensible au toucher lorsqu'on fait fléchir la main sur l'avant-bras. Si j'insiste autant sur cette disposition, c'est que l'artère radiale est couchée dans cette dépression, au fond de laquelle on peut la sentir battre, et que c'est suivant sa direction que se pratiquent ces incisions au moyen desquelles on la découvre dans tout son parcours. En dedans de la saillie qui suit inférieurement le tendon du grand palmaire, se voit le tendon grêle du petit palmaire, puis ceux du fléchisseur commun, et enfin tout à fait sur le bord du cubitus, le relief du cubital antérieur. Sur le bord externe de ce tendon on remarque une dépression légère au fond de laquelle on peut sentir battre l'artère cubitale.

La face postérieure de l'avant-bras, moins aplatie et plus étroite que l'antérieure, est débordée de chaque côté en haut par les saillies des muscles qui appartiennent à la face antérieure. Elle est limitée en dedans par la face et le bord interne du cubitus, qu'on peut suivre sous la peau depuis l'olécrâne jusqu'à son extrémité inférieure ; en dehors par le bord externe du radius, difficile à reconnaître en haut, mais facilement appréciable inférieurement. Plus convexe que l'antérieure, elle offre plusieurs reliefs et dépressions correspondant aux muscles de la couche superficielle, mais qui n'intéressent en aucune façon le chirurgien ; la seule saillie qu'il importe de signaler est celle qui correspond au bord postérieur du cubitus, parce que c'est elle qu'il faut suivre quand on veut explorer ces os dans les cas présumés de fractures. Elle disparaît lorsque les muscles entrent en contraction.

Structure et superposition des plans. — L'avant-bras offre à considérer une face antérieure et une postérieure. Chacune d'elles offre des couches communes, que j'étudierai simultanément pour éviter les répétitions.

La *peau* est fine et glabre à la face antérieure et sur le bord cubital ; sur le bord radial, et surtout à la face postérieure, elle est au contraire chez les individus vigoureux assez épaisse et très-velue : aussi faut-il la raser avec soin lorsqu'on veut y pratiquer une opération, ou rapprocher les bords d'une solution de continuité.

La *couche sous-cutanée* se compose de deux plans : le premier ou superficiel, abondamment pourvu de graisse chez la femme et l'enfant, offre une structure aréolaire ; le deuxième, dit aussi *fascia superficialis*, est au contraire lamelleux et rarement chargé de tissu adipeux. C'est dans cette couche sous-cutanée profonde que se rencontrent les veines et les nerfs superficiels. Les premières y présentent tantôt un arrangement assez régulier d'où dépend celui des veines du pli du bras, d'autres fois au contraire constituent un plexus à larges mailles qui ne se présente jamais sous la même forme ; j'y reviendrai. Le peu d'adhérence de cette couche à l'aponévrose et son glissement facile permettent de rapprocher les bords des plaies sans trop de tiraillement, alors même qu'il existe de grandes pertes de substance.

L'*aponévrose* générale d'enveloppe, dite aussi *antibrachiale*, est une lame fibreuse très-prononcée à la partie supérieure et postérieure de l'avant-bras, un peu moins apparente à la partie antérieure et moyenne. Elle se continue supérieurement et en avant avec l'aponévrose du pli du coude, spécialement avec l'expansion du biceps ; en arrière elle se fixe à l'olécrâne et sur les côtés aux tubérosités externe et interne de l'humérus, en se confondant avec les expansions fibreuses des masses musculaires qu'elle recouvre. Inférieurement elle se continue au poignet avec les ligaments annulaires antérieur et postérieur du carpe. Essentiellement formée de fibres annulaires ou mieux à direction circulaire, et qui se croisent avec d'autres en plus petit nombre longitudinales, elle constitue au-dessous des téguments, à tous les organes profonds, une gaîne fibreuse analogue à celle que l'on rencontre à la jambe, au bras et à la cuisse. Cette gaîne générale est subdivisée en deux autres par deux cloisons, qui se détachent de sa face profonde et se portent, l'externe au bord correspondant du radius, l'interne au bord postérieur du cubitus. La direction de ces cloisons intermusculaires est parallèle ou à peu près à celle de la lame fibreuse qui unit le cubitus et le radius, en sorte qu'avec ces deux os et le ligament interosseux, elles forment une séparation complète entre les parties molles sous-aponévrotiques des régions antérieure et postérieure. Il existe donc à l'avant-bras deux grandes gaînes ostéo-fibreuses complètes : l'une, antérieure, très-grande, constituée par l'aponévrose en avant, les cloisons intermusculaires sur les côtés, les faces antérieures du radius, du cubitus et du ligament interosseux profondément ; l'autre, postérieure, plus petite, séparée de la première par le plan ostéo-fibreux radio-cubital et les cloisons intermusculaires, et complétée par la partie postérieure de l'aponévrose d'enveloppe.

Outre ces cloisons, d'autres lames fibreuses se détachent encore de la face profonde de l'aponévrose générale, et se portent, les unes parallèlement à la surface du plan ostéo-fibreux séparant les couches musculaires profondes des superficielles, les autres perpendiculairement entre les muscles, isolant chacun d'eux dans une gaîne spéciale. C'est surtout à la partie postérieure de l'avant-bras que cette disposition est nettement marquée, ainsi qu'on peut le voir sur des pièces qui ont été déposées au musée Orfila par les diverses séries d'aides d'anatomie et de prosecteurs qui se sont succédé depuis les professeurs Velpeau et Gerdy, qui les premiers ont fait cette démonstration.

1° *Région antérieure.* — Les organes contenus dans la gaîne ostéo-fibreuse antérieure, et qui forment la région antérieure de l'avant-bras, sont des muscles, des vaisseaux, et enfin des nerfs, unis par du tissu cellulaire.

Les *muscles* sont très-nombreux : ils sont disposés sur trois étages à la partie interne ou cubitale de la région ; à la partie externe ou radiale, ils n'en offrent que deux.

La couche superficielle interne comprend de dedans en dehors le cubital antérieur, le petit palmaire, le grand palmaire et le rond pronateur, qui ne descend pas au delà du tiers supérieur de l'avant-bras.

La couche superficielle externe se compose du long supinateur et des deux radiaux externes.

Ces deux couches sont séparées par un interstice celluleux qui règne dans toute la longueur de l'avant-bras, et dans le fond duquel rampent l'artère radiale et les veines qui l'accompagnent ; le nerf radial est plus en dehors dans la gaîne fibreuse des radiaux. Cet interstice est commun en haut au long supinateur et au rond pronateur, à la partie moyenne et en bas au premier de ces muscles et au grand palmaire. C'est lui qui a été signalé, dans l'anatomie des formes extérieures, comme constituant le sillon qui sépare les masses musculaires interne et externe.

Au-dessous de la couche superficielle interne se voit le muscle fléchisseur commun superficiel des doigts, qui constitue à lui seul le second plan musculaire ; il est isolé des précédents par une lame cellulo-fibreuse dirigée horizontalement ; un feuillet fibro-celluleux qui tapisse sa face profonde le sépare de la troisième couche musculaire.

Les muscles qui composent le troisième plan interne sont, de dedans en dehors, le fléchisseur profond des doigts et le long fléchisseur propre du pouce, couchés sur le cubitus, le radius et le ligament interosseux ; ils ne présentent rien d'important à noter. A la partie inférieure de l'avant-bras, les tendons passent au devant d'un muscle quadrilatère qui pourrait être considéré comme constituant une quatrième et dernière couche : c'est le carré pronateur.

Au côté externe, lorsqu'on a enlevé le long supinateur et les radiaux, on ne trouve qu'un seul muscle formant à lui seul la couche musculaire profonde : c'est le court supinateur enroulé autour du radius, dont il protége la partie supérieure et externe.

Entre ces différents plans musculaires existe un tissu cellulaire lamineux et qui ne contient de graisse qu'en certains points, à la partie supérieure de l'avant-bras, par exemple-là où les faisceaux musculaires internes et externes, s'écartant pour se porter à leurs insertions respectives, laissent entre eux un vide à combler. C'est surtout dans l'interstice des rond pronateur et long supinateur, puis entre la deuxième et la troisième couche musculaire interne, qu'on en rencontre une notable quantité, accompagnant les vaisseaux et les nerfs. Ce tissu cellulo-graisseux se continue avec celui de la région du coude, et c'est par son intermédiaire que cette dernière communique largement avec les couches profondes de l'avant-bras.

J'ai dit déjà que l'artère radiale cheminait dans l'interstice celluleux qui existe entre les deux couches superficielles interne et externe; c'est également dans le tissu cellulaire qui sépare le deuxième plan musculaire interne du troisième que l'on trouve, presque sur la ligne médiane le nerf médian, et plus en dedans, l'artère cubitale avec les veines qui l'accompagnent, et enfin le nerf cubital.

Vaisseaux et nerfs. — Quelquefois ce n'est que dans la partie supérieure de l'avant-bras que l'artère humérale se divise en radiale et cubitale, mais le plus habituellement cette séparation se fait plus tôt.

La *radiale*, après avoir fourni la récurrente radiale antérieure déjà étudiée au coude, descend un peu obliquement en dehors et va gagner l'interstice celluleux qui sépare le rond pronateur du long supinateur; elle se place même sous ce dernier muscle, dont il faut un peu soulever le bord interne pour la découvrir. Plus bas, le rond pronateur ayant cessé d'exister, elle répond au sillon qu'on rencontre entre le grand palmaire et le long supinateur, puis se rapproche du tendon du grand palmaire, qu'elle accompagne jusqu'au niveau du ligament annulaire antérieur du carpe. A partir du point où elle se dégage du long supinateur, elle devient sous-aponévrotique, et non-seulement on peut explorer ses battements avec le doigt, mais souvent encore on peut les voir soulever les téguments. En haut et en arrière, elle répond au court supinateur d'abord, puis au rond pronateur, au fléchisseur superficiel des doigts, au fléchisseur propre du pouce, et enfin au carré pronateur, qui la sépare inférieurement du bord antérieur du radius, contre lequel on peut facilement la comprimer. Ce sont ces deux circonstances, à savoir, qu'elle est sous-aponévrotique, d'une part, et qu'elle repose de l'autre sur un plan résistant, qui l'ont fait choisir de tout temps comme l'artère la plus favorable pour l'exploration du pouls.

La direction générale de la radiale est représentée par une ligne qui, partant du milieu du pli du coude, viendrait tomber un peu en dedans de l'apophyse styloïde du radius. Les branches qu'elle fournit à l'avant-bras sont nombreuses, mais sans importance chirurgicale; quelquefois cependant la radio-palmaire, qui se détache habituellement de la radiale au-dessus du ligament annulaire et descend directement dans la paume de la main, semble une bifurcation du tronc principal, et pourrait donner lieu à une hémorrhagie assez inquiétante en raison de ses anastomoses avec l'arcade palmaire. Je ne parle que pour mémoire de l'artère transverse antérieure du carpe.

L'*artère cubitale*, d'un volume égal et quelquefois supérieur à celui de la radiale, s'éloigne d'elle à angle aigu et se porte obliquement en bas et en dedans vers le cubitus, en passant au-dessous du fléchisseur superficiel, en avant du fléchisseur profond; puis elle change brusquement de direction, devient verticale et se place au bord externe de cubital antérieur, qu'elle accompagne jusqu'au niveau du pisiforme, où nous la retrouverons au poignet. Son premier trajet est assez bien représenté par une ligne partant du milieu du pli du coude et aboutissant sur le bord cubital de l'avant-bras, à l'union du tiers supérieur avec les deux tiers inférieurs; le deuxième est figuré par une autre ligne abaissée de la base de l'épitrochlée au bord externe du pisiforme. Avant de s'enfoncer au-dessous du fléchisseur superficiel, elle est croisée par le nerf médian qui passe au-devant d'elle ; plus tard elle vient se placer dans l'interstice celluleux qui sépare ce muscle du cubital antérieur. Peu à peu elle se dégage des muscles et devient sous-aponévrotique et presque aussi superficielle que la radiale au tiers inférieur de l'avant-bras ; on peut la sentir battre le long du bord externe du tendon du cubital antérieur. En arrière, elle repose sur le fléchisseur profond dans les trois quarts supérieurs de son trajet; dans le quart inférieur elle répond au carré pronateur. Elle est accompagnée de deux veines satellites ; le nerf cubital la rejoint au moment où elle émerge de dessous le fléchisseur sublime, se place en dedans d'elle et suit exactement sa direction. Elle fournit, supérieurement, les récurrentes cubitales antérieure et postérieure, déjà étudiées à la région huméro-cubitale, le tronc commun des interosseuses, la dorsale cubitale et un rameau transverse du carpe qui s'anastomose avec une branche semblable de la radiale.

Le *tronc commun des interosseuses* mérite seul d'attirer l'attention ; après un court trajet en arrière vers le ligament interosseux, il se divise en deux branches. L'une s'accole à la face antérieure du ligament, entre le fléchisseur profond des doigts et le fléchisseur propre du pouce, et descend ainsi jusqu'au niveau du carré pronateur, en arrière duquel elle s'insinue : c'est l'*artère interosseuse antérieure ;* l'autre perfore le ligament et passe dans la région postérieure de l'avant-bras, où nous la retrouverons : c'est l'*interosseuse postérieure.* Une branche du nerf médian s'accole à l'artère interosseuse antérieure et l'accompagne.

Nous avons vu à la région du bras que, quand l'artère humérale se divise prématurément, souvent la cubitale se porte immédiatement au-dessus de l'aponévrose ; dans ces cas, on la retrouve à l'avant-bras tout à fait superficielle et se rapprochant du tendon du cubital antérieur comme à l'état normal.

Les *veines* sont divisées en profondes et superficielles ; les profondes accompagnent les artères, au nombre de deux pour chaque tronc artériel, et n'ont pas besoin d'être autrement décrites. Les veines superficielles sont distinguées en radiales, cubitales et médianes : les radiales, ou la radiale, suivent le bord externe de l'avant-bras, les ou la cubitale le bord interne, et les ou la médiane les parties moyennes ; elles communiquent fréquemment entre elles, et j'ai dit déjà que par leurs anastomoses elles constituaient quelquefois un plexus fort irrégulier.

Les *lymphatiques* superficiels forment un réseau très-riche ; les profonds suivent les gros troncs artériels, et ceux qui accompagnent les artères radiale et cubitale seraient pourvus, chez certains sujets, suivant M. Sappey, d'un ou deux petits ganglions situés sur leur trajet ; mais ce doit être là un fait très-exceptionnel, et jusqu'ici, pour mon compte, je n'ai jamais rencontré ces corpuscules ganglionnaires.

Les *nerfs* doivent être divisés en superficiels et profonds. Les superficiels, situés comme les veines de même nom dans la couche sous-cutanée, proviennent du musculo-cutané, du cutané interne et de quelques filets du radial et du cubital qui s'anastomosent avec les premiers. Les profonds sont : le *nerf cubital*, qui reste accolé, en dedans de l'artère cubitale, au muscle cubital antérieur, auquel il fournit des rameaux moteurs, ainsi qu'à une partie du fléchisseur profond : le *médian*, qui se glisse entre la couche musculaire profonde et la moyenne, et fournit à tous les muscles de la masse musculeuse interne, moins les deux précédents ; enfin la branche antérieure du *radial*, qui, après avoir fourni à tous les muscles de la masse musculaire externe, rejoint l'artère radiale en dehors de laquelle il reste situé.

2° *Région postérieure.* — La gaîne ostéo-fibreuse qui constitue la région postérieure de l'avant-bras est beaucoup moins vaste, et son étude présente une bien moindre importance, en raison de l'absence totale de gros vaisseaux et de gros nerfs.

Les *muscles* y sont disposés sur deux plans : le premier ou superficiel comprend, en commençant de dehors en dedans, l'extenseur commun des doigts, un peu recouvert en haut par le premier radial externe, et côtoyé plus bas par le deuxième radial, dont il est séparé par la cloison intermusculaire externe ; l'extenseur propre du petit doigt ; le cubital postérieur, et l'anconé. Le deuxième se compose du long abducteur du pouce, de son court extenseur, de son long extenseur et de l'extenseur propre du doigt indicateur. Ces deux plans charnus sont séparés par une lame fibro-celluleuse horizontalement dirigée, et chacun de ces muscles est enfermé dans une gaîne fibreuse spéciale, de forme pyramidale, qui l'accompagne jusqu'au point où le tendon se dégage nettement des fibres musculaires. Là ces tendons sont plongés au milieu d'un tissu cellulaire fin, lamelleux et assez abondant, au milieu duquel ils glissent facilement jusqu'à ce qu'ils s'introduisent dans les coulisses ostéo-fibreuses ou purement fibreuses de la région du poignet, où nous les retrouverons. Quelques-unes de ces gaînes, par exemple celles des radiaux externes, des long abducteur et court extenseur du pouce, et, pour la région antérieure, celle des fléchisseurs, remontent bien jusqu'à l'avant-bras ; mais il y a utilité à rejeter leur étude aux régions radio-carpienne et de la main, et j'y renvoie.

Les *vaisseaux* sont, pour les artères, l'*interosseuse postérieure*, qui, après avoir perforé le ligament interosseux et fourni la récurrente radiale postérieure, descend entre le court supinateur et le long abducteur du pouce, puis entre les deux couches musculaires, dans lesquelles elle s'épuise en grande partie. Inférieurement sa branche terminale s'anastomose avec l'interosseuse antérieure.

Les *veines* sont profondes et superficielles. Les profondes accompagnent l'artère interosseuse ; les superficielles sont situées dans la couche sous-cutanée et suivent les bords externe et interne de l'avant-bras. On les a nommées *cubitales et radiales postérieures ;* elles communiquent avec celles de même nom situées antérieurement et dans lesquelles elles vont s'aboucher en dernier lieu.

Les *lymphatiques* suivent le trajet des vaisseaux sanguins.

Les *nerfs* sont fournis par le radial et le cubital. Nous avons vu qu'à la région olécrânienne le radial se divise en deux branches : l'une, antérieure ou superficielle ; l'autre, postérieure ou profonde. L'antérieure vient d'être étudiée ; quant à la postérieure, plus volumineuse, elle s'enfonce dans l'épaisseur du court supinateur et, à sa sortie du muscle, se divise en deux rameaux, dont l'un fournit à tous les muscles de la couche superficielle et aux téguments qui les recouvrent, et l'autre, qui s'est glissé entre les deux plans charnus, distribue des filets à tous ceux de la couche profonde, puis poursuit sa marche jusqu'au poignet, dans les articulations duquel il s'épuise.

Le nerf cubital ne donne à la région postérieure qu'un seul rameau ; c'est la *branche dorsale interne* qui croise le cubitus vers son tiers inférieur, se porte dans la région postérieure de l'avant-bras, puis se distribue au poignet et à la main.

Du squelette. — L'anatomie descriptive étudie isolément les os de l'avant-bras, l'anatomie chirurgicale les envisage réunis par leurs articulations et le ligament inter-osseux, c'est-à-dire comme ne formant qu'un tout, un ensemble sur lequel reposent les parties molles. La première chose qui frappe, c'est l'antagonisme très-remarquable qui existe entre le radius et le cubitus relativement à leur tour : ainsi, tous deux ont une de leurs extrémités beaucoup plus volumineuse que l'autre ; mais comme elles se font opposition, c'est-à-dire qu'à la partie la plus amincie du cubitus répond la partie la plus épaisse du radius et réciproquement, il s'ensuit que le squelette conserve. partout à peu près la même solidité et la même résistance. D'une manière générale on peut dire que le radius et le cubitus, incurvés en sens inverse, le premier en dehors et le second en dedans, tendent à s'éloigner l'un de l'autre comme pour élargir l'espace interosseux. Cependant il est important de faire observer que dans le tiers supérieur le cubitus semble s'infléchir légèrement en dehors et se porter vers le radius, tandis que de son côté ce dernier tend, par sa projection en avant et en dedans de la tubérosité bicipitale, à se porter à la rencontre du cubitus ; de telle sorte que l'espace interosseux se trouve avoir en ce point une largeur beaucoup moindre que dans les deux tiers inférieurs, et que là le squelette de l'avant-bras offre une sorte de resserrement. Remarquons que la largeur de l'espace interosseux varie suivant que le radius est en pronation ou en supination, que dans ces deux positions extrêmes il est rétréci, et que c'est dans la situation intermédiaire, c'est-à-dire la demi-pronation, que les os offrent leur plus grand écartement. Nous verrons plus tard les déductions pratiques qui résultent de cette disposition.

Le cubitus et le radius ont une forme prismatique et triangulaire ; mais celle de leurs faces ou, si l'on aime mieux, celui de leurs bords qui correspond aux extrémités du diamètre transverse de l'avant-bras, est épais, mince et arrondi, tandis que leurs bords tranchants et amincis se regardent. La conséquence de cette disposition, c'est que leurs faces antérieures et postérieures, mais surtout les antérieures, s'incurvent vers l'espace interosseux et forment une sorte de fosse ovale et allongée dans laquelle sont logés les muscles des couches profondes.

Supérieurement le cubitus dépasse le radius, mais ce dernier à son tour déborde un peu l'extrémité inférieure du premier. Néanmoins il y a toujours avantage pour la longueur du côté du cubitus, avantage qui peut dans quelques cas aller jusqu'à 2 centimètres et demi et même 3 centimètres.

Le ligament qui unit ces deux os, et qui est bien véritablement un ligament et non une aponévrose, quoi qu'on en ait dit, puisqu'il est destiné en partie à limiter les mouvements de pronation et de supination, offre, surtout en haut où il est renforcé par la *corde de Weitbrecht*, une grande résistance. Il est interrompu en haut et en bas pour le passage des vaisseaux et nerfs interrosseux, mais surtout afin de ne point trop restreindre le mouvement semi-circulaire du radius sur le cubitus. Ses adhérences aux bords tranchants des deux os sont assez intimes et ses fibres assez résistantes pour que dans les fractures, quand il n'est pas déchiré, ce qui est l'état habituel, il s'oppose efficacement au déplacement selon la longueur, ainsi que l'a fait observer Boyer. Mais aussi comme il donne attache par ses deux faces à des fibres musculaires qui le sollicitent d'une manière incessante, il devient une des causes du rapprochement des fragments vers l'axe de l'avant-bras, et par conséquent du resserrement de l'espace interosseux.

Quelques auteurs ont prétendu que, dans les mouvements de pronation et de supination, le cubitus exécutait quelques légers mouvements sur le radius; c'est une erreur. Le cubitus reste fixe, et c'est à la rotation de la tête du radius dans la cavité sigmoïde du cubitus, d'une part, et à celle du même os autour de la tête du cubitus de l'autre, que sont dus ces mouvements dans toute leur étendue. La condition indispensable pour qu'ils s'accomplissent facilement est la présence de l'espace interosseux; on comprend donc tout l'intérêt qui s'attache à sa conservation dans les cas de fractures, où il est sans cesse menacé dans son existence par la tendance qu'ont à le faire disparaître, non-seulement les fibres musculaires qui s'insèrent au ligament interosseux qui unit les quatre fragments, mais surtout les muscles rond et carré pronateurs si favorablement disposés pour attirer le radius contre le cubitus.

La structure des os de l'avant-bras n'offre rien de particulier : toutefois nous verrons au poignet que l'extrémité inférieure du radius offre, sous ce rapport, quelques particularités intéressantes. Les artères nourricières des deux os pénètrent, celle du cubitus un peu plus haut que celle du radius, mais toutes les deux sur la face antérieure de l'os, à l'union du tiers supérieur avec les deux tiers inférieurs. Peut-être faut-il expliquer par cette disposition la nécrose complète du fragment supérieur du radius que j'ai observée à l'hôpital Saint-Antoine, dans un cas de fracture de cet os, chez un malade auquel un praticien de la campagne avait appliqué un appareil très-serré, avec une pyramide de compresses sur la face antérieure du membre. L'artère nourricière de l'os s'était probablement trouvée comprimée, et par suite le fragment frappé de gangrène, d'autant plus facilement d'ailleurs qu'il ne reçoit que des vaisseaux insuffisants par son extrémité articulaire supérieure, ainsi qu'il a été dit précédemment.

Le squelette de l'avant-bras, abondamment pourvu de parties molles à sa partie supérieure, en avant, en arrière et même sur les côtés, excepté au niveau du bord postérieur du cubitus, est au contraire inférieurement presque sous-cutané. Ainsi, à partir de la moitié inférieure de l'avant-bras, même chez les individus bien musclés, on peut suivre le bord externe du radius, qui n'est recouvert que par les tendons du long supinateur et un peu du premier radial, et plus bas par ceux du long adducteur et du court extenseur du pouce. Quant au bord du cubitus, on sait qu'il est saillant sous la peau depuis l'olécrâne jusqu'à la partie inférieure. Il résulte de cette disposition que c'est sur les bords interne et externe de l'avant-bras qu'il faut pratiquer les incisions par lesquelles on veut atteindre les os, dans les cas où l'on doit les réséquer ou extraire des fragments détachés et nécrosés (fig. 59).

Déductions pathologiques et opératoires. — La couche sous-cutanée de l'avant-bras est, on pourrait dire, le lieu d'élection du phlegmon diffus; il s'y étale avec rapidité, envahissant rapidement les faces antérieure et postérieure, quel que soit le point par lequel il ait débuté, et se propageant promptement à la région huméro-cubitale et de là au bras. Les grandes incisions qui ont été recommandées, soit pour le faire avorter lorsqu'il n'est qu'à son début, soit pour donner évacuation au pus lorsqu'on n'a pu prévenir la suppuration, peuvent être pratiquées sans crainte dans toute l'étendue de la région postérieure; mais dans la région antérieure il faut toujours s'éloigner du trajet connu des artères radiale et cubitale, c'est-à-dire se rapprocher des bords externe et interne à la partie supérieure de l'avant-bras, s'en éloigner au contraire dans les deux tiers inférieurs pour se porter vers la ligne médiane. Inutile d'ajouter qu'on doit toujours leur donner la direction de l'axe du membre.

Quand la suppuration occupe les couches profondes de la gaîne antérieure, le pus peut fuser, soit dans la région huméro-cubitale en suivant la traînée celluleuse qui accompagne les vaisseaux, soit dans la région radio-carpienne en se portant le long des tendons. Mais de ce côté la réciprocité est bien plus ordinaire, les inflammations des couches sous-aponévrotiques de la main étant infiniment plus fréquentes que celles de l'avant-bras, et les dispositions anatomiques plus favorables pour la propagation de bas en haut que pour celles en sens inverse ; j'y reviendrai.

Fig. 59 (1).

Plan de section transversale de l'avant-bras, dans sa partie supérieure la plus large

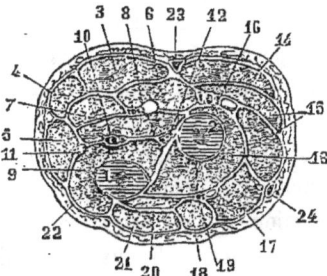

1. Cubitus. — 2. Radius. Ces deux os sont réunis par le ligament interosseux.
3. Loge du radial antérieur ou grand palmaire.
4. Loge du palmaire grêle.
5. Loge du cubital antérieur.
6. Extrémité intérieure de la loge du rond pronateur.
7. Loge du long fléchisseur superficiel.
8. Nerf médian.
9. Loge du long fléchisseur profond des doigts.
10. Vaisseaux cubitaux.
11. Nerf cubital.
12. Vaisseaux interosseux antérieurs.
13. Loge du court supinateur.
14. Loge du long supinateur.
15. Loges des deux radiaux externes.
16. Vaisseaux radiaux et nerf radial.
17. Loge de l'extenseur commun des doigts.
18. Loge de l'extenseur propre de l'indicateur.
19. Vaisseaux interosseux postérieurs.
20. Loge de l'extenseur propre du petit doigt.
21. Loge du cubital postérieur.
22. Aponévrose antibrachiale.
23. Veine radiale antérieure.
24. Veine radiale postérieure

On a déjà pu pressentir combien l'étude des os de l'avant-bras, au point de vue chirurgical, éclairait l'histoire des fractures si fréquentes de cette portion du membre thoracique : nous allons voir qu'elle n'offre pas moins d'intérêt sous le rapport du traitement. Les fractures indirectes des deux os sont très-rares, ce qui tient à ce que le cubitus, ne s'articulant qu'indirectement avec le carpe, ne porte que rarement dans les chutes sur la main ; les fractures directes sont, au contraire, très-fréquentes, et comme, par rapport à l'épaisseur et par conséquent à la résistance, les os sont en antagonisme, il est rare qu'elles siègent à la même hauteur.

Les fragments sont sujets à plusieurs déplacements, par rotation, par chevauchement angulaire et par resserrement de l'espace interosseux. Mais le dernier seul est constant, suivant Boyer : M. Malgaigne, au contraire, pense que chez les enfants il peut ne pas avoir lieu, la fracture étant dentelée, et les os s'engrenant et se soutenant réciproquement. C'est à lutter contre lui que doivent tendre tous les efforts du traitement, et M. Malgaigne a justement attaqué la doctrine routinière qui nous avait été léguée par J.-L. Petit et les chirurgiens du XVIIIe siècle. Se fondant sur cette particularité, que l'espace interosseux existe à peine en haut et en bas et qu'il n'est prononcé qu'à la partie moyenne ; sur ce que les compresses graduées de Petit, trop longues et trop larges, courent le risque de refouler trop ou trop peu les muscles dans cet espace, ce professeur les repousse d'une manière absolue et propose de leur substituer des compresses de quelques centimètres à peine de longueur, qui présentent, outre l'avantage de mieux refouler les fragments en dehors, celui de ne les écarter que dans l'endroit voulu. M. Nélaton, pour arriver au même but, applique deux moitiés d'un bouchon fendu selon sa longueur par-dessus le bandage dextriné, qui prend ainsi en séchant la forme qu'il doit conserver pendant tout le cours du traitement.

(1) Cette figure est extraite de l'ouvrage de Bourgery.

Malgré toutes ces précautions, on a les plus grandes difficultés à maintenir l'écartement des os que les muscles rond et carré pronateurs tendent sans cesse à rapprocher : aussi les mouvements de pronation et de supination restent-ils toujours plus ou moins gênés. Il serait à la rigueur facile de maintenir écartés les deux fragments supérieurs, parce que le cubitus, fixé dans son articulation huméro-cubitale, résiste et que le radius seul a de la tendance à se dévier ; mais ce sont les deux fragments inférieurs dont il est presque impossible d'empêcher le rapprochement, tant est grande leur mobilité : c'est donc sur eux que devra plus spécialement se porter l'attention du chirurgien.

Quant aux autres déplacements, ils sont plus rares, la plupart du temps accidentels, et ne sont jamais aussi rebelles ; ils peuvent être avantageusement combattus, les muscles n'étant pas aussi favorablement disposés pour les reproduire.

On a beaucoup discuté sur la position la plus favorable à donner au membre pour réduire la fracture et la maintenir réduite. Depuis Hippocrate, on a adopté la demi-pronation comme celle où l'espace interosseux offre la plus grande étendue possible, et c'est aussi celle que j'adopte, comme étant la plus naturelle et par conséquent la plus commode. J'ai peine à concevoir pourquoi M. Malgaigne, à l'imitation d'A. Paré et de Lonsdale, préfère la supination, qui est excessivement fatigante et qui, de plus, a le désavantage de tendre à rapprocher les fragments en diminuant l'espace qui les sépare et de solliciter l'action des pronateurs.

On pense bien qu'avec cette tendance des os à se porter vers le centre du membre, les téguments sont rarement perforés et les fractures rarement compliquées de plaies : quelquefois cependant le fragment cubital supérieur que nous avons vu, à cause de sa fixité dans l'articulation huméro-cubitale, ne pouvoir exécuter aucun mouvement de latéralité et par conséquent n'avoir aucune tendance à se rapprocher du fragment radial, peut se porter en arrière, attiré par le triceps, et faire saillie sous la peau. Mais c'est là un cas exceptionnel, et en général on triomphe facilement de ce déplacement par l'extension.

Quand un seul des deux os est fracturé, celui qui est resté intact sert d'attelle à l'autre et empêche toute déviation suivant la longueur. Cependant on comprend, à la rigueur, qu'une diastasis de l'articulation radio-cubitale inférieure permette au fragment radial inférieur de remonter le long du supérieur et le croiser ; c'est ce que l'on observe sur une des pièces dessinées dans l'atlas annexé au *Traité des fractures et des luxations* de M. Malgaigne.

On a pratiqué assez souvent la ligature des artères radiale et cubitale, soit pour des plaies de ces artères, soit pour des anévrysmes faux primitifs ou consécutifs, soit enfin pour arrêter des hémorrhagies du poignet ou de la paume de la main. Celle de la radiale se fait tout le long de la ligne que j'ai indiquée comme représentant sa direction. On n'a à traverser que la peau, la couche sous-cutanée et l'aponévrose. En haut il faut se rappeler qu'elle est peu cachée sous le bord interne du long supinateur, tandis qu'inférieurement elle côtoie le tendon du grand palmaire. Le nerf radial reste toujours en dehors d'elle.

La ligature de la cubitale se pratique dans les deux tiers inférieurs de l'avant-bras ; dans le tiers supérieur, elle est trop profondément située sous les muscles des couches superficielle et moyenne pour qu'on s'expose à la chercher en cet endroit. On se rappellera qu'elle suit dans les deux tiers inférieurs de son trajet la direction d'une ligne étendue de la base de l'épitrochlée à la face externe du pisiforme, et qu'elle est cachée dans l'interstice celluleux qui sépare le cubital antérieur du fléchisseur superficiel. Pour trouver cet interstice, qui est le premier à partir du bord du cubitus, Lisfranc a conseillé, après avoir incisé la couche tégumentaire jusqu'à l'aponévrose, de reporter la lèvre interne de la plaie vers le bord cubital, puis de la ramener doucement jusqu'à la première ligne blanchâtre longitudinale que l'on rencontre. C'est l'intervalle intermusculaire cherché; on y pénètre et l'on trouve l'artère située en dehors du nerf cubital entre deux veines.

Telle est la certitude de cette règle de médecine opératoire, qu'il ne faudrait pas hésiter, dans le cas où l'on ne reconnaîtrait point l'artère dans le lieu précité, à abandonner des recherches qui pourraient, en se prolongeant, entraîner des accidents graves.

Sur un jeune imprimeur, âgé de dix-huit ans, qu'on amena à l'hôpital Saint-Louis, atteint d'un anévrysme diffus de la cubitale, occupant le tiers moyen de l'avant-bras, je résolus, pour des raisons qu'il serait hors de propos d'énumérer, de pratiquer la ligature au-dessus et au-dessous du sac sans y toucher. Je commençai par aller à la recherche de la cubitale dans son tiers supérieur, mais après avoir découvert le nerf, je ne trouvai point de vaisseaux à son côté externe. J'annonçai dès lors qu'il existait une anomalie, opinion qui fut partagée par M. Denonvilliers, présent à l'opération. Je cessai donc des manœuvres qui auraient pu avoir des conséquences fâcheuses, et je me résignai, ne sachant au juste où passait l'artère, à pratiquer l'opération de l'anévrysme par la méthode dite ancienne, c'est-à-dire à ouvrir le sac et à lier immédiatement au-dessus et au-dessous, ce que j'avais voulu d'abord éviter. Nous reconnûmes alors que la cubitale était engagée entre les faisceaux du fléchisseur superficiel dans le tiers supérieur de son parcours, pour devenir ensuite tout à fait sous-aponévrotique dans ses deux tiers inférieurs. Heureusement aucun accident ne suivit cette double opération, et le malade sortit vingt-cinq jours après complétement guéri.

A la partie inférieure de la région, l'artère est sous-aponévrotique, un peu recouverte cependant par le bord externe du cubital antérieur.

La manière dont sont disposées les couches musculaires de l'avant-bras semble inviter le chirurgien à préférer ici la méthode à lambeaux à la méthode circulaire. On trouve effectivement, dans les régions antérieure et postérieure, des parties molles en suffisante quantité pour former deux lambeaux épais, bien nourris et parfaitement disposés pour recouvrir le squelette. Malheureusement les deux os placés aux deux extrémités du diamètre transverse répondent précisément au sommet des deux angles que forment ces lambeaux par leur réunion, de telle sorte que, pour peu qu'il y ait de rétraction, ils sont mis à découvert et sont exposés à l'exfoliation. C'est là un grave inconvénient qui a fait généralement abandonner cette méthode pour lui substituer le procédé circulaire.

Mais ce dernier, de son côté, n'est pas exempt de reproches, et quoiqu'ils soient moins graves, puisqu'ils ne touchent qu'au manuel opératoire, il importe néanmoins d'en tenir compte. Ainsi, en premier lieu, on éprouve une certaine difficulté à relever la manchette cutanée, par cette raison que, l'avant-bras ayant une forme conique à base supérieure, la circonférence de l'ouverture de cette manchette est moins étendue que celle de la portion de membre sur laquelle il faut la retrousser. En deuxième lieu, la section des muscles ne se fait qu'avec la plus grande difficulté de dehors en dedans, d'abord parce qu'ils sont protégés par les bords du radius et du cubitus, plus élevés que le fond des gouttières interosseuses, et puis parce que les tendons remontent très-haut dans l'épaisseur des fibres musculaires, et qu'ils fuient et roulent devant le tranchant de l'instrument. Pour éviter ce dernier inconvénient, M. J. Cloquet a proposé, après l'incision circulaire des téguments, de plonger le couteau dans les muscles en rasant les os pour les couper de dedans en dehors, ce qui est déjà une bonne modification. J'ai adopté, dans mes cours de médecine opératoire, comme d'une exécution plus facile, la méthode suivante, qui n'est qu'une autre combinaison des procédés circulaire et à lambeaux, et qui m'a parfaitement réussi dans la pratique. Abandonnant l'incision circulaire des téguments, je plonge le couteau de manière à raser les os, et je taille ainsi deux lambeaux antérieur et postérieur, mais très-courts; un aide les relève et les attire en haut, tandis que le chirurgien, les détachant *circulairement* des os à leur base, remonte de 1 à 2 centimètres au-dessus de leur angle de réunion; on achève l'opération comme dans les autres procédés. On a ainsi un cône musculaire qui protége parfaitement les os de tous côtés, et les deux petits lambeaux rendent très-facile l'exécution du manuel opératoire.

On pourrait objecter peut-être que, si la rétraction est considérable, on retombera dans l'inconvénient du procédé primitif à deux lambeaux, et que les os viendront saillir à leur angle de réunion. Mais à cela je répondrai que cette tendance des os à se porter entre les lambeaux n'existe que dans les premiers jours qui suivent l'opération, et qu'elle est promptement corrigée par cette autre tendance signalée précédemment, en vertu de laquelle le radius est attiré vers le cubitus, qui demeure immobile; il suffit donc de parer pendant les premiers jours à la saillie des os pour n'avoir plus à la redouter plus tard.

La fixité du cubitus a fait donner le conseil, qui doit être suivi, de commencer et de finir sur lui le trait de scie; enfin, le membre devant être maintenu dans la demi-pronation, c'est dans cette position qu'il faut couper les os, de manière à ce qu'ils restent bien sur le même plan et que l'un ne dépasse pas l'autre, ce qui arriverait infailliblement si, ayant fait cette section dans la pronation ou supination extrêmes, on la plaçait ensuite en demi-pronation.

Après l'amputation faite à la partie moyenne, on a trois artères principales à lier (1):

1° La radiale et la cubitale, situées immédiatement en avant des deux os, et entourées de leurs veines satellites;

2° L'interosseuse antérieure, accolée au ligament de même nom et intimement unie à la branche dite interosseuse du nerf médian, qu'il faut avoir bien soin d'en séparer. Quant à l'interosseuse postérieure, non-seulement elle est beaucoup plus petite, mais elle se divise immédiatement en un grand nombre de branches musculaires de très-petit calibre, ce qui rend sa ligature le plus souvent inutile.

§ V. — DU POIGNET.

Les limites du poignet sont difficiles à préciser, et comme pour le cou-de-pied, dont il est l'analogue, on est obligé de lui en assigner d'artificielles. Il commence là où finit l'avant-bras, c'est-à-dire au niveau d'une ligne circulaire qui suit la direction du premier pli cutané que l'on rencontre à la face antérieure du membre, et se termine au niveau d'une autre ligne semblable passant à la racine du pouce, au-dessous des saillies osseuses du scaphoïde et du pisiforme.

Anatomie des formes extérieures. — Comme l'avant-bras, auquel il fait suite

(1) Voyez figure 59.

sans ligne de démarcation tranchée, il est aplati d'avant en arrière et offre un diamètre transversal qui prédomine d'une manière sensible sur l'antéro-postérieur. Selon M. Alliot de Montagny, cité par M. Malgaigne qui lui apporte l'appui de son autorité (1), la largeur du poignet, lorsqu'elle n'est point due à un état pathologique antérieur, serait en rapport avec une intelligence obtuse. Énoncée d'une manière aussi absolue, cette proposition a trouvé et devait effectivement rencontrer un grand nombre d'incrédules. Si l'on a voulu dire que, chez les manœuvres dont l'intelligence reste nécessairement sans culture, tout le membre supérieur, mais surtout la main et le poignet, acquièrent à la longue un développement proportionnel considérable, dans une certaine mesure je serai assez porté à l'admettre; mais si l'on pense qu'il y a une relation étroite entre l'étendue du diamètre transversal du poignet et l'activité intellectuelle, et surtout si l'on veut juger de l'une par l'examen de l'autre, je la repousse et je maintiens qu'il suffit de jeter un coup d'œil autour de soi pour voir qu'elle ne peut supporter un sérieux examen.

La face antérieure du poignet présente trois plis cutanés : l'un, supérieur, qui répond à la tête du cubitus; un autre, moyen, à l'interligne radio-carpien; le troisième, enfin, à l'articulation médio-carpienne. Ces plis peuvent être d'une certaine utilité dans les manœuvres opératoires, malheureusement presque toujours dans l'état pathologique ils sont effacés par la tuméfaction. Ils sont croisés perpendiculairement par la saillie des tendons qui se dessinent en relief, surtout dans la flexion de la main. Les plus apparents sont situés sur la ligne médiane et appartiennent au grand et au petit palmaire, et plus en dedans au fléchisseur sublime. De chaque côté de ces saillies se voient deux gouttières : l'une, externe, où l'on sent battre la radiale; l'autre, interne, où l'on peut apprécier les pulsations de la cubitale. Le bord externe de la gouttière radiale est formé par le relief du radius et le tendon du long supinateur; le bord interne de la gouttière cubitale par le tendon du cubital antérieur. Au-dessous du pli cutané inférieur se remarque une saillie transversale qui déborde dans la flexion le niveau de la face antérieure de l'avant-bras et lui fait suite au contraire dans l'extension : c'est le *talon de la main*. On y observe en dehors le relief formé par la racine du pouce, un peu plus en dedans et en haut, la saillie osseuse du scaphoïde, et à la partie interne celle du pisiforme située encore un peu plus haut.

La face postérieure n'offre de plis que quand la main est restée longtemps fléchie en arrière sur l'avant-bras; ils s'effacent dans la flexion. Je n'y insiste pas davantage, car ils ne sont d'aucune utilité pratique. Entre la tête du cubitus, généralement assez saillante, et le bord postérieur de l'épiphyse radiale, on observe le relief des tendons extenseurs communs des doigts et de ceux qui appartiennent en propre à l'auriculaire, à l'index et au pouce.

Des veines volumineuses sillonnent ces deux faces antérieure et postérieure que séparent deux bords, l'un externe beaucoup plus large que l'interne, lequel pourrait, à la rigueur, être regardé comme une face. Mais comme les apophyses styloïdes sont considérées comme limites des deux régions, ce bord externe rentre dans la face postérieure; on y remarque une fossette assez profonde dite *tabatière anatomique*, bornée en dehors par les saillies tendineuses des court extenseur et long abducteur réunis, en arrière et en dedans par celle du long extenseur.

_____

(1) Malgaigne, *Anatomie chirurgicale*, t. II, p. 482.

Des deux apophyses styloïdes, celle du radius est un peu plus arrondie et descend un peu plus bas que celle du cubitus, généralement plus pointue. Il faut se rappeler que ces deux éminences ne marquent point le niveau de l'articulation radio-carpienne; elles sont situées un peu plus bas que l'interligne articulaire, qui décrit une courbe dont le sommet remonte à plus d'un demi-centimètre au-dessus de leur extrémité inférieure.

Superposition et structure des plans. — Le poignet se divise naturellement en deux régions, l'une antérieure et l'autre postérieure. Mais comme elles ne présentent de différence que dans les couches sous-aponévrotiques, j'étudierai d'abord simultanément les plans situés au-dessus de l'aponévrose, puis séparément les couches profondes. Le squelette et les articulations feront l'objet d'un paragraphe séparé.

. 1° *Couches sus-aponévrotiques.* — Antérieurement, la *peau* est très-fine et glabre; en arrière, au contraire, elle est assez épaisse et pourvue de poils nombreux. Très-adhérente en avant aux parties sous-jacentes, elle est, au contraire, sur les côtés et sur la face dorsale, assez lâchement unie aux couches sous-jacentes : ce qui explique l'absence de plis articulaires permanents.

La *couche sous-cutanée* est réduite en avant à une très-mince lame celluleuse adhérente à l'aponévrose et à la peau; en arrière on y peut, à la rigueur, retrouver les deux couches signalées à l'avant-bras, mais présentant néanmoins ce caractère, qu'elles se fixent à l'aponévrose assez intimement et se chargent rarement de graisse. Telles sont les raisons pour lesquelles, chez les individus gras, le poignet présente, surtout vu par sa face antérieure, comme une espèce d'étranglement dû à cette absence de tissu adipeux. Deux bourses séreuses, signalées par M. Velpeau, existent souvent au niveau des apophyses styloïdes du radius et du cubitus. Des veines superficielles nombreuses et souvent plexiformes la sillonnent en avant et en arrière; j'y reviendrai.

L'*aponévrose* est la continuation de celle de l'avant-bras, elle enveloppe complétement le poignet; au niveau de l'articulation elle semble se condenser pour constituer deux ligaments, l'un antérieur, l'autre postérieur, décrits à part sous le nom de *ligaments annulaires* du carpe.

Le *ligament annulaire antérieur*, inséré au pisiforme et à l'os crochu en dedans, à la partie inférieure du radius au scaphoïde et au trapèze en dehors, convertit en un canal complet la gouttière osseuse que le carpe présente en ce point aux tendons fléchisseurs des doigts; il offre une épaisseur et une résistance considérables. Supérieurement il se continue avec l'aponévrose antibrachiale et le tendon du petit palmaire, qui s'épanouit en éventail sur sa face antérieure; inférieurement il est continué par l'aponévrose ou *ligament palmaire*. Deux ordres de fibres semblent le constituer : les unes, superficielles, longitudinales, qui font suite à l'expansion du tendon du petit palmaire; les autres, profondes, semi-circulaires, formant au-dessous des secondes une sorte d'arc fibreux allant d'un des bords de la gouttière carpienne à l'autre. Les muscles des régions thénar et hypothénar viennent chercher sur lui de nombreux points d'insertion. Nous verrons bientôt comment il se comporte par rapport aux tendons qu'il est chargé de maintenir appliqués dans la *gouttière radiocarpienne*.

Le *ligament annulaire postérieur*, formé de fibres très-résistantes, obliquement dirigées en bas et en dedans, est beaucoup plus étendu en hauteur et en largeur que le précédent. Il s'insère, d'une part, au bord antérieur du radius, de l'autre à la tête du cubitus, mais surtout au pyramidal et au pisiforme ; inférieurement il se continue avec l'aponévrose dorsale du métacarpe, comme nous l'avons vu en haut faire suite à l'aponévrose de l'avant-bras. De sa face profonde partent des cloisons fibreuses qui vont perpendiculairement à la rencontre du squelette et forment avec les demi-gouttières osseuses, qu'on signale en ostéologie sur la face postérieure du radius et du cubitus, les canaux ostéo-fibreux dans lesquels s'engagent les tendons extenseurs, ainsi qu'il sera dit plus loin.

2° *Région antérieure.* — *Couches sous-aponévrotiques.* — Elles se composent presque exclusivement de coulisses fibro-synoviales dans lesquelles glissent les tendons de quelques fibres charnues qui ne descendent jamais jusqu'au niveau de l'interligne articulaire, et enfin des vaisseaux et nerfs.

On peut y reconnaître trois couches de tendons superposées.

Sur un premier plan et en procédant du bord radial au cubital, le tendon du long supinateur couché sur le bord externe du radius et faisant à peine saillie même lorsqu'il se contracte ; les tendons du grand et du petit palmaire, et tout à fait en dedans celui du cubital antérieur. Le tendon du long supinateur glisse dans une gaîne spéciale qui le maintient appliqué contre le radius et l'apophyse styloïde à la base de laquelle il se termine ; le tendon du grand palmaire s'engage d'abord dans un dédoublement de l'aponévrose, puis s'enfonce dans un véritable canal oblique ostéo-fibro-cartilagineux, que forment en arrière et en dehors le scaphoïde et le trapèze, en avant et en dedans les fibres du ligament annulaire très-épaissies, canal qui le conduit à la face antérieure du deuxième métacarpien ; une synoviale qui ne remonte pas au delà du scaphoïde facilite ses glissements. Le tendon du petit palmaire, également compris dans un dédoublement de l'aponévrose, s'épanouit ainsi qu'il a été dit sur le ligament annulaire. Enfin le tendon du cubital antérieur, que les fibres musculaires accompagnent en dedans jusqu'au niveau du ligament antérieur, est également pourvu d'une gaîne fibreuse spéciale jusqu'à son insertion à l'os pisiforme, qu'il embrasse complétement.

Sur le même plan que ces tendons se trouvent les artères radiale et cubitale, les veines qui les accompagnent et le nerf cubital, qui tous seront plus loin l'objet d'un examen spécial.

Sur le deuxième plan se voient les tendons du fléchisseur superficiel, qui s'engagent au-dessous du ligament annulaire, et restent agglomérés par leur toile cellulo-synoviale commune : au milieu d'eux passe le nerf médian.

Enfin le troisième plan est constitué en dehors par le tendon du long fléchisseur propre du pouce, muni de sa synoviale spéciale et que ses fibres charnues accompagnent très-bas ; sur la ligne médiane et en dedans par les tendons réunis du fléchisseur profond, enveloppés dans les replis de la synoviale commune qui les rattache aux tendons du fléchisseur sublime.

Du canal radio-carpien. — Lorsqu'on a fendu le ligament annulaire et enlevé tous ces tendons, on a sous les yeux une large gouttière aplatie et évasée supérieurement, se creusant d'autant plus qu'on approche de la paume de la main. Elle est constituée en arrière et en haut par les fibres inférieures du carré pronateur qui descendent jusque sur le bord antérieur saillant du radius ; plus bas par la face antérieure des articulations radio-carpienne et médio-carpienne, que recouvre une épaisse couche de fibres ligamenteuses. Son bord externe, très-recourbé, est formé par les apophyses du scaphoïde et du trapèze, son bord interne par le pisiforme et l'apophyse unciforme de l'os crochu. C'est sur la face interne et concave de ces deux bords que viennent se rendre les fibres les plus profondes du ligament annulaire antérieur, qui convertit ainsi en un canal complet, que j'appellerai *canal radio-carpien*, la partie inférieure la plus resserrée de cette gouttière. On peut voir, en suivant avec attention les insertions de ce ligament, que quelques-unes de ses fibres arrivent jusques au-devant de l'articulation radio-carpienne, et que là elles s'entre-croisent, formant ainsi un cercle fibreux presque complet. Au-dessus du scaphoïde et du pisiforme, l'aponévrose d'enveloppe ferme seule la gouttière en avant, et ses bords latéraux se trouvent renforcés par la présence des gaînes fibreuses du grand palmaire en dehors, du cubital antérieur en dedans.

Une synoviale tapisse dans toute son étendue ce *canal radio-carpien*, et lui donne un aspect lisse et poli; nous verrons plus loin comment cette membrane se réfléchit et se comporte sur les tendons qui s'y engagent (1). C'est par l'intermédiaire de ce canal, depuis longtemps signalé, mais non décrit d'une manière spéciale, que les couches profondes de l'avant-bras communiquent largement avec la région palmaire, de la même manière que par le *canal calcanéen*, dont il est l'analogue, les couches profondes de la jambe communiquent avec la région plantaire.

3° *Région postérieure.* — Il n'existe ici qu'une seule couche de tendons, mais répartie sur une largeur beaucoup plus considérable qu'en avant. En procédant de dehors en dedans on rencontre :

A. Les tendons réunis du long abducteur et du court extenseur du pouce, qui s'engagent dans une gouttière oblique qu'on remarque sur la face externe de l'apophyse styloïde, et qu'une crête osseuse divise en deux rainures secondaires. Au sortir de cette gaîne ostéo-fibreuse, ils entrent dans un dédoublement de l'aponévrose et gagnent obliquement en dehors la base du pouce. Ils sont munis d'une synoviale qui croise le bord externe du radius et remonte sur l'avant-bras jusqu'à 2 ou 3 centimètres au-dessus du ligament annulaire; inférieurement elle ne dépasse guère l'interligne radio-carpien.

B. Plus en arrière se voient les tendons des deux radiaux externes, d'abord contenus derrière le radius dans un seul canal ostéo-fibreux et séparés par une simple cloison celluleuse; puis divergeant plus bas pour se porter, le premier à la base du second métacarpien, le second à celle du troisième. Une synoviale unique supérieurement, offrant inférieurement deux prolongements, les accompagne jusqu'aux métacarpiens; supérieurement elle remonte jusqu'à 2 ou 3 centimètres au-dessus du ligament annulaire.

C. Puis vient le tendon du long extenseur du pouce, d'abord engagé dans une gaîne spéciale au-dessous du ligament annulaire postérieur, se dirigeant obliquement en dehors vers la racine du pouce, enveloppé dans un simple dédoublement de l'aponévrose. Il croise à angle aigu les tendons des radiaux au sortir de leur gaîne ostéo-fibreuse, et se trouve situé sur un plan superficiel. Une synoviale spéciale lui est réservée. C'est entre le bord externe de ce tendon et celui des court extenseur et long abducteur que se voit la dépression dite *tabatière anatomique*, que remplit un tissu graisseux blanchâtre. Ce dernier se glisse au-dessous des tendons et les sépare du ligament latéral externe de l'articulation radio-carpienne; on y trouve l'artère radiale, qui va gagner obliquement la base du premier espace interosseux.

_____

(1) Voyez *Région palmaire*.

D. On voit ensuite le tendon de l'extenseur propre de l'indicateur et ceux de l'extenseur commun qui s'engagent au-dessous du ligament annulaire dans la même gaîne et sont unis par une membrane synoviale commune. Au sortir de la gaîne ostéo-fibreuse, tous ces tendons se placent dans un dédoublement de l'aponévrose d'enveloppe.

E. Le tendon de l'extenseur propre du petit doigt, placé plus en dedans, est contenu dans une gaîne fibro-synoviale isolée.

F. Enfin, et à plus d'un centimètre en dedans, vient le tendon du cubital postérieur, enfermé dans une gaîne fibro-synoviale isolée et spéciale qui le maintient exactement appliqué dans la rainure qu'on remarque en arrière de l'apophyse styloïde du cubitus et qui le conduit jusqu'à son insertion à l'extrémité postérieure du cinquième métacarpien.

Ces gaînes sont donc toutes tapissées par des synoviales qui se réfléchissent sur les tendons à une hauteur qui, pour le long extenseur du pouce, tous les autres extenseurs et le cubital postérieur, ne dépasse pas, en général, d'un centimètre le niveau de l'articulation radio-carpienne, mais qui s'élève, pour les tendons des deux radiaux externes et des court extenseur et long abducteur réunis, à 2 et quelquefois même jusqu'à 3 centimètres sur la face postérieure de l'avant-bras. Inférieurement elles descendent toutes dans la région métacarpienne, jusqu'au niveau du bord supérieur des métacarpiens.

Au-dessous de ces tendons on trouve une couche de tissu cellulaire peu épaisse et chargée de graisse qui remplit le sillon articulaire radio-carpien, et les sépare des ligaments postérieurs des articulations du radius avec les os du carpe et de ces os entre eux.

Vaisseaux et nerfs. — C'est à la partie antérieure que se rencontrent les vaisseaux et nerfs importants, encore ne font-ils qu'y passer sans y laisser de branches importantes.

L'*artère radiale,* parvenue au niveau de l'interligne articulaire en suivant la gouttière qui sépare les tendons du grand palmaire et du long supinateur, se réfléchit au-dessous de l'apophyse styloïde, s'engage dans le tissu cellulo-graisseux qui sépare les tendons des long abducteur, court et long extenseurs du pouce, du ligament latéral externe, croise obliquement la direction de ces tendons et s'enfonce dans le premier espace interosseux. L'aponévrose la sépare de la veine céphalique du pouce ; elle repose sur la face postérieure du scaphoïde et du trapèze.

La *cubitale* reste accolée au tendon du cubital antérieur et s'engage, avec le nerf cubital, dans une rainure qu'on remarque à la partie externe du pisiforme. Là elle est située en dehors du ligament antérieur du carpe et par conséquent sus-aponévrotique ; plus bas, à la main, elle reprend sa position sous l'aponévrose.

Les autres artères de la région sont : la *radio-palmaire,* branche de la radiale qui croise le ligament annulaire au devant duquel elle passe pour se porter à la paume de la main ; la *transverse antérieure du carpe,* immédiatement appliquée sur l'aponévrose qui recouvre le carré pronateur ; la terminaison de l'*artère interosseuse antérieure,* qui traverse le ligament interosseux pour se porter à la face dorsale du poignet ; et enfin l'*artère transverse du carpe,* qui, avec les branches anastomotiques provenant des interosseuses antérieure et postérieure, est la seule artère que l'on rencontre dans la région postérieure. Elle est placée là dans la couche graisseuse sous-tendineuse.

Les *veines* sont distinguées en superficielles et profondes, et n'offrent aucun intérêt chirurgical, non plus que les lymphatiques, qui ne font que traverser la région.

Les *nerfs* sont tous, à l'exception du médian, situés dans le plan superficiel, et la plupart sont sous-cutanés. Les nerfs cutanés proviennent des cutanés interne et externe, du cubital, du radial et du médian.

La *branche antérieure du nerf radial* croise le radius à sa partie inférieure et se divise au niveau de l'apophyse styloïde en deux rameaux cutanés qui se portent au pouce et à la face dorsale de la main. Le *cubital* suit exactement le trajet de l'artère. Quant au *médian*, j'ai dit qu'il était compris dans la couche des tendons du fléchisseur superficiel au milieu desquels il est placé. Avant d'entrer dans le canal radiocarpien, presque toujours il fournit sa branche palmaire cutanée qui devient promptement superficielle et se distribue à la couche sous-tégumentaire.

4° *Squelette et articulations*. — Le squelette du poignet comprend les extrémités articulaires du radius et du cubitus et tous les os du carpe.

L'extrémité inférieure du radius présente un élargissement considérable eu égard au volume de la diaphyse; elle est aplatie et concave sur sa face antérieure qui es incurvée en avant, tandis que la postérieure est convexe et divisée en deux parties égales par une crête saillante qui sépare la gouttière des radiaux, située en dehors, de celle des extenseurs, placée en dedans. De ses deux bords qui peuvent être considérés comme deux faces, l'un, externe, est sillonné obliquement par les deux rainures du long abducteur et du court extenseur et se termine par l'apophyse styloïde qui descend beaucoup plus bas que l'éminence semblable que l'on observe sur la tête cubitale; l'autre, interne, est creusé d'une cavité articulaire pour le cubitus. Par rapport à l'axe de la diaphyse, l'extrémité inférieure se trouve donc inclinée en avant, de telle sorte que le plan de la face antérieure prolongé laisserait en avant un bon tiers de l'apophyse, disposition qui n'est pas sans importance relativement aux fractures, ainsi que nous le verrons plus loin.

Du tissu spongieux, recouvert d'une mince écorce de tissu compacte, compose cette portion de l'os jusqu'à 2 centimètres au-dessus de l'articulation; la diaphyse, au contraire, est presque uniquement constituée par du tissu compacte. Il suit de là que si le radius, comme dans les chutes sur la paume de la main, vient à être pressé suivant sa longueur entre deux forces opposées, la diaphyse, dure et résistante, pénètre comme un coin dans l'épiphyse très-fragile et la fait éclater, qu'on me passe l'expression. Ces fractures, qui offrent d'ailleurs beaucoup de variétés, ont été bien décrites pour la première fois par M. Voillemier (1) : on les a désignées sous le nom de fractures *par pénétration*. J'y reviendrai.

Remarquons que le périoste est beaucoup plus épais en arrière, où il est doublé par les gaînes fibreuses des tendons extenseurs, qu'en avant, où il est recouvert seulement par les fibres du carré pronateur.

L'extrémité inférieure du cubitus est arrondie et a reçu par cette raison le nom de tête; elle est fortement inclinée en dedans pour venir à la rencontre du radius avec lequel elle s'articule par une surface arrondie, convexe, qu'on observe sur la face externe. Dans la pronation forcée elle déborde en arrière la surface postérieure du radius et fait une saillie sensible à la région dorsale du poignet; dans la supination elle s'efface, et les deux os sont à peu près sur le même plan. L'apophyse

(1) Voillemier, *Archives de médecine*, 1842, t. XIII, p. 261.

styloïde fait directement suite aux bords externe et postérieur réunis, elle est plus pointue et plus détachée de l'os que celle du radius.

Les os du carpe, considérés dans leur ensemble, forment comme une voûte, convexe du côté de la face dorsale, concave antérieurement et présentant dans ce sens une véritable gouttière, dont les bords recourbés sont constitués en dehors par l'apophyse du scaphoïde et le trapèze auquel fait suite le premier métacarpien, en dedans par le pisiforme et l'apophyse de l'os crochu. C'est cette disposition continuée par les métacarpiens, qui donne au poignet et à la main cette forme convexe en arrière, concave en avant, qui facilite l'opposition du pouce à tous les autres doigts. Tous ces os, disposés sur deux rangées, sont si solidement articulés entre eux, qu'on ne connaît qu'un seul cas de luxation isolée; elle portait sur le semi-lunaire.

Les *articulations* qui réunissent les os du poignet sont nombreuses; il faut étudier successivement la radio-cubitale, la radio-carpienne, la médio-carpienne, et enfin celle des divers os du carpe entre eux.

Articulation radio-cubitale inférieure. — Le cubitus n'est pour rien, on peut dire, dans l'articulation radio-carpienne; sa petite tête est exclusivement réservée pour s'unir au radius, ainsi qu'on peut s'en convaincre en sciant le cubitus à 2 centimètres au-dessus de son extrémité inférieure et en séparant ensuite avec précaution sa partie articulaire des ligaments qui la retiennent au radius. On voit nettement alors que les articulations radio-cubitale inférieure et radio-carpienne sont indépendantes, et qu'il est possible, ainsi que l'a fait Blandin, d'enlever le cubitus y compris son extrémité inférieure, sans intéresser l'articulation radio-carpienne. C'est cette considération qui m'engage à considérer l'articulation radio-cubitale autrement qu'on ne l'a fait jusqu'alors.

Les surfaces articulaires sont constituées, du côté du cubitus, par la tête de cet os tout entière, moins l'apophyse styloïde qui est en dehors de la cavité articulaire. Seulement toute la surface articulaire n'est pas encroûtée de cartilage; ce dernier n'existe que sur la face externe de la tête, se prolongeant un peu au-dessous d'elle; partout ailleurs on ne trouve que du tissu fibro-cartilagineux. Du côté du radius se voit une petite cupule concave en dehors qui n'a pas, à beaucoup près, l'étendue suffisante pour loger la tête cubitale; mais la cavité de réception est complétée en arrière par la gaîne fibro-cartilagineuse du cubital postérieur, et en bas par le fibro-cartilage triangulaire qui sert de limite entre cette articulation et la radio-carpienne, et en même temps de ligament assujettissant le cubitus au radius.

On décrit trois ligaments pour maintenir les surfaces articulaires : l'un antérieur et l'autre postérieur, très-faibles, et le troisième, dit interarticulaire ou triangulaire, très-fort et très-résistant. Mais je dois faire observer que si le ligament postérieur est très-faible comme ligament distinct, en revanche les coulisses fibro-tendineuses présentent en ce point un tel épaississement, qu'elles semblent comme fibro-cartilagineuses, et constituent un moyen d'union qui oppose au déplacement du cubitus en arrière un obstacle puissant. Nous verrons cependant que les luxations de la tête du cubitus en arrière sont un peu plus fréquentes que celles en avant, ce qui tient à la position de l'os naturellement placé en arrière du radius. Quant au ligament triangulaire ou interarticulaire, il est horizontalement étendu de la partie inférieure de la facette sigmoïde du radius à une fossette située à la face externe de l'apophyse styloïde du cubitus. Il est épais, très-puissant, répond par sa face supérieure à la face inférieure du cubitus, et par sa face inférieure complète la surface articulaire radio-carpienne. Sa disposition permet au radius d'exécuter autour du cubitus des mouvements de rotation qui vont presque jusqu'aux trois quarts du cercle. Une synoviale très-lâche et indépendante tapisse l'articulation.

Articulation radio-carpienne. — La surface articulaire du côté du radius est triangulaire, à base dirigée en dedans, et présente une double obliquité en dehors et en avant. L'obliquité en dehors du côté de l'apophyse styloïde est beaucoup plus prononcée que celle en avant, c'est-à-dire du bord postérieur à l'antérieur. Le ligament triangulaire complète en dedans la surface de réception des os du carpe. Le bord qui limite en arrière la cavité articulaire est tranchant et descend un peu plus bas que l'antérieur qui est mousse, et offre des rugosités dans l'étendue de 3 ou 4 millimètres pour l'insertion du ligament antérieur, ce qui indique déjà suffisamment sa puissance et son utilité. Du côté du carpe se voit un condyle brisé, sinueux et irrégulier, formé de dehors en dedans par le scaphoïde, le semi-lunaire et le pyramidal. Mais ce dernier os est tellement incliné en bas et en dedans, que c'est à peine s'il peut compter comme surface articulaire. Ce qui le prouve d'ailleurs, c'est la très-mince couche de cartilage qui l'encroûte, et qui est en rapport avec les légers frottements que lui oppose le cartilage triangulaire sous-cubital. La véritable surface articulaire carpienne est donc constituée par deux os seulement, le scaphoïde et le semi-lunaire, qui sont reçus dans la cavité radiale. Cette surface est convexe dans les deux sens latéral et antéro-postérieur, et il importe de remarquer qu'elle se prolonge beaucoup plus sur la face dorsale que sur la face palmaire, ce qui prouve que les mouvements d'extension y sont beaucoup plus prononcés que ceux de flexion.

Quatre ligaments unissent le condyle carpien au radius et au cubitus : deux latéraux, un antérieur et un postérieur. Les latéraux ne sont pas très-puissants, l'externe se porte de l'apophyse styloïde du radius au scaphoïde, l'interne de l'apophyse styloïde du cubitus au pisiforme et au pyramidal; ils sont destinés à limiter les mouvements de latéralité qui ne sont pour ainsi dire qu'accessoires. Les véritables mouvements de l'articulation radio-carpienne sont effectivement la flexion et surtout l'extension, aussi le ligament antérieur qui borne cette dernière est-il le plus fort et le plus important de tous. Il est composé de plusieurs plans de fibres, la plupart obliques en dedans du radius au grand os et à l'os crochu, au scaphoïde et au pyramidal; quelques-uns sont obliques en sens inverse du cubitus au pyramidal. Ainsi se trouve constitué un faisceau de plusieurs millimètres d'épaisseur, étendu à toute la face antérieure de l'articulation. Le ligament postérieur est beaucoup moins puissant, mais il est fortifié par les gaînes fibro-tendineuses.

La synoviale qui tapisse cette articulation est très-lâche, et lorsqu'on a ouvert les gaînes et enlevé les tendons, on la voit, dans les mouvements qu'on imprime à la main, faire saillie dans les intervalles assez nombreux que laissent entre elles les fibres qui composent les ligaments antérieur et postérieur. Dans les efforts brusques et violents, il arrive que, malgré la présence des gaînes tendineuses, elle se trouve, à cause de cette laxité, poussée hors de la cavité articulaire, et ce sont ces *hernies* partielles de la synoviale qui constituent quelques-uns de ces kystes synoviaux qu'on observe si fréquemment au pourtour du poignet. Cette étiologie doit rendre très-réservé, relativement aux opérations, puisqu'en agissant sur eux on court le risque d'intéresser l'articulation avec laquelle ils communiquent. J'ai dit ailleurs que quelques-uns de ces kystes reconnaissaient pour cause le développement exagéré des follicules synoviaux qu'on rencontre ici à leur summum de développement (1).

L'interligne articulaire est curviligne, à concavité inférieure, et les deux extrémités de la courbe qu'il représente répondent à peu de chose près au sommet des apophyses styloïdes. Une ligne menée d'une apophyse styloïde à l'autre marque donc ses limites inférieures extrêmes, et le sommet de l'arc qu'il décrit est à 1 centimètre au-dessus de cette ligne. Sur le vivant, on arrivera toujours, quelle que soit tuméfaction des parties molles, à reconnaître ces deux saillies osseuses, et par conséquent à s'assurer de cet interligne.

Articulation médio-carpienne. — Les surfaces articulaires consistent, d'une part, en une éminence oblique constituée par la tête du grand os et l'os crochu en dehors de laquelle se voit une surface légèrement concave, d'autre part, en une cavité de réception que forme la face inférieure du pyramidal, du semi-lunaire et du scaphoïde. Ce dernier offre de plus, sur la face inférieure de son apophyse, une surface convexe reçue dans la cavité signalée au côté externe du grand os. Autrement dit, les os de la deuxième rangée forment en dedans un condyle oblique reçu dans une cavité articulaire concave, et présentent en dehors une cavité de réception pour le condyle du scaphoïde. Je ne saurais admettre en conséquence la définition de M. Cruveilhier, qui regarde l'articulation médio-carpienne comme constituée par une énarthrose de chaque côté de laquelle se trouverait une arthrodie. Par suite de cette sorte d'emboîtement réciproque, les mouvements de latéralité sont extrêmement bornés.

Les ligaments qui unissent ces surfaces articulaires sont des ligaments antérieurs et postérieurs et un ligament latéral interne; M. Cruveilhier admet de plus deux ligaments glénoïdiens antérieur et postérieur, qui complètent la cavité de réception du condyle formé par le grand os et l'os crochu. Effectivement on voit sur la face postérieure, mais surtout antérieure des os scaphoïde, semi-lunaire et pyramidal, une sorte de bourrelet fibreux fibro-cartilagineux qui déborde leur surface inférieure, et semble faire corps avec eux. Les ligaments postérieurs sont assez faibles, les antérieurs au contraire sont extrêmement puissants et s'étendent en divergeant de la face antérieure du grand os, du trapèze et de l'os crochu, au semi-lunaire, au pyramidal et au scaphoïde. Quant au ligament latéral interne qui s'étend de l'os crochu au pyramidal, il est de peu d'importance.

Une synoviale assez lâche tapisse ces surfaces articulaires et envoie des prolongements en cul-de-sac entre chacun d'eux.

J'ai dit déjà que les mouvements de latéralité étaient très-bornés dans cette articulation; il en est de même des mouvements d'extension qui sont promptement limités par le peu de longueur et de résistance des ligaments antérieurs. Il y a donc opposition sous ce rapport entre les articulations radio-carpienne et médio-carpienne, la première servant surtout à l'extension de la main sur l'avant-bras; la deuxième accomplissant à elle presque seule les mouvements de flexion. Telle est la résistance des ligaments carpiens antérieurs qu'on n'a pas d'exemple de luxation en avant; on connaît un seul cas de luxation médio-carpienne en arrière et quelques cas à peine de déplacements pathologiques du grand os dans le même sens, mais par relâchement des ligaments, et incomplets, ainsi qu'il sera dit plus loin.

Les *articulations* des os du carpe entre eux sont des amphiarthroses maintenues par des ligaments dorsaux, palmaires et interosseux. L'articulation du pisiforme

(1) Voyez page 32.

avec le pyramidal fait seule exception; c'est une arthrodie pourvue de deux ligaments inférieurs très-forts qui rattachent le pisiforme à l'os crochu et au cinquième
métacarpien, et de deux latéraux qui fortifient en avant et en arrière une capsule
synoviale, quelquefois dépendante de l'articulation radio-carpienne, le plus souvent
isolée. Si l'on était jamais appelé à extraire un de ces os, il faudrait se rappeler cette
disposition, et promener le tranchant de l'instrument alternativement sur les faces
dorsale et palmaire, en se rappelant que ces derniers sont les plus résistants, puis
insinuer la lame du bistouri dans l'interstice articulaire, afin de séparer le ligament
interosseux.

Déductions pathologiques et opératoires. — L'adhérence de la peau à la face
antérieure du poignet, fait que les phlegmons diffus de la couche sous-cutanée de
l'avant-bras s'y arrêtent assez longtemps avant de passer à la paume de la main; à la
face postérieure au contraire, grâce à la laxité du tissu cellulaire, ils se propagent
facilement à la région dorsale du métacarpe.

Les fractures de l'extrémité inférieure du radius, méconnues avant Pouteau et
prises pour les luxations du poignet, sont extrêmement fréquentes. J'ai dit déjà
quelles étaient les conditions anatomiques qui faisaient que, dans les chutes sur la
paume de la main, la diaphyse pénétrait dans l'épiphyse et la faisait éclater; mais ce
n'est là qu'une des variétés de ces fractures. Effectivement, tantôt l'épiphyse se sépare
transversalement de la diaphyse, et le fragment supérieur pénètre seulement par un
de ses bords, le postérieur par exemple, dans l'inférieur qui bascule en arrière et en
haut, tantôt le trait de la solution de continuité est plus ou moins oblique. De toutes
la plus fréquente est la fracture transversale, et lorsqu'on veut la produire sur le
cadavre, il suffit, ainsi que l'a fait M. Nélaton, de séparer l'avant-bras et de réséquer
l'olécrâne pour pouvoir frapper sur le radius perpendiculairement, tandis que le
poignet repose dans la flexion sur un plan solide. Dans cette expérience, qui simule
parfaitement les conditions dans lesquelles se trouve placé le poignet dans les chutes
sur la paume de la main, le radius, pressé entre le plan résistant que lui offrent les
os du carpe, dirigés un peu obliquement en arrière, et la violence qui le pousse
contre eux, se rompt, et tandis que le fragment inférieur se porte en arrière et en
haut, le supérieur est poussé en avant, pénétrant, par son bord postérieur, dans le
tissu spongieux de l'épiphyse. Ainsi s'expliquent et l'absence de crépitation, les deux
fragments engrenés ne pouvant frotter par leurs surfaces rugueuses, et la déviation
du poignet.

Relativement au déplacement, l'action musculaire n'exerce qu'une influence
secondaire, tout dépend ici de l'arrangement des surfaces fragmentaires. Le carpe
qui s'articule exclusivement avec le radius, n'étant plus soutenu, suit le mouvement
de bascule imprimé au fragment inférieur et se porte en arrière et en dehors, tandis
que le fragment supérieur est poussé en avant; d'où deux saillies distinctes : une
antérieure, située au-dessus du pli articulaire moyen et due à la projection anguleuse des deux fragments en avant; l'autre, postérieure, plus arrondie, déterminée
par la bascule du fragment inférieur entraînant avec lui le condyle carpien. Quant à
la direction de la paume de la main par rapport à la face antérieure de l'avant-bras,
elle varie : tantôt elle est inclinée sur le bord radial, plus souvent sur le bord cubital;
mais dans les deux cas, si l'on prolonge l'axe du doigt médius qui, dans l'état normal, répond à la ligne médiane de l'avant-bras, il vient couper obliquement l'un de
ses bords. Naturellement l'apophyse styloïde du radius se trouve remontée, dès lors

celle du cubitus paraît descendue et la tête de cet os est plus saillante, tantôt en avant, d'autres fois en arrière, ce qui avait contribué à faire croire à une luxation avant les recherches de Dupuytren.

Il semblerait, au premier abord, que les déplacements devraient être assez fréquents dans l'articulation radio-cubitale inférieure, vu son extrême mobilité et la laxité de ses ligaments; or, il n'en est rien, et c'est à peine si l'on en connaît quelques exemples. Cela tient sans doute à ce que l'un des os, le cubitus, est fixe. Quoi qu'il en soit, c'est lui qui est censé se luxer sur le radius, et on l'a trouvé déplacé tantôt en avant, d'autres fois en arrière. Ce dernier déplacement paraît le plus fréquent, et j'en ai dit plus haut la raison.

Les luxations du poignet, c'est-à-dire de l'articulation radio-carpienne, sont excessivement rares; on les regardait cependant comme fréquentes jusqu'à l'époque où Dupuytren les nia résolûment et déclara que toutes ces prétendues luxations n'étaient que des fractures : aujourd'hui, bien que l'attention soit éveillée sur ce sujet depuis plus de trente ans, c'est à peine si l'on en possède une douzaine de cas authentiques. C'est qu'en effet les violences extérieures se trouvent bien vite épuisées et le mouvement décomposé par ces articulations multiples qui assemblent les divers os du carpe et en forment un tout souple, mobile, mais en même temps solide et résistant.

On ne connaît point de luxations latérales; jusqu'ici on n'a trouvé que des luxations du carpe en arrière et en avant.

Les luxations en arrière paraissent un peu plus fréquentes que celles en avant. Presque toujours (cinq fois sur huit) elles étaient compliquées de rupture des téguments, ce qui atteste la violence nécessaire pour les produire.

Quant aux luxations en avant, M. Malgaigne est parvenu à en réunir cinq cas; j'en ai soumis récemment un autre à la Société de chirurgie.

Les luxations traumatiques de la deuxième rangée des os du carpe sur la première sont bien plus rares encore, puisqu'on n'en connaît qu'un seul cas observé sur le cadavre, et rapporté par M. Maisonneuve (1). Les os de la deuxième rangée étaient complétement séparés de ceux de la première, sur lesquels ils chevauchaient en arrière de plus d'un centimètre. On se rappelle sans doute que c'est en arrière que les ligaments sont le moins résistants et les mouvements plus étendus; l'anatomie faisait donc prévoir que, dans ce sens, le déplacement était plus probable qu'en avant. C'est encore ce que viennent confirmer les cas de luxations pathologiques du grand os en arrière, observés par Boyer, Richerand, A. Cooper et Ph. Boyer (2).

Quant à la luxation isolée d'un seul os, elle paraît excessivement rare; M. Mougeot de Bruyères en a communiqué un cas à M. Malgaigne. Le semi-lunaire s'était échappé par une plaie de la face palmaire de la main; il fut enlevé, et le malade guérit. Mais c'est là une exception, et ces déplacements resteront toujours très-rares, tant à cause de la force des ligaments, qu'en raison du peu de prise qu'offrent isolément ces petits os aux violences extérieures.

Dans les cas de plaie, lorsqu'il est indispensable, à cause des anastomoses, de lier les deux bouts de l'artère blessée, on peut être conduit à faire la ligature de la radiale ou de la cubitale au poignet; mais, à part cette circonstance, il est rare qu'on

(1) *Mémoires de la Société de chirurgie*, t. II.
(2) Voyez *Traité des maladies chirurgicales* de Boyer, annoté par Ph. Boyer, t. III, p. 776.

ait recours à cette opération. La cubitale, on le sait, longe le bord externe du cubital antérieur, et l'on n'a à traverser que les téguments et une très-mince couche fibreuse pour arriver à elle au niveau du pisiforme. La radiale, à son passage dans la tabatière anatomique, est plus profonde; il faut pratiquer l'incision parallèlement aux tendons, et par conséquent perpendiculairement à la direction de l'artère. On a à traverser la peau, la couche sous-cutanée dans laquelle on rencontre la veine céphalique du pouce, l'aponévrose, et enfin on arrive sur l'artère, plongée au milieu d'une couche abondante de tissu graisseux.

L'amputation dans l'articulation radio-carpienne se fait par deux procédés diffé- rents : la méthode à lambeaux, et la méthode circulaire. Quelle que soit celle qu'on adopte, il importe de se rappeler que les téguments sont excessivement adhérents à la face antérieure, et que, notamment au niveau de l'apophyse du scaphoïde et du pisiforme, on éprouve beaucoup de difficultés à les isoler. La méthode circulaire, quand elle est possible, me paraît bien préférable à la méthode à lambeaux; néan- moins il est des cas où cette dernière seule est praticable. Si l'on a le choix, il vaut sans doute mieux prendre le lambeau à la paume de la main, parce que les téguments sont doublés d'un tissu cellulo-graisseux abondant, mais on peut être forcé de le chercher à la face dorsale. Il faut alors éviter d'y comprendre les tendons et les expansions fibreuses qui les unissent, à cause de leur peu de plasticité. C'est surtout dans le procédé à un seul lambeau palmaire qu'on court le risque de trouer les té- guments au niveau des saillies osseuses du pisiforme et du scaphoïde. Pour éviter cet inconvénient, dans lequel tombent généralement tous les débutants, je donnais le conseil, dans mes cours de médecine opératoire, de commencer l'opération par la dissection du lambeau palmaire de dehors en dedans, au lieu de terminer par là, c'est-à-dire de le tailler de dedans en dehors, et seulement après avoir séparé les sur- faces articulaires. L'opération est moins brillante, mais elle est plus sûre. J'ajouterai que, d'après les procédés décrits dans les traités de médecine opératoire, l'incision dorsale doit être pratiquée au niveau des apophyses styloïdes et dirigée transversale- ment ou offrir une convexité dirigée vers le métacarpe. Or, c'est le contraire qu'il fallait conseiller, si l'on voulait se conformer à la direction des surfaces articulaires; la vérité est que par l'un ou l'autre procédé, on laisse les apophyses styloïdes à dé- couvert et faisant saillie aux deux angles de la plaie. Pour éviter ce grave inconvé- nient, il faut commencer à 1 centimètre au-dessous des apophyses une incision courbe à concavité inférieure, représentant exactement la direction de l'interligne articulaire; de cette manière les extrémités inférieures du radius et du cubitus restent parfaitement recouvertes, et le lambeau palmaire taillé en sens inverse, c'est-à-dire offrant une convexité dirigée en bas, vient s'adapter parfaitement à la concavité de l'incision dorsale.

Pour pratiquer la résection des surfaces articulaires radio-carpiennes, un seul procédé est rationnel, c'est celui qui consiste à mettre les os à découvert par deux incisions pratiquées sur les bords externe et interne de la région, et par conséquent à ménager les tendons qui vont se rendre à la main. En donnant à ces incisions une longueur suffisante, en leur ajoutant même une incision transversale de 1 ou 2 cen- timètres de longueur du côté de la face dorsale pour se donner du jeu, suivant le conseil de Roux, on arrive assez facilement à dégager l'un après l'autre le radius et le cubitus.

Développement du poignet. — Le point osseux de l'extrémité inférieure du radius apparaît vers la deuxième année, mais il se développe lentement, et ce n'est guère que vers la dix-huitième qu'il se soude au reste de l'os. A. Bérard attribuait ce développement tardif à la direction de l'artère nourricière, qui se porte effectivement par un trajet oblique vers l'extrémité supérieure. Ce qui donne du poids à cette manière de voir, c'est que l'épiphyse supérieure est soudée six ans plus tôt, c'est-à-dire vers la douzième année.

L'extrémité inférieure du cubitus est cartilagineuse à la naissance, et la tête ne commence à s'ossifier que vers la sixième année. Ici la loi posée par A. Bérard semblerait en défaut, car l'ossification commence plus tôt dans l'extrémité inférieure que dans la supérieure. Il est vrai de dire cependant que cette dernière se soude au corps de l'os vers la quinzième année, tandis que ce n'est que de dix-huit à vingt ans que l'inférieure est complétement réunie.

Le développement des os du carpe sera étudié avec celui des os du métacarpe.

§ VI. — DE LA MAIN.

La *main* reconnaît pour limite du côté du poignet celle que j'ai assignée inférieurement à cette région, c'est-à-dire une ligne circulaire passant au-dessous des saillies du scaphoïde et du pisiforme, immédiatement au-dessus de ce que l'on a appelé le *talon de la main*. En arrière, elle se continue sans ligne de démarcation sensible à l'extérieur, avec la face dorsale du poignet.

Il faut étudier séparément : 1° la *main* proprement dite, ou *région métacarpienne*, et 2° les *doigts ;* viendra ensuite dans un troisième paragraphe le *squelette*.

1° Région métacarpienne.

Elle se divise naturellement en deux régions secondaires : *région antérieure* ou *palmaire*, et *région postérieure* ou *dorsale*.

A. *Région palmaire.* — *Anatomie des formes extérieures.* — Plus étendue en longueur que la région dorsale, ce qui tient à ce que les commissures des doigts descendent plus bas sur ces appendices en avant qu'en arrière, elle a une forme quadrilatère, et présente des saillies, des dépressions et des plis cutanés qu'il importe d'examiner avec attention.

Sa partie centrale est creusée d'une dépression d'autant plus sensible que les sujets sont plus vigoureux, parce qu'elle est due principalement aux saillies des muscles du pouce et du petit doigt : c'est le *creux* de la main.

A la partie supérieure et externe se voit une large éminence qui forme la racine du pouce; on lui a donné le nom d'*éminence thénar*. Ses limites sont naturellement établies par un sillon semi-circulaire, commençant sur le bord externe de la région, à 2 centimètres et demi environ au-dessous de la racine de l'index, et se terminant aux limites du poignet, un peu en dehors de la saillie du scaphoïde. Ce pli marque le mouvement d'opposition du pouce aux autres doigts.

A la partie interne existe une autre saillie moins prononcée, mais qui règne dans toute la longueur du bord interne de la main : c'est la *région hypothénar*, qui correspond aux muscles du doigt auriculaire.

Enfin la limite inférieure de la région métacarpienne et des doigts est marquée par un bourrelet transversal très-prononcé dans la flexion, et offrant, quand les doigts sont fortement étendus, quatre sillons longitudinaux qui correspondent à chacun d'eux, et qui sont limités par des saillies antéro-postérieures aboutissant aux espaces interdigitaires. Ces dernières sont constituées par du tissu graisseux que les bandelettes aponévrotiques palmaires refoulent sur les côtés dans le mouvement d'extension.

Trois sillons ou plis cutanés, formant par leur réunion un M majuscule, sillonnent le creux de la main. Le plus élevé, déjà décrit, limite la racine du pouce ou l'éminence thénar ; le moyen, qui commence sur le bord externe de la main, à quelques millimètres au-dessous de lui, vient aboutir transversalement au fond interne, partage la région palmaire en deux moitiés inégales, l'une supérieure et l'autre inférieure, et répond par sa moitié externe, beaucoup plus marquée que l'interne, à la flexion de l'articulation métacarpo-phalangienne de l'index. Enfin le troisième, également transversal, parallèle au précédent et situé à 1 centimètre au-dessous de lui, correspond à la flexion des trois derniers doigts ; aussi est-il, à l'inverse du second, beaucoup plus prononcé en dedans qu'en dehors. Immédiatement au-dessous de lui on peut sentir, en déprimant les téguments, les têtes des trois derniers métacarpiens rendues plus saillantes par le passage des tendons au devant d'elles ; celle du deuxième métacarpien répond au contraire à la partie supérieure et interne du pli moyen.

Dans l'intervalle qui sépare le pli moyen du pli supérieur, on peut, chez quelques sujets, en se mettant à contre-jour, distinguer les battements de l'arcade palmaire superficielle, dont la convexité descend quelquefois jusqu'au niveau du premier de ces plis. Cette particularité, sur laquelle personne, que je sache, n'a attiré l'attention, est cependant bien digne d'intérêt, puisqu'un instrument qui pénètre dans cet intervalle jusqu'au-dessous de l'aponévrose, court presque infailliblement le risque d'intéresser cette arcade artérielle. Le chirurgien peut donc, sans crainte d'hémorrhagie sérieuse, porter le bistouri soit au-dessous du pli moyen, soit sur les bords externe et interne de la main ; mais il devra s'abstenir de pratiquer des incisions un peu profondes dans le creux palmaire, entre ces deux sillons.

Plusieurs autres plis cutanés irréguliers, beaucoup moins prononcés, ont encore été signalés, mais comme ils ne conduisent à aucune déduction pratique, je m'abstiens de les indiquer.

Structure et superposition des plans. — La *peau*, complétement dépourvue de poils, offre une épaisseur en rapport avec la profession des sujets chez lesquels on l'examine. Chez les manœuvres, l'épiderme acquiert une épaisseur considérable et pouvant aller à plusieurs millimètres ; c'est surtout au niveau des articulations métacarpo-phalangiennes qu'on observe ces callosités, sous lesquelles souvent s'accumule du liquide purulent, par suite de frottements répétés. C'est alors ce que, dans leur langage pittoresque, les gens du peuple appellent un *durillon forcé*. La face profonde du derme est unie dans toute son étendue à l'aponévrose palmaire par des tractus fibreux qui s'y rendent obliquement en traversant la couche sous-cutanée, mais cette union est bien plus intime encore au niveau de l'éminence hypothénar, dans toute la longueur du bord externe.

La *couche sous-cutanée* est aréolaire, traversée par les filaments fibreux, déjà signalés, qui se portent de l'aponévrose à la face profonde du derme, et composée de vésicules graisseuses qui font saillie hors des aréoles dès qu'on a pratiqué une incision. Elles semblent donc, comme celles de la plante du pied, être dans un état de compression permanente, ce qui donne à cette couche une élasticité toute spéciale : cette disposition se retrouve partout où les téguments sont exposés à subir des compressions, à la fesse, par exemple, au niveau des saillies ischiatiques, et surtout au talon. Sur l'éminence thénar la couche graisseuse est beaucoup moins prononcée que partout ailleurs, elle atteint son summum d'épaisseur et de densité au devant des articulations métacarpo-phalangiennes. Près des commissures, elle se continue, à travers des espaces aponévrotiques que nous signalerons bientôt, avec le tissu cellulaire profond de la région et celui des doigts, sur les bords externe et interne et à la partie supérieure, elle entre en connexion avec les couches analogues de la face dorsale de la main et du poignet. Des filets des nerfs cutané interne, cubital, médian et radial, cheminent dans son épaisseur ; on y trouve encore, à la partie supérieure et interne, le muscle palmaire cutané, dont les fibres s'insèrent au derme de la peau qui recouvre la base de l'éminence hypothénar. Enfin, sur l'éminence thénar, on y rencontre quelques veinules, dont le plexus se dessine sous la peau.

Couche aponévrotique. — Elle offre ici une importance toute spéciale. Elle se compose du ligament dit *aponévrose palmaire*, et des aponévroses musculaires des éminences thénar et hypothénar.

Le *ligament palmaire*, improprement appelé *aponévrose palmaire*, ainsi que va le prouver sa description, est de forme triangulaire ; son sommet est dirigé vers le talon de la main, sa base s'étale sur les articulations métacarpo-phalangiennes des quatre derniers doigts, et ses bords latéraux côtoient les muscles du pouce et du petit doigt, Par sa face antérieure ou superficielle, il est en rapport avec les téguments auxquels il envoie des prolongements fibreux multipliés qui les maintiennent constamment creusés en gouttière, quel que soit le degré d'embonpoint du sujet ; la permanence et la constance du creux de la main sont dues à cette disposition.

Lorsque, par la dissection, on est parvenu à détacher tous ces prolongements, on a sous les yeux une lame fibreuse d'un blanc resplendissant, qu'on ne peut comparer pour la résistance qu'au ligament ou aponévrose plantaire, avec lequel celui qui nous occupe a d'ailleurs tant d'autres points de ressemblance. Sa face profonde, lisse et polie, est en rapport avec les divisions des nerfs cubital et médian, l'arcade palmaire superficielle, et les tendons fléchisseurs qu'il protège et enferme dans une gaîne spéciale. Son sommet, ou, si l'on aime mieux, sa partie supérieure, semble l'épanouissement du tendon élargi du petit palmaire, qu'on peut considérer comme le tenseur de ce ligament ; mais il reçoit de plus des fibres nombreuses du ligament annulaire du carpe, avec lequel il se continue d'une manière insensible et sans qu'il soit possible d'assigner à chacun d'eux des limites respectives.

Il est composé de deux plans de fibres, les unes longitudinales, de beaucoup les plus nombreuses et les plus fortes, et les autres transversales, qui semblent placées là pour relier les premières et prévenir les écartements. Cette disposition est surtout sensible à la partie inférieure, au niveau des articulations métacarpo-phalangiennes, là où ces fibres transversales se réunissent en bandelettes, et, par leur entrecroisement avec les verticales, circonscrivent des espaces à travers lesquels les couches celluleuses superficielles et profondes communiquent largement. Sur le côté externe de l'articulation métacarpo-phalangienne de l'index et sur la face antérieure de celle de l'auriculaire, ces bandelettes transversales, qu'il faut bien se garder de confondre avec le ligament transverse antérieur du carpe, se fixent en se recourbant sur le bord correspondant du métacarpien d'une manière très-solide et dans l'étendue d'un centimètre environ ; je reviendrai bientôt sur cette insertion. Quant aux fibres longitudinales qui vont divergeant d'autant plus qu'elles approchent de la racine des doigts, elles se divisent au niveau des articulations métacarpo-phalangiennes, en quatre languettes, une pour chaque phalange ; puis chacune d'elles se subdivise à son tour en deux autres qui se portent sur la face dorsale de ce petit os, où elles se fixent définitivement. Quelques-unes de ces fibres semblent se porter jusqu'à la peau, ainsi que l'a indiqué M. Maslieurat-Lagémard. Dans le point où se fait la première bifurcation, c'est-à-dire au niveau de l'espace interdigital, les fibres transversales, par leur entrecroisement avec les longitudinales, forment des arcades au-dessous desquelles s'engagent les vaisseaux, les nerfs collatéraux et les muscles lombricaux. Dans celui où se fait la deuxième, c'est-à-dire un peu plus bas, des fibres arciformes unissent les deux bandelettes latérales, se continuent avec celles qui forment la gaîne tendineuse des fléchisseurs et la fortifient.

Telle est la manière dont se termine inférieurement le ligament palmaire, qui constitue ainsi aux tendons fléchisseurs, au niveau des articulations métacarpo-phalangiennes, une véritable gaîne générale se confondant plus tard, au devant des phalanges, avec leur canal ostéo-fibreux spécial. Il fournit de plus aux vaisseaux et nerfs collatéraux des arcades ou anneaux fibreux dont le but évident est de les garantir des compressions et des froissements.

Reste à examiner comment se comportent les bords latéraux de ce ligament triangulaire. Suivant la plupart des auteurs, ils se continueraient purement et simplement avec les lamelles celluleuses qui recouvrent les muscles des éminences thénar et hypothénar, lesquelles seraient alors considérées comme les parties latérales d'une aponévrose générale s'étendant à toute la région palmaire, membrane dont le ligament ou aponévrose palmaire ne serait que la partie moyenne. Mais, outre ce que présente de choquant en théorie une pareille manière de voir, qui confond sous une seule dénomination des choses aussi dissemblables que ce puissant ligament palmaire, et des lamelles purement celluleuses, je ferai remarquer que, anatomiquement parlant, rien n'autorise un semblable abus de langage. Effectivement, les fibres longitudinales qui composent le plan superficiel et résistant du ligament se portent directement à leur destination, c'est-à-dire sur les gaînes fibreuses des phalanges où elles se terminent nettement et sans se confondre avec les lames celluleuses musculaires, tandis que les fibres transversales, réunies inférieurement en bandelettes, s'insèrent isolément en dedans sur le côté antérieur du cinquième métacarpien, en dehors sur le côté externe du deuxième, ainsi qu'il a été dit précédemment. Dans les deux tiers supérieurs les fibres transversales sont beaucoup moins accusées, mais elles suivent toujours la même direction, c'est-à-dire qu'elles s'incurvent en dehors et en dedans, se jettent sur l'aponévrose qui tapisse les muscles interosseux, se continuent avec elle, et nullement avec les lames celluleuses qui recouvrent les muscles du pouce et de l'auriculaire.

Il suit de là que le ligament palmaire peut être envisagé sous deux points de vue : 1° comme un simple ligament étendu du bord supérieur de la main au bord inférieur, sous-tendant l'arc osseux qui résulte de l'union du carpe et du métacarpe ; 2° comme formant, avec l'aponévrose profonde qui tapisse les muscles interosseux, une vaste gaîne triangulaire dans laquelle se trouvent compris les tendons fléchisseurs, les vaisseaux et les nerfs. C'est sous ce dernier rapport que je veux actuellement l'examiner.

Le sommet de cette gaîne, dirigé en haut, fait suite au canal radio-carpien précédemment décrit (1). La base, tournée vers la racine des doigts, se continue avec les quatre canaux ostéo-fibreux qui reçoivent les tendons fléchisseurs; enfin, au niveau des espaces interdigitaires, elle offre des ouvertures qui livrent passage aux vaisseaux et nerfs collatéraux. Sa face antérieure est formée par les deux plans de fibres longitudinales et transversales du ligament, ce qui explique sa résistance; sa face profonde est constituée par le plan des muscles interosseux recouverts de l'aponévrose profonde; les côtés latéraux enfin par le recourbement des fibres transversales qui, dans le tiers inférieur, offrent une grande résistance, tandis que dans les deux tiers supérieurs elles dégénèrent en fibres celluleuses se confondant avec l'aponévrose interosseuse.

Les *aponévroses* qui recouvrent les muscles des éminences thénar et hypothénar sont de simples lames celluleuses sans importance. Celle qui répond au pouce s'insère sur le bord externe du métacarpien, se continue en haut avec l'aponévrose du poignet, et en dedans se recourbe sur les muscles court fléchisseur et adducteur, qu'elle accompagne jusqu'à leurs insertions profondes. Elle adhère en ce point à la gaîne formée par le ligament palmaire. Celle qui recouvre les muscles du doigt auriculaire se fixe en dedans au bord interne du cinquième métacarpien, en haut sur le pisiforme, et en dehors se réfléchit sur les muscles court fléchisseur et opposant du petit doigt qu'elle accompagne jusqu'à leur insertion au squelette; elle adhère également au côté interne de la gaîne fibreuse médiane.

Couches sous-aponévrotiques. — Toutes les parties molles comprises entre le squelette et la peau sont partagées en trois groupes : l'un *externe*, l'autre *interne*, et le troisième *intermédiaire*. Aux groupes externe et interne appartiennent les muscles du pouce et de l'auriculaire; les organes renfermés dans la gaîne du ligament palmaire constituent, avec les vaisseaux et nerfs profonds et les muscles interosseux, le groupe moyen. J'étudierai successivement chacun d'eux.

a. *Groupe externe.* — Le premier muscle qui se présente au-dessous de l'aponévrose, c'est le court abducteur, recouvrant l'opposant en dehors et le court fléchisseur en dedans. Ces trois muscles forment ensemble une épaisse masse musculaire couchée sur la face antérieure du premier métacarpien, de forme triangulaire, à base dirigée en haut et en dedans, à sommet inférieur répondant au côté externe de l'articulation métacarpo-phalangienne. Le court fléchisseur, le plus interne des trois, est côtoyé en dedans par le tendon du long fléchisseur propre du pouce. Enfin, en dedans de ce tendon et du court fléchisseur, dans l'espace qui sépare le premier métacarpien du deuxième, se voit l'adducteur du pouce obliquement dirigé du bord antérieur du troisième métacarpien à l'os sésamoïde interne. Ce muscle est couché sur le deuxième métacarpien qu'il recouvre, et s'engage au-dessous des tendons fléchisseurs. Aucuns vaisseaux ou nerfs importants, autres que les vaisseaux et nerfs collatéraux externes du pouce et la branche du médian destinée aux muscles de l'éminence thénar, ne peuvent être signalés dans cette portion de la région palmaire.

b. *Groupe interne.* — Il répond à l'éminence hypothénar. On y trouve, à peu près sur le même plan, l'adducteur du petit doigt longeant le bord interne du cinquième métacarpien et plus en dehors le court fléchisseur, obliquement étendu de l'apophyse unciforme de l'os crochu à la partie interne de l'articulation métacarpo-phalangienne de l'auriculaire. Au-dessous de l'adducteur se voit l'opposant, immédiatement couché sur la face antérieure de l'os. L'artère dite palmaire profonde, qui se détache de la cubitale au-dessous du pisiforme, s'engage entre les muscles adducteur et fléchisseur, et se trouve par conséquent, dans cette partie de son trajet, comprise dans cette région, ainsi que la branche palmaire profonde du cubital.

c. *Groupe moyen ou intermédiaire.* — L'espace triangulaire que laissent entre eux les groupes interne et externe est occupé par la gaîne fibreuse que j'ai dit être formée par la réunion du ligament palmaire et de l'aponévrose profonde. On y trouve sur un premier plan, immédiatement au-dessous du ligament, l'arcade palmaire superficielle, les branches du nerf médian en dehors, du cubital en dedans, les tendons du fléchisseur superficiel, les muscles lombricaux; et sur un second plan, les tendons du fléchisseur profond enveloppés dans une gaîne synoviale commune dont il sera parlé plus loin d'une façon toute spéciale : tous ces organes sont contenus dans la gaîne du ligament palmaire.

Viennent ensuite sur un troisième plan l'arcade artérielle profonde, l'arcade nerveuse profonde formée par la branche profonde du cubital, et enfin les muscles interosseux. Ce troisième plan est séparé de la gaîne palmaire par l'aponévrose profonde, lame fibro-celluleuse qui prend naissance en haut sur la face antérieure des articulations carpiennes, de là descend sur les muscles interosseux, et vient se perdre en bas sur le ligament transverse antérieur.

De cette description il résulte qu'au groupe moyen répondent les principaux vaisseaux et nerfs de la main, les lombricaux, les tendons fléchisseurs des quatre derniers doigts et les muscles interosseux. La gaîne du ligament palmaire ne renferme que l'arcade palmaire superficielle, les vaisseaux et nerfs superficiels, les lombricaux et les tendons fléchisseurs, qu'elle reçoit du canal radio-carpien et transmet aux gaînes ostéo-fibreuses des doigts ; les arcades artérielle et nerveuse profondes et les muscles interosseux sont en dehors d'elle.

Vaisseaux et nerfs. — Les *artères* de la région palmaire sont nombreuses, et, par leur disposition aussi bien que par leurs anastomoses multiples, méritent de fixer l'attention du chirurgien. Elles sont fournies par la radiale et la cubitale; seulement la cubitale, plus profonde à l'avant-bras, devient plus superficielle à la paume de la main, et réciproquement.

La *cubitale*, située à la partie supérieure de la main, presque immédiatement au-dessous de la peau et en dehors du ligament annulaire, s'engage bientôt sous l'aponévrose ou ligament palmaire, se place immédiatement au-dessous de lui, et décrit une courbe à concavité supérieure dont l'extrémité externe vient s'aboucher avec la terminaison de la radio-palmaire. De cette anastomose résulte l'*arcade palmaire superficielle*, dont la convexité répond, ainsi qu'il a été dit déjà, à l'intervalle qui sépare le pli cutané moyen du pli de la racine du pouce. Avant de s'engager au-dessous du ligament palmaire, la cubitale fournit une branche dite palmaire profonde qui s'enfonce dans la masse musculaire interne entre le court fléchisseur et l'adducteur du petit doigt, passe en dehors de l'opposant, et enfin vient au devant des muscles interosseux s'inosculer avec la terminaison de l'arcade palmaire profonde. Cette branche est souvent aussi volumineuse que la cubitale elle-même, dont elle semble une branche de bifurcation. De la convexité de l'arcade palmaire naissent quatre ou cinq branches qui descendent le long des tendons du fléchisseur superfi-

ciel jusqu'à la racine des doigts, où elles s'anastomosent avec les interosseuses antérieures ; nous les retrouverons aux doigts.

La *radiale*, que nous avons laissée au poignet, croisant les tendons des muscles
extenseurs du pouce, s'enfonce dans l'adducteur, s'engage dans un anneau fibreux
que ce muscle lui offre à sa partie supérieure, et débouche dans la région palmaire
profonde, à la partie moyenne du troisième métacarpien, se plaçant au devant des
muscles interosseux et au-dessous de l'aponévrose, en décrivant une courbe à concavité supérieure. C'est l'*arcade palmaire profonde*, qui s'abouche par son extrémité
interne avec la branche palmaire profonde de la cubitale. A moment où elle traverse
l'adducteur du pouce, quelquefois même dans son trajet au milieu de ce muscle, la
radiale fournit deux branches, l'une dite interosseuse dorsale du premier espace, qui
longe le côté externe du deuxième métacarpien, mais qui appartient plutôt à la région
dorsale où nous la retrouverons, et l'autre, dite collatérale externe du pouce, dont j'ai
déjà signalé la présence dans le groupe musculaire externe. Par sa concavité, l'arcade
profonde fournit cinq ou six rameaux grêles qui se perdent dans les muscles ; de sa
convexité se détachent trois ou quatre branches, ce sont les *interosseuses palmaires ;*
et enfin de sa face postérieure émanent les trois perforantes qui traversent les muscles
interosseux et s'anastomosent avec les interosseuses postérieures, branches de l'artère
dorsale du métacarpe.

Or, cette dernière artère se détache elle-même de la radiale, ainsi que nous le verrons
à la région dorsale, et s'anastomose avec une branche de la cubitale, en sorte que dès
à présent on peut se faire une idée de la multiplicité et de l'importance des communications qui existent en avant et en arrière du métacarpe, entre la terminaison des
artères radiale et cubitale. C'est un véritable cercle artériel, et il n'y a plus lieu de
s'étonner de l'impossibilité d'arrêter une hémorrhagie provenant de la blessure
des branches de ce réseau par la ligature isolée de l'un ou l'autre des troncs qui
l'alimentent. Nous verrons, en effet, aux déductions pathologiques, que même
la ligature simultanée de la radiale et de la cubitale est parfois insuffisante, ce qui
s'explique par les communications qu'au niveau du poignet la terminaison de
l'interosseuse antérieure entretient avec le réseau carpien postérieur : la ligature de
l'humérale elle-même n'a pas toujours suffi à prévenir le retour du sang dans les
artères blessées. Le but physiologique évident de cette disposition des vaisseaux
nourriciers est d'assurer une circulation active dans la partie du membre la plus
éloignée du cœur, et d'empêcher la gangrène de survenir dans les cas où, accidentellement, l'une ou l'autre des artères principales viendrait à s'oblitérer définitivement ou momentanément.

Les *veines* n'offrent qu'un intérêt secondaire au chirurgien. Elles s'écartent ici de
la règle générale, c'est-à-dire qu'elles ne suivent pas toujours les artères. Ainsi on
ne voit aucune veine superficielle rappelant la disposition de l'arcade palmaire superficielle ; cependant on trouve quelquefois deux veines représentant assez bien la
disposition de l'arcade artérielle profonde.

Les *lymphatiques* de la paume de la main sont faciles à injecter et très-superficiels ; ils donnent naissance à deux gros troncs auxquels viennent aboutir quelques
ramuscules provenant de la face antérieure des doigts. Nous verrons que les lymphatiques latéraux et dorsaux de ces appendices se portent tous en arrière. Ces deux
troncs palmaires passent au devant du ligament annulaire, et s'accolent à la veine
médiane qu'ils accompagnent jusqu'au pli du coude.

Les *nerfs* sont placés sur trois plans. Les plus superficiels, logés dans la couche sous-cutanée, ont été déjà mentionnés.

Ceux du plan moyen sont les plus volumineux; ils sont situés au-dessous du ligament palmaire, dont ils ne sont séparés que par l'arcade artérielle. Ils longent les tendons du fléchisseur superficiel et du fléchisseur propre du pouce, et présentent six digitations ou branches dont les quatre externes appartiennent au médian et les deux internes au nerf cubital. La branche la plus externe est destinée au pouce et longe le bord interne du court fléchisseur en compagnie du tendon du long fléchisseur; la deuxième se porte au côté interne de l'indicateur; la troisième, la quatrième et la cinquième suivent les deuxième, troisième et quatrième espaces interosseux, et enfin la sixième gagne obliquement en dedans le bord externe de l'auriculaire.

Enfin, ceux du troisième plan sont situés dans l'épaisseur des couches musculaires interne et externe et dans la partie intermédiaire à ces deux groupes, au-dessous de l'aponévrose profonde, au devant des muscles interosseux. Il me suffira de nommer ces branches, qui sont la branche de l'éminence thénar, issue du médian; la terminaison du nerf interosseux, provenant du même nerf; et enfin la branche palmaire profonde du nerf cubital, très-volumineuse. Cette dernière se recourbe en dehors, traverse les muscles de l'auriculaire, et forme une arcade couchée sur les muscles interosseux, de laquelle émanent des filets pour ces muscles et tous les interosseux palmaires et dorsaux.

Gaînes synoviales. — Les gaînes synoviales de la paume de la main ont beaucoup occupé les anatomistes modernes, et à juste titre, à cause des maladies auxquelles elles sont sujettes et qui paraissent n'avoir été que fort peu connues, même des chirurgiens du XVIIIe siècle. Bichat décrit aux tendons fléchisseurs qui passent sous le carpe une synoviale commune, enveloppant aussi bien le tendon du fléchisseur du pouce que ceux des fléchisseurs superficiel et profond. M. Maslieurat-Lagémard (1) admet également que cette synoviale est unique, mais envoie sur les tendons du pouce et du petit doigt des prolongements qui les accompagnent jusqu'à leur insertion; Theille (2) adopte cette manière de voir. Telle n'est pas cependant la disposition la plus fréquente, celle que j'appellerai normale. Habituellement il existe deux synoviales distinctes, une pour le fléchisseur du pouce, et l'autre pour les fléchisseurs profond et superficiel des quatre autres doigts.

La synoviale du pouce, ou externe, remonte à 3 ou 4 centimètres au-dessus du ligament annulaire en suivant le tendon du long fléchisseur, et en dehors du fléchisseur superficiel, traversant la région antérieure du poignet sans dépasser cependant ses limites supérieures; là elle se termine en cul-de-sac. Dans le canal radio-carpien, elle est située au dehors du nerf médian et reste accolée à la face interne du scaphoïde et du trapèze, puis à la paume de la main se place sur le bord interne du court fléchisseur, accompagnant le tendon du long fléchisseur jusqu'à son insertion à la base de la deuxième phalange.

La synoviale interne, ou bourse séreuse commune des fléchisseurs, remonte plus haut que la précédente au-dessus du ligament annulaire, qu'elle dépasse de 4 à 5 centimètres, terme moyen. Elle empiète donc un peu sur la région antérieure de l'avant-bras. Elle a la forme d'un sablier, due au rétrécissement qu'elle subit à son

---

(1) *Gazette médicale*, 1839, no 18.
(2) *Encyclopédie anatomique*, t. III, p. 242.

passage sous le ligament annulaire du carpe. Son cul-de-sac inférieur se porte jusqu'au niveau du pli cutané moyen de la main, et se termine par trois prolongements infundibuliformes : deux externes, qui descendent à 1 centimètre au plus sur les tendons de l'indicateur et du médian, et un interne, qui se porte sur les tendons réunis de l'annulaire et du petit doigt, et se continue sur les tendons de ce dernier jusqu'à leurs insertions phalangiennes. Elle est en rapport dans sa partie sus-carpienne avec l'aponévrose antibrachiale en avant, le carré pronateur en arrière ; elle longe en dehors le nerf médian, et en dedans le tendon du cubital antérieur, l'artère et le nerf de même nom. A son passage dans le canal radio-carpien, elle s'accole à la synoviale externe, et le nerf médian est compris entre leurs feuillets adossés ; en dedans et en avant, elle est recouverte par le ligament annulaire. A la région palmaire enfin, elle répond en avant aux divisions du nerf médian, à l'arcade palmaire superficielle et au ligament palmaire, en arrière à l'aponévrose interosseuse. Sa structure est celle des séreuses ; un tissu cellulaire extrêmement lamelleux mais très-résistant, quoique assez fin, l'unit à la circonférence des tendons qui plongent au milieu d'elle sans être contenus dans sa cavité ; sa surface interne est lisse, mais on y trouve fréquemment des replis qui la divisent en plusieurs loges ou compartiments, comme les bourses séreuses sous-cutanées. Cette dernière circonstance est d'une grande importance pour l'intelligence des phénomènes pathologiques.

Pour bien étudier les synoviales, on peut les insuffler ou y injecter un liquide, ainsi que l'ont fait MM. Gosselin et Michon, auxquels on doit en grande partie la connaissance exacte de ces organes (1). L'insufflation est un moyen moins sûr que l'injection, en ce que l'air, distendant outre mesure les parois, donne à ces gaînes une forme trompeuse ; je me sers habituellement, pour les démontrer, de liquides colorés, et le plus simple de tous, c'est l'encre. On constate ainsi que quelquefois les deux synoviales externe et interne communiquent ensemble ; que d'autres fois le liquide, arrêté par des brides accidentelles, ne pénètre pas dans toute l'étendue de ces bourses séreuses. C'est là sans doute ce qui a induit Bourgery en erreur, et lui a fait croire à l'existence d'un plus grand nombre de synoviales.

B. *Région postérieure ou dorsale.* — *Anatomie des formes extérieures.* — La face dorsale de la main est moins étendue que la face palmaire de toute la hauteur des commissures digitales. Elle présente une double convexité, dans le sens antéro-postérieur et dans le sens transversal, et cette dernière augmente d'autant plus que le pouce est rapproché des autres doigts. On y remarque, même à l'état de repos, lorsque les doigts sont légèrement fléchis, des saillies et dépressions longitudinales alternes, qui deviennent d'autant plus apparentes qu'on se rapproche des articulations métacarpo-phalangiennes. Les saillies sont dues à la présence des tendons et sont très-prononcées lorsque les muscles se contractent ; les dépressions répondent aux espaces interosseux. Lorsque les doigts sont étendus sur la main, les intervalles interdigitaires marquent seuls en avant les bornes de cette face dorsale ; lorsqu'ils sont fléchis, la limite est formée par cinq éminences arrondies qui correspondent aux têtes des cinq métacarpiens. Celle du pouce est de beaucoup la moins saillante, celle du médius est la plus proéminente ; elles indiquent parfaitement l'interligne métacarpo-phalangien. On peut suivre du doigt, en arrière d'elles, le corps du métacarpien qui

(1) Voyez le travail de M. Gosselin, *Bulletins de l'Académie*, juin 1850, et la thèse de M. Michon : *Des tumeurs synoviales de la face palmaire de l'avant-bras, etc.*, concours de clinique chirurgicale, 1851.

leur fait suite, et l'on arrive ainsi à la rencontre d'autres saillies osseuses en arrière desquelles se trouve immédiatement l'interligne articulaire carpo-métacarpien ; j'y reviendrai d'une manière spéciale à propos du squelette.

Structure et superposition des plans. — La *peau* est couverte de poils chez certains sujets, et dans le point qui correspond à la tête des métacarpiens, lorsque les doigts sont étendus, on y remarque une agglomération de petits plis étoilés qui facilitent la flexion. A l'inverse des téguments de la paume, ceux de la face dorsale sont extrêmement mobiles, et se déplacent au loin sur les couches sous-jacentes.

La *couche sous-cutanée* est formée par un tissu lamelleux lâchement uni à l'aponévrose, dans lequel rampent des veines, qui, chez quelques personnes âgées et maigres, atteignent un volume assez considérable pour qu'on puisse y pratiquer la phlébotomie. On y trouve un grand nombre de follicules sébacées, ce qui explique la fréquence du furoncle, dit *anthracoïde*, auquel quelques individus paraissent assujettis. Sur les bords externe et interne, ce tissu change peu à peu de caractères, et revêt progressivement cèux qui caractérisent la couche palmaire sous-cutanée ; en haut il se continue sans interruption avec le fascia superficialis du poignet et de l'avant-bras, èt en bas avec celui de la face dorsale des doigts.

L'*aponévrose* est représentée par une lame fibreuse blanchâtre assez résistante, qui reçoit dans son dédoublement les tendons extenseurs des quatre derniers doigts et du pouce et le tendon du long abducteur. Elle fait suite sans ligne de démarcation aucune au bord inférieur du ligament annulaire postérieur, et se continue inférieurement avec la gaîne fibreuse postérieure des doigts. Sur les côtés, elle se fixe avec les aponévroses des muscles des éminences thénar et hypothénar sur les bords externe et interne des premier et cinquième métacarpiens. Elle tapisse dans le premier espace interosseux la face postérieure de l'adducteur du pouce, et sur le bord inférieur de ce muscle se continue avec celle qui recouvre les court abducteur et court fléchisseur.

Les tendons extenseurs des quatre derniers doigts, compris dans la couche aponévrotique, sont aplatis et tous reliés entre eux par l'adhérence de l'aponévrose d'enveloppe à leurs bords respectifs. De plus, les deux tendons extenseurs de l'auriculaire, et ceux de l'annulaire et du médius, s'envoient réciproquement des expansions qui font qu'au voisinage des trois dernières articulations métacarpo-phalangiennes ils forment une membrane tendineuse plutôt que des tendons isolés. Aussi leurs mouvements d'extension sont-ils solidaires ; l'indicateur seul conserve, à cause de son tendon extenseur propre, une certaine indépendance dans ses mouvements.

La *couche sous-aponévrotique* comprend une lame celluleuse, lisse et rarement chargée de graisse, destinée à faciliter les glissements de l'aponévrose tendineuse précédemment décrite sur les os du métacarpe et les muscles interosseux. C'est dans son épaisseur que se ramifient les artères dorsales du carpe et du métacarpe et les interosseuses. Au-dessous d'elle se voient les interosseux dorsaux et la face dorsale des métacarpiens ; ces derniers, dans leur tiers supérieur seulement, sont recouverts par les insertions musculaires, et dans leurs deux tiers inférieurs ne sont séparés de la peau que par les tendons et les couches celluleuses sus et sous-aponévrotiques.

Vaisseaux et nerfs. — Les *artères* sont peu importantes, eu égard à leur volume ; mais leurs anastomoses avec les artères palmaires méritent quelque attention. L'artère dorsale du carpe, déjà décrite au poignet, forme une anse anastomotique transverse entre la radiale et la cubitale, qui reçoit de plus la terminaison de l'inter-osseuse antérieure. Elle communique largement avec une autre anse également anastomotique entre la radiale et la cubitale, désignée sous le nom d'artère dorsale transverse du métacarpe, de laquelle émanent les branches interosseuses postérieures qui, par l'intermédiaire des perforantes, se mettent en relation directe avec l'arcade palmaire profonde. Ainsi se trouve complété le réseau anastomotique artériel de la main, sur la destination duquel j'ai suffisamment insisté dans la région précédente.

Les *veines* forment un réseau à larges mailles qui reçoit les collatérales des doigts; on y distingue plus particulièrement un tronc qui réunit les branches des cinquième et quatrième doigts, et auquel on a donné le nom de *veine salvatelle*, et celui qui reçoit les collatérales du pouce et de l'index, et qui a reçu le nom de *veine céphalique*. De la salvatelle naissent la ou les cubitales; de la céphalique du pouce, la ou les radiales.

Les *vaisseaux lymphatiques* dorsaux sont bien plus nombreux que ceux de la paume: ils reçoivent tous les troncs collatéraux des doigts, et remontent, en suivant le trajet des veines, sur la face dorsale du poignet et de l'avant-bras.

Les *nerfs* sont très-superficiels et fournis par les branches dorsales cutanées du nerf cubital et le rameau interne de la branche superficielle du nerf radial; au-devant des veines ils se réunissent et forment une anse anastomotique. Dix branches collatérales dorsales en émanent, deux pour chaque doigt; cinq sont fournies par le cubital et cinq par le radial.

2° Des doigts.

Anatomie des formes extérieures. — Les doigts, qu'il faut considérer comme l'extrémité fissurée de la main, et non comme un segment à part du membre thoracique, sont effilés à leur extrémité chez la femme, cylindriques chez l'homme.

Quelques individus les ont normalement terminés en massue. J'ai dit ailleurs quelles étaient la cause et la signification de cette singulière conformation (1). Les quatre derniers se ressemblent : décrire l'un, c'est faire l'histoire de l'autre; le pouce présente seul quelques différences qu'il suffira de noter chemin faisant, et sans qu'il soit nécessaire de lui consacrer un paragraphe spécial.

Anatomie des formes extérieures. — Excepté le pouce, qui est arrondi, les autres doigts sont quadrilatères, ce qui tient à ce qu'ils sont pressés l'un contre l'autre. Cette conformation permet de leur considérer quatre faces, une antérieure, une postérieure et deux latérales.

A la *face antérieure* se voient des plis qui marquent les trois segments dont se compose chaque doigt; le pouce n'en a que deux.

Sur l'indicateur et l'auriculaire, il n'existe qu'un seul pli supérieur et deux sur le médius et l'annulaire. Ce pli ou sillon, qui sépare en avant très nettement les doigts de la paume de la main, est situé à 20 ou 25 millimètres au-dessous de l'interligne articulaire métacarpo-phalangien, et marque le point où doit s'arrêter le bistouri quand on ampute le doigt dans cette articulation, quel que soit d'ailleurs le procédé préféré.

Les plis moyens, au nombre de deux, correspondent à la flexion de la phalangine

(1) Voyez page 12.

sur la phalange ; l'inférieur seul doit attirer notre attention : il est exactement sur le même niveau que l'interligne articulaire ; c'est donc sur lui que doit se guider le chirurgien, et il est rare qu'il soit effacé, à cause de l'adhérence des téguments à la gaîne aponévrotique en ce point.

Enfin le troisième et dernier est, on peut dire, unique ; car celui ou ceux qui sont au-dessous de lui sont bien moins prononcés et peu constants. Il ne correspond point à l'interligne articulaire, mais est situé à 3 millimètres *au-dessus* de lui. On peut donc encore s'en servir comme d'un précieux point de repère, et faire son incision à 3 ou 4 millimètres *au-dessous*, sur la face dorsale, quand on veut pratiquer la désarticulation par le procédé à lambeaux.

Le pouce ne présente que deux plis : le pli supérieur répond à l'articulation méta-carpo-phalangienne, et l'inférieur à celle de la phalangine avec la phalange.

La *face dorsale*, plus convexe que la face palmaire, offre bien aussi, au niveau des articulations, des plis cutanés ; mais s'ils sont aussi constants, ils répondent d'une manière beaucoup moins sûre aux interlignes articulaires, s'effacent très-rapidement sous l'influence de la plus légère tuméfaction, à cause de la non-adhérence de la peau, et, pour ces diverses causes, méritent à peine d'être mentionnés.

Quant aux *faces latérales*, elles n'offrent rien de particulier ; notons seulement qu'on y voit la terminaison des plis qui, à la face palmaire, ont attiré notre attention en raison de leur utilité toute spéciale.

Superposition et structure des plans. — La *peau* diffère d'aspect suivant qu'on l'examine sur les faces antérieure, postérieure ou latérale. A la face palmaire, elle est épaisse et parcourue, surtout au devant de la phalangette, par de très-légers sillons concentriques ; ces sillons séparent les saillies papillaires du derme, plus nombreuses ici que partout ailleurs, l'extrémité des doigts étant plus particulièrement le siége du tact. A la face dorsale, elle semble la continuation de celle du dos de la main, et sur la première phalange elle est chez l'homme souvent couverte de poils. On y voit à la loupe l'orifice de nombreux follicules sébacés, siége de furoncles que l'on confond habituellement avec le panaris.

L'ongle recouvre une bonne moitié de la face dorsale de la phalangette, et l'on peut voir, en fendant la peau et l'ongle d'avant en arrière dans toute leur épaisseur, que c'est un repli du derme qui constitue ce que l'on a appelé improprement la matrice de l'ongle ; tandis que l'épiderme, au lieu de suivre ce repli du derme, forme, à la racine de ce produit corné, un ourlet translucide qui quelquefois même, s'avance un peu sur l'ongle lui-même. J'ai traité ailleurs de ce point de structure l'occasion du système cutané (1).

Sur les faces latérales la peau est fine, et ne présente que peu de papilles et point d'orifices folliculaires.

La *couche sous-cutanée*, à la face palmaire, est formée d'un tissu cellulaire grais-seux composé de vésicules adipeuses rougeâtres que cloisonnent des filaments cellulo-fibreux. Ces derniers s'insèrent d'une manière extrêmement solide au derme de la peau dans toute l'étendue de cette face antérieure, et leurs connexions aux couches sous-jacentes mérite une étude spéciale, à cause de leur influence sur la marche du pus dans le panaris. Au niveau des plis articulaires, cette couche sous-cutanée se fixe intimement aux couches aponévrotiques, c'est-à-dire à la face antérieure de la

(1) Voyez page 11.

gaîne tendineuse, et ces adhérences, qui se prolongent sur les faces latérales, cessent à la face dorsale : telle est la raison qui rend si constante l'existence des plis articulaires palmaires. Entre les plis articulaires elle n'adhère au contraire que faiblement aux parties sous-jacentes, excepté sur la phalangette, là où les gaînes fibreuses n'existent pas : elle constitue à elle seule et dans toute la circonférence ce que l'on a nommé la *pulpe des doigts*, et se fixe sur le périoste même.

Sur les faces latérale et dorsale, cette couche sous-cutanée, excepté au niveau de la phalangette, ainsi qu'il vient d'être dit, prend l'aspect lamelleux, surtout vis-à-vis des articulations. Là il n'est pas rare d'y rencontrer des bourses séreuses qui toutefois ne sont jamais complètes.

Au niveau des espaces interdigitaires, des fibres, que Gerdy a décrites comme appartenant à cette couche celluleuse condensée, mais qui ne sont autre chose que des prolongements du ligament ou aponévrose palmaire, se portent à la face profonde de la peau en arrière et la maintiennent déprimée. Ces fibres, qui s'entrecroisent en forme d'X, mettent opposition à l'écartement des doigts, et facilitent la continuation du tissu cellulaire de ces appendices avec celui de la paume de la main.

C'est dans cette couche celluleuse sous-cutanée que rampent les vaisseaux et nerfs dont la disposition fera l'objet d'un paragraphe séparé.

Il n'existe point, à proprement parler, aux doigts, de *couche aponévrotique*, elle est remplacée par les gaînes fibro-tendineuses et le périoste. A la face antérieure se rencontre la gaîne fibreuse des fléchisseurs, composée de fibres arciformes qui viennent s'insérer par leurs deux extrémités sur les bords de la gouttière osseuse des phalanges, au niveau du corps de ces petits os, et qui se confondent vis-à-vis des articulations avec les ligaments glénoïdiens. Ces fibres sont beaucoup moins prononcées dans les points qui correspondent à l'interligne articulaire que partout ailleurs, ce qui s'explique par la nécessité de ne pas porter obstacle aux mouvements ; j'ai dit déjà que là la couche sous-cutanée y adhérait d'une manière plus intime. Malgré leur apparence purement fibreuse, elles offrent une certaine rigidité, et ne s'affaissent point, lors même que les tendons n'y sont plus contenus. Cette disposition fait que le canal ostéo-fibreux qu'elles forment par leur réunion avec le demi-cylindre osseux de la phalange reste béant après les amputations, d'où découlent des conséquences pratiques qui seront exposées plus loin.

Cette gaîne commence sur la tête même du métacarpien, et j'ai dit que là elle était constituée par les fibres arciformes transverses du ligament palmaire ; elle se continue donc avec la gaîne palmaire, et, par cette dernière, avec le canal radio-carpien et les couches profondes de l'avant-bras : elle se termine inférieurement à la base de la phalangette. Elle reçoit les tendons des fléchisseurs superficiel et profond, dont la disposition se rattache à l'histoire des gaînes synoviales.

A la face postérieure des doigts se voit la gaîne fibreuse des extenseurs qui diffère complétement de la précédente. Elle commence sur la face postérieure du métacarpien, au niveau de l'articulation métacarpo-phalangienne, par des fibres transversales qui semblent la continuation de celles de l'aponévrose dorsale de la main. Bientôt, sur le corps de la phalange, à ces fibres viennent s'en ajouter d'autres obliques en haut et en avant, qui sont constituées par les tendons épanouis des lombricaux et des interosseux dorsaux et palmaires s'insérant sur les côtés du tendon extenseur. Au niveau de la phalangine, cette gaîne fibreuse, beaucoup moins prononcée, se confond avec le périoste des parties latérales, et enfin se termine avec l'extenseur à la base de la phalangette.

Sur les faces latérales, au niveau de la phalange, dans l'espace interdigitaire, les fibres des lombricaux et celles des interosseux se prolongent un peu au-dessous de l'interligne; ce sont les seules fibres musculaires que l'on rencontre aux doigts : partout ailleurs la couche sous-cutanée répond uniquement au périoste.

Les tendons extenseurs sont compris dans l'épaisseur de cette gaîne fibreuse, qui ne forme avec eux qu'une seule et unique couche, et se divisent sur le dos de la phalangine en trois bandelettes, une moyenne qui s'insère à l'extrémité supérieure de cet os, deux latérales qui se fixent plus bas sur les côtés de la phalangette. Au-dessous de ces tendons et les séparant du squelette, existe une couche celluleuse assez lâche au niveau de la phalange et de la phalangine, qui permet le va-et-vient des tendons vis-à-vis des articulations, et isole la synoviale de leur face profonde.

Vaisseaux et nerfs. — Les *artères* des doigts sont les *collatérales* qui émanent de l'arcade palmaire superficielle, et reçoivent, au niveau des espaces interdigitaires, les interosseuses palmaires, branches de l'arcade profonde, qui augmentent leur volume. Chaque doigt reçoit deux collatérales qui se placent de chaque côté de la gaîne du tendon et envoient des rameaux transverses aux faces palmaire et dorsale. Arrivées à l'extrémité de la phalangette, elles se recourbent pour s'anastomoser en arcade dans la pulpe des doigts.

On a décrit comme des *collatérales dorsales* des branches émanées des artères interosseuses postérieures, mais elles sont d'une extrême ténuité et s'épuisent promptement. Le pouce reçoit, comme les autres doigts, deux collatérales, l'une externe et l'autre interne, qui viennent directement de la radiale.

Les *veines* forment des plexus en avant et en arrière, s'anastomosent fréquemment, et les troncs qui en émanent viennent en grande partie se jeter dans les veines du dos de la main. Quelques-unes, mais beaucoup plus rares, se rendent dans les arcades veineuses profondes déjà étudiées.

Les *lymphatiques* forment un beau réseau superficiel, et viennent aboutir à deux troncules collatéraux qui, au niveau des espaces interdigitaires, abandonnent les artères et se reportent à la face dorsale de la main, où ils se comportent ainsi qu'il a été dit dans cette région.

Les *nerfs* se divisent en collatéraux palmaires et dorsaux. Les *collatéraux palmaires* sont fournis : ceux du pouce, de l'index et du médius par les ramifications du médian, qui donne également le collatéral externe de l'annulaire. Le collatéral interne de ce dernier doigt et les deux de l'auriculaire proviennent du cubital; ils suivent la direction de l'artère et sont placés plus en dehors. Les *collatéraux dorsaux*, au nombre de dix, sont fournis, les cinq internes par le cubital, et les cinq externes par le radial. Comme les collatéraux palmaires, ils s'anastomosent en arcade et l'on ne comprend pas comment Blandin a pu méconnaître cette disposition très évidente. Ainsi chaque doigt possède quatre nerfs collatéraux. Ces nerfs présentent, comme ceux de la main d'ailleurs, une particularité digne d'être signalée, c'est d'être semés sur leur trajet de petits corpuscules arrondis qui leur sont appendus par un mince et court pédicule, et ont reçu le nom de *corpuscules de Pacini*. M. le professeur Denonvilliers les a étudiés d'une manière spéciale (1); ils paraissent réservés aux nerfs de sensibilité tactile.

(1) *Archives générales de médecine*, 1846, *Supplément*, p. 137.

Gaînes synoviales. — J'ai rejeté dans un paragraphe spécial ce que j'ai à dire des synoviales des doigts et de leur disposition par rapport aux tendons fléchisseurs, à cause de l'intérêt qui se rattache à leur étude.

Au niveau de l'articulation métacarpo-phalangienne, le tendon du fléchisseur superficiel commence à s'élargir, et bientôt se creuse en une gouttière concave en arrière qui embrasse le tendon du fléchisseur profond. Vis-à-vis du milieu de la phalange il se divise en deux tendons secondaires qui s'écartent pour laisser passer le profond, lequel, à son tour, devient superficiel, et se trouve reçu dans une autre gouttière concave en avant que lui forment par leur réunion les deux portions séparées du fléchisseur sublime. Au-dessus de l'articulation phalango-phalanginienne, les deux tendons du sublime, devenus profonds, s'écartent de nouveau pour se fixer sur les parties latérales inférieures de la phalangine, tandis que le profond, poursuivant seul sa marche, va se fixer à la base de la phalangette.

Une synoviale spéciale tapisse ces tendons et la gaîne ostéo-fibreuse qui les reçoit. Elle se réfléchit supérieurement sur les tendons, un peu au-dessus de l'articulation métacarpo-phalangienne, formant là un cul-de-sac logé sous le ligament palmaire dans la région antérieure de la main: inférieurement, elle se termine également en cul-de-sac à la base de la phalangette, en se repliant sur l'insertion du tendon fléchisseur profond. Dans le point où le fléchisseur sublime est perforé par le profond, un repli de cette synoviale réunit ces deux tendons et les attache en même temps l'un et l'autre à la partie inférieure de la phalange, immédiatement au-dessus du condyle. Plus bas, un autre repli de forme triangulaire fixe à la partie inférieure de la phalangine le tendon du fléchisseur profond. Ces replis ont évidemment pour but de rendre ces deux tendons solidaires dans leurs contractions, et de donner à chacun d'eux action sur la phalange et la phalangine en même temps que sur celle à laquelle ils s'insèrent isolément. Nous verrons bientôt les conséquences qu'on a voulu tirer de cette disposition pour la ténotomie.

Telle est la manière dont se comportent les synoviales des doigts index, médius et annulaire, qui sont, ainsi qu'on le voit, indépendantes de la grande synoviale carpienne.

L'auriculaire présente les mêmes particularités relativement à l'arrangement de ces tendons et aux replis synoviaux, mais la séreuse qui les tapisse n'est qu'une dépendance de la grande synoviale de la main, ainsi qu'il a été dit précédemment.

Quant au pouce, nous savons que sa synoviale est indépendante et se prolonge jusque dans la région du poignet. Un repli synovial triangulaire, analogue à celui qui fait adhérer le tendon profond à la phalangine, fixe son unique tendon à la partie nférieure de la phalange.

3° Squelette et articulations de la main et des doigts.

Le squelette de la main se compose de cinq colonnes osseuses brisées, formées chacune de quatre os, excepté la plus externe, qui n'en a que trois, toutes reposant sur un groupe ou massif osseux, le carpe, dont les articulations sont si solidement unies, que les huit os qui le composent semblent n'en former qu'un seul.

De l'union du carpe et du métacarpe résulte une voûte osseuse, dite carpo-métacarpienne, qui n'est pas sans analogie avec la voûte tarso-métatarsienne ; concave

.ur sa face antérieure, selon les diamètres transverse et longitudinal, elle offre sur sa face postérieure une convexité qui porte également dans le sens de la largeur et de la longueur. Cette double concavité antérieure ou palmaire constitue une sorte de gouttière d'autant plus large qu'on la considère plus inférieurement, et qui se resserre au contraire du côté du carpe, de manière à ne plus offrir là qu'une rainure assez étroite et profonde, circonscrite en dedans par l'apophyse unciforme de l'os crochu et le pisiforme, en dehors par les apophyses du trapèze et du scaphoïde. On a vu précédemment, aux régions du poignet et palmaire antérieure, que cette gouttière osseuse, convertie en canal par le ligament annulaire antérieur du carpe et le ligament ou aponévrose palmaire, livrait passage aux tendons fléchisseurs, aux vaisseaux et aux nerfs qui de l'avant-bras se portent à travers le poignet et la main à la racine des doigts. Le but de cette disposition, qui est évidemment de protéger les vaisseaux et nerfs contre les pressions auxquelles la main, organe de préhension et de tact, est si souvent exposée, ressort d'une manière frappante de l'examen du squelette non dépouillé de ses ligaments, et alors que chaque os a conservé la position qu'il occupe par rapport aux autres.

Je n'ai que peu de choses à dire des os considérés isolément. Ceux du *carpe* appartiennent à la classe des os courts, et comme eux sont essentiellement vasculaires et formés de tissu spongieux recouvert d'une mince écorce compacte : telle est la raison pour laquelle ils sont, comme les os du tarse, comme les vertèbres, si fréquemment atteints d'inflammation, et par suite de carie et de nécrose.

Les *métacarpiens* et les *phalanges* sont des os longs; leurs extrémités articulaires renflées sont spongieuses, leur corps est formé extérieurement de tissu compacte, et au centre règne un canal médullaire rempli de tissu aréolaire. Les *métacarpiens* offrent tous une courbure en arrière, là précisément où ils sont peu garantis par les parties molles, ce qui leur permet de résister à la manière des voûtes, lorsqu'un corps pesant, une roue de voiture par exemple, passe sur le dos de la main; à quoi il faut ajouter que par leur juxtaposition ils se protégent mutuellement. Ces dispositions rendent les fractures des métacarpiens assez rares, et les plus exposés à être brisés sont ceux qui, comme le cinquième et le deuxième, sont placés sur les bords de la main. Je ne parle pas du premier, parce qu'étant plus épais, plus court que tous les autres, et surtout plus mobile, il élude bien mieux les violences extérieures.

Les *phalanges*, divisées en phalanges, phalangines et phalangettes par Chaussier, sont plus souvent fracturées que les métacarpiens, non qu'elles soient moins épaisses et moins résistantes, mais parce qu'elles sont plus isolées.

Articulations. — Il faut étudier successivement les articulations *carpo-métacarpiennes, métacarpo-phalangiennes* et *phalangiennes.*

Articulations carpo-métacarpiennes. — On décrit généralement à part celle du premier métacarpien et quelquefois celle du cinquième; quant à celles des deuxième, troisième et quatrième, elles ont toujours été envisagées ensemble et comme une articulation commune. Toutefois M. Cruveilhier, auquel est due cette division, pense qu'on pourrait à la rigueur considérer les quatrième et cinquième métacarpiens comme formant avec l'os crochu une seule articulation. Je vais plus loin, et je dis que la présence du ligament interosseux qui isole ces deux articulations de celles des troisième et deuxième métacarpiens, et fait que la désarticulation du dernier métacarpien est si rarement suivie d'accidents graves, commande en anatomie chirurgicale cette séparation. J'étudierai donc successivement l'articulation du premier métacarpien, puis celle des second et troisième, et enfin celle des deux derniers.

L'articulation supérieure du premier métacarpien, ou *trapézo-métacarpien*, se fait par emboîtement réciproque. Les surfaces articulaires sont alternativement concaves et convexes du côté des deux os, de telle manière que l'interligne articulaire est concave en bas de dehors en dedans, mais convexe en haut d'avant en arrière. Cette disposition indique qu'il faut attaquer l'articulation par ses côtés latéraux, de manière à faire suivre au bistouri la concavité que les surfaces osseuses présentent en ce sens. Pour découvrir cet interligne plusieurs moyens ont été indiqués, le plus simple est le suivant. Saisissez le métacarpien par ses deux faces latérales et suivez-le de sa tête à sa base ; dès qu'en dedans et en dehors vous serez arrêté par deux saillies, marquez-les avec les ongles : à 2 millimètres plus haut se trouvent les extrémités les plus élevées de la concavité que présente dans le sens latéral l'interligne articulaire. Tel est le moyen que j'ai enseigné pendant six ans dans mes cours de médecine opératoire et qui m'a toujours parfaitement réussi.

Les moyens d'union de cette articulation sont une capsule orbiculaire interrompue en dehors, et beaucoup plus épaisse en arrière qu'en avant. Elle est fortifiée en dehors par le tendon du long abducteur, en arrière par ceux des long et court extenseur. Une synoviale très-lâche lui permet des mouvements très-étendus.

Il faut se rappeler qu'à sa partie externe répond l'artère radiale, au moment où elle s'enfonce dans le troisième espace interosseux.

Articulation des deuxième et troisième métacarpiens. — C'est une arthrodie. Les surfaces articulaires sont, du côté du carpe, de dehors en dedans, une petite facette du trapèze, le trapézoïde et le grand os ; du côté du métacarpe, les faces postérieures et un peu latérales du deuxième métacarpien et la face postérieure du troisième. L'interligne articulaire dorsal est très-sinueux, et présente assez exactement la forme de deux V à branches allongées, ouverts en bas et réunis comme suit : VV. On peut facilement trouver son côté externe en suivant le bord correspondant du deuxième métacarpien. On rencontre au sommet du premier espace interosseux un tubercule saillant, au-dessus duquel se trouve à 1 ou 2 millimètres l'extrémité externe de l'interligne, oblique en dedans vers la tête du cubitus, et correspondant à la facette du trapèze. Une fois que le bistouri a pénétré en ce point, il est facile, en tenant compte de la direction sinueuse indiquée précédemment, de suivre dans toute son étendue la ligne interarticulaire dorsale.

Les moyens d'union sont, des ligaments dorsaux très-résistants que viennent encore fortifier les tendons des premier et second radial externe, et des ligaments palmaires beaucoup plus faibles ; le deuxième métacarpien en est même dépourvu, il est vrai que le tendon du grand palmaire lui en tient lieu. Un ligament interosseux, qui naît de l'intervalle qui sépare les troisième et quatrième métacarpiens, et se porte perpendiculairement entre le grand os et l'os crochu, sépare cette articulation de celle des deux derniers métacarpiens. Le ligament n'arrive pas jusqu'à la face dorsale, mais un repli de la synoviale, qui s'enfonce en arrière entre les facettes articulaires du quatrième et du troisième os du métacarpe, complète la séparation.

Si l'on voulait séparer le deuxième métacarpien du troisième, ou celui-ci du quatrième, il faudrait compter avec les ligaments transverses, palmaires, dorsaux et interosseux, très-serrés et très-puissants, qui unissent entre elles les faces latérales de ces os.

Une synoviale très-fine, qui s'applique étroitement sur les surfaces articulaires et les moyens d'union, tapisse cette articulation. Elle s'engage en avant entre les faces latérales des métacarpiens, et communique en arrière avec celle des os du carpe, et par conséquent la radio-carpienne, ce qui suffit à faire comprendre les accidents qui peuvent suivre les opérations qu'on y pratique.

Articulation des deux derniers métacarpiens. — C'est encore une arthrodie. Les surfaces articulaires sont constituées en haut par deux facettes obliques de l'os crochu, formant par leur réunion à angle inférieur un V ouvert en haut ; en bas elles sont formées par l'extrémité supérieure des deux métacarpiens, présentant une légère convexité dans le sens antéro-postérieur. Celle du cinquième est plus marquée que celle du quatrième. L'interligne articulaire dorsal représente un V ouvert en haut ; la branche interne, qui correspond à la facette du cinquième, est dirigée obliquement en bas et en dehors de manière à venir couper le deuxième métacarpien par son milieu. Pour reconnaître cet interligne, il faut suivre le bord interne du cinquième métacarpien jusqu'à un tubercule qui le termine en haut, l'article est à 2 ou 3 millimètres en arrière. L'insertion du cubital postérieur rend quelquefois ce tubercule difficile à apprécier, il faut alors imprimer quelques mouvements à l'os qui est assez mobile.

Les moyens d'union sont des ligaments dorsaux assez faibles et des ligaments palmaires puissants, surtout ceux qui unissent le cinquième os à l'os crochu ; le tendon du cubital postérieur assujettit en arrière le cinquième métacarpien. Le ligament interosseux, signalé précédemment entre le troisième et le quatrième métacarpien d'une part, l'os crochu et le grand os de l'autre, sépare cette articulation de celle des troisième et deuxième. Enfin des ligaments palmaires, dorsaux et interosseux unissent le cinquième métacarpien au quatrième et ce dernier au troisième.

La synoviale qui tapisse cette articulation est ordinairement indépendante, et lorsqu'elle communique avec celle des troisième et deuxième métacarpiens, ce qui doit être rare, car sur cinq sujets examinés dans ce but et des deux côtés la séparation était complète, ce n'est jamais à plein canal, qu'on me passe cette expression, mais par une ouverture toujours étroite, puisque le ligament interosseux occupe les trois quarts de la largeur de l'article, et que le repli synovial n'a que peu de chemin à faire pour combler le reste.

J'ai dit déjà que cette circonstance expliquait l'innocuité des extirpations du cinquième métacarpien ; j'ajouterai que la disposition inverse, c'est-à-dire la communication de la grande synoviale radio-carpienne avec celle des articulations des deuxième et troisième métacarpiens, doit sinon faire rejeter absolument l'extirpation de ces deux derniers os, du moins rendre très-réservé relativement à cette opération. J'en dirai autant du quatrième, par cette raison que pour le désarticuler il faut nécessairement couper le ligament interosseux qui sépare son articulation de celle du troisième, et qu'alors on rentre dans la complication précédemment indiquée.

Le premier et le cinquième métacarpien sont donc les deux seuls qu'on puisse avantageusement amputer dans leurs articulations carpiennes. Le manuel opératoire de la désarticulation du cinquième, sur lequel je ne reviendrai plus, présente une seule difficulté sérieuse : c'est sa séparation du quatrième, auquel il est intimement attaché par deux ligaments, l'un palmaire très-fort, l'autre interosseux. Il faut, pour les couper, introduire le bistouri dans l'espace interosseux par la face dorsale, la pointe dirigée en avant, le tranchant en haut. Ainsi placé obliquement et le manche un peu incliné vers l'index, il suffit d'en élever la lame pour couper successivement le ligament palmaire, puis l'interosseux ; en même temps on écarte le cinquième métacarpien du quatrième, pour faciliter l'introduction de l'instrument entre leurs surfaces articulaires.

Articulations métacarpo-phalangiennes. — Celle du pouce doit être envisagée séparément.

Articulation métacarpo-phalangienne du pouce. — Du côté du métacarpien, la surface articulaire est formée par une facette arrondie, quadrilatère plus étendue transversalement que dans le sens antéro-postérieur, ce qui est le contraire de ce que l'on observe aux autres métacarpiens. Quatre tubercules la limitent, deux en avant et deux en arrière ; ces deux derniers sont moins saillants et plus arrondis que les antérieurs. Cette surface, plus large que le corps de l'os, est supportée par une portion rétrécie que M. Malgaigne propose de nommer le col, dénomination que je conserve parce qu'elle aide à faire comprendre les phénomènes pathologiques de la luxation.

Du côté de la phalange, la surface articulaire est légèrement concave, entourée d'un rebord saillant au-dessus duquel l'os se rétrécit insensiblement.

Les moyens d'union sont un ligament antérieur et deux latéraux. Le ligament antérieur, dit glénoïdien, qui complète la cavité de réception de la tête du métacarpien, est creusé antérieurement en gouttière pour le passage du tendon fléchisseur ; la gaîne fibreuse le fortifie. On y trouve deux os sésamoïdes, l'un interne, l'autre externe, auxquels s'insèrent les muscles de l'éminence thénar. Les deux ligaments latéraux sont assez résistants. En arrière, l'articulation est protégée par les deux tendons extenseurs. Les faces antérieure et latérale sont recouvertes par les fibres des muscles court abducteur et court fléchisseur qui s'insèrent au côté externe de la phalange et à l'os sésamoïde externe, par celles de l'adducteur qui se fixent au côté interne du même os et au sésamoïde interne, et enfin par la gaîne et le tendon du long fléchisseur.

Une synoviale assez lâche facilite les mouvements d'abduction et d'adduction, de flexion et d'extension, d'ailleurs assez légers, dont jouit la phalange.

Il faut se bien pénétrer de tous ces détails si l'on veut suivre les développements pathologiques dans lesquels j'entrerai relativement aux luxations du pouce. L'interligne articulaire est très-facile à reconnaître ; outre les saillies qui l'indiquent, on peut encore s'en assurer en saisissant le pouce et l'écartant du métacarpien ; la laxité des ligaments permet entre les surfaces osseuses un écartement de quelques millimètres, au moyen duquel on s'en assure d'une manière certaine.

Articulation métacarpo-phalangienne des quatre derniers doigts. — Elle ne sont pas toutes placées sur la même ligne : celle du médius est la plus antérieure ; puis vient celle de l'index, et en dernier lieu celle de l'annulaire et du petit doigt.

Des surfaces articulaires sont constituées du côté du métacarpien par une tête oblongue, convexe, aplatie sur ses deux faces latérales et recouverte d'un cartilage qui se prolonge beaucoup plus sur sa face antérieure que sur la postérieure ; cette disposition est bien plus sensible à l'état frais que sur les os desséchés. Du côté de la phalange se voit une petite cavité arrondie, surmontée en avant de deux tubercules saillants séparés par une rainure.

Comme pour le pouce, les moyens d'union sont un ligament glénoïdien antérieur présentant la même particularité, mais sans os sésamoïde, et deux ligaments latéraux. Les ligaments glénoïdiens de ces quatre articulations, fortifiés par la gaîne des tendons, se tiennent par leurs bords latéraux, et constituent ainsi un ligament étendu transversalement au-devant des quatre articulations, du bord interne du cinquième métacarpien au bord externe du second : c'est le *ligament transverse du métacarpe*, destiné à limiter en bas le mouvement d'écartement des métacarpiens.

Une synoviale très-lâche tapisse la surface et les liens articulaires; en arrière elle n'est séparée de la face profonde du tendon extenseur que par un tissu cellulaire assez lâche; en avant, au contraire, la gaîne fibreuse et le ligament glénoïdien la protégent efficacement. Latéralement, enfin, elle est en rapport avec les tendons des lombricaux et des interosseux.

Rien n'est plus facile que de reconnaître l'interligne articulaire; il suffit pour cela de mettre la phalange dans la flexion. Alors la tête du métacarpien fait en arrière une saillie considérable encore augmentée par la présence du tendon extenseur. On peut encore, comme pour le pouce, attirer les doigts en avant; on arrive ainsi à écarter de plus d'un millimètre les surfaces osseuses, et la ligne interarticulaire se marque par une dépression circulaire de la peau. Cette disposition, que l'on ne retrouve nulle part ailleurs et qui tient à la laxité des ligaments, permet d'entrer dans ces articulations à plein tranchant.

Par suite de ces dispositions, les doigts jouissent de mouvements très-étendus. Ainsi, contrairement à ce que l'on observe au pouce, la phalange peut d'une part se fléchir sur le métacarpe jusqu'à la rencontre de la paume de la main, et d'autre part se porter assez loin dans l'abduction et l'adduction. Mais l'extension par action musculaire est assez bornée; il semblerait que les extenseurs n'ont pour mission que de relever les doigts lorsqu'ils ont été fléchis. Au contraire, elle peut être portée assez loin lorsque, par exemple, les doigts étant appuyés sur un plan solide, on renverse le métacarpe en arrière. Cette étendue de l'extension de la phalange sur la tête du métacarpien est, sans aucun doute, la principale raison qui rend si rare la luxation des doigts.

N'oublions pas de dire que les lombricaux et les interosseux sont exclusivement destinés à cette articulation, et que les recherches de M. Parise et celles de M. Duchenne (de Boulogne) ont démontré qu'ils étaient fléchisseurs de cette phalange sur la main, tandis que les fléchisseurs superficiel et profond fléchissent, le premier la phalangine, et le second la phalangette. Lorsque les longs fléchisseurs sont au repos, les lombricaux et interosseux peuvent à eux seuls amener la phalange, et avec elle le doigt tout entier, contre la paume de la main; ils commencent donc la flexion, mais ce sont les muscles de l'avant-bras qui l'achèvent. Quant à leur rôle dans l'adduction et l'abduction des doigts, il est beaucoup plus limité qu'on ne l'a dit, mais il ne faudrait pas cependant tomber dans l'excès contraire, et rejeter complétement leur participation à ce mouvement.

Des articulations des phalanges entre elles. — Ce sont des ginglymes parfaits; celles de la phalange avec la phalangine et de cette dernière avec la phalangette présentent exactement les mêmes caractères.

Je rappellerai que la surface articulaire supérieure constitue une trochlée plus étendue dans le sens transversal que dans le sens antéro-postérieur et présentant une gorge médiane peu profonde, tandis que l'inférieure offre deux condyles séparés par une arête saillante. Il en résulte que l'interligne articulaire est un peu sinueux, et que, comme les surfaces osseuses sont très-serrées, il faut de toute nécesité, pour y pénétrer, diviser les liens articulaires latéraux.

Ces ligaments sont au nombre de deux, un peu obliquement dirigés d'arrière en avant ; ils s'insèrent sur la surface articulaire supérieure, à 1 millimètre au-dessus de l'interligne, ce qui permet d'ouvrir l'article alors même qu'on ne tombe pas précisément à son niveau ; au contraire, ils se fixent sur les limites de la ligne articulaire elle-même inférieurement. Comme pour les articulations métacarpo-phalangiennes, il existe en outre un ligament glénoïdien antérieur, et de même que pour elles; le tendon extenseur remplit l'office de ligament postérieur; la synoviale est limitée exactement aux surfaces articulaires.

L'interligne articulaire est facile à trouver au moyen des plis cutanés précédemment étudiés ; mais, de plus, on peut le reconnaître à l'aide des saillies que présentent en arrière la phalangine pour l'articulation phalango-phalangienne, en avant la phalangette pour la phalangino-phalangettienne. Les mouvements dont jouissent ces articulations sont réduits à deux, la flexion, qui est très-étendue, et l'extension. Notons que la phalangette peut s'étendre en arrière plus que la phalangine, et cette dernière se fléchir davantage en avant que la phalangette.

Déductions pathologiques et opératoires. — Il est peu de régions qui soient aussi exposées que la main et les doigts, aussi n'en est-il aucune qui ne soit plus fréquemment le siége de suppurations et de plaies de toutes sortes, compliquées ou non de déchirures, d'arrachements de tendons, d'écrasements, de fractures, de luxations et d'hémorrhagies. On y trouve de plus des rétractions fibreuses, des hydropisies des gaînes synoviales, des fractures et des luxations simples ou compliquées, sans compter toutes les maladies dites générales qui peuvent s'y montrer comme partout ailleurs: enfin on y pratique journellement un très-grand nombre d'opérations. Loin de moi l'intention de passer en revue ces nombreuses affections ; j'ai voulu seulement montrer de quelle importance était l'étude d'une région sur laquelle l'attention du chirurgien doit être si souvent fixée.

Les suppurations des doigts et de la main sont extrêmement fréquentes : quand elles siégent aux doigts, on les désigne sous le nom de *panaris* ; à la main, on les appelle phlegmons comme partout ailleurs. Le panaris est donc le phlegmon des doigts ; seulement, là, la disposition des couches celluleuses, siége habituel des suppurations, leur donne une physionomie à part, un cachet spécial qui les a fait étudier isolément.

Il faut distinguer trois espèces de panaris : le *sous-épidermique*, le *sous-dermique* et le *profond*. Quelques auteurs admettent une quatrième espèce qu'ils nomment panaris *sous-périostique*. Évidemment il y a là confusion : le panaris profond entraîne souvent une inflammation du périoste phalangien, et par suite la nécrose de l'os, mais c'est là un accident consécutif. Ce n'est pas que je veuille nier l'inflammation primitive du périoste des phalanges ou de l'os lui-même, mais quand cette périostite ou cette ostéite surviennent, ce qui d'ailleurs est rare, elles présentent les symptômes chroniques, suivent la marche lente qui partout ailleurs caractérise ces affections, et leur enlèvent toute ressemblance avec les phlegmons à marche aiguë et rapide.

Le *panaris sous-épidermique*, dit aussi *tourniole*, *mal blanc*, *mal d'aventure*, est spécial, on pourrait dire, à la phalangette ; on peut cependant le rencontrer ailleurs. Il a son siége à la face externe du derme, et le pus s'accumule au-dessous de l'épiderme. Comme l'ongle n'est qu'un produit épidermique, on comprend qu'il puisse le décoller et le faire tomber, sans pour cela atteindre un élément anatomique autre que le derme. L'adhérence plus grande de l'épiderme aux plis cutanés palmaires le borne en général au segment du doigt où il a pris naissance.

Le *panaris sous-dermique* siége dans la couche cellulo-graisseuse sous-cutanée, ou la résistance du derme le confine longtemps. Les différences dans la disposition et la structure de la couche sous-cutanée à chaque phalange lui impriment des caractères qui varient suivant qu'on l'observe à la phalangette, à la phalangine ou à la phalange. A la phalangette, il peut envahir toute la circonférence de l'os et fondre complétement ce que l'on appelle la *pulpe du doigt*. L'adhérence du derme au niveau de l'articulation en avant et en arrière l'empêche de se porter à la phalangine et le circonscrit à la phalangette. Ne pouvant se porter facilement à l'extérieur à cause de la résistance du derme qui présente une grande épaisseur, souvent il se propage au périoste, et si l'on ne se hâte de donner jour au pus, entraîne la suppuration de cette membrane et, par suite, la nécrose de l'os. Mais les insertions des tendons extenseur et fléchisseur limitent l'inflammation, et c'est l'extrémité seulement de la phalange qui est frappée de mort.

A la phalangine, les adhérences du derme et de la couche sous-cutanée existent en avant, au niveau des plis cutanés, mais sur la face dorsale on n'en trouve plus de trace; loin de là, la couche sous-cutanée prend un aspect lamelleux pour glisser plus facilement sur la couche tendineuse. Il en résulte que l'inflammation née dans la couche sous-cutanée peut y rester quelque temps confinée, mais qu'elle peut aussi s'étendre à la face dorsale, et de là jusqu'à la base du doigt, et même à la région dorsale de la main. Remarquons que ce n'est point par la face antérieure du doigt que se fait cette transmission, mais par les faces latérales et surtout la dorsale.

Enfin, quand l'inflammation prend naissance dans la couche sous-cutanée de la phalange, comme la communication avec le tissu cellulaire sous-cutané de la main est établie par les espaces interdigitaires, elle peut s'y propager rapidement, et même, en suivant la traînée celluleuse des collatérales, parvenir au-dessous du ligament ou aponévrose palmaire, ainsi que je l'ai bien souvent noté à l'hôpital Saint-Antoine, où l'on a si fréquemment l'occasion de voir des panaris chez les ébénistes.

Tous ces panaris sous-dermiques de la phalangine et de la phalange éprouvent, à traverser le derme si résistant des doigts, de grandes difficultés, et c'est ce qui fait qu'ils ont toujours une grande tendance, en premier lieu à s'étaler et à fuser au loin, en second lieu à se propager vers les parties profondes. On les voit alors envahir les gaînes tendineuses et se compliquer du panaris de la troisième espèce. Mais plus souvent, cependant, ils parviennent à *ulcérer* le derme, et alors, par une ouverture imperceptible d'abord, mais qui s'agrandit insensiblement, le pus se fait jour sous l'épiderme, qu'il décolle et soulève. On pourrait alors confondre ces panaris avec la tourniole, mais dès qu'ils sont ouverts cela n'est plus possible; effectivement on voit le pus sourdre de dessous le derme par un ou plusieurs orifices, et l'on constate qu'il existe deux foyers, un sous-dermique, l'autre sus-dermique, qui communiquent par une étroite ouverture.

Le *panaris profond*, que la plupart des chirurgiens nomment sous-aponévrotique, on ne sait trop pourquoi, puisqu'il n'y a pas d'aponévrose générale d'enveloppe aux doigts et que le périoste répond directement à la couche sous-cutanée dans plusieurs points, est le plus rare de tous. Cette proposition surprendra peut-être quelques personnes, et cependant elle est exacte. Quelques mots d'explication suffiront, je pense, pour la démontrer. Au-dessous de la couche sous-cutanée, il n'existe à la phalangette que le squelette recouvert de son périoste ; là, par conséquent, point de panaris profond, ou si l'on aime mieux, sous-aponévrotique. A la phalangine et à la phalange, entre la couche sous-cutanée et le squelette, on ne trouve en avant que la gaîne tendineuse, en arrière que la couche lamelleuse qui sépare l'extenseur du périoste. C'est donc dans ces deux couches que devrait se développer le panaris dit sous-aponévrotique. Mais il est peu probable qu'il prenne souvent naissance dans la mince couche lamelleuse dorsale sous-tendineuse, et, en tout cas, des observations probantes devront à l'avenir établir, je ne dis pas la réalité, mais la fréquence de ce fait ; en avant il n'a qu'un point de départ possible, c'est la gaîne tendineuse. Or, tout le monde sait que les inflammations des synoviales ne sont pas chose commune, et qu'elles s'annoncent par des symptômes particuliers qui n'auraient pas échappé aux observateurs attentifs, de telle sorte que le panaris qui débute par la coulisse fibro-synoviale doit être également regardé comme peu fréquent. Pour ces raisons, je maintiens que le *panaris profond* primitif, dit *sous-aponévrotique*, est excessivement rare, et depuis longtemps déjà je professe que, quand il existe, il est presque toujours consécutif au panaris sous-dermique. Je l'ai bien souvent démontré aux élèves, et c'est là une opinion qui a bien son importance ; elle conduit en effet à cette conclusion : que si le traitement du panaris sous-dermique était bien dirigé dès le début, on préviendrait ces accidents graves qui si souvent dans les hôpitaux nous obligent à mutiler de pauvres ouvriers. La plupart ne viennent, en effet, nous demander conseil qu'après avoir longtemps attendu, ou, ce qui est plus grave, essayé des remèdes que la cupidité ou une charité mal entendue s'empressent de leur proposer.

C'est dans ces panaris devenus profonds qu'on voit les tendons se sphacéler, les phalanges se nécroser ; et, lorsque l'inflammation siége au pouce ou au petit doigt, le pus fuser dans la paume de la main et jusque dans les couches profondes de l'avant-bras. Nous avons vu effectivement que les synoviales qui entourent les tendons fléchisseurs de ces deux doigts ne sont point isolées comme celles de l'index, du médius ou de l'annulaire, et se continuent dans la région palmaire et du poignet ; en sorte que l'inflammation, et plus tard les liquides purulents, trouvent là une voie tout ouverte qui les conduit à travers le canal radio-carpien à la face antérieure de l'avant-bras.

Les *phlegmons* de la face antérieure de la main sont rarement sous-épidermiques, mais ils peuvent siéger entre le derme et l'aponévrose, ou occuper l'une des trois gaînes de la région palmaire.

Les inflammations sus-aponévrotiques du creux de la main proprement dit sont toujours circonscrites, à cause de la densité de la couche sous-cutanée, dont les aréoles sont cloisonnées par les prolongements du ligament ou aponévrose palmaire ; celles des régions thénar et hypothénar ont au contraire de la tendance à s'étaler.

Quant aux phlegmons sous-aponévrotiques de la gaîne palmaire, en raison de la résistance qu'offre en avant la lame aponévrotique qui les recouvre, et de la facilité qu'ils ont de remonter dans le canal carpien et de là dans les couches profondes de l'avant-bras, ils constituent une affection des plus sérieuses. Une de leurs conséquences inévitables, c'est l'agglutination des tendons fléchisseurs, d'où résulte une très-grande gêne, si ce n'est même la perte des mouvements de flexion des doigts.

Les plaies de la paume de la main sont fréquemment accompagnées d'hémorrhagie ; la direction de la blessure, le lieu qu'elle occupe, indiqueront tout de suite si l'écoulement du sang est fourni par les arcades palmaires ou par une de leurs branches. Si l'on acquiert la conviction que l'une des arcades a été intéressée, la première chose qu'il faut tenter pour arrêter l'hémorrhagie, c'est la compression, soit directe, soit exercée simultanément sur les artères radiale et cubitale. Si l'on se bornait à comprimer l'un de ces deux troncs, nul doute que le sang ne reparût promptement, tant sont larges et multipliées les communications entre ces deux artères et les interosseuses, ainsi qu'on a pu le voir par ce qui a été dit précédemment. Il en serait de même de la ligature, et c'est la raison qui fait qu'un grand nombre de chirurgiens recourent de suite à celle de l'humérale; encore faut-il savoir que ce n'est pas toujours là un moyen infaillible, et que plus d'une fois on s'est vu forcé de recourir en même temps à la compression directe. Quant à la ligature dans la plaie même, c'est une opération qu'il faut rejeter en thèse générale, tant à cause de l'incertitude qu'elle présente dans ses résultats qu'en raison des dangers auxquels expose la recherche toujours laborieuse des extrémités artérielles au milieu du paquet des tendons fléchisseurs et des ramifications nerveuses de la gaîne palmaire.

Les gaînes synoviales tendineuses des doigts, de la main et du poignet, sont assez souvent le siége d'inflammations, de suppuration et d'épanchements séreux ou séro-sanguins. La coulisse fibro-synoviale où a été le plus souvent observée l'inflammation est celle des long abducteur et court extenseur du pouce réunis. On sait que dans sa première période cette affection est caractérisée par un bruit de frottement, ou mieux par une sensation qu'on a comparée à celle qu'on obtient en saisissant à pleine main de la poudre d'amidon, de la dextrine ou de la neige. On a attribué ce bruit à la sécheresse des parois synoviales enflammées; j'ai dit ailleurs (1) qu'il était dû, comme le frottement pleural, au dépolissement de la surface séreuse privée de son feuillet épithélial. Dans la deuxième période, si l'inflammation est suraiguë, du liquide s'épanche dans la cavité synoviale, ce qui constitue l'hydropisie de la gaîne; et enfin, dans une troisième période, le sérum peut se transformer en pus. Il est rare qu'on observe cette terminaison, parce que le repos, aidé de quelques émollients, suffit en général à apaiser l'inflammation.

La gaîne des long abducteur et court extenseur n'est pas la seule où l'on ait observé ces phénomènes, toutes celles qui sont pourvues d'une synoviale peuvent y donner naissance.

Souvent, au lieu de sérum, c'est du sang qui s'épanche, ou bien encore un liquide séro-sanguinolent plus ou moins albumineux. Le sang se coagule, l'albumine se concrète, et ces flocons qui nagent au milieu du liquide se fragmentant, puis se lissant sous l'influence des frottements répétés et des collisions incessantes auxquels ils sont soumis, donnent naissance à de petits corps allongés plus ou moins aplatis, qu'on a comparés à des pepins de concombre pour la forme et la grosseur, et qu'on a pris longtemps pour des hydatides. C'est dans la grande synoviale précarpienne des tendons fléchisseurs que l'on a le plus souvent observé cette singulière affection; le liquide qui remplit cette gaîne, et qu'on peut facilement faire passer par des pressions alternes du cul-de-sac carpien dans le cul-de-sac palmaire par-dessous le ligament annulaire, donne naissance à une sorte de crépitation due à la rencontre de ces petits corpuscules nageant librement dans le liquide.

Dans les synoviales autres que celles que je viens d'indiquer, cette terminaison est rare.

(1) Voyez page 34.

La main est le siége de prédilection de la rétraction des tissus blancs, et c'est là qu'on a étudié d'abord cette affection désignée par Dupuytren sous le nom de *rétraction de l'aponévrose palmaire*. L'observation a démontré depuis que ce n'était pas uniquement sur le ligament palmaire que portait l'altération, mais plus ou moins sur tous les tissus fibreux de la main et des doigts. J'ai eu pour mon compte plusieurs fois l'occasion de disséquer de ces rétractions, et j'ai vu que depuis le derme de la peau jusqu'aux ligaments latéraux des articulations, tous les tissus qui ont pour base la fibre albuginée s'étaient indurés, épaissis et racornis.

Je n'insisterai pas davantage sur ces particularités déjà étudiées d'une manière générale à l'occasion du système fibreux (1). Mais je dois faire remarquer qu'il ne faut point confondre cette affection avec la flexion des doigts par rétraction des muscles et tendons fléchisseurs, sur laquelle l'attention de l'Académie a été appelée d'une manière toute spéciale en 1842. Comme les dispositions anatomiques relatives aux tendons et aux gaînes synoviales de la main et des doigts ont joué dans cette mémorable discussion un rôle considérable, il m'a paru convenable d'entrer dans quelques détails à ce sujet.

M. P. Doubovitzky, professeur de pathologie externe à l'Académie impériale de Saint-Pétersbourg, ayant eu le malheur de se fracturer l'extrémité inférieure de l'humérus en montant sur une échelle pour chercher un livre dans sa bibliothèque, fut traité par l'application d'un appareil trop serré, qui détermina des accidents divers, et en particulier la perte des mouvements de pronation et de flexion des doigts et de la main. Il vint à Paris, et après avoir pris l'avis d'un grand nombre de chirurgiens, se soumit à la section des tendons des muscles pronateurs de la main, fléchisseurs sublime et profond des doigts, opération qui lui fut pratiquée par M. J. Guérin. Malheureusement le succès ne répondit pas aux espérances qu'on en avait conçues, et l'opéré voulut exposer lui-même les résultats de la médication à laquelle il s'était soumis (2) ; c'est ce travail et le retentissement qu'il eut dans le monde savant qui déterminèrent M. Bouvier à porter la question devant l'Académie de médecine. Loin de moi la pensée de reproduire toutes les péripéties de ce drame émouvant et passionné, je me contenterai de résumer en quelques mots les résultats pratiques qui, pour les esprits impartiaux, sont ressortis de cette brillante discussion.

Deux points importants dominent toute la question : 1° Est-il possible de couper au-devant des doigts l'un des tendons fléchisseurs sans intéresser l'autre, de manière qu'en se cicatrisant, l'un et l'autre conservent une indépendance suffisante de mouvements ? 2° Cette cicatrisation est-elle possible ? En d'autres termes, la ténotomie des fléchisseurs des doigts peut-elle être de quelque utilité ?

Relativement à la première question, Gerdy et M. Bouvier avaient nié qu'on pût couper isolément au-devant des phalanges les tendons des fléchisseurs profond et sublime ; mais M. J. Guérin a démontré, péremptoirement à mon avis : 1° qu'on pouvait faire la section isolée du profond au-devant de la phalangine dans le point où les deux languettes du sublime s'écartent pour s'insérer sur les côtés de cet os ; 2° qu'une fois le profond coupé, et par conséquent détendu, il devenait facile de faire la section du sublime à la partie supérieure de la phalange, là où il n'embrasse

_____

(1) Voyez page 48.

(2) *Mémoire sur la section sous-cutanée des muscles pronateurs et fléchisseurs de la main et des doigts*, par M. Pierre Doubovitzky (*Annales de la chirurgie française et étrangère*, 1841, t. Ier, p. 129).

pas encore le profond. Ce n'est en effet que vers le milieu de cet os que se fait cet entrecroisement qui en avait imposé à Gerdy, et lui avait fait prononcer d'abord qu'il était impossible de les couper isolément. J'ai plusieurs fois répété cette opération sur le cadavre et toujours avec succès, et tous les chirurgiens s'accordent à dire que sur le vivant, surtout lorsque les tendons sont rétractés, elle est encore beaucoup plus facile; la question de médecine opératoire me paraît donc aujourd'hui jugée.

Reste la question de cicatrisation et d'utilité. Ici encore je crois, contre l'opinion des mêmes chirurgiens, et cette fois avec M. Velpeau, que cette opération peut, dans de certaines limites, rendre des services réels. S'il est vrai effectivement, ainsi que l'ont démontré les expériences de M. Bouvier sur les chiens et un certain nombre des opérations pratiquées sur l'homme, que la cicatrisation des tendons coupés dans les coulisses fibro-synoviales puisse avorter, et par suite les mouvements qu'ils transmettent aux phalanges se trouver compromis, il est également incontestable qu'elle peut avoir lieu, puisque quelques malades ont continué à jouir après la ténotomie du plus grand nombre de ces mouvements. D'ailleurs c'est au seul tendon du fléchisseur profond que peut s'appliquer dans l'espèce cette objection, puisque le sublime est coupé au-dessus du point où il s'engage dans la coulisse synoviale ostéofibreuse; or, nous avons vu qu'il est attaché à la deuxième phalange par un repli synovial que la ténotomie ne détruit jamais complétement, repli qui s'opposera dans tous les cas à un écartement trop considérable du bout supérieur, de telle sorte que dans le cas même où la réunion directe des deux extrémités tendineuses avorterait, la flexion de la deuxième phalange n'en resterait pas moins assurée.

C'est donc en définitive la perte du mouvement de la troisième phalange que risque le malade, tandis que l'opération lui procurera presque à coup sûr le redressement du doigt. Or, ainsi que l'a fait remarquer M. Velpeau, on sait combien il est utile et parfois urgent de rétablir la rectitude de ces appendices; et lorsque tous les moyens mécaniques ont échoué, on est autorisé à tenter la ténotomie des fléchisseurs, qu'il ne faut donc pas rejeter d'une manière absolue.

Pour résumer toute ma pensée, je dirai donc :

1° Qu'il est possible de pratiquer la ténotomie isolée des tendons fléchisseurs vis-à-vis des phalanges ;

2° Qu'il est prouvé par les faits qu'on peut espérer leur cicatrisation même indépendante ;

3° Que la cicatrisation du tendon fléchisseur profond, coupé dans la gaîne synoviale ostéo-fibreuse au devant de la deuxième phalange, est à la rigueur possible, mais qu'elle n'est pas d'ailleurs indispensable à la conservation des mouvements de cette phalange ;

4° Enfin, que la ténotomie des fléchisseurs au devant des doigts, dans les cas de rétraction de ces muscles, peut être utile; mais qu'il faut la réserver pour les seuls cas où les appareils orthopédiques ont été impuissants.

Quant à la section pratiquée, soit dans la paume de la main, comme dans le cas M. H. Larrey, soit au poignet, soit à l'avant-bras, je la crois radicalement condamnée, non-seulement parce qu'en pratique elle a donné des résultats déplorables, mais encore parce que les saines notions d'anatomie et de physiologie obligent à la repousser. A la paume de la main, en effet, où les deux tendons seront simultanément coupés et à la même hauteur, et alors la cicatrice qui les réunira leur fera perdre toute indépendance, ou il seront incomplétement coupés, et alors la difformité persistera ; au poignet, même inconvénient, et de plus on risquera d'intéresser le nerf médian, impossible à séparer du fléchisseur sublime.

Il n'en est pas de même de la ténotomie des muscles grand palmaire, petit palmaire et cubital antérieur, qui peuvent être, ainsi que les extenseurs, sectionnés isolément et avec des avantages incontestés, soit au poignet, soit à la main. Toutefois, ainsi que l'a fait remarquer M. Velpeau, on évitera de porter le ténotome sur les extenseurs dans le point où ils glissent dans les coulisses synoviales de la face dorsale du radius ; car là se représenterait le même inconvénient qu'aux gaînes fibro-synoviales des doigts, à savoir, l'absence de réunion par écartement des deux extrémités tendineuses et défaut de tissu cellulaire ambiant. Ajoutons que la ressource du repli synovial qui unit les tendons du fléchisseur aux phalanges, ici n'existerait pas (1).

Les luxations des métacarpiens et des phalanges sont très-rares, mais pour des motifs bien différents. Pour les premiers, la cause en est dans la force, le nombre des ligaments, la disposition des surfaces articulaires, d'où résulte la fixité des os ; pour les secondes, au contraire, dans la laxité des moyens d'union et une mobilité telle, qu'il est difficile que les surfaces osseuses puissent être anormalement portées au delà des limites qu'elles parcourent à l'état normal. Le premier métacarpien, plus détaché que les autres et plus mobile, a été pour cette raison vu plus souvent luxé ; on lui connaît deux genres de déplacements : l'un en arrière incomplet, moins rare que le complet ; l'autre en avant, dont une seule observation rapportée par A. Cooper.

Quant aux autres métacarpiens, le deuxième a été trouvé luxé une fois en avant par M. Bourguet, qui a eu ainsi la singulière fortune de voir à lui seul un très-grand nombre de luxations très-rares, tant des métacarpiens que des phalanges (2) ; le troisième a été trouvé déplacé deux fois en arrière par Blandin (3) et M. J. Roux (4).

Parmi les luxations des doigts, c'est-à-dire de la phalange sur les métacarpiens, une seule a été observée un assez grand nombre de fois pour qu'on la puisse dire fréquente, c'est celle du pouce en arrière : la luxation en avant est au contraire très-rare, et n'a encore été vue que quatre fois. J'ai rencontré pour mon compte trois cas de luxation du pouce en arrière en une seule année à l'hôpital Saint-Antoine.

Les conditions anatomiques toutes spéciales dans lesquelles se trouve le métacarpien expliquent à merveille une des particularités les plus saillantes de l'histoire de cette luxation, je veux parler de la difficulté extrême, et quelquefois de l'impossibilité de sa réduction.

On a vu que l'articulation métacarpo-phalangienne du pouce était pourvue de deux ligaments latéraux, et d'un ligament antérieur dit glénoïdien, très-épais, dans lequel se développent deux os sésamoïdes, l'un externe, l'autre interne. A l'os sésamoïde externe se fixent les fibres du court abducteur et du court fléchisseur, à l'interne celles de l'adducteur. Dans la luxation, quand la phalange se porte en arrière du métacarpien, en même temps qu'elle rompt presque toujours un des ligaments latéraux, elle entraîne le ligament glénoïdien et avec lui les os sésamoïdes et les muscles

---

(1) Voyez, pour plus amples renseignements, les détails de la discussion académique dans les *Bulletins de l'Académie de médecine*, t. VIII.
(2) Bourguet, *Revue médico-chirurgicale*, t. XIV, p. 93.
(3) Blandin, *Journal des connaissances médico-chirurgicales*, novembre 1844.
(4) *Union médicale*, 1848, p. 284.

qui s'y attachent. Ces derniers se séparent, le court abducteur et le court fléchisseur restent en dehors, l'adducteur se place en dedans, et la tête du métacarpien qui se porte en avant se place entre eux.

Il est facile d'effectuer cette luxation sur le cadavre en renversant fortement la phalange en arrière, c'est-à-dire en exagérant l'extension en même temps qu'on la presse dans ce sens à sa base. Si l'on examine alors avec attention ce qui se passe lorsqu'on cherche à ramener les os en place, on voit que l'espèce d'anneau oblique formé par les muscles court fléchisseur et adducteur réunis en bas par le ligament glénoïdien s'oppose à ce que la tête du métacarpien reprenne sa place, ou, pour parler plus logiquement, à ce que la phalange soit ramenée sur le métacarpien qui ne s'est pas déplacé. Sur le cadavre, c'est donc le ligament glénoïdien qui, en s'accrochant aux tubérosités signalées précédemment sur la face postérieure de l'os, gêne le retour de la phalange, et sur le vivant, c'est certainement là encore l'obstacle véritable ; seulement, si l'on a beaucoup plus de peine à le surmonter, si quelquefois même on a complétement échoué, c'est que la contraction musculaire des court abducteur, court fléchisseur et adducteur, applique plus étroitement ce ligament contre le col de l'os. Telle est, selon moi, la véritable raison de la difficulté et même de l'impossibilité de la réduction ; j'adopte donc les idées de M. Pailloux (1) sur ce sujet, quoiqu'il ne parle dans son travail que de l'*interposition* du ligament antérieur entre les surfaces articulaires, et non de son accrochement aux tubérosités du métacarpien par la sangle musculaire.

Selon Hey et Dupuytren, le principal obstacle proviendrait des ligaments latéraux ; ce qui me paraît une erreur évidente, un au moins de ces derniers étant toujours plus ou moins déchiré dans les expériences cadavériques et dans les autopsies très-nombreuses qu'on a eu l'occasion de faire. J'en dirai autant du resserrement de la boutonnière musculaire, invoqué pour la première fois par Vidal (de Cassis) dans un article non signé de la *Lancette* (2), opinion adoptée par M. Malgaigne dans son *Traité des fractures et des luxations* (3). Si le resserrement actif de la boutonnière musculaire était la véritable et surtout l'unique cause de la difficulté, dans l'anesthésie chloroformique on devrait toujours pouvoir réduire très-facilement. Or, dans une de mes observations j'ai complétement échoué par tous les procédés successivement employés avec persévérance, et cela pendant la résolution musculaire la plus complète. Le malade venait de se réveiller, et j'allais remettre au lendemain de nouvelles tentatives, lorsque, saisissant le pouce et lui imprimant des mouvements de torsion combinés avec l'abduction et l'adduction, je m'aperçus que je parvenais ainsi à rapprocher la phalange de la tête du métacarpien beaucoup plus que je n'avais pu le faire jusqu'alors par l'impulsion combinée, soit avec la flexion en avant, soit avec l'extension. Je continuai alors ces manœuvres, et bientôt j'eus la satisfaction de voir que la phalange s'était insensiblement dégagée, et se trouvait à peu près de niveau avec la tête du métacarpien ; alors je la poussai brusquement en avant en la portant dans l'extension, et la réduction fut complète. Cette manœuvre, qui se rapproche beaucoup de celle employée par Roux (4) dans un cas où tous les autres moyens avaient échoué me paraît démontrer d'une manière évidente que l'obstacle

---

(1) Pailloux, thèse inaugurale. Paris, 1829, n° 113.
(2) *Lancette française*, 1828, t. Ier, p. 110.
(3) Tome II, p. 736.
(4) *Mémoires de la Société de chirurgie*, t. II, p. 114.

à la réduction provenait seulement de l'accrochement, ou, si l'on aime mieux, de l'interposition du bourrelet glénoïdien, et non exclusivement du resserrement de la boutonnière musculaire. Ce qui va suivre le prouvera bien mieux encore.

Les luxations des doigts sont infiniment moins fréquentes que celles du pouce. M. Malgaigne n'a pu en réunir que neuf observations, démontrant qu'elles peuvent se faire en arrière et quelquefois en avant. Chose remarquable et qui prouve bien que dans la luxation du pouce en arrière, ce n'est point uniquement au resserrement de la boutonnière musculaire qu'il faut attribuer la difficulté de la réduction, c'est qu'elle s'est également présentée pour les luxations des doigts, et particulièrement de l'indicateur, auquel il est impossible, quoi qu'en ait pu dire M. Malgaigne (1), de retrouver les conditions anatomiques observées au pouce relativement aux muscles. Au contraire, la disposition du ligament glénoïdien antérieur est analogue, et la tête du deuxième métacarpien présente, comme celle du premier, des saillies pour son accrochement. Dans un cas de M. Biéchy, tous les efforts restèrent sans succès ; mais dans un autre cas, pour le petit doigt, M. Sédillot réussit là où avait précédemment échoué M. Michel.

Les luxations des phalangines sont rares, celles des phalangettes un peu plus fréquentes. Les premières ont été vues luxées en avant, en arrière et latéralement ; les deuxièmes en arrière et en avant.

Celles de la phalangette du pouce sont, comme celles de la phalange, beaucoup plus fréquentes que toutes les autres ensemble. Celles en arrière présentent ceci de remarquable, c'est qu'elles sont très-difficiles à réduire, ce qui tient encore, ainsi que l'a prouvé M. Michel, de Strasbourg (2), à la présence du ligament glénoïdien entre les surfaces articulaires. Il faut de plus admettre ici, avec M. Jarjavay (3), une torsion des ligaments latéraux sur eux-mêmes prouvée par l'autopsie.

La luxation en avant, très-rare, dont M. le docteur Sirus-Pirondi a publié une belle observation bien complète (4), paraît au contraire facile à réduire, et offre ceci de particulier, c'est que la phalangette est placée en travers sur l'extrémité de la phalange, de telle sorte que le pouce, pour me servir de l'expression pittoresque de M. Pirondi, *ressemble à un petit marteau.*

N'oublions pas de noter un point important relatif à toutes les luxations des phalanges, phalangines et phalangettes, mais qui s'applique surtout aux déplacements avec plaies ; c'est la complication d'accidents nerveux graves, quelquefois même du tétanos, évidemment dus aux lésions des filets si nombreux qui se ramifient autour des phalanges, et principalement au tiraillement des troncs nerveux collatéraux. Sous ce rapport, aucune autre articulation n'offre ces fâcheuses dispositions à un égal degré.

Les opérations qu'on pratique sur la main et les doigts sont extrêmement fréquentes et multipliées. J'ai déjà indiqué, au chapitre de l'anatomie, tout ce qui concerne la désarticulation des métacarpiens, j'ajouterai ici qu'on les resèque en totalité ou en partie, en conservant le doigt correspondant. Mais je n'ai rien de particulier à dire concernant ces opérations.

Quant aux amputations dans l'articulation métacarpo-phalangienne, je ferai ob-

(1) *Loc. cit.*, p. 747.
(2) *Gazette médicale de Strasbourg*, 1850, p. 101.
(3) *Archives de médecine*, 1849, t. XXI, p. 283.
(4) *Revue médico-chirurgicale*, t. XV, p. 92.

server que, comme pour la métatarso-phalangienne, la méthode à lambeaux avec incision palmaire est infiniment préférable à la méthode ovalaire. Cette dernière, en effet, laisse du côté de la paume un cul-de-sac au fond duquel la gaîne des fléchisseurs, béante, représente l'extrémité antérieure d'un canal d'autant plus disposé à se laisser pénétrer par le pus, que les tendons, par leur rétraction, le laissent libre et peuvent même l'aspirer par une sorte de mouvement de piston.

Enfin, pour les amputations des phalanges, la méthode à lambeau antérieur, quand on a le choix, paraît bien préférable à toutes les autres; à cause de l'épaisseur et de la vitalité des parties molles, beaucoup plus grandes là qu'en arrière et latéralement. J'ai indiqué précédemment les points de repère pour reconnaître les interlignes articulaires à chacune d'elles. Je n'y reviendrai point.

Développement de la main. — Lorsque le membre supérieur n'est encore marqué chez l'embryon que par un simple moignon, on peut déjà y distinguer les rudiments de la main; c'est la première partie du membre thoracique qui soit apparente. A la naissance, le carpe est complétement cartilagineux, mais il présente déjà autant de cartilages distincts qu'il y aura d'os. Au contraire, le métacarpe est déjà depuis longtemps ossifié, et les phalanges sont plus précoces encore dans leur évolution.

Vers la fin de la troisième année, le grand os et le crochu offrent un point osseux au centre, celui du pyramidal n'apparaît qu'une année après, puis viennent, à une année d'intervalle et successivement, ceux du trapèze, du semi-lunaire, du scaphoïde et du trapézoïde. A neuf ans, tout le carpe est ossifié, sauf le pisiforme, qui ne quitte l'état cartilagineux que vers la douzième année.

Les métacarpiens se développent par deux points d'ossification, un pour le corps et l'extrémité supérieure, l'autre pour l'extrémité inférieure. Il n'y a d'exception que pour le premier métacarpien, dont l'un des deux points d'ossification est pour l'extrémité supérieure isolément, et l'autre pour le corps et l'extrémité inférieure, ce qui le rapproche des phalanges, auxquelles il ressemble d'ailleurs sous tant d'autres rapports.

L'ossification commence dès le quarantième jour pour le corps des métacarpiens; à la naissance il n'y a plus que les extrémités qui soient cartilagineuses, et c'est vers l'âge de trois ans qu'elles commencent à s'ossifier. A dix-huit ans, la réunion entre le corps et les extrémités est complète.

Dans les phalanges, le développement se fait en sens inverse : un pour le corps et l'extrémité inférieure, l'autre pour l'extrémité supérieure. L'ordre d'apparition des noyaux osseux est, à peu de chose près, celui des métacarpiens, mais il est beaucoup moins régulier.

CHAPITRE VII

Des membres inférieurs.

Beaucoup plus longs, beaucoup plus volumineux que les membres thoraciques, les membres pelviens, destinés à supporter tout le poids du corps, sont par cela même plus exposés aux affections chirurgicales traumatiques et spontanées.

Leur éloignement de l'organe central de la circulation, leur position presque constamment déclive, et par suite la difficulté plus grande qu'éprouve le sang à y accomplir son cercle, sont autant de causes qui impriment à leurs maladies une physionomie particulière et leur donnent un caractère de gravité qu'on ne rencontre nulle part ailleurs.

Relativement les vaisseaux y sont plus volumineux que dans les membres supérieurs, les veines surtout, qui, chez la plupart des sujets, alors même qu'elles ne deviennent point variqueuses, ont une capacité beaucoup plus considérable. Or, quand on réfléchit au rôle que joue dans les inflammations le système vasculaire, quand on se rappelle que quelques pathologistes ont pu avancer que l'inflammation n'était autre chose qu'une *phlébite capillaire*, on n'est plus étonné de la gravité relative des affections chirurgicales des membres supérieurs et inférieurs, et particulièrement des phlegmons diffus et des fractures.

Les mêmes causes font qu'ils sont le siége presque exclusif des varices veineuses et des dilatations d'ailleurs fort rares du système lymphatique, des ulcères, de l'éléphantiasis, et qu'enfin les maladies du système artériel y sont également plus fréquentes; c'est ainsi qu'on y observe plus souvent les anévrysmes spontanés et la gangrène sénile.

Il est enfin d'autres causes accidentelles qui viennent se joindre à celles que j'ai énumérées précédemment pour produire et augmenter cette amplitude du système vasculaire : je veux parler de l'accumulation dans le tube digestif d'une quantité plus ou moins considérable de matières qui, par leur présence, apportent quelquefois une gêne notable dans la circulation en retour, du développement de la matrice pendant la grossesse, de celui d'une tumeur quelconque dans les cavités abdominale ou pelvienne, ou bien encore d'une surabondance de graisse, ainsi que j'ai eu plusieurs fois l'occasion de le voir.

A l'exemple de M. Velpeau, je reconnais au membre inférieur six régions principales : la *hanche*, la *cuisse*, le *genou*, la *jambe*, le *cou-de-pied* et le *pied*.

§ Ier. — DE LA HANCHE.

La *hanche* comprend toute la racine du membre pelvien ; elle répond à l'épaule.

Ses limites sont, supérieurement et en arrière, le contour de l'os des îles et le bord externe de la gouttière sacrée, en avant l'arcade crurale; inférieurement et en arrière, le pli de la fesse, en avant une ligne artificielle qui continuerait en dedans le pli de la fesse et viendrait horizontalement se terminer à deux ou trois travers de doigt au-dessous du grand trochanter sur le bord externe du membre.

La hanche se divise naturellement en trois régions secondaires : l'une, antérieure, la *région de l'aine* ou *inguino-crurale;* l'autre, postérieure, la *région fessière;* l'autre, interne, la *région ischio-pubienne*. Après avoir successivement étudié ces trois régions, je passerai à l'examen du *squelette de la hanche*, et je présenterai l'histoire des articulations sacro-iliaque et coxo-fémorale.

1° Région de l'aine, ou inguino-crurale.

Les auteurs sont loin d'être d'accord non-seulement sur les limites à assigner à cette région, mais encore sur la question de savoir si l'on doit ou non y rattacher l'étude du canal crural. Ainsi Blandin, qui, sous le nom de *pli de l'aine*, comprend seulement l'enfoncement qui sépare l'abdomen de la cuisse, décrit en même temps le canal crural, tandis que M. Malgaigne, qui donne à l'aine des limites beaucoup plus étendues, rejette l'étude du canal au chapitre de l'abdomen.

Ces deux manières d'envisager la région de l'aine m'ont semblé offrir de graves inconvénients, la seconde surtout. M. Malgaigne, en effet, conséquent avec la division qu'il a adoptée, se voit forcé de commencer la description si importante et si compliquée du canal ou entonnoir crural avant d'avoir fait connaître la région qu'il traverse, les plans fibreux qui concourent à sa formation, les parties molles avec lesquelles il contracte des rapports.

C'est pour éviter cette séparation, qui nuit beaucoup à la clarté du sujet, que j'ai cru devoir, à l'exemple de M. Velpeau, réunir dans un même paragraphe la description de la région de l'aine, ou *inguino-crurale*, et de l'entonnoir ou canal crural, de la même manière que j'ai étudié simultanément la région inguino-iliaque et le trajet inguinal.

Limites de la région inguino-crurale. — Supérieurement, l'arcade crurale, ou même le pli de l'aine ; en dehors, une ligne allant de l'épine iliaque au grand trochanter et se prolongeant au-dessous de cet os en suivant le bord externe de la cuisse ; en dedans, la saillie du droit interne ; en bas, une ligne fictive allant de la limite externe à l'interne, en coupant transversalement la cuisse au niveau de la jonction du couturier avec les adducteurs, c'est-à-dire à environ 12 à 15 centimètres au-dessous de l'arcade crurale. En un mot, sous le nom de région inguino-crurale, je comprends toutes les parties molles formant antérieurement la racine du membre pelvien jusqu'au squelette qui les supporte, c'est-à-dire jusqu'au fémur et à l'articulation coxo-fémorale.

Anatomie des formes extérieures. — Les muscles forment des saillies d'une haute importance chirurgicale : en dehors on trouve celle du muscle fascia lata, et en dedans celle des adducteurs et du droit interne, et allant de l'une à l'autre, obliquement en bas et en dedans, le relief du couturier. De là résultent deux triangles : l'un externe, à base inférieure et à sommet dirigé vers l'épine iliaque, limité en dehors par le muscle du fascia lata, et en dedans par le couturier ; l'autre interne, dirigé en sens inverse, c'est-à-dire à base supérieure et sommet inférieur, circonscrit par l'arcade crurale en haut, le couturier en dehors, les adducteurs en dedans. C'est à ce dernier, de beaucoup le plus important, que l'on a plus spécialement donné le nom de *creux inguinal*. On y perçoit les battements de l'artère fémorale, on y peut apprécier le volume quelquefois assez considérable des ganglions lymphatiques de l'aine, alors même qu'ils ne sont pas engorgés ; et enfin chez quelques sujets on y voit, dans l'extension forcée de la cuisse, la tête du fémur faire saillie et dépasser d'une manière parfois très-sensible le plan de l'arcade pubienne.

Chez les individus gras, ces saillies sont en partie masquées par l'accumulation de la graisse, et l'on voit alors se prononcer d'une manière très-sensible le pli cutané qui, chez tous les sujets, existe au niveau de l'arcade crurale, et qui est dû à l'adhérence de la peau à cette bandelette fibreuse. Il ne faut pas confondre cet enfoncement, vulgairement nommé *pli de l'aine*, avec un autre qui lui est inférieur et dont la direction est beaucoup moins oblique. Ce dernier, que l'on peut appeler *pli articulaire*, puisqu'il résulte de la flexion de la cuisse sur l'abdomen, se confond en dedans avec le précédent, mais vient en dehors aboutir dans l'intervalle qui sépare l'épine iliaque du grand trochanter. Il est important à connaître, car c'est lui que suivent les hernies crurales lorsqu'elles ont franchi les limites de l'entonnoir crural.

On a dit avec quelque raison que le creux inguinal, avec ses saillies musculaires et son enfoncement rempli de ganglions lymphatiques, représentait assez bien le creux de l'aisselle.

Structure et superposition des plans. — La *peau* , garnie de poils dans son tiers interne, présente l'orifice de nombreux follicules sébacés; chez quelques sujets ces follicules glanduleux, plus développés que chez d'autres, versent à la surface de la peau une liqueur âcre et odorante. Fine comme elle l'est ordinairement dans le sens de la flexion articulaire, la peau présente au niveau de l'arcade crurale un ou plusieurs plis parallèles à cette arcade ; par sa partie profonde elle adhère assez intimement aux couches sous-jacentes, excepté toutefois au niveau du creux inguinal. M. Malgaigne dit s'être assuré que les fibres du derme ont une direction parallèle à l'arcade crurale, ce qui expliquerait, selon lui, l'écartement plus considérable que présentent les bords des solutions de continuité lorsqu'elles sont dirigées verticalement.

La *couche sous-cutanée,* interposée entre la peau et l'aponévrose, comprend deux couches assez distinctes.

La première, cellulo-graisseuse, est constituée par des aréoles fibreuses contenant des pelotons de tissu adipeux; elle se continue avec la couche semblable de la région inguino-iliaque, par-dessus l'arcade de Fallope, sans présenter en ce point d'adhérences bien intimes.

La deuxième, plus lamelleuse, mérite, à cause de son importance, une description toute particulière. Supérieurement, elle s'insère à l'arcade crurale, et l'on a même admis que se repliant avec cette bandelette fibreuse, elle allait contribuer à renforcer le ligament de Gimbernat, ce qui est en effet de toute évidence chez un certain nombre de sujets. De là elle descend sur la partie antérieure de la cuisse, et tandis qu'elle reste lamelleuse et assez peu résistante en dehors du couturier, en dedans de lui, dans le creux inguinal proprement dit, et spécialement dans la portion qui correspond à la veine fémorale, elle s'épaissit et se laisse pénétrer par une grande quantité de graisse jaunâtre au milieu de laquelle sont plongés les ganglions lymphatiques dits superficiels. En dedans et inférieurement, elle se confond insensiblement avec la couche superficielle. Partout on la détache assez facilement de l'aponévrose fémorale, excepté au niveau de l'endroit où la saphène pénètre dans la veine fémorale. Là en effet, dans l'étendue de 2 à 3 centimètres, elle contracte avec le *fascia lata* des adhérences intimes. Lorsqu'on examine attentivement de quelle nature sont ces adhérences, on observe qu'elles sont formées par des filaments blanchâtres qui ne sont autres que les vaisseaux efférents des ganglions lymphatiques superficiels se rendant à travers l'aponévrose dans les ganglions profonds. A ces lymphatiques, qui présentent une résistance beaucoup plus considérable qu'on ne pourrait le supposer, viennent encore se joindre les veines honteuses externes, la tégumenteuse et quelques autres veinules qui se rendent dans la veine fémorale, et de plus les artères de même nom qui émanent de l'artère crurale. Pour qui veut bien se rendre compte de la marche des hernies crurales, l'étude de ces adhérences est de la plus haute importance, et l'on ne saurait trop y insister; j'y reviendrai.

Lorsqu'on a enlevé les deux couches graisseuses, on arrive sur une aponévrose blanche, fort résistante, c'est le *fascia lata* ou *aponévrose fémorale*. Mais comme pour bien comprendre la description de cette lame fibreuse, il faut connaître les muscles qu'elle enveloppe, je ferai précéder l'étude du fascia lata de celle des couches musculaires.

Les *muscles* sont disposés sur deux plans, l'un superficiel et l'autre profond.

Le plan superficiel comprend, en dehors, le tenseur du fascia lata et le couturier, en dedans le premier adducteur et le droit interne.

Le plan profond est formé par le triceps fémoral et le psoas en dehors, les adducteurs en dedans; parmi ces derniers, je comprends, avec M. Cruveilhier, le pectiné.

Les muscles du plan superficiel interceptent des intervalles dont la forme nous est déjà connue. Le triangle externe, dont les limites sont formées en dehors par le tenseur du fascia lata, en dedans par le couturier, a son sommet dirigé vers l'épine iliaque externe; dans son aire on peut voir le vaste externe et le droit antérieur, mais il n'y passe aucun vaisseau ou nerf de quelque importance.

Le triangle interne, aussi nommé *triangle inguinal*, correspond au *creux inguinal*. Dirigé en sens inverse du précédent, il est beaucoup plus compliqué, et doit être étudié avec d'autant plus de soin qu'il est le siége de la plupart des phénomènes pathologiques que l'on observe dans la région inguino-crurale et le théâtre de manœuvres opératoires nombreuses. Sa base, tournée vers l'abdomen, est formée par l'arcade crurale; son sommet, constitué par la rencontre du couturier et du premier adducteur, est situé en bas et en dedans, à 12 ou 15 centimètres du pli de l'aine, selon les sujets. Son côté externe, formé par la saillie du couturier très-obliquement situé en bas et en dedans, est beaucoup plus long que l'interne, dû au relief du premier adducteur qui se dirige presque directement en bas.

Dans l'aire de ce triangle se remarquent, sur un premier plan, les vaisseaux fémoraux plongés au milieu d'un tissu cellulaire abondant et de nombreux ganglions lymphatiques; leur direction générale serait assez bien représentée par une perpendiculaire qu'on abaisserait du sommet à la base. Au-dessous d'eux, et sur un plan plus profond, on trouve une couche musculaire constituée en dehors par le psoas iliaque, en dedans par les adducteurs profonds, et plus spécialement par le pectiné.

Cette disposition des deux plans musculaires une fois bien comprise, il devient facile de se rendre compte de la manière dont se comporte l'aponévrose. Supposons-la partant de la limite externe de la région inguino-crurale : elle rencontre d'abord son muscle tenseur, qu'elle enveloppe complétement, puis elle traverse le triangle externe, tapissant et cloisonnant les muscles de la couche profonde, et enfin, arrivée sur le bord externe du muscle couturier, lui fournit comme au tenseur une gaîne complète. Elle pénètre alors dans le triangle inguinal proprement dit, où elle rencontre la gaîne du psoas, sur la face antérieure de laquelle elle s'applique et se moule; de sorte que cette gaîne, dans sa portion crurale, s'en trouve considérablement renforcée. Parvenue à la limite interne du psoas, elle atteint les vaisseaux fémoraux couchés dans la rainure intermusculaire pectinéo-iliaque, et là se dédouble en deux feuillets, l'un profond et l'autre superficiel : le profond s'insinue au-dessous des vaisseaux, tapisse la face antérieure du pectiné et va se porter sur le premier adducteur; le superficiel passe au devant d'eux et vient rejoindre sur le pectiné le feuillet profond. Il suit de là que l'aponévrose se comporte, relativement à la veine et à l'artère fémorale, de la même manière que par rapport au couturier, c'est-à-dire qu'elle leur fournit une gaîne complète connue sous le nom de *gaîne des vaisseaux fémoraux*.

Après avoir étudié le trajet horizontal de l'aponévrose et la manière dont elle se comporte par rapport aux muscles et aux vaisseaux, il importe de préciser ses attaches supérieures, et de voir comment elle se continue inférieurement sur la cuisse.

Supérieurement elle s'insère à l'arcade de Fallope dans toute sa longueur et lui adhère intimement, surtout dans ses deux cinquièmes internes; au point qui correspond à la base du triangle inguinal, elle constitue un véritable plan fibreux résistant, tendu au devant des vaisseaux comme pour les protéger, plan fibreux dont la tension augmente lorsqu'on place le membre dans l'abduction et l'extension. Mais cette insertion à l'arcade n'a lieu que pour le feuillet superficiel, celui qui passe au devant des vaisseaux, car le feuillet profond, le même qui tapisse la face antérieure du pectiné, se porte, en suivant les insertions de ce muscle, sur l'arcade osseuse formée par la réunion du pubis et de l'ilium, à laquelle il se fixe d'une manière très-solide, confondant ses insertions avec celles des fascia iliaque et pelvien.

Il résulte de cet écartement des deux feuillets de l'aponévrose solidement maintenus par leurs insertions à l'arcade fibreuse d'une part, à l'arcade osseuse de l'autre, une ouverture évasée du côté du bassin, dans laquelle s'engagent l'artère et la veine fémorales, quelques vaisseaux et ganglions lymphatiques, ouverture qui constitue l'orifice de l'entonnoir crural, que nous aurons bientôt l'occasion d'étudier d'une manière spéciale.

Inférieurement, l'aponévrose fémorale se comporte sur les muscles et les vaisseaux de la cuisse exactement de la même manière que dans le triangle inguinal, c'est-à-dire qu'elle continue à envelopper chacun des muscles et à former à l'artère et à la veine une gaîne propre qui les accompagne jusqu'au creux poplité.

Le plan musculaire profond repose sur le squelette et l'articulation coxo-fémorale, dont l'examen doit faire l'objet d'un chapitre spécial.

Vaisseaux et nerfs. — L'*artère iliaque externe*, au moment de sortir du bassin, s'engage sous l'arcade de Fallope et prend en ce point le nom d'*artère fémorale*, après avoir donné naissance à la circonflexe iliaque, à l'épigastrique, et quelquefois à l'obturatrice. J'ai dit ailleurs (1) qu'il arrivait parfois que ces trois artères prissent naissance du tronc même de la fémorale, au-dessous de l'arcade crurale ou d'une de ses branches.

La fémorale s'étend donc de l'arcade crurale à la partie supérieure du creux poplité, où elle change de nom. Il ne doit être ici question que de sa portion supérieure ou inguinale, et c'est sans contredit une étude du plus haut intérêt chirurgical.

On avance généralement que l'artère fémorale, à son passage sous l'arcade crurale, se trouve à égale distance de l'épine iliaque et de la symphyse pubienne; il est plus exact de dire qu'elle répond à 3 centimètres et demi en dehors de l'*épine* pubienne, toujours facile à reconnaître, même chez les sujets pourvus d'embonpoint. De là l'artère descend obliquement en dedans vers la partie interne de la cuisse et gagne le sommet du triangle inguinal. Sa direction générale, pour toute la cuisse, se trouve représentée par une ligne qui, abaissée du point signalé précédemment, viendrait aboutir à quatre travers de doigt au-dessus du tubercule osseux du troisième adducteur, sur la corde fibreuse qui représente le tendon de ce muscle.

L'artère fémorale est rectiligne, ne décrivant aucune sinuosité; toutefois, lors de la flexion de la cuisse sur le bassin, on la voit s'infléchir, de même qu'elle semble

(1) Voyez *Région ilio-inguinale*.

dans l'extension forcée être légèrement tiraillée, surtout là où elle est en rapport avec l'articulation coxo-fémorale.

Dans toute sa portion inguinale elle est superficielle; on ne trouve au devant d'elle que la peau, les deux feuillets du fascia superficialis et l'aponévrose. Toutefois des ganglions lymphatiques hypertrophiés, du tissu graisseux amassé dans la couche sous-cutanée, donnent quelquefois une épaisseur considérable à ces diverses couches habituellement très-minces.

Ses rapports sont les suivants. En haut du triangle, elle est couchée dans la rainure intermusculaire qui sépare le psoas du pectiné; mais cette indication ainsi formulée n'est point parfaitement exacte. Le psoas, en effet, recouvre l'éminence ilio-pectinée, de sorte que l'artère, située plutôt en dehors qu'en dedans de cette éminence, repose sur les fibres du psoas, et non précisément dans l'interstice qui le sépare du pectiné, lequel est d'ailleurs souvent peu prononcé. Un peu plus bas elle se met en rapport avec la tête fémorale dont la séparent encore les fibres du psoas et la bourse séreuse de ce muscle; mais bientôt elle s'éloigne du fémur, dont le col se porte obliquement en dehors et en arrière, et repose alors sur un plan exclusivement charnu formé par les adducteurs.

Latéralement et tout à fait en haut, elle est côtoyée en dehors par le psoas, et lorsqu'un peu plus bas le nerf crural s'échappe de la gaîne de ce muscle, elle contracte avec ses branches des rapports immédiats. Bientôt elle rencontre le couturier, dont elle suit le bord interne, s'en rapprochant de plus en plus, jusqu'à ce qu'enfin elle s'engage au-dessous de lui. A son côté interne se voit la veine, et l'une et l'autre sont en rapport, en dedans et en haut, d'abord avec le pectiné, qui bientôt passe au-dessous d'elles, puis avec le premier adducteur, qui les accompagne jusqu'au sommet du creux inguinal.

La *veine fémorale*, qui rapporte le sang du membre inférieur, mais qui n'est pas seule chargée de cette fonction, ainsi qu'on l'a dit par erreur (1), est unie à l'artère par un tissu cellulaire très-serré qui constitue entre ces deux vaisseaux comme une cloison. D'un calibre considérable, elle reçoit, à 3 centimètres environ au-dessous de l'arcade crurale, la veine saphène interne, pourvue en ce point d'une valvule souvent incomplète. A la partie supérieure du triangle inguinal, la veine, située d'abord en dedans de l'artère, lui devient plus tard un peu postérieure, en sorte qu'elle décrit comme une spirale autour de l'artère.

L'artère et la veine sont contenues dans le dédoublement du fascia lata décrit précédemment, qui leur constitue une gaîne fibreuse très-forte, très-résistante, connue sous le nom de *gaîne des vaisseaux fémoraux*. Cette gaîne, ouverte du côté du bassin, est évasée supérieurement, tandis qu'inférieurement elle se rétrécit au fur et à mesure que les vaisseaux qu'elle accompagne diminuent de volume. Elle est perforée pour recevoir ou laisser émerger des vaisseaux; une de ces perforations a surtout été étudiée, c'est celle de la veine saphène interne, sur laquelle j'aurai occasion de revenir. J'en signalerai encore une autre, c'est celle qui permet à deux rameaux du nerf crural de s'y introduire vers le milieu du creux inguinal et d'accompagner l'artère jusqu'à son entrée dans l'anneau du troisième adducteur. Dans l'intérieur de la gaîne on trouve un peu de tissu graisseux chez les sujets chargés d'embonpoint, et à la partie supérieure du triangle plusieurs ganglions lymphatiques, dont l'histoire appartient plus spécialement à l'entonnoir crural.

(1) Voyez page 163,

Après un assez court trajet, l'artère se divise en deux troncs, la fémorale super-ficielle et la profonde, car on ne peut vraiment pas considérer cette dernière, eu égard à son volume, comme une simple collatérale. Mais cette bifurcation ne se fai-sant pas toujours à la même hauteur, il en est résulté une certaine incertitude lors-qu'il s'est agi de déterminer la longueur du tronc commun, les uns lui donnant 6 et même 7 centimètres, et les autres beaucoup moins. Il serait urgent cependant d'être fixé à ce sujet, puisque dans le cas où l'on veut porter une ligature soit sur le tronc commun, soit sur une des branches de bifurcation, il importe, sous peine d'hémor-rhagie consécutive, de ne point placer le fil trop près d'une collatérale d'un certain volume.

James, A. Thierry, cités par M. Velpeau, et ce professeur lui-même, ont vu la division en fémorales superficielle et profonde se faire au-dessous même de l'arcade crurale et quelquefois plus haut. Je lis dans la thèse de M. Viguerie (1) qu'il a ren-contré trois fois cette anomalie, que M. Cruveilhier dit également avoir observée. J'ai eu l'occasion de voir un fait de ce genre qui me fut montré en 1843 par un des élèves du pavillon dont je dirigeais les dissections; la bifurcation remontait à 2 centi-mètres au-dessus de l'arcade crurale; mais c'est là une anomalie rare.

D'autre part, les auteurs classiques s'accordent à dire que la séparation des deux troncs se fait à deux pouces environ au-dessous de l'arcade crurale, de sorte qu'entre la circonflexe iliaque et l'épigastrique qui émergent de l'iliaque externe, un peu au-dessus de l'arcade, tantôt isolément, tantôt par un tronc commun, et la naissance de la profonde, il y aurait 6 centimètres et même un peu plus. Or c'est là une indi-cation erronée qui pourrait avoir de graves conséquences pratiques. M. Viguerie (2), ayant mesuré le tronc commun dans 308 cas, l'a trouvé 227 fois n'ayant pas plus d'un pouce et demi, c'est-à-dire *4 centimètres* de longueur, et sur ces 227 cas, il y en avait 59 dans lesquels il n'avait qu'un pouce ou moins d'un pouce, c'est-à-dire moins de 3 centimètres. Relativement aux 81 cas restants, 77 fois la longueur avait varié d'un pouce et demi à deux pouces quatre lignes, c'est-à-dire 6 centimètres environ, et dans 4 seulement il avait dépassé deux pouces quatre lignes, ou 6 centi-mètres.

Pour me rendre compte de la dissidence qui existait entre les résultats de M. Vi-guerie et ceux des auteurs classiques, j'ai de mon côté mesuré avec soin, sur qua-rante-cinq sujets, la longueur du tronc crural commun des deux côtés, ce qui donne un total de 90 cas. Seulement, j'ai voulu prendre pour point de départ non l'ar-cade crurale, comme M. Viguerie, mais la naissance de l'épigastrique, ce qui me paraît plus rationnel, puisqu'il s'agit de déterminer l'intervalle qui existe entre le tronc de bifurcation et la naissance de la première grosse collatérale. Voici les résul-tats auxquels je suis arrivé : 58 fois, c'est-à-dire dans presque les deux tiers des cas, j'ai trouvé que la longueur du tronc crural n'excédait pas 4 centimètres; dans les 32 cas restants, il variait entre 4 et 5 centimètres, trois fois seulement je l'ai vu aller au delà de 5 centimètres.

Il me paraît donc établi que la longueur du tronc crural commun, quoique va-riable, atteint à peine, dans les deux tiers des cas, 4 centimètres mesuré de la nais-sance de l'épigastrique à celle de la profonde, et que ce n'est qu'exceptionnellement

(1) Thèse de Paris, 1837, n° 443, p. 13.
(2) Thèse citée, p. 13.

qu'il dépasse 5 centimètres. Dans le chapitre consacré aux déductions anatomiques, je montrerai l'importance de ce point d'anatomie chirurgicale.

Le tronc crural commun, une partie de la fémorale superficielle et la fémorale profonde presque tout entière, appartiennent donc au triangle inguinal, et les branches que fournissent ces différentes artères rentrent dans la description de la région inguino-crurale.

Le tronc crural commun fournit normalement la *tégumenteuse abdominale*, qui remonte au-dessus de l'arcade crurale et va se perdre dans les téguments de la région ilio-inguinale ; les *artères honteuses externes*, superficielles et profondes, transversalement dirigées en dedans, et quelques petites branches musculaires, tous ramuscules sans importance. Mais souvent les circonflexes ou la grande musculaire en tirent anormalement leur origine, quelquefois même l'épigastrique ou la circonflexe iliaque.

L'artère fémorale profonde, qui se détache du tronc commun à 4 centimètres au plus au-dessous de l'arcade crurale, se plonge immédiatement dans le plan musculaire profond entre le pectiné et le vaste interne, et plus tard se place entre le premier et le troisième adducteur. D'abord dirigée presque perpendiculairement à la direction de la fémorale superficielle, elle lui devient ensuite parallèle au moment où elle passe à la partie postérieure de la cuisse. Elle fournit normalement :

1° Les deux *circonflexes externe* et *interne*, qui contournent le fémur et vont s'épuiser dans la partie postérieure du membre en s'anastomosant avec les branches terminales de l'ischiatique, de la fessière et de l'obturatrice.

2° La *grande musculaire*, ou artère du triceps, branche volumineuse qui se porte en dehors, et s'épuise dans le muscle dont elle porte le nom. Cette branche, qui provient souvent du tronc fémoral proprement dit, et auquel M. Cruveilhier la rattache même normalement, s'anastomose inférieurement avec les articulaires.

3° Enfin les *trois perforantes*, qui s'épuisent dans les muscles de la partie postérieure en s'anastomosant avec la terminaison des ischiatique, fessière et obturatrice.

Quant au tronc de l'artère fémorale superficielle, j'ai déjà décrit ses rapports dans le triangle inguinal en même temps que ceux du tronc commun auquel il fait suite, et dont il suit la marche et la direction primitive ; il ne fournit, chemin faisant, que quelques branches insignifiantes qui se répandent dans les muscles de la partie antérieure de la cuisse.

L'artère fémorale manque quelquefois complétement ; sur une préparation injectée par M. Manec, il n'existe dans l'aine que de très-petites artérioles, l'artère fémorale est remplacée par la branche descendante, de l'artère ischiatique considérablement développée (1).

M. Dumay m'a rapporté avoir, dans un cas, inutilement cherché sur le cadavre l'artère fémorale au pli de l'aine ; après dissection, on vérifia qu'elle passait à la partie postérieure de la cuisse.

Pour compléter l'histoire des artères de la région inguino-crurale, il me reste à mentionner l'artère obturatrice, qui normalement provient de l'hypogastrique, mais qui naît assez souvent de l'iliaque externe par un tronc commun avec l'épigastrique, quelquefois même directement de la fémorale. A sa sortie du trou obturateur, cette artère se divise en deux branches : une interne, placée sous le muscle obturateur et

(1) Velpeau, *Anatomie chirurgicale*, t. II, p. 522. Cette préparation est conservée dans le musée anatomique de l'amphithéâtre des hôpitaux de Clamart.

qui s'anastomose avec des divisions de la circonflexe interne ; une autre externe, qui s'enfonce dans les muscles adducteurs à leur origine au bassin, puis perfore le carré crural et s'anastomose avec l'ischiatique.

Les *nerfs* de la région inguino-crurale sont peu importants au point de vue chirurgical. On trouve en dehors le *nerf inguino-cutané*, en dedans la branche *crurale* du génito-crural, l'*obturateur* et enfin le *nerf crural*. Les deux premiers sont destinés aux téguments, tandis que le troisième s'épuise dans les adducteurs en suivant le même trajet que l'artère.

Le *nerf crural*, d'abord contenu dans la gaîne du psoas iliaque, s'en échappe à quelques centimètres au-dessous de l'arcade crurale, et ses rameaux vont immédiatement en divergeant se rendre aux téguments et aux muscles de la région. Deux de ses branches, le saphène interne et l'accessoire du saphène interne, perforent la gaîne artérielle, et s'accolent à l'artère, qu'elles accompagnent jusqu'au niveau de l'anneau du troisième adducteur.

Les *vaisseaux lymphatiques* sont nombreux dans la région inguino-crurale ; tous convergent vers la partie supérieure et interne du triangle inguinal, et se rendent dans des ganglions très-nombreux et souvent volumineux, de forme ovoïde, qui occupent le creux inguinal. Ils ont été divisés en superficiels et profonds.

Les premiers ne présentent pas tous la même direction : ceux qui sont situés plus près du sommet du triangle ont leur grand diamètre dirigé verticalement selon l'axe de la cuisse et reçoivent par leur extrémité inférieure les vaisseaux qui reviennent du membre pelvien ; ceux au contraire qui sont plus rapprochés de l'arcade de Fallope sont dirigés dans le sens de ce ligament, c'est-à-dire transversalement, et ne sont abordés que par les lymphatiques des organes génitaux et de l'anus. Il suit de là que, rien qu'à la forme de l'engorgement ganglionnaire et à sa situation, il est permis de discerner, avec un peu d'habitude, s'il a été produit par une affection du membre inférieur ou des organes génitaux. Dans le premier cas, en effet, la tuméfaction, située plus près du sommet du triangle inguinal que de la base, a une forme allongée selon le diamètre vertical de la cuisse ; dans le deuxième, au contraire, elle est obliquement dirigée en bas et en dedans, comme le pli de l'aine. Ces ganglions superficiels, au nombre de huit à douze, sont situés dans l'épaisseur de la couche sous-cutanée profonde.

Les ganglions profonds sont situés au-dessous du fascia lata, dans la gaîne des vaisseaux fémoraux, et plus spécialement dans la partie qui sera étudiée sous le nom d'entonnoir crural.

Des ganglions superficiels partent des troncs lymphatiques qui perforent l'aponévrose et vont aboutir aux ganglions profonds ; puis de ces derniers émergent de nouveaux troncs qui se rendent dans les ganglions iliaques et lombaires, après avoir entouré d'un lacis blanchâtre les artères fémorale et iliaque externe. Ainsi se trouve établie la communication entre le système lymphatique des organes génitaux externes, des membres inférieurs et du bassin.

Le *tissu cellulaire* de la région inguino-crurale forme deux couches principales : une interposée entre la peau et l'aponévrose, et l'autre au-dessous du fascia lata.

La première est susceptible de grandes variations : sur un nègre, auquel M. Velpeau pratiqua la ligature de l'artère crurale dans le triangle inguinal pour un anévrysme poplité, cette couche de tissu graisseux avait plus de deux travers de doigt d'épaisseur ; il n'en est pas de même de la seconde située au-dessous de l'aponévrose

fascia lata, et au milieu de laquelle sont plongés les vaisseaux, les nerfs et les muscles
Celle-là n'est jamais très-épaisse, excepté toutefois dans le creux inguinal, où chez
quelques sujets s'accumule une assez grande quantité d'une graisse blanchâtre et
fine. Séparées l'une de l'autre par l'aponévrose fémorale si résistante, ces deux couches de tissu cellulaire ne communiquent point entre elles.

Pour résumer et embrasser d'un seul coup d'œil les éléments nombreux qui
entrent dans la composition de cette importante région, Blandin a proposé de pratiquer, à un travers de doigt au-dessous de l'arcade crurale, une coupe perpendiculaire à l'axe du membre, comprenant toutes les parties molles jusqu'à l'articulation
coxo-fémorale. Cette préparation, qui doit être faite nettement avec un grand couteau
à amputation, permet d'étudier à merveille la superposition et l'arrangement des
parties molles qui se trouvent au devant de la cavité cotyloïde. On y voit :

1° La peau.

2° La couche sous-cutanée, beaucoup plus épaisse au niveau du creux inguinal
que sur les côtés, et présentant ordinairement la tranche d'un ou de plusieurs ganglions lymphatiques, que le couteau a divisés par le milieu.

3° L'aponévrose fascia lata avec ses diverses gaînes musculaires et artérielles. On
se fait ainsi une idée très-nette de son dédoublement au niveau des vaisseaux et des
muscles, et de la manière dont elle les enveloppe.

4° Au-dessous de son feuillet superficiel, en dehors, la tranche du muscle tenseur; puis un peu plus en dedans celle du couturier, au-dessous d'eux le vaste externe
et le droit antérieur; tout à fait en dedans, la coupe du droit interne, celle du premier adducteur et de tous les autres muscles de la partie interne de la cuisse. A la
partie moyenne, en dehors la gaîne iliaque contenant le muscle de même nom et le
nerf crural, et au-dessous, en relevant le muscle de bas en haut, la vaste bourse séreuse qui facilite son glissement sur le rebord de l'ilium; en dedans la gaîne des
vaisseaux fémoraux, formée par l'écartement des deux feuillets du fascia lata, gaîne
de forme triangulaire dans laquelle on trouve en dehors l'artère, en dedans la veine
et plusieurs petits ganglions lymphatiques.

5° Toutes ces couches reposent sur le squelette de la région, représenté par l'os
coxal d'une part, et le fémur de l'autre.

De la gaîne des vaisseaux fémoraux. — J'ai exposé longuement, lors de la description de l'arcade crurale (1), comment l'échancrure ilio-pubienne de l'os coxal
était convertie en un large trou par ce ligament, et comment ce trou se trouvait
lui-même subdivisé en deux portions d'inégale grandeur par l'insertion de la gaîne
fibreuse du psoas iliaque et le tendon du petit psoas à l'éminence ilio-pectinée. J'ai
décrit ailleurs (2) la portion externe de cet espace qui livre passage au muscle iliaque;
il ne me reste donc plus à faire connaître que la portion interne dans laquelle s'engagent, avec l'artère et la veine fémorale, les vaisseaux lymphatiques destinés au
membre inférieur, autrement dit l'*ouverture de la gaîne des vaisseaux fémoraux et
cette gaîne elle-même.*

L'étude préalable des régions ilio-inguinale et inguino-crurale est indispensable
pour l'intelligence des détails qui vont suivre; cependant, et malgré cet appel aux
souvenirs du lecteur, je crois qu'il ne sera pas inutile de revenir sur quelques points
déjà traités, dussé-je m'exposer à des répétitions.

(1) Voyez page 620.
(2) Voyez page 671.

La partie supérieure ou inguinale de la gaîne des vaisseaux fémoraux, la seule dont j'aie pour le moment à m'occuper et qu'il ne faut pas confondre avec l'*infundibulum* ou *entonnoir crural*, dont il sera parlé plus loin, présente à étudier : 1° son ouverture ; 2° ses parois ; 3° son mode de continuité avec le reste de la gaîne ; 4° les parties contenues.

1° *De l'ouverture de la gaîne des vaisseaux fémoraux.* — Lorsqu'on ouvre la cavité abdominale, et que l'on cherche l'orifice par lequel s'échappent les vaisseaux fémoraux, il n'est pas possible de l'apercevoir, si le péritoine est intact ; seulement, au-dessous de l'arcade crurale, dans le point où elle se rapproche de l'épine pubienne, entre elle et le pubis et un peu en dehors et au-dessous de la fossette inguinale interne, on remarque à la surface du péritoine une dépression peu profonde, c'est la *fossette crurale* qui correspond précisément à cette ouverture (voyez figure 49, p..631.) Si alors on décolle avec précaution le péritoine de la région ilio-inguinale, et cette lamelle celluleuse que j'ai nommée *fascia transversalis celluleux* (1), pour le distinguer du vrai *fascia transversalis*, on met à découvert l'ouverture proprement dite de la gaîne et les vaisseaux qui s'y engagent.

Cette ouverture, de forme triangulaire, présente à étudier trois bords et trois angles. Des trois bords, l'un est antérieur et formé par l'arcade crurale ; un autre, postérieur, se trouve constitué par l'arcade pubienne sur laquelle viennent s'insérer les fibres du pectiné recouvertes par le feuillet profond du fascia lata ; le troisième enfin, externe, est formé par la gaîne fibreuse du canal iliaque, qui s'insère d'une part à l'éminence ilio-pectinée, et d'autre part au bord inférieur de l'arcade crurale.

Des trois angles, l'un est interne et résulte de la réunion du bord antérieur avec le postérieur ; il est concave, arrondi, et formé par les fibres du ligament de Fallope qui s'insèrent à l'épine et à l'arcade pubienne, et constituent le ligament de Gimbernat ; un autre est postérieur et correspond à l'éminence ilio-pectinée, c'est-à-dire à la rencontre de l'aponévrose pectinéale avec celle du fascia iliaque ; enfin, le troisième est supérieur et externe, et résulte de l'union de l'aponévrose iliaque avec l'arcade crurale. Revenons sur quelques particularités importantes.

Le bord antérieur est mousse et arrondi ; il est formé par l'union de l'arcade avec le vrai fascia transversalis, ou fascia transversalis fibreux, union de laquelle résulte une gouttière dans laquelle sont reçus le cordon et les vaisseaux spermatiques chez l'homme, le ligament rond chez la femme.

Le bord postérieur, quoique formé par la crête pubienne tranchante à l'état sec, est également mousse et arrondi, disposition due à la présence des fibres aponévrotique provenant de sources diverses. C'est là, en effet, que viennent converger l'aponévrose pelvienne, le feuillet profond du fascia lata, et enfin les fibres réfléchies de l'arcade crurale. De la réunion de ces fibres aponévrotiques sur la crête pubienne résulte un ligament d'un blanc nacré, épais de 2 millimètres, très-résistant, auquel A. Cooper a donné le nom de *ligament pubien* (voyez figure 49, page 631), et dont l'importance s'est accrue depuis qu'il a été démontré que l'orifice de l'entonnoir, contrairement à ce que l'on avait cru jusqu'alors, pouvait être notablement agrandi par sa section.

Le bord externe, formé par la gaîne du canal iliaque, est extrêmement mousse, et représente plutôt une face qu'un bord.

(1) Voyez page 626.

L'angle supérieur externe, qui résulte de la jonction de l'arcade avec la gaîne du psoas, n'offre rien à noter.

Fig. 60 (1).

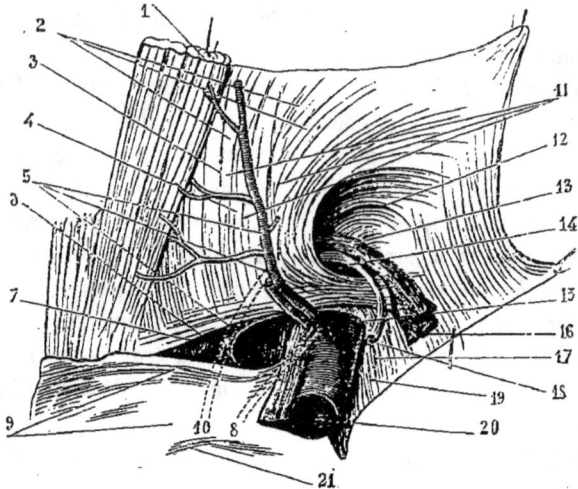

Orifice de l'entonnoir crural ; disposition des vaisseaux à leur entrée dans la gaine fémorale ; orifice abdominal du trajet inguinal.

1. Muscle droit.
2. Fascia transversalis.
3, 4. Espace triangulaire qui répond à la fossette inguinale interne.
5. Artère épigastrique et obturatrice naissant par un tronc commun.
6. Bord antérieur de l'entonnoir crural, ou arcade crurale.
7. Face profonde du ligament de Gimbernat en dehors duquel se trouve l'orifice de l'entonnoir crural.
8. Ligne ponctuée indiquant le trajet de l'obturatrice, quand elle naît

de l'épigastrique par un tronc commun, mais très-court. Elle reste alors en dehors du sac herniaire.
9. Fascia pelvia. Ligament pubien de Cooper.
10. Ligne ponctuée indiquant le trajet de l'obturatrice, quand elle naît de l'épigastrique par un tronc commun, mais très-long ; elle contourne alors l'orifice de l'entonnoir crural et se place en dedans du sac herniaire.
11. Fascia transversalis.

12. Orifice abdominal du trajet inguinal.
13. Vaisseaux testiculaires.
14. Canal déférent.
15. Repli fibreux ; portion du fascia transversalis descendant sur les vaisseaux fémoraux.
16, 17. Fascia iliaca.
18. Coupe du canal déférent.
19, 20. Artère et veine iliaques externes s'engageant dans la gaine fémorale.
21. Le trou obturateur; partie supérieure.

Il en est de même de l'angle externe et postérieur, qui, chez les sujets bien musclés, est à peine marqué.

Quant à l'angle interne, il mérite, à cause du rôle qu'on lui a fait jouer dans la hernie crurale, une description plus étendue. En décrivant l'arcade crurale (2), j'ai dit qu'une partie des fibres de cette bandelette se portaient sur l'arcade pubienne et se fixaient à la crête de cet os, en dehors de l'épine, dans l'étendue de 15 à 20 millimètres ; toutefois une observation plus attentive démontre que ce n'est pas précisément sur la surface osseuse elle-même qu'elles s'insèrent, mais sur celles du *ligament dit pubien de Cooper*, avec lesquelles elles se confondent. De la convergence en ce point de ces deux ordres de fibres résulte une sorte de ligament triangulaire, dont le sommet est dirigé en dedans vers l'épine du pubis, et la base en dehors du côté des vaisseaux fémoraux, ligament qui remplit tout l'espace que laisse entre elle et le pubis la portion superficielle de l'arcade, et auquel on a donné le nom de *ligament de Gimbernat*, du chirurgien espagnol qui le premier a appelé sur cette bandelette

(1) Cette figure est extraite de la thèse inaugurale de M. J. Cloquet; seulement j'ai modifié la légende et l'ai appropriée à mon texte, de manière qu'il soit facile de suivre la description sur le dessin.
(2) Voyez *Région ilio-inguinale*, p. 620.

l'attention des anatomistes (1). Lorsque le sujet est placé debout, ce ligament est presque horizontal; sa base, quelle que soit la direction que l'on donne au cadavre, regarde en dehors ; elle est concave, tranchante, et, eu égard à son étendue et à sa forme, pourrait être considérée plutôt comme le bord interne que comme l'angle de la gaîne des vaisseaux fémoraux. Sa structure est très-simple, quoi qu'on en ait pu dire ; outre les fibres ci-dessus décrites et qui en constituent comme le squelette, il est fortifié par l'addition d'autres plans fibreux qui seront plus tard mentionnés, mais leur connaissance n'offre pas un grand intérêt. Presque toujours, entre les divers faisceaux qui concourent à le former, se voient des intervalles par où s'échappent de petits vaisseaux, intervalles qui ont acquis une certaine importance depuis que M. le professeur Laugier a démontré que les intestins pouvaient s'y engager et s'y étrangler.

2° *Des parois de la gaîne des vaisseaux.* — A cette ouverture triangulaire fait suite un canal également de forme triangulaire, qui présente trois côtés ou parois, une antérieure, une postérieure et interne, et une externe.

La *paroi antérieure* est formée par la lame superficielle de l'aponévrose fascia lata, que j'ai dit passer au-devant des vaisseaux fémoraux. Supérieurement, elle se fixe à la partie inférieure de l'arcade crurale, avec laquelle elle se confond intimement, et qu'elle accompagne même jusqu'à son *insertion gimbernatique*, concourant ainsi à fortifier le ligament de ce nom. De là elle descend sur les vaisseaux et, tendue entre les deux saillies du psoas et du pectiné, forme comme un pont aponévrotique qui protége l'artère, la veine et les lymphatiques. Arrivée à l'embouchure de la saphène, elle se jette sur elle et se perd insensiblement sur ses parois, de même qu'elle se continue sur la veine et l'artère fémorale.

Cette lame, d'une couleur jaunâtre, est assez résistante et pourvue d'élasticité, surtout chez certains sujets : elle obture *complétement* ce que les anatomistes, avant la description de Thompson, désignaient sous le nom de *fosse ovale*, et n'offre nulle part d'interruption. La plupart des auteurs qui ont écrit sur le *canal crural*, la présentent cependant comme manquant dans son tiers interne, erreur manifeste qu'il faut attribuer à une dissection fautive. Elle n'offre pas le même aspect dans toute son étendue ; aussi importe-t-il de lui distinguer deux portions : une externe, qui répond à l'artère et à la veine crurale ; c'est la plus résistante, la plus épaisse ; elle se continue à angle aigu avec la paroi externe de la gaîne ; l'autre interne, dont l'apparence est moins aponévrotique, et qui semble constituée par des fibres celluleuses entrecroisées, laissant entre elles de petits intervalles par où s'engagent des vaisseaux lymphatiques et veineux. C'est à cette dernière qu'on a donné le nom de *fascia cribriformis*, ou *lame criblée ;* nom sous lequel je la désignerai désormais. Elle répond à la portion de la gaîne des vaisseaux qui renferme les lymphatiques, et vient s'insérer sur l'aponévrose pectinéale, ou paroi interne, à angle très-aigu. Inférieurement elle se perd sur les parois de la saphène, sur laquelle vient aussi mourir la portion de la paroi interne qui lui est contiguë.

On comprend, quand une fois on a disséqué cette paroi antérieure, comment la différence qui existe dans la constitution de ces deux portions interne et externe a pu induire en erreur, et faire croire à l'absence de la lame criblée qu'on enlevait effectivement en même temps que le tissu cellulaire sous-cutané. Les élèves qui étudient

----

(1) *Journal des progrès*, t. IV et V, traduction par Breschet.

cette région doivent donc se tenir pour avertis, et n'opérer la dissection qu'avec de grandes précautions, et plutôt en séparant avec le manche du scalpel qu'en divisant avec le tranchant. La lame criblée a une étendue beaucoup moindre que le reste de la paroi antérieure dont elle dépend, laquelle recouvre tout le reste de la gaîne vasculaire.

Fig. 64.

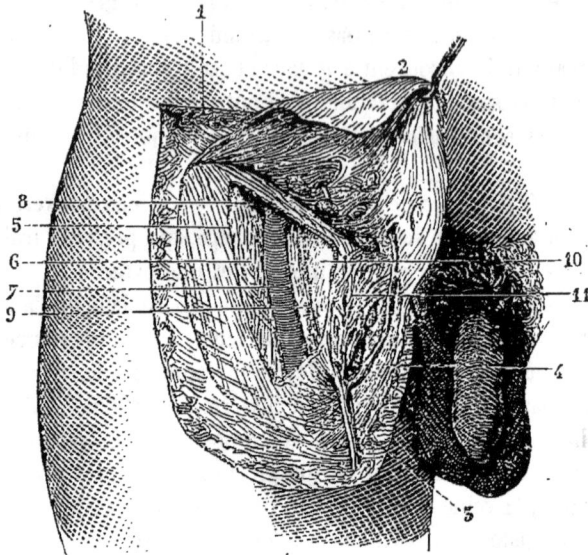

Entonnoir crural ou portion lymphatique de la gaîne des vaisseaux fémoraux, dilaté par une hernie ; la gaîne artérioso-veineuse est ouverte.

1. Coupe de la peau.
2. Fascia superficialis relevé, contenant dans son dédoublement des ganglions lymphatiques.
3. Veine saphène interne.
4. Veine tégumenteuse abdominale.
5. Ouverture triangulaire pratiquée à la gaîne des vaisseaux fémoraux.

L'aponévrose fémorale superficielle a été enlevée pour laisser voir la paroi externe de l'entonnoir.
6. Feuillet profond de l'aponévrose fémorale constituant la paroi profonde de la gaîne fémorale.
7. Artère crurale.

8. Origine de la circonflexe iliaque.
9. Veine fémorale.
10. Cloison celluleuse qui sépare l'entonnoir de la gaîne des vaisseaux fémoraux.
11. Fascia cribriformis (lame criblée), ou paroi antérieure de l'entonnoir.

Si j'ai autant insisté sur la disposition et la structure de cette paroi antérieure, et principalement sur celle de la *lame criblée*, c'est que c'est à travers les ouvertures vasculaires que présente cette dernière que *s'étranglent* les viscères, ainsi qu'il sera dit plus loin ; or c'est là un fait capital dans l'histoire de la hernie crurale, et la démonstration en appartient à M. Velpeau d'abord, et ensuite à un de ses élèves, M. le docteur Demeaux.

La *paroi postérieure et interne* est oblique en bas et en dehors. Constituée par la portion du fascia lata qui tapisse la face postérieure des vaisseaux fémoraux et recouvre le pectiné, elle s'insère sur le *ligament pubien* de Cooper, auquel on peut par conséquent dire qu'elle fait suite. Inférieurement elle accompagne les vaisseaux et, comme la lame antérieure, se continue sur eux ; en dedans elle rejoint la paroi antérieure, et c'est sur le ligament de Gimbernat, à l'angle interne de l'ouverture, que ces deux lames se confondent supérieurement en s'arrondissant, tandis que plus bas elles s'unissent à angle aigu ; en dehors, enfin, elle se joint à la paroi externe.

La *paroi externe* est de toutes la moins importante : obliquement située en arrière et en dedans, elle est constituée par la portion du fascia lata qui tapisse la face interne de la gaîne du psoas et par cette gaîne elle-même. Supérieurement elle fait suite au bord externe de l'orifice, et par conséquent se continue en ce point avec le *fascia iliaca ;* inférieurement elle disparaît progressivement et n'existe plus comme paroi distincte : là elle se confond insensiblement avec les parois antérieure et postérieure qui s'unissent à l'angle aigu sur le bord externe des vaisseaux, à 1 ou 2 centimètres au-dessous de l'ouverture de l'entonnoir.

3° *Du mode de continuité de cette partie supérieure de la gaîne des vaisseaux fémoraux avec la partie inférieure.* — Des trois parois qui forment la gaîne membraneuse triangulaire que nous venons d'étudier, deux seulement, l'antérieure et la postérieure, persistent donc jusqu'à une certaine distance de l'orifice, l'externe disparaissant progressivement. Il suit de là que la gaîne vasculaire, qui d'abord avait, comme son ouverture, la forme triangulaire, la perd insensiblement pour prendre une figure nouvelle, celle d'un canal aplati d'avant en arrière, qui va se rétrécissant insensiblement à mesure qu'il s'éloigne de l'arcade crurale.

Envisagée extérieurement, il semblerait qu'elle soit divisée en deux portions : l'une interne recouverte par la lame criblée et ayant son sommet à l'embouchure de la saphène ; l'autre externe, répondant aux vaisseaux fémoraux et se continuant avec eux sans offrir de rétrécissement bien sensible. Nous verrons bientôt que cette division extérieure est bien réelle et devient plus évidente encore quand on ouvre la gaîne.

4° *Des parties que renferme la gaîne fémorale.* — On y trouve l'artère et la veine fémorales, des vaisseaux et ganglions lymphatiques, une petite branche nerveuse, émanée du génito-crural, et enfin, chez les sujets chargés d'embonpoint, du tissu graisseux très-mou. L'artère est située en dehors, la veine au milieu, et les lymphatiques à la partie interne ; toutefois on rencontre au devant de l'artère et de la veine quelques ganglions et vaisseaux lymphatiques, et ce serait une erreur de croire qu'ils se rassemblent tous vers l'angle interne. Ces divers organes ne sont pas compris dans une cavité unique : ils sont séparés par des lamelles fibro-celluleuses, au nombre de deux, se portant de la paroi antérieure à la postérieure, et placées l'une entre l'artère et la veine, l'autre entre la veine et les lymphatiques. Ces lamelles, qui ne sont que du tissu cellulaire condensé, n'offrent qu'une faible résistance à l'état normal, celle surtout qui sépare la veine des lymphatiques, à ce point que Thompson la mettait en doute ; mais dans les cas pathologiques, dans les hernies par exemple, elle s'épaissit par une sorte de tassement. A l'état normal, pour la démontrer, il faut préalablement introduire le doigt par l'abdomen dans la portion la plus interne de la gaîne, alors la pression qu'il exerce, analogue à celle des intestins herniés, la rend généralement assez évidente. Ces lamelles séparent donc la cavité en trois loges secondaires : une externe occupée par l'artère, qu'il faut désigner, avec Thompson, sous le nom de *loge artérielle ;* une médiane par la veine, c'est la *loge veineuse ;* une troisième enfin par les lymphatiques, que j'appellerai *loge lymphatique,* ou bien encore *infundibulum* ou *entonnoir crural.*

Je n'ai rien à ajouter à ce que j'ai dit des loges artérielle et veineuse, qui ne sont que la partie supérieure de la gaîne fémorale proprement dite ; mais c'est sur la loge lymphatique que doit se concentrer tout l'intérêt : car c'est elle et elle seule qui est le siége de la hernie crurale, et il serait impossible de se rendre un compte exact des phénomènes qui accompagnent cette affection, si l'on ne se pénétrait des détails dans lesquels je vais entrer.

De l'infundibulum ou *entonnoir crural.* — *Canal crural.* — *Anneau crural des auteurs.* — L'*entonnoir crural* ou *infundibulum*, décrit par la plupart des auteurs sous le nom impropre d'*anneau crural*, de *canal crural*, représente un cône prismatique triangulaire dont la base est dirigée en haut et le sommet en bas. J'étudierai successivement ses parois, son sommet, sa base, sa cavité et ses rapports : je terminerai en rappelant succinctement les phases par lesquelles a passé son histoire.

Les *parois* de l'entonnoir crural sont au nombre de trois, et nous les connaissons déjà : l'externe est formée par la veine fémorale et la cloison celluleuse, qui la sépare des lymphatiques; la postérieure est constituée par la portion pectinéale ou profonde du fascia lata, et enfin la lame criblée représente à elle seule la paroi antérieure.

De la réunion de ces trois parois, qui viennent converger sur la saphène, résulte le *sommet* ainsi placé à l'embouchure même de cette veine dans la crurale : c'est un véritable cul-de-sac.

Sa *base*, ou pour parler plus nettement son *embouchure*, est tournée vers la cavité abdominale; le contour en est formé en dedans par le bord concave du ligament de Gimbernat, en dehors par la veine fémorale, en avant par l'arcade crurale, en arrière par le ligament pubien de Cooper. Elle est irrégulièrement triangulaire, à angle interne très-arrondi, et répond à l'angle interne du grand orifice de la gaîne des vaisseaux précédemment décrite.

Il importe de faire remarquer que cette embouchure de l'infundibulum n'est point libre, mais qu'elle est recouverte d'abord par le péritoine et le fascia transversalis celluleux, et de plus assez solidement obturée par une lame fibreuse, dépendance du vrai fascia transversalis, désignée par M. J. Cloquet sous le nom de *septum crurale* (1), dont il faut indiquer la disposition.

J'ai dit ailleurs (2) que le vrai fascia transversalis, arrivé au niveau de l'arcade crurale, y adhérait dans ses deux tiers internes et semblait s'y terminer. Toutefois Thompson, par une dissection minutieuse, parvenait à démontrer qu'au niveau de la portion de l'arcade qui répond à l'orifice de la gaîne fémorale, il ne faisait que s'accoler à son bord inférieur, et que vis-à-vis des loges artérielle et veineuse, il descendait sur la face antérieure des vaisseaux auxquels il fournissait ainsi une seconde gaîne *concentrique* à celle formée par le fascia lata, et qu'il désignait sous ce nom (3). J'ai plusieurs fois vérifié ce fait, auquel, je me hâte de le déclarer, il ne faut attacher aucune importance, et que je n'aurais même pas mentionné, s'il n'expliquait la formation du *septum crurale*. Effectivement, la portion du fascia transversalis qui correspond à l'infundibulum, au lieu de s'enfoncer dans sa cavité, s'insère sur tout le pourtour de l'ouverture qui y conduit, c'est-à-dire sur le ligament de Gimbernat et le ligament pubien de Cooper, en contournant le bord interne de la veine fémorale; il n'existe donc, à proprement parler, d'orifice à la loge lymphatique que quand ce *septum crurale* a été ou enlevé, ou refoulé, et avec lui le péritoine et le fascia celluleux qui le double.

Le septum crural est concave du côté de la cavité abdominale et correspond à la fossette dite crurale du péritoine; il est formé de fibres celluleuses entrecroisées, laissant entre elles des intervalles à travers lesquels passent les vaisseaux lymphatiques,

---

(1) J. Cloquet, thèse de Paris, 1817, p. 73, 74, 75.
(2) Voyez *Région ilio-inguinale*, p. 625.
(3) Thompson, ouvrage complet sur l'*Anatomie du bas-ventre*, 2e livraison. Cet ouvrage n'a eu que trois livraisons, et ne peut être considéré que comme une ébauche.

aussi présente-t-il la plus grande analogie avec la *lame criblée* ou *fascia cribri-formis*. On trouve constamment, enchevêtrés dans les fibres qui le composent, un ou plusieurs petits ganglions lymphatiques que les viscères herniés poussent devant eux (voyez figure 49, page 631). Il est facile de comprendre quel rôle important joue cette lame au devant de l'infundibulum, qui, sans elle resterait pour ainsi dire ouvert et sans défense, prêt à recevoir au moindre effort les anses intestinales, que le péritoine, réduit pour tout soutien à sa lame celluleuse, ne saurait empêcher d'y faire irruption.

La *cavité* de l'infundibulum est conique et dirigée obliquement en avant et en dehors, mais surtout en avant; son sommet, en effet, est très-rapproché de la peau ainsi que sa paroi antérieure, tandis que sa base, c'est-à-dire son embouchure, est profondément située sous l'extrémité interne de l'arcade crurale. Sa longueur ne peut être déterminée d'une manière bien certaine : elle est subordonnée aux variations que présente l'embouchure de la saphène; je l'ai trouvée, terme moyen, de 25 millimètres. Sa largeur en travers, suivant Hesselbach, serait de 10 millimètres chez la femme, et de 5 seulement chez l'homme, différence certainement exagérée; d'autre part, il regagne presque chez ce dernier en étendue antéro-postérieure ce qu'il perd en travers. Il est incontestable que le ligament de Gimbernat, le septum crural et la lame criblée présentent dans le sexe féminin une faiblesse relative qui doit favoriser la sortie des intestins par cette voie.

Dans la cavité de l'entonnoir, on rencontre des vaisseaux lymphatiques, quelques petits ganglions rougeâtres, et une graisse molle et fluide que la pression du doigt introduit dans l'entonnoir fait refluer à travers les trous de la lame criblée mise à découvert. Les vaisseaux lymphatiques font suite à ceux que l'on trouve dans la couche sous-cutanée; après avoir traversé la *lame criblée*, ils pénètrent d'avant en arrière et de haut en bas dans l'infundibulum, dont ils parcourent toute la longueur, et en sortent par les intervalles que laissent entre elles les fibres entrecroisées du *septum crurale*, pour se porter sur les vaisseaux iliaques, autour desquels ils s'enroulent.

L'infundibulum, dont la base est obturée par le septum crural et qui se termine en cul-de-sac à la saphène, ne présente donc point, à proprement parler, d'ouverture; et lorsque, par suite de la déchirure ou de la dépression du septum, les intestins s'y introduisent, ils y restent longtemps contenus et n'en peuvent sortir que par la déchirure ou la dilatation d'une autre paroi. Or, de toutes la plus faible, celle que la simple inspection indique comme devant céder d'abord, c'est la paroi antérieure ou lame criblée, à travers les trous de laquelle les anses intestinales finissent effectivement par se frayer un passage. Nous verrons plus tard, aux déductions pathologiques, les conséquences de ce simple exposé anatomique.

En comparant la loge qui donne passage aux lymphatiques avec celles qui sont traversées par l'artère et la veine, on peut maintenant apprécier les différences qu'elles présentent. La loge artério-veineuse n'est que le commencement d'un canal assez large, surtout comparé à la loge lymphatique, puisqu'il contient deux vaisseaux de gros calibre, et de plus très-long, puisqu'on peut le regarder comme se prolongeant jusqu'au creux poplité, et même jusqu'à l'extrémité du membre pelvien : la loge lymphatique, au contraire, est beaucoup plus étroite et se termine à 25 millimètres au-dessous de l'arcade crurale par un cul-de-sac infundibuliforme. De plus, ce qui, dans la loge artério-veineuse, ferme l'orifice abdominal, c'est l'adhérence intime des vaisseaux au pourtour de l'ouverture, d'où la difficulté, pour ne pas dire l'impossibilité pour les viscères de s'y introduire ; dans la loge lymphatique, au contraire, une lame fibro-celluleuse assez mince seule en défend l'entrée, et les vaisseaux qui la traversent, loin de présenter un obstacle à l'irruption des viscères, la favorisent plutôt. Cette inégalité dans le calibre des vaisseaux, il faut bien se le graver dans l'esprit, est la cause première de toutes les différences que présentent ces deux loges, et si les vaisseaux lymphatiques remplissaient aussi exactement celle qui leur correspond que l'artère et la veine remplissent la leur, s'ils adhéraient de même au pourtour de l'ouverture, l'issue des intestins serait aussi difficile par l'une que par l'autre.

On voit donc, en résumé, que la loge lymphatique, bien distincte sous tous les rapports, mérite à juste titre le nom d'infundibulum ou entonnoir crural, et que la loge artérioso-veineuse doit conserver celui de partie supérieure de la gaîne des vaisseaux fémoraux sous lequel elle est depuis longtemps connue.

Les *rapports* des parois de l'infundibulum avec les organes environnants sont suffisamment connus par la description qui précède ; y revenir serait s'exposer à d'inutiles et fastidieuses répétitions ; mais il reste à étudier ceux de son embouchure avec les artères épigastrique et obturatrice, et avec le cordon testiculaire.

L'artère épigastrique, ainsi que j'ai déjà eu l'occasion de le dire (1), naît de la fémorale, tantôt au-dessous de l'arcade, tantôt immédiatement sous ce ligament, tantôt au-dessus. Une fois détachée du tronc d'origine, elle se porte directement en haut, en avant et en dedans comme pour gagner l'ombilic, appliquée contre le fascia transversalis fibreux, qu'elle perfore bientôt pour se placer entre les fibres charnues des muscles oblique et transverse. Dans le point où elle croise l'arcade crurale, elle se trouve distante de l'entrée de l'infundibulum de 15 à 20 millimètres environ. A ce niveau, elle fournit de petits rameaux transverses tout à fait insignifiants qui se dirigent en dedans vers la symphyse, et dont quelques-uns croisent le ligament de Gimbernat. L'épigastrique ne contracte donc avec l'embouchure de l'entonnoir crural que des rapports trop éloignés pour faire craindre sérieusement de l'intéresser dans l'opération du débridement herniaire ; au dire des auteurs, il n'en serait pas de même de l'obturatrice.

L'artère obturatrice naît tantôt de l'hypogastrique, tantôt de l'iliaque externe ; la fréquence relative de ces deux origines a beaucoup occupé les anatomistes. Les uns, avec Monro et M. Velpeau, pensent qu'une fois sur vingt cette artère tire son origine de l'iliaque externe (2), tandis que Fréd. Meckel avance qu'elle est aussi fréquente qu'à l'état normal. M. J. Cloquet, d'après l'examen de 250 cadavres, dont 125 hommes et 125 femmes sur lesquels la naissance de l'obturatrice fut vérifiée des deux côtés, est arrivé aux résultats suivants : 1° les cas où l'artère obturatrice naît de l'hypogastrique sont de beaucoup les plus nombreux, et dans la proportion de 3 à 1 ; 2° l'artère obturatrice paraît naître un peu plus souvent de l'hypogastrique chez l'homme que chez la femme (3). Sur 40 cadavres examinés dans ce but, je trouve dans mes notes que l'artère obturatrice naissait 42 fois de l'hypogastrique et 38 fois de l'iliaque externe, soit par un tronc commun avec l'épigastrique, soit isolément ; deux fois même de la fémorale, résultat qui se rapproche beaucoup, ainsi qu'on le voit, de

(1) Voyez *Région ilio-inguinale*, p. 621.
(2) Voyez l'article HERNIE INGUINALE du *Dictionnaire* en 30 volumes, p. 443.
(3) J. Cloquet, thèse citée, note de la page 73.

celui de F. Meckel. De cet ensemble de faits il résulte que l'artère obturatrice naît un peu plus souvent de l'hypogastrique que de l'iliaque externe.

Quand l'obturatrice naît de l'hypogastrique, elle gagne directement la partie supérieure du trou obturateur et ne contracte avec l'entonnoir crural aucun rapport; lorsqu'au contraire elle tire origine de l'iliaque externe pour gagner le point par lequel elle doit émerger du bassin, elle se rapproche toujours plus ou moins de l'entrée de l'infundibulum, et il importe alors de préciser ses rapports.

Presque toujours, quand l'obturatrice vient de l'iliaque, elle naît par un tronc commun avec l'épigastrique, et selon que ce tronc se détache de l'iliaque dans un lieu plus ou moins rapproché de l'arcade, selon qu'il est plus ou moins long, les rapports deviennent plus ou moins immédiats (voy. fig. 60, p. 977). Si le tronc commun prend naissance plus haut que l'arcade fémorale, l'obturatrice se dirige immédiatement dans la cavité pelvienne et ne contracte avec l'entonnoir que des rapports fort éloignés; s'il se détache au-dessous de l'arcade, ou même un peu plus bas, il peut alors arriver de deux choses l'une : ou que le tronc commun soit court, ou qu'il soit long. S'il est court, l'obturatrice reste en dehors de l'embouchure de l'infundibulum, dont elle demeure distante de 15 ou 20 millimètres; s'il est long et qu'elle ne se sépare de l'épigastrique que derrière la paroi abdominale, elle peut alors contourner le bord supérieur de l'entonnoir, se placer à sa partie interne, et croiser le ligament de Gimbernat pour venir ensuite gagner le trou obturateur. Ce dernier cas est rare; je l'ai cependant observé plusieurs fois, et notamment sur deux individus atteints, l'un de hernie inguinale, l'autre de hernie crurale. Le collet herniaire se trouvait dans ce dernier cas comme entouré d'un cercle artériel; il n'y avait que la partie inférieure, celle qui répond au ligament pubien de Cooper, qui en fût exempte. On a beaucoup insisté sur les dangers que présenterait pour le débridement une pareille disposition; nous verrons bientôt ce qu'il faut penser de ces craintes, que je n'hésite pas dès à présent à qualifier d'exagérées.

Enfin, quand l'obturatrice naît directement de la fémorale, ou bien encore de la fémorale profonde, de la circonflexe interne, et même de l'iliaque interne, ainsi qu'Hesselbach et M. Velpeau en citent des exemples, on la voit gagner plus ou moins directement le trou obturateur, sans contracter aucun rapport avec l'entrée de l'infundibulum.

J'ai dit précédemment que l'embouchure de l'entonnoir crural était constituée en avant par l'arcade fémorale transformée en gouttière par l'adhérence du vrai fascia transversalis à son bord supérieur. Or, comme c'est dans cette gouttière (voy. fig. 60, p. 977) formant la paroi inférieure du canal inguinal que glisse le cordon spermatique chez l'homme et le ligament rond chez la femme, on comprend combien sont immédiats les rapports de ces deux organes avec le bord antérieur de l'infundibulum, et comment, en débridant de ce côté, on s'exposerait à couper l'artère spermatique. Heureusement que presque jamais, pour ne pas dire jamais, ainsi que je le démontrerai bientôt, l'étranglement ne porte sur ce point, et qu'on n'a nul besoin de s'exposer à ce danger.

Telle est la manière dont je comprends l'entonnoir crural. Cette description est loin de s'accorder avec celle qu'on trouve dans les auteurs classiques; aussi pour la compléter bien plus encore que pour la justifier, est-il indispensable de jeter un coup d'œil rétrospectif sur ce que beaucoup de personnes encore appellent le *canal crural* et l'*anneau crural.*

La dissection de la région inguino-crurale n'est pas chose facile, et lorsque après avoir enlevé la couche graisseuse qui appartient au fascia superficialis, on arrive sur la paroi antérieure de la gaîne des vaisseaux, il faut une certaine habitude du scalpel pour ne point entamer la *lame criblée*, alors même qu'on est prévenu de son existence. Effectivement, elle se confond d'une manière si intime avec la couche profonde du fascia superficialis, et cette fusion est établie par des adhérences si nombreuses, qu'il ne faut pas s'étonner qu'on la détruise si facilement. C'est là ce qui avait constamment lieu autrefois, on l'enlevait, et avec elle le tissu cellulaire qui la double; en sorte qu'une fois détruite, la loge lymphatique se trouvait transformée en une gouttière ovalaire ouverte en avant, dont un des côtés, l'externe, était formé par la veine fémorale et la portion du fascia lata situé au devant d'elle, et l'interne, par le pectiné recouvert de son aponévrose. C'est cette gouttière qu'on avait désignée sous le nom de *fosse ovale*; une ouverture elliptique, allongée suivant le diamètre vertical du membre, y conduisait; les deux bords ou replis qui la circonscrivaient étaient décrits comme ayant chacun une courbe à concavité dirigée, l'externe en dedans, l'interne en dehors, leurs deux extrémités inférieures se rejoignant en bas, au-dessous de la veine saphène, et se fixant supérieurement à l'arcade crurale et au ligament de Gimbernat. Le repli ou bord externe, constitué par le fascia lata, figurait assez bien un croissant terminé par deux cornes : l'une, inférieure, passant au-dessous de la saphène et s'insérant sur l'aponévrose pectinéale; l'autre, supérieure, se fixant à l'arcade crurale. Allan Burns lui avait donné le nom de *bord falciforme du fascia lata*.

A la partie supérieure de cette prétendue *fosse ovale*, dont on enlevait tout le contenu pour parer la préparation, immédiatement au-dessous de l'arcade crurale, apparaissait une ouverture conduisant dans l'abdomen : c'était l'*anneau crural*, c'est-à-dire ce que nous connaissons sous le nom d'embouchure de l'infundibulum.

Les choses ainsi préparées, on avait donc sous les yeux une sorte de gouttière ovalaire largement ouverte en avant du côté de la cuisse, et communiquant avec l'abdomen par l'*anneau crural*. Voyez comment les auteurs ont interprété cette disposition anatomique artificiellement créée par le scalpel.

Scarpa considère qu'à l'*anneau crural* fait suite un canal : c'est la *gouttière ovale*; seulement ce canal est taillé en bec de plume, il ne présente point de paroi antérieure; aussi décrit-il à cette gouttière, outre son orifice supérieur, un large orifice inférieur par lequel pénètre la saphène dans la veine fémorale (1).

M. J. Cloquet, dans sa thèse inaugurale (2), découvre à la gouttière ovalaire de Scarpa une paroi antérieure, c'est-à-dire qu'il décrit un véritable *canal crural*, auquel il donne une ouverture supérieure ou abdominale, une inférieure située à l'entrée de la saphène dans la veine fémorale, puis trois parois, deux postérieures, dont l'une interne et l'autre externe, et une antérieure. Cette dernière est très-exactement décrite, elle est criblée de trous pour le passage des lymphatiques (3); elle adhère intimement au fascia superficialis; mais, chose singulière, le nom de *lame criblée*, de *fascia cribriformis* n'est même pas prononcé. Toutefois si le mot n'appartient point à M. Cloquet, la découverte du fait est bien à lui. Plus loin il ajoute (4)

(1) Scarpa, *Traité pratique des hernies*, traduction par M. Cayol, Paris, 1842.
(2) Thèses de Paris, 1817, n° 129.
(3) *Loc. cit.*, p. 68.
(4) Note de la page 70.

que son ami M. Béclard a, le premier, donné une description exacte du trou de la
veine saphène, c'est-à-dire de l'orifice inférieur du canal crural. Il est probable que
c'est sous l'influence de Béclard que M. Cloquet fit *un trou* à la paroi antérieure de
son canal crural; sans cette préoccupation il eût découvert l'infundibulum, et sa
description eût été irréprochable.

M. Manec, dans sa dissertation inaugurale (1) et M. Bérard aîné (2), faisant abstraction de la gouttière et ne tenant compte que de l'orifice de communication avec
l'abdomen, désignent ce dernier sous le nom d'*anneau crural*, auquel, dit M. Bérard,
aucun canal ne fait suite, de sorte qu'on pourrait, sans inconvénient, supprimer
l'expression du canal crural (3). Ainsi, pour ces deux auteurs, il n'y a qu'un *anneau
crural* par lequel s'échapperaient les hernies.

M. Malgaigne avait, dans sa première édition, en 1858, adopté l'opinion de
M. J. Cloquet; en 1858, c'est encore à l'opinion de M. J. Cloquet qu'il revient.
Mais on voit que les nouvelles recherches ont fait subir un certain ébranlement à ses
idées qui paraissent loin d'ailleurs d'être nettement arrêtées. Ainsi il parle bien d'entonnoir; il trouve même ingénieuse cette comparaison du canal et de la gaîne des
vaisseaux ressemblant à *deux cornets de papier engagés l'un dans l'autre* (4): mais
quelques lignes plus bas il ajoute : » L'*orifice inférieur* du canal est plus ou moins
rapproché de l'*anneau crural*, selon que la saphène s'ouvre plus ou moins haut
dans la veine fémorale; ce qui fait que le canal crural, mesuré d'un orifice à l'autre,
peut se trouver réduit à 5 ou 8 millimètres, et d'autres fois s'allonger jusqu'à 3 ou
4 centimètres. » D'où il résulte bien évidemment qu'il continue à admettre un *canal
crural* ayant deux orifices, l'un supérieur, l'autre inférieur; ce qui est tout à fait en
désaccord avec la description que j'ai donnée conformément aux travaux modernes.

C'est en 1804 qu'A. Cooper (5) prononce le premier mot d'*entonnoir : « La gaîne
des vaisseaux fémoraux, dit-il, a l'apparence d'un entonnoir. » Et il le fait représenter
dans la planche II (fig. 3 et 4). Ses idées furent importées en France par Thompson,
mais beaucoup plus tard, et alors déjà que la description de M. J. Cloquet avait préparé les esprits. Malheureusement, et tout en tenant compte à Thompson de sa difficulté à écrire dans une langue qui n'était pas la sienne, on est obligé de reconnaître
que, loin d'élucider la question, il l'a plutôt embrouillée. Je rends justice à sa manière de disséquer, dont j'ai été souvent témoin j'admire les pièces qu'il a déposées
au musée de la Faculté, mais la vérité me force à dire que ses descriptions sont
inintelligibles, et que les détails superflus dans lesquels il entre, loin de les compléter, ne font que les rendre plus obscures; souvent il se trouve ainsi conduit à
rejeter sur un plan secondaire, parfois même à passer complètement sous silence des
faits d'une importance capitale.

Ce peu de mots suffira, j'espère, pour faire saisir les phases par lesquelles a passé
l'histoire de l'infundibulum ou canal crural. On voit que les dissidences, si profondes
au premier abord, qui séparent la description de MM. Manec et Bérard de celle que
j'ai présentée, tiennent en définitive à la manière fautive suivant laquelle ils dissé

(1) Thèses de Paris, 1826, n° 190.
(2) Article AINE du *Dictionnaire* en 25 volumes.
(3) *Loc. cit.*, p. 38.
(4) *Anatomie chirurgicale*, 2e édition, t. II, p. 291.
(5) A. Cooper, *The Anatomy and surgical treatment of abdominal hernia*. 2e édition, par
Aston Key, 1827.

quaient, et particulièrement à la destruction de cette lamelle qui ferme antérieurement la *fosse ovale*. On comprend maintenant pourquoi j'ai tant insisté sur l'étude de cette *lame criblée*, dont la connaissance va encore nous faciliter l'intelligence des phénomènes de l'étranglement dans la hernie crurale.

Déductions pathologiques et opératoires. — La région inguino-crurale présente des éléments anatomiques nombreux et variés; outre les couches qui lui sont propres, elle est traversée par des organes venus de la cavité abdominale et enveloppés dans des dédoublements aponévrotiques qui les isolent au milieu des autres tissus qui la composent.

Il résulte de là que cette région peut être envahie par des maladies nées et développées dans les couches qui lui appartiennent, et par des affections ayant leur siége primitif dans la cavité abdominale, puis venant apparaître tardivement dans l'aine, soit par la gaîne du muscle psoas iliaque, soit par l'entonnoir crural.

Les collections purulentes de la région inguinale qui siégent dans la couche sous-cutanée s'étalent et ont généralement de la tendance à fuser vers la partie externe, du côté du grand trochanter. L'insertion de la lame profonde du fascia superficialis à l'arcade crurale les empêche de remonter dans la région ilio-inguinale, lorsqu'elles sont situées au-dessous de la couche superficielle.

Lorsque la phlegmasie siége au-dessous du fascia lata, elle se trouve comprimée dans son expansion par cette puissante aponévrose : aussi est-ce surtout à la cuisse qu'on observe les phénomènes de l'étranglement inflammatoire, si bien décrit par Boyer dans les cas de phlegmons profonds ou sous-aponévrotiques; lorsqu'au lieu de pus, c'est du sang, les mêmes phénomènes peuvent s'observer. J'ai publié, dans les *Archives*, l'histoire (1) d'un postillon affecté d'un anévrysme de l'artère crurale dont la rupture eut lieu spontanément; le sang s'infiltra rapidement dans toute la cuisse, et l'aponévrose opposa une si énergique résistance aux efforts du liquide extravasé, que la tuméfaction du membre, depuis le pli de l'aine jusqu'au genou, était uniforme et accompagnée d'empâtement de la couche sous-cutanée comme dans le phlegmon profond. Trompé par cette apparence, Thierry pratiqua à la partie externe de la région inguino-crurale une ponction qui ne donna issue qu'à un jet de sang artériel. Une suture provisoire fut pratiquée, et le lendemain M. Monod, dans le service duquel fut amené le malade, dut lier l'artère iliaque externe. Ce malheureux ayant succombé treize jours après, je constatai à l'autopsie que le sang avait envahi tous les muscles et leurs interstices, mais que la couche sous-cutanée était restée intacte, l'aponévrose n'ayant cédé nulle part.

Des collections purulentes nées dans l'abdomen viennent souvent fuser dans le creux inguinal. Ces abcès, qu'on a désignés sous le nom d'*abcès migrateurs* ou *par congestion*, sont souvent ossifluents; mais ils peuvent aussi être purement phlegmoneux. S'ils ont pris naissance dans la gaîne du muscle psoas iliaque, ils la suivent; et arrivés sous l'arcade crurale, qu'ils soulèvent dans ses deux tiers externes, traversent obliquement la région inguino-crurale de dehors en dedans, passent au-dessous des vaisseaux fémoraux, et se portent jusqu'au petit trochanter. S'ils se sont développés en dehors du fascia iliaca, ils peuvent venir fuser dans la gaîne des vaisseaux fémoraux, ce qui est plus rare, et alors on les a vus simuler un anévrysme (2).

Les ganglions de l'aine sont souvent tuméfiés; il faut toujours alors examiner atten-

(1) *Archives de médecine*, 1840, numéro de juin, p. 189.
(2) Article AINE du *Dictionnaire* en 30 volumes, p. 53.

tivement les régions d'où proviennent les vaisseaux qui s'y rendent. On explorera donc d'abord le membre inférieur, puis les parties génitales, et enfin l'anus, la fesse et même la région dorso-lombaire. La forme et la situation de l'engorgement mettent d'ailleurs bien vite sur la voie, surtout lorsqu'on se rappelle que les lymphatiques des organes génitaux et de l'anus se rendent, ainsi qu'il a été dit précédemment, dans les ganglions situés parallèlement à l'arcade et selon sa direction horizontale; tandis que ceux du membre inférieur se jettent dans les ganglions verticalement dirigés qui occupent le sommet du triangle inguinal.

Lorsque l'inflammation affecte les ganglions sous-aponévrotiques, ce qui est rare d'ailleurs, on voit quelquefois survenir des accidents d'étranglement analogues à ceux que déterminent les hernies. Je ne sache pas qu'on ait trouvé l'explication de ce phénomène bizarre, que les faits suivants mettent hors de toute contestation. Croyant avoir affaire à une hernie crurale étranglée, A. Bérard, dont j'étais alors l'interne, incisait couche par couche les diverses enveloppes de la tumeur, lorsque tout à coup, au moment où il croyait ouvrir le sac, il s'échappa un flot de pus au lieu de sérosité. Un examen plus approfondi prouva qu'on avait affaire à un ganglion suppuré dont l'ouverture fit cesser tous les accidents d'étranglement. J'ai eu dans mon service, à l'hôpital Saint-Antoine, une femme de cinquante ans environ, chez laquelle à plusieurs reprises se développèrent tous les accidents de la hernie étranglée; un fois même je fus sur le point de l'opérer à cause des vomissements de matières stercorales. Ce qui m'arrêta, c'est que quelques semaines auparavant les mêmes symptômes s'étaient présentés, puis s'étaient progressivement dissipés, et qu'il n'était resté dans le pli de l'aine qu'une tumeur indolente bien évidemment formée par des ganglions, et uniquement par des ganglions. De son côté, M. Pétrequin (1) dit que deux fois ayant été appelé en consultation par des confrères pour des cas analogues, et alors qu'on croyait à l'imminence d'une opération, il constata, en explorant attentivement, que la tumeur était formée par le ganglion situé à l'embouchure du canal crural. Peut-être cette dernière circonstance, à savoir, que la tumeur était due à l'engorgement du ganglion situé à l'entrée de l'infundibulum, aurait-elle besoin d'être démontrée d'une manière plus explicite; néanmoins ces observations, ajoutées à celles qui précèdent, prouvent combien il faut être réservé dans le diagnostic qu'on est appelé à porter sur les tumeurs de l'aine.

Comment doit-on ouvrir les collections purulentes de la région inguino-crurale? Si l'incision est faite parallèlement à l'arcade, a-t-on dit, on a, il est vrai, l'avantage d'obtenir une cicatrice qui se cache facilement dans le pli de l'aine, mais souvent les lèvres de la solution de continuité se roulent sur elles-mêmes et entravent la cicatrisation; si au contraire on divise la peau perpendiculairement à l'arcade crurale, on évite ce dernier inconvénient, mais la cicatrice laisse des traces que les malades ont toujours grand intérêt à cacher. Pour les abcès ganglionnaires superficiels, la question me paraît tranchée: il faut les ouvrir parallèlement à l'arcade et par ponction plutôt que par incision. Si au contraire ils sont profonds, sans hésitation on dirigera l'incision parallèlement aux vaisseaux cruraux, non-seulement pour éviter plus sûrement de les blesser, mais aussi parce qu'on n'aura pas à craindre le renversement des bords de la plaie, qui n'a guère lieu que dans ces cas. Il est toujours prudent, lorsqu'on doit porter le bistouri profondément dans cette région, d'explorer le trajet

(1) *Anatomie médico-chirurgicale*, p. 698,

de l'artère comme on le fait avant la saignée ; faute de cette précaution bien simple, on a vu d'habiles chirurgiens ouvrir l'artère fémorale, accident dont la gravité n'a besoin d'aucun commentaire.

On a beaucoup discuté sur la conduite que doit tenir le chirurgien dans les cas de plaie de l'artère fémorale au pli de l'aine : comme les raisons qu'on a invoquées sont fondées presque uniquement sur les dispositions anatomiques, je crois devoir entrer à ce sujet dans quelques détails. Si la blessure a lieu immédiatement au-dessous de l'arcade, c'est-à-dire entre la naissance de l'épigastrique et celle de la profonde, comme l'hémorrhagie a lieu non-seulement par le bout supérieur, mais aussi par l'inférieur, où il est ramené par les anastomoses des branches de la fémorale avec la fessière, l'ischiatique, l'obturatrice, l'épigastrique et la circonflexe iliaque (1), on a proposé de placer une ligature sur les deux bouts. Mais, a-t-on dit, même après avoir agi de la sorte, on n'est pas à l'abri de tout danger ultérieur, et l'expérience a prouvé qu'à la chute des ligatures l'hémorrhagie pouvait reparaître tantôt par le bout supérieur, ce que l'on a attribué au voisinage des grosses collatérales avoisinantes, tantôt par le bout inférieur (2). Nous avons vu en effet que le tronc commun des artères fémorales superficielle et profonde n'avait en moyenne que 4 centimètres (3), de sorte qu'il ne reste entre la ligature supérieure et la naissance de l'épigastrique, de la circonflexe iliaque et quelquefois de l'obturatrice, de même qu'entre la ligature inférieure et l'origine de la profonde, qu'un espace trop restreint pour qu'il puisse se former un caillot obturateur assez long, et par conséquent ayant contracté des adhérences capables de résister à l'effort du sang. Telle est la raison pour laquelle Blandin (4) pense qu'il faut recourir alors d'emblée à la ligature de l'iliaque externe.

Dans le cas où la fémorale a été atteinte au-dessous de la profonde, on conseille également de jeter une ligature sur les deux bouts pour parer à l'hémorrhagie imminente ; mais on ajoute que si la ligature supérieure a été placée trop près de la fémorale profonde, le danger de l'hémorrhagie consécutive par défaut de longueur suffisante du caillot sera bien plus à redouter encore que dans le cas précédent, eu égard au volume de cette énorme collatérale. Que faire alors ? Faut-il, comme on l'a recommandé, avant de placer le fil sur le bout supérieur, dénuder l'artère et s'assurer s'il reste, entre la ligature et la naissance de la profonde, un intervalle suffisant pour l'établissement d'un caillot solide ? et si oui, se borner à placer un fil au-dessus et au-dessous de la blessure ; si non, lier le tronc crural commun au-dessus de la profonde ? Mais en agissant ainsi, on tombe dans l'inconvénient signalé précédemment pour les blessures du tronc fémoral commun, de telle sorte qu'à en croire certains auteurs qui ont singulièrement assombri le tableau, quel que soit le parti qu'on adopte, on serait réellement exposé aux plus grands périls.

Heureusement que le danger est beaucoup moindre qu'on ne l'a fait et que n'auraient pu le laisser supposer les données purement anatomiques. Pour mon compte, je crois qu'il ne serait pas prudent de tenter tout de suite la ligature de l'iliaque externe dans les cas de blessure du tronc fémoral commun, et qu'il vaut toujours mieux lier immédiatement au-dessus et au-dessous de la plaie artérielle ; il sera temps de

---

(1) Velpeau, *Dictionnaire* en 30 volumes, t. XIII, p. 11.
(2) Viguerie, thèse citée, p. 9.
(3) Voyez page 972.
(4) *Anatomie chirurgicale*, p. 359.

découvrir l'iliaque si l'hémorrhagie consécutive survient, ce qui est beaucoup plus rare qu'on ne l'a dit.

Quant à la ligature de la fémorale superficielle, je n'ai à dire qu'une chose : c'est que Roux (1), ayant lié cette artère immédiatement au-dessous de l'origine de la profonde, n'a point eu d'accident à déplorer, probablement, dit Blandin, parce qu'alors le torrent circulatoire, trouvant dans le large calibre de la profonde un débouché facile, ne venait pas ébranler trop violemment le caillot obturateur et la cicatrice artérielle. Il est curieux de voir le même fait anatomique, la présence d'une grosse collatérale dans le voisinage de la ligature, donner ainsi lieu à deux appréciations aussi opposées ; ce rapprochement prouve, mieux que ne pourrait le faire un long raisonnement, combien l'observation clinique peut modifier les idées purement théoriques.

Ce n'est pas seulement dans les cas de plaies de la fémorale qu'on a conseillé la ligature de ce vaisseau dans le triangle inguinal, mais encore dans plusieurs autres affections graves, les fractures compliquées de la jambe, par exemple, et les anévrysmes du creux poplité. Il faut donc examiner sur quel point de l'artère, lorsqu'on a le choix, il convient de porter de préférence la ligature, et l'on peut dire qu'à ce sujet il ne peut y avoir de doute. Règle générale, et malgré quelques succès obtenus, il ne serait point prudent de choisir le tronc commun ; il est infiniment préférable de découvrir la fémorale superficielle au sommet du triangle, c'est-à-dire dans un lieu assez éloigné de la naissance de la profonde.

Relativement au procédé opératoire, il me suffira de dire que pour arriver sur l'artère en ce point, on aura à traverser la peau, la couche sous-cutanée, et enfin l'aponévrose fascia lata, dont le dédoublement constitue la gaîne des vaisseaux fémoraux. Le couturier est rejeté en dehors ; par rapport à la veine, l'artère est en dehors et en avant, la veine en arrière et en dedans, et ces deux vaisseaux sont si intimement unis, qu'il faut de grandes précautions pour les séparer.

Il ne faudrait pas s'effrayer outre mesure de l'ouverture de la veine fémorale, qu'on avait cru longtemps être l'unique voie par laquelle revenait le sang du membre inférieur, j'ai démontré ailleurs (2) que c'était là une erreur anatomique qui avait donné naissance à une déplorable pratique chirurgicale.

Les veines iliaques et la partie supérieure de la fémorale sont dépourvues de valvules : la saphène au contraire en possède une à son embouchure, assez incomplète il est vrai, car elle n'empêche pas le reflux veineux. Aussi la circulation en retour y éprouve-t-elle fréquemment des obstacles, ce que l'on peut attribuer encore à ce qu'elle se trouve pour ainsi dire à cheval sur le repli falciforme du fascia lata à son entrée dans l'infundibulum. Telles sont sans doute les raisons pour lesquelles elle est dans sa partie inférieure le siége fréquent de dilatations variqueuses qu'on observe également, mais beaucoup plus rarement, près de sa terminaison dans la fémorale. J. L. Petit et Macilwain (3) ont observé chacun un cas de tumeur variqueuse de l'extrémité supérieure de la saphène, ayant donné le change et fait croire à une hernie crurale, et pour mon compte, alors que j'étais chargé du service des bandages au parvis Notre-Dame, j'ai observé quelques cas de ce genre qui ne sont peut-être pas aussi rares qu'on pourrait le croire.

C'est au pli de l'aine, dans l'endroit même où l'artère croise l'arcade du pubis,

(1) Blandin, *Anatomie topographique*, p. 598.
(2) Voyez page 153.
(3) P. H. Bérard, *loc. cit.*, p. 48.

qu'on exerce la compression dans toutes les opérations graves qui se pratiquent sur le membre inférieur, alors qu'on redoute une trop grande perte de sang. Là effectivement, la fémorale repose presque immédiatement sur un plan osseux qui offre un point d'appui excellent et que l'on ne retrouve nulle part ailleurs. Mais pour pratiquer efficacement cette compression, il faut se rappeler que la surface du pubis est inclinée en bas et en avant, de telle sorte que ce n'est point *directement* d'avant en arrière qu'il faut presser sur l'artère, ainsi qu'on a généralement l'habitude de le faire mais bien *obliquement de bas en haut* et d'avant en arrière, de manière que la surface des doigts qui compriment soit parallèle à la direction du plan osseux. Ainsi placé, l'aide peut, sans se fatiguer, tenir l'artère aplatie sur le pubis pendant tout le temps nécessaire à l'opération la plus longue.

Cette compression qui n'est pas chose aussi facile que se l'imagine la plupart du temps ceux qui s'en chargent, est quelquefois extrêmement douloureuse, et j'ai vu des malades qui s'en plaignaient très-vivement, non-seulement au moment de l'opération, mais plusieurs jours après. En recherchant sur le cadavre quelle pouvait en être la cause, j'ai vu que chez quelques sujets le nerf crural se trouvait placé très-près de l'artère, qui d'ailleurs répond, ainsi que je l'ai dit ailleurs, plutôt à la gaîne du psoas qu'à l'intervalle qui sépare ce muscle du pectiné. Il doit donc être quelquefois difficile de ne pas comprimer le nerf en même temps que l'artère, et je ne doute pas que les douleurs intolérables éprouvées par quelques malades ne tiennent à la contusion de ce tronc nerveux. J'ai constaté qu'en portant le membre dans l'abduction et la rotation en dehors, on parvenait à dégager la fémorale de la gaîne du psoas ; comme alors, en même temps qu'on évite de contondre le nerf, on place l'artère dans de meilleures conditions pour être exactement comprimée, puisqu'elle repose plus immédiatement sur le plan osseux, c'est là une précaution qu'il ne faut pas négliger quand elle est possible.

C'est par l'entonnoir crural que se font les hernies crurales. Voilà une proposition générale que ne sauraient renverser quelques exceptions dont il importe cependant de tenir compte. A. Cooper, Thompson, MM. J. Cloquet, Velpeau et Demeaux ont en effet cité des cas dans lesquels l'intestin avait pénétré dans la gaîne des vaisseaux fémoraux, se plaçant au devant d'eux, et laissant même en dedans l'artère épigastrique. D'autre part, MM. Laugier, Velpeau et Demeaux ont rapporté des exemples de hernies qui s'étaient fait jour en dedans de l'orifice de l'infundibulum, à travers le ligament de Gimbernat. Voulant classer ces diverses variétés, M. Velpeau a proposé de nommer les hernies qui se font dans la gaîne des vaisseaux, en dehors de l'épigastrique, *hernies crurales externes*, et celles qui ont lieu à travers le ligament de Gimbernat, *hernies crurales internes*, réservant le nom de *hernies crurales moyennes* à celles qui sortent par l'infundibulum lymphatique. Tout en admettant la légitimité de cette distinction fondée sur des faits irrécusables, j'ai hâte d'ajouter, afin qu'on ne soit pas tenté d'y attacher une importance plus grande qu'elle ne mérite, que l'on connaît à peine sept ou huit cas de hernies crurales externes, et cinq ou six de crurales internes, chiffre bien minime si on le compare à celui des hernies crurales moyennes.

Le mécanisme d'après lequel se fait la hernie crurale moyenne, ou hernie crurale proprement dite, est facile à comprendre pour qui possède bien les détails anatomiques dans lesquels je suis entré. Pour pénétrer dans l'infundibulum, l'intestin est obligé de déchirer ou refouler le *septum crurale* ; une fois introduit dans la loge lymphatique, il descend sans difficulté jusqu'à l'embouchure de la saphène, occupant ainsi tout l'entonnoir de sa base à son sommet. Rien n'est plus facile sur le cadavre que de simuler ce premier degré, auquel M. Malgaigne a donné le nom de *pointe de hernie* : il suffit d'enfoncer le doigt indicateur progressivement et doucement dans la fossette crurale, après avoir toutefois enlevé le péritoine, qui offrirait une trop grande résistance et ne céderait qu'à la longue.

A ce premier degré, l'intestin n'a aucune tendance à s'étrangler ; c'est à peine même s'il peut se maintenir dans cette cavité infundibuliforme, dont l'entrée, beaucoup plus large que le fond, ne saurait en aucune manière se rétrécir. Constituée en arrière par le ligament de Cooper, en dedans par le ligament de Gimbernat, en avant par l'arcade crurale, toutes portions fibreuses qui ne peuvent subir aucun retrait, puisqu'elles sont, par leurs deux extrémités, fixées à des os, l'embouchure de l'infundibulum reste toujours fixe et invariable dans ses diamètres, et l'on ne peut faire entrer en ligne de compte le rétrécissement momentané que pourrait à la rigueur lui faire subir un gonflement de la veine fémorale que nous avons vue constituer sa paroi interne. Toutefois Scarpa a prétendu que, si après avoir introduit le doigt dans cette ouverture, et la cuisse étant fléchie sur le bassin, on porte ensuite le membre dans l'extension forcée et l'abduction, on constate un notable resserrement. Le fait est exact, et tient à ce que le fascia lata, inséré au bord inférieur de l'arcade, attire un peu en bas ce ligament dans l'extension du membre inférieur, d'où résulte une diminution légère du diamètre antéro-postérieur de l'orifice infundibuliforme ; mais c'est là tout, et jamais cet abaissement n'est porté au point de rapprocher notablement le ligament de Fallope du bord postérieur, et bien moins encore d'exercer une constriction réelle.

Une fois installé dans cette loge infundibuliforme qu'il s'est créée, et qui ressemble assez bien à la cavité d'un dé à coudre, l'intestin fait effort sur toutes les parois à la fois, et si la force qui tend à le chasser au dehors est supérieure à la résistance de l'une d'elles, il sortira de l'entonnoir pour se porter dans une autre direction. Or, c'est là précisément ce que l'on observe, et la paroi la plus faible, celle qui cède la première, c'est l'antérieure, formée par la *lame criblée*, qui tantôt se laisse déchirer, d'autres fois simplement refouler. On comprend cependant qu'à la rigueur ce soit la paroi postérieure qui faiblisse, et j'ai disséqué une hernie crurale dans laquelle on voyait une portion de l'épiploon qui, après avoir traversé l'aponévrose pectinéale, s'était mise en rapport immédiat avec les fibres de ce muscle.

Dès qu'il est sorti de l'infundibulum, l'intestin n'éprouve qu'une résistance médiocre de la part de la couche profonde du fascia superficialis ; il s'étale alors et forme une tumeur arrondie située au-dessous de l'arcade crurale, vers l'épine pubienne, et d'un volume qui ne dépasse pas habituellement celui d'une noix ou d'un gros marron. Cette irruption de l'intestin hors de l'infundibulum constitue le deuxième degré de la hernie crurale.

Dans un troisième et dernier degré, auquel il n'est pas très-fréquent de le voir parvenir, l'intestin se porte en dehors et en haut vers l'épine iliaque antérieure, parallèlement et au-dessous de l'arcade crurale, entre elle et ce pli que j'ai dit ne pas devoir être confondu avec celui de l'aine, et qui résulte de la flexion de la cuisse sur l'abdomen. On a cherché quelle pouvait être la cause qui faisait que les viscères se portaient toujours dans cette même direction, et Scarpa a pensé que cela dépendait uniquement de la flexion répétée du membre inférieur. Sans nier que ce mouvement y contribue, je crois qu'il faut chercher ailleurs la raison de cette disposition si constante; elle réside dans les conditions anatomiques. A sa sortie de l'infundibulum, l'intestin se trouve arrêté en bas et en dedans par les adhérences très-intimes de la couche sous-cutanée à l'aponévrose, adhérences formées en partie par les vaisseaux qui se portent des couches superficielles dans les profondes, en partie par du tissu cellulaire condensé. En dehors, cette disposition n'existant pas, l'intestin s'insinue sans obstacle de ce côté, aidé dans ce mouvement rétrograde et ascensionnel par les mouvements répétés de flexion de la cuisse sur le bassin.

La hernie crurale présente donc trois degrés, et à chacun de ces degrés correspond une direction nouvelle.

Au premier degré l'intestin est dirigé suivant l'axe de l'infundibulum, c'est-à-dire en bas et en avant. Aussi sa réduction est-elle très-facile ; elle se fait même à l'insu du malade, qui souvent ignore complétement l'affection dont il est atteint. C'est qu'en effet, à cette période, la hernie fait à peine saillie et ne traduit son existence que par des phénomènes qui la plupart du temps passent inaperçus.

Au deuxième degré, l'intestin sorti par la paroi antérieure de l'entonnoir se dirige en avant directement, et fait avec l'axe de l'infundibulum un angle obtus ouvert en haut, dont le sinus embrasse l'arcade crurale.

Enfin, au troisième degré, les viscères, se portant en haut et en dehors, n'ont plus aucun rapport avec la direction première de l'infundibulum, dont ils s'écartent de plus en plus.

Il est difficile de donner, par une comparaison, une idée de cette triple direction de la hernie crurale arrivée à son complet développement ; cependant, s'il m'était permis d'en proposer une, je dirais qu'elle se rapproche beaucoup des inflexions que décrit l'aiguille à ligature dite de Deschamps. La courbure de l'aiguille représente d'autant mieux la direction de l'intestin au premier et au deuxième degré, que le canal herniaire, dont les angles s'effacent par la traction des viscères, s'arrondit et décrit un arc de cercle concave supérieurement ; quant au trajet que suit la hernie dans son troisième degré, il est parfaitement représenté par la position du manche de l'instrument.

Le sac herniaire suit dans son évolution toutes les péripéties de cette migration successive des viscères. Tant que l'intestin reste dans l'infundibulum, il en conserve la forme; il est conique, et par conséquent sans collet, ainsi que l'a d'ailleurs parfaitement noté A. Cooper. Plus tard, lorsque la hernie s'échappe de l'infundibulum, si sa sortie se fait non par refoulement de la lame criblée, mais par déchirure ou dilatation d'un des trous qu'elle présente, c'est à ce niveau que le sac sera resserré, qu'il présentera son *collet.* Hesselbach, M. J. Cloquet (1) et M. Demeaux (2) ont montré des cas dans lesquels la lame criblée avait même été ainsi traversée en plusieurs points par les viscères, en sorte que le sac primitif paraissait comme surmonté de plusieurs sacs secondaires. Enfin, si la hernie continue son évolution et passe au troisième degré, le fond du sac se développe et se dilate proportionnellement; mais sa partie la plus rétrécie, c'est-à-dire son collet, siége encore au niveau de l'orifice du fascia cribriformis.

Il suit de là que l'étranglement, quelle que soit d'ailleurs l'idée qu'on se fasse de sa nature et de sa cause, n'existe pas à *l'anneau crural*, ainsi qu'on l'a cru long-

(1) Thèse pour le concours de chef des travaux anatomiques. Paris, 1819, pl. IV, fig. 7.
(2) Thèse de Paris, 1843, p. 28.

temps et que le croient encore à tort certaines personnes qui persistent dans les errements anciens. Comment admettre, en effet, que ce qu'on appelait autrefois l'anneau crural, c'est-à-dire l'entrée de l'entonnoir que j'ai démontré n'être susceptible d'aucun resserrement à l'état normal, puisse jouir de cette propriété à l'état pathologique, alors qu'il a été depuis longtemps dilaté par la présence des viscères herniés? Ce qui a induit en erreur, et ce qui y maintient encore les chirurgiens qui ne veulent pas accepter les idées modernes, c'est que lorsqu'on opère une hernie crurale étranglée, le lieu où siège la constriction paraît profondément enfoncé et comme caché sous l'arcade crurale, tandis qu'il semblerait de prime abord devoir en être autrement, dans l'hypothèse de l'étranglement au niveau de la lame criblée. Mais les dissections de M. Demeaux (1) ont démontré péremptoirement que l'ouverture par laquelle l'intestin s'échappe de l'entonnoir n'est jamais située qu'à quelques millimètres au plus du ligament de Gimbernat et de l'arcade crurale ; ce qu'il faut attribuer, d'une part à ce que l'intestin hernié attire toujours le collet du sac du côté de la cavité abdominale, et d'autre part à ce que les tentatives de taxis qui précèdent toujours l'opération le repoussent vers l'embouchure de l'entonnoir. Telle est la disposition qui en impose sur le vivant et fait croire qu'après le débridement et la réduction de l'intestin, on a porté le bistouri sur le contour même de l'entonnoir, alors cependant qu'on n'a divisé que le collet du sac et le fascia cribriforme. M. Velpeau, qui le premier a attiré sur ce sujet l'attention des médecins, a prouvé cliniquement, depuis plus de quinze ans, que le débridement pratiqué au niveau de la lame criblée suffisait toujours pour lever l'étranglement, et pour mon compte, depuis quatorze ans, je n'ai jamais agi autrement. Lorsque j'opère une hernie crurale étranglée, j'ai l'habitude, pour rendre aux élèves le fait aussi démonstratif que possible, de ne me servir pour effectuer le débridement que de ciseaux mousses, et de les diriger toujours sur la partie du cercle constricteur qui repose sur le pectiné. Dans presque tous les cas ce procédé m'a suffi, ce qui aurait été impossible si la constriction eût été exercée par l'orifice de l'entonnoir, puisque les ciseaux portés de ce côté n'auraient rencontré que le pubis.

Ce n'est pas cependant que je veuille absolument nier que quelquefois la constriction puisse avoir lieu à la base même de l'infundibulum ; mais alors ce n'est point son contour fibreux qui étrangle, mais bien ou le collet du sac rétrocédé, ou le septum crural, ou bien encore les fibres du ligament de Gimbernat dans les cas plus rares où l'intestin a traversé ce ligament.

Dans l'immense majorité des cas, c'est donc au niveau du fascia cribriformis que siège l'étranglement, qu'il soit produit d'ailleurs par le sac, ou le contour fibreux d'une des ouvertures de la lame criblée, ce que je ne veux pas examiner en ce moment ; mais il ne peut être produit par la constriction de l'orifice infundibuliforme, c'est-à-dire de ce qu'on appelait autrefois l'anneau crural, alors même qu'il a lieu exceptionnellement à son niveau.

Que dire maintenant de tous les procédés inventés pour débrider sûrement cet *anneau crural* et éviter la blessure des artères qui l'avoisinent, si ce n'est qu'ils sont tous au moins inutiles. Il me suffira donc de les rappeler, ne fût-ce qu'à titre de documents historiques. Sharp et Dupuytren, qui dirigeaient leur incision en haut et en dehors, se proposaient d'éviter l'épigastrique en agissant parallèlement à cette

_____

(1) Thèse citée, p. 28.

artère. Arnauld et A. Cooper conseillaient la section directe en haut, méthode dangereuse, et qui aurait, dit-on, amené deux fois entre les mains d'Arnauld la blessure de l'artère spermatique. Gimbernat et Boyer portaient le bistouri en dedans sur l'angle interne de l'anneau, et n'avaient à redouter que l'artère obturatrice faisant anormalement le tour du collet du sac. Personne toutefois n'avait pensé à débrider directement en bas, lorsque M. Verpillat (1) donna formellement ce conseil. La vérité est que par ce dernier procédé on peut, en divisant le ligament pubien de Cooper, obtenir un élargissement notable de l'embouchure de l'infundibulum, ce qui n'avait pas été soupçonné jusqu'alors. Si donc j'avais à choisir, *théoriquement s'entend*, entre tous ces procédés, c'est à celui de M. Verpillat que je donnerais la préférence, parce qu'il n'expose à aucun danger, ou bien encore j'adopterais celui de Vidal (de Cassis), qui n'est que la réunion de tous les autres, puisqu'il consiste à débrider un peu partout et nulle part profondément.

Mais on ne saurait trop le répéter, tous ces moyens inventés pour éviter des dangers imaginaires tombent devant cette considération que jamais la constriction n'est exercée par l'*anneau crural* proprement dit, c'est-à-dire par l'orifice de l'entonnoir; et à l'appui de cette proposition démontrée directement par de nombreuses dissections de hernies étranglées, j'ajouterai une dernière preuve, à savoir, l'extrême rareté des blessures artérielles comparée au nombre considérable d'opérations journellement pratiquées dans les hôpitaux.

Il est une dernière considération qui se rattache au manuel opératoire de la hernie étranglée, et dont on a demandé vainement la solution à l'anatomie topographique, je veux parler du nombre de couches que l'on doit traverser avant d'arriver au sac herniaire. Les auteurs ne sont pas d'accord à ce sujet et ne pouvaient l'être, car il n'y a effectivement rien de fixe. Quelquefois l'intestin se trouve directement sous la peau, d'autres fois il faut, pour arriver à lui, traverser des couches cellulo-graisseuses épaisses, entremêlées de nombreux ganglions lymphatiques. Pour les cas ordinaires, j'admettrai volontiers avec M. Velpeau (2) quatre couches essentielles au devant de l'intestin : la peau, le fascia sous-cutané, le fascia sous-péritonéal, et le sac. Mais il faut ajouter avec Scarpa, que souvent les viscères, par suite de l'amincissement et de l'adhérence des feuillets aponévrotiques, sont tout à fait sous-cutanés, surtout dans les hernies dépourvues de sac comme certaines hernies du cæcum. Dans un cas qui ne sortira jamais de ma mémoire, du premier coup de bistouri, qui n'avait cependant strictement intéressé que la peau préalablement soulevée et détachée de la couche sous-cutanée au moyen d'un pli, ainsi qu'on le conseille pour plus de sécurité, j'ouvris un petit corps grisâtre de la cavité duquel s'écoula immédiatement un peu de liquide ayant l'odeur des matières fécales : c'était l'appendice cæcal auquel faisait suite le cæcum hernié, *sans sac*, que je fus obligé de séparer, par une dissection minutieuse, des adhérences qu'il avait contractées. Le débridement pratiqué, je réduisis l'intestin, ne conservant au dehors que l'appendice; huit jours après le malade était complètement guéri. Je suis convaincu que si je n'avais pas pris la précaution de faire préalablement un pli à la peau, je serais entré d'emblée dans l'intestin.

(1) Thèses de Paris, n° 284, p. 9.
(2) *Anatomie chirurgicale*, 1837, t. II, p. 513.

2° Région fessière.

Les *limites* de cette région sont : en haut, le contour de l'os des iles : en bas, le pli de la fesse, formé par le bord inférieur du grand fessier ; en arrière, la gouttière sacrée ; en avant, enfin, une ligne fictive abaissée de l'épine iliaque antérieure au grand trochanter et se prolongeant inférieurement, en suivant le bord externe du fémur, jusqu'à la rencontre du pli de la fesse.

Les parties molles qui constituent cette région recouvrent en totalité la fosse iliaque externe, la grande échancrure sciatique, la face postérieure de l'articulation coxo-fémorale, du col fémoral et du grand trochanter ; elles reposent donc, dans la plus grande partie de leur étendue, sur des surfaces osseuses qui leur fournissent des points d'appui solides et résistants.

Anatomie des formes. — Outre la ligne semi-circulaire formée par la crête iliaque qui limite supérieurement la région et se termine en avant par l'épine iliaque antérieure, on rencontre en avant et en bas un relief considérable formé par le grand trochanter, et en arrière, sur un plan un peu inférieur, la tubérosité de l'ischion sur laquelle repose le poids du tronc dans la station assise. De ces trois saillies, deux sont fixes, l'épine iliaque antérieure et l'ischion, la deuxième seule est mobile, se portant tantôt en avant, tantôt en arrière, décrivant un arc de cercle dont le centre est représenté par la cavité cotyloïde et le rayon par le col du fémur.

En arrière de la saillie trochantérienne existe, surtout chez les individus maigres, une dépression longitudinale qui a reçu le nom de gouttière ischio-trochantérienne ; chez les femmes dont la fesse est arrondie, tant à cause de l'évasement du bassin qu'en raison de la quantité plus considérable de graisse qui s'accumule sous les téguments, cette dépression est à peine marquée.

Structure et superposition des plans. — La *peau*, souple mais très-épaisse, se laisse facilement distendre par les tumeurs volumineuses qui se développent assez fréquemment dans cette région. On y voit les orifices des nombreux follicules sébacés qu'elle renferme ; leur inflammation donne fréquemment naissance à des furoncles dont la fesse paraît être le lieu d'élection.

La *couche sous-cutanée* est épaisse et formée par une graisse rougeâtre contenue dans des aréoles fibreuses, où elle paraît être dans un état de compression permanent. Lorsqu'en effet on incise la peau en y comprenant la couche sous-cutanée, on voit les pelotons graisseux faire hernie sur la surface de la coupe. Ces aréoles sont formées par des tractus fibreux qui se détachent de la face profonde du derme, et se portent sur l'aponévrose où elles s'insèrent. Au niveau de l'ischion et du grand trochanter, ce tissu cellulaire se dépouille de sa graisse, prend l'aspect lamelleux et souvent se convertit en bourse séreuse, suivant la remarque de M. Velpeau.

La couche sous-cutanée de la région fessière, qui présente avec celle du talon une grande analogie, paraît comme elle destinée à servir de coussinet aux parties profondes pour les protéger contre les pressions inévitables dans la position assise. C'est là ce qui explique son épaisseur, sa dureté et aussi cette sorte d'élasticité dont elle jouit, grâce à la compression permanente dans laquelle se trouvent les vésicules graisseuses qui la constituent. Elle communique avec les couches semblables des régions qui l'avoisinent, et au niveau du bord antérieur du grand fessier, se met en rapport avec celle qui règne au-dessous de ce muscle.

La *couche aponévrotique* est ici représentée par une lamelle celluleuse assez peu dense qui recouvre les fibres du grand fessier et les accompagne partout où elles s'insèrent. Là où le grand fessier n'existe pas, en haut et en avant par exemple, elle est représentée par la lame fibreuse dense et épaisse qui recouvre le moyen fessier. Elle est d'ailleurs sans grande importance pratique.

Au-dessous d'elle apparaît un *premier plan musculaire*, constitué presque exclusivement par le grand fessier qui ne fait effectivement défaut qu'en haut et en avant, là où il laisse à découvert le bord supérieur du moyen fessier.

Ce grand fessier, formé de faisceaux charnus, épais, distincts, séparés les uns des autres par des interstices celluleux quelquefois considérables qui en font comme autant de muscles isolés, est dirigé obliquement en bas et en avant des deux tiers postérieurs de la crête iliaque, des bords du sacrum et de ceux du coccyx, à la ligne qui descend du grand trochanter à la *ligne âpre* du fémur. Lors donc qu'on veut pénétrer dans les couches situées au-dessous de lui sans couper ses fibres en travers, il faut donner à l'incision cette même obliquité en bas et en avant, c'est-à-dire des bords du sacrum au grand trochanter. Aponévrotique à ses attaches pelviennes qui se continuent avec la lame dense et fibreuse de la masse sacro-lombaire, il se résout inférieurement en un large tendon fournissant une expansion fibreuse à l'aponévrose de la cuisse; en avant et en haut, son bord supérieur est reçu dans un dédoublement de l'aponévrose superficielle qui se replie pour passer au-dessous de lui et se continuer avec celle du moyen fessier; en bas, son bord inférieur, au niveau de la région périnéale postérieure ou anale, forme paroi de la fosse ischio-rectale, et se trouve reçu dans un recourbement de cette même aponévrose implantée sur le bord inférieur du grand ligament sacro-sciatique.

Deux bourses séreuses ou synoviales appartiennent à la face profonde du grand fessier. L'une le sépare de la tubérosité de l'ischion et des origines des muscles qui s'y insèrent : elle est généralement peu développée; l'autre, beaucoup plus prononcée, favorise le glissement de son tendon sur le grand trochanter. Très-étendue et recouvrant toute la partie supérieure de cette saillie osseuse, elle est fréquemment le siége d'épanchements séreux ou sanguins.

Le *deuxième plan musculaire* est formé en haut et en avant par le moyen fessier, un peu plus en arrière par le pyramidal, les jumeaux, l'obturateur interne, et tout à fait en bas par le carré crural, la partie supérieure des demi-membraneux, demi-tendineux, biceps, triceps fémoral et grand adducteur. Mais cette seconde couche de muscles est séparée de la première, d'abord par l'aponévrose du moyen fessier de laquelle se détache une lame cellulo-fibreuse qui passe au devant des organes auxquels livrent passage les grandes et petites échancrures sciatiques, et se fixe sur le bord supérieur du grand ligament sacro-sciatique, et ensuite par une couche de tissu graisseux très-abondant.

L'aponévrose du moyen fessier est nacrée, resplendissante, très-forte et très-résistante, en sorte que les collections ou tumeurs qui se développent au-dessous d'elle ont beaucoup de difficulté à la repousser et à s'en dégager; mais il n'en est pas de même de la lamelle qui lui fait suite, et qu'on peut regarder comme continuant l'aponévrose profonde du grand fessier. Celle-là est fibro-celluleuse et paraît destinée, sinon à fermer solidement l'échancrure sciatique, du moins à maintenir la couche graisseuse au milieu de laquelle sont plongés les muscles, vaisseaux et nerfs qui en sortent.

Cette couche graisseuse est rougeâtre, abondante, contenue dans les cellules à mailles très-lâches et susceptibles de se laisser facilement infiltrer. Elle communique largement avec le tissu cellulaire intra-pelvien, et en particulier avec celui de l'espace pelvi-rectal supérieur (1), par l'échancrure sciatique : d'autre part, elle se continue presque sans interruption avec celui des régions environnantes, de la cuisse surtout, par l'intermédiaire du nerf sciatique, qu'elle accompagne dans la gouttière ischio-trochantérienne.

Ce n'est donc qu'après avoir enlevé avec beaucoup de soin et de précaution cette couche graisseuse que l'on découvre les divers muscles du second plan déjà énumérés, sur lesquels il faut revenir, et les vaisseaux et nerfs.

Le *moyen fessier* remplit complétement la fosse iliaque, et ses fibres sont dirigées en éventail des trois quarts antérieurs de la circonférence de l'os iliaque au bord supérieur et externe du grand trochanter. Son bord inférieur est côtoyé par le pyramidal, dont il est séparé par les vaisseaux et nerfs fessiers.

Le *pyramidal*, obliquement étendu de la face antérieure du sacrum au bord supérieur du grand trochanter, remplit presque complétement l'échancrure sciatique. Supérieurement, entre lui et le bord de l'échancrure, passent les vaisseaux et nerfs fessiers; inférieurement, dans l'espace qui le sépare du petit ligament sacro-sciatique, s'engagent les vaisseaux ischiatiques, les vaisseaux et nerfs honteux internes, et enfin les grands et petits nerfs sciatiques.

Au-dessous du pyramidal se remarquent l'*obturateur interne*, qui sort du bassin par la petite échancrure sciatique, et les vaisseaux et nerfs honteux internes, qui y rentrent; enfin les deux *jumeaux* supérieur et inférieur, qui n'offrent rien de remarquable.

Tout à fait inférieurement se voient le *carré crural* et la partie supérieure du faisceau des muscles qui s'insèrent à la tubérosité ischiatique.

Au-dessous du moyen fessier vient le *petit fessier*, bien moins étendu que le moyen, et formant à lui seul le *troisième plan musculaire*. Rayonné, triangulaire, étendu de la ligne courbe inférieure de l'os iliaque au bord antérieur et supérieur du grand trochanter, ce muscle remplit la partie la plus profonde de la fosse iliaque externe.

Enfin, ce dernier muscle enlevé, on découvre, sur un *quatrième et dernier plan*, la face externe de l'os iliaque et la partie postérieure de l'articulation coxo-fémorale ; puis au-dessous de tous les autres muscles de la couche précédente, la grande échancrure sciatique qui ouvre aux instruments et aux projectiles un accès facile dans la cavité pelvienne. Plus bas, se voit le petit ligament sacro-sciatique ; et enfin, tout à fait inférieurement, le tendon de l'obturateur externe au-dessous du carré crural et du jumeau inférieur.

Vaisseaux et nerfs. — Les *artères* sont nombreuses et importantes, et viennent toutes de l'hypogastrique : ce sont la *fessière*, l'*ischiatique* et la *honteuse interne*.

La *fessière*, la plus volumineuse des branches fournies par l'hypogastrique, après un court trajet, émerge du bassin par la partie la plus élevée de l'échancrure sciatique, au-dessus du pyramidal. Immédiatement après sa sortie, elle se divise en plusieurs branches divergentes, parmi lesquelles on en distingue une dite superficielle qui se place entre le moyen et le grand fessier, et se dirige, en décrivant une courbe

(1) Voyez page 827.

à concavité inférieure, vers l'épine iliaque antérieure, s'anastomosant avec les rameaux de la circonflexe iliaque, de l'ilio-lombaire, et des lombaires ; et une profonde qui se distribue au petit fessier, puis se porte en bas vers l'articulation coxo-fémorale, à la rencontre de l'artère ischiatique, à laquelle elle s'unit ainsi qu'à la circonflexe externe.

L'*artère ischiatique*, généralement moins volumineuse que la fessière, acquiert cependant quelquefois un calibre aussi considérable et même supérieur à celui de la honteuse interne : elle sort du bassin par la portion la plus inférieure de l'échancrure sciatique, et apparaît à la fesse dans le triangle formé par le bord inférieur du pyramidal, le bord externe du grand ligament sciatique et le bord supérieur du carré crural. C'est dans l'aire de ce triangle que se rencontrent également le nerf sciatique et l'artère honteuse interne. L'ischiatique est située en avant du nerf sciatique, immédiatement au-dessous des fibres du grand fessier qu'elle sépare des muscles jumeaux, obturateur interne et carré crural, et se subdivise en rameaux musculo-cutanés ascendants et descendants, en rameaux qui pénètrent et accompagnent le nerf sciatique, et en rameaux anastomotiques qui s'abouchent avec les terminaisons de la circonflexe interne et de la première perforante. M. Manec a déposé au musée anatomique de Clamart une pièce où le tronc de l'artère ischiatique, presque aussi volumineux que celui de l'hypogastrique, descend jusqu'à la partie inférieure de la cuisse et donne naissance à la poplitée, tandis que l'artère fémorale, réduite à une branche de troisième ordre, se termine au niveau de l'articulation du genou en formant la collatérale interne supérieure. On comprend combien une semblable disposition embarrasserait le chirurgien dans le cas où, pour une plaie des artères de la jambe, il voudrait, suivant le conseil de Dupuytren, lier la fémorale dans le triangle inguinal.

La *honteuse interne* ne fait qu'apparaître dans la région ; on la trouve tout à fait au sommet du triangle précédemment indiqué, formant une anse qui embrasse par sa concavité le sommet de l'épine sciatique. Un peu moins volumineuse que l'ischiatique, elle sort de la grande échancrure en arrière d'elle, contourne l'épine sciatique, s'engage sous le grand ligament sciatique et rentre dans le bassin par la petite échancrure. Dans ce court trajet extra-pelvien, elle ne fournit que quelques rameaux aux muscles jumeaux et obturateur interne, au-dessus desquels elle est située. Elle s'anastomose, avec les rameaux terminaux des fessière et ischiatique et avec quelques autres de la fémorale provenant des circonflexes et perforantes.

De ces diverses anastomoses il résulte que les artères iliaque externe et fémorale communiquent largement avec l'hypogastrique, et qu'après la ligature d'un de ces troncs, c'est par l'intermédiaire de la région fessière que se rétablit la circulation. D'où cette conséquence qu'après l'opération il faudra faire en sorte de ne point gêner le cours du sang dans les anastomoses, soit par l'application de bandages trop serrés, soit en laissant le malade se coucher sur la fesse du côté opéré.

Les *veines* sont relativement très-volumineuses, principalement celles qui entourent le tronc de la fessière ; elles lui sont si intimement unies, que leur isolement constitue réellement le temps le plus difficile de la ligature de cette artère.

Les *vaisseaux lymphatiques* sont divisés en *superficiels* et *profonds*. Les superficiels se rendent dans les ganglions de l'aine, et les profonds se jettent dans les ganglions intra-pelviens.

Les *nerfs* viennent, quelques-uns du plexus lombaire par la branche inguinale externe, et sont destinés à la peau de la partie supérieure de la fesse; d'autres du cordon lombo-sacré, ce sont les fessiers supérieurs, branches musculo-cutanées. Les fessiers inférieurs, le nerf honteux interne et les grand et petit nerfs sciatiques, émanent du plexus sacré.

Les *nerfs fessiers* et *honteux interne* ne doivent être notés qu'en raison de leur proximité des vaisseaux de même nom, et de la possibilité de les saisir lorsque l'on veut en pratiquer la ligature.

Quant au *grand nerf sciatique*, le plus important de tous, et le seul qui mérite d'appeler spécialement l'attention, il sort du bassin par la grande échancrure sciatique, entre le pyramidal et le jumeau supérieur, se dirige un peu en avant pour gagner la base de l'épine sciatique, sur laquelle il repose sans intermédiaire autre qu'un peu de tissu celluleux, puis vient se placer en dehors de l'ischion, dans la gouttière qui sépare cette éminence du rebord cotyloïdien. Il croise les muscles jumeaux, obturateur et carré, au-devant desquels il passe, et n'est séparé de la peau, depuis son émergence du bassin, que par les fibres du grand fessier, dont il se dégage au-dessous du pli de la fesse. A sa sortie du bassin, il est situé entre l'artère honteuse interne qu'il laisse en arrière et l'ischiatique qui se déjette en avant; il occupe à peu près le milieu du triangle intercepté par le pyramidal, le carré crural et le grand ligament sciatique. Il répond enfin, extérieurement, à la gouttière longitudinale qui existe chez les individus maigres entre le grand trochanter et la tubérosité sciatique, plus rapproché cependant de cette dernière éminence. Nous verrons bientôt comment ces données peuvent être utilisées, soit pour comprimer, soit pour découvrir ce nerf, soit pour diriger sur lui des applications médicamenteuses.

Déductions pathologiques et opératoires. — J'ai signalé précédemment, mais sans y insister, les trois saillies de l'épine iliaque, du grand trochanter et de la tubérosité ischiatique; il importe maintenant de préciser leur position respective pour l'intelligence des phénomènes pathologiques que l'on observe à la région fessière.

Sur un sujet bien conformé, dans la station ou dans le décubitus dorsal, les membres inférieurs étant étendus et rapprochés, le grand trochanter se trouve sur le milieu d'une ligne menée de l'épine iliaque antérieure à la tubérosité ischiatique, c'est-à-dire à peu près à égale distance de ces deux saillies. Dès qu'on imprime à la cuisse des mouvements de rotation, on voit l'éminence trochantérienne se porter alternativement en avant ou en arrière par un mouvement d'arc de cercle, mais sans se rapprocher cependant d'une manière sensible, soit de l'épine iliaque, soit de l'ischion, qui restent fixes. D'où il suit qu'une des premières choses que le chirurgien doit chercher à reconnaître sur un individu chez lequel il y a lieu de soupçonner une lésion de la hanche, c'est la position qu'occupent respectivement ces trois éminences osseuses; le déplacement du grand trochanter au-dessus et au-dessous de la ligne précitée, facile à constater par la mensuration, suffit déjà pour donner l'éveil et faire craindre, soit une luxation, soit une fracture du fémur ou du bassin.

Le pli de la fesse et la gouttière ischio-trochantérienne acquièrent également, dans ces circonstances, une grande importance. Dans les luxations en arrière, la dépression post-trochantérienne disparaît, et la région fessière s'arrondit; d'autre part, le pli de la fesse, formé, ainsi qu'il a été dit déjà, par le bord inférieur du grand fessier qu'entraîne en haut et en arrière le déplacement du grand trochanter, remonte et devient oblique en bas et en arrière, de transversal qu'il est habituellement.

Insister davantage sur ces diverses particularités serait s'exposer à faire de la pathologie; mais ce que je viens de dire suffit pour démontrer de quelle importance il est pour le chirurgien de se bien pénétrer de tous ces détails d'anatomie normale.

La fesse est fréquemment le siége de collections purulentes, mais la plupart de celles qu'on y observe sont venues de loin ; très-peu prennent naissance dans la région même. C'est qu'en effet, par l'intermédiaire de l'échancrure sciatique, les couches celluleuses profondes se continuent sans interruption avec celles du bassin, et principalement avec le tissu cellulaire à larges mailles qui occupe l'espace pelvi-rectal supérieur, lequel est lui-même en communication directe avec celui qui tapisse la face antérieure des corps vertébraux. Aussi n'est-il pas rare de voir le pus provenant de caries de la colonne, soit sacrée, soit lombaire, soit dorsale, soit même cervicale, venir fuser par la partie inférieure de la grande échancrure sciatique, et apparaître au bas de la fesse en soulevant le grand fessier. Arrivé là, tantôt le liquide remonte entre le grand et le moyen fessier du côté de l'épine iliaque antérieure et supérieure, et alors la fesse prend une forme arrondie ; d'autres fois, suivant le trajet du nerf sciatique, il envahit la partie postérieure de la cuisse et descend jusque dans le creux poplité.

Il en est de même de quelques abcès intra-pelviens, soit idiopathiques, soit symptomatiques d'affections des os du bassin ; c'est toujours par la partie inférieure de l'échancrure, c'est-à-dire entre les bords inférieur du pyramidal et supérieur des jumeaux qu'ils fusent, et rarement par le point où émergent les artères et veines fessières. Là, en effet, existe une lamelle fibreuse très-résistante, continuation de l'aponévrose pelvienne qui enveloppe les vaisseaux fessiers, les unit intimement l'un à l'autre et au bord supérieur du pyramidal, et rend, ainsi que je l'ai dit déjà, très-difficile l'isolement de l'artère et des veines. Pour ouvrir ces abcès, j'ai l'habitude de soulever le bord inférieur du grand fessier, et de plonger obliquement, de bas en haut, le bistouri ; on évite ainsi d'intéresser les fibres de ce muscle, et de plus on a l'avantage de se conformer au sage précepte de Boyer, qui consiste à ne donner issue au pus des abcès par congestion que par une ouverture oblique et très-étroite.

C'est également par cette portion de l'échancrure que sortiraient les intestins dans l'ischiocèle. Mais comme le seul fait observé jusqu'ici par le docteur John n'a été rapporté par A. Cooper qu'avec des détails complétement insuffisants, je crois devoir imiter la réserve de M. Velpeau, et dire avec lui qu'il convient d'attendre d'autres observations pour en parler d'une manière certaine.

J'ai déjà signalé deux bourses séreuses constantes et normales, appartenant toutes les deux au grand fessier, mais il en est encore deux autres, accidentelles, décrites par M. Velpeau, et dont les maladies pourraient induire en erreur le médecin qui ne serait pas prévenu de leur existence chez certains sujets. Ces deux cavités closes sont toutes deux sous-cutanées, et se rencontrent, l'une au-dessous de la tubérosité sciatique, l'autre sur la face externe du grand trochanter ; comme tous les organes de même nature, elles peuvent devenir le siége d'épanchements, soit séreux, soit sanguins, soit purulents, et renfermer de ces corps étrangers désignés sous le nom de *corps hordéiformes*.

La région fessière est rarement le théâtre d'opérations réglées ; cependant il faut mentionner les ligatures de la fessière, de l'ischiatique et de la honteuse interne, et la section du col du fémur dans les cas d'ankylose ; on pourrait également y découvrir le nerf sciatique, aussi facilement et surtout plus efficacement qu'à la partie moyenne de la cuisse, suivant le procédé de M. Malagodi.

J'ai déjà précisé les rapports des diverses artères, il me reste à indiquer les points auxquels elles correspondent extérieurement et le moyen le plus sûr d'arriver sur elles.

Si l'on tire une ligne partant de l'épine iliaque postérieure et supérieure et se terminant au milieu de l'espace qui sépare le grand trochanter de l'ischion, c'est vers l'union du tiers supérieur de cette ligne avec le tiers moyen qu'émerge du bassin l'artère fessière. Mais comme les fibres du grand fessier n'ont pas tout à fait cette direction, et qu'il importe de les ménager, non pour elles-mêmes, mais à cause de la grande quantité d'artérioles qui verseraient du sang dans le fond de la plaie si on les coupait en travers, après avoir marqué le point d'émergence de l'artère avec le doigt, on fait, suivant la direction des fibres musculaires, une incision de 8 centimètres environ, dont le milieu correspond à la sortie de la fessière. L'obliquité des fibres du fessier est représentée par une ligne allant de la crête de la troisième vertèbre sacrée au grand trochanter. Le grand fessier divisé, on reconnaît le bord supérieur de l'échancrure avec le doigt ; on traverse la couche graisseuse qui recouvre le bouquet artériel, et au fond d'une plaie dont la profondeur est d'autant plus considérable que les sujets sont plus gras et plus fortement musclés, on découvre l'artère, dont le tronc est très-difficile à séparer des veines qui y sont accolées. C'est une opération difficile, même sur le cadavre, et qui n'a encore été pratiquée que quatre fois sur le vivant. Je ne puis partager l'opinion de M. Malgaigne, qui pense qu'en cas de blessure il serait préférable de se laisser guider par le trajet de la plaie et le jet de sang. Je pense que plus l'artère est profondément située et difficile à découvrir, plus il importe de se serrer aux règles posées par la médecine opératoire, et de ne rien laisser au hasard et à l'imprévu.

L'artère ischiatique n'a été liée qu'une seule fois, par M. Sappey ; elle est cependant plus sujette aux anévrysmes que l'artère fessière. Elle sort du bassin sur le milieu d'une ligne qui, partant de l'épine iliaque postérieure et supérieure, aboutirait à la partie antérieure de la tubérosité sciatique, et même à 1 ou 2 centimètres en avant de cette tubérosité, suivant Lizars. L'incision doit ici encore suivre la direction des fibres du fessier ; lors donc qu'on aura marqué du doigt le lieu d'émergence de l'artère, on pratiquera, suivant le précepte d'Harisson, une incision parallèle à celle que l'on fait pour l'artère fessière, mais à 5 centimètres au-dessous. L'ischiatique se trouve dans la couche celluleuse qui sépare le grand fessier du plan musculaire profond, dans le triangle formé par le pyramidal, le grand ligament sciatique et le carré crural, et un peu en avant du nerf sciatique.

La même incision peut servir pour découvrir la honteuse interne, seulement il faut la prolonger un peu plus en arrière, l'artère occupant le sommet du triangle, très-près du point où le grand ligament sciatique rencontre le pyramidal. Une fois le grand fessier divisé, on porte le doigt dans le fond de la plaie et l'on reconnaît l'épine sciatique ; on incise le bord supérieur du grand ligament sciatique, et au-dessous, contournant le sommet de l'épine, on trouve l'artère ; le nerf est un peu plus bas et plus profondément. On rencontre souvent la branche postérieure de l'ischiatique se dirigeant du côté du coccyx, et qu'on pourrait même prendre, quand elle est volumineuse, pour la honteuse. On évitera cette erreur en songeant que cette dernière est accolée à l'épine sciatique.

Les données qui viennent d'être exposées pour découvrir ces artères peuvent être utilisées, on le comprend sans peine, pour les comprimer ; mais j'avoue cependant n'avoir pas une très-grande confiance dans ce moyen hémostatique, et il m'est difficile d'admettre que Travers ait pu arrêter une hémorrhagie des rameaux terminaux de la honteuse interne, en faisant coucher le malade sur un lit dur, avec deux petits morceaux de liége placés vis-à-vis des épines sciatiques.

Mais il n'en est pas de même du nerf sciatique, et je crois qu'il est possible d'exercer sur lui une compression suffisante, sinon pour anéantir, du moins pour engourdir sa sensibilité. Voici le procédé que propose M. Malgaigne : chercher d'abord l'*épine sciatique*, et une fois cette dernière reconnue, comprimer, à partir de cette épine jusqu'à la distance d'un pouce; de cette manière on est certain, dit-il, d'agir sur toute la largeur du nerf, qui effectivement, à cet endroit, se présente sous l'aspect d'un large ruban aplati.

Toutefois je ferai observer qu'il est extrêmement difficile, pour ne pas dire le plus souvent impossible, de reconnaître sur le vivant l'épine sciatique; je crois donc qu'il faut chercher un moyen plus certain. Or, si l'on tire une ligne de l'ischion à l'épine iliaque postérieure et supérieure, l'épine sciatique se trouve invariablement à la rencontre du tiers *inférieur* de cette ligne avec le tiers moyen, ou, si l'on aime mieux, à trois travers de doigt au-dessus de la tubérosité ischiatique. Ce point déterminé, il suffit de se reporter à quelques millimètres en avant, pour comprimer le ruban nerveux sur le bord inférieur de la grande échancrure sciatique. Plus bas, dans la gouttière ischio-cotyloïdienne, le nerf ne repose plus que médiatement sur le plan osseux dont il est séparé par les jumeaux. Chez les individus forts et bien musclés ou très-gras, on éprouverait quelque peine à exercer cette compression, car le muscle grand fessier et l'épaisse couche de graisse qui recouvrent le tronc du nerf s'opposeraient à une action efficace.

Ce procédé anesthésique, découvert par Moore, a peut-être été trop peu mis en usage; dans le cas où les anesthésiques ordinaires viendraient à me faire défaut, je n'hésiterais pas à l'employer.

Si l'on voulait découvrir le nerf sciatique à sa sortie du bassin pour le réséquer, dans un cas de névralgie par exemple, les données précédentes seraient parfaitement suffisantes. Il faudrait seulement, si l'on voulait ménager les fibres du grand fessier, donner à l'incision la direction de celle à l'aide de laquelle j'ai dit que l'on découvrait les artères ischiatique et honteuse interne.

La section du col du fémur, dans les cas d'ankylose de l'articulation coxo-fémorale, est une de ces opérations hardies suggérées par la nécessité et la gravité de l'infirmité à laquelle il faut remédier. Pratiquée pour la première fois avec succès par le docteur Rhea Barton, chirurgien de l'hôpital de Philadelphie, le 22 novembre 1826 (1), elle fut exécutée de nouveau par le docteur Rodgers Kearney, de New-York (2), et par M. Maisonneuve (3) avec un égal bonheur, c'est-à-dire que les trois malades guérirent et purent encore se servir de leur membre. Le procédé opératoire suivi par les deux premiers opérateurs n'est pas nettement indiqué, et ils semblent avoir un peu agi au hasard; quant à celui de M. Maisonneuve, il consiste en une incision semi-elliptique, à concavité antérieure, faite au niveau du grand trochanter et parallèlement à l'axe du membre. La recherche du col fut extrêmement pénible, on ne put y arriver qu'après trente-cinq minutes d'efforts inouïs, et encore le nerf sciatique fut-il intéressé.

(1) *North American medical and surgical Journal*, 1827, p. 290.
(2) *American Journal of medical science*, n° 50, février 1840.
(3) *Revue médico-chirurgicale*, t. III, p. 40.

Frappé de ces difficultés, j'ai proposé le procédé suivant. *Premier temps* : Incision suivant la direction d'une ligne menée du bord antérieur du grand trochander à l'épine iliaque, et s'étendant de ce bord antérieur et supérieur jusqu'à 3 centimètres au-dessous de l'épine. *Deuxième temps* : Division de la couche sous-cutanée, pénétration dans l'espace celluleux qui sépare le grand fessier du fascia lata, et incision du tissu fibreux du col, sur la partie supérieure duquel on arrive avec une grande facilité et rapidité, sans intéresser aucune artère importante. *Troisième temps* : Section de l'os à l'aide de la scie à chaîne, et mieux d'une petite scie à main fine et étroite, qui permet de diriger la section de l'os dans le sens qu'on désire, c'est-à-dire en bas et en dedans, de manière que le fragment supérieur soutienne l'inférieur dans la fausse articulation que l'on cherche à établir. Par ce procédé, on termine en deux minutes, sur le cadavre, toute l'opération, dont le manuel est vraiment d'une grande simplicité (1).

3° Région ischio-pubienne ou obturatrice.

Sous ce nom je comprends toutes les parties molles qui reposent sur la portion horizontale de l'os coxal, c'est-à-dire sur le pubis, l'ischion et le trou obturateur. Cette région, située en dedans de l'articulation coxo-fémorale, entre elle et le pli périnéo-fémoral, est recouverte par les parties molles de la face interne de la cuisse, à laquelle on est obligé d'emprunter pour la constituer, ainsi qu'il a été fait déjà pour la région de l'aine.

Ses limites profondes ne sont pas difficiles à assigner : en dehors, c'est l'articulation coxo-fémorale ; en dedans, la branche ischio-pubienne ; en avant, le bord inférieur de l'arcade pubienne ; en arrière, la face antérieure de la tubérosité ischiatique. Mais il n'en est pas de même des limites superficielles ou extérieures ; effectivement, si en avant, en dedans et en arrière, on retrouve facilement sous la peau celles que j'ai indiquées précédemment, il faut, pour la séparer de la face interne de la cuisse, imaginer une démarcation arbitraire, et la plus simple est celle qui consiste à tirer, à deux travers de doigt au-dessus du pli fémoro-périnéal, une ligne horizontale qui vient couper la saillie du droit interne et celle des muscles qui s'insèrent à la tubérosité de l'ischion.

Superposition des plans. — Au-dessous de la peau, qui ne présente ici rien de particulier, on trouve une couche cellulo-graisseuse qui se continue avec celle de la cuisse et du périnée. Puis vient l'aponévrose fémorale, forte, résistante, dont les insertions se confondent sur les branches du pubis et de l'ischion avec celles des muscles du premier plan.

Ces muscles sont, en avant le droit interne, en arrière le troisième adducteur, dont les insertions forment une ligne non interrompue depuis l'épine pubienne jusqu'à la partie la plus inférieure de la tubérosité ischiatique. Au-dessous de ce premier plan de fibres charnues, on rencontre à la partie antérieure le deuxième adducteur de Boyer, ou petit adducteur profond, et plus en dehors, le premier adducteur ou deuxième adducteur superficiel ; aucun de ces muscles ne mérite une description particulière.

Puis vient l'obturateur externe, qui s'insère à l'aponévrose obturatrice et à la partie

---

(1) A. Richet, *Des opérations applicables aux ankyloses* (thèse de concours pour la chaire de médecine opératoire). Paris, 1850, p. 81 et suiv.

interne du trou sous-pubien, et dont les fibres recouvrent complétement le trou obturateur.

Ce muscle enlevé, on découvre une couche fibro-osseuse, formée en avant et en dedans par l'arcade et le corps du pubis, en bas et en dedans par les branches descendante du pubis et ascendante de l'ischion, en arrière par la tubérosité de l'ischion, en dehors par l'échancrure ischio-pubienne de la cavité cotyloïde, et au centre par la membrane ou aponévrose obturatrice.

Formée de vaisseaux fibreux dont l'entrecroisement n'a rien de régulier, la membrane obturatrice s'insère en dehors au pourtour du trou sous-pubien, en dedans à la lèvre interne de la branche ischio-pubienne, et ne paraît être qu'un prolongement de la couche périostique qui tapisse l'os coxal. A la partie supérieure et externe, au niveau de la gouttière dite sous-pubienne, les fibres qui la composent s'élargissent et forment un plan légèrement incurvé en bas et en dedans, qui ferme cette gouttière inférieurement. Ainsi se trouve constitué le canal sous-pubien, sur lequel je reviendrai.

Enfin la membrane obturatrice, par sa partie profonde ou pelvienne, donne attache aux fibres du muscle obturateur interne, dont il a déjà été parlé comme partie constituante de l'espace pelvi-rectal inférieur (1).

Les artères de la région ischio-pubienne sont assez nombreuses, mais d'un petit volume, sauf l'obturatrice ; cette dernière seule mérite une mention spéciale. Remarquable par ses variétés d'origine, dont il a été déjà parlé longuement (2), et après un trajet pelvien plus ou moins considérable, selon qu'elle vient de l'hypogastrique ou de l'iliaque externe, elle s'engage dans le canal sous-pubien avec deux veines et le nerf obturateur. Dans le canal même, elle se divise en deux branches ; l'une, interne, destinée aux muscles obturateurs, aux adducteurs, au droit interne et aux parties génitales externes, où elle s'anastomose avec la honteuse externe ; l'autre, externe, qui se porte en dehors et fournit une branche à l'articulation coxo-fémorale. Les ramifications de cette dernière s'anastomosent avec la circonflexe et l'ischiatique.

Le nerf obturateur, branche du plexus lombaire, accompagne l'artère. Après un long trajet oblique dans le bassin, il s'engage dans le trou sous-pubien, au-dessous de l'artère, fournit des rameaux à l'obturateur externe, au droit interne, aux trois adducteurs, et envoie enfin une branche jusque sur les côtés de l'articulation du genou.

Cette dernière disposition a donné naissance à une singulière théorie. On sait que dans les coxalgies, les malades, au début de l'affection, se plaignent souvent d'une douleur très-violente dans le genou, à ce point que des médecins inexpérimentés ont pu prendre le change et croire à une maladie de cette articulation. Pour expliquer cette douleur, on a dit que le nerf obturateur, au sortir du trou sous-pubien, étant très-voisin de l'articulation, l'inflammation de la synoviale ou des os se propageait jusqu'à lui et retentissait dans toutes ses ramifications, y compris celle qui se distribue à la partie interne du genou. Observons d'abord qu'il ne manque à la théorie qu'une seule chose, la démonstration ; personne, en effet, que je sache, n'a trouvé le nerf obturateur enflammé dans la coxalgie commençante. Puis le nerf obturateur, qu'on dit si voisin de l'articulation, en est séparé par un intervalle de

(1) Voyez *Région périnéale postérieure*, p. 827.
(2) Voyez page 984.

2 centimètres et par les fibres de l'obturateur externe, de telle sorte qu'on ne voit guère comment une inflammation des parties constituantes de la cavité cotyloïde, à son début surtout, pourrait se propager jusqu'au tronc du nerf. Frappé de l'impuissance de cette explication, j'ai dû en chercher une autre, et j'ai démontré sur des pièces fraîches que dans les cas où la coxalgie débutait par la tête du fémur, l'inflammation de cette-extrémité supérieure de l'os pouvait, par l'intermédiaire du canal médullaire ou des nerfs-osseux, se propager ou retentir dès le commencement de la maladie jusque dans l'extrémité inférieure.

Le canal sous-pubien est un conduit osseux dans sa partie supérieure, fibreux dans sa partie inférieure, assez peu large, et obliquement dirigé en bas, en avant et en dedans de la cavité pelvienne à l'extérieur. L'aponévrose qui constitue sa moitié inférieure est doublée en dedans par les fibres de l'obturateur interne, en dehors par celles de l'obturateur externe, et c'est de ce côté seulement que le canal est susceptible de dilatation, puisque toute sa moitié supérieure est osseuse. Outre l'artère, les veines obturatrices et le nerf obturateur, auxquels il donne passage, il faut y signaler la présence d'un tissu cellulaire graisseux qui fait communiquer la couche sous-péritonéale du bassin avec celle de la partie profonde de la cuisse. On comprend que, par cette voie, des collections purulentes intra-pelviennes puissent se faire jour au centre de la cuisse, ainsi que j'en ai en ce moment un exemple sous les yeux.

Le canal sous-pubien, si étroit et si oblique qu'il soit, peut néanmoins donner passage à des anses intestinales, ainsi qu'il résulte de quelques observations, très-rares d'ailleurs. C'est là la hernie sous-pubienne ou obturatrice, dont il est pour la première fois question, et d'une manière très-vague, dans les *Mémoires de chirurgie* d'Arnauld (1).

4° Du squelette de la hanche. — Articulation sacro-iliaque. — Articulation coxo-fémorale.

Toutes les parties molles qui constituent la base du membre supérieur, c'est-à-dire les régions de l'aine en avant, fessière en arrière, ischio-pubienne en dedans, reposent sur l'os coxal, qu'elles embrassent dans toute son étendue, depuis la symphyse pubienne jusqu'à l'articulation sacro-coxale, depuis la crête iliaque jusqu'à la tubérosité ischiatique ; au centre de la hanche se trouve le fémur et l'articulation coxo-fémorale. Il faut étudier successivement ces diverses parties.

La région de l'aine repose sur la partie antérieure du sourcil cotyloïdien et l'arcade pubienne d'une part, d'autre part sur la tête et le col fémoral. Sur les sujets maigres il est facile de sentir la tête du fémur rouler dans sa cavité à travers la couche assez peu épaisse de parties molles qui la recouvre en avant, et dans l'extension forcée de la cuisse sur le bassin, on voit chez quelques individus sa demi-circonférence antérieure soulever les téguments et se dessiner en relief au-dessous de l'arcade crurale.

C'est sur la surface osseuse triangulaire déjà signalée (2), entre l'épine pubienne et l'éminence ilio-pectinée, qu'on exerce la compression de l'artère fémorale.

Le squelette de la région fessière est constitué en haut par la portion large et évasée de l'os coxal, inférieurement par la face postérieure du rebord cotyloïdien et de la tubérosité ischiatique. Épais sur ses bords, où il offre une grande résistance, l'os

(1) Arnauld, *Mémoires de chirurgie*, t. II, p. 605.
(2) Voyez page 991.

iliaque proprement dit est au contraire très-aminci au centre, c'est-à-dire au point qui correspond à la partie moyenne des fosses iliaques externe et interne ; aussi les corps étrangers qui ont traversé les plans charnus ne trouvent-ils là que peu de résistance de la part du plan osseux, et pénètrent-ils facilement dans la cavité abdominale, ou, si l'on aime mieux, dans celle du grand bassin.

Dans le point qui correspond à la cavité cotyloïde et à la tubérosité de l'ischion, l'os offre au contraire une épaisseur considérable, et c'est par l'intermédiaire de cette portion du squelette que la majeure partie du poids du tronc est transmise aux membres inférieurs, de même que c'est sur elle que dans la station assise repose tout le poids du corps. Aussi, chez les enfants atteints d'ostéomalacie, observe-t-on que par suite de la pression à laquelle sont soumises les deux tubérosités ischiatiques, les colonnes osseuses qui soutiennent ces éminences sont rejetées vers le centre du bassin, suivant le plan incliné qu'elles présentent naturellement, ce qui détermine un rétrécissement notable du détroit périnéal.

La portion évasée de l'os coxal est, par sa position, assez sujette aux fractures qui portent plus souvent sur la crête de l'os, plus superficiellement placée, que sur la portion qui se rapproche du sacrum ou de la cavité cotyloïde. J'ai observé plusieurs fois celle de l'épine iliaque antérieure, et je n'ai jamais vu qu'elle s'accompagnât de désordres graves du côté des organes intra-pelviens. Mais il n'en est pas de même des solutions de continuité qui affectent la colonne osseuse qui soutient la tubérosité ischiatique ; celles-là, en raison de la violence considérable nécessaire pour déterminer la fracture, sont toujours compliquées de commotions plus ou moins violentes, soit des centres nerveux, soit des viscères du petit bassin, ou d'épanchements sanguins autour de la vessie et du rectum, accidents qui, généralement, entraînent la mort. Une seule fois j'ai vu guérir un individu atteint d'une fracture de l'ischion complétement détaché ; ce malheureux, que j'ai observé longtemps, avait conservé de vives douleurs dans toute la région périnéale et éprouvait la plus grande difficulté à marcher ; chaque pas, même plus d'une année après sa fracture, répondait doulou-reusement dans tout le petit bassin.

L'os coxal est uni au sacrum par une articulation dite *sacro-iliaque* et par les *deux ligaments sacro-sciatiques.*

L'*articulation sacro-iliaque* a beaucoup d'analogie avec les articulations des corps vertébraux ; du côté du sacrum, la facette articulaire dite auriculaire est recouverte d'un fibro-cartilage rugueux et inégal, et du côté de l'os iliaque, seulement par une lamelle mince et opaline. Ces surfaces sont maintenues en contact immédiat et sans possibilité de mouvement par six ligaments dit sacro-iliaques ? un antérieur, très-faible ; deux postérieurs, très-forts, surtout le profond, qui doit être regardé comme un ligament interosseux ; un supérieur, et deux inférieurs distingués en postérieur et antérieur. Dans les derniers mois de la grossesse et après la parturition, ces ligaments semblent s'imbiber de sucs plastiques, se ramollir, et l'on voit les surfaces articulaires relâchées exécuter de légers glissements. Quelquefois ce relâchement des ligaments est porté assez loin pour que l'on puisse, à la faveur de l'écartement qui en résulte, placer les doigts entre le pubis, ainsi que l'ont constaté Chaussier, Béclard, et après eux M. Velpeau (1). C'est grâce à cette disposition que la symphyséotomie peut être de quelque utilité, et il serait imprudent de la tenter si, préalablement, on

(1) Velpeau, *Traité de l'art des accouchements*, t. II, p. 427.

n'acquérait la certitude que ce relâchement existe. Si l'on passait outre, il faudrait, en effet, après l'opération, soit qu'on ait fait la division de la symphyse pubienne, soit qu'on ait pratiqué la section du pubis en dehors de cette symphyse, écarter violemment les deux os coxaux pour obtenir un agrandissement du diamètre du bassin, ce qui ne pourrait avoir lieu sans violenter les symphyses sacro-iliaques et déchirer leurs ligaments, d'où résulteraient les accidents les plus graves.

Lorsque les articulations sacro-iliaques ont été ainsi relâchées, habituellement elles reprennent, après l'accouchement, leur solidité première; toutefois, si les malades ont marché trop tôt ou ont fait de trop grands mouvements, il peut arriver que la mobilité anormale persiste, et l'on voit alors à chaque pas le sacrum s'enfoncer entre les os iliaques qui, de leur côté, remontent alternativement de quelques lignes. J'ai vu une dame chez laquelle pareil accident était résulté d'une première grossesse, mais qui en guérit après un deuxième accouchement, en portant une ceinture compressive et en gardant pendant trois semaines un repos absolu. Ce relâchement des symphyses ne donnait lieu d'ailleurs qu'à un peu de gêne dans la marche, et ne se manifestait qu'après de longues courses.

Les *ligaments sacro-sciatiques* sont divisés en *grand* et *petit*. Le grand, mince, aplati, plus étroit à sa partie moyenne qu'à ses extrémités, s'insère, d'une part, aux parties latérales du coccyx et du sacrum, et un peu aussi à la crête iliaque postérieure, et, d'autre part, à la lèvre interne de la tubérosité ischiatique. Le petit confond ses insertions avec celles du grand, au sacrum et au coccyx; en dehors il se fixe à l'épine sciatique.

Ces deux rubans fibreux, qui complètent les moyens d'union de l'os coxal avec le sacrum et le coccyx, contribuent à former les grande et petite ouvertures sciatiques qui établissent une communication facile entre la cavité pelvienne et la partie profonde de la région fessière.

Par la grande ouverture ou grand trou sciatique passent : le muscle pyramidal; au-dessus de lui l'artère, la veine fessière et les nerfs fessiers; au-dessous, l'artère ischiatique, l'artère honteuse interne, les veines du même nom, les grand et petit nerfs sciatiques et le nerf honteux interne. Une toile cellulo-fibreuse déjà étudiée, et qui se fixe au grand ligament sciatique, passe par-dessus tous ces organes, les maintient et les sépare des fibres du grand fessier, qui sont immédiatement appliquées sur elles.

L'ouverture inférieure, de forme triangulaire, est occupée par le tendon encore recouvert de fibres charnues de l'obturateur interne, et, de plus, livre passage aux vaisseaux et nerfs honteux internes qui rentrent dans le bassin en contournant l'épine.

On comprend facilement comment des corps étrangers, animés d'une force même peu considérable, ont pu, après avoir traversé le muscle grand fessier, surmonter la résistance du plan fibro-musculaire qui occupe la grande ouverture sciatique, arriver ainsi facilement dans l'intérieur du petit bassin, et léser les viscères qu'il renferme. La science possède plusieurs exemples de blessures de ce genre, surtout par armes de guerre.

La portion du bassin qui répond à la région ischio-pubienne est constituée par la partie horizontale de l'os coxal. Au centre se trouve le trou obturateur, limité en haut par l'arcade pubienne, en dedans par la réunion des branches ascendante de l'ischion et descendante du pubis, en bas par la face antérieure de l'ischion, en dehors par le rebord cotyloïdien interrompu par l'échancrure dite ischio-pubienne, et qui le sépare de la cavité articulaire. Les parties molles reposent donc ici, comme pour la région fessière, partie sur un plan osseux, partie sur un plan fibro-musculaire.

J'ai déjà décrit ailleurs le mode de jonction des deux os coxaux sur la ligne médiane ou symphyse pubienne, il ne me reste plus à parler que du squelette proprement dit, qui ne donne lieu à aucune considération importante. Il est trop profondément situé à la racine même du membre et à sa partie interne, il est recouvert de parties molles trop épaisses, pour être fréquemment le siége de fractures. Cependant on observe quelquefois, soit dans les branches du pubis ou de l'ischion, soit sur l'arcade du pubis, soit sur le corps même de l'os, des fractures par cause indirecte ; celles par cause directe y sont très-rares. La présence du trou obturateur permet de comprendre qu'un coup d'épée ou un projectile lancé par la poudre puissent, après avoir traversé les parties molles de la région obturatrice, pénétrer dans le petit bassin et intéresser la vessie sans léser les os.

Articulation coxo-fémorale. — Cette articulation, qui appartient à la classe des énarthroses dont elle représente le type, a été l'objet de travaux importants de la part des physiologistes et des chirurgiens, et c'est plus particulièrement aux frères Weber qu'on doit d'avoir mis en lumière un grand nombre des faits qui vont suivre et qui éclairent des questions pathologiques avant eux restées insolubles. J'examinerai d'abord les surfaces articulaires, puis leurs moyens d'union, et je terminerai par un coup d'œil rapide jeté sur la physiologie de cette articulation.

Du côté de l'os coxal, la surface articulaire est représentée par une cavité dite cotyloïde dont le nom indique suffisamment la forme. Elle est située immédiatement au-dessous de l'épine iliaque antérieure et de l'éminence ilio-pectinée, dont la base prend part à la formation du sourcil ou rebord cotyloïdien ; elle occupe ainsi le point de jonction des trois os qui primitivement forment l'os coxal, c'est-à-dire de l'ilion, du pubis et de l'ischion, et réunit les deux portions horizontale et verticale qui forment l'os de la hanche.

Sa cavité n'est pas régulièrement arrondie ; on peut lui distinguer deux portions, l'une qui occupe son fond, et l'autre son pourtour.

La première présente une surface rugueuse, irrégulière, percée de trous vasculaires nombreux, et remplie à l'état frais par un paquet graisseux qui se continue avec le tissu cellulaire extérieur au moyen de l'échancrure qui livre passage au ligament rond. Située sur un plan plus élevé que l'autre, elle est fermée par une lamelle osseuse transparente, et même si mince, que chez quelques sujets elle fléchit sous le doigt ; elle répond à cette portion de la paroi interne du bassin, intermédiaire au trou obturateur et aux échancrures sciatiques.

L'autre portion règne tout autour du cotyle, et n'est interrompue qu'au niveau de l'échancrure déjà signalée, où elle est interrompue et se termine par deux bourrelets saillants. Elle est lisse et revêtue de cartilage, sans trace de trous vasculaires, séparée de la première par un bord sinueux, irrégulier, plus saillant aux deux extrémités de la demi-lune qu'il représente qu'à son centre, et repose sur une masse osseuse épaisse et compacte, désignée sous le nom de *sourcil cotyloïdien.* Ce sourcil, sur lequel je reviendrai, constitue réellement la partie la plus résistante de l'os coxal.

Il résulte de cette disposition que la tête du fémur s'articule uniquement avec la portion semi-circulaire de l'acetabulum encroûtée de cartilage et située sur un plan plus inférieur, tandis que le fond même de la cavité ne contracte avec elle qu'un contact médiat et par l'intermédiaire de la couche adipeuse précédemment signalée. C'est ce dont il est facile de s'assurer sur le cadavre, lorsque, après avoir désarticulé le fémur et enlevé le peloton graisseux qui occupe le fond du cotyle, on rassemble de nouveau les surfaces articulaires : en regardant par l'échancrure, on voit qu'il reste entre la tête et la partie la plus reculée de la cavité un espace de quelques millimètres qu'on ne parvient jamais à faire disparaître, quelque fortes que soient les pressions qu'on exerce, soit latéralement sur le grand trochanter, soit de bas en haut sur l'extrémité inférieure de l'os.

La cavité cotyloïde présente donc deux parties bien distinctes : une inférieure, encroûtée de cartilage, dans laquelle se meut la tête du fémur et à laquelle le nom d'*articulaire* conviendrait plus spécialement ; une supérieure, occupant un plan plus élevé, isolée de la première par de la graisse et qu'on pourrait pour cette raison nommer *extra-articulaire*.

Cette disposition, jointe à la dépression qu'on observe sur le point de la tête fémorale qui correspond à la portion *extra-articulaire* de la cavité, dépression occupée par le ligament rond, explique comment, malgré sa faiblesse, la lame osseuse qui forme le fond du cotyle échappe aux violences capable de fracturer le col fémoral ou le sourcil cotyloïdien ; on comprendrait difficilement, si la tête du fémur portait directement sur elle comme elle porte sur le pourtour de la cavité, comment elle ne serait pas toujours brisée en même temps que le col et même avant lui. D'un autre côté, cet amincissement rend compte de la facilité avec laquelle le pus, dans les coxalgies, se fraye un passage dans le bassin, par perforation du fond de la cavité cotyloïde ; et il explique enfin comment, après la désarticulation du fémur, l'inflammation qui s'empare de la cavité articulaire peut se transmettre par voisinage au périoste qui tapisse la paroi correspondante du bassin, et donner lieu à un abcès intra-pelvien, ainsi que j'en ai rapporté un cas à la Société de chirurgie.

La profondeur de la cavité cotyloïde présente quelques différences selon les sujets; elle varie de 25 à 35 millimètres, et les diamètres de son orifice sont de 5 à 6 centimètres en tous sens.

Sur le squelette, le bord du sourcil cotyloïdien présente des sinuosités étudiées avec soin par M. Malgaigne, qui en a tiré des conséquences pratiques importantes. On y remarque trois éminences ou saillies, séparées par trois dépressions ou échancrures dont on fait ressortir la disposition d'une manière frappante par l'application sur le contour de l'ouverture d'un disque de papier ou d'une carte à jouer.

Une de ces saillies correspond à la base de l'épine iliaque antérieure et inférieure; elle est très-manifeste, semble la terminaison de la portion verticale de l'os iliaque, et paraît placée là tout exprès dans cette direction pour résister plus efficacement aux efforts que, dans la marche ou la station, la tête du fémur exerce en ce point.

Une deuxième correspond à l'éminence ilio-pectinée, et offre aussi une grande résistance.

La troisième enfin est située sur le prolongement de la colonne ischiatique.

Entre cette dernière saillie et celle qui répond à l'éminence ilio-pectinée, on remarque une échancrure vaste et profonde, convertie en trou à l'état frais par le bourrelet cotyloïdien, et par laquelle pénètrent les vaisseaux et nerfs destinés à l'articulation; M. Malgaigne lui donne le nom d'*ischio-pubienne*. Il nomme *ilio-pubienne* celle qu'on remarque entre les deux saillies supérieures, et réserve la dénomination d'*ilio-ischiatique* à l'échancrure postérieure. Suivant lui, c'est par là que dans les luxations s'échappe la tête du fémur, et jamais ailleurs. Il repousse donc la théorie de Boyer, qui pense que, dans la luxation en haut et en dehors, la tête sort immédiatement au-dessous et en dehors de l'épine iliaque, et il admet que si les deux échancrures *ilio-pubienne* et *ischio-pubienne* sont trop resserrées pour permettre à la tête luxée de grandes variations de position, il n'en est pas de même de l'*ilio-ischiatique*, qui est très-vaste; en sorte qu'une fois sorti, le fémur peut se porter, soit en haut et en arrière, soit en bas et en arrière, ou dans d'autres positions intermédiaires.

Le rebord osseux ou sourcil cotyloïdien, très-fort, très-résistant dans toute la demi-circonférence supérieure et externe, présente un talus incliné du côté de la fosse iliaque et des échancrures sciatiques, sur lequel la tête arrondie du fémur luxé, lorsqu'elle n'est plus retenue par les débris de la capsule ou les muscles, ou qu'elle est pressée par une force supérieure, doit tendre à glisser d'une manière incessante. Au contraire, en haut et surtout en dedans, ce rebord est peu saillant et même fait défaut presque complétement; aussi, dans les luxations qui s'effectuent par le plan postérieur et externe de la cavité, la tête a-t-elle de la tendance à changer de position, tandis qu'elle reste stationnaire dans les luxations en dedans : en d'autres termes, les déplacements secondaires favorisés par les dispositions anatomiques précitées sont la règle dans le premier cas et l'exception dans le second.

A l'état frais, le sourcil cotyloïdien donne attache à un fibro-cartilage prismatique triangulaire, inséré par sa base au pourtour de la cavité qu'il tend à niveler, et encroûté en dedans d'une lame cartilagineuse qui fait suite à celle qui tapisse la surface osseuse. Ce fibro-cartilage, c'est le bourrelet cotyloïdien, destiné à augmenter la profondeur de la portion osseuse articulaire, mais surtout à s'appliquer sur la circonférence de la tête fémorale, de manière à assurer l'exactitude du vide dans l'articulation. Sous ce dernier rapport, il représente parfaitement ces bandelettes de caoutchouc qu'on place sur les bords des appareils inflexibles dans lesquels on veut faire le vide, des ventouses Junod par exemple. Il ne saurait offrir une grande résistance aux pressions que peut exercer sur lui la tête du fémur, lorsqu'elle est sollicitée, par une violence quelconque, à sortir de l'articulation. Au niveau de l'échancrure ischio-pubienne, les fibres du bourrelet s'entrecroisent en se portant d'une éminence à l'autre, et constituent un solide ligament au-dessous duquel s'engagent les vaisseaux et nerfs articulaires.

Du côté du fémur, la surface articulaire est rigoureusement représentée par la tête et le col fémoral; j'y joindrai l'étude des grand et petit trochanters.

La tête du fémur représente un sphéroïde presque complet, et regarde obliquement en haut, en dehors et en avant. Elles est encroûtée d'un cartilage qui s'étend plus sur ses faces antérieure et postérieure qu'en dehors et en dedans, ce qui prouve que c'est en avant et en arrière, mais principalement en avant, que se passent les mouvements les plus étendus. Or, on remarquera que c'est précisément sur les limites du diamètre antéro-postérieur que se rencontrent les deux éminences les plus saillantes du rebord cotyloïdien, c'est-à-dire celles qui correspondent à l'épine iliaque et à la colonne ischiatique. La flexion et l'extension se trouvent donc ainsi parfaitement assurées : dans ces deux mouvements les luxations sont, sinon impossibles, du moins très-difficiles, et ce n'est que quand il vient s'y joindre un certain degré d'abduction ou d'adduction qu'alors la tête du fémur tend à se porter soit en dehors, soit en dedans de ces éminences, et à s'échapper par l'une des trois échancrures.

Le cartilage qui revêt la tête est plus épais au centre qu'à la circonférence, contrairement à ce qu'on observe à la cavité cotyloïde, où il affecte une disposition inverse. Il n'occupe pas toute la portion articulaire; il est interrompu, dans l'étendue de 10 millimètres environ, par l'insertion du ligament rond.

Cette insertion ne se fait point au centre de la tête, mais bien sur l'hémisphère postérieur et beaucoup plus en dedans qu'en dehors. Au fond de l'échancrure ou dépression que l'on observe en ce point sur le squelette, se voient plusieurs trous destinés au passage des vaisseaux que contient ce ligament et qui sont destinés à nourrir cette portion de l'os.

Le col qui soutient la tête présente la forme d'un sablier; resserré vers son milieu, il est évasé à ses deux extrémités. En avant, il se confond avec la face antérieure du fémur, à laquelle il semble faire suite; en arrière, il tombe obliquement sur la face postérieure, et entre lui et les trochanters règne une gouttière profonde dont la partie supérieure, ou dépression digitale, sert à l'insertion d'un grand nombre de muscles.

La direction du col a été l'objet des recherches de M. Chassaignac dans sa thèse inaugurale (1). Cet auteur lui désigne une obliquité de *direction* et une de *position*. Lorsque le fémur est en place sur le squelette, le col forme avec l'horizon un angle plus ou moins ouvert suivant les sujets, c'est là l'*obliquité absolue* ou *de direction*; mais si l'on écarte les fémurs ou qu'on les rapproche, le col semble s'éloigner ou se rapprocher de la direction horizontale, c'est là l'*obliquité de position*. Cette distinction est importante au point de vue des fractures, car elle permet de comprendre comment, dans telle position donnée, le col fémoral a plus de chances de se briser suivant l'angle plus ou moins défavorable qu'il forme avec le bassin; les travaux de M. Rodet ont prouvé que dans les chutes sur les pieds ou les genoux, la fracture du col était d'autant plus facile que le membre était porté dans l'abduction (2).

L'obliquité de direction est très-variable. Les limites entre lesquelles oscillerait l'angle que forment le col et le corps seraient 0° et 90°, selon M. Chassaignac; ce qui reviendrait à dire que tantôt le col est perpendiculaire à l'axe du corps, et que tantôt les deux axes se confondent: c'est là une exagération évidente. D'après les recherches de M. Rodet, ces variations seraient beaucoup moins considérables. Selon cet auteur, le col à l'état normal, dans son inclinaison sur le corps de l'os, s'éloigne à peu près également de la direction verticale et de la direction horizontale, mais il n'arrive jamais que, soit par le progrès de l'âge, soit par suite de prédispositions individuelles, il forme un angle droit avec le corps; s'il s'incline par les progrès de l'âge, c'est de 2 ou 3 degrés tout au plus. L'abaissement de la taille chez les vieillards n'est donc pas uniquement dû à cette cause, comme paraissent le croire MM. Chassaignac et Malgaigne, et pour moi je pense que l'affaissement du corps des vertèbres et des disques intervertébraux, aussi bien que les inclinaisons de la colonne, jouent dans ce phénomène un rôle bien autrement important. Toutefois M. Rodet a constaté par des évaluations très-précises que si l'inclinaison du col ne présentait que de faibles variations suivant les âges, il n'en était pas de même suivant les individus, et

---

(1) Chassaignac, *De la fracture du col du fémur*. Paris, 1835.
(2) Rodet, thèse de Paris, 1844.

qu'elle pouvait aller jusqu'à 23 degrés, c'est-à-dire être dix ou douze fois plus considérable que celle que l'on observe dans les différents âges. D'où cette conclusion, que l'influence prédisposante de l'inclinaison du col, relativement aux fractures, est bien plus prononcée suivant les individus que suivant les âges.

Chez les femmes, le col est incliné sur le fémur de deux degrés de plus que chez l'homme, mais il est surtout plus éloigné du centre du bassin, à cause de l'élargissement de ce dernier, ce qui rend le grand trochanter plus saillant. Telles sont les raisons qui expliquent la plus grande fréquence des fractures du col dans le sexe féminin, fréquence attestée par les chiffres suivants, relevés par M. Malgaigne dans son *Traité des fractures* : femmes, 56 cas; hommes, 48.

La structure du col est celle des extrémités des os longs ; il est composé de tissu spongieux à l'intérieur et compacte à l'extérieur. Le tissu compacte, réduit à une lame mince à la face supérieure, forme au contraire inférieurement une couche épaisse et dense dont la résistance est en rapport avec le poids du corps que le col est chargé de transmettre aux membres. Cette disposition explique comment, dans les fractures, la couche corticale, hérissée de dentelures qui offrent une grande dureté, peut pénétrer dans les cellules spongieuses du grand trochanter, s'y enfoncer, et donner naissance à cette variété de fracture sur laquelle MM. Smith, Voillemier, Robert et Velpeau ont attiré l'attention sous le nom de *fracture par pénétration.*

La substance spongieuse du col et de la tête est formée d'aréoles plus résistantes que celles qui composent le grand trochanter; chez les adultes, elle occupe la totalité de l'os; mais chez les vieillards, à partir de l'âge de soixante ans, elle se résorbe au centre, et se creuse comme d'un canal médullaire qui se prolonge jusque dans la partie centrale de la tête faisant suite à celui de la diaphyse fémorale. Cette circonstance, jointe à l'inclinaison plus considérable du col sur le corps, à la diminution d'épaisseur de la lame compacte et à la raréfaction du tissu osseux, rend compte de la fréquence incomparablement plus grande des fractures du col chez les vieillards que chez les adultes.

On s'est beaucoup occupé, dans ces dernières années, de l'influence que pouvaient avoir sur la production des fractures intra ou extra-capsulaires les variétés de direction et de structure du col selon les âges et les sexes, et c'est aux travaux de Bonnet (1), MM. Rodet et Brun (2), que l'on doit d'avoir porté la lumière sur ce sujet. Il résulte de leurs expériences cadavériques, confirmées par l'observation clinique, que les fractures intra-capsulaires sont surtout produites par des chutes sur les pieds ou les genoux, *le membre étant surpris dans l'abduction,* tandis que les fractures extra-capsulaires ont pour cause principale, je dirais presque unique, les percussions directes du grand trochanter. Voici comment on a cherché à se rendre théoriquement compte de ces résultats. Dans les chutes sur les pieds ou les genoux, le poids du corps, accéléré par la vitesse de la chute, presse sur la tête du fémur fixé par le sol, tend à abaisser et par conséquent à fermer l'angle que forme le col avec le corps, d'où l'obliquité de la fracture en bas et en dehors suivant les insertions de la capsule fibro-synoviale. Au contraire, dans les cas de violence directe sur le grand trochanter, la force d'impulsion agissant sur cette éminence tend à ouvrir l'angle fémoral, et la fracture se fait à la base du col, suivant une ligne oblique en

(1) Bonnet, *Mémoire sur les fractures du col (Gazette médicale),* 1840.
(2) Brun, thèse inaugurale. Paris, 1844.

bas et en dedans, c'est-à-dire suivant la résultante des forces qui éloignent l'une de l'autre les deux branches de l'angle que forment la diaphyse et le col.

Le *grand trochanter*, aplati de dedans en dehors, se présente sous la forme d'une éminence taillée à facettes et élevée de 15 millimètres environ au-dessus du niveau de la face postérieure du col. Il est essentiellement formé de tissu spongieux fragile, recouvert d'une mince couche de tissu compacte, ce qui explique la possibilité des fractures par écrasement et par pénétration qui y ont été observées. Sa richesse vasculaire l'expose aux maladies inflammatoires des os, à la carie et à la nécrose, qu'on y a quelquefois observées.

Le *petit trochanter* ne mérite d'attirer l'attention qu'en raison de l'obstacle qu'il peut opposer au dégagement du couteau dans la désarticulation coxo-fémorale, lorsqu'on n'est pas prévenu de sa présence et de la saillie qu'il forme sur la face postérieure du fémur.

Les moyens à l'aide desquels les surfaces articulaires sont assemblées et maintenues sont une capsule fibreuse tapissées par une synoviale, le ligament rond et des muscles puissants nombreux.

La *capsule*, ou *ligament capsulaire*, véritable ligament annulaire qui enveloppe les deux surfaces articulaires, s'insère d'une part au pourtour de la cavité cotyloïde, sur le bourrelet fibreux et les rugosités déjà signalées autour du sourcil cotyloïdien, et d'autre part embrasse la base du col. Ses insertions au fémur ont lieu, en avant à une ligne rugueuse étendue du petit au grand trochanter, en arrière sur le col même, à l'union de son tiers externe avec ses deux tiers internes; elle offre donc une plus grande étendue en avant qu'en arrière. En avant et en haut, ses insertions sont très-solides et fortifiées par un gros faisceau de fibres blanches formant réellement un ligament à part, épais de 2 à 3 millimètres, auquel Bertin avait donné le nom de *ligament antérieur*, généralement connu sous celui de *ligament de Bertin*. Les frères Weber le désignent sous le nom de *ligament supérieur*, et le regardent comme le ligament le plus épais du corps humain, sans même en excepter le tendon d'Achille, exagération qu'on s'explique difficilement. Il s'étend obliquement de la racine de l'épine iliaque antérieure et inférieure à la base du petit trochanter, confondant ses fibres profondes avec celles de la capsule, et paraît plus spécialement destiné à limiter l'extension d'abord, puis la rotation et l'abduction ; lorsque la cuisse est tournée en dedans, il s'enroule autour du col fémoral, et la rotation en dehors le ramène progressivement à la disposition rectiligne.

Suivant Lisfranc, la capsule fémorale offrirait, comme l'humérale, cette particularité d'être conique, mais en sens inverse : c'est-à-dire que sa portion rétrécie serait attachée au fémur, au lieu de l'être au bassin. D'où cette première conclusion que lors même que la capsule serait complétement déchirée à ses attaches fémorales, la luxation ne pourrait se produire, la tête étant retenue par son collet ; et cette autre, que dans la désarticulation coxo-fémorale il importe, pour pouvoir dégager la tête, de la diviser à la base même du sourcil cotyloïdien. M. Malgaigne adopte cette manière de voir, qui me paraît reposer sur une interprétation fautive, au moins en ce qui concerne la deuxième conclusion. Ce n'est point, en effet, la capsule qui retient alors la tête fémorale dans la cavité, c'est la pression atmosphérique ; si bien que quand on veut arracher la tête du fémur, il faut d'abord donner accès à l'air, ce qui a lieu dès que l'on a soulevé ou entamé le bourrelet fibreux cotyloïdien qui fait l'office de soupape. Je reviendrai bientôt sur ce point intéressant.

Le *ligament rond* ou *interarticulaire* s'étend de la dépression signalée précédemment sur la tête fémorale au bord de l'échancrure pubio-ischiatique, où il se décompose en trois bandelettes formant une sorte de gaîne infundibuliforme ; c'est dans cette gaîne que s'engagent les vaisseaux articulaires, ainsi conduits jusque dans la tête du fémur. C'est donc plutôt un moyen de protection pour les vaisseaux nourriciers de la tête fémorale qu'un ligament ; il est évident qu'une fois la capsule rompue, il est incapable de s'opposer à la sortie de la tête. Aussi le rôle que lui fait jouer Gerdy, de faciliter la luxation en chassant la tête lorsqu'on porte le membre dans l'adduction forcée, me paraît-il tout à fait inacceptable.

La *synoviale* qui tapisse l'articulation de la hanche est peu compliquée dans sa marche ; elle recouvre les cartilages de la cavité et de la tête, puis passe au devant du paquet graisseux qui occupe le fond du cotyle, lequel reste ainsi en dehors de l'articulation, et enfin enveloppe le ligament rond. Sur les cartilages elle se réduit à son feuillet épithélial, mais reprend tous ses caractères sur la capsule fibreuse. Il importe de noter qu'elle descend bien moins bas sur le col que les attaches fibreuses extérieures du ligament capsulaire, en sorte que telle fracture qui pourrait être de prime abord regardée comme intra-articulaire parce qu'elle est située au-dessus de la ligne à laquelle s'attachent en dehors les fibres ligamenteuses, peut n'être cependant en réalité qu'extra-articulaire.

Le paquet graisseux sous-synovial du fond de la cavité cotyloïde mériterait à peine d'attirer l'attention, si on ne lui avait fait jouer un très-grand rôle dans les phénomènes d'allongement et de raccourcissement observés dans les coxalgies, phénomènes sur lesquels on a tant écrit. Or c'est là, je le crains, une question insoluble, malgré les travaux récents de M. Parise (1) ; et si dans certaines coxalgies on trouve effectivement ce bourrelet cotyloïdien imbibé de liquides et gonflé, ce qui permet de supposer que cette tuméfaction, jointe à la présence d'une accumulation de liquide dans la cavité synoviale, peut repousser la tête, et par conséquent donner lieu à un allongement réel, il faut convenir que cet allongement est de si peu d'importance, et les chances d'erreur dans la mensuration si nombreuses, qu'il est impossible de faire entrer sérieusement ce symptôme en ligne de compte pour le diagnostic. J'ai vu des chirurgiens qui avaient la prétention de juger cette question à coup sûr et par des moyens infaillibles, trouver alternativement et sur le même sujet de l'allonnment et du raccourcissement.

Pour faire l'histoire complète des moyens d'union des surfaces articulaires, il faudrait encore parler des muscles qui peuvent à bon droit être classés parmi les plus puissants. Mais, outre qu'il en a déjà été question dans l'exposition des différents plans qui enveloppent l'articulation, et qu'y revenir serait s'exposer à des répétitions, il faut encore remarquer que depuis la découverte des anesthésiques, à l'aide desquels on peut annuler leur action, leur étude au point de vue de l'obstacle qu'ils peuvent apporter à la réduction des luxations n'offre plus l'importance qu'elle avait autrefois.

Les *vaisseaux* et *nerfs* de l'articulation coxo-fémorale sont tous fournis par les artères circonflexes interne et externe et l'obturatrice ; ils s'introduisent dans la

_____

(1) *Archives de médecine,* 1842, numéro de mai : *Recherches historiques, physiologiques et pathologiques sur le mécanisme des luxations spontanées du fémur ;* et juillet 1843 : *Mémoire sur l'allongement et le raccourcissement du membre inférieur dans la coxalgie.*

cavité par l'échancrure ischio-pubienne et sé distribuent au paquet adipeux articulaire, à la synoviale et à la tête du fémur par l'intermédiaire du ligament rond. Les vaisseaux qui alimentent la capsule, après avoir traversé ses fibres d'implantation, pénètrent dans le col fémoral, disposition importante sur laquelle je reviendrai en faisant l'histoire de la nutrition de l'extrémité supérieure du fémur.

Physiologie de l'articulation coxo-fémorale. — Cette articulation, qu'on a comparée à l'assemblage connu en mécanique sous le nom de *noix*, en remplit effectivement toutes les conditions ; tous les mouvements y sont possibles, la flexion, l'extension, l'abduction, l'adduction, la rotation, et enfin la circumduction. Toutefois la flexion est incomparablement plus étendue que l'extension limitée par le ligament de Bertin ; de même l'adduction est plus facile que l'abduction. Or, il faut remarquer que c'est précisément dans le sens de l'adduction unie à la flexion, c'est-à-dire des mouvements les plus étendus, que se produisent les luxations les plus fréquentes, tandis qu'elles sont excessivement rares dans l'abduction, et plus encore dans l'extension.

Si l'on eût dit, il y a trente ans, à un physiologiste que le membre inférieur était suspendu au tronc par la pression atmosphérique, il aurait certainement déclaré la chose impossible ; et c'est là cependant un fait qui a pris rang parmi les vérités les mieux établies.

La démonstration en est assez simple. Sur un cadavre dont les membres inférieurs sont pendants, on coupe circulairement tous les muscles qui entourent la racine de la cuisse, puis on incise avec précaution et circulairement la capsule, y compris le ligament de Bertin ; le membre, quoique dépourvu de toutes ses attaches, soit musculaires, soit ligamenteuses, continue à rester attaché au tronc, ce qui prouve déjà que ce ne sont ni les muscles, ni la capsule, qui retiennent dans l'articulation la tête du fémur. Si l'on perfore alors avec une vrille le fond de la cavité cotyloïde, à l'instant même où quelques bulles d'air s'insinuent dans l'articulation, le membre se détache et tombe, suspendu seulement par le ligament rond, impuissant à le retenir dans la cavité articulaire. Cette expérience démontre sans réplique que la pression atmosphérique suffit seule à soutenir le poids du membre inférieur et à maintenir en contact parfait les surfaces articulaires. Mais il est encore un autre moyen de prouver que telle est bien la cause réelle de ce phénomène, c'est de boucher la perforation avec le doigt et de replacer la tête dans la cavité cotyloïde : un claquement particulier se fait entendre, et le phénomène du vide s'étant reproduit, le membre se trouve de nouveau suspendu ; puis, dès qu'on laisse l'air rentrer dans la cavité articulaire, le fémur se détache.

C'est aux frères Weber qu'on doit d'avoir mis cette vérité dans tout son jour, et il est une circonstance qui aurait dû depuis longtemps donner l'éveil sur ce phénomène, si l'on eût pris la peine d'y réfléchir, c'est ce qui se passe lorsqu'on veut désarticuler le fémur : au moment où l'on parvient à écarter les surfaces articulaires, constamment un sifflement se fait entendre, analogue à celui qui annonce la pénétration de l'air sous le récipient de la machine pneumatique. Qu'est-ce que ce sifflement, sinon le signe de la brusque introduction de l'air dans la cavité articulaire, et par conséquent la preuve de l'intervention de la pression atmosphérique dans la suspension du fémur au bassin. Il est vraiment incroyable qu'un phénomène aussi caractéristique, et qui certes a dû frapper quiconque l'a entendu, n'ait pas mis plus tôt sur la voie de cette découverte : tant il est vrai que dans les sciences d'observation, on ne doit négliger aucun incident, si peu important qu'il paraisse au premier abord, parce qu'il peut conduire à la solution d'un grand problème.

Le membre inférieur est donc soutenu par la pression atmosphérique, sans l'intervention nécessaire des ligaments ni des muscles, qui n'entrent en action d'une manière efficace que dans certaines circonstances : les muscles pour lui imprimer des mouvements, les ligaments pour les limiter. Par ce fait, le poids du membre se trouve réellement annulé, et l'action musculaire s'exerce sans entrave et sans fatigue sur ce levier oscillant; la plus légère contraction suffit à le porter dans le sens de la puissance qui le sollicite. Ainsi s'explique la supériorité de la marche de l'homme, remarquable, non par sa vitesse, mais par sa continuité; supériorité qui lui permet de parcourir chaque jour, et pendant un temps très-long, des espaces considérables, ce dont seraient incapables des animaux qui, comme le cheval ou le chien, ont cependant sur lui l'avantage d'une beaucoup plus grande célérité. Je regrette de ne pouvoir insister davantage sur les déductions physiologiques qui découlent de cette démonstration, mais ce serait s'exposer à sortir de mon sujet; ce que je viens de dire est suffisant d'ailleurs pour en faire sentir toute l'importance.

On comprend maintenant que si la tête du fémur, après l'incision de la capsule, ne peut être arrachée de sa cavité, cela tient moins à la résistance du bourrelet cotyloïdien, ainsi qu'on le croyait généralement avec Lisfranc, qu'à la persistance du vide entre les surfaces articulaires. Néanmoins le procédé qu'il indique, à savoir, l'incision de ce bourrelet, est encore le meilleur moyen de dégager la tête, parce qu'il facilite l'entrée de l'air dans le cotyle. Pour rendre la désarticulation encore plus facile, il faut, en même temps qu'on ouvre largement l'articulation en se rapprochant le plus possible du sourcil cotyloïdien, faire basculer le fémur en arrière et en dehors, afin de détacher les surfaces articulaires et permettre l'accès de l'air dans la cavité.

Déductions pathologiques et opératoires. — A une certaine période de la coxalgie, la tête du fémur tend à sortir de sa cavité, poussée d'une part par les liquides qui s'accumulent dans l'articulation et font cesser la tendance au vide, et d'autre part attirée par les muscles puissants qui sont groupés autour de la partie supérieure du fémur. Toutefois cette luxation dite spontanée, souvent favorisée par la destruction de la portion externe du rebord cotyloïdien, est très-lente à se produire, la plupart du temps même ne s'effectue pas, à ce point que quelques chirurgiens, D. Desprez par exemple, la nient complètement. Or j'ai souvent observé, et c'est une remarque que j'ai déjà consignée ailleurs (1), que si les liquides articulaires fusant entre les couches musculaires viennent à s'ouvrir à l'extérieur, dans l'espace de quelques jours la luxation s'effectue, ce que l'on ne peut raisonnablement attribuer qu'à la pénétration de l'air dans la cavité cotyloïde. Je dois faire remarquer cependant que souvent le trajet fistuleux est si long, si tortueux, que l'introduction du fluide atmosphérique est impossible, circonstance heureuse qui non-seulement met à l'abri de la luxation spontanée, momentanément au moins, mais encore s'oppose à la décomposition du pus et à l'infection putride qui en est la conséquence.

On a beaucoup discuté sur l'influence de la contraction musculaire dans les fractures du col et de l'extrémité supérieure du fémur. Le fait est qu'il y a peu de leviers osseux aussi bien pourvus de muscles puissants et parfaitement disposés que cette portion de l'os de la cuisse. On y trouve en avant le droit interne et le psoas iliaque,

(1) Voyez mon *Mémoire sur les tumeurs blanches* (*Mém. de l'Acad. de méd.*, tome XVII).

le premier purement fléchisseur, le second fléchisseur et rotateur en dehors ; en dedans, le pectiné, les trois adducteurs et l'obturateur externe, tous adducteurs et rotateurs en dehors, et les quatre premiers de plus un peu fléchisseurs ; en arrière et en bas, le pyramidal, les jumeaux, l'obturateur interne et le carré, tous abducteurs et rotateurs en dehors ; et enfin, en haut et en arrière, les trois fessiers, le premier rotateur en dehors, abducteur et extenseur, les deux autres purement abducteurs quand ils agissent par toutes leurs fibres, mais rotateurs, soit en dehors, soit en dedans, selon que leurs fibres postérieures ou antérieures se contractent isolément. On peut remarquer combien grand est le nombre des rotateurs en dehors, tandis que la rotation en dedans compte à peine quelques fibres des fessiers moyen et petit, et celles du muscle tenseur du fascia lata. Cette circonstance, à laquelle il faut joindre la tendance qu'a naturellement le membre à se porter dans la rotation en dehors par le fait seul de son poids, ainsi que l'ont prouvé les expériences de Chaussier (1), reprises et confirmées par MM. Mercier (2) et Malgaigne (3), rend compte de la rotation en dehors du fragment inférieur, qu'on observe presque constamment dans les fractures qui siégent à l'extrémité supérieure du fémur. Dans les cas rares où la rotation en dedans a été signalée, c'est que la cause fracturante avait placé le membre dans cette position ; et ce qui le prouve, c'est que si, après avoir réduit la fracture, on abandonne le membre à lui-même, ce n'est pas dans la rotation en dedans qu'il revient, mais dans la rotation en dehors. J'ai été témoin d'un fait de ce genre. La malade avait été renversée par une voiture dont la roue avait laissé sur la cuisse une large ecchymose oblique en bas et en dedans, attestant le mode d'action de la cause fracturante ; la cuisse était tournée en dedans, ainsi que le pied. Je crus d'abord à une luxation, mais la facilité avec laquelle le membre put être ramené à sa direction normale, puis la rotation en dehors qui survint lorsqu'on l'abandonna à lui-même, me firent bien vite revenir de mon erreur.

Les fractures du col de fémur sont de toutes, peut-être, celles qui ont le plus de tendance à ne point se consolider, et c'est à l'insuffisance de nutrition du fragment supérieur qu'on a attribué cette particularité ; il importe d'examiner si c'est là effectivement la véritable cause. Lorsqu'on injecte les artères du membre inférieur avec des substances pénétrantes, comme le vernis ou l'essence de térébenthine, on voit dans les cas heureux la surface du grand trochanter et celle du col, jusqu'au niveau de l'insertion du cartilage, couvertes d'un réseau artériel fin et délié. Dans l'articulation coxo-fémorale pénètrent, par l'échancrure ischio-pubienne, des artérioles qui se portent, les unes, par l'intermédiaire du ligament rond, dans la tête du fémur, et les autres dans le tissu cellulo-graisseux de la dépression cotyloïdienne. Tous ces vaisseaux sont fournis par la circonflexe interne, branche de la fémorale profonde et par l'obturatrice ; quelquefois la circonflexe externe envoie quelques rameaux périostiques sur le grand trochanter. Si l'on fend alors le fémur par le milieu, y compris le grand trochanter, le col et la tête, on peut voir que tous ces vaisseaux, ceux qui pénètrent par le col et le grand trochanter, et ceux qui arrivent par le ligament rond, forment, en s'anastomosant dans l'intérieur du tissu osseux, un réseau très-riche auquel viennent également aboutir les ramuscules de l'artère nourricière

(1) Chaussier, *Lettres sur les effets de la compression et l'usage de l'eau*, dans les *Opuscules de chirurgie de Lombard*, Strasbourg, 1786, p. 362.

(2) Mercier, *Mémoire sur quelques particularités de l'histoire des fractures du fémur* (*Gaz. méd.*, 1836, p. 651).

(3) *Anatomie chirurgicale*, t. II, p. 557, 1838.

du fémur. Sous le rapport de la richesse vasculaire, la tête du fémur ne le cède donc en rien aux autres parties du tissu osseux, ce que prouvent d'ailleurs sans réplique les phénomènes inflammatoires dont elle est si souvent le siége.

Mais n'est-il pas à craindre que dans les fractures qui siégent sur la partie du col la plus rapprochée de la tête, et qui s'accompagnent d'une déchirure complète du périoste, le fragment qui reste dans la cavité cotyloïde, ainsi privé de toute communication avec les vaisseaux anastomiques inférieurs, et réduit à ceux que lui fournit le ligament rond, ne soit plus nourri que d'une manière insuffisante, et devienne incapable, sinon de vivre, du moins de subvenir aux frais de la réparation? Telle est la question qu'il s'agit de résoudre.

Les vaisseaux qui abordent le fragment cotyloïdien par le ligament rond, alors même qu'on les suppose complétement isolés de ceux qui alimentent l'extrémité supérieure du fémur, paraissent *à priori* bien suffisants à sa nutrition. Il suffit d'ailleurs de considérer ce qui se passe dans d'autres parties du squelette, la diaphyse des os longs par exemple, dont la vascularité est relativement moins développée, et qui cependant se consolide au moyen d'un cal parfaitement bien organisé, pour comprendre qu'un pareil phénomène dans les fractures du col, non-seulement n'a rien d'invraisemblable, mais est au contraire très-naturel. Enfin on sait que par le fait même de l'inflammation, conséquence inévitable des désordres qui accompagnent toute solution de continuité, les vaisseaux, si petits qu'on les suppose, loin de s'oblitérer, subissent au contraire de notables changements, que leur calibre augmente, qu'il s'en crée de nouveau, et que tous ces phénomènes, observés aussi bien dans les os que dans les autres tissus, out été également signalés dans la tête du fémur. Le raisonnement basé sur les faits anatomiques et physiologiques tend donc à prouver que dans les fractures du col, les fragments, le supérieur aussi bien que l'inférieur, possèdent des éléments suffisants de consolidation.

Toutefois la démonstration ne serait pas complète, si les faits pathologiques ne venaient à l'appui : or ces derniers montrent que dans *certaines conditions*, qui sont, il est vrai, difficiles à réaliser, mais qui se rencontrent cependant quelquefois, les fractures du col, même intra-capsulaires, c'est-à-dire très-rapprochées de la tête, sont susceptibles d'une consolidation osseuse parfaite, et qui ne le cède en rien à celle des autres os. Quelles sont donc ces conditions ?

En première ligne, il faut placer le *rapport exact* entre les fragments ; puis viennent, mais tout à fait sur un second plan, les causes générales qui retardent ou empêchent la consolidation, à savoir, l'âge du sujet, sa constitution, et les maladies antérieures, le cancer et les tubercules par exemple.

S'il était possible de maintenir les deux fragments dans un *rapport exact*, nul doute que les fractures du col ne se consolident en aussi peu de temps et d'une manière tout aussi complète que les fractures du corps de cet os; mais là est la difficulté, comme d'ailleurs à beaucoup de fractures intra-articulaires. Dans les fractures extra-articulaires, les lambeaux de périoste, les débris musculaires, retiennent toujours plus ou moins les deux fragments attachés l'un à l'autre et les empêchent de se séparer complétement; dans les fractures intra-articulaires au contraire, toujours un des fragments, dépourvu de périoste ou de muscles, tend à s'éloigner de l'autre. Dans les solutions qui portent sur la portion intra-articulaire du col, le fragment cotyloïdien peut être complétement séparé du fémur; et comme alors il est retenu dans la cavité de l'os coxal, non par le ligament rond, comme on l'a dit, mais par la pression atmosphérique, et que, d'autre part, le fragment inférieur, sollicité par les muscles, s'élève en même temps qu'il se porte dans la rotation en dehors, tout contact cesse et chaque fragment travaille isolément à sa réparation. On comprend l'influence que doit avoir sur la consolidation un pareil état de choses. Tous les efforts de l'art doivent donc tendre à rapprocher et maintenir les deux fragments, et alors même que l'on parvient à ramener l'inférieur au contact du supérieur, il faut encore savoir qu'on n'a satisfait qu'à une partie des indications, le fragment cotyloïdien fixé au bassin continuant à se mouvoir à chaque inflexion du tronc. C'est pour obvier à ce dernier inconvénient et immobiliser complétement les deux fragments, que Bonnet a donné le conseil, auquel on ne saurait trop se conformer, de placer le malade dans un appareil qui emboîte non-seulement les deux membres inférieurs, mais encore le tronc jusqu'aux épaules. C'est effectivement la seule manière d'obtenir un contact, je ne dirai pas parfait, mais suffisant à une consolidation régulière et complète.

5° Développement de la hanche.

L'os de la hanche est primitivement formé de trois portions, l'ilium, l'ischion et le pubis, qui, plus tard, se fondent en un seul et même os, l'os coxal. A la naissance, tous les trois sont encore parfaitement distincts, et c'est à peine si les branches du pubis et de l'ischion commencent à s'ossifier. Le fond de la cavité cotyloïde est également cartilagineux, et l'on voit à son centre comme une espèce d'étoile à trois branches marquant le point de réunion des trois cartilages qui semblent effectivement aboutir au cotyle comme à un centre commun. Ce n'est que vers la sixième année que se développe dans le cartilage intermédiaire une sorte d'os en forme d'Y qui se soude avec l'ischion, l'ilium et le pubis, pour constituer définitivement l'os coxal. Ainsi que l'a fait remarquer M. Malgaigne, il semble que quelquefois le lieu de cette soudure demeure plus faible, car on a vu des fractures en étoile de la cavité cotyloïde, survenues à un âge assez avancé, qui paraissaient suivre la direction des points de réunion.

Selon H. Cloquet, l'os iliaque présenterait encore d'autres points d'ossification, un pour la crête iliaque et un autre pour l'épine iliaque antérieure. Sur l'ischion on en observe un pour le bord inférieur de la tubérosité, et deux pour le pubis, un pour l'épine pubienne et un autre pour l'angle du pubis.

La crête iliaque ne se soude définitivement au corps de l'os que vers l'âge de vingt ans, et la fusion n'est complète entre les trois os, dans la cavité cotyloïde, qu'après quatorze ans.

Le développement de l'os coxal est lié à celui des organes génitaux. A l'âge de puberté, on le voit prendre un développement considérable, surtout chez la femme; la cavité cotyloïde s'éloigne de plus en plus du centre du bassin et rejette le fémur en dehors, d'où cette saillie du grand trochanter qu'on doit considérer comme une des causes prédisposantes de fracture dans le sexe féminin. Dans la vieillesse, la portion iliaque de l'os coxal se déforme, se contourne; les lames compactes qui, au centre des fosses iliaques, se touchent presque chez l'adulte et ne sont séparées que par une mince couche du tissu spongieux, s'amincissent de plus en plus, et quelquefois se perforent de telle sorte, qu'un instrument tranchant pénétrerait par cette voie dans le bassin sans obstacle.

Quant à la cavité cotyloïde, elle s'agrandit, son arrière-cavité se creuse, la lame de tissu compacte qui la sépare du bassin bombe de ce côté, et la tête du fémur semble trop petite pour elle.

De son côté, le fémur, entièrement cartilagineux à la naissance, ne commence à s'ossifier qu'au dixième mois ; à cette époque on voit apparaître un point d'ossifica-tion dans la tête, et ce n'est que deux ans plus tard qu'on en découvre un pour le grand trochanter et un autre pour le petit. Cette dernière éminence se soude de treize à quatorze ans, suivant Orfila, tandis que le grand trochanter et le col ne se réunissent au fémur qu'à dix-huit ans, et suivant Meekel deux années plus tard. Dans l'âge adulte, l'extrémité supérieure du fémur ne subit que peu de modifica-tions ; les parois des cellules osseuses s'épaississent, deviennent plus résistantes, celles de la tête surtout, qui présentent une telle dureté et sont tellement rapprochées, que chez quelques sujets on dirait de l'ivoire. Vers l'âge de cinquante ans, le tissu com-pacte commence à se résorber, et ainsi que je l'ai dit déjà, d'après MM. Rodet et Chassaignac, les cellules s'agrandissent, le col se creuse d'une cavité qui se prolonge jusque dans la tête de l'os d'une part, et d'autre part fait suite au canal médul-laire, toutes circonstances qui affaiblissent d'autant la résistance de cette extrémité du fémur.

Disons enfin que chez quelques vieillards, des stalactites osseuses, analogues à celles que l'on voit se développer autour des articulations de certains chevaux, et que les vétérinaires nomment pour cette raison *articulations cerclées*, s'élèvent du col du fémur et du grand trochanter, et viennent s'unir à des végétations semblables parties du pourtour de la cavité cotyloïde. Il faut dire toutefois que ces productions osseuses n'apparaissent point par le fait seul de l'âge avancé, mais sont la conséquence, soit d'une affection chronique de la synoviale ou des os, soit d'une fracture.

§ II. — DE LA CUISSE.

Les auteurs ne sont pas d'accord sur les limites à donner à la cuisse : ainsi, tandis que M. Malgaigne lui assigne comme limite inférieure le bord supérieur de la rotule, la jambe étant dans l'extension, Blandin la fait se terminer à quatre travers de doigt au-dessus de cet os. A mon avis, l'un et l'autre pèchent par excès ; le genou ne com-mence pas plus au bord supérieur de la rotule qu'à quatre travers de doigt au-dessus. Effectivement, la synoviale remonte toujours beaucoup au-dessus de la rotule, alors même que la jambe est dans l'extension, mais jamais, à moins de cas pathologique, elle ne s'élève au delà de deux et quelquefois trois travers de doigt. Or, comme c'est ce repli synovial supérieur, c'est-à-dire le point où finit l'articulation, qui doit fixer la limite de la cuisse et du genou, je dirai que la cuisse se termine inférieurement à deux travers de doigt au-dessus de la rotule, la jambe étant dans l'extension. Supé-rieurement, elle est limitée en arrière par le pli de la fesse, en avant et en dedans par les lignes artificielles que j'ai données comme démarcation des régions inguino-cru-rale et ischio-pubienne.

Anatomie des formes extérieures. — Légèrement aplatie sur ses faces antéro-interne et postéro-externe lorsqu'elle repose sur un plan horizontal ou lorsqu'elle est dans la demi-flexion, la cuisse devient au contraire arrondie et conique dans l'extension. Chez les sujets maigres ou vigoureux, lorsque les muscles se contractent, elle prend une forme prismatique, tandis que chez les femmes et les enfants, à cause de l'épaisse couche de tissu cellulo-graisseux sous-cutané qui masque les saillies musculaires, elle reste toujours arrondie. La forme conique de la cuisse est un grand obstacle pour l'application des bandages roulés, qui ont toujours une tendance à descendre vers le genou.

La direction de la cuisse est oblique en bas et en dedans du grand trochanter au condyle externe, ce qui tient à deux causes : 1° à la disposition des condyles, qui ne sont pas situés sur le même plan, l'interne descendant plus bas que l'externe, en sorte que si l'on place un fémur sur un plan horizontal, on voit son extrémité supérieure s'incliner naturellement en dehors; 2° à l'éloignement que la longueur du col fait subir au grand trochanter. Aussi cette obliquité du fémur, et par conséquent de la cuisse, est-elle beaucoup plus marquée chez la femme que chez l'homme, à cause de la largeur du bassin qui rejette le grand trochanter en dehors. Sous ce rapport, certains hommes se rapprochent des femmes, ce qui donne à leurs membres inférieurs une forme toute particulière. On les nomme, dans le peuple, *cagneux*.

Enfin la cuisse présente encore en avant et un peu en dehors une convexité qui tient à l'arc que forme en ce sens le corps du fémur, convexité sur laquelle je reviendrai.

Superposition et structure des plans. — A l'exemple de M. Velpeau, je diviserai la cuisse en deux régions, l'une *antérieure* et l'autre *postérieure*, séparées : en dehors, par une ligne étendue du grand trochanter à la tubérosité externe, ligne représentée par une gouttière très-sensible au toucher, surtout pendant les contractions musculaires, et qui répond à l'intervalle du biceps et du vaste externe du triceps; en dedans, par le relief du muscle droit interne.

Dans ces deux régions secondaires, trois premières couches sont communes et doivent être décrites simultanément, à savoir, la peau, la couche sous-cutanée et l'aponévrose d'enveloppe.

La *peau* de la cuisse est d'une texture serrée, épaisse en dehors, plus fine en dedans, et généralement peu extensible. Elle est pourvue en dedans de follicules sébacés abondants qui sécrètent une humeur âcre dont la présence sous les bandages à fractures détermine des érythèmes et donne lieu à des démangeaisons très-fatigantes pour les malades. Elle est d'ailleurs assez mobile, glisse facilement à l'aide de la couche sous-cutanée sur l'aponévrose, ce qui permet d'y pratiquer avec succès la réunion immédiate.

La *couche sous-cutanée* est très-irrégulièrement lamelleuse en avant, mais en arrière et en haut surtout, elle est aréolaire comme celle de la région fessière, avec laquelle elle se continue. En dehors et en bas, dans la gouttière qui sépare le vaste externe du biceps et marque la limite des régions antérieure et postérieure, elle est très-adhérente à l'aponévrose, disposition qui rend difficile sa dissection dans les amputations de cuisse par la méthode circulaire. Partout ailleurs elle n'adhère que faiblement à l'aponévrose et glisse facilement sur les tissus sous-jacents, circonstance qui explique la rapidité avec laquelle les phlegmons diffus l'envahissent.

L'*aponévrose fémorale*, ou *fascia lata* de la cuisse est une des plus fortes membranes fibreuses du corps humain. A cause de l'importance du rôle qu'elle joue dans les phénomènes pathologiques, elle mérite une description toute spéciale. Elle s'insère, ainsi qu'il a été dit à la région inguinale, en haut et en avant à l'arcade crurale, avec laquelle elle se fusionne d'une si intime façon, que l'une semble la continuité de l'autre; en dedans elle se fixe à l'épine pubienne et au bord de la symphyse, sur la lèvre externe de la branche ischio-pubienne, et tout à fait en arrière à la tubérosité ischiatique; enfin en haut et en dehors elle se continue avec l'aponévrose qui recouvre le grand fessier.

Inférieurement elle se confond en avant avec le tendon large, qui termine le triceps fémoral et passe avec lui au-devant du genou; en arrière et sur les côtés elle se continue avec les aponévroses dites jambière et poplitée, qui n'en sont qu'une continuation.

Son épaisseur est considérable, surtout en dehors. Là elle se concentre en une bandelette rubanée très-distincte, de trois travers de doigt de largeur, qui s'étend par l'intermédiaire d'un muscle auquel on a donné le nom de *tenseur du fascia lata*, depuis l'épine iliaque antérieure jusqu'au niveau de la tubérosité externe du tibia. Dans tout le reste de son étendue, elle est beaucoup moins épaisse, et c'est en dedans et en haut qu'elle offre le moins de résistance au niveau du corps et des attaches supérieures des muscles adducteur et droit interne. Elle est formée de fibres entrecroisées d'une belle couleur nacrée, qui laissent entre elles des ouvertures losangiques par lesquelles, de distance en distance, passent des vaisseaux ou nerfs. Ces prolongements vasculo-nerveux sont les seuls qui établissent une sorte d'adhérence entre les téguments et la membrane fibreuse; c'est là ce qui explique la possibilité du décollement de ces deux couches par une sorte de rotation de la peau sur les parties profondes, ainsi que j'en ai vu un très-curieux exemple chez un ouvrier du faubourg Saint-Antoine, qui avait eu la cuisse froissée dans un cylindre de machine à vapeur.

Cette couche fibreuse enveloppe donc tous les muscles de la cuisse dans une gaîne commune, et non-seulement elle est appliquée sur eux, mais elle semble encore les maintenir dans un état de compression permanente. Aussi lorsqu'elle vient à se déchirer ou à être divisée, voit-on les fibres musculaires s'échapper à travers l'ouverture, et faire, ainsi qu'on le dit, *hernie* entre les lèvres de la solution de continuité.

Mais cette gaîne n'est pas unique, elle est subdivisée en autant d'autres gaînes secondaires qu'il y a de muscles; de plus, les vaisseaux fémoraux sont eux-mêmes renfermés dans un canal spécial, dépendance de cette aponévrose. Les cloisons fibreuses qui isolent ainsi les muscles les uns des autres se détachent toutes de la face profonde de l'aponévrose d'enveloppe; mais elles n'ont pas toutes la même importance, et deux d'entre elles surtout méritent une description spéciale, tant à cause de leur résistance bien supérieure à celle de toutes les autres, qu'à cause de leur insertion directe au squelette. Ces deux membranes sont les *cloisons intermusculaires interne* et *externe*.

La *cloison intermusculaire interne*, étendue du petit trochanter à la tubérosité qui surmonte le condyle interne, s'insère à la ligne rugueuse qui descend du petit trochanter à la ligne âpre, et à toute la lèvre interne de cette ligne. Elle est constituée par des fibres très-résistantes qui fournissent des insertions aux fibres du vaste interne en avant, et en arrière à celles des adducteurs, principalement du troisième. Elle est traversée dans sa moitié supérieure par les artères perforantes.

La *cloison intermusculaire externe*, plus épaisse que la précédente, est étendue de la face postérieure du grand trochanter à la tubérosité externe. Elle s'insère en haut à la ligne qui s'étend du grand trochanter à la ligne âpre, et dans le reste de

l'étendue du fémur à toute la lèvre externe de cette ligne. Le vaste externe en
avant, la courte portion du biceps en arrière, y trouvent de nombreux points d'insertion.

Ces deux lames fibreuses, en se portant de la face profonde de l'aponévrose commune jusqu'au fémur, séparent donc ainsi les muscles de la cuisse en deux grandes
catégories, les uns situés en avant, les autres en arrière; autrement dit elles divisent
la grande gaîne commune en deux vastes gaînes secondaires désignées sous les noms
de *gaîne antérieure* et *gaîne postérieure*.

La *gaîne antérieure* comprend le muscle triceps, le droit antérieur, le couturier,
le tenseur du fascia lata, les vaisseaux fémoraux, le nerf crural et la presque totalité
du fémur; en un mot, tout ce qui répond à ce que nous étudierons bientôt sous le
nom de région antérieure de la cuisse.

La *gaîne postérieure* renferme les adducteurs, le droit interne, le biceps, le demi-
membraneux, le demi-tendineux et le nerf sciatique, c'est-à-dire toutes les parties
molles qui constituent la région postérieure.

Chacune de ces gaînes est elle-même subdivisée en plusieurs loges par des lamelles
qui pénètrent entre les muscles et isolent leurs contractions, de telle sorte que
lorsque l'on a, après macération préalable, ouvert chacune d'elles et retiré avec
soin les fibres musculaires en conservant les cloisons aponévrotiques, la cuisse représente une vaste poche fibreuse multiloculaire, ainsi qu'on peut le voir sur les magnifiques préparations déposées au musée Orfila par les divers prosecteurs de la
Faculté. Telle est la disposition générale de l'aponévrose, ou mieux des aponévroses
de la cuisse, car il est impossible de considérer toutes les cloisons intermusculaires
comme des dépendances de l'aponévrose engaînante commune. L'étude de chaque
muscle dans la région à laquelle il appartient complétera la connaissance des gaînes
secondaires, puisqu'à chacun d'eux correspond exactement une loge fibreuse moulée
sur son corps charnu.

A. *Région crurale antérieure*. — Limitée, ainsi que je l'ai dit précédemment, en
dehors par la gouttière qui répond à l'intervalle du biceps et du vaste externe, en
dedans par le relief du grêle ou droit interne, elle comprend toutes les parties molles
renfermées dans la gaîne antérieure, plus, à la partie supérieure, une portion de
celles que nous retrouverons dans la gaîne postérieure.

Les deux premiers muscles que l'on rencontre sont le tenseur du fascia lata et le
couturier.

Le *tenseur du fascia lata*, destiné, ainsi que son nom l'indique, à agir exclusivement sur l'aponévrose, et pour parler plus exactement, sur la bandelette qui lui fait
suite et qu'on peut regarder comme son tendon, est situé à la partie externe et
supérieure de la cuisse, dans un dédoublement de l'enveloppe commune, dont il
s'isole presque complétement.

Le *couturier* est pour le chirurgien le muscle le plus important à étudier, à cause
de ses rapports avec l'artère fémorale, dont il est bien réellement le satellite, suivant
l'expression de M. Cruveilhier. Il s'étend obliquement de l'épine iliaque antérieure
et supérieure au condyle interne du fémur, qu'il contourne, puis va s'insérer à
l'épine du tibia ; il constitue ainsi une diagonale qui coupe tout le plan crural antérieur de dehors en dedans et de haut en bas. Il est dans toute sa longueur placé
dans une loge fibreuse spéciale, où ses fibres sont parallèlement rangées ; cette disposition permet de le reconnaître au milieu des autres muscles de la région, et facilite

beaucoup la recherche de l'artère, ainsi qu'il sera dit bientôt. Rosenmüller dit l'avoir vu manquer ou être double, circonstance embarrassante pour l'opérateur qui tomberait sur une semblable anomalie (1).

Le *droit antérieur*, qu'il faut considérer, avec M. Cruveilhier, comme une dépendance de l'ancien triceps des auteurs, est penniforme et également engaîné dans le fascia lata, mais moins complétement que le couturier. Ses fibres internes croisent à angle aigu celles du couturier, disposition qui, dans la ligature de la fémorale, permettrait de reconnaître qu'on s'est fourvoyé.

Le *triceps*, le plus volumineux des muscles de la cuisse, puisqu'il recouvre complétement les faces antérieure, externe et interne du fémur, depuis les trochanter jusqu'aux condyles, constitue presque à lui seul la région crurale antérieure, surtout si l'on y rattache le droit antérieur. Sa portion dite vaste externe, épaisse et charnue en haut, recouvre la convexité du fémur, et contribue ainsi à donner à la cuisse cette disposition arquée en avant qu'on observe chez tous les sujets, mais surtout chez ceux dont les muscles sont vigoureusement développés. Le vaste interne, au contraire, est volumineux, surtout en bas et en dedans, en sorte que par son relief en ce point il augmente encore l'inflexion assez prononcée qu'on observe à la partie interne et moyenne de la cuisse. Quant au faisceau crural, caché sous le muscle droit antérieur, il est couché sur la face antérieure du fémur qu'il enveloppe, et à laquelle il adhère assez peu intimement pour que des collections purulentes venues de la partie inférieure puissent le décoller facilement et remonter jusqu'à ses insertions supérieures. Les fibres de ces trois portions du triceps sont dirigées ainsi qu'il suit : celles du vaste externe en bas et en dedans, celles du vaste interne en bas et en dehors, celles du crural parallèlement au fémur; par conséquent, si dans la ligature de la fémorale à son tiers moyen on rencontre des fibres obliques en bas et en dehors, c'est qu'on a dépassé le couturier et qu'on est arrivé sur un plan trop profond, sur le vaste interne.

Le *grêle interne* forme la limite des deux régions crurales. Quant aux *adducteurs* le *pectiné* y compris, ils forment en haut de la cuisse le plan sur lequel reposent les vaisseaux fémoraux, et peuvent être considérés comme faisant réellement partie de la région antérieure, quoique situés dans la gaîne postérieure. On rencontre d'abord le premier, puis le deuxième, et enfin tout à fait en bas le troisième, tous recouverts par une puissante lame fibreuse qui n'est autre que la cloison intermusculaire interne, laquelle se continue inférieurement sur le tendon du troisième adducteur avec lequel elle s'identifie.

Vaisseaux et nerfs. — Les vaisseaux ne sont pas compris dans la même gaîne que les nerfs, disposition exceptionnelle qui s'explique par la présence du tronc nerveux principal du membre à la partie postérieure de la cuisse, où l'artère et la veine vont le rejoindre plus bas, au creux poplité. L'artère et la veine fémorale cheminent donc seules à la face antérieure de la cuisse, accompagnées seulement dans une partie de leur trajet par deux rameaux émanés du nerf crural, dont la disposition n'est pas sans importance pour la ligature de l'artère.

L'*artère* a une direction oblique en bas et en dedans, parfaitement représentée par une ligne allant, non du milieu de l'arcade crurale, mais de l'union du tiers interne avec le tiers moyen, et venant aboutir à quatre travers de doigt au-dessus du tuber-

(1) Meckel, *Man. anatom.*, t. II, p. 202.

cule du troisième adducteur, sur la corde représentée par la saillie de ce tendon, qu'il est toujours facile de reconnaître à travers les téguments. Tout le long de cette ligne on peut découvrir l'artère, qui ne s'en éloigne jamais d'une manière sensible, quelle que soit la position qu'on donne à la cuisse.

Les rapports qu'elle affecte avec les muscles, mais surtout avec le couturier, sont les plus importants : ce dernier vient la rejoindre au sommet du triangle inguinal, c'est-à-dire à 5 ou 6 centimètres au-dessous de l'arcade crurale, s'avance progressivement sur elle, la recouvre complétement, puis la croise, et se place enfin à son bord interne. En arrière elle repose, en sortant du triangle inguinal, dans l'intervalle que laissent entre eux le vaste interne du triceps en dehors, les adducteurs en dedans, jusqu'à ce qu'elle s'insinue au-dessous de l'aponévrose dite du troisième adducteur, qui n'est autre que la cloison intermusculaire interne, pour passer à travers une sorte d'anneau, ou mieux de canal fibreux, dans la région poplitée.

- Dans tout ce trajet elle est accompagnée par une seule veine, la fémorale, d'abord située en dedans d'elle, mais venant ensuite et progressivement se placer en arrière. Ces deux vaisseaux sont plongés au milieu d'un tissu cellulaire assez dense qui les unit intimement l'un à l'autre, surtout à la partie inférieure, là où ils s'engagent dans l'anneau ou canal du grand adducteur ; en ce point, effectivement, il devient très-difficile de les isoler à l'aide de la sonde cannelée. Ils sont enveloppés dans un dédoublement de l'aponévrose générale de la cuisse, qui les reçoit à leur sortie du bassin et les accompagne jusqu'à la région poplitée ; c'est à cette enveloppe fibreuse qu'on a donné le nom de *gaîne* ou *canal des vaisseaux fémoraux* (1). Supérieurement ce canal est de forme prismatique, comme l'interstice musculaire auquel il correspond, et sa base est tournée en avant ; inférieurement il devient ovalaire. Son feuillet antérieur, assez mince à la partie supérieure, devient de plus en plus dense et épais à mesure que l'on descend ; ce qui tient à ce qu'une partie des fibres aponévrotiques de la cloison intermusculaire interne sur laquelle les vaisseaux reposent en arrière passent successivement au-devant d'eux. C'est là un point à noter lorsqu'on veut découvrir la fémorale à son tiers inférieur. Large et spacieux dans la région inguino-crurale, ce canal se resserre de plus en plus à la partie inférieure de la cuisse, et dans le point où les vaisseaux s'engagent au-dessous du tendon du troisième adducteur, il est étroitement appliqué sur leurs parois.

L'aponévrose tendineuse, sur laquelle se rendent les fibres du troisième adducteur et par l'intermédiaire de laquelle elles s'insèrent au fémur, se trouve donc ainsi traversée par les vaisseaux, et c'est à cette disposition que s'applique le nom d'*anneau du troisième adducteur*, qui consacre à mes yeux une erreur anatomique. Effectivement, il n'y a point d'anneau à proprement parler, mais un véritable canal fibreux, continuation de la gaîne des vaisseaux fémoraux, canal que viennent renforcer les fibres de l'aponévrose d'insertion du troisième adducteur, confondue en ce point avec l'aponévrose intermusculaire interne. Lorsque par une dissection mal entendue, on a enlevé les parois du canal au-dessus et au-dessous du tendon, il ne reste plus en effet qu'un anneau ; mais alors on l'a créé artificiellement comme on crée l'anneau crural en enlevant l'entonnoir fibreux qui lui fait suite. Tout ce qu'on a dit sur la possibilité de la compression et de l'étranglement de l'artère par les bords de ce prétendu anneau fibreux n'est que la conséquence de cette méthode vicieuse de dissection,

(1) Voyez *Région inguino-crurale*, p. 976.

qui faisait voir un cercle fibreux à bords tranchants là où il n'existe en réalité qu'un canal à parois protectrices.

Outre l'artère et la veine, la gaîne des vaisseaux fémoraux renferme encore deux nerfs: l'un est le nerf saphène interne, l'autre une petite branche du musculo-cutané crural, à laquelle M. Cruveilhier donne le nom de nerf satellite de l'artère fémorale, et qui est sans importance. Le nerf saphène interne s'introduit dans la gaîne, à 5 ou 6 centimètres au-dessous de l'arcade crurale, se place en dehors et un peu au-dessous de l'artère, qu'il abandonne au moment où elle gagne la région poplitée. Son lieu d'émergence est à 10 ou 12 centimètres au-dessus du tubercule du troisième adducteur et devient un excellent point de repère pour découvrir l'artère, le nerf tranche effectivement par sa couleur blanche et mate sur les autres tissus, et dès qu'on l'a découvert, on n'a plus qu'à le suivre jusqu'à l'endroit où il sort de la gaîne; alors en introduisant la sonde cannelée par l'ouverture qui lui livre passage, on arrive directement sur les vaisseaux.

Les branches fournies par la fémorale depuis son entrée dans la région crurale proprement dite jusqu'à l'endroit où elle traverse le grand adducteur, sont peu volumineuses et d'une importance secondaire; effectivement, la fémorale profonde se sépare d'elle dans la région inguino-crurale, et il est tout à fait exceptionnel de voir cette bifurcation se faire au milieu de la cuisse, ainsi que Blandin (1) et M. Velpeau (2) disent l'avoir vu. Parmi les branches qui méritent d'être remarquées, il faut citer: 1° la grande musculaire, qui se porte à la partie externe et fournit des rameaux musculaires au vaste externe, droit antérieur et couturier, et des rameaux qui s'anastomosent avec les circonflexes en haut et les articulaires en bas; 2° la grande anastomotique, ou première articulaire supérieure interne, qui se détache de la fémorale, immédiatement avant qu'elle s'engage dans la région poplitée.

Outre la *veine fémorale*, sur laquelle je n'ai pas à revenir, on trouve encore à la cuisse une autre veine remarquable par son volume et sa situation constante: c'est la *saphène interne*. Placée dans la couche sous-cutanée, elle suit le bord interne de la cuisse, recevant en avant et en arrière des branches qui lui donnent un volume considérable lorsqu'elle arrive à la racine du membre. Elle se jette dans la fémorale après avoir traversé la lame criblée, et forme ainsi qu'il a été dit, dans la région inguino-crurale, le sommet de l'entonnoir crural. A la cuisse aucun nerf ne l'accompagne; elle est pourvue de valvules qui deviennent promptement insuffisantes dans les cas d'obstacle au cours du sang veineux: aussi la voit-on fréquemment atteinte de dilatation variqueuse.

Les *lymphatiques* sont divisés en *superficiels* et *profonds*. Les superficiels ou sus-aponévrotiques sont abondants, surtout à la partie interne, où ils se rassemblent en trois ou quatre gros troncs situés dans la couche sous-cutanée autour de la veine saphène interne, dont ils suivent le trajet, et avec laquelle, après avoir traversé les ganglions superficiels, ils se portent au-dessous de l'aponévrose à travers les trous de la paroi antérieure de l'entonnoir crural. Les profonds ou sous-aponévrotiques sont au contraire fort rares, et, comme les premiers, viennent gagner dans le pli de l'aine les ganglions profonds. Dans les *angioleucites*, maladie fréquente au membre inférieur, on voit les vaisseaux lymphatiques superficiels, enflammés, former à la partie

(1) *Anatomie topographique*, p. 591.
(2) Velpeau, *Dictionnaire* en 30 volumes, t. XI, p. 409.

interne de la cuisse une série de lignes rouges qui viennent aboutir aux ganglions inguinaux tuméfiés.

Les *nerfs* de la région crurale antérieure sont tous fournis par le plexus lombaire, et sont des émanations de l'inguino-cutané, du génito-crural, de l'obturateur, enfin et surtout du nerf crural. Ce dernier, d'abord contenu à la région inguinale dans la gaîne du psoas, en sort à quelques centimètres au-dessous de l'arcade, et s'épanouit tout de suite en un pinceau de filets qui se portent aux muscles et à la peau de la région antérieure de la cuisse. Le nerf saphène interne, dont j'ai déjà décrit le trajet dans la gaîne, est le seul qui mérite une mention spéciale; on sait qu'à partir du genou il s'accole à la veine saphène interne et l'accompagne jusqu'au pied.

Le *tissu cellulaire*, si abondant dans la couche sus-aponévrotique, même chez les individus qui paraissent maigres, est assez rare au-dessous de l'aponévrose. On le rencontre cependant en quantité notable autour de la gaîne des vaisseaux fémoraux, ou dans cette gaîne elle-même; là, chez quelques sujets, il acquiert parfois une épaisseur tellement considérable, qu'il peut rendre la recherche de l'artère très-difficile; c'est ce que j'ai eu l'occasion d'observer chez un nègre auquel M. Velpeau pratiquait la ligature de la fémorale à la partie moyenne de la cuisse. Il n'est pas très-rare de voir cette couche celluleuse profonde s'enflammer et donner lieu au phlegmon diffus profond de la cuisse, une des maladies les plus graves de la chirurgie. C'est ordinairement à la suite des plaies d'armes à feu ou des fractures graves qu'on observe cet accident; l'aponévrose joue le rôle d'un agent passif d'étranglement, en résistant à la tuméfaction qui s'accroît rapidement et simultanément dans toute l'étendue de la cuisse; il devient alors indispensable de pratiquer sans hésitation de larges débridements dans tous les sens.

B. *Région crurale postérieure.* — La *couche musculaire* est représentée, en premier lieu, par le faisceau des muscles qui s'insèrent à la tubérosité de l'ischion, et qui sont le biceps, le demi-tendineux et le demi-membraneux; puis par une grande partie des adducteurs et le grêle interne : ces muscles sont ceux que nous connaissons déjà comme remplissant la gaîne aponévrotique dite postérieure. Pour la facilité de la description, plusieurs auteurs ont décrit dans cette gaîne elle-même deux gaînes secondaires, l'une destinée aux trois premiers muscles, et nommée *gaîne postérieure* proprement dite; l'autre affectée aux adducteurs et au grêle interne, désignée sous le nom de *gaîne interne*. C'est là une distinction qui ne me paraît pas suffisamment motivée; ce qu'il importe de retenir, c'est qu'ici, comme pour la région antérieure, chaque muscle est isolé et placé dans une gaîne spéciale, mais avec quelques particularités qu'il faut faire ressortir.

Le *biceps*, le *demi-tendineux* et le *demi-membraneux*, nés du même point, c'est-à-dire de la tubérosité ischiatique, se portent en divergeant, le premier en dehors à la tête du péroné, les deux autres en dedans. Dans la flexion de la jambe sur la cuisse, ce sont eux qui forment en dedans et en dehors ces cordes qui limitent de chaque côté le creux poplité. Une gaîne aponévrotique commune les enveloppe supérieurement; en bas, elle se subdivise pour chacun d'eux. A leur origine au bassin, ils sont très-éloignés de la face postérieure du fémur et sont séparés du plan profond par un espace celluleux qui se continue en haut avec la gouttière ischio-trochantérienne, en bas avec l'excavation dite poplitée; c'est dans cet interstice que se loge le nerf sciatique. Le *troisième adducteur*, qui avec le *vaste externe* et la *courte portion du biceps*, forme le plan musculaire profond, est séparé des muscles précédents par son aponévrose d'enveloppe, assez forte et assez résistante. Les trois adducteurs et le grêle interne établissent donc une limite entre les régions antérieure et postérieure de la cuisse, sans appartenir exclusivement à aucune d'elles.

Vaisseaux et nerfs. — Les *artères* sont des terminaisons de la fessière, de l'ischiatique, des circonflexes et de l'obturatrice, mais surtout de la fémorale profonde, qui viennent s'anastomoser et établir entre l'iliaque interne et la fémorale des communications sur lesquelles j'ai déjà attiré l'attention à l'occasion de la région fessière. Les perforantes, terminaisons de la profonde, arrivent toutes dans le grand espace celluleux précédemment signalé entre les deux couches musculaires, et toutes se distribuent aux muscles de la région.

Les *veines* ne méritent aucune mention ; à peine faut-il indiquer que quelquefois il existe une deuxième saphène interne, qui, en contournant le bord interne de la cuisse, vient aboutir dans la grande saphène.

Les *lymphatiques* superficiels, après avoir contourné le bord interne de la cuisse, se rendent dans les troncs signalés à la partie antérieure et interne du membre ; d'autres, profonds, passent au-dessous de l'aponévrose et pénètrent dans le bassin par l'échancrure sciatique.

Les *nerfs* sont fournis par le petit sciatique, l'obturateur, quelques rameaux du crural ; mais le principal, le seul qui doive fixer l'attention, c'est le grand sciatique. Immédiatement après sa sortie du bassin, ce tronc nerveux, le plus gros de l'économie, se place dans la gouttière ischio-trochantérienne, en arrière des jumeaux et du carré crural, au-dessous et en avant des grands fessier, biceps et demi-tendineux ; il est situé dans la même gaîne que ces deux derniers muscles, et descend ainsi sans se bifurquer jusqu'à l'endroit où ils se séparent pour former le creux poplité. Là il est situé sur la ligne médiane, et pour le découvrir on n'aurait qu'à inciser la peau, la couche sous-cutanée et l'aponévrose. Il fournit à tous les muscles de la région, ainsi qu'à la peau ; une artère assez volumineuse, branche de l'ischiatique, l'accompagne, et, dans les cas de maladie de ce nerf, devient quelquefois très-volumineuse. Un rameau du nerf petit sciatique anime conjointement avec lui les téguments de cette partie postérieure de la cuisse.

Un *tissu celluleux*, assez abondant, unit les différents muscles entre eux ; on en trouve une couche assez épaisse entre le biceps, le demi-tendineux, le troisième adducteur et le demi-membraneux, laquelle communique en haut avec celui du bassin par l'échancrure sciatique et la gouttière ischio-trochantérienne, en bas avec celui qui remplit le creux poplité. C'est par là qu'on a vu des abcès venus du bassin fuser jusque dans le jarret.

Le *squelette* de la cuisse est constitué par le fémur, l'os le plus long et le plus résistant du corps. Sa diaphyse, de forme prismatique et triangulaire, formée de tissu compacte et creusée d'un canal médullaire peu considérable, est admirablement disposée pour la résistance ; de plus, enfin, elle est enveloppée de muscles épais et puissants qui la protégent. Cependant, et malgré ces dispositions favorables, les fractures du fémur ne sont point rares, surtout celles par cause indirecte. C'est qu'en effet le fémur présente en avant une courbure très-prononcée qui tend naturellement à s'exagérer dans les efforts considérables qu'il supporte dans une foule de circonstances. Cette disposition permet en outre de comprendre la possibilité des fractures de cet os par action musculaire, niées à tort par quelques auteurs et dont la science possède aujourd'hui quelques exemples incontestables.

Un périoste épais et résistant tapisse toute la surface du fémur ; mais cette membrane offre quelques particularités qu'il importe de faire remarquer. Très-adhérente aux extrémités articulaires, elle se laisse au contraire facilement décoller sur la diaphyse, excepté au niveau de la ligne âpre. Aussi voit-on les suppurations sous-périostiques séparer l'os de sa membrane avec une grande promptitude depuis le grand trochanter jusqu'à l'extrémité inférieure, sans que pour cela la vitalité des couches osseuses superficielles soit nécessairement détruite. C'est qu'effectivement les vaisseaux qui arrivent à la surface de la diaphyse et la nourrissent, quoique assez nombreux, sont cependant très-grêles et facilement suppléés par les artères anastomotiques du réseau médullaire.

Chez les enfants, l'épaisseur du périoste est telle, qu'on a vu quelquefois l'os se rompre, et cette membrane résister et maintenir les fragments en place.

Une excellente manière d'étudier l'ordre de superposition des plans de la cuisse, c'est de pratiquer une section au-dessous du muscle tenseur du fascia lata, c'est-à-dire à la partie moyenne du membre. A la région antérieure, en procédant de dehors en dedans, on rencontre successivement la peau, la couche graisseuse sous-cutanée et l'aponévrose ; le droit antérieur et le vaste externe sur le même plan ; en dedans le couturier, la saphène, la gaîne ou canal des vaisseaux fémoraux et le premier adducteur ; en dehors, encore le vaste externe ; puis sur un plan plus profond, le vaste interne et le crural, et au centre le fémur.

Fig. 62.

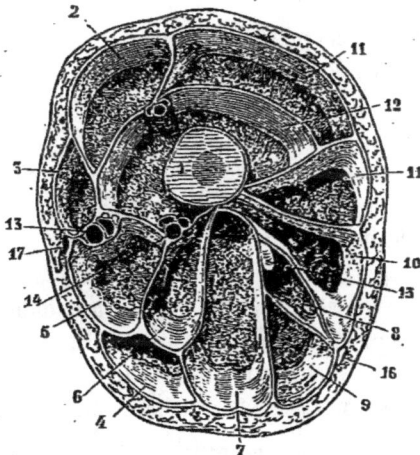

Plan de section horizontale de la cuisse au-dessous du muscle tenseur du fascia lata, c'est-à-dire vers la partie moyenne de la cuisse.

1. Corps du fémur.
2. Loge du droit antérieur de la cuisse.
3. Id. du couturier.
4. Id. du droit interne.
5. Id. du premier, ou moyen adducteur.
6. Id. du second, ou petit adducteur.
7. Id. du troisième, ou grand adducteur.
8. Id. du demi-tendineux.
9. Id. du demi-membraneux.
10. Id. du biceps.
11. Id. du vaste externe avec les cloisons aponévrotiques d'insertion.
12. Id. du vaste interne et du crural.
13. Vaisseaux fémoraux ; artères, veines et nerfs satellites.
14. Vaisseaux fémoraux profonds, ou artères et veines perforantes.
15. Grand nerf sciatique.
16. Petit nerf sciatique.
17. Veine saphène interne.

Dans la région postérieure, en allant toujours de la peau aux parties profondes, on trouve successivement les trois couches communes, puis le grêle interne, le troisième adducteur, le demi-tendineux, le biceps et le demi-membraneux ; sur un plan plus profond se voient le deuxième adducteur, les vaisseaux fémoraux profonds ou artères perforantes, le grand nerf sciatique, et enfin, au centre, le fémur. On peut encore, à l'aide de la figure ci-contre, se faire une bonne idée de la disposition des loges fibreuses engaînantes des muscles, voir comment les gaînes des adducteurs en dedans, celles du demi-membraneux et du vaste externe en dehors viennent se fixer à la ligne âpre du fémur, et enfin se rendre un compte satisfaisant de la disposition des vaisseaux à cette hauteur.

Déductions pathologiques et opératoires. — J'ai déjà dit, en faisant l'histoire des couches celluleuses sous-cutanées et aponévrotiques, que l'inflammation pouvait s'emparer de chacune d'elles séparément, ce qui constituait les phlegmons diffus superficiels ou profonds. Pour ouvrir ces derniers, le lieu le plus favorable est sans contredit la face externe du membre; là, en effet, on n'a à redouter aucune artère volumineuse, et l'on peut arriver jusqu'au centre du membre sans rencontrer d'organes importants. Il en est de même à la partie antérieure et externe, où l'on ne rencontre que la grande musculaire, et à la partie moyenne et postérieure, où les branches des perforantes, réduites à un petit volume, ne pourraient donner lieu à une sérieuse hémorrhagie. Partout ailleurs des vaisseaux importants peuvent être lésés : ainsi, à la partie antérieure et interne, se trouvent les vaisseaux cruraux; à la partie postérieure et supérieure, les artères perforantes et leurs anastomoses avec l'ischiatique; à la partie inférieure enfin, la fémorale, devenue poplitée.

La région antéro-externe est donc celle qu'il faut choisir, soit qu'on veuille ouvrir un abcès profond, extraire un séquestre invaginé ou un corps étranger, réséquer des fragments ou enlever des esquilles.

Le fémur est souvent, malgré sa résistance, atteint de fracture. On a beaucoup discuté *à priori* sur la direction que les puissances musculaires devaient imprimer aux fragments, et l'on a été jusqu'à leur assigner une place à l'avance. L'observation clinique démontre cependant qu'aucune de ces théories si ingénieusement conçues n'est absolument exacte, ce qui prouve que l'on n'a pas tenu compte, pour les édifier, de toutes les causes de déviation dont les fractures sont susceptibles, et que l'action des muscles est souvent contre-balancée, soit par la violence de la cause fracturante, qui place les fragments dans une position d'où la puissance musculaire ne pourra les dégager, soit par l'obliquité des surfaces fracturées qui commande le déplacement. Néanmoins, et ces restrictions faites, il faut dire que les muscles ont sur la direction des fragments une influence qu'il importe beaucoup au chirurgien de connaître à l'avance, afin de se mettre en garde contre les déplacements consécutifs. Dans les fractures sous-trochantériennes, si la fracture est sans obliquité trop prononcée, le fragment supérieur aura de la tendance à se porter en avant et en dehors, attiré en ce sens par le psoas et le grand fessier. Quant au fragment inférieur, contrairement à l'opinion de Boyer, et d'accord avec M. Malgaigne, je pense qu'il se portera également en avant et en dehors par son extrémité supérieure, les muscles fléchisseurs de la cuisse, si puissants et si favorablement insérés, attirant en arrière et relevant son extrémité inférieure (1); les deux fragments se déplaceront donc en

___

(1) Si l'on en excepte ces mots *et « en dehors »* oubliés dans ma première édition, mais que le sens commandait, puisque je disais « le fragment inférieur se porte *également* », c'est-à-dire, si je ne m'abuse, dans la même direction que le supérieur, tout ce passage est reproduit *textuellement*. J'avais donc voulu dire, m'appuyant sur le témoignage de M. Malgaigne, que le fragment inférieur se dirigeait *comme le supérieur*, en avant et en dehors, sans toutefois que cet accord avec le savant professeur, sur ce point spécial, préjugeât une pareille entente sur ce qui suivait. Quel n'a donc pas été mon étonnement en voyant qu'il voulait étendre cet accord à tout ce que j'ai écrit touchant les fractures du fémur. C'est ainsi qu'il avance que *c'est d'accord avec lui* que j'ai vu les fractures du fémur sans déplacement n'être pas très-rares, et puis encore que les deux fragments se déplacent en avant et forment un angle ouvert en arrière, etc. Aussi se croit-il obligé de déclarer « qu'*il n'a jamais vu rien de semblable, et qu'il a vu précisément tout le contraire.* » (*Anatomie chirurgicale*, t. II, p. 791, 2e édit.)

Tout le contraire! M. Malgaigne est-il bien sûr de n'avoir pas dépassé le but en voulant frap-

avant et en dehors et formeront un angle ouvert en arrière. C'est là d'ailleurs ce que démontrent et la clinique et l'examen des pièces du musée Dupuytren.

Dans les fractures du corps du fémur, la tendance au déplacement angulaire en avant et en dehors est la même : seulement, quelquefois on voit le fragment postérieur attiré en arrière et en haut par le troisième adducteur. Presque toujours ces fractures sont accompagnées d'un chevauchement plus ou moins considérable, et, par suite, d'un raccourcissement du membre.

Enfin, dans les fractures de l'extrémité inférieure, Boyer indique un déplacement en avant du fragment supérieur, l'inférieur basculant dans le creux poplité, attiré par les jumeaux. Selon M. Malgaigne, tout cela est complétement imaginaire : le fragment supérieur devient bien un peu antérieur ; mais l'inférieur, quand il se

per fort? Je ne sais ; mais j'imagine que si, pour le réfuter, on voulait prendre cette phrase à la lettre, on l'embarrasserait fort. Quoi qu'il en soit, je ne veux pour le moment faire observer qu'une chose, à savoir, qu'il a commis une erreur manifeste d'interprétation ; car, je le répète, mon entente avec lui ne porte évidemment que sur le déplacement du fragment inférieur, et je maintiens que ma phrase est construite de telle sorte qu'il n'est pas possible de l'interpréter d'une autre manière.

Reste maintenant une autre question, celle de savoir si j'ai mal compris les écrits du savant professeur, sur *ce point spécial*. J'ouvre donc le *Traité des fractures et des luxations*, et j'y lis : « Les déplacements (dans les fractures sous-trochantériennes) méritent une étude particulière.

» Quelquefois les fragments restent engrenés, et il n'y a pas de chevauchement possible ; » mais alors même il est excessivement rare que le fémur garde sa direction naturelle ; le frag- » ment supérieur se porte dans une *abduction* plus ou moins forte, et forme ainsi avec l'autre » un *angle obtus à sommet externe*. » (Malgaigne, *Traité des fractures et des luxations*, 1847, t. Ier, p. 715.)

Plus loin, après avoir renvoyé à son atlas, pl. XIII, fig. 1, 2 et 3, qui offrent des exemples de ce déplacement angulaire en dehors, il ajoute : « A quelle cause rapporter ce déplacement » si constant, si redoutable? Lors de mes premières observations, il m'avait paru que les malades » avaient éprouvé du prurit à la partie interne de la cuisse, et qu'en y portant la main, ils avaient » *repoussé eux-mêmes les fragments en dehors*. Puis, en ayant rencontré plusieurs chez qui » une pareille cause n'était point admissible, j'avais accusé le paillasson et l'attelle interne des » appareils ordinaires, qui, tendant à écarter les deux cuisses à leur partie supérieure, tendent » par là même à rejeter *en dehors les deux fragments*. La pression du lacs contre-extenseur » dans l'aine peut bien aussi produire ce résultat, quand on emploie l'extension permanente. » Plus tard encore, ayant vu le même angle se former avec d'autres appareils, j'observai que le » bassin du malade faisait un creux dans le matelas, et attirait ainsi en dedans la tête fémorale, » laissant en dehors l'autre bout du fragment supérieur. Sans doute, toutes ces causes ont leur » influence, et il est bon de les signaler, afin que le chirurgien les surveille et les écarte autant » que possible ; mais elles ne rendent compte ni *de la constance du déplacement, ni de l'éten-* » *due qu'il acquiert quelquefois*. Je pense donc aujourd'hui (1847) qu'il faut accuser l'action » musculaire : les puissants muscles de la partie interne de la cuisse représentent la corde d'un » arc, figuré par le col et le corps du fémur ; quand cet arc est rompu, les muscles agissent, » pour en rapprocher les extrémités, sans rencontrer aucune résistance. Loin de là, les muscles » qui s'insèrent au grand trochanter ne peuvent que favoriser le mouvement d'abduction, qui » porte le fragment supérieur en dehors, et les petites causes secondaires que j'ai mentionnées » ajoutent encore à l'effet général. (Peut-être n'est-il pas hors de propos de faire remarquer que cette explication, qui ne diffère pas sensiblement de celle proposée par Boyer et Blandin pour le déplacement en avant, est fort malmenée dans le *Traité d'anatomie chirurgicale* de M. Malgaigne, 1859, t. II, p. 788 et 789.)

» Le *déplacement angulaire* (en dehors) est donc le phénomène capital de ces fractures. »

D'où il résulte que M. Malgaigne admet la déviation du fragment inférieur, en dehors seulement, tandis que je lui ai fait dire qu'il se portait en dehors et en avant ; il me semble que ce n'est pas là lui prêter une opinion précisément contraire. Néanmoins je m'empresse de faire droit à sa réclamation et de confesser mon erreur, d'autant plus volontiers que cela me donne l'occasion de faire remarquer que M. Malgaigne reste seul de son avis, et que, parmi les autorités qu'on peut lui opposer, il faut citer, entre toutes, celles de Boyer et d'A. Cooper, qui regardent comme presque constante la déviation angulaire *en avant*. Quant à moi, les faits qui ont passé sous mes yeux me portent à croire que le déplacement n'est pas toujours aussi direct en avant, et qu'il se combine souvent au moins avec une tendance à la déviation en dehors.

déplace, remonte simplement le long de sa face postérieure (1). Ici, je suis forcé d
me ranger à l'avis de Boyer, et dans la discussion qui eut lieu à ce sujet à la Société
de chirurgie (2), j'ai cité plusieurs faits de ce genre, et en particulier celui d'un
malade alors dans mes salles, et chez lequel le fragment inférieur était complétement
renversé dans le creux poplité. MM. Broca et Follin ont vu des faits analogues, et
M. Trélat a même constaté ce renversement à l'autopsie. Depuis cette époque, j'ai
fait recueillir avec soin par un de mes internes, M. Capelle, dans mon service à
l'hôpital Saint-Louis, une autre observation de fractures de l'extrémité inférieure
du fémur; on y voit que, malgré tous nos efforts, la réduction complète du fragment
condylien, dont l'extrémité supérieure faisait une saillie considérable dans le creux
poplité, ne put être obtenue. Néanmoins, après trois mois de traitement, la consolidation était complète, et le malade fut envoyé à Vincennes en convalescence, marchant avec le secours d'une canne, mais sans béquille. La fracture siégait à quatre
doigts environ au-dessus de l'interligne articulaire. Tout cela n'empêche pas
M. Malgaigne d'écrire encore en 1859 que « M. Richet, très-cartésien de sa nature,
« n'a regardé, en cette occasion, qu'à travers le prisme de ses théories » (3).
M. Malgaigne oublie que la théorie, si théorie il y a, n'est point de moi, mais de l'illustre auteur du *Traité des maladies chirurgicales*, dont le livre, monument impé-
rissable, restera toujours, quoi qu'on en puisse dire, le bréviaire médité par tous les
chirurgiens jeunes ou vieux.

Il n'est pas très-rare de trouver des fractures sans grand déplacement, résultat dû
à la conservation du périoste ainsi que l'avait dit déjà Blandin pour la clavicule chez
les enfants, et à la disposition des muscles, particulièrement du triceps, des adducteurs et de la courte portion du biceps, qui, en s'insérant aux deux fragments, empêchent leur chevauchement et aussi leur écartement trop considérable.

Toutes ces fractures du fémur sont plus ou moins obliques, toujours avec dentelures, fréquemment avec esquilles, ce qui tient à la densité vitreuse du tissu osseux
de la diaphyse.

Tous les chirurgiens savent qu'il est extrêmement difficile, pour ne pas dire impossible, d'obtenir la consolidation d'une fracture du fémur exempte de difformité;
c'est qu'en effet l'action musculaire et la courbure que présente cet os s'y opposent
absolument. Si l'appareil que l'on emploie n'exerce pas une contention exacte, l'action musculaire à coup sûr produira un déplacement des fragments, et par conséquent une difformité. Si au contraire le bandage qu'on applique agit efficacement, en
pressant sur le fémur il ramènera nécessairement sa courbure naturelle à la ligne
droite, ce qui constitue un autre genre de déplacement. Si l'on pratique seulement
l'extension, c'est encore au même résultat que l'on arrive; et enfin, si l'on réunit les
deux moyens, on aura bien plus de chances encore de redresser l'arc fémoral. Il est
donc réellement impossible d'obtenir la parfaite guérison d'une fracture de cuisse.
Mais, il faut bien le dire, ce n'est là qu'un inconvénient de peu d'importance, qui ne
porte atteinte qu'à la régularité du fémur et ne nuit point aux fonctions du membre.

On pratique la ligature de l'artère fémorale dans toute l'étendue de son trajet, mais
principalement à ses deux extrémités et à sa partie moyenne. L'incision doit toujours

(1) Malgaigne, *Traité des fractures*, t. Ier.
(2) *Bulletin de la Société de chirurgie*, janvier 1857.
(3) Malgaigne, *Traité d'anatomie chirurgicale*, t. II, p. 790 (1859).

être pratiquée selon la ligne que j'ai indiquée comme représentant la direction de l'artère.

Si c'est en haut, immédiatement au-dessous de la naissance de la profonde, qu'on veut la découvrir, il faut, après avoir incisé la peau, la couche sous-cutanée et l'aponévrose, reconnaître le bord externe du couturier, qui se trouve en dehors et qu'on rejette en ce sens; la gaîne des vaisseaux se trouve immédiatement au-dessous. On l'ouvre sur la sonde cannelée, et l'on arrive sur l'artère, à la partie interne de laquelle est placée la veine.

Si c'est à la partie moyenne, on tombe sur le couturier même : on peut alors, ou le rejeter en dehors, suivant le procédé de Hunter, ou en dedans, suivant celui de Roux, et procéder ensuite à l'ouverture de la gaîne. A cette hauteur, la gaîne est un peu en arrière de l'artère.

Enfin, si c'est à la partie inférieure, on fléchit la jambe sur la cuisse et l'on place cette dernière sur son bord externe : puis le tendon du troisième adducteur reconnu, à quatre travers de doigt au-dessus du tubercule qui lui donne attache au condyle, on commence une incision oblique en haut et en dehors, suivant la direction déjà indiquée. La peau incisée, puis l'aponévrose d'enveloppe, on arrive sur celle du troisième adducteur; on cherche le nerf saphène interne, on introduit la sonde cannelée par l'ouverture qui lui donne issue, et l'on ouvre ainsi la gaîne : l'artère est en avant, la veine en arrière, et toutes les deux intimement unies entre elles et aux parois du canal par un tissu cellulaire très-dense. Quant au couturier, il reste en arrière; habituellement on ne le voit pas, mais si l'on rencontre son bord externe, on le refoule en dedans du tendon du troisième adducteur.

L'amputation de la cuisse peut se faire, soit par la méthode à lambeaux, soit par la méthode circulaire : cette dernière est depuis longtemps à peu près la seule mise en usage, bien à tort selon moi, car l'amputation à un ou deux lambeaux lui est bien supérieure. Quoi qu'il en soit, lorsque l'on pratique la méthode circulaire, il faut se rappeler : 1° que la peau glisse facilement sur l'aponévrose et peut être facilement relevée en manchette, excepté toutefois, en dehors, où quelques adhérences à l'aponévrose rendront la dissection plus difficile ; 2° que les muscles de la partie postérieure, biceps, droit interne, demi-membraneux, demi-tendineux, et quelques-uns de la partie antérieure, couturier et droit antérieur par exemple, n'ont point d'insertion au fémur et se rétractent beaucoup plus que les adducteurs et le triceps, ce qui oblige à les couper beaucoup plus bas.

Il importe donc de faire la section musculaire en deux temps, un premier temps comprenant tous les muscles superficiels qui sont très-rétractiles, un deuxième temps les muscles profonds et adhérents au fémur. Cette deuxième section ne doit être faite que quand les muscles superficiels, bien détachés, ont accompli leur rétraction, et elle doit avoir lieu au niveau de ces muscles ainsi rétractés. Toutefois ces notions, bonnes autrefois, alors que l'on pratiquait les amputations sur des individus dont les systèmes nerveux et musculaires n'avaient subi préalablement aucune modification médicamenteuse, se trouvent souvent en défaut actuellement que, sous l'empire du chloroforme, la contraction volontaire, quelquefois même la contractilité spontanée, se trouvent momentanément suspendues. Alors on voit les muscles superficiels, au lieu de se rétracter, pendre en dehors de la plaie, comme lorsqu'on opère sur le cadavre, et l'on est obligé de les faire relever, afin de ne point être exposé à les couper de nouveau. C'est là une condition nouvelle faite au chirurgien et dont il importe qu'il se pénètre.

§ III. — DU GENOU.

Les limites du genou sont purement artificielles : supérieurement, il commence là où finit la cuisse, c'est-à-dire à deux travers de doigt au-dessus de la rotule, le membre étant dans l'extension : inférieurement, les limites sont marquées par une ligne circulaire menée autour de la jambe immédiatement au-dessous de l'épine du tibia.

Anatomie des formes. — La forme du genou varie selon que le membre est étendu ou fléchi. Dans l'extension, il présente sur la ligne médiane une saillie triangulaire formée par la rotule ; au dessus et au-dessous de cet os, lorsque les muscles sont dans le relâchement, on remarque une dépression transversale qui disparaît dès que le triceps et le droit antérieur se contractent. C'est dans cette dépression que l'on place les coussinets destinés à ramener au contact les fragments supérieur et inférieur dans les fractures transversales de la rotule.

De chaque côté de la corde que forment en haut le tendon du droit antérieur, en bas le tendon rotulien, se prononcent, dans l'extension, deux fossettes dont la profondeur varie suivant l'embonpoint des sujets. Effectivement, chez les individus gras et principalement chez les femmes, les deux fossettes sous-rotuliennes sont remplacées par deux saillies présentant au toucher une grande mollesse et comme une sorte de fluctuation qui semble s'établir de l'une à l'autre par-dessous le tendon rotulien. Ces saillies sont dues à la présence d'une graisse molle et fine, accumulée dans l'espace triangulaire qui existe entre le tendon, le tibia et le fémur, d'où cette sensation de liquide contre laquelle le chirurgien ne saurait trop se mettre en garde. Quant aux fossettes sus-rotuliennes, elles répondent au cul-de-sac synovial supérieur. Au-dessous des fossettes sous-rotuliennes se remarque sur la ligne médiane l'épine antérieure du tibia à laquelle s'insère le ligament rotulien.

En dehors, le genou est concave ; il est convexe en dedans, disposition qui résulte de ce que l'union de la cuisse avec la jambe se fait, non en ligne droite, mais à angle obtus ouvert en dehors. Aussi les deux genoux ont-ils une tendance marquée à se rapprocher et même à se toucher, ainsi qu'on l'observe chez un certain nombre d'individus, mais surtout chez la femme, dont la cuisse est beaucoup plus oblique en bas et en dedans que chez l'homme.

Au côté externe, quand les muscles sont en action, on remarque une corde oblique en bas et en avant ; c'est la bandelette du fascia lata de la cuisse bandée par son muscle tenseur ; au-dessous d'elle on peut sentir le vaste externe.

Plus bas et en avant, on rencontre la saillie du condyle externe du tibia, plus en arrière celle de la tête du péroné, au-dessus et en avant de laquelle il est facile de trouver l'interligne articulaire qui siége à un travers de doigt plus haut.

Au côté interne se trouve la saillie du condyle interne du fémur, surmontée de celle où s'insère le troisième adducteur, au-dessous celle du condyle du tibia, et enfin, entre elles, l'interligne articulaire qu'aucune rainure extérieure n'annonce, mais que l'on trouve facilement en déprimant les parties molles.

En arrière, dans la région dite poplitée ; le creux du jarret n'existe pas, à proprement parler, lorsque le membre est dans l'extension : effectivement, on voit bien sur la ligne médiane un léger enfoncement circonscrit en dehors par la saillie du biceps, en dedans par celles des demi-tendineux et membraneux ; mais l'excavation poplitée ne se prononce que dans la flexion. Les muscles jumeaux, surtout lorsqu'ils entrent en action, offrent un relief très-saillant qui s'enfonce entre les muscles précédemment nommés.

Dans la flexion, l'aspect du genou change complétement, aussi bien en avant qu'en arrière et sur les côtés. En avant, à mesure que la jambe se fléchit sur la cuisse, la rotule se dessine davantage jusqu'au moment où elle dépasse la demi-flexion ; alors elle s'enfonce dans la gorge des deux condyles fémoraux et se place dans l'intervalle que laissent entre eux le tibia et le fémur. Au-dessous d'elle on reconnaît la trochlée fémorale, bornée en dehors par une arête vive qui limite le condyle externe, en dedans par une saillie arrondie représentant le condyle interne. Plus bas se dessinent le tendon rotulien, et de chaque côté les deux bourrelets grais-seux précédemment signalés, et devenus très-apparents même chez les individus les plus amaigris.

Au côté externe, la rainure articulaire devient plus appréciable, surtout en avant où les deux os présentent un léger écartement angulaire ouvert en ce sens ; en de-dans, cette disposition de l'interligne se répète, quoique moins apparente.

En arrière, le creux poplité s'est prononcé : ce n'est plus un simple enfoncement, c'est une excavation profonde de forme losangique dont les deux côtés supérieurs, représentés par les saillies tendineuses des muscles précédemment nommés, inscri-vent dans leur écartement les deux côtés inférieurs formés par les jumeaux. Ces deux derniers muscles sont, dans la flexion, appliqués contre la face postérieure de l'articulation et ne forment plus aucun relief extérieur. Le milieu du creux poplité ne répond point à l'interligne articulaire ; il est situé plus haut.

Pour étudier le genou, il faut le diviser en deux régions secondaires, l'une *anté-rieure* et l'autre *postérieure* ; puis étudier son squelette, c'est-à-dire les *articulations fémoro-tibio-rotulienne* et *péronéo-tibiale supérieure*.

1° Région antérieure du genou.

Superposition et structure des plans. — Les couches des parties molles qui sépa-rent les téguments du squelette et de l'articulation sont peu épaisses, et se composent uniquement de la peau, du tissu cellulaire sous-cutané, de l'aponévrose et des expan-sions fibro-tendineuses des muscles de la cuisse.

La *peau* ne présente rien de particulier à noter.

La *couche sous-cutanée* est lamelleuse, formée d'aréoles dans lesquelles on ren-contre peu de graisse et qui permettent aux téguments une locomotion facile sur les parties sous-jacentes.

On y trouve au-devant de la rotule une bourse séreuse dite *prérotulienne*, la plus anciennement connue et la plus spacieuse de toutes celles de ce genre. Elle ne repré-sente point une cavité unique, mais est divisée en plusieurs loges par des tractus qui fixent sa face antérieure à la postérieure, et mettent obstacle au développement exagéré qu'elle aurait pu prendre dans les cas très-fréquents où des liquides, soit séreux, soit sanguins, soit purulents, s'y accumulent. On la rencontre chez tous les sujets ; chez les individus qui s'agenouillent fréquemment, elle acquiert des di-mensions considérables, en même temps que ses parois s'épaississent : ainsi il n'est pas rare, chez les parqueteurs, par exemple, de la voir dépasser les limites de la rotule, et même recouvrir inférieurement la partie supérieure du ligament rotulien.

L'*aponévrose* est la continuation du fascia lata de la cuisse. Elle est représentée par une couche fibreuse d'une blancheur mate, de résistance et d'épaisseur assez inégales, qui, sur la ligne médiane, passe au-devant de la rotule et du ligament rotulien pour se fixer à l'épine tibiale antérieure, et sur les côtés prend insertion en dehors à la tête du péroné et au condyle externe du tibia, en dedans au condyle interne du même os. Toutefois ces diverses insertions aux os ne l'empêchent pas de se conti-nuer manifestement avec l'aponévrose jambière antérieure, surtout en dehors ; il importe de signaler la présence en ce point de la fin de la bandelette large, véritable tendon du muscle dit tenseur du fascia lata que nous avons vu faire relief sous la peau. En dedans elle enveloppe les expansions tendineuses dites de la patte d'oie et envoie postérieurement une lame qui se confond avec l'aponévrose jambière posté-rieure. Enfin, sur les côtés de la rotule, elle contribue à former des fibres ligamen-teuses sur lesquelles M. Malgaigne a appelé l'attention d'une manière toute particu-lière, et auxquelles convient le nom de *ligaments rotuliens.*

Au-dessous de l'aponévrose on rencontre une deuxième couche dont la composition est loin d'être homogène. En haut et sur les côtés, elle est représentée par la termi-naison du muscle droit antérieur et par celle du vaste interne et du vaste externe du triceps. Le *droit antérieur* se termine par un tendon large et aplati qui s'insère à rotule, et sur les côtés duquel viennent se rendre des fibres aponévrotiques émanées du triceps. Du *vaste interne* et du *vaste externe* se détache une membrane fibro-tendineuse qui enveloppe la rotule et recouvre les condyles interne et externe du fémur.

Cette membrane, qu'il est dans beaucoup d'endroits fort difficile de séparer de l'aponévrose proprement dite, constitue à l'articulation du genou, antérieurement, une sorte de capsule fibreuse dont j'étudierai plus tard la composition ; c'est de cette enveloppe qu'émanent la plus grande partie des fibres qui se rendent sur les bords latéraux de la rotule et que nous retrouverons en étudiant les liens articulaires. Sur les côtés, cette membrane fibro-capsulaire se perd sur le tibia, confondant en dedans ses insertions avec l'expansion des tendons de la patte d'oie.

La rotule, qui reçoit supérieurement l'insertion du tendon du droit antérieur et donne inférieurement attache au tendon rotulien, forme avec eux, sur la ligne mé-diane la partie profonde de cette quatrième couche. La manière dont ce petit os est engaîné par les fibres tendineuses démontre qu'il n'est autre chose qu'un noyau osseux développé dans l'épaisseur du tendon du quatriceps fémoral, autrement dit un *os sésamoïde.*

Au-dessous du tendon rotulien, qu'on doit regarder comme partie constituante de l'articulation, et dont l'étude spéciale doit, à ce titre, être rejetée plus loin, on rencontre une bourse séro-synoviale isolée, qui ne communique ni avec la cavité articulaire, ni avec la bourse prérotulienne, et devient quelquefois le siége d'épan-chements analogues à ceux qu'on observe dans cette dernière. Cette petite séreuse, située vis-à-vis le bord supérieur du tibia, paraît destinée à favoriser les mouve-ments du tendon sur cet os. C'est encore au-dessous du tendon et sur ses côtés que l'on rencontre un peloton de graisse fine et molle, logé dans l'espace triangulaire qu'on observe entre les extrémités articulaires du tibia et du fémur et le ligament rotulien, et qui semble destiné, dans les mouvements de flexion, à combler le vide qui résulte en avant de l'écartement des os. Ce paquet graisseux est en dehors de la cavité synoviale, quoique situé au-dessous des parties fibreuses qui représentent ici la capsule articulaire.

Enfin, pour terminer ce qui a rapport à cette couche profonde, je rappellerai la terminaison du troisième adducteur au tubercule qui porte son nom, et qui est situé à la partie postéro-supérieure du condyle interne ; et enfin l'existence d'une petite bourse séreuse placée au-dessous des tendons de la patte d'oie, et non au-dessus, ainsi qu'on l'a fait dire par erreur à M. Velpeau. Cette petite cavité peut être également le siége de collections séro-sanguines ou purulentes.

Lorsqu'on a enlevé ces différentes parties, on découvre la synoviale, doublée d'un tissu cellulo-graisseux très-abondant en certains points, dont l'histoire appartient, ainsi que celle de cette membrane, à l'articulation même. Disons seulement qu'au-dessus de la rotule les fibres profondes du triceps sont séparées de la face antérieure du fémur par le cul-de-sac que forme cette membrane, par la graisse qui entoure ce cul-de-sac, et enfin par des fibres musculaires constituant bien réellement un muscle particulier désigné sous le nom de *sous-crural*, mais auquel convient beaucoup mieux celui de *tenseur* ou *releveur du cul-de-sac synovial*. Ces fibres s'insèrent, d'une part, à la face antérieure du fémur, et, d'autre part, à la portion réfléchie de la séreuse articulaire ; elles sont destinées à l'attirer en haut lors de l'extension et à la préserver ainsi de tout froissement de la part de la rotule, qui dans sa brusque ascension aurait pu la pincer et la contondre contre les condyles du fémur.

Les *artères* de cette région sont des branches des cinq *articulaires*, qui naissent dans la région postérieure. Ces branches forment autour des condyles de nombreuses anastomoses, en sorte que leurs blessures, sans être précisément dangereuses, exposent cependant à d'abondantes hémorrhagies. Pour les éviter, lorsqu'on pratique une incision sur les parties latérales du genou, où elles sont assez volumineuses, il faut diriger le bistouri parallèlement à leur trajet, c'est-à-dire horizontalement d'arrière en avant.

Les *veines* suivent en général les artères. Il faut noter à la partie interne le tronc de la saphène interne déjà volumineux, situé dans la couche sous-cutanée et recevant de nombreux affluents qui convergent vers elle en ce point.

On rencontre également, sur la partie interne du genou, de nombreux *troncs lymphatiques*, continuation de ceux de la jambe, et dans lesquels viennent se rendre les vaisseaux superficiels tégumentaires des régions antérieure et postérieure.

Quant aux *nerfs*, ils sont de peu d'importance et émanent du crural, et principalement du saphène interne et de son accessoire.

Déductions pathologiques et opératoires. — C'est par la région antérieure que l'on fait pénétrer les instruments, soit pour ouvrir l'articulation largement, soit pour en soustraire ou y injecter un liquide. Dans l'hydarthrose, lorsqu'on veut y plonger un trocart, le lieu d'élection est, selon moi, à la partie supérieure et externe de la rotule, le membre étant dans l'extension. On fait effectivement refluer très-facilement le liquide en cet endroit en comprimant avec la main le pourtour de la rotule, et l'instrument, plongé de haut en bas, entre dans la cavité synoviale en traversant une couche de parties molles peu épaisse, dans laquelle ne rampent que des vaisseaux et des nerfs insignifiants.

Pour constater la présence d'un liquide dans l'articulation, il faut l'accumuler sous la rotule, ce qui se fait en mettant d'abord le membre dans l'extension, puis en comprimant ou faisant comprimer circulairement les parties molles tout autour de cet os. Lorsqu'on presse sur sa face antérieure, on sent qu'il est soulevé par la couche fluide qui le sépare du fémur, contre lequel, à l'état normal, il est appliqué très-exactement.

La désarticulation du genou, que M. Velpeau a vainement cherché à réhabiliter, me paraît une opération médiocre, tant à cause de la minceur et du peu de vitalité des téguments, qu'on est obligé d'emprunter pour recouvrir les os, qu'en raison de l'énorme volume de la surface articulaire conservée. De même que dans les résections, c'est par la partie antérieure qu'on attaque cette articulation. Mais, avant de saisir le couteau, il importe de bien fixer avec le doigt l'interligne articulaire qu'on reconnaît à l'aide des saillies précédemment étudiées. Il faut se rappeler que cet interligne est quelquefois difficile à trouver, quand le membre est étendu, et qu'il faut le fléchir pour le rendre parfaitement appréciable.

L'adhérence de la bourse séreuse prérotulienne aux téguments et aux tissus fibreux qui recouvrent la face antérieure de la rotule est intime ; ce qui tient à ce que ses parois ne sont autres que du tissu cellulaire ambiant condensé sous forme de lames plus ou moins épaisses. Il devient alors très-difficile de l'extirper en entier ; dans un cas de ce genre je me suis borné, après avoir disséqué sa circonférence antérieure, à racler sa surface rotulienne, qui, devenue saignante, se réunit ensu te parfaitement avec les téguments.

2° Région postérieure, ou creux poplité.

Anatomie des formes. — Assez nettement délimitée par les saillies musculaires dont il a été précédemment question, la région poplitée, intermédiaire aux faces postérieures de la cuisse et de la jambe, offre la forme d'un losange ; elle pourrait être divisée en deux triangles secondaires par une ligne qui, selon la remarque de M. Velpeau, passerait au-dessus des condyles. Le triangle supérieur à sommet formé par la rencontre des demi-tendineux et membraneux en dedans, du biceps en dehors, est beaucoup plus profond que le triangle inférieur circonscrit par les jumeaux. L'importance de la région poplitée, si grande autrefois à cause des opérations relatives à l'anévrysme poplité qui s'y pratiquaient, n'est plus aujourd'hui que secondaire. Effectivement, ce n'est jamais qu'exceptionnellement que le chirurgien va directement à la recherche de la poplitée, depuis que Hunter a démontré, conformément d'ailleurs aux principes généraux posés d'abord par Anel, qu'il était toujours préférable de placer la ligature sur l'artère fémorale.

Superposition et structure des plans. — La peau est fine, glabre, et présente quelques plis transversaux ; elle est assez extensible.

La couche sous-cutanée est beaucoup plus épaisse qu'à la partie antérieure et renferme une assez notable quantité de graisse. Elle fait suite à celle de la partie postérieure de la cuisse et se continue avec celle de la jambe, en sorte que les phlegmons diffus nés dans l'une ou l'autre de ces régions s'y propagent sans obstacle.

L'aponévrose, continuation de celle de la cuisse, présente dans le milieu du creux poplité une assez grande résistance, mais elle s'amincit beaucoup sur les côtés. Sa disposition mérite de nous arrêter un instant : simple sur la ligne médiane, elle semble, au niveau des saillies musculaires interne et externe, se dédoubler pour envelopper le corps de chaque muscle et le tendon qui lui fait suite. L'un de ces feuillets, le superficiel, se continue avec les aponévroses des régions postérieure de la cuisse et de la jambe et antérieure du genou ; tandis que les feuillets profonds, se réfléchissant en dehors sur le biceps et en dedans sur le demi-membraneux, se fixent aux lignes obliques, qui de la ligne âpre se portent aux tubercules qui surmontent les condyles là où elles se fondent avec le périoste. De ces deux dernières lames l'externe est beaucoup plus prononcée que l'interne ; cette dernière est effectivement celluleuse et souvent se perd dans le tissu cellulo-graisseux qui remplit l'excavation ; aucune d'elles ne peut opposer aux inflammations du creux poplité une barrière bien efficace : aussi le pus qui s'y forme ou s'y infiltre n'y reste-t-il pas longtemps concentré, ainsi d'ailleurs qu'il sera dit plus loin.

L'aponévrose enlevée, on découvre le creux poplité, rempli de tissu cellulo-graisseux que traversent des vaisseaux et des nerfs, et circonscrit de tous côtés par des plans osseux et musculo-tendineux. Comme pour la région parotidienne, j'étudierai successivement les parois de l'excavation et l'excavation elle-même.

A. *Parois.* — Dans le triangle supérieur ou fémoral, elles sont formées par les muscles demi-tendineux, demi-membraneux, couturier et droit interne en dedans, biceps en dehors.

Le *demi-tendineux* est le plus superficiel, et son tendon, dans la flexion de la jambe, se détache complétement des trois autres ; aussi est-il très-facile d'en pratiquer la ténotomie.

Au-dessous de lui et en dehors, on rencontre le *demi-membraneux,* le plus fort et le plus puissant de tous, situé le plus profondément ; la lame fibreuse qui tapisse ce muscle et se porte au périoste du fémur, ferme l'excavation de ce côté. Son tendon, après avoir contourné le condyle interne dont il est séparé par une petite bourse séreuse horizontalement étendue, se porte à la tubérosité du tibia, envoyant deux expansions, l'une jusqu'au-devant de cet os, et l'autre renforçant le ligament postérieur de l'articulation.

Fig. 63.

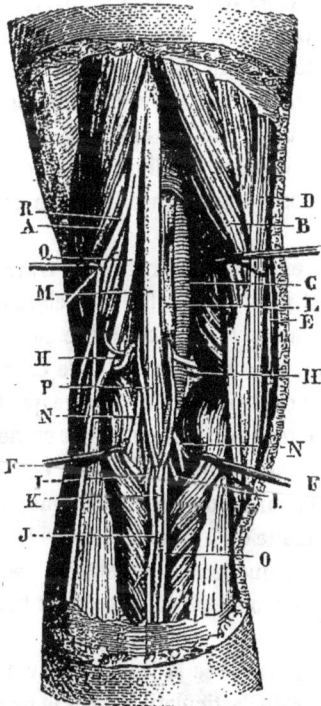

Le creux poplité.

A. Muscle biceps.

B. Muscle demi-tendineux.

C. Muscle demi-membraneux.

D. Muscle droit interne.

E. Muscle couturier.

F, F. Muscles jumeaux externe et interne.

G. Artère poplitée.

H, H. Artères articulaires supérieures.

I, I. Artères jumelles.

J. Artère très-petite accompagnant le nerf saphène tibial et la veine saphène externe.

K. Veine saphène externe.

L. Veine poplitée.

M. Nerf sciatique poplité interne.

N, N. Nerfs des muscles jumeaux.

O. Nerf saphène tibial.

P. Division du nerf sciatique poplité interne.

Q. Nerf sciatique poplité externe.

R. Nerf saphène péronier.

Le *couturier,* placé tout à fait en dedans, contourne le condyle et se fixe à la face interne du tibia avec la *patte d'oie,* dont il fait partie. Quant au *droit interne,* dont le tendon longe la partie interne du genou, il n'entre dans la structure du creux poplité que très-médiatement.

Le *biceps* constitue à lui seul la paroi externe, et c'est surtout sa courte portion qui, par ses attaches à la ligne âpre, ferme l'excavation de ce côté. Les fibres réunies des longues et courtes portions se réunissent sur un tendon aplati qui embrasse la tête du péroné. Entre sa face profonde et la face externe du ligament latéral externe, on rencontre une petite bourse séreuse qui facilite son glissement.

Le triangle inférieur ou tibial est circonscrit par les jumeaux. Ces deux muscles, soulevés par la convexité des condyles du fémur, sur lesquels ils se réfléchissent et s'insèrent, tapissent le fond du creux poplité plutôt encore qu'ils ne forment ses parois. Effectivement ils se touchent par leurs bords correspondants, dans presque toute leur étendue, et ne s'écartent qu'à leur attache au-dessus des condyles.

Pour en terminer avec les muscles, je mentionnerai encore, quoiqu'ils n'entrent pas à proprement parler dans les parois du creux poplité, le *plantaire grêle*, qui, situé au-dessous du jumeau externe, se fixe sur la capsule fibreuse qui enveloppe le condyle externe; le *poplité*, dont le tendon, enveloppé d'une gaîne synoviale qui communique souvent avec la cavité articulaire, remonte le long de la face postérieure de l'articulation pour se fixer au condyle externe du fémur; et enfin le *soléaire*, dont l'extrémité supérieure remonte jusque dans cette région.

B.—L'*excavation poplitée*, on le voit, est beaucoup plus large et beaucoup plus profonde dans le triangle supérieur que dans l'inférieur. Elle renferme une grande quantité de tissu graisseux qui se continue supérieurement avec la traînée celluleuse que l'on remarque entre les muscles biceps et demi-membraneux, et inférieurement par-dessous l'arcade du soléaire avec une autre couche que nous retrouverons à la jambe entre le soléaire et les muscles de la couche profonde. En dehors et en dedans, la communication avec le tissu cellulaire profond de la partie antérieure du membre, sans être absolument interdite, est cependant rendue difficile par la présence des deux lamelles fibro-celluleuses déjà décrites. Ce tissu est traversé par des vaisseaux et des nerfs volumineux, qui sont l'artère, la veine poplitée et les diverses branches qui en émanent, des vaisseaux et ganglions lymphatiques, et enfin le nerf sciatique.

L'*artère poplitée*, continuation de la fémorale, entre dans la région en traversant la partie supérieure de la paroi interne; elle en sort par l'angle inférieur; elle s'étend depuis ce que l'on a appelé l'anneau du troisième adducteur, c'est-à-dire la terminaison du canal de ce nom, jusqu'à l'arcade du soléaire. A la sortie de ce canal, l'artère se plonge dans le tissu cellulo-graisseux du creux poplité, et la gaîne qui l'enveloppe perd son caractère fibreux. Elle est obliquement dirigée en bas et en dehors de la paroi interne du creux poplité à la paroi externe; supérieurement, elle longe le demi-membraneux, puis s'en détache, se place ensuite entre les deux condyles, et enfin dans l'interstice des jumeaux, qu'elle n'abandonne qu'à son entrée sous l'arcade du soléaire. Elle est unie à la veine, au-dessous de laquelle elle est située, par un tissu cellulaire très-dense, surtout près de l'anneau du troisième adducteur, et là il est assez difficile de l'en séparer.

Antérieurement, elle est en rapport de haut en bas avec la face postérieure du troisième adducteur, le fémur, le ligament postérieur de l'articulation, puis le poplité; en arrière, elle répond à la veine; en bas, elle est croisée par le plantaire grêle. Lorsque le membre est étendu, l'artère poplitée présente des parois qui ne diffèrent

66

en rien de celles des autres artères; mais dans la flexion elle décrit des sinuosités, et sa surface interne offre alors des plis transversaux, apparents surtout vers le milieu de sa longueur; quelques chirurgiens ont beaucoup insisté sur ces particularités, que je me borne pour le moment à constater.

Elle fournit dans son trajet plusieurs branches, qui sont les articulaires et les jumelles.

Les *articulaires*, au nombre de cinq, divisées en supérieures interne et externe, inférieures interne et externe, et en moyenne, se détachent antérieurement, et sont destinées aux parties molles qui enveloppent l'articulation et à l'articulation elle-même. Les *jumelles*, au nombre de deux, se perdent dans les muscles jumeaux. Les articulaires seules méritent de nous occuper : les supérieures naissent au-dessus des condyles, les inférieures au-dessous, et la moyenne entre les supérieures et les inférieures. Toutes se dirigent en avant et se ramifient sur les côtés du genou en branches qui s'anastomosent entre elles, et avec celles de la fémorale et des tibiales, établissant ainsi autour de l'articulation un cercle artériel très-remarquable qui assure une large communication entre les vaisseaux de la cuisse et de la jambe. Comme c'est par là que se rétablit la circulation quand la fémorale est oblitérée, il importe, après la ligature de cette artère, de ne point appliquer autour du genou des bandages trop serrés qui pourraient entraver la circulation dans ce réseau.

L'articulaire moyenne s'enfonce à travers le ligament postérieur, fournit des rameaux à l'extrémité inférieure du fémur et s'épuise complétement dans l'articulation.

Les *veines* sont la poplitée et la saphène externe.

La *veine poplitée*, située à la partie postérieure de l'artère, suit sa direction et ne présente de remarquable que l'épaisseur de ses parois, qui pourraient la faire prendre pour l'artère, si sa position plus superficielle et l'absence de battement ne mettaient à l'abri de cette erreur. La *saphène externe*, superficielle d'abord et placée dans la couche sous-cutanée, perce vers le milieu du creux poplité l'aponévrose d'enveloppe et s'abouche dans la veine poplitée. Sa présence dans le triangle tibial peut gêner pour la recherche de l'artère, dont elle suit à peu près la direction ; il faut, dès qu'on la reconnaît, la rejeter en dehors, car sa division donnerait lieu à un écoulement de sang fort gênant pour continuer l'opération.

Les *lymphatiques* sont divisés en superficiels et profonds. Les superficiels convergent tous vers la partie interne du membre, où ils s'abouchent aux gros troncs. Les profonds se rendent dans quatre ou cinq ganglions qui entourent les troncs vasculaires dans le triangle fémoral, et sont là plongés au milieu du tissu cellulo-graisseux. La connaissance de ces ganglions poplités rend compte de plusieurs phénomènes pathologiques dont il sera ultérieurement parlé.

Les *nerfs* viennent du sciatique. Ce dernier se divise ordinairement, au niveau de l'angle supérieur du losange poplité, en deux branches : l'une le *sciatique poplité externe*, et l'autre, le *sciatique poplité interne*. Ces deux gros cordons nerveux sont placés beaucoup plus superficiellement que les vaisseaux, et en dehors d'eux.

Le *sciatique poplité externe* longe le biceps, s'élargit, et, parvenu au niveau de la tête du péroné, le contourne d'arrière en avant, pour se porter à la partie antérieure de la jambe, Il est en rapport en dehors avec le biceps, en arrière avec le jumeau externe, et plus bas avec le long péronier latéral ; il n'est recouvert que par la peau, la couche sous-cutanée et l'aponévrose. Presque partout il est sous-cutané, mais sur

tout en bas, en sorte que, s'il devenait nécessaire d'en faire la section, c'est derrière la tête du péroné qu'il conviendrait de le découvrir. Il fournit, avant de sortir de la région et de se bifurquer en deux branches terminales, le nerf saphène péronier à la hauteur du condyle (1).

Le *sciatique poplité interne*, véritable continuation du grand nerf sciatique, occupe le milieu de l'espace poplité. Sa direction est celle de l'axe du membre ; il croise donc, mais très-légèrement, celle des vaisseaux : effectivement situé en dehors d'eux à la partie supérieure, il leur devient interne au-dessous de l'articulation. Recouvert, dans le triangle supérieur, seulement par les téguments et l'aponévrose, il s'enfonce en bas entre les jumeaux, passe au-dessous du plantaire grêle, puis s'engage sous l'arcade du soléaire. Il fournit dans le creux poplité trois rameaux : le saphène tibial ou rameau interne du nerf saphène externe, les nerfs destinés aux jumeaux et enfin des nerfs articulaires qui pénètrent dans la jointure en traversant le ligament postérieur.

Maintenant que tous les éléments de l'excavation poplitée sont connus, récapitulons brièvement l'ordre dans lequel ils se présentent. On trouve d'abord la peau, la couche sous-cutanée, puis l'aponévrose. Au-dessous de cette dernière, sur un premier plan, en dehors le biceps, en dedans le demi-tendineux, en bas les jumeaux, et entre ces muscles les deux nerfs sciatiques poplités plongés au milieu du tissu cellulaire qui remplit le creux du jarret. Sur un second plan et un peu plus en dedans, la veine et le muscle demi-membraneux ; enfin sur un troisième plan et encore plus interne que la veine, l'artère. Cette dernière repose en haut sur la face postérieure du fémur, contre lequel on pourrait la comprimer ; plus bas elle s'applique sur le ligament postérieur de l'articulation, et tout à fait en bas sur le poplité, qui constitue dans le triangle inférieur le plan le plus profond de l'excavation. Pour rappeler la situation respective du nerf, de la veine et de l'artère, je donnais dans mes cours ce moyen mnémotechnique, *nva* ou *néva*, mot composé des trois lettres initiales de ces trois organes importants.

Déductions pathologiques et opératoires. — L'abondance du tissu cellulaire dans la région poplitée fait qu'on y observe assez souvent des inflammations qui siégent, soit dans la couche sous-cutanée, soit au-dessous de l'aponévrose. Dans la couche sous-cutanée elles sont peu graves, et, en raison de la disposition des parties, ont une grande tendance à devenir diffuses. Au-dessous de l'aponévrose, dans le creux poplité même, elles sont plus sérieuses, car si elles se circonscrivent mieux d'abord, plus tard elles tendent à fuser dans la couche profonde de la jambe ou de la cuisse, en suivant les traînées celluleuses précédemment indiquées. Là toutefois n'est point la seule raison qui les rend dangereuses : effectivement, lorsqu'elles ont ainsi fondu l'atmosphère celluleuse des vaisseaux et nerfs, ces derniers se trouvent complétement isolés, et comme les parois du foyer sont maintenues à distance et ne peuvent se rapprocher, il en résulte une sorte de caverne dont on n'obtient en définitive la cicatrisation qu'avec la plus grande difficulté. Dans un cas de ce genre resté au-dessus des ressources de l'art, j'ai vu le malade succomber, épuisé par la suppuration.

Il n'est pas rare de voir ces inflammations sous-aponévrotiques avoir pour point de départ la tuméfaction des ganglions lymphatiques poplités.

La présence de l'aponévrose qui bride le creux poplité est regardée, non sans

____
(1) Voyez figure 63, p. 1040.

raison, comme l'obstacle principal au développement de ces suppurations et à leur ouverture spontanée du côté de la peau ; il convient donc d'inciser de bonne heure cette lame fibreuse et de donner ainsi libre issue au pus dès qu'il est collecté.

La région poplitée est fréquemment le siége de tumeurs parmi lesquelles il faut distinguer surtout les kystes et les anévrysmes. Les kystes séreux peuvent se développer, soit dans les nombreuses bourses séreuses naturelles que l'on y rencontre, soit dans des bourses séreuses accidentelles prenant naissance dans le tissu cellulaire sous-cutané ou sous-aponévrotique, soit enfin dans les ganglions lymphatiques, ainsi que cela a quelquefois lieu pour ceux du cou, suivant les remarques de M. A. Richard ; quelques-uns enfin ont bien évidemment pour point de départ la séreuse articulaire, et j'ai longtemps conservé une pièce sur laquelle on voyait le pédicule d'un kyste qui remplissait une partie du creux poplité se prolonger dans l'articulation à travers les fibres du ligament postérieur. Ces différents kystes subissent la loi commune, c'est-à-dire que s'ils sont situés primitivement au-dessous de l'aponévrose, ils ont une certaine difficulté à se produire au dehors et restent longtemps méconnus.

Il en est de même des anévrysmes, mais à leur début seulement, car dès qu'ils ont acquis un certain volume, ils se jouent de la résistance de la lame fibreuse et proéminent entre les muscles.

On a longtemps discuté, et l'on discutera longtemps encore, sur la fréquence des anévrysmes de l'artère poplitée. Richerand (1) pense que dans l'extension brusque et violente, les parois de l'artère peuvent être tiraillées et même se rompre, par suite de la pression qu'exercent les condyles alors saillants en arrière. Blandin, de son côté, (2), fait observer que dans l'extension, quelque violente qu'on la suppose, si l'artère est saine, il ne peut y avoir aucune rupture, mais qu'il n'en est pas de même lorsque les parois sont altérées ; l'extension peut alors déchirer les membranes interne et moyenne, et préparer ainsi l'extravasation du sang sous la tunique externe. M. Velpeau professe (3) que l'artère doit d'autant plus facilement se déchirer, qu'*elle est tirée en même temps par ses deux extrémités engagées chacune dans une ouverture fibreuse.* J'admets volontiers cette opinion, mais je crois qu'il serait plus exact de dire que l'extensibilité de la poplitée étant limitée par les adhérences aux arcades fibreuses sous lesquelles elle s'engage, elle court plus de chances d'être violentée que les autres artères qui jouissent d'une extensibilité pour ainsi dire illimitée.

Les rapports de l'artère avec la face postérieure du fémur permettraient au besoin d'exercer sur elle une compression assez efficace, et ces mêmes rapports expliquent la possibilité de sa déchirure dans les fractures ou les luxations. Au contraire, dans les ankyloses angulaires très-anciennes, alors que les téguments, l'aponévrose, les muscles, les ligaments aussi bien que les tissus cellulo-fibreux accidentels, sont rétractés et se déchirent lorsqu'on veut redresser le membre, l'artère reste extensible, ou du moins décrit des sinuosités qui lui permettent de subir sans se rompre l'extension à laquelle on soumet le membre (4). Cette heureuse circonstance permet de

(1) *Nosographie chirurgicale,* art. ANÉVRYSME.
(2) *Anatomie chirurgicale,* p. 616.
(3) *Ibid.,* t. II, p 577.
(4) A. Richet, *Des opérations applicables aux ankyloses* (thèse pour le concours de la chaire de médecine opératoire, 1850, p. 17).

tenter le redressement des ankyloses, opération rationnellement impraticable si l'on avait eu à redouter la rupture des vaisseaux et les accidents qui en sont la conséquence.

La ligature de la poplitée, si usitée autrefois, est aujourd'hui tombée à juste raison en désuétude; c'est une opération qu'on ne pratique plus guère que dans les amphithéâtres de dissection, et à titre d'exercice opératoire. On peut la découvrir à sa partie supérieure, c'est-à-dire dans le triangle fémoral, et à sa partie inférieure dans le triangle tibial.

Dans le triangle fémoral, on sait qu'elle est située le long du bord externe du demi-membraneux, et qu'elle tend à s'éloigner de plus en plus; une incision oblique suivant cette direction, traversant la peau et l'aponévrose, permet d'arriver dans le tissu cellulaire sous-aponévrotique; on laisse en dehors le nerf, puis on rencontre la veine et plus en dedans l'artère, qu'on a quelque peine à isoler. M. Jobert a proposé, pour arriver au même but, de faire l'incision dans la dépression qu'on remarque au-dessus du condyle fémoral interne lorsque la jambe est à demi fléchie; il incise la peau et l'aponévrose, et pénètre entre le vaste interne et demi-membraneux qu'il soulève pour arriver à l'artère.

Dans le triangle tibial on découvre la poplitée suivant deux procédés : 1° par une incision sur la ligne médiane qui conduit entre les deux jumeaux; là l'artère est située sous la veine même, et le nerf sciatique poplité interne est un peu en dedans; il faut éviter la saphène externe, qu'on rencontre dans les couches sous-cutanées, sur la ligne médiane. C'est le procédé de Lisfranc. 2° Par une incision sur le bord interne du jumeau interne, facile à reconnaître, la jambe étant demi-fléchie et renversée sur son bord externe. Après avoir incisé la peau et l'aponévrose, on arrive sur le bord interne du jumeau interne qu'on soulève; l'artère est là, située entre ce muscle et le soléaire, sous lequel elle va s'engager : ici c'est la saphène interne qu'il faut éviter dans le premier temps de l'opération, c'est-à-dire lorsqu'on incise la couche sous-cutanée. C'est le procédé de M. Marshal.

3° Du squelette et de l'articulation du genou.

Le squelette comprend quatre os : le fémur, le tibia, le péroné, et enfin la rotule. Le fémur n'appartient au genou que par son cinquième inférieur, le tibia et le péroné par leur extrémité supérieure, la rotule seule rentre tout entière dans la région. Ces divers os constituent entre eux deux articulations : l'une entre le fémur, le tibia et la rotule, désignée sous le nom de *fémoro-tibiale*, ou mieux *fémoro-tibio-rotulienne*, puisque la rotule y participe; et l'autre entre le tibia et le péroné, c'est l'articulation *péronéo-tibiale supérieure*.

A. *Articulation fémoro-tibio-rotulienne*. — Les surfaces articulaires sont constituées par les extrémités inférieure du fémur, supérieure du tibia et la face postérieure de la rotule.

L'extrémité inférieure du fémur présente à étudier, en ostéologie, une surface articulaire et une extra-articulaire; il ne sera question ici que de la première. Il faut d'abord remarquer que l'étendue du cartilage ne représente pas, à beaucoup près, celle de la surface articulaire; effectivement, une portion considérable des condyles, non revêtue de cartilage, est cependant recouverte par la synoviale, et fait par conséquent partie de l'articulation.

Le condyle interne semble, lorsqu'on examine le fémur par sa face antérieure, beaucoup plus volumineux que l'externe; c'est le contraire lorsqu'on regarde la face postérieure. Il descend plus bas que l'externe, et il offre près de son bord postérieur et supérieur une éminence considérable à laquelle s'insèrent supérieurement le tendon du troisième adducteur, inférieurement le ligament latéral interne. C'est à cette éminence, encore désignée sous le nom de tubercule du troisième adducteur, que le genou doit de former chez quelques sujets une saillie en dedans très-prononcée. En avant de ce tubercule et au-dessus, la surface osseuse s'incline par un plan oblique jusqu'à la ligne cartilagineuse. Au contraire, la surface externe du condyle externe est coupée perpendiculairement, et le tubercule qui correspond à celui que l'on rencontre sur le condyle interne fait une saillie beaucoup moindre, et cachée d'ailleurs dans l'angle rentrant que forment par leur réunion le tibia et le fémur. D'où il résulte que dans les déplacements de la rotule en dedans, cet os, couché sur la surface oblique du condyle interne, reste à peu près horizontal, tandis que dans les déplacements en dehors il devient vertical, comme le plan sur lequel il repose. La plus grande largeur du fémur correspond aux deux tubercules qui surmontent les condyles; elle varie, selon les sujets, de 85 à 95 millimètres.

Les deux condyles sont séparés par une rainure antéro-postérieure qui commence sur la face antérieure par une gouttière large et peu profonde et se creuse à mesure qu'elle contourne la face inférieure : c'est la trochlée, avec laquelle s'articule plus particulièrement la rotule. En arrière, elle est dépourvue de cartilage et donne insertion aux ligaments croisés et à une portion du ligament postérieur. C'est par là que souvent, dans les ostéites, les liquides contenus dans les cellules spongieuses de l'os pénètrent dans l'articulation, et que les séquestres se frayent une voie, car c'est le point le moins bien protégé.

Au-dessus de la trochlée, en avant, on observe une dépression oblique en dedans et en bas, à laquelle M. Malgaigne a donné le nom de *creux sus-condylien*, et qu'il croit destinée à recevoir la rotule dans l'extension complète de la jambe. C'est là une assertion qui me paraît inexacte : le ligament rotulien, lorsqu'il est intact, ne permettant jamais à cet os de se porter au delà des surfaces cartilagineuses du fémur. Effectivement, sur le vivant, on ne voit jamais, même dans les contractions énergiques du triceps, le bord supérieur de la rotule remonter au delà de la saillie très-marquée et très-facile à reconnaître, que présente la portion articulaire du condyle externe, et sur le cadavre dont les muscles sont encore dans la rigidité cadavérique, c'est-à-dire contracturés, on peut s'assurer que la rotule est encore en contact avec les surfaces cartilagineuses, qu'elle ne déborde que très-légèrement. A l'état sec, ce creux sus-condylien est percé de trous nombreux qui laissent pénétrer dans les cellules spongieuses de gros vaisseaux; à l'état frais, il est occupé par un repli de la synoviale doublée d'une graisse fine et molle.

En arrière, on trouve également une dépression sus-trochléenne au fond de laquelle on voit des ouvertures vasculaires; elle donne attache aux fibres de la capsule qui enveloppe les condyles, à celles du ligament postérieur, et à quelques trousseaux ligamenteux qui proviennent des muscles jumeaux. Les condyles sont en partie recouverts, ainsi que la trochlée, par une lame cartilagineuse qui remonte en avant, bien plus haut sur le condyle externe que sur l'interne.

La *rotule*, véritable os sésamoïde, a la forme d'un triangle dont la pointe est dirigée en bas ; sa face antérieure, toute sa circonférence et une petite portion de sa face postérieure sont plongées au milieu des fibres du triceps, dans l'épaisseur duquel elle paraît s'être développée ; sa face postérieure est donc seule articulaire, et mérite à ce titre une description spéciale. Elle est divisée en deux facettes par une rainure verticale qui, de la base du triangle, descend à la pointe ; la facette externe est plus large et plus profonde que l'interne, et cette dernière est elle-même divisée en deux facettes secondaires par une crête peu marquée chez quelques sujets. M. Malgaigne, qui avance, contrairement à Boyer et Sabatier, que la facette interne est plus étendue que l'externe, me paraît avoir pris l'exception pour la règle. La facette externe, concave, correspond à la surface cartilagineuse du condyle externe sur laquelle elle se moule ; la facette interne, au contraire, presque plane, présentant même quelquefois une arête sur sa partie moyenne, ne s'applique pas très-exactement sur le condyle interne. Or, comme d'autre part le bord externe de la rotule est assez aminci, tandis que le bord interne est épais, il en résulte une saillie considérable de ce dernier au-dessus du condyle interne, qui l'expose bien davantage aux violences extérieures. Ainsi s'explique la plus grande fréquence des luxations de la rotule en dehors comparées aux luxations en dedans, à ce point que M. Malgaigne, auquel on doit cette remarque, a trouvé un seul cas de luxation complète en dedans, tandis que les luxations en dehors ne sont point rares. Toutefois cette différence dans la saillie qu'offrent les bords de la rotule est d'autant plus tranchée que l'extension est plus complète ; elle s'amoindrit dans la demi-flexion et disparaît presque complétement dans la flexion complète. D'où cette conséquence que les luxations deviennent, sinon impossibles, du moins très-difficiles dans cette dernière position.

Le parcours de la rotule, depuis le plus haut degré d'extension jusqu'au degré le plus extrême de la flexion, est d'environ 75 millimètres, et lorsque la jambe est fléchie de manière à former avec la cuisse un angle très-aigu, elle abandonne la partie antérieure de la trochlée et vient se réfugier au-dessous d'elle, dans l'espace intercondylien. Quelques chirurgiens avaient pensé qu'elle venait alors, par son sommet, reposer sur le tibia, sa base appuyant sur le fémur et son milieu portant à faux, et ils avaient vu là une cause de fracture de cet os dans les chutes sur le genou. Mais, ainsi que l'a fait remarquer Boyer, jamais la rotule ne touche le tibia, et c'est dans la demi-flexion qu'elle est plus exposée à se fracturer ; effectivement, dans cette position, elle appuie par son milieu sur la trochlée, tandis que ses deux extrémités détachées de l'os sont sollicitées en arrière par le triceps et le tendon rotulien, de telle sorte qu'elle se brise comme un bâton que l'on cherche à rompre en l'appuyant par le milieu sur le genou, tandis que l'on essaye de ramener ses deux bouts en arrière. L'action musculaire peut suffire à déterminer cette fracture, mais le plus souvent une violence extérieure vient s'unir à elle pour triompher de la résistance de l'os. Dans l'extension ou la flexion complètes, la rotule est bien plus favorablement disposée pour résister efficacement à ces deux causes de fracture.

Le *tibia* présente, comme surface articulaire, deux cavités désignées aussi sous le nom de *condyles*, et séparées par un intervalle présentant la forme de deux c adossés (ↄc). Sur la partie moyenne de cet intervalle, plus près de la partie postérieure que de l'antérieure, se trouve l'épine du tibia, en avant et en arrière de laquelle se voient deux enfoncements qui donnent attache aux fibro-cartilages semi-lunaires et aux ligaments croisés. Cette épine du tibia correspond à la trochlée fémorale, dans laquelle elle entre, et dans les luxations du tibia en avant, lorsqu'elle rencontre soit les condyles, soit la partie antérieure de la trochlée, elle maintient les surfaces articulaires à distance, formant comme une espèce de pivot sur lequel le tibia peut se mouvoir avec facilité en tous sens. C'est au moins ce que l'on observait chez un malade de M. Desormeaux (1).

Des deux condyles du tibia l'interne est plus grand et plus profond que l'externe ; ce dernier est presque circulaire, tandis que le premier est ovalaire, son grand diamètre étant dirigé d'avant en arrière. Ils reçoivent les condyles fémoraux, et c'est leur centre seulement qui s'articule avec eux, le pourtour de leur cavité étant occupé par les fibro-cartilages semi-lunaires qui en augmentent d'ailleurs la profondeur. Ils sont tapissés par un cartilage plus épais au centre qu'à la circonférence.

L'extrémité supérieure du tibia non articulaire présente en outre sur les côtés deux éminences désignées sous le nom de *tubérosités latérales* : l'interne, plus saillante, donne attache au ligament latéral interne ; l'externe présente en arrière une facette articulaire pour la tête du péroné. En avant se trouve la tubérosité antérieure ou épine antérieure du tibia, grosse éminence sur laquelle se fixe le ligament rotulien. La saillie de cette tubérosité donne au tibia, en ce point, une épaisseur beaucoup plus considérable que celle que l'on trouve au niveau de sa surface articulaire, circonstance qui doit être prise en considération dans les luxations du genou, le fémur descendant rarement dans les déplacements du tibia en arrière jusqu'au niveau de la tubérosité antérieure. L'épaisseur antéro-postérieure du genou luxé est donc beaucoup moindre qu'on ne serait porté à le penser si l'on ne tenait compte de cette particularité.

Les surfaces articulaires sont unies par des ligaments nombreux variés et puissants, de plus elles sont assujetties par les tendons de muscles faisant office de ligaments. Les ligaments proprement dits sont *deux ligaments latéraux, deux croisés* ou *interarticulaires,* un *postérieur,* puis les *fibro-cartilages semi-lunaires*, et enfin une *capsule fibreuse* fournissant à la rotule de nombreux moyens de fixité, soit avec le tibia, soit avec le fémur. Parmi les muscles qui, plus spécialement, consolident la jointure, car tous y concourent d'une manière plus ou moins directe, il faut placer en première ligne le triceps fémoral et son tendon dit rotulien, sur les côtés le biceps, et enfin en arrière le demi-membraneux, le poplité et les jumeaux.

Les *ligaments latéraux*, beaucoup plus rapprochés par leurs insertions de la face postérieure de l'articulation que de l'antérieure, sont disposés de telle façon qu'ils sont tendus dans l'extension et relâchés dans la flexion. Aussi les mouvements de latéralité sont-ils impossibles dans l'extension, assez faciles au contraire dans la flexion. L'externe, qui s'étend de la tubérosité externe du fémur à la tête du péroné, est beaucoup moins long que l'interne qui se porte de la tubérosité fémorale interne à la partie interne du tibia jusqu'au-dessous de la tubérosité antérieure. L'un et l'autre sont assez puissants, moins cependant que ne le feraient supposer de prime abord la largeur des surfaces articulaires à maintenir et l'importance de l'articulation. L'externe, il est vrai, est renforcé par le tendon du biceps, mais l'interne est isolé, et de plus inséré en bas très-défavorablement, adhérant à peine au tibia au niveau de l'articulation même, et s'écartant assez de la tête de l'os un peu plus bas pour que des vaisseaux puissent glisser au-dessous de lui. Dans les luxations en avant ou en arrière,

(1) *Mémoires de la Société de chirurgie*, t. III, p. 562; *Rapport sur un cas de luxation incomplète du tibia en avant,* par M. Richet.

souvent ils se déchirent; quelquefois on les a trouvés intacts et horizontalement étendus entre leurs insertions.

Les *ligaments croisés*, ainsi nommés parce qu'ils sont croisés en X, sont beaucoup plus puissants, et surtout beaucoup mieux disposés que les latéraux pour s'opposer à toute espèce de déplacement. Leurs insertions sont placées sur la même ligne, c'est-à-dire beaucoup plus rapprochées de la partie postérieure de l'articulation que de l'antérieure; aussi dans la flexion sont-ils relâchés, et tendus, au contraire, dans l'extension. Ce sont eux qui limitent efficacement le mouvement en ce dernier sens bien plus encore que les latéraux. Insérés en bas, l'un en avant, l'autre en arrière de l'épine du tibia, disposition qui leur a fait donner les noms d'antérieur et de postérieur, ils se portent, le premier au condyle externe, le second au condyle interne, dans l'intervalle trochléen déjà signalé. C'est pour rappeler cette quadruple insertion que l'on a formé, avec les initiales des mots *antérieur externe* et *postérieur interne*, le mot AEPI.

Les ligaments croisés sont composés de fibres d'un blanc moins éclatant que celui des autres parties ligamenteuses, disposition qu'ils doivent à la plus grande quantité de vaisseaux qu'ils reçoivent; ils sont enveloppés par une couche assez épaisse de graisse sur laquelle passe la synoviale. On comprend difficilement, vu leurs insertions et leur force, qu'un déplacement même peu étendu puisse s'opérer entre les surfaces articulaires sans qu'ils soient déchirés en partie ou en totalité.

Le *ligament postérieur* ne peut pas être considéré comme constituant un ligament spécial; il est effectivement composé de plusieurs ordres de fibres, les unes appartenant aux capsules qui recouvrent les condyles fémoraux, les autres provenant des tendons des jumeaux et surtout du demi-membraneux. L'expansion aponévrotique que ce dernier lui envoie est considérable et se dirige obliquement en haut et en dehors pour se rendre au condyle externe; au-dessous de cette expansion on trouve quelques fibres propres provenant directement du tibia et se portant au fémur. Ces deux plans, auxquels se joignent d'autres fibres ayant une direction un peu différente, forment en arrière de l'articulation, dans la rainure intercondylienne, un faisceau qui oppose à l'extension une résistance assez considérable. Il présente de nombreuses ouvertures par lesquelles s'introduisent dans l'articulation les nerfs et les vaisseaux.

Les *fibro-cartilages semi-lunaires*, que l'on décrit habituellement avec les moyens d'union articulaires, ne sont point des ligaments et n'apportent aucune solidité à l'articulation, en ce sens qu'ils ne se portent point d'un os à l'autre, mais s'insèrent uniquement au tibia. L'interne est plus étendu que l'externe. L'un et l'autre représentent un arc de cercle circonscrivant les deux tiers extérieurs des condyles du tibia. Formés d'une couche de tissu fibreux recouverte d'une pellicule cartilagineuse, ils sont minces et tranchants à leur circonférence interne, épais à leur circonférence externe. Par ses extrémités, l'interne s'attache en avant et en arrière de l'épine tibiale, recevant entre ses insertions et la base de l'épine celles du fibro-cartilage externe. On dit généralement qu'ils s'insèrent en dehors aux ligaments latéraux interne et externe: je ne dirai point que c'est une erreur, mais je ferai observer cependant que ce n'est point à ces ligaments qu'ils se fixent, mais bien à la capsule articulaire ou, si l'on préfère, aux tissus fibreux qui enveloppent l'articulation. D'ailleurs leur adhérence n'a pas lieu en un point seulement, mais par toute leur circonférence externe, de telle sorte que, quelque étendus que soient les mouvements, ils ne subissent aucune variation. Je signalerai enfin une expansion fibreuse, non mentionnée par les auteurs, que le tendon du poplité envoie au bord postérieur du fibro-cartilage externe.

Il semble bien difficile qu'avec un pareil luxe de moyens d'union ces fibro-cartilages semi-lunaires puissent se *déranger*, comme l'a dit Hey, ou se luxer, ainsi que le prétendent, avec A. Cooper, un certain nombre de chirurgiens (1). Mais c'est là d'ailleurs une question fort obscure encore, l'anatomie pathologique n'ayant pas encore démontré cette prétendue luxation. M. Reid, il est vrai, dit bien avoir trouvé sur un cadavre le fibro-cartilage externe rompu et déplacé en dedans, et en arrière. mais on n'a pu savoir si, pendant la vie, cette lésion s'était manifestée par des symptômes analogues à ceux que l'on a attribués hypothétiquement aux luxations des fibro-cartilages (2).

Capsule articulaire. — Après avoir décrit les différents ligaments qui unissent le tibia et le fémur, les auteurs classiques, à la tête desquels il faut citer M. Cruveilhier (3), disent : il faut encore ranger parmi ces moyens d'union : 1° un ligament latéral externe superficiel ; 2° une couche aponévrotique qui va se fixer sur les côtés de la rotule ; 3° un ligament propre à la rotule ; 4° une couche fibreuse formée par l'aponévrose fémorale tout autour de l'articulation ; 5° enfin une expansion de l'aponévrose du vaste interne et une couche mince de tissu fibreux appartenant à la synoviale.

C'est à ces diverses parties fibreuses formant aux surfaces articulaires un lien périphérique non interrompu que je crois devoir, avec d'autres auteurs, et en précisant davantage encore, donner le nom de *capsule articulaire*, qui me paraît justifié par l'importance de cette membrane dans les phénomènes physiologiques et pathologiques. Effectivement, c'est cette capsule qui partout soutient et protège la synoviale et, à l'état sain, l'empêche de faire hernie. Dans les cas pathologiques, elle s'oppose à la marche expansive des fongosités et à l'accumulation trop rapide des liquides dans la cavité articulaire. Enfin c'est elle qui assujettit la rotule latéralement, en même temps qu'elle contribue, avec les ligaments déjà étudiés, à consolider les extrémités du tibia et du fémur. Toutefois, lorsqu'on étudie l'articulation du genou, il ne faut pas s'attendre à trouver une capsule fibreuse aussi bien définie et limitée que celle de la hanche : elle est au contraire constituée, ainsi qu'on va le voir, ici par des aponévroses, là par des expansions tendineuses ou ligamenteuses, ailleurs par des fibres propres, qui toutes concourent au même but, c'est-à-dire fortifient et isolent la synoviale.

En avant, la capsule recouvre l'articulation d'une couche continue, mais dont les fibres sont entrecroisées en tous sens : les unes proviennent de l'aponévrose de la cuisse, et spécialement de la bandelette du fascia lata qui s'insère à la tubérosité externe ; les autres font suite aux expansions aponévrotiques du triceps ; un très-grand nombre enfin, les plus profondes, semblent provenir directement des condyles du fémur et faire suite au périoste de cet os. Inférieurement, elles se fixent à la partie supérieure du tibia, le plus grand nombre au-dessous des tubérosités, quelques-unes d'entre elles immédiatement au-dessous de l'interligne articulaire : ce sont ces dernières qui adhèrent à la circonférence externe des fibro-cartilages semi-lunaires. Sur

(1) Voyez *Dictionnaire de médecine* en 30 volumes, art. GENOU, par M. Velpeau, t. XIV, p. 107.

(2) Voyez Cooper, *Œuvres*, p. 34.

(3) *Anatomie*, t. I, p. 470.

la ligne médiane, elles se rendent sur les côtés du tendon rotulien, mais principalement sur les bords externe et interne de la rotule, à laquelle elles constituent comme des ligaments latéraux ou *capsulaires*, qu'il est impossible de délimiter nettement. Seulement, quand sur une articulation bien préparée on fait exécuter au tibia des mouvements de flexion et d'extension, on voit que cette portion de la capsule qui est insérée aux condyles fémoraux joue, par rapport à la rotule, le rôle de ligaments latéraux, et que cet os décrit au-devant des condyles un arc de cercle dont le centre est aux tubercules sus-condyliens et dont le rayon est représenté par les fibres de la capsule qui se portent du fémur aux bords de l'os sésamoïde.

Cette capsule constitue donc un des principaux moyens d'union de la rotule au fémur. On a décrit en outre, et il existe bien évidemment chez certains sujets, un certain nombre de fibres indépendantes qui se portent du condyle externe au bord externe de la rotule, et qui constituent le ligament *fémoro-rotulien* de 'M. Cruveilhier (1), à la découverte duquel a formellement renoncé M. Malgaigne (2).

Lorsque la jambe étant étendue et le triceps relâché, on porte alternativement la rotule en dehors et en dedans, non-seulement on peut facilement sentir ce faisceau fémoro-rotulien externe, mais encore on constate que les ligaments capsulaires de la rotule s'opposent à ce que ces mouvements de latéralité soient portés au delà de certaines limites. Si l'on porte la rotule en dehors, par exemple, le ligament capsulaire interne se tend, mais ce n'est pas lui seulement qui borne le mouvement; le ligament capsulaire externe s'y oppose également, et réciproquement pour le déplacement en dedans. Jamais, suivant M. Malgaigne, ces mouvements ne vont assez loin pour permettre une luxation, d'où cette conséquence que dans tout déplacement latéral de la rotule il y a rupture des fibres capsulaires. Dans la flexion, ces ligaments sont fortement tendus, nouvelle raison qui, avec la moindre saillie des bords rotuliens, rend sinon impossibles, du moins fort improbables les déplacements de la rotule autrement que dans l'extension.

Sur les côtés, la capsule articulaire est formée par une expansion de l'aponévrose fémorale fortement adhérente aux ligaments latéraux; en arrière, elle est constituée par ce que M. Cruveilhier a nommé *demi-capsule fibreuse* des deux condyles, espèce de coque sur laquelle viennent se rendre un certain nombre des fibres musculaires des jumeaux qui n'entrent point dans la composition du tendon, et qui paraissent destinées à attirer cette portion de la capsule en arrière dans les mouvements de flexion et d'extension. Dans la demi-capsule du condyle externe, souvent on rencontre un petit os sésamoïde appartenant au tendon du jumeau externe. Enfin le ligament postérieur lui-même, que j'ai décrit à part, peut être considéré comme faisant réellement partie de la capsule. Inférieurement, cette enveloppe fibreuse articulaire s'insère au bord supérieur du tibia en adhérant intimement à la circonférence postérieure des fibro-cartilages semi-lunaires.

Le genou présente ceci de particulier qu'un certain nombre de muscles s'insèrent sur les limites mêmes des surfaces articulaires, quelques-uns pénétrant par leurs tendons dans l'intérieur de l'articulation, dont ils peuvent être considérés comme des moyens directs d'union: ces muscles sont les jumeaux, le poplité et le demi-membraneux. D'autres, comme le triceps, le droit antérieur et le biceps, quoique

(1) Voyez Cruveilhier, *Anatomie descriptive*, t. I, p. 470.
(2) *Anatomie chirurgicale*, 2e édit., t. II, p. 808.

moins intimement liés à sa structure, ne peuvent cependant en être séparés quand il s'agit d'une étude faite au point de vue médico-chirurgical.

Le *triceps* et le *droit antérieur* s'insèrent à la rotule, le premier par ses portions vaste externe et vaste interne, aux bords latéraux supérieurs, le deuxième exclusivement au bord supérieur. Le vaste externe a réellement un tendon isolé se dessinant sous les téguments et parfaitement appréciable lorsque l'on cherche à étendre la cuisse; il n'en est pas de même du vaste interne qui confond ses attaches avec celles du droit antérieur. Quant à ce dernier, il s'implante sur le bord supérieur de la rotule, il en occupe toute la longueur et toute la largeur, présentant une épaisseur, et par conséquent une résistance d'autant plus considérable, qu'il est encore fortifié par un grand nombre de fibres ligamenteuses qui lui sont envoyées par toutes les portions du triceps crural. Aussi doit-il être considéré comme le tendon commun des muscles extenseurs de la cuisse dont il reçoit presque toutes les fibres, sauf quelques-unes de celles du vaste interne qui se jettent sur l'aponévrose fémorale, et un assez gros faisceau, déjà mentionné, de celles du vaste externe qui se fixe isolément au bord rotulien externe. Cependant, malgré sa force, il n'est pas très-rare de le voir se rompre sous l'influence de contractions musculaires énergiques et inattendues. Une partie de ces fibres semblent passer au devant de la rotule pour se continuer avec celles du ligament rotulien.

Le *ligament rotulien* doit être regardé comme n'étant que la continuation du tendon des muscles extenseurs réunis, et non comme un ligament à part, ainsi que semblerait l'indiquer son nom. C'est lui qui transmet au tibia les contractions du triceps et du droit antérieur. Il embrasse par ses insertions supérieures le sommet de la rotule, et inférieurement se fixe à la tubérosité antérieure du tibia qu'il englobe complétement. Son étendue varie de 5 à 6 centimètres, selon les sujets, et quoique aplati et de forme triangulaire, il est cependant plus arrondi et plus ramassé que le tendon commun des triceps et droit antérieur. Aussi est-il plus fort et plus résistant que lui, et ses ruptures sont-elles plus rares; on les avait même révoquées en doute, mais depuis l'observation qu'en a donnée Duverney (1), il en a été publié plusieurs autres qui ont fait prendre rang à cette lésion dans les cadres nosologiques. Toutefois personne, que je sache, n'a signalé l'arrachement de la tubérosité tibiale par ce tendon, fait dont j'ai observé un cas chez un homme de quarante-cinq ans, très-fort, qui, pour éviter d'être lancé dans un fossé par la chute imminente d'une voiture sur l'impériale de laquelle il était monté, sauta sur la route et ne put se relever qu'à grand'peine. Appelé quelques heures après, je constatai que la tubérosité tibiale avait été incomplétement arrachée, et qu'une portion des fibres du ligament était restée implantée sur sa partie interne. On sentait distinctement la crépitation; le malade pouvait encore, avec difficulté, étendre la jambe sur la cuisse, mais en prenant instinctivement la précaution d'exercer sur la partie supérieure de la jambe une constriction énergique avec un mouchoir en cravate. Je fis continuer simplement l'application de ce bandage et le maladie guérit, mais il conserve au niveau de la tubérosité tibiale une saillie osseuse qu'un chirurgien non prévenu pourrait fort bien prendre pour une exostose.

La direction générale du tendon tricipital, de la rotule et du ligament rotulien, qui ne forment qu'un seul et même appareil, est un peu oblique en bas et en dedans,

_____
(1) Duverney, *Maladies des os*, t. I, p. 394.

comme l'axe de la cuisse, de telle sorte que quand le triceps et le droit antérieur se contractent, la rotule se trouve naturellement entraînée en dehors, ce qui la prédispose, ainsi que l'a fait observer M. Robert, à la luxation en dehors déjà favorisée par d'autres dispositions anatomiques.

M. Malgaigne, qui nie cette cause prédisposante, accorde au contraire une efficacité presque exclusive à la contraction énergique et instantanée de cette portion du vaste externe, qui s'insère au bord supérieur externe de la rotule, et qui effectivement est parfaitement disposée à cet effet. Mais on ne saurait se refuser à accorder cependant que le droit antérieur, considéré isolément, n'ait pour résultat, vu l'obliquité de ses fibres par rapport à la direction de la trochlée du fémur dans laquelle glisse la rotule, de tendre à attirer cet os en dehors de la poulie articulaire, lorsqu'il se contracte ; or, cette action, réunie à celle du vaste externe, mieux placé que lui encore pour produire cet effet, ne peut être avantageusement contre-balancée par celle du vaste interne dont les fibres agissent tout au plus parallèlement à l'axe de l'articulation fémoro-rotulienne. C'est donc à cette prédominance d'action des vaste externe et droit antérieur sur le vaste interne, que la rotule doit d'être naturellement portée en dehors à chaque extension de la jambe, ainsi qu'on peut s'en assurer sur soi-même, et d'être ainsi naturellement portée dans un premier degré de déplacement en dehors. Mais il faut, pour produire cette déviation d'une manière sensible, une contraction énergique, car dans les mouvements ordinaires, la rotule ne quitte point la trochlée fémorale.

La brièveté du ligament rotulien, son inextensibilité, pouvaient à priori faire prévoir que dans les luxations du tibia en avant, complètes ou incomplètes, par suite de la projection de la jambe en ce sens, la rotule ne pouvait conserver sa position verticale et devait s'incliner plus ou moins sur la face supérieure du tibia. Or, c'est là ce que les expériences cadavériques et un certain nombre d'observations cliniques ont permis en effet de constater (1). Je dis un certain nombre, car dans quelques cas ce signe, que M. Malgaigne s'est trop empressé peut-être de considérer comme pathognomonique du déplacement en avant, a fait défaut. Ainsi dans l'observation de M. Deguise (2) et dans celle de M. Desormeaux déjà citée, publiées postérieurement au travail de M. Malgaigne, on nota non sans étonnement que la rotule avait conservé sa position verticale. Dans ces deux cas, il est vrai, un épanchement considérable existait dans l'articulation, avait soulevé la rotule et l'empêchait de s'appliquer sur la surface du tibia ; mais, quelle qu'en fût la cause, le symptôme manquait, ce qui prouve sans réplique qu'il faut se méfier des conclusions trop absolues auxquelles on se laisse trop facilement conduire par les recherches sur le cadavre.

Le *tendon du biceps* forme réellement un second ligament latéral externe ; entre lui et ce dernier, on rencontre en arrière de la tête du péroné une petite bourse séreuse, qui toutefois n'est pas constante, bourse dans laquelle des liquides peuvent s'accumuler et simuler, soit un gonflement de la tête péronéale, soit une hydropisie de l'articulation tibio-péronière.

Les *tendons des jumeaux*, et celui du *poplité* surtout, sont immédiatement placés sous le feuillet synovial, et s'insèrent sur les limites mêmes des surfaces cartilagineuses. Ainsi le jumeau interne se fixe au condyle de même nom, en arrière et un

---

(1) Voyez *Archives générales de médecine*, t. XIII et XIV, 2e série, 1837 ; *Lettres à M. Velpeau sur les luxations du genou*, par M. Malgaigne.

(2) *Bulletin de la Société de chirurgie*, 12 avril 1848.

peu au-dessous du ligament latéral interne, et le jumeau externe occupe la même position par rapport au ligament latéral externe ; leur face inférieure est tapissée par la synoviale, en sorte qu'on ne pourrait les couper sans pénétrer dans l'articulation. Quant au poplité, il s'insère sur le condyle externe au-dessous et en avant du ligament latéral externe, de telle sorte qu'il est plus articulaire encore, s'il est permis de s'exprimer ainsi. Il est pourvu d'un repli synovial qui descend sur lui obliquement en bas et en dedans, et lui forme une gaîne, laquelle communique la plupart du temps avec la cavité synoviale articulaire. C'est par là que les collections accumulées dans l'article se font quelquefois jour dans la couche musculaire profonde du mollet, ainsi que j'en ai cité quelques cas dans mon travail sur les tumeurs blanches.

Quant au tendon du demi-membraneux, j'y ai suffisamment insisté en parlant du ligament postérieur. J'ajouterai seulement que dans le point où il contourne la face postérieure et interne du tibia, à l'endroit même où il se réfléchit, il est pourvu d'une petite bourse séreuse parfaitement close.

Tous ces tendons, par leur situation et leurs adhérences avec les liens articulaires directs, consolident l'articulation, et dans les déplacements des os, subissent des déchirures et des déviations dont on ne pourrait se faire une idée satisfaisante, si l'on n'avait parfaitement présente leur disposition assez compliquée.

La *synoviale* qui tapisse l'articulation du genou est la plus vaste des séreuses articulaires ; aussi est-elle plus exposée que toutes les autres aux épanchements, soit séreux, soit sanguins, soit purulents. Son trajet, quoique très-étendu, n'est pas trop compliqué. En avant, elle tapisse la face postérieure du tendon tricipital, sous lequel elle remonte à une hauteur de 5 à 6 centimètres, variable d'ailleurs suivant les sujets, et se réfléchit sur la face antérieure du fémur en formant un repli qu'on a appelé le *cul-de-sac synovial sous-tricipital*. Sous le droit antérieur, elle est réduite à un simple feuillet séreux, en sorte que dans les ruptures de ce tendon sa déchirure est inévitable et entraîne une communication avec la cavité synoviale, dans laquelle du sang peut s'épancher ; sur la face antérieure du fémur, au contraire, elle est doublée d'un tissu graisseux abondant, surtout en bas et sur les côtés. Quelquefois, à la place du cul-de-sac de la synoviale, on trouve sous le triceps, dit M. Cruveilhier, une bourse séreuse plus ou moins spacieuse, parfois indépendante, et d'autres fois communiquant avec l'articulation par une ouverture étroite. J'ai examiné un très-grand nombre de genoux sans rencontrer cette particularité, et je suis disposé à croire que lorsqu'elle existe, elle est le résultat d'un état pathologique. Sur la partie antérieure du cul-de-sac synovial s'insèrent deux petits faisceaux musculaires indépendants du triceps, et bien évidemment destinés à soulever cette membrane et à l'empêcher de se laisser froisser, dans l'extension brusque, entre la rotule et le fémur ; on a donné à ce faisceau le nom de muscle *sous-crural*, ou mieux *tenseur de la synoviale*.

Sur les côtés, la synoviale tapisse à droite et à gauche la face antérieure non cartilagineuse des condyles, dans l'étendue de 4 centimètres pour le condyle interne, et de 3 centimètres pour le condyle externe, et cette disposition explique comment, d'une part, les épanchements ne restent point limités à la face postérieure de la rotule, mais la débordent à droite et à gauche ; comment, d'autre part, cet os peut être complétement luxé sans déchirure de la synoviale, fait unique dans l'histoire des luxations.

Inférieurement, la séreuse articulaire, après avoir recouvert la face postérieure de la rotule, descend sur la partie supérieure du ligament rotulien, dont elle est séparée par un peloton graisseux considérable, atteint la face supérieure du tibia, enveloppe les fibro-cartilages semi-lunaires, puis enfin tapisse les ligaments croisés, la face antérieure du ligament postérieur, et remonte sur le fémur, pour se continuer avec le point d'où nous l'avons supposé partir. Au moment où elle se porte de la face postérieure de la rotule sur le tibia, elle envoie sur l'insertion des ligaments croisés dans la poulie fémorale un repli triangulaire auquel on a donné le nom assez impropre de *ligament adipeux.* Ce prolongement synovial contient beaucoup de graisse, et comme il est tendu en avant entre les deux condyles du fémur et ceux du tibia, lesquels sont en arrière séparés par les ligaments croisés, il en résulte que l'articulation se trouve inférieurement divisée en deux moitiés, l'une droite et l'autre gauche. Elles ne communiquent souvent entre elles qu'assez difficilement, et sur un cadavre j'ai trouvé la séparation complétée par des fausses membranes. Ce ligament adipeux paraît destiné à soulever le paquet graisseux sous-rotulien, et à le ramener entre les surfaces articulaires dans l'extension.

En arrière, la synoviale ne remonte pas sur les condyles au delà des attaches du ligament postérieur ; sur le tibia, au contraire, elle descend surtout au côté externe à plus d'un centimètre au-dessous du bord supérieur du tibia, en suivant le tendon du poplité.

Une graisse blanche, molle et douce, la double dans la plus grande partie de son étendue, et des vaisseaux nombreux y abordent, ainsi qu'on peut le voir sur les pièces déposées au musée Orfila. C'est dans ce tissu adipeux sous-synovial que se passent la plupart des phénomènes inflammatoires de l'arthrite aiguë et de la synovite ; c'est là qu'on trouve de petits épanchements plastiques, qui plus tard se concrètent et s'organisent en corps étrangers ; c'est là que se forment très-fréquemment de petits foyers purulents, qui tantôt s'ouvrent dans l'articulation, tantôt en restent indépendants. Quand ce tissu sous-synovial, par suite de l'inflammation de la membrane sous laquelle il est situé, vient à s'infiltrer de lymphe plastique, on constate dans les points où il abonde et où la synoviale est superficielle, au niveau du cul-de-sac sous-tricipital par exemple, un bourrelet circulaire qui limite le point où se réfléchit la séreuse et soulève le tendon du droit antérieur et les fibres du triceps. On sait que les franges synoviales, encore désignées sous le nom de *glandes de Clopton Havers,* ne sont autre chose que des replis saillants de la séreuse articulaire, dans lesquels s'est développée de la graisse.

B. *Articulation péronéo-tibiale.* — C'est une arthrodie : les surfaces articulaires sont représentées par deux facettes planes, l'une située sur la face postérieure de la tête du péroné, et l'autre sur la face externe et postérieure de la tubérosité tibiale. Deux ligaments, l'un antérieur, l'autre postérieur, unissent ces surfaces articulaires; une synoviale qui, d'après les recherches de M. Lenoir, communiquerait quatre fois sur quarante avec celle du genou, la tapisse dans toute leur étendue. Cette articulation est assez mobile ; d'où le précepte, dans l'amputation de la jambe, de scier le péroné d'abord, de crainte de trop ébranler les surfaces articulaires, et surtout de ne pouvoir achever nettement la section si on le coupait en dernier lieu.

La communication des deux synoviales du genou et de l'articulation péronéo-tibiale explique comment on voit quelquefois les affections de l'une se propager à l'autre, et réciproquement; ainsi il n'est pas rare de voir, dans les hydarthroses du genou, le liquide refluer dans l'articulation péronéale. Toutefois il ne faut pas s'en laisser imposer par une disposition qu'on rencontre quelquefois, et dans laquelle la synoviale du genou, descendant au-devant de la tête du péroné, l'enveloppe, mais sans communiquer cependant avec l'articulation péronéo-tibiale. Dans ce cas, on le comprend, le liquide accumulé dans la synoviale du genou descendra dans le prolongement qu'elle envoie autour de la tête du péroné, et simulera, à s'y méprendre, un épanchement dans la cavité péronéo-tibiale. Cette communication rend encore dangereuse toute opération pratiquée sur la tête du péroné, telle que la résection, par exemple, soit qu'on veuille la pratiquer isolément, soit qu'après l'amputation de la jambe au tiers supérieur, on soit forcé d'enlever cette portion de l'os broyée ou luxée, ainsi que j'ai été obligé de le faire chez un individu, sur la jambe duquel avait passé une roue pesamment chargée. Heureusement dans ce cas la communication avec la synoviale du genou n'existait pas, et non-seulement la plaie s'est rapidement cicatrisée, mais le résultat a été des plus satisfaisants, le moignon se trouvant débarrassé de cette saillie toujours incommode que forme en dehors la portion du péroné lorsqu'on la laisse.

Développement du genou. — Chez les enfants, jusqu'à l'âge de douze à quinze ans, le genou semble, relativement à la cuisse et à la jambe, plus volumineux que chez les adultes, ce qui tient à ce que l'appareil musculaire n'a pas acquis le développement qu'il prendra plus tard. Chez les femmes, et en général chez les individus qui ont beaucoup d'embonpoint, le genou semble, au contraire, le point le plus rétréci du membre pelvien, résultat dû à ce que la graisse ne s'accumule jamais dans les tissus essentiellement fibreux qui recouvrent cette articulation en avant et sur les côtés. Jusqu'au milieu du neuvième mois de la vie intra-utérine, les os qui composent l'articulation du genou sont cartilagineux; à cette époque, c'est-à-dire quinze jours environ avant la naissance, commence à apparaître dans l'épiphyse inférieure du fémur un point osseux qui s'agrandit insensiblement, mais ne se soudera au corps de l'os que vers la vingtième année.

C'est vers la fin de la première année qui suit la naissance que commence à apparaître un noyau osseux dans l'extrémité supérieure du tibia, et c'est également après vingt ans que la réunion à la diaphyse s'effectue.

Enfin la rotule, complétement cartilagineuse à la naissance, d'après les observations de M. Cruveilhier, commence à s'ossifier seulement vers deux ans et demi, et l'ossification débute par un seul point.

Un fait très-curieux et que j'ai signalé le premier, je crois, c'est que sous l'influence de l'inflammation, soit de la synoviale, soit des os, le travail d'ossification devance l'époque habituelle : ainsi j'ai trouvé chez des jeunes enfants de quinze ans, atteints de tumeurs blanches, les extrémités supérieure du tibia et inférieure du fémur complétement soudées. D'autre part, j'ai encore constaté que, si l'ostéite a débuté par la diaphyse, la présence du cartilage intermédiaire à la diaphyse et à l'épiphyse arrête longtemps la maladie, l'empêche de se transmettre à l'épiphyse, et préserve ainsi l'articulation pendant un temps quelquefois très-long.

§ IV. — DE LA JAMBE.

Les limites qu'en anatomie des régions on assigne à la jambe ne sont pas les mêmes que celles qu'on lui donne dans le langage usuel. Pour les personnes étrangères à l'art de guérir, comme pour la plupart des médecins d'ailleurs, la jambe s'étend de la partie inférieure de la rotule au pli articulaire qui forme le cou-de-pied. Pour nous, au contraire, qui sommes forcés de scinder le membre en plusieurs sections, afin de mieux pénétrer dans les détails de structure, et qui avons fait une région du genou et une du cou-de-pied, l'une et l'autre empiétant sur la jambe, nous sommes obligé de lui donner pour limites supérieures une ligne circulaire fictive qui passe au-dessous de la tubérosité antérieure du tibia, et inférieurement une autre ligne circulaire menée immédiatement au-dessus des malléoles.

Anatomie des formes. — La jambe représente un cône dont le sommet tronqué est dirigé en bas; assez régulièrement arrondie chez les enfants et les femmes, elle est au contraire irrégulièrement prismatique chez les hommes bien musclés, surtout au moment où les muscles entrent en action. Sa forme conique rend l'application des bandages roulés fort difficile, et, ainsi que le fait remarquer M. Velpeau, les bas lacés eux-mêmes ont de la peine à s'y maintenir exactement. Toutefois, l'invention des tissus de caoutchouc vulcanisé me semble avoir résolu le problème d'une compression douce, exacte et efficace dans les cas de varices; et je suis convaincu que dans les phlegmons diffus commençants, alors qu'on veut obtenir une compression modérée et continue, on pourrait les employer avec avantage, en les surveillant attentivement.

Chez les femmes et les enfants, l'accumulation de la graisse dans la couche sous-cutanée dissimule les saillies et les méplats musculaires, souvent même les arêtes osseuses; chez les hommes, au contraire, on les rencontre d'autant plus prononcés qu'ils sont plus musclés ou plus vigoureux. En avant, c'est d'abord la crête du tibia qui sépare la partie antérieure de la jambe en deux régions secondaires, l'une antéro-externe, et l'autre antéro-interne; puis en dedans d'elle, une surface plane, formée par la face interne du tibia, qu'une mince couche de parties molles permet d'explorer dans toute sa longueur; en dehors enfin, une saillie longitudinale arrondie, correspondante aux muscles couchés dans l'espace interosseux antérieur, c'est-à-dire aux jambier antérieur, extenseur commun des orteils, extenseur propre du gros orteil et péroniers latéraux. Ces deux derniers sont séparés des trois premiers par une dépression assez sensible dans l'état de contraction.

En arrière du relief formé par les péroniers latéraux se voit une ligne qui règne tout le long du bord externe de la jambe, et qui sépare la face antéro-externe de la postérieure. Cette ligne répond à l'intervalle musculaire des péroniers et du soléaire, et au bord externe du péroné masqué par les insertions musculaires.

En arrière, sur la face postérieure, apparaît la saillie musculaire, dite du mollet, si prononcée chez les danseurs et les bons marcheurs, et descendant chez eux jusqu'au tiers inférieur de la jambe; au contraire, chez les individus affaiblis par un long repos, le mollet semble remonté vers le creux poplité, ce qui est dû à l'atrophie du ventre musculaire des jumeaux et du soléaire. On peut donc dire que plus le mollet est saillant et descend bas, meilleur marcheur est l'individu. Il est plus prononcé au côté interne qu'au côté externe, à cause du volume plus considérable du jumeau correspondant; mais aussi il se termine plus abruptement, le soléaire se prolongeant en dehors de la saillie du jumeau externe.

Sur la ligne médiane existe une dépression qui fait suite au creux poplité, et marque l'intervalle des deux jumeaux; inférieurement, elle est remplacée par un relief qui se prononce de plus en plus, à mesure qu'on s'approche du calcanéum, relief dû à la présence du tendon d'Achille. Dans la race éthiopienne et quelques races du nouveau continent, cette corde tendineuse est beaucoup plus détachée que dans la race caucasique, ce qui tient au prolongement plus considérable du calcanéum en arrière. Cette disposition anatomique, qui allonge considérablement le bras de levier par lequel les muscles extenseurs agissent sur le pied, favorise singulièrement la marche, et rend compte de l'agilité incomparable des nègres et des sauvages. De chaque côté du tendon d'Achille existe une rainure ou gouttière qui se prolonge inférieurement derrière les malléoles et se continue avec les creux sous-malléolaires.

D'après le seul examen des formes extérieures, on voit donc que la jambe se divise naturellement en trois régions secondaires, une *antérieure* et *externe*, une *antérieure* et *interne*, et une *postérieure*. Nous verrons, en pénétrant dans la structure intime, que cette subdivision correspond à des dispositions anatomiques qui la confirment et la justifient.

Superposition et structure des plans. — Avant de pénétrer dans les détails qui caractérisent chacune de ces régions, disons qu'elles présentent toutes trois couches communes : la peau, le tissu cellulaire sous-cutané et l'aponévrose.

La *peau* de la jambe ne présente rien de particulier ; elle est, chez beaucoup de sujets, couverte de poils qu'il faut raser avec soin quand on veut y pratiquer une opération, car leur interposition entre les lèvres de la plaie pourrait s'opposer à la réunion.

La *couche sous-cutanée* est épaisse, lamelleuse, n'adhérant intimement ni à la peau, ni à l'aponévrose, excepté au niveau de la face interne du tibia, où elle offre une disposition filamenteuse très-marquée : là, dans les amputations, on est obligé de la détacher avec beaucoup de soin lorsqu'on veut relever la peau en manchette. Au niveau de la face externe et inférieure du péroné et du tendon d'Achille, cette couche sous-cutanée est un peu chargée de graisse ; partout ailleurs elle abonde au contraire, fournissant ainsi un aliment aux inflammations diffuses, si fréquentes dans cette partie du membre pelvien.

L'*aponévrose jambière* est loin de présenter partout la même densité, la même apparence. Elle fait suite supérieurement au fascia lata de la cuisse, mais d'une manière indirecte, c'est-à-dire que si les fibres de l'une semblent, lorsqu'on les a dépouillées du tissu cellulaire qui les recouvre, se continuer avec celles de l'autre, cependant il s'établit des adhérences telles à la tête du péroné, au tubercule du jambier antérieur, à la tubérosité antérieure du tibia et à la tubérosité interne, que l'on pourrait, à la rigueur, les regarder comme indépendantes, et dire que l'aponévrose crurale se termine à la circonférence supérieure de la jambe, et que l'aponévrose jambière y prend naissance. En arrière, elle se continue sans ligne de démarcation distincte avec celle du creux poplité. Inférieurement, elle se confond avec les ligaments annulaires du cou-de-pied qui seront décrits plus tard, et se fixe d'une part au calcanéum et de l'autre aux malléoles. Très-forte à la partie supérieure et antérieure de la jambe, où elle est constituée par des fibres d'un blanc bleuâtre entrecroisées sous des angles très-aigus, elle s'amincit à mesure qu'elle descend, pour reprendre, au tiers inférieur de la jambe, une épaisseur un peu plus considérable, mais jamais autant qu'à la partie supérieure.

Là ses fibres deviennent circulaires comme celles des ligaments annulaires et latéraux du tarse, qu'on peut regarder comme une de ses dépendances. En arrière, au niveau de la saillie des jumeaux, elle est peu résistante, et se résout même, au niveau du point où apparaît le tendon d'Achille, en une lame celluleuse; ce n'est que plus bas qu'elle reprend l'apparence fibreuse. Par sa face profonde elle adhère à toute la face interne du tibia, de telle manière que l'on pourrait la considérer comme contribuant à former le périoste de cet os; en dehors, elle s'insère par une cloison fibreuse épaisse au bord externe du péroné.

Il suit de là que les muscles de la face postérieure sont isolés de ceux de la face antérieure et externe renfermés dans deux grandes gaînes, l'une antérieure et l'autre postérieure, ainsi constituées : la gaîne antérieure par la face interne du tibia, le ligament interosseux et la face externe du péroné en arrière, l'aponévrose jambière en avant; la gaîne postérieure par la face postérieure du tibia, le ligament interosseux et la face interne du péroné en avant, l'aponévrose jambière en arrière. Comme on le voit, la gaîne postérieure est beaucoup plus considérable que l'antérieure.

Outre la cloison qui se détache perpendiculairement de la face profonde de l'apo-névrose jambière pour se porter au bord externe du péroné, on en trouve encore deux autres qui appartiennent toutes les deux à la gaîne antérieure : l'une qui, après avoir séparé les muscles péroniers de l'extenseur commun des orteils, va se fixer au bord antérieur du péroné: l'autre se portant au ligament interosseux et isolant le jambier antérieur de ce même extenseur commun.

La gaîne antérieure se trouve donc ainsi subdivisée en trois autres loges secon-daires dont l'externe, affectée aux péroniers latéraux, est bien plus distincte que les deux autres qui se confondent inférieurement.

Quant à la gaîne postérieure, nous verrons plus tard qu'elle est séparée en deux par une lame fibreuse indépendante de l'aponévrose jambière, et que cette cloison, au lieu d'être dirigée verticalement, est horizontale.

- Il faut ajouter, pour terminer ce qui a trait à l'aponévrose, que par sa face pro-fonde elle donne en avant et en haut insertion aux fibres du jambier antérieur, de telle sorte qu'on ne peut l'isoler de ce muscle sans l'entamer.

- Tous les muscles situés dans la gaîne antérieure y semblent dans un état de com-pression permanente, à ce point que quand on incise l'aponévrose, leurs fibres sortent entre les lèvres de la plaie ; d'où la possibilité des *hernies musculaires* après la déchi-rure de cette membrane fibreuse, hernies dont j'ai rapporté ailleurs un exemple frappant (1).

Telles sont les trois couches communes que l'on rencontre dans toute l'étendue de la jambe. A elles seules elles constituent la région antérieure et interne, puisque l'aponévrose se confond là avec le périoste, et qu'au-dessous on ne trouve plus que le squelette; il ne nous reste donc plus à étudier que la partie sous-aponévrotique des régions antéro-externe et postérieure, et enfin le squelette de cette partie du membre.

A. *Région antérieure et externe.* — Cette région correspond à toutes les parties molles renfermées dans la gaîne antérieure. Cette gaîne, ainsi qu'il a été dit, est elle-même divisée en trois loges secondaires dont la moyenne se confond avec l'in-terne, tandis que l'externe reste parfaitement distincte et isolée.

Les deux *loges interne* et *moyenne* renferment, la première le jambier antérieur, la seconde l'extenseur commun des orteils, l'extenseur propre du gros orteil et le péronier antérieur.

Le *jambier antérieur* est le plus rapproché du tibia, à la face interne duquel il s'insère dans ses deux tiers supérieurs. Il occupe en haut la plus grande partie de l'espace interosseux : sa limite externe est marquée par un tubercule que l'on trouve au dessous de la tubérosité externe du tibia, et qui sert de point de repère pour la recherche de l'artère tibiale antérieure. On a donné à cette éminence le nom de *tubercule du jambier antérieur*. La cloison aponévrotique qui le sépare de l'extenseur commun des orteils supérieurement fournit à ses fibres des points multipliés d'insertion, ainsi que l'aponévrose jambière et le ligament interosseux. Inférieurement, cette cloison devient celluleuse, et le sépare non plus de l'extenseur commun, mais de l'extenseur propre du gros orteil qui est venu s'intercaler entre eux. Son tendon croise légèrement le bord antérieur ou crête du tibia pour s'engager ensuite sous le ligament annulaire qui lui fournit une poulie de réflexion.

L'*extenseur commun des orteils* est appliqué contre la face interne du péroné, et prend encore d'autres insertions au ligament interosseux et à l'aponévrose jambière, mais surtout aux deux cloisons intermusculaires qui le séparent des péroniers et du jambier. C'est entre lui et ce dernier muscle que l'artère tibiale antérieure se place à son entrée dans la région ; il est traversé supérieurement par le nerf tibial antérieur, branche de terminaison du sciatique poplité externe qui vient s'accoler à l'artère et à la veine tibiale.

L'*extenseur propre du gros orteil* n'apparaît à la surface de la région jambière que vers le milieu de sa hauteur. À son origine, qui a lieu au niveau du tiers moyen de la face interne du péroné auquel il s'insère ainsi qu'au ligament interosseux, il est recouvert par le jambier antérieur et l'extenseur commun ; plus tard il se dégage, et alors le paquet vasculo-nerveux est placé entre lui et le jambier antérieur. Il est séparé de l'extenseur commun par du tissu cellulaire lamineux, et du jambier par une cloison cellulo-fibreuse, continuation de la lame aponévrotique qui isole ce dernier de l'extenseur commun.

Le *péronier antérieur* n'apparaît qu'au tiers inférieur de la région ; il est appliqué contre la face interne du péroné au point où cessent les fibres de l'extenseur commun. Aussi semble-t-il n'être qu'une continuation de ce muscle.

La *loge externe*, comprise entre les deux cloisons qui de la face profonde de l'aponévrose jambière se portent, l'une au bord antérieur et l'autre au bord externe du péroné, renferme les deux muscles péroniers latéraux.

Le *long péronier latéral* est le plus externe et le plus volumineux des deux, il entoure de ses insertions le quart supérieur du péroné et occupe à lui seul cette portion de la loge externe ; ses fibres sont traversées, immédiatement au-dessous de la tête de l'os, par le sciatique poplité externe.

Le *court péronier latéral* naît, au-devant de lui, du tiers moyen de la face externe du péroné.

Ces deux muscles s'accolent l'un à l'autre, recouvrant et cachant complètement le péroné dont ils gênent l'exploration dans ses trois quarts supérieurs ; ce n'est qu'au niveau du quart inférieur que leurs tendons, abandonnant brusquement sa face externe pour se porter en arrière, laissent libre et appréciable cette portion de l'os. Cette particularité doit être bien connue du chirurgien qui explore l'extrémité inférieure de la jambe, car elle peut en imposer pour une fracture ; effectivement, en suivant du doigt de bas en haut le péroné, on le perd brusquement au niveau du point où les tendons des péroniers le croisent, et là il paraît comme enfoncé du côté du tibia. C'est en comparant les deux jambes que l'on évitera l'erreur.

Vaisseaux et nerfs. — La seule *artère* importante est la *tibiale antérieure* qui se détache du tronc tibio-péronier, et, après avoir traversé le ligament interosseux, sur lequel elle reste couchée, se place d'abord entre le jambier antérieur et l'extenseur commun des orteils, puis entre le premier de ces muscles et l'extenseur propre. Sa direction générale est représentée par une ligne qui, partant du tubercule du jambier antérieur, ou, si l'on préfère, du milieu de l'espace qui sépare la tubérosité antérieure de la tête du péroné, viendrait aboutir au milieu de l'espace intermalléolaire. D'autant plus superficielle qu'elle s'approche du cou-de-pied, elle est en haut éloignée des téguments par toute l'épaisseur du jambier antérieur et de l'extenseur commun, épaisseur d'autant plus considérable que les sujets sont plus musclés. Chez quelques individus, cette épaisseur va jusqu'à 4 et quelquefois 5 centimètres. Dans son quart inférieur, l'artère n'est plus recouverte que par la peau, l'aponévrose jambière et le muscle extenseur propre du gros orteil qui tend à la croiser. Elle est en rapport, en arrière, avec le ligament interosseux contre lequel elle est appliquée par une lame fibreuse assez épaisse ; en dehors, avec l'extenseur commun des orteils en haut, l'extenseur propre en bas ; en dedans, avec le jambier antérieur d'abord, puis avec la face interne du tibia. Ce dernier rapport est important parce qu'il explique, d'une part, comment on peut comprimer l'artère contre ce plan osseux, et, d'autre part, comment les fragments dans les fractures du tibia ont pu la blesser.

Après avoir fourni la récurrente tibiale antérieure au moment où elle franchit le ligament interosseux, le tibiale ne donne plus, à droite et à gauche, que des branches musculaires insignifiantes jusqu'au moment où elle va s'engager sous le ligament annulaire. Là naissent les malléolaires externe et interne que nous retrouverons au cou-de-pied. C'est en partie au moyen des anastomoses de la tibiale antérieure avec les articulaires inférieures que les communications de la fémorale avec les artères de la jambe se rétablissent après l'oblitération de la région poplitée.

Les *veines* sont sous-cutanées et profondes : les sous-cutanées sont fréquemment affectées de varices ; elles communiquent largement entre elles et avec les veines profondes, et sont situées dans la couche sous-cutanée ; toutes se rendent dans les saphènes interne et externe. Deux veines profondes accompagnent l'artère et sont situées de chaque côté d'elle, s'envoyant réciproquement des anastomoses en anses qui passent au-devant de ce vaisseau ; cette disposition ne laisse pas que d'être très-gênante lorsque l'on veut en pratiquer la ligature.

Les *vaisseaux lymphatiques* sont superficiels et profonds. Les superficiels se dirigent tous obliquement, les uns en avant, les autres en arrière, pour gagner la partie interne du membre en décrivant un demi-tour de spirale. Les vaisseaux profonds, au nombre de deux, s'accolent à l'artère tibiale, sur les côtés de laquelle ils rampent, puis, au tiers supérieur de la jambe, abordent un petit ganglion appelé tibial antérieur, traversent la partie supérieure du ligament interosseux, et viennent enfin se jeter dans les ganglions poplités profonds.

Les *nerfs* sont représentés par les branches terminales du sciatique poplité externe, et sont : la *branche musculo-cutanée* ou *externe*, qui suit le bord externe de la jambe et fournit aux téguments de cette région et aux muscles péroniers ; et le *nerf tibial antérieur*, qui, après avoir traversé le long péronier latéral et le long extenseur commun des orteils, fournit des rameaux à ce dernier muscle, au jambier, à l'extenseur propre, au péronier antérieur, et enfin s'accole à l'artère avec lequel il marche au-devant du ligament interosseux, en dehors d'elle.

Un *tissu cellulaire* lamineux, à peine chargé de quelques vésicules graisseuses, remplit l'intervalle que laissent entre eux les muscles, et entoure les vaisseaux et nerfs tibiaux antérieurs.

B. *Région postérieure.* — Elle est constituée par les muscles, vaisseaux et nerfs que renferme la gaîne ostéo-fibreuse postérieure. Les muscles sont disposés en deux couches bien distinctes, l'une superficielle et l'autre profonde, séparée par une lame aponévrotique.

La couche superficielle est composée de quatre muscles, ou si l'on aime mieux, d'un seul ayant quatre faisceaux, les deux *jumeaux*, le *soléaire* et le *plantaire grêle.*

Les *jumeaux*, qui par leur partie supérieure appartiennent à la région poplitée, sont les premiers que l'on rencontre quand on a enlevé la lame cellulo-fibreuse qui fait partie de l'aponévrose jambière postérieure. Épais et charnus en haut et sur les côtés, ils sont séparés sur la ligne médiane par une rainure que l'on peut sentir à travers les téguments ; vers la partie moyenne de la jambe, leurs fibres se rendent sur une aponévrose, ou mieux sur un tendon élargi qui va se rétrécissant jusqu'au niveau du cou-de-pied, où il s'élargit de nouveau pour s'insérer au calcanéum : c'est le *tendon d'Achille.*

Le *soléaire*, situé au-dessous des jumeaux, en est séparé par une couche celluleuse assez prononcée, ce qui permettrait à la rigueur de décrire trois couches musculaires à la région jambière postérieure. Mais comme inférieurement ce muscle confond ses fibres avec celles des jumeaux pour constituer le tendon d'Achille, et que là les deux couches superficielles se réduisent à une seule, cette division n'a pas prévalu : néanmoins il est bon de signaler le fait.

La face antérieure ou profonde du soléaire est pourvue d'une aponévrose d'insertion très-forte, qui se porte de la tête du péroné à la ligne oblique du tibia. Cette aponévrose, en se portant du premier de ces deux os au second par-dessus l'espace interosseux, forme une arcade fibreuse très-remarquable, sur laquelle s'insèrent les fibres musculaires, et sous laquelle s'engage les vaisseaux et nerfs péroniers : c'est *l'arcade du soléaire.* Il ne faudrait pas croire que cette arcade n'est qu'une bande fibreuse ou une sorte de ligament ; c'est la partie supérieure d'une aponévrose large et épaisse qui descend sur la face antérieure du muscle, et la manière dont les fibres musculaires s'y insèrent démontre jusqu'à l'évidence que quand elles se contractent, elles attirent cette lame fibreuse en bas et en arrière, et par conséquent l'éloignent du paquet vasculaire qui s'y engage. On ne comprend donc pas comment quelques chirurgiens ont pu donner comme une cause d'anévrysme l'étranglement auquel, suivant eux, serait soumise l'artère pendant les contractions de la jambe. Une aponévrose moins forte règne sur la face postérieure et inférieure du soléaire, mais n'offre rien d'important à signaler. Le soléaire, qui s'insère au tiers supérieur du péroné, à l'arcade fibreuse, à la ligne oblique du tibia, se fixe également au tiers moyen du bord interne de cet os, circonstance sur laquelle j'attire l'attention, en raison des difficultés qu'opposent ces dernières insertions à la recherche de l'artère tibiale postérieure.

Quant au *plantaire grêle*, c'est un petit muscle situé entre les jumeaux et le soléaire. Son importance est nulle ; on a supposé que sa rupture, suivie d'une très-vive douleur, caractérisait cette singulière affection à laquelle on a donné le nom de *coup de fouet.* La vérité est que l'on ignore au juste quelle est alors la lésion anatomique, et que la déchirure de quelques fibres musculaires, soit des jumeaux, soit du soléaire, soit du plantaire grêle, est encore la supposition la plus raisonnable.

Le tendon du plantaire grêle et celui d'Achille constituent à eux seuls inférieurement la couche superficielle.

Au-dessous du soléaire, on rencontre un plan cellulo-fibreux qui sépare la couche superficielle, des muscles long fléchisseur propre du gros orteil, long fléchisseur commun et jambier postérieur. Ces trois derniers constituent la couche profonde ; supérieurement le poplité, par sa partie inférieure, en fait également partie.

La lame cellulo-fibreuse séparative mérite à peine une attention spéciale ; elle est effectivement très-peu résistante et se porte du tibia au péroné.

Le *jambier postérieur* occupe la partie supérieure et moyenne de la couche profonde, immédiatement au-dessous du poplité et en avant du soléaire, avec lequel il partage les insertions à la ligne oblique du tibia ; en dehors il se fixe au tiers supérieur de la face interne du péroné, et profondément, au ligament interosseux. C'est donc lui qui remplit la partie la plus profonde de la gouttière interosseuse.

Le *long fléchisseur commun* en occupe la partie interne dans les trois cinquièmes inférieurs ; il reste accolé à la face interne du tibia.

Le *long fléchisseur propre*, fixé à la face interne du péroné, immédiatement audessous du jambier, remplit les deux tiers externes et inférieurs de cette même gouttière.

Des cloisons intermusculaires séparent ces trois muscles, qui forment une couche uniforme et charnue jusqu'à la région du cou-de-pied. Un tissu cellulaire assez abondant et graisseux est interposé entre eux et la lame fibro-celluleuse qui les recouvre : c'est dans cette couche, qui communique par-dessous l'arcade du soléaire avec celle du creux poplité, que sont placés les vaisseaux et nerfs. Complétement recouverts dans la moitié supérieure de la jambe par les fibres charnues des jumeaux et du soléaire, ils débordent en bas le tendon d'Achille, et là ne sont plus séparés des téguments que par l'aponévrose jambière et une couche assez abondante de tissu cellulo-graisseux.

Vaisseaux et nerfs. — L'*artère poplitée*, après avoir franchi l'anneau du soléaire et dépassé le bord inférieur du poplité, se divise en deux branches d'inégal volume : l'une, la tibiale antérieure, traverse la partie supérieure du ligament interosseux pour gagner la région antérieure ; l'autre, le tronc tibio-péronier, se divise bientôt luimême en deux artères secondaires, la tibiale postérieure et la péronière, qui appartiennent à la région jambière postérieure.

Le tronc *tibio-péronier*, qui n'a que 3 à 4 centimètres de longueur, fournit cependant plusieurs artères qu'il importe de connaître : la *récurrente interne* ou *postérieure*, qui s'anastomose avec les articulaires inférieures et établit une communication entre la fémorale et la poplitée ; la *nourricière du tibia*, qui s'enfonce dans un canal osseux situé à 5 ou 6 centimètres au-dessous de la tubérosité antérieure du tibia, et enfin quelques rameaux destinés au soléaire.

La *tibiale postérieure*, continuation du tronc tibio-péronier, se dirige en bas et en dedans du milieu de l'espace compris entre les bords interne du tibia et externe du péroné à la gouttière calcanéenne interne. Elle est située au-dessous du soléaire, recouverte par le feuillet cellulo-fibreux qui sépare les deux couches musculaires, et repose successivement sur le jambier postérieur et le long fléchisseur commun des orteils. En bas, elle se place en dedans du tendon d'Achille, au bord interne duquel il est permis d'apprécier ses battements : nous la retrouverons dans la région du cou-de-pied. Les branches qu'elle fournit sont nombreuses, toutes petites et toutes destinées aux muscles. Il faut signaler une branche anastomotique avec la péronière, dite *tibio-péronière*, qu'elle fournit à la partie inférieure de la région.

La *péronière*, dont le volume est en raison inverse de celui des tibiales qu'elle est quelquefois appelée à suppléer, est ordinairement d'un assez petit calibre. Immédiatement après sa naissance, elle se dirige en dehors pour gagner la face interne du péroné, dont elle est séparée d'abord par le jambier postérieur, puis par le long fléchisseur propre ; souvent elle se place entre les fibres de ce dernier muscle au milieu duquel il faut aller la chercher. Plus bas, elle s'applique contre le ligament interosseux. Elle fournit beaucoup de rameaux musculaires, et se termine par deux branches : une postérieure, qui longe le côté externe du tendon d'Achille ; une antérieure, qui traverse le ligament interosseux dans son quart inférieur et se porte à la partie antérieure de la jambe, où elle s'anastomose avec des branches de la tibiale antérieure qu'elle remplace quelquefois.

Les *veines* sont, les unes sous-cutanées ou superficielles, et les autres profondes. Parmi les premières, on décrit les deux saphènes situées l'une et l'autre dans la couche sous-cutanée.

La *saphène externe* ou *postérieure*, située à la partie postérieure de la jambe, se place dans la rainure signalée entre les deux jumeaux, pénètre bientôt dans un dédoublement de l'aponévrose jambière, puis la traverse dans la région poplitée pour se porter dans la veine de ce nom.

La *saphène interne* monte le long du bord postérieur du tibia, depuis le bord antérieur de la malléole jusqu'au niveau de la tubérosité interne, derrière laquelle elle se place ; elle reçoit, chemin faisant, la plupart des veines sous-cutanées des régions antérieure, externe et même postérieure, quelquefois même son tronc n'existe pas et un réseau le remplace.

Les *veines profondes* sont moins nombreuses, il n'en existe qu'une pour correspondre au tronc tibio-péronier ; mais les artères tibiale postérieure et péronière en ont deux.

Les *lymphatiques* sont, les uns superficiels, et les autres profonds. Les superficiels gagnent tous la face interne du membre, où ils forment un beau réseau de gros troncs, ainsi qu'on peut le voir sur les magnifiques planches de l'atlas de MM. Bonamy et Beau ; quelques-uns cependant accompagnent la veine saphène externe ; mais avec Mascagny et M. Sappey, je crois devoir les ranger parmi les profonds, à cause de leur situation dans un dédoublement de l'aponévrose. Quant aux profonds, ils suivent les vaisseaux, et se rendent aux ganglions poplités profonds : ils ont été divisés en tibiaux et péroniers.

Les *nerfs* sont des branches du crural et des sciatiques poplités interne et externe. Dans la couche sous-cutanée, on rencontre : le nerf *saphène péronier* et sa branche accessoire ; le *saphène tibial*, qui fournit une des racines du saphène externe ; et enfin, en dedans, la terminaison du nerf *saphène interne*, branche du crural.

Quant au tronc du *sciatique poplité interne*, il suit exactement la direction déjà indiquée de l'artère, est situé dans la même couche qu'elle, et a les mêmes rapports. Il fournit à droite et à gauche des rameaux aux muscles des couches profonde et superficielle.

C. *Du squelette de la jambe.* — Il se compose de deux os, le *tibia* et le *péroné* :

le premier, volumineux, prismatique, seul articulé supérieurement avec le fémur et supportant seul le poids du corps ; le second, grêle, tordu sur lui-même et placé en dehors de la ligne de transmission du poids du corps au pied. De là résulte que les fractures du tibia entraînent l'impossibilité absolue de se servir du membre, tandis que la brisure du péroné n'empêche pas le malade de marcher, s'il peut surmonter la douleur. Le péroné n'est donc pas indispensable aux fonctions du membre, mais il faut reconnaître cependant qu'il prend une très-grande part à la solidité de l'articulation du pied, et de plus que ses faces tourmentées sont d'une utilité incontestable pour les insertions des divers muscles de la jambe.

Le *tibia* ne suit point la direction du fémur, il est oblique en bas et en dehors, ce qui fait que la jambe paraît arquée en ce sens. Large à ses deux extrémités, c'est à l'union de son tiers inférieur avec les deux tiers supérieurs qu'il offre le moindre volume ; aussi les fractures par cause indirecte ont-elles presque toujours lieu en ce point. De forme triangulaire dans ses trois quarts supérieurs, il s'arrondit inférieurement, et la crête saillante qu'il présente disparaît insensiblement à quelques centimètres au-dessus de l'articulation du cou-de-pied. Cette arête, qui sépare les faces externe et interne, est immédiatement située sous les téguments, et permet de reconnaître avec certitude les moindres variations survenues dans la position des fragments ; c'est donc pour le chirurgien un guide précieux : mais, d'autre part, il ne doit pas ignorer que, précisément à cause de cette position superficielle, les plus légères déviations suffisent pour compromettre la vitalité de la peau pressée de dedans en dehors par les pointes osseuses, et de dehors en dedans par les pièces d'appareil.

Le tibia offre deux incurvations, toutes deux sensibles sur sa face interne, une convexe en dedans, occupant les deux tiers supérieurs, une convexe en dehors, commençant au niveau du tiers inférieur : c'est là, suivant M. Malgaigne, la cause de la direction que présentent un grand nombre des fractures indirectes, obliques en bas et en dedans, suivant la remarque de Boyer. Le choc transmis aux deux tiers supérieurs du tibia tend effectivement à faire descendre le fragment supérieur dans la direction qu'il présente, c'est-à-dire obliquement en dedans et en avant, tandis que le fragment inférieur se trouve naturellement porté en arrière.

Le tibia est un os composé presque exclusivement de tissu compacte dans sa diaphyse ; dans ses épiphyses, la supérieure surtout, on trouve du tissu spongieux en assez grande abondance. Un canal médullaire relativement assez large occupe toute la longueur de la diaphyse. Dans toute son étendue, l'os est enveloppé par un périoste peu vasculaire, épais et fibreux ; mais il reçoit une grosse artère qui pénètre dans un canal très-oblique situé à sa face postérieure, et se divise après un assez long trajet en deux branches, une récurrente qui se porte vers l'épiphyse supérieure, l'autre qui suit la direction primitive de l'artère principale et se distribue au canal médullaire et à l'épiphyse inférieure. Ainsi les couches profondes de l'os se trouvent être beaucoup mieux favorisées que les superficielles sous le rapport de la richesse vasculaire, ce qui explique pourquoi les ostéites centrales y sont beaucoup plus fréquentes que partout ailleurs. Si les recherches de M. Gros, qui dit avoir vu un nerf accompagner l'artère, se confirmaient, on se rendrait un compte satisfaisant des douleurs atroces auxquelles donne lieu la formation du pus dans le canal médullaire, phénomène qui a été observé quelquefois au tibia.

Le *péroné*, rejeté en dehors et en arrière du tibia et ne s'articulant immédiatement qu'avec lui, ne peut en vérité être regardé que comme un accessoire de cet os : aussi Desault avait-il pensé qu'on pourrait l'extraire sinon en totalité, du moins en partie, sans gêner beaucoup la marche, et M. Seutin a-t-il pu, suivant ce précepte, en faire l'extirpation presque totale (1). Il est tellement mince et grêle, et présente si peu de résistance, que l'on comprend difficilement qu'il puisse échapper aux violences extérieures, directes ou indirectes, qui brisent le tibia ; et cependant l'observation démontre que les fractures isolées de ce dernier os ne sont pas très-rares, puisque sur six cent cinquante-deux cas de fractures des os de la jambe relevés par M. Malgaigne (2), on en trouve vingt-neuf du tibia seul. Quant aux fractures isolées du péroné, elles sont beaucoup plus fréquentes, elles figurent pour cent huit dans le chiffre précédent.

Le tibia et le péroné se touchent par leurs deux extrémités, et sont séparés dans tout le reste de leur étendue par un intervalle d'autant plus large qu'on se rapproche de la partie moyenne des deux os. Cet espace, dit interosseux, est donc à peu près nul en haut et en bas, et c'est à peine si dans sa portion la plus large il a 2 centimètres d'étendue. Cette circonstance permet de comprendre, d'une part, la difficulté que l'on éprouve dans les amputations à y faire manœuvrer le couteau dit interosseux, et, d'autre part, le peu de déplacement que doivent subir les fragments du péroné fracturé isolément, surtout lorsque la solution de continuité a lieu près de son extrémité inférieure.

Fig. 64.

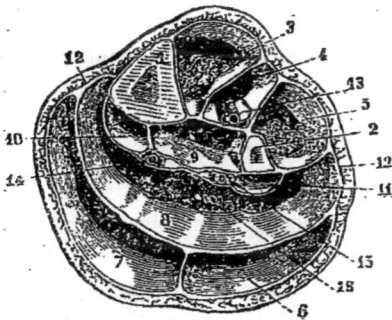

Plan de section horizontale de la partie moyenne de la jambe.

1. Coupe du tibia.
2. Coupe du péroné. Ces deux os sont unis par le ligament interosseux.
3. Loge du jambier antérieur.
4. Loge du long extenseur commun des orteils et de l'extenseur propre du gros orteil.
5. Loge des long et court péroniers latéraux.
6. Loge du jumeau interne.
7. Loge du jumeau externe.
8. Loge du soléaire.
9. Loge du jambier postérieur.
10. Loge du long fléchisseur commun des orteils.
11. Loge du long fléchisseur propre du gros orteil.
12. Aponévrose d'enveloppe de la jambe.
13. Vaisseaux tibiaux antérieurs et nerf tibial antérieur.
14. Vaisseaux tibiaux postérieurs. Auprès est le nerf de même nom.
15. Vaisseaux péroniers.
16. Vaisseaux propres du soléaire ; artères, veines et nerf.

L'espace interosseux est rempli par un ligament très-fort et très-résistant, tendu entre les deux os, et nommé *ligament interosseux*. De la saillie considérable que forment les deux os en avant et en arrière, au-dessus du plan du ligament interosseux, résultent deux gouttières, l'une antérieure, et l'autre postérieure. La gouttière antérieure est beaucoup plus profonde que la postérieure ; l'une et l'autre sont remplies par les muscles étudiés précédemment et dont les fibres s'attachent à toute l'étendue de leurs parois. Cette dernière disposition fait que dans les fractures le chevauchement suivant la longueur est rendu difficile, puisque, pour se croiser, il faut que les fragments décollent respectivement les insertions musculaires qui appartiennent à chacun d'eux ; à quoi il faut ajouter que la conservation constante du ligament interosseux vient encore empêcher ou au moins limiter ce genre de déplacement.

Déductions pathologiques et opératoires. — Quoique la peau de la jambe soit

(1) *Gazette médicale*, 1830, t. I, p. 385.
(2) *Traité des fractures et des luxations*, t. I.

extensible et d'une dissection assez facile, néanmoins on éprouve quelquefois beaucoup de difficulté à la relever en manchette lorsqu'on pratique l'amputation au tiers inférieur. Cela tient non pas à son adhérence, mais à la forme conique du membre, qui fait que l'ouverture circulaire que présente la peau prise inférieurement est trop étroite pour être rejetée sur la partie supérieure plus évasée. C'est pour obvier à cette difficulté que M. Lenoir a proposé un procédé aujourd'hui généralement adopté, qui consiste à pratiquer sur la face interne du tibia une incision de 3 ou 4 centimètres, tombant perpendiculairement sur l'incision circulaire, et permettant ainsi, non-seulement de relever facilement la peau, mais de la disséquer beaucoup plus rapidement.

Les suppurations trouvent dans la couche sous-cutanée des dispositions anatomiques qui leur permettent de s'étendre de proche en proche avec une grande rapidité; aussi cette section du membre pelvien peut-elle être considérée comme le siége de prédilection du phlegmon diffus.

Quant aux suppurations profondes, elles sont rarement spontanées, ce qui s'explique par le peu de tissu cellulaire répandu dans les couches sous-aponévrotiques. C'est à la partie postérieure qu'on les observe le plus souvent, et elles siégent alors entre les muscles superficiels et profonds, c'est-à-dire dans cette couche que l'on rencontre au-dessous de la lame cellulo-fibreuse qui sépare le soléaire des jambier postérieur, long fléchisseur commun et long fléchisseur propre des orteils. Or, comme cette couche celluleuse communique en haut avec la région poplitée par-dessous l'arcade du soléaire, et que, inférieurement, elle apparaît sur les côtés du tendon d'Achille, il arrive que le pus fuse tantôt vers le creux du jarret, tantôt vers la région du cou-de-pied. Mais on comprend que réciproquement la suppuration née dans l'une ou l'autre de ces régions, mais surtout dans la première, puisse gagner aussi la partie profonde du mollet.

C'est surtout à la suite des fractures compliquées que l'on observe le phlegmon profond de la jambe, ce qui tient à ce que, par suite de la facilité avec laquelle les fragments aigus percent la peau, le foyer de la solution de continuité communique avec l'extérieur. On voit alors le pus fuser dans la direction des gaînes aponévrotiques, suivre les interstices musculaires, et décoller au loin les muscles des régions antérieure et postérieure. C'est là une des affections les plus graves de la chirurgie, au développement de laquelle on ne s'oppose qu'en incisant largement les gaînes aponévrotiques et en pratiquant des contre-ouvertures suffisantes pour que l'écoulement du pus se fasse facilement et par la simple pression des pièces d'appareil.

Pratiquer ces différentes opérations n'est pas toujours chose commode et sans danger, aussi faut-il avoir bien présentes à la mémoire la situation et la direction des artères déjà indiquées.

L'artère tibiale antérieure peut, à la rigueur, être découverte dans tous les points de sa longueur; mais elle n'est réellement facile à atteindre, et on ne la recherche guère que dans la moitié inférieure de la jambe. Là elle est située entre le jambier antérieur et l'extenseur propre, suivant la ligne que j'ai dit représenter son trajet. Pour y arriver, il faut successivement traverser la peau, la couche sous-cutanée et l'aponévrose. Mais, avant que d'inciser la couche fibreuse, il faut s'assurer de la cloison intermusculaire qui sépare le jambier du long extenseur, et cette cloison est la première que l'on rencontre à partir du bord antérieur du tibia. Une fois trouvée, on pénètre facilement entre ces deux muscles jusqu'à l'artère placée sur le ligament interosseux entre deux veines; le nerf est en avant et en dedans.

Si l'on voulait lier l'artère dans la moitié supérieure, ce serait toujours le premier espace intermusculaire qu'il faudrait chercher; seulement on se rappellerait qu'il est plus éloigné du tibia, à cause du volume plus considérable du jambier en ce point, et que le long extenseur commun remplace le long extenseur propre en dehors. L'artère est là si profondément située, qu'on a beaucoup de peine à la mettre à nu et plus encore à la saisir. Il importe de se rappeler que le péroné qui forme le bord externe de la gouttière interosseuse étant situé sur un plan postérieur à celui du tibia, il est bien plus facile de glisser la sonde cannelée au-dessous de l'artère de dehors en dedans que de dedans en dehors. Le nerf est en dehors, deux veines entourent l'artère.

La tibiale postérieure peut être liée dans tous les points de sa longueur, et l'on pourrait également atteindre le tronc tibio-péronier par le procédé qui sert à découvrir cette artère tout à fait en haut. Placée supérieurement à égale distance du bord du péroné et du tibia, elle s'approche d'autant plus de ce dernier, qu'elle devient plus inférieure. En haut, elle est recouverte par la peau, le jumeau interne, le soléaire et son aponévrose profonde, et enfin la lame fibro celluleuse-qui appartient à la couche musculaire profonde. A 2 centimètres en arrière du tibia, on pratique à la peau une incision de 8 à 10 centimètres de longueur qui intéresse la couche sous-cutanée et les fibres des jumeaux, puis on traverse le soléaire à 22 millimètres au plus de son bord interne (Manec); on incise son aponévrose sur la sonde cannelée, et l'on arrive sur la lame cellulo-fibreuse qui recouvre immédiatement l'artère. Inférieurement, l'artère située entre le tendon d'Achille et le bord interne du tibia, à égale distance de l'un et de l'autre, n'est plus recouverte que par la peau, la couche sous-cutanée et l'aponévrose.

La péronière, qui suit le bord interne du péroné, ne peut guère être découverte que dans le point où le soléaire s'isole des jumeaux. Là, pour arriver sur elle, on fait une incision oblique de 8 centimètres allant du bord externe du péroné au tendon d'Achille (Lisfranc), et l'on rencontre successivement la peau, la couche sous-cutanée, dans laquelle se trouve la saphène externe que l'on écarte, l'aponévrose, et l'on pénètre dans l'intervalle qui existe entre le tendon d'Achille et le péroné. On découvre alors l'aponévrose profonde, et l'on arrive sur le muscle long fléchisseur propre du gros orteil, au milieu des fibres duquel passe l'artère accolée à la face interne du péroné. Cet os est donc en réalité le plus sûr guide, on ne doit pas le perdre de vue.

Maintenant que la position et la direction des artères sont bien précisées, il est à peine nécessaire de dire dans quel sens il faut diriger les incisions et faire les débridements. Pour la région antérieure, il faut s'éloigner toujours du milieu de l'espace interosseux, et ne pas craindre de se rapprocher du tibia ou du péroné; pour la région postérieure, c'est le contraire, au moins pour la moitié inférieure de la jambe, car dans la moitié supérieure les artères tendent à se rapprocher de la ligne médiane.

Avant de quitter ce sujet, je dois dire que la ligature des artères de la jambe à la partie supérieure est une opération minutieuse, difficile, et que l'on n'a pas, heureusement, l'occasion de pratiquer souvent. Les maladies qui la réclament sont ou des blessures récentes de ces artères, ou un anévrysme spontané ou traumatique déjà ancien. Dans le premier cas, ainsi que l'a démontré Dupuytren, contrairement à l'opinion de Guthrie, si la blessure a eu lieu dans le tiers et même la moitié supérieure de la jambe, il est très-difficile, sinon même impossible, de dire quel est le vaisseau blessé. Les trois artères, tibiale antérieure, tibiale postérieure et péronière, occupent là les trois angles d'un triangle isocèle très-resserré (voy. fig. 64), et sont si peu éloignées l'une de l'autre, que l'on ne peut vraiment préciser, dans l'immense majorité des cas et par la seule direction suivie par l'instrument vulnérant, quelle est celle qui a été lésée. On est donc forcé de se décider un peu à l'aventure, soit pour l'une, soit pour l'autre, et si l'on n'est pas bien servi par le hasard, on court le risque d'être obligé d'aller successivement à la recherche des trois. A quoi il faut ajouter que cette opération, déjà difficile lorsqu'il n'y a ni plaie, ni hémorrhagie, ni sang épanché, le devient bien davantage quand ces trois circonstances réunies la compliquent.

Pour toutes ces raisons, Dupuytren avait résolûment formulé le précepte de recourir d'emblée à la ligature de la fémorale ou de la poplitée, mais surtout de la fémorale, plus facile et mieux située, regardant comme une grave imprudence d'essayer, soit la ligature dans la plaie même, soit celle des artères que l'on supposait blessées. J'adhère pour mon compte à cette manière de voir, ainsi formulée d'une manière générale, tout en conseillant cependant de bien peser si dans telles circonstances données il ne serait pas possible et facile d'agrandir la plaie et de lier les deux bouts du vaisseau lésé.

Quant à la ligature d'un des troncs artériels au-dessus de la blessure, j'y renoncerais absolument, même dans le cas supposé précédemment où il s'agirait d'un anévrysme situé à l'origine d'une de ces artères, toujours par cette raison que je considère la recherche, soit de l'artère péronière, soit d'une des tibiales à sa partie supérieure, comme beaucoup plus difficile pour le chirurgien, beaucoup plus chanceuse, et par conséquent beaucoup plus grave pour le malade, que la ligature de la fémorale ou de la poplitée.

Après l'amputation de la jambe, au lieu d'élection par exemple, on a trois artères principales à lier : en avant, la tibiale antérieure, placée au sommet du triangle dont la base est occupée par la tibiale postérieure et la péronière (voy. fig. 64). Toutes sont difficiles, très-difficiles même à saisir, principalement la tibiale antérieure et la péronière, à ce point qu'on est quelquefois obligé de renoncer à placer directement un fil sur leur orifice béant, qu'on distingue cependant parfaitement, et qu'il devient nécessaire de suivre le précepte de Sabatier, et d'en faire la ligature médiate à l'aide d'une aiguille courbe ou du ténaculum. Cette particularité, à juste titre, a fort préoccupé les chirurgiens, et comme c'est là un point important de pratique dont la solution est basée sur les notions anatomiques, j'ai cru utile d'entrer dans quelques détails à ce sujet.

Ribes paraît être le premier qui ait essayé d'en donner une explication rationnelle; dès 1804, il en parlait dans ses cours, mais son opinion ayant été mal interprétée, il publia en 1833 une courte note rectificative de trois pages (1). Selon lui, la cause principale de cette difficulté opératoire, c'est l'*enfourchement* sur le ligament interosseux des artères qui naissent du tronc poplité. Par suite de cette disposition, leur extensibilité longitudinale se trouve notablement réduite, puisqu'elles ne peuvent emprunter celle du tronc qui les fournit; et cela est surtout sensible pour la tibiale antérieure, qui est, pour ainsi dire, à cheval sur le ligament au moment où elle le traverse. D'où il résulte que, quand on les a saisies avec la pince, et qu'on veut les

(1) *Causes de la difficulté que l'on éprouve quelquefois à faire la ligature des artères tibiales lors de l'amputation de la jambe*, par F. Ribes, médecin des Invalides (*Archives de médecine*, 2e série, 1833, t. III, p. 199).

attirer pour y jeter un fil, elles se déchirent plutôt que de s'allonger, contrairement à ce que l'on observe pour la fémorale, par exemple, ou la brachiale.

Dans sa thèse (1), Gensoul fait allusion à l'opinion de Ribes, qui n'était alors connue que par tradition. Sans la repousser d'une manière absolue, il croit devoir attribuer plus particulièrement ce phénomène au peu de rétraction des muscles, dont les attaches se font non-seulement au squelette, mais encore au ligament interosseux, de telle sorte que les artères, plus élastiques, fuient et se retirent en deçà de la section musculaire.

M. Sédillot n'adopte ni l'opinion de Ribes, qu'il a défigurée d'ailleurs, ni celle de Gensoul, et croit que la difficulté tient uniquement à ce que les muscles, mal coupés dans l'espace interosseux, et comme mâchés par l'instrument qu'on a de la peine à manœuvrer dans un espace aussi restreint, cachent au milieu de leur détritus l'orifice des vaisseaux divisés. Il ajoute que souvent les artères sont blessées latéralement et plus haut que le plan de section musculaire, ce qui fait que, quand on est parvenu à saisir l'extrémité du vaisseau, le sang continue à couler par la plaie latérale (2).

A mon avis, le seul défaut de ces trois opinions, c'est d'être trop exclusives; il m'a paru, en effet, qu'aucune d'elles prise isolément ne pouvait rendre compte des phénomènes observés. Il est très-vrai, ainsi que l'a dit Ribes, qu'après l'amputation de la jambe, les artères, et principalement la tibiale antérieure, prêtent moins, quand on les a saisies avec la pince, que celles du bras ou de la cuisse dans les mêmes conditions : ce qui tient, selon toute probabilité, à leur position par rapport au ligament interosseux. Mais il est également incontestable que les muscles, en raison de leurs attaches multiples à la périphérie de la gouttière ostéo-fibreuse, dans laquelle ils reposent, se rétractent proportionnellement moins que les artères, ainsi que l'a fait observer Gensoul : d'où résulte l'enfoncement de l'extrémité béante du vaisseau dans la gaîne artérielle. Enfin la remarque de M. Sédillot, dans une certaine mesure, est également juste, en ce sens que rien n'est plus difficile que de couper nettement les masses musculaires couchées dans les gouttières interosseuses, et qu'on est exposé, en reportant à plusieurs reprises le couteau dans l'intervalle des os, à blesser latéralement les artères, au-dessus du point où elles ont été séparées. Il faut donc que le chirurgien se pénètre de toutes ces observations dont l'exactitude me paraît hors de toute contestation, car c'est sur elles que sont fondés les divers moyens propres à remédier à cette difficulté opératoire.

Sabatier conduisait autour de l'artère une aiguille courbe, et faisait la ligature médiate; de nos jours on a renoncé à l'aiguille, et l'on se sert, en général, avec succès du ténaculum; mais si l'on échouait par ces moyens, il ne faudrait pas hésiter à suivre le conseil de Dupuytren, c'est-à-dire à fendre le ligament interosseux ou même les masses musculaires, pour aller à la recherche de l'artère toujours accolée au tissu fibreux qui unit les deux os. Dans le cas où le sang continuerait à sourdre, malgré la ligature appliquée sur son extrémité béante, il faudrait soupçonner une plaie latérale située plus haut, et découvrir le vaisseau de manière à être certain de porter le fil au-dessus de la blessure.

Enfin, il est une autre artère qui donne quelquefois des inquiétudes, non à cause de son volume, mais en raison de la difficulté d'arrêter son hémorrhagie : c'est l'ar-

---

(1) Thèse de Paris, 1824, n° 109.
(2) Sédillot, *Traité de médecine opératoire*, 1853, t. I, p. 442.

tère nourricière du tibia. On se rappelle qu'avant de s'engager dans le canal osseux, elle suit une gouttière moitié fibreuse, moitié osseuse, et que l'entrée du canal complétement osseux est à 5 ou 6 centimètres au-dessous de l'épine tibiale antérieure. Or, si la section a lieu au niveau de la gouttière fibro-osseuse, il faudra saisir l'artère, l'énucléer de sa gaîne et la lier; si, au contraire, c'est dans le canal nourricier osseux qu'elle a été coupée, il n'y a d'autres moyens que d'y introduire une boulette de cire molle pour en obturer la lumière. On comprend combien, dans le premier cas, serait illusoire l'emploi de ce dernier moyen.

Le péroné est si grêle, que dans l'amputation de la jambe, si l'on terminait sur lui la section osseuse, on courrait le risque de le voir se rompre avant qu'il fût entièrement coupé, et alors d'avoir des éclats, des fractures longitudinales, des esquilles, et même d'ébranler l'articulation péronéo-tibiale supérieure. C'est pour cette raison qu'on a recommandé de se placer toujours en dedans, afin de pouvoir commencer le trait de scie sur le péroné, et achever sa section avant celle du tibia. Mais ce précepte, bon en lui-même, ne doit pas astreindre au point de gêner les mouvements de l'opérateur, d'autant mieux que, même en se mettant en dehors, il est possible, en imprimant à la cuisse un mouvement de rotation en dedans, de tourner le membre de telle manière que le péroné se présente le premier à l'action de l'instrument.

Lorsqu'on pratique l'amputation au lieu dit d'*élection*, on atteint le tibia dans un endroit où il présente un angle tellement saillant en avant, qu'on l'a vu quelquefois perforer les téguments avant même que la plaie fût cicatrisée. C'est pour éviter cet accident que Béclard proposait d'abattre cet angle par un trait de scie dirigé obliquement en bas sur la face interne de l'os; mais c'est là une précaution qu'on peut suivre ou négliger sans inconvénient, car il suffit de quelques précautions dans le pansement pour éviter l'ulcération de la peau dans les premiers jours; plus tard l'angle s'émousse et disparaît insensiblement.

Au reste, la perfection notable apportée dans la confection des moyens prothétiques a beaucoup modifié la manière de voir des chirurgiens de nos jours, relativement à ce que l'on appelle encore le lieu d'*élection*. On avait choisi cet endroit, c'est-à-dire trois travers de doigt environ au-dessous de la tubérosité tibiale antérieure, afin d'avoir un moignon assez long pour fournir au genou fléchi un point d'appui suffisant, et cependant assez court pour ne point se projeter en arrière et éviter les froissements douloureux; de plus, on trouvait l'avantage de conserver les attaches des muscles de la cuisse et de n'intéresser l'os que dans un point où il n'est pas encore très-spongieux, et où par conséquent il est moins exposé aux inflammations. Mais l'expérience a démontré, en premier lieu, que l'amputation au tiers inférieur avec la modification apportée au procédé opératoire par M. Lenoir était bien moins grave à cause de l'étendue beaucoup moindre de la surface traumatique, et en second lieu, qu'avec les appareils que construisent aujourd'hui tous les fabricants et spécialement MM. Charrière et F. Martin, les malades trouvent dans la conservation d'une plus grande longueur du membre un grand avantage pour la marche. Malheureusement ces appareils, pour être bien soignés, sont coûteux et resteront encore pendant longtemps exclus des hôpitaux. Quant à l'amputation pratiquée plus près des attaches du ligament rotulien, au niveau même de la tubérosité antérieure, ainsi que l'a recommandé Larrey, elle me paraît devoir être repoussée, non-seulement parce qu'elle prive le moignon de ses attaches musculaires et qu'elle expose davantage à la phlébite par la largeur de la surface traumatique osseuse, mais encore parce que l'on peut intéresser la synoviale du genou, qui souvent descend sur le bord antérieur du tibia et la tête du péroné, ainsi que l'ont démontré depuis longtemps déjà M. Velpeau (1) et Lenoir (2).

Les os de la jambe sont très-exposés à se fracturer. On en aura la preuve par les chiffres suivants : sur 2328 cas de fractures relevés par M. Malgaigne sur les registres de l'Hôtel-Dieu, celles de jambe seules y figurent pour 652, c'est-à-dire plus du quart. Ces fractures sont par cause directe ou indirecte ; ces dernières ont presque toujours lieu au tiers inférieur de la jambe ; quant aux premières, elles ont lieu fréquemment aussi en ce point, ce qui a fait supposer, avec raison selon moi, à M. Malgaigne, qu'elles pourraient bien encore être indirectes, et voici comment. Le tibia est légèrement incurvé, et lorsque la jambe repose sur le sol, son milieu porte à faux ; si donc une roue de voiture ou toute autre violence extérieure le surprend dans cette position, il se rompra, non pas dans le point directement atteint, mais dans l'endroit le plus faible, c'est-à-dire au tiers inférieur. C'est donc à l'union des deux tiers supérieurs avec l'inférieur que se brise le plus souvent le tibia dans les fractures dites de jambe, c'est-à-dire celles où les deux os sont compris. Quant au péroné, si la fracture est directe, il pourra être rompu au même niveau que le tibia, mais la solution de continuité a lieu en général plus haut à l'union du tiers moyen avec le tiers supérieur ; dans les fractures de cause indirecte, c'est également là que presque constamment elle siége. Voici comment on explique cette particularité : lorsque le tibia est fracturé, le péroné, resté seul pour soutenir l'effort de la violence, cède à son tour, mais il cède là où il est le moins résistant, c'est-à-dire précisément au-dessus de son tiers moyen.

Le déplacement dans les fractures du tiers inférieur de la jambe est, on pourrait presque dire toujours le même, et il est dû à trois causes principales : 1° à l'obliquité des fragments ; 2° à la continuité d'action de la cause qui a déterminé la fracture ; 3° enfin à la contraction musculaire.

L'obliquité des fragments ne fait que favoriser le déplacement, qui est exagéré et maintenu par les deux autres causes. Le *fragment supérieur est porté en avant ;* quant au fragment inférieur, tantôt il bascule de telle sorte, que son extrémité inférieure étant attirée en arrière, la supérieure se porte en sens contraire ; d'autres fois il reste appliqué contre le supérieur. Tel est le déplacement habituel, et il est dû à ce que la fracture est oblique en bas, en avant et en dedans, ainsi que j'en ai précédemment donné la cause anatomique. Toutefois il peut arriver quelques modifications dans la position des fragments, modifications dont il importe de tenir compte, tout en faisant remarquer qu'elles ne constituent que des exceptions. Ainsi le fragment inférieur peut être simplement attiré en arrière, sans que son extrémité supérieure fasse saillie en avant ; on ne rencontre alors en ce sens que le fragment supérieur. Ou bien encore, ce qui est beaucoup plus rare, il peut se faire que l'obliquité de la fracture soit dirigée en sens inverse, c'est-à-dire en bas et en arrière, et dans ce cas le fragment supérieur, retenu par le biseau du fragment inférieur, ne peut se porter en avant ; c'est au contraire le fragment inférieur dont la pointe se déplace en ce sens et menace de perforer les téguments : j'ai récemment observé un cas de ce genre qui m'a beaucoup embarrassé. Mais je le répète, ce sont là des cas exception-

_____
(1) *Anatomie chirurgicale*, t. II, p. 615.
(2) Thèse de concours pour l'agrégation, 1835.

nels, et presque constamment, alors même que la fracture est à peu près transversale, c'est le déplacement du fragment supérieur en avant que l'on observe.

Quant à la cause qui a déterminé la fracture, elle ne fait qu'exagérer le déplacement. Si, par exemple, la fracture est déterminée par une chute et qu'elle soit oblique dans le sens habituel, c'est-à-dire en bas, en avant et en dedans, le fragment supérieur, poussé par le poids du corps, continue à descendre en ce sens, et, ne rencontrant au-devant de lui que la peau doublée de l'aponévrose et de la couche sous-cutanée, la perfore, et quelquefois même, tant est grande la force d'impulsion, traverse les vêtements, ainsi que cela arriva à A. Paré. Mais, la véritable cause du déplacement, celle qui maintient la déviation des fragments, et tend sans cesse, par une action lente, mais continue, à l'augmenter, c'est la contraction musculaire.

Effectivement, le fragment supérieur, auquel vient s'attacher le tendon rotulien qui lui transmet la puissante action des muscles extenseurs, est changé en un levier interpuissant, dont le point d'appui est à l'articulation fémoro-tibiale sur les condyles du fémur, la puissance à la tubérosité tibiale, et la résistance à l'extrémité du fragment ; d'où il suit que la pointe de ce dernier, constamment sollicitée en haut et en avant, tend à soulever les téguments et à les perforer. Pour lutter contre cette tendance, les chirurgiens ont inventé de nombreux appareils, mais aucun d'eux ne réussit complétement à la maîtriser, sauf peut-être la pointe de fer imaginée par M. Malgaigne, laquelle d'ailleurs n'est pas exempte d'inconvénients. Quant au fragment inférieur, ce sont les muscles insérés au calcanéum qui l'entraînent et le font basculer en arrière, et leur action est quelquefois tellement irrésistible, que M. le professeur Laugier, et après lui A. Bérard, se sont vus obligés, pour faire cesser la déviation, de pratiquer la section sous-cutanée du tendon d'Achille ; la demi-flexion de la jambe, conseillée en pareil cas, parvient bien à relâcher les muscles du mollet, mais en plaçant le triceps fémoral dans l'extension, elle exagère le déplacement du fragment supérieur.

Lorsque la fracture est située à la partie supérieure du tibia, le déplacement est bien moindre, ce qui tient à la largeur des surfaces fragmentaires, d'où résulte l'annulation de l'action musculaire ; quelquefois même il est tellement peu sensible, que dans une séance de concours de clinique, la moitié des juges déclarèrent qu'il n'y avait pas de fracture, l'autre moitié affirmant, avec le chef de service qui l'avait constatée le matin, que la solution de continuité existait positivement.

Quand la fracture porte seulement soit sur le tibia, soit sur le péroné, l'os resté intact servant d'attelle à l'autre, le déplacement est en général très-peu prononcé. Ainsi, pour les fractures du péroné, par exemple, même celles qui ont lieu au tiers inférieur et dont Dupuytren a singulièrement exagéré les signes et les dangers, on ne trouve ordinairement aucune crépitation et à peine de déviation, en sorte qu'on en est réduit à soupçonner plutôt qu'à affirmer la solution de continuité. C'est à peine si, dans quelques cas exceptionnels, on reconnaît au niveau du point fracturé un léger enfoncement des deux fragments vers le tibia, enfoncement auquel on a donné le nom de *coup de hache*, qu'il faut bien se garder de confondre avec la dépression que présente naturellement le péroné au niveau du point où les tendons des péroniers latéraux l'abandonnent.

§ V. RÉGION TIBIO-TARSIENNE OU DU COU-DE-PIED.

Les auteurs d'anatomie ne sont pas d'accord sur ce qu'il faut comprendre sous le nom de *cou-de-pied*. Blandin, et avec lui M. Malgaigne, font rentrer dans cette région toutes les parties molles à deux travers de doigt au-dessus et au-dessous des malléoles, ainsi que les articulations péronéo-tibiale, tibio-tarsienne, sous-astragaliennes et de l'astragale avec le scaphoïde. M. Velpeau, qui lui donne le nom de tibio-tarsienne, ne comprend sous cette dénomination que la partie du membre qui correspond aux saillies malléolaires, à l'extrémité inférieure du tendon d'Achille et aux articulations du cou-de-pied proprement dit, c'est-à-dire du péroné avec le tibia, et de ces deux derniers os avec l'astragale.

J'adopte complétement cette dernière manière de voir, car il est trop évident que les articulations inférieures de l'astragale font partie du pied, et que c'est empiéter sur l'histoire de ce dernier que de les faire rentrer dans la région tibio-tarsienne. Pour moi donc, le cou-de-pied, l'analogue du poignet au membre inférieur, commence au niveau d'une ligne circulaire passant à la base des deux malléoles ; inférieurement, il se termine sur les côtés à 1 centimètre au-dessous de ces éminences ; en arrière, au niveau des insertions calcanéennes du tendon d'Achille ; en avant, à 2 centimètres au-devant de l'extrémité inférieure du tibia. Son squelette est constitué par l'extrémité inférieure du péroné et du tibia et par la poulie de l'astragale formant l'articulation tibio-tarsienne.

Anatomie des formes. — Le cou-de-pied, qui tire son nom de la réunion angulaire de la jambe et du pied, est presque exclusivement formé, outre les téguments et les vaisseaux et nerfs, de parties fibro-osseuses ; on n'y rencontre point de fibres musculaires et très-peu de graisse. Il en résulte que la peau se moule sur le squelette d'une manière assez exacte pour que l'on puisse reconnaître, à l'état normal, toutes les inégalités qu'il présente et les diverses saillies tendineuses qui s'y réfléchissent ; une autre conséquence, c'est que dans les lésions traumatiques si fréquentes de cette région, le chirurgien peut apprécier avec certitude les déplacements qu'ont subis les os, pourvu toutefois qu'il arrive avant que le gonflement soit devenu trop considérable.

La partie antérieure de la région est séparée de la postérieure par deux saillies dont l'externe est plus volumineuse et descend beaucoup plus bas que l'interne ; ce sont les malléoles, vulgairement dites *chevilles*. En avant d'elles existent deux enfoncements limités antérieurement par le relief des tendons qui passent au devant du cou-de-pied dans l'ordre suivant, en procédant de dedans en dehors : celui du jambier antérieur, d'autant plus apparent qu'on porte le pied dans l'abduction, puis celui de l'extenseur propre, ceux de l'extenseur commun des orteils sur la ligne médiane, et enfin tout à fait en dehors celui du péronier antérieur.

En arrière, les creux malléolaires sont plus prononcés encore qu'en avant et n'ont pour limites postérieures que la saillie du tendon d'Achille.

Inférieurement, une rigole plus ou moins profonde, suivant l'embonpoint des sujets, réunit au-dessous des malléoles les enfoncements antérieur et postérieur.

Les creux malléolaires antérieurs répondent immédiatement à l'interligne articulaire dont ils ne sont séparés que par la peau et la couche sous-cutanée ; aussi, dans les affections de l'articulation, alors que des liquides s'épanchent dans la cavité synoviale ou que des fongosités soulèvent cette membrane, les voit-on s'effacer insensiblement, puis disparaître, quelquefois même être remplacés par des bosselures fluctuantes. Les enfoncements postérieurs et inférieurs, au contraire, séparés de l'articulation, les premiers par des gaînes tendineuses, les seconds par les ligaments latéraux qui soutiennent la séreuse articulaire, restent longtemps apparents et ne se comblent qu'à la longue. Sur la ligne médiane, en avant et en arrière, la présence des tendons extenseurs et du tendon d'Achille s'opposent également à cette proéminence de la synoviale.

Superposition et structure des plans. — La *peau*, la *couche sous-cutanée* et l'*aponévrose* se succèdent régulièrement dans toute la région. La peau n'offre aucune particularité digne d'être notée. Elle est doublée d'un tissu cellulaire lamelleux qui lui permet de glisser facilement au-devant des malléoles ; rarement à ce niveau on y trouve de la graisse, et ce n'est qu'en avant, et surtout en arrière, que l'on en rencontre chez quelques sujets.

L'*aponévrose* est la continuation de celle de la jambe ; au devant des malléoles elle s'épaissit, ses fibres musculaires se prononcent, adhèrent aux os, se confondent avec le périoste, et forment autour de l'articulation trois bandelettes auxquelles on a donné les noms de *ligaments annulaires*, divisés en *antérieur*, *externe* et *interne*.

Le *ligament annulaire antérieur* est constitué par des fibres d'un blanc nacré, qui se fixent, d'une part à la partie antérieure de la malléole interne, et de l'autre au bord antérieur du calcanéum, sur les côtés de l'excavation astragalo-calcanéenne. Par ses bords supérieur et inférieur il se continue avec les aponévroses jambière et pédieuse. A sa face profonde, et creusées pour ainsi dire dans son épaisseur, se voient trois gaînes, dont l'une, interne, est destinée au jambier antérieur ; l'autre, moyenne, au tendon de l'extenseur propre du gros orteil, et la dernière, externe, aux tendons de l'extenseur commun et du péronier antérieur.

Le *ligament annulaire interne*, qui se fixe à la malléole interne, descend obliquement en bas et en arrière pour s'attacher à la face interne du calcanéum et se continue avec l'aponévrose plantaire, convertissant en un large canal la gouttière profonde que présente la face interne du calcanéum. Ce canal est de lui-même divisé en trois gaînes, une antérieure et supérieure pour le tendon du jambier postérieur, une moyenne pour le long fléchisseur commun, et une inférieure pour le long fléchisseur propre ; les vaisseaux et nerfs tibiaux postérieurs passent entre les deux dernières gaînes, enveloppés par un repli spécial de l'aponévrose.

Le *ligament annulaire externe*, inséré à la malléole externe et à la face externe du calcanéum, forme une arcade sous laquelle s'engagent les tendons des péroniers latéraux, situés d'abord dans une même gouttière, mais placés plus tard dans deux gaînes distinctes.

En arrière, l'aponévrose entoure le tendon d'Achille, lui forme une gaîne distincte qui l'isole du tissu cellulaire ambiant, lui permet un glissement facile lors des contractions des muscles auxquels il fait suite, et remonte avec lui jusqu'à la partie moyenne de la jambe. C'est dans cette gaîne que se passent les phénomènes pathologiques qui suivent la rupture et la section du tendon d'Achille, et c'est elle qui limite l'épanchement sanguin et circonscrit l'inflammation dans des bornes très-restreintes.

Inférieurement, l'aponévrose se continue avec celle des régions plantaire et dorsale du pied, où nous la retrouverons.

Les couches situées au-dessous de l'aponévrose varient selon qu'on les examine en avant ou en arrière des malléoles ; il faut donc les étudier successivement dans ces deux points.

A. *Région antérieure.* — Les rapports des différentes parties qu'on y rencontre sont d'une grande simplicité. On trouve sur un même plan : en dedans, le tendon du jambier antérieur, oblique en bas et en dedans, s'engageant dans la coulisse interne déjà signalée du ligament annulaire antérieur et tapissé d'une bourse séreuse spéciale ; un peu plus en dehors, le tendon du long extenseur propre du gros orteil, également pourvu d'une bourse séreuse et passant dans la coulisse moyenne ; enfin, occupant la ligne médiane et un peu aussi la face externe, les tendons de l'extenseur commun et du péronier antérieur, contenus dans la gaîne externe et dans la même bourse séreuse de glissement.

Au-dessous de ces coulisses tendineuses on rencontre du tissu cellulaire graisseux qui les sépare de la face antérieure de l'articulation, c'est-à-dire de la synoviale dépourvue de fibres ligamenteuses.

L'artère tibiale antérieure, ses deux veines satellites et le nerf de même nom, accompagnent le tendon du long extenseur propre du pouce jusqu'au niveau de son entrée dans la coulisse moyenne, et là se placent en arrière et en dehors, le nerf occupant le côté externe.

B. *Région postérieure.* — La partie moyenne est occupée par le tendon d'Achille, décrivant une concavité très-prononcée dont le sommet répond au niveau de l'interligne articulaire et retenu dans cette position par la gaîne aponévrotique précédemment décrite. A son insertion à la face postérieure du calcanéum, il existe entre lui et la partie supérieure de l'os une petite bourse séreuse. La partie la plus étroite, la plus ramassée du tendon d'Achille répond précisément au sommet de la courbe qu'il décrit, c'est-à-dire à 3 ou 4 centimètres au-dessus du bord supérieur du calcanéum : c'est là qu'il se rompt, et c'est là aussi qu'il faut en faire la section, à moins de contre-indications spéciales. Il est entouré en avant et sur les côtés par un tissu cellulo-graisseux abondant ; en arrière, il est recouvert seulement par les téguments qui glissent aisément sur lui, d'où la possibilité d'insinuer facilement le ténotome entre lui et la peau. Au-dessous de cette couche cellulo-graisseuse, qui n'a pas moins d'un centimètre d'épaisseur, on rencontre la face postérieure du tibia, la synoviale et l'interligne articulaire.

Derrière la malléole interne, et immédiatement appliqué sur elle dans une longue gouttière osseuse sur laquelle il se réfléchit, se voit le jambier postérieur, entouré d'un repli séreux qui se prolonge beaucoup au-dessus et au-dessous du ligament annulaire interne. Puis vient le tendon du long fléchisseur commun des orteils, enveloppé comme le premier d'une bourse séreuse et situé dans la gaîne moyenne ; et enfin, tout à fait en arrière, le tendon du long fléchisseur propre du gros orteil, également muni d'une séreuse spéciale.

L'artère tibiale postérieure occupe un intervalle que laissent entre eux les tendons du long fléchisseur commun et du long fléchisseur propre ; elle répond précisément, ainsi que l'a fait remarquer M. Manec, au milieu de l'intervalle qui sépare le tendon d'Achille de la malléole interne. Le nerf est situé en arrière et en dehors. Nerf, artère et veines sont enveloppés dans un repli aponévrotique qui leur forme une gaîne particulière, isolée de celle du tendon du long fléchisseur commun, en arrière duquel on la rencontre.

En arrière de la malléole externe, la couche sous-aponévrotique est représentée par les tendons des long et court péroniers latéraux : le premier situé immédiatement en arrière de la malléole, dans une gouttière qui se prolonge de sa base à son sommet, et dans laquelle il se réfléchit pour se porter à la plante du pied ; le second situé en arrière du précédent et offrant encore sur son tendon quelques fibres charnues. Placés d'abord dans une même gaîne, sous le ligament annulaire externe, ces deux tendons se séparent inférieurement à un centimètre environ au-dessous de la malléole, et la séreuse commune qui les accompagne se bifurque inférieurement.

Ces gaînes tendineuses de la région postérieure se distinguent des coulisses situées à la région antérieure en ce qu'elles sont constituées dans une de leurs moitiés par une rainure osseuse, dans l'autre par du tissu fibreux, et aussi en ce qu'elles se prolongent dans une plus grande étendue au-dessus et au-dessous des malléoles. Les coulisses antérieures, au contraire, sont de simples anneaux fibreux situés au niveau du tarse et n'ayant avec le squelette que des adhérences fibreuses. Il en résulte que les tendons des muscles antérieurs font une saillie considérable lors de leur contraction, tandis que ceux des muscles postérieurs sont au contraire toujours exactement maintenus contre le squelette, que les muscles soient ou non en action. Enfin, et comme dernière conséquence, les gaînes ostéo-tendineuses postérieures contribuent beaucoup à la solidité des liens articulaires, tandis que les simples coulisses fibro-tendineuses antérieures n'y prennent aucune part.

Vaisseaux et nerfs. — Les *artères* sont la terminaison des tibiales antérieure et postérieure et de la péronière. J'ai déjà indiqué la situation et la direction des deux premières. Quant aux branches terminales de la péronière, l'une, la péronière antérieure, se distribue à la partie antérieure et externe de l'articulation ; l'autre, la péronière postérieure, se porte derrière la malléole externe, où elle se divise en rameaux nombreux qui couvrent la face externe du calcanéum.

On trouve encore dans cette région les deux malléolaires externe et interne, branches de la tibiale antérieure, qui naissent à la partie inférieure de la jambe, où je les ai déjà signalées, et qui couvrent de leurs rameaux les faces antérieure, externe et interne de l'articulation et des malléoles, en s'anastomosant avec les péronières.

Les *veines* sont superficielles et profondes ; les premières seules méritent attention. La saphène interne passe au devant de la malléole de ce nom, où elle se dessine sous la peau : elle est située dans la couche sous-cutanée, accompagnée, à distance cependant, du nerf saphène interne. Au-dessus de la malléole, elle reçoit des veines postérieures qui la grossissent tout de suite de beaucoup ; elle communique avec les veines profondes par des rameaux anastomotiques qui traversent l'aponévrose. La saphène externe passe en arrière de la malléole externe, dans la gouttière postérieure ; un rameau du saphène externe l'accompagne.

Les *vaisseaux lymphatiques* sont superficiels et profonds. Blandin (1) a signalé un ganglion *sus-tarsien* qui occuperait, selon lui, la partie supérieure et antérieure du cou-de-pied, sur le trajet des vaisseaux tibiaux antérieurs, et auquel se rendraient les vaisseaux profonds de la région. Je n'ai point rencontré ce ganglion, qui doit être exceptionnel. Les lymphatiques profonds se rendent dans les ganglions tibial antérieur et poplité, les superficiels dans ceux de l'aine.

Les *nerfs* sont les tibiaux antérieur et postérieur, saphène interne et externe. Les deux derniers sont superficiels, et les deux premiers profonds. Leurs rapports ayant

(1) *Anatomie topographique*, p. 640.

été indiqués, il reste à dire qu'ils ne laissent dans la région que des rameaux insignifiants, et que déjà on rencontre sur leur trajet ces renflements ganglionnaires grisâtres
prononcés, surtout à la région du pied, et qu'il ne faut point prendre pour un état
pathologique.

Squelette du cou-de-pied. — Le squelette de la région tibio-tarsienne est constitué
par les extrémités inférieures du tibia et du péroné, et par l'astragale.

Le *tibia*, que nous avons vu à la partie inférieure de la jambe se rétrécir de plus
en plus, s'élargit brusquement au moment où il approche de l'articulation, présentant là en dehors une gouttière qui reçoit l'extrémité inférieure du péroné, et se
terminant en dedans par une éminence pointue et saillante en avant, qui constitue la
malléole interne. Toute cette extrémité inférieure est formée de tissu spongieux recouvert d'une mince couche de tissu compacte.

Le *péroné* subit une transformation analogue à celle du tibia, c'est-à-dire qu'il se
renfle autant et même plus que lui comparativement, et se termine par une extrémité
pointue dite malléole externe, située sur un plan bien postérieur à la malléole interne.
Sa structure est également la même, c'est-à-dire du tissu spongieux recouvert d'une
écorce de tissu compacte.

Quant à l'*astragale*, c'est un os court, présentant cependant un diamètre antéro-
postérieur qui prédomine beaucoup sur ses diamètres vertical et transverse. On lui
considère un corps et une tête séparés par un rétrécissement dit *col de l'astragale*.
Sa structure est celle des os courts, c'est-à-dire du tissu spongieux à l'intérieur et
une couche de tissu compacte à l'extérieur; néanmoins ce dernier y offre exceptionnellement une grande résistance, disposition en rapport avec les fonctions de cet os
qui sert de moyen d'union entre la jambe et le pied, reçoit tout le poids du corps et
le transmet à la voûte tarso-métatarsienne.

Articulation tibio-tarsienne. — Cette articulation résulte de la jonction du tibia
et du péroné avec l'astragale. Mais, avant de l'étudier, jetons un coup d'œil rapide
sur celle qui unit le péroné au tibia.

L'articulation *péronéo-tibiale inférieure* est une amphiarthrose, et ses surfaces
articulaires sont unies par trois ligaments qui permettent à peine quelques mouvements. L'un est antérieur, un autre postérieur; tous les deux se portent obliquement
en bas et en avant aux bords antérieur et postérieur du tibia; le troisième, le plus
puissant de tous, est interosseux et ses fibres sont entrecoupées de quelques globules
graisseux. On ne comprend l'utilité d'une articulation semblable jouissant seulement
de légers glissements, que comme moyen d'augmenter l'élasticité si nécessaire dans
cette région : si la mortaise qui emboîte l'astragale avait été creusée dans un seul os,
elle eût beaucoup moins bien résisté aux violences continuelles auxquelles elle est
soumise.

Du côté de la jambe la surface articulaire tibio-tarsienne est donc constituée par
l'union du péroné et du tibia. Ces deux os forment une mortaise quadrilatère un peu
inclinée en bas et en arrière, beaucoup plus large transversalement que d'avant en
arrière. Son côté externe, formé par une facette triangulaire de la face interne de
la malléole péronéale, est un peu déjeté en dehors et plus prolongé inférieurement que l'interne. Ce dernier est moins oblique, descend moins bas, et de plus est
situé sur un plan antérieur. Le bord postérieur de la mortaise est plus accusé que
l'antérieur, plus tranchant et descend plus bas; quant à sa surface tibiale, elle offre
sur la ligne médiane une saillie antéro-postérieure qui répond à la gorge de l'astragale. Dans toute son étendue, elle est recouverte d'un épais cartilage.

Du côté du pied, la surface articulaire est formée par la face supérieure de l'astragale, creusée d'une gouttière antéro-postérieure; elle se termine en arrière par une surface rugueuse sur laquelle se voit une rainure destinée au passage du muscle long fléchisseur propre du gros orteil, en avant par un enfoncement, au fond duquel on aperçoit de nombreux trous vasculaires. Sur les côtés, la facette interne, qui répond à la malléole de même nom, est peu étendue et presque verticale; la facette externe, au contraire, qui correspond à la malléole péronière, est plus considérable et inclinée en bas et en dehors.

Ces surfaces articulaires sont maintenues par deux ligaments, l'un dit *latéral externe*, et l'autre *latéral interne*.

Le *ligament latéral externe* se compose, à vrai dire, de trois faisceaux embrassant tous le sommet de la malléole externe, et se portant, l'antérieur, à la partie externe du col astragalien (péronéo-astragalien antérieur); le moyen, à la face externe du calcanéum (péronéo-calcanéen); le troisième, enfin, à la surface rugueuse postérieure de l'astragale (péronéo-astragalien postérieur). Ce dernier surtout mérite d'attirer l'attention par ses insertions et sa direction. Fixé d'une part dans cette fossette qu'on remarque sur la face interne de la malléole péronière, en arrière de la surface articulaire, il se porte presque parallèlement au bord inférieur du tibia, et même quelques-unes de ses fibres s'insèrent sur cet os; mais les plus nombreuses se portent à la partie postérieure de l'astragale. Il constitue donc véritablement un ligament oblique postérieur, et nous verrons bientôt combien son rôle est important.

Quant au *ligament latéral interne*, il est bien plus ramassé, et ses fibres, qui partent, non du sommet de la malléole interne, mais de l'échancrure qui est en arrière de cette éminence, se portent en rayonnant au calcanéum et à l'astragale. On lui distingue deux plans de fibres : les unes, superficielles, se fixent au sommet de la petite apophyse du calcanéum; les autres, profondes et formant un faisceau extrêmement puissant, se rendent dans l'enfoncement qu'on remarque en arrière de la surface articulaire interne de l'astragale.

On a bien encore voulu décrire deux ligaments, un antérieur et l'autre postérieur; mais la vérité est qu'il n'existe pas de faisceau capable de porter ce nom, et que c'est à peine si l'on rencontre quelques fibres obliques suffisantes pour soutenir et protéger la synoviale.

La *synoviale* est apparente, surtout en avant et en arrière. En avant, elle forme une membrane mince qui se relâche dans la flexion et se tend dans l'extension. Elle est doublée par un tissu graisseux, blanchâtre, abondant, et formant un paquet assez volumineux à la partie interne de l'articulation. En passant sur les ligaments latéraux, elle y conserve tous ses caractères, c'est-à-dire qu'au lieu de s'y réduire à un simple feuillet synovial ou même épithélial, comme cela a lieu dans beaucoup d'articulations, elle garde l'aspect membraneux et le réseau vasculaire qu'on lui reconnaît en avant et en arrière. Cette disposition, qu'on ne rencontre que dans cette articulation, explique comment de simples entorses, c'est-à-dire des déchirures de ligaments qu'accompagne toujours alors une lésion de la synoviale, sont si fréquemment suivies d'épanchements articulaires, et quelquefois chez les individus prédisposés, de synovites ou ostéo-synovites très-graves, autrement dit de *tumeurs blanches*.

L'articulation tibio-tarsienne serait, au dire de M. Malgaigne, un ginglyme aussi parfait que possible, en ce sens que les mouvements de flexion et d'extension seuls y sont permis et que tout mouvement de latéralité y est interdit. Sans doute M. Malgaigne a raison, s'il entend réfuter l'erreur de ceux qui prétendent que dans cette jointure se passent les mouvements par suite desquels les bords du pied se relèvent et s'abaissent alternativement, mais il a tort s'il entend nier absolument par là tout mouvement de latéralité. Effectivement, si l'on fixe l'astragale et qu'on essaye de faire décrire à la jambe des mouvements de rotation, on voit nettement que si la malléole externe, retenue par les deux ligaments péronéo-astragaliens antérieur et surtout postérieur, ne peut se mouvoir latéralement, il n'en est pas de même de la malléole interne. Cette dernière se porte alternativement en avant et en arrière de quelques millimètres, et décrit ainsi autour de l'externe un mouvement de rotation assez sensible. C'est là un fait facile à constater, et que les frères Weber ont les premiers démontré sans réplique (1).

La flexion est beaucoup plus étendue que l'extension, ce qui tient à ce que le bord antérieur de la mortaise péronéo-tibiale descend moins bas que le postérieur et ne rencontre le col de l'astragale qu'après une inflexion considérable du pied en avant, tandis que le bord postérieur, fortement incliné, arc-boute bien vite contre la surface osseuse située en arrière de la poulie astragalienne. Mais il faut se hâter d'ajouter que, dans l'état normal, ce ne sont point là les causes qui bornent les mouvements ordinaires, mais bien les contractions musculaires d'abord, puis l'élasticité des divers tissus qui entourent l'articulation, et particulièrement la résistance des coulisses et gaînes fibro-synoviales et des ligaments; ce n'est que dans les violences extérieures considérables, que les surfaces osseuses en se rencontrant forment un dernier obstacle, au delà duquel il n'y a plus de possibles que les déplacements des surfaces articulaires, c'est-à-dire les luxations. Nous verrons bientôt comment cet arc-boutement peut dans certains cas les favoriser.

Déductions pathologiques et opératoires. — La couche sous-cutanée, à cause du peu de tissu cellulaire qu'on y rencontre, est rarement le siége de suppurations spontanées, mais celles de la jambe ou du pied s'y propagent rapidement en raison de sa texture lamelleuse.

On y observe fréquemment de petites tumeurs fluctuantes, transparentes, appelées autrefois *ganglions*, et connues aujourd'hui sous le nom de *kystes synoviaux*. Ces kystes ont pour point de départ, tantôt les coulisses synoviales, si nombreuses autour de l'articulation, tantôt la synoviale articulaire elle-même. Ceux qui communiquent avec la synoviale articulaire siégent au niveau de l'interligne articulaire, et habituellement font saillie dans les creux anté-malléolaires, là où cette membrane n'est recouverte que par les téguments et l'aponévrose; il importe de les respecter, ou du moins de ne les attaquer qu'avec beaucoup de précaution, de crainte d'enflammer en même temps la séreuse articulaire.

Blandin émet l'opinion que quelques-uns de ces kystes peuvent prendre naissance dans la synoviale du tendon d'Achille; mais il ne paraît pas en avoir observé : or, ils ne sont pas rares, et pour mon compte j'en ai déjà vu plusieurs. Ils donnent au talon une forme particulière, et au premier abord, il semblerait que le calcanéum soit surmonté d'une sorte d'exostose au point où le tendon d'Achille le rejoint.

Des épanchements brusques et rapides, sous l'influence d'une cause générale, peuvent aussi se faire dans cette bourse rétro-calcanéenne, comme dans toutes les

(1) *Encyclopédie anatomique, ostéologique et syndesmologique*, trad. franç., 1843, p. 366.

autres cavités séreuses de l'économie. J'en ai observé un très-curieux exemple sur un jeune officier russe qui fut atteint, pendant un séjour en France, d'un rhumatisme articulaire aigu général. Il entrait en convalescence, lorsqu'à la suite d'une promenade faite dans un jardin par un temps assez vif, les pieds chaussés seulement de pantoufles dont les quartiers étaient rabattus, il fut pris de très-vives douleurs dans la partie postérieure des deux talons. Je constatai le lendemain que le tendon d'Achille, au niveau du point où il est séparé du calcanéum par la bourse vésiculeuse précédemment décrite, était repoussé en arrière par une tumeur fluctuante qui le débordait légèrement des deux côtés. Cette tumeur, très-douloureuse au toucher, l'était davantage encore chaque fois que le malade voulait étendre ou fléchir le pied. L'application de plusieurs vésicatoires volants et des bains de vapeur dissipèrent, non sans peine, ces épanchements dont la localisation ne pouvait laisser aucun doute.

Les coulisses tendineuses du cou-de-pied peuvent devenir le siége de cette singulière affection à laquelle on a donné le nom de *ténosinite* crépitante, décrite d'abord à l'avant-bras. Chez un individu qui avait fait à pied la route de Lyon à Paris, et qui entra exténué de fatigue à l'hôpital Saint-Antoine, le tendon du jambier antérieur présenta, le premier jour, cette crépitation d'une manière on ne peut plus manifeste; les jours suivants, il se fit un épanchement qui devint purulent malgré un traitement énergique, et je dus me résoudre à l'ouvrir. Longtemps après, cet homme ressentait encore de la gêne en marchant. On comprend que les autres gaînes tendineuses puissent aussi devenir le siége de semblables lésions. Je me suis souvent demandé si les nodus qu'on rencontre quelquefois autour du tendon d'Achille ne seraient point dus à un épanchement limité de sérosité dans la gaîne fibreuse si serrée qui l'entoure.

Dans une bourse séreuse accidentelle, qu'on rencontre quelquefois en dehors de la malléole externe chez les tailleurs, M. Velpeau a vu s'accumuler de la sérosité, du sang et du pus.

Les fractures du squelette du cou-de-pied sont fréquentes, et s'accompagnent de déplacements graves, ce qu'il est facile de prévoir en considérant le rôle que l'articulation tibio-tarsienne est appelée à jouer dans la station, la marche, la course et le saut. Les plus fréquentes sont celles des deux apophyses qui maintiennent les surfaces articulaires, et la malléole externe, en raison de sa plus grande longueur, y est encore plus exposée que l'interne.

Ces fractures de la malléole externe, plus connues sous le nom de fractures de l'extrémité inférieure du péroné, ont beaucoup exercé la sagacité des chirurgiens du commencement de ce siècle, tant à cause de leur mécanisme qu'en raison de leurs complications et de leur traitement; comme quelques-unes de ces questions ne peuvent être résolues qu'à l'aide des données anatomiques, je crois devoir entrer à leur égard dans quelques détails. La surface articulaire de l'astragale, engagée dans la mortaise quadrilatère du péroné et du tibia, ne peut s'y mouvoir librement que dans le sens de la flexion et de l'extension, car le mouvement de rotation de la malléole interne autour de l'externe, signalé précédemment, est un peu forcé. Si, sur une articulation dont tous les moyens d'union ont été conservés, on essaye de porter le pied en totalité et directement en dedans, on peut voir que les ligaments externes se tendent de plus en plus, et si l'on exagère le mouvement, il arrive de deux choses l'une, ou qu'ils se rompent, ce qui est rare, ou qu'ils arrachent une portion plus ou moins considérable de l'éminence osseuse à laquelle ils sont attachés supérieurement. Or, c'est là précisément le mécanisme invoqué par Dupuytren pour les fractures de la malléole externe, et que l'expérience a pleinement confirmé (1); dans ces cas la solution de continuité siége à peu près constamment sur un point quelconque de la portion osseuse qui dépasse la surface articulaire du tibia, et, dans des expériences nombreuses que j'ai faites à ce sujet, je n'ai jamais vu la malléole se rompre plus haut.

Ainsi se trouve écartée l'opinion de Boyer, qui pensait que dans le mouvement de torsion du pied en dedans, la malléole externe se brisait, non par traction des ligaments, mais par pression, contre sa face interne, du bord supérieur externe de la poulie astragalienne qui, dans le renversement du pied en ce sens, tend effectivement à arc-bouter contre cette éminence osseuse, et, en la déjetant en dehors, à la tordre et à rompre sa continuité. Mais Boyer n'avait pas remarqué que ce mouvement de torsion de l'astragale, par suite duquel sa face supérieure tend à se substituer à sa face externe, n'est possible que quand les ligaments sont rompus et la malléole fracturée, et ne s'effectue par conséquent qu'après coup. Tel est l'un des modes du mécanisme de la fracture du péroné, qu'il faut, pour le distinguer des autres, désigner sous le nom de *fracture par adduction.*

Dans la rotation du pied en dehors, les choses se passent d'une tout autre manière : c'est le ligament latéral interne qui se tend, puis se déchire ou arrache la malléole interne. Mais cet effet produit, et souvent même avant qu'il se produise, le sommet de la malléole externe rencontre la face externe du calcanéum et arc-boute contre elle, en sorte que l'extrémité inférieure du péroné, qui supporte alors la plus grande partie du poids du corps, ne peut résister, et se rompt, non plus dans l'épaisseur même de la malléole, mais un peu plus haut, à ce que l'on appelle son collet. Tel est le mécanisme de la *fracture par abduction,* soutenu par Boyer, et que je crois parfaitement exact, malgré les critiques qui lui ont été adressées par Dupuytren. Néanmoins il faut dire que ce mode de production de la fracture est infiniment plus rare que le précédent et que le suivant.

Celui-ci a été exposé par M. Maisonneuve dans un bon mémoire sur ce sujet (2). Lorsque, dit ce chirurgien, après avoir fixé solitement la partie inférieure de la jambe dans un étau, on essaye de porter vivement la pointe du pied en haut et en dehors, de manière que son bord externe devienne supérieur et que le talon se porte en sens inverse de la pointe, la surface articulaire de l'astragale, qui est quadrilatère, tend à exécuter dans la mortaise tibio-péronière un mouvement de rotation par suite duquel son diamètre oblique tend à se substituer au diamètre transversal. Mais le premier de ces diamètres étant beaucoup plus étendu que le dernier, les deux appendices malléolaires se trouvent écartés, et comme l'externe est beaucoup plus prolongé et offre une plus grande prise que l'interne, c'est sur lui que porte tout l'effort. Le péroné est ainsi repoussé en arrière et en dehors, et éprouve un mouvement de torsion en ce sens, qui le fait céder non point dans l'épaisseur de la malléole, mais à 5 centimètres environ au-dessus d'elle, c'est-à-dire à son collet, comme dans la fracture par abduction. Seulement ici le sens de la violence exercée sur l'os détermine celui de la fracture, qui est à peu près constamment oblique en bas et en avant,

(1) Dupuytren, *Mémoire sur les fractures de l'extrémité inférieure du péroné (Leçons orales de clinique chirurgicale,* faites à l'Hôtel-Dieu, 1839, t. I, p. 275).
(2) *Recherches sur les fractures du péroné,* par M. Maisonneuve (*Archives de Médecine,* 1840, t. VII, p. 165).

ou en bas et en dedans, tandis que dans les cas précédents elle peut être transversale ou plus ou moins oblique en avant ou en arrière.

M. Maisonneuve a donné à cette variété le nom de *fracture par divulsion* (*loc. cit.*, p. 446), et il fait remarquer avec raison que cette rotation forcée du pied en haut et en dehors, la jambe étant fixée, équivaut à une rotation de la jambe en dedans avec flexion du pied. Or, c'est ainsi que surviennent bien évidemment un grand nombre de fractures de l'extrémité inférieure du péroné, alors que le pied, par exemple, est arrêté par le bord d'un trottoir, ou retenu par un obstacle quelconque.

Dupuytren, dans le travail si remarquable d'ailleurs qu'il a consacré à la fracture de l'extrémité inférieure du péroné, a singulièrement exagéré le déplacement du pied consécutif à cette lésion, et les conséquences qui, selon lui, en seraient la suite inévitable; et il n'a pas moins fallu que le prestige qui s'attachait au nom de ce grand chirurgien et son opiniâtre persévérance, qui le faisait revenir à tout propos dans sa clinique sur ce sujet, pour perpétuer aussi longtemps une pareille erreur.

Effectivement, ces fractures, qui sont très-fréquentes, ne sont rien moins que graves, et dans l'immense majorité des cas sont accompagnées de si peu de déplacement, qu'on en est réduit souvent à les soupçonner plutôt qu'à les affirmer. De plus, suivant Dupuytren, le déplacement du pied se ferait presque constamment en dehors, de telle sorte que le bord externe deviendrait supérieur et le bord interne inférieur, résultat qu'il attribue à la traction exercée par les péroniers latéraux. Or, rien n'est moins exact : le plus souvent, le pied n'est nullement dévié, quelquefois même il l'est en dedans; et si parfois on le trouve très-renversé en dehors, ce qui n'arrive que dans les cas de fractures du péroné compliquées d'arrachement de la malléole interne et de désordres considérables, ce n'est point à l'action des péroniers latéraux qu'il faut l'attribuer, au moins d'une manière absolue, puisque les muscles adducteurs sont bien plus puissants et tout aussi bien disposés pour effectuer le renversement en dedans, mais à la cause fracturante elle-même. D'où il résulte que l'appareil inventé par l'illustre professeur de l'Hôtel-Dieu pour combattre le déplacement en dehors dans les fractures du péroné n'est réellement applicable que dans quelques cas exceptionnels, inutile dans le plus grand nombre, et pourrait devenir nuisible dans d'autres.

L'histoire des luxations de l'articulation tibio-tarsienne est intimement liée à celle des fractures, car le plus grand nombre d'entre elles sont compliquées, soit d'arrachement des malléoles, soit de brisure de l'extrémité inférieure de la surface articulaire. La première difficulté qui se présente est de savoir comment il faut les dénommer : est-ce l'astragale qui se luxe sur les os de la jambe, ou ces derniers sur l'astragale? Tandis que Verduc, J. L. Petit, Boyer et M. Nélaton, admettent la première manière de voir, A. Cooper et M. Malgaigne adoptent la seconde, se conformant en cela à la doctrine hippocratique. Je me range à cette dernière opinion pour deux raisons : la première, c'est que, pratiquement, c'est bien le tibia et le péroné qui se luxent et qu'il faut replacer; la seconde, c'est que dans les luxations sous-astragaliennes, c'est réellement l'astragale, et non le calcanéum ou le scaphoïde, qui brise ses liens articulaires.

M. Malgaigne admet cinq variétés de luxations tibio-tarsiennes : les luxations du tibia et du péroné : 1° en dedans; 2° en dehors; 3° en avant; 4° en dedans et en avant; 5° en arrière (1).

_____

(1) *Traité des fractures et des luxations*, t. II, p. 994.

La *luxation en dedans*, la plus fréquente de toutes, est presque toujours, pour ne pas dire toujours, accompagnée de fracture du péroné, ce qui explique la longueur de cette apophyse à la partie externe. C'est à cette lésion qu'il faut rapporter tout ce que Dupuytren a dit de la fracture compliquée de l'extrémité inférieure du péroné. Le mécanisme en est fort simple : c'est une abduction forcée avec rotation du pied en dehors ; toutefois l'abduction directe peut y donner lieu.

La *luxation en dehors*, c'est-à-dire celle dans laquelle les deux os de la jambe sont projetés en dehors de l'astragale, est beaucoup plus rare et n'est presque jamais produite par le renversement du pied, mais bien par des causes directes. La cause en est évidemment la très-grande flexion en dedans que peut subir le pied sans que les ligaments soient tiraillés.

Les *luxations en avant* et celles *en avant et en dedans* sont encore plus rares, quoiqu'il n'existe, à la partie antérieure de l'articulation, aucun ligament qui puisse mettre obstacle à la projection du tibia. Il est vrai que la surface articulaire du tibia est oblique en bas et en arrière, et que le bord postérieur de cet os, très-prolongé en ce sens, borne l'extension forcée du pied ; mais, d'un autre côté, on peut se convaincre, par l'examen d'une articulation fraîchement disséquée, que la rencontre des bords postérieurs de la mortaise tibiale et de l'astragale, qui s'oppose ainsi momentanément à la projection en avant de la jambe, devient à son tour la véritable cause de la luxation lorsque la jambe est violemment portée en arrière. Le tibia, rencontrant alors un point d'appui, bascule à la manière d'un levier du premier genre, déchire les ligaments latéraux, et, grâce à l'obliquité croissante de la poulie astragalienne, résultat de l'extension forcée, glisse au-devant d'elle et vient se placer sur le col de cet os.

Quant à la *luxation en arrière*, dont on ne connaît que cinq cas, elle est produite par une flexion forcée du pied, et dans tous les cas, un seul excepté, elle était accompagnée de fracture du bord antérieur du tibia ou de la malléole interne : la malléole externe a jusqu'ici été notée intacte. La possibilité d'une extrême flexion du pied sans que les ligaments soient rompus peut seule expliquer la rareté de ce déplacement, car la surface du tibia dans cette position est disposée de manière à glisser facilement en arrière sur la poulie astragalienne. Mais il faut de plus tenir compte de la résistance énorme qu'opposent à la flexion exagérée les muscles du mollet, et spécialement le tendon d'Achille, dont l'insertion au calcanéum immédiatement derrière l'articulation fait dans cette condition office d'un véritable ligament postérieur.

On a rarement l'occasion de lier les deux artères du cou-de-pied. A cause du voisinage des gaînes tendineuses, cette opération, malgré la situation peu profonde des vaisseaux, n'est pas sans quelque gravité.

La *tibiale antérieure* répond au milieu de l'intervalle qui existe entre les deux malléoles. Après avoir divisé la peau, la couche sous-cutanée et l'aponévrose, on rencontre le tendon de l'extenseur propre du gros orteil au-dessus duquel elle est située.

La *tibiale postérieure* occupe le milieu de l'espace qui sépare le tendon d'Achille du bord postérieur de la malléole interne ; après avoir traversé la peau, la couche sous-cutanée ici assez épaisse, et le ligament annulaire interne, on arrive sur le feuillet aponévrotique qui forme la gaîne des vaisseaux. Alors, pour être bien sûr de ne point ouvrir la gaîne du long fléchisseur commun qui est immédiatement en avant, on fait exécuter aux orteils quelques mouvements qui permettent de faire la distinction. Le nerf est situé en dehors de l'artère, et cette dernière est entre deux veines.

La saignée du pied, aujourd'hui presque abandonnée, à tort peut-être, se pratique dans cette région ; c'est ordinairement la veine saphène interne que l'on choisit, non-seulement à cause de son volume, mais encore de sa position au-devant de la malléole interne. L'incision doit être faite transversalement et immédiatement au-dessus de la malléole ; on n'a à redouter que la lésion du nerf saphène interne, qui habituellement, à ce niveau, passe en avant d'elle. Il faut ne pas enfoncer la lancette perpendiculairement à la surface du membre, mais un peu obliquement, afin de ne point rencontrer le tibia, dans lequel on pourrait casser et laisser la pointe de l'instrument.

L'amputation tibio-tarsienne, avant la modification apportée par Syme, était généralement considérée comme une mauvaise opération, et rejetée par presque tous les chirurgiens. Effectivement, par la méthode ordinaire, on prend les lambeaux au pourtour de l'articulation, c'est-à-dire dans les téguments amincis, à peine doublés d'une maigre couche de tissu cellulaire et traversés par des tendons dont les propriétés plastiques sont peu développées. Déjà M. Malgaigne avait proposé de s'écarter de cette manière de faire (1), et de chercher dans la peau du talon un lambeau mieux nourri et approprié aux besoins du moignon ; mais c'est au professeur Syme, d'Édimbourg, qu'on doit d'avoir régularisé et exécuté le procédé. Il taille deux lambeaux, un dorsal et un plantaire, par deux incisions convexes en avant, s'avançant l'une et l'autre jusqu'au niveau de l'articulation médio-tarsienne, et se rejoignant par leurs extrémités vers le sommet des deux malléoles ; le lambeau dorsal est comparativement beaucoup moins long que le plantaire, qui recouvre tout le talon. Ce dernier est difficile à disséquer, mais une fois qu'on est parvenu à le séparer de la face inférieure du calcanéum, on termine assez rapidement l'opération, et l'on a un lambeau sur lequel les extrémités osseuses peuvent appuyer sans crainte de gangrène.

Malheureusement ce lambeau plantaire conserve pendant les premiers jours qui suivent l'opération la forme d'un capuchon, dans le fond duquel on a vu s'amasser le pus ; on a même été quelquefois obligé de faire une contre-ouverture pour lui donner issue. C'est sans doute là ce qui a donné à M. Nicolas Pirogoff l'idée d'y laisser la moitié inférieure du calcanéum, qu'on détache d'un trait de scie, et qu'on vient appliquer sur la face inférieure du tibia et du péroné dont on a réséqué les malléoles. Exécuté avec un succès complet en Allemagne par plusieurs chirurgiens, notamment par M. Dietz, de Nuremberg, cette modification mérite d'attirer toute l'attention des chirurgiens (2).

Il en est de même du procédé de M. J. Roux, qui, pour éviter la stagnation du pus, taille son lambeau sur les parties interne, inférieure et postérieure du calcanéum, laissant ainsi en dehors une vaste ouverture par laquelle le pus peut s'écouler librement lorsqu'on place le membre sur le côté externe. Toutefois M. Robert, qui a exécuté ce procédé, a été obligé de faire une contre-ouverture précisément à cause de la stagnation du pus (3).

(1) *Manuel de médecine opératoire*, 5e édition, p. 313.
(2) On trouvera des détails circonstanciés sur cette opération dans : *Une excursion médicale en Allemagne*, par le professeur Stœber (de Strasbourg), à M. le professeur Tourdes, Strasbourg, 1854, p. 23.
(3) *Bulletins de l'Académie royale de médecine*, t. XIV, p. 539.

Pour mon compte, j'ai déjà pratiqué deux fois l'amputation tibio-tarsienne par la méthode de Syme, et j'ai acquis la conviction que ce procédé, non-seulement a rendu cette opération possible, mais encore lui a acquis une supériorité incontestable sur l'amputation de la jambe à son tiers inférieur. Faut-il, dans ces cas, reséquer les gros troncs nerveux appartenant aux nerfs tibiaux antérieur et surtout postérieur, ainsi que l'a proposé M. Verneuil dans un excellent travail sur ce sujet (1) ? Je ne puis partager cette opinion, au moins d'une manière absolue ; et s'il est prouvé, en effet, que la présence de gros troncs nerveux dans le lambeau plantaire, sur lequel reposent les os, puisse quelquefois donner lieu à de vives douleurs pendant la marche, il faut aussi reconnaître que bien souvent on n'observe point ce résultat, et que d'autre part la résection des nerfs pourrait donner lieu à des phénomènes d'insensibilité, peut-être même hâter la gangrène du lambeau, qu'on n'a déjà que trop à redouter après cette opération. C'est là une crainte que j'avais exprimée au sein de la Société de chirurgie, lorsque M. Verneuil fit sa communication ; mais j'avoue que des faits cliniques seraient nécessaires pour vider ce point de pratique.

La résection de l'articulation tibio-tarsienne a été pratiquée par Moreau, Roux et quelques autres chirurgiens. Le procédé mis en usage est basé sur les dispositions anatomiques. Ainsi le péroné et le tibia étant sous-cutanés aux deux extrémités du diamètre transversal, c'est par là qu'il faut les découvrir. Une première incision, longitudinale, partant du sommet de chaque malléole et remontant jusqu'à 8 ou 10 centimètres au-dessus, met l'os à nu ; une deuxième, transversale, pratiquée à l'extrémité inférieure de la première, est prolongée en avant et en arrière jusqu'à la rencontre des tendons ; on dissèque alors ces derniers, on les attire hors de leurs gaînes, et enfin, quand les os sont bien dégagés en avant et en arrière, on les resèque au moyen de la scie à chaîne ou de la sonde à résection de Blandin. Hâtons-nous d'ajouter que c'est là une opération peu usitée, et dont les résultats ne sont pas, jusqu'ici, de nature à encourager les chirurgiens.

Développement. — Le tibia se développe par trois points d'ossification, un pour le corps, les deux autres pour les extrémités. Celui de l'extrémité inférieure ne se développe que dans le cours de la deuxième année, et Béclard dit avoir vu une fois un noyau osseux spécial pour la malléole interne. La réunion de l'épiphyse inférieure avec la diaphyse se fait entre la dix-huitième et la vingt-cinquième année, c'est-à-dire à l'époque où le développement est complet.

Quant au péroné, il se développe également par trois points, un pour le corps, et deux pour les extrémités. Le point osseux du corps de l'os paraît, comme celui du tibia, du quarantième au cinquantième jour ; mais à la naissance les deux extrémités sont encore cartilagineuses. Ce n'est que vers la fin de la deuxième année qu'apparaît le point osseux de l'extrémité inférieure, trois ans avant celui de l'extrémité supérieure. La malléole se réunit au corps de l'os vers la vingt et unième année.

Enfin, l'astragale se développe par un point osseux qui paraît du cinquième au sixième mois de la vie fœtale ; à la naissance, l'ossification est peu avancée, et elle ne se complète que beaucoup plus tard.

§ VI. — DU PIED.

Le *pied*, dont la ressemblance avec la main est telle, qu'on a pu dire *pes altera*

(1) Voyez *Mémoires de la Société de chirurgie*, t. IV, 411.

manus, est le dernier segment du membre inférieur ; car je ne puis admettre avec
les frères Weber (1) que les orteils forment en avant de lui un quatrième segment.
Sans doute les fonctions de ces appendices sont très-importantes, et leur mutilation
apporte une grande gêne dans la marche ; néanmoins il est impossible de ne point
reconnaître qu'ils forment avec le tarse et le métatarse un seul et même organe
destiné à servir de base de sustentation.

Le pied est merveilleusement disposé pour supporter le poids du corps ; son squelette, sur lequel se moulent exactement les parties molles, représente une voûte, sur-
baissée en dehors, mais présentant au contraire en dedans un arc d'un développement assez considérable. Cette voûte repose en arrière sur le calcanéum, en avant
sur la tête de tous les métatarsiens, et en dehors sur le cinquième os du métatarse
qui appuie sur le sol dans presque toute sa longueur.

J'aurai à examiner successivement la *région tarso-métatarsienne*, les *orteils*, et
enfin le *squelette*.

1° Région tarso-métatarsienne.

Cette région commence là où finit le cou-de-pied, et se termine inférieurement
au niveau des commissures des orteils. Elle se divise naturellement en deux régions
secondaires, une *dorsale* et l'autre *plantaire*, qui se confondent en dehors et en dedans sur les bords interne et externe du pied.

A. *Région dorsale.* — *Anatomie des formes.* — Cette région dorsale comprend
non-seulement ce que l'on nomme vulgairement le *dos du pied*, mais encore la
portion de la voûte osseuse sur laquelle reposent l'astragale, le tibia et le péroné.
Elle offre une convexité très-marquée en dedans, s'étendant du calcanéum à l'extrémité antérieure du premier métatarsien, tandis qu'en dehors elle va s'inclinant et
s'aplatissant vers le bord externe du pied : aussi le bord interne est-il détaché du sol
et beaucoup plus élevé que l'externe, qui y appuie dans toute son étendue.

Lorsque les muscles extenseurs des orteils, jambier et péronier antérieurs, sont
contractés, les téguments qui recouvrent le dos du pied sont soulevés par des cordes
tendineuses qui se présentent dans l'ordre suivant : en dedans, coupant obliquement
le bord interne, le tendon du jambier antérieur ; un peu plus en dehors, celui de
l'extenseur propre du gros orteil, qui gagne la face dorsale du premier métatarsien ;
puis les tendons de l'extenseur commun, qui se rendent à chacun des quatre derniers
orteils ; et enfin, tout à fait en dehors, le tendon du péronier antérieur, qui s'arrête
à l'extrémité postérieure du cinquième métatarsien.

A la partie externe et supérieure, un peu en avant de la malléole, se remarque
une saillie allongée, dirigée en bas et en dedans, et coupant obliquement les tendons
du péronier antérieur et de l'extenseur commun, au-dessous desquels elle s'engage :
c'est le muscle pédieux, qui devient très-apparent lorsque l'on cherche à faire redresser les orteils. La mollesse que présente cette couche charnue reposant immédiatement sur le plan osseux en a souvent imposé à des chirurgiens inexpérimentés, et
leur a fait croire à une tumeur fluctuante. Pour éviter l'erreur, il suffit d'explorer
alternativement en long et en travers : ce que l'on a appelé la *fluctuation musculaire* n'a lieu que dans le sens de la largeur des fibres, et jamais dans celui de leur
longueur.

(1) *Encyclopédie anatomique*, t. II, p. 303.

En suivant les bords interne et externe du pied, on rencontre plusieurs éminences osseuses qu'il est de la plus haute importance de reconnaître en médecine opératoire; mais leur étude m'a paru mieux placée au chapitre du squelette.

Superposition et structure des plans. — Les couches que l'on rencontre avant d'arriver au squelette sont d'une grande simplicité.

La *peau* est fine, transparente, et d'une grande sensibilité.

Elle est doublée d'une couche mince de tissu cellulaire lamelleux qui, chez les hommes, se charge rarement de graisse, et permet d'apprécier toutes les inégalités que présente le squelette; chez les femmes, au contraire, et chez les enfants, qui ont, ainsi qu'on le dit, le pied gras, la couche sous-cutanée forme une sorte de pannicule graisseux, assez épais, qui masque les saillies osseuses. Néanmoins, même chez les personnes pourvues d'embonpoint, on ne saurait trop recommander, lorsqu'on applique sur le pied des appareils orthopédiques ou des bandages inamovibles, de bien matelasser préalablement la face dorsale de la région tarso-métatarsienne; faute de cette précaution, on a vu se produire sous le bandage de larges eschares qui mettent les tendons et même les os à nu.

Au-dessous de la peau et de la couche sous-cutanée, on rencontre une *aponévrose* dont la disposition, quoique bien simple, n'a pas été comprise par tout le monde de la même manière. Elle fait suite aux ligaments annulaires antérieur, interne et externe du tarse, descend sur les tendons qu'elle enferme dans un dédoublement de ses lames, et les accompagne jusque dans la région des orteils; là elle se perd sur la face dorsale des phalanges. Latéralement, elle se confond en arrière avec le périoste du calcanéum et l'aponévrose plantaire; en avant, elle se fixe sur les bords du premier et du cinquième métatarsien. Selon M. Velpeau, elle envelopperait le muscle pédieux dans un de ses dédoublements, ce qu'il est impossible de démontrer. Ce que l'on voit, c'est que ce muscle présente sur sa face antérieure une lame fibreuse évidente, indépendante de l'aponévrose d'enveloppe, se fixant au squelette sur les limites des fibres charnues, et envoyant sur l'artère pédieuse un prolongement qu'on est obligé d'inciser pour découvrir ce vaisseau.

Au-dessous de l'aponévrose, et avant d'arriver au squelette, on trouve à la partie antérieure de la région, en avant du cou-de-pied, les tendons du jambier antérieur, des extenseurs des orteils et du péronier antérieur, qu'on pourrait tous à la rigueur considérer comme faisant partie de la couche aponévrotique, puisqu'ils sont renfermés dans son dédoublement; au-dessous d'eux se voient le muscle pédieux et les vaisseaux et nerfs plongés au milieu d'un tissu cellulaire lamelleux.

A la partie postérieure et latérale externe, au-dessous de la malléole, on ne rencontre rien absolument que les tendons des péroniers latéraux, dont les gaînes fibrosynoviales se prolongent jusque dans la plante du pied.

A la partie postérieure latérale interne, on découvre les tendons du jambier postérieur, du long fléchisseur propre du gros orteil, du long fléchisseur commun, et les vaisseaux et nerfs tibiaux postérieurs qui là, déjà, appartiennent à la région plantaire, où nous les retrouverons.

Le tendon du *jambier antérieur* est contenu dans une gaîne aponévrotique formée par un dédoublement de l'aponévrose d'enveloppe; la synoviale tendineuse dont il est pourvu au-dessous du ligament annulaire l'abandonne au dos du pied.

Le tendon du muscle *extenseur propre*, également enveloppé par l'aponévrose, en possède une qui descend jusqu'au niveau de l'articulation médio-tarsienne.

Quant aux tendons de l'*extenseur commun* et du *péronier antérieur*, ils sont réunis dans la même gaîne fibro-synoviale, laquelle les accompagne jusqu'au-dessous de l'articulation tarso-métatarsienne.

Le *muscle pédieux*, mince, aplati, quadrilatère, est obliquement dirigé, en bas et en avant, du creux astragalo-calcanéen aux quatre premiers orteils; ses faisceaux tendineux croisent ceux du long extenseur propre. Il est immédiatement appliqué sur le tarse et le métatarse, et l'artère pédieuse, qui longe son bord interne en haut, s'insinue ensuite sous lui.

L'*artère pédieuse* est la seule importante de cette région; continuation de la tibiale antérieure, elle s'étend du ligament annulaire dorsal du tarse à l'extrémité postérieure du premier espace interosseux, dans lequel elle pénètre pour aller s'anastomoser avec la plantaire interne. Sa direction est exactement représentée par une ligne menée du milieu de l'espace intermalléolaire au premier espace interosseux. Elle est immédiatement appliquée sur le squelette, contre lequel elle est maintenue par une lame fibreuse que j'ai dit dépendre de celle qui recouvre le muscle pédieux. En dedans elle longe le tendon de l'extenseur propre du gros orteil, mais à une certaine distance, et en dehors, elle côtoie d'abord le bord interne du pédieux, puis s'insinue sous son premier faisceau; en sorte que c'est plutôt sur le bord interne de ce muscle qu'il faut se guider pour la découvrir que sur le tendon de l'extenseur propre. Outre de nombreux petits rameaux qu'elle fournit à droite et à gauche aux articulations et aux téguments, elle donne deux branches qu'on décrit sous les noms d'artères dorsales du tarse et du métatarse, et se divise enfin en deux rameaux terminaux, dont l'un s'anastomose avec la plantaire externe en perforant le premier espace interosseux, à travers lequel elle pénètre tout à fait en arrière, et l'autre se distribue aux orteils.

Les *veines* sont superficielles et profondes. Les superficielles, situées dans la couche sous-cutanée, forment un beau réseau d'où partent, en dedans la saphène interne, en dehors la saphène externe. Les profondes ne méritent aucune mention spéciale.

Les *lymphatiques* forment un réseau superficiel qui couvre de ses ramifications la face dorsale du tarse et du métatarse.

Enfin les nerfs émanent des saphènes interne et externe, du musculo-cutané et du tibial antérieur. Les premiers sont superficiels, le dernier seul est profond. Il se divise sur le dos du pied en deux branches : une qui continue à suivre l'artère, c'est le *rameau interne et profond du dos du pied ;* l'autre qui se porte en dehors sur le muscle pédieux, auquel elle se distribue, ainsi qu'aux articulations correspondantes, c'est le *rameau externe et profond du pied*.

B. *Région plantaire.* — *Anatomie des formes.* — La plante du pied, beaucoup plus étroite en arrière qu'à la partie antérieure, s'étale et s'aplatit d'autant plus, qu'on se rapproche des commissures des orteils. Elle offre une étendue beaucoup plus considérable que la face dorsale, non-seulement parce qu'elle n'est pas interrompue par la présence de l'articulation tibio-tarsienne, mais encore parce qu'elle se prolonge au-dessous des orteils sous forme d'un bourrelet tégumentaire qui recouvre l'articulation métatarso-phalangienne. Cette face plantaire s'unit en dehors à la face dorsale par un bord rectiligne et aminci, tandis qu'en dedans elle est, vers le milieu de sa longueur, fortement excavée et limitée par un bord arrondi.

Superposition et structure des plans. — La *peau* présente une épaisseur considérable qu'elle n'atteint nulle part ailleurs : au talon, au niveau des articulations métatarso-phalangiennes et du bord externe du pied, elle acquiert une résistance et une dureté qui lui donnent réellement l'aspect de la corne, surtout chez les individus de la campagne, accoutumés à travailler pieds nus. Toutefois, malgré cette disposition, elle conserve une grande sensibilité, là surtout où l'épiderme est moins épais, à la partie culminante de l'excavation du bord interne, par exemple : on sait à quels accès nerveux donne lieu le chatouillement de la plante du pied.

Le talon et la partie antérieure de la région semblent, de plus, jouir d'une sensibilité toute particulière, toute spéciale, si l'on peut ainsi dire, destinée à nous faire apprécier le degré de résistance et de solidité du sol.

Au-dessous de la peau on rencontre une couche de *tissu graisseux* granuleux, entrecoupé de filaments fibreux très-résistants, qui se portent de l'aponévrose à la face profonde du derme. Ce tissu adipeux, de couleur rougeâtre, est contenu dans de véritables aréoles fibreuses, où il paraît se trouver à l'état de compression permanente : effectivement, lorsqu'on y pratique une incision, on voit la graisse faire tout de suite hernie sur les bords de la coupe ; et si, après l'avoir refoulée, on cesse de la maintenir, on la voit de nouveau se porter au dehors. Nul doute que cette disposition n'ait pour but de donner aux téguments une élasticité en rapport avec les fonctions du pied ; et l'on peut en trouver la preuve dans cette particularité, que, quel que soit l'état de maigreur ou d'embonpoint du sujet, elle ne varie pas. Elle est abondamment pourvue d'une quantité considérable de filets nerveux qui présentent cette disposition ganglionnaire déjà signalée à la main.

M. Lenoir y a démontré l'existence de trois bourses séreuses constantes. L'une est située au-dessous de la tubérosité inférieure du calcanéum, appliquée contre l'aponévrose, et se trouve ainsi séparée de la peau par toute l'épaisseur de la couche sous-cutanée. Chose singulière, et qui prouve qu'elle n'est point due uniquement aux frottements, c'est qu'on la rencontre même chez les fœtus à terme, et qu'elle est plus grande comparativement chez les enfants que chez les adultes. La deuxième est développée vis-à-vis de la tête du premier métatarsien, et la troisième au-dessous de celle du cinquième. Des épanchements de sang, de pus ou de sérosité, ont été trouvés dans ces bourses séreuses dont la cavité n'est pas unique ; et si ces collections viennent à s'ouvrir par une trop petite ouverture, il peut en résulter des fistules intarissables, donnant issue à un liquide d'une fétidité insupportable et ne guérissant que par la destruction de la cavité elle-même. Je pense toutefois que c'est aller un peu loin de dire que par voisinage l'inflammation peut se transmettre aux articulations voisines, et rendre nécessaire l'amputation du membre (1).

L'*aponévrose plantaire*, qui par sa configuration et sa texture a tant d'analogie avec l'aponévrose palmaire, doit être considérée plutôt comme un ligament servant à maintenir la voûte tarso-métatarso-phalangienne que comme une aponévrose d'enveloppe. Sa partie moyenne, la seule qui se rend à la tête des métatarsiens et aux orteils, est aussi la seule qui offre une structure réellement fibreuse ; elle représente la corde qui sous-tend l'arc osseux que forme le squelette du pied, et contribue évidemment à le maintenir, en même temps qu'elle protège par sa tension, pendant la marche ou la station, les organes destinés à la circulation et à l'innervation du

_____

(1) Voyez Malgaigne, *Anatomie chirurgicale*, 1838, t. II, p. 645. — Lenoir, *Recherches sur les bourses muqueuses sous-cutanées de la plante du pied et leur inflammation* (*Revue médicale*, 1837, n° 7).

pied. Néanmoins, et cette réserve faite, je décrirai, pour me conformer à l'usage, cette lame fibro-celluleuse qu'on rencontre au-dessous de la couche sous-cutanée comme ne formant qu'une seule lame aponévrotique.

Il faut distinguer à cette aponévrose trois portions, une interne, une moyenne et une externe, séparées par deux sillons antéro-postérieurs assez profonds que comble de la graisse ; chaque portion correspond à un groupe de muscles, ainsi qu'on le verra par la description.

La *portion moyenne*, celle que je regarde comme un ligament, s'étend de la face inférieure du calcanéum, auquel elle s'insère solidement, à la partie antérieure de la région, où elle se termine par des faisceaux digités, un pour chaque orteil. Mince et rétrécie à sa partie postérieure, où ses bords latéraux semblent se recourber, elle s'élargit et s'aplatit à mesure qu'elle s'avance vers la tête des métatarsiens.

Ses insertions antérieures ont été très-bien indiquées par M. Maslieurat-Lagémard, dans un travail remarquable (1). Elles sont multiples : ainsi les bandelettes qui se portent à la face inférieure de chaque orteil, et concourent à former la gaîne fibreuse des tendons fléchisseurs, se fixent encore, au niveau des articulations métatarso-phalangiennes, sur les côtés des métatarsiens, puis sur les parties latérales des phalanges et jusque sur le ligament métatarsien inférieur. Au niveau des articulations métatarso-phalangiennes et s'étendant jusqu'aux commissures des orteils, des fibres transversales, ramassées en un faisceau très-distinct, relient entre elles ces bandelettes digitales, comme pour s'opposer à leur écartement. De cette disposition résulte entre chaque orteil une sorte de pont fibreux au-dessous duquel s'engagent les vaisseaux et nerfs destinés à chacun d'eux. Outre ces arceaux fibreux, on en rencontre d'autres plus profonds qui s'étendent d'un orteil à l'autre et se croisent en forme d'X ; toutefois ceux-ci paraissent indépendants de l'aponévrose.

Par sa face inférieure, le ligament plantaire envoie des prolongements fibreux multipliés dans le derme ; par sa face supérieure, il donne attache en arrière aux fibres du court fléchisseur commun des orteils ; en avant, il recouvre simplement les digitations de ce muscle et les tendons du long fléchisseur commun ; enfin, sur les côtés, il se recourbe pour se continuer avec les deux aponévroses ou cloisons intermusculaires dont il est bientôt question.

La *portion externe* de l'aponévrose plantaire, très-épaisse et très-résistante en arrière, depuis le calcanéum jusqu'à l'extrémité postérieure du cinquième métatarsien, où elle constitue un véritable ligament entre ces deux os, est en avant réduite à une lame celluleuse. Elle s'insère en arrière à la face externe du calcanéum et se termine au niveau de la tête du cinquième métatarsien ; en dedans elle se confond avec la portion moyenne, en dehors avec l'aponévrose dorsale, et se fixe avec elle sur le bord du cinquième métatarsien. Elle recouvre les muscles de la région plantaire externe, abducteur et court fléchisseur du petit orteil.

La *portion interne*, celluleuse dans toute son étendue, se fixe en arrière au calcanéum et au bord inférieur du ligament annulaire interne ; en dedans, se continue avec l'aponévrose de la face dorsale et s'insère avec elle au bord du premier métatarsien ; enfin, en dehors, se confond avec l'aponévrose moyenne. Elle recouvre les muscles de la région plantaire interne, adducteur et court fléchisseur du gros orteil.

(1) Malieurat-Lagémard, *De l'anatomie descriptive et chirurgicale des aponévroses et des synoviales du pied ; de leur application à la thérapeutique et à la médecine opératoire*, p. 274 (*Gaz. méd.*, 1840).

L'aponévrose plantaire, prise dans son ensemble, forme donc une lame très-forte et très-résistante au milieu, celluleuse sur ses côtés, se continuant par ses bords interne et externe avec l'aponévrose dorsale du pied, se fixant en arrière au calcanéum et au bord inférieur du ligament annulaire interne, et se prolongeant en avant, par des digitations, sur les faces inférieure et latérales des orteils. De sa face supérieure s'élèvent deux cloisons verticales antéro-postérieures se dirigeant obliquement en avant, du calcanéum au premier et au cinquième métatarsien, auxquels elles se fixent, et correspondant exactement aux deux sillons antéro-postérieurs qui la divisent en trois portions. Ces deux cloisons partagent donc toute la région plantaire en trois loges ou gaînes ostéo-fibreuses, qu'il faut désigner sous les noms d'*interne*, *moyenne* et *externe*. Mais il importe de dire que ces cloisons sont incomplètes, qu'elles présentent plusieurs ouvertures ou hiatus qui livrent passage aux tendons, aux vaisseaux et aux nerfs; qu'il ne faut pas s'attendre, en un mot, à rencontrer ici des gaînes aussi parfaites qu'à la jambe, à la cuisse ou à l'avant-bras.

La *gaîne plantaire interne*, limitée en dehors par la cloison intermusculaire interne qui offre une large ouverture pour le passage dans la gaîne moyenne des tendons du long fléchisseur propre du pouce, du long fléchisseur commun, et des vaisseaux et nerfs tibiaux postérieurs devenus plantaires, renferme les muscles adducteur et court fléchisseur du gros orteil; elle correspond exactement à la région thénar de la main. Le muscle adducteur du gros orteil, le plus superficiel et le plus interne des muscles de la plante du pied, s'étend du calcanéum et du ligament annulaire interne à l'os sésamoïde interne. Le court fléchisseur, bien moins long et bien plus profondément situé en arrière, s'insère aux os de la seconde rangée du tarse et à l'os sésamoïde interne, en confondant son tendon avec celui de l'adducteur. Ces deux muscles, appliqués sur le premier métatarsien, l'enveloppent en dedans et en bas.

La *gaîne plantaire externe* ne renferme que l'abducteur et le court fléchisseur du petit orteil : le premier s'étend de la partie postérieure et externe du calcanéum à la partie externe de la première phalange du petit orteil; le second, de l'extrémité postérieure du cinquième métatarsien et de la gaîne fibreuse du long péronier latéral à l'extrémité postérieure de la première phalange du même orteil. Ce sont eux qui recouvrent de leurs fibres charnues la partie inférieure et externe du cinquième métatarsien, et forment le relief externe de la plante du pied.

La *gaîne plantaire moyenne* est de beaucoup la plus importante, tant à cause de sa profondeur et de son étendue, qu'en raison de l'importance des organes qu'elle renferme. Elle correspond à la partie moyenne de l'aponévrose plantaire, et comme elle va s'élargissant en se rapprochant des orteils, sa profondeur considérable est due à l'élévation en ce point de la voûte osseuse du pied. Elle représente une loge ostéo-fibreuse circonscrite en bas par l'aponévrose plantaire moyenne, en dehors et en dedans par ses bords recourbés, connus sous le nom de cloisons intermusculaires, en haut par l'arc osseux calcanéo-tarso-métatarsien. Elle communique largement en arrière, par la gouttière calcanéenne interne, avec la région jambière postérieure profonde, et c'est par là que s'introduisent dans la plante du pied les tendons des longs fléchisseurs propre et commun des orteils, et les vaisseaux et nerfs tibiaux postérieurs.

En procédant des parties superficielles au squelette, on rencontre sur un premier plan le court fléchisseur commun, étendu du calcanéum à l'extrémité postérieure de la deuxième phalange ou phalangine; vers le milieu de la plante du pied, ses fibres charnues se divisent en quatre languettes qui se terminent par autant de tendons. Les tendons correspondants du long fléchisseur commun les perforent et deviennent ainsi plus superficiels qu'eux en avant.

Au-dessous du court fléchisseur se voient les ramifications des nerfs plantaires interne et externe, terminaisons du tibial postérieur ; les artères de même nom, émanation de la tibiale postérieure ; les tendons du long fléchisseur commun des orteils en dehors, et celui du long fléchisseur propre en dedans. Avant sa division en quatre languettes, le tendon du long fléchisseur commun, situé plus superficiellement, croise en arrière le tendon du long fléchisseur propre, de telle sorte que dans la gouttière calcanéenne il se trouve plus interne. En dehors de ce tendon, et sur le même plan, se voit son muscle accessoire, inséré à la partie interne du calcanéum, et venant se rendre sur son bord externe ; plus en avant apparaissent les lombricaux, au nombre de quatre, étendus de l'angle de division des tendons du long fléchisseur commun au côté interne des premières phalanges. Le tendon du long fléchisseur commun est pourvu d'une synoviale qui l'accompagne jusqu'au milieu de la plante du pied, et qui est bien distincte de celle qu'on trouve dans la gaîne fibreuse des orteils. Le tendon du long fléchisseur propre, accolé à la cloison intermusculaire interne, se place à la face inférieure du premier métatarsien, dont il est séparé par le muscle court fléchisseur ; sa synoviale, très-vaste, qui commence à la partie inférieure de la jambe, l'accompagne jusqu'au niveau de l'articulation scaphoïdo-cunéenne.

Enfin, sur un troisième et dernier plan, on remarque en arrière les os et les ligaments qui les unissent ; en avant une couche musculaire logée dans l'excavation profonde que forment les os du métatarse, et constituée par l'abducteur transverse et l'abducteur oblique du gros orteil, séparés par une aponévrose des muscles interosseux qu'il suffit de mentionner. L'extrémité antérieure de l'artère plantaire externe plonge dans cette région pour aller s'anastomoser avec la pédieuse, qui a perforé l'espace interosseux ; de leur inosculation résulte une arcade à convexité dirigée en avant, appliquée contre l'extrémité postérieure des métatarsiens, et fournissant les interosseuses plantaires, d'où émanent les collatérales des orteils.

C'est en arrière du cinquième métatarsien que l'on rencontre le tendon du long péronier latéral, obliquement étendu de l'extrémité postérieure de cet os à celle du premier, et glissant dans une gaîne fibreuse spéciale sur laquelle prennent insertion une partie des fibres des muscles abducteur oblique et court fléchisseur du gros orteil. Une synoviale spéciale, et indépendante de celle qui a été signalée à la région du cou-de-pied, facilite dans cette gouttière le glissement de ce tendon.

Toutes les parties contenues dans cette gaîne plantaire moyenne sont plongées au milieu d'un tissu cellulaire graisseux assez abondant dans certains points, et se continuant, d'une part avec celui qu'on trouve dans la région des orteils par-dessous les ponts fibreux interdigitaires de l'aponévrose plantaire, et d'autre part avec celui de la région jambière postérieure, par la gouttière ou canal calcanéen, dont il faut maintenant donner une idée.

Du canal calcanéen. — Ce canal, qu'on pourrait encore nommer tibio-astragalo-calcanéen, puisque ces trois os contribuent à le former, est commun aux régions plantaire et du cou-de-pied qu'il traverse. Il est essentiellement constitué par l'excavation profonde que présente la face interne du calcanéum, excavation limitée en arrière par la grosse tubérosité de cet os, en avant par la petite apophyse ; au-dessus de cette dernière, les bords postérieurs de l'astragale et de la malléole interne complètent la gouttière osseuse.

Cette gouttière est convertie, à l'état frais, en un large canal obliquement dirigé en bas et en avant par le ligament annulaire interne du tarse, que nous avons vu se porter au bord postérieur de la malléole interne à la tubérosité du calcanéum, et se continuer inférieurement avec l'aponévrose plantaire. Au-dessous de cette lame aponévrotique se trouve, à l'entrée de la région plantaire, un plan musculaire qui complète et fortifie la paroi antérieure du canal, plan composé de deux couches de fibres, l'une, superficielle, appartenant au muscle adducteur du gros orteil, l'autre, plus profonde, au muscle accessoire du long fléchisseur commun. L'épaisseur de ce plan charnu réduit un peu les dimensions du canal calcanéen, qui reste néanmoins encore très-large, et livre passage aux tendons du jambier postérieur, des longs fléchisseurs commun et propre, et des vaisseaux et nerfs tibiaux postérieurs.

Le tendon du jambier postérieur occupe la partie la plus antérieure du canal dans une gaîne propre qui se réfléchit de la face postérieure de la malléole sur l'astragale, le calcanéum et le scaphoïde ; il s'insère au dernier de ces os, ainsi qu'au premier cunéiforme, ne pénétrant dans la gaîne plantaire moyenne que par l'expansion très-large qu'il envoie au troisième cunéiforme et aux troisième et quatrième métatarsiens. Un os sésamoïde volumineux existe toujours sur ce tendon, au niveau de son insertion au scaphoïde ; une synoviale spéciale le tapisse.

Le tendon du long fléchisseur commun des orteils est situé immédiatement en arrière dans une autre gaîne particulière qui se réfléchit également sur l'astragale et le calcanéum. Enfin celui du long fléchisseur propre occupe la partie la plus reculée du canal, glissant dans une gouttière très-oblique et profonde qu'on rencontre sur le bord postérieur de l'astragale et la face interne du calcanéum.

Les vaisseaux et nerfs tibiaux postérieurs, qui deviennent plantaires au moment où ils franchissent le ligament annulaire interne, c'est-à-dire dans l'intérieur même du canal, sont situés en arrière et en dedans des trois gaînes tendineuses ; ils sont enveloppés dans une gaîne fibro-celluleuse spéciale, et plongés au milieu d'un tissu cellulo-graisseux abondant, qui établit entre la gaîne plantaire interne et la région jambière postérieure une continuité facile et non interrompue.

C'est par ce canal calcanéen que je n'ai vu mentionné nulle part, d'une manière spéciale, que le pus des abcès de la jambe se porte dans la région plantaire ; et réciproquement, c'est par là, et après avoir traversé dans toute sa longueur la gaîne plantaire interne, que le pus qui s'est formé dans la région des orteils après les amputations de ces appendices fuse jusque dans la couche musculaire profonde de la jambe, ainsi que j'en ai recueilli plusieurs exemples, tous terminés par la mort. J'insisterai plus loin sur les conséquences qui découlent de cette description.

Vaisseaux et nerfs. — Les *artères* sont les *plantaires interne* et *externe*, et quelques rameaux anastomotiques, fournis par les malléolaires externe et interne et les branches de la pédieuse.

La *plantaire externe*, continuation pour le volume de la tibiale postérieure, une fois entrée dans la gaîne plantaire moyenne, se porte en dehors, décrivant une courbure à concavité dirigée en dedans, s'accole à la cloison intermusculaire externe, devient très-superficielle au niveau de l'extrémité postérieure du cinquième métatarsien, entre le court fléchisseur commun et le court fléchisseur du petit orteil ; puis s'enfonce de nouveau dans la couche musculaire profonde, entre les interosseux et l'abducteur oblique, où elle se termine par son anastomose avec la pédieuse, ainsi qu'il a été dit plus haut. De la convexité de l'arcade qu'elle forme, et qui suit la ligne des extrémités postérieures des métatarsiens, émanent les trois perforantes, qui établissent de larges communications vasculaires avec la pédieuse ; puis les interosseuses, et enfin quelques autres branches sans importance.

La *plantaire interne* s'accole à la cloison intermusculaire interne, suit la direction du premier métatarsien, et, après avoir envoyé un rameau qui pénètre dans la gaîne plantaire interne, vient contribuer à former la collatérale interne du gros orteil.

Les *veines* ne méritent aucune mention spéciale.

Les *lymphatiques* superficiels forment dans la peau de la plante du pied un réseau très-riche, aboutissant dans les troncs qui suivent les veines dorsales du pied ; les profonds suivent les artères et gagnent la région du cou-de-pied en passant par le canal calcanéen.

Les *nerfs* proviennent tous du tibial postérieur. A son entrée dans la gaîne plantaire moyenne, ce tronc nerveux se divise en nerfs plantaires externe et interne ; au lieu de suivre la direction des artères du même nom, ces rameaux restent superficiels, c'est-à-dire placés immédiatement au-dessous de l'aponévrose plantaire, fournissant des filets grêles à tous les muscles du pied, et donnant, au contraire, de gros rameaux aux téguments. Six principaux se portent jusqu'aux commissures, et donnent à chaque orteil deux filets collatéraux.

2° Des orteils.

Anatomie des formes. — Au nombre de cinq, comme les doigts, avec lesquels ils ont une analogie si grande, que décrire les uns c'est faire l'histoire des autres, les orteils offrent cependant cette différence capitale, qu'ils sont tous placés sur la même ligne sans qu'aucun d'eux puisse faire opposition aux autres : aussi leur unique usage est-il de prolonger en avant la base de sustentation offerte par la voûte plantaire. Toutefois on a vu des hommes privés des membres supérieurs parvenir, par un travail opiniâtre, à se servir de leurs orteils presque aussi bien que des doigts, et l'on n'a pas oublié encore la manière habile dont un peintre de grand mérite, Ducornet, mort récemment à Paris, se servait de son pinceau-placé entre le gros orteil et le second.

Les orteils forment, à leur base et à leur extrémité libre, une ligne courbe assez régulière, à convexité dirigée en avant et en dehors. Chez beaucoup de sujets, le deuxième orteil dépasse un peu le premier, et si l'on s'en rapportait aux statues antiques, ce serait même là l'état normal. Évidemment l'habitude de la chaussure modifie l'état primitif, car habituellement tous les orteils sont à peu près sur la même ligne. Ce n'est point là d'ailleurs la seule modification qu'entraîne la pression des souliers étroits que les exigences de la civilisation nous contraignent à porter : tantôt l'exiguïté de la place qu'on leur accorde les force à chevaucher l'un sur l'autre ; d'autres fois ils se retournent, de telle manière que leurs faces latérales deviennent supérieure et inférieure ; souvent enfin leur allongement d'avant en arrière ne pouvant se faire librement, ils se ploient, et cette flexion permanente finit par entraîner la rétraction de tous les tissus fibreux, en sorte que, rendus à l'état de liberté, il devient complètement impossible de les étendre.

Deux orteils seulement ont reçu un nom : le plus interne, connu sous le nom de

gros orteil, et le plus externe sous celui de petit ; les autres sont désignés par leur
numéro d'ordre, en commençant de dedans en dehors.

L'extrémité libre des orteils, au lieu d'être effilée comme celle des doigts bien
faits, est au contraire terminée par un renflement notable, surtout du côté de la face
plantaire. Les commissures qui les réunissent en arrière seraient, suivant Blandin,
plus éloignées de leur articulation avec les métatarsiens que celle des doigts avec les
métacarpiens ; mais c'est là une illusion due sans doute à la différence de longueur
de la première phalange des orteils qui se trouve presque complétement perdue dans
les chairs, tandis que celle des doigts déborde la commissure de près de 3 centimètres.
Les chirurgiens ont tiré parti de cette disposition : dans l'amputation des orteils par
la méthode dite ovalaire, on se borne à raser le bourrelet cutané plantaire par une
incision qui débute sur la face dorsale de l'articulation métatarso-phalangienne, et
l'on a ainsi, par la seule saillie de ce repli, un lambeau qui dépasse de 15 millimètres
la tête du métatarsien. Mais cette méthode a un grand désavantage à mes yeux :
c'est qu'une fois la suppuration établie, la partie profonde de la plaie forme un cul-
de-sac dans lequel le pus s'accumule, séjourne et peut fuser dans la plante du pied
en suivant l'os ou les gaînes tendineuses. Pour cette raison, je préfère beaucoup la
méthode à deux lambeaux latéraux qui permet l'écoulement facile du pus : on lui a
reproché, il est vrai, de laisser à la face plantaire une cicatrice qui peut gêner la
marche ; mais c'est là une objection de cabinet, car j'ai déjà fait un bon nombre de
ces amputations, et je n'ai jamais vu que les malades se soient plaints de cette incom-
modité. En cherchant à me rendre compte de ce démenti donné à la théorie, je me
suis aperçu que la cicatrice était toujours cachée au fond d'un sillon profond que de
chaque côté protégeaient deux bourrelets épais d'épiderme.

Superposition et structure des plans. — La structure des orteils est d'une grande
simplicité. Au-dessous de la peau, qui offre souvent dans les points qui correspondent
aux saillies osseuses des épaississements de l'épiderme qu'on a appelés *cors*, *durillons*, et qu'il ne faut pas confondre avec d'autres altérations de structure du derme
auxquelles on a donné le nom d'*œil-de-perdrix*, de *poireaux*, etc., on trouve une
couche sous-cutanée épaisse et chargée de graisse à la face plantaire, lamelleuse à la
face dorsale.

Il n'est point rare de trouver au-dessous des épaississements cornés de l'épiderme des
bourses séreuses accidentelles, et souvent on en rencontre en arrière des articulations
phalangiennes des quatre derniers orteils, alors même qu'il n'existe aucun durillon.

C'est dans cette couche sous-cutanée que rampent les artères et veines collatérales, ainsi que les nerfs de même nom, dont il a déjà été question dans la région
tarso-métatarsienne.

Les lymphatiques y forment un très-beau réseau sus-et sous-dermique qui embrasse la moitié supérieure de chaque orteil sans toutefois se propager au-dessous
de l'ongle. De ce réseau partent des troncs au nombre de quatre, deux pour chaque
face latérale, qui viennent se placer à côté des artères collatérales dont elles suivent
la direction. Au niveau des commissures, ces troncs se joignent à d'autres provenant
des bords latéraux du pied et de la face plantaire, et tous forment un large réseau
plexueux qui recouvre toute la face dorsale du pied. La connaissance de cette disposition indique que les excoriations des faces supérieures et latérales des orteils seront
plus fréquemment suivies d'angioleucite que celles de la face plantaire ; c'est, en
effet, ce que l'observation clinique démontre chaque jour.

Au-dessous de la couche sous-cutanée on trouve une couche fibreuse formée d'éléments divers, mais qu'on ne peut caractériser du nom d'aponévrose. A la face dorsale elle est représentée par l'expansion des tendons extenseurs et du pédieux, et à la face plantaire par les gaînes des fléchisseurs que renforcent les bandelettes de l'aponévrose ou ligament plantaire. Les tendons du long fléchisseur se comportent, par rapport aux tendons du court fléchisseur, de la même manière que les tendons du fléchisseur profond de la main par rapport à ceux du sublime, c'est-à-dire qu'ils perforent les tendons du court fléchisseur pour venir s'insérer à la base des troisièmes phalanges ou phalangettes.

3° Du squelette du pied.

Vingt-sept os constituent le squelette du pied; sur ce nombre douze appartiennent à la région tarso-métatarsienne et quinze aux orteils. Pris séparément, les os du pied n'offrent aucune considération qui n'ait été présentée en anatomie descriptive; mais l'étude de l'ensemble qu'ils constituent et de leurs articulations est d'un grand intérêt chirurgical.

Le tarse, dans la composition duquel entrent sept os, forme un tout compacte; tandis que les cinq os du métatarse, qui se touchent à leurs extrémités, présentent entre leurs corps des intervalles qui les ont fait comparer à un gril. De la réunion du tarse et du métatarse résulte la voûte du pied, à laquelle on considère deux arcs et trois piliers. L'arc interne, plus allongé et plus élevé que l'externe, s'étend du calcanéum à l'extrémité antérieure du gros orteil; l'arc externe, beaucoup plus court et plus surbaissé, mesure l'intervalle qui existe entre la tubérosité calcanéenne inférieure et l'extrémité postérieure du cinquième métatarsien. Quant aux piliers sur lesquels appuient ces arcs, le postérieur est commun : c'est le calcanéum; des deux autres, l'un est figuré par la tête du premier métatarsien; l'autre, beaucoup plus étendu, par les extrémités postérieures et antérieures du cinquième os du métatarse. Nous avons vu, en étudiant la voûte que forme le pied recouvert de ses parties molles, que la base de sustentation était beaucoup plus large que celle formée par le squelette, puisque alors les têtes des cinq métatarsiens, et le cinquième dans toute sa longueur, portaient sur le sol par l'intermédiaire de la couche graisseuse sous-cutanée recouverte d'une épaisse couche cornée.

Non-seulement le squelette de la région tarso-métatarsienne forme une voûte antéro-postérieure, mais il est encore courbé dans le sens transversal, disposition due à la forme des os de la deuxième rangée du tarse et des extrémités postérieures des métacarpiens, tous taillés en forme de coins et disposés de manière à présenter leur sommet vers la face plantaire et leur base vers la face dorsale.

Un appareil ligamenteux puissant maintient cet appareil, qui rappelle d'une manière parfaite la structure de nos voûtes architecturales; le but évident de cette disposition est de résister au poids énorme que dans la station, la marche, la course ou le saut, le tibia transmet au pied.

En examinant la face inférieure de la voûte plantaire sur un pied dont on n'a enlevé que les muscles et les tendons en conservant tout l'appareil fibro-ligamenteux, on reconnaît qu'elle forme une sorte de gouttière antéro-postérieure faisant suite au canal calcanéen, gouttière que semble prolonger en dedans une série d'éminences représentées d'arrière en avant par le tubercule du scaphoïde, le premier cunéiforme, l'extrémité postérieure du premier métatarsien, et continuée en dehors par la saillie du cuboïde et le tubercule du cinquième métatarsien. C'est à cette gouttière que répond la gaîne plantaire interne déjà étudiée.

Les os du tarse sont disposés sur deux rangées : l'une, postérieure, formée du calcanéum et de l'astragale; l'autre, antérieure, dans laquelle entrent le scaphoïde et les trois cunéiformes en dedans, le cuboïde en dehors.

L'astragale, placé au-dessus du calcanéum, occupe, on peut dire, le point le plus élevé de la voûte tarso-métatarsienne; mais il n'en est point la clef, comme l'ont dit par erreur quelques auteurs : aussi a-t-on pu l'extraire sans que la marche ait cessé d'être possible, facile même.

Le calcanéum, qui supporte l'astragale, forme à lui seul le pilier posté-rieur.

La deuxième rangée du tarse est double en dedans, mais unique en dehors; elle occupe à très-peu de chose près le milieu de l'espace compris entre le bord posté-rieur du calcanéum et l'extrémité antérieure des métatarsiens, et semble avoir été intercalée là, avec ses articulations multiples, pour diviser et briser les impulsions transmises par les os qui la précèdent ou la suivent.

Tous les os du tarse appartiennent à la classe des os courts; ils sont très-vasculaires et essentiellement constitués par du tissu spongieux que recouvre une couche quel-quefois assez mince de tissu compacte. Comme tous les os de cette nature, ils sont très-exposés à l'ostéite et à toutes ses conséquences, la carie et les tumeurs blanches, par exemple.

Les cinq os du métatarse appartiennent à la catégorie des os longs. Ils se termi-nent en avant par une tête aplatie sur les côtés, en arrière par une extrémité quadri-latère, cunéiforme, taillée pour entrer dans une mortaise analogue, sauf le premier et le cinquième, qui ne présentent cette disposition que sur la face qui correspond au deuxième et au quatrième métatarsien. Remarquons le tubercule qui prolonge en bas et en dedans l'extrémité postérieure du premier métatarsien et celui du cin-quième, dont l'importance est grande en médecine opératoire.

Quant aux phalanges, je n'ai rien de particulier à en dire; comme le pouce, le gros orteil n'en présente que deux.

Les phalangines et phalangettes des autres orteils sont tellement petites, qu'on re-nonce généralement à les amputer dans leurs articulations; on préfère amputer l'orteil dans la continuité de la phalange, ou faire la désarticulation métatarso-phalangienne.

Les *articulations* du pied sont nombreuses, et l'on ne saurait trop les étudier dans leurs plus minutieux détails, aucun n'étant inutile lorsqu'il s'agit de porter le bistouri ou le couteau à travers ces interlignes si compliqués. J'examinerai successivement l'*articulation calcanéo-astragalienne*, l'*articulation médio-tarsienne*, les *articula-tions des os du tarse entre eux*, l'*articulation tarso-métatarsienne*, les *articulations des os du métatarse entre eux*, les *articulations métatarso-phalangiennes*, et enfin celles des *phalanges*.

A. *Articulation calcanéo-astragalienne*. — C'est une double arthrodie, ou plutôt une articulation par emboîtement réciproque; effectivement, les surfaces articulaires sont taillées de telle sorte que le calcanéum, qui est reçu par l'astragale en arrière et en dedans, reçoit cet os en avant et en dehors.

L'astragale est superposé au calcanéum, qu'il déborde un peu en dedans; il pré-sente sur sa face inférieure deux surfaces articulaires, une postérieure concave et oblique en bas et en dehors, un antérieure convexe et également oblique; ces deux surfaces sont séparées par une rainure profonde. La même disposition, mais en sens inverse, se produit sur la face supérieure du calcanéum; la facette convexe est en dehors et en arrière, la concave en avant et en dedans, couronnant la petite apophyse du calcanéum, toutes deux également séparées par une rainure profonde.

Un seul ligament, mais d'une force et d'une étendue remarquables, unit les quatre surfaces articulaires : c'est le ligament interosseux inséré dans la rainure qui sépare les deux facettes postérieures et externes de l'astragale et du calcanéum des deux facettes antérieures et internes. Ce ligament, qui présente entre ses fibres une notable quantité d'une graisse jaunâtre et fluide évidemment destinée à remplir les vides, isole complétement les facettes articulaires antérieures des postérieures, et en forme deux articulations distinctes ayant deux synoviales sans aucune communication entre elles. Toutefois la séreuse qui tapisse l'articulation antérieure communique large-ment avec celle de l'articulation médio-tarsienne, ainsi qu'il sera dit plus loin.

On a bien encore décrit deux autres ligaments : l'un postérieur, l'autre externe; mais M. Cruveilhier fait remarquer que ces faisceaux ne sont pas assez forts pour mériter ce titre.

L'interligne articulaire répond en dehors à l'extrémité inférieure de la malléole externe; en dedans à un bon centimètre au-dessous de la malléole interne; en arrière au bord supérieur du calcanéum : ces trois données sont de la plus haute importance lorsqu'il s'agit de pratiquer l'amputation sous-astragalienne ou d'extirper l'astragale.

Indépendamment des moyens d'union précédemment signalés, il faut encore con-sidérer, comme assujettissant les surfaces articulaires, les ligaments interne et externe de l'articulation tibio-tarsienne, les gaînes tendineuses et les tendons nombreux des muscles qui descendent de la jambe sur les faces latérales et plantaire du pied.

Les mouvements dont jouit cette articulation sont des glissements obliques de dehors en dedans et aussi d'avant en arrière, par suite desquels les bords, et surtout la pointe du pied, sont alternativement portés en dehors et en dedans, en haut et en bas.

B. *Articulation médio-tarsienne.* — Située à 3 centimètres du sommet de la malléole externe et à 2 centimètres seulement de l'interne, cette articulation, que les auteurs d'anatomie descriptive décrivent comme formant deux jointures à part, n'en constitue réellement qu'une seule au point de vue de la médecine opératoire, et encore faut-il y ajouter l'articulation calcanéo-astragalienne antérieure qui se con-tinue avec elle.

Les surfaces articulaires sont formées, en arrière, par la tête de l'astragale et le calcanéum, en avant par le scaphoïde et le cuboïde.

Du côté de l'astragale, on trouve une tête ellipsoïde dont le grand diamètre est oblique en bas et en dedans, et reçue dans une cavité de même forme que lui pré-sente le scaphoïde; du côté du calcanéum, une surface concave supportée par la grande apophyse et emboîtant une facette convexe située à la partie postérieure du cuboïde. L'articulation astragalo-scaphoïdienne constitue donc une énarthrose, et la cavité dans laquelle est reçue sa tête est complétée par un ligament dit *calcanéo-scaphoïdien inférieur*, remplissant l'intervalle triangulaire qui sépare la petite apo-physe du calcanéum du scaphoïde; l'articulation calcanéo-cuboïdienne est au con-traire une arthrodie par emboîtement réciproque.

Les moyens d'union sont, outre le ligament dont il vient d'être question et qui souvent se prolonge au-dessous et en dehors de la tête astragalienne : un *ligament calcanéo-scaphoïdien* supérieur, étendu du côté interne de l'extrémité antérieure de la grande apophyse du calcanéum au bord supérieur du scaphoïde ; un ligament *astragalo-scaphoïdien supérieur*, inséré au col de l'astragale et au bord supérieur du scaphoïde dans tout l'intervalle que laissent les deux précédents ; un ligament *calcanéo-cuboïdien inférieur* ou *plantaire*, le plus fort de tous les ligaments du tarse, qui se présente sous l'aspect d'une large bande fibreuse et nacrée, étendue de toute la face inférieure du calcanéum à celle correspondante du cuboïde, et qui présente deux faisceaux distincts superposés, l'un dit inférieur et l'autre supérieur ; un ligament *calcanéo-cuboïdien supérieur*, petite bandelette fibreuse dirigée de la face supérieure du calcanéum à celle du cuboïde : enfin un ligament *calcanéo-cuboïdien interne* ou *interosseux* très-fort, quadrilatère, caché dans l'excavation astragalo-calcanéenne et se portant de la face supérieure de la grande apophyse calcanéenne à la face interne du cuboïde. Ce dernier ligament forme avec le ligament calcanéo-scaphoïdien supérieur une sorte de cloison fibreuse en forme d'Y qui sépare l'articulation médio-tarsienne en deux cavités secondaires tapissées chacune par une synoviale distincte ; seulement la séreuse de l'articulation astragalo-scaphoïdienne communique avec celle de l'articulation calcanéo-astragalienne antérieure.

L'interligne articulaire mérite une étude attentive, car c'est lui qu'on ouvre dans l'amputation dite de Chopart. Vu par le dos du pied, il offre la forme d'une *S* italique dirigée transversalement d'un bord du pied à l'autre ; la concavité de la facette articulaire du calcanéum forme une des moitiés de l'S, et la convexité de la tête de l'astragale l'autre moitié. A l'union des deux branches de l'S se voit un enfoncement correspondant aux ligaments calcanéo-scaphoïdien supérieur et calcanéo-cuboïdien interne, ou plus simplement ligament en Y, qui est véritablement la clef de l'article ; dès qu'il a été divisé, la surface articulaire scaphoïdo-cuboïdienne peut être facilement séparée de la surface astragalo-calcanéenne.

Aucune saillie importante ne révèle cet interligne à la face dorsale, si ce n'est quelquefois le relief anormal que forme chez quelques individus la tête de l'astragale dans l'extension forcée du pied avec rotation en dedans et abaissement du bord externe. Dupuytren avait encore indiqué la saillie de la grande apophyse du calcanéum, mais je me suis souvent assuré sur le cadavre que ce point de repère est tout à fait illusoire.

Habituellement, les deux surfaces articulaires du calcanéum et de l'astragale sont disposées de telle sorte que la première dépasse un peu la seconde quand le pied est mis dans l'extension, c'est-à-dire dans la position qu'on lui donne lorsqu'on veut opérer. Mais il peut arriver, ainsi que l'a démontré M. Plichon (1), que les deux os soient sur la même ligne, ou bien encore que la tête de l'astragale dépasse de quelques millimètres la surface calcanéenne. Ce cas peut être prévu, en ce sens que le relief astragalien est alors facilement perçu à travers les téguments.

Mais si rien ne révèle nettement l'interligne articulaire à la face dorsale, il n'en est heureusement pas de même sur les faces latérales. Sur le bord interne du pied, une saillie très-remarquable, formée par le tubercule du scaphoïde, l'indique d'une manière certaine : il se trouve immédiatement en arrière, et cette saillie, facile à découvrir, est la première que l'on rencontre en suivant le bord interne à partir de la malléole.

_____

(1) Thèse de Paris, 1828, n° 261.

En dehors, tout point de repère direct manquant, on est obligé alors de calculer que l'article se trouve à 3 centimètres du sommet de la malléole, ou mieux encore, à un bon travers de doigt en arrière de la saillie de l'extrémité postérieure du cinquième métatarsien, et ces données sont aussi sûres que la première.

L'articulation ouverte, on observe que l'interligne est plus élevé en dedans qu'en dehors, et que du côté de la face plantaire se présentent plusieurs prolongements osseux qui peuvent arrêter le couteau. Ces prolongements, au nombre de trois, sont tous situés dans le même point, c'est-à-dire à la partie inférieure de l'interligne scaphoïdo-cuboïdien ; ils sont constitués par le bec du calcanéum, le crochet du cuboïde et un tubercule externe du scaphoïde : ces éminences rendent l'interligne articulaire médio-tarsien assez sinueux. Il faut signaler encore comme un obstacle sérieux la présence du gros sésamoïde que renferme le tendon du jambier antérieur, et qui semble prolonger en arrière le tubercule interne du scaphoïde.

Malgré ce luxe de moyens d'union, l'articulation médio-tarsienne jouit d'une assez grande mobilité. Mais les mouvements qui se passent dans la jointure astragalo-scaphoïdienne sont bien plus étendus, comparativement, que ceux de la jointure calcanéo-cuboïdienne, laquelle n'exécute qu'un simple et léger glissement. Aussi les luxations de l'articulation astragalo-scaphoïdienne seule, ainsi que nous le verrons plus loin, sont-elles beaucoup plus fréquentes que celles de l'articulation médio-tarsienne tout entière. C'est à la combinaison des mouvements des deux articulations calcanéo-astragalienne et médio-tarsienne que le pied doit pouvoir s'incliner en dedans et en dehors, de se tordre sur son axe, d'exécuter, en un mot, une véritable rotation.

C. *Articulation des os de la seconde rangée du tarse.* — Les cinq os qui composent la deuxième rangée sont le cuboïde en dehors, intermédiaire au calcanéum et aux deux derniers métatarsiens ; le scaphoïde et les trois cunéiformes en dedans, le premier recevant par sa convexité les trois derniers, dont chacun correspond à un des trois premiers métatarsiens. Les articulations qui les unissent entre eux sont des amphiarthroses ou symphyses excessivement serrées, et ne permettant presque aucun mouvement ; elles sont évidemment destinées à briser et disperser le mouvement : c'est à elles que le pied est redevable de cette souplesse qui a fait dire qu'il était un arc osseux élastique.

Les surfaces articulaires sont unies par des ligaments de trois sortes qui n'ont point reçu de nom particulier, et qu'on désigne simplement sous celui de dorsaux, plantaires et interosseux. Les dorsaux sont représentés par de simples faisceaux fibreux étendus transversalement d'un os à l'autre ; les plantaires remplissent les intervalles que l'on remarque entre eux du côté de la plante du pied, et sont renforcés par des prolongements des faisceaux calcanéo-cuboïdien et calcanéo-scaphoïdien ; les interosseux, enfin, sont composés de courts faisceaux qui occupent les portions rugueuses des facettes qui se correspondent.

Une synoviale générale tapisse ces articulations et les fait communiquer les unes avec les autres ; de plus, elle se continue en avant avec celle des deuxième et troisième métatarsiens. Je ne saurais admettre avec Blandin qu'elle s'enfonce en arrière dans l'espace scaphoïdo-cuboïdien, car les attaches du ligament interosseux en Y lui interdisent toute communication avec l'articulation médio-tarsienne.

Quelque irrégulière que semble au premier abord l'espèce de mosaïque formée par l'assemblage de ces divers os, on peut cependant reconnaître des interlignes dont les sinuosités ne sont pas assez prononcées pour que le couteau ne puisse les suivre et y pénétrer. Ainsi les trois articulations des cunéiformes avec la face convexe du scaphoïde sont disposées sur une ligne courbe à convexité antérieure, à peu près parallèle à celle de l'articulation astragalo-scaphoïdienne et située à un peu moins de 2 centimètres en avant d'elle. Cet interligne, qui commence en dedans au-devant du tubercule du scaphoïde, précieux point de repère pour le découvrir, se termine en dehors dans l'intervalle que laissent entre eux le cuboïde et le scaphoïde, et où s'insère le ligament en Y qui fixe ces deux os au calcanéum. On peut donc facilement séparer le scaphoïde des trois cunéiformes, et rentrer en dehors dans l'articulation médiotarsienne.

Les autres interlignes articulaires sont antéro-postérieurs ; celui du premier avec le second cunéiforme semble continuer le premier intervalle interosseux ; il en est de même du second, et quant à l'articulation du cuboïde avec le troisième cunéiforme, elle fait suite au troisième.

Il suffit de jeter un coup d'œil sur un pied fraîchement préparé, encore muni de tous ses ligaments, mais dont les articulations tarsiennes ont été entr'ouvertes par leur face dorsale, pour voir qu'il est facile d'extirper les trois premiers métatarsiens avec leurs cunéiformes, et que, d'autre part, l'articulation cuboïdo-cunéiforme faisant suite en avant au troisième espace interosseux, en arrière à l'intervalle cuboïdo-astragalien, l'avant-pied se trouve ainsi partagé par une ligne antéro-postérieure en deux moitiés latérales. On conçoit donc la possibilité d'enlever séparément la moitié externe, comprenant le cuboïde et les deux derniers métatarsiens, la moitié interne, composée des trois premiers métatarsiens, des trois cunéiformes et du scaphoïde. Nous verrons plus loin que des opérations analogues ont déjà été effectivement tentées, et avec succès.

D. *Articulation des os du tarse avec le métatarse, ou tarso-métatarsienne.* La médecine opératoire exige qu'elle soit décrite comme une seule articulation, quoique en réalité elle se compose d'une série de petites arthrodies très-serrées. Les surfaces articulaires sont constituées, du côté du tarse, par les trois cunéiformes en dedans, et le cuboïde en dehors ; du côté du métatarse, par l'extrémité postérieure des cinq métatarsiens. Le premier métatarsien, qui répond au premier ou grand cunéiforme, offre une facette un peu concave qui s'adapte à la facette convexe de ce dernier ; le second s'articule par trois facettes planes avec le deuxième ou petit cunéiforme en arrière et avec les deux autres latéralement ; le troisième métatarsien répond exclusivement au troisième ou moyen cunéiforme, et les deux derniers métatarsiens au cuboïde, qui présente deux facettes planes pour les recevoir.

Des ligaments dorsaux, plantaires et interosseux, et même des ligaments latéraux, unissent ces différents os.

Les ligaments dorsaux sont des faisceaux fibreux étendus d'un os à l'autre, et s'insérant à 3 millimètres des surfaces articulaires, disposition qui leur donne une longueur beaucoup plus considérable que l'interligne articulaire et permet de les couper, et par conséquent d'ouvrir l'article, alors même qu'on n'est pas précisément dans sa direction. Cette observation importante est due à Lisfranc, qui a indiqué avec une grande précision tous les détails qui se rattachent à cette articulation. Chaque métatarsien a un ligament qui l'attache à l'os auquel il correspond ; le deuxième, qui répond aux trois cunéiformes, en a trois.

Les ligaments plantaires sont moins nombreux : ainsi le premier métatarsien en possède un qui l'unit au premier cunéiforme, mais les trois derniers n'en possèdent point. Le second, au contraire, en a deux : l'un extrêmement fort obliquement, étendu du premier cunéiforme à sa partie interne ; l'autre qui l'unit au deuxième cunéiforme.

Les ligaments interosseux, confondus longtemps avec les plantaires, sont les plus puissants de tous. Le plus remarquable est celui qui se porte de la facette latérale externe du premier cunéiforme à celle correspondante du deuxième métatarsien, et qui est renforcé et continué par un faisceau du ligament plantaire qui va de l'un à l'autre de ces os. C'est celui-là qui est véritablement la clef de l'articulation ; et comme, d'une part, il n'est pas visible par la face dorsale, et que, d'autre part, il est protégé à la face plantaire par le prolongement qu'offre en dedans l'extrémité postérieure du premier métatarsien, il est impossible de l'atteindre autrement que par le procédé imaginé par Lisfranc, et dont il sera parlé plus loin. Un autre ligament interosseux, très-fort, existe encore entre le troisième et le quatrième métatarsien d'une part, le cuboïde et le troisième cunéiforme de l'autre ; ce ligament, qu'on pourrait décomposer en deux secondaires, unit solidement ces quatre os ensemble, mais en même temps il sépare leurs articulations.

Quant aux ligaments latéraux, ils sont remplacés et figurés en dehors par le tendon du court péronier latéral, qui s'insère au tubercule du cinquième métatarsien, et par quelques fibres de l'aponévrose plantaire ; en dedans, par le tendon du jambier antérieur et son expansion au premier métatarsien.

Ajoutons à tous ces moyens d'union les expansions du jambier postérieur aux deuxième et troisième métatarsiens, la gaîne du long péronier latéral et le tendon de ce muscle, et enfin les prolongements des divers autres ligaments plantaires.

Trois synoviales distinctes lubrifient cette continuité de surfaces articulaires : la première est réservée à l'articulation du premier métatarsien avec le premier cunéiforme ; la seconde est commune aux deuxième et troisième métatarsiens, et communique avec la synoviale du tarse ; la troisième enfin, tapisse l'articulation des deux derniers métatarsiens avec le cuboïde : elle est complétement isolée.

L'interligne articulaire de ces différentes jointures est très-sinueux. Il est légèrement courbe : sa convexité est dirigée en avant, et sa direction générale représentée par une ligne oblique menée de l'extrémité postérieure du cinquième métatarsien à l'extrémité correspondante du premier. Mais cette donnée approximative est bien loin de suffire, et il devient nécessaire d'entrer dans des détails qui pourraient paraître minutieux peut-être s'ils n'étaient d'une absolue nécessité.

Les deux articulations des cinquième et quatrième métatarsiens sont à peu de chose près sur la même ligne, celle du cinquième cependant un peu plus oblique en avant que celle du quatrième. Leur direction est représentée par une ligne qui, partant du tubercule du cinquième métatarsien, viendrait couper obliquement l'extrémité postérieure du premier de ces os ; elle est légèrement convexe en avant. Lisfranc, pour déterminer la direction de l'articulation du cinquième métatarsien, tirait une ligne de l'extrémité postérieure de cet os à celle de la première phalange du gros orteil ; c'est exagérer son obliquité.

L'interligne du troisième commence à 1 ou 2 millimètres en avant du point où finit celui du quatrième ; il a la même direction que lui, et continue la légère courbe qu'il décrit.

L'articulation du deuxième métatarsien est la plus compliquée; cet os est reçu dans une mortaise quadrilatère formée par la saillie des premier et troisième cunéiformes au devant du deuxième, qui fait retraite; la paroi interne de la mortaise est plus longue que l'externe. L'extrémité du métatarsien se trouve encadrée dans cette mortaise, et l'interligne qui le sépare du deuxième cunéiforme est à 4 millimètres environ en arrière de celui qui appartient au troisième.

Quant à l'articulation du premier métatarsien, elle est à près de 1 centimètre en avant du fond de la mortaise, et par conséquent de l'interligne du deuxième; la ligne articulaire qui le sépare du premier cunéiforme, au lieu de se diriger en avant ou d'être transversale comme dans les autres jointures métatarsiennes, est dirigée un peu en arrière. La hauteur de la surface articulaire, sur le bord interne du pied, est considérable et de 2 centimètres environ; l'interligne est placé entre deux tubercules saillants vers la plante du pied, l'un appartenant au métatarsien, et l'autre au premier cunéiforme. Sur un pied recouvert de ses parties molles ou un peu infiltré, il arrive souvent qu'on ne peut distinguer ces deux tubercules; on mesure alors l'intervalle qui existe entre le sommet de la malléole interne et l'extrémité antérieure du premier métatarsien, l'article répond juste au milieu de cet espace.

Les mouvements de cette articulation tarso-métatarsienne sont très-obscurs et consistent en simples glissements imperceptibles.

E. *Articulations des os du métatarse entre eux.* — Par leur extrémité postérieure, ces os s'articulent tous entre eux. Leurs faces latérales sont pourvues de facettes articulaires planes verticalement dirigées, très-rapprochées de la face dorsale et maintenues par des ligaments dorsaux et plantaires, mais surtout interosseux, qui ajoutent encore à la solidité de l'articulation tarso-métatarsienne, mais aussi à la difficulté d'y faire pénétrer le bistouri. Des interlignes articulaires que ne révèle aucun point de repère, certains sont parallèles aux métatarsiens, en sorte que quand on veut enlever isolément un de ces os, il faut, en portant l'instrument le long des faces latérales, couper d'abord les ligaments, qui l'unissent à ses voisins, puis chercher, d'après les indications données précédemment, à ouvrir son articulation tarsienne.

Par leur extrémité antérieure, bien que ces os ne s'articulent pas entre eux à proprement parler, ils sont cependant pourvus, sur leurs faces latérales aplaties, d'une sorte de synoviale qui favorise les mouvements d'élévation ou d'abaissement. Un ligament, dit *transverse du métatarse*, est étendu transversalement du premier au cinquième os, et les unit tous lâchement.

F. *Articulations métatarso-phalangiennes.* — Ce sont des articulations condyliennes.

Les surfaces articulaires sont, du côté du métatarsien, une tête aplatie latéralement; du côté de la phalange, une cavité superficielle. Leurs moyens d'union sont constitués par un fibro-cartilage, regardé aussi comme ligament inférieur ou glénoïdien, qui embrasse la tête du métatarsien et complète la cavité de réception du condyle.

Deux ligaments latéraux unissent ces articulations; il n'y a point de ligament dorsal.

Celle du gros orteil est la seule remarquable, à cause de l'étendue des surfaces articulaires, de la division de la tête du métatarsien à son extrémité inférieure par une crête saillante verticale, et de la présence de deux os sésamoïdes constants, développés dans l'épaisseur du ligament glénoïdien inférieur. Il est important de se rappeler cette dernière disposition lorsqu'on veut désarticuler la phalange, car souvent le bistouri est arrêté par ces saillies osseuses.

Toutes ces articulations sont pourvues d'une synoviale spéciale.

L'interligne articulaire de la série des articulations métatarso-phalangiennes est sensiblement parallèle à celui de l'articulation tarso-métatarsienne pour les trois derniers os; le deuxième métatarsien dépasse le troisième de quelques millimètres, et le premier est sur la même ligne que le troisième. C'est là une disposition importante à connaître lorsqu'on veut enlever tous les orteils à la fois.

G. Les *articulations des phalanges* entre elles, en tout semblables à celles des doigts, ne méritent guère d'attirer l'attention du chirurgien, puisqu'on préfère généralement amputer l'orteil en totalité, plutôt que de retrancher une seule phalange. Toutefois la phalangine du pouce peut être désarticulée; il faut se rappeler alors que les surfaces articulaires sont plus étendues transversalement que d'avant en arrière; qu'elles sont formées du côté de la phalange par une trochlée creusée d'une gorge profonde, et du côté de la phalangine par deux petites cavités glénoïdes que sépare une crête verticale; qu'enfin, outre un ligament glénoïdien, on trouve deux ligaments latéraux.

Déductions pathologiques et opératoires. — La finesse de la peau du pied à la région dorsale, sa grande sensibilité, en ont fait un lieu d'élection pour l'application des sinapismes et des vésicatoires dans tous les cas où l'on veut obtenir une révulsion rapide et puissante. Celle de la région plantaire, qui est recouverte d'un épiderme corné, résiste au contraire longtemps à l'action des vésicants; toutefois, comme elle jouit d'une sensibilité plus exquise encore que celle de la face dorsale, et que dans le lieu qui correspond à la voûte, l'épiderme est sensiblement moins épais qu'au talon et au métatarse, on peut y appliquer également des révulsifs.

Malgré sa couche épaisse d'épiderme, la région plantaire, et particulièrement celle des orteils, est, chez beaucoup de personnes, le siége d'une transpiration ou, pour mieux dire, d'une sécrétion abondante et fétide que l'on peut modérer, mais qu'il faut bien se garder de faire disparaître brusquement. On a vu des accidents graves résulter de la suppression de cette sorte d'exutoire naturel, et ne cesser qu'à son rétablissement.

Il est rare de voir des collections purulentes circonscrites survenir spontanément à la face dorsale du pied, ce qui tient sans doute au peu de tissu cellulaire que l'on rencontre dans les couches sous-cutanées et sous-aponévrotiques; mais on y observe quelquefois le phlegmon diffus et très-fréquemment la lymphite. Cette dernière maladie, à laquelle on trouve toujours pour origine, lorsqu'on cherche attentivement, soit une écorchure, soit une excoriation, soit une petite plaie des téguments, s'accompagne souvent d'une sorte de rougeur érysipélateuse s'étendant rapidement à tout le dos du pied et ayant son siége dans le réseau lymphatique sus-dermique si riche, précédemment signalé, rougeur qu'il ne faut pas confondre avec celle de l'érysipèle simple ou légitime. Ce dernier, en effet, est essentiellement ambulant, toujours précédé de symptômes généraux et occupant indistinctement les diverses faces du membre; la lymphite, au contraire, est fixe, généralement sans prodromes et suivant toujours le trajet des lymphatiques.

A la région plantaire on n'observe qu'exceptionnellement l'érysipèle phlegmoneux, et plus rarement encore la lymphite; mais les collections sous-cutanées et sous-aponévrotiques spontanées sont plus fréquentes qu'à la face dorsale, ce qui tient à la plus grande quantité de tissu adipeux et aux froissements qu'il subit quand le pied appuie sur le sol.

Quant aux suppurations consécutives aux amputations des orteils et généralement aux opérations que l'on pratique sur le pied, j'ai dit déjà qu'elles n'étaient point rares. La facilité avec laquelle elles passent, quand elles débutent dans la région des orteils, de la couche sous-cutanée dans la couche sous-aponévrotique, par-dessous les ponts fibreux interdigitaux de l'aponévrose, et de là dans la gaîne plantaire moyenne, d'où elles parviennent par le canal calcanéen jusque dans la région jambière profonde, les rend très-graves. Telle est, sans doute, la raison qui a pu faire dire que les amputations d'orteils étaient aussi graves que les amputations de jambe : la vérité est que dans nos hôpitaux j'ai vu, comme beaucoup de mes collègues, un assez grand nombre de malades succomber aux suites de cette opération en apparence si peu grave.

Pour prévenir cette infiltration purulente, j'ai recours à deux moyens déduits des connaissances anatomiques. La méthode ovalaire ayant l'inconvénient, ainsi que je l'ai démontré précédemment, de laisser à la face plantaire un cul-de-sac dans lequel le pus s'accumule et séjourne précisément au niveau des gaînes tendineuses ouvertes pour le recevoir, j'y ai renoncé d'une manière absolue, et je lui ai substitué la méthode à deux lambeaux, en ayant soin de prolonger l'incision plantaire bien en arrière de la tête du métatarsien. En second lieu, après avoir réuni les lèvres dorsales de la plaie, je maintiens l'angle inférieur écarté par une petite mèche de charpie que je n'enlève que trois ou quatre jours après, alors qu'une inflammation plastique a oblitéré les aréoles celluleuses et agglutiné les gaînes synoviales. Le pus formé dans le foyer de l'amputation trouve alors au dehors un écoulement d'autant plus facile, que je prends la précaution de maintenir le pied incliné alternativement sur les côtés externe et interne. Depuis que j'ai adopté cette manière de faire, je n'ai plus eu à déplorer ces infiltrations dans la région plantaire qui font le désespoir des chirurgiens, et qu'on ne saurait trop tôt arrêter dès que l'on s'aperçoit de leur apparition.

Les incisions qu'on est obligé de pratiquer pour donner issue au pus dans la région plantaire exigent quelques précautions, à cause du grand nombre de vaisseaux et de leurs anastomoses multipliées qui exposent à de sérieuses hémorrhagies, comme à la face palmaire de la main. Or, nous avons vu que, des deux artères qui parcourent la plante du pied, l'une interne, peu importante, suit le bord interne ; l'autre, externe, volumineuse, se dirige vers le bord externe jusqu'au niveau du tubercule du cinquième métatarsien, après quoi, de superficielle qu'elle était, devient très-profonde et s'enfonce dans la couche musculaire accolée au squelette, formant là une arcade qui suit à quelques millimètres près l'interligne tarso-métatarsien. Il suit de là que dans toute la portion du pied qui correspond aux métatarsiens, depuis leur extrémité postérieure jusqu'aux orteils, on ne rencontre que les artères interosseuses, peu volumineuses, appliquées contre les métatarsiens et dirigées comme eux d'arrière en avant. En donnant donc aux incisions la direction de ces artères, on ne courra le risque de les intéresser qu'autant qu'on pénétrerait assez profondément pour arriver jusqu'aux espaces interosseux, et qu'on tomberait directement sur elles, ce qui est peu probable. En arrière de l'articulation tarso-métatarsienne, les incisions devront toujours être dirigées dans le même sens; seulement il faudra se tenir sur la ligne médiane, en se rapprochant cependant davantage du bord interne, surtout dans le tiers postérieur. Là on ne saurait agir avec trop de précaution, et l'incision devrait être faite couche par couche.

On comprend, d'après ce qui a été dit à la région palmaire, où les dispositions anatomiques sont les mêmes, de quelle gravité sont les plaies ayant intéressé l'une des deux plantaires ; il ne faut pas, plus qu'à la main, songer à aller chercher l'artère ou les artères lésées, pour peu que la plaie soit profonde, à cause de la difficulté de ces recherches et de l'inflammation grave qui en est la conséquence inévitable : la seule chose à faire alors, si l'écoulement de sang est abondant et que la compression directe soit insuffisante à l'arrêter, c'est de procéder à la ligature des deux tibiales, peut-être même de la péronière, si l'on n'aime mieux remonter tout de suite à la crurale.

La pédieuse est la seule artère du pied qu'on ait proposé de lier ; le procédé opératoire est des plus simples. On pratique sur le trajet d'une ligne étendue du milieu de l'espace intermalléolaire à l'extrémité du premier intervalle interosseux une incision qui divise la peau, la couche sous-cutanée et l'aponévrose d'enveloppe ; on laisse en dedans le tendon du long extenseur, on trouve en dehors le bord interne ou le premier tendon du pédieux ; on incise l'aponévrose qui le recouvre, l'artère est au-dessous. Souvent il faut rejeter en dehors le pédieux pour découvrir l'artère. Cette opération est peu usitée. A. Bérard l'a pratiquée sur un étudiant en médecine d'origine espagnole, qui avait eu cette artère blessée par un scalpel tombant d'une table de dissection. Un anévrysme faux consécutif avait été la suite de cette lésion ; deux ligatures furent appliquées, l'une au-dessus l'autre ; au-dessous de la tumeur. J'ai entendu ce chirurgien dire que cette opération avait été fort laborieuse.

Le squelette du pied est peu exposé aux solutions de continuité, en raison de la souplesse et de l'élasticité des articulations multiples qui unissent ses différentes pièces. On décrit cependant des fractures du calcanéum par écrasement et par action musculaire, des fractures du col de l'astragale et des fractures des métatarsiens. Quant à celles des autres os du pied, elles sont plus rares encore et à peine connues. Les fractures du calcanéum doivent seules nous arrêter un instant ; depuis Garengeot, qui en a rapporté le premier cas, on admettait et l'on décrivait les fractures par action musculaire ; mais personne avant M. Malgaigne (1) n'avait décrit celles par action directe, c'est-à-dire par écrasement. Elles sont ordinairement produites par une chute d'aplomb sur les talons, et la structure spongieuse du calcanéum explique, selon cet auteur, comment, au lieu de se partager en deux fragments, l'os s'écrase, s'aplatit pour ainsi dire, ne présentant cependant que très-peu de déformation et souvent ni mobilité ni crépitation. C'est qu'en effet les fragments se pénètrent réciproquement, et que l'enveloppe fibreuse très-résistante du calcanéum s'oppose à leur déplacement.

Néanmoins, si j'en juge par deux autopsies que j'ai eu l'occasion de faire à la clinique de l'Hôtel-Dieu, alors que je remplaçais le professeur Roux, ce n'est pas toujours ainsi que les choses se passent. Dans ces deux cas, le corps de l'os lui-même, c'est-à-dire toute la portion qui déborde en arrière le tibia et le péroné, avait résisté, et c'était la partie antérieure qui avait été séparée : en sorte que l'os du talon offrait deux fragments principaux, l'un antérieur, comprenant les petite et grande apophyses, et l'autre postérieur, les tubérosités ; entre ces deux fragments s'en trouvaient plusieurs autres très-petits appartenant à la portion sous-astragalienne de l'os. Il

(1) *Mémoires sur les fractures par écrasement du calcanéum* (*Journal de chirurgie*, janvier 1843).

semblait que la voûte formée par l'union du calcanéum et du cuboïde, et dont le sommet répond à la portion de l'os qui supporte l'astragale, se fût affaissée. Dans la leçon de clinique que je fis à ce sujet, je faisais remarquer que le mécanisme de la solution de continuité, dans ce cas de fractures des apophyses antérieures du calcanéum, n'est pas le même que dans la fracture par écrasement de la partie postérieure, décrite par M. Malgaigne : dans le premier cas, le pied porte à plat sur le sol, et le poids du corps, transmis à la voûte plantaire par le tibia et l'astragale, tend à redresser l'arc calcanéo-cuboïdien ; tandis que dans le second, c'est le talon proprement dit qui supporte toute la pression, le pied étant légèrement relevé et ne portant point ou peu par sa plante.

En contemplant la force et la multiplicité des ligaments qui unissent les os du pied, en réfléchissant au mécanisme admirable qui préside à leur arrangement, on serait tenté de croire que leur déplacement traumatique est impossible; cependant l'expérience démontre que quelques-uns d'entre eux sont susceptibles de se luxer, et en première ligne il faut placer l'astragale, le plus mobile de tous les os du tarse.

Lorsqu'on étudie le mécanisme par lequel le pied résiste à la pression énorme que lui transmet la jambe, on voit que l'astragale ne fait réellement point partie de la voûte tarso-métatarsienne, laquelle est uniquement constituée par l'union du calcanéum aux os de la deuxième rangée du tarse, union maintenue surtout par les ligaments calcanéo-cuboïdiens inférieurs, mais fortifiée aussi par les ligaments interosseux et dorsaux. Quant à l'astragale, il repose sur la portion de la voûte formée par le calcanéum, et ses articulations avec cet os et le scaphoïde, les plus mobiles de toutes, ont évidemment pour but, non d'augmenter la résistance du pied, mais de faciliter les mouvements de circumduction ou de rotation de cet appendice. D'autre part, l'articulation de l'astragale avec les os de la jambe jouit également d'une très-grande mobilité, mais en sens inverse, en sorte que l'on peut considérer l'astragale comme un *os roulant*, qu'on me passe l'expression, placé entre l'extrémité inférieure du tibia et du péroné et la voûte tarso-métatarsienne. On pourrait donc regarder les trois jointures qui unissent l'astragale aux os qui l'entourent comme ne formant qu'une seule articulation, au milieu de laquelle se meut cet os, attaché et retenu au tibia et au péroné par les ligaments tibio-péronéo-astragaliens, au calcanéum par les ligaments calcanéo-astragaliens ou interosseux, et au scaphoïde par l'unique et assez faible ligament astragalo-scaphoïdien supérieur.

Ces considérations permettent de comprendre les multiples et singuliers déplacements auxquels est soumis cet os : tantôt ce sont les ligaments qui l'unissent à la voûte tarsienne qui se rompent seuls, et alors il se luxe sur le calcanéum et le scaphoïde simultanément, soit en avant, soit en dedans, soit en dehors, soit même en arrière, ce qui est beaucoup plus rare. D'autres fois, il est séparé de ses attaches au tibia et au péroné en même temps que de celles qui le retiennent au calcanéum et au scaphoïde, et alors il est *énucléé*, qu'on me passe l'expression, de sa cavité tibio-calcanéo-scaphoïdienne et peut se porter, je dirai presque en tous sens, même se renverser sur son axe, bien plus se retourner sur lui-même de telle sorte que son extrémité antérieure, c'est-à-dire sa tête, vienne correspondre au tendon d'Achille et sa partie postérieure au scaphoïde.

Les déplacements du premier genre, mal connus avant le mémoire de M. Broca (1),

_____

(1) *Mémoire sur les luxations sous-astragaliennes* (*Mém. de la Soc. de chir.*, t. III, p. 566).

qui·leur a donné le nom assez heureux de *sous astragaliens*, doivent être considérés, avec M. Malgaigne (1), comme des luxations simples de l'astragale, et non comme des luxations du calcanéum et du scaphoïde sur cet os.

Quant aux déplacements de la deuxième espèce, ils sont connus depuis Boyer, qui leur a imposé la dénomination de *luxations doubles* de l'astragale ; on pourrait même dire triple, puisque l'os est luxé dans ces trois articulations tibio-tarsienne, calcanénue et scaphoïdienne.

Relativement aux variétés et sous-variétés de ces luxations, on comprend qu'en raison de la mobilité de l'os une fois détaché de ces ligaments, elles soient très-nombreuses ; mais ce serait sortir du sujet que de m'engager dans ces considérations.

Je n'ajouterai plus qu'une seule chose touchant ces luxations : c'est que M. Nélaton a vu le bord postérieur de l'astragale, engagé dans la rainure qui sépare les deux facettes articulaires du calcanéum, rendre la réduction d'une luxation simple de l'astragale en dedans impossible, au point que Roux fut obligé d'amputer la jambe. Or, c'est là un résultat que l'on comprend parfaitement, lorsqu'on examine les dispositions anatomiques, et il est permis de penser que plusieurs autres saillies anguleuses, telles que celle qui termine inférieurement la face externe de l'astragale, ou bien encore la petite apophyse du calcanéum, ont pu, dans d'autres cas moins bien observés et où la réduction a été impossible ou très-difficile, être la cause de ces échecs.

Quant à la luxation isolée du calcanéum et à celle de l'articulation médio-tarsienne, c'est-à-dire de l'astragale et du calcanéum ensemble sur le scaphoïde et le cuboïde, mises en doute par M. Broca, elles me paraissent, malgré le désir que montre M. Malgaigne de les réhabiliter, devoir attendre de nouveaux faits pour prendre droit de domicile dans la science.

Les luxations du scaphoïde et des cunéiformes sont très-rares. Il en est de même de celles des métatarsiens isolés ou réunis, ce qui se comprend, vu le peu de mobilité dont ils jouissent dans leur articulation avec le tarse.

Les luxations des orteils ont, avec celles des doigts, de nombreux points de ressemblance ; celles du gros orteil sont beaucoup plus fréquentes que les autres, et non moins difficiles que celles du pouce à réduire, et par les mêmes causes. Dans les dix observations de luxations non compliquées du gros orteil que M. Malgaigne a pu rassembler, il n'y en avait pas une seule en bas ; dans toutes, la phalange était portée en arrière et en haut, avec quelques variantes relativement au degré et à l'inclinaison en dehors ou en dedans.

Enfin il faut mentionner une déviation singulière du gros orteil en dehors, lequel se porte contre le deuxième tantôt par-dessus lui, rarement par-dessous. Cette sorte de luxation pathologique de la phalange sur la tête du métatarsien, que Lafont a le premier signalée à l'attention des pathologistes, lui paraît être due à la pression exercée par les chaussures sur l'extrémité du gros orteil chez les individus qui l'ont plus long que le deuxième. M. Malgaigne pense, au contraire, que cette déviation est due à la rétraction de l'extenseur propre du gros orteil, qui devient alors abducteur. Ce qu'il y a de certain, c'est que, chez les individus affectés de cette difformité, qui n'est pas rare, on trouve ce tendon faisant sous la peau une saillie très-notable.

Les amputations partielles du pied ont pris dans ces trois dernières années une extension en rapport avec les progrès de l'anatomie chirurgicale de cette région, de telle sorte qu'il n'est pas une articulation dans laquelle on n'ait essayé de faire péné-

(1) *Traité des fractures et des luxations*, t. II, p. 1030.

trer le couteau. Il n'entre certes pas dans mon intention d'empiéter sur le terrain de la chirurgie, en donnant une description plus ou moins écourtée des divers procédés opératoires; je me bornerai donc à indiquer les points de repère indispensables pour pénétrer dans chaque articulation, et à présenter quelques généralités se rattachant trop directement au sujet pour pouvoir en être séparées, renvoyant pour les détails anatomiques à ce que j'ai dit précédemment.

M. de Lignerolles, et longtemps après lui M. Malgaigne, ont proposé d'amputer le pied dans l'articulation de l'astragale avec le scaphoïde et le calcanéum (1). La première de ces articulations est parfaitement indiquée par le tubercule du scaphoïde, la deuxième par le bord supérieur du calcanéum et le sommet de la malléole externe. La difficulté de l'opération réside dans la destruction du ligament interosseux calcanéo-astragalien. On a reproché à cette opération de laisser au-dessous de la surface articulaire du tibia un os très-mobile sur lequel le corps ne peut prendre un point d'appui bien fixe. Le reproche est fondé, mais il faut dire cependant qu'après un certain temps l'astragale se soude au tibia, ainsi que j'ai eu l'occasion de m'en assurer, et que les malades marchent alors assez bien.

L'amputation dans l'articulation médio-tarsienne, plus connue sous le nom d'amputation de Chopart, qui a eu le mérite de la bien faire connaître, est une opération aujourd'hui on peut dire classique. En dedans, l'interligne articulaire se trouve immédiatement en avant de la saillie du scaphoïde, laquelle est la première qu'on rencontre sur le bord interne du pied, à partir de la malléole interne ; en dehors on la rencontre à un travers de doigt en arrière du tubercule du cinquième métatarsien. La clef de l'articulation est le ligament en Y calcanéo-cuboïdien et scaphoïdien.

Le malade marche, dans les premiers temps qui suivent l'opération, sur le calcanéum ; mais peu à peu cet os, n'étant plus maintenu dans sa position oblique en haut et en avant par ses attaches aux autres os, s'affaisse, d'autant mieux qu'il est sollicité en haut et en arrière par les muscles jumeaux et soléaire. Ce renversement du calcanéum, qui constitue la plus grave objection à cette opération, est je ne dirai point constant, mais très-fréquent, et gêne beaucoup la marche ; il n'est point dû exclusivement, comme on l'a répété depuis longtemps, au défaut d'équilibre existant entre les muscles antérieurs de la jambe, privés de leur attache au squelette, et les muscles jumeaux et soléaire, qui la conservent, mais à la destruction du ligament calcanéo-cuboïdien inférieur.

Je suis entré dans de minutieux détails concernant l'anatomie de l'articulation tarso-métatarsienne, je n'y reviendrai pas. Je ferai seulement remarquer que son immense avantage sur l'amputation médio-tarsienne est, selon moi, non point tant dans la conservation des attaches du jambier antérieur qui font contre-poids aux jumeaux et soléaire, que dans celle de la voûte tarso-tarsienne, les ligaments calcanéo-cuboïdiens inférieurs n'étant point détruits. Telle est la véritable raison pour laquelle le calcanéum ne se renverse point et garde sa position oblique par rapport aux os de la première rangée du tarse, et qui fait que la voûte osseuse du pied reste intacte.

Dans toutes les opérations on prend, quand on le peut, son lambeau à la face plantaire ; là effectivement les parties molles sont épaisses, très-vasculaires et parfaitement aptes à recouvrir les surfaces osseuses. Du côté de la face dorsale, au contraire, on ne rencontre que des tissus cellulo-fibreux et tendineux, formant une

(1) Voyez les deux lettres de M. de Lignerolles (*Moniteur des sciences*, 25 août et 1ᵉʳ septembre 1859), et la réponse de M. Malgaigne, du 27 août 1859.

couche amincie, maigrement alimentée et exposée à se gangrener. Ce n'est donc que quand on y sera forcé par la nature de la lésion qui oblige à recourir à la mutilation, qu'on prendra son lambeau sur le dos du pied.

Trois artères se présentent à lier après l'amputation : l'une, la pédieuse, à la face dorsale, plus près du bord interne que de l'externe ; les deux autres, les plantaires externe et interne, qu'on rencontre vers les bords externe et interne du pied.

Outre ces amputations qu'on pourrait appeler réglementaires, il en est un certain nombre d'autres qu'on exécute d'inspiration, pour ainsi dire, alors qu'on y est forcé par les lésions auxquelles on est appelé à remédier. Ainsi on a enlevé un ou plusieurs métatarsiens avec le ou les cunéiformes qui leur correspondent (Béclard) ; le cuboïde et les deux métatarsiens avec lesquels il s'articule (John Mac-Farlane), ou bien encore les trois cunéiformes avec le métatarse (Jobert) ; enfin j'ai moi-même amputé le premier métatarsien et les deux premiers cunéiformes (1). On comprend d'ailleurs qu'on puisse, avec une connaissance exacte des détails anatomiques, combiner selon les besoins une de ces amputations avec d'autres : car c'est un principe qu'il faut désormais poser en chirurgie, qu'il importe de ne retrancher du pied que ce qu'il est rigoureusement indispensable d'enlever. Sans doute ces *extirpations* sont moins brillantes, pour le chirurgien, que des amputations régulières dont tous les temps sont marqués à l'avance ; mais elles ont cet immense avantage de conserver à la base sur laquelle repose le membre inférieur un point d'appui beaucoup plus étendu.

Je n'ai rien à ajouter à ce que j'ai dit des amputations des orteils.

Développement. — Variétés anatomiques. — Le calcanéum est le seul des os du tarse qui se développe par deux points d'ossification, tous les autres n'en ont qu'un seul ; il est aussi le premier de tous qui s'ossifie. Du quatrième au sixième mois de la vie fœtale, apparaît à la partie moyenne un noyau osseux, et de huit à dix ans il s'en forme un autre dans l'extrémité postérieure.

Le point osseux de l'astragale apparaît du cinquième au sixième mois.

Celui du cuboïde, suivant Béclard, quelques mois après la naissance ; Meckel l'a vu commencer dès le huitième mois de la vie fœtale, et M. Cruveilhier à la naissance.

Les cunéiformes s'ossifient plus tard, le premier vers la fin de la première année ; le second et le troisième vers la quatrième.

Tous les métatarsiens se développent par deux points d'ossification : un pour le corps, l'autre pour l'extrémité digitale ou antérieure. Mais M. Cruveilhier fait remarquer que le point épiphysaire du premier métatarsien, au lieu d'être dans son extrémité antérieure, paraît dans son extrémité postérieure, particularité qui le rapproche du premier métacarpien. Le point osseux du corps paraît vers le troisième mois, et le point épiphysaire seulement dans le cours de la troisième année. Lisfranc a fait observer que chez les enfants, et jusqu'à l'âge de douze ans, les os du tarse, encore à moitié cartilagineux, se laissaient facilement entamer par le couteau, et qu'il n'était pas besoin de suivre exactement les interlignes articulaires. J'ai fait de mon côté bien souvent cette remarque, qui ne s'applique pas seulement aux os du pied, mais aussi aux extrémités épiphysaires des os longs et à la main.

Les *variétés anatomiques* que présentent les artères et le squelette du pied sont les seules qui méritent d'attirer l'attention au point de vue de la médecine opératoire.

La *pédieuse* varie beaucoup relativement à son calibre : quelquefois elle est

(1) *Gazette des hôpitaux*, mars 1854.

réduite à une branche de cinquième ordre, mais elle existe toujours ; sa situation, au contraire, est à peu près toujours la même. Theile a vu la péronière antérieure traverser la région du cou-de-pied, et gagner le deuxième intervalle interosseux, dans lequel elle pénétrait pour s'anastomoser avec l'arcade plantaire. Mais dans ce cas-là même, la pédieuse normale existait, seulement elle était réduite à un très-petit volume.

Quant aux variations des artères plantaires, sur lesquelles on ne porte pas de ligatures, elles intéressent moins le chirurgien ; il suffira de dire que quelquefois c'est la plantaire interne qui est la plus volumineuse des deux et fournit l'arcade plantaire, tandis que l'externe est réduite à une branche de peu d'importance qui se perd dans les muscles.

Les variétés que présente le squelette sont nombreuses ; mais il ne sera question que de celles qui intéressent le chirurgien, et portent, ou sur l'articulation médio-tarsienne, ou sur celle du tarse avec le métatarse.

Quelquefois les ligaments calcanéo-cuboïdien et scaphoïdien se trouvent ossifiés ; alors le couteau rencontre un obstacle insolite, mais qu'on peut presque toujours surmonter sans avoir recours à la scie.

D'autres fois on a trouvé une sorte de pont résultant de la rencontre de deux prolongements osseux : on en voit un bel exemple figuré dans l'*Atlas d'anatomie pathologique* de M. Cruveilhier, et dû à M. Fischer, qui le présenta à la Société anatomique en 1829.

J'ai déjà signalé le prolongement insolite du tubercule du scaphoïde et la présence d'un sésamoïde dans le jambier antérieur ; il me reste à mentionner la saillie anormale du bec du calcanéum, et enfin la présence d'un autre sésamoïde enclavé à la face dorsale de l'articulation entre les quatre os de l'articulation médio-tarsienne. M. Auzias-Turenne a montré trois exemples de cette ossification à M. Robert (1).

Quelquefois l'astragale dépasse le calcanéum, contrairement à ce que l'on observe habituellement, et cette saillie peut aller jusqu'à un centimètre et plus (Lisfranc). Enfin, j'ai vu le scaphoïde complétement soudé à l'astragale, et, comme M. Auzias, j'ai trouvé le calcanéum uni à l'astragale par une ossification tantôt partielle, tantôt générale. Suivant ce dernier auteur, celle du cuboïde et du calcanéum serait beaucoup plus rare.

Pour l'articulation tarso-métatarsienne, les variations portent surtout sur la mortaise du deuxième métatarsien, dont le côté interne peut être diminué de longueur, l'externe augmentant au contraire par la saillie du troisième cunéiforme. On comprend la perturbation que doit jeter dans le manuel opératoire une semblable anomalie.

M. Velpeau a vu le cuboïde offrir une dépression de 7 millimètres, et les deux métatarsiens qui lui correspondent enfoncés d'autant.

Enfin on peut rencontrer, soit une soudure assez fréquente du deuxième métatarsien dans sa mortaise ; soit une ossification des ligaments ; soit même des sésamoïdes dans l'épaisseur des tissus fibreux, comme M. Auzias dit en avoir trouvé à la partie antérieure et externe du premier cunéiforme.

(1) Thèse citée, p. 36.

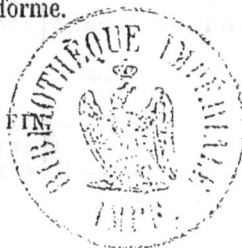

TABLE ALPHABÉTIQUE

ET ANALYTIQUE DES MATIÈRES

CONTENUES DANS CET OUVRAGE.

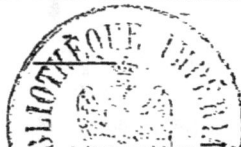

TABLE DES MATIÈRES

PREMIÈRE PARTIE

ANATOMIE MÉDICO-CHIRURGICALE.

DEUXIÈME PARTIE

ANATOMIE DES RÉGIONS.

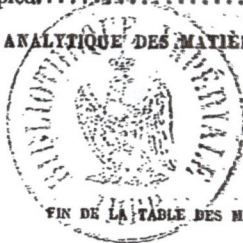

FIN DE LA TABLE DES MATIÈRES.

Paris. — Imprimerie de E. MARTINET, rue Mignon, 2.

*9 7 8 2 0 1 2 4 5 9 6 3 2 *